HANDBUCH
DER KINDERHEILKUNDE

HERAUSGEGEBEN VON

H. OPITZ
HEIDELBERG

F. SCHMID
HEIDELBERG

IX

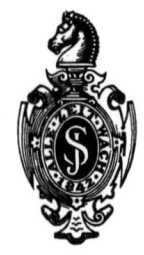

SPRINGER-VERLAG BERLIN · HEIDELBERG · NEW YORK 1968

PÄDIATRISCHE GRENZGEBIETE
AUGEN · OHREN · ZÄHNE · HAUT

REDIGIERT VON

H. MAI

BEARBEITET VON

G. BECKMANN-MARBURG/LAHN
H. BERGER-FREIBURG I. BR.
K. DIETEL-JENA
G. ERDMANN-MAINZ
F. FEGELER-MÜNSTER
H. GARTMANN-KÖLN
F. GÜNNEL-DRESDEN
E. HEINDL-REGENSBURG
E. HEINDL-PREISSLER-REGENSBURG

M. KANTNER-HEIDELBERG
W. KIESSLING-PFORZHEIM
N. KLÜKEN-ESSEN
K. KRISTEN-KÖLN
A. KRÖNCKE-ERLANGEN
E. KRÜGER-BONN
U. LEGLER-MANNHEIM
J. LEWKE-LUDWIGSHAFEN
F. MAYER-AACHEN
J. MEYER-ROHN-HAMBURG

H. NIERMANN-MÜNSTER
H. PAU-DÜSSELDORF
G. PFEIFER-TÜBINGEN
H. REICH-MÜNSTER
B. ROHDE-HAMBURG
A. SCHIMPF-HOMBURG/SAAR
C. SCHIRREN-HAMBURG
F. SCHMID-HEIDELBERG
B. THEISS-HEIDELBERG
H. TRITSCH-KÖLN

MIT 556 ZUM TEIL FARBIGEN ABBILDUNGEN

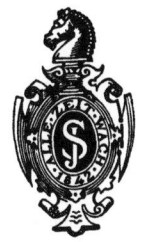

SPRINGER-VERLAG BERLIN · HEIDELBERG · NEW YORK 1968

ISBN-13: 978-3-642-95041-4   e-ISBN-13: 978-3-642-95040-7
DOI: 10.1007/978-3-642-95040-7

Titel-Nr. 7254

Vorwort

Der IX. Band bedeutet das Finale für das gesamte Handbuch der Kinderheilkunde. Nicht aber wiederholen sich dort noch einmal im Schlußakkord die Themen der ganzen 8 bändigen Symphonie, sondern es werden völlig neue Töne angeschlagen.

Die Autoren des IX. Bandes hatten ganz besonders schwierige Aufgaben. Sie alle sind zwar Kenner ihres Faches, mußten sich aber den Forderungen eines fremden, freilich benachbarten Gebietes unterordnen.

Schon in den vorangehenden 8 Bänden war die richtige Bemessung jeder Darstellung nicht ganz einfach; sie mußte zwischen der allzu breiten Art früherer Handbücher und der notwendigen Beschränkung eines Lehrbuchs den passenden Weg finden.

Für den Band IX kam als weitere, ganz entscheidende Forderung hinzu, wenn möglich ausschließlich, mindestens aber vorzugsweise die Problematik jener Altersstufen abzuhandeln, die von der Geburt des Kindes (einschließlich der zu früh erfolgten) bis zum biologischen Ende der Kindheit, d. h. bis zur Pubertät reichen. Mit Dank und Anerkennung muß hervorgehoben werden, daß die Autoren des Bandes IX sich diesen besonders hohen Anforderungen gewachsen zeigten und allen Anregungen und Wünschen zugänglich waren.

Der Ausdruck ,,Grenzgebiete" ist eine Verlegenheitsformulierung, die eigentlich durch ,,Kontaktgebiete" ersetzt werden sollte. Denn weder die hier abgehandelten Krankheiten noch die erkrankten Kinder ziehen Grenzen, sondern sie veranlassen den Kontakt zwischen den Fachgebieten. In diesem Sinne bedeuten die Themen des Bandes IX keine Grenzgebiete, wenngleich für den Pädiater einzugestehen ist, daß er diese nicht in gleichem Maße beherrscht wie die Kinderheilkunde.

Jeder Kinderarzt kommt bei seinen Patienten mit Erkrankungen des Auges, des Ohres und der Nase in Berührung. Er hat stets die Rachenhöhle zu betrachten und benötigt nicht nur die alltäglich erforderlichen Kenntnisse über die lymphatischen Organe, sondern muß auch von der ersten Zahnung an über das Kauorgan hinreichende Kenntnisse besitzen.

In noch stärkerem Maße gelten solche Voraussetzungen gegenüber dem Hautorgan, sei es, daß dieses isoliert erkrankt ist oder — wie bei den exanthematischen Infektionskrankheiten — eine typische Beteiligung an den Vorgängen aufweist.

Vielleicht vermißt der kinderärztliche Leser des Bandes IX unter seinen Nachbargebieten am meisten die Kinderchirurgie und die Orthopädie. Da jedoch im gleichen Verlag eine andere Darstellung hierüber in umfänglichem Maße erschienen ist, glaubten die Herausgeber, jetzt von einer erneuten Bearbeitung absehen zu können.

Vermutlich werden sich nicht nur Pädiater des Bandes IX bedienen, sondern voraussichtlich auch die Fachvertreter der vier darin abgehandelten Gebiete ebenso oft Nutzen zu ziehen wissen, wenn sie sich bei der eigenen Tätigkeit die Besonderheiten der kindlichen Altersstufen vor Augen halten müssen. Sie sind dann Nutznießer nicht nur der erfolgreichen Tätigkeit aller Autoren dieses Bandes, sondern auch der mühseligen und geduldigen Kleinarbeit durch die Mitarbeit des Verlages. Diese alle verdienen Dank und Lob.

So steht zu erwarten, daß der Band IX einen sehr weitläufigen und vielfachen Zweck zu erreichen geeignet ist.

Heidelberg und Münster, März 1968

Herausgeber Bandredaktor

H. OPITZ   F. SCHMID   H. MAI

Inhaltsverzeichnis

Erkrankungen des Auges

Erkrankungen der Ohren, der Nase und des Rachens

Erkrankungen der Zähne, des Mundes und der Kiefer des Kindes

Hautkrankheiten

Mitarbeiterverzeichnis

Beckmann, G., Prof. Dr., Universitäts-Hals-Nasen-Ohren-Klinik, 3550 Marburg/Lahn, Deutschhausstr. 3

Berger, H., Dr., Universitäts-Hautklinik, 7800 Freiburg i. Br., Hauptstr. 7

Dietel, K., Dozent, Dr., Universitäts-Kinderklinik, X 6900 Jena, Kochstr. 2

Erdmann, G., Prof. Dr. Universitäts-Kinderklinik, 6500 Mainz

Fegeler, F., Prof. Dr., 4400 Münster, Harsewinkelgasse 21/22

Gartmann, H., Prof. Dr., Universitäts-Hautklinik, 5000 Köln-Lindenthal

Günnel, F., Prof. Dr., HNO-Klinik, Medizinische Akademie, X 8000 Dresden A 16, Petscher Str. 74

Heindl, E., Dr., 8400 Regensburg, Maximilianstr. 24

Heindl-Preissler, E., Dr., 8400 Regensburg, Maximilianstr. 24

Kantner, M., Prof. Dr., Anatomisches Institut der Universität, 6900 Heidelberg, Brunnengasse 1

Kiessling, W., Priv.-Doz. Dr., 7530 Pforzheim, Leopoldstr. 5

Klüken, N., Prof. Dr., Hautklinik, 4300 Essen, Hufelandstr. 55

Kristen, K., Priv.-Doz. Dr. Dr., Universitäts-Zahn- und Kieferklinik, 5000 Köln-Lindenthal, Kerpener Str. 32

Kröncke, A., Prof. Dr., Universitäts-Kieferklinik, 8520 Erlangen, Glückstr. 11

Krüger, E., Priv.-Doz. Dr. Dr., Klinik und Poliklinik für Mund-, Zahn- und Kieferkrankheiten der Universität, 5300 Bonn, Hans Böckler-Str. 5

Legler, U., Prof. Dr., Hals-Nasen-Ohren-Abteilung der Städt. Krankenanstalten, 6800 Mannheim

Lewke, J., Prof. Dr., Städtisches Krankenhaus, 6700 Ludwigshafen

Mayer, F., Dr., 5100 Aachen, Roter Haagweg 54a

Meyer-Rohn, J., Prof. Dr., Universitäts-Hautklinik, 2000 Hamburg-Eppendorf, Martinistr. 52

Niermann, H., Prof. Dr., Universitäts-Hautklinik, 4400 Münster, von-Esmarch-Str. 56

Pau, H., Prof. Dr., Universitäts-Augenklinik, 4000 Düsseldorf, Moorenstr. 5

Pfeifer, G., Dozent Dr. Dr., Universitäts- und Poliklinik für Zahn-, Mund- und Kieferkrankheiten, 7400 Tübingen, Osianderstr. 2—8

Reich, H., Dr., Universitäts-Hautklinik, 4400 Münster, von-Esmarch-Str. 56

Rohde, B., Priv.-Doz. Dr., Universitäts-Hautklinik, 2000 Hamburg-Eppendorf, Martinistr. 52

Schimpf, A., Prof. Dr., Universitäts-Hautklinik, 6650 Homburg/Saar

Schirren, C., Prof. Dr., Universitäts-Hautklinik, 2000 Hamburg-Eppendorf, Martinistraße 52

Schmid, F., Prof. Dr., Städtische Kinderklinik, 8750 Aschaffenburg, Am Hasenkopf 1

Theiss, B., Dr., Universitäts-Hautklinik, 6900 Heidelberg

Tritsch, H., Priv.-Doz. Dr., Universitäts-Hautklinik, 5000 Köln-Lindenthal

Erkrankungen des Auges

Erkrankungen des Auges im Kindesalter

Von **H. Pau**, Kiel

Entwicklung des menschlichen Auges

Als Beginn einer Augenanlage treten im Bereich des vorderen Abschnittes der Neuralplatte paarig die Seh- oder Augengruben (Foveolae opticae) dann in Erscheinung, wenn sich die Medullarrinne weitgehend zum Medullarrohr umgebildet hat. Es kommt dann beiderseits zu einer blasenförmigen Ausstülpung, den Augenblasen, die mit dem Diencephalon in Verbindung bleiben. Die distale, dem Ektoderm nahe Wand der Augenblase (die spätere Retina) plattet sich ab und stülpt sich gegen das proximale Blatt (das spätere Pigmentepithel) zum Augenbecher ein. Mit der Ausbildung des Augenbechers kommt es zur Bildung der Linse durch eine Abschnürung vom Ektoderm. Beim Embryo von etwa 6 mm Länge kommt es ventral zu der sog. Augenbecherspalte, die etwas später bis zum Augenblasenstiel reicht. Sowohl die Becherspalte als auch die Stielrinne schließen sich etwa zwischen der 4. und 5. Woche der Entwicklung (SEEFELDER, v.SZILLY, BADTKE). Nach v. SZILLY ist die Bildung der Becherspalte und der Stielrinne für einen gleichmäßigen und möglichst kurzen Zugang aller Sehnervenfasern zum Gehirn von großer Bedeutung.

Wie gesagt, bildet sich aus dem distalen Blatt des Augenbechers die Netzhaut, in der sich als 2. Neuron die Ganglienzellschicht (mit ihren zum Sehnerven werdenden Neuriten), als 1. Neuron die Schicht der bipolaren Zellen und zuletzt, etwa Ende des 6. Monats, das Sinnesepithel — die Stäbchen und Zapfen — entwickeln. Das proximale Blatt des Augenbechers wird zum Pigmentepithel.

Die aus der Carotis interna entspringende, durch die Augenbecherspalte ziehende Art. ophthalmica ventralis primitiva zieht als Art. hyaloidea durch den Glaskörper (STARCK) und teilt sich vor der Linse fächerförmig auf. Die Linsenrückfläche wird im 3. Monat von der Art. hyaloidea als Membrana capsularis umsponnen; diese bildet mit der sich vom Linsenäquator zum Pupillarrande er-

streckenden Membrana capsulopupillaris und der vorne der Linse aufliegenden Membrana pupillaris zusammen die Tunica vasculosa lentis. Die Hauptverbindung dieser Tunica vasculosa lentis besteht, außer zur Art. hyaloidea, mit den Blutgefäßen des späteren Ciliarkörpers bzw. der Aderhaut, die über den Augenbecherrand ziehen. Die Arteria centralis retinae entsteht aus der Basis der Art. hyaloidea. Die Rückbildung der Glaskörpergefäße setzt in der 2. Hälfte des 3. Monats ein (SEEFELDER, VERSARI). Nach dem 6. Monat kommt es zur Obliteration der Art. hyaloidea. Die Rückbildung der Pupillarmembran beginnt im 8. Monat.

Zusammenfassende Literatur:

BADTKE, G.: Die normale Entwicklung des menschlichen Auges. Der Augenarzt, Bd. I, 257—266. Leipzig: VEB. G. Thieme 1958.

SEEFELDER, R.: Die Entwicklung des menschlichen Auges. Krz. Hdb. d. Ophthalmologie, Bd. I, 476—518. Berlin: Springer 1930.

STARCK, D.: Embryologie. Stuttgart: Verlag Thieme 1955.

v. SZILLY, A.: Die Deutung der Zusammenhänge der wichtigsten Entwicklungsphasen des Wirbeltierauges. I. Das Problem der Becherspalte und die Entstehung der „Papilla nervi optici primitiva s. epithelialis". Nebst Bemerkungen zur Frage der „bilateralen oder nasotemporalen Symmetrie des Wirbeltierauges" und der sog. „Kerben am Becherrande". A. Morphogenese an Hand von Plattenmodellen, nach Untersuchungen beim Kaninchen. Albrecht v. Graefes Arch. Ophthal. **106**, 195—284 (1921).

VERSARI, P.: Le fasi di sviluppo e di regresso della „tunica vasculosa lentis" e la morfogenesi dei vasi sanguiferi nei processi ciliari e nell'iride dell'occhio dell'uomo. Ric. morf. Vol. 3, Fasc. 2/3, Roma 1923.

Krankheiten der Orbita

Einleitung. Bei einer Zunahme des Inhaltes der Orbita durch Vermehrung des Fettgehaltes, der Blutfülle, durch Entzündungen, Knochenverdickungen und Tumoren sowie durch eine Erschlaffung der retrahierenden geraden Augenmuskeln kommt es zu einer *Protrusio bulbi* bzw. einem *Exophthalmus*. Ein Schwund des Orbitainhaltes, d. h. des Fettgewebes, eine

Flüssigkeitsverarmung und eine traumatische Knochenverschiebung führen zum *Enophthalmus*. Das Ausmaß des Vor- oder Zurücktretens des Augapfels wird mit dem Exophthalmometer gemessen.

Entwicklungsstörungen. Stärkere Veränderungen der knöchernen Orbita stellt man bei der *Dysostosis mandibulofacialis* fest.

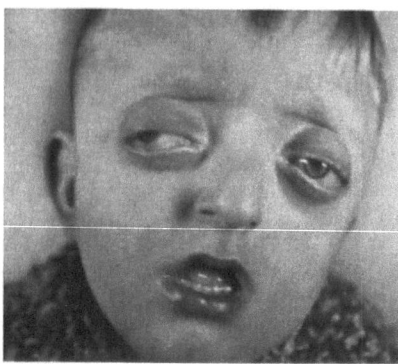

Abb. 1. Dysostosis cranio-facialis (Crouzon), 5 J.♂

Bei der Turri-(Oxy-)cephalie, dem Turmschädel, kommt es häufig zu einem orbital bedingten Außenschielen. In etwa 10% der Fälle führt der das männliche Geschlecht bevorzugende Turmschädel zur Erblindung durch Opticusatrophie.

Bei der vererbten *Dysostosis craniofacialis* (Crouzon) (Abb. 1) beobachtet man am Auge

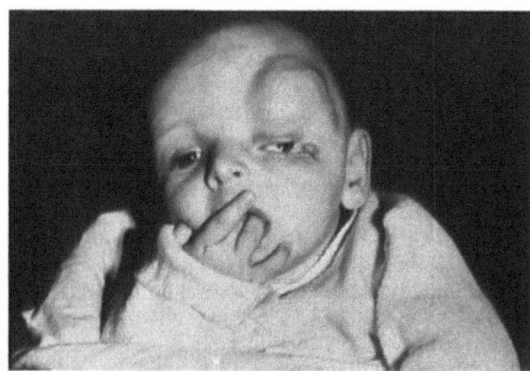

Abb. 2. Große angeborene Mucocele lateral über und in der lk. Orbita. Lidkolobom lateral. Tieferstand des lk. Auges, 4 Mo. ♂

neben einem stark vergrößerten Augenabstand auch Exophthalmus, Strabismus divergens und Opticusatrophie.

Ist der Abstand der Orbitae voneinander abnorm groß, so spricht man von *Hypertelorismus* (Greig). Das ins Auge fallende Symptom ist dabei der übermäßig weite Augen-

abstand (Abb. 1). Die Augen wirken wie an die Seiten des Gesichts gerückt. Die Nasenwurzel ist flach und breit, der Schädel kurz und breit mit niedriger, vorgewölbter Stirn (Günther, Friede). Die Erkrankung ist häufig vererbt (Bojlén u. Brems), vielleicht sogar dominant vererbt. Der Hypertelorismus wird als Symptom der craniocerebralen Dysraphien und der turricephalen Schädeldysostosen angesehen.

Selten kann es auch zu einer *Meningo-Encephalocele* im Bereiche der Orbita kommen. Als Folge einer Sekretstauung im Bereiche der Nasennebenhöhlen mit fortschreitender Ausweitung der Wände resultiert eine *Mucocele* (Abb. 2) mit Exophthalmus oder Bulbusverdrängung. Der Hydrocephalus internus führt zur Verkleinerung der Orbita. Die Druckwirkung des erweiterten 3. Ventrikels kann zur Sehnervenatrophie führen.

Die Marmorknochenkrankheit (Albers-Schönberg) oder *Osteopetrosis* bzw. *Osteosclerosis congenita fragilis generalisata* ruft am Auge häufig doppelseitige Opticusatrophie, Strabismus divergens, Exophthalmus und Gesichtsasymmetrien (Pietruschka) hervor. Bei der *Hand-Schüller-Christianschen Lipoidose* wird als typische Trias beschrieben: Exophthalmus, Caput geographicum und Diabetes insipidus. Die Kleinkinder kommen häufig wegen des einseitigen Exophthalmus zunächst zum Augenarzt (Fleischer).

Bleibt eine Gesichtshälfte deutlich im Wachstum zurück, dann spricht man von der Hemiatrophia faciei.

Bojlén, K., u. T. Brems: Hypertelorism. (Greig) Acta path. microbiol. scand. **15**, 217—258 (1938).

Fleischer, B.: Über Hand-Schüller-Christiansche Krankheit. Klin. Mbl. Augenheilk. **108**, 243—244 (1942).

Friede, R.: Über physiologische Euryopie u. pathologischen Hypertelorismus ocularis. Albrecht v. Graefes Arch. Ophthal. **155**, 359 bis 385 (1954).

Greig, D. M.: Transversing wounds of the orbit. Edinb. med. J. **31**, Nr. 4, 241—262 (1924).

Gross, H.: Der Hypertelorismus. Über Beziehungen des pathologisch weiten Augenabstandes zu den cranio-cerebralen Dysraphien und zu den turricephalen Schädeldysostosen. Ophthalmologica (Basel) **131**, 137—156 (1956).

Günther, R.: Über erbliche Gehörgangsatresie. Z. menschl. Vererb- u. Konstit.-Lehre **27**, 253 bis 268 (1943).

PIETRUSCHKA, G.: Über Marmorknochenkrankheit (Albers-Schönbergsche Krankheit) nebst Bemerkungen zur Differentialdiagnose. Klin. Mbl. Augenheilk. 123, 189—201 (1953); 132, 509—525 (1958).

Entzündliche Veränderungen. *Akute Entzündungen.*

Am häufigsten kommt es zu einem Übergreifen von entzündlichen Nebenhöhlenaffektionen (Stirnhöhle, Siebbeinzellen, Keilbeinhöhle, manchmal auch Kieferhöhle) auf die Orbita. Solche Nebenhöhlenentzündungen können bei Kindern auch schon dann auftreten, wenn die Nebenhöhlen röntgenologisch noch nicht erkennbar sind. Diese Entzündungen treten zunächst als *Ostitis-Periostitis* mit Orbitaödem oder als *subperiostitische Abscesse* oder evtl. auch als richtige *Orbitalphlegmonen* Abb. 3, S. 6) in Erscheinung. Es besteht dabei das Bild der akuten Entzündung mit Einschränkung der Augapfelbeweglichkeit, Protrusio bulbi (wobei der Augapfel meist nach unten außen verdrängt ist), Ödem der Bindehaut (Chemosis) und der Lider sowie allgemeine Krankheitszeichen wie Fieber, Benommenheit, Übelkeit und Schmerzen. Spielt dieser Prozeß sich hinten in der Orbita ab, dann besteht die Gefahr der Sehnervenbeteiligung und damit der Erblindung.

Bei allen entzündlichen Prozessen in der Umgebung der Augen kann es zu kollateralen Lid- und auch Orbitaödemen kommen. Besonders ist hier an infizierte Gesichtswunden, Nasenfurunkel, Gerstenkörner, Herpes, Tränensackentzündungen und Insektenstiche zu denken.

Im Säuglingsalter wurde häufiger eine *Oberkieferosteomyelitis* mit Orbitabeteiligung beschrieben (CUSTODIS, HERZAU).

Neben den Nasennebenhöhlen spielen besonders bei Kleinkindern und Säuglingen *Entzündungen von Zahnkeimanlagen* für das Auftreten einer Orbitaentzündung eine große Rolle (LEONHARDT). Weiter kommen ursächlich Scharlach, Masern, Lues, Aktinomykose, eine akute Dacryocystitis, Furunkel der Nachbarschaft, Verletzungen der Orbita sowie eitrige Metastasen (Sepsis, Pyämie) und eine Panophthalmitis in Betracht.

Kommt es zu einer Abscedierung, dann entleert sich der Abszeß entweder nach vorne durch die Haut oder die Bindehaut oder setzt sich in ungünstigsten Fällen auch nach hinten in die Schädelhöhle fort (Thrombophlebitis, Sinus-cavernosus-Thrombose).

Die Thrombose des Sinus cavernosus (Meningitis, cerebrale Abscesse) infolge einer fortschreitenden Thrombophlebitis (Gesichtsfurunkel, Orbitalphlegmone) führt zur schwersten Zirkulationsstörung mit beiderseitiger Protrusio, Chemose, Unbeweglichkeit der Bulbi, Stauung der Venen und septischen Temperaturen.

Auch eine Entzündung des Tenonschen Raumes *(Tenonitis)* führt zu einem meist einseitigen Exophthalmus mit Chemose und sehr starker Schmerzhaftigkeit bei Bewegungen des Auges. Es fehlt aber das schwere allgemeine Krankheitsbild mit Fieber, Benommenheit und evtl. Meningitis wie bei der Orbitalphlegmone und der Sinus-cavernosus-Thrombose.

Therapeutisch wird bei den akuten Entzündungen der Orbita zunächst die primäre Ursache bekämpft (Ausräumung der Nebenhöhlen, Beseitigung der Zahnkeimeiterung, Behandlung der Lues). Gleichzeitig werden hohe Dosen eines Breitspektrum-Antibioticums verabfolgt und dazu feuchtwarme Umschläge und Bettruhe verordnet.

Chronische Entzündungen. Eine chronische Entzündung der knöchernen Orbitawände kommt bei Kindern als Osteoperiostitis tuberculosa evtl. mit Fistelbildung und tiefer Einziehung der Narben hauptsächlich im Bereiche des Jochbeins zur Beobachtung. Selten tritt auch eine luische Periostitis auf. Sowohl die Tuberkulose (s. S. 87) als auch die Lues (s. S. 89) können ferner granulomatöse Entzündungen des Orbitainhaltes hervorrufen.

Als eigenartige Pseudotumoren der Orbita beobachtet man selten follikelartige Lymphocyteninfiltrate, die über Wochen und Monate zu einem zunehmenden Exophthalmus führen. Nach Ausschließung eines Tumors und einer spezifischen Entzündung sprechen diese Pseudotumoren häufig gut auf Röntgenbestrahlung oder Cortisontherapie an.

CUSTODIS, E.: Über die entzündlichen Erkrankungen der Orbita bei Oberkieferosteomyelitis des Säuglings. Klin. Mbl. Augenheilk. 87, 631—637 (1931).

HERZAU, W.: Über Osteomyelitis des Oberkiefers bei 3 Säuglingen. Klin. Mbl. Augenheilk. 90, 55—58 (1933).

LEONHARDT, V. A.: Mitbeteiligung der Augen bei sequestrierender Zahnkeimentzündung im Säuglingsalter. Klin. Mbl. Augenheilk. 124, 560—567 (1954).

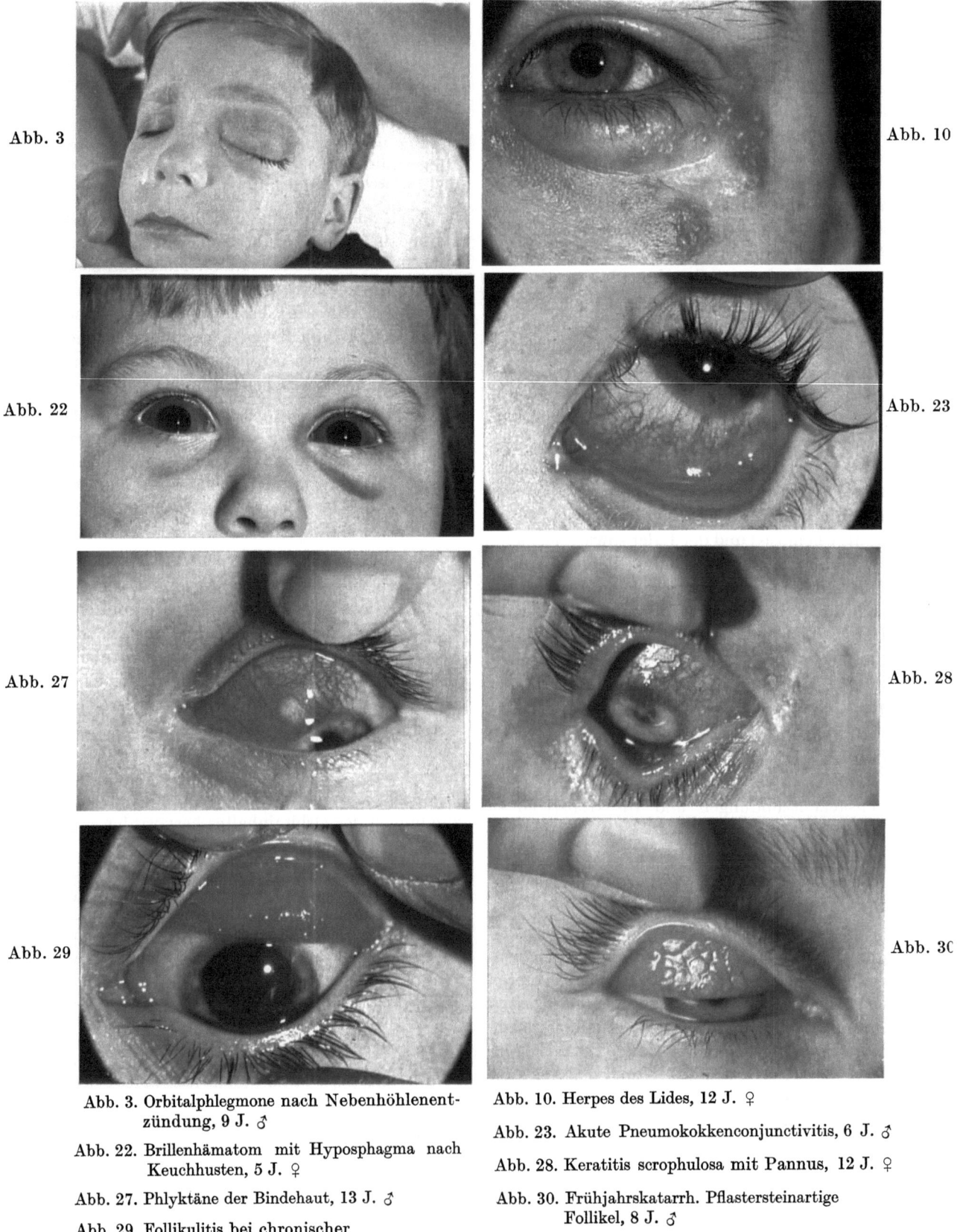

6 H. PAU:

Abb. 3

Abb. 10

Abb. 22

Abb. 23

Abb. 27

Abb. 28

Abb. 29

Abb. 3C

Abb. 3. Orbitalphlegmone nach Nebenhöhlenentzündung, 9 J. ♂

Abb. 22. Brillenhämatom mit Hyposphagma nach
Keuchhusten, 5 J. ♀

Abb. 27. Phlyktäne der Bindehaut, 13 J. ♂

Abb. 29. Follikulitis bei chronischer
Conjunctivitis, 16 J. ♀

Abb. 10. Herpes des Lides, 12 J. ♀

Abb. 23. Akute Pneumokokkenconjunctivitis, 6 J. ♂

Abb. 28. Keratitis scrophulosa mit Pannus, 12 J. ♀

Abb. 30. Frühjahrskatarrh. Pflastersteinartige
Follikel, 8 J. ♂

Tumoren der Orbita. Als relativ häufige benigne Tumoren treten *Dermoidcysten* (selten auch Cholesteatome) gerne oben innen und oben außen am Orbitalrande auf. Es kommen ferner *Neurofibrome* (v. Recklinghausensche Neurofibromatose), *Angiome* und *Lymphangiome* in der Orbita vor. Durch ein *Osteom* kann, genauso wie durch ein *Keilbeinmeningeom*, ein starker einseitiger Exophthalmus hervorgerufen werden.

In erster Linie bei Kindern finden sich evtl. *Spongioblastome des Sehnerven* (s. S. 64), bei denen es schon frühzeitig zur Sehverschlechterung, einem langsamen Wachstum in axialer Richtung und einer Erweiterung des Foramen opticum kommt (LUNDBERG, GRAMBERG-DANIELSEN).

Nicht selten sind bei Kindern vom Periost ausgehende *Sarkome* (Rundzellensarkom, Fibrosarkom und Cylindrome); Sarkome können schon kongenital zur Beobachtung kommen (FELKEL u. GLOWATZKY, PÓSTIĆ). Selten können auch *multiple Myelome* und *Chlorome* zu knöchernen Orbitaveränderungen führen. *Mischgeschwüre der Tränendrüse* s. S. 16.

Carcinome treten faktisch nur bei älteren Patienten auf.

Die Therapie ist eine operative bzw. eine Bestrahlungsbehandlung. Die Prognose der Sarkome ist schlecht.

FELKEL, R., u. F. GLOWATZKY: Über einen Fall von kongenitalem Rundzellensarkom der Orbita. Klin. Mbl. Augenheilk. **106**, 582—585 (1941).
GRAMBERG-DANIELSEN, B.: Zur histopathologischen Einordnung der primären Opticustumoren. Confin. neurol. (Basel) **15**, 240 (1959).
LUNDBERG, A.: Über Oligodendrocystome des Sehnerven. Acta ophthal. (Kbh.) **14**, 271—277 (1936).
PÓSTIĆ, S.: Ein Fall von kongenitalem Sarkom der Orbita. Klin. Mbl. Augenheilk. **110**, 84—86 (1944).

Blutungen und Zirkulationsstörungen (pulsierender-intermittierender Exophthalmus). *Orbitalblutungen* (Abb. 22, S. 6) können bei allgemeinen Bluterkrankungen, Skorbut, schweren Stauungen des venösen Blutes durch Kompression des Thorax, Keuchhusten und Knochenfrakturen zustande kommen.

Als *pulsierenden Exophthalmus* bezeichnet man ein arteriovenöses Aneurysma, das durch Wandzerreißung der Arteria carotis interna im Sinus cavernosus entstanden ist. Es kommt dabei zu einem plötzlichen pulssynchronen, zischenden Geräusch im Kopf, das auch mit dem Stethoskop zu hören ist. Es tritt ferner eine starke venöse Stauung im Bereiche der Bindehaut, Lederhaut, Netzhaut und Papille auf. Mit einer stärkeren Protrusio kommt es nicht selten auch zu einer Augenmuskellähmung, wodurch die Gefahr der Sehnervenatrophie und damit der einseitigen Erblindung besteht. Ursächlich handelt es sich — bei der beim Kinde sehr seltenen Schädigung — fast immer um eine Stich- oder Schußverletzung.

Therapeutisch wird nach längerer Kompression der Arteria communis am Halse eine Unterbindung dieser Arterie vorgenommen.

Als *intermittierenden Exophthalmus* bezeichnet man ein Vortreten des Augapfels bei einer venösen Stauung im Kopfbereiche und beim Bücken. Es tritt dabei eine Blutfüllung von angeborenen oder erworbenen varicösen Erweiterungen von Orbitavenen ein. Bei aufrechter Körperhaltung läuft das Blut aus dem Varix ab, und die Protrusio verschwindet.

Das *Hämangioma simplex* der Lider kann besonders beim Kleinkinde bis retrobulbär wuchern und evtl. sogar den Bulbus zerstören (KREIBIG, Lit. bei REESE).

KREIBIG, W.: Lehrbuch der speziellen Path. Anatomie von KAUFMANN, STAEMMLER, Bd. III, 1114, 1961, Verlag Walter de Gruyter, Berlin.
REESE, A.: The Tumors of the Eye. New York: Hoeber 1951.

Endokriner Exophthalmus. Beim Morbus Basedow, dessen Hauptsymptome (Basedowstruma, Hyperthyreose und Exophthalmus) auf eine hypophysäre Fehlsteuerung zurückzuführen sind, kommt es als wesentlichstes Zeichen zum manchmal einseitigen Exophthalmus, der auch beim Kinde häufiger in Erscheinung tritt (Helmholtz 83%, Dinsmore 76%, Schwartz 61,5%). Ausnahmsweise ist der endokrine Exophthalmus auch schon angeboren (MARGETTS, HOFFMANN u. LINDQUIST u. a.).

Der *Exophthalmus* ist auf ein Ödem, verbunden mit einer lymphocytären Reaktion von Orbitalgewebe und Augenmuskeln, zurückzuführen. Beim Blick nach unten folgt das Oberlid den Bulbusbewegungen erst später und nicht ausgiebig (Graefesches Zeichen). Das Oberlid steht hoch und läßt über der Hornhaut noch das Weiß der Lederhaut erkennen (Dalrymplesches Zeichen). (Beim Kinde manchmal physiologisch, Abb. 4, S. 9.) Der Lidschlag ist selten (Stellwagsches Zeichen) und das Konvergenzvermögen ist herabgesetzt (Moebiussches

Zeichen). Große Bedeutung für die Klärung vieler Fälle von endokrinem Exophthalmus hat der „Radiojodtest" erlangt (Horst u. Ulle-rich).

Besteht ein so starker Exophthalmus, daß die Lider nicht mehr geschlossen werden können, dann tritt neben einer starken Chemose eine Austrocknung der Hornhaut und damit die Gefahr einer eitrigen Einschmelzung der Hornhaut auf. Nach operativer, medikamentöser oder röntgeno-logischer Entfernung oder Schädigung der Base-dowstruma kann es zu einem akuten „malignen Exophthalmus" kommen.

Die Therapie muß vom Pädiater eingeleitet werden. Beim malignen Exophthalmus, der faktisch nur bei Erwachsenen und dann hauptsäch-lich nach Strumektomien auftreten kann, werden die Lidränder miteinander vernäht oder Teile der knöchernen Augenhöhle entfernt, damit das Orbitalgewebe sich dorthin ausdehnen kann. Daneben wurden in diesem Falle Röntgenbestrah-lungen der Hypophyse und der hinteren Orbita-abschnitte empfohlen.

Dinsmore, R. S.: Hyperthyreoidism in children. J. Amer. med. Ass. **99**, 636—638 (1932).

Helmholtz, H. F.: Exophthalmic goiter in child-hood. J. Amer. med. Ass. **87**, 157—162 (1926).

Hoffmann, D., u. B. Lindquist: Kongenitaler endokriner Exophthalmus beim Neugeborenen einer thyreotoxischen Mutter. Klin. Mbl. Augenheilk. **130**, 296—304 (1957).

Horst, W., u. K. Ullerich: Hypophysen-Schild-drüsenerkrankungen und endokrine Ophthal-mopathia. Beiheft der Klin. Mbl. Augenheilk. **31**, (1958). Bücherei des Augenarztes, Hrsg. von R. Thiel. Stuttgart: Verlag Ferd. Enke 1958.

Margetts, B. M.: Thyreotoxicosis in a newborn infant. Proc. roy. Soc. Med. **43**, 615 (1950).

Schwartz, A. R.: Arch. Pediat. **62**, 214 (1945).

Wybar, K.: The nature of endocrine exophthal-mus. Fortschritte der Augenheilkunde, Bd. VII, Basel: Verlag Karger 1957.

Verletzungen, Luxatio bulbi. *Brüche* der knöchernen Orbitabegrenzungen führen zu Blutungen ins Orbitalgewebe, die Lider oder die Bindehaut (ähnlich Abb. 22, S. 6). Geht eine Fraktur durch die Lamina papyracea, dann kann beim Schneuzen Luft ins Orbital-gewebe und unter die Haut gelangen (Luft-emphysem). Nach Depressionsfrakturen der knöchernen Orbitabegrenzung sowie auch nach traumatischem (oder narbigem Fett-)Gewebs-schwund bzw. nach Resorption von Blutungen resultiert ein mehr oder weniger starker Enoph-thalmus. Auch bei einer Sympathicusschädi-gung und anschließendem Hornerschen Syn-drom kommt es zu (Miosis, Ptosis und) Enoph-thalmus (s. S. 15).

Als *Luxatio bulbi* wird ein stärkster Exoph-thalmus bezeichnet. Durch Geisteskranke kann evtl. der Augapfel herausgerissen werden (Avulsio bulbi). *Stichwunden* durch die Orbita verursachen relativ häufig eine Gehirnverlet-zung (Gefahr der Meningitis). Ist es zu einem Eindringen eines kleinen *Fremdkörpers* in die Orbita gekommen (Stein, Metall, Glas), so heilt dieser meist reizfrei ein. Nur größere Fremd-körper müssen entfernt werden.

Zusammenfassende Literatur: „Orbita"

Birch-Hirschfeld, A.: Die Erkrankungen der Orbita. Krz. Hdb. der Ophthalm. Bd. III, S. 1 bis 136. Berlin: Verlag Springer 1930.

Peters, A.: Orbita. Hdb. d. spez. Pathol.-Anato-mie und Histologie. Henke-Lubarsch, Bd. XI/2, 259—515. Berlin: Springer 1931.

Siegert, P.: Erkrankungen der Orbita. Der Augenarzt. Bd. III, 653—816. Stuttgart: Ver-lag Thieme 1960.

Erkrankungen der Lider

Anatomie. Nach oben zu werden die Lider durch die Augenbraue (Supercilium) begrenzt. Das Ober- und Unterlid vereinigen sich zum medi-alen und lateralen Augenwinkel. Im Bereiche des medialen Augenwinkels liegt der etwas ausge-buchtete Tränensee, in den jeweils ein auf dem Lidrand liegendes oberes und unteres Tränen-pünktchen eintaucht. An der Kante des Oberlides sitzen etwa 150, an der des Unterlides 75 Wim-pern, die sich alle 5 Monate erneuern. In den Haar-balg der Cilien münden (Zeissche) Talgdrüsen und (Mollsche) Schweißdrüsen. In der aus verfilzten Bindegewebsfasern und Knorpel bestehenden Lid-platte (Tarsus) liegen die Meibomschen Talg-drüsen (Glandulae tarsales), die an der freien Lid-kante münden. Der Lidschluß erfolgt durch den vom Facialis innervierten Musculus orbicularis, während der vom Oculomotorius innervierte, am Tarsus ansetzende M. levator palpebrae superioris die Lidhebung bewirkt. In den Lidern wird der glatte (Müllersche) M. tarsalis vom Sympathicus innerviert. Die sensible Innervation des Oberlides erfolgt durch den 1. Ast und die des Unterlides durch den 2. Ast des Trigeminus. Die Fascie des Septum orbitale begrenzt die Lider zur Orbita hin.

Das Oberlid ist beim Säugling und Kleinkinde stärker angehoben (Abb. 4) als beim Erwachse-nen und im Alter.

Bellsches Phänomen. Beim Lidschluß kommt es normalerweise zu einer (supranuclear assoziierten synergischen) Aufwärts- und Divergenzbewegung des Bulbus, dem Bellschen Phänomen.

Entwicklungsanomalien. *Kolobome* (meist dreieckige Defekte, Abb. 2, S. 4.) der Lider sitzen überwiegend zwischen dem inneren und mittleren Drittel des Oberlides und zwischen dem äußeren und mittleren Drittel des Unterlides (s. bei BADTKE).

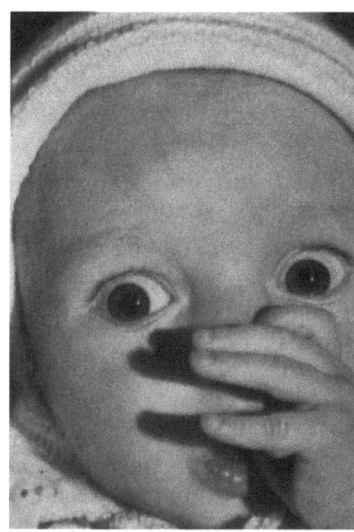

Abb. 4. Weite Lidspalte beim Säugling, 3 Mo. ♂

Als relativ häufige Anomalie tritt der *Epicanthus* (Abb. 5) (Mongolenfalte) auf, bei dem eine bogenförmige Hautfalte über den inneren Lidwinkel zieht. Der Epicanthus fehlt fast nie bei der mongoloiden Idiotie. Er ist meist dominant vererbt und kommt evtl. noch mit anderen vererbten Veränderungen vor wie: Strabismus convergens, der angeborenen Ptose, Lidspaltenverkürzung, Hypertelorismus usw. (FRIEDE). Ein bei Kindern häufiger geringer Epicanthus verliert sich mit der Ausbildung des Nasenrückens meist im 2. Lebensjahrzehnt.

Auch die *Ptose* (Abb. 5) des Oberlides tritt häufig als vererbtes Leiden auf (s. S. 14).

Die Verwachsung beider Lider miteinander wird als *Ankyloblepharon* bezeichnet. Daneben fehlt häufig der Augapfel, oder er ist nur klein angelegt. Auch beim kongenitalen *Kryptophthalmus*, bei dem es zu keiner Lidentwicklung gekommen war, bestehen schwerste Mißbildungen des ganzen Bulbus: Manchmal hochgradiger Mikrophthalmus bis zum Anophthalmus (s. bei BADTKE).

Bei der *Blepharochalasis* (Herunterhängen der Haut des Lides) besteht meist eine angeborene Schwäche, die um die Pubertät, aber auch schon bei Kleinkindern (HADLEY, LÖHR) beobachtet wird. Es kommt dabei zur Atrophie der Haut mit Erschlaffung der Fascie und Ektasie der subcutanen Blutgefäße sowie zu sekundärem Verfall des normalen Orbitalfettes und evtl. der orbitalen Tränendrüse. Die dann wie zerknittert erscheinende Oberlidhaut hängt über die Cilien evtl. bis in die Lidspalte herab. Die Blepharochalasis wurde außer am Oberlid auch am Unterlid beobachtet (STEIN). Es kommt bei der Blepharochalasis häufiger auch zur Schleimhautduplikatur der Oberlippe (ASCHER), evtl. in Verbindung mit einer Spina bifida occulta und einer Trichterbrust (KLEMENS, EISENSTODT).

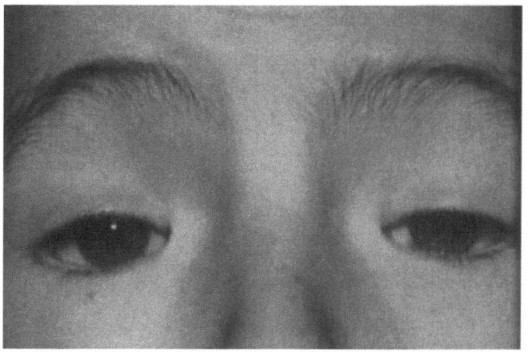

Abb. 5. Angeborene doppelseitige Ptose, Epicanthus, 5 J. ♂

ASCHER, K. W.: Blepharochalasis mit Struma und Doppellippe. Klin. Mbl. Augenheilk. **65**, 86—97 (1920).

BADTKE, G.: Die Mißbildungen des menschlichen Auges. In „Der Augenarzt" Bd. IV. Stuttgart: Verlag G. Thieme 1961.

EISENSTODT, L. W.: Blepharochalasis with double upper lip. Amer. Ophthal. **32**, 128—130 (1949).

FRIEDE, R.: Zur Klinik u. Ätiologie des Epicanthus. Klin. Mbl. Augenheilk. **115**, 12—27 (1949); Zur Operation des Epikanthus. Klin. Mbl. Augenheilk. **117**, 178—186 (1950).

HADLEY, G. H.: Blepharochalasis. Acta ophthal. (Kbh.) **17**, 310—313 (1939).

KLEMENS, F.: Blepharochalasis und Doppellippe. Klin. Mbl. Augenheilk. **102**, 588—589 (1939).

LÖHR, K.: Ein Fall von Blepharochalasis im Kindesalter. Klin. Mbl. Augenheilk. **115**, 28—31 (1949).

STEIN, R.: Blepharochalasis des Unterlides. Klin. Mbl. Augenheilk. **84**, 846—851 (1930).

Anomalien der Lidstellung. Ein Einwärtswenden des Lidrandes *(Entropium)* (Abb. 6) kann beim Kinde als spastisches Entropium z. B. bei Blepharospasmus auftreten, es kann

aber auch als Narbenentropium durch schrump-
fende Prozesse im Bindehautbereiche und
schließlich nicht selten als angeborenes Entropium in Erscheinung treten. Das Entropium
führt durch das Reiben der Lider auf der Hornhaut zu einem zusätzlichen Blepharospasmus
(Circulus vitiosus). Beim spastischen Entropium

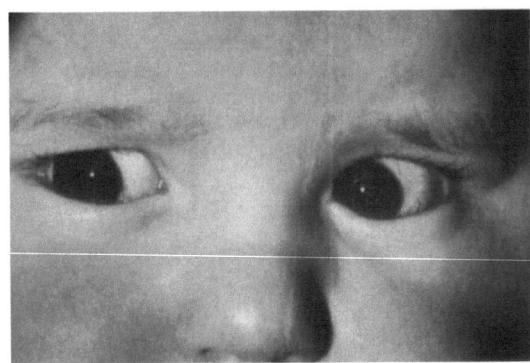

Abb. 6. Entropium, ½ J. ♂

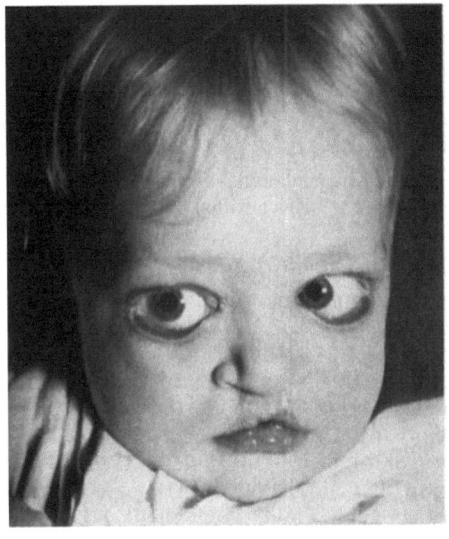

Abb. 7. Ektropium (angeboren), 1 J. ♂

ist die ursächliche Augenentzündung zu bekämpfen, während bei den anderen Entropien
meist operativ vorgegangen werden muß.
(Excision aus Lidhaut und M. orbicularis.)

Auch die Auswärtskehrung des Lides, das
Ectropium (Abb. 7) kann auf spastischer
Grundlage besonders bei Kindern mit Blepha-
rospasmus oder bei anderen Augenentzündun-
gen auftreten. Häufig tritt es als Folge einer
Facialisparese — Ectropium paralyticum (mit
Lagophthalmus) — in Erscheinung. Das Nar-
benectropium ist die Folge von Hautnarben

durch Verbrennungen, Verätzungen, Verletzungen, Lupus, periostitischen Knochenpro-
zessen (Tbc. L.) usw.

Therapeutisch kommt beim spastischen
Ectropium die Heilung des Grundleidens, bei
den anderen Formen nur eine operative Behandlung in Betracht. Beim paralytischen Ectropium wird das dabei zu lange Lid verkürzt, und
beim Narbenectropium muß der Narbenzug
durch eine plastische Operation beseitigt werden.

Als *Symblepharon* bezeichnet man die bei
nekrotisierenden Entzündungen u. a. auftretenden Verwachsungen zwischen Lid- und Augapfelbindehaut. Es kommt dann weiter zu
Schrumpfungen und dadurch Verkürzung der
Übergangsfalte. Als Ursachen sind Verätzungen, Verbrennungen, Verletzungen, Diphtherie,
Trachom usw. anzusehen.

Liderkrankungen. Wegen des sehr lockeren
Unterhautzellgewebes kommt es im Bereiche
der Lider leicht und schnell zu starken *Schwellungen (Lidödemen)*, sei es durch akute Entzündungen (Gerstenkorn), Tränensackphlegmone, Panophthalmie, Nebenhöhlenprozesse,
Trichinose, Insektenstiche usw., als auch infolge
von Herz- und Niereninsuffizienz. Einseitige
Ödeme (oder Blutungen) greifen als kollaterales
Ödem dann auf die Lider der anderen Seite
über, wenn die Patienten längere Zeit auf der
ödemfreien Seite liegen.

Rezidivierende Lidödeme (Abb. 8) werden meist im Sinne eines Quinckeschen Ödems
gedeutet. Als auslösende Antigene wurden bei
Kindern unter anderem (körperfremde Eiweiß-
substanzen von) Parasiten (Oxyuren, Ascariden,
Trichinose) gefunden (Conrads u. Heinmüller).

Über das *Hautemphysem* s. S. 8.

Auch *Blutungen* verteilen sich in dem lockeren Unterhautzellgewebe sehr schnell. Typisch
ist ein Brillenhämatom (Abb. 22, S. 6) als
Folge eines Schädelbasisbruches, aber auch
Bluterkrankungen, hämorrhagische Diathesen
und Vitamin C- und K-Mangel können zu Lid-
blutungen führen. Die Blutungen resorbieren
sich meist nach 2—3 Wochen wieder vollständig.

Sehr häufig treten *Lidekzeme* (s. Allergie,
S. 94) besonders bei Kindern auf, die als
akutes nässendes oder auch seltener als chronisches Ekzem besonders nach Medikamenten
(Atropin, Quecksilberpräparaten, Anaesthetica,

Jod, Schminke, Kamille, verschiedenen Primelarten usw.) (Abb. 9) in Erscheinung treten. Es sei hier noch besonders das Streptomycin erwähnt, das häufig eine hartnäckige allergische Blepharoconjunctivitis (CHARAMIS, MEYER u. a.) erzeugt.

Gerade bei Kindern, die in einem schlechten Allgemeinzustand sind oder schon an scrophulösen oder anderen Ekzemen leiden, kann es zusätzlich zu einer Streptokokkeninfektion und damit zu einer *Impetigo contagiosa* kommen, die sich mit ihren roten Bläschen und gelben Borken durch das Kratzen mit den Nägeln evtl. über das ganze Gesicht weiterverbreiten kann.

Eine ganz besondere Bedeutung haben die Lidekzeme auch bei der *Skrophulose* und hier besonders bei der Ceratoconjunctivitis eczematosa (scrophulosa, phlyctaenulosa) (Abb. 27 u. 28, S. 6). Dabei spielen die Disposition, d. h. die allergische und konstitutionelle Disposition, eine große Rolle. Schlecht heilende Lidrhagaden können dabei, wie alle Hornhautentzündungen, evtl. einen fortlaufenden *Blepharospasmus* (Abb. 26, S. 21) unterhalten, der zunächst als rein reflektorischer, symptomatischer Blepharospasmus anzusehen ist, bei Kindern aber evtl. auch nach Abheilung des Grundleidens (Keratitis scrophulosa) als funktioneller Blepharospasmus bestehen bleiben kann.

Therapeutisch ist zunächst die ursächliche Noxe zu entfernen. Es werden dann neben Tuschieren mit 10%iger argent. nitr.-Lösung gerne Zinköl und Zinkpasten aufgestrichen. Bei allergischen Ekzemen wirken besonders Cortisonsalben manchmal fast schlagartig. Bei impetiginisiertem Ekzem werden Antibiotica (Penicillin, Aureomycin) in Salbenform verabfolgt.

Ausnahmsweise kommt es bei Kindern, auch schon bei Säuglingen, zur *Lidgangrän* als Folge von Infektionen (Diphtherie, Staphylo-, Streptokokken, Lues usw.). Die Behandlung erfolgt durch Antibiotica und gefäßerweiternde Mittel (Dioninsalbe, Priscol usw.).

CHARAMIS, J.: Ocular allergy in handless of streptomycin. Brit. J. Opthalm. **33**, 714—715 (1949).

CONRADS, H., u. G. HEINMÜLLER: Beitrag zur Genese des rezidivierenden Lidödems. Klin. Mbl. Augenheilk. **135**, 496—501 (1959).

MEYER, F.: Wien. klin. Wschr. **1949**, 702; **1950**,55.

Akute, virusbedingte Entzündungen. Im Gefolge von fieberhaften Erkrankungen kann es zum *Herpes simplex* (Abb. 10, S. 6) der Lider kommen, der meist ohne erkennbare Folgen abheilt.

Der *Zoster ophthalmicus* im Bereiche des I. Trigeminusastes führt auch auf den Lidern zu gruppenförmigen Bläschen (Abb. 11, S. 12), die mit Narben abheilen. Die gleichzeitig auftretenden Ciliarneuralgien können über Monate noch recht heftig sein. Beim Zoster ophthalmicus (N. nasociliaris!)

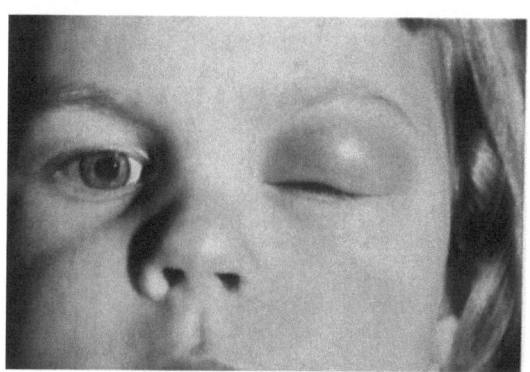

Abb. 8. Rezidivierendes Lidödem, 3 J. ♀

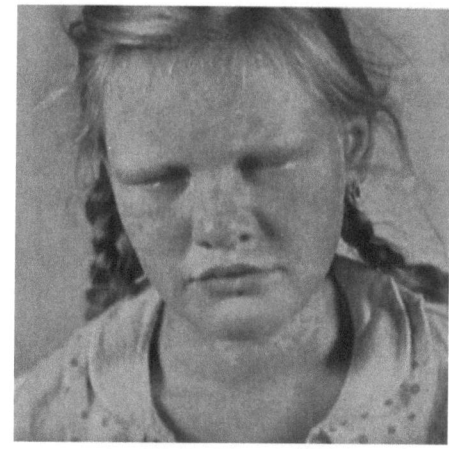

Abb. 9. Quecksilberekzem nach SCHMIERKUR, 9 J. ♀

ist stets auf gleichzeitig auftretende Hornhautinfiltrate, Erosionen, eine Iritis und ein schwer zu behandelndes Sekundärglaukom zu achten (s. S. 81).

Therapeutisch genügt es bei den Liderkrankungen, milde Salben oder auch Puder anzuwenden.

Nach einer Impfung mit Kuhpocken beobachtet man besonders bei schon bestehenden Lidrandentzündungen bei Kindern leicht eine *Vaccination* (Abb. 12, S.12), bei der kleine Bläschen und dann Geschwüre, verbunden mit einer Präauriculardrüsenschwellung, auftreten. Kommt es nicht zur Mitbeteiligung des Bulbus, dann heilen die Lider in etwa 2—3 Wochen unter Salbenbehandlung wieder ab (s. S. 86).

Lidrandentzündungen. Die einfache *Blepharitis squamosa*, die einer Lidrandseborrhoe entspricht, ist relativ häufig. Neben einer Rötung des Lidrandes kommt es dabei zur Schuppenbildung. Treten neben den Schuppen auch noch Borken und teilweise blutige Krusten auf

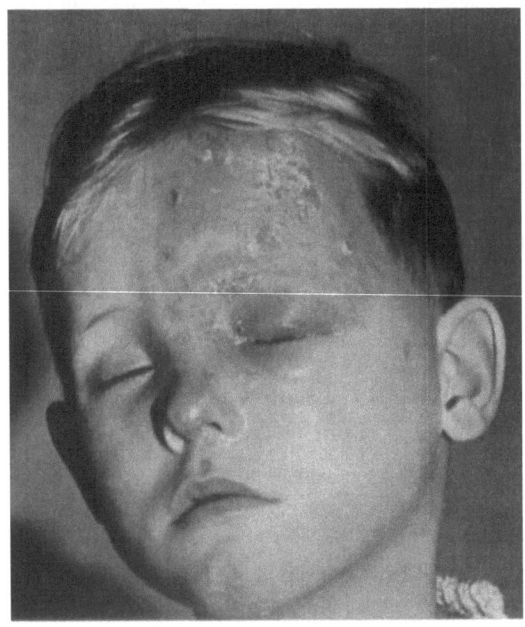

Abb. 11. Zoster des Trigeminus I mit Lid-Bulbulbeteiligung, 5 J. ♂

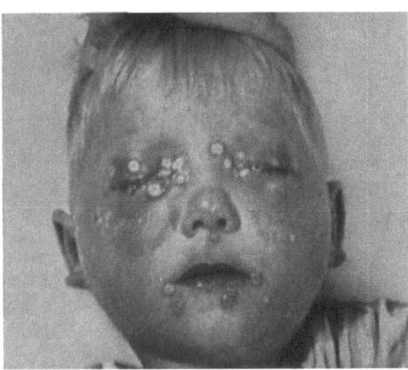

Abb. 12. Vaccination, 3 J. ♂

(kleine Abscesse), dann spricht man von einer *Blepharitis ulcerosa*, bei der die Gefahr der Haarbalgzerstörung und damit des dauernden Wimpernverlustes (Madarosis) besteht.

Ursächlich ist für die Blepharitis squamosa in erster Linie an konstitutionelle Faktoren zu denken. Die Schuppenbildung tritt dabei häufig auch am Kopf und an den Augenbrauen auf. Daneben sind Avitaminosen, hormonelle Störungen sowie physikalische Schädigungen

(Rauch, Staub) von Bedeutung. Bei der Blepharitis ulcerosa kommen eine Infektion mit Staphylokokken oder ein scrophulöser Prozeß hinzu.

Therapeutisch werden zunächst die Schuppen und Krusten mit einem feuchten Wattetupfer entfernt und anschließend Salben eingestrichen. Besonders haben sich hier Cortisonsalben bewährt. Bei der ulcerösen Form kommen Antibioticumzusätze zu den Salben in Betracht. Allgemein werden Vitamine, evtl. Höhensonne und roborierende Ernährung verordnet.

Das Bild einer chronischen Blepharitis kann auch durch im Lidrand sitzende *Filzläuse*

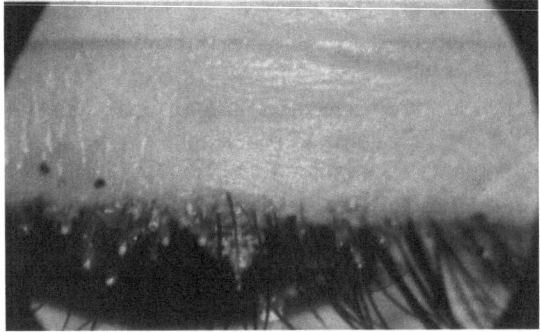

Abb. 13. Filzlaus und Nissen an Wimpern und Lidrand, 7 J. ♀

(Abb. 13) hervorgerufen werden. Nach Eintropfen von Mintacol (Kontaktinsecticid) sind die Tiere leicht zu entfernen.

Über die *Blepharoconjunctivitis angularis* (Diplobacillenconjunctivitis) s. S. 23.

Fehlerhafte Stellung der Cilien. Bei der *Trichiasis* handelt es sich um eine bleibende Fehlstellung einzelner oder aller Cilien. Stehen die Wimpern dabei nach einwärts, dann kann es durch das Scheuern auf der Hornhautoberfläche zur Erosio corneae kommen. Die Trichiasis ist die Folge von vernarbenden Prozessen (Verbrennung, Verletzung, schwere Entzündungen).

Als *Distichiasis* treten statt einer Cilienreihe zwei oder mehrere hintereinander auf, wobei die hintere Wimpernreihe meist nach einwärts steht und damit auf der Hornhaut reibt.

Entzündungen der Lidranddrüsen. *Retentionscysten* der Zeissschen Talgdrüsen haben die Größe eines Stecknadelkopfes bis zur Größe einer Linse, sind dabei derb und von weißlicher Farbe. Die Retentionscysten der modifizierten

Mollschen Schweißdrüsen der Lider sind demgegenüber mehr grau-rot-glasig.

Therapeutisch werden beide Retentionscysten zur Vermeidung eines Rezidivs am
besten exstirpiert.

Als akute, meist durch Staphylokokken bedingte Entzündung der Lidrandtalgdrüsen tritt
das *Gerstenkorn*, d. h. das *Hordeolum externum*
bzw. das *Hordeolum internum* (akute Entzündung der Meibomschen Drüsen) auf. Es handelt
sich dabei um stark schmerzende, gerötete und
ödematös geschwollene, entzündliche Prozesse,
die nach wenigen Tagen abscedieren und nach
Perforation schnell abheilen. In vereinzelten
Fällen treten viele Gerstenkörner gleichzeitig
auf (Hordeolosis Abb. 14). Selten kommt es
infolge der Abscedierung mehrerer Drüsen bzw.
nekrotischer Einschmelzung von tarsalem Gewebe zu richtigen *Lidabscessen*. Ein solcher
kann auch die Folge einer Orbitalphlegmone
(Abb. 3, S. 6), einer eitrigen Periostitis, einer
infizierten Verletzung usw. sein (s. auch entzündliche Orbitaerkrankungen).

Therapeutisch kommen feuchte Umschläge
und evtl. eine Incision in Betracht.

Eine chronische Entzündung der Meibomschen Drüsen führt zum *Hagelkorn* oder *Chalazion* (Abb. 15), das entweder im Anschluß an
ein nicht ganz abgeheiltes Hordeolum oder
primär infolge einer Sekretretention auftritt.
Es handelt sich dabei um runde, derbe, geschwulstartige Knoten, in denen histologisch
Lymphocyten, epitheloide Zellen und (Fremd-
körper-)Riesenzellen beobachtet werden. Das
gern rezidivierende Chalazion kann wochen-
und monatelang unverändert bestehen bleiben,
es kann ferner sich aber auch spontan zurückbilden, erweichen und zur Bindehaut durchbrechen
oder auch zu einem Riesenchalazion anwachsen. Auch schon beim Säugling kann ein Chalazion zur Beobachtung kommen (MINARNI).

Therapeutisch kommt, wenn Wärme und
milde Salben nicht zum Ziele führen, die teilweise Excision der Wand des Chalazions (Tarsus) und die Auskratzung mit dem scharfen
Löffel in Betracht.

Gerne kommt es auch zur Ansiedlung von
Knötchen des durch eine Virusinfektion hervor-
gerufenen *Molluscum contagiosum* (Abb. 37,
S. 26) an den Lidern.

Als *Milien* (Hautgrieß) bezeichnet man
kleine, runde, harte, gelbliche bis weiße, meist

stecknadelkopfgroße Hornretentionen, die häufig in der Lidhaut sitzen.

Sehr selten treten im Bereiche der Lider
syphilitische Primäraffekte oder *Gummen* (s.
S. 87) auf. Auch eine primäre *Tuberkulose* der
Lider (s. S. 89) ist im Gegensatz zum Lupus
vulgaris selten. Die *Lepra* befällt in ihrer tuberösen Form gerne die Lider.

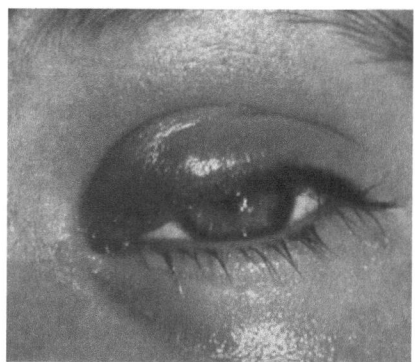

Abb. 14. Hordeolosis, 4 J. ♂

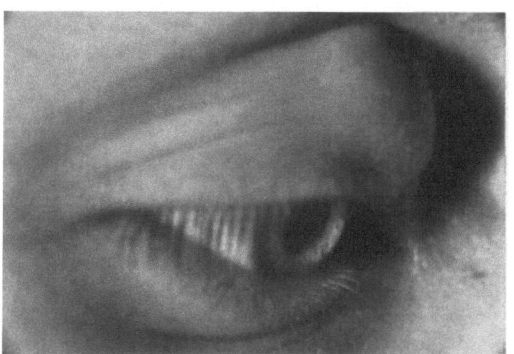

Abb. 15. Chalazion, 13 J. ♀

MINARNI, K.: Über einen Fall von Chalazion bei
einem 4 Monate und 22 Tage alten Säugling.
Acta Soc. ophthal. Jap. **43**, Nr. 2, 16 (1939);
Ref. Zbl. ges. Ophthal. **43**, 493 (1939).

Lidgeschwülste. Sehr häufig finden sich an
den Lidern *Pigmentnaevi* (Abb. 16). Die ebenfalls sehr oft auftretenden multiplen *telean-
giektatischen Hämangiome* der Neugeborenen
verschwinden so gut wie alle in den ersten 2 bis
3 Jahren. Im Gegensatz dazu vergrößern sich
die *kavernösen Hämangiome* (Abb. 17) evtl.
erheblich, weshalb eine operative Entfernung
oder oberflächliche Röntgenbestrahlung zu
empfehlen ist (s. auch bei Phakomatosen:
STURGE-WEBER). Die auf eine ektodermale
Abschnürung zurückgehenden, prall-elasti-
schen *Dermoidcysten* lassen sich gut operativ

ausschälen. Bei den *Lymphangiomen, Lipomen*
und *Fibromen* ist dann eine operative Behandlung erforderlich, wenn sie eine fortschreitende

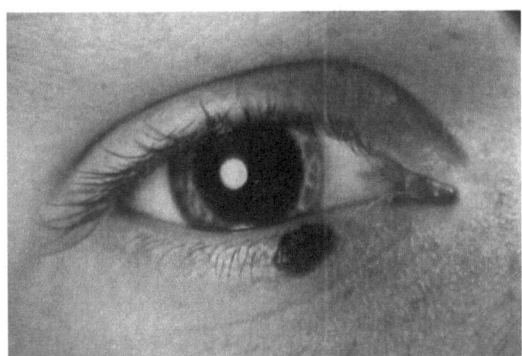

Abb. 16. Melanom am Unterlid, 14 J. ♂

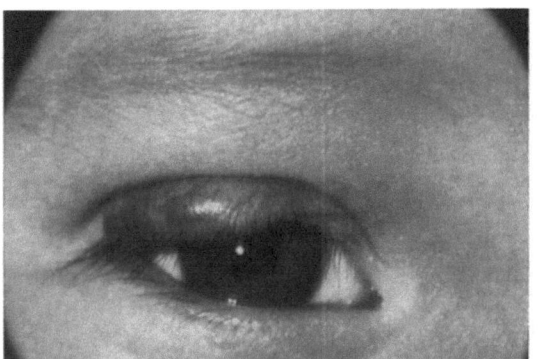

Abb. 17. Hämangiom, ½ J. ♂

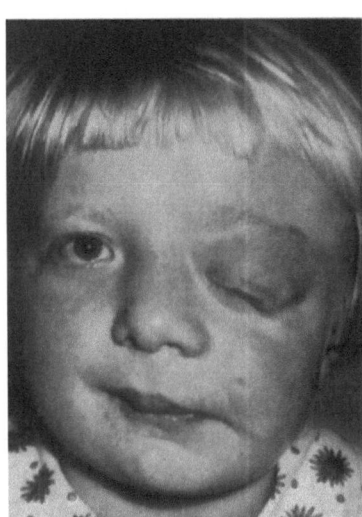

Abb. 18. Rankenneurinom (Recklinghausen), 8 J. ♀

Tendenz haben oder kosmetisch stark stören.
Nicht selten führt das in den Rahmen der Recklinghausenschen Krankheit (s. S. 99) gehörende *plexiforme Neurofibrom* oder *Ranken-*

neurom (Abb. 18) zu ausgedehnten, lappigen
Verdickungen und Vergrößerungen des schlaffen und weichen Lides. Es kommt dabei evtl.
zur Hemihypertrophia faciei.

Bei Kindern kommen die später häufigen
Basaliome und Carcinome der Lider kaum vor.

Lähmungen der Lidmuskulatur. Bei einer
Facialislähmung kann infolge der Orbicularis-
lähmung die Lidspalte nicht mehr geschlossen
werden. Es kommt zum *Lagophthalmus* mit der
Gefahr der Keratitis e lagophthalmo (Abb. 41,
S. 26, s. S. 32).

Infolge einer Oculomotoriuslähmung (siehe
S. 77) und damit Lähmung des Levator palpebrae kann das Oberlid nicht mehr gehoben
werden, was dann zu einem Herabhängen

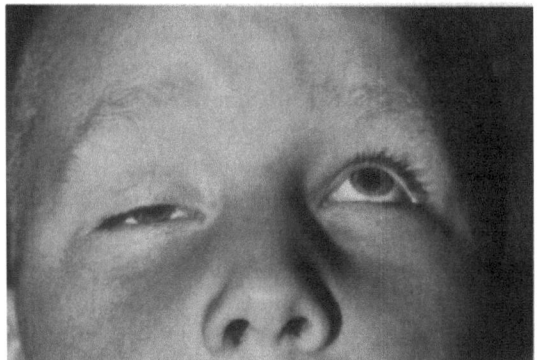

Abb. 19. Oculomotoriusparese mit Ptose und
Augenmuskellähmung, 7 J. ♂

des Oberlides, einer vollständigen *Ptosis*
(Abb. 19) führt. Ein ähnliches Bild kann die
Myasthenia pseudoparalytica hervorrufen.

Die angeborene Ptosis (Abb. 5, s. S. 9)
des Oberlides tritt meist doppelseitig auf und
ist oft dominant vererbt, genauso wie die sog.
komplizierte Ptosis, bei der meist zusätzlich
eine Rectus-superior-Lähmung, evtl. auch noch
ein Epicanthus, eine Blepharophimosis (enge
Lidspalte) oder andere vererbte Veränderungen
bestehen.

Ein besonderes Bild der Ptose bietet das
sog. *Marcus Gunnsche Phänomen*, bei dem es
zur schnell vorübergehenden Lidhebung beim
Kauakt sowie bei Verschiebung des Kiefers zu
der, der Lähmung entgegengesetzten Seite
(Yaw winking) und beim schnellen Aufreißen
des Mundes kommt. Ursächlich wird für das
fast immer einseitige, nur ausnahmsweise doppelseitige Marcus Gunnsche Phänomen in
erster Linie an eine fehlerhafte Verbindung

zwischen dem (geschädigten) N. oculomotorius und dem N. pterygoidis (motorischer Ast des Trigeminus) sowie an supranucleäre Innervationskomplexe gedacht (Lit. bei KANTER).

Doppelseitige zunehmende Ptosis findet sich auch bei der Ophthalmoplegia progressiva externa (v. GRAEFE), die mit weiteren fortschreitenden Augenmuskelstörungen einhergeht. Es handelt sich dabei um dystrophische Muskelveränderungen (Myopathie) (KILOH u. NEVIN, BECKETT u. NETSKY, PAPST u. Mitarb.).

Therapeutisch kommt eine operative Verkürzung des M. levator palpebrae (z. B. nach Blascowicz) in Betracht.

Eine einseitige Lähmung des Sympathicus [Schädigung des Halssympathicus bzw. des Ggl. stellatum durch eine Halsrippe, eine Lungenspitzenaffektion, bei der Klumpkeschen Lähmung, der Syringomyelie und der abgeschwächten Form, dem Status dysraphicus (PASSOW)] führt an dieser Seite zum *Hornerschen Symptomenkomplex* mit enger Pupille (Miosis), einem tiefer hängenden, aber sonst gut beweglichen Oberlide (Ptosis sympathica) und zum Enophthalmus.

BECKETT, R. S., and M. G. NETSKY: Familial ocular myopathy and external ophthalmople-gia. Arch. Neurol. (Chic.) **69**, 64—72, 1953; ref. Zbl. Ophthal. **60**, 314 (1953).

KANTER, D.: Zum Marcus Gunnschen Phänomen. Klin. Mbl. Augenheilk. **126**, 50—59 (1955).

KILOH, L. G., and S. NEVIN: Progressive dystrophy of the external ocular muscles (ocular myopathy). Brain **74**, 115—143 (1951).

PAPST, W., ESSLEN, E. u. H. G. MERTENS: Die okuläre Muskeldystrophie sog. Ophthalmoplegia externa chronica progressiva. Klin. Mbl. Augenheilk. **132**, 691—707 (1958).

PASSOW, A.: Über den Einfluß des Sympathicus auf Wachstum und Pigmentbildung, zugleich ein Beitrag zur Kenntnis des Status dysraphicus und seiner okularen Symptome, insbesondere der Heterochromie. Klin. Mbl. Augenheilk. **116**, 561—578 (1950).

Zusammenfassende Literatur: Lider

FANTA, H.: Lider und Tränenorgane. Fortschritte der Augenheilkunde Bd. IX. Basel: Verlag S. Karger 1959.

HEYDENREICH, A.: Krankheiten der Augenlider. Der Augenarzt, VELHAGEN, Bd. III, 1—195. Stuttgart: Verlag Thieme 1960.

KÜMMEL, R.: Lider. Hdb. d. spez. path. Anatomie und Histologie. HENKE-LUBARSCH, Bd. XI, Teil 2, 139—262. Berlin: Verlag Springer 1931.

LÖHLEIN, W.: Erkrankungen der Lider. Krz. Hdb. d. Ophthalmologie, Bd. III, 243—366. Berlin: Verlag Springer 1930.

Erkrankungen der Tränenorgane

Einleitung. Die sich aus einem orbitalen und einem palpebralen Anteil zusammensetzende tubulöse Tränendrüse sowie die in der oberen Übergangsfalte subkonjunktival liegenden akzessorischen Tränendrüsen sondern normalerweise in 16 Std etwa $^1/_2$ g Tränen ab, diese Menge wird durch psychische oder reflektorische Einflüsse erheblich gesteigert. Im Schlaf kommt es zu keiner Tränensekretion. Während der ersten Monate nach der Geburt erfolgt infolge des Fehlens der nervösen Verbindungen noch keine Träne auf Schmerzen, Schreien, „Weinen".

Die Tränenflüssigkeit gelangt vom unteren (und gering auch oberen), nach dem inneren Lidwinkel zu liegenden, Tränenpünktchen durch die Tränenröhrchen in den Tränensack und von dort durch den Tränennasenkanal in die Nase unter die untere Muschel.

Tränendrüsenentzündungen und -Tumoren. Die *Dakryoadenitis* ist leicht an der Paragraphenform des Oberlides erkennbar (Abb. 20). Temporal oben fühlt man bei der akuten Form durch das manchmal mit infiltrierte Lid eine schmerzhafte Schwellung, die beim Ektropionieren des Oberlides als Drüsenverdickung erkennbar ist. Es kommt nicht selten zur rich-tigen Chemose und evtl. zur Präauriculardrüsenschwellung, evtl. sogar zur Verdrängung des Bulbus nach unten innen. (Schwierig kann die Differentialdiagnose zum Hordeolum internum,

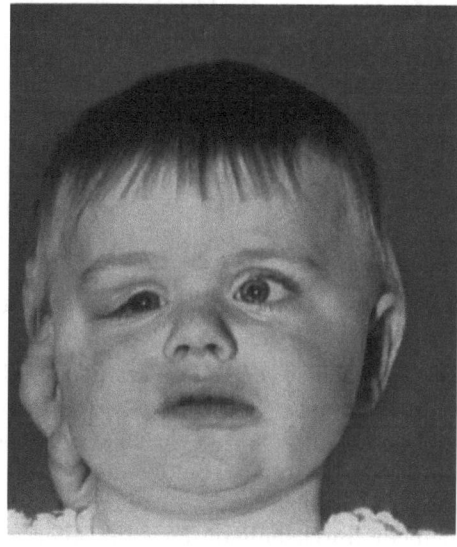

Abb. 20. Dakryoadenitis, 1 J. ♂

das vom Tarsus ausgeht, oder zur Orbitalphlegmone sein.)

Die *akute Dakryoadenitis* tritt entweder als
Metastase einer Allgemeininfektion oder auch
ohne erkennbaren Grund auf. Es werden häufiger Staphylokokken gefunden, und es kann zur
Abscedierung kommen. Im Verlaufe der Parotitis epidemica (Mumps) werden auch häufig
beide Tränendrüsen befallen.

Therapeutisch werden lokal feuchte Wärme
und innerlich Antibiotica (Penicillin usw.) verabfolgt.

Die *chronische Dakryoadenitis* weist unter
der typischen Schwellung mit Paragraphenform des Oberlides kaum subjektive Beschwerden auf.

Eine solche ein- oder doppelseitige chronische Dakryoadenitis wird als Folge der Tuberkulose (s. S. 87) oder der Lues (s. S. 89)
beobachtet.

Beim Mikuliczschen Syndrom handelt es
sich um eine symmetrische Schwellung der
Tränen- und Speicheldrüsen, die z. T. durch
eine gutartige Form der Tuberkulose, z. T. im
Rahmen der Besnier-Boeckschen Erkrankung,
z. T. durch leukämische Infiltration und z. T.
durch ein Lymphosarkom hervorgerufen wird.

Therapeutisch ist an die Röntgenbestrahlung, evtl. auch an eine Cortisonbehandlung
oder die Exstirpation zu denken.

Zu harmlosen *Retentionscysten* (Dakryops)
der Tränendrüse kann es beim Verschluß der
Ausführungsgänge der Drüse kommen. Die
häufigsten Tumoren der Tränendrüse (85%)
sind *Mischtumoren*, die histologisch und prognostisch den Parotismischtumoren entsprechen
und meist bei älteren Patienten entstehen.

Mangelhafter Tränenabfluß. Zu einem *stär-
keren Tränen* des Auges kommt es als Folge
einer Hypersekretion oder infolge mangelhaften
Abflusses. Hypersekretion wird, außer durch
Weinen, durch jeden Reiz hervorgerufen, der
das Auge trifft: Fremdkörper in der Binde- und
Hornhaut, reibende Wimpern, Entzündungen,
Erkrankungen der Augen usw.

Ein mangelhafter Abfluß kann entstehen
durch Verschluß des Tränenpünktchens, -röhr-
chens, -sacks (infolge einer chronischen Nasen-
schleimhaut-, Lidrand-, Bindehaut- und Trä-
nensackentzündung). Die Tränenwege sind
dann nicht durchspülbar. Es kann aber auch
Eein ctropium bzw. eine Eversio puncti lacri-

malis oder ein Entropium vorliegen, die Tränenwege sind dann durchspülbar.

Therapeutisch versucht der Augenarzt bei
Verschluß der Tränenwege durch abschwellende
Augentropfen, durch Sondierung oder evtl.
durch Operation (Dakryocystorhinostomie —
Totische Operation) den Durchgang wieder
herzustellen. Bei Stellungsanomalien der Lider
kommt nur die operative Korrektur der Lidstellung in Betracht.

Tränensackentzündungen. Bei einer *Stenose*
im Bereiche des *Tränennasenkanals* sammelt

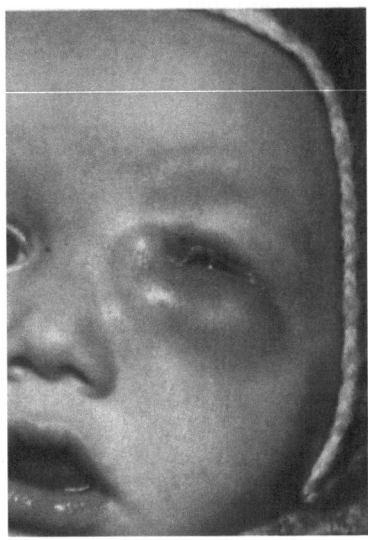

Abb. 21. Tränensackphlegmone, ¹/₂ J. ♂

sich in einem Teil der Fälle mehr oder weniger
schleimig-eitrige Flüssigkeit im Tränensack
evtl. mit starker Ektasie des Tränensacks. Die
bei Stenosen im Tränennasenkanal stets bestehende chronische Dakryocystitis führt infolge
einer Epithelläsion und anschließender Sekundärinfektion (überwiegend durch Pneumokokken) relativ leicht zu einer schweren *Dakryocy-
stophlegmone* mit Schwellung, Rötung und
Schmerzhaftigkeit unter dem inneren Lidbändchen (Abb. 21).

Therapeutisch sind in diesem Falle lokale
Wärme und Antibiotica zu verabfolgen. Bei
Gefahr der Perforation nach außen muß incidiert werden. Bei der Dakryocystitis kommt,
nachdem die akute Entzündung abgeklungen
ist, die Dakryocystorhinostomie (TOTI) oder
eine Tränensackexstirpation in Betracht, da es
sonst infolge der vorliegenden fast Reinkultur
von Erregern (Pneumokokken usw.) bei einer

Hornhautepithelläsion zu einem Hornhautgeschwür (Ulcus serpens) kommen kann.

Bei Kindern und Jugendlichen mit einer chronischen oder auch akuten Dacryocystitis ist immer an eine *Tuberkulose* (s. S. 87) des Tränen-Nasenkanals oder *des Tränensacks* zu denken, die dann meist mit einer Mischinfektion einhergeht. Auf stärkeren Druck ist in diesen Fällen der Tränensack häufig noch zur Nase hin durchspülbar, weil die tuberkulösen Granulationen dem Flüssigkeitsdruck ausweichen. Es folgt in einem großen Teil der Fälle der Durchbruch durch die Haut mit bestehenbleibender Fistelbildung.

Therapeutisch ist in diesen Fällen sowohl der Tränensack als auch das Hautstück um die Fistel herum zu exstirpieren. Neuerdings wird auch zunächst eine Abheilung mit Hilfe eines Tuberkulostatikums und anschließend die Totische Operation versucht, wie es von HUGGERT bei einem 5jährigen Mädchen durchgeführt wurde.

Neben der Tuberkulose als Ursache der kindlichen Dacryocystoblennorrhoe kommt noch die Lues (s. S. 89) ursächlich in Betracht in Form von Gummen oder periostitischen Prozessen in der Gegend des Tränensacks bzw. in Form der Lues connata mit Sattelnase und Atresie des knöchernen Nasenganges.

Angeborener Verschluß der Tränenwege zur Nase hin. Nicht selten besteht beim Neugeborenen ein *häutiger Verschluß des Ausganges des Tränen-Nasenkanals* (Hasnersche Falte). Eine solche Stenose des Ductus nasolacrimalis fanden GUERRY und KENDIG bei 200 Neugeborenen in 6% und NORDLÖW und VENNERHOLM bei 1000 Kindern bis zu 13 Jahren 58mal und 9mal doppelseitig. Selten liegt eine richtige Atresie des knöchernen Tränen-Nasenkanals vor. Den Müttern der Kinder fällt schon kurz nach der Geburt ein starkes einseitiges oder doppelseitiges Tränen der Augen auf, und unter

dem inneren Lidbändchen kommt es zu einer unterschiedlich starken Schwellung. Es wird dabei meist die Fehldiagnose Conjunctivitis oder Tumor gestellt. Beim Druck auf den Tränensack entleert sich der eitrig-schleimige Inhalt in die Lidspalte.

In einem großen Teil dieser Fälle genügt es, den Tränensack heftig auszudrücken, wodurch dann der membranartige Verschluß zur Nase zerreißt. Genügt das nicht, dann muß einmal der Tränenweg sondiert werden, was fast immer zur Dauerheilung führt. Bei einer (manchmal sogar knöchernen) Atresie des Tränen-Nasenkanals kommt nur eine kurz vor der Schulzeit durchzuführende Dakryocystorhinostomie (Toti oder Polyak-West) in Betracht.

GUERRY, DU PONT, and E. L. KENDIG JR.: Congenital impatency of the nasolacrimal duct. Arch. Ophthal. **39**, 193—204 (1948).

HUGGERT, A.: A probable case of primary tuberculosis of the lacrimal sac. Acta ophthal. (Kbh.) **29**, 339 (1951).

NORDLÖW, W., J. VENNERHOLM: Congenital Atresiae of the lacrimal passages: Their occurrence and treatment. Acta ophthal. (Kbh.) **31**, 367—371 (1953).

Zusammenfassende Literatur: Tränenorgane

FANTA, H.: Lider und Tränenorgane. Fortschritte der Augenheilkunde, Bd. IX. Basel: Verlag S. Karger 1959.

MEISNER, W.: Die Erkrankungen der Tränenorgane. Krz. Hdb. d. Ophthalmologie, Bd. III, 367—439. Berlin: Verlag Springer 1930.

MÜLLER, F.: Krankheiten der Tränenorgane. Der Augenarzt, Bd. II, 687—784 von VELHAGEN. Stuttgart: Verlag Thieme 1959.

SEIDEL, E.: Tränenorgane. Hdb. d. spez. path. Anatomie u. Histologie, HENKE-LUBARSCH. Bd. XI, Teil 2, 281—347. Berlin: Springer 1931.

Mikrophthalmus und Anophthalmus

In Fällen von angeborenem *Anophthalmus* wurden z. T. Aplasien in bestimmten Hirnabschnitten nachgewiesen (KUBIK, KEEN). Beim Anophthalmus können zusätzlich *Mikrophthalmus* des anderen Auges sowie Oligophrenie und andere erbbedingte Abweichungen auftreten (SJÖGREN u. LARSSON).

Eine Mikrocornea ist häufig vergesellschaftet mit einem *Mikrophthalmus congenitus* (Abb. 34, S. 27). Die infolge einer schweren Augeninnenentzündung auftretende Bulbusschrumpfung wird demgegenüber als *Phthisis bulbi* bezeichnet. Der Mikrophthalmus kommt häufig mit Kolobom der Uvea (s. S. 36), Katarakt (s. S. 47), Pseudogliom (s. S. 47) vor. Es kann schließlich ein inkompletter und selten sogar ein kompletter Anophthalmus beobachtet werden. Neben der Vererbung spielen die Embryopathien (s. S. 83)

bei der Entstehung dieser Anomalien eine große Rolle (s. bei BADTKE).

BADTKE, G.: Die Mißbildungen des menschlichen Auges. In „Der Augenarzt". Stuttgart: Verlag G. Thieme 1961.

KEEN, J. A.: Bilateral microphthalmia. Report on a case. S. Afr. med. J. **1949**, 518—520.

KUBIK, J.: Idiotypischer doppelseitiger kompletter Anophthalmus infolge von Aplasie des Vorder-Mittelhirns bei einem 12 Tage alten Kaninchenembryo. Albrecht v. Graefes Arch. Opthal. **112**, 234—251 (1923).

SJÖGREN, T., T. LARSSON: Microphthalmus and anophthalmus with or without coincident oligophrenia. A clinical and genetic statistical study. Acta psychiat. (Kbh.) Suppl. Bd. **56**, (1949).

Krankheiten der Bindehaut

Anatomie. Wir unterscheiden bei der Bindehaut die Conjunctiva tarsi, die unverschieblich und fest mit dem Lidknorpel verwachsen ist, von der nur locker und verschieblich der Lederhaut aufliegenden Conjunctiva bulbi. Zwischen beiden liegt als geräumige Tasche die sog. Umschlagfalte (Fornix conjunctivae). Nur im Bereiche des von der Bindehaut bedeckten Hornhautrandes, dem 1—3 mm breiten Limbus corneae, ist auch die Conjunctiva bulbi fest mit der Unterlage verwachsen. Im Bereiche des nasalen Lidwinkels liegt die Plica semilunaris als Rest der bei vielen Säugetieren zu beobachtenden Nickhaut (3. Lid). Ganz im inneren Lidwinkel erkennt man die Caruncula lacrimalis, die von hautähnlichem Epithel bedeckt ist und feine Haare und Talgdrüsen erkennen läßt.

Conjunctivale und ciliare Injektion. Bei jeder Entzündung der Bindehaut kommt es zu einer mehr oder weniger starken Erweiterung der Blutgefäße. Dadurch werden die normalerweise im Lidknorpel — als gelblich-weiße, senkrecht zum Lidrand verlaufende Streifen — erkennbaren Meibomschen Drüsen unsichtbar. Bei stärkerer Hyperämie spricht man von der *konjunktivalen Injektion* (Abb. 23 S. 6), bei der die ziegelrote Färbung zur Übergangsfalte hin zunimmt und einzelne Gefäße deutlich erkennbar sind.

Von großer differentialdiagnostischer Bedeutung ist demgegenüber die sog. *ciliare Injektion* (Abb. 48, S. 34), die als tiefe, bläulich-rote, mehr diffuse Rötung am stärksten direkt um den Limbus herum sichtbar ist und daher auch als pericorneale Injektion bezeichnet wird. (Die ciliare Injektion zeigt immer eine Erkrankung der tieferen Augenabschnitte — der Hornhaut, Lederhaut, Regenbogenhaut usw. — an).

Allgemeines über Conjunctivitis. Bei einer stärkeren Bindehautentzündung kann es zu einem Ödem der Bindehaut, der sog. Chemosis, kommen. Eine solche Chemose wird daneben aber auch als reine Zirkulationsstörung evtl. bei starkem Exophthalmus und bei Entzündungen in der Umgebung des Auges (Absceß, Hordeolum usw.) gefunden.

Jede Bindehautentzündung verursacht eine unterschiedlich starke Sekretion von — je nach der Entzündung — serösem, schleimigem, fibrinösem, eitrigem oder selten auch hämorrhagischem Charakter. Hinzu kommt eine stärkere Tränenabsonderung. Nach dem Schlaf sind in diesen Fällen besonders bei Kindern die Wimpern eingekrustet und die Lider miteinander verklebt. Besteht eine mehr chronische Conjunctivitis, dann wird außer einer geringen Hyperämie und Schleimbildung evtl. eine stärkere Follikelbildung mit zahlreichen subepithelialen, stecknadelkopfgroßen bis hirsekorngroßen papillären Hyperplasien beobachtet (Conjunctivitis follicularis). Besonders bei Kindern mit lymphatischer oder exsudativer Diathese kommen nun auch ähnliche Follikelbildungen ohne Entzündungserscheinungen vor (Folliculosis conjunctivae).

Bindehautentzündungen entstehen am häufigsten durch exogene Ursachen. Gerade bei Kindern spielen hier mechanische Fremdkörperläsionen (Sand, Getreidegrannen) eine große Rolle. Auch ultraviolette Strahlen (künstliche Höhensonne, Ophthalmia photoelectrica, s. S. 68) sowie chemische Schädigungen können zur Bindehautentzündung führen.

Von besonderer Bedeutung ist ferner die allergische Bindehautentzündung (Heuschnupfen, Kamille-, Atropin-, Cocainconjunctivitis) (s. S. 94).

Als Erreger einer Bindehautentzündung kommt eine große Anzahl von Mikroorganismen in Betracht. Schon in der normalen Bindehaut finden sich Xerose-Bacillen (Corynebacterium xerosis), Staphylococcus albus, daneben aber auch selten Pneumokokken, Streptokokken usw. Als häufigste Erreger einer Bindehautentzündung finden sich ebenfalls wieder Pneumo-, Strepto-, Staphylokokken sowie seltener die Koch-Weeks-Bacillen und Diplobacillen Morax-Axenfeld. Daneben spielt die Infektion mit Viren eine große Rolle.

(Die neben den hier beschriebenen Mikroorganismen seltener weiter zur Bindehautentzündung führenden zahlreichen Erreger sind in den Handbüchern der Augenheilkunde nachzulesen.)

Blutungen unter der Bindehaut als Folge von Entzündungen, Verletzungen usw. oder fortgeleitet z. B. beim Schädelbasisbruch werden als Hyposphagma (Abb. 22, S. 6) bezeichnet.

Akute Conjunctivitis

Pneumokokkenconjunctivitis. Eine gerade bei Kindern häufige Bindehautentzündung wird durch Pneumokokken erzeugt (Abb. 23, S. 6). Nach wenigen Tagen Inkubationszeit kommt es dabei evtl. nach grippalen Infekten zu einer plötzlichen, akuten, ein- oder doppelseitigen Bindehautentzündung mit häufig mehr oder weniger starker Chemose und häufig zahlreichen kleinen Bindehautblutungen besonders in den oberen Abschnitten der Bindehaut. Das Sekret ist serös. Nach akutem Beginn klingt die Krankheit im allgemeinen kritisch innerhalb einer Woche wieder ab.

Therapeutisch haben sich Sulfonamide und Penicillin-Augensalben bewährt.

Koch-Weeks-Bacillen. Die durch Koch-Weeks-Bacillen (Hämophilus conjunctivitidis) hervorgerufene akute, serös eitrige, z. T. blutige Bindehautentzündung ist in Trachomgegenden, besonders in Ägypten, häufig, in Europa dagegen selten.

Diphtherie der Bindehaut. Durch Diphtheriebacillen wird bei Kindern (gerade bei Kleinkindern) die zwar seltener vorkommende, aber sehr gefährliche Conjunctivitis diphtherica hervorgerufen. Nach einer Inkubationszeit von 1—2 Tagen kommt es zu einer ödematösen Schwellung der dann evtl. bretthartten Lider. Auf der Bindehaut liegen grauweißlich-gelbe Pseudomembranen, die leicht bluten. Die wäßrig-trübe, seröse Sekretion wird bald fibrinös-eitrig. Bei gleichzeitigem Befall der Conjunctiva bulbi kann es infolge einer schweren Schädigung der Blutgefäße des Randschlingennetzes zur Nekrose der Hornhaut mit Mischinfektion, schneller Perforation und häufig zur Erblindung kommen. Infolge der Bindehautnekrosen erkennt man flächenhafte oder strangförmige Bindehautverwachsungen (Symblepharon), Narbenentropium usw.

Die allgemeine Therapie der Bindehautdiphtherie ist bei den zu isolierenden Kindern die gleiche wie die bei der übrigen Schleimhautdiphtherie (Diphtherieantitoxin!). Am Auge wird die Mischinfektion mit Penicillin- oder Sulfonamidsalben bekämpft.

Gonoblennorrhoe. Die Gonoblennorrhoe (s. auch S. 90) der Neugeborenen ist auf eine Infektion mit Gonokokken (NEISSER) durch die Mutter während der Geburt zurückzuführen. Nach einer Inkubationszeit von in der Regel 1—3 Tagen kommt es an einem oder beiden Augen zu einer hochgradigen Hyperämie und Chemose der Bindehaut. Infolge einer starken Schwellung der Lider kann die Lidspalte kaum noch geöffnet werden. Das zunächst serösblutige Sekret geht immer mehr in rahmigen Eiter über, der aus der Lidspalte herausquillt

(Abb. 24), bis schließlich nur noch schleimiges Sekret abgesondert wird. Durch den festen Schluß und die Verklebung der Lider entsteht im Bindehautsack evtl. eine starke Sekret-Eiterstauung, die sich bei gewaltsamem Öffnen der Lider spritzend entleeren kann und manchmal zu Infektionen des Pflegepersonals (Schutzbrillen für Schwestern!) führt.

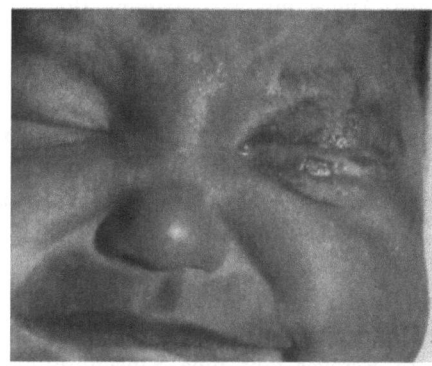

Abb. 24. Gonoblennorrhoe, 6 Tage ♀

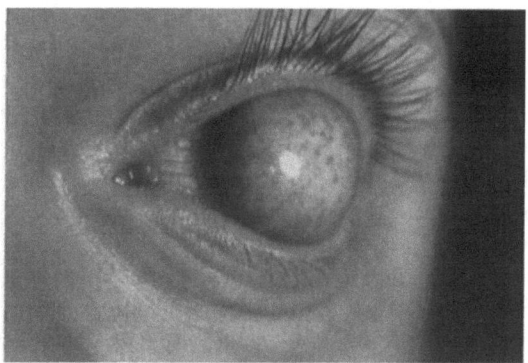

Abb. 25. Leukom u. Staphylom nach Gonoblennorrhoe mit Hornhautperforation, 9 Mo. ♂

Infolge der Schädigung des Randschlingennetzes durch den Druck der chemotischen Bindehaut mit zusätzlicher Schädigung durch die Gonokokken, kommt es in einem Teil der Fälle zu prognostisch ungünstigen, z. T. sichelförmigen, z. T. zentralen Hornhautgeschwüren, die in kurzer Zeit zur Perforation führen. Bei Abheilung des Prozesses kommt es dann zu dichten Hornhautnarben, zu vorderen Synechien und zu einem Sekundärglaukom (mit Staphyloma corneae (Abb. 25).

Die Häufigkeit der Gonoblennorrhoea neonatorum ist seit der Einführung der Crédéschen Prophylaxe (Einträufeln eines Tropfens einer 1 oder 2%igen Argent.-nitr.-Lösung) wesentlich gesunken.

Bei Mädchen mit einer gonorrhoeischen Conjunctivitis ist stets nach einer Vulvovaginitis (auch der Mutter) zu fahnden. Die Erkrankung ist bei älteren Kindern hinsichtlich der Gefahr von Hornhautkomplikationen wesentlich gefährlicher als beim Neugeborenen.

Therapeutisch sind heute in erster Linie Penicillin- und Sulfonamidsalben, nach Säuberung des Auges mit lauwarmem Borwasser, zunächst alle halben Stunden, sowie die parenterale Gabe von Penicillin angezeigt. Unter dieser Behandlung verschwinden die intracellulär in den Leukocyten liegenden Gonokokken schon sehr schnell, und schon nach wenigen Tagen (2—4) heilt die Erkrankung meist ab. Die Hornhautkomplikationen gehören in die Hand des Augenarztes.

Einschluß-Blennorrhoe. Eine eitrige Bindehautentzündung der Neugeborenen ohne erkennbare Erreger läßt eine Einschlußkörperchen-Blennorrhoe vermuten. Inkubationszeit 6—10 Tage.

Nach Giemsa zeigen sich, wie beim Trachom, im Cytoplasma der Bindehautepithelzellen, haubenförmig dem Kern angelagert, blauviolette Einschlußkörperchen, die schon von ihrem Entdecker PROWAZEK in die Gruppe der zu den Chlamydozoen (Chlamydozoon oculogenitale) gehörenden Viren eingeordnet wurden. Die Erreger stammen aus den Genitalien der Mutter. Klinisch kommt es bei der Einschlußkörperchen-Blennorrhoe zunächst zu einer serösen und dann mehr eitrigen Absonderung sowie zu einer besonders starken lappigen Schwellung der Übergangsfalten der Bindehaut. Die Erkrankung klingt ohne Komplikationen meist in einigen Wochen ab.

Therapeutisch werden Sulfonamide, Aureomycin, Terramycin (ORMSBY, THOMPSON, COURSINEAU, LLOYD u. HASSARD) verabfolgt, die aber wahrscheinlich nur eine etwaige Superinfektion bekämpfen.

ROHRSCHNEIDER fand positive Einschlußkörperchenbefunde bei 80 Fällen von Schwimmbadconjunctivitis = 27mal, bei 38 Trachomen = 17mal und bei 29 Fällen von Blennorrhoea neonatorum ohne Gonokokken = 10mal.

Bei 1703 Neugeborenen wurde von ORMSBY, THOMPSON, COUSINEAU, LLOYD u. HASSARD innerhalb der ersten 10 Tage = 97mal eine Bindehautentzündung beobachtet, bei der u. a. 47mal Staphylokokken, 11mal Pneumokokken,

11mal Streptococcus viridans und 7mal Einschlußkörperchen gefunden wurden.

Schwimmbad-Conjunctivitis. Die Badconjunctivitis (FEHR) oder Schwimmbad-Conjunctivitis (PADERSTEIN) dürfte durch die gleichen Erreger hervorgerufen sein wie die Einschluß-Blennorrhoe. Auch bei der Schwimmbadconjunctivitis lassen sich Einschlußkörperchen in den Bindehautepithelien nachweisen. Die Erkrankung tritt hauptsächlich im Sommer nach dem Baden in vielbesuchten Schwimmbädern oder auch in Hallenschwimmbädern auf (ROHRSCHNEIDER u. a.). Es kommt hier nach einer Inkubationszeit von 8—12 Tagen zu einem akuten Follikularkatarrh mit manchmal hahnenkammartiger Schwellung der Übergangsfalten und evtl. zur Präauriculardrüsenschwellung. Es besteht meist eine nur geringe Sekretion. Die Krankheit heilt ohne Narbenbildung in einigen Wochen. Einschlußkörperchen-Erkrankungen werden auch als Paratrachom bezeichnet (s. Trachom!). Durch Chlorzusatz zum Badewasser wird versucht, das Auftreten und die Verbreitung der Erkrankung einzudämmen (SELIGMANN, BÜRGER).

BÜRGER: Über Filtrierung, Chlorung und Wiederverwendung des Wassers von Hallenschwimmbädern. Veröffentl. d. dtsch. Ges. f. Volksbäder **1922**, Bd. 7, Heft 1.
FEHR: Endemische Badkonjunktivitis. Berl. Klin. Wschr. **1900**, Nr. 1, 10—16.
ORMSBY, H. L., G. A. THOMPSON, G. G. COUSINEAU, L. A. LLOYD, and J. HASSARD: Topical therapy in inclusion conjunctivitis. Amer. J. Ophthal. **35**, 1811—1814 (1952).
PADERSTEIN, R.: Über Schwimmbadkonjunktivitis. Med. Klinik **1919**, Nr. 47, 1204; Was ist Schwimmbad-Konjunktivitis? Klin. Mbl. Augenheilk. **74**, 634—642 (1925).
RIEGER, H.: Erkrankungen der Bindehaut. Der Augenarzt, Bd. III, S. 197—318. Stuttgart: Thieme 1960.
ROHRSCHNEIDER, W.: Schwimmbadkonjunktivitis und ihr endemisches Auftreten in Berlin von 1919—1925. Klin. Mbl. Augenheilk. **76**, 619—638 (1926).
SELIGMANN, E.: Zur Hygiene der Hallenschwimmbäder. Z. Hyg. Infekt.-Kr. **98**, 22—44 (1922).

Parinaudsche Conjunctivitis. Bei der sog. *Parinaudschen Conjunctivitis* besteht eine meist akut auftretende einseitige Entzündung der Oberlidbindehaut, evtl. auch der Unterlid- und Bulbusbindehaut, bei der häufig zahlreiche Granulationen und Ulcerationen imponieren. Die regionären präauriculären Lymphdrüsen sind stark verdickt, und es besteht eine wenige Tage dauernde Störung des Allgemeinbefindens. Es handelt sich bei dieser Parinaudschen Conjunctivitis um die okulo-glanduläre Form der Tularämie (VALL, HAMBURGER, THOMAS, CORDIER u. ALGAN).

Ein ganz ähnliches Bild wie bei der Parinaudschen Conjunctivitis kann häufiger bei Infektionen mit boviner oder humaner Tuberkulose (WESSELY, STOCK, HARTMANN u. a.) sowie selten nach anderen Erregern auftreten. Es sollte in diesen Fällen, die auch bei Kindern beobachtet werden, nur von einer „Conjunctivitis mit Lymphdrüsenbeteiligung" gesprochen werden (STARKE).

Therapeutisch wird bei der Tularämie Streptomycin, Aureomycin oder Terramycin gegeben. Bei Vereiterung der Drüse wird diese excidiert oder ausgeräumt. Es kommt bei der Parinaudschen Conjunctivitis meist nach 4 Monaten zur vollständigen Abheilung ohne Narben.

HAMBURGER, F. A.: Tularaemia oculo-glandularis. Arch. Ophthal. **137**, 419—433 (1937).

HARTMANN, K.: Über ektogene Bindehauttuberkulose durch bovine Tuberkelbazillen und ihre Behandlung mittels Elektrokoagulation. Klin. Mbl. Augenheilk. **113**, 20—28 (1948).

STARKE, H.: Primäre Bindehauttuberkulose. Klin. Mbl. Augenheilk. **114**, 107—112 (1949).

STOCK, W.: Zur Therapie der Conjunctivitis Parinaud. Klin. Mbl. Augenheilk. **87**, 525—526 (1931).

THOMAS, CH., J. CORDIER et B. ALGAN: La tularémie oculo-ganglionnaire. Arch. Ophtal. (Paris) **12**, 19—41 (1952).

VAIL JR., D. T.: Oculoglandular form. of tularemia Arch. Ophthal. **2**, 416—430 (1929).

WESSELY, C.: Beitrag zur Kenntnis der Konjunktivaltuberkulose. 36. Vers. Ophthalm. Ges. Heidelberg 1910, 81—89.

Die Keratoconjunctivitis epidemica s. S. 28.

Exantheme. Bei akuten Exanthemen (Masern, s. S. 85, Röteln, Varicellen, Pocken, s. S. 86) kommt es zu uncharakteristischen Bindehautentzündungen.

Ceratoconjunctivitis allergica. Als häufig vererbte Überempfindlichkeitsreaktion gegen Gräserpollen kommt es manchmal schon in den ersten Lebensjahren zur Zeit der Gräserblüte zu akuten, seltener chronischen Bindehautentzündungen, die mit Brennen und Jucken, sowie stärkerer Lichtscheu und Tränenträufeln einhergehen. Bei dieser sog. „Heuschnupfen-Conjunctivitis" zeigt die conjunctiva bulbi manch-

mal eine stärkere Chemose. In den Bindehautabstrichen können häufig eosinophile Leukocyten festgestellt werden.

Eine ganz ähnliche Entzündung tritt nach Berührung von Primeln (Primelhaar-Conjunctivitis) oder als Atropinkatarrh oder nach Gebrauch von Quecksilberpräparaten, nach Streptomycin- und Penicillingebrauch sowie seltener nach Scopolamin-, Eserin- und Jodgaben auf. Die Reihe der als Allergene wirkenden pflanzlichen und tierischen Stoffe ist kaum zu übersehen. Als chronische Form zeigt die allergische Conjunctivitis eine starke Follikelbildung.

Therapeutisch ist es von entscheidender Bedeutung, den schädigenden Stoff auszuschalten. Daneben gibt man eines der vielen Antihistaminica (Antistin-Privin, Avil usw.). Gut bewährt haben sich auch die Cortisonpräparate, die man während der akuten Phase 3mal täglich ins Auge tropfen läßt.

Über den *Anaestheticumschaden* s. S. 30.

Eine eigenartige entzündliche Conjunctivitis nodosa tritt beim Eindringen von Raupenhaaren (Prozessionsspinner u. a.) in die Bindehaut auf (s. S. 94).

Ceratoconjunctivitis scrofulosa, eczematosa, phlyctaenulosa (s. S. 87). Schon bei Kleinkindern, häufiger aber während der ersten

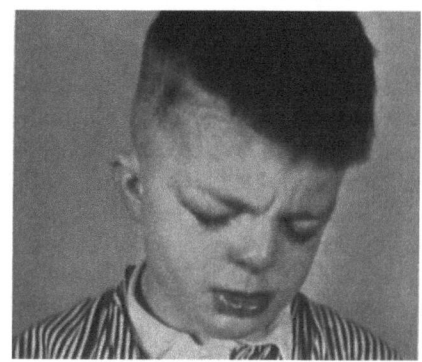

Abb. 26. Blepharospasmus bei Keratitis scrofulosa, 6 J. ♂

Jahre der Schulzeit, kommt es besonders bei Kindern mit lymphatisch-exsudativer Diathese zu scrophulösen Gesichtsveränderungen mit Schnupfen, Schwellungen der Nase-, Mund- und Präauriculargegend (wegen des Aussehens der Name: sus scropha = das Schwein) (Abb. 26) mit häufig impetiginisierten Ekzemen an Ohr, Nase, Mund und der Kopf- und Gesichtshaut. An der Bindehaut treten limbusnah die typischen

Efflorescenzen, die Phlyktänen (Abb. 27 u. 28, S. 6) auf, bei denen es sich aber nicht um Bläschen, sondern um blau-rötliche Knötchen handelt, die in der Einzahl (Solitärphlyktäne) oder zu mehreren oder zahlreich klein(Sandkornphyktänen) auftreten. In der Umgebung der Phlyktänen kommt es zu einer conjunctivalen und auch ciliaren Injektion. Außer, wie meist, am Hornhautrande kommen die Phlyktänen auch in der übrigen Bindehaut des Augapfels und der Lider zur Beobachtung. Die hauptsächlich aus Lymphocyten bestehenden Bindehautphlyktänen verschwinden meist in Tagen vollständig, um an anderen Stellen wieder aufzutreten.

So harmlos die Erkrankung ist, so lange nur die Bindehaut befallen ist, so unangenehm wird sie bei Beteiligung der Hornhaut. Es kommt dabei zu stärksten subjektiven Beschwerden mit Lichtscheu, starkem Tränen der Augen und Blepharospasmus. Infolge dieses Blepharospasmus kommt es häufig zum spastischen Entropium der Lidränder, wodurch das Scheuern der Wimpern auf der Hornhaut zu einer zusätzlichen Reizung führt. Beim gewaltsamen Öffnen der Lider finden sich ein oder mehrere rundliche, graue, oberflächlich liegende Hornhautinfiltrate, evtl. auch kleinere Ulcerationen; ausnahmsweise bei Mischinfektionen sogar Perforationen der Hornhaut. Vom Limbus her kommt es bei diesen Infiltrationen meist zu einer starken Gefäßeinsprossung (pannus scrofulosus Abb. 28, S. 6). Häufig heilen die Geschwüre erst nach vollständiger Vascularisation. Eine typische Phlyktäne der Hornhaut ist die sog. „Wanderphlyktäne" (Gefäßbändchen, Keratitis fascicularis). Es kommt dabei zu einem Weiterrücken einer Randphlyktäne zum Hornhautzentrum hin mit dem Nachwachsen eines starken Gefäßbündels, das den Weg der Phlyktäne aufzeigt. Die Hornhautphlyktänen heilen unter Hinterlassung von Narben (Macula, Leukom) und Unebenheiten der Hornhaut (irregulärer Astigmatismus) nach Wochen, manchmal aber auch erst nach Monaten ab.

Sowohl die Bindehaut- als auch die Hornhautphlyktänen haben eine große Neigung zu rezidivieren.

Die *phlyktänuläre Augenentzündung* ist als Teilsystem der Skrofulose anzusehen. Bindehautphlyktänen bzw. phlyktänuläre Hornhautinfiltrate entstehen nach Riehm dadurch, daß von einem tuberkulösen Focus aus (meist einem Lymphdrüsenprozeß im Brustraum) antikörpergeschädigte oder abgestorbene, agglutinierte Tb-Bacillen ins Blut gelangen und im äußeren Integument in der Bindehaut, der Hornhaut abgesiedelt werden, wo unter Entzündungserscheinungen der Abbau durch spezifische Antiallergene erfolgt. Es handelt sich danach also um abortive Metastasen von antikörpergeschädigten Tb.-Bacillen. Da bei Phlyktänekranken das äußere Integument das Absiedlungs- bzw. elektiv sensibilisierte Gewebe ist, ist es erklärlich, daß bei diesen Patienten die verschiedenen Tuberkulinproben an der Haut eine besonders starke Tuberkulinreaktion hervorrufen.

Für die erste Lokalisation bei der Skrofulose sind nach Riehm, neben einer durchs Lebensalter bedingten Disposition und einer ererbten konstitutionellen immunbiologischen Minderwertigkeit des betreffenden Integuments, unspezifische Schäden dieser Gewebe von besonderer Bedeutung. Solche Schäden sind: Schmierinfektionen, Kratzeffekte, Pedikulosis, Masernexantheme, durch die über eine örtliche Senkung der immunbiologischen Toleranz die abortiven Metastasen z. B. auf die Bindehaut gelenkt werden und eine Phlyktäne entsteht (unspezifische Fixierung).

Bei der Therapie ist Sauberkeit (Entfernung von Läusen!), ein Milieuwechsel und eine vitaminreiche Ernährung (Lebertran, Obst) sowie bei den manchmal pastösen Kindern eine Flüssigkeitsbeschränkung von großem Nutzen. Es wurden und werden auch heute noch Schmierseifenkuren und Quecksilbersalben verabfolgt. Bei der Wanderphlyktäne wird entweder der „Kopf" oder der Gefäßteil am Limbus kauterisiert. Hat sich der Epitheldefekt der Hornhaut geschlossen, dann kann mit Cortisonsalben (3mal tgl.) eine relativ schnelle Abheilung erzielt werden.

Die Bezeichnung „*Ceratoconjunctivitis eccematosa*" sollte nach Böke nur bei den wirklich ekzematogenen Hornhauterkrankungen gebraucht werden. Für skrofulöse Augenerkrankungen sollte dagegen nur der Ausdruck Ceratoconjunctivitis phlyctaenulosa oder scrophulosa verwandt werden.

Böke, W.: Kritische Bemerkungen zu dem Begriff der Keratokonjunktivitis eccematosa. Klin. Mbl. Augenheilk. **130**, 533—536 (1957).
Riehm, W.: Zur Beurteilung der Tuberkulin-Empfindlichkeit bei der skrophulösen Augenentzündung. Klin. Mbl. Augenheilk. **121**, 454—463 (1952).
— Die Mitwirkung unspezifischer Reize bei der Pathogenese der skrophulösen Augenentzündung. Klin. Mbl. Augenheilk. **122**, 292—296 (1953).

Viruserkrankungen. Conjunctivitis bei *Viruserkrankungen* (S. 85), Erythema multiformis (S. 96) und beim Pemphigus (S. 96) siehe an entsprechender Stelle.

Conjunctivitis bei Verbrennungen und Verätzungen s. S. 68.

Chronische Conjunctivitis

Eine *chronische Conjunctivitis* simplex tritt bei Kindern nicht sehr häufig auf. Bei ihr, die außer mit einer geringen konjunktivalen Injektion hauptsächlich mit subjectiven Beschwerden (Trockenheitsgefühl, Brennen, Jucken usw.) einhergeht, ist zunächst an eine Überempfindlichkeitsreaktion (s. S. 94) zu denken. Es kommen daneben ursächlich Refraktionsanomalien (Astigmatismus, Hyperopie) und Erkrankungen der Nasenschleimhaut in Betracht.

Häufiger tritt dagegen bei Kindern eine chronische *conjunctivitis follicularis* (Abb. 29, S. 6) auf. Sie kommt wegen der dann fehlenden lymphoiden Organe beim Neugeborenen allerdings noch nicht vor. Die zahlreichen gleichgroßen (meist stecknadelkopfgroßen) subepithelialen Follikelknötchen verleihen der Bindehaut ein körniges Aussehen. Finden sich namentlich bei Kindern mit lymphatischer Diathese solche Follikel bei reizfreiem Auge, so spricht man von der *Folliculosis conjunctivae*. Bestehen bei der Conjunctivitis follicularis keine Beschwerden, dann erübrigt sich eine Behandlung. Im anderen Falle empfiehlt es sich, adstringierende Medikamente (Zinc. sulfur. $^1/_4$%, Targesin 3%) oder in manchen Fällen auch Cortisontropfen zu verabfolgen.

Diplobacillen-Conjunctivitis. Eine recht typische chronische bakterielle Bindehautentzündung ist die durch den Diplobacillus Morax-Axenfeld bedingte Diplobacillen-Conjunctivitis, bei der sich eine Blepharoconjunctivitis angularis bildet, das heißt, es kommt neben einer konjunktivalen Injektion zu einer Maceration der Lidhaut im Bereiche des feuchten äußeren und inneren Lidwinkels infolge einer von den Diplobacillen erzeugten Protease und damit eines oberflächlichen Eiweißabbaues. Therapeutisch haben sich $^1/_4$%ige Zinc. sulfur.-Lösungen und Streptomycin bewährt.

Trachom (Conjunctivitis granulosa, Körnerkrankheit). Das Trachom ist im östlichen Europa, in Asien und den Ländern um das Mittelmeer, besonders stark in Ägypten, sehr verbreitet. Das osteuropäische Trachomgebiet reicht bis nach Ost- und Westpreußen. Nach Schätzungen der WHO ist etwa $^1/_6$ der gesamten Erdbevölkerung an Trachom erkrankt (STREHL).

Meist beginnt das Trachom schleichend und unmerklich für den Patienten. Selten kann es aber auch nach einer Inkubationszeit von 6—10 Tagen akut beginnen, um dann chronisch weiterzuverlaufen. Nach einer mehr uncharakteristischen Entzündung und Auflockerung der ganzen Bindehaut kommt es zur Bildung von zahlreichen Follikeln (Trachomkörnern), die besonders im Bereiche der Conjunctiva tarsi auftreten und von verschiedenster Größe sind. In diesen Follikeln finden sich hauptsächlich Lymphocyten und Plasmazellen. Die Follikel erweichen und entleeren einen grauen, sagoähnlichen Inhalt, wonach es zur narbigen Abheilung kommt. Infolge der Schwere der verdickten Bindehaut und einer gewissen Beteiligung der Lidhebemuskulatur kommt es zur Ptosis trachomatosa (Tieferhängen des Oberlides). Die Tarsalbindehaut zeigt bald weiße Narbenstränge, und es kommt (zu einer „kahnförmigen" Verkrümmung des Tarsus) zum Narbenentropium mit Trichiasis (Reiben der Wimpern auf der Hornhaut).

Im Bereiche der Hornhaut tritt der charakteristische Pannus trachomatosus auf, bei dem es sich um eine horizontal begrenzte (wie ein Vorhang), allmählich von oben nach unten fortschreitende, oberflächliche Hornhautvascularisation handelt. Es kommt dadurch bei Überschreitung des Pupillargebietes zu einer erheblichen Sehverschlechterung. Im Narbenstadium des Trachoms kann es zur praktischen Erblindung durch einen vollständig die Hornhaut überziehenden Pannus, zur hochgradigen Bindehautschrumpfung, zur Austrocknung und zur Verhornung des ganzen Bindehaut- und Hornhautepithels kommen.

Beim Trachom werden (wie bei der Einschluß-körperchen-Conjunctivitis) die Prowazek-Halberstädterschen Einschlußkörperchen gefunden, bei denen es sich um mit Giemsa färbbare, um den Kern der (Bindehaut-)Epithelzellen oft kappenförmig sitzende, Gebilde handelt. Als Trachomerreger wird Chlamydozoon trachomatis angesehen, das in den Zellen zu dem Bilde der Prowazek-Halberstädterschen Trachomkörperchen Veranlassung gibt.

Die Infektiosität ist bei der reinen Kontaktinfektion nicht sehr groß, wird aber durch unspezifische Bindehautschädigungen erhöht. In Trachomländern erfolgt die Infektion meist schon im frühen Kindesalter. In Nordafrika werden $^9/_{10}$ aller Einwohner bereits im 1. Lebensjahre infiziert (STREHL).

Therapeutisch werden hauptsächlich perorale Sulfonamidstöße oder Antibiotica (Aureomycin, Terramycin) angewandt. Ob dadurch mehr der Erreger selbst oder die bestehende Superinfektion bekämpft wird, ist noch nicht geklärt. Bei Erweichung der Follikel werden diese ausgequetscht oder abgekratzt. Beim Narbentrachom kommt evtl. eine operative Behandlung des Entropiums in Betracht.

BIETTI, G. B.: Le Trachome. Fortschritte der Augenheilk. Bd. II, S. 232—333. Basel: Verlag S. Karger 1953.

STREHL, C.: Zum Weltgesundheitstag „Blindheitsverhütung". Klin. Mbl. Augenheilk. **140**, 425—427 (1962).

Spezifische Entzündungen und Boecksches Sarkoid. Eine echte *Tuberkulose* (S. 87) und *Lues* (S. 89) der Bindehaut ist selten. Bei der *Lepra* (S. 89) kann es zu ulcerösen und narbigen Prozessen der Bindehaut kommen.

Frühjahrskatarrh (Conjunctivitis vernalis). Meist bei männlichen (77,14% nach BEIGELMANN) Jugendlichen zwischen dem 6. und 20. Lebensjahr kommt es während der warmen Jahreszeit zu bindegewebigen Wucherungen, die bei der palpebralen Form als pflastersteinähnliche Wucherungen (Abb. 30, S. 6) hauptsächlich im Bereiche der oberen Übergangsfalte, bei der bulbären Form als ähnliche Wucherungen im Bereiche des Limbus auftreten. Die Bindehäute erscheinen dabei „wie mit Milch übergossen". Während der Entzündungsschübe wird ein grauweißes, eosinophile Zellen enthaltendes, manchmal fadenziehendes Sekret abgesondert. Es besteht dabei eine gewisse Lichtscheu sowie Brennen und Jucken mit vermehrtem Tränenfluß.

Ätiologisch wird in erster Linie an eine individuelle Disposition, an Wärmewirkung, an eine Allergie (es finden sich eosinophile Zellen im Abstrich) und an endokrine Einflüsse gedacht. Da die Erkrankung im Hochgebirge fehlt, dürfte die Sonnenbestrahlung als solche von keiner Bedeutung sein (s. bei BÖKE).

Histologisch steht eine zellige Infiltration des hypertrophierten, subepithelialen Stützgewebes mit Plasmazellen, Lymphocyten und eosinophilen Elementen im Vordergrunde.

Therapeutisch haben sich besonders Cortisonpräparate bewährt, während die manchmal angewandte Röntgennahbestrahlung nur ausnahmsweise indiziert erscheint. Die Erkrankung heilt schließlich ohne makroskopisch erkennbare Veränderungen von selbst aus.

BEIGELMANN, M. N.: Vernal conjunctivitis XV. Los Angeles: University of Southern California Press 1950.
BÖKE, W.: Auge und Allergie. In „Der Augenarzt" Bd. VI. Berlin: Verlag f. Kunst und Wissenschaft 1963.

Teleangiectasia hereditaria haemorrhagica. Bei der Teleangiectasia hereditaria haemorrhagica (Morbus Osler) sind im Bereiche des Auges in erster Linie Teleangiektasien bis zu Varicen an den Konjunktiven beschrieben worden (PITTER, MILES, WITTMER, BERGMANN u. WIEDEMANN, GARNER u. GROSSMANN). Aus den Teleangiektasien der Lidbindehaut kommt es evtl. zu rezidivierenden Blutungen (FRANÇOIS).

BERGMANN, G., u. E. WIEDEMANN: Beobachtungen in vier Sippen mit Teleangiektasia hereditaria haemorrhagica (Oslersche Krankheit). Dtsch. Arch. klin. Med. **202**, 26—51 (1955).
FRANÇOIS, J.: L'angiomatose hémorragique familiale et ses complications oculaires. Arch. Ophtal. (Paris) **2**, 425—432 (1938).
GARNER, L. L., and F. E. GROSSMANN: Hereditary hemorrhagic teleangiectasis. Amer. J. Ophthal. **41**, 672—679 (1956).
MILES, N. E.: Hereditary hemorrhagic teleangiectasia. Amer. J. Ophthal. **35**, 543—546 (1952).
PITTER, J.: Eine seltene Lokalisation der Oslerschen Krankheit unter der Bindehaut. Klin. Mbl. Augenheilk. **107**, 76—80 (1941).
WITTMER, R.: Conjunctivalveränderungen beim Morbus Osler. Ophthalmologica (Basel) **121**, 158—159 (1951).

Lymphangiectasia haemorrhagica conjunctivae. Es ist hier noch die Lymphangiectasia haemorrhagica conjunctivae zu nennen, bei der es zu stark erweiterten Lymphräumen im Bereiche der Bulbusbindehaut und evtl. der Übergangsfalten der Bindehaut kommt, die sich mit unterschiedlich viel Blut füllen und ampullenartiges oder segmentiertes Aussehen haben. Bei einem 12jährigen Mädchen bildeten sich nach STEPANIK die Veränderungen nach Entfernung eines Lymphangioms der Parotis zurück. CONRADS u. KÜHNHARDT glauben, daß es sich um durch Bindegewebsstrikturen hervorgerufene Lymphstauungen handelt. Es werden ferner auch Verbindungen zwischen Blut- und Lymphgefäßen angenommen.

CONRADS, H., u. G. KÜHNHARDT: Zur Pathogenese der Lymphangiectasia haemorrhagica conjunctivae. Klin. Mbl. Augenheilk. **131**, 670—674 (1957).
STEPANIK, J.: Periodisch im Schlaf auftretende spontane Blutfüllung der Bindehautlymphräume als Begleitsymptom eines Lymphhaemangioms der Parotis. Klin. Mbl. Augenheilk. **132**, 99—103 (1958).

Geschwülste der Bindehaut. Als angeborene, meist außen unten im Lidspaltenbereiche an der Corneoscleralgrenze liegende, ziemlich derbe, gelblich-rötliche Geschwulst findet sich nicht selten das etwa fingerkuppengroße Dermoid (Abb. 44, S. 34) der Bindehaut. Dermoidcysten können auch in den Übergangsfalten beobachtet werden (HRUBY). Das

Lipodermoid (Abb. 31) erscheint demgegenüber weich und sitzt meist temporal oben (im Bereiche der Tränendrüse). Die Wachstumsneigung ist bei beiden Geschwülsten nur gering. Therapeutisch erfolgt die Totalexstirpation.

Als relativ häufige, gutartige Tumoren der Bindehaut des Kindes sind zu nennen: Naevi (Abb. 32) und Hämangiome.

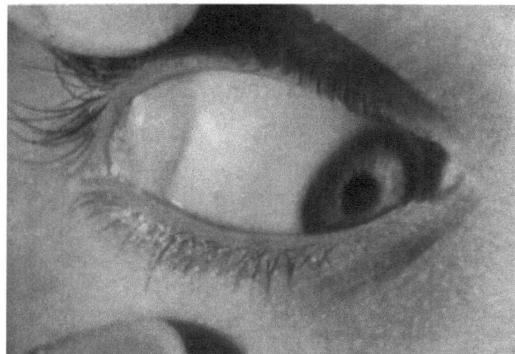

Abb. 31. Lipo-Dermoid, 13 J. ♀

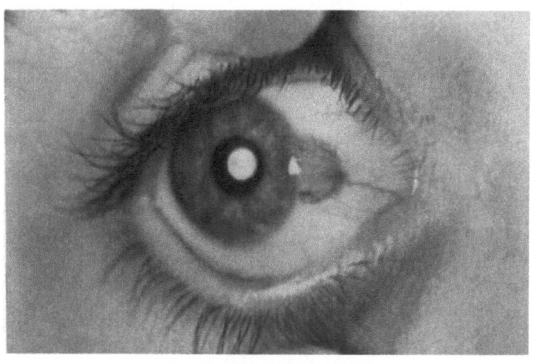

Abb. 32. Naevus, 12 J. ♂

HRUBY, K.: Über eine teratoide Geschwulst der oberen Übergangsfalte in Verbindung mit Enophthalmus congenitus und anderen Anomalien. Albrecht v. Graefes Arch. Ophthal. **143**, 456—465 (1941).

Ochronose. In etwa ²/₃ der im medizinischen Schrifttum erfaßten Fälle von „endogener Ochronose" bei Alkaptonurie wurden, häufig als Frühsymptom, Pigmentierungen im Lidspaltenbereiche beschrieben (SALLMANN). Die Pigmentablagerungen treten meist erst mit zunehmendem Alter auf. Histologisch finden sich Pigmentschollen, die ziemlich regellos in der Cornea, Conjunctiva und Sclera eingelagert sind (SEITZ, RODENHÄUSER.)

RODENHÄUSER, J. H.: Über die Augenpigmentierungen bei Alkaptonurie. (Ochronosis oculi). Klin. Mbl. Augenheilk. **131**, 202—215 (1957).
SALLMANN, L.: Über die Augenpigmentierung bei endogener Ochronose. Z. Augenheilk. **60**, 164—171 (1926).
SEITZ, R.: Über die ochronosischen Pigmentierungen am Auge. Klin. Mbl. Augenheilk. **125**, 432—440 (1954).

Zusammenfassende Literatur: Krankheiten der Bindehaut

FANTA, H.: Conjunctiva. Fortschritte der Augenheilkunde. Bd. X, 1960. Basel: Verlag S. Karger 1960.
LÖHLEIN, W.: Bindehaut. Hdb. d. spez. pathol. Anatomie u. Histologie. HENKE-LUBARSCH, Bd. XI, Teil 1, 1—202. Berlin: Verlag Springer 1928.
RIEGER, H.: Erkrankungen der Bindehaut. Der Augenarzt, Bd. III, 197—318. Stuttgart: Verlag Thieme 1960.
SCHIECK, F.: Die Erkrankungen der Conjunctiva. Krz. Hdb. d. Ophthalm. Bd. IV, 33—123. Berlin: Verlag Springer 1931.

Krankheiten der Hornhaut

Anatomie. Die Tunica fibrosa oculi setzt sich zusammen aus der etwa ¹/₆ einnehmenden Hornhaut (Cornea) und der ⁵/₆ einnehmenden Lederhaut (Sclera). Der Hornhautdurchmesser beträgt beim Neugeborenen etwa 9,5 mm, beim Kinde unterschiedlich etwa 10—12 mm. Die Randzone, in der die Lederhaut oberflächlich etwas über die Hornhaut hinüberreicht, wird als Limbus corneae bezeichnet. Die sich aus dem Hornhautepithel, der Bowmanschen Membran, dem Hornhautstroma, der Descemetschen Membran und dem einschichtigen Hornhautendothel zusammensetzende Hornhaut wird durch die Blutgefäße des Randschlingennetzes sowie durch Diffusion aus der Sclera ernährt. Die blutgefäßfreie und nervenreiche Hornhaut ist normalerweise glatt und spiegelnd.

Pathologische Veränderungen der Hornhautoberfläche und -durchsichtigkeit. Ist es zu einer Unregelmäßigkeit der Oberfläche gekommen (alte Narbe), dann ist der Reflex (des Fensterkreuzes) verzerrt und spiegelnd. Besteht nur ein Epitheldefekt (Erosio), dann ist das Reflexbild matt und färbt sich mit 2%igem Kalium-Fluorescein grün an, ist aber nicht verzerrt. Bei einem Epithel- und Stromadefekt ist das Bild dagegen matt und verzerrt. Hornhautstromaentzündungen führen zu grauen Trübungen der etwa 1 mm dicken Hornhaut. Es können dann Narben unterschiedlicher Durchsichtigkeit [Nubecula = zart, Macula = intensiver, Leukom = dicht weiß (Abb. 33, S. 26) ausgeprägt] entstehen.

Als angeborene Anomalie wird manchmal ein *Embryotoxon* posterius beobachtet, ein

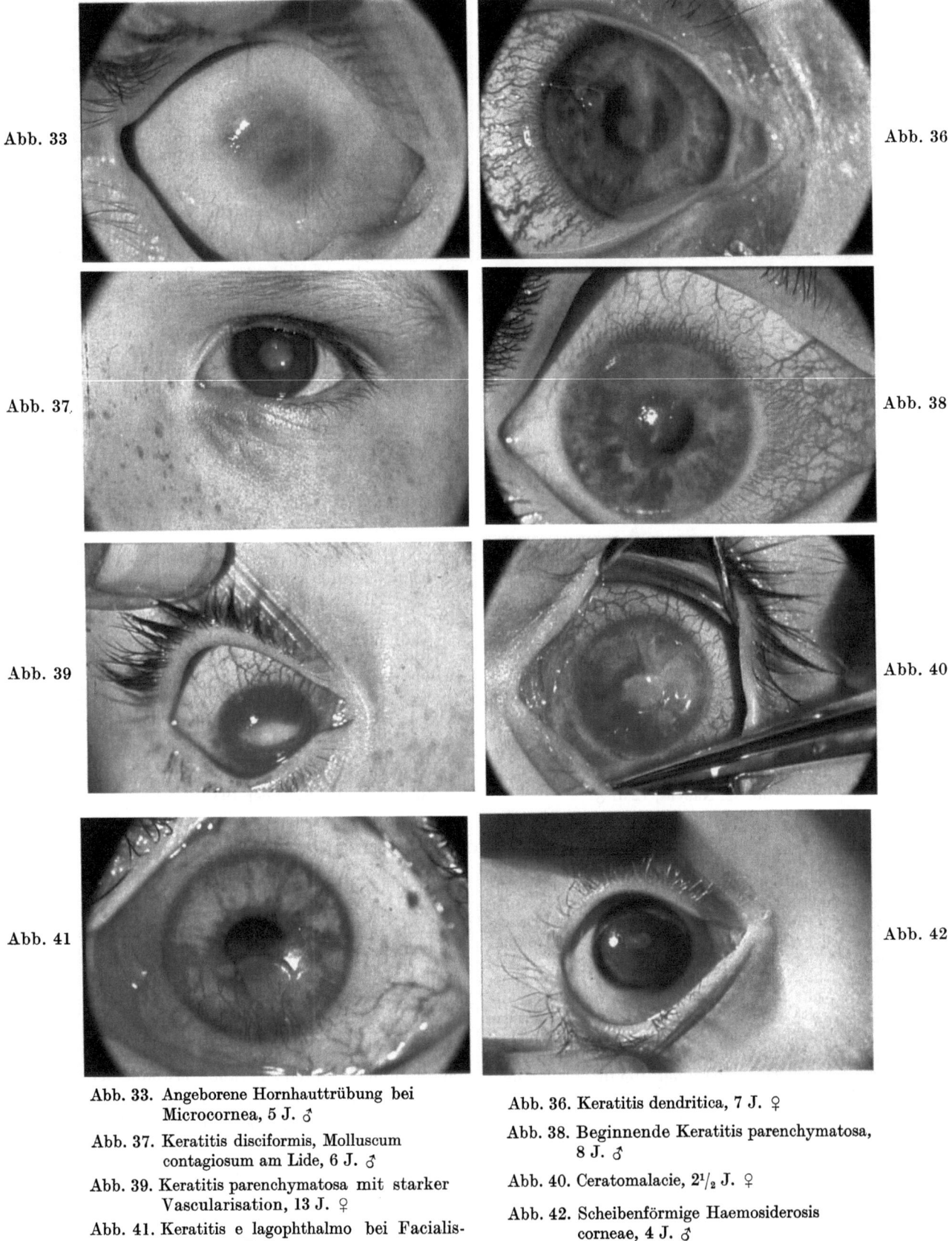

Abb. 33

Abb. 36

Abb. 37

Abb. 38

Abb. 39

Abb. 40

Abb. 41

Abb. 42

Abb. 33. Angeborene Hornhauttrübung bei Microcornea, 5 J. ♂

Abb. 37. Keratitis disciformis, Molluscum contagiosum am Lide, 6 J. ♂

Abb. 39. Keratitis parenchymatosa mit starker Vascularisation, 13 J. ♀

Abb. 41. Keratitis e lagophthalmo bei Facialisparese, 16 J. ♂

Abb. 36. Keratitis dendritica, 7 J. ♀

Abb. 38. Beginnende Keratitis parenchymatosa, 8 J. ♂

Abb. 40. Ceratomalacie, 2½ J. ♀

Abb. 42. Scheibenförmige Haemosiderosis corneae, 4 J. ♂

grauweißer Ring in den tiefsten Schichten der Hornhautperipherie. Histologisch findet sich bei dieser „Dysplasia marginalis posterior corneae" ein hyaliner Sporn an der Grenze der Descemet und des Trabekelsystems, der mit dem vorderen Grenzring von Schwalbe identisch ist (STREIFF).

STREIFF, E. B.: Dysplasie marginale postérieure de la cornée dans la cadre des malformations irido-cornéennes. Ophthalmologica (Basel) 118, 815—827 (1949).

Zu jeder Hornhautverletzung oder -entzündung gehören eine ciliare Injektion, eine stärkere Lichtscheu und Schmerzen. Bei einem länger dauernden infiltrativen Hornhautprozeß, der limbusnah liegt oder doch bis zu 3 mm an den Limbus heranreicht, kommt es zur Gefäßeinwucherung (tiefe Vascularisation). Bei starker Druckerhöhung im Auge (Glaukomanfall), nach Verletzungen (Eindringen von Kammerwasser) sowie bei Hornhaut- und Regenbogenhautentzündungen kann ein Hornhautödem resultieren. Besteht ein Ödem des Hornhautstromas mit Hypotonie des Bulbus, dann treten als doppeltkonturierte Linien, aus zwei parallelen Reflexstreifen bestehende, sog. „Descemetfalten" auf.

Pathologische Veränderungen der Hornhautgröße und -wölbung. Als Entwicklungsschädigung finden wir die *Mikrocornea* [unter 10 mm (Abb. 34)], die *Megalocornea* (über 13 mm) oder die *Makrocornea* (über *Buphthalmus* bzw. *Hydrophthalmus* s. S. 81) und die manchmal auch als Narbenfolge abgeflachte *Cornea plana*. Vom *Ceratoconus* mit kegelförmiger Vorwölbung der Hornhaut ist der *Ceratoglobus* mit gleichmäßiger, kugelförmiger Vortreibung und Gewebeverdünnung besonders im limbusnahen Bereiche zu unterscheiden.

Eine besonders wichtige Veränderung ist der *Ceratoconus*, der selten schon in frühester Jugend, häufiger nach der Pubertät zu einer fortschreitenden Ektasie der zentralen Hornhautanteile mit kegelförmiger Vorwölbung führt. Das weibliche Geschlecht ist bei dem meist doppelseitigen Ceratoconus bevorzugt befallen. Als weitere Anomalien finden sich beim Ceratoconus manchmal Retinitis pigmentosa, Glaukom, Hornhautdystrophie, Kernkatarakt usw. (s. bei GÜNTHER). Beim Mongolismus wurde in bis zu 6% der Fälle ein Cerato-

conus gefunden (SKELLER u. OSTER). Das Leiden wird unregelmäßig vererbt. Es wurden daneben eineiige Zwillingspaare mit konkordantem Ceratoconus beobachtet (FRANCESCHETTI, LISCH u. KLEIN). Im Bereich der verdünnten Kegelspitzen kann es plötzlich zu Descemet-Einrissen kommen, was dann infolge der stürmischen Kammerwasseraufnahme zu einer starken Eiweißquellungs-Trübung des Hornhautstromas führt (akutes Stadium des Ceratoconus) (ROHRSCHNEIDER u. STÖHR, BÖKE u.

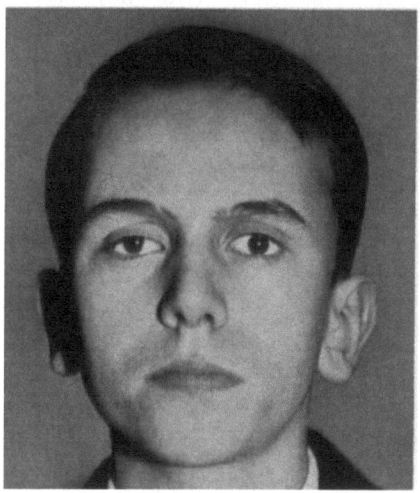

Abb. 34. Mikrocornea, 13 J. ♂

CONRADS, GÜNTHER u. a.). Auch dieser „akute Ceratoconus" wird manchmal bei Jugendlichen mit mongoloider Idiotie beobachtet (HOFMANN). Diese Trübung verschwindet wieder nach Abheilung des Descemetrisses und läßt unterschiedliche graue Narben zurück. Im Bereiche der Kegelspitze und um diese herum finden sich beim Ceratoconus graue (wahrscheinlich Stromafalten) und bräunliche (Pigmentring) degenerative Veränderungen.

Therapeutisch werden Haftgläser verordnet bzw. beim Fortschreiten des Leidens durchgreifende Hornhauttransplantationen vorgenommen, deren Ergebnisse meist gut sind.

BÖKE, W., u. H. CONRADS: Zur Histologie der Hornhaut bei akutem Keratoconus. Albrecht v. Graefes Arch. Ophthal. **159**, 277—284(1957).
FRANCESCHETTI, A.: Clinical and social aspects of heredity in Ophthalmology. Acta XVI Concilium Ophthalmologicum (Britania) 1950, 157.
— K. LISCH u. D. KLEIN: Zwei eineiige Zwillingspaare mit konkordantem Keratokonus. Klin. Mbl. Augenheilk. **133**, 15—30 (1958).

GÜNTHER, G.: Keratoplastik in zwei Fällen von akutem Keratokonus mit histologischem Beitrag zur Pathologie der Hornhaut. Klin. Mbl. Augenheilk. **133**, 40—50 (1958).

HOFMANN, H.: Akuter Keratokonus bei mongoloider Idiotie. Klin. Mbl. Augenheilk. **129**, 756—762 (1956).

ROHRSCHNEIDER, W., u. C. STÖHR: Akuter Keratokonus. Klin. Mbl. Augenheilk. **125**, 305—315 (1954).

SKELLER, E., u. J. OSTER: Keratokonus bei Mongolismus. Acta ophthal. (Kbh.) **29**, 149—161 (1951).

Beim *Ceratoglobus* (Abb. 35) besteht im Gegensatz zum Ceratoconus eine totale, auch

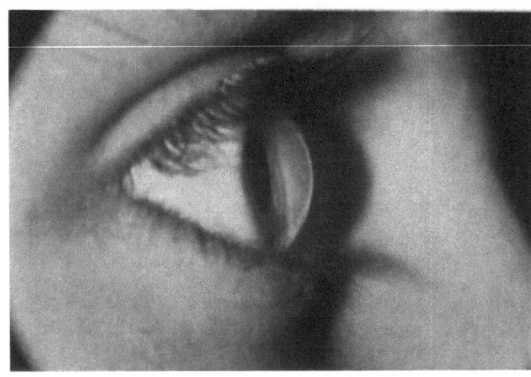

Abb. 35. Ceratoglobus, 10 J. ♂

die Randteile der Cornea miteinbeziehende Ektasie, wobei das klare Stroma etwa auf $^1/_3$ verdünnt ist. Das in der Kindheit beginnende, progressive, doppelseitige Leiden kann infolge von Einrissen des Endothels und der Descemet entsprechend dem akuten Ceratoconus zum akuten Ceratoglobus führen (VERREY).

VERREY, F.: Kératoglobe aigu. Ophthalmologica (Basel) **114**, 285—288 (1943).

Erosio corneae und rezidivierende Erosion. Kommt es zu einer Verletzung des Hornhautepithels, dann tritt sofort ein heftiger Lidkrampf (Blepharospasmus) mit Lichtscheue, Tränen (Epiphora) und starken Schmerzen bzw. Fremdkörpergefühl auf. Die entstandene, sich mit 2%igem Kalium- oder Natriumfluorescein grün anfärbende Erosio corneae heilt unter milden Salben (Noviform-, Borsalbe) schnell ab.

Nach einer Erosio corneae — überwiegend als Folge von Verletzungen mit organischen Substanzen (Fingernagel, Palmblatt, Taubenschnabel usw.) (PAU) — kann es selten zur sog. rezidivierenden Erosion kommen. Nach scheinbarer Abhei-

lung bemerkt man eines Morgens beim Erwachen einen stechenden Schmerz, Tränenfluß und Rötung des Auges, die nach kurzer Zeit (Stunden) verschwinden. Bei dieser rezidivierenden Erkrankung verklebt das Lid in der Nacht — es sistiert dann die Tränensekretion — etwas mit dem nicht normal fest auf der Unterlage haftenden Epithel und reißt dieses beim ersten Lidöffnen ab.

Eine rezidivierende Erosion konnte auch vererbt in einer weitverzweigten Familie (FRANCESCHETTI) sowie bei zwei Geschwistern von 11 und 12 Jahren (REMLER) beobachtet werden.

Therapeutisch wird bevorzugt die Cornea abradiert, mit Jod betupft und ein 10 tägiger doppelseitiger Verband angelegt.

FRANCESCHETTI, A.: Hereditäre rezidivierende Erosion der Hornhaut. Z. Augenheilk. **66**, 309—316 (1928).

PAU, H.: Ätiologische Betrachtungen zur rezidivierenden Erosion. Klin. Mbl. Augenheilk. **142**, 388—394 (1963).

REMLER, O.: Über familiäres Auftreten von rezidivierender Hornhauterosion und ihre therapeutische Beeinflussung. Klin. Mbl. Augenheilk. **135**, 263—270 (1959).

Keratitis superficialis (punctata). Im Gefolge mancher Bindehautentzündung (Skrofulose, Trachom, allergischer Conjunctivitis) oder häufiger nach Ultraviolettschädigung (Ceratoconjunctivitis photoelectrica, s. S. 68) bzw. nach Rauchschädigung oder in Kunstseidenfabriken (H_2S) kommt es evtl. zur Keratitis superficialis (punctata), einer Erkrankung, die auch bei Behandlung mit milden Salben sehr hartnäckig sein kann.

Ceratoconjunctivitis epidemica. Die wahrscheinlich durch einen, den Adeno-pharyngoconjunctival (APC)-Viren zugehörenden (JAWETZ u. Mitarb., HANNA u. Mitarb., MITSUI u. Mitarb., ZINTZ u. VIVELL) Erreger übertragene, 1938 in Deutschland zum erstenmal beobachtete, epidemische Binde-Hornhautzündung tritt vor allen Dingen in dichtbevölkerten Gebieten (Ruhrgebiet usw.) z. T. epidemisch auf. Die Erkrankung führt (selten unter grippeähnlichen Allgemeinerscheinungen) zunächst zu einer glasigen Schwellung (Chemose) besonders der Karunkel der Bindehaut. Es kommt nicht selten zu Pseudomembranen und kleineren Blutungen in die Bindehaut des Augapfels und der Lider. Chemose und Lidschwellung können manchmal fast an orbitale Erkrankungen denken lassen. Es können sofort beide Augen befallen sein, aber häufig folgt der Erkrankung eines Auges diejenige des anderen Auges einige Tage später (weniger stark) nach. Bei dieser akuten Conjunctivitis kommt es zu einer stärkeren Sekretion, die zu gelblichen Lidverklebungen in der Nacht und zu einer schmerzhaften Präauriculardrüsenschwellung führt. Die Inkubationszeit beträgt ziemlich genau 8 (bis 10) Tage. Die Conjunctivitis geht nach etwa einer Woche deutlich zurück, etwas vorher (nach 5 Tagen) kommt es zunächst zu mehr feinstippigen Hornhautveränderungen, denen etwa am 8. Krankheitstage zahlreiche (10—100) etwa $^1/_2$ mm große feinpunktförmige Infiltrate unter der Bowmanschen Membran (Keratitis nummularis) folgen. Es bleiben entsprechend große graue Narben bestehen. Die Infektiosität ist relativ groß (wird häufig bei Tropfen-Salbenbehandlung durch den Arzt übertragen). Die zunächst die Sehkraft häufig deutlich beeinflussenden Hornhauttrübungen verschwinden überwiegend nach $^1/_2$ bis einem Jahr.

Die Erkrankung ist bei Kleinst- und Kleinkindern (und bei Greisen) selten und tritt mit zunehmendem Lebensalter bis nach der Pubertät immer leichter auf.

Therapeutisch ist die akute Bindehautentzündung kaum beeinflußbar. Mit dem Auftreten der Hornhautinfiltrate (5. Krankheitstag) ist Cortisonsalbe 2 × tgl. zu verabfolgen, durch die das Auftreten und das Ausmaß der Hornhautinfiltrate und -narben vermindert wird.

HANNA, L., E. JAWETZ, Y. MITSUI, P. THYGESON, S. J. KIMURA, and A. NICHOLAS: Continuing studies on the association of adenovirus type 8 with epidemic Keratoconjunctivitis. Amer. J. Ophthal. 44, 66—74 (1957).

JAWETZ, E., P. THYGESON, L. HANNA, A. NICHOLAS, and S. J. KIMURA: Antibodies to APC-Virus type 8 in epidemic Keratoconjunctivitis. Zit. nach: Zbl. ges. Ophthal. 69, 330 (1957).

MITSUI, Y., J. HANABUSA, R. MINODA, and S. OGATA: Effekt of inoculating Adenovirus type 8 into human volunteers. Amer. J. Ophthal. 43, 84—90 (1957).

MITSUI, Y., and E. JAWETZ: Isolation of Adenovirus type 8 from a case of epidemic Keratoconjunctivitis in Japan. Amer. J. Ophthal. 43, 91—93 (1957).

ZINTZ, R., u. O. VIVELL: Untersuchung zur Klinik und Ätiologie der epidemischen Keratokonjunktivitis. Klin. Mbl. Augenheilk. 135, 521 bis 533 (1959).

Herpes corneae. Die herpetischen Erkrankungen nehmen offenbar in den letzten Jahren an Zahl zu (SCHENK u. HUMMER). Die häufigste herpetische Hornhauterkrankung ist die nach Erkältungen, Infektionskrankheiten oder Menses und nach traumatischer Hornhautschädigung mit Schmerzen (bei aufgehobener Sensibilität) einhergehende *Keratitis dendritica* (Abb. 36, S. 26). Es finden sich bei dieser oberflächlichen, gern rezidivierenden Erkrankung baumastförmig verzweigte, mehr oder weniger ausgedehnte, fluorescenz-positive Epitheldefekte, die über Wochen und Monate nicht heilen. In einem Teil dieser Fälle kommt es im Anschluß an die sich ausdehnende Keratitis dendritica, besonders nach fälschlich gegebenem Cortison, zu einer tiefen, scheibenförmigen Hornhauttrübung (Keratitis metaherpetica), die evtl. exulceriert. Die Erkrankung befällt mehr männliche Patienten. Auch schon bei kleinen Kindern wird die Keratitis dendritica beobachtet.

Die Therapie besteht in sofortiger Ätzung des Hornhautdefektes mit 50%iger Milchsäure, mit Jod oder mit Äther. Meist heilt so die Entzündung unter Hinterlassung geringer Narben in wenigen Tagen ab. (Eine Cortisontherapie ist kontraindiziert!)

Selten wird auch eine Keratitis superficialis punctata oder eine Fädchenkeratitis durch das Herpesvirus ursächlich erzeugt.

SCHENK, H., u. E. HUMMER: Statistische Untersuchungen herpetischer Hornhauterkrankungen aus 3 Dekaden der Jahre 1926—1955. Albrecht v. Graefes Arch. Ophthal. 160, 368 bis 377 (1958).

Die sich im Hornhautstroma abspielende *Keratitis disciformis* (Abb. 37, S. 26) beginnt entweder als primäre, tiefe, scheibenförmige Entzündung oder auf dem Boden einer rezidivierenden Keratitis dendritica (metaherpetica). Es kommt bei der Keratitis disciformis zu einer runden, etwa 3—4 mm Durchmesser großen, zentral bis parazentral nach unten liegenden Scheibentrübung. Das Epithel ist über dem verdickten Parenchym gestippt, und an der Hornhauthinterwand kommt es zur Präcipitatbildung. Das Sehvermögen ist bei der über viele Monate verlaufenden Erkrankung hochgradig herabgesetzt.

Therapeutisch ist (im Gegensatz zum oberflächlichen Herpes) eine vorübergehende, kurze Cortisontherapie (mehrmals täglich Cortisonsalbe) bei täglicher augenärztlicher Kontrolle indiziert.

Zoster ophthalmicus (s. S. 11 u. 86).

Anaestheticumschädigungen am Auge. Durch längeren, unkontrollierten, lokalen Gebrauch von Oberflächenanaestheticis (Cocain, Pantocain, Cornecain, Biseptol compositum usw.) kann es zunächst zu Epitheldefekten und dann zu schweren Hornhautentzündungen kommen, die der Keratitis neuroparalytica (s. S. 31) ähnlich sehen (Lit. bei GRAEBER).

GRAEBER, W.: Der Anaesthetikumschaden der Hornhaut. Klin. Mbl. Augenheilk. **139**, 369 bis 377 (1961).

Ulcus serpens corneae (Hypopyonkeratitis). Nach Epitheldefekten der Hornhaut kann es zu einer Infektion mit Pneumokokken (sehr viel seltener Staphylokokken, Diplobacillen oder anderen Erregern) kommen, die zu einem rasch fortschreitenden Ulcus der Hornhaut führen, das meist zentral oder parazentral sitzt und einen stärker infiltrierten, graugelblichen Rand hat, der meist in Richtung auf das Hornhautzentrum weist (progredienter Rand). Typischerweise gehört zum Ulcus serpens ein Hypopyon (horizontal begrenzte Eiteransammlung in der Vorderkammer) und eine Iritis. Es liegt eine schwere ciliare Injektion vor.

Die Gefahr ist, daß das Ulcus zur schnellen Perforation (mit Panophthalmie oder zum Leucoma adhärens, Sekundärglaukom, Hornhautstaphylom usw.) führt.

Therapeutisch sollten sofort Antibiotica (Penicillin usw.) in Salbenform und intramuskulär verabfolgt werden. Zeigt das Ulcus dann nicht in ein oder zwei Tagen deutliche Heilungstendenz, dann führt eine Kauterisation (Hitzeverkochung mit Glühschlinge, erhitzter Haarnadel usw.) häufig zur schnellen Abheilung. Bei etwa vorliegender eitriger Dacryocystitis sollte der Tränensack als Hauptinfektionsquelle bald entfernt werden.

Pilzerkrankungen der Hornhaut. Schreitet ein Hornhautgeschwür trotz antibiotischer Therapie fort, dann muß an eine Pilzerkrankung (Aspergillus, Penicillium, Sporotrichose usw.) gedacht werden. Durch die Anwendung von Antibiotitis scheint auch in der Hornhaut das Pilzwachstum begünstigt zu werden (LEY u. SANDERS). Bestätigt sich die Diagnose einer Pilzerkrankung im Abstrich vom Ulcus, dann sollte mit Jod tuschiert, Jod-Kali innerlich und ein (der in Entwicklung befindlichen) gegen Pilze wirkendes Antibioticum in Salbenform gegeben werden.

LEY, A., u. T. SANDERS: Fungus Keratitis. Arch. Ophthal. **56**, 257—264 (1956).

Ringabsceß der Hornhaut. Im Anschluß an hoch infizierte perforierende Verletzungen (auch Operationen), sehr selten auch als Folge einer metastatischen Panophthalmie, kommt es in wenigen Stunden (12—24) zu einer grau-gelben, ringförmigen Infiltration, die etwas vom Limbus entfernt 1—3 mm breit die ganze Hornhautperipherie einnimmt. Bei stärkster ciliarer Injektion kommt es zum schnellen Fortschreiten des Ringabscesses in die Tiefe und damit zur Perforation. Auch die zentralen Hornhautteile trüben sich dabei bald. Ätiologisch handelt es sich um hochvirulente Erreger (Pneumokokken, Bac. pyocyaneus u. a.).

Therapeutisch verhindert auch die Gabe hoher Dosen von Antibioticis meist nicht die notwendig werdende Exenteratio bulbi.

Andere Hornhautulcera. Die Ulcera catarrhalia (Ulcera marginalia), die Randfurchenkeratitis, das Ulcus rodens (Mooren) sowie die Rosaceakeratitis kommen bei Kindern kaum vor.

Die sehr wichtige **Keratitis ekzematosa** (scrophulosa, phyktänulosa) s. S. 21 u. 87.

Keratitis parenchymatosa e lue connata (s. a. S. 89). Bei der connatalen Lues kommt es im allgemeinen zwischen dem 6. und 20. Lebensjahr zu einer schweren Entzündung des Hornhautstromas mit starker ciliarer Injektion. Die Hornhaut wird dabei meist am Limbus, seltener auch zentral beginnend, grauweiß, fleckförmig, unscharf getrübt (Abb. 38, S. 26). Es kommt dann nach 2 oder 3 Wochen zu einer zunehmenden starken, tiefen Vascularisation vom Rande her (Abb. 39, S. 26). Die Hornhaut kann dadurch fast fleischfarbig aussehen. Nach einigen Wochen oder Monaten kommt es zu einer Wiederaufhellung der Hornhaut vom Rande her. Infolge der mehr oder weniger starken Wiederaufhellung der Cornea bessert sich auch das Sehvermögen wieder unterschiedlich gut. Die Erkrankung tritt meist nach einem Intervall von Wochen, Monaten, seltener Jahren auch am 2. Auge auf. Die Blutgefäße sind auch später noch als Gefäßschatten bzw. Narben in den tiefsten Hornhautschichten (im Bereiche der Descemetschen Membran) erkennbar.

Die Keratitis parenchymatosa e lue connata gehört häufig in den Formenkreis der Hutchinsonschen Trias (mit Innenohrschwerhörigkeit und tonnenförmiger Veränderung der Schneidezähne).

Neben der Keratitis e lue connata und gleichzeitig mit dieser kommt es auch zu einer Iridocyclitis, Chorioiditis anterior sowie evtl. zu Sekundärglaukomen.

Therapeutisch hat die erforderliche Allgemeinbehandlung der Lues connata auf den Ausbruch und den Verlauf der Augenerkrankungen kaum Einfluß. Bei der lokalen Therapie ist die Cortisonbehandlung von großer Bedeutung. Mehrmals täglich (3—4 mal) muß Cortison in Salben- oder Tropfenform gegeben werden. Diese Therapie muß längere Zeit (3—4 Monate) fortgeführt werden (ASHWORTH), da sonst leicht Rezidive auftreten. Es gelingt so, das Fortschreiten der Keratitis zu verhindern und die Infiltration des Stromas zur Abheilung zu bringen, ohne daß es zur Vascularisation gekommen wäre. Und auch im vascularisierten Stadium kommt es zum schnellen Rückgang der Entzündung. Neben Cortison müssen wegen der Iritis Mydriatica (Atropin, Scopolamin) verabfolgt werden. Die Behandlung des evtl. auftretenden Sekundärglaukoms ist Sache des Augenarztes.

Bei sehr dichten Narben als Folge der Keratitis parenchymatosa e lue connata kann eine Hornhauttransplantation, die hierbei eine gute Prognose hat, ausgeführt werden.

ASHWORTH, A. N.: Cortisone in the treatment of syphilitic eye disease. Brit. J. vener. Dis. 29, 7—11 (1953).
— Results of local cortisone therapy in syphilitic interstitial keratitis. Brit. J. vener. Dis. 34, 83—90 (1958).

Nichtluische Keratitis parenchymatosa. Als Folge einer Hornhauttuberkulose (Metastase antikörpergeschädigter Bacillen) kann ebenfalls eine Keratitis parenchymatosa auftreten, bei der aber mehr einzelne, isolierte, fleckförmige, graugelbliche, große Herde mit nur geringerer Vascularisation beobachtet werden. Auch bei der Besnier-Boeck-Schumannschen Erkrankung sowie der Lepra können ähnliche Krankheitsbilder gefunden werden.

Die Therapie entspricht derjenigen bei der Keratitis parenchymatosa e lue connata.

Sklerosierende Keratitis. Bei einer tiefen Skleritis kann es zum Übergreifen der Infiltrate auf die Hornhaut kommen. Zungenförmig schiebt sich dabei eine dichte weißgelbliche Infiltration mit folgender geringer oder mäßig starker, tiefer Vascularisation in die Hornhaut vor. Das stark vernarbende Hornhautstroma wird und bleibt auch nach der Abheilung grauweiß, scleraähnlich („sklerosierend"). Nach Monaten oder Jahren kann es immer wieder zu Rezidiven der Entzündung kommen. Die überstandene Skleritis läßt eine verdünnte, die Uvea bläulich durchschimmern lassende Sclera zurück, die infolge des manchmal bestehenden Sekundärglaukoms und ihrer leichteren Dehnbarkeit zu Staphylombildungen neigt. Therapie siehe bei Keratitis parenchymatosa.

Keratitis neuroparalytica. Wird bei einer Trigeminusneuralgie das Ganglion gasseri verkocht oder Alkohol ins Ganglion injiziert oder

kommt es zu einer anderen Läsion des I. Trigeminusastes distal vom Ganglion gasseri, z. B. durch einen Tumor oder nach Entfernung von Kleinhirnbrückenwinkeltumoren, dann tritt häufig eine trophische Hornhautläsion ein, die mit einem zentral-parazentral nach unten liegenden, runden Epitheldefekt und häufig einem an entsprechender Stelle liegenden Stromadefekt (Ulcus) einhergeht. Ursächlich dürfte es sich um einen Reizzustand im Bereiche des Sympathicus handeln, wodurch es zu einer trophischen Schädigung in der Hornhaut kommt. Zusätzlich dürfte die Anaesthesie (Ausfall der sensiblen Trigeminusfasern) eine gewisse Rolle spielen.

Therapeutisch sollte man dick Salbe ins Auge streichen, außerdem soll eine mehrmals täglich eingetropfte Acetylcholin-Lösung günstig wirken. Evtl. kommt auch eine Vernähung der Lider in Betracht. Die Erkrankung heilt im allgemeinen nach meist geringer Vascularisation nach mehreren Wochen bis Monaten mit einer zentralen Hornhauttrübung ab.

Ceratomalacie (Xerophthalmie). Bei der *Xerophthalmie* handelt es sich um die Folge des Fehlens des Vitamin A bzw. seiner Vorstufe, des Carotins. Sie setzt sich zusammen aus der Xerosis conjunctivae evtl. mit Bitôtschen Flecken, der Ceratomalacie und ist verbunden mit Nachtblindheit.

Die *Xerosis conjunctivae* verursacht eine ausgetrocknete, metaplastische und feingefältelte Bindehaut (entsprechend der Austrocknung und Schuppenbildung der Haut, den brüchigen und glanzlosen Haaren und Nägeln, der Trockenheit der Schleimhäute). Im Bereiche der Lidspalte liegen limbusnah in der Bindehaut weißlich-schaumige, trockene Bezirke (metaplastische Epithelzellen mit Xerosebacillen) = *Bitôtsche Flecken*. Die xerotische Bindehaut ist besonders beim Säugling manchmal bräunlichgrau gefärbt. Ist das Krankheitsbild nur angedeutet ausgebildet, dann spricht man auch von Präxerose.

Die *Ceratomalacie* (Abb. 40, S. 26) beginnt mit einer Austrocknung und Trübung der Hornhautoberfläche. Es kann dann eine schnelle Einschmelzung der ganzen Hornhaut mit Vorfall der Regenbogenhaut und der Linse resultieren. Infolge einer Sekundärinfektion kommt es dann zur Panophthalmie und zum Verlust des Auges.

Die Sensibilität der Hornhaut ist schon frühzeitig herabgesetzt. Der Reizzustand der fast immer doppelseitigen Erkrankung ist selbst bei schweren Veränderungen meist gering (PILLAT).

Die Xerophthalmie tritt auch heute noch bei Säuglingen (JACOBS) und bei Kindern als Folge einer schweren Ernährungsstörung bzw. einer einseitigen Ernährung auf, da bei schweren Magen- und Darmstörungen das Vitamin A nicht genügend resorbiert werden kann. Zur Ceratomalacie von Säuglingen und Kleinkindern kann auch eine herabgesetzte Vitamin-A-Resorption führen. Am häufigsten dürfte dieser Stoffwechselstörung eine wahrscheinlich recessiv vererbte cystische Pankreasfibrose zugrunde liegen (ULLERICH und WITTE).

Therapeutisch ist sofort Vitamin A als Augensalbe und besonders auch parenteral zu verabfolgen. Daneben müssen hohe Antibioticumgaben zur Bekämpfung der Sekundärinfektion gegeben werden.

JACOBS, E.: Oculo-oro-genital syndroma: a deficiency disease. Ann. intern. Med. **35**, 1049 to 1054 (1951).
PILLAT, A.: Über Präxerosis und Xerosis corneae als selbständige Krankheitsbilder der Mangelerkrankung des Auges beim Erwachsenen. Albrecht v. Graefes Arch. Ophthal. **124**, 486—506 (1930).
ULLERICH, K., u. A. WITTE: Die zystische Pankreasfibrose (Mucoviscidosis) als Ursache einer Keratomalazie. Klin. Mbl. **139**, 59—72 (1961).

Keratitis e lagophthalmo. Da während des Schlafes die Tränensekretion sistiert, kommt es bei der Facialisparese (beim Exophthalmus, in der Narkose usw.) im Bereiche des unbedeckten unteren Hornhautdrittels zur Austrocknung des Epithels mit Verhornung, Entzündung und evtl. Ulcusbildung (Abb. 41, S. 26).

Therapeutisch muß deshalb abends dick Salbe in die Bindehaut gestrichen oder die Lidspalte operativ verengt (Tarsorrhaphie) werden.

Hornhauttrübungen nach Zangengeburt. Hat bei der Geburt der Löffel einer Zange auf die Hornhaut gedrückt, dann resultiert infolge von Einrissen des Endothels und der Descemetschen Membran, mit Eindringen von Kammerwasser in die Hornhaut, eine akute graue Stromatrübung der Hornhaut, die klinisch dem akuten Ceratoconus (s. dort) entspricht.

Nach Wochen und manchmal Monaten klart die Hornhaut wieder auf. Bestehen bleiben doppelkonturierte Descemetlinien im Bereiche der ehemaligen Descemeteinrisse.

Narbenflügelfell. Während das echte Flügelfell (Pterygium) im allgemeinen erst nach dem 20. Lebensjahr zur Beobachtung kommt, wird das Narbenpterygium (Pseudopterygium) in jedem Alter beobachtet. Es kommt dabei zu einer nicht fortschreitenden Verwachsung der Bindehaut mit einem Hornhautdefekt (meist nach Verbrennungen oder Verätzungen).

Metalleinlagerungen in die Hornhaut. Bei Anwesenheit von Kupfer im Auge (Chalkosis), Anwendung von Silberpräparaten (Argyrosis) und ausnahmsweise nach Injektion hochdosierter Goldpräparate (Chryrosis) kommt es zu feinster Metallablagerung, meist ringförmig, hauptsächlich in der Peripherie der Descemetschen Membran und weniger der Bowmanschen Membran.

Der Kayser-Fleischer-Ring. Bei der hepatolentikulären Degeneration (Wilsonschen Erkrankung) bzw. der Pseudosklerose (Westphal-Strümpelsche Erkrankung) wurde von KAYSER und FLEISCHER ein bräunlich-gelblich-grüner Ring beschrieben, der in den hintersten Hornhautlamellen bzw. der Descemetschen Membran liegt, direkt am Limbus beginnt und etwa 2 mm breit ist. Es soll sich bei dem Ring um eine organische Silber- oder Kupferverbindung handeln.

Haemosiderosis corneae. Bestehen Vorderkammerblutungen längere Zeit, dann tritt — besonders leicht bei Drucksteigerungen und an schwer geschädigten Augen — eine scheibenförmige, braun-rot-grünliche Hornhauttrübung (Abb. 42, S. 26) auf, die die limbusnahen periphersten Hornhautpartien frei läßt (GRAMBERG-DANIELSEN). Zur Verhütung der Blutfärbung sollten massive Vorderkammerblutungen spätestens nach etwa 1—2 Wochen abgelassen werden. Bei Kindern kommt es nach Monaten, sonst evtl. erst nach Jahren wieder zu einer langsamen Aufhellung der zuletzt grauweißen, scheibenförmigen Trübung.

GRAMBERG-DANIELSEN, B.: Die scheibenförmige Durchblutung der Kornea. Klin. Mbl. Augenheilk. **129**, 828—831 (1956).

Familiäre Hornhautdystrophien. Als wichtigste Formen der familiären Hornhautdystrophien seien hier (nach BÜCKLERS) folgende genannt:

1. Die bröcklige oder *knötchenförmige Hornhautdystrophie*, die sich dominant vererbt und schon im 1. Lebensjahrzehnt dicht subepitheliale, feine Pünktchen hervorruft, die sich hauptsächlich um das 20. Lebensjahr zu Bröckeln, Krümeln, Ringen und anderen weißglasigen, z. T. regellosen Formen vergrößern und verdichten. Die scharf begrenzten Trübungen liegen nur im zentralen Bezirk der Hornhaut.

2. Die *fleckige Hornhautdystrophie*, bei der auch bereits im 1. Lebensjahrzehnt feinste, subepitheliale Trübungen beginnen, die später zu kleineren und größeren grauweißen,

unscharfen Trübungsflecken mit stärkerer Sehverschlechterung führen. Die Hornhautsensibilität ist bei der recessiv vererbten Erkrankung herabgesetzt.

3. Die ebenfalls dominant vererbte *gittrige Hornhautdystrophie*, die meist erst nach der Pubertät beginnt.

4. Die bereits im Kindesalter auftretende *kristallinische Hornhautdystrophie*, die zur Einlagerung zahlreicher in den oberflächlichen Parenchymschichten liegenden Kriställchen führt.

5. Die reinen *Epitheldystrophien*, die schon in frühester Kindheit beginnen (MEESMANN u. WILKE, STOCKER u. HOLT) und dominant vererbt werden. Bei einer anderen Form einer „juvenilen Epitheldystrophie" kann es außer der Epithelveränderung zu Stromatrübungen (evtl. auch zu Gefäßeinsprossungen) kommen (KRAUPA, RIEGER).

BÜCKLERS, M.: Die erblichen Hornhautdystrophien. Bücherei des Augenarztes. Heft 3. Stuttgart: Verlag Enke 1938.

KRAUPA, E.: Pflege der Augen. Z. Augenheilk. 82, 353 (1934).

MEESMANN, A., u. FR. WILKE: Klinische und anatomische Untersuchungen über eine bisher unbekannte, dominant vererbte Epitheldystrophie der Hornhaut. Klin. Mbl. Augenheilk. 103, 361—391 (1939).

RIEGER, R.: Erbpathologie des Auges. VELHAGEN, Der Augenarzt, Bd. I. Leipzig: Verlag Thieme 1958.

STOCKER, F. W., u. L. B. HOLT: Rare Form of Hereditary Epithelial Dystrophy. Arch. Ophthal. 53, 536—541 (1955).

Sekundäre Hornhautdystrophien. Die *band- oder gürtelförmige Hornhautdystrophie* (Abb. 43) verursacht eine allmählich fortschreitende Trübung der oberflächlichen Hornhautschichten (Browmanschen Membran und Stroma) im Bereiche der Lidspalte, der mehr oder weniger ausgesprochen dichte Kalkeinlagerungen folgen. Am häufigsten ist die gürtelförmige Hornhautdystrophie eine sekundäre Folge einer chronischen Iridocyclitis bzw. einer tiefen Keratitis oder einer Phthisis bulbi. Eine gürtelförmige Hornhautdystrophie tritt im Kindesalter am häufigsten bei der Stillschen Erkrankung auf (siehe S. 39).

Daneben werden *Kalkeinlagerungen, Amyloid* und *Hyalin* in Hornhautnarben schwergeschädigter Augen (Phthisis bulbi usw.) gefunden. Bei absoluten Glaukomen sowie bei schweren chronischen Entzündungen des Augeninnern, besonders dann, wenn diese mit einer Phthisis bulbi einhergehen, kann es zu sekundären Hornhautdystrophien mit blasigen Epithelablösungen und Stromaverdickungen *(Keratitis bullosa)*, zu oberflächlicher Vascularisation (Pannus degenerativus) und zu sekundären *Fett-* oder *Kalkeinlagerungen* in die Cornea kommen.

Speicherkrankheiten. Die *Dysostosis multiplex* (PFAUNDLER-HURLER, Gargoylismus) verursacht kleine, punktförmige, grauweiße Hornhautstromatrübungen (s. bei BADTKE, PAU u. RODECK).

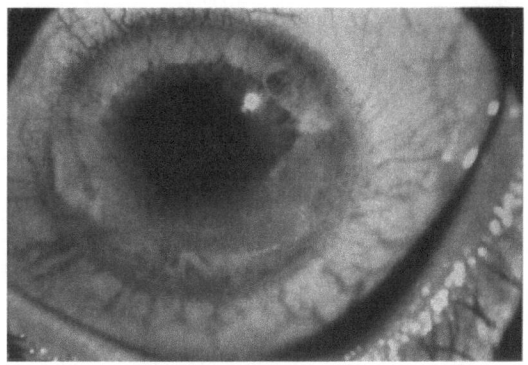

Abb. 43. Bandförmige Hornhautdystrophie (Morbus Still), 16 J. ♀

Die im Säuglings-Kindesalter auftretende *Cystinkrankheit* führt im Hornhautstroma zu gelblich-weißen nadel- oder punktförmigen Kristalleinlagerungen, während Epithel und Endothel frei bleiben (BÜRKI). Histologisch fanden sich diese Cystinkristalle in Bindehaut, Hornhaut, Episclera, Sclera und der Uvea (BÜRKI, COGAN und KUWABARA).

BÜRKI, E.: Ein weiterer Fall von Cystinosis mit Hornhautveränderungen. Ophthalmologica (Basel) 127, 309—314 (1954).

COGAN, D. G., and T. KUWABARA: Ocular pathology of cystinosis. Amer. Arch. Ophthal. 63, 51—57 (1960).

PAU, H., u. H. RODECK: Die Pfaundler-Hurlersche Krankheit. Klin. Mbl. Augenheilk. 122, 141—158, (1953).

Blastome. Von Blastomen kommen beim Kinde am häufigsten die epibulbären Dermoide oder Lipodermoide am Limbus (Abb. 44, S. 34) und die von der Bindehaut auf die Hornhaut reichenden Naevi vor.

Zusammenfassende Literatur: Krankheiten der Hornhaut

FORNI, S.: Cornée et selérotique I. u. II. Fortschritte der Augenheilkunde, Bd. V, 1956; Bd. VIII. Basel: Verlag S. Karger 1958.

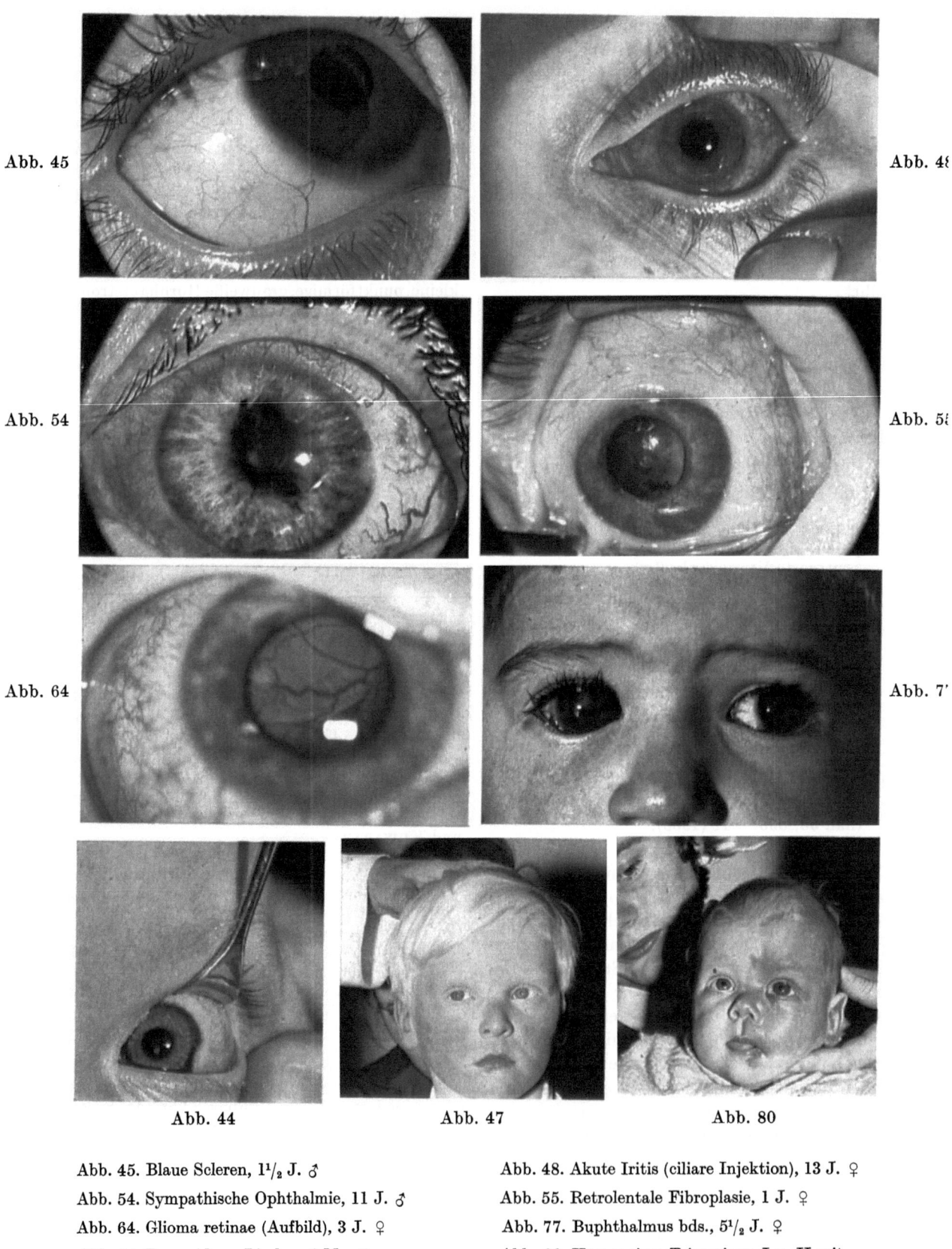

Abb. 45

Abb. 48

Abb. 54

Abb. 55

Abb. 64

Abb. 77

Abb. 44   Abb. 47   Abb. 80

Abb. 45. Blaue Scleren, 1½ J. ♂   Abb. 48. Akute Iritis (ciliare Injektion), 13 J. ♀

Abb. 54. Sympathische Ophthalmie, 11 J. ♂   Abb. 55. Retrolentale Fibroplasie, 1 J. ♀

Abb. 64. Glioma retinae (Aufbild), 3 J. ♀   Abb. 77. Buphthalmus bds., 5½ J. ♀

Abb. 44. Dermoid am Limbus, 8 Mo. ♀   Abb. 80. Hämangiom Trigeminus I u. II mit

Abb. 47. Albino, 6 J. ♂   Buphthalmus (Sturge-Weber), 3 Mo. ♂

GÜNTHER, G.: Erkrankungen der Hornhaut. Der Augenarzt, Bd. III. Stuttgart: Verlag Georg Thieme 1960.

v. HIPPEL, E.: Hornhaut. Hdb. d. spez. path. Anatomie u. Histologie, HENKE-LUBARSCH, Bd. XI, Teil 1, 216—374. Berlin: Springer 1928.

SCHIECK, F.: Die Erkrankungen der Cornea. Kurzes Hdb. d. Ophthalmologie, Bd. IV. Berlin: Verlag Springer 1931.

Krankheiten der Lederhaut

Die aus straffen, kollagenen Bindegewebsfasern bestehende, gefäßarme Sclera ist nur im vorderen Bulbusabschnitt (subkonjunktival) sichtbar.

Entwicklungsanomalien. Bei dem seltenen *„Syndrom der blauen Skleren"* (Abb. 45, S. 34) stellt man (weniger infolge der Verdünnung, als mehr einer kolloid-chemischen Veränderung) ein Durchscheinen der Aderhaut durch die Sclera fest. RUEDEMANN nimmt dabei eine Entwicklungshemmung mit Zurückbleiben der Kollagenbildung im Bereiche der Lederhaut an. Es kann ferner evtl. ein *Ceratoconus* und ein Schichtstar beobachtet werden. Hinzu kommen bei der dominant vererbten Systemerkrankung des Bindegewebes eine abnorme Knochenbrüchigkeit (Osteopsathyrose), Überstreckbarkeit und Subluxation von Gelenken (Debilität) und Otosklerose (VAN DER HOEVE u. KLEYN). Die Durchschlagskraft wird für die blauen Skleren von FUSS mit 94% angegeben, die der Knochenbrüchigkeit mit 55,9% und diejenige der Innenohrschwerhörigkeit mit 23,7%.

FUSS, H.: Über abnorme Knochenbrüchigkeit. Arch. klin. Chir. **182**, 425—442 (1935).
— Die erbliche Osteopsathyrose. Dtsch. Z. Chir. **245**, 279—293 (1935).
HOEVE, VAN DER, J., u. A. DE KLEYN: Blaue Sclera, Knochenbrüchigkeit u. Schwerhörigkeit. Albrecht v. Graefes Arch. Ophthal. **95**, 81—93 (1918).
RUEDEMANN, A. D.: Osteogenesis imperfecta congenita and blue sclerotics. A. clinico-pathologic study. Amer. Arch. ophthal. **49**, 6—16 (1953).

Pigmentierungen. Beim *Xeroderma pigmentosum* beginnen im 2. u. 3. Lebensjahr an allen Hautstellen, die der Sonneneinwirkung ausgesetzt sind, Rötungen, Entzündungen, dunkelbraune Pigmentflecke, Hautatrophien, Leukoplakien und Narbenbildungen. Es kommt dadurch am Auge zum Ectropium der Lider, zur Conjunctivitis, Blepharitis, sowie zu Teleangiektasien in der Bindehaut und Schrumpfung des Bindehautsackes. Es entstehen ferner ulcera und Spindelzellenkrebs. Die Infiltrate und ulcera der Hornhäute neigen zur Vascularisation. Durch Epitheliome von Sclera und Cornea kann es zum Verlust der Augen (THIEL) oder nur zur Atrophie der Iris (HUERKAMP) kommen.

Therapeutisch werden Lichtschutzsalben gegeben. Die Tumoren werden excidiert oder bestrahlt.

Bei der *Melanosis sclerae* kommt es, wie bei der Melanosis conjunctivae, zu einer stärkeren Pigmentierung der Lederhaut. Bei der Alkaptonurie (Ochronose, s. S. 25) lagern sich dunkle Flecken (Homogentisinsäure) in Sclera, Bindehaut und Hornhautrand ein.

Gelbfärbung der Sclera ist das erste Zeichen von Ikterus.

HUERKAMP, B.: Irisschwund bei Xeroderma pigmentosum. Klin. Mbl. Augenheilk. **119**, 286 bis 292 (1951).
THIEL, R.: Xeroderma pigmentosum. Dtsch. Ophthal. Ges. 1949, 346.

Episkleritis und Skleritis. Die *Episkleritis* unterscheidet sich von der Skleritis durch ihren oberflächlichen Sitz und ihr herdförmiges bzw. knötchenförmiges Aussehen. Die Bindehaut ist über dem Herd verschieblich. Es besteht häufig eine stärkere konjunktivale sowie eine ciliare Injektion. Die Differentialdiagnose der schmerzenden, meist nach einigen Wochen vollständig abheilenden, leicht rezidivierenden Episkleritis zur Phlyktäne kann häufig nicht eindeutig gestellt werden.

Bei der *Skleritis* haben wir meist eine diffuslivide ciliare Injektion bei violett-roten, unverschieblichen, flachentzündlichen, schmerzhaften Schwellungen, die ohne scharfe Begrenzung in die Umgebung übergehen. Im Gegensatz zu der Wochen dauernden Episkleritis pflegt die Skleritis monatelang zu bestehen und mit einer verdünnten, blau durchscheinenden, manchmal ektatischen Narbe abzuheilen. Häufig bestehen gleichzeitig eine Iridocyclitis, eine periphere Chorioiditis und ein Sekundärglaukom.

Sklerosierende Keratitis s. S. 31

Ätiologisch wird sowohl bei der Episkleritis wie auch bei der Skleritis an die Tuberkulose (abortive Metastase antikörpergeschädigter Bacillen), an eine andere Fokalerkrankung, die Lues und die Gicht gedacht.

Therapeutisch werden nach der evtl. Beseitigung der gefundenen Ursache in erster Linie

Cortisonsalbe 3 mal täglich sowie Atropin- und Scopolaminsalben und schließlich Antineuralgica verabfolgt.

Liegt die Skleritis weiter hinten, dann kann sie nur noch bei Bewegungsschmerzhaftigkeit und Protrusio bulbi vermutet werden. Beides ist besonders stark bei der sog. *Tenonitis.* (Differentialdiagnostisch zur Orbitalphlegmone ist wichtig, daß wir bei dieser ein fortschreitendes, schweres Krankheitsbild mit Fieber vor uns haben, was bei der Tenonitis meist fehlt).

Verletzungen der Lederhaut (s. a. S. 67). Als Folge von schweren, stumpfen Traumen (Sturz mit dem Kopf auf vorspringende Ecken, Kuhhornstoß usw.) kann es zu typischen Lederhautrupturen 1—1$\frac{1}{2}$ mm vom Limbus entfernt (im Bereiche des Schlemmschen Kanals) kommen. Nicht selten werden dabei Teile des Aug-

apfels (Linse, Iris, Glaskörper) förmlich herausgeschleudert.

Therapie: Sofortige operative Wundversorgung und Antibiotica.

Zusammenfassende Literatur: Krankheiten der Lederhaut

FORNI, S.: Cornée et selérotique I u. II. Fortschritte der Augenheilkunde, Bd. V, 1956 u. Bd. VIII. Basel: Verlag S. Karger 1958.

GÜNTHER, G.: Erkrankungen der Lederhaut. Der Augenarzt, Bd. II. Stuttgart: Verlag Thieme 1959.

OBERHOFF, K.: Sklera. Hdb. d. spez. path. Anatomie u. Histologie von HENKE-LUBARSCH, 323—363. Berlin: Springer 1937.

SCHIECK, F.: Die Erkrankungen der Sklera. Krz. Hdb. d. Ophthalmologie, Bd. IV. Berlin: Verlag Springer 1931.

Erkrankungen der Uvea

Einleitung. Bei der Gefäßhaut (Tunica vasculosa oculi) müssen wir unterscheiden zwischen der Iris, dem Ciliarkörper und der Chorioidea (Aderhaut).

Die Regenbogenhaut (Iris) mit ihrem mesodermalen Stroma und ektodermalen Pigmentblatt ist

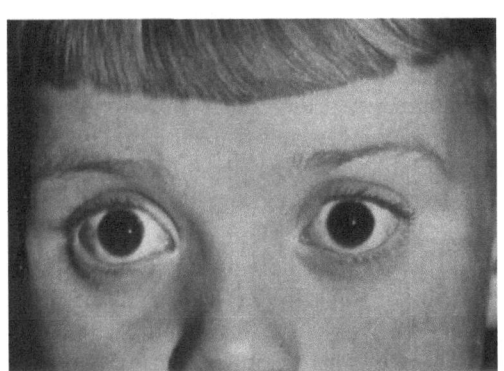

Abb. 46. Aniridie, 7 J. ♂

wegen ihres Pupillenspiels (M. sphincter und dilatator pupillae) von großer Bedeutung für das Ausmaß des Lichteinfalls in das Auge. Der Strahlenkörper (Corpus ciliare) ist verantwortlich für die Kammerwasserproduktion und mit dem Ciliarmuskel zusammen für die Entspannung bzw. Spannung der Zonulafasern und damit die Akkommodation. Die Aderhaut (Chorioidea) erfüllt eine ernährende Aufgabe für die äußeren Netzhautschichten.

Angeborene Veränderungen der Uvea. Von besonderer Bedeutung ist für die Hemmungsmißbildungen der Uvea ein mangelhafter Schluß der fetalen Augenspalte, wodurch es zu *Regenbogenhautkolobomen, Ciliarkörperkolobomen* und z. T.

ausgedehnten *Aderhautkolobomen* kommen kann. Diese vorwiegend nach unten (evtl. etwas nasal) liegenden Defekte, die nach Lage und Verlauf der fetalen Augenspalte entsprechen, werden als typische Kolobome den atypischen Kolobomen gegenübergestellt, die in beliebiger Lage und Richtung gefunden werden können (s. bei BADTKE).

Als recessiv oder auch autosomal dominant vererbtes Leiden kann die Regenbogenhaut ganz *(Aniridie)* oder teilweise (reduzierte Iris, kolobomartige Defekte, Stromahypoplasien) fehlen (DRENKHAHN u. BEHNKE [Abb. 46]). Zur Aniridie gehören häufiger Hornhauttrübungen, Linsentrübungen, Linsenektopien, Glaukome, Amblyopie, Fehlen bzw. Hypoplasie der Fovea und Nystagmus.

Bei der sog. *Dysgenesis mesodermalis iridis et corneae* nimmt RIEGER persistierendes, embryonales, mesenchymales Gewebe im Kammerwinkel an. Es besteht dabei eine starke Hypoplasie des Irisstromas. Zwischen dieser Dysgenesis und der „*fortschreitenden Atrophie des Irisstromas mit Lochbildung und Proliferation des Hornhautendothels*" bestehen offenbar alle Übergänge (PAU, GRAEBER u. HOLTERMANN).

Häufig bleiben Reste der fetalen Pupillarmembran als *(Membrana pupillaris persistens)* grobe oder feine Fäden bzw. Netze bestehen, die an der Iriskrause ansetzen (evtl. auch an der Linse adhärent sind).

BADTKE, G.: Die Mißbildungen des menschlichen Auges. In „Der Augenarzt"., Bd. IV. Stuttgart: Verlag G. Thieme 1961.

DRENCKHAHN, F. O., u. H. BEHNKE: Die Variabilität der klinischen Ausprägung des Irisdefektes in zwei Familien mit erblicher Aniridie. Klin. Mbl. Augenheilk. **138**, 545—557 (1961).

PAU, H., W. GRAEBER u. W. HOLTERMANN: Die fortschreitende Irisatrophie mit Lochbildung und Glaukom. Klin. Mbl. Augenheilk. **141**, 568—582 (1962).

RIEGER, H.: Erbfragen in der Augenheilkunde. Albrecht v. Graefes Arch. Ophthal. **143**, 277 bis 299 (1941).

— Beiträge zur Kenntnis seltener Mißbildungen der Iris. Abrecht v. Graefes Arch. Ophthal. **133**, 602—635 (1935).

Pigmentanomalien der Uvea. *Albinismus.* Beim Albino (Abb. 47, S. 34) fehlen auch die Chromatophoren der Uvea. Die Iris erscheint hellgrau bis hellblau, und die Pupille leuchtet rot auf.

Man unterscheidet den universellen vollständigen vom universellen unvollständigen Albinismus. Beim vollständigen Albinismus sind Wimpern und Augenbrauen fast weiß. Die Regenbogenhaut erscheint weißgrau und läßt dazwischen das Rot des Augenhintergrundes durchtreten. Die Pupille leuchtet schon bei normalem Tageslicht rot auf (wie beim albinotischen Kaninchen), weil der Lichteintritt nicht nur durch die Pupille, sondern auch durch die Regenbogenhaut usw. erfolgt.

Beim Albinismus besteht fast immer eine Hypoplasie der Maculagegend mit mehr oder weniger starker Schwachsichtigkeit (Amblyopie) sowie häufig ein Astigmatismus. Infolge der mangelnden Blendenwirkung der Iris besteht eine starke Lichtscheu. Die Maculahypoplasie führt in Verbindung mit der Schwachsichtigkeit zu einem Pendelnystagmus, der je nach der Fixation beim gleichen Menschen sehr unterschiedlich und wechselnd sein kann: grob-feinschlägig, unregelmäßig, rotierend usw.

Der Albinismus universalis completus gilt als Schulbeispiel einer autosomal-recessiven Vererbung. WAARDENBURG nimmt daneben einen mehr oder weniger intermediären Erbgang an.

WAARDENBURG, P. J.: Albinisme. Genetica (Haag) **1**, 212—218 (1919).

— An recognitability of latent conductors of universal albinism and of ocular albinism. Ophthalmologica (Basel) **115**, 126 (1948).

Heterochromie. Die Regenbogenhaut kann mehr oder weniger stark pigmentiert sein. Es kann zur richtigen Melanosis oder zu mehr umschriebenen Pigmentflecken kommen. Besteht zwischen der Regenbogenhautfarbe beider Augen ein Unterschied, dann sprechen wir von *Heterochromie.* Bei einer bestehenden angeborenen Sympathicusparese (Sympathicusheterochromie) ist genauso wie bei der progredienten

Fuchsschen Heterochromie (Atrophie des Pigmentblattes mit Katarakt und Präcipitaten an der Hornhauthinterwand und im Glaskörper) das hellere Auge das krankhaft veränderte.

Entzündungen der Uvea. Bei Entzündungen wird meist entweder die Uvea anterior, d. h. Regenbogenhaut und Ciliarkörper zusammen, oder die Uvea posterior, d. h. die Aderhaut, befallen. Die Häufigkeit einer Iridocyclitis und einer Chorioiditis nimmt bei Kindern mit fortschreitendem Alter zu (SAUTTER u. STRAUB).

SAUTTER, H., u. W. STRAUB: Klinische und therapeutische Gesichtspunkte bei endogener Uveitis. Klin. Mbl. Augenheilk. **138**, 632—642 (1961).

Allgemeine Symptomatologie der Uveitis anterior. Meist besteht neben einer Entzündung der Regenbogenhaut (Iritis) auch eine solche des Strahlenkörpers (Cyclitis), d. h. eine Iridocyclitis.

Die wichtigsten Symptome einer Iritis (Abb. 48 u. 54, S. 34) bzw. Iridocyclitis sind ciliare (pericorneale) Injektion, Hyperämie und damit stärkere Grünverfärbung der nicht pigmentierten blauen oder grauen Regenbogenhaut, verwaschene Zeichnung des sonst feinen Reliefs der Regenbogenhaut, Verengung der Pupille — z. T. durch entzündliche Reizung (Histaminausschüttung) —, mehr oder weniger starke Eiweißvermehrung im Kammerwasser (normalerweise 0,02 %), wodurch es z. B. mit der Spaltlampe zum Tyndall-Phänomen in der Vorderkammer kommt, Fibrinvermehrung in der Vorderkammer, Zellausschwemmung in die Vorderkammer mit polynucleären Leukocyten, die sich evtl., der Schwere folgend, als Hypopyon mit horizontaler Grenze am Boden der Vorderkammer absetzen oder Lymphocyten, die zu Präcipitatbildung an der Hornhauthinterwand führen.

Die entzündlichen Ausschwitzungen werden durch die Wärmeströmung des Kammerwassers (vorne fällt das kältere Kammerwasser, während das wärmere vor der Regenbogenhaut aufsteigt) bewegt und schlagen sich z. T. als konglomerierte Präcipitate (Zellen, Eiweiß, Fibrin) an der Hornhauthinterwand und weniger auch an der Linsenvorderfläche nieder. Besonders häufig ist die Form dieser Präcipitate die eines Dreiecks, das mit seiner Basis unten liegt und mit seiner Spitze zum Hornhautzentrum zeigt. Infolge der entzündlichen Ausschwitzungen aus der Regenbogenhaut kommt es zur Verklebung der Regenbogenhaut mit der vorderen Linsenkapsel (hintere Synechien) mit der Gefahr eines vollständigen Pupillenabschlusses (Seclusio pupillae). Das Kammerwasser, das in diesem Falle nicht mehr aus der Hinter- in die Vorderkammer gelangen kann, buckelt dann die Iris nach vorne vor (Napfkucheniris Abb. 54, S. 34) und führt zu einer starken Steigerung des Augeninnendrucks (Sekundärglaukom). Haben die entzündlichen Ausschwitzungen zu Schwarten geführt, die das ganze Pupillargebiet bedecken, dann sprechen wir von der Occlusio pupillae.

Zur akuten Iritis gehört ein Schmerzgefühl, das häufig besonders bei der Akkommodation einen stechenden Charakter annimmt. Es besteht ferner eine Lichtscheu, ein Tränenfluß und infolge der entzündlichen Ausschwitzungen eine Sehverschlechterung.

Der differentialdiagnostisch wichtige akute Glaukomanfall geht einher mit Hornhautödem, abgeflachter Vorderkammer und *weiter* Pupille.

Bei der Cyclitis gelangen die Entzündungsprodukte vom Strahlenkörper in den Glaskörper und können hier als stärkere Opalescens, als feine, zellige Punkttrübungen, Schleier- oder Flockentrübungen imponieren. Manchmal können richtige entzündliche, segelartige Gebilde im Glaskörperraum entstehen. Nicht selten erscheint bei der Cyclitis die Sehnerveneintrittsstelle (Papille) verwaschen und prominent (keine echte Stauungspapille, keine echte Neuritis). Bei einer stärkeren Cyclitis kann auch eine Hypotonia bulbi, selten sogar eine Phthisis bulbi resultieren.

Allgemeine Therapie der Uveitis anterior. Therapeutisch ist bei der Iritis das Auftreten einer Seclusio zu verhindern. Man versucht daher, die Pupille möglichst weit zu halten und schon bestehende hintere Synechien vielleicht noch zu sprengen. Hinzu kommt eine Ruhigstellung der Regenbogenhaut. Man verordnet deshalb Tropfen oder Salben von $^1/_2\%$igem Atropin, $^1/_3\%$igem Scopolamin oder tropft einen Tropfen L.-Glaukosan (o. P. Woelm mit 2% L.-Adrenalin und 2% Stryphnon). Besonders bewährt haben sich bei der akuten und z. T. auch bei chronischen Formen der Iritis und Iridocyclitis Cortisonpräparate, die evtl. über mehrere Wochen (oder auch Monate) 2 mal täglich in Tropfen- oder Salbenform ins Auge gebracht werden.

Es wird weiter therapeutisch Wärme in jeder Form verabreicht (Heizkissen, Solluxlampe, Kopflichtbäder, Diathermie, Kurzwellen). Das Auge wird verbunden.

Die früher viel verwandten Sulfonamide und Antibiotica haben bei den meisten Formen der endogenen Iridocyclitis wesentlich an Bedeutung verloren.

Besteht eine Napfkucheniris, dann muß zur Wiederherstellung der Kammerwasserströmung ein Regenbogenhautausschnitt (Iridektomie) vorgenommen werden.

An allgemeiner Therapie wird bei der Iridocyclitis zunächst Bettruhe verordnet, daneben werden evtl. Freiluftliegekuren, eine parenterale

Eiweißtherapie und eine Hydrotherapie verabfolgt. Es werden Vitamine bzw. eine vitaminreiche Nahrung gegeben.

Ektogene Iritis bzw. Iridocyclitis

Iritis purulenta. Als Iridocyclitis purulenta tritt eine Infektion nach perforierenden Verletzungen oder seltener nach perforierenden Augenoperationen, nach perforierenden Hornhaut-Lederhautgeschwüren oder schließlich als Spätinfektion nach gedeckten alten Irisprolapsen auf. Als Erreger kommen faktisch alle Eitererreger (Pneumo-, Staphylo-, Streptokokken usw.) in Betracht.

Die eitrige Iritis verursacht eine stärkere Irishyperämie mit Fibrin- und Leukocytenausschwemmung in die Vorderkammer bis zum Hypopyon. Gelingt es nicht, die Infektion medikamentös zu beherrschen, dann kommt es zur Panophthalmie, die über einen Ringabsceß der Hornhaut zur Perforation führt und zur Exenteratio bulbi zwingt.

Nach einer Perforation kann, wenn es nicht zu einer eitrigen Iridocyclitis kommt, auch eine exsudative bzw. granulomatöse, evtl. mehr schleichende, plastische Iritis auftreten, die in einigen Fällen über Wochen und Monate nicht ganz ausheilt; es besteht die Gefahr der sympathischen Ophthalmie (s. S. 44).

Therapeutisch sind nach allen perforierenden Verletzungen neben der beschriebenen Iritistherapie Antibiotica zu verabfolgen. Droht der Ausbruch einer Infektion, dann sind höchste Dosen von Antibioticis zu verwenden, die gegen die verschiedensten Gruppen von Erregern wirksam sind (Sulfonamide, Penicillin, Streptomycin, Tetracycline usw.). Diese Medikamente werden evtl. sowohl parenteral als auch subkonjunktival injiziert und zusätzlich in Salbenform verabfolgt.

Raupenhaariritis s. S. 94.

Herpetische Iritis. Zur mehr ektogenen Iritis ist auch noch die *herpetische Iritis* zu rechnen. Vom klinischen Standpunkt aus muß man im wesentlichen zwei Formen der *herpetischen Iritis* bzw. *Iridocyclitis* unterscheiden und zwar diejenige, die in Verbindung mit einem Herpes corneae auftritt von derjenigen, bei der primär eine Iritis oder Iridocyclitis — häufig von hämorrhagischem Charakter — beobachtet wird.

Ophthalmia phacogenetica. Die bei einer hypermaturen Katarakt durch die Linsenkapsel diffundierten Linseneiweiße bzw. die nach einer Linsenperforation austretenden Linseneiweiße führen, selten auch bei Kindern, zur *Ophthalmia phacogenetica*, die als chronisch exsudative Iridocyclitis abläuft (MÜLLER). Diese Ophthalmia phacogenetica heilt erst nach Entfernung oder Resorption der Linseneiweiße.

MÜLLER, H.: Tierexperimentelle Untersuchungen zur Ophthalmia phacogenetica. Albrecht v. Graefes Arch. Ophthal. **153**, 1—35 (1952).

Endogene Iritis bzw. Iridocyclitis

Metastatische Ophthalmie. Als Folge von Embolien hochvirulenter Erreger kann es zu einer schweren metastatischen Ophthalmie kommen. Im allgemeinen handelt es sich um Patienten, deren Allgemeinreaktionen herabgesetzt sind (Kachexie, Diabetes usw.).

Ursächlich kommt es zu einer solch schweren Uveitis purulenta bzw. metastatischen Ophthalmie bei bestehenden Furunkeln, Phlegmonen, Typhus, Scharlach usw. Die Erkrankung kann in jedem Lebensalter auftreten und wurde schon beim Säugling als Folge einer intrauterinen Entzündung beschrieben (LINNEN).

Die Therapie entspricht der bei der ektogenen Iritis purulenta.

LINNEN, H. J.: Beiderseitige, metastatische Ophthalmie bei einem 7 Tage alten Säugling als Folge einer intrauterin erworbenen Entzündung. Klin. Mbl. **117**, 120—127 (1950).

Die nichteitrige Uveitis anterior. Bei den meisten Formen der im folgenden besprochenen *nichteitrigen*, endogenen Iritis bzw. *Iridocyclitis* ist eine echte ätiologische Diagnostik kaum durchführbar. Die Frage der Bedeutung eines Focus (Herdinfektion) für die Uveitis wird sehr unterschiedlich beantwortet (s. bei THIEL). Durch Punktion der Vorderkammer und serologische Untersuchung bzw. Erregernachweis wird heute versucht, aus dem Kammerwasser eine ätiologische Klärung herbeizuführen (AMSLER, HUBER, VERREY, WITMER, REMKY).

Es seien hier zum Vergleich neueste Befunde von WITMER und SIEGERT aufgeführt. So fand WITMER bei endogener Uveitis (akuter Iritis, chronischer Uveitis, Chorioiditis) am häufigsten positiv die Tuberkulose mit 23% (Middlebrook-Dubois), gefolgt von Streptokokkeninfektion mit 10% (Antistreptolysin-O-Test) und die Toxoplasmose mit 9% (Dyke-Test und K. B. R.).

SIEGERT schuldigt demgegenüber bei der endogenen Augenentzündung (im 1. und 2. Lebensjahrzehnt) ursächlich am häufigsten

Tonsillen und Rheuma mit 15% sowie Infekte und Nebenhöhlen mit 12,5% an. Die Tuberkulose mit 7,5% spielt in dieser Aufstellung etwa die gleiche Rolle wie die Toxoplasmose mit 5%.

AMSLER, M., FL. VERREY et A. HUBER: L'humeur aqueuse et ses fonctions. Paris: Masson et Cie. 1955.

REMKY, H.: Zur Klinik der serologisch diagnostizierten Augentuberkulose. Klin. Mbl. Augenheilk. **133**, 518—529 (1958).

SIEGERT, P.: Probleme der Ätiologie endogener Augenentzündung. Klin. Mbl. Augenheilk. **138**, 621—631 (1961).

THIEL, R.: Herdinfektion und Auge. Bücherei des Augenarztes, 20. Stuttgart: Verlag F. Enke 1950.

VERREY, FL.: Clinique de l'humeur aqueuse pathologique. Neuchâtel. Paris: Delachaux et Niestlé 1954.

WITMER, R.: Klinik und Diagnostik der Uveitis in heutiger Sicht. Klin. Mbl. Augenheilk. **138**, 609—621 (1961).

„Rheumatische" Iridocyclitis. Häufig tritt die Iritis oder die Iridocyclitis in Verbindung mit einer rheumatischen Erkrankung der Gelenke oder der Muskeln (Mono- oder Poliarthritis, Spondylarthritis ankylopoetica — Bechterew-Strümpell-Marie-) und beim Kinde besonders dem Morbus Still-Schoffard (s. S. 33) in Verbindung mit einer bandförmigen Hornhautdystrophie auf. SMILEY, MAY and BRYWATERS fanden unter 183 Fällen mit Morbus Still in 9% eine Uveitis anterior, VESTERDAL and SURY sahen bei 162 juvenilen Rheumatikern sogar in 27% eine Iridocyclitis. Die gleichen Augenveränderungen (Iridocyclitis, Hornhautdystrophie) können bei Kindern auch ohne Gelenkbeteiligung auftreten (UNGER und SCHOMERIUS).

Die sog. Iridocyclitis rheumatica verläuft unter dem Bilde der starken fibrinösen Exsudation (Iridocyclitis fibrinosa) mit der Bildung zahlreicher hinterer Synechien. Es bestehen häufig starke Schmerzen.

Ätiologisch handelt es sich um eine Fokalerkrankung. Es ist bei jeder Iridocyclitis stets auf einen Focus hin (Tonsillen, Nebenhöhlen, Lunge, Zähne usw.) zu untersuchen. Die Ansichten darüber, wie groß die Bedeutung eines Focus im einzelnen ist und wie radikal etwa gefundene Foci zu sanieren sind, sind geteilt (s. bei THIEL).

Die Therapie der Iridocyclitis „rheumatica" besteht wieder in der auf S. 38 beschriebenen Medikation (Wärme, Mydriatica, Cortison,

Bettruhe), hinzu kommen evtl. Salicylpräparate, Pyramidonstöße o. ä.

Smiley, W. K., E. May, and E. G. L. Brywaters: Ann. rheum. Dis. **16**, 371 (1957).
— Ref.: Zbl. ges. Ophthal. **73**, 274 (1958).
Thiel, R.: Herdinfekt und Auge. Bücherei des Augenarztes **20**. Stuttgart: Ferd. Enke-Verlag 1950.
Unger, H. H., u. E. Schomerius: Zur Frage der bandförmigen Hornhautdegeneration bei kindlicher Iridocyclitis. Klin. Mbl. Augenheilk. **124**, 326—334 (1954).
Vesterdal, E., and B. Sury: Iridocyclitis and bandshaped cornea. Acta ophthal. (Kbh.) **28**, 321—377 (1950).

Iridocyclitis und Tuberkulose. Von besonderer Bedeutung für das Auftreten einer Iridocyclitis ist der Tuberkelbacillus (s. S. 87). Es ist dabei in erster Linie nicht an virulente Bacillen, sondern an abortive Metastasen antikörpergeschädigter Bacillen zu denken, die sich in der Uvea absiedeln. Die Erkrankung verläuft überwiegend als doppelseitige Iridocyclitis, die als chronisch granulomatöse Form gerne rezidiviert.

Es können dabei zahlreiche kleine oder auch vereinzelte größere Irisknötchen (nicht pathognomonisch für Tbc.!) zur Beobachtung kommen, die überall in der Regenbogenhaut auftreten. Die Knötchen erscheinen manchmal auch am Pupillarsaum in kleiner glasiger und flächiger Form. An der Hornhauthinterwand bestehen Präcipitate, die in ihrer dreieckigen Anordnung manchmal durch ihre Größe auffallen und als „speckige" Präcipitate imponieren. Es fallen aber auch akute fibrinöse oder seröse Iritisfälle unter die Iritis tuberculosa. Gerade diese Formen der Iridocyclitis zeigen ein sehr unterschiedliches Bild.

Bei der Durchuntersuchung finden sich häufig nur geringe oder keine sonstigen tuberkulösen Veränderungen (positive Tuberkulinproben). Zur floriden Lungentuberkulose besteht fast ein antagonistisches Verhältnis. Im Kindesalter tritt die tuberkulöse Iridocyclitis gerade bei Mädchen in der Pubertätszeit vermehrt auf. Wegen der längeren Dauer der Erkrankung, der starken Tendenz zur Bildung von hinteren Synechien und der Rezidivneigung ist eine regelmäßige ärztliche Kontrolle und Behandlung erforderlich.

Bei Kindern kommt es ausnahmsweise bei der Tuberkulose auch einmal zu einer schnellen Verkäsung des ganzen Augapfels, die seine Enucleation nötig macht.

Die Therapie entspricht der auf S. 38 mitgeteilten (Wärme, Mydriatica, Cortison, Bettruhe). Gaben von Antibioticis (PAS, Sulfathiazol, Thiosemicarbazon, Streptomycin usw.) sind meist ohne erkennbaren Effekt. (Keine virulenten Tbc.-Bacillen!) Gerade das schon früher empfohlene Cortison wirkt bei lokaler Gabe in Salbenform meist ausgezeichnet.

Klinisch ist die überwiegend herd- oder knötchenförmig verlaufende Iridocyclitis beim Besnier-Boeck-Schumannschen Symptomenkomplex nicht von der Tuberkulose zu unterscheiden. Auch die Therapie ist die gleiche.

Eine hämatogen entstandene Uveitis mit Nachweis von Tuberkelbacillen kommt (bei einer Miliartuberkulose und bei konglobierten Tuberkeln der Uvea) heute nur noch äußerst selten zur Beobachtung.

Syphilis. Selten kommt es an der Iris zur Bildung von Roseolen als trübe, rote oder gelbliche Flecken in der Gegend der Iriskrause oder von Papeln, die als umschriebene, ovale oder kugelige Vorbuckelungen hauptsächlich im Sphinctergebiet auftreten (Igersheimer). Bei der Iridocyclitis luica fallen ferner „speckige", grauweiße sowie feine Präcipitate an der Hornhauthinterwand auf. Es kommt zu starken hinteren Synechien, deren Folge Sekundärglaukome sein können. Wegen der geringen Festigkeit der Leder- und Hornhaut im ersten Lebensjahr kann es dann, infolge von Drucksteigerungen, zur Bulbusvergrößerung = Hydrophthalmus oder Buphthalmus kommen (Weekers u. Weekers).

Mit den Papeln in der Regenbogenhaut kommt es häufiger gleichzeitig zu Glaskörpertrübungen, Aderhautherden und einem Sehnervenbefall.

Bei der Lues connata kommt es außer zur Chorioiditis anterior evtl. zum die Netzhaut und die Aderhaut (s. S. 43) beteiligenden

---

Bildunterschriften zu nebenstehenden Abbildungen:

Abb. 49. Lues connata (Pfeffer- u. Salzfundus), 9 J. ♀

Abb. 50. Chorioiditis disseminata, 17 J. ♂

Abb. 51. Chorioretinitis juxtapapillaris (Jensen)

Abb. 53. Toxoplasmoseherd in der Macula, 7 J. ♀

Abb. 58. Retinitis pigmentosa mit knochenkörperchenähnlichen Pigmentationen in Äquatorhöhe und engen Gefäßen

Abb. 59. Retinitis pigmentosa mit wachsgelber Papille und engen Gefäßen, 9 J. ♂

Abb. 62. Netzhautablösung mit Orariss und Maculaloch. (Aus Lehrbuch Axenfeld, 10. Auflage, S. 610, 1958, Fischer Jena)

Abb. 63. Retinitis exsudative externa (Coats), 15 J. ♂

Abb. 67. Drusen und Abblassung der Papille, 16 J. ♂

Abb. 68. Stauungspapille, 12 J. ♀

Abb. 72. Aderhautrupturen, 9 J. ♀

Abb. 78. Glaukomatöse Excavation der Papille bei Buphthalmus, 11 J. ♂

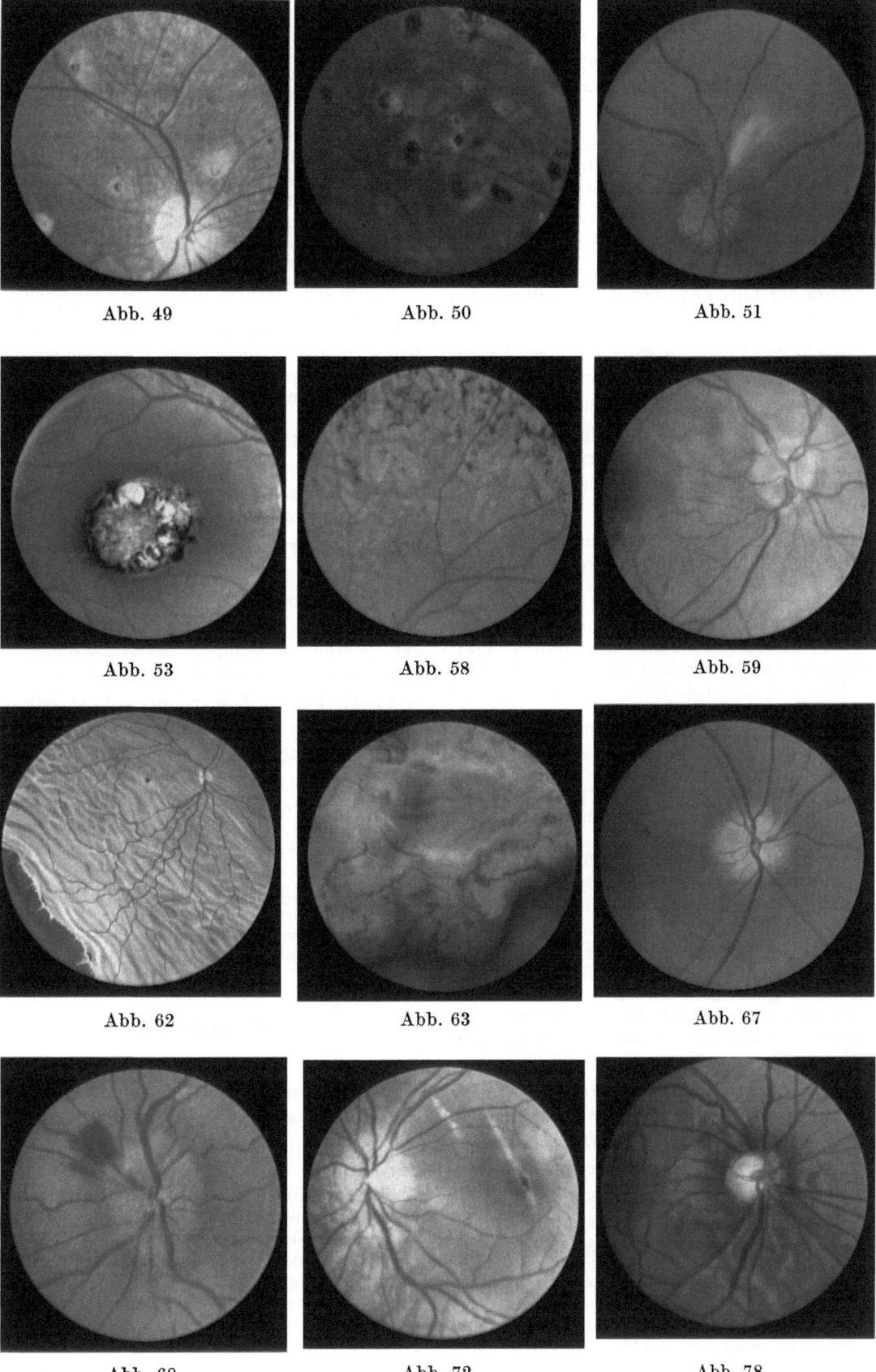

Abb. 49   Abb. 50   Abb. 51

Abb. 53   Abb. 58   Abb. 59

Abb. 62   Abb. 63   Abb. 67

Abb. 68   Abb. 72   Abb. 78

„Pfeffer und Salz"-Fundus (Retinochorioiditis), wobei häufiger auch eine Unschärfe und weißliche Verfärbung der Papille beobachtet wird (Abb. 49, S. 41). Man spricht von der Retinoneuritis oder der Neuroretinitis (diffusa). Das Bild kann einer Pigmentdegeneration der Netzhaut ähneln (REDSLOB, JAYLE), allerdings ohne Nachtblindheit, häufig ohne faßbare Gesichtsfeldausfälle und ohne Veränderungen im Elektroretinogramm. Das Bild der retinitis diffusa kann auch im Sekundärstadium der Lues acquisita festgestellt werden (FOERSTER, HEINE).

Als kausale Mittel kommen bei der Augenlues in erster Linie das Penicillin evtl. mit Arsen- und Wismutpräparaten in Betracht. Daneben werden bei Entzündungen von Regenbogenhaut, Aderhaut, Ciliarkörper und Hornhaut Mydriatica und evtl. Cortison verabfolgt.

FOERSTER, R.: Zur klinischen Kenntnis der Chorioiditis syphilitica. Albrecht v. Graefes Arch.
    Ophthal. 20, 1, 33—82 (1874).
HEINE, L.: Die Krankheiten des Auges im Zusammenhang mit der inneren Medizin und Kinderheilkunde, XIX. Berlin: Verlag Springer 1921.
IGERSHEIMER, J.: Syphilis und Auge. 2. Aufl.
    1928. Bd. XVII/2, Hdb. f. Haut- und Geschlechtskrankheiten.
JAYLE, G.: La place de la syphilis en pathologie
    oculaire. Soc. françe dermat. syph. 1951,
    87—94 (1951).
REDSLOB, E.: La Pathogénie de la Rétinite pigmentaire. Ophthalmologica (Basel) 113, 290 à
    302 (1947).
WEEKERS, L., et R. WEEKERS: Technique de la
    cyclodiathermie non perforante. Ann. Oculist.
    (Paris) 182, 869—879 (1947).

Seltenere Ursachen der Uveitis anterior. Eine *Iritis gonorrhoica* (s. S. 90), die fast immer mit einer gonorrhoischen Arthritis (besonders Monarthritis) einhergeht, ist äußerst selten geworden. Die Therapie ist auch hier symptomatisch.

Zu einer seltenen Form der Iridocyclitis, die evtl. mit rezidivierenden Vorderkammerblutungen einhergeht (Iridocyclitis hämorrhagica), kommt es beim *Herpes simplex* (febrilis). Wesentlich häufiger tritt eine Iritis, meist in Form einer nur schwer erkennbaren Iritis serosa, beim *Herpes zoster* auf (s. S. 11 und S. 81).

Die *Leptospiren* (L. icterohaemorrhagica, L. grippotyphosa, L. canicola, L. pomona, L. bataviae) führen zu einer Iridocyclitis sero-fibrinosa, wobei es zu besonders dichten, fast vorhangartigen Glaskörpertrübungen kommen kann.

Selten führen auch das *Rückfallfieber, Brucellosen, Typhus, Malaria,* das *Busch-* bzw. *Japanische Flußfieber* zu einer Iridocyclitis.

Bei *Lepra* kann es sowohl zu einer eitrigen, als zu einer serofibrinösen, als auch zu einer knötchenbildenden Iritis kommen.

Die sehr schmerzhafte *Uveitis urica* und die meist erst bei lange Jahre bestehendem Diabetes auftretende *Iridocyclitis diabetica*, mit ihrer starken Ballonierung der Pigmentepithelien der Iris, oder schließlich die Rubeosis iridis diabetica mit ihrem gefährlichen Sekundärglaukom, kommen beim Kinde kaum zur Beobachtung.

Cysten und Tumoren. In der Iris kann es zu angeborenen *Epithelcysten,* zu *Stromacysten* und schließlich zu Cysten durch — nach einer Perforation — in die Vorderkammer von außen einwanderndes Epithel *(Implantationscysten)* kommen (THIEL). Bei den Implantationscysten müssen die Augen meist wegen eines therapie-resistenten Sekundärglaukoms mit starken Schmerzen entfernt werden.

Bei der *Neurofibromatose* von RECKLINGHAUSEN kann die Vorderfläche der Regenbogenhaut von zahlreichen kleinen Knötchen übersät sein.

Kleinere oder größere braune *Naevi* der Regenbogenhaut finden sich bei der Mehrzahl der Menschen; *maligne Melanoblastome der Uvea* treten meist erst im höheren Alter (meist erst nach dem 50. Lebensjahr) auf. Ausnahmsweise werden sie allerdings auch schon im Kindesalter beobachtet (FUCHS, IWUMI).

FUCHS, E.: Über Sarkom der Aderhaut nebst Bemerkungen über Nekrose der Uvea. Albrecht
    v. Graefes Arch. Ophthal. 77, 304—392 (1910).
IWUMI, J.: Ein Fall von intraocularem Sarkom im
    früheren Kindesalter. Klin. Mbl. Augenheilk.
    48, 2, 619—624 (1910).
THIEL, R.: Sekundärglaukom nach Epithel- oder
    Endotheleinwanderung. Klin. Mbl. Augenheilk. 137, 705—720 (1960).

Strahlenkörper

Cyclitis. Neben der häufigen *Iridocyclitis* gibt es auch eine reine *Cyclitis* mit minimaler oder ohne Beteiligung der Regenbogenhaut.

Eine Cyclitis besteht dann, wenn ohne eine vorhandene Retinitis im Glaskörper zellige, fädige oder staubförmige Trübungen auftreten. Meist verflüssigt gleichzeitig der Glaskörper, so daß zusätzlich die Glaskörperstruktur als flottierende Trübung mit dem Augenspiegel gesehen und vom Patienten festgestellt werden kann. Die entzündlichen Ausschwitzungen des Ciliarkörpers werden z. T. auch in die Hinterkammer abgesondert und gelangen von hier durch die Pupille in die Vorderkammer, wo sie sich als dreieckig angeordnete

Präcipitate im unteren Anteil der Hornhauthinterwand niederschlagen. Differentialdiagnostisch ist es wichtig, daß bei den cyclitischen Präcipitaten die hinteren Synechien fehlen.

Als Folge einer Cyclitis kann eine Herabsetzung der Kammerwassersekretion aus den geschädigten Ciliarfortsätzen mit Hypotonie, evtl. mit Phthisis bulbi und Katarakt resultieren.

Ätiologisch kommen die gleichen Ursachen für die Cyclitis in Betracht, die auch schon für die Iridocyclitis angeführt wurden. Man denkt dabei in erster Linie an Fokalerkrankungen, die Tuberkulose (s. S. 87), die Lues (s. S. 89), einen Focus usw. Die Sympathische Ophthalmie s. S. 44.

Auch die Therapie entspricht der bei der Iridocyclitis. Die entzündlichen Ausschwitzungen im Glaskörper gehen nur infolge des minimalen Stoffwechsels des Glaskörpers sehr langsam (nach Wochen bis Jahren) zurück.

Aderhaut

Allgemeine Symptomatologie der Chorioiditis. Kommt es zu einer frischen Entzündung der Aderhaut, dann tritt im entsprechenden Bereiche ein graues Netzhautödem auf, das unscharf begrenzt und verwaschen erscheint. Nach einer unterschiedlich langen Zeit, die davon abhängt, ob die Aderhautentzündung noch weiter besteht oder abheilt, kommt es zur Vernarbung. Die zunächst rein ödematösen Netzhautherde werden kleiner, grenzen sich ab, die grau-gelbliche (Netzhautödem-) Farbe wird durch weiß und schwarz ersetzt. Netzhaut und Aderhaut sind in diesem Bereiche atrophiert und weisen starke Pigmentverschiebungen im Bereiche der Aderhaut auf. Die weiße Farbe wird durch die teilweise durchscheinende Lederhaut erzeugt.

Entzündungen der Aderhaut laufen häufig ohne subjektive Beschwerden ab. Bei genauer Anamnese werden aber Photopsien (Flimmern, Funkensehen usw.) angegeben. Liegen die Herde näher der Stelle des schärfsten Sehens (Macula lutea) oder sogar in dieser, dann wird über dunkle Flecken (positive Skotome) bzw. eine hochgradige Sehverschlechterung geklagt.

Chorioiditis disseminata. Eine typische Chorioiditis ist die sog. Chorioiditis disseminata (Abb. 50, S. 41), bei der die $1/2$ bis $1^1/2$ Papillendurchmesser großen Herde in unterschiedlicher Anzahl auftreten. Die nicht seltenen Rezidive können zu einem landkartenähnlichen Narbenbild der Netzhaut führen. Nach etwa 3 Wochen ist aus der frischen Entzündung ein Narbenstadium geworden.

Ätiologisch werden auch bei der Chorioiditis disseminata, die bei Kindern nur selten zur Beobachtung kommt, in erster Linie die Tuberkulose, Fokalerkrankungen und die Lues angeschuldigt.

Chorioiditis tuberculosa. Gerade bei Kindern wird als Folge einer miliaren Aussaat der Tuberkulose, z. B. in Verbindung mit Meningitis tuberculosa, eine echte Chorioiditis tuberculosa (s. S. 87) beobachtet, bei der die einzelne

oder mehrere grauweiße, etwa runde, nur $1/4$ bis $1/2$ Papillendurchmesser große Herdchen auftreten. Gelingt es, das Leben der Kinder durch Tuberculostatica zu erhalten, dann bleiben von den beschriebenen Herden nur noch zarte, hellere oder nur relativ gering pigmentierte Narben zurück. Solche herdförmigen Aderhautnarben lassen sich nach einer allgemeinen Miliartuberkulose in über 70% der Fälle nachweisen (DOLLFUSS and ALBAUGH, CUSTODIS und HEINEMANN).

CUSTODIS, E., u. K. HEINEMANN: Durch Streptomycin ermöglichte länger dauernde Beobachtungen von Fundusveränderungen bei Meningitis-Tuberkulose und Miliartuberkulose. Klin. Mbl. Augenheilk. 114, 356—366 (1949).

DOLLFUSS, M. A., and C. H. ALBAUGH: Fundus lesions in tuberculous meningitis and miliary pulmonary tuberculosis treated with streptomycin. Amer. J. Opthalm. 32, 821—824 (1949).

Lues. Bei der Lues connata (s. S. 89) oder auch bei einer großen Anzahl von Viruserkrankungen (s. S. 85 u. 56) kann es zu einer Chorioretinitis oder Retinochorioiditis kommen, bei der zahllose kleinste Aderhaut-Netzhautherde bestehen, die manchmal als Chorioretinitis diffusa gar nicht von einander zu trennen sind. Zunächst erscheint dabei die Netzhaut grau-gelblich und leicht ödematös, wohinzu sich noch staubförmige Glaskörpertrübungen gesellen. Nach Abheilung kann es zu einem Pfeffer- und Salz-Fundus, zu groberen Pigmentierungen oder nur zu einem feinen Farbschillern des befallenen Bereiches kommen. Die Narben sind häufiger über den ganzen Augenhintergrund verteilt, treten aber gerade bei der Lues connata nicht selten auch als grobklumpige Pigmentierungen in den vordersten, periphersten Augenhintergrundbezirken auf (Chorioretinitis anterior).

Bei zentraler Lage eines einzelnen Herdes einer Chorioiditis spricht man von einer Chorioiditis zentralis bzw. parazentralis.

Retinochorioiditis juxtapapillaris. Eine besonders typische Form der Netzhaut-Aderhautentzündung ist die Retinochorioiditis juxtapapillaris (EDMUND-JENSEN) (Abb. 51, S. 41). Es handelt sich dabei um erhabene, baumwollflockige Trübungen der Netzhaut von 1—2facher Papillendurchmessergröße, die meist in Papillennähe, aber auch an irgend einer anderen Stelle des Fundus liegen (früher fälschlich als Solitärtuberkel gedeutet). Vor dem 10. Lebensjahr tritt die Erkrankung (2,3%) wesentlich seltener auf als zwischen dem 10. und 20. Lebensjahr (20,4%) (WAUBKE).

Charakteristisch ist dabei eine starke Glaskörpertrübung und das gelegentliche Auftreten von Rezidiven direkt neben dem ersten Herd. Nach Abheilung bleiben entsprechende Aderhautnarben mit meist stark pigmentiertem Rand zurück, weshalb sie häufiger auch als Aderhautentzündung angesehen wird. Es kommt bei dieser Erkrankung zu einer Unterbrechung der entsprechenden Nervenfasern, was bei zentralem Sitz zu typischen posthornförmigen Gesichtsfeldausfällen (Abb. 52) führt. Die Krankheit wird daher auch als Neurofibrillitis retinae bezeichnet, wobei angenommen wird, daß primär die Netzhaut und

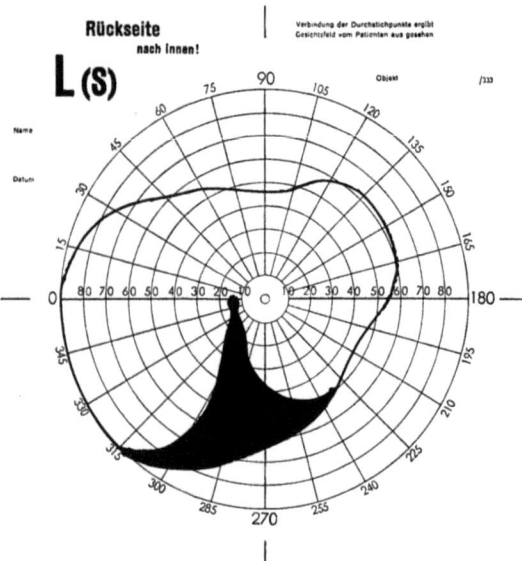

Abb. 52. Posthornförmiger Gesichtsfeldausfall vom blinden Fleck ausgehend. (Fundus Abb. 51, S. 41)

erst sekundär die Aderhaut mitbefallen wurde. Die Erkrankung dauert häufig viele Wochen, ja Monate und nicht selten kommt es dort, wo ein Netzhautgefäß den Herd überzieht, nach peripher zu grauweißen, wolligen, periangitischen Einscheidungen.

Die verschiedensten Therapeutika können anscheinend die Dauer der Erkrankung (5—9 Wochen) nicht verkürzen (GRAEBER).

GRAEBER, W.: Über den Verlauf der Retinochorioiditis juxtapapillaris JENSEN u. d. Möglichkeit ihrer therapeut. Beeinflussung. Klin. Mbl. Augenheilk. 139, 17—25 (1961).
WAUBKE, TH.: Ein Beitrag zur Pathogenese der Chorioretinitis JENSEN und die Möglichkeit einer therapeutischen Beeinflussung. Klin. Mbl. Augenheilk. 134, 627—643 (1959).

Toxoplasmose. Von recht großer Bedeutung für die Aderhaut ist die Toxoplasmose (s. S. 91). Meist handelt es sich um eine connatale Form. Es finden sich dabei stark pigmentierte bzw.

depigmentierte (bis zur Sclera reichende) Narben von einseitiger oder beidseitiger Chorioretinitis, die häufig ein Maculakolobom vortäuschen (F. MÜLLER, STRAUB, REMKY) (Abb. 53, S. 41). Die Protozoen werden während der Schwangerschaft übertragen und führen zu einer unterschiedlich starken Embryopathie evtl. mit Mikrophthalmus, Katarakt, Strabismus, Hydrocephalus, Verkalkungen im Gehirn usw.

MÜLLER, F.: Toxoplasmose unter besonderer Berücksichtigung der Augenerkrankungen. Halle/ Saale: Verl. VEB. Marhold 1954.
REMKY, H.: Toxoplasmosis. Argumenta et documenta ophthalmologica. J. F. Lehmanns Verlag München 1964.
STRAUB, W.: Toxoplasmose des Auges. Basel-New-York: Verlag S. Karger 1955.

Therapie der Chorioiditis. Therapeutisch wird bei der Chorioiditis Bettruhe verordnet und der etwa vorhandene Focus saniert. Neben einer vitaminreichen Diät werden häufiger Cortison retrobulbär oder per os verabfolgt und manchmal Chemotherapeutica angewandt. Weiter kommen Schwitzkuren und subkonjunktivale Kochsalzinjektionen in Betracht. Bei einer luischen Genese wird man Penicillin, Salvarsan und Bismogenol injizieren.

Sympathische Ophthalmie. Kommt es nach einer perforierenden Verletzung besonders im Ciliarkörperbereich oder selten auch nach einer bulbuseröffnenden Operation zu einer schleichenden, chronischen Entzündung der Uvea (besonders einer Iridocyclitis), dann besteht die große Gefahr des Auftretens einer sympathischen Ophthalmie. Eine akute Eiterung (Enophthalmitis) ruft im Gegensatz dazu kaum eine sympathische Ophthalmie hervor. Frühestens kann ausnahmsweise schon nach etwa 10 Tagen, am häufigsten aber etwa 4—8 Wochen nach der perforierenden Verletzung, manchmal aber auch erst viele Jahre nach einer solchen, eine sympathische Ophthalmie zum Ausbruch kommen. Das klinische Bild der sympathischen Ophthalmie ist das einer schleichenden Iridocyclitis (Abb. 54, S. 34) auch auf dem bisher gesunden Auge. Zunächst wird die Akkommodationsbreite und die Dunkeladaptation am sympathisierten (bisher gesunden) Auge herabgesetzt. Das sympathisierende ist das ersterkrankte, verletzte Auge.

Das sympathisierte Auge weist dann zunehmend das Bild einer plastischen Iridocyclitis auf: Der Eiweißgehalt des Kammerwassers wird erhöht, an der Hornhauthinterwand erkennt man Präcipitate, es bilden sich hintere Synechien, und entzündliche Ausschwitzungen erfolgen in den Glaskörper. In der Aderhaut können kleine, unscharf begrenzte, gelbliche, multiple, hauptsächlich in der Peripherie liegende Herde auftreten. Infolge der zunehmenden Synechien und der dadurch bedingten Seclusio pupillae entsteht ein Sekundärglaukom. Die Linse trübt sich. Relativ häufig kommt es schließlich zur Schrumpfung und Erblindung eines bzw. oft beider Augen.

Histologisch erkennt man in erster Linie eine aus Lymphocyten bestehende, dichte Infiltration der ganzen Uvea (Iris, Ciliarkörper und Aderhaut). Daneben befinden sich epitheloide- und Riesenzellen.

Nach REDSLOB wurde bei Kindern bis zum 15. Lebensjahr in 43 % eine Enucleation wegen sympathischer Ophthalmie durchgeführt.

Über die Entstehung der sympathischen Ophthalmie herrschen noch viele Unklarheiten. Meist wird an einen infektiösen Prozeß gedacht, dessen bisher unbekannte Erreger (Viren?) von einem Auge zum anderen gelangen. Ob dabei der Weg entlang den Opticusscheiden oder der Lymphweg oder auch der Blutweg benutzt wird, ist bisher genauso unbekannt wie die Art des Erregers oder evtl. auch des Toxins, die ja, wie gesagt, nur elektiv für die Uvea pathogen sind. Auf die verschiedenen anderen Theorien der Entstehung einer sympathischen Ophthalmie (hauptsächlich wird noch an eine Allergie oder Anaphylaxie gedacht) soll hier nicht weiter eingegangen werden.

Da die Prognose bei ausgebrochener sympathischer Ophthalmie am zweiten Auge sehr zweifelhaft ist (trotz bester Behandlung erblindet ein hoher Prozentsatz), wird der Prophylaxe eine entscheidende Bedeutung beigemessen. Man muß daher Augen, die nach einer perforierenden Verletzung oder kompliziert verlaufenden Operationen auch nach Wochen nicht zur Ruhe kommen, dann enukleieren, wenn dieses Auge faktisch erblindet ist. Sieht das verletzte Auge dagegen noch relativ viel, dann ist die Entscheidung, ob dieses Auge enukleiert werden sollte, außerordentlich schwierig. Etwa 3—4 Wochen nach der Enucleation ist die Gefahr des Ausbruches einer sympathischen Ophthalmie am 2. Auge faktisch behoben.

Da jeder operative Eingriff (z. B. gegen das Glaukom) auch bei einer klinisch geheilten sympathischen Ophthalmie gerne zu einem Wiederaufflackern des Entzündungsprozesses führt, sollte möglichst konservativ behandelt werden.

Therapeutisch wird lokal Atropin oder Scopolamin verabfolgt. Relativ gute Erfolge wurden mit hohen Dosen von Cortison gesehen,

das lokal (4mal tägl.) in Salbenform und zusätzlich per os verabfolgt wurde. Die lokale Cortisonbehandlung (1mal tägl.) muß über Monate und Jahre fortgesetzt werden. Es werden weiter Salicylpräparate und Breitspektrum-Antibiotica in hohen Dosen verordnet.

REDSLOB, E.: A la recherche de la pathogénie de l'ophtalmie sympathique. Ann. Oculist. (Paris) 189, 53—64 (1956).

Zusammenfassende Literatur: Sympathische Ophthalmine

PATAKY-KUHÁR, G.: Die sympathische Ophthalmie in „Der Augenarzt", Bd. 5. Leipzig: Verlag f. Kunst u. Wissenschaft 1963.

Seltenere Ursachen der Uveitis posterior (u. anterior): *Pilzinfektionen* (Blastomykose, Histoplasmose, Kokzidioidomykose, Sporotrichose) können in erster Linie nach perforierenden Verletzungen, selten aber auch endogen, wahrscheinlich hämatogen (NOVER, HEINSIUS) auftreten.

Eine Ophthalmomyiasis interna, das Auftreten von Fliegenlarven (S. 93) sowie von Würmern (S. 92) im Auge ist in Europa selten.

HEINSIUS, E.: Metastatische Ophthalmie durch Blastomyceten. Klin. Mbl. Augenheilk. 117, 136—141 (1950).
NOVER, A.: Beiderseitige Metastatische Ophthalmie durch Pilzembolien. Klin. Mbl. Augenheilk. 117, 127—135 (1950).

Amotio chorioideae (Spongiosis chorioideae). Man unterscheidet (PAU) die amotio chorioideae mit flacher Vorderkammer nach Operationen im vorderen Bulbusabschnitt (fistulierende Glaukomoperationen, Kataraktoperationen usw.) von der amotio chorioideae mit tiefer Vorderkammer und Eiweißvermehrung im Kammerwasser bei Schädigungen im hinteren Bulbusabschnitt mit Glaskörperbeteiligung (Blutungen, Netzhautablösung usw.). Bei beiden Formen handelt es sich um eine Permeabilitätsänderung im Bereiche der Aderhautgefäße mit Ödem der Aderhaut, die dadurch hauptsächlich temporal und nasal grau-braun-rot vorgebuckelt wird. Ein wichtiges differentialdiagnostisches Zeichen ist die starke Hypotonie (das Auge ist „matschweich").

Therapeutisch sollte man bei der sog. „Aderhautabhebung", die auch schon bei Säuglingen auftreten kann und meist etwa zwei — selten auch mehrere — Wochen dauert, abwarten, da es fast immer zur restitutio ad integrum kommt.

Pau, H.: Über die Amotio chorioideae (Spongiosis chorioideae). Klin. Mbl. Augenheilk. 130, 347—371 (1957).

Zusammenfassende Literatur: Erkrankungen der Uvea

Börner, R.: Die Erkrankungen der Uvea. In „Der Augenarzt" Bd. V. Leipzig: Verlag f. Kunst u. Wissenschaft 1963.
Gilbert, W.: Die Erkrankungen der Uvea (Gefäßhaut). Krz. Hdb. d. Ophth. Bd. V. Berlin: Verlag Springer 1930.
Ginsberg, S.: Uvea. Hdb. d. spez. pathol. Anatomie und Histologie, Henke-Lubarsch, Bd. XI, Teil 1, 389—567. Berlin: Verlag Springer 1928.
Woods, A. C.: Endogenous Uveitis. XVI. Baltimore: Williams and Wilkins 1956.

Der Glaskörper

Glaskörperverflüssigung. Schon bei der Iridocyclitis wurde gesagt, daß es bei ihr zu einer Verflüssigung des Glaskörpers komme, wobei die Glaskörperstruktur, als sich stark bewegende Trübungen, teilweise erkennbar bleibe. Solche Verflüssigungen des Glaskörpers treten ferner beim Kinde bei höchstgradiger Kurzsichtigkeit, Netzhautablösungen, starken Glaskörperblutungen und intraocularen Metallsplittern ein.

Persistierende embryonale Gefäße. Als Reste fetaler Glaskörpergefäße können graue Trübungen zurückbleiben, die von der Papille bis zur Linse ziehen und sich trichterförmig erweitern. Selten beobachtet man auch eine echte, persistierende Arteria hyaloidea zwischen Linse und Papille (s. bei Badtke).

Retrolentale Fibroplasie. Als schwerste Erkrankung des Glaskörpers und der Netzhaut beobachtet man, am häufigsten in den USA, bei Frühgeborenen mit einem Geburtsgewicht von weniger als 1900—1800 g, die in einem Inkubator unter Sauerstoffbeatmung aufgezogen wurden, die sog. Retrolentale Fibroplasie (Morbus Terry). Ursächlich liegt diesem, auch in Deutschland nicht mehr seltenen Leiden (Jochmus), ein zu hohes Angebot bzw. ein zu plötzliches Absetzen des Sauerstoffes zugrunde. Die starke Sauerstoffzufuhr bewirkt offenbar eine toxische Wirkung auf Enzymvorgänge sowie eine Verengerung der Arterien. Nach plötzlichem Absetzen des Sauerstoffes kommt es, anscheinend infolge der relativen Gewebshypoxie, zu einer Erweiterung, Neubildung und Proliferation der Netzhautgefäße des unreifen Auges, die selten am Ende des ersten, gewöhnlich aber im 3. Lebensmonat beginnt. Für die retrolentale Fibroplasie ist die kritischste Phase von der 27. bis zur 32. Gestationswoche (Apple). Nach der Erweiterung der Netzhautgefäße, die mit Blutungen einhergeht, treten zahlreiche neugebildete, büschelförmig in den Glaskörper ein-sprossende Blutgefäße auf. Die Netzhaut erscheint ödematös und löst sich von der Peripherie her immer mehr ab. Der ganze Glaskörperraum ist schließlich von einem vascularisierten Narbengewebe ersetzt (Abb. 55, S. 34). Es kommt ferner nicht selten zu Irisatrophien, hinteren Synechien und Katarakten. Der Ausbruch einer retrolentalen Fibroplasie erfolgt wesentlich seltener, seitdem man nur noch weniger als 40% Sauerstoff verabfolgte, diesen nicht mehr so plötzlich absetzte und einen strengen Maßstab an die Sauerstoffbehandlung legte (Banister u. Locke, Reese u. a.). Sonst ist die Therapie ziemlich machtlos.

Bei Frühgeburten schwankt die Häufigkeit von geistigen Defekten zwischen 4—10%; liegt dagegen eine retrolentale Fibroplasie vor, dann bestehen nach Angaben verschiedener Autoren geistige Defekte zwischen 10 und 40%, durchschnittlich 30% (nach Williams). Es dürfte sich dabei um den gleichen Effekt bei den cerebralen wie bei den retinalen Gefäßen handeln (Szewczyk): Reaktive Proliferation nach vorhergehender Vasoconstriction.

Krause fand bei einer größeren Anzahl von retrolentalen Fibroplasien viele unterdurchschnittlich begabte Debile und solche mit schweren körperlichen und neurologischen Defekten.

Es wurde häufiger über Zusammenhänge zwischen der retrolentalen Fibroplasie und der Ablatio falciformis (s. S. 59) berichtet.

Apple, C.: Retrolental fibroplasia. Amer. J. Ophthal. 37, 68—78 (1954).
Banister, Ph., and J. C. Locke: The complete elemination of retrolental fibroplasie. Canad. med. Ass. J. 76, 81—85 (1957).
Jochmus, H.: Nachuntersuchungen bei retrolentaler Fibroplasie. Klin. Mbl. Augenheilk. 133, 249—253 (1958).

KRAUSE, A. C.: Effect of retrolental fibroplasia in children. Am. Arch. Ophthal. **53**, 522—529 (1955).

REESE, A. B.: Symposium: retrolental fibroplasia. Amer. J. Ophthal. **40**, 187—189 (1955).

—, and F. C. BLODI: Retrolentale Fibroplasien. Klin. Mbl. Augenheilk. **114**, 18—24 (1949).

SZEWCZYK, TH. S: Retrolental fibroplasia, etiology and prophylaxis. Amer. J. Ophthal. **34**, 1648—1650 (1951).

TERRY, T. L.: Retrolental Fibroplasia. Adv. Pediatr. **3**, 55—67 (1948).

WILLIAM, C. E.: Retrolental fibroplasia in association with mental defect. Brit. J. Ophthalm. **42**, 549—557 (1958).

Pseudogliom. Die retrolentale Fibroplasie gehört genauso zum sog. Pseudogliom wie ein vernarbter Glaskörperabsceß, wie persistierende, embryonale Glaskörpergefäße oder wie organisierte, schwere Glaskörperblutungen.

Parasiten. Es können sich sehr selten auch im Glaskörper Parasiten (Cysticerken, Echinokokken, Fliegenlarven, Filarien, S. 93) ansiedeln. Therapeutisch muß versucht werden, diese operativ zu entfernen, da sie sonst zu starken Reaktionen (Entzündungen, Glaukom) mit Erblindung führen.

Zusammenfassende Literatur: der Glaskörper

GREEFF, R.: Glaskörper (corpus vitreum). Hdb. d. spez. path. Anatomie u. Histologie, HENKE-LUBARSCH. Bd. XI, Teil 1, 819—868. Berlin: Verlag Springer 1928.

GRIGNOLO, A.: Les connaissances actuelles sur la structure du corps vitré. Fortschritte der Augenheilkunde, Bd. II, S. 1—35. Basel: Verlag S. Karger 1953.

HRUBY, K.: Erkrankungen des Glaskörpers. Der Augenarzt, Bd. III, S. 1111—1156. Stuttgart: Verlag Thieme 1960.

JESS, A.: Der Glaskörper und seine Erkrankungen. Krz. Hdb. d. Ophth., Bd. V, S. 325—380. Berlin: Verlag Springer 1930.

Krankheiten der Linse

Anatomie. Die rein ektodermale Linse (Lens cristallina) setzt sich zusammen aus der Linsenkapsel, aus einer einzelligen Linsenepithelschicht unter der vorderen Linsenkapsel und den Linsenfasern, die im Bereich des Linsenäquators aus den Epithelien auswachsen. Die jungen Linsenfasern liegen oberflächlich, die älteren immer tiefer zur Linsenmitte hin. Die Linse wächst während des ganzen Lebens. Die zentralen Partien geben immer mehr Wasser ab und sklerosieren mit zunehmendem Alter, was zur Abnahme der Akkommodationsbreite bis zu deren Aufhebung führt. Der Brechungsindex ändert sich in der Linse an manchen Stellen sprunghaft (von der „Abspaltungszone" zum Alterskern, zum peripheren Embryonalkern und zum zentralen Embryonalkern). An Hand dieser sog. Diskontinuitätsflächen kann auf das Alter einer Trübung geschlossen werden. (Diese Diskontinuitätszonen haben nichts mit Linsentrübungen zu tun). An der außen auf der Linsenkapsel liegenden, dünnen Zonulalamelle setzen an der peripheren vorderen und hinteren Linsenfläche sowie dem Äquator die Zonulafasern an (Zonula Zinnii), die die Linse mit der Membrana limitans externa im Bereiche der Ciliartäler und weniger auch der Ciliarfortsätze verbinden. Die Linsenfasern vereinigen sich vorne und hinten in den Linsennähten, diese sind im Bereiche des embryonalen Kernes vorne als aufrechtes Y und hinten als umgekehrtes Y erkennbar.

Die erworbene Katarakt (Permeabilitätskatarakt). Die Linse enthält, wie jede Körperzelle, viel Kalium und wenig Natrium. Umgekehrt befinden sich in den umgebenden Flüssigkeiten (Kammerwasser und Glaskörper) viel Na und wenig K. Das normale Elektrolytverhältnis wird nur aufrecht

erhalten bei normaler anatomischer Verbindung von Zonulalamelle, Linsenkapsel, Linsenepithel und oberflächlicher Linsenparenchymschicht. Von weiterer entscheidender Bedeutung ist der normale Stoffwechsel dieser Gewebe. Kommt es zu

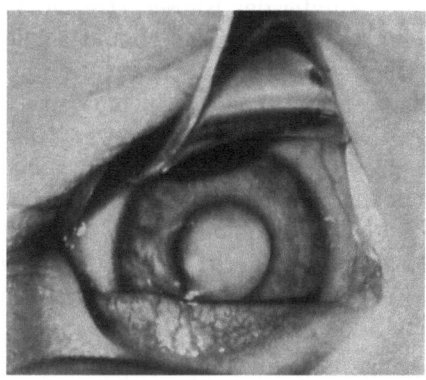

Abb. 56. Angeborene Katarakt, 4 Mo. ♀

einer (mechanischen) Schädigung des anatomischen Zusammenhanges oder zu einer Stoffwechselschädigung, dann kann das normale Elektrolytverhältnis (K zu Na usw.) nicht mehr aktiv entgegen dem Konzentrationsgradienten aufrechterhalten werden, die Linsenoberfläche wird für Elektrolyte und Flüssigkeit durchlässig, und es erfolgt infolge des sich jetzt auswirkenden hohen kolloid-osmotischen Druckgefälles (35% Eiweiß, kolloid-osmotischer Druck von etwa $1000\,mm\,H_2O$) und des jetzt entstehenden osmotischen Druckgefälles (Donnan-Gleichgewicht bei eiweißundurchlässiger Linsenkapsel) eine starke

Flüssigkeitsaufnahme durch die Linsenkapsel (PAU). Da jede Flüssigkeitsvermehrung zu einer (Entmischungs-)Trübung der Linseneiweiße führt, kommt es zunächst dicht subkapsulär zu vacuolären, tuffsteinartigen, z. T. radiären Trübungen, die allmählich auch die zentralen Linsenpartien ergreifen (Abb. 56). Wir haben damit den Typ der subkapsulären Katarakt oder Permeabilitätskatarakt vor uns.

Beim Kinde kann es zu den eben beschriebenen Linsentrübungen (Permeabilitätskatarakt) z. B. durch Stoffwechselstörungen kommen; wie Diabetes, parathyreoprive Tetanie, bei der Galaktosurie der Säuglinge, bei Röntgen- oder Radiumbestrahlung (nach Monaten auftretend), durch Iritis, Iridocyclitis und andere Augenerkrankungen (Glaskörperabsceß, Retinochorioiditis diffusa, retrolentale Fibroplasie usw.), bei Vergiftungen mit Ergotin (Mutterkorn) nach 1—3 Monaten.

PAU, H.: Die Permeabilitätskatarakt. Stuttgart: Verlag Enke 1954.

Der Zuckerstar (Cataracta diabetica). Eine besonders wichtige erworbene, kindliche Starform ist die beim (schweren) Diabetes mellitus (s. S. 101). Es kommt dabei, wie oben gesagt, zu Permeabilitätskatarakten, die je nach der Schwere, dem Verlauf und dem Zeitpunkt des Auftretens die verschiedensten Bilder aufweisen können: Grauweiße, schneeflockenähnliche Trübungsflecke unter der Kapsel; streifige Vacuolenbildung unter der Kapsel und schließlich Quellung und Trübung der ganzen Linse (cataracta intumescens), die manchmal fast akut in Tagen, ja in Stunden auftreten kann. Die Häufigkeit eines Zuckerstars beim Diabetes mellitus wird unterschiedlich angegeben (überwiegend 1%, ausnahmsweise bis über 10%, s. bei HEINSIUS und ARNDT), wobei das Auftreten eines Zuckerstars schon im 11. Lebensmonat mitgeteilt wurde.

Solange es bei der cataracta diabetica nur zu einer subkapsulären Flüssigkeitsvermehrung ohne „Entmischungstrübung" kommt, ist sie reversibel. Bei schneller Normalisierung des Stoffwechsels kann evtl. in der Linse das normale Elektrolytverhältnis und damit der Flüssigkeitsgehalt wiederhergestellt werden. Dagegen sind schon eingetretene Entmischungstrübungen irreversibel.

HEINSIUS, E., u. G. ARNDT: Über Häufigkeit des Vorkommens, Form und Genese der echten diabetischen Katarakt und Katarakt bei Diabetes. Albrecht v. Graefes Arch. Ophthal. **150**, 555—571 (1950).

Cataracta syndermatotica. Die cataracta syndermatotica (KUGELBERG) tritt bei der Neurodermitis meist im 3. und 4. Lebensjahrzehnt, bei der Sklerodermie meist im 4. und 5. Lebensjahrzehnt und bei der Poikilodermia vascularis atrophicans (JACOBI) vom 2.—6. Lebensjahr auf (HUERKAMP). Bei der letzteren liegt eine (recessive) Vererbung vor (ROTHMUND, SCHNYDER, SIEGRIST, SEEFELDER, VOGT), wobei eine Konsanguinität (exzessive Inzucht) der Vorfahren von Bedeutung sein soll. Bei der doppelseitig auftretenden sog. „Poikilodermie-Katarakt" sind endokrine Zeichen ausgeprägt. Es besteht Brüchigkeit der Haare und spärlicher Haarwuchs (SEEFELDER, SIEGRIST, SCHNYDER), abnorme Kleinheit und mangelhafter Descensus der Hoden, kleine Schilddrüse.

HUERKAMP, B.: Grundsätzlich verschiedene Arten der als „Cataracta syndermatotica" zusammengefaßten Starformen. Klin. Mbl. Augenheilk. **113**, 318—328 (1948).
KUGELBERG, J.: Juvenile Katarakt bei Dermatosen. Cataracta syndermatotica. Klin. Mbl. Augenheilk. **92**, 484—508 (1934).
ROTHMUND, A.: Über Cataracte in Verbindung mit einer eigenthümlichen Hautdegeneration. Albrecht v. Graefes Arch. Ophthal. **14**, 159—182 (1868).
SCHNYDER, W. F.: Über Katarakt im Kindesalter bei gleichzeitigem Vorkommen von Poikilodermia atrophicans. Familiäres Vorkommen in der Schweiz (Rothmundsche Krankheit). Schweiz. med. Wschr. **1935 II**, 719—721.
SEEFELDER, R.: Über familiäres Auftreten von Katarakt und Poikilodermie. Z. Augenheilk. **86**, 81—97 (1935).
SIEGRIST, A.: Der graue Altersstar, seine Ursachen und seine nichtoperative Behandlung. Berlin u. Wien: Urban & Schwarzenberg 1928.
VOGT, A.: Lehrbuch und Atlas der Spaltlampenmikroskopie des lebenden Auges. II. Berlin: Springer 1931.

Röntgen- und Radiumstar. Im Anschluß an Röntgenbestrahlungen des Auges kommt es nach einer längeren Latenzzeit, die meistens etwa 3 Jahre (1—8 Jahre) beträgt, evtl. zur Ausbildung einer Katarakt (ROHRSCHNEIDER). Die Angaben über eine Minimaldosis, die zur Katarakt führen kann, schwanken bei Einzelbestrahlungen zwischen 400 und 900 r. Besonders empfindlich sind offenbar die wachsenden fetalen und kindlichen Linsen. Bei 520 Überlebenden von Hiroshima wurde in 138 Fällen, besonders bei jüngeren Personen, ein Katarakt gefunden (KANDORI).

Das Bild des Röntgenstars beginnt mit einer subkapsulären Rindentrübung der Linse am hinteren Pol, die häufig als rundliche, grau-weiße Scheibe oder ein entsprechender vacuoliger Bezirk imponiert (Permeabilitätskatarakt). Es kommt dann evtl. zur fortschreitenden Rindentrübung bzw. zur Trübung der ganzen Linse. Die häufigere Spätschädigung beim Radium entspricht dem Röntgenstar. Als Frühschädigung kann sich schon wenige Tage nach der Radiumeinwirkung eine schnell fortschreitende Katarakt bilden.

KANDORI, F.: Studies on radiation cataract. I. Decomination of the threshold dose level of radiation cataract. Amer. J. Ophthal. 41, 627—632 (1956); II. Amer. J. Ophthal. 41, 1006—1019 (1956).
ROHRSCHNEIDER, W.: Untersuchungen über die Morphologie und Entstehung der Röntgenkatarakt. Arch. Augenheilk. 106, 227—254 (1932).

Transitorische Refraktionsänderungen. Die transitorischen Refraktionsänderungen bilden sozusagen den Übergang zur Katarakt. Es wird dabei der Änderung der Linsenbrechkraft die entscheidende Rolle zugesprochen, wobei an eine Änderung des Brechungsindex der Linse (GRANSTRÖM), an kolloidale Zustandsänderungen (BRAUN) und an Änderungen des Flüssigkeitsgehaltes der Linse (PAU) gedacht wird. Bei der Flüssigkeitsvermehrung infolge der Permeabilitätsänderung der Linsenoberfläche durch Stoffwechselschädigung kommt es danach zur verstärkten Wölbung und damit zur Myopie. Außer der am häufigsten zu beobachtenden transitorischen Myopie beim Diabetes, sind solche nach Salvarsan-, Sulfonamid- und Salicylgaben sowie nach Durchfällen und Gärungsstühlen, Influenza und Schlammfieber-ähnlichen Krankheitsbildern beobachtet worden (s. bei PAU). Nach Insulingaben kommt es evtl. umgekehrt zu einer transitorischen Hyperopie.

BRAUN, R.: Retinitis diabetica. Albrecht v. Graefes Arch. Ophthal. 136, 256—302 (1937).
GRANSTRÖM, K. O.: Refraktionsveränderungen bei Diabetes mellitus. Acta ophthalm. (Kbh.) 11, 1, 1—160 (1933).
HEINSIUS, E., u. G. ARNDT: Über Häufigkeit des Vorkommens, Form und Genese der echten diabetischen Katarakt und Katarakt bei Diabetes. Albrecht v. Graefes Arch. Opthhal. 150, 555—571 (1950).
PAU, H.: Die Permeabilitätskatarakt. Stuttgart: Verlag Enke 1954.

Cataracta zonularis (Schichtstar). Hat beim Kinde die vorübergehende Noxe aufgehört, dann können evtl. wieder klare Linsenfasern gebildet werden, die dann die getrübten Linsenpartien (der Permeabilitätskatarakt) in die Tiefe abdrängen. Es ensteht dann der sog. Schichtstar (Cataracta zonularis). Dabei kann die Trübungsschicht, je nach der Zeitdauer und dem Ausmaß der Schädigung, nur als mehr oder weniger zentral liegende, dünne Trübungszone imponieren, es kann aber auch ein homogen dicht weiß getrübter Kern von einer klaren

Rinde umgeben sein. Bestand die Noxe noch bis zur Geburt, dann ist natürlich die ganze Linse getrübt.

Im Sinne dieser Entstehung des Schichtstars sind die angeborenen Katarakte zu erklären. Was dabei, häufig vererbt, an Stoffwechselstörungen während bestimmter Embryonalzeiten vorgelegen hat, läßt sich oft nicht feststellen. Eindeutig liegen die Verhältnisse bei den Embryopathien (nach Röteln, Mumps, Masern, Varicellen, Lues, Toxoplasmose, Scharlach der Mutter, s. a. S. 83), bei der stärkeren Röntgenbestrahlung und bei starker Hypocalcämie der Mütter.

Mehr oder weniger zentral liegende, konzentrische Trübungsschichten mit peripheren, aufsitzenden Trübungsspangen („Reiterchen") als häufigste Trübungsform, konnten als Schichtstar von MARNER über acht Geschlechterfolgen verfolgt werden. Die Frage, ob der Schichtstar erbbedingt oder durch exogene Noxen auftrat, ist häufig nur schwer zu entscheiden (MEESMANN).

MARNER, E.: A family with eight generations of hereditary cataract. Acta Ophthal. (Kbh.) 27, 537—551 (1949).
MEESMANN, A.: Über die Ursache des Schichtstars, mit Bericht über Schichtstar bei eineiigen Zwillingen. Albrecht v. Graefes Arch. Ophthal. 144, 216—226 (1942).

Cataracta membranacea. Bei der Cataracta membranacea besteht eine mehr oder weniger dünne Membran als Kapsel-Linsenrest nach Aufsaugung des Linsenparenchyms, nach oder ohne Eröffnung der Linsenkapsel.

Der Kranzstar (Cataracta coronaria). Der Kranzstar tritt während bzw. nach der Pubertät bei etwa 20—25% aller Menschen auf. In mehreren Reihen liegen dabei hauptsächlich keulenförmige Trübungen vor und hinter dem äquatorialen Kerngebiet. Da die Trübungen hinter der Iris auftreten, führen sie zu keiner Sehverschlechterung. Erst im höheren Alter können sich die Trübungen evtl. als Wasserspalten in der Rinde verlängern. Für das Auftreten des Kernstars werden umschriebene, vorübergehende Schädigungen der Linsenoberfläche (mit Eintritt von Flüssigkeit) — durch den Zug der Zonula an ihrem Linsenansatz — verantwortlich gemacht (PAU).

PAU, H.: Die Cataracta coronaria. Klin. Mbl. Augenheilk. 138, 345—353, (1961).

Cataracta coerulea. Bei der Cataracta coerulea handelt es sich um dünne Ringe und Scheibchen von blauer oder grünblauer Farbe (Farbe dünner Plättchen), die im Gegensatz zum

Kranzstar nicht in der Rinde, sondern im Bereiche des Alterskerns auftreten.

Der Kapselstar. (Cataracta capsularis). Von den beschriebenen Katarakten sind die sog. Kapselstare (Cataracta capsularis) zu trennen. Bei diesen ist es offenbar infolge von Resten einer fetalen Pupillarmembran oder einer embryonalen, intraoculären Entzündung oder einer anderen Katarakt zu einer reaktiven Wucherung der Linsenepithelien gekommen, die zu einer bindegewebsähnlichen Gewebsproliferation geführt haben. Zu den Kapselstaren gehört auch der zentrale, umschriebene, vordere und hintere Polstar.

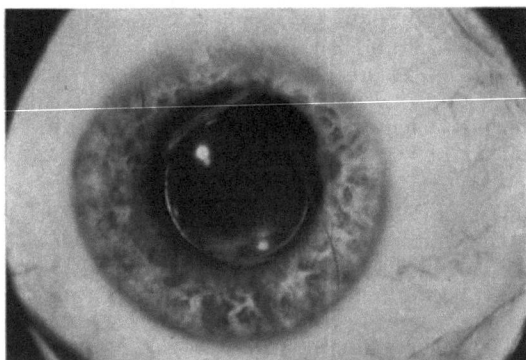

Abb. 57. Vorderkammerlinse, 15 J. ♂

Der Nahtstar. Weitere häufige, subjektiv kaum störende Trübungen sind der angeborene Nahtstar (vordere axiale Embryonalkatarakt sowie der Sternstar).

Subjektive Beschwerden. Subjektiv sehen die Patienten beim grauen Star mehr oder weniger unscharf, verschwommen, es besteht evtl. ein monoculares Doppelt- oder Mehrfachsehen, und die Patienten sind lichtscheu.

Therapie. Therapeutisch kommt dann, wenn das Sehvermögen beiderseits so stark herabgesetzt ist, daß das Kind auch mit Gläsern mittlere Schrift nicht mehr erkennen kann, eine Entfernung der Linse in Betracht.

Bei einseitigem grauem Star muß die Indikation zur Linsenentfernung nur zurückhaltend gestellt werden. Da das linsenlose (aphake) Auge bei vorheriger Emmetropie ein Glas von +10 bis +11 D für die Ferne benötigt, also stark hyperop wird, sieht der Patient durch das Starglas ein größeres Bild als mit dem nicht operierten Auge. Ferner kommt beim Blick zur Seite durch das Starglas eine prismatische Ablenkung hinzu. Der auskorrigierte, einseitig Linsenlose würde damit doppelt sehen. Man kann ihm allerdings, evtl. mit einem Haftglas oder neuerdings mit dem Einpflanzen einer Achryllinse (Abb. 57) in die Vorderkammer, sein beidäugiges Sehen wiedergeben. Mit dem Einpflanzen einer Vorderkammerlinse ist

wegen möglicher Komplikationen (Glaukom, Hornhautdystrophie) im Kindesalter größte Zurückhaltung am Platze.

Eine einseitige Katarakt führt auch nach durchgeführter Linsenentfernung beim Kleinkind zu einer hochgradigen Schwachsichtigkeit (Amblyopie), da das Auge aus den oben angeführten Gründen ja keine Brille erhält (und damit nur etwa $^1/_{50}$ sieht) und deshalb nicht am beidäugigen Sehen teilnehmen kann.

Operativ wird beim Kinde immer zunächst die Linsenkapsel durchtrennt (diszidiert), es kommt dann zur starken Quellung und Trübung des Linsenparenchyms evtl. mit einem akuten Sekundärglaukom mit stärksten Schmerzen, ciliarer Injektion und Hornhautödem. Der gequollene Linsenbrei wird dann mit einer abgebogenen Lanze aus der Vorderkammer abgelassen (Parazentese). Der nach einigen Wochen noch erkennbare Nachstar (Kapsel- und Parenchymreste) wird dann noch einmal discidiert.

Beim Kinde kommt eine intrakapsuläre Staroperation, d. h. eine totale Entfernung der Linse in der Kapsel (auch nach Injektion von Pankreasfermenten in die Vorderkammer), deshalb kaum in Betracht, weil es dabei fast stets zu Verlusten des an der Linse anhaftenden Glaskörpers kommt.

Nach den Diszisionen sollte das Pupillargebiet frei sein. In der Peripherie, dem alten Linsenäquator, kommt es zu regeneratorischen Wucherungen der Kapselepithelien, die dann hier einen glasigen, harten Gewebsring (Sömmeringschen Kristallwulst) bilden.

Traumatische Katarakt. Ist es zu einer Eröffnung der Linsenkapsel schon während der Embryonalzeit gekommen, dann findet sich an Stelle der Linse evtl. nur ein grauweißer *Membranstar*.

Genauso wie die Diszision, führt natürlich jede, die Linsenkapsel eröffnende Verletzung zu einer Quellung und Trübung der Linsenfasern *(Perforationsstar)*, die meist als Perforationsrosette unter der Linsenhinterkapsel beginnt. Ausnahmsweise kann sich, besonders bei Kindern, eine kleine Linsenwunde wieder schließen, vernarben, worauf die zunächst nur aus einer Flüssigkeitsvermehrung bestehende hintere Perforationsrosette wieder nach 2—3 Monaten verschwindet und nur noch die Perforationsnarbe zurückbleibt.

Ist Linseneiweiß frei geworden — meist nach Verletzungen — dann kann durch eine zusätzliche Noxe (artfremdes Eiweiß, Infektion usw.) ein chronischer Reizzustand (phakogene Reaktion, Ophthalmia phakogenetica) auftreten (IRVINE and IRVINE, H. MÜLLER). Ist es nur zu einem starken, stumpfen Trauma des Auges gekommen, dann kann nach Wochen oder

Monaten eine allmählich an Dichte und Grauweißfärbung zunehmende, rosettenförmige, scharfbegrenzte, subkapsuläre Trübung der Linsenvorderfläche, selten auch der Hinterfläche, auftreten *(posttraumatische Spätrosette)*, die zu fast keiner Sehverschlechterung führt und allmählich durch klare Linsenfasern in die Tiefe verlagert wird.

IRVINE, S., and A. IRVINE: Lens-induced uveitis and glaucoma. Amer. J. Ophthal. **35**, 177 to 186, 370—375 (1952).

MÜLLER, H.: Die Morphologie der phakogenetischen Reaktion im Menschenauge. Albrecht v. Graefes Arch. Ophthal. **154**, 224—243 (1953).

Eisen- und Kupfereinlagerungen. Beim Eindringen von Eisen ins Auge (Siderosis bulbi) treten fleckförmig gelbliche bis bräunliche Eisenablagerungen im Bereiche der Linsenepithelien auf, denen bald eine Cataracta complicata (Permeabilitätskatarakt) folgt.

Ist es zu Kupfer- oder Messingeinlagerungen ins Auge gekommen, dann tritt mit einer Chalcosis bulbi ein sog. Sonnenblumenstar auf. Bei diesem Kupferstar lagern sich gelblich-grünliche Kupfersalze zwischen Linsenkapsel und Epithel, ins Epithel und in die oberflächlichsten Linsenfasern ein. Der Ring des Sonnenblumenstars entspricht der Pupille. Im allgemeinen kommt es bei diesem Kupferstar zu keiner echten Katarakt, d. h. zu keinem Eiweißzerfall. Einen gleichen Sonnenblumenstar kann man auch manchmal bei der Wilsonschen Pseudosklerose (hepatolenticuläre Degeneration) beobachten.

Form- und Lageveränderungen der Linse. Bei einer *Sphärophakie* oder *Mikrophakie*, die als Folge einer Schwäche und Verlängerung der Zonulafasern in Erscheinung tritt, kommt es zu einer Brechungsmyopie. Es besteht ferner meist eine Subluxation der kleinen Linsen. Eine solche *Ektopie* [sie wird als Teil der Arachnodaktylie (MARFAN) oder der Brachydaktylie (MARCHESANI) beobachtet], tritt auch ohne Sphärophakie auf. Die kleinen Linsen sind häufig exzentrisch verlagert (Ektopia lentis) und neigen später oft zur Luxation in den Glaskörper evtl. mit Glaukom oder Netzhautablösung. Eine solche Luxation kann auch traumatisch erfolgen.

Der *Marfan*sche Symptomenkomplex, bei dem neben einer Linsenverlagerung die Arachnodaktylie (Spinnenfingrigkeit ACHARD 1902) besonders wichtig ist, ist nach Sippenuntersuchungen

(WEVE) — auch bei einer Negersippe (GILSTON) — erbbedingt. Es wurden auch konkordante Zwillingspaare (BECKER, SCHWARZWELLER) gefunden. Die Vererbung erfolgt dominant und manchmal recessiv. Es finden sich beim Marfanschen Symptomenkomplex neben einer überdurchschnittlichen Größe mit langen und zarten Knochen, ein mangelndes Fettpolster und eine schlecht ausgebildete Muskulatur. Der Schädel ist dolichocephal, das Gesicht lang, schmal und maskenartig. Wirbelsäule und schmaler Brustkorb sind häufig verkümmert. Relativ oft werden Herzfehler beobachtet. Die Pupillen sind häufig miotisch und nur schlecht zu erweitern. Die Linsen sind beidseitig meist nach oben verlagert.

BECKER, F.: Linsenektopie in der I., II. und III. Generation. Klin. Mbl. Augenheilk. **94**, 547 bis 548 (1935).

GILSTON, R. J.: Marfan's syndrome. Med. Ann. D. C. **24**, 127—129 u. 158 (1955).

SCHWARZWELLER, F.: Die konstitutionelle Bedingtheit der sogenannten Arachnodaktylie. Erbarzt **4**, 96—101 (1937). (Sonderbeil. z. Dtsch. Ärztebl. **1937**, 31.)

WEVE, H.: Über Arachnodaktylie (Dystrophia mesodermalis congenita, Typus Marfan). Arch. Augenheilk. **104**, 1—46 (1931).

Die *Sphärophakie* (die Kugelgestalt) der Linse ist eine recessiv erbliche Fehlbildung (FLEISCHER, FRANCESCHETTI). Diese Sphärophakie ist als Syndrom häufig mit dem Marfanschen Symptomenkomplex, der Arachnodaktylie oder mit einer Brachydaktylie verbunden (MARCHESANI). Über die Vererbung des Marchesanischen Syndroms berichteten MEYER, PROBERT, KLOEPFER u. ROSENTHAL.

FLEISCHER, B.: Abnorme Kleinheit und abnorme Kugelgestalt der Linse bei zwei Geschwisterpaaren. Arch. Augenheilk. **80**, 248—258 (1916).

FRANCESCHETTI, A.: Über Mikrophakie und deren Erbgang. Klin. Mbl. Augenheilk. **85**, 285 (1930).

KLOEPFER, H. W., u. J. W. ROSENTHAL: Possible genetic carriers in the spherophakia-brachymorphia syndrome. Amer. J. hum. Genet. **7**, 398—425 (1955).

MARCHESANI, O.: Brachydaktylie und angeborene Kugellinse als Systemerkrankung. Klin. Mbl. Augenheilk. **103**, 392—406 (1939).

MEYER, E. T.: Familial ectopia lentis and its complications. Brit. J. Ophthal. **38**, 163—172 (1954).

PROBERT, L. A.: Spherophakia with Arachydactyly. Amer. J. Ophthal. **36**, 1571—1574 (1953).

Luxation der Linse. Ist die Linse in die Vorderkammer luxiert, dann muß sie wegen der eintretenden Drucksteigerung operativ entfernt werden. Bei der Luxation in den Glaskörper muß das große Operationsrisiko (Glas-

4*

körperverlust, Netzhautablösung, Sekundärglaukom) mit der möglichen Schädigung durch
die luxierte Linse (Sekundärglaukom, Netzhautablösung) hinsichtlich des Risikos ab-
gewogen werden.

Lenticonus und Linsenkolobom. Als Lenticonus
anterior bzw. posterior wird eine seltene, zentrale
Ausbuchtung der Linse nach vorne bzw. hinten
beschrieben.

Im Bereiche eines angeborenen Iriskoloboms
fehlen häufig die Zonulafasern. An entsprechender
Stelle erscheint der Linsenrand dann etwas ein-
gekerbt (Linsenkolobom).

*Zusammenfassende Literatur: Krankheiten
der Linse*

JESS, A.: Die Linse und ihre Erkrankungen. Krz.
Hdb. d. Ophthalmologie, Bd. V, 170—324.
Berlin: Verlag Springer 1930.
NORDMANN, J.: Cristallin. Fortschritte der Augen-
heilkunde, Bd. I, 107—176. Basel: Verlag S.
Karger 1952.
SAUTTER, H.: Erkrankungen der Linse. Der
Augenarzt, Bd. III, 543—647. Stuttgart: Ver-
lag Thieme 1960.
v. SZILLY, A.: Linse. Hdb. d. spez. pathol. Anato-
mie u. Histologie. HENKE-LUBARSCH, Bd.XI/3,
1—322. Berlin: Verlag Springer 1937.

Erkrankungen der Netzhaut

Anatomie. Die Netzhaut ist ein in das Gesichtsskelet vorgeschobener Hirnteil und der Sehnerv
demzufolge eine Hirnkommissur. Die eigentliche
Netzhaut geht aus dem inneren Blatt des embryonalen Augenbechers hervor, während sich deren
äußeres Blatt zum Pigmentepithel entwickelt. Die
Netzhaut ist, abgesehen von der Blutsäule in den
Netzhautgefäßen, ebenso wie die Wand dieser Gefäße, im normalen Licht farblos und unsichtbar. Im
Prinzip setzt sich die Netzhaut von außen nach
innen zusammen aus:

1. den Sinnesepithelien (Neuroepithelien), das
heißt den Stäbchen und Zapfen,
2. den Bipolaren (Ganglion retinae) als erstem
Neuron und schließlich
3. den Ganglienzellen (Ganglion fasciculi
optici) mit ihren Neuriten als 2. Neuron.

**Vorbemerkungen zu den ophthalmoskopisch er-
kennbaren Netzhautveränderungen.** Eine *aktive
Hyperämie* der Netzhautgefäße kommt im Kindesalter hauptsächlich bei Netzhautentzündungen
zur Beobachtung. Als *passive Hyperämie* mit
Blutaustritten in die Netzhaut oder auch ohne
solche, tritt eine rein venöse Blutfüllung bei Stauungen und Abflußbehinderungen im venösen Abflußgebiet in Erscheinung (Stauungspapille,
Thrombose der Zentralvene, Thrombose des Sinus
cavernosus, Carotisaneurysmen, angeborene Herzfehler, Kompression des Thorax besonders bei
Neugeborenen durch die Geburt, Polycythämia
rubra). Eine erkennbare *Abblassung* des normalen
Augenhintergrundes tritt auf Grund einer schweren Anämie auf, bei der der Färbeindex des Blutes
auf weniger als die Hälfte herabsinkt. Ferner
stellt sich eine starke Abblassung als Folge eines
Netzhautödems ein, da in diesen Fällen die gequollene, grauweiße Retina (mit Ausnahme der verdünnten Foveola) das Rot der Aderhaut nicht
mehr durchtreten läßt (nach dem Exitus, bei
Embolie der Zentralarterie, beim Berlinschen
Ödem usw.).

Eine chronische, *primäre oder sekundäre Isch-
ämie* der Netzhaut beim absoluten Glaukom, nach
Chinin-Optochinvergiftungen, nach Embolie der
Zentralarterie, bei tapetoretinalen Degenera-

tionen usw. kann nur an den stark verdünnten
Netzhautgefäßen, nicht an der von der Aderhaut
abhängigen Farbe des Augenhintergrundes erkannt werden.

Bei der *Lipämie* (Fettgehalt des Blutes über
80 %) erscheinen der Fundus und die Gefäße gelblich verfärbt.

Bei Neugeborenen finden sich sehr häufig
Netzhautblutungen (GILES sah solche in 40 %).
Kinder von Primiparae haben häufiger Blutungen
als solche von Multiparae. Bei asphyktischen Kin-
dern treten die meisten Blutungen auf (nach LEM-
MINGSON und STARK in 56 %).

Sowohl zu *Blutungen* als auch zu *Degenera-
tionsherden* kommt es in der Netzhaut bei einer
großen Anzahl von Netzhauterkrankungen (Peri-
phlebitis-, Retinitisformen, Thrombose der Zentralvene, Traumen), als auch bei Allgemeinerkrankungen (maligner Hypertonus, Diabetes,
Bluterkrankungen wie lymphatischer und myeloischer Leukämie, perniziöser Anämie, Werlhof,
Skorbut), Intoxikationen (Blei, Kohlenoxyd,
Nitrobenzol, Schlangenbiß, toxische Infektionen,
Sepsis, Typhus, Malaria, Krebskachexie).

Normalerweise haben die Nervenfasern der
menschlichen Netzhaut keine Markscheide. Ausnahmsweise können aber, radiär zur Papille angeordnet, weiße, flammenartige, *markhaltige Nervenfasern* bestehen bleiben.

GILES, G. L.: Retinal hemorrhages in the newborn.
Amer. J. Ophthalm. 49, 1005—1011 (1960).
LEMMINGSON, W., u. G. STARK: Zur Klinik und
Ätiologie der Netzhautblutungen bei Neu-
geborenen. Geburtsh. u. Frauenheilk. 17,
548—557 (1957).

Allgemeine Kreislaufschäden und Stoffwechsel-
störungen

Retinopathia angiospastica (hypertonica).
In Verbindung mit einer chronischen Nephritis
und einem fixierten, malignen Hochdruck kann
es auch beim Kinde, wenn auch nur selten, zu

einer beginnenden oder ausgeprägten Retinopathia angiospastica (hypertonica) kommen.
Es stehen dabei zwei Momente im Vordergrund:

1. gelangt eine Verengerung der Netzhautarterien zur Ausbildung und

2. kommt es zu mehr oder weniger starken
Veränderungen im Netzhautgewebe selbst.

Ophthalmoskopisch sind die Netzhautarterien verschmälert und zeigen z. T. starke Kaliberschwankungen. Es entwickeln sich kleine
und größere Blutungen und Degenerations-
herde hauptsächlich um die Sehnerveneintrittsstelle und um die Netzhautmitte herum. Die
Papillengrenzen erscheinen mehr oder weniger
verwaschen, die Degenerationen z. T. als weißliche Striche sowie als kleine, helle Pünktchen
und Flecken. Daneben kommt es zu den typischen, mehr wolkigen, baumwollflockigen (cot-
ton-wool) Herden, bei denen es sich um varicöse
Schwellungen und Cajalsche Endkolben unter-
brochener Nervenfasern der Nervenfaserschicht
mit lokalem Ödem handelt (WOLTER), zu denen
sich eine flache, exsudative Netzhautablösung
gesellen kann.

Der Verlauf der Retinopathia hypertonica
hängt von dem des sie bedingenden, malignen
Hochdrucks (und des Nierenleidens) ab. Gelingt
es, die Hypertonie zu senken, dann sind die Netzhautveränderungen weitestgehend rückbildungsfähig. Die Therapie ist eine rein pädiatrische.

WOLTER, R.: Die Natur der baumwollflockigen
Herde der Netzhaut. Klin. Mbl. Augenheilk.
138, 83—91 (1961).

Retinopathia diabetica. Beim Diabetes (s.
S. 101) entwickeln sich degenerative (toxische ?,
acidotische ?) Gefäßveränderungen am Augenhintergrund, für die als wesentlichster Faktor
eine lange Dauer der Erkrankung zu gelten hat.
Nach 15jährigem Bestehen des Diabetes tritt
in etwa 60% der Fälle eine Netzhautbeteiligung
auf. Es ist erklärlich, daß deshalb bei Kindern
diabetische Fundusveränderungen relativ selten sind. Bei schwerem Diabetes konnte allerdings auch bei Kindern eine häufige Netzhautbeteiligung gesehen werden (HEINSIUS in 22%,
ENGLESON in 30%). Kommt es zu einer solchen,
dann werden hauptsächlich im Umkreis der
Papille und am hinteren Augenpol meist kleine,
punktförmige Blutungen, Capillaraneurysmen
und weiße Entartungsherde, die z. T. in Gruppen auftreten, gefunden.

Die Prognose wird bei diesen Kindern hinsichtlich des Sehens mit zunehmendem Alter
schlechter. Es kommt dann später nicht selten
zu rezidivierenden Glaskörperblutungen, einer
Retinitis proliferans, evtl. mit sekundären Netzhautablösungen, oder zu einem hämorrhagischen Glaukom.

ENGLESON, G.: Studies in diabetes mellitus. Acta
paediat. (Stockholm) 43 Supplement 97 (1954).
HEINSIUS, E.: Retinopathia diabetica bei Kindern. Klin. Mbl. Augenheilk. 129, 499—505
(1956).

Lokale Blutgefäßschädigungen

Verschluß der Zentralarterie. Die Arterien
der Netzhaut sind als Gehirnarterien wie diese End-
gefäße ohne Anastomosen. Bei einem Verschluß
kommt es daher nicht zur Ausbildung eines Kolla-
teralkreislaufes. Die von der Zentralarterie ver-
sorgte Gehirnschicht der Nervenfasern und Ganglienzellen leidet bei deren Verschluß sofort unter
einer schweren Ernährungsstörung und stellt die
Weiterleitung des Lichtreizes zum Gehirn ein. Die
Folge ist eine plötzliche, einseitige Erblindung,
„als ob das Licht ausgeknipst wurde".

Ophthalmoskopisch findet sich eine ödematöse Durchtränkung und weißliche Trübung der
inneren Netzhautschichten (Gehirnschicht). Die
stark verdünnte Netzhautmitte erscheint als
kirschroter Fleck. Die Arterien sind z. T. maximal verdünnt, wobei die Blutsäule wie in
Stücke zerfallen aussehen kann, während die
Venen normal oder gering verengt imponieren.
Nach etwa 3—4 Wochen erscheint der Augenhintergrund infolge der Resorption der geschädigten, nervösen Substanz der Netzhaut wieder
normal. (Im rotfreien Licht fehlen jedoch die
Nervenfasern.) Die Blutgefäße wirken stark
verengt, und der Sehnerv ist atrophisch. Meist
bleibt das Auge bei der sog. Embolie der Zentralarterie erblindet oder es kommt nur ein
minimales Sehvermögen wieder. Bei einer
Astembolie tritt natürlich nur ein entsprechender Gesichtsfeldausfall auf.

Bei Kindern und jugendlichen Patienten ist
ätiologisch in erster Linie an einen echten
Embolus zu denken, und dementsprechend findet man bei ihnen häufiger Herzklappenfehler.

Daneben treten Fettembolien nach Bruch
großer Knochen und Luftembolien nach Operationen im Brustraum, der Schilddrüse oder der
Nebenhöhlen sowie luische Gefäßveränderungen
erheblich zurück. (Im höheren Alter ist die sog.
Embolie der Zentralarterie hauptsächlich die
Folge lokaler Gefäßerkrankungen wie Endarteriitis
obliterans oder bei Arteriosklerose.)

Wenn auch eine arterielle Blutunterbrechung schon nach kurzer Zeit (10—15 min) gewisse irreparable Netzhautschäden hervorruft, so soll doch so früh wie möglich, aber auch noch nach 24 und mehr Stunden eine Behandlung des reaktiven Gefäßspasmus versucht werden, wobei beim echten Embolus ein Weiterrücken in periphere Gefäßabschnitte angestrebt wird.

Therapeutisch verabfolgt man hauptsächlich spasmenlösende, gefäßerweiternde Mittel wie Papaverin, Eupaco usw. oder injiziert retrobulbär Priscol, Acetylcholin. Daneben werden Vorderkammerpunktionen zur Druckherabsetzung und Augapfelmassagen durchgeführt.

Thrombose der Zentralvene. Auch die Sehstörung bei der sog. Thrombose der Zentralvene setzt plötzlich ein. Nur erlischt das Sehvermögen meist nicht völlig, sondern es erscheint manchmal nur gering, manchmal aber auch bis auf die Wahrnehmung von Handbewegungen herabgesetzt.

Das Kennzeichen der Venenthrombose ist die strotzende Blutfülle und das Auftreten von fleck-, punkt- und streifenförmigen Blutungen, z. T. auch grauen Degenerationen in der Netzhaut, wobei die Papille meist etwas verwaschen, ödematös wirkt. Diesen sog. Thrombosen stehen die sog. Präthrombosen gegenüber, bei denen es nur zu vereinzelten Blutungen kommt, die sich nach einigen Wochen resorbieren.

Während sich die ophthalmoskopisch sichtbaren Netzhautveränderungen im Laufe der Zeit vermindern, bleibt doch meist eine stärkere funktionelle Schädigung zurück. Bei einer Astvenenthrombose besteht natürlich nur ein entsprechender Gesichtsfeldausfall.

Ätiologisch ist bei der Thrombose der Zentralvene bei Kindern an eine Lues, andere Infektionskrankheiten und Entzündungen oder Tumoren der Orbita zu denken.

Im Alter kommt für die dann sehr viel häufigere Thrombose der Zentralvene hauptsächlich die Arteriosklerose und die Hypertonie auslösend in Betracht.

Therapeutisch muß die evtl. bestehende Entzündung behandelt werden. Außerdem gibt man gerinnungshemmende Pharmaka (Heparin, Liquemin usw.), wobei aber eine erneute Blutungsgefahr besteht und meist ein deutlicher Erfolg vermißt wird.

Retinitis proliferans. Als Folge rezidivierender oder sich schlecht resorbierender Netzhaut-Glaskörperblutungen kommt es zur „bindegewebigen Organisierung" im Bereiche von Netzhaut und Glaskörper. Es entstehen dabei z. T. ausgedehnte, grau-weiß-gelbliche, gefäßartige Narbenstränge im Glaskörper, die die Netzhaut zipfelförmig von der Unterlage abziehen und damit eine Netzhautablösung hervorrufen können.

Ursächlich kommen für die Retinitis proliferans beim Kinde hauptsächlich diabetische und traumatische Blutungen in Betracht.

Juvenile, rezidivierende Glaskörperblutungen (Periphlebitis retinae) und arteriosklerotische Blutungen treten meist erst im späteren Alter auf.

Degenerative Netzhauterkrankungen

Tapetoretinale Degenerationen

Retinitis pigmentosa. Bei den tapetoretinalen Degenerationen kommt es, auf Grund einer im wesentlichen auf Vererbung beruhenden Anlage, zu einer fortschreitenden, beiderseitigen Entartung der nervösen Netzhautsubstanz. Die Patienten tragen oft noch andere Degenerationszeichen wie: Taubstummheit, Farbenblindheit, Neigung zur Glaukombildung, Geistesschwäche usw. Die Vererbung ist einfach recessiv, seltener auch dominant (WIBAUT, REHSTEINER, HEUSCHER-ISLER, GYSIN u. HEGNER). Eventuell ist nicht der ganze Augenhintergrund, sondern sind nur symmetrisch gelegene Sektoren oder die untere Fundushälfte befallen (VERREY, STREIFF u. HERMANN, URBANOVA u. ZAHN).

Schon in den Kinderjahren besteht bei den Patienten Nachtblindheit (Hemeralopie). Es finden sich am Augenhintergrund im Frühstadium eine beiderseitige Verengung der Netzhautarterien und -venen. In Äquatorhöhe sind feinkörnige Pigmentverschiebungen erkennbar, aus denen sich allmählich Knochenkörperchenähnliche Pigmentflecke (Abb. 58, S. 41) entwickeln. Unter Zunahme der Pigmenteinlagerungen zur Peripherie und zum Zentrum hin kommt es zu einer wachsartig-weißen Abblassung der Papille (retinale Atrophie, Abbildung 59, S. 41).

Das Gesichtsfeld zeigt zunächst einen gürtelförmigen Ausfall (Abb. 60), der sich zur Peripherie und zum Zentrum hin vergrößert, so daß schließlich nur noch ein stark konzentrisch eingeengtes Gesichtsfeld (flintenröhrenförmig) (Abb. 61) bestehen bleibt.

Differentialdiagnostisch ist von Bedeutung, daß bei der Retinitis pigmentosa die b-Welle des Elektroretinogrammes ausgelöscht ist.

Histologisch handelt es sich um eine primäre Entartung der Stäbchen und Zapfen und eine

Einwanderung des Pigments aus dem Pigment-epithel in die zerfallene Netzhaut.

Retinitis pigmentosa sine pigmento. Als *atypische Formen der Retinitis pigmentosa* kommt die Retinitis pigmentosa sine pigmento zur Beobachtung, bei der keine oder nur vereinzelte Pigmentationen bestehen.

Retinitis punctata albescens. Es ist hier weiter die Retinitis punctata albescens zu erwähnen, bei der kleine, hellglänzende Herdchen in den äußeren Netzhautschichten neben Pigmentverschiebungen, engen Gefäßen und retinitischer Sehnervenatrophie bestehen. Das überwiegend ebenfalls recessiv vererbte Leiden wird z. T. in Familien mit Retinitis pigmentosa gefunden. Bei der Retinitis punctata albescens treten evtl. später doch noch Pigment sowie Netzhaut-Aderhautatrophie in Erscheinung (NETTLESHIP, FRANCESCHETTI).

Beim *Bardet-Biedlschen Syndrom* bestehen neben einer meist atypischen Retinitis pigmentosa Schwachsinn sowie eine Dystrophia adiposogenitalis und Polydaktylie (RIEGER u. TRAUNER, BEST u. MÜNCH). Es wird dabei ein einfach recessiver (RIEGER, STREIFF u. ZELTNER) oder ein unregelmäßig dominanter (VAN BOGAERT u. BORREMANS, RAO) Erbgang bzw. Heterogenie (GREBE) angenommen.

Das Bardet-Biedlsche Syndrom wird meist mit dem von LAURENCE und MOON zusammen genannt als *Laurence-Moon-Bardet-Biedlsches Syndrom.* Allerdings fehlte bei LAURENCE und MOON die starke Fettsucht, und es lag keine Polydaktylie vor.

Streng von diesen progredienten Erkrankungen zu trennen ist der angeborene stationäre *Fundus albipunctatus cum hemeralopia* mit normaler Papille und normalen Gefäßen.

Atrophia gyrata chorioideae et retinae. Als Atrophia gyrata chorioideae et retinae wird eine progrediente gürtel- oder fleckförmige Degeneration sowohl der Ader- als auch der Netzhaut bezeichnet, die recessiv, evtl. geschlechtsgebunden (WAARDENBURG) vererbt wird. Das Leiden konnte bei vier Brüdern beobachtet werden (SAEBØ). Fälschlicherweise wurde die progressive tapeto-chorioideale Dystrophie früher manchmal auch als Chorioideremie bezeichnet. Bei der Atrophia gyrata chorioideae et retinae wurde ätiologisch auch ein Schwund von aus den Ciliararterien stammenden Gefäßgebieten der Aderhaut angenommen (NEUBAUER).

Infantile amaurotische Idiotie. Bei der infantilen amaurotischen Idiotie (TAY-SACHS) handelt es sich um eine tapeto-retinale Degeneration, die meist jüdische Kinder befällt. Die Erkrankung beginnt meist schon zwischen dem 4.—6. Lebensmonat typischerweise mit einer grau-bläulich-weißen Verfärbung der Gegend der Macula lutea, mit zentralem (infolge der Verdünnung der Netzhaut) kirschrotem Fleck. Es tritt eine fortschreitende (wachsgelbe) retinale Atrophie des Sehnerven ein. Unter Erblindung, Verblödung, Muskellähmungen und Kräfteverfall kommt es meist zu Beginn des 3. Lebensjahres zum Tode. Es be-

stehen offenbar Beziehungen zu Lipoidspeicherkrankheiten wie der Niemann-Pickschen Erkrankung (VAN BOGAERT u. KLEIN). Nach FRANCESCHETTI findet sich bei 23—31 % der jüdischen und

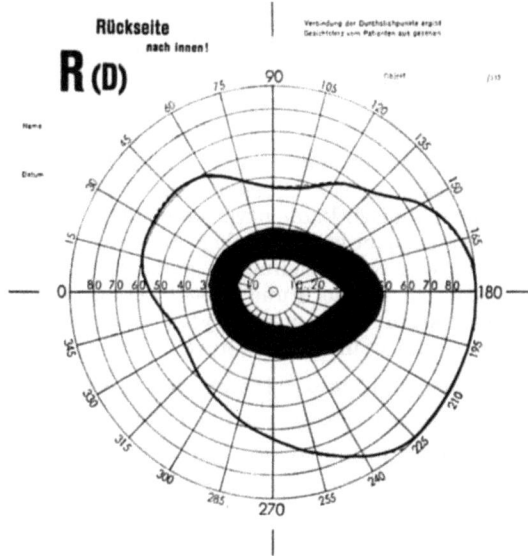

Abb. 60. Ringskotom bei Retinitis pigmentosa

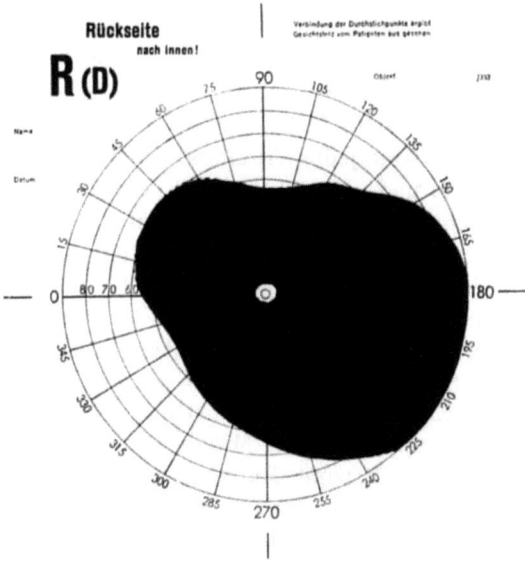

Abb. 61. „Schlüssellochförmiges" Gesichtsfeld bei Retinitis pigmentosa

bei 55—66 % der nichtjüdischen Kinder mit infantiler amaurotischer Idiotie eine Blutsverwandtschaft der Eltern. Es soll ein einfach-recessiver (KLEIN u. KTENIDES) oder auch dominanter Erbgang bestehen (s. bei BADTKE).

Spätinfantile amaurotische Idiotie. Die sog. spätinfantile amaurotische Idiotie (BIELSCHOWSKY) ist nicht an jüdische Abstammung gebunden. Es finden sich bei dieser, meist erst im 3. oder

4. Lebensjahr beginnenden und im allgemeinen 3 bis 4 Jahre später zum Tode führenden Erkrankung eine Opticusatrophie und weniger ausgesprochene Fundusveränderungen als bei der infantilen Form. Von van Borgaert u. Klein wurde die spätinfantile Form bei eineiigen Zwillingen beschrieben.

Juvenile amaurotische Idiotie. Die etwa vom 6.—10. Lebensjahr an auftretende juvenile amaurotische Idiotie (Vogt-Spielmeyer-Stock) führt unter Erblindung, Verblödung, klonisch-tonischen Krämpfen und Abmagerung etwa bis zum Ende des 2. Lebensjahrzehnts zum Tode. Es finden sich klinisch Pigmentverschiebungen mehr in der Macula oder mehr peripher. Es bestehen offenbar korrelative Beziehungen zwischen juveniler amaurotischer Idiotie und Vacuolisierung (Lipoiddegeneration) der Lymphocyten (Rayner, Julaio, Canelas u. Longo, Gilje u. Nissen).

Therapeutisch werden bei den tapetoretinalen Degenerationen reichlich Vitaminpräparate, subkonjunktivale Implantationen von Placentastückchen und vieles andere empfohlen, ohne daß es bisher gelang, die Erkrankung aufzuhalten.

Retinitis pigmentosa-ähnliche Phänokopien. Retinitis pigmentosa-ähnliche Phänokopien sind häufig beobachtet worden, so bei Contusio retinae (A. Fuchs, Rieger). Unterhalogensaure Salze (Natriumhypojodit) können zu einem Retinitis-pigmentosa-ähnlichen Bild führen (Scheerer, Riehm, v. Sallmann u. a.). Auch Natriumjodit (Auricchio und De Vincentiis) und „Mp 20 Sandoz" (Verrey) vermitteln genauso, wie evtl. eine Chininvergiftung (Dekking) und die Siderosis, ähnliche Bilder.

Auch Infektionskrankheiten können zu Retinitis-pigmentosa-ähnlichen Bildern führen, so: Blattern (Germaix), Bauchtyphus (Schupffer), Scharlach (Nestleship), Parotitis epidemica, Encephalitis (Böck u. Risak, Maeder). Besonders sind hier die Masern hervorzuheben (Bücklers, Rieger, Bedrossian). Nach Rieger kommt es bei der „Masernschädigung der Netzhaut" zu einer elektiven Schädigung der Netzhautaußenschichten, die unter dem Bilde einer Embolie der Zentralarterie mit plötzlicher, beiderseitiger Erblindung beginnt und mit einer Retinitis pigmentosa-ähnlichen Pigmentverschiebung und hochgradiger Sehverschlechterung und Gesichtsfeldeinschränkung abheilt.

Pseudoretinitis pigmentosa findet sich auch evtl. noch bei Embryopathien durch Erkrankung der Mutter an Toxoplasmose (s. S. 83 u. 91), Röteln (s. S. 83), Lues, Masern, Typhus,

Scharlach, Variola, Varicellen, Parotitis epidemica. Die primäre Schädigung soll hierbei (Blum u. Babel) in den Netzhautgefäßen liegen.

Auricchio, G., e M. de Vincentiis: Richerche sperimentalis sulla patogenesi della degenerazione pigmentaria della retina da iodato di sodio. G. ital. Oftal. **3**, 118—127 (1950).

Badtke, H.: Die Mißbildungen des menschlichen Auges. In „Der Augenarzt" Bd. IV. Stuttgart: Verlag G. Thieme 1961.

Bedrossian, R. H.: Neuroretinitis following measles. J. Pediat. **46**, 329—331 (1955).

Best, F., u. H. Münch: Über diencephaloretinale Degeneration (Laurence-Moon-Bardet-Biedl-Syndrom). Nervenarzt **23**, 292—297 (1952).

Bogaert van, L., et D. Klein: Observations sur l'hérédité des idioties amaurotique et de la spléne-hépatomégalie lipidienne (11 familles). J. Génét. hum. **4**, 23—78 (1955).

—, et P. Borremans: La forme familiale de la rétinite pigmentaire avec cécité et obésité dite cérébrale. Ann. Méd. **39**, 54—74 (1936).

Blum, J. D., u. J. Babel: Diagnostic differentiel des rétinites et des pseudorétinites pigmentaires au point de vue histologique. Schweiz. med. Wschr. **1948**, 696

Böck, J., u. E. Risak: Retinitis pigmentosa und Hochwuchs. Z. Augenheilk. **84**, 48—58 (1934).

Bücklers, M.: Retinitis pigmentosa nach Masern. Klin. Mbl. Augenheilk. **108**, 380 (1942).

Dekking, H. M.: Pigmentary degeneration of the Retina after Quinine Intoxication. Ophthalmologica (Basel) **118**, 743—745 (1949).

Franceschetti, A.: Rev. oto-neuro-oftal. (B.-Aires) **20**, 109 (1948).

— Demonstrations de la clinique ophthalmologique universitaire de Geneve. Ophthalmologica (Basel) **125**, 340—347 (1953).

Fuchs, A.: Über seltene pathologische Befunde nach Verletzungen. Klin. Mbl. Augenheilk. **95**, 721—738 (1935).

Germaix: zit. nach Rieger.

Gilje, K., u. A. J. Nissen: The early diagnosis of juvenile amaurotic idiocy. Lipoid lymphocyte Degeneration. Acta ophthal. (Kbh.) **35**, 184—189. (1957)

Grebe, J.: Constribution sur Diagnostic differentiel du syndrome de Bardet-Biedl. J. Génét. hum. **2**, 127—144 (1953).

Heuscher-Isler, R., W. Gysin u. H. Hegner: Beitrag zur Kasuistik der dominanten Vererbung der Retinitis pigmentosa. Ophthalmologica (Basel) **118**, 858—865 (1949).

Julaio, O. F., H. M. Canelas, and N. A. Longo: Juvenile amaurotic idiocy. Clinical and laboratorial study of three cases. Arch. Neuropsiquiat (S. Paulo) **14**, 136—157 (1956).

Klein, D., et M. A. Ktenides: Au sujet de l'hérédité de l'idiotie amaurotique infantile. J. Génét. hum. **3**, 184—202 (1954).

MAEDER, G.: Retinitis pigmentosa nach Encephalitis. Ophthalmologica (Basel) **117**, 192 (1949).

— Rétinite pigmentaire après maladies à virus. Ophthalmologica (Basel) **118**, 746—750 (1949).

NETTLESHIP, E.: Trans. ophthal. Soc. U. K. **29**, 128 (1909).

NEUBAUER, H.: Progressive Aderhautatrophie. Albrecht v. Graefes Arch. Ophthal. **156**, 577—589 (1955).

RAO, K. S.: The Laurence-Moon-Bardet-Biedl syndrome. Report of two cases. Indian med. Gaz. **85**, 542—544 (1950).

RAYNER, S.: Juvenile aumaurotic idiocy. Diagnosis of Heterozygotes Acta gent. **3**, 1 (1952).

REHSTEINER, K.: Ein weiterer schweizerischer Stammbaum von dominant vererbter Retinitis pigmentosa. Ophthalmologica (Basel) **117**, 51—59 (1949).

RIEGER, H.: Erbpathologie des Auges. Der Augenarzt, Bd. I, 125—243. Leipzig: Verlag VEB Thieme 1958.

— Ein Beitrag zur Kasuistik der tapeto-retinalen Degeneration. (Heredodegeneration der Macula mit Beteiligung der Peripherie bei drei Brüdern.) Nebst Bemerkungen über den Erbgang der Heredodegeneration der Macula. Z. Augenheilk. **57**, 429—463 (1925).

— Retinitis pigmentosa und Masern. Albrecht v. Graefes Arch. Ophthal. **147**, 105—120 (1944).

— Über eine Sippe mit unregelmäßig-dominant erblicher atypischer Retinitis pigmentosa. Klin. Mbl. Augenheilk. **112**, 203—213 (1947).

— Netzhautschädigung durch Luftdruckwirkung. Klin. Mbl. Augenheilk. **117**, 418—419 (1950).

RIEHM, W.: Akute Pigmentdegeneration der Netzhaut nach Intoxikation mit Septojod. (Zehnfach konzentrierte Preglsche Jodlösung.) Arch. Augenheilk. **100/101**, 872—882 (1929).

— Über Presojod-Schädigung des Auges. Klin. Mbl. Augenheilk. **78**, 87 (1927).

SAEBØ, J.: Atrophia gyrata chorioideae et retinae. Brit. J. Ophthal. **32**, 824—847 (1948).

SALLMANN, L. v.: Über Netzhautschädigung durch Salze der unterjodigen, unterbromigen und unterchlorigen Säure. Ein Beitrag zur Frage der Septojodintoxikation. Z. Augenheilk. **80**, 342—351 (1933).

SCHEERER, R.: Akuter Zerfall des retinalen Pigmentepithels nach intravenöser Injektion von Septojod im Wochenbett. Klin. Mbl. Augenheilk. **76**, 524—528 (1926).

SCHUPFER, F.: Rétinite pigmentose consecutive a malathie infettive acute. Boll. Oculist. **30**, 424—432 (1951).

SORSBY, A., and T. B. DAVEY: Communications dominant macular dystrophy. Brit. J. Ophthal. **39**, 385—397 (1955).

STREIFF, E. B., et CH. HERMANN: L'hémianopsie bilaterale supérieur dans la rétinite pigmentaire susceptible de provoquer une erreur de diagnostic. Bull. Soc. franç. Ophthal. **63**, 300—305 (1950).

URBANOVA, S., and K. ZAHN: Pigmentary degeneration of the retina with "bitemporal" hemianopsia. Čs. Ottalm. **9**, 225—229 (1953).

VERREY, F.: Dégénérescence pigmentaire de la rétine en secteurs symétriques. Ophthalmologica (Basel) **114**, 278—280 (1947).

WAARDENBURG, S. J.: On Macula-degeneration. Ophthalmologica (Basel) **115**, 115 (1948).

WIBAUT, F.: Studien über Retinitis pigmentosa. Klin. Mbl. Augenheilk. **87**, 298—307 (1931).

Netzhautentzündungen als Folge von Infektionskrankheiten. Wie schon bei der Chorioiditis mitgeteilt wurde, tritt diese infolge einer Mitbeteiligung der Netzhaut stets als Chorioretinitis auf. Als solche Chorioretinitisformen sind zu nennen: die tuberkulös- bzw. fokalbedingte *Chorioretinitis disseminata* (s. S. 43), die bei konnataler oder auch erworbener Lues zu beobachtende *Chorioretinitis* bzw. *Retinochorioditis diffusa* (s. S. 43), die zunächst zu einer diffusen, leichten Unschärfe und Grauverfärbung der Netzhaut sowie zu Glaskörpertrübungen und häufig zu einer *Neuritis* führt. Die Erkrankung heilt mit einer atrophischen Weißfärbung der Sehnervenpapille, einem feinen Farbschillern oder mit Pigmentverschiebungen in der Netzhaut ab. Diese Pigmentverschiebungen können in der Netzhautperipherie als feine, schwarz-helle Punkte (Pfeffer- und Salz-Fundus) oder als große, plumpe, schwarze Pigmentherde (Chorioiditis anterior, s. S. 43) auftreten.

Therapeutisch werden bei der Lues Penicillin-, Salvarsan- und Wismutkuren durchgeführt.

Differentialdiagnostisch zur Retinitis pigmentosa ist wichtig das Fehlen einer Nachtblindheit, eines Gesichtsfeldausfalles und die normale Gefäßweite.

Bei einer bestehenden Sepsis oder Pyämie kann es entweder zu einer *metastatischen septischen Ophthalmie* durch eine Embolie von Eitererregern in die Netzhautgefäße kommen, die dann schnell zur Vereiterung des ganzen Augeninnern (Enophthalmie) führt. Demgegenüber bezeichnet man als „*einfache septische Retinitis*" eine langsamer und gutartiger verlaufende Form, deren Kennzeichen kleine, weiße, scharf begrenzte Herde und Blutungen geringeren Umfangs sind. Eine Neigung zum Fortschreiten fehlt bei ihr.

Auf die *Retinochorioiditis juxtapapillaris* (JENSEN) (s. S. 43), sowie auf die *Toxoplasmose* (s. S. 44 u. 91) und die *retrolentale Fibroplasie* (s. S. 46) wurde an anderer Stelle hingewiesen.

Die *Retinitis exsudativa externa* (COATS, s. S. 59).

Erkrankungen der Netzhautmitte. Als typische kindliche Maculaveränderungen stehen die degenerativen Veränderungen im Vordergrund. Man unterscheidet bei den doppelseitig auftretenden Maculadegenerationen die kongenitalen, infantilen, juvenilen, (präsenilen und senilen) *Heredodegenerationen* (STARGARDT, BEHR, JESS, DAVIS u. HOLLENHORST, MCFARLAND, GOSLICH, SORSBY u. DAVEY). Die Maculadegenerationen führen zu Depigmentationen und Pigmentationen im Maculabereiche mit mehr oder weniger starker Verschlechterung des zentralen Sehvermögens.

In schwer geschädigten Augen kommt es relativ häufig zu bienenwabenartigen „*cystischen Maculadegenerationen*", die z. B. bei der chronischen Cyclitis, der Retinitis pigmentosa oder der Siderosis bulbi zu einer manchmal plötzlichen Sehverschlechterung führen können.

Bei Betrachtung einer Sonnenfinsternis mit zu wenig geschützten Augen kommt es zu *Wärme-Coagulationseffekten* in der Macula (s. S. 68), die zunächst grau-ödematös, dann pigmentiert erscheinen und einen entsprechenden Gesichtsfeldausfall (Skotom) hervorrufen.

Über die relativ großen, wie ausgestanzt erscheinenden, stark pigmentierten, zentralen, chorioretinitischen Narben (früher als Maculakolobom aufgefaßt), die durch eine *pränatale Toxoplasmose* hervorgerufen wurden, s. S. 44 u. 91.

Durch *traumatische* Schädigungen des Augapfels (schwere Kontusion) kann ein wie ausgestanzt aussehendes *Maculaloch* entstehen.

Bei *Neugeborenen* kommt es häufig zu *Netzhautblutungen*, auf die ein Teil der sonst nicht erklärbaren, im späteren Leben zu beobachtenden Amblyopien zurückgeführt wird. Diese oft umfangreichen Blutungen sind auf Stauungsvorgänge bei der Geburt zurückzuführen.

Die Therapie ist bei den herododegenerativen Maculaveränderungen erfolglos. Bei den entzündlichen Erkrankungen wird das Grundleiden (Tbc., Lues, Focus) bekämpft, wohinzu noch Antipyretica, Vitamine und Cortison kommen.

BEHR, C.: Die Heredodegeneration der Macula. Klin. Mbl. Augenheilk. **65**, 465—505 (1920).

DAVIS, C. T., and R. W. HOLLENHORST: Hereditary degeneration of the macula. Amer. J. Ophthal. **39**, 637—643 (1955).

GOSLICH, H.: Klinische und elektroretinographische Untersuchungen in drei Generationen von Familien hereditärer juveniler Macula-Degeneration (STARGARDT). Klin. Mbl. Augenheilk. **127**, 657—663 (1955).

JESS, A.: Die Heredodegeneration der Macula. Erbleiden des Auges. A. GÜTT, Bd. V, Hdb. d. Erbkrankheiten, 193—197. Leipzig: Verlag Thieme 1938.

MC FARLAND, C. B.: Heredodegeneration of the macula lutea. A study of the clinical and pathologic aspects. Arch. Ophthal. **53**, 224 to 228 (1955).

SORSBY, A., and T. B. DAVEY: Communications dominant macular dystrophy. Brit. J. Ophthal. **39**, 385—397 (1955).

STARGARDT, K.: Über familiäre, progressive Degeneration in der Maculagegend des Auges. Z. Augenheilk. **30**, 95—110 (1913).

— Über familiäre, progressive Degeneration in der Maculagegend des Auges. Albrecht v. Graefes Arch. Ophthal. **71**, 534—550 (1909).

Die Netzhautablösung. Die sog. *primäre oder idiopathische Netzhautablösung* wird ursächlich durch einen Netzhauteinriß hervorgerufen, durch den der verflüssigte Glaskörper hinter die Netzhaut gelangt. Die häufigsten Einrisse (Lappenriß, Hufeisenriß, Deckelloch usw.) kommen beim Kinde nur sehr selten vor. Wohl werden auch schon bei Kleinkindern die meist temporal unten liegenden *Orarisse* (Abb. 62, S. 41) beobachtet, bei denen es fast stets auf (Perforation oder stumpf-) traumatischer Grundlage, selten erblich bedingt, zur Netzhautdegeneration an der Ora serrata und zum Abriß der Netzhaut durch den hier ansetzenden Glaskörper (Glaskörperbasis) kommt.

Die Patienten bemerken dabei zunächst ein Flimmern in der Peripherie, das sich zu einer dunklen Wolke oder zu einem Schatten ausbreitet. Diese Gesichtsfeldausfälle liegen immer entgegengesetzt der Netzhautablösung, also meist nasal oben. Ist die Netzhaut total abgelöst, dann kommt es zur Erblindung des Auges.

Ein weiterer, schon beim Kinde zu beobachtender Netzhauteinriß, der zur Netzhautablösung führen kann, ist das hier ebenfalls meist traumatische *Maculaloch* (Abb. 62, S. 41).

Therapeutisch muß bei der Netzhautablösung operativ vorgegangen werden. Durch Kauterisation, Elektrolyse oder Elektrocoagulation (mittels Diathermie) wird dabei im Lochbereiche eine künstliche, lokale Chorioretinitis erzeugt, wodurch im Bereiche des Netzhautloches eine Verlötung-Vernarbung der Netzhaut mit der Aderhaut und damit der Verschluß des Netzhautloches erstrebt wird. In neuerer Zeit hat sich die zusätzlich zur Elektrocoagulation erfolgende Aufnähung einer (Polyviol-)Plombe auf die Lederhaut im Rißbereiche (CUSTODIS) bewährt, wodurch die Aderhaut der Netzhaut genähert und die lokale entzündliche Verwachsung gefördert wird.

SORSBY, KLEIN, GANN u. SIGGENS sahen in drei Generationen acht Fälle von cystischer

Netzhautablösung, wobei ein recessiv geschlechtsgebundener Erbgang angenommen wird.

Custodis, E.: Die Behandlung der Netzhautablösung durch umschriebene Diathermiekoagulation und einer mittels Plombenaufnähung erzeugten Eindellung der Sklera im Bereich des Risses. Klin. Mbl. Augenheilk. **129**, 476—495 (1956).

Sorsby, A., M. Klein, J. H. Gann, and G. Siggens: Unusual retinal detachment, possible sex-linked. Brit. J. Ophthal. **35**, 1—10 (1951).

Retinitis exsudativa externa (Coats) und Cysticercus. Eine relativ seltene Form einer entzündlichen Netzhautablösung tritt bei der Retinitis exsudativa externa (Coats) (Abb. 63, S.41) auf. Die in 80% der Fälle meist bei männlichen Jugendlichen unter 25 Jahren einseitig auftretende Erkrankung führt nach anfänglichen Blutungen und weißlichen Exsudationen in und unter die tiefen Netzhautschichten (äußere Körnerschicht) und Bildung von zahlreichen Aneurysmen der Netzhautgefäße (Reese, François, Rabaey, Evens u. de Vos) zu einer fortschreitenden Netzhautabhebung. Im subretinalen Exsudat finden sich reichlich doppelbrechende Fettsubstanzen, es kommt zur Wucherung des Pigmentepithels, zur Bildung von Bindegewebe und zur Verkalkung. Die Ätiologie ist noch unbekannt.

In seltenen Fällen führt auch ein *Cysticercus* zur Netzhautablösung.

François, J., M. Rabaey, L. Evens et E. de Vos: Etude histo-pathologique d'une rétinite de Coats probablement toxoplasmique. Ophthalmologica (Basel) **132**, 1—12 (1956).

Reese, A. B.: Tumors of the Eye. New York: Verlag Hoeber 1951.
— Teleangiectasis of the retina and coats'disease. Amer. J. Ophthal. **42**, 1—8 (1956).

Netzhautablösung durch Änderung der Gefäßpermeabilität. Bei der Schrumpfniere, dem malignen Hochdruck, kann es zu einer exsudativen Amotio kommen.

Ablatio falciformis congenita. Als erbbedingte oder erworbene Netzhautveränderung tritt die ablatio falciformis congenita (Weve) auf, bei der die Netzhaut und die Netzhautgefäße bei Doppelseitigkeit spiegelbildlich von der Papille aus in einer gerafften Faltenbildung nach nasal und vorne ziehen.

Über Zusammenhänge zwischen Ablatio falciformis und der retrolentalen Fibroplasie (s. S. 46) wurde häufiger berichtet, wobei die Ablatio falciformis überwiegend als eine geheilte retrolentale Fibroplasie bzw. als ein Übergang der retrolentalen Fibroplasie in eine Ablatio falciformis angenommen oder schließlich die Ablatio falciformis als eine Sonderform der retrolentalen Fibroplasie angesehen wird (Planthen, Baba und Hirayama, Schlitter).

Baba, K., u. M. Hirayama: Vergleichende Betrachtungen der kongenitalen Netzhautfalte und der retrolentalen Fibroplasie. Univ. Tokyo 1960. Nr. 5, 1—2. Ref. Zbl. ges. Ophthal. **83**, 303 (1961).

Planthen, J. H.: Ein Fall von retrolentaler Fibroplasie mit Ausgang in eine Ablatio falciformis. Ophthalmologica (Basel) **130**, 214—216 (1955).

Schlitter, K.: Ablatio falciformis. Sonderform der retrolentalen Fibroplasie. Klin. Mbl. Augenheilk. **131**, 544—547 (1957).

Weve, H.: Über Ablatio falciformis cong. Arch. Augenheilk. **109**, 371—394 (1935).
— The origin and relationship between anterior dialysis, retinal folds and retrolental fibroplasia. Trans. ophthal. Soc. Aust. **13**, 35—46 (1954).

Netzhautablösungen durch Tumoren. Das Glioma retinae (s. unten) und die Angiomatosis retinae (s. S. 61) können ebenfalls eine Netzhautablösung verursachen.

Netzhautveränderungen durch stumpfe Gewalt. Commotio retinae (Berlinsches Ödem) und Contusio retinae s. S. 66, 67, Maculaloch und Orariß s. S. 58 und S. 67.

Kam es zu einer sehr schweren Lederhautprellung durch Anschlag eines Geschosses, dann können ausgedehnteste, schwartig-strangförmige Aderhaut-Netzhaut-Narben *(Chorioretinitis sclopetaria)* entstehen.

Bei starker Kompression des Brustkorbes können hauptsächlich in Papillennähe helle Fleckchen beobachtet werden, die häufig Beziehungen zu den Netzhautvenen erkennen lassen. Ursächlich werden für diese, manchmal auch mit Netzhautblutungen einhergehende *Angiopathia retinae traumatica (Purtscher)* Lymphextravasate oder auch eine Fettembolie angeschuldigt.

Netzhauttumoren

Glioma retinae. Bei kleinen Kindern, in $2/3$ der Fälle ist das 2. Lebensjahr noch nicht vollendet, beobachten die Eltern zunächst einen weißlichen Schein in der Pupille (Abbildung 64, S. 34), oder sie kommen wegen einer geringen Schielstellung eines anscheinend

blinden Auges zum Arzt. Es besteht dabei das
Bild des sog. „amaurotischen Katzenauges"
(blind, grauweißer Reflex), Abb. 65. Beim
Spiegeln liegt anfänglich die weiße Geschwulst-
masse in vielen Läppchen frei zutage, oder sie
wird von der mit Gefäßen über sie hinweg-
ziehenden Netzhaut bedeckt. Es kommt weiter

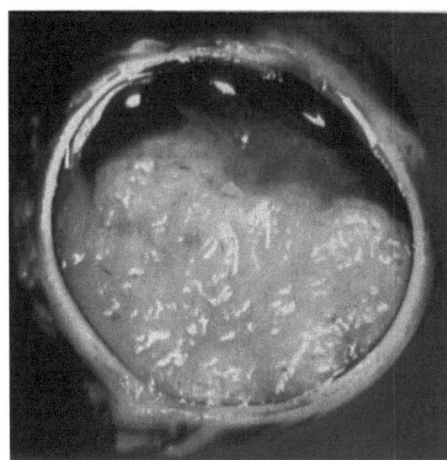

Abb. 65. Glioma retinae, 1¹/₂ J. ♀

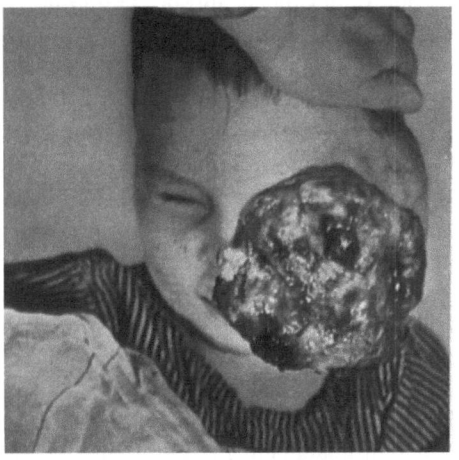

Abb. 66. Glioma retinae, nach vorne perforiert,
2¹/₂ J. ♂

zur Drucksteigerung und schmerzhaften Entzündung des Auges und schließlich zum Durchbruch des sich rasch vergrößernden Tumors
durch die Augenwandung nach vorne, Abb. 66,
oder nach hinten in die Orbita und ins Schädelinnere. Schließlich kann auch eine Metastasierung hauptsächlich in den Schädelraum, aber
auch in andere Gewebe, erfolgen. Da der
Tumor vom nervösen Netzhautgewebe seinen
Ausgang nimmt, wobei die Zellschläuche zum
großen Teil rosettenförmig angeordnet sind,
wäre er besser als Neuroepitheliom (WINTER-

STEINER) oder als Retinoblastom (MAVAS,
REDSLOB) der Netzhaut zu bezeichnen.

Dem Glioma retinae ist die Neigung zum
spontanen Zerfall und Nekrotisierung eigen,
wodurch manchmal die Ausbreitung verzögert
wird und der Tumor erst bei älteren Kindern
zur Beobachtung gelangt. Eine — allerdings
häufiger nur vorübergehende — Rückbildung
der Geschwulst tritt nach DOLLFUSS in 1 : 100
der Gliomfälle ein. Ganz ausnahmsweise kann
es dabei auch zur Spontanheilung kommen
(WÜSTENBERG). Da in etwa 20% der Fälle das
Gliom doppelseitig auftritt (DOLLFUS), muß
stets auch das andere Auge genau untersucht
werden.

Beim Glioma retinae wird heute meist eine
unregelmäßige, dominante Vererbung oder eine
Neumutation angenommen (s. bei RIEGER,
FALLS u. NEELS).

Therapeutisch ist die sofortige Enucleation
des erkrankten Auges vorzunehmen. Sind
beide Augen befallen, dann versucht man, leider meist vergebens, das bessere Auge durch
Rö-, Ra-Bestrahlung oder Lichtcoagulation
nach MEYER-SCHWICKERATH zu heilen.

Differentialdiagnostisch ist besonders an ein
Pseudogliom oder an eine retrolentale Fibroplasie
zu denken (s. S. 46, 47).

Pseudogliomartige Mißbildungen des hinteren
Augenabschnittes dürften häufig ebenfalls erbbedingt sein (PAJTÁŠ, DAHLBERG-PARROW).

DAHLBERG-PARROW, R.: Congenital sex-linked
    pseudoglioma and grave mental deficiency.
    Acta ophthal. (Kbh.) **34**, 250—254 (1956).
DOLLFUS, M. A.: Le gliome de la rétine, VIII.
    Paris: Masson 1953.
FALLS, H. F., and J. V. NEELS: Genetics of
    retinoblastoma. Arch. Ophthal. **46**, 367—389
    (1951).
MAVAS, J.: Les cancers de la rétine optique. Bull.
    Soc. franç. Ophtal. **37**, 512—515 (1924).
MEYER-SCHWICKERATH, G., u. E. HELFERICH:
    Zur Therapie des Retinoblastoms. Klin. Mbl.
    Augenheilk. **132**, 806—817 (1958).
PAJTÁŠ, J.: Cas de pseudogliome familial hérédi-
    taire dans trois générations (Retinitis exsuda-
    tiva Coats) Ophthalmologica (Basel) **120**,
    411—415 (1950).
REDSLOB: zit. nach DOLLFUS.
RIEGER, H.: Erbpathologie des Auges. Der Augen-
    arzt, Bd. I, 125—243. Leipzig: Verlag VEB
    Thieme 1958.
WINTERSTEINER, H.: Das Neuroepithelioma
    retinae. Wien 1897.
WÜSTENBERG, W.: Über zwei Fälle von spontan
    geheiltem Netzhautgliom. Klin. Mbl. Augen-
    heilk. **117**, 423—426 (1950).

Phakomatosen (VAN DER HOEVE). Unter den Phakomatosen faßt man die Angiomatosis retinae, die tuberöse Hirnsklerose (S.100), die Neurofibromatosis Recklinghausen (S. 99), das Sturge-Webersche Syndrom (S. 98) und den Status Bonnevie-Ullrich (S. 100) zusammen.

Angiomatosis retinae (v. Hippel-Lindausche Erkrankung). Es handelt sich bei der Angiomatosis retinae (v. HIPPEL) um das Auftreten cystischer bzw. capillärer Hämangiome in den verschiedensten Organen (Nieren, Ovarien, Pankreas usw.) sowie in der Nervensubstanz unter Bevorzugung des Kleinhirns und der Retina. Zu den kugelförmigen Hämangiomen, die sich an beliebiger Stelle des Augenhintergrundes entwickeln können, ziehen von der Papille her zwei strotzend mit Blut gefüllte Gefäße (Arterie und Vene). Von den Hämangiomen aus kommt es zu Exsudationen in und unter die Netzhaut, zur Netzhautablösung, zu Proliferationen (Retinitis proliferans) und evtl. zu Sekundärglaukomen. Als Systemerkrankungen (LINDAU) bedrohen die Tumoren nicht nur die Augen, sondern auch das Leben. In etwa ¹/₅ der Fälle tritt nach FRANÇOIS u. COFFYN das Leiden hereditär familiär auf, wobei in etwa ¹/₃ der Fälle beide Augen befallen sind.

Therapeutisch ist eine Diathermiecoagulation (WEVE, ROCHAT, MELCHERS) oder Lichtcoagulation (MEYER-SCHWICKERATH) der gut lokalisierten Tumoren im Anfangsstadium von Erfolg.

FRANÇOIS, J., et J. COFFYN: Angiomatose rétino-cérébello-viscérale de VON HIPPEL-LINDAU. Ann. Oculist. (Paris) **184**, 206—213 (1951).
HIPPEL, E. v.: Über eine sehr seltene Erkrankung der Netzhaut. Albrecht v. Graefes Arch. Ophthal. **59**, 83—106 (1904).
LINDAU, A.: Zur Frage der Angiomatosis retinae und ihrer Hirnkomplikationen. Acta ophthal. (Kbh.) **4**, 193—226 (1927).
MELCHERS, M. J.: Diathermy treatment of intraocular tumors. Utrecht: Scholanus en Jens 1953.
MEYER-SCHWICKERATH, G.: Lichtkoagulation. Stuttgart: Verlag Enke 1959.
WEVE, ROCHAT: zit. nach MEYER-SCHWICKERATH.

Zusammenfassende Literatur: Erkrankungen der Netzhaut

BISCHLER, V.: Rétine. Fortschritte der Augenheilkunde, Bd. III, S. 12—166. Basel: Verlag S. Karger 1954.
HOLLWICH, F.: Erkrankungen von Netzhaut und Papille. In „Der Augenarzt" Bd. V. Leipzig: Verlag f. Kunst u. Wissenschaft 1963.
SCHIECK, F.: Die Erkrankungen der Netzhaut. Krz. Hdb. d. Ophthalmologie, Bd. V, 381 bis 614. Berlin: Verlag Springer 1930.
— Netzhaut. Hdb. d. spez. path. Anatomie u. Histologie, HENKE-LUBARSCH, Bd. XI, Teil 1, 578—687. Berlin: Verlag Springer 1928.

Krankheiten des Sehnerven

Anatomie. Da die Netzhaut ein in das Gesichtsskelet vorgeschobener Hirnteil ist, ist der Sehnerv kein echter Nerv, sondern eine Hirnkommissur. Statt der Bezeichnung Sehnerv wird deshalb gerne auch der Name Fasciculus opticus gebraucht. Dieser beginnt im Auge mit der etwa 1,5 bis 2 mm im Durchmesser großen Papille. Der Sehnerv wird von einer dicken Durascheide umgeben, die im Bereiche des knöchernen Sehnervenkanals als Periost auftritt und sich am Bulbus in die Sclera verliert. Der Sehnerv wird weiter von einer Pialscheide umhüllt. Im sog. Zwischenscheidenraum liegt die zarte Arachnoidalscheide. Die aus der Arteria ophthalmica entspringende Arteria centralis retinae tritt etwa 10 bis 15 mm hinter dem Auge gemeinsam mit der gleichnamigen Vene von unten oder nasal unten in den Sehnervenstamm.

Im Bereiche des Chiasmas kommt es zur Kreuzung der Fasern der nasalen Netzhauthälfte (temporale Gesichtsfelder), während die Fasern der temporalen Netzhauthälften (nasale Gesichtsfelder) ungekreuzt bleiben. Vom Chiasma zieht der Tractus opticus bis zum Corpus geniculatum laterale, an dem das 2. Neuron endet und das 3. Neuron beginnt, das als Gratioletsche Sehstrahlung bis zur Ober- und Unterlippe der Fissura calcarina zieht.

Angeborene Anomalien des Sehnerven. Eine angeborene Aplasie des Sehnerven findet sich evtl. bei Mißbildungen des ganzen Auges (Mikrophthalmus, Anophthalmus). Ein *Sehnervenkolobom* ist fast immer auch mit einem Kolobom der Netzhaut-Aderhaut vergesellschaftet.

Harmlose, erbbedingte Fehlbildungen der Papille sind: *Pseudoneuritis, Membrana epipapillaris, conus inferior, cilio-retinales Gefäß, Tortuositas vasorum.* Diese Veränderungen sind häufig mit Hyperopien und Astigmatismus, evtl. auch mit Myopie verbunden (BEELER, RIEGER, BADTKE, ROGAHN). Bei der *Drusenpapille* (Tafel.IV₃₄ Abb.) kann es evtl. auch zu hochgradiger Prominenz (bis zu 5 Dioptrien und mehr) der Papille kommen (HOEG, LÖHLEIN). Das Gesichtsfeld erscheint dabei häufiger konzentrisch eingeengt und der blinde Fleck vergrößert (Druckatrophie der Sehnervenfasern).

BADTKE, G.: Über die Pseudoneuritis u. Pseudostauungspapille bei Myopie nebst Bemerkungen zur Genese dieser Veränderungen. Klin. Mbl. Augenheilk. **126**, 546—560 (1955).

BEELER, A.: Der heterotypische Conus, insbesondere der Conus nach unten und die Ausbuchtung des angrenzenden Augenhintergrundes. Albrecht v. Graefes Arch. Ophthal. **122**, 342—358 (1929).

HOEG, N.: Über Drusen im Sehnervenkopf. Albrecht v. Graefes Arch. Ophthal. **69**, 355 bis 369 (1909).

LÖHLEIN, W.: Über die kegelförmige Papille mit Drusenbildung. Klin. Mbl. Augenheilk. **86**, 433—445 (1931).

RIEGER, H.: Neues aus der Erbpathologie des Auges. Klin. Mbl. Augenheilk. **128**, 513—526 (1956).

ROGAHN, E. J.: Über nasale Coni bei Myopie. Ein Beitrag zur Myopiegenese. Berl. Med. **7**, 298 bis 301 (1956).

Die Stauungspapille. Bei der Stauungspapille (Abb. 68, S. 41) kommt es zu einer mehr oder weniger starken Prominenz (6—8 Dioptrien und mehr, eine Dptr. = 0,3 mm). Es entsteht ein Ödem, das grau-glasig oder grau-rot sein kann. Die Venen erscheinen stark gestaut, und es kann zu Blutungen und weißen Degenerationen im Bereiche des prominenten Sehnervenkopfes kommen, die evtl. bis zur Macula reichen. Geht die Ursache der Stauungspapille nicht zurück, dann kommt es nach einer unterschiedlich langen Zeit (nach mehreren Wochen bzw. Monaten) zur sog. postpapillitischen Atrophie, das heißt, die Prominenz der Papille geht zurück, und der Sehnerv erscheint weiß-atrophisch mit unscharfer Begrenzung. Man kann dann dem Sehnerven nicht mehr ansehen, ob eine Stauungspapille oder eine Neuritis nervi optici zu der Erblindung geführt hat. Kommt es schon zu einer Atrophie, dann schreitet diese auch nach einer Druckentlastung gerne bis zur vollständigen Erblindung weiter fort.

Differentialdiagnostisch zur Neuritis ist es entscheidend wichtig, daß bei der Stauungspapille das Sehvermögen, bis auf vorübergehende Verdunkelungen und eine Vergrößerung des blinden Fleckes, relativ lange unverändert bleibt.

Das ophthalmoskopische Bild einer Stauungspapille kann durch die Bildung von Drusen auf der Papille bzw. eine Pseudoneuritis vorgetäuscht werden. Ein gleiches Bild kann auch bei der Retinitis angiospastica (hypertonica) (s. S. 52) bestehen, wohinzu allerdings dann die engen Arterien kommen. Der Stauungspapille liegt, besonders der doppelseitigen, so gut wie immer eine intrakranielle Drucksteigerung (Hirndrucksymptom) zugrunde. Etwa $^3/_4$ der Fälle von Stauungspapille werden durch Hirntumoren hervorgerufen, wobei die Tumoren der hinteren Schädelgrube und insbesondere des Kleinhirns eine sehr hochgradige und frühzeitige Stauungspapille bewirken; die Geschwülste der Hirnbasis und besonders die Hypophysentumoren dagegen führen selten und kaum zur Stauungspapille.

Neben den Tumoren rufen auch der primäre Hydrocephalus internus, Turmschädel, alle Meningitisformen, Encephalitis, subdurale Hämatome, Hirnabscesse häufig das Bild der Stauungspapille hervor. Das gleiche Bild tritt einseitig auch bei raumfordernden, intraorbitalen Prozessen (Orbitaltumoren, -blutungen, -entzündungen) auf.

Während die echte Stauungspapille über die postpapillitische Atrophie zur Erblindung führt, gibt es ausnahmsweise das Bild der Stauungspapille auch bei einer stärkeren plötzlichen Hypotonia bulbi (fistulierende Glaukomoperation). Es handelt sich dabei um einen ähnlichen Prozeß wie bei der Amotio chorioideae. Diese Stauungspapille e vacuo heilt im allgemeinen ohne Folgen ab.

Ursächlich wird für die Stauungspapille angenommen, daß Gewebsflüssigkeit durch den hohen Liquordruck in den Opticusstamm gepreßt wird, bzw. daß eine Lymphstauung entsteht. Neben einem erhöhten Wasserbindungsvermögen der weißen Hirnsubstanz könnte es sich ferner um eine nervöse Stauung an der Papille handeln, und schließlich wird an eine Änderung der Gefäßdurchlässigkeit durch den Einfluß der Vasomotoren gedacht.

Therapeutisch ist es von entscheidender Bedeutung, das Grundleiden zu beseitigen, wozu meist ein neurochirurgischer Eingriff erforderlich ist.

Neuritis optica

Wir unterscheiden bei der Sehnervenentzündung zwischen der Papillitis oder Neuritis intraocularis und der retrobulbären Neuritis.

Papillitis. Die Papillitis ähnelt sehr einer gering prominenten Stauungspapille. Nur ist bei der Papillitis das Ödem nicht glasig, durchscheinend, sondern trüb-rötlich-grau. Die Netzhautgefäße zeigen entzündliche Begleitstreifen. Häufig erkennt man auch entzündliche Glaskörpertrübungen.

Das Sehvermögen ist bei der Papillitis im Gegensatz zur Stauungspapille sofort hochgradig herabgesetzt.

Eine Papillitis kann auch in Verbindung mit einer Chorioretinitis auftreten, z. B. der

Neuroretinochorioiditis. Schließlich können auch andere Entzündungen des Augeninnern (Iridocyclitis, besonders die Sympathische Ophthalmie) zu einer Papillitis führen. Kommt es bei ihr nicht zur Restitution, dann resultiert eine postneuritische Atrophie mit unscharfen Grenzen und unterschiedlicher Sehverschlechterung.

Die retrobulbäre Neuritis. Die retrobulbäre Neuritis führt in ihrer akuten, meist einseitigen Form zu einer sich in Stunden oder Tagen entwickelnden, hochgradigen Sehverschlechterung bis zur Erblindung. Da das ophthalmoskopische Bild regelrecht ist, muß zur Klärung der Diagnose zunächst ein zentraler Gesichtsfeldausfall (Zentralskotom) Abb. 69 nachgewiesen werden und, besonders bei vollständiger Erblindung, eine amaurotische Pupillenstarre bestehen. Beim Druck auf das Auge und bei Augenbewegungen werden Schmerzen angegeben. Im allgemeinen kommt es nach etwa 3 Wochen zu einer deutlichen Verbesserung und dann evtl. vollständigen Wiederherstellung des Sehvermögens. In anderen Fällen bleibt eine temporale Abblassung (Schädigung des papillomaculären Bündels) oder auch eine scharf begrenzte Opticusatrophie mit erheblicher Sehverschlechterung zurück.

Die doppelseitige, häufig chronische Form der retrobulbären Neuritis mit temporaler Abblassung und Zentralskotom ist am häufigsten die Folge einer Intoxikation (Arsen, Blei, Filix mas, Chinin, Schwefelkohlenstoff, Thallium, Anilin usw.), wobei die Gefäße nach Chinin-, Optochin- und Filix mas-Intoxikationen hochgradig verengt erscheinen.

Ätiologisch kommen für die einseitige Papillitis und die retrobulbäre Neuritis in erster Linie in Betracht: Die multiple Sklerose (die Angaben schwanken zwischen 20—80%), Fokalerkrankungen (Nasennebenhöhlen, Zähne, Tonsillen), Lues und Tuberkulose sowie akute Infektionskrankheiten (Scharlach, Malaria, Typhus, Herpes Zoster, Fleckfieber usw.). Zu schweren Degenerationen der Sehnervenfasern führt auch die nach dem Kriege mehrfach beobachtete Methylalkoholvergiftung (WAGNER).

Bei der Meningitis tuberculosa wird in 35 bis 50% eine Opticusatrophie angegeben. Die Zunahme der Sehnervenerkrankungen geht mit der Einführung der intrathekalen INH-Streptomycin-Therapie parallel (BÖKE).

Therapeutisch wird, nach Bekämpfung des evtl. Herdes oder der Infektionskrankheit mit Bettruhe, Wärme in jeder Form verabfolgt und außerdem Cortison per os und evtl. retrobulbär gegeben. Manchmal empfehlen sich auch Schwitzkuren und Fiebertherapie.

Bei den chronischen retrobulbären Neuritiden sind zusätzliche gefäßerweiternde Mittel (Priscol usw.) und Vitamine (Vit. B.) indiziert.

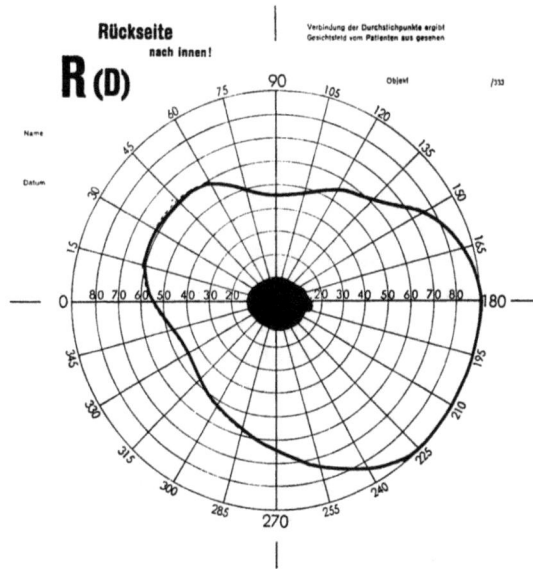

Abb. 69. Zentralskotom bei retrobulbärer Neuritis

BÖKE, W.: Neuritische Sehnervenveränderungen bei der Meningitis tuberculosa. Klin. Mbl. Augenheilk. **126**, 678—684 (1955).
WAGNER, F.: Klinischer und histologischer Befund des Sehnerven im akuten Stadium einer Methylalkohol-Vergiftung. Klin. Mbl. Augenheilk. **112**, 167—172 (1947).

Atrophie des Sehnerven

Wir unterscheiden:

1. die sog. *einfache Opticusatrophie*, bei der die scharf begrenzte Papille weiß abgeblaßt erscheint, von

2. der sog. *postpapillitischen* (s. S. 62) *oder neuritischen* (s. S. 62) *Atrophie*, bei der es zu einer unscharfen Begrenzung der weiß gefärbten Papille kommt, von

3. der sog. *retinalen Opticusatrophie* (Abbildung 59, S. 41) (z. B. bei der Retinitis pigmentosa, s. S. 54 u. 55), bei der die scharf begrenzte Papille wachsgelb verfärbt ist, von

4. der *glaukomatösen Opticusatrophie* (Abbildung 78, S. 41) mit randständiger Exkavation der scharf begrenzten, abgeblaßten Papille und bajonettförmiger Abknickung der Gefäße.

Da der Fasciculus opticus kein Nerv, sondern weiße Hirnsubstanz ist, kommt es sowohl zu einer aufsteigenden, als auch zu einer absteigenden Degeneration der Fasern.

Einfache Opticusatrophie. Die häufigste Ursache einer einseitigen Sehnervenatrophie ist eine Kompression oder Verletzung des Sehnerven im knöchernen Sehnervenkanal oder in der Orbita oder intrakranial. Durch einen Knochenbruch im Bereiche des Opticus oder durch einen Bluterguß in die Opticusscheiden oder durch Tumoren, Aneurysmen oder auch bei einer Arachnoiditis optico chiasmatica (es gehört hierher auch die temporale Abblassung nach retrobulbärer Neuritis) kann es zu einer Schädigung des Fasciculus opticus kommen, die dann z. B. bei einer Fraktur im knöchernen Sehnervenkanal zu einer fortschreitenden Weißverfärbung der Papille nach etwa 3—4 Wochen, die Sehverschlechterung trat je nach der Ursache sofort oder erst allmählich ein, führt.

Die blande Atrophie (infolge direkter Druckwirkung) ist beim Turmschädel viel häufiger als eine Stauungspapille (MARCHESANI). Es kommt weiter zur Sehnervenatrophie bei der Dysostosis craniofacialis, der Acrocephalosyndactylie, der Ostitis deformans.

Daneben gibt es die *dominant vererbte, einfache Opticusatrophie*, bei der eine angeborene und eine frühkindliche Form unterschieden wird (JÄGER, LODBERG u. LUND, KJER). Bei der angeborenen Form ist die ganze Papille befallen. Die Arterien sind eng, es besteht eine konzentrische Gesichtsfeldeinschränkung, Nystagmus und hochgradige Sehverschlechterung (JÄGER). Bei der frühkindlichen Form kommt es meist nur zu einer mäßigen Sehverschlechterung sowie einer (hauptsächlich Blau-, Gelb-) Farbsinnstörung (KJER).

JÄGER, W.: Dominant vererbte Opticusatrophie (Unter Berücksichtigung der dabei vorhandenen Farbsinnstörungen.) Albrecht v. Graefes Arch. Ophthal. **155**, 457—484 (1954).

KJER, P.: Hereditary infantile optic atrophy with dominant transmissions. Preliminary report. Dan. med. Bull. **3**, 135—141 (1956).

LODBERG, C. V., and A. LUND: Hereditary optic atrophy with dominant transmission. Acta Ophthal. **28**, 437—468 (1950).

MARCHESANI, O.: Symptomatologie des Nervus opticus. In Handbuch der Neurologie. O. BUMKE u. O. FOERSTER, Bd. IV. Hirnnerven, Pupille. Berlin: Verlag Springer 1936.

Tabische Opticusatrophie. Als Teilerscheinung besonders einer juvenilen Tabes (15 %) oder einer Taboparalyse kommt es ebenfalls zur sog. genuinen oder progressiven, einfachen Opticusatrophie, mit der gleichzeitig meist eine konzentrische, evtl. auch eine sektorenförmige periphere Gesichtsfeldeinschränkung, besonders im Bereiche des Farbgesichtsfeldes, auftritt. Die Patienten werden hemeralop (nachtblind). Die stets doppelseitige Erkrankung führt manchmal schon nach Monaten, manchmal aber auch erst nach 2—3 Jahren zur Erblindung.

Therapeutisch läßt sich die tabische Opticusatrophie bis heute nicht aufhalten. Durch Salvarsan, Arsen und Malariabehandlung kommt es eher zu einer Beschleunigung der Sehnervenatrophie. Außer der indizierten Anwendung von Penicillinkuren wird eine vitaminreiche Ernährung verabfolgt.

Geschwülste des Sehnerven. Bei der v. Recklinghausenschen Fibromatose können *Neurofibrome* im retrobulbären Sehnerven und den Opticusscheiden auftreten. Bei Kindern sind auch unterschiedlich maligne *Gliome* des Sehnerven und *Meningiome* der Opticusscheiden beobachtet worden. Gerade die Gliome (Spongioblastome) des Sehnerven (s. S. 47) werden ganz überwiegend im 1. und 2. Lebensjahrzehnt gefunden (NOVER u. ZIELINSKI).

NOVER, A., u. H. W. ZIELINSKI: Zur Differentialdiagnose der Orbita- u. Opticustumoren. Klin. Mbl. Augenheilk. **131**, 577—598 (1957).

Zusammenfassende Literatur: Krankheiten des Sehnerven

ABELSDORFF, G.: Sehnerv. Hdb. d. spez. anatomischen Pathologie und Histologie, HENKE-LUBARSCH, Bd. XI, Teil 1, 695—810. Berlin: Verlag Springer 1928.

BIEMOND, A.: Nervus opticus und Chiasma. Fortschritte der Augenheilkunde, Bd. I, 79—106. Basel: Verlag Karger 1952.

HOLLWIG, F.: Erkrankungen von Netzhaut u. Papille. In „Der Augenarzt" Bd. V. Leipzig: Verlag f. Kunst u. Wissenschaft 1963.

RÖNNE, H.: Die Erkrankungen der Papille und des Opticus bis zum Chiasma. Krz. Hdb. d. Ophthalmologie, Bd. V, 615—756. Berlin: Verlag Springer 1930.

Erkrankungen des Chiasmas

Die häufigste Ursache des sog. Chiasmasyndroms ist ein *Hypophysentumor*. Durch den Druck dieses Tumors auf die sich im Chiasma kreuzenden, medialen Nervenfasern entsteht das Bild der bitemporalen Hemianopsie (Abb. 70a u. b). Etwa 6 Wochen nach einer Chiasmaschädigung kommt es weiter zu einer einfachen Opticusatrophie.

Im Kindesalter verursachen neben Hypophysentumoren hauptsächlich die *Kraniopharyngiome* (Hypophysengangsgeschwülste) ein Chiasmasyndrom. Während die Hypophysentumoren normalerweise ohne Stauungspapille einhergehen, kann eine solche beim Kraniopharyngiom (etwa in ⅓ der Fälle) doch vorhanden sein. Das Kraniopharyngiom geht evtl. mit einer Dystrophia adiposogenitalis und einem Diabetes insipidus einher.

Ein Chiasmasyndrom oder mehr uncharakteristische Gesichtsfeldausfälle mit Sehnervenatrophie können auch durch die verschiedensten *parasellären Tumoren, Gefäßaneurysmen*, luische oder tuberkulöse *Meningitis, Arachnoiditis opticochiasmatica* hervorgerufen werden. Ätiologisch kommen bei der Arachnoiditis optico-chiasmatica in erster Linie in Betracht: Traumen, Nasennebenhöhlenentzündungen, Encephalitis, Tbc., Lues. Die Erkrankung kommt auch schon bei Kindern vor. FELD et AUVERT beschreiben in ihrer Operationsstatistik 64% männliche und 36% weibliche Patienten. Der jüngste Patient mit Arachnoiditis optico-chiasmatica war 5 Jahre alt.

Die Therapie ist meist eine neurochirurgische. Eventuell wird auch eine Röntgenbestrahlung vorgenommen.

FELD, M., et AUVERT: Conclusions à l'étude d'une statistique de 148 cas d'arachnoidite optico-chiasmatique opérés. Ref. Oto-neuroopht. **19**, 315 (1947).

Zusammenfassende Literatur: Erkrankungen des Chiasmas

BEHR, C.: Die Erkrankungen der Sehbahn vom Chiasma aufwärts. Krz. Hdb. d. Ophthalmologie. Bd. VI, 245—323. Berlin: Verlag Springer 1931.
BIEMOND, A.: Nervus opticus und Chiasma. Fortschritte der Augenheilk. Bd. I, 79—106. Basel: Verlag Karger 1951.

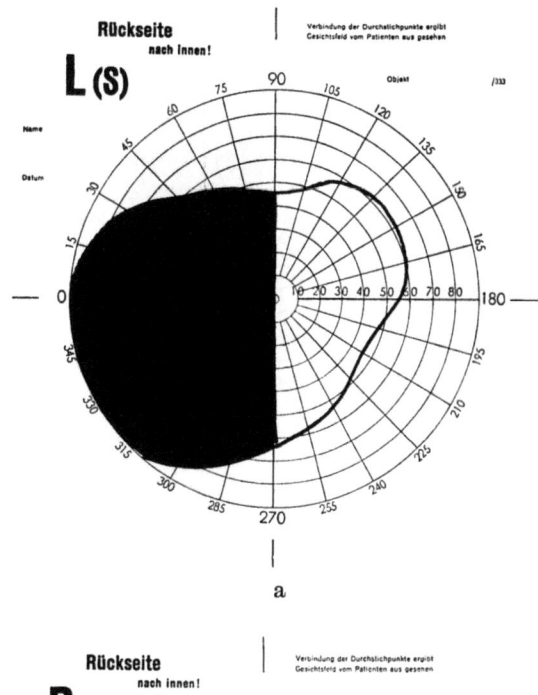

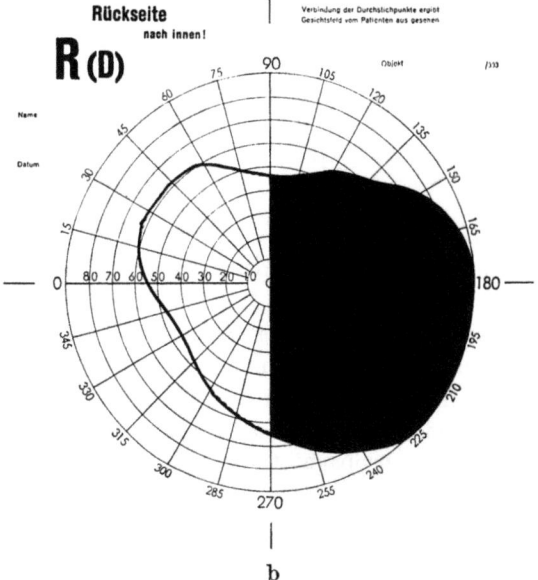

Abb. 70a u. b. Bitemporale Hemianopsie

Die Erkrankungen der zentralen Sehbahnen vom Chiasma aufwärts

Vom Chiasma führt der Tractus opticus zum Corpus geniculatum laterale (primäres Sehzentrum), von wo die Gratioletsche Sehstrahlung zur Fissura calcarina zieht. Alle Ausfälle im Bereiche der zentralen Sehbahnen führen infolge der Halbkreuzung der Sehnervenfasern im Chiasma zu einer homonymen Hemianopsie (Abb. 71a u. b) (evtl. nur Quadrantenhemianopsie).

Differentialdiagnostisch erscheint es dabei wichtig, daß bei einer Tractusläsion eine beidseitige Opticusatrophie auftritt, die bei einer Läsion hinter dem Corpus geniculatum laterale fehlt. Eine Tractushemianopsie geht ferner meist vertikal direkt durch den Fixierpunkt, während eine Läsion der hinteren ⅔ der Gratioletschen Sehstrahlung eine sog. maculare Aussparung auf der hemianopischen Ausfallseite aufweist.

Eine weitere Differentialdiagnose muß vom Neurologen durchgeführt werden.

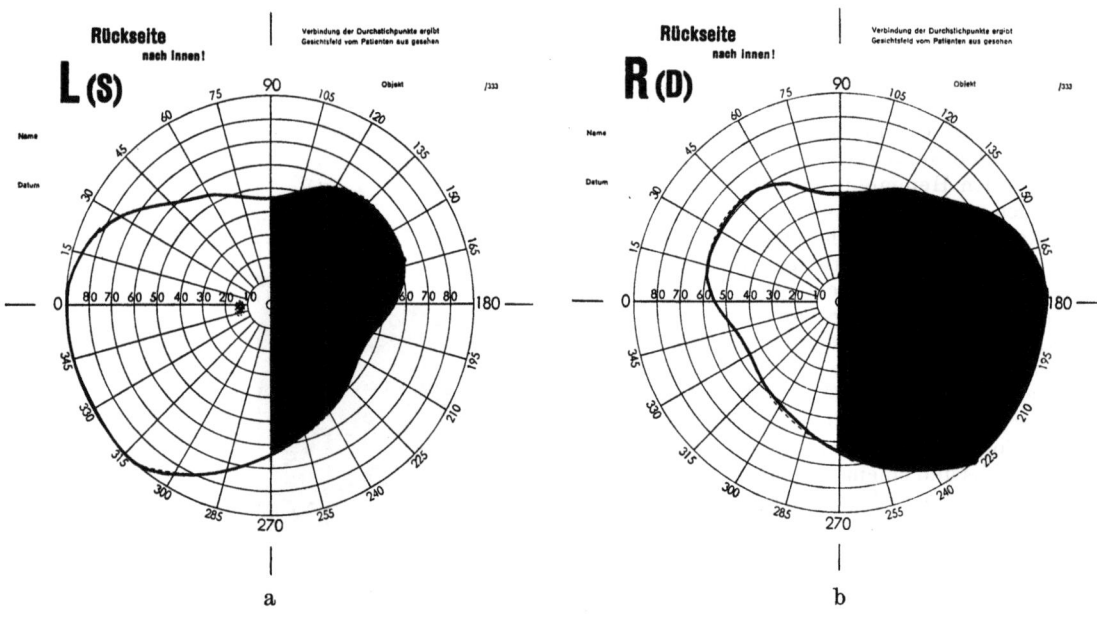

Abb. 71a u. b.. Homonyme rechtsseitige Hemianopsie

Zusammenfassende Literatur: Die Erkrankungen der zentralen Sehbahnen vom Chiasma aufwärts.

BEHR, C.: Die Erkrankungen der Sehbahn vom Chiasma aufwärts. Krz. Hdb. d. Ophthalmo-

logie. Bd. VI, 245—323. Berlin: Verlag Springer 1931.
REMKY, H.: Grundlagen der neuroophthalmologischen Diagnostik. Der Augenarzt. Bd. V. Leipzig: Verlag für Kunst u. Wissenschaft 1963.

Verletzungen der Augen

Stumpfe Traumen. Bei einem stärkeren stumpfen Trauma, das das Auge getroffen hat, kommt es evtl. an der Hornhaut zu vorübergehender, umschriebener, grauer Trübung bzw. Quellung, und es können ciliare Injektion, Lichtscheu und Tränen bestehen. In der Vorderkammer werden manchmal ausgedehnte Fibrinnetze beobachtet, die in 24 Stunden wieder weitgehend verschwunden sind. Ist es zu einer Ruptur der Irisgefäße gekommen, dann resultiert infolge einer Vorderkammerblutung eine plötzliche, starke Sehverschlechterung. Das Blut senkt sich schnell, der Schwere folgend, nach unten, stellt sich mit horizontalem Spiegel ein (Hyphaema) und wird meist in wenigen Tagen resorbiert.

Infolge des stumpfen Traumas kann es zur Erweiterung der Pupille (traumatische Mydriasis) mit träger und wenig ausgiebiger Reaktion kommen. Typische traumatische Irisschädigungen sind:

1. der sog. Sphincterriß, bei dem ein oder mehrere Einrisse im Bereiche des Pupillarsau-

mes mehr oder weniger tief ins Irisstroma reichen und

2. die Iridodialyse, bei der die Iris vom Ansatz peripher abgerissen wurde, was zentral zu einer entsprechenden Entrundung der Pupille führt.

Durch Zonulaeinriß kann es zur Linsenverlagerung (Subluxatio oder Luxatio, s. S. 51) kommen, wobei meist ein Irisschlottern (Iridodonesis) besteht und Glaskörper in die Vorderkammer eintritt.

Über die nach einem stumpfen Trauma nach Wochen oder Monaten, allmählich an Dichte und Grauweißfärbung zunehmende Rosettentrübung der Linse (posttraumatische Spätrosette) s. S. 51.

Nach einem Trauma kann Pigment aus der Pupillarsaumrückfläche als Abklatsch auf der Linse haften bleiben (Vossiussche Ringtrübung).

In der Netzhaut führt das stärkere stumpfe Trauma zur Commotio retinae (Berlinsches Ödem, s. S. 59). An umschriebener Stelle besteht dann ein meist scharfbegrenztes, graues

Netzhautödem, das, wenn es zentral liegt, an eine Embolie der Zentralarterie (mit kirschrotem Fleck) denken läßt. Nach einigen Tagen kommt es zur restitutio ad integrum. Bleiben nach dem Verschwinden des Netzhautödems pigmentierte-depigmentierte Narben in der Netzhaut-Aderhaut zurück, dann hat es sich um eine Contusio (keine Commotio) retinae gehandelt, die bei zentralem Sitz zu einer entsprechenden Sehverschlechterung führt. Ausnahmsweise kommt es dabei auch zu einem sog. Maculaloch, das dann evtl. eine Netzhautablösung verursachen kann. Selten als direkte Folge, wesentlich häufiger viele Monate und Jahre nach dem schweren stumpfen Trauma, kann man auch bei Kindern eine bestimmte Form der Netzhautablösung, den sog. Orariß, beobachten. Bei diesem kommt es überwiegend temporal unten zu einem Abriß der Netzhaut von der Ora serrata mit nachfolgender amotio retinae (Abb. S. 41 und S. 58, 59).

Andere Formen der Netzhauteinrisse und der Netzhautablösung können nur mit viel Vorbehalten und unter Anlegung strengster Maßstäbe (gutachtlich) auf ein Trauma zurückgeführt werden.

Ein stumpfes Trauma führt weiter evtl. zu Aderhautrissen, die dann als konzentrisch zur Pupille verlaufende blutige Streifen imponieren. Etwa nach 14 Tagen, nach der Blutresorption, sieht man dann an entsprechender Stelle helle, fast weiße (Sclera durchscheinend) Streifen (Abb. 72, S. 41).

Traumatische Glaskörperblutungen resorbieren sich bei Kindern meist in einigen Wochen wieder vollständig.

Infolge einer sehr heftigen Kontusion (Stoß mit Kuhhorn) kann die Lederhaut einfach platzen und der Inhalt des Bulbus zum großen Teil herausgeschleudert werden (siehe S. 36).

Eine Kontusion führt evtl. durch eine retrobulbäre Blutung zum Exophthalmus, dem durch narbige Schrumpfung oder Fraktur der knöchernen Augenhöhlenwand später ein Enophthalmus folgen kann.

Therapeutisch sind die Netzhautablösung und die Scleraruptur operativ anzugehen. In allen anderen Fällen erfolgt konservative Behandlung mit Bettruhe und Salbenverbänden.

Verletzungen, Zerreißungen und Perforationen im Bereich des Auges. Bei Verletzungen und Zerreißung der Lider ist eine sofortige, möglichst exakte Lidrandnaht zur Vermeidung (von Lidkolobomen und damit) von stärkeren Tränen unbedingt erforderlich.

Treten einige Stunden bis Tage nach dem Unfall Lidhämatome an den Augenlidern auf (Brillenhämatom), dann ist an eine Schädelbasisfraktur zu denken. Laufen Frakturen der knöchernen Orbita durch den canalis opticus, so kommt es zur vollständigen oder teilweisen Schädigung des Sehnerven mit hochgradiger Sehverschlechterung bzw. Erblindung. Eventuell ist in diesen Fällen eine chirurgische Freilegung des Sehnerven indiziert.

Bei Zerreißungen der Tränenwege, besonders der unteren Tränenröhrchen, versucht man, meist vergeblich, zur Verhinderung stärkeren Tränens, die Tränenröhrchen über einer Sonde zu vernähen.

Wunden der Conjunctiva bulbi pflegen sehr stark zu bluten, sind aber meist recht harmlos und heilen schnell ohne erkennbare Residuen ab.

Fremdkörper, die in die Bindehaut fliegen, setzen sich relativ leicht im sulcus subtarsalis 2—3 mm vom Lidrande entfernt fest und scheuern dann auf der Cornea. Relativ häufig gelangen Getreidegrannen in die obere Übergangsfalte der Bindehaut und erzeugen hier eine schwere Entzündung. Nach (doppeltem) Ektropionieren sind diese Fremdkörper meist leicht zu entfernen.

Auch leichte Hornhautverletzungen führen zur sehr schmerzhaften Erosio corneae. Gerade bei Kindern kommt es durch Kratzen mit Nägeln, Schlagen mit Gegenständen oder Werfen mit Sand usw. häufig zur Erosio corneae. Unter Salbenverbänden (5% Noviform usw.) heilen diese, falls sich keine rezidivierende Erosion entwickelt (S. 28), genauso wie tiefere Stromaverletzungen, meist schnell ab, lassen allerdings manchmal durch Narbenbildung eine Sehverschlechterung zurück.

In die Cornea eingebrannte (Eisen) oder eingespießte Fremdkörper (Abb. 73), müssen zur Vermeidung von Infektionen sofort (mit der Fremdkörpernadel) entfernt werden.

Bei jedem Verdacht auf eine perforierende Augenverletzung muß das Kind sofort einem Augenarzt zugeschickt werden!

Die Diagnose einer Hornhautperforation ist leicht zu stellen bei aufgehobener Vorderkammer, bei Einlagerung von Irisgewebe in der Cornea bzw. dem Limbus (Abb. 74), bei Iris- oder Linsenperforation sowie bei starker Hypotonia bulbi. Sehr häufig kann beim Fehlen dieser Symptome die Diagnose nur sehr schwer und nur vom Augenarzt gestellt werden. Beim Verdacht auf Perforation ist immer sofort zu röntgen. Bei jeder perforierenden Verletzung ist möglichst bald der Fremdkörper zu entfernen. Da es sich meist um Eisen handelt, benutzt man den Riesenmagneten. Die evtl. bestehende Fistel ist sofort mit feinster Seide zu vernähen.

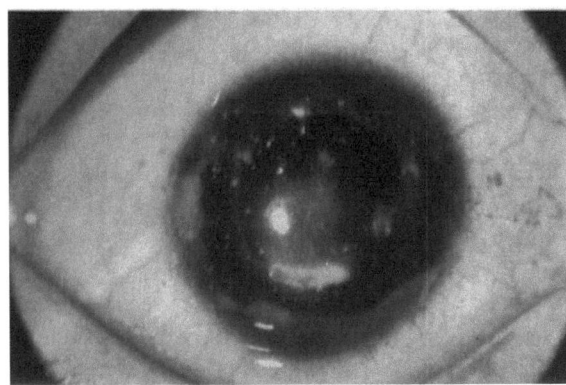

Abb. 73.
Hornhautfremdkörper (Gaspistolenverletzung), 14 J. ♂

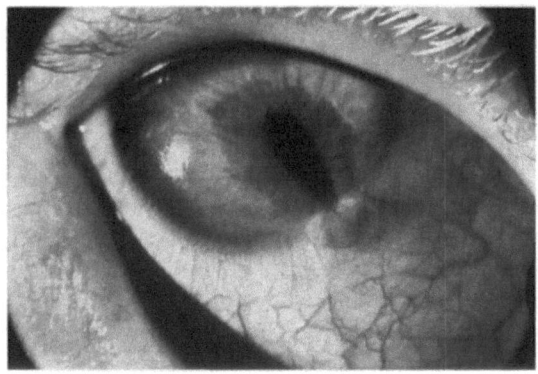

Abb. 74. Irisprolaps, 10 J. ♂

Über die einer perforierenden Verletzung drohende akute oder chronische Enophthalmitis sowie sympathische Ophthalmie, s. S. 44.

Aufschlüsselung der Verletzungen im Kindesalter, die an der Univ.-Augenklinik in Kiel zur Beobachtung gelangten (HOLLAND).

Schädigung durch Licht. Ultraviolette Strahlen werden oberflächlich an den Geweben ab-

sorbiert. Dabei kommt es nach einer mehrere Stunden betragenden Latenzzeit zu multiplen, oberflächlichen Hornhautherdchen in Form einer fluorescein-positiven Stippung, und in schwersten Fällen kann sogar eine leichte Parenchymtrübung resultieren. Diese sog. *Keratitis photoelektrica* tritt auf als „Verblitzung" durch Zusehen bei Schweißarbeiten mit elektrischem Lichtbogen, bei Kindern im Hochgebirge als „Schneeblindheit" sowie bei Bestrahlungen mit der „künstlichen Höhensonne" (Quarzlampe) ohne genügend absorbierende Augengläser. Infolge der starken Reizerscheinungen durch die Hornhautaffektion bestehen heftige Schmerzen mit Fremdkörpergefühl, Blepharospasmus und starker Tränenfluß.

Therapeutisch empfiehlt es sich, sofort milde Augensalbe (Noviformsalbe, Borsalbe oder ähnliches) einzustreichen, worauf die subjektiven und objektiven Beschwerden bald verschwinden.

Bei der Betrachtung der Sonne (besonders bei Sonnenfinsternis) mit ungenügend geschütztem Auge kommt es zur Schädigung der Netzhaut mit Ödem (s. S. 58) und mehr oder weniger deutlichem (Zentral-) Skotom (Gesichtsfeldausfall). Diese Hitzecoagulation heilt später mit pigmentierten Narben ab. Neuerdings wird dieser Hitzeeffekt bei der „Lichtcoagulation" künstlich mit der Xenon-X-Lampe zur Therapie von Netzhautveränderungen (Periphlebitis, Netzhautloch, Netzhauttumoren usw.) erzeugt (MEYER-SCHWICKERATH).

Zur Vermeidung des Monate oder Jahre nach einer Rö- oder Radiumbestrahlung drohenden sog. Röntgenstars ist ein Bleischutz des Auges bei allen Bestrahlungen in Augennähe erforderlich.

MEYER-SCHWICKERATH, G.: Lichtkoagulation. Stuttgart: Verlag Fed. Enke, 1959.

Verbrennungen oder Verätzungen. Bei Verbrennungen (meist des Gesichtes) oder Ver-

Tabelle 1. *Verteilung der von 1950 bis 1960 stationär behandelten verletzten Kinder nach Alter und Geschlecht*

1	2	3	4	5	6	7	8	9	10	11	12	13	14	Alter in Jahren
7	12	18	22	20	26	34	24	19	33	39	33	37	33	Gesamtzahl = 357
4	5	15	16	16	16	30	19	14	27	34	27	29	30	282 Jungen = 79%
3	7	3	6	4	10	4	5	5	6	5	6	8	3	75 Mädchen = 21%

Tabelle 2. *Anzahl der einzelnen Verletzungsformen*

Perforatio bulbi	132 =	37 %
Lidverletzung und Perforatio	8 =	2,2%
Contusio bulbi	107 =	30 %
Lidverletzung und Contusio	27 =	7,6%
Lidverletzung	26 =	7,3%
Verbrennung	18 =	5 %
Verätzung	14 =	3,9%
Verletzung der Bindehaut	5 =	1,4%
Verletzung der Hornhaut	18 =	5 %
Verletzung der Lederhaut	2 =	0,6%

Tabelle 3. *Anzahl der Verletzungen durch eigenes oder fremdes Verschulden*

Verletzung durch eigenes Verschulden	160 =	44,8%
Verletzung durch einen anderen	184 =	51,5%
Unbekannt	13 =	3,7%

Tabelle 4. *Häufigkeit der einzelnen Verletzungsursachen*

A. Verletzungen durch Schuß	68 =	19,3%
1. Katapult	21	
2. Pfeil	24	
3. Gewehr usw.	23	
B. Verletzungen durch Wurf	41 =	11,5%
1. Stein	18	
2. Kartoffel	4	
3. Lehmkugel	3	
4. Schneeball	3	
5. Sonstiges	13	
C. Verletzungen durch Stoß	121 =	33,8%
1. Stock	32	
2. Schreibzeug	7	
3. Schere	9	
4. Küchengerät	7	
5. Messer	8	
6. Draht	10	
7. Sonstiges	48	
D. Verletzungen durch einen Gegenstand, der ins Auge flog	46 =	12,8%
1. Glas	13	
2. Hämmern	14	
3. Holzhacken	5	
4. Sonstiges	14	
E. Verletzungen durch einen Gegenstand, der ins Auge geschleudert wurde (Peitsche, Gummiband, Kette)	9 =	2,5%
F. Verletzungen durch Explosion und Feuer	24 =	6,7%
1. Pulver usw.	22	
2. Ofen	2	
G. Verletzungen durch Verätzung	14 =	3,9%
1. Kalk	10	
2. Säure	2	
3. Tintenstift	2	

H. Verletzungen durch Fall und Sturz (Roller, Fahrrad usw.)	26 =	7,3%
I. Verletzungen durch Tiere (Schnabel, Hundebiß)	4 =	1 %
K. Ursache unbekannt	4 =	1 %

HOLLAND, G.: Augen- und Lidverletzungen im Kindesalter. Klin. Mbl. Augenheilk. **139**, 72—82 (1961).

ätzungen der Binde- und Hornhaut kommt es zum:

1. Grad mit Hyperämie, Stippung oder Erosio der Hornhaut, Tränenfluß und Blepharospasmus.

2. Grad mit Chemose der Bindehaut, Epithelverlust, Hornhautquellung, Blepharospasmus.

3. Grad mit Nekrosen und Verkochungen. Die Bindehaut erscheint häufig weiß anämisch. Gefäße sind kaum erkennbar. Die Hornhaut erscheint weiß (wie ein „gekochtes Fischauge") und ist anaesthetisch.

Verbrennungen und Säureverätzungen sind infolge der einsetzenden Coagulationsnekrose, die ein Tieferdringen der Säure verhindert, prognostisch günstiger gestellt als Laugenverätzungen, da es bei diesen infolge der Colliquationsnekrose zu einer tiefen Wirkung kommt. Am gefährlichsten ist die Ammoniak-Verätzung, die meistens nach 8—10 Tagen zur Einschmelzung des Bulbus führt. Am häufigsten ist die Kalkverätzung des Auges. Sowohl ungelöschter als auch gelöschter Kalk führen zu schweren Verätzungen, bei denen es zur Imprägnation von Hornhaut und Bindehaut mit Calciumsalzen kommt, die nur oberflächlich entfernt werden können. Bei schwersten Verätzungen, besonders mit Kalk, spricht man bei der weißen Hornhaut-Bindehautverfärbung vom Zustand wie beim „gekochten Fischauge".

Gerade bei Kindern kommt es nicht selten zu Tintenstiftverätzungen (Methylviolett) durch ins Auge gesprungene Spitzen. Es imponiert die schnell eintretende starke Färbung der Bindehaut, daneben wurden Hornhautgeschwüre beobachtet.

Bei Psychopathen oder schulunwilligen Kindern wird selten auch eine Conjunctivitis artificialis durch Einbringen von Kalk, Tintenstift, Seife oder die verschiedensten Fremdkörper in die untere Übergangsfalte der Bindehaut erzeugt. Eine solche künstliche Bindehautentzündung beschränkt sich fast ausschließlich auf die unteren Bindehautanteile, während die Bindehaut oben vollkommen regelrecht bleibt. Nach Entfernung des Fremdkörpers und Anlegung eines Stärkeverbandes heilt die Entzündung schnell ab und ist damit als artefiziell bewiesen.

Therapeutisch muß schnell und vollständig das schädigende Agens aus dem Auge entfernt und dann mit viel Wasser nachgespült werden. Bei Säuren kann Sodawasser und bei Laugen und Tintenstift 1%ige Essigsäurelösung verwandt werden. Zur Gefäßerweiterung ist besonders bei Nekrosen sofort 5% Dionin, Priscolsalbe und ein Dauerthermophor zu verabfolgen. Daneben müssen wegen der Beteiligung der Iris pupillenerweiternde Mittel (Atropin 1%, Scopolamin ⅓%) eingetropft werden. Bei weißen, nekrotischen Bindehäuten mit Verödung des Randschlingennetzes ist ein Ersatz dieser nekro-

tischen Bezirke durch eine Lippenschleimhautplastik erforderlich. Der Tendenz zur Bildung eines Symblepharons wirkt man durch tägliche Lösung der beginnenden Verwachsungen mit einem Salbenglasstäbchen oder einer Glasprothese (Glasschale) entgegen.

Zusammenfassende Literatur: Verletzungen der Augen

CRAMER, E.: Die Verletzungen und Berufskrankheiten des Auges einschließlich ihrer Entschädigung. Krz. Hdb. d. Ophthalmologie. Bd. IV, 434—589. Berlin: Verlag Springer 1931.
JAENSCH, P. A.: Verletzungen, physikalische Schädigungen und Giftwirkungen. In „Der Augenarzt" Bd. V. Leipzig: Verlag f. Kunst u. Wissenschaft 1963.
LOBECK, E.: Die Verletzungen des Sehorgans. Hdb. d. spez. path. Anatomie u. Histologie von HENKE-LUBARSCH, Bd. III. 367—536, Berlin: Verlag Springer 1937.

Die Pupille

Einleitung. Die Pupillenweite (Pupilla = das Püppchen) wird von dem parasympathisch durch den Oculomotorius innervierten, im Irisstroma liegenden Musculus sphincter pupillae und dem im vordersten Teil des Pigmentblattes liegenden, sympathisch innervierten Musculus dilatator pupillae bestimmt. Die Pupillenweite kann durch (Miotica) Kontraktion des Sphincters (Parasympathicomimetica: Acetylcholin, Pilocarpin, Physostigmin, Mintacol usw.), oder durch Lähmung des Dilatators (Sympathicolytica: Opilon, Ergotaminpräparate usw.) verengt werden. Die Pupillenweite kann umgekehrt durch (Mydriatica) Lähmung des Sphincters (Parasympathicolytica: Atropin, Scopolamin usw.) oder durch Kontraktion des Dilatators (Adrenergica: Adrenalin, subkonjunktivale Injektion, Cocain usw.) vergrößert werden. Zur diagnostischen Pupillenerweiterung werden gerne Parasympathicolytica (Homatropin, Mydriaticum „Roche") oder Adrenergica (Mydrial) mit schnellem Eintritt und schnellem Abklingen der Erweiterung gegeben.

Eine physiologische Pupillenverengerung (Miosis) erfolgt:

1. bei Belichtung (Netzhaut-Sehnerv-Corpus geniculatum laterale — vordere Vierhügel-Sehrinde — beide Sphincterkerne des Oculomotorius — Ganglion ciliare — Sphincter pupillae),

2. bei der Naheinstellung (Konvergenzreaktion). Es dürfte sich dabei um einen Impuls handeln, der sich, genauso wie die Konvergenzbewegung des Auges, von der Hirnrinde über die Oculomotoriuskerne und damit auf den Sphincter pupillae überträgt.

Die Pupille wird weiter verengt durch kräftigen Lidschluß (Orbicularisphänomen), durch Vestibularisreizung und evtl. bei tiefer Exspiration.

Die Pupille kann erweitert werden (Mydriasis) bei starker psychischer Erregung (Schreck, Angst, sowie im epileptischen Anfall). Auch starker Schmerz und tiefe Inspiration bewirken evtl. eine Pupillenerweiterung.

Sind die beiden Pupillen ungleich weit, dann spricht man von einer Anisokorie, eine solche kann familiär (dominant vererbt) vorkommen (KYRIELEIS).

KYRIELEIS, W.: Familiäre Anisokorie. Klin. Mbl. Augenheilk. **133**, 769—776 (1958).

Pathologische Pupillenweite. Schon physiologischerweise ist die Pupillenweite in den ersten Lebensmonaten gering (etwa 2 mm), vergrößert sich dann auf 3,5—4 mm und nimmt im Greisenalter wieder auf 2 mm ab. Es besteht eine ständige physiologische Pupillenunruhe, die in der Jugend lebhafter und ausgiebiger ist als im Alter. Die Pupillenweite ist bei der Iritis vermindert und beim Glaukomanfall vergrößert. Eine rechts und links unterschiedliche Pupillenweite wird als *Anisokorie* bezeichnet. Eine *spastische Miosis* kann bei der Meningitis und Encephalitis und eine Miosis bei Vergiftungen durch Morphium- und Opiumderivate, bzw. durch das Kontaktinsektizid E 605 sowie nach Megaphengaben hervorgerufen werden. Eine *paralytische Miosis* infolge Sympathicusparese (meistens Läsionen des sympathischen Grenzstranges im Halsgebiet) bewirkt den sog.

Hornerschen Symptomenkomplex (Miosis, Ptosis, Enophthalmus). Beim Auftreten einer solchen Läsion im Kleinkindesalter kommt es zusätzlich noch zu einer Heterochromie, d. h. zu einer helleren Färbung der Iris auf der Seite des Horners.

Eine *spastische Mydriasis* durch Reizung des Sympathicus findet sich im epileptischen Anfall und bei der Schizophrenie. Die häufige *paralytische Mydriasis* wird bei der Oculomotoriuslähmung (s. S. 77) mitbesprochen. Beidseitig tritt diese Mydriasis bei Vergiftungen mit Tollkirsche, Botulismus oder CO auf.

Amaurotische Pupillenstarre. Bei einseitiger Erblindung kommt es bei Belichtung des sehenden Auges zu einer prompten beidseitigen Verengungsreaktion (direkte und konsensuelle Lichtreaktion), dagegen fehlt diese beiderseitige Pupillenverengerung bei Belichtung des erblindeten Auges. Eine beidseitige periphere Erblindung führt zu keiner Lichtreaktion der Pupillen bei erhaltener Konvergenzreaktion. Als Folge einer bitemporalen Chiasmahemianopsie oder homonymer Hemianopsie durch Tractus-opticus-Läsion fehlt im Bereiche der blinden Netzhauthälften eine von hier auslösbare Lichtreaktion der Pupillen *(hemianopische Pupillenstarre)*.

Reflektorische Pupillenstarre. Die reflektorische Pupillenstarre (ARGYLL-ROBERTSON) bedingt eine Aufhebung oder einen trägen, wurmförmigen Verlauf der (direkten und indirekten) Lichtreaktion bei gesteigerter Konvergenzreaktion der häufig stark verengten Pupille. Die reflektorische Pupillenstarre ist pathognomonisch für die Tabes bzw. die Taboparalyse.

Die Pupillotonie. Die Pupillotonie wird häufig mit der reflektorischen Pupillenstarre verwechselt. Die am häufigsten im 2. und 3. Lebensjahrzehnt, aber auch schon bei Kindern bemerkte Pupillotonie geht oft mit einem Verlust der Patellar- und Achillessehnenreflexe einher (Adiesches Syndrom). Bei der in etwa $^2/_3$ der Fälle einseitigen Erkrankung verengt sich die in der Regel übermittelweite Pupille nicht auf Licht, dagegen tonisch (mehrere bis viele Sekunden) und ausgiebig auf Konvergenz und Lidschluß. Die Wiedererweiterung der verengten

Pupille dauert noch länger (evtl. bis über 1 min). Mit der Pupillotonie geht meist auch eine Akkommodotonie bei Nah- und Fernblick einher. Über den Sitz der Erkrankung sind wir noch nicht genau orientiert. Mit 2%igem Mecholyl verengt sich die Pupille, im Gegensatz zu anderen Pupillenstörungen, bei der Pupillotonie stark. Meist verläuft außer der Pupillenreaktion auch die Akkommodation tonisch (Akkommodotonie). Es dauert dann manchmal einige bis viele Sekunden, bis das jugendliche Auge beim Übergang von Nah- auf Fernblick wieder scharf sieht (KYRIELEIS).

KYRIELEIS, W.: Pupillotonie und Adie-Syndrom. Halle: Verlag VEB C. Marhold 1951.

Die absolute Pupillenstarre. Bei der absoluten Pupillenstarre ist die Pupille weit und reagiert weder (direkt noch konsensuell) auf Licht noch auf Naheinstellung. Bei der unvollständigen absoluten Pupillenstarre erfolgt nur eine geringe Reaktion. Bei der absoluten Pupillenstarre, die ursächlich durch eine lokale Wirkung, oder eine Vergiftung mit Belladonnapräparaten, mit Scopolamin (SEE) und bei Botulismus bedingt ist, liegt eine Läsion des Oculomotorius (im Bereiche des Kerns oder des peripheren Nerven) zugrunde. Ohne eine Intoxikation kommen als Ursache einer meist einseitigen absoluten Pupillenstarre in erster Linie die Lues (vasculäre Form, Meningitis), schwere Traumen des Augapfels (evtl. mit Sphincterrissen) und ein akuter Glaukomanfall in Betracht. Außer der Pupille ist bei der absoluten Pupillenstarre meist auch die Akkommodation gelähmt (Ophthalmoplegia interna).

Zusammenfassende Literatur: Die Pupille

BING, R., u. A. FRANCESCHETTI: Die Pupille. Krz. Hdb. d. Ophthalmologie, Bd. VI, 80—155. Berlin: Verlag Springer 1931.

MAEDER, G.: La pupille. Fortschritte der Augenheilkunde Bd. III, 289—303. Basel: Verlag S. Karger 1954.

REMKY, H.: Grundlagen der neuroophthalmologischen Diagnostik. Der Augenarzt. Bd. V. Leipzig: Verlag für Kunst und Wissenschaft 1963.

Motilitätsstörungen des Auges

Einleitung. Die Bewegungen des Auges bewirken sechs Augenmuskeln. Vier dieser Muskeln werden vom N. oculomotorius, der rectus lateralis vom N. abducens und der Obliquus superior vom N. trochlearis innerviert.

Die reine Abduktion erfolgt durch den M. rectus lateralis, die Adduktion durch den M. rectus medialis. Jedes Auge hat zwei Heber, den M. rectus superior und den M. obliquus inferior und zwei Senker, den M. rectus inferior und den M. obliquus superior. Hinsichtlich einer Augapfelrollung sind die beiden Heber genauso, wie auch die beiden Senker, Antagonisten (der M. rectus superior und der M. obliquus superior sind Einwärtsroller, der M. rectus inferior und der M. obliquus inferior sind Auswärtsroller).

Die Augen sind in sensorischer und motorischer Hinsicht als *ein* Doppelauge anzusehen. Es wird nie ein einzelner Muskel innerviert, sondern es ändert sich bei allen Blickbewegungen der Tonus aller Augenmuskeln. Wir unterscheiden die gleichsinnigen Augenbewegungen von den gegensinnigen. Gegensinnige Augenbewegungen geschehen unter dem Einfluß der Fusion (Zwang zum Einfachsehen). Die wichtigste gegensinnige Augenbewegung ist die Konvergenzbewegung beim Blick in die Nähe.

Daneben gibt es reflektorische Augenbewegungen, deren wichtigste durch Vermittlung des Vestibularnerven in den Bogengängen vermittelt wird: Bei Drehung des Kopfes erfolgt eine reflektorische, entgegengesetzte Augapfelrollung.

Heterophorie. Die Stellung der Augäpfel ist von einer großen Anzahl von Faktoren (Muskeln, Fascien, Fettgewebe, Größe des Bulbus und der Orbita usw.) abhängig. Stehen die Augen auch nach Ausschaltung der Fusion (Zwang zum Einfachsehen, s. Kapitel: Untersuchungsmethoden) parallel, dann besteht *Orthophorie*. Stehen die Augen nicht parallel, dann sprechen wir von einer *Heterophorie*, die bei etwa 75% aller Menschen besteht. KRÜMMEL fand über 43% Eso- und 44,7% Exophorie; diese Werte gibt CHAJUTIN mit 32% bzw. 30% an. Wir unterscheiden die meist bei Erwachsenen zu beobachtende, häufig mit Myopie oder Konvergenzinsuffizienz einhergehende, Exophorie (latentes Auswärtsschielen) von der überwiegend bei Kindern auftretenden, häufig im Zusammenhang mit Hyperopie zu beobachtenden Esophorie (latentes Einwärtsschielen), von der Abweichung nach oben oder unten, Hyper- oder Hypophorie und der (Verrollung-) Cyclophorie.

Die vorhandene Heterophorie wird durch die Fusion (die durch Augenbewegung erfolgende Verschmelzung der Bilder beider Augen zu einem binocularen Eindruck) unterdrückt.

Bei bestehender Heterophorie wird evtl. über geringere oder stärkere *asthenopische* (muskuläre Asthenopie s. S. 79) Beschwerden mit Druck- und Spannungsgefühl über den Augen, der Stirn oder dem Hinterkopf geklagt. Diese evtl. dauernden, bei der Naharbeit und im Laufe des Tages zunehmenden Beschwerden, mit der Unfähigkeit zu konzentriertem Arbeiten, führen manchmal zu richtigen Depressionen. Umgekehrt treten solche asthenopischen Beschwerden stark bei vegetativ labilen, nervös erschöpften, „überarbeiteten" Neuropathen schon manchmal bei geringsten Heterophorien auf.

Zur Erkennung einer Heterophorie muß der Fusionszwang ausgeschaltet werden; das kann evtl. schon durch wechselseitiges Verdecken eines Auges erreicht werden, wodurch das verdeckte in einen, der Heterophorie entsprechenden Schielwinkel abweicht.

Geeigneter ist es, vor das eine der beiden geöffneten Augen ein Madoxstäbchen (zylindrischer Glasstab) zu setzen, durch das eine Lichtquelle zu einem zum Stäbchen senkrechten Lichtstreifen ausgezogen wird. Infolge des Fortfalles der Fusion wird dann dieser Lichtstreifen, entsprechend der dann erfolgenden Abweichung des Auges, mehr oder weniger weit von der fixierten Lichtquelle liegen (Doppelbilder). Auf die zahlreichen anderen Möglichkeiten zur Prüfung der Heterophorie (Prismenversuch, Madox-Phorometer) sei hier nicht eingegangen.

Bei allgemeiner Schwäche (und dadurch hervorgerufener Fusionsschwäche) durch Erkrankungen oder Sehverschlechterung durch Augenleiden kann die besonders höhergradige Heterophorie zu *manifestem* Schielen werden. Auch Übermüdung, Narcotica oder starke psychische Erregung können zum permanenten Schielen führen.

Die bei Kindern häufigere Esophorie, die bei einer Schwächung der Fusion (bei einseitiger Sehverschlechterung, bei Allgemeinerkrankungen usw.) zum Innenschielen des Auges führt, ist relativ oft bei der nicht korrigierten Hyperopie zu finden. Bei Erwachsenen liegt häufiger eine Exophorie vor. Nicht selten wird auch eine Heterophorie durch schlecht zentrierte Brillengläser (prismatische Ablenkung) vorgetäuscht.

Therapeutisch sollte besonders bei Kindern zunächst die Refraktion unter Akkommodationslähmung (3 Tage lang $^1/_2$—1% Atropintropfen 2mal täglich) bestimmt werden. Gerade bei jugendlichen Patienten kommen dann Fusionsübungen (Herschelsches Doppelprisma, Synoptophor usw.), häufiger erforderliche psychische und körperliche Kräftigung, Ferien usw. in Betracht. Sollte das nicht zum Ziele führen, dann wird mehr oder weniger gern ein Prismenglas verordnet, das den Winkel der Heterophorie etwa zur Hälfte ausgleicht. Bei bestehender Hypo-Hyperphorie ist wegen der hier nur geringen Fusionsbreite eine Prismenbehandlung von besonderer Bedeutung. Bei stärkerer Heterophorie ergibt manchmal eine vorsichtig dosierte Augenmuskeloperation (Vor-Rücklagerung) gute Erfolge.

CHAJUTIN, S. M.: Grenznormen des latenten Schielens bei Aufnahme in die Sommerschulen. Vestn. Oftal. 16, 148—155 (1940).; ref. Zbl. 46, 420 (1941).

HAMBURGER, F. A.: Stellungsanomalien. Der Augenarzt, Bd. III, 817—1109. Stuttgart: Verlag Thieme 1960.

HOLLWICH, F.: Die chirurgische Behandlung d. Horizontalschielens. Beiheft d. Klin. Mbl. Augenheilk., Heft 38, 134—167 (1960). Stuttgart: Verlag Enke.

JAENSCH, F. A.: Diagnose und Therapie des Schielens. Bücherei des Augenarztes, Heft 24. Stuttgart: Verlag Enke 1956.

KRÜMMEL, H.: Differentielle Phorometrie. Klin. Mbl. Augenheilk. 120, 134—143 (1952).

LYLE, T. K., u. S. JACKSON: Praktische Orthoptik in der Behandlung des Schielens und anderer Anomalien des Binokularsehens. München-Wien: Verlag Urban u. Schwarzenberg 1957.

Konvergenzexzeß. Ein Konvergenzexzeß kann willkürlich in Verbindung mit krampfhafter Akkommodation, selten auch mit zusätzlichem psychogenem Rüttelnystagmus (s. S. 78) auftreten; es besteht dann ein Übergang zum hysterischen Konvergenzspasmus. Ein relativer Konvergenzexzeß besteht bei stärkerer nicht- oder unterkorrigierter Hyperopie (Akkommodation und Konvergenz sind ja gekoppelt). Bei Schwächung der Fusion resultiert dann ein Strabismus convergens. Gerade bei Schulkindern mit Konvergenz und damit Akkommodationsexzeß besteht die Gefahr, daß die scheinbare Myopie durch Konkavgläser auskorrigiert wird.

Therapeutisch kann versucht werden, 2mal täglich ½—1%ige Pilocarpintropfen zu verabfolgen.

Konvergenzinsuffizienz und Divergenzschwäche. Eine Konvergenzinsuffizienz bzw. -schwäche wird nicht selten angegeben. Neben dem Konvergenzimpuls bleibt der Akkomodationsimpuls (beide sind gekoppelt) und damit auch die akkommodative Pupillenverengung aus. Ätiologisch ist an weiten Pupillenabstand, an stärkere Exophorie, an stärkere Myopie und besonders an eine psychogene Reaktion zu denken; es wird häufiger ein seelisches oder körperliches Trauma, bei Kindern Befürchtungen oder Versagen in der Schule usw.

angegeben. Angebliche *Divergenzschwäche* und *Divergenzexzeß* klären sich meist als Folge von Refraktionsanomalien oder Heterophorien auf. Divergenzlähmung s. S. 78.

Manifestes Schielen

Einleitung. Bei erschöpfenden Erkrankungen kann infolge einer Schwächung der Fusion aus dem latenten (der Heterophorie) ein manifestes, periodisches oder permanentes Schielen werden.

Ein manifestes Schielen wird bei höhergradiger Heterophorie dann eintreten, wenn angeborene oder erworbene, einseitige Sehschwäche oder auch einseitige hochgradige Brechungsfehler vorliegen, da in diesen Fällen kein normaler „Zwang zum Einfachsehen" besteht. Eine solche Fusionsschwäche kann auch rein angeboren vorhanden sein. Man spricht dann von einer Fehlsteuerung der senso-motorischen Mechanismen auf zentralnervöser Basis (HAMBURGER). Es kommen fürs Schielen ferner anatomisch-mechanische Anomalien (Asymmetrien der Lage der Augäpfel, Anomalien im Bau und der Lage der Gewebe der Augenhöhle, Hemmungsmißbildungen usw.) und hereditäre Faktoren in Betracht. Man unterscheitet das unioculare vom alternierenden Schielen. Beim einäugigen Schielen ist das abweichende Auge meist schwachsichtig (amblyop) und stärker fehlsichtig (hat den größeren Refraktionsfehler). Beim alternierenden Schielen sind meist ·beide Augen gleich sehtüchtig.

Im Hinblick auf den Beginn des Schielens fand HOLLAND (bei 967 Kindern):

Seit Geburt   277 (28,6%)
1. Lebensjahr 226 (23,4%)
2. Lebensjahr 210 (21,7%)
3. Lebensjahr 130 (13,5%)
4. Lebensjahr 76 (7,9%)
5. Lebensjahr 27 (2,8%)
6. Lebensjahr 12 (1,2%)
7. Lebensjahr   6 (0,6%)
8. Lebensjahr   3 (0,3%)

Ein „Schielen" in den ersten Lebensmonaten wird meist durch eine sehr starke Konvergenzneigung des Säuglings vorgetäuscht, die sich nach etwa 1 Jahr wieder verliert.

Die große soziale Bedeutung des Schielens geht daraus hervor, daß fast 4% der Deutschen schielen und davon etwa 40% eine starke, einseitige Amblyopie (Schwachsichtigkeit) zeigen.

HOLLAND, G.: Über Beginn und Ursache des frühkindlichen Schielens. Sitzungsbericht 111. Versammlung Rhein. Westf. Augenärzte 1965.

Strabismus convergens. Die häufigste Form des Schielens ist das Innenschielen (Strabismus convergens) (bei HOLLAND in etwa 94%).

Die Patienten, es handelt sich meist um Kinder, sind überwiegend mehr oder weniger hyperop. Der Hyperope muß schon, um in der Ferne scharf zu sehen, akkommodieren. Da Akkommodation und Konvergenz gekoppelt sind, muß der Übersichtige wegen des bestehenden Zwanges zum Einfachsehen (Fusion) den schon beim scharfen Sehen in die Ferne mit der erforderlichen Akkommodation auftretenden Konvergenzimpuls aktiv durch eine gegenläufige Muskelinnervation kompensieren. Bei einer körperlichen Schwächung (z. B. Erkrankung — Masern, Scharlach, Diphtherie usw. — oder auch schon Ermüdung) besonders im 3. und 4. Lebensjahr, kann diese ständig erforderliche aktive, gegensinnige Muskelinnervation nicht mehr genügend erfolgen, das Auge folgt seinem Konvergenzimpuls und gerät in Innenschielstellung.

Neben dieser akkommodativ-dynamischen Ursache des Innenschielens kommen ursächlich, wie oben gesagt, noch die Esophorie, angeborene Fusionsschwäche, zentralnervöse Ursachen, anatomisch-mechanische Anomalien und hereditäre Faktoren in Betracht.

Beim Schielen nahm man z. T. einen dominanten, z. T. einen recessiven Erbgang an. Es müßten hinsichtlich der Vererbung die verschiedenen zum Strabismus führenden „Schielfaktoren" einzeln berücksichtigt werden (Clausen u. Bauer, Harms) wie: Brechungsanomalien (Über-, Kurz- und Stabsichtigkeit), anomale Ruhelage der Augen (Heterophorie) und Schwäche des Zwanges zum Einfachsehen (Fusionsschwäche). Eine erbliche Belastung fand Holland (bei 967 Schielkindern) in 41,5%.

Clausen, W., u. J. Bauer: Beiträge und Gedanken zur Lehre von der Vererbung. Z. Augenheilk. **50**, 313—334 (1923).
Harms, H.: Erbleiden des Auges. Im Hdb. d. Erbkrankheiten, Bd. V. Leipzig: Verlag G. Thieme 1938.

In einem großen Teil der Fälle wird das schielende Auge mehr oder weniger amblyop. Diese Amblyopia ex anopsia entsteht zum großen Teil durch das Nichtgebrauchen des schielenden Auges, seltener auch als angeborene Anomalie.

Als Anpassung an das Schielen kommt es zu einer anomalen Netzhautkorrespondenz: Die auf die Macula lutea des nicht schielenden Auges fallenden Bilder treffen im schielenden Auge nasale Netzhautbezirke; durch Umwertung erhält dann anstatt der Macula lutea diese nasale Stelle den Raumwert geradeaus. Es wird so ein gewisses beidäugiges Sehen ermöglicht (s. bei Holland).

Therapie

Um die Ausbildung einer Schwachsichtigkeit (Amblyopie) schon beim schielenden Kleinkinde zu verhindern, ist es erforderlich zu prüfen, ob ein alternierendes Schielen beider Augen vorliegt. Ist das der Fall, dann besteht keine Gefahr hinsichtlich einer Amblyopie, da beide Augen abwechselnd mit der Foveola sehen. Besteht ein einseitiges Schielen, dann liegt schon eine Amblyopie vor oder es besteht die große Gefahr, daß sich eine solche entwickelt. Wird in diesem Falle noch foveal fixiert, dann verbindet man auch beim Kleinkinde das führende Auge so lange, bis das Schielauge bei Abnahme des Verbandes die Führung übernommen hat. Es muß so durch wiederholtes Verbinden des jeweils führenden Auges ein alternierendes Schielen erzielt werden. Besteht am schielenden Auge eine extrafoveale Fixation, dann sollte man beim Kleinkinde dieses Auge für einige Wochen verbinden und dann 2—3 Wochen lang das führende Auge verschließen. In einem Teil der Fälle verschwindet jetzt die extrafoveale Fixation und das Kind sieht mit der Foveola (Viefhues), worauf so weiter behandelt wird, wie oben dargelegt. Sieht das Kind beim Verbinden des führenden Auges weiter extrafoveal, dann sollte die Behandlung mit dem Occlusivverband abgebrochen werden, da sonst die extrafoveale Fixation noch gefestigt wird (Cüppers). Bei Beginn der Amblyopiebehandlung durch Occlusion vor dem 3. Lebensjahre kann faktisch immer die Amblyopie behoben und alternierendes Schielen erreicht werden.

Bei exzentrischer Fixation muß zunächst die zentrale Fixation angestrebt werden. Das wird z. B. mit dem Euthyskop (Cüppers) dadurch zu erreichen versucht, daß man die Netzhaut des hinteren Pols unter Aussparung der zentralen fovealen Zone belichtet. Das negative Nachbild ergibt jetzt eine kleine helle Scheibe (nicht belichtete Foveola) in einem dunklen Ring (belichtetes Areal). Bei Raumverdunkelung wird jetzt die zentrale helle Scheibe dunkel und der dunkle Ring hell. Durch Flackerbeleuchtung (hell-dunkel) des Raumes läßt sich die zentrale Scheibe (die der Macula entspricht) besonders gut zur Darstellung bringen. Mit der hellen Scheibe (Fovea) werden jetzt Sehübungen gemacht und so das Empfinden geradeaus wieder geweckt.

Therapeutisch ist es also zunächst erforderlich, die bestehende Hyperopie voll (nach Atropin) auszukorrigieren. Es wird dann zunächst (bei zentraler Fixation) mit Hilfe eines Dauerverbandes des besseren Auges oder (bei exzentrischer Fixation) der Pleoptik versucht, die Amblyopie zu beseitigen (BANGERTER, CÜPPERS).

Bei zentraler Fixation sollte, wie gesagt, so früh wie möglich versucht werden, durch Verbinden des jeweils führenden Auges ein alternierendes Schielen zu erzielen und damit eine Schwachsichtigkeit zu verhindern.

Bei exzentrischer Fixation, die durch einen Occlusivverband des führenden Auges nicht zentral wird, liegt der günstigste Zeitpunkt für pleoptische Übungen beim 5.–6. Lebensjahr. Nach dem 10. Lebensjahr sind die möglichen Erfolge wesentlich geringer.

Nach der Beseitigung oder Verminderung der Amblyopie wird zunächst eine Überführung der anomalen in die normale Korrespondenz angestrebt und dann ein binoculares Sehen mit Hilfe eines Fusionstrainings aufgebaut. Für eine solche Orthoptik sind spezielle Instrumente (Synoptophor usw.) erforderlich. Gelingt es trotz vollkorrigierender Brille und trotz des Fusionstrainings nicht, das Schielen zu beseitigen, dann muß operiert werden. Zur Verhinderung einer psychischen Alteration (Hänseln) ist eine solche Operation vor Beginn der Schulzeit zu empfehlen. Es wird dabei der M. rectus lateralis vorgelagert bzw. verkürzt oder der M. rectus medialis rückgelagert. Meist werden beide Operationen, manchmal an beiden Augen, vorgenommen.

BANGERTER, A.: Amblyopiebehandlung. 2. Aufl. Basel-New York: Verlag S. Karger 1955.
CÜPPERS, C.: Grenzen und Möglichkeiten der pleoptischen Therapie. HOLLWICH, Bücherei d. Augenarztes, Heft 38, 1—68 (1961). Stuttgart: Verlag Enke.
— Moderne Schielbehandlung. Klin. Mbl. Augenheilk. 129, 579—604 (1956).
HOLLAND, G.: Häufigkeit und Vorkommen der anomalen Netzhautkorrespondenz. Albrecht v. Graefes Arch. Ophthal. 166, 556—582 (1964).
— Über Beginn und Ursache des frühkindlichen Schielens. Sitzungsber. 111. Versammlung Rhein. Westf. Augenärzte 1965.
VIEFHUES, TH. K.: Zur Prophylaxe u. Behandlung der Schielamblyopie bei Kleinkindern. Klin. Mbl. Augenheilk. 131, 827—830 (1957).

Strabismus divergens. Während es bei Kindern bei angeborener oder erworbener Sehschwäche meist zum Strabismus convergens kommt, tritt in diesem Falle nach der Pubertät meist ein Strabismus divergens in Erscheinung. Ferner entwickelt sich ein manifester Strabismus divergens (Abb. 75) aus einer Exophorie,

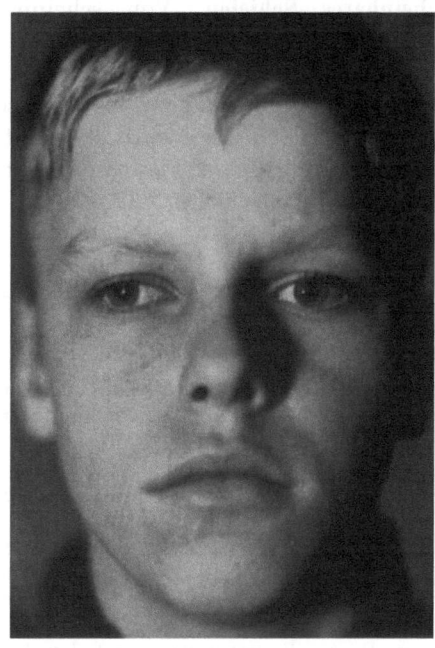

Abb. 75. Strabismus divergens, 12 J. ♂

aus einer Insuffizienz der Konvergenz und als Folge eines Fusionsmangels (bei bestehender Anisometropie). Auch die Myopie disponiert besonders nach der Pubertät zum Strabismus divergens. Nur etwa 1/5 der Schielenden leidet an einem Strabismus divergens, wobei das Schielen häufig erst mit 10 oder 12 Jahren beginnt.

Therapeutisch werden Fusionsübungen wie beim Einwärtsschielen gemacht; genügen diese nicht, dann sind operative Eingriffe (Vorlagerung des rectus medialis, Rücknähung des rectus lateralis) notwendig.

Höhenschielen. Besteht ein Höhenschielen *(Strabismus sursum-bzw. deorsum-vergens)*, dann wird eine prismatische Korrektur oder eine Augenmuskeloperation erforderlich.

Beim *Höherstand des adduzierten Auges* weicht das jeweils adduzierte Auge nach oben ab, während beim Blick geradeaus die Augen gleich hoch stehen.

Das *dissoziierte Höhenschielen* verursacht entweder dauernd wechselnde Schwankungen der Höhenabweichung eines hochgradig amblyopen Auges bei Fixation des normalen oder in der alternierenden Form einen Höherstand des jeweils nicht fixierenden Auges.

Therapeutisch kommen bei dieser rein nervösen Erkrankung nur Fusionsübungen in Betracht.

Scheinbares Schielen. Von scheinbarem Schielen sprechen wir dann, wenn die optische nicht mit der anatomischen Achse des Auges zusammenfällt. Der Winkel zwischen optischer und anatomischer Achse wird als positiver (scheinbares Außenschielen) bzw. negativer (scheinbares Innenschielen) Winkel γ bezeichnet.

Zusammenfassende Literatur: Schielen, Amblyopie

Allen, J. H.: Strabismus. Ophth. Symposium I, 1950; II, 1958. St. Louis: Verlag C. V. Mosby.

Bangerter, A.: A.: Amblyopiebehandlung. 2. Aufl. Basel: Verlag Karger 1955.

Hamburger, F. A.: Stellungsanomalien. Der Augenarzt, Bd. III, 877—1109. Stuttgart: Verlag G. Thieme 1960.

Hollwich, F.: Die chirurgische Behandlung des Horizontalschielens. Bücherei des Augenarztes. Bd. **38**, 135—167. Stuttgart: Verlag Enke 1961.

Jaensch, P. A.: Bewegungsapparat der Augen. Fortschritte der Augenheilk. Bd. VI, 115 bis 204. Basel: Verlag S. Karger 1956.

Lyle, T. K.: Treatment of concomitant strabismus. Fortschritte der Augenheilk. Bd. I. Basel: Verlag S. Karger 1952.

Lähmungen der äußeren Augenmuskeln (Strabismus paralyticus). Besteht eine Lähmung eines äußeren Augenmuskels, dann bekommt der Antagonist das Übergewicht, und es kommt zur *paralytischen Schielstellung.* Der *primäre Schielwinkel* (Fixation mit dem nicht gelähmten Auge) ist kleiner als der *sekundäre Schielwinkel* (Fixation mit dem gelähmten Auge), weil zur Fixation mit dem gelähmten Auge ein wesentlich größerer Innervationsimpuls erforderlich ist als bei der Fixation mit dem normalen Auge. Der Schielwinkel nimmt bei einer Augenbewegung in Richtung auf den gelähmten Muskel zu. Es treten *Doppelbilder* auf, wobei das Bild am gelähmten Auge in der Richtung verschoben erscheint, in die der ge-

lähmte Muskel ziehen würde. Da der Schielwinkel und die Doppelbilder beim Blick in Richtung der Wirkung des gelähmten Muskels zunehmen, versucht der Patient, in die entgegengesetzte Richtung zu schauen, was er nur mit einer entsprechenden Kopfdrehung kann. Der Kopf muß dabei in Richtung der Wirkung des gelähmten Muskels gedreht werden *(Zwangshaltung).* Läßt man den Patienten nur mit dem gelähmten Auge fixieren und dann schnell mit dem Finger auf einen Gegenstand zeigen, dann zeigt er in Richtung der Wirkung des gelähmten Muskels vorbei *(v. Graefescher Tastversuch).*

Als Ursachen der Augenmuskellähmungen kommen hauptsächlich: Kern-, Nerven- oder Muskelschädigungen nach Entzündungen (Infektionen, Intoxikationen, Mangelerkrankungen-Vitaminmangel), Gefäßprozesse, raumfordernde Prozesse und Traumen in Betracht (s. bei Remky).

Remky, H.: Grundlagen der neuroophthalmologischen Diagnostik. In „Der Augenarzt" Bd V. Leipzig: Verlag f. Kunst u. Wissenschaft 1963.

Spezielle Augenmuskellähmungen. (Nur der Schielwinkel und die Doppelbilder wurden berücksichtigt.)

1. Parese des *M. rectus lateralis:* Zurückbleiben des Augapfels beim Blick zur entsprechenden Seite, gleichseitige Doppelbilder, zunehmend beim Blick nach außen.

2. Parese des *M. rectus medialis:* Zurückbleiben des entsprechenden Augapfels beim Blick nach innen; gekreuzte Doppelbilder zunehmend beim Blick nach innen.

3. Parese des *M. rectus superior:* Zurückbleiben des entsprechenden Auges beim Blick nach oben außen. Fehlen der normalen Innenrotation beim Blick nach oben innen. Größter Doppelbildabstand beim Blick nach oben außen.

4. Parese des *M. rectus inferior:* Zurückbleiben des entsprechenden Auges beim Blick nach unten außen. Fehlen der normalen Außenrotation beim Blick nach unten innen. Größter Doppelbildabstand beim Blick nach unten außen.

5. Parese des *M. obliquus inferior:* Zurückbleiben des entsprechenden Auges beim Blick nach oben innen. Fehlen der normalen Außenrotation beim Blick nach oben außen. Größter Doppelbildabstand beim Blick nach oben innen.

6. Parese des *obliquus superior:* Zurückbleiben des entsprechenden Auges beim Blick nach unten innen. Fehlen der normalen Innenrotation beim Blick nach unten außen. Größter Doppelbildabstand beim Blick nach unten innen.

Eine angeborene Parese des M. obliquus superior (Trochlearisparese) mit sekundärer

Überfunktion des M. obliquus inferior ist die häufigste Ursache des *(ocularen) Schiefhalses (Torticollis)* (Abb. 76).

7. Parese des *M. oculomotorius:* Hinter dem schlaff herabhängenden Oberlide steht das Auge nach außen (intakter Abducens) und gering nach unten (intakter Trochlearis) abgelenkt. Es besteht eine absolute Pupillenstarre bei aufgehobener Akkommodation (siehe S. 14).

Ophthalmoplegie. Eine Lähmung der äußeren Augenmuskeln wird *Ophthalmoplegia externa* genannt.

Die häufige absolute Pupillenstarre in Verbindung mit einer Akkommodationsparese wird auch als *Ophthalmoplegia interna* (s. S. 71) bezeichnet.

Marcus Gunnsches Phänomen. Beim sog. Marcus Gunnschen Phänomen liegt meist eine mehr oder weniger starke Parese des herabhängenden, ptotischen Oberlides (evtl. auch eine Parese des rectus superior) vor. Bei Mundöffnung und Verschiebung des Kiefers zur entgegengesetzten Seite (YAW-WINKING) kommt es dann zu einer Mitbewegung-Hebung des paretischen Oberlides. Aber auch beim plötzlichen Aufreißen des Mundes, evtl. beim Lachen, Schreien, Kauen usw. kann das Mitbewegungsphänomen auftreten.

Es wird beim Marcus Gunnschen Phänomen an Oculomotoriusfasern gedacht, die dem Kerngebiet des n. facialis oder des motorischen Trigeminus entstammen. Ferner werden periphere Anastomosen zwischen Oculomotorius und dem motorischen Teil des Trigeminus angeschuldigt, und schließlich werden supranucleäre Innervationskomplexe ursächlich angenommen (Lit. bei KANTER).

KANTER, D.: Zum Marcus Gunnschen Phänomen. Klin. Mbl. Augenheilk. **126**, 50—59 (1955).

Oculäre Muskeldystrophie. Die oculäre Muskeldystrophie wurde früher als *Ophthalmoplegia externa chronica progressiva* bezeichnet. Bei dieser Erkrankung kommt es manchmal schon bei Kindern zu einer zunehmenden Beweglichkeitseinschränkung in allen Richtungen mit Ptosis. Es besteht häufig eine (unterschiedliche) Vererbung (BEST, ERDBRINK, ESSLEN u. PAPST), die evtl. geschlechtsgebunden sein kann (BECKET u. NETSKY). Ursächlich liegt der Erkrankung eine zunehmende Dystrophie der Augenmuskeln zugrunde (KILOH u. NEVIN, SCHWARZ u. LIN, ESSLEN u. PAPST).

BECKET, R. S., and M. G. NETSKY: Familial ocular myopathy and external ophthalmoplegia. Arch. Neurol. Psychiat. (Chic.) **69**, 64—72 (1953).

BEST, F.: Die chronisch progressive Ophthalmoplegie. Krz. Hdb. d. Ophthalmologie,

SCHIECK-BRÜCKNER, Bd. VI, 197—198. Berlin: Verlag Springer 1931.

ERDBRINK, W. L.: Ocular myopathy associated with retinitis pigmentosa. Arch. Ophthal. **57**, 335—338 (1957).

ESSLEN, E., u. W. PAPST: Die Bedeutung der Elektromyographie für die Analyse von Motilitätsstörungen der Augen. Basel-New-York: Verlag S. Karger 1961.

KILOH, L.G., and S. NEVIN: Progressive dystrophy of the external ocular muscles. Brain **74**, 115—143 (1961).

SCHWARZ, G. A., and C. N. LIU: Chronic progressive external ophthalmoplegia. Arch. Neurol. Psychiat. (Chic.) **71**, 31—53 (1954).

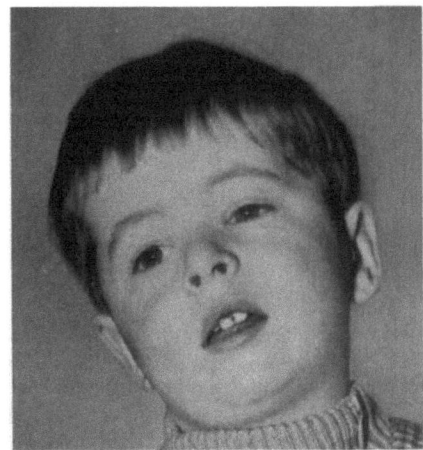

Abb. 76. Oculärer Schiefhals (angeborene Trochlearisparese links)

Angeborene Beweglichkeitsausfälle. Angeboren kann es zu einer aufgehobenen Beweglichkeit (Muskelaplasie, fehlerhafter Ansatz des Muskels, Läsion des entsprechenden Nervenkernes usw.) von jedem einzelnen oder auch von Gruppen von Muskeln kommen. Eine relativ häufige Beweglichkeitsstörung tritt als sog. *Strangfixation* des M. rectus lateralis auf. Es kommt hier bei der Abduktion zu keiner Außenwendung, während bei der mangelhaften Adduktion eine stärkere Retraktion des Bulbus mit Lidspaltenverengung (Duane-Stilling-Türksches Syndrom) beobachtet wird. Neben einer (sehnigen) Muskelanomalie (Lit. bei WEEKERS u. Mitarb.) wurde neuerdings bei diesem Syndrom auch eine gegensinnige Innervation gleichzeitig des Innen- und Außenwenders festgestellt (PAPST).

Nicht selten ist auch eine *angeborene Ptosis,* wobei die Augapfelbeweglichkeit intakt oder die Bulbusbewegung aufgehoben sein kann.

Nach einer angeborenen oder früh erworbenen Oculomotoriuslähmung kann es zu einem

fehlerhaften Auswachsen der Nerven und da-
durch zu Mitbewegungen kommen. Eine solche
Mitbewegung des Oberlides tritt z. B. beim
Marcus Gunnschen Phänomen auf (S. 77).

Die Therapie muß sich nach dem Grundleiden richten. Da die Patienten doppelt sehen,
wird gerne ein einseitiges Mattglas verordnet.
Zur Erhaltung der Fusion ist es aber wesentlich
besser, kein Mattglas zu geben, sondern den
Patienten aufzufordern, den Kopf in der Richtung zu halten, in der er nicht doppelt sieht.
Gelingt das, dann kommt es nach Rückgang
der Parese zur Restitutio ad integrum, während
nach Gebrauch eines Mattglases häufig ein
Strabismus zurückbleibt.

PAPST, W., u. E. ESSLEN: Zur Ätiologie der Abducenslähmung. Klin. Mbl. Augenheilk. **137**, 306
bis 327 (1960).
WEEKERS, R., P. MOREAU, S. HACOURT et A.
ANDRÉ: Contribution à l'étiologie du syndrome de rétraction oculaire. Acta ophthal.
(Kbh.) **34**, 343—346 (1956).

Blicklähmungen. Bei einer *assoziierten Blicklähmung* handelt es sich um den Ausfall der konjugierten beiderseitigen Augenbewegung. Die wichtigsten supranucleären Blicklähmungen sind die
horizontale Blicklähmung durch eine Schädigung
im Bereiche der Pons und eine vertikale Blicklähmung im Bereiche der Vierhügelgegend.

Als sog. *dissoziierte Blicklähmung* kann eine
reine *Konvergenzlähmung* sowie eine *Divergenzlähmung* auftreten. Meist handelt es sich aber um
keine echte Konvergenzlähmung, sondern um
eine Exophorie, einseitige Amblyopie oder um
eine rein funktionelle Störung.

Bei der Divergenzlähmung treten beim Blick
in die Ferne ungekreuzte Doppelbilder auf, die
beim Blick nach beiden Seiten zu- und in die Nähe
abnehmen (beim Nahblick kommt es in diesen
Fällen zu gekreuzten Doppelbildern).

Augenmuskel- und Blicklähmungen können
auftreten: als angeborene Beweglichkeitsstörun-
gen, als Folgen von Traumen mit oder ohne
Knochenbrüche, als Folge von Blutungen, im
Verlauf einer Meningitis oder Encephalitis, besonders der Encephalitis epidemica, sowie der Multiplen Sklerose. Besondere Bedeutung hat die Fahndung nach einer Lues. Bei Kindern kommen noch
die verschiedensten Infektionskrankheiten (Masern, Diphtherie, Grippe, Herpes zoster, Malaria)
hinzu, sowie eine Thrombose des Sinus cavernosus,
ein bestehendes Aneurysma, die verschiedensten
gut- und bösartigen Tumoren. Es ist ferner an
eine Myasthenia gravis, an einen Basedow und an
Vergiftungen (Botulismus, Blei, Kohlenoxyd) zu
denken (s. bei REMKY).

Nystagmus. Beim Nystagmus (Augenzittern), man unterscheidet den Pendelnystagmus

(ocularer Nystagmus) vom Rucknystagmus,
handelt es sich um rhythmische und unwillkür-
liche Bewegungen der Augen. Er kann schnell
und langsam, er kann ausgiebig (grobschlägig)
und gering (feinschlägig), er kann horizontal,
vertikal und rollend sein.

Der *Pendelnystagmus* tritt am häufigsten
auf bei angeborener oder in früher Jugend auf-
getretener, doppelseitiger Sehverschlechterung
(bei grauem Star, Hornhautnarben, Albinismus,
totaler Farbenblindheit, Aplasie der Macula
lutea oder ohne erkennbare Ursache = Amblyopie). Das Sehvermögen beträgt dabei meist
maximal 0,1—0,3. Auch bei Spasmus nutans
treten nystagmusartige Augenbewegungen auf.

Neben dem *sekundären Nystagmus* als Folge
von (Gehirn- und) Augenerkrankungen gibt es
den *extraoculären Nystagmus*, der allerdings
ebenfalls meist mit Brechungsanomalien (hy-
peropem Astigmatismus) oder Hypoplasie der
Macula lutea einhergeht. Beim angeborenen
erblichen Nystagmus sind die Augenbewegungen häufig in einer Richtung deutlich geringer,
was zu einer entsprechenden, habituellen Kopfdrehung führt. Eine Amblyopie fehlt in diesen
Fällen oft.

Der *Rucknystagmus* geht mit einer Reiz-
phase (langsame Phase) und einer Fixations-
phase (schnelle Phase) einher. Fälschlicherweise wird der Nystagmus nach der schnellen
Phase als Links- oder Rechtsnystagmus bezeichnet.

Beim angeborenen oder in frühester Jugend
erworbenen Nystagmus fehlen Scheinbewegun-
gen der fixierten Gegenstände, die bei später
erworbenem Nystagmus entsprechend seiner
Frequenz vorhanden sind.

Schon physiologischerweise tritt bei maximaler Blickbewegung nach rechts oder links bei
über der Hälfte der Menschen ein belangloser
Endstellnystagmus auf (langsame Phase nach
innen = Ermüdung, schnelle Phase nach
außen = Fixation).

Der optokinetische oder *Eisenbahnnystag-
mus* tritt bei eigener Bewegung und gleichzeitiger Fixation von nicht beweglichen Objek-
ten (langsame Phase) und Neufixation des
nächsten Objektes (schnelle Phase) auf.

Der *labyrinthäre* oder vestibuläre *Nystagmus*
kann durch Drehung sowie durch kalorische,
mechanische und galvanische Reize ausgelöst
werden (s. Kapitel Otologie!). Bei einseitigen

pathologischen labyrinthären Prozessen tritt ebenfalls ein Nystagmus auf.

Der *zentrale pathologische Nystagmus* kommt bei den verschiedensten cerebralen Prozessen (am stärksten im Bereiche des Kleinhirns) zur Beobachtung. Es spielen hier eine besondere Rolle die Encephalitis lethargica, die Multiple Sklerose, schwere Schädeltraumen, Tumoren und Alkoholintoxikationen.

Als *hysterischer Nystagmus* oder *Schüttel-* oder *Rüttelnystagmus* wird ein sehr schnelles Augenzittern bezeichnet, bei dem gleichzeitig eine starke Pupillenverengerung und Konvergenz bestehen. Es tritt bei einer maximalen funktionellen Akkommodation (Neurose) auf.

KERSTENBAUM, A.: Nystagmus. Fortschritte der Augenheilkunde, Bd. VII, 221—286. Basel: Verlag S. Karger 1957.

Ausführliche Literatur: Motilitätsstörungen des Auges

CORDS, R.: Die Physiologie der Augenbewegungen, die Pathologie der Augenbewegungen. Krz. Hdb. d. Ophthalmologie, Bd. III, 440 bis 490. Berlin: Verlag Springer 1930.
HAMBURGER, F. A.: Stellungsanomalien. „Der Augenarzt", Bd. III, 877—1109. Stuttgart: Verlag G. Thieme 1960.
REMKY, H.: Grundlagen der neuroophthalmologischen Diagnostik. In: „Der Augenarzt". Bd. V. Leipzig: Verlag f. Kunst u. Wissenschaft 1963.

Asthenopie

Unter einer *Asthenopie*[1] faßt man verschiedenste Beschwerden und Störungen zusammen, die beim Nahsehen auftreten wie: Ermüdungs- und Unlustgefühl, mangelnde Ausdauer und verschwommenes Sehen, dumpfe, drückende Augen- und Kopfschmerzen. Die Beschwerden nehmen mit der Dauer der Beanspruchung zu. Man unterscheidet:

1. die akkommodative Asthenopie (Hyperopie, s. S. 80, überkorrigierte Myopie, Akkommodationslähmung) von
2. der muskulären Asthenopie (Heterophorie, s. S. 72, Konvergenzschwäche) und
3. der nervösen Asthenopie (bei der psychische Momente wie: nervöse Erschöpfung, Hysterie usw. im Vordergrund stehen).

Brechungsfehler, Akkommodationsstörungen, Farbsinnstörungen

Refraktion. Wenn die Brechkraft des optischen Systems des Auges mit symmetrischen, d. h. sphärisch gekrümmten Flächen, so stark ist, daß das Bild eines fernen Objekts in der Foveola der Netzhaut abgebildet wird, dann besteht *Emmetropie* (Rechtsichtigkeit).

Sind die brechenden Flächen nicht allseitig symmetrisch, dann wird kein punktförmiges Bild entstehen, es liegt ein *Astigmatismus* (Stabsichtigkeit) vor. Der sog. „irreguläre" Astigmatismus infolge unregelmäßiger Oberfläche der Hornhaut (Geschwüre, Narben, Ektasien) ist mit gewöhnlichen Brillengläsern nicht korrigierbar. Beim „regulären" Astigmatismus stehen die beiden Achsen der stärkeren und der schwächeren Krümmung senkrecht aufeinander. Dieser reguläre Astigmatismus ist mit Brillengläsern zu korrigieren. Gegenüber dem Hornhautastigmatismus spielt der Linsenastigmatis-

mus im allgemeinen nur eine geringe Rolle. Die Korrektur des Astigmatismus erfolgt mit Zylindergläsern.

Der Astigmatismus erscheint in seiner Höhe und in seiner Achsenlage z. T. dominant, z. T. recessiv erblich festgelegt. RIEGER u. THUMS benutzten daher auch den Astigmatismus für den erbbiologischen Vaterschaftsnachweis.

RIEGER, H., u. K. THUMS: Augenärztliche Untersuchungen im Rahmen des anthropologisch-erbbiologischen Vaterschaftsnachweises. Wien. med. Wschr. 101, 594—601 (1951).

Ist die Brechkraft des optischen Systems im Verhältnis zur Achsenlänge des Auges zu stark, dann wird das Bild eines fernen Objektes vor der Netzhaut liegen, es besteht eine *Myopie* (Kurzsichtigkeit); ist die Brechkraft dagegen zu gering, dann werden sich die Strahlen eines fernen Gegenstandes erst hinter der Netzhaut vereinigen, es besteht eine *Hyperopie* oder Hypermetropie (Übersichtigkeit). Auch der

---

[1] Unter „Asthenopie" versteht man keine „Schwachsichtigkeit", sondern die im folgenden beschriebenen Störungen.

Astigmatismus kann myop, hyperop oder gemischt (eine Achse myop, die senkrecht darauf stehende hyperop) sein. Bei unterschiedlicher Brechkraft beider Augen sprechen wir von einer *Anisometropie*.

Die bei der Anisometropie verwandten Brillengläser werden meist nur bis zu einer Differenz zwischen rechts und links von 3—4 Dptr. vertragen, da sonst die unterschiedlich großen Netzhautbilder (Aniseikonie) bei stärkerer Abweichung der Gläser voneinander stören. Ausnahmsweise verursachen allerdings gerade bei Kindern auch noch viel höhere Unterschiede in den Brillengläsern (6—10 Dptr.) fast keine Beschwerden.

Bei der meist angeborenen *Hypermetropie* liegt, jedenfalls bei höheren Graden, häufig ein insgesamt zu kleines Auge vor. Bei der dann abgeflachten Vorderkammer besteht eine gewisse Disposition zum Glaukom (grüner Star), das dann aber im Kindesalter noch nicht oder nur ausnahmsweise manifest wird. Nicht selten besteht bei der Hyperopie eine starke Schlängelung der Netzhautgefäße (Tortuositas vasorum) mit unscharfer Papille (Pseudoneuritis). Bei höheren Graden der Hyperopie (über 5 Dptr.) besteht meist auch eine Schwachsichtigkeit (Amblyopie).

Wegen der großen Akkommodationsbreite (Zunahme der Linsenbrechkraft bei Ciliarmuskelkontraktion) bleibt beim Kinde beim Vorsetzen von Brillengläsern immer ein Teil der bestehenden Hyperopie latent, sie wird „wegakkommodiert". Um die totale (manifeste und latente) Hyperopie festzustellen, muß daher beim Kinde vor der Brillenglasprüfung der Ciliarmuskel gelähmt werden (Atropin, Homatropin, Mydriaticum usw.).

Bei längerer Naharbeit kommt es besonders bei sensiblen, hyperopen Kindern evtl. zu Verschwommensehen, Kopfschmerzen, Benommenheit *(akkommodative Asthenopie)*, zu roten Augen, evtl. auch zu Lidrandentzündungen. Liegen solche Beschwerden vor, dann verordnet man ein Konvexglas, das die „totale" Hyperopie ganz oder fast ganz korrigiert.

Beim Hyperopen wird das stärkste Glas verordnet, das noch den relativ besten Visus ergibt. Der Hyperope neigt zu konvergentem Schielen (s. S. 73).

Infolge der stärkeren Dehnung entsteht bei höhergradiger *Achsenmyopie* eine zunehmende Atrophie im Bereiche der Aderhaut und des Pigmentepithels der Netzhaut. Es kommt dabei zunächst zu einem sichelförmigen, hellen Bezirk, der temporal an der Papille liegt und in dessen Bereich man direkt auf die Sclera sieht (Conus myopicus). Außer gestreckten Gefäßen und einem hellen Fundus sind im allgemeinen im Kindesalter auch bei höhergradiger Kurzsichtigkeit meist keine weiteren Fundusveränderungen sichtbar.

Eine stärkere retinopathia myopica mit ausgedehnten, peripapillären und zentralen Dehnungsherden, Atrophien, zentralen Pigmentationen, evtl. zentralen Blutungen wird meist erst viel später, oft erst im 5. oder 6. Lebensjahrzehnt beobachtet. Da die Myopie meist um die Zeit der Pubertät auftritt oder stärker zunimmt, hat man auch die Naharbeit als Ursache angesehen und diese „Schulmyopie" auf Blicksenkung, Konvergieren und Akkommodieren zurückgeführt; eine Ansicht, die heute wesentlich an Bedeutung verloren hat. Man nimmt vielmehr jetzt für die meisten Kurzsichtigen mehr Beziehungen zwischen Körper- und Augenwachstum im Sinne einer Streuungsmyopie an. Daneben stehen die wahrscheinlich auf hereditärer Anlage beruhenden progressiven, excessiven Myopien, die während des ganzen Lebens ständig zunehmen.

Die Korrektur der Myopie mit Konkavgläsern sollte beim Kinde nach Lähmung der Akkommodation durch Mydriatica (Atropin, Homatropin usw.) erfolgen, da sonst die Gefahr der Überkorrektur besteht, die beim Myopen (Akkommodationsschwächling) zu asthenopischen Beschwerden (Schmerzen, Ziehen, schnelle Ermüdung) führen würde. Es wird daher das schwächste Glas verordnet, das noch den relativ besten Visus ergibt.

Erggelett, H.: Die Refraktion und die Akkommodation und ihre Störungen. Krz. Hdb. d. Ophthalmologie, Bd. II, 460—744. Berlin: Verlag Springer 1932.

Die Akkommodation. Die Akkommodation ist die Fähigkeit der aktiven Brechkraftzunahme der Linse zur scharfen Abbildung auch nah gelegener Gegenstände auf der Netzhaut. Nach der von Helmholtz aufgestellten Theorie kommt es durch eine Kontraktion des Ciliarmuskels zu einer Erschlaffung des im Bereiche der Ciliarfortsätze befestigten Aufhängebandes der Linse (der Zonulafasern). Dank der Formelastizität der Linse kommt es dabei zu einer stärkeren Wölbungs-Brechkraftzunahme der Linse. Beim erschlafften Ciliarmuskel werden umgekehrt die Zonulafasern angespannt und damit die Linse abgeplattet = Abnahme der Linsenbrechkraft. Es wurde neuerdings wahrscheinlich gemacht, daß nicht nur die Akkommodation (Parasympathicuswirkung), sondern auch die Desakkommodation (Sympathicuswirkung) im Sinne eines aktiven Geschehens verlaufen (MEESMANN).

Eine Akkommodationslähmung mit Pupillenlähmung nennt man Ophthalmoplegia interna. Sie ist am häufigsten die Folge einer lokalen Atropin-, Scopolamin- oder Homatropinanwendung (Eintropfen oder Einstreichen) bzw. einer internen Gabe von Belladonnapräparaten. Daneben muß an Botulismus, Polioencephalitis und eine Oculomotoriusparese gedacht werden. Ohne Pupillenerweiterung tritt eine doppelseitige Akkommodationslähmung bei Kindern relativ häufig 4—6 Wochen nach einer Diphtherie auf. Nach einigen Wochen erfolgt spontane Abheilung. Auch durch ein Trauma kann es zu einer vorübergehenden oder bleibenden Akkommodationslähmung kommen.

Als Therapie einer bleibenden Akkommodationslähmung kommen korrigierende Konvexgläser (+3,0) in Betracht.

Der Akkommodationsapparat muß sich beim Hyperopen in einem ständig erhöhten Tonus befinden, da schon zum scharfen Sehen in der Ferne eine Akkommodation erforderlich ist. Echte Akkommodationsspasmen oder -krämpfe als organische Kern- bzw. Gehirnschädigungen sind sehr selten. Häufig kommt es dagegen zu psychogenen Reaktionen mit starker Akkommodation und Miosis, evtl. noch mit Konvergenz, wodurch dann eine starke Sehverschlechterung und Kurz-

sichtigkeit vorgetäuscht wird. Gerade Kinder mit schlechten Schulleistungen, übertriebenem Ehrgeiz, Furcht vor Strafe usw. zeigen häufiger einen solchen Akkommodationsspasmus.

Zu einem tonischen Ablauf (3—15 sec) der Akkommodation und Pupillenverengerung bei Naheinstellung sowie der Desakkommodation und Pupillenerweiterung bei Fernblick kommt es bei der ätiologisch noch ungeklärten Pupillotonie (Adie-Syndrom) (s. S. 71).

MEESMANN, A.: Experimentelle Untersuchungen über die antagonistische Innervation der Ciliarmuskulatur. Albrecht v. Graefes Arch. Ophthal. **152**, 335—356 (1962).

Zusammenfassende Literatur: Die Akkommodation

ERGGELETT, H.: Die Refraktion und die Akkommodation mit ihren Störungen. Krz. Hdb. d. Ophthalmologie, Bd. II, 460—744. Berlin: Verlag Springer 1932.
MONJÉ, M.: Der Lichtsinn; Physiologie des Auges. In „Der Augenarzt", Bd. I. Stuttgart: Verlag G. Thieme 1958.

Farbsinnstörungen (s. Kapitel „NOVER", Band II/1, S. 479). 8% aller Jungen (Männer) sind angeboren rot-grün-sinngestört, davon 3% rot-grün-blind (protanop, deuteranop) und 5% rot-grün-schwach (protanomal, deuteranomal). Nur 0,4% Mädchen(Frauen) sind rot-grün-sinngestört (recessiv-geschlechtsgebunden Vererbung). Eine Blau-Gelb-Blindheit (Tritanopie) ist sehr selten. Die seltene recessiv vererbte totale Farbenblindheit geht mit Lichtscheue, Nystagmus und Sehschwäche (Amblyopie) einher.

Kindliches Glaukom (Buphthalmus)

Das kindliche Glaukom führt dann, wenn es vor der Geburt oder in den ersten Lebensjahren in Erscheinung tritt, zum *Hydrophthalmus* oder *Buphthalmus* (Abb. 77, S. 34). Der Augapfel wird dabei, infolge der großen Dehnbarkeit der Bulbushüllen, evtl. sehr stark vergrößert und erscheint dadurch vorgetrieben. Die normal 9—10 mm im Durchmesser große Cornea wird dann bis zu 14 oder sogar 16 mm groß. Bei der stärkeren Drucksteigerung, meist um und über 40—50 mm Hg, erscheint die Cornea im unbehandelten Stadium grau getrübt und wie gestichelt. Infolge der starken Dehnung kommt es zu Einrissen in den tiefen Hornhautschichten (Descemetrissen), die auch spä-

ter noch als doppeltkonturierte Linien erkennbar bleiben. Die Kinder sind meistens lichtscheu. Die Regenbogenhaut erscheint in der vertieften Vorderkammer etwas atrophisch. Auch die Zonulafasern werden durch die starke Bulbusvergrößerung gedehnt, straff gespannt und zerreißen manchmal, was dann zur Luxation der nicht vergrößerten Linsen führen kann. Die zunächst meist normal erscheinende Papille wird zunehmend randständig exkaviert und atrophisch blaß (Abb. 78, S. 41). Damit kommt es gleichzeitig auch zu zunehmenden Gesichtsfeldausfällen [Bjerrumskotom, nasaler Sprung (Abb. 79)], die beim Bestehenbleiben der Drucksteigerung zur Erblindung führen. Etwa die Hälfte der an Glaukom erblindeten Insassen von Blindenanstalten hatten eine Hydrophthalmie (ANDERSON).

Der überwiegend recessiv (nach FRANÇOIS u. Mitarb. in 80% recessiv, in 20% dominant) vererbte Hydrophthalmus congenitus ist wesentlich häufiger, als der überwiegend als Folge anderer Augenkrankheiten (perforierende Verletzung, Iritis mit seclusio pupillae, Glioma retinae usw.) erst ein oder mehrere Jahre nach

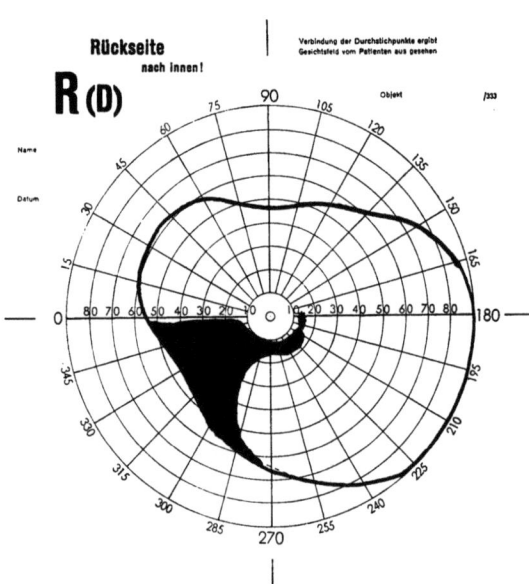

Abb. 79. Gesichtsfeldausfall beim Glaukom (Bjerrumskotom und nasaler Sprung)

der Geburt auftretende Hydrophthalmus acquisitus. Daneben ist evtl. auch eine Phakomatose (Neurofibromatose, Naevus flammeus) (Abb. 80, S. 34) ursächlich anzuschuldigen (s. bei LEYDHECKER).

Der Hydrophthalmus congenitus ist als eine Entwicklungsanomalie anzusehen: Der Schlemmsche Kanal fehlt häufig ganz bzw. erscheint verlagert, oder der Kammerwinkel ist durch ein undifferenziertes, mesodermales Gewebe ausge-

füllt. In etwa ²/₃ der Fälle sind die Zeichen des Hydrophthalmus schon bei der Geburt nachweisbar (LÖHLEIN).

Differentialdiagnostisch ist beim Hydrophthalmus an die Megalocornea zu denken, bei der nur eine abnorm große Cornea besteht; evtl. kommt es auch zur abnormen Größe des ganzen Auges ohne sonstige krankhafte Veränderungen (Gigantophthalmus).

Der Hydrophthalmus kann spontan heilen. Therapeutisch lassen sich, im Gegensatz zu den anderen Primärglaukomen, mit Mioticis kaum Drucksenkungen erzielen, dagegen sind Erfolge mit Gaben von Atropin beschrieben worden. Operativ wird meist die Iridencleisis (Einklemmen der Regenbogenhaut in eine von Bindehaut gedeckte perforierende Wunde an der Hornhaut-Lederhautgrenze und damit Abfluß des Kammerwassers unter die Bindehaut) oder eine Goniotomie (Durchschneidung des im Kammerwinkel gelegenen Gewebes) vorgenommen (LEYDHECKER).

ANDERSON, J. R.: Hydrophthalmia or Congenital Glaucoma, its causes, treatment and cure, 377. Cambridge: Univ.-Press 1939.

FRANÇOIS, J., J. P. DEWEER et J. VAN DEN BERGHE: Glaucome chronique simple à hérédité dominante. Ann. Oculist. (Paris) **184**, 404—422 (1951).

LEYDHECKER, W.: Glaukom, 175—184. Berlin-Göttingen-Heidelberg: Verlag Springer 1960.

LÖHLEIN, W.: Glaukom als Erbleiden. GÜTT, Hdb. Erbkrankheiten. **5**, 35—64 (1938).

Zusammenfassende Literatur: Glaukom

ELSCHNIG, A.: Glaukom. Hdb. d. spez. pathol. Anatomie u. Histologie, HENKE-LUBARSCH, Bd. XI, Teil 1, 873—994. Berlin: Verlag Springer 1928.

GOLDMANN, H.: Glaukom. Fortschritte der Augenheilkunde, Bd. I, 177—291. Basel: Verlag S. Karger 1952.

LEYDHECKER, W.: Glaukom. Berlin: Verlag Springer 1960.

THIEL, R.: Glaukom. Krz. Hdb. d. Ophthalmologie, Bd. IV, 700—842. Berlin: Verlag Springer 1931.

Funktionelle Sehstörungen

Eine relativ häufige funktionelle Sehstörung im Bereich der Sehbahnen und der Sehrinde ist das sog. Flimmerskotom, bei dem es etwa ¹/₄ Stunde lang zu einem von der Peripherie zum Zentrum hin oder umgekehrt ziehenden oder evtl. auch hemianopischen Skotom kommt, das mit Flimmern, Funken, Zickzacklinien einher-

geht. Im Anschluß an das in den Formenkreis der Migräne gehörende Flimmerskotom kommt es häufig zu sehr starken, manchmal halbseitigen Kopfschmerzen, die mit Übelkeit und Erbrechen einhergehen können.

Therapeutisch werden gerne Coffein- und Ergotaminpräparate verabfolgt.

Hysterische Amblyopie

Nicht selten kommen Kinder aus der Schule mit der Angabe, sie seien plötzlich einseitig fast ganz erblindet oder sähen mit beiden Augen nur noch sehr schlecht. Wenn die Gesichtsfeldaußengrenzen hochgradig konzentrisch eingeengt sind, die Orientierung im Raum aber intakt ist, wenn ferner die Pupillenreaktion auf Licht regelrecht ist, dann besteht der begründete Verdacht, daß hier eine rein funktionelle Sehverschlechterung angegeben wird. Es ist in solchen Fällen die häufig mit schulischem Versagen, übertriebenem Ehrgeiz usw. einhergehende Sehverschlechterung möglichst schnell von einem Augenarzt auf ihre funktionelle Ursache hin zu klären und von einem Psychotherapeuten zu behandeln.

Psychomotorik blinder Kinder

Bei blinden Kindern lassen sich 3 Gruppen von psychomotorischen Auffälligkeiten beobachten (MACKENSEN):

1. Allgemeine motorische Besonderheiten (Hyperkinesen, rhythmische Bewegungen, Bewegungsstereotypien).

2. Mimische Besonderheiten (mimische Armut, Ausdrucksschablonen, Grimassieren).

3. Auf die Augen bezogene Besonderheiten (Bewegungen zur Erzeugung von Licht-Schattenwechsel, Augenbohren).

Das Augenbohren (Abb. 81) wird gewöhnlich schon im 1. Lebensjahr beobachtet. Es verschwindet meistens mit 5—6 Jahren, kann aber noch im 14. Lebensjahr bestehen.

MACKENSEN, G.: Die Psychomotorik blinder Kinder. Bücherei des Augenarztes Heft 26, Stuttgart: Ferd. Enke-Verlag 1956.

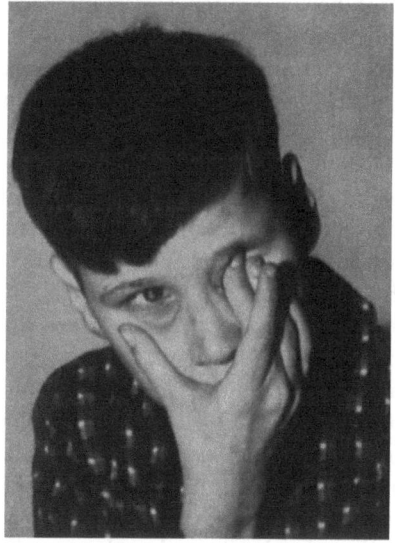

Abb. 81. Oculo-digitales Phänomen, 13 J. ♂

Augenbeteiligung bei allgemeinen allergischen, infektiösen oder parasitären Erkrankungen

Embryopathien. Dem australischen Augenarzt GREGG fiel 1944 nach einer Rubeolenepidemie ein gehäuftes Auftreten von Mikrophthalmus, Cataracta congenita und Chorioretinitis auf.

Auf die verschiedenen Schädigungen reagiert die Frucht phasenspezifisch. Es kann so zunächst eine Blastopathie (in den ersten 14 Tagen), danach (nach Differenzierung in Embryoblast und Trophoblast) eine Embryopathie und nach dem 3. Entwicklungsmonat eine Fetopathie resultieren. Den genetisch fixierten Faktoren sind als hauptsächliche, den Keim treffende Noxen gegenüberzustellen: Physikalisch-mechanische und chemische Faktoren; Metabolitmangel, serologische Inkom-patibilitäten und belebte Erreger (s. bei GOERTTLER).

Hier sei zunächst das durch Einnahme thalidomidhaltiger Medikamente zwischen dem 28. und 40. Entwicklungstage hervorgerufene *Dysmelie-Syndrom* (WIEDEMANN) bzw. die *Thalidomid-Embryopathie* (LENZ u. KNAPP) angeführt:

PAPST fand bei Thalidomidschädigungen vom 35.—39. Tage am Auge Motilitätsstörungen, während bei einer Einwirkung vom 40. bis 42. Tage Mikrophthalmus und Anophthalmus entstehen, bei denen dann häufig schwere Extremitätenmißbildungen (Phokomelie der Arme und Beine) gefunden werden. Bei den Motilitätsstörungen handelt es sich um Abducens —,

6*

seltener auch Oculomotoriusparesen (und Facialislähmungen) sowie um horizontale Blickparesen und das sog. Retraktionssyndrom nach Türk-Stilling und Duane (s. S. 77).

Bei Ohrmißbildungen sind oculäre Motilitätsstörungen, meist Abducensparesen (dazu evtl. Facialisparesen), fast regelmäßig vorhanden (Papst, Miehlke u. Partsch, J. G. H. Schmidt). Es kamen bei der Thalidomid-Embryopathie ferner Netzhaut-Aderhautkolobome zur Beobachtung (Holland, Honegger und Pape).

Nachdem Gregg auf die durch Röteln in der Gravidität hervorgerufenen Augenschäden bei den Kindern hingewiesen hat, wurden *Embryopathien* bei fast allen in der frühen Schwangerschaft auftretenden *Viruserkrankungen* der Mutter beobachtet. Es seien hier die Embryopathien nach Mumps, Hepatitis epidemica, Masern, Poliomyelitis und Encephalitis epidemica genannt (s. bei Froewis und Plattner). Nicht selten wurden auch Varicellen ursächlich angeschuldigt (Jeliffe, Sédan u. Dejean, Bonamour). Auch nach einem Herpes zoster des Rumpfes bei Müttern im 3. bzw. 4. Schwangerschaftsmonat sind Embryopathien mit Mikrophthalmus und Katarakt beobachtet worden (Duehr). In der zweiten Hälfte der Schwangerschaft kommt es offenbar zu keiner virusbedingten Keimschädigung mehr.

Auf diese durch Viruserkrankungen hervorgerufenen Embryopathien dürften etwa 10% der menschlichen Entwicklungsstörungen zurückzuführen sein. Das Mißbildungsrisiko fällt im besonders gefährdeten 2. Monat von anfänglich 30–50% auf 10–15% ab. Der Schwerpunkt der Mißbildungen (auch im Augenbereich) liegt zwischen der 3. und 8. Woche (Goerttler). Bei einer großen zusammenfassenden Untersuchung von Kindern, deren Mütter in der Schwangerschaft (u. a. in 463 Fällen im 1. Drittel der Schwangerschaft) an Röteln erkrankten, fand Lundström doppelseitige oder einseitige Katarakte (19mal), häufiger mit Herzfehlern, seltener mit Taubheit verknüpft; manchmal retinochorioiditische Veränderungen, angeborene Dakryostenosen, Epicanthus und 49mal einen Strabismus. Velasquez sah nach einer schweren Röteln-Epidemie 55 kongenitale Fehlbildungen, davon 34 Augenfehlbildungen: Am häufigsten Katarakt, Mikrophthalmus, dann Hornhauttrübungen, Buphthalmus und Anophthalmus. Es kann ferner zu

Irishypoplasien kommen, bei denen evtl. zusätzlich in der Netzhaut feine, pulverige, gesprenkelte oder körnige Flecken bis corpusculäre Herde beobachtet werden, die — ohne Gefäßbeteiligung — hauptsächlich am hinteren Pol auftreten (Emerson). Es entsteht so das Bild der Pseudoretinitis pigmentosa (Franceschetti u. Bourquin).

Eine starke direkte *Rö.-Bestrahlung* (von über 500 r) des Embryos in den ersten Schwangerschaftsmonaten verursacht eine *Embryopathie* mit schweren kongenitalen Mißbildungen am zentralen Nervensystem, den Augen, am Skelet und am Urogenitalapparat. Die gefährlichste Periode liegt etwa von der 3. bis zur 9. bzw. 10. Woche der Gravidität. An Augenmißbildungen werden gefunden: Mikrophthalmus, kongenitale Katarakt und ein Bild ähnlich der Retinopathia pigmentosa (François, Hooft, de Blond et Loose). Nach dem 3. Monat sind die Mißbildungen seltener und weniger stark.

Es kommt bei den Embryopathien ferner zu Herzfehlern, Schädigung der Schmelzorgane der Zahnanlage und der Innenohrepithelien mit Taubstummheit, Spina bifida, Magendarmverschlüssen und Schwachsinn (Nick, Töndury, Agarwal u. Raizada, Budolfsen).

Therapeutisch wird in erster Linie Rekonvaleszentenserum empfohlen. (Zur Immunisierung wurde auch an eine absichtliche Infektion der Mädchen mit Röteln gedacht.)

Agarwal, L. P., and J. N. Raizada: Congenital membranous cataract, dentigerous cyst and multiple fibrolipomata. Brit. J. Ophthal. **38**, 383—384 (1954).

Bonamour, G.: Complications neuro-ophthalmologiques de la varicelle. Bull. Soc. franç. opht. **65**, 67—72 (1952).

Budolfsen, Sv. E.: Mißbildungen nach Rubeola während der Gravidität. Ugeskr. Laeg. **1956**, 859—863.

Duehr, P. A.: Herpes zoster as a cause of congenital cataract. Amer. J. Ophthal. **39**, 157—161 (1955).

Emerson, E.: Retinitis: Pigmentosa or rubella? Amer. J. Ophthal. **45**, 93—101 (1958).

Franceschetti, A. et J. Bourquin: Ann. ocul. **179**, 623 (1946).

François, J., C. Hooft, R. de Blond et F. Loose: Embryopathie par radiations ionisantes. Ophthalmologica (Basel) **143**, 163—186 (1962).

Froewis, J., u. W. Platter: Viruserkrankungen in der Schwangerschaft und Embryopathien. Wien. klin. Wschr. **1956**, 645—647.

Goerttler, K.: Ätiopathogenese der Entwicklungsstörung. 65. Ber. Dtsch. Ophthal. Ges. Heidelb. **1964**, 136—160.

GREGG, N.: Congenital anomalies due to maternal infections especially in the early month. Transact. Amer. Acad. Ophth. Otolaryng. **60**, 199—205 (1956).

HOLLAND, G.: 65. Ber. Dtsch. Ophthal. Ges. Heidelberg **1964**, 224.

HONEGGER, H., u. R. PAPE: Thalidomid u. angeborene Fehlbildungen der Augen. 65. Ber. Dtsch. Ophthal. Ges. Heidelberg **1964**, 222 bis 223.

JELIFFE, D. B.: Congenital cataract and maternal smallpox. J. Trop. med. **55**, 99—100 (1952).

LENZ, W., u. K. KNAPP: Die Thalidomid-Embryopathie. Dtsch. med. Wschr. **87**, 1232 (1962).

LUNDSTRÖM, R.: Rubella during pregnancy. Acta paediat. (Stockh.) **51**, Suppl. **133**, 9—110 (1962).

MIEHLKE, A., u. C. J. PARTSCH: Ohrmißbildung, Facialis- und Abducenslähmung als Syndrom der Thalidomidschädigung. Arch. Ohr-, Nas.- u. Kehlk.-Heilk. **181**, 154 (1963).

NICK, J.: Über die Untersuchung von Herzen menschlicher Keimlinge mit den Zeichen einer Embryopathia rubeolica. Schweiz. Z. allg. Path. **16**, 653—665 (1953).

PAPST, W.: Thalidomid und kongenitale Anomalien der Augen. 65. Ber. Dtsch. Ophthal. Ges. Heidelberg **1964**, 209—215.

SCHMIDT, J. G. H.: Augenmuskelparesen bei Thalidomid-Embryopathien. 65. Ber. Dtsch. Ophthal. Ges. Heidelberg **1964**, 215—220.

SÉDAN et DEJEAN nach BONAMOUR.

TÖNDURY, G.: Wirkung des Erregers der Rubeolen auf den menschlichen Keimling. Helv. paediat. Acta Ser. D. **7**, 105—135 (1952).

VELASQUEZ, O.: Congenital ocular malformations as a result of rubella in the pregnant mother. Ophthal. ibero-amer. **23**, 121—146 (1962); ref. Zbl. ges. Ophthal. **88**, 131 (1963).

WIEDEMANN, H. R.: Hinweis auf eine derzeitige Häufung Hypo- und aplastischer Fehlbildungen der Gliedmaßen. Med. Welt **37**, 1863 (1961)

Zusammenfassende Literatur:

TÖNDURY, G.: Über die Wirkungsweise (Infektionsweg u. Pathogenese) von Viren auf den menschlichen Keimling. Berlin-Göttingen-Heidelberg: Springer 1962.

VELHAGEN, K.: Augenkrankheiten und Allgemeinleiden. In „Der Augenarzt" Bd. VI. Leipzig: Verlag für Kunst u. Wissenschaft 1963.

13—15 Trisomie-Syndrom.

Beim D(13—15)-Trisomie-Syndrom (PÄTAN, SMITH, THERMAN, INHORN and WAGNER), bei dem die Kinder meist nur einige Tage oder Wochen überleben, können Mikrophthalmus, Kolobome der Iris oder partielle Aniridie, Katarakte und Gewebshypoplasien gefunden werden. COGAN und KUWABARA sahen darüber hinaus in allen 6 untersuchten Augen Knorpeleinlagerungen. Es kommt weiter zu Cerebraldefekten. Hasenscharte, Gaumenspalte, Polydaktylie, angeborenen Herzfehlern usw. (s. bei SCHADE).

COGAN, D. G., and T. KUWABARA: Ocular pathology of the 13—15-Trisomy-Syndrome. Amer. Arch. Ophthal. **72**, 246—253 (1964).

PÄTAN, K., D. W. SMITH, E. THERMAN, S. L. INHORN, and H. P. WAGNER: Lancet **7128**, 790 (1960).

SCHADE, H.: Chromosomenanomalien beim Menschen. Med. Welt **1963**, Nr. 48, 49, 51.

Viren

Masern. Nach WESSELS u. PRATT-JOHNSON sind bei über 2000 Patienten, die in Afrika an *Masern* erkrankten, 2,5% durch Hornhauttrübungen erblindet. Die Trübungen lagen hauptsächlich in den mittleren bis tieferen Schichten und führten zu Pannus und Vascularisation. Es besteht bei der häufig Kinder von 1—5 Jahren befallenden Hornhautentzündung die Gefahr der Einschmelzung (BLATZ). Allgemein bekannt bei Masern sind: Conjunctivitis, Keratitis und Blepharitis, weniger bekannt dagegen die in die Gruppe der post- bzw. parainfektiösen Meningoencephalitiden gehörenden Erkrankungen der Netzhaut (Retinitis), des Sehnerven (Papillitis, retrobulbäre Neuritis) und des Tractus opticus bzw. Encephalitis im Bereiche der Gratioletschen Sehstrahlung. Der Beginn fällt in die Zeit vom 4. Exanthemtag bis zur 3. Krankheitswoche.

Therapeutisch wurde Cortison versucht (MOLL).

BLATZ, G.: Hornhauteinschmelzung nach Masern. Klin. Mbl. Augenheilk. **129**, 762—772 (1956).

MOLL, H.: Erblindung nach Masern. Arch. Kinderheilk. **155**, 186—191 (1957).

WESSELS, H. W., and J. A. PRATT-JOHNSON: Meusles: a common cause of blindnes in Sekkukuniland. Med. Proc. **2**, 587—589 (1956).

Fleckfieber. Beim Fleckfieber findet sich, wie bei anderen virusbedingten Erkrankungen, als praktisch regelmäßige Begleiterscheinung des Exanthems Bindehautrötung, Lichtscheue und Tränen. Es kann auch eine akute Conjunctivitis auftreten. Daneben wurden Protrusio bulbi, Augenmuskelparesen, Entzündungen von Hornhaut, Iris und Ciliarkörper beobachtet. Am häufigsten finden sich Neuritiden und Netzhautblutungen in Papillennähe (SAUTTER).

SAUTTER, H.: Fleckfieber und Auge. Klin. Mbl. Augenheilk. **109**, 24—32 (1943).

Pfeiffersches Drüsenfieber. Das Pfeiffersche Drüsenfieber, das ebenfalls als Viruserkrankung angesehen wird (SCHLOSSBERGER), verursacht meist bei Kindern und Jugendlichen nach einer Inkubationszeit von 4—10 Tagen mit allgemeinen Krankheitserscheinungen generalisierte, entzündliche Lymphdrüsenschwellungen. Bei dieser „infektiösen Mononucleose" oder „Monolymphocytose" finden sich (nach TANNER):

a) Veränderungen durch direkte Zellinfiltrationen wie: Conjunctivitis (follikuläre, speudomembranöse, mit Blutungen), Episkleritis, Lid- und Periorbitalödem, Uveitis, Neuritis nervi optici, Netzhautödem und Netzhautblutungen.

b) Veränderungen des neuro-ophthalmologischen Apparates und des Zentralnervensystems wie: Augenmuskelparesen, Ptosis, Nystagmus, Blickparesen, Hemianopsie, Skotome.

SCHLOSSBERGER, H.: Experimentelle Bakteriologie und Infektionskrankheiten. KOLLE-HETSCH-SCHLOSSBERGER. München u. Berlin: Verlag Urban und Schwarzenberg 1952.
TANNER, O. R.: Ocular manifestations of infectious mononucleosis. Arch. Ophthal. **51**, 229 to 241 (1954).

Pocken (Variola vera). Die Pocken führen neben fleckig-, knötchenförmigem, pastulösem Exanthem von Haut und Schleimhäuten auch zur Augenbeteiligung. Vor Einführung der Schutzimpfung waren die Pocken eine der häufigsten Ursachen der Blindheit. In Indien haben mehr als 20% der Blinden ihr Sehvermögen durch Pocken verloren (STREHL). Regelmäßig treten Pusteln an den Lidern und ein starkes Lidödem auf, seltener kommt es zu Eiterblasen an der Bindehaut. An der Hornhaut wurden schwere ulceröse Prozesse und tiefe Keratitiden beschrieben (ZADE).

STREHL, C.: Blindheitsverhütung. Klin. Mbl. Augenheilk. **140**, 425—427 (1962).
ZADE, M.: Erkrankungen des Sehorgans in ihren Beziehungen zu den Infektionskrankheiten. Pocken. In SCHIECK-BRÜCKNER, Krz. Hdb. d. Ophth., Bd. VII., 182—184. Berlin: Verlag Springer 1932

Vaccination. Bei der Vaccine-Erkrankung des Auges kommt es infolge einer Schmierinfektion von einer Impfpustel bei Autoinfektion nach 4—11 Tagen, bei Heteroinfektion evtl. noch 1—2 Wochen später, zunächst zu einer Infektion der Lidränder mit einem, unter einer schleimig-eitrigen Schicht verborgenen Geschwür. Nicht selten beobachtet man am oberen und unteren Lidrand Abklatschinfektionen (Abb. 12, S. 12). Voraussetzung für die Infektionen waren meist kleine Hautläsionen oder

Lidrandentzündungen. Eine Hornhautinfiltration tritt 6—8 Tage nach der Vaccination ein (SÉDAN, OURGAUD u. GUILLOT). Die Keratitis vaccinulosa weist kleine, limbusnahe Infiltrationen oder selten Keratitis disciformis-ähnliche Bilder auf, sie macht sich dann bemerkbar, wenn die Erscheinungen an den Lidrändern abzuklingen beginnen (BRUENS). ROSEN beschrieb außer den Lidpusteln und scheibenförmiger, interstitieller Keratitis als sekundäre, hämatogene Affektion isolierte Augenmuskellähmungen, Chorioretinitis, zentrale seröse Retinopathie, Thrombose der Zentralgefäße der Netzhaut und Panophthalmie. Die Heilung beginnt etwa eine Woche nach dem Auftreten der Erkrankung und ist nach etwa 2—3 Wochen beendet.

Therapeutisch wird eine indifferente Salbe, evtl. auch Aureomycinsalbe in die Bindehaut gestrichen.

Kinder mit Blepharitis und Ekzem dürfen nicht geimpft werden.

BRUENS, E.: Über Keratitis vaccinulosa. Gleichzeitig ein Beitrag zur Behandlung der Vaccineerkrankung des Auges. Albrecht v. Graefes Arch. Ophthal. **147**, 83—104 (1944).
SÉDAN, J., A. G. OURGAUD et P. GUILLOT: Les accidents oculaires d'origine vaccinale observés dans le département des Bouches du Rhône au cours de l'épidémie variolique de l'hiver 1952. Ann. Ocul. (Paris) **186**, 34—61 (1953).
ROSEN, E.: Some new concepts concerning ocular complications following vaccination. Ophthalmologica (Basel) **115**, 321—332 (1948).

Zoster ophthalmicus. Beim Zoster ophthalmicus treten die zahlreichen Bläschen scharf begrenzt im Verlaufe des ersten Trigeminusastes auf (Abb. 11, S. 12 u. S. 11). Bei Mitbeteiligung des N. nasociliaris (Nasenwurzel) ist vermehrt mit einer Augenbeteiligung zu rechnen (50% HOLMBERG). Außer der Lidbeteiligung kommt es häufig zur serösen Iritis mit Sekundärglaukom, zu einer nummularis-ähnlichen Keratitis und seltener zu Augenmuskelparesen (meist des Oculomotorius). Bei Kindern wurden zusätzlich Zostermeningitis (INOUE u. NAKAMURA) und Encephalitis (SCHMIDT, ROSEMAN u. STEIGMAN) beobachtet.

Nach FEYRTER handelt es sich bei der Zostererkrankung um ein hämatogen entstandenes infektiöses Leiden mit Capillaritis und Arteriitis. Die segmentäre Anordnung wird als eine Art „Organbefall" gewertet. Entsprechend dieser Ansicht sieht KREIBIG im Zoster und im Herpes simplex völlig verschiedene Erkrankungen. Die Sensibilitätsstörungen und das gestörte Pupillenspiel (Oculomotorius) werden auf eine Neuritis verschiedener Nervenstämme bezogen, während die evtl. zu beobachtenden Nekrosen in der Cornea, Sclera und Uvea, sowie eine evtl. Opticomalacie auf eine Capillaritis und Panarteriitis nodosa zosterica zurückgeführt werden.

FEYRTER, F.: Über den Zoster. Hautarzt **5**, 391—397 (1954).

HOLMBERG, A.: Two cases of isolated Ophthalmoplegia interna to Herpes Zoster Ophthalmicus. Acta ophthal. (Kbh.) **29**, 483—486 (1951).

INOUE, K., and M. NAKAMURA: Eye symptoms complicated with encephalitis after Herpes Zoster. J. clin. Ophthal. (Tokyo) **9**, 1131—1138 (1956); ref. Zbl. Ophthal. **67**, 138 (1956).

KREIBIG, W.: Die Zostererkrankung des Auges. Klin. Mbl. Augenhlk. **135**, 1—31 (1959).

SCHMIDT, R. P., E. ROSEMAN, and A. J. STEIGMAN: Cranial nerve paralysis in Herpes Zoster encephalitis of childhood. Clinical and electroencephalographic observations. J. Pediat. **46**, 215—218 (1955); ref. Zbl. Ophthal. **65**, 169 (1955).

Tuberkulose. Bei der Lungentuberkulose oder sonstiger extrapulmonaler Tbc. kommt es kaum und wenn, dann nur geringfügig, zur Augenbeteiligung. Anders verhält es sich bei der Miliartuberkulose und Meningitis Tbc., bei denen kleine, grau-weiße, unscharfe Aderhaut-Netzhautherde in Erscheinung treten, die unregelmäßig über den ganzen Fundus verteilt liegen. Bei Miliartuberkulose wurden diese Herde in über 80%, bei Tbc.-Meningitis mit einem Primärkomplex in 41% der Fälle angetroffen (CUSTODIS u. HEINEMANN, HEINEMANN). Es werden weiter bei der Meningitis Tbc. außer Opticusveränderungen (CRAMER 73%) im Sinne von Papillenödem und Stauungspapille (CHOREMIS u. Mitarb.) Papillitis und postneuritische Atrophien beschrieben (BÖKE, BLAGOJEVIĆ u. ARAMBRASIĆ).

Die phlyktänulären Entzündungen der Binde- und (Abb. 27, S. 6) Hornhaut (Abb. 28, S. 6) sind infolge der Besserung der hygienischen Verhältnisse gegen früher viel seltener geworden (COMBERG). MARCHESANI sieht in der lymphatisch-exsudativen Diathese eine Hauptursache, wobei als auslösende Faktoren eine tuberkulöse Infektion, die Frühjahrssonne, der Pauperismus und Ernährungsstörungen eine Rolle spielen.

Nach BCG-Impfung sind in der Literatur Fälle von Keratitis phlyktänulosa, Episkleritis, Periphlebitis retinae und Chorioiditis beschrieben worden (RENARD, HAYE u. HENRIOT).

Die primäre Bindehauttuberkulose kann unter dem Bilde der Parinaudschen Conjuncti-

vitis verlaufen (s. S. 20). Gerade bei Kindern und Jugendlichen führt die Bindehauttuberkulose zu Ulcerationen bis Linsengröße (DAMEL). Auch endogene, sekundäre Bindehauttuberkulosen werden beobachtet (AZZOLINI, CALMETTES u. DÉODATI, GALEAZZI). Beide Formen sprechen gut auf Tuberkulostatica an.

Tuberkulöse Tränendrüsen wurden früher exstirpiert. Neuerdings werden gute Erfolge mit Tuberkulostaticis berichtet (PUJOL-CANICIO).

Bei der meist bei Jugendlichen auftretenden hämatogenen Tuberkulose des Tränensackes wurde bisher fast ausschließlich die Totalexstirpation vorgenommen. Heute kann demgegenüber auch eine Abheilung durch tuberkulostatische Behandlung erzielt werden (ALBERTH, HUGGERT).

Auch die seltene Ostitis und Periostitis tuberculosa, die durch Fistelbildung im Bereiche des Orbitalrandes zum Narbenzug führen kann, wird heute mit Erfolg tuberkulostatisch behandelt. Bei der Skleritis wird unter anderem auch an tuberkuloallergene Prozesse gedacht.

Die seltene, echte, auf Bacillenmetastasen beruhende Tuberkulose der Uvea tritt am häufigsten im Kindesalter auf und befällt meist nur ein Auge; bei der „atypischen oder larvierten" Form sind meist beide Augen betroffen, sie beginnt vorwiegend im 30.—40. Lebensjahr (ROHRSCHNEIDER).

Bei der sog. endogenen, chronisch rezidivierenden Augenentzündung, der Iritis und Iridocyclitis (Chorioiditis sei hier ausgenommen) kann das klinische Bild (z. B. Knötchenbildung), im Gegensatz zu früheren Ansichten, keine ätiologische Aussage machen. Bei Reizschwellenbestimmungen mit GT bei Tbc.-verdächtigen Augenerkrankungen und Kontrollpersonen konnten HÄRTL u. THIEL bei ersteren statistisch eine Hautempfindlichkeit auf geringere Tuberkulinmengen nachweisen. DODEN u. HEYMANN fanden bei Uveitis beim Morbus Boeck, sowie bei Keratitis ekzematosa und verschiedenen Skleritiden bei der Bestimmung von Blutantikörpern (MIDDLEBROOK-DUBOIS) einen überwiegend positiven Befund.

Neuerdings werden vergleichende serologische Untersuchungen des Blutserums und des Kammerwassers bei Uveitis-Patienten durchgeführt. Eine Vermehrung bestimmter lokaler Antikörper im Auge ist dann für die Ätiologie von großer Bedeutung (GOLDMANN, WITMER,

REMKY). Da die Behandlung der Uveitiden mit tuberkulostatisch wirkenden Medikamenten kaum Erfolg zeigt, kommen ZINTZ u. WEGNER zu dem Schluß, daß es kein Fehler ist, eine Chemotherapie der „Augentuberkulose" vorerst zu unterlassen.

Bei der Uveitis dürfte es sich nach den heutigen Ansichten vielleicht in 10% um eine tuberkulöse Ätiologie handeln (DODEN).

ALBERTH, B.: Tränensacktuberkulose undDacryocystorhinostomie. Ophthalmologica (Basel) 126, 168—171 (1953).

AZZOLINI, U.: Streptomicina e tubercolosi della conjunctiva. Ter. Antibiot. Chemioter. 3, 43—45 (1953); ref. Zbl. Ophthal. 62, 166(1954).

BLAGOJEVIĆ, M., et M. ARAMBRASIĆ: Les affections des nerfs optiques dans les méningites tuberculeuses. Bull. Soc. franç. opht. 69, 315—327 (1956).

BÖKE, W.: Neuritische Sehnervenveränderungen bei der Meningitis tuberculosa. Klin. Mbl. Augenheilk. 126, 678—684 (1955).

CALMETTES, L., et F. DÉODATI: Tuberculose conjonctivale, guérison par la streptomycine. Bull. Soc. opht. franç. 1950, 197—199.

CHOREMIS, C., N. ZERVOS, S. PANTAZIS, N. PRIFTIS, and N. PAPATHEODOROU: Further observations on the application of streptomycin in the treatment of tuberculous meningitis in the Athens Univ. Pediatric Clinic. Acta tuberc. scand. 25, 8—42 (1950).

COMBERG, W.: Wege der Prophylaxe in der Augenheilkunde. Prophylaxe 2, 113—118 (1955).

CRAMER, F. E. K.: El examen del fondo del ojo como elemento de inicio dianostico, promostico en la meningitis tuberculosa. Arch. argent. Pediat. 38, 107—116 (1952).

CUSTODIS, E., u. K. HEINEMANN: Durch Streptomycin ermöglichte, länger dauernde Beobachtungen von Fundusveränderungen bei Meningitis-Tuberkulose und Miliar-Tuberkulose. Klin. Mbl. Augenheilk. 114, 356—363 (1949).

DAMEL, C. S.: Dos formas de tuberculosis ocular. Tuberculoma perforante de la coroides y tuberculosis primitiva de la conjunctiva. Arch. Soc. oftal. hisp-amer. 11, 122—135 (1951).

DODEN, W., u. G. HEYMENN: Tuberkulose-Antikörper bei Gesunden, Tuberkulösen und bei Kranken mit chronisch-entzündlichen Augenleiden. Ber. dtsch. ophthal. Ges. 1959, 307 bis 309.

— Die Tuberkulose des Auges und seiner Adnexe. Hdb. d. Tuberkulose. HEIN, KLEINSCHMIDT, UEHLINGER. Stuttgart: Verlag Thieme 1962.

GALEAZZI, C.: Tuberculosi congiuntivale rapidamento guarita con streptomicina. Ann. Ottal. 75, 64 (1949); ref. Zbl. ges. Ophthal. 53, 93 (1950).

GOLDMANN, H., u. R. WITMER: Antikörper im Kammerwasser. Ophthalmologica (Basel) 127, 323—330 (1954).

HÄRTL, H. G., u. R. THIEL: Zur Ätiologie der chronisch-rezidivierenden Erkrankungen des Uvealtraktus. Die Bedeutung der Intrakutan-Impfung mit gereinigtem Tuberkulin (GT). In Herdinfektion des Auges. Bücherei des Augenarztes. Heft 20, 144—162. Stuttgart: Verlag Enke 1950.

HEINEMANN, K.: Augenhintergrundsveränderungen bei Tbc-Meningitis unter Streptomycinbehandlung. Klin. Mbl. Augenheilk. 115, 171 (1949).

HUGGERT, A.: A probable case of primary tuberculosis of the lacrimal sac. Acta ophthal. (Kbh.) 29, 339—346 (1951).

MARCHESANI, O.: Das Problem der phlyktänulären Augenkrankheit. Klin. Wschr. 1947, 865—868.

PUJOL CANICIO, A.: La dacrioadenitis tuberculosa aguda bilateral. Arch. Soc. oftal. hisp. amer. 18, 241—254 (1958).

REMKY, H.: Zur Klinik der serologisch diagnostizierten Augentuberkulose. Klin. Mbl. Augenheilk. 133, 518—529 (1958).

RENARD, G., C. HAYE et C. HENRIOT: Contribution à l'étude des accidents oculaires imputés au B. C. G. Rev. Tuberc. (Paris) 22, 383—392 (1958); ref. Zbl. ges. Ophthal. 76, 186 (1959).

ROHRSCHNEIDER, W.: Typische und atypische Tuberkulose der Uvea. Klin. Mbl. Augenheilk. 126, 529—534 (1955).

WITMER, R.: Serologie des Kammerwassers. Klin. Mbl. Augenheilk. 130, 234—249 (1957).

ZINTZ, R., u. W. WEGNER: Über die Behandlung der tierexperimentellen und menschlichen Augentuberkulose mit Neoteben. Dtsch. med. Wschr. 1953, 433—435.

Morbus Boeck. Beim *Morbus Boeck* (BESNIER-BOECK-SCHAUMANN, *Sarkoidose, epitheloidzellige Granulomatose*) wird von KLEIN, CALVERT, JOSEPH und SMITH eine Augenbeteiligung von 30—40% angegeben. Heute wird wohl allgemein die vorwiegend tuberkulöse Genese des Morbus Boeck angenommen („Bücherei des Augenarztes", Heft 27, 1957).

In der Bindehaut treten bei der Sarkoidose glasige, graugelbe Knötchen bis zur Linsengröße auf (ULLERICH, KRÜMMEL). Seltener sind hier geschwulstartige Bildungen (IGERSHEIMER, LEPRI). Besonders häufig ist die Erkrankung der Uvea. WEGNER fand in dem großen Krankengut der Augenheilanstalt Höchenschwand in rund 15% aller Fälle von chronischer Iridocyclitis ursächlich einen Morbus Boeck. Es kommt bei der meist doppelseitigen Erkrankung zu vielgestaltigen und häufig zahlreichen Knötchen der Regenbogenhaut von gewisser

Durchsichtigkeit, grau-gelblicher Farbe und evtl. stärkerer Vascularisation, manchmal aber auch zu großen Solitärknoten.

Unter 172 Patienten mit Morbus Boeck fand WEGNER 161mal eine Iridocyclitis, darunter 35mal mit Chorioiditis, 11 mit einem Heerfordt-Syndrom (Febris uveoparotidea) und 8 mit einem Mikulicz-Syndrom (symmetrische Schwellung der Tränendrüsen und Speicheldrüsen). Sowohl der Morbus Besnier-Boeck-Schaumann, als auch das Heerfordtsche Syndrom, als auch bestimmte Fälle des sog. Mikuliczschen Syndroms werden heute z. T. zur epitheloidzelligen Granulomatose zusammengefaßt (ULLERICH).

Therapeutisch steht die lokale Augenbehandlung mit Cortisonsalben und Mydriaticis (Atropin, Scopolamin) im Vordergrund. Eventuell kommt noch Wärmebehandlung und Röntgenbestrahlung in Betracht.

IGERSHEIMER, J.: zit. nach RIEGER: Der Augenarzt, Bd. III, 280. Erkrankungen der Bindehaut. Stuttgart: Thieme 1960.
KLEIN, M., R. J. CALVERT, W. E. JOSEPH and E. SMITH: Rarities in ocular sarcoidosis. Brit. J. Ophthal. 39, 416—421 (1955).
KRÜMMEL, H.: Epitheloidzellige Granulomatose (Boecksches Sarkoid) an der Bindehaut. Ophthalmologica (Basel) 126, 193—208 (1953).
LEPRI, J.: Reticuloendotheliosen bei gleichzeitiger konjunctivaler Injektion. Klin. Mbl. Augenheilk. 130, 163—175 (1957).
ULLERICH, K.: Der Augenbefund der epitheloidzelligen Granulomatose. Albrecht v. Graefes Arch. Ophthal. 153, 289—311 (1952).
WEGNER, W.: Der Morbus Boeck der Augen. Bücherei des Augenarztes, Heft 27, 116—131 (1957). Stuttgart: Verlag Enke.
WEGNER, W., u. K. WURM: Der Morbus Besnier-Boeck-Schaumann (epitheloidzellige Granulomatose) und seine Bedeutung für die endogenen Augenentzündungen. Bücherei des Augenarztes, Heft 27. Stuttgart: Verlag Enke 1957.

Lepra. Bei der Lepra besteht die Hauptgefährdung hinsichtlich der Erkrankung zwischen dem 5. und 15. Lebensjahr. Es kommt bei ihr bis zu 90% zu einer Mitbeteiligung des Sehorgans (ELLIOTT, BOUZAS).

Durch Leprome kann es zu Infiltrationen und Hypertrophien besonders der Oberlider kommen. Die Augenbrauen und Wimpern werden häufig weiß, fallen evtl. aus, und es entsteht der Eindruck des „Löwengesichtes". Es werden ferner Facialisparesen mit nachfolgender Keratitis e lagophthalmo sowie Trigeminusausfälle mit Hornhauthyp-anaesthesie beschrieben. Noduläre Infiltrationen der Conjunctiva, Episclera und Sclera können als interstitielle Keratitis auf die Hornhaut, die in den meisten Fällen (bis ³/₄) beteiligt ist, übergreifen. Die Hornhautinfiltrate liegen zunächst häufig entlang den Hornhautnerven. Es kommt später zur Bildung von Pannus und manchmal auch zu Staphylomen. Die Regenbogenhaut kann in Knötchenform oder als unspezifische, chronische Iridocyclitis befallen sein. Die Folge sind evtl. Synechien, Sekundärglaukome und Katarakte. LOWE fand in Kaschmir mehr als 50% der Kranken mit oculärer Manifestation der Lepra teilweise oder vollständig erblindet.

Therapeutisch werden hauptsächlich Sulfonamide verabfolgt.

BOUZAS, A.: Ponction camérulaire et étude de l'humeur aqueuse prélévée dans des maladies des yeux d'origine lépreuse. Bull. Soc. franç. opht. 69, 488—497 (1956).
— Leprous iritis with hypopyon. Amer. J. Ophthal. 44, 401—406 (1957).
ELLIOT, D. C.: An interpretation of the ocular manifestations of leprousy. Ann. N. Y. Acad. Sci. 54, 84—100 (1951).
LOWE, J.: Leprous affection of the eyes. Proc. roy. Soc. Med. 48, 107—108 (1955).
VELHAGEN, K.: Augenkrankheiten und Allgemeinleiden. In „Der Augenarzt" Bd. VI. Leipzig: Verlag f. Kunst u. Wissenschaft 1963.

Lues. Primäraffekte an den Lidern sind bei uns selten (RODIN, POŠTIĆ), in Rußland aber und auf dem Balkan, wegen des Ausleckens von Verletzungen, relativ häufig. Von 100 extragenitalen Primäraffekten kommen etwa 4—5 auf die Augengegend (LÖHLEIN). Nach etwa 3 Wochen bildet sich dabei ein ulcus durum mit Schwellung der präaurikularen bzw. der submaxillaren Lymphdrüsen.

Maculöse, papulöse, pustulöse luische Exantheme des Sekundärstadiums werden evtl. auch an den Lidern beobachtet (LÖHLEIN, POŠTIĆ). Selten kommt es Jahre nach der Infektion, aber auch nach lues connata, zur Bildung langsam wachsender, indolenter, derber und dann zerfallender Gummen im Bereiche der Lider und Augenbrauen.

Bei Kindern etwa vom 2.—12. Lebensjahr spielte früher die lues connata als Ursache einer Dakryocystitis (s. S. 17) eine große Rolle. Nach IGERSHEIMER kam dabei in diesem Alter in etwa 50% der Fälle die Lues ätiologisch in Betracht. Die häufig doppelseitige Dakryocystitis ist dabei als sekundäre Erkrankung nach einer luischen Infektion der Nasenschleimhäute und -knochen und folgender Stenose des Tränennasenganges anzusehen.

Über die bei der Lues connata häufiger auftretende Keratitis parenchymatosa (Abb. 38 u. 39, S. 26) wurde S. 30 ausführlicher berichtet. Die meist zwischen dem 6. und 18. Lebensjahr beginnende Erkrankung tritt in der Regel an beiden Augen auf. Von 302 Patienten war das in 91% der Fälle schon innerhalb eines Jahres der Fall (CREUTZBURG), es sind

aber auch Intervalle zwischen beiden Augen bis
zu 25 und 26 Jahren beschrieben worden (BON-
NET u. CHAVANNE, CONSIGLIO). Ein solches Auftreten der Entzündung am 2. Auge kann auch
durch energische antiluische Behandlung nicht
verhindert werden (FUHS u. BOECK).

Neben der Keratitis parenchymatosa kommt
es meist gleichzeitig zu einer Iridocyclitis sero-
fibrinosa (BONNET u. BONNET, MEESMANN) mit
hinteren Synechien, die auch später noch als
hyaline Auflagerungen im Bereiche des Pupil-
lensaumes erkennbar sind. An der Hornhauthinterwand bleiben nicht selten hyaline Streifen und Glasleisten zurück (FRANCESCHETTI u.
BALAVOINE). Neben der Keratitis kommt es
evtl. auch zu einer Skleritis. Es besteht die
Gefahr eines Sekundärglaukoms, das beim
Kleinkinde zu einem Hydrophthalmus führen
kann. Am Augenhintergrund bestehen häufig
gleichzeitig Zeichen einer Chorioretinitis anterior, die mit groben, schwarzbraunen Pigmentierungen vor dem Äquator oder als Pfeffer-
und Salzfundus-ähnlichen Bildern (Abb. 49,
S. 41) abheilen (s. S. 43 u. 57). Es können noch
Anzeichen einer spezifischen Periphlebitis
retinae hinzutreten (OFFRET u. FARGETTE).
In der Linse erkennt man bei einer größeren Anzahl der Keratitis parenchymatosa
bzw. der Retinochorioiditis-luica-Fälle Veränderungen im Sinne einer braunen, schalen-
förmigen Trübung hauptsächlich im Bereiche
der Hinterfläche des äußeren Embryonalkerns
(VOGT, REMLER). Diese stationär bleibende
Schalentrübung erzeugt keine Sehverschlechterung.

Neben den Augenerkrankungen bestehen
fast immer noch andere Zeichen einer konnatalen Lues: Die WaR ist in etwa 90—95% der
Fälle positiv (HOEHNE, SCHMIDT). Am Munde
erkennt man strahlenförmige Hautnarben
(Parrotsche Streifen), es können seröse Gelenkergüsse bestehen usw. Therapie s. S. 30. Die
luischen Veränderungen an der Iris s. S. 40,
der Aderhaut s. S. 43.

BONNET, P., et J. BONNET: Iritis bilatérale.
   Manifestations ganglionnaires et osseuses de
   la syphilis congénitale. Bull. Soc. opht. France
   67, 248—251 (1954).
BONNET, P., et H. CHAVANNE: Kératite interstitielle hérédo-syphilitique bilatérale, les deux
   localisations étant apparues à 25 ans de
   distance. Ann. ocul. (Paris) 180, 243 (1947).
CONSIGLIO: Langes Intervall bei Keratitis
   parenchymatosa zwischen dem rechten Auge

und dem linken. Z. Augenheilk. 15, 177
   (1906).
CREUTZBURG: Beitrag zur Frage der einseitigen
   Keratitis parenchymatosa e lue connata. 2.
   Ophth. Kongreß, D.D.R. 1952.
FRANCESCHETTI, A., et C. BALAVIONE: Réseau
   hyalin rétro-cornéen après Kératite paren-
   chymateuse. Ophthalmologica (Basel) 125,
   344—345 (1953).
FUHS, H., u. J. BOECK: Indikationen und Erfolge
   der Fiebertherapie bei Lues (unter besonderer
   Berücksichtigung ophthalmologischer Be-
   lange). Klin. Mbl. Augenheilk. 104, 129—145
   (1940).
HOEHNE, H.: Über Keratitis parenchymatosa.
   Klin. Mbl. Augenheilk. 105, 656—693 (1940).
IGERSHEIMER, J.: Syphilis und Auge. Berlin: Ver-
   lag Springer 1928.
LÖHLEIN, W.: Die entzündlichen Veränderungen
   der Lidhaut. Syphilis. Krz. Hdb. d. Ophthal.
   Bd. III, 289—291. SCHIECK-BRÜCKNER. Ber-
   lin: Verlag Springer 1931.
MEESMANN, A.: Ophthalmologie für die Praxis.
   Herdförmige lymphocytäre Uveitiden. Med.
   Klin. 1956, 1146—1148.
OFFRET, G., et L. FARGETTE: Chorio-rétinite et
   périphlébite rétinienne hérédo-syphilitique.
   Arch. Opht. (Paris) 7, 609 (1947).
POŠTIĆ, S.: Ein primäres Abklatschulcus vor-
   täuschende Kontaktgummibildung an den
   Lidrändern. Klin. Mbl. Augenheilk. 104, 319
   bis 323 (1940).
REMLER, O.: Über die sogenannte braune schalen-
   förmige Linsentrübung. Klin. Mbl. Augen-
   heilk. 121, 647—653 (1952).
RODIN, A.: Primäraffekt unter dem linken Ober-
   lide. Z. Haut- u. Geschl.-Kr. 7, 21 (1949).
SCHMIDT, W.: Über das serologische Verhalten der
   Keratitis parenchymatosa in verschiedenen
   Lebensaltern. Klin. Wschr. 1942, 132—134.
VOGT, A.: Atlas u. Lehrbuch d. Spaltlampen-
   mikroskopie des lebenden Auges, Bd. II, 434.
   Berlin: Verlag Springer 1931.

Gonorrhoe. Die Gonorrhoe (s. S. 19) soll
in den warmen Ländern um das Mittelmeer,
besonders in Ägypten, auch durch Fliegen übertragen werden, die manchmal in Trauben an
den entzündeten Augen der Kinder sitzen.

Bei 122 Patienten mit einer solchen übertragenen „Gonoblennorrhoea epidemica" sah
RAIS 40mal ein ins Augeninnere durchgebro-
chenes Hornhautgeschwür, 11mal sogar beiderseits. 50% der Erblindungen bei Kindern treten
in Indien nach einer Gonoblennorrhoe auf
(WOHRA).

Als Prophylaxe der Gonoblennorrhoe gilt
die Vorschrift nach CREDÉ, bei der sofort nach
der Geburt ein Tropfen 1%ige Silbernitratlösung in beide Augen zu tropfen sind. Wegen
der relativ häufig danach zu beobachtenden

harmlosen Reizzustände der Bindehäute, die nach BREUNING, RINTELEN u. HOTZ in 30 bis 40% der Fälle auftreten, wird häufig auch die Gabe eines Antibioticums als Prophylaxe empfohlen. In erster Linie ist Penicillin in Tropfen- oder Salbenform indiziert. Das Antibioticum sollte mindestens 2–3mal, nach BÜRKI sogar 5 Tage lang gegeben werden, da ein einmaliges Einträufeln von Penicillin keine genügende Sicherheit bietet (KREIBIG).

Auch bei Kindern und schon bei Neugeborenen kann die Gonoblennorrhoe hämatogen in die Gelenke streuen und eine spezifische, metastatische (Mon-)Arthritis hervorrufen (DI BELLA, PRIZI, WAHLBERG). Im Auge verursacht die hämatogene Streuung von Gonokokken eine schwere, akute, sero-fibrinöse Iridocyclitis, die zu einer starken Fibrinausscheidung in die Vorderkammer mit ausgedehnten hinteren Synechien (Verwachsungen zwischen Iris und Linse) führt (SIEGERT).

Ausnahmsweise tritt bei einer Gonokokken- infektion auch einmal eine (Subconjunctivitis nach HEERFORDT, AUST u. a.) hämatogene Episkleritis oder schwere Skleritis in Erscheinung.

Die zur Differentialdiagnose der Gonoblen- norrhoe wichtige Einschlußblennorrhoe der Neugeborenen und Schwimmbadconjunctivitis s. S. 20.

AUST, O.: Beiträge zur Trachomforschung. Albrecht v. Graefes Arch. Ophthal. **123**, 93 bis 139 (1930).

BREUNING, M.: Credésche Augenprophylaxe oder Penicillin-Einträufelung. Dtsch. Gesundh.- Wes. **1954**, 837—840.

BÜRKI, E.: Lehrbuch Augenheilk., S. 469. AMS- LER BRÜCKNER. Basel: Verlag S. Karger 1954.

DI BELLA, V.: Su di un caso di oftalmia blenorra- gica con metastasi alle articolazioni. Pediatria **31**, 146—150 (1923).

HEERFORDT, C. F.: Über „Subconjunctivitis epi- bulbaris gonorrhoica". Albrecht v. Graefes Arch. Ophthal. **72**, 344—366 (1909).

— Über endogene gonorrhoide Hornhaut- und Hautaffektionen. Albrecht v. Graefes Arch. Ophthal. **77**, 145—184 (1910).

KREIBIG, W.: Die moderne Behandlung der Ophthalmoblennorrhoe. Z. ärztl. Fortbild. **1940**, 97—99.

PRIZI, O.: Arthritis gonorrhoica nach Blennor- rhoea neonatorum. Wien. klin. Wschr. **37**, 1312—1313 (1924).

RAIS, H.: Auréomycine et conjonctivite gono- coccique. Rev. int. Trachome **29**, 165—170 (1952).

— La campagne anti-rmad et son corollaire le groupe mobile anti-rmad. Rev. int. Trachome **30**, 518—526 (1953).

RINTELEN, F., u. G. HOTZ: Die Prophylaxe der Neugeborenenblennorrhoe. Schweiz. med. Wschr. **1957**, 1198—1201.

SIEGERT, E. J.: Zur klinischen und serologischen Diagnostik der gonorrhoischen Iritis. Albrecht v. Graefes Arch. Ophthal. **140**, 303—327(1939).

WAHLBERG, K.: Über Arthritis gonorrhoica beim Säugling. Münch. med. Wschr. **72**, 770—771 (1925).

WOHRA, K. C.: Ophthalmia neonatorum. Indian med. J. **45**, 117—118 (1951).

Toxoplasmose. Als charakteristische Zeichen sind bei der konnatalen Toxoplasmose (s. S. 44) zu beachten: Als wohl wichtigstes Symptom eine zentrale Chorioiditis (Abb. 53, S. 41), daneben Hydrocephalus, neurologische Veränderungen, intracerebrale Verkalkungen (vor allem der Plexus chorioidei), elektro-ence- phalographische Störungen, Liquorveränderun- gen und eine psychisch-motorische Entwick- lungshemmung (FRANÇOIS).

Die meist bei der Geburt schon abgelaufene zentrale Chorioiditis, bei der JANKU 1923 erst- mals Toxoplasmen nachwies, ist in nahezu 75% aller Fälle von konnataler Toxoplasmose zu beobachten. Es besteht dabei meist ein 1–3 Papillendurchmesser großes, rundes bis quer- ovales Narbenareal, das zentral die grauweiße Sclera durchscheinen läßt und von klumpig schwarzen Pigmenteinlagerungen umgeben ist (früher wurden diese Toxoplasmosenarben als Maculakolobome angesehen). Neben der zen- tralen Chorioiditis sind bei der konnatalen Toxoplasmose nicht selten (bei FRANÇOIS 17%) auch Zeichen einer intrauterin abgelaufenen Iridocyclitis oder sogar Napfkucheniris oder Phthisis bulbi zu beobachten. Manchmal flammte eine solche angeborene Uveitis später als akute oder chronische Entzündung wieder auf (STRAUB).

Das Bild der postnatal erworbenen Toxo- plasmose ist relativ uncharakteristisch. Es kann dabei zu fieberhaften, maculo-papulö- sen Exanthemen mit Pneumonie, Leberaffek- tionen, Milzschwellung, Darmerscheinungen, Encephalitis und am Auge zu einer unchark- teristischen Chorioretinitis kommen, daneben wird eine fieberhafte oder afebrile Lymph- adenitis beobachtet (WAHLE).

Zur Diagnosestellung werden bei der Toxo- plasmose der Sabin-Feldman-Test, die Komple- mentbindungs- und Hautreaktion vorgenom- men.

Therapeutisch werden in erster Linie höhere Dosen von Sulfonamiden verwandt.

FRANÇOIS, J.: Toxoplasmose oculaire. Rel. Soc. ophth. lat. **1**, 163—311 (1953).

STRAUB, W.: Unsere heutige Ansicht über die Toxoplasmose des Auges. Docum. ophthal. (Den Haag) 14, 308—329 (1960).

WAHLE, H.: Die erworbene Toxoplasmose. Fortschr. Neurol. 26, 6—48 (1958).

Zusammenfassende Literatur: Toxoplasmose

JANKU, J.: Pathogenese und pathologische Anatomie eines sogenannten angeborenen Maculakoloboms in einem normal großen Auge und zu einem Mikrophthalmus mit Parasiten in beiden Netzhäuten. Čas. Lék. čes. 62, Nr. 39, 1021—1027; Nr. 40, 1054—1059; Nr. 41, 1081 bis 1085; Nr. 42, 1111—1115; Nr. 43, 1138 bis 1144 (1923).

MÜLLER, F.: Toxoplasmose unter besonderer Berücksichtigung der Augenerkrankungen. Halle/Saale: Verlag VEB. C. Marhold 1954.

REMKY, H.: Toxoplasmosis. Argumenta et documenta ophthalmologica. München: J. F. Lehmanns Verlag 1962.

STRAUB, W.: Toxoplasmose des Auges. Basel-New York: Verlag Karger 1965.

Mykosen. Die früher ausgesprochen seltenen Pilzinfektionen des Auges haben sich seit der Behandlung zahlreicher Erkrankungen mit Antibioticis und Corticosteroiden vermehrt. In erster Linie handelt es sich um Pilze der Candida- und Aspergillusgruppen (GIUNCHI). Die Pilzerkrankungen der ableitenden Tränenwege führen häufig zur Verstopfung und Pfropfenbildung (FAZAKAS), es läßt sich dann Eiter aus dem befallenen Tränenröhrchen ausdrücken. Am häufigsten handelt es sich um einen Pilzbefall der Cornea (FAZAKAS, H. DAVIDS, BAMERT, SHALER, MITSUI u. HANABUSA), der zu einem schmutzig gelblichen Ulcus Veranlassung gibt.

Therapeutisch kommen antimykotische Präparate oder eine Hornhauttransplantation in Betracht.

BAMERT, W.: Zur Therapie mykotischer Hornhautinfektionen gleichzeitig ein Beitrag zur Indikation der lamellierenden Keratoplastik. Klin. Mbl. Augenheilk. 132, 95—98 (1958).

DAVIDS, H.: Über Aktinomykose der Hornhaut. Klin. Mbl. Augenheilk. 67, 69—72 (1921).

FAZAKAS, A.: Pilzbefunde in den Tränenröhrchen, an den Augenlidern und den Lidrändern. Klin. Mbl. Augenheilk. 104, 59—63 (1940).

— Über Pilzerkrankungen der Hornhaut. Klin. Mbl. Augenheilk. 106, 56—62 (1941).

— Über Leitungshindernisse der Tränenkanälchen. Klin. Mbl. Augenheilk. 106, 283—291 (1941).

GIUNCHI, G.: Le miosis secondaire atrattamenti antibiotici con particolare rigardo alle candidosi. Recenti Progr. med. 24, 18—59 (1958).

MITSUI, Y., and J. HANABUSA: Corneal infections after cortisone therapy. Brit. J. Ophthal. 39, 244—250 (1955).

SHALER, S. R.: Nystatin in monilia Keratoconjunctivitis. Amer. J. Ophthal. 44, 108—109 (1957).

Parasitäre Erkrankungen. Als wichtigste Parasiten des menschlichen Auges sind zu nennen: 1. die Nematoden, 2. die Cestoden und 3. die Dipterenlarven.

Nematoden. Nach LEMOS DA SILVA kommt es als parasitäre Wirkung von Würmern (Nematoden) auf das Auge:

Bei *Ascariden* selten zu direkten Augenschädigungen. Die Parasiten gelangen durch Magen-Speiseröhre-Nase-Tränensack ins Tränenröhrchen. Häufiger treten indirekte Schädigungen durch Toxinabsonderung bzw. Blut- und Chylusentzug auf. Es kann dabei zu Amaurose, Photophobie, Hemianopsie, Akkommodationskrampf, Mydriasis und Miosis kommen.

Oxyuren verursachen manchmal Augenmuskelstörungen und Blepharitis.

Trichocephalen können die gleichen Erkrankungen hervorrufen wie Ascariden und Oxyuren.

Bei *Ankylostomiasis* können schwere Veränderungen bestehen wie: Lid- und Gesichtsödem, weite Pupillen, Tränenfluß und manchmal auch retrobulbäre Neuritis mit juveniler Katarakt.

Trichinenbefall der Augen äußert sich zuerst als Lidödem und Bindehautrötung sowie evtl. als leichter Exophthalmus, Augenmuskellähmung und Sehnerven- bzw. Sehnervenscheidenbefall.

Bei der Trichinose, die etwa 3—6 Tage nach dem Genuß trichinenhaltigen Fleisches auftritt, kommt es neben uncharakteristischen Allgemeinerscheinungen mit Durchfällen und Muskelschmerzen zu doppelseitigen Lidschwellungen und Chemosis der Bindehäute evtl. mit subkonjunktivalen Blutungen (SPAETH, R. SCHMIDT, HOLLER u. SCHMIDT, LEHRFELD u. BREISACHER). Es kann infolge der Durchsetzung der äußeren Augenmuskeln zu Doppeltsehen, schmerzhafter Einschränkung der Augapfelbeweglichkeit (KRÄMER, GROENOUW, BLANK) und evtl. auch zu Netzhautblutungen (NICOLESCO, SPAETH, R. SCHMIDT) kommen.

Während etwa 20% der nordamerikanischen Bevölkerung als trichinös infiziert anzusehen sind (PIEROSE u. BUTT), beträgt dieser Prozentsatz in Deutschland unter 2% (SCHOOP u. Mitarb., s. ausführliche Literatur).

BLANK, G.: Über Trichinose. Dtsch. Arch. klin. Med. 132, 179—203 (1920).

GROENOUW, A.: Beziehungen der Allgemeinleiden und Organerkrankungen zu Veränderungen und Krankheiten des Sehorgans. GRAEFE-SAEMISCH, Hdb. III. Aufl. 2. Teil, Kap. 22, 846 (1920).

HOLLER, G., u. P. SCHMIDT: Med. Klin. **39**, 984 (1941); **40**, 1012 (1941).

KRÄMER, A.: Die tierischen Schmarotzer des Auges. GRAEFE-SAEMISCH, Hdb. II. Aufl., Bd. 10, S. 83, 1899.

LEHRFELD, L., and C. F. BREISACHER: A case of trichinosis presenting chemosis of the bulbar conjunctiva. J. Amer. med. Ass. **115**, 1794 (1940).

NICOLESCO, J.: Kongr. Zbl. ges. Med. **94**, 292 (1938).

PIEROSE, P. N., and E. M. BUTT: Calif. west. **62**, 174 (1945).

SCHMIDT, R.: Über Augenveränderungen bei Trichinose. Klin. Mbl. Augenheilk. **110**, 73—79 (1944).

SPAETH, H.: Die Trichinose. Dtsch. Med. Wschr. **68**, 912—916 (1942).

Unter den Filarien interessieren am meisten die *Filaria pancrofti*, deren Embryonen, die Mikrofilarien, im Blut kreisen. Durch diese Mikrofilarien und deren Toxine kommt es zu Oberlidödemen, Netzhautblutungen und exsudativen Iritiden.

Die Larven der *Filaria Loa* sind sehr beweglich, sie werden in den Lidern, in der Vorderkammer, im Glaskörper und im subretinalen Raum gefunden.

Die *Filaria conjunctivalis* und *volvolus* befallen die Augenadnexe.

Die in Mittelamerika heimische Oncocerca caecutiens ruft die deletäre *Onchocercose* mit ihren kirschgroßen Tumoren am Kopf sowie Haut- und Augenveränderungen hervor. Es kommt zu Bindehautreizungen, Hornhautinfiltraten mit Photophobie, chronisch fibrinöser Iritis und Verfall des Sehvermögens.

Die *Onchozerkosis* ist eine parasitäre Erkrankung, die durch eine Filaria (Onchocerca volvulus) hervorgerufen und durch eine Stechfliege (Genus simulium) übertragen wird. Neben Knotenbildungen in der Haut von Stecknadelkopf- bis Hühnereigröße und erysipelartigen Hauterscheinungen kommt es besonders zu stark schmerzhaften Augenentzündungen und Lidschwellungen, Conjunctivitis, Keratitis punctata superficialis, Lichtscheue, Tränen des Auges und im chronischen Stadium zu Faltenbildungen in der Bindehaut, Keratitiden und fibrinöser Iritis. Das Auge ist um so gefährdeter, je näher ihm die typischen Hautherde liegen (APPELMANS u. MICHIELS). Die Onchozerkose ist eine reine Erkrankung der Tropen.

Therapeutisch steht die operative Entfernung der Knoten im Vordergrund. Daneben wird Bayer 205 (Germanin) und Hetrazan verabfolgt (BRANLY).

Als sehr seltene Nematodenerkrankungen des Auges treten solche nach Gnathostoma spinigerum, Ascaris lumbricoides, Toxocara canis, Thelaziidae und Dracuncula medinensis auf (SCHOOP, LIEB, LAMINA u. HIEMICH).

APPELMANS, M., et J. MICHIELS: Onchocercose oculaire dépistée chez un Européen trois ans

après le retour d'Afrique. Bull. Soc. belge Ophtal. **113**, 494—500 (1956).

BRANLY, M. A.: Über die Onchozerkosis (Morbus Robles). Klin. Mbl. Augenheilk. **128**, 1—15 (1956).

Ausführliche Literatur: Parasiten

LEMOS DA SILVA, J. L.: Die parasitäre Wirkung der Würmer im menschlichen Sehapparat. Anh. bras. Oftal. **19**, 244—260 (1956); ref. Zbl. Ophthal. **71**, 255—256 (1957).

SCHOOP, G., W. A. LIEB, J. LAMINA u. J. HIEMICH: Die Parasiten des Auges. Tierexperimentelle Untersuchungen über die Trichinose des Auges. Klin. Mbl. Augenheilk. **139**, 433—465 (1961).

Bandwürmer. Von den Zestoden tritt der *Cysticercus* (Finne der Taenia) im Gegensatz zum *Echinococcus* häufig intraocular auf (MAAG). TALKOVSKIJ fand den Cysticercus in 41% im Glaskörper, in 32% subretinal, in 16% subkonjunktival sowie in der Vorderkammer und in der Orbita. Es kommt im Augeninnern zu Iridocyclitis, Netzhautblutungen und -ablösungen (TOULANT, GOERGER) und daneben wurden Papillenödem und Opticusatrophien beschrieben (LOPEZ).

Die Hauptsymptome beim Echinococcus sind Papillenödem und Opticusatrophie (WALSH). Die sich stark vergrößernde Blase der Finne des Hundebandwurms findet sich viel häufiger in der Orbita und den Augenanhangsgebilden als im Auge selbst (MAAG).

GOERGER, F.: Sur un cas de cysticercose intraoculaire. Ann. Oculist. (Paris) **189**, 988—992 (1957).

IGNATIO LÓPEZ, MARÍN: Un caso de Wohlfahrtiosis conjunctival. Arch. Soc. oftal. hisp.-amer. **12**, 1045—1056 (1952).

LOPEZ, P. V.: Ann. Mex. Oft. **26**, 298 (1952).

MAAG, B.: Bericht über einen wurmartigen Parasiten im Glaskörper des menschlichen Auges. Klin. Mbl. Augenheilk. **133**, 713—718 (1958).

TALKOVSKIJ, S. J.: Helminthosen in der Augenheilkunde. Sovetsk. Med. **15**, 12, 17—21 (1951).

TOULANT, P.: Traité Opht. 8, 717 (1939).

WALSH, F. B.: Baltimore: Williams and Wilkings Company 1957, 530.

Fliegenlarven. Erkrankungen des Auges, die durch *Fliegenlarven* hervorgerufen werden, faßt man als *Ophthalmomyiasis* zusammen. Von BEHR wurde die Ophthalmomyiasis externa mit Befall der Adnexe (Lider, Tränenorgane, Conjunctiva, Orbita) und des Auges unterschieden von der Ophthalmomyiasis interna, der Ansiedlung der Larven im Innenauge (Iridocyclitis, Glaskörpertrübungen, Chorioretinitis).

Die Ophthalmomyiasis interna wird besonders bei Kindern im Bereich der Nord-Ostsee-Küstengebiete überwiegend durch Larven der Hyperderma bovis (SUURKÜLA) oder der Wohlfahrtia magnifica hervorgerufen. Die Larven dringen dabei diascleral am Limbus in die Vorderkammer ein (HARTMANN, EICKEMEYER).

Für das Entstehen der Ophthalmomyiasis externa kommen in erster Linie Larven der Destrus- und Cephalomyiaarten in Betracht (MARTINI). Ausführliche Zusammenstellungen der bisher veröffentlichten Fälle von Ophthalmomyiasis finden sich bei SUURKÜLA sowie bei KRÜMMEL u. BRAUNS.

Therapeutisch empfiehlt es sich, mehrmals das beim Glaukom verwandte Parasympathicomimeticum „Mintacol", das gleichzeitig ein Insecticid ist, in den Bindehautsack zu tropfen (LINNEN). Bei der Ophthalmomyiasis externa lassen sich die Larven dann leicht entfernen. Bei der Ophthalmomyiasis interna muß versucht werden, die Larve operativ zu beseitigen. Meist kommt es dabei zur Erblindung.

BEHR, C.: Über Ophthalmomyiasis interna u. externa (Die Fliegenlarvenerkrankung des Auges). Klin. Mbl. Augenheilk. 64, 161—180 (1920).

EICKEMEYER, K. A.: Zur Ophthalmomyiasis interna. Klin. Mbl. Augenheilk. 130, 95—102 (1957).

HARTMANN, K.: Über die Erkrankungen des Auges durch Fliegenlarven. Klin. Mbl. Augenheilk. 125, 227—230 (1954).

KRÜMMEL, H., u. BRAUNS: Myiasis des Auges. Berlin: Verlag Duncker u. Humblot 1956.

LINNEN, H. J.: Ophthalmomyiasis externa, ihre möglichen Folgeerkrankungen und Therapie. Klin. Mbl. Augenheilk. 119, 19—23 (1951).

MARTINI, E.: Lehrbuch d. med. Entomologie, 3. Aufl. Jena: Verlag Fischer 1946.

SUURKÜLA, J.: Durch Diphterenlarven verursachte Augenkrankheiten (Ophthalmomysiasis).Bücherei des Augenarztes, Heft 13. Stuttgart: Ferd. Enke 1942.

Pediculi pubis. Als parasitäre Augenerkrankungen im weiteren Sinne seien genannt: die *Pediculi pubis* (Abb. 13), die manchmal und die *Pediculi capitis*, die nur äußerst selten am Lidrand zwischen den Cilien beobachtet werden. Eine Behandlung mit Mintacoltropfen führt schnell zur Heilung.

Ophthalmia nodosa. Die beim Hochsehen ins Auge fallenden Raupen, besonders vom Brombeer- und Prozessionsspinner, verlieren einen Teil ihrer — z. T. mit Widerhaken versehenen — Haare, die sich z. B. in der Cornea (SCHIRMER, FLIERINGA) allmählich weiterarbeiten und eine Uveitis chronica granulomatosa an Iris, Ciliarkörper und Chorioidea erzeugen (WEVE, DREYER).

Therapeutisch sind die Haare möglichst bald zu entfernen oder mit Diathermie zu coagulieren.

DREYER, V.: Ophthalmia nodosa. Acta ophthal. (Kbh.) 31, 429—436 (1953).

FLIERINGA, H. J.: A Modijied method of goniotoney. Ophthalmologica (Basel) 132, 187—190 (1956).

SCHIRMER, R.: Beitrag zur Raupenhaarerkrankung der HH. Klin. Mbl. Augenheilk. 124, 202—205 (1954).

WEVE, H.: Über die durch die Nesselhaare der Goldafterraupe (Euproctis chrysorrhoea) erzeugte Augenentzündung (Ophthalmia nodosa seu pseudotuberculosa). Arch. Augenheilk. 104, 192—221 (1931).

Allergische Erkrankungen. Wenn wir von allergischen Erkrankungen am Auge sprechen, dann unterscheiden wir nach RIEHM zwischen der *Idiosynkrasie* und den *Fokalerkrankungen.*

Bei den Überempfindlichkeitsreaktionen *(Idiosynkrasie)* kann es zur Mitbeteiligung des Auges an allgemein allergischen Erkrankungen des Körpers, wie der beim Heuschnupfen auftretenden Conjunctivitis, der Urticaria oder einem allgemeinen Arzneimittelekzem kommen.

Bevorzugt am Auge als Bindehaut- und Lidentzündungen tritt die bei Atropinbehandlung zu beobachtende Atropinbindehaut- bzw. -lidentzündung sowie das schwere Kamillenekzem auf, das meist erst nach Wochen wieder abheilt. Als weitere Allergene bzw. Haptene kommen hier hauptsächlich Pantocain (s. Anaestheticumkeratitis, S. 30), Jod, Hg und Pilocarpin in Betracht. Ferner seien Primeln, Haarfärbemittel, Hautcremes, dann hämatogen wirkende Speisen wie Fische, Erdbeeren usw. erwähnt. In der akuten Form führen diese Allergene an den Lidern zu akuten Ekzemen (Abb. 9) mit Rötung, Nässen und Bläschen-, Knötchen- und Krustenbildung, während an den Bindehäuten eine konjunktivale Injektion mit Schwellung, Rötung und Tränenfluß besteht, wohinzu sich noch ein Brennen sowie ein Juck- und Niesreiz gesellen. Bei der chronischen Form steht an den Bindehäuten eine stärkere Follikelbildung Abb. 29, S. 6) (nodöse Form) im Vordergrund.

BORRIE fand an den Augenlidern das *Ekzem* bei 238 Fällen unter anderem in 29% durch Medikamente ($^2/_3$ Penicillin und Albucid) und in 20% durch Kontaktdermatitis (70% industriell, 10% Cosmetica) bedingt.

In zusammenfassenden Statistiken (SIDI u. MAVAS) werden therapiebedingte Ekzeme durch Atropin, Zinksulfat, Hg. oxydatum flavum, Novocain sowie die Para-Gruppe als häufigste Ursache: Sulfonamide, Haarfärbemittel, PAS angeführt. Ferner kommen alle Cosmetica wie Schminke, Färbemittel, Brillantine, Nagellack usw. in Betracht.

Nach Salvarsantherapie sind selten neben einer Dermatitis auch schwere Hornhautnekrosen beschrieben worden (HEGNER, MEYER). Außer zu einer Dermatitis exfoliativa kann es bei langem Gebrauch von Luminal auch zu einer heftigen eitrigen Bindehautentzündung kommen.

Therapeutisch ist zunächst das Allergen auszuschalten. Dann werden Cortisonsalben verordnet.

BORRIE, P.: Eczema of the eyelids. Brit. J. Ophthal. 40, 742—750 (1956).

HEGNER: Klin. Mbl. Augenheilk. 59, 624 (1917).

MEYER, F. W.: Keratomalacie bei schwerer Salvarsandermatitis. Albrecht v. Graefes Arch. Ophthal. 143, 332—336 (1941).

RIEHM, W.: Erkrankungen des Auges und Allergie in „Allergie" HANSEN. Stuttgart: Verlag Thieme 1957.

ROTH, J. H.: Luminal poisoning with conjunctival residue. Amer. J. ophthal. 9, 533—534 (1926).

SIDI, E., et E. MAVAS: Les dermites allergiques des paupières. Bull. Soc. Ophtal. Paris 1953, 246—255.

Bei der zweiten Gruppe von Erkrankungen am Auge, die im allgemeinen zu den allergisch-hyperergischen Entzündungen bzw. der Pathergie von RÖSSLER gezählt werden, handelt es sich um die sog. *Fokalerkrankungen.* Nach RIEHM kommt es dabei zu einer dauernden oder schubweisen Ausschüttung von Mikrobenallergenen ins Blut, die dann in bestimmten Geweben, die nicht über genügend abstoßbare Antikörper verfügen, abgesiedelt werden und hier die Entzündung hervorrufen. So erklärt sich leicht das elektive Befallensein nur ganz bestimmter Gewebe wie Bindehaut, Sclera, Uvea, Netzhaut usw. Als Streuherde kommen alte tuberkulöse Herde, Tonsillen, Zahngranulome, Prostata, Appendix usw. in Betracht. Nach dem Stand unseres heutigen Wissens ist es jedoch möglich, daß eine fokale Erkrankung durch andere Erkrankungen allgemeiner oder lokaler Art beeinflußt werden kann. So sei in diesem Zusammenhang darauf hingewiesen, daß beispielsweise durch irgend eine unspezifische Allgemeinerkrankung der Antikörpertiter gesenkt und dadurch der Streuherd zu einer vermehrten Mikrobenausschwemmung gebracht werden kann. Unspezifische lokale Erkrankungen oder Traumatisierung wirken sich örtlich wie ein locus minoris resistentiae aus. Durch beides werden Nachabsiedelungen von Mikrobenallergenen, d. h. neue Schübe der Fokalerkrankung, begünstigt. MARCHESANI schreibt daneben den nervösen Impulsen eine besondere Bedeutung zu, die von einem Störungsherd über das Strombahnennervensystem im Sinne eines Irritationsreizes ausgehen und lokale Senkungen der Antikörperpotenz herbeiführen können.

Als eine der hervorstechendsten Fokalerkrankungen sei hier die Ceratoconjunctivitis eczematosa oder skrophulosa oder phlyktaenulosa (Abb. 28, S. 6) erwähnt, bei der als Focus ein tuberkulöser (Lymphdrüsen-)

Herd eine Hauptrolle spielt, zusätzlich aber häufig eine Schmierinfektion für eine neue örtliche Nachabsiedelung, oder eine interkurrente Allgemeinerkrankung für eine Bacillenausschwemmung aus dem Focus ins Blut, von Bedeutung ist.

Etwas summarisch seien nun hier als die wichtigsten, der durch einen Focus bedingten, Erkrankungen genannt: die hämatogenen Entzündungen (s. die entsprechenden Kapitel) der Hornhaut, der Lederhaut, der Regenbogenhaut, des Strahlenkörpers, der Aderhaut, der Netzhaut und des Sehnerven. Alle diese Erkrankungen sind nach unserem heutigen Wissen dann fokalbedingt, wenn eine direkte Infektion, eine Läsion oder ein reines Gefäßleiden auszuschließen sind. Bei den Gefäßprozessen spielen aber wahrscheinlich wieder Fokalerkrankungen eine wesentliche Rolle (s. bei BÖKE).

BÖKE, W.: Auge und Allergie. In „Der Augenarzt". Bd. V. Leipzig: Verlag f. Kunst und Wissenschaft 1963.

MARCHESANI, O.: Beiträge zum Problem der endogenen Augenentzündungen. Albrecht v. Graefes Arch. Ophthal. 148, 187—215 (1948); 149, 69—94 (1949); 149, 545—561 (1949).

RIEHM, W.: Erkrankungen des Auges und Allergie in „Allergie", HANSEN. Stuttgart: Verlag Thieme 1957.

Epidermolysis bullosa hereditaria dystrophica. Bei der recessiv vererbten Epidermolysis bullosa hereditaria dystrophica kommt es unter anderem auch zur Beteiligung der Augen, während eine solche bei der dominant vererbten Epidermolysis bullosa hereditaria simplex vermißt wird (LUTZ, RIECKE, SIEMENS). Die dystrophische Form der Epidermolysis bullosa tritt bereits nach der Geburt oder in den ersten Lebensjahren in Erscheinung.

Die auftretenden Blasen bei der Epidermolysis bullosa platzen meist schon nach wenigen Stunden, und es kommt zur Vernarbung, deren Folgen Schrumpfungen der Bindehaut und Trichiasis (LINSER, KATAYAMA) sind. Auch auf den Hornhäuten wurden Blasenbildungen, Erosionen und Vernarbungen beschrieben (BOGROW, COHEN u. SULZBERGER, BÄFVERSTEDT u. GRANSTRÖM, MARCHIONINI, LEMMINGSON).

Die Behandlung besteht im Einstreichen milder Augensalben und evtl. kommt eine Lippenschleimhautplastik im Bereich der vernarbten Conjunctiva in Betracht.

BÄFVERSTEDT, B., u. K. O. GRANSTRÖM: Fall von Epidermolysis bullosa hereditaria dystrophica mit Augensymptomen (Erosio corneae recidivans); ref. Zbl. Haut- u. Geschl.-Kr. 65, 517 (1940).

Bogrow, S.: Zur Kenntnis der atypischen bullösen Hautaffektionen. Arch. Derm. Syph.
(Berl.) **110**, 75—84 (1911).

Cohen, M., and M. B. Sulzberger: Essential
shrinkage of conjunctiva in a case of probable
epidermolysis bullosa dystrophica. Arch.
Ophthal. **13**, 374—390 (1935).

Katayama, R.: Experimental study of tuberculosis in guinea pigs. Results obtained from
inoculation in the skin of the abdomens. Acta
derm. (Kyoto) **22**, 49—50 (1933).

Lemmingson, W.: Augenbeteiligung bei Epidermolysis bullosa. Klin. Mbl. Augenheilk. **122**,
350—353 (1953).

Linser, P.: Über die Epidermolysis bullosa
hereditaria und ihren Zusammenhang mit der
Raynaudschen Krankheit. Arch. Derm. Syph.
(Berl.) **84**, 369—386 (1907).

Lutz, W.: Epidermolysis bullosa traumatica
hereditaria. Krz. Hdb. Ophth. Schieck-
Brückner, Bd. VII, 304. Berlin: Verlag
Springer 1932.

Marchionini, A.: Über Epidermolysis bullosa
dystrophica vegetans. Arch. Derm. Syph.
(Berl.) **176**, 347—371 (1938).

Riecke, F.: Epidermolysis bullosa. Hdb. d. Haut-
u. Geschl.-Kr. Bd. 7, II, 222. Berlin 1931.

Siemens, W.: Dichtung und Wahrheit über die
Ichtyosis bullosa mit Bemerkungen zur Systematik der Epidermolysen. Arch. Derm. Syph.
(Berl.) **175**, 590—608 (1937).

Erythema exsudativum multiforme. (Syndroma
muco-cutaneo-oculare acutum, Fuchs). Über die
Vielschichtigkeit, Uneinheitlichkeit und die
Schwierigkeiten in der Begriffsbestimmung des
Erythema exsudativum multiforme wird ausführlich von Proppe berichtet. Ein ähnliches Bild
vermittelt das augenärztliche Schrifttum.

Als erster hat E. Fuchs 1876 eine pseudomembranöse Bindehautentzündung in Verbindung
mit einem Erythema exsudativum multiforme
beschrieben und das Krankheitsbild als „herpes
iris conjunctivae" bezeichnet.

Bei dieser Erkrankung, die primär die
ectodermalen Deckschichten des Auges (Haut
der Lider, Bindehaut- und Hornhautepithel)
befällt, kann es meist gleichzeitig akut an beiden Augen zu einer torpiden Bindehautentzündung kommen. Die Lider sind beim E.e.m.
weich geschwollen. An der ganzen Lidbindehaut
treten neben einfachen Entzündungen oder
Blasenbildungen hauptsächlich dicke (2—3 mm)
Pseudomembranen auf, die eine glatte Oberfläche aufweisen und relativ leicht zu entfernen
sind. Schon nach Stunden kommt es, nach der
Entfernung dieser Pseudomembranen, nach
starker Exsudation erneut zur Bildung solcher
wachsartiger Fibrinpseudomembranen.

Nach 2—3 Wochen oder länger verdünnen
sich die Membranen und verschwinden. Die
Bindehäute können dann wieder ganz normal
werden; es können aber auch, je nach der
Schwere des Zustandsbildes, ausgedehnte bis
stärkste Bindehautnarben bis zum Narbenentropium-ectropium (Mattson u. Carlberg),
Symblepharon und Bindehautsackverödung
(Mattson u. Carlberg, Wolff, Rougier,
Colomb u. Royer) zurückbleiben.

Neben diesen schweren Bindehautentzündungen kann auch die Hornhaut mehr oder
weniger stark von einer leichten Ceratitis
superficialis bis zu großen Blasen, Ulcerationen
und Einschmelzung der ganzen Cornea (François, Mattson u. Carlberg) befallen sein. Es
bleiben entsprechend keine oder mehr oder
weniger dichte Narben bis zum Staphyloma
corneae zurück.

An den Lidern treten die auch sonst an der
Haut zu beobachtenden Kokarden mit den
üblichen Umwandlungen auf. Der Prozeß kann
von der Bindehaut auch auf das Tränenpünktchen und -röhrchen übergehen und hier membranartige Narben erzeugen (Mamelock u.
Laval). Dringt die Erkrankung von der Augapfelbindehaut in die Tiefe, dann kann eine
Lederhautentzündung (Skleritis) resultieren
(Contino, Godtfredsen, Naróy). Beteiligung
der Iris, des Ciliarkörpers und der Aderhaut
sind, wenn sie einmal auftreten, mehr als
sekundäre Folge der Hornhautentzündung, des
Hornhautgeschwürs oder der Lederhautentzündung anzusehen (Schreck).

Von Proppe werden die hierher gehörigen
Bilder der Baaderschen Dermatostomatitis, der
Ectodermosis erosiva pluriorificialis Fiessinger
und Rendu, des Stevens-Johnsonschen Syndroms
und der Conjunctivitis et Stomatitis pseudomembranacea als Syndroma muco-cutaneo-oculare-
acutum Fuchs zusammengefaßt.

Differentialdiagnostisch ist bei den pseudomembranösen Belägen an Diphtherie, Pemphigus
und Maul- und Klauenseuche zu denken (Carleton, Raffin, Thies, Kratka, Schreck). Beim
Fuchsschen Syndrom sind die geschwollenen Lider
weich, bei der Diphtherie dagegen hart, und es
bestehen geschwollene und schmerzhafte Präauriculardrüsen. Gegenüber der heute sehr seltenen Maul- und Klauenseuche ist beim Fuchsschen
Syndrom nach Proppe das Freibleiben des Nagelbettes von Bedeutung. Zum Pemphigus vulgaris
gehören neben den Augenveränderungen die
typischen Hautsymptome. Den sog. Pemphigus
der Bindehaut (die essentielle Bindehautschrumpfung) kann man im Spät-Narbenstadium nicht

mehr von Narben infolge des Fuchsschen Syndroms unterscheiden.

Therapeutisch kommen milde Salben (Borsalben, Noviformsalben), evtl. auch mit Antibioticumzusatz, in Betracht. Zur Vermeidung der Verklebungen und Verwachsungen zwischen Lid- und Augapfelbindehaut legt man eine Glasschale (Illichprothese) ein. Bei beginnender Vernarbung empfehlen sich Cortisonsalbe 2mal täglich; evtl. kommen dann auch plastische Operationen, Ersatz der vernarbten oder fehlenden Bindehaut durch Lippenschleimhaut, in Betracht.

CARLETON, ALICE: Vesico-Bullous diseases affecting the eye. Brit. med. J. **4632**, 835—837 (1949).

CONTINÓ, F.: Manifestazione oculare nel corso di malattia die STEVENS-JOHNSON. Probabile genesi vivale della forma morbosa. Riv. ital. Fracoma **4**, 5—18 (1952).

FRANÇOIS, J.: Des ectodermoses erosives pluriorificielles. Acta ophthal. (Kbh.) **32**, 5—36 (1954).

FUCHS, E.: Herpes Iris conjunctivae. Klin. Mbl. Augenheilk. **14**, 333—351 (1876).

GODTFREDSEN, E.: Ophthalmological signs and symptoms in mesenchymal diseases. Acta ophthal. (Kbh.) **32**, 717—728 (1954).

KRATKA, W. H.: The bullous dermatoses. Amer. J. Ophthal. **39**, 233—236 (1955).

MAMELOCK, A. E., and J. LAVAL: Stenosis of the lacrimal canals and puncta caused by the Stevens-Johnson syndrome. Amer. J. Ophthal. **40**, 83—86 (1955).

MATTSON, R., and O. CARLBERG: Eye desions and their treatment in the so called Stevens-Johnson's syndrome or ectodermosis erosiva pluriorificialis. Acta ophthal. (Kbh.) **31**, 469 bis 483 (1953).

NARÓY, F.: Membranaceous conjunctivitis in Erythema exsudativum multiforme. Klin. oczna **26**, 395—400 (1956).

PATZ, V.: Ocular involvement in Erythema multiforme. Arch. Ophthal. **43**, 244—256 (1950).

PROPPE, A.: Die Baadersche Dermatostomatitis, die Ektodermosis erosiva pluriorificialis FISSINGER u. RENDU, das Stevens-Johnson-Syndrom und die Conjunctivitis et Stromatitis pseudomembranacea als Syndroma muco-cutaneo-oculare-acutum FUCHS. Arch. Derm. Syph. (Berl.) **187**, 392—408 (1948).

RAFFIN, A.: Conjunctivitis, Rhinitis und Stromatitis aphthosa mit Erythema multiforme. Klin. Mbl. Augenheilk. **68**, 216—220 (1922).

ROUGIER, J., D. COLOMB et J. ROYER: Syndrome de Stevens-Johnson associé à un syndrome de Gougerot-Sjögren frustre. Bull. Soc. Ophtal. Paris **1958**, 233—237.

SCHRECK, EU.: Erythema exsudativum multiforme. Dermatologie und Venerologie, Bd. IV, 832—835. GOTTRON u. SCHÖNFELD. Stuttgart: Verlag G. Thieme 1960.

THIES, O.: Das Auge bei Erythema exsudativum multiforme. Klin. Mbl. Augenheilk. **116**, 44—53 (1950).

— Das Syndroma muco-cutaneo-oculare Fuchs. Klin. Mbl. Augenheilk. **119**, 486—494 (1951).

WOLFF, J. E.: Ocular complications in Erythema exsudativum multiforme with mucous membrane desions. Brit. J. Ophthal. **33**, 110—120 (1949).

Psoriasis. Selten kommt es bei Psoriasis auch zu Bindehaut- (KALDECK, RÖSSLER, FONTANA, SCHRECK) und Hornhautbeteiligung (PILLAT, VRABEC). Es handelt sich dabei um unregelmäßige Erweiterungen der Blutgefäße, kleine Bläschen oder wenige erhabene, z. T. plateauartige Efflorescenzen, die mit den psoriatischen Allgemeinschüben auftreten.

FONTANA, G.: Alterazioni vascolari del limbus sclerocorneale nella psoriasi. G. ital. Oftal. **1953**, 316—321.

KALDECK, R.: Ocular psoriasis. Arch. Derm. Syph. (Chic.) **68**, 44—49 (1953).

PILLAT, A.: Zur Frage der Miterkrankung der Hornhaut bei Psoriasis (Keratitis psoriatica). Klin. Mbl. Augenheilk. **93**, 751—765 (1934).

RÖSSLER, F.: Demonstration a. d. Ophthalm. Ges. in Wien (22. 2. 1943). Klin. Mbl. Augenheilk. **110**, 645 (1944).

SCHRECK, EU.: Dermatologie u. Venerologie, Bd. IV, 836. GOTTRON u. SCHÖNFELD. Stuttgart: Verlag Thieme 1960.

VRABEC, F.: Description histologique d'un cas du psoriasis à localisation conjonctivale, cornéenne et cutanée. Ophthalmolgica (Basel) **124**, 105—108 (1952).

Ichthyosis. Eine bestehende Ichthyosis ruft infolge der Lidschrumpfung ein Narbenectropium und folgende Conjunctivitis und Ceratitis hervor (SONDERMANN, WEBER u. a.). Die Cornea kann auch einen primären Befall aufweisen in Form von tiefliegenden, punktförmigen Trübungen und netzförmigen Fortsätzen (FRANCESCHETTI u. MAEDER) oder von bandförmigen, quer verlaufenden Degenerationen (HERMANS, FRANCESCHETTI u. SCHLAPPI) oder auch von feinfleckigen, epithelialen und subepithelialen Trübungen.

FRANCESCHETTI, A., et G. MAEDER: Dystrophie profonde de la cornée dans un cas d'ichtyose congénitale. Bull. Soc. franç. Opht. **67**, 146—150 (1954).

—, et V. SCHLÄPPI: Dégénérescence en baudelette et dystrophie prédescemétique de la cornée, dans un cas d'ichtyose congénitale. Dermatologica (Basel) **115**, 217—223 (1957).

Hermans, R.: Opacité en bandelette de la cornée et ichtyose. Bull. Soc. belge Ophthal. 113, 316—327 (1956).

Sondermann, G.: Über Augenstörungen bei Ichthyosis congenita. Klin. Mbl. Augenheilk. 70, 180—184 (1923).

Weber, G.: Über einen Fall von Ichthyosis congenita mit Lidschrumpfung. Derm. Wschr. 128, 1144—1149 (1953).

Lupus erythematodes. Da beim Lupus erythematodes fast ausschließlich die unbedeckten Körperteile befallen werden, ist es nicht verwunderlich, daß sich die Erkrankung auch am Auge manifestiert. Auch an der Lidhaut kommt es dabei zu Hyperceratosen, Seborrhoen und schließlich zu Hautatrophien (Cordes u. Aiken, Rohrschneider u. Ehring). Es können dabei die Conjunctiven befallen sein (Lutz, Vilanova, Cardenal u. Capdevila) und an der Hornhaut Hyperceratosen auftreten (Pillat, ten Doesschate). Am Augenhintergrund sah Pillat bei 48 Patienten mit Lupus erythematodes in 16 Fällen (= 33,3 %) chorioiditische Herde, die 14mal alt und 2mal frisch waren. Die Anzahl der meist sehr peripher, seltener im Bereiche des hinteren Augenpols liegenden Herde schwankt zwischen 1—5. Meist war nur ein Auge befallen.

Daneben werden Bilder wie bei der Retinitis septica mit weißen Wattebauschherdchen, Erweiterungen der Netzhautvenen (Hotz, Kato u. Omoto) sowie Netzhautblutungen und herdförmige Chorioiditis beobachtet. (Literaturzusammenfassung bei Schreck.) Therapie: s. Bd. III, S. 247.

Cordes, F. C., and S. D. Aiken: Ocular changes in acute disseminated lupus erythematosus. Amer. J. Ophthal. 30, 1541—1555 (1947).

Doesschate, J. ten: Corneal complications in lupus erythematosus discoides. Ophthalmologica (Basel) 132, 153—156 (1956).

Hotz, G.: Augenhintergrundsveränderungen bei Kollagenkrankheiten. Ophthalmologica (Basel) 133, 354—356 (1957).

Kato, T., and S. Omoto: A case of disseminated erythematodes with intensive change in eye. J. clin. Ophthal. (Tokyo) 11, 390—394 (1957).

Lutz, W.: Lupus erythematodes. Krz. Hdb. d. Ophthalm. Bd. VII, 330, von Schieck-Brückner. Berlin: Verlag Springer 1932.

Pillat, A.: Über das Vorkommen von Chorioiditis bei Lupus erythematodes. Albrecht v. Graefes Arch. Ophthal. 133, 566—577 (1935).

Rohrschneider, W., u. F. J. Ehring: Die Bewertung der Augenbefunde für die Erkennung der Ätiologie beim Erythematodes. Hautarzt 4, 451—455 (1953).

Schreck, Eu.: Dermatologie u. Venerologie, Bd. IV, 839. Von Gottron u. Schönfeld. Stuttgart: Verlag Thieme 1960.

Vilanova, X., C. Cardenal u. J. M. Capdevila: Dermatologica (Basel) 113, 226—231 (1956).

Erythema nodosum. Beim Erythema nodosum sind Begleitconjunctivitiden beschrieben worden, die am häufigsten in Knötchenform, als Phlyktänen oder auch bis zur voluminösen Episkleritis auftraten (v. Rötth, Veltisev, Tow, Contino, Kratka), um gewöhnlich mit dem Erythema nodosum in einigen Tagen auch ohne Therapie wieder zu verschwinden (v. Rötth). Rasche Abheilung ist nach Calamandrei und Ferrata mit Cortison zu erzielen. Vereinzelt wurde eine Iritis mit Hypopyon gesehen (Reis, Katzenelson, Fukazawa). Stajduhar und Pansini fanden bei 11 Kindern zwischen 2—12 Jahren, mit der klinischen Diagnose Erythema nodosum tuberkulöser Ätiologie, Fundusveränderungen im Sinne von vereinzelten, bilateralen, disseminierten, chorioiditischen Herden, bzw. von Anhäufungen kleiner und kleinster Pigmentationen und Depigmentationen.

Calamandrei, G., e L. Ferrata: Sulla etiologia delle manifestazioni oculari dell'eritema nodosa in base alla efficacia della terapia con ormone corticotrope ipofisario. Atti Soc. oftal. ital. 12, 243—244 (1951).

Contino, F.: Manifestazione congiuntivale in corso di eritema nodosa a tipo epidemico. Riv. ital. Tracoma. 5, 155—161 (1953).

Fukazawa, A.: Recurrent uveitis associated with Erythema nodosum. J. clin. Ophthal. (Tokyo) 10, 978—982 (1956).

Katzenelson, A.: Ein Fall von Hypopyon-Iritis recidiva bei Erythema nodosum. Russk. oftalm. Z. 4, 484 (1925).

Kratka, W.: Episkleritis and Erythema nodosum. Amer. J. Ophthal. 36, 510—513 (1953).

Reis, W.: Augenerkrankung und Erythema nodosum. Klin. Mbl. Augenheilk. 44, 203—221 (1906).

Rötth, A. v.: Über Erkrankung der Bindehaut bei Erythema nodosum. Z. Augenheilk. 66, 323—327 (1928).

Štajduhar, J., u. K. Pansini: Die Bedeutung der Veränderungen am Augenhintergrund für die Ätiologie des Erythema nodosum. Ber. dtsch. ophthal. Ges. 57, 7—11 (1951).

Tow, A.: Arch. Pediat. 45, 687 (1928).

Veltišev, Z.: Erythema nodosum conjunctivae bulbi. Russk. oftalm. Z. 4, 619—621 (1925).

Phakomatosen. Zu den Phakomatosen (neuro-retino-cutane Dysplasien) werden gerechnet (s. bei Badtke):

1. Die Angiomatosis retino-cerebellaris (v. Hippel-Lindau),

2. die Angiomatosis encephalo-trigeminalis (Sturge-Webersches Syndrom),

3. die Neurofibromatosis (v. RECKLING-HAUSEN),

4. die Sclerosis tuberosa (Bournevillesche Krankheit) und

5. der Status Bonnevie-Ullrich.

ZADTKE, G.: Die Mißbildungen des menschlichen Auges. In „Der Augenarzt" Bd. IV. Stuttgart: Verlag G. Thieme 1961.

Die Angiomatosis retinae (v. HIPPEL-LINDAU s. S. 61).

Sturge-Webersches Syndrom. Als Sturge-Webersches Syndrom bezeichnet man den Naevus flammeus des Gesichtes mit gleichseitigem Glaukom (Abb. 80, S. 34), epileptiformen Anfällen und evtl. Hemiparesen und Schwachsinn. Die Veränderungen können schon wenige Monate nach der Geburt zur Beobachtung kommen (BERGSTRAND, OLIVECRONE, PIETRUSCHKA). Der Naevus flammeus entspricht im Bereiche der Gesichtshaut dem Ausbreitungsgebiet des Trigeminus und dementsprechend finden sich Feuermale an den Lidern, der Bindehaut und der Lederhaut (OLESEN, JOY, DJACOS u. JOANNIDES, BINKHORST u. a.). Am gefährlichsten für das Auge ist der Befall der Aderhaut (KOCH, BERLINER u. BREININ, GIVNER, ROIZIN, BERMAN u. GOLD u. a.), der zum Glaukom führt. Beim einseitigen Glaukom und Naevus flammeus lassen sich dabei drei Gruppen unterscheiden (KREIBIG):

a) Feuermale mit angeborenem oder in frühester Kindheit auftretendem Glaukom mit Hydrophthalmus (Buphthalmus),

b) solche, mit erst später auftretendem Glaukom ohne Bulbusvergrößerung und

c) Glaukome, die durch Geschwülste der Aderhaut, Aderhautangiome, hervorgerufen werden.

BERGSTRAND, H., H. OLIVECRONE u. W. TÖNNIS: Gefäßmißbildungen und Gefäßgeschwülste. Leipzig: Verlag Thieme 1936.

BERLINER, M., and G. M. BREININ: Angioma of the choroid. A clinicopathologic report of the cases of partial and complete encephalotrigeminal angiomatosis. Arch. Ophthal. **46**, 39—48 (1951).

BINKHORST, C. D.: Naevus flammeus faciei with homochoroideremia and secondary pigmentary degeneration of the retina. Ophthalmologica (Basel) **117**, 360 (1949).

DJACOS, C., et TH. JOANNIDES: La maladie de Sturge-Weber-Krabbe. Ann. Oculist. (Paris) **184**, 994—1014 (1951).

GIVNER, I., L. ROIZIN, H. H. BERMAN, and G. GOLD: Sturge-Weber-Dimitri syndrome. Trans. Amer. Acad. opthal. Otolaryng. **61**, 475—481 (1957).

JOY, H. H.: Nevus flammeus associated with glaucoma. Amer. J. Ophthal. **33**, 1401—1408 (1950).

KOCH, G.: Sturge-Webersche Krankheit. Ärztl. Forsch. **3**, 551—557 (1949).

KREIBIG, W.: Zur klinischen Diagnose des Aderhautangioms. Klin. Mbl. Augenheilk. **107**, 597—621 (1941).

— Feuermal des Gesichtes, Glaucom und Skeletveränderungen. Klin. Mbl. Augenheilk. **110**, 208—216 (1944).

OLESEN, O. S.: A case of angioma cavernosum of the choroid associated with facial naevus flammeus. Acta ophthal. (Kbh.) **28**, 103—111 (1950).

PIETRUSCHKA, G.: Zur Symptomatik der Syndrome nach STURGE-WEBER und KLIPPEL-TRÉNAUNAY. Klin. Mbl. Augenheilk. **137**, 545—557 (1960).

Morbus Recklinghausen. Bei der Recklinghausenschen Erkrankung, der Neurofibromatose, handelt es sich um eine dominant vererbte Systemerkrankung, die ebenfalls zu den Phakomatosen gerechnet wird. Die Erkrankung, die außer den übrigen Körper auch jeden Teil des Sehorgans und seiner Anhangsgebilde befällt (HAGER), führt nicht selten an den Lidern (s. S. 14) zu starken elephantiastischen Verdickungen, zu Neurofibromen, Rankenneurinomen (Abb. 18, S. 14), Pigmentflecken evtl. mit Ptosis, En- und Ectropium (MEYER, SHAPLAND, MAGNI). An der Hornhaut werden Descemetverdickungen, verdickte Stromanerven sowie Trübungen beobachtet. Besonders häufig kommt es zu runden oder ovalen, multiplen, graugelblichen Knötchen in der Iris (UNGER, PIETRUSCHKA). Auch in der Aderhaut können multiple, rundliche Herdchen beobachtet werden (STEMMERMANN), wobei sowohl im Ciliarkörper als auch in der Aderhaut, Einlagerungen von markhaltigen und -losen Nervenfasern und Ganglienzellen gefunden wurden (KREIBIG).

Beim Morbus Recklinghausen wurden häufiger Gliome des Opticus (sowie Neurinome) beobachtet (SCHMINCKE). Diese, bei Kindern häufig im Opticusstamm entstehenden Gliome, führen evtl. zur Opticusatrophie (DRESNER u. MONTGOMMERY).

Eine besonders unangenehme Komplikation des Morbus Recklinghausen ist das Glaukom, das dann, wenn es angeboren auftritt, zum Hydrophthalmus (Buphthalmus) führt (Böck).

Böck, J.: Über eigenartige Gefäßveränderungen im Auge bei v. Recklinghausenscher Neurofibromatose. Dtsch. ophthal. Ges. 1948, 275 bis 282

Dresner, E., and D. A. D. Montgommery: Primary optic atrophy in v. Recklinghausen's desease (multiple neurofibromatosis). Quart. J. Med. 18, 93—103 (1949).

Hager, G.: Augenärztliche Beobachtungen u. Probleme bei der v. Recklinghausenschen Erkrankung. Klin. Mbl. Augenheilk. 132, 350—363 (1958).

Kreibig, W.: Aderhautveränderungen bei Neurofibromatose (Recklinghausen). Klin. Mbl. Augenheilk. 105, 369—370 (1940).

Magni, S.: Rilievi clinici ed istopatologici in alcuni casi di neurofibromi e di neuromi plessiformi a localizzazione orbitaria. Atti 41. Congr. Soc. oftalm. ital. 15, 281—284 (1956).

Meyer, F. E.: Recklinghausensche Neurofibromatose und Auge. Klin. Mbl. Augenheilk. 103, 44—57 (1939).

Pietruschka, G.: Zur Frage der Irisveränderungen bei der Recklinghausenschen Krankheit. Klin. Mbl. Augenheilk. 121, 663—672 (1952).

Schmincke, A.: Recklinghausensche Krankheit. Hdb. pathol. Anatomie u. Histologie, Teil IV, 664—716. Heidelberg: Springer 1956.

Shapland, C. D.: A case of neurofibromatosis with extensive involment of the right upper lid. Trans. ophthal. Soc. U. K. 69, 319—322 (1950).

Stemmermann, W.: Neurofibromatose von Recklinghausen und Sehorgan. Ber. dtsch. ophthalm. Ges. 1953, 348.

Unger, K.: Neurofibromatosis iridis (Recklinghausen's disease). Arch. Ophthal. 38, 754—759 (1947).

Tuberöse Hirnsklerose. Die Bedeutung der tuberösen Hirnsklerose für den Kinderarzt wird z. B. dadurch deutlich, daß Vaas von 173 Patienten 59 bereits am Ende des 1. Lebensjahres, 90% am Ende des 12. Lebensjahres erkrankt fand.

Die tuberöse Hirnsklerose (Morbus Bourneville), eine dominant vererbte, neuroektodermale Dysplasie mit Hauttumoren (Adenoma sebaceum nach Pringle), wird ebenfalls den Phakomatosen (van der Hoeve) bzw. den Hamartosen (Putschar im Sinne Albrechts) zugerechnet. Am Auge kommt es, wie es von van der Hoeve zuerst beschrieben wurde, zu Tumoren der Netzhaut, die unterschiedlich groß (meist 1—2 Papillendurchmesser) sind und grau-weiße, gelbliche bis grau-grünliche, scharf begrenzte Knötchen von runder bis ovaler Form bilden. Daneben werden häufiger größere Tumoren auf der Papille oder in Papillennähe gefunden, die in etwa $^1/_3$ der Fälle ein maulkorbartiges Aussehen haben.

In der ausführlichen, die Literatur berücksichtigenden Arbeit von Schwab wird angenommen, daß charakteristische Augenhintergrundsveränderungen bei mehr als 20% der Fälle mit tuberöser Hirnsklerose vorkommen. Die in der Nervenfaserschicht beginnenden Tumoren (Astrocytome) liegen vor oder hinter den Netzhautgefäßen. Es werden aber auch Hyalin und Kalk enthaltende, cystenähnliche Gebilde gefunden. Ist der Liquordruck im Schädel infolge eines gleichzeitigen Gehirnbefalls erhöht, dann kommt es zur Stauungspapille (Schwab).

Auf die Möglichkeit der Zerstörung, der infolge ihres Wachstums evtl. zur Erblindung führenden Netzhauttumoren, durch Lichtcoagulation haben Jochmus u. Jochmus hingewiesen.

Hoeve, J. van der: Augengeschwülste bei der tuberösen Hirnsklerose (Bourneville). Albrecht v. Graefes Arch. Ophthal. 105, 880 bis 898 (1921).

— Augengeschwülste bei der tuberösen Hirnsklerose und verwandten Krankheiten (Bourneville). Albrecht v. Graefes Arch. Ophthal. 111, 1—16 (1923).

Jochmus, J., u. H. Jochmus: Zum Krankheitsbild der tuberösen Hirnsklerose. Psychopathologische u. Ophthalmologische Beobachtungen. Z. Kinderheilk. 85, 543—568 (1961)

Putschar, W.: Über Angiomatosis des Zentralnervensystems und der Netzhaut („v. Hippel-Lindausches Syndrom") mit besonderer Berücksichtigung der Pankreasveränderungen. Münch. med. Wschr. 82, 1084—1088 (1935).

Schwab, F.: Die Augenhintergrundsveränderungen bei tuberöser Hirnsklerose. Klin. Mbl. Augenheilk. 128, 257—296 (1956).

Vaas, J.: Klinik und Erbgang der tuberösen Sklerose. Arch. Psychiat. Nervenkr. 111, 1, 547—614 (1940).

Status Bonnevie-Ullrich. Beim Status Bonnevie-Ullrich finden sich Epicanthus, Hypertelorismus. Zunin u. Mariotti fanden bei 9 eigenen Fällen am Augenhintergrund z. T. eine Verkleinerung der Papille um $^1/_3$, z. T. eine stark vergrößerte Papille und ein gehäuftes Auftreten von cilioretinalen Arterien, die manchmal Schlingen bilden. Ferner wurde dabei ein situs inversus vasorum beschrieben. Außer den beim Status Bonnevie-Ullrich weiter bekannt gewordenen Anomalien: Fehlen der Caruncula lacrimalis, Hypoplasie der Tränendrüsen, Wimperanomalien, Abducens- und Facialisparese beschreiben Fülling u. Pünder, auch chorioretinale Pigmentverschiebungen in der Äquatorzone, Astigmatismus hyperopicus und Strabismus convergens concomitans.

FÜLLING, G., u. H. PÜNDER: Augenhintergrundsveränderungen beim Status Bonnevie-Ullrich.
Klin. Mbl. Augenheilk. 128, 724—727 (1956).

ZUNIN, C., e J. MARIOTTI: Le anomalie oculari
nello Status Bonnevie-Ullrich. Ann. Ottal. 79,
359—376 (1953).

Incontinentia pigmenti. Eine Beteiligung der
Augen findet sich in über $1/4$ der Fälle bei der
Incontinentia pigmenti (Syndroma Bloch-Sulzberger) (FRANCESCHETTI u. JADASSOHN). In erster
Linie kommt es zu Folgen einer Uveitis fetalis
bzw. Uveitis der Säuglinge (evtl. mit metastati-
scher Ophthalmie oder mit persistierendem, primärem Glaskörper) mit Pseudogliomen. Es wurden
ferner Opticusatrophien und Papillitis sowie häufigeres Schielen beschrieben (WOLLENSACK).

FRANCESCHETTI, A., et W. JADASSOHN: A propos
de l'„incontinentia pigmenti" délimitation le
deux syndromes differents figurant sous le
même terme. Dermatologica (Basel) 108, 1—28
(1954).

WOLLENSACK, J.: Charakteristische Augenbefunde beim Syndroma Bloch-Sulzberger (Incontinentia pigmenti). Klin. Mbl. Augenheilk.
134, 692—706 (1959).

Vitiligo. Die Vitiligo ist eine idiopathische,
fleckige Weißverfärbung der Haut, die von einer
etwas stärkeren Pigmentierung eingerahmt wird.
Auch die Wimpern und die Augenbrauen können
weiß verfärben (Poliosis circumscripta). Bei einer
universellen Vitiligo kann auch die Iris depigmentiert sein (HOFF).

HOFF, F.: Akuter totaler Pigmentverlust. Dtsch.
med. Wschr. 79, 284—287 (1954).

Diabetes. Der *Diabetes mellitus* begünstigt
das Auftreten von Hordeola und Abscessen an
den Lidern. In der Linse kommt es zu transitorischen Refraktionsänderungen, d. h., bei
schlechter Diabeteseinstellung kann eine vorübergehende Linsenschwellung (Myopie) und
nach Insulingaben eine vorübergehende Volu-
menverminderung mit Abplattung (Hyperopie)
eintreten (PAU). Es wird bei den transitorischen
Refraktionsänderungen ferner an eine Veränderung des Brechungsindex (GRANSTRÖM)
bzw. an eine kolloidale Zustandsänderung der
Linse (BRAUN) gedacht.

Die manchmal schon im jugendlichen Alter
zu beobachtende Cataracta diabetica (s. S. 48)
ist, solange ihr nur eine Flüssigkeitsvermehrung in der Linse zugrundeliegt, reversibel.

Auch nach dem Eintreten grauer, irreversibler
Trübungen des dann denaturierten Eiweißes
lassen sich diese häufig durch Stoffwechsel-
normalisierung aufhalten.

Bei jugendlichen Diabetikern kommt es
häufiger zu Hypertrophien der Netzhautcapil-
laren. In den dadurch entstehenden Wunder-
netzen treten unterschiedlich große Capillaraneurysmen auf.

Mit der Dauer des Diabetes (nach 15 Jahren)
werden in zunehmender Zahl kleinere und
größere Netzhaut- und präretinale Blutungen,
Mikroaneurysmen, proliferative Veränderungen
(Glaskörperschwarten) mit der Gefahr der
Netzhautablösung beobachtet. Der Erfolg einer
Therapie ist nur zweifelhaft (THIEL).

Als weitere nicht oft auftretende Komplikationen beim Diabetes sind Iritis und seltener
eine retrobulbäre Neuritis zu nennen. Im Coma
diabeticum ist der Augeninnendruck sehr stark
herabgesetzt. Es entwickelt sich manchmal das
Bild der Lipaemia retinae. Arterien und Venen
führen dann Blut von gelblich-weißer Farbe.

BRAUN, R.: Retinitis diabetica. Eine kritische
Studie an Hand von 115 Fällen diabetischer
Netzhautveränderungen. Albrecht v. Graefes
Arch. Ophthal. 136, 256—302 (1937).

GRANSTRÖM, K. O.: Refraktionsveränderungen
bei Diabetes mellitus. Acta ophthal. (Kbh.)
11, 1—160 (1933).

PAU, H.: Die Permeabilitätskatarakt. Stuttgart:
Verlag Enke 1954.

THIEL, R.: Der Diabetes mellitus, ein Gefäß-
problem? Bücherei des Augenarztes, Heft 25.
Stuttgart: Verlag Enke 1956.

Lowe-Syndrom und Galaktosämie. Beim
Lowe-Terrey-Mac Lachlan-Syndrom kommt es
am Auge zum Auftreten einer kongenitalen
Katarakt, von Nystagmus und evtl. von kongenitalem Glaukom. Es tritt bei dieser Stoffwechselstörung u. a. eine Hyperamidoacidurie
mit Glycosurie, Albuminurie, Osteomalacie und
Debilität in Erscheinung. Die Galaktosämie
(REUSS) führt am Auge zur Katarakt. Es
kommt dabei zur Galaktosurie Anämie, Hepatosplenomegalie, geistiger Retardation (s. bei
BADTKE).

BADTKE, G.: Die Mißbildungen des menschlichen
Auges. In „Der Augenarzt", Bd. IV. Stuttgart: Verlag G. Thieme 1961.

Leukämie. Tumorartige Infiltrationen der Orbita mit Exophthalmus wurden bei der *Leukämie* und auch der *aleukämischen Lymphadenose* beschrieben (Axenfeld, Birch-Hirschfeld, Schreck).

Diese Pseudotumoren schmelzen auf Rö-Bestrahlungen förmlich fort. Es können ferner leukämische Bindehautinfiltrate auftreten. Bestehen bei Anämie pathologische Serum-Eiweißverschiebungen im Sinne einer Dys- und Paraproteinämie, dann werden häufig beiderseitige Netzhautveränderungen (Retinopathien) mit Blutungen, Erweiterung der Netzhautvenen, weißen Herden und Exsudaten (Viefhues u. Strobel) beobachtet.

Birsch-Hirschfeld, A.: Die Erkrankungen der Orbita. Krz. Hdb. d. Ophthal. Bd. III, Berlin: Verlag Springer 1930.

Kreibig, W.: Über Bindehautveränderungen bei leukämischen Erkrankungen. Z. Augenheilk. 84, 120—136 (1934).

Schreck, Eu.: Zur Klinik und pathologischen Anatomie der Orbitaltumoren. Klin. Mbl. Augenheilk. 103, 1—44 (1939).

Viefhues, T. K., u. W. Strobel: Zur Klinik der Retinopathie bei Anämien. Klin. Mbl. Augenheilk. 134, 643—654 (1959).

Zusammenfassende Literatur:

Velhagen, L.: Augenkrankheiten und Allgemeinleiden in „Der Augenarzt", Bd. VI. Leipzig: Verlag f. Kunst u. Wissenschaft 1963.

Axenfeld, Th.: Zur Lymphombildung in der Orbita. Albrecht v. Graefes Arch. Ophthal. 37, IV, 102—124 (1891).

Erkrankungen der Ohren, der Nase und des Rachens

Hörstörungen im Kindesalter

Von G. BECKMANN, Marburg/Lahn

Hörstörungen haben im Kindesalter eine besonders große Bedeutung. Denn ein ausreichendes Hörvermögen ist nicht nur die Voraussetzung für den Spracherwerb, sondern darüber hinaus für die geistige und seelische Gesamtentwicklung eines Kindes. Es ist deshalb nicht verwunderlich, daß man sich auch in früheren Zeiten intensiv um die Beseitigung dieser Störung und ihrer Folgen bemüht hat. Trotzdem wurden die wesentlichen Fortschritte in der Diagnostik und Therapie von Hörstörungen vorwiegend in den letzten zwei Dezennien erreicht.

So konnte die nach entzündlichen Ohrerkrankungen resultierende *Schalleitungsschwerhörigkeit* durch die Anwendung der Antibiotica in ihrer Häufigkeit beträchtlich reduziert werden. Ließ sich aber ein solcher Hördefekt nicht vermeiden, so besteht mittels der neuentwickelten tympanoplastischen Operationsmethoden die Möglichkeit, das Hörvermögen wieder zu verbessern (s. S. 175). Gegenüber der lange Zeit therapieresistenten *Schallempfindungsschwerhörigkeit* hat die moderne Elektronik weitergeholfen. In diagnostischer Hinsicht gestattet die *Audiometrie* (s. S. 113), eine elektroakustische Hörprüfmethode, Grad und Form einer Hörstörung sehr viel genauer zu erfassen und aufzuzeichnen. In therapeutischer Hinsicht ermöglichen elektroakustische Verstärkerapparaturen, auch noch ein bescheidenes Restgehör auszunutzen. Insbesondere das frühzeitig und individuell angepaßte tragbare Hörgerät eröffnet selbst hochgradig schwerhörigen Kindern ein wesentlich glücklicheres Lebensschicksal.

Um solche beträchtlichen Fortschritte zu erreichen, war es jedoch zuerst notwendig, neue diagnostische Methoden für das frühe Kindesalter zu entwickeln sowie Erfahrungen in der Anwendbarkeit elektroakustischer Verstärkung beim kleinen und älteren Kinde zu sammeln. Auch für die Ätiologie der kindlichen Schwerhörigkeit erwachte vermehrtes Interesse. Schließlich galt es, die Anwendung der neuen Erkenntnisse zu systematisieren und geeignete Organisationsformen zu finden. Insgesamt hat sich hieraus ein umfangreiches Arbeitsgebiet ergeben, welches als *Pädoaudiologie* bezeichnet wird. Da der Erfolg einer pädoaudiologischen Förderung u. a. um so größer ist, je früher damit begonnen wird, ergeben sich auch neue Aufgaben für den Kinderarzt. So wird es ihm in einer Reihe von Fällen möglich sein, bereits im ersten oder zweiten Lebensjahr eines Kindes den Verdacht auf Schwerhörigkeit zu erheben und das Kind an die zuständige otoaudiologische Stelle weiterzuleiten.

Bedeutung der kindlichen Hörstörungen

Dem Arzt werden die nachteiligen Folgen einer Hörstörung gerade für das Kind in dem Moment besonders deutlich, wo er hochgradig schwerhörige oder praktisch taube Kinder zu untersuchen hat. Sind die verhängnisvollen Auswirkungen eines solchen Hörverlustes auch schon vielfach dargestellt worden, so sind die Worte des selbst frühzeitig ertaubten Taubstummenpredigers SUTERMEISTER (1914) vielleicht am eindrucksvollsten: „Ich wage zu behaupten, daß kein anderes Gebrechen von so verhängnisvollen Folgen begleitet ist wie die Taubstummheit, daß kein anderer Körperfehler so schwere Seelenfehler zeigt wie sie."

Sobald ein Kind einen beiderseitigen Hörverlust von über 60—70 dB[1] aufweist, wird es ohne fremde Hilfe weitgehend stumm bleiben.

---

[1] dB = Dezibel, Maß der Tonamplitudenverstärkung, (0 dB = 0,0001 Dyn/cm²).

Denn der physiologisch notwendige Rückkopplungsmechanismus zwischen Hören und Sprechen als Voraussetzung für den Spracherwerb kommt nicht in ausreichendem Maße zustande. Das Kind bleibt den sprachlichen und klanglichen Äußerungen seiner Umwelt gegenüber zu sehr in einer „Welt des Schweigens" (s. Abb. 82). Nur soweit ein verbliebenes Restgehör eine Hörkontrolle über eigene und mütterliche Lautäußerungen gestattet, wird das Kind Schritt für Schritt Sprache erwerben und schließlich so sprechen, wie ihm dies hörmäßig möglich ist.

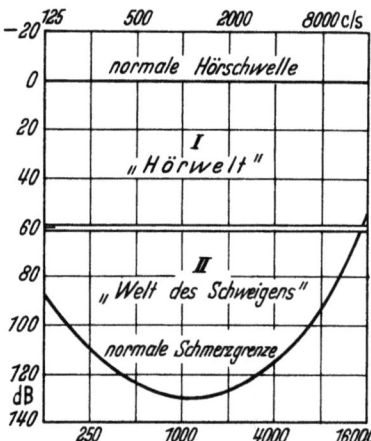

Abb. 82. Hörfeld mit 60 dB-Linie als Grenze zwischen „Hörwelt" und „Welt des Schweigens" (nach HUIZING, aus BECKMANN 1962)

Auf Grund dieses funktionellen Kreises zwischen Hören und Sprechen ist es nicht verwunderlich, daß ein taubes oder hochgradig schwerhöriges Kind in seiner Kommunikationsfähigkeit wesentlich behindert ist. Es gerät gegenüber seiner Umwelt in eine mehr oder weniger große Isolierung. Infolge seiner Viersinnigkeit durchläuft es eine ganz anders geartete geistig-seelische Entwicklung. Wahrnehmungen und Vorstellungen stehen hinter denen des normalen Kindes zurück, so daß ein ärmeres und unrichtiges Weltbild resultiert (NAFFIN). Auch der Aufbau der Innenwelt, der Phantasie und Gemütskräfte wird beträchtlich gehemmt und es bildet sich infolge Kontaktmangels eine Egozentrizität sowie eine Tendenz zu Anmaßung und Geltungssucht heraus. Hinsichtlich der praktischen Intelligenz haben allerdings neue Untersuchungen (SNIJDERS) mit adäquaten Prüfmethoden (sprachfreie Tests) gezeigt, daß die Leistungen denen von hörenden Kindern etwa entsprechen. Da Auge und

Getast das fehlende Hörvermögen nicht ersetzen können, so ist es solchen Kindern kaum möglich, zur höchsten menschlichen Vollendung vorzudringen.

Bei den Auswirkungen einer kindlichen Hörstörung spielt auch der zeitliche Faktor eine Rolle, da nach entwicklungspsychologischen Erkenntnissen dem Kleinkindalter im Rahmen der Gesamtentwicklung eine besondere Gewichtigkeit zukommt. Denn nie wieder im Leben sind die Fortschritte im sprachlichen und geistig-seelischen Bereich so groß wie in den frühen Kinderjahren. Auch Erlebnisstil, soziale Einstellung und Selbstbewußtsein erhalten bereits in dieser Frühphase ihre Vorprägung. Bleiben die rechtzeitigen Bildungsanstöße aus, so erwächst aus diesem Verhältnis die Gefahr, daß Förderungsmaßnahmen zu einem späteren Zeitpunkt weniger nützlich oder sogar erfolglos verlaufen, ja daß sich sogar soziale Fehlhaltungen einstellen können (WEGENER). Diese psychologischen Ansichten finden insofern eine pädoaudiologische Bestätigung, als der Erfolg einer Hörübungsbehandlung und Erziehung — bei sonst gleichen Voraussetzungen — um so größer ist, je früher sie begonnen wird.

Bedeutung und Wert eines Restgehörs haben sich unter der modernen pädoaudiologischen Behandlung somit beträchtlich gewandelt. Während die klassische Hörerziehung früher erst im Alter von 7 Jahren begann, wird heute angestrebt, pädoaudiologische Maßnahmen möglichst schon bis zum Alter von 18 Monaten anlaufen zu lassen. Gerade bei frühzeitiger Verwendung ist das individuelle tragbare Hörgerät heute so leistungsfähig, daß viele hörgestörte Kinder günstiger eingeschult und ausgebildet werden können.

Auch eine leicht- bis mittelgradige Schwerhörigkeit wirkt sich nach neuesten Erfahrungen (BECKMANN) bei Schulkindern viel nachteiliger aus, als man bisher angenommen hatte. So beruht die Fehlbeurteilung eines angeblich minderbegabten und unaufmerksamen Kindes nicht selten lediglich auf einer unerkannt gebliebenen Schwerhörigkeit. Eltern und Lehrer sind von diesem unerwarteten Befund vielfach überrascht. Deshalb sind in vielen Städten systematische prophylaktische Höruntersuchungen nach der Methode der Schulaudiometrie eingerichtet worden.

Häufigkeit kindlicher Hörstörungen

Für die *Taubstummheit* wird seit Jahrzehnten ein Vorkommen von 7,5—8 : 10000 angenommen. Aus den Untersuchungsergebnissen innerhalb Europas ragte nur die Schweiz wegen der endemischen Schwerhörigkeit längere Zeit mit 24,5 : 10000 heraus. Im Deutschen Reich zählte man 1900 8,6 Taube auf 10000, 1925 nur 7,3 : 10000. Konkrete Zahlen aus neuester Zeit liegen insbesondere für das Kindesalter nicht vor, so daß FRANDSEN diesen Personenkreis 1957 auf „³/₄ v. T., d. h. etwa 35—40000 Personen der Bundesrepublik" einschätzte. In Dänemark wurde die Anzahl taubstummer Kinder neuerdings mit 5—7 : 10000 angegeben und bei 0,07% der Kinder angenommen, daß sie das Sprechen nicht auf natürlichem Wege lernen können.

Bekanntlich hatten bereits ältere Autoren mit einfachen Methoden festgestellt, daß viele der „Tauben" über ein mehr oder weniger großes *Restgehör* verfügten. So rechnete BEZOLD nur bei 30% der Taubstummenschüler mit völliger Taubheit. Die moderne Audiometrie hat diesen Prozentsatz noch weiter zusammenschrumpfen lassen, nämlich auf etwa 5—10%. Allerdings muß der Prozentsatz der erziehungsmäßig als taub anzusehenden Kinder höher angesetzt werden, nämlich bei 20—30% der bisherigen Taubstummenschüler. Doch haben nach den Erfahrungen der letzten Jahre nur wenige Kinder durch die elektroakustische Verstärkung gar keinen Nutzen erfahren.

Neben dem kleinen Kreis der Taubstummen interessiert für die tägliche Praxis die Häufigkeit der *leicht- oder mittelgradigen Schwerhörigkeit*. Denn vielfach läßt sich diese Störung therapeutisch beseitigen oder verbessern. Verfeinerte audiologische Reihenuntersuchungen haben in dieser Hinsicht einen deutlich höheren Prozentsatz kindlicher Schwerhörigkeit erkennen lassen, als man bisher mittels der unzureichenden Sprachabstandsprüfung angenommen hatte. Nach übereinstimmenden Angaben leiden etwa 3—6% aller Kinder an einer behandlungsbedürftigen Schwerhörigkeit. Abhängig von Klima und sozialen Verhältnissen (Landschule, Hilfsschule) kann diese Zahl sogar bis zu 15% ansteigen, wie wir selbst feststellten. Bei den meisten Kindern handelt es sich nur um eine temporäre Schalleitungsstörung (Cerumen, Tubenkatarrh, Adenoide, Nasen-Nebenhöhlenentzündung). Sie ist leicht zu beseitigen und soll bald behandelt werden, um dauerhaften Störungen vorzubeugen. Bei etwa 1% aller Schulkinder fand EWERTSEN unheilbare Innenohrleiden, welche einer audiologischen Therapie (Hörgerät, Hörtraining) bedürfen.

Nicht unbeträchtlich ist auch die Anzahl von Kindern, die eine *mittel- bis hochgradige Schwerhörigkeit* aufweisen und besser in Schwerhörigenschulen unterrichtet werden. So hatte HEESE 1951/52 noch mittels sorgfältiger Sprachabstandsprüfung gefunden, daß 0,46% der Schüler — nämlich solche, bei denen das binaurale Satzgehör für Umgangssprache unter 3 m lag — in eine Schwerhörigenschule einzuweisen sind. Pädoaudiologische Fortschritte wurden bei dieser Einschätzung noch nicht berücksichtigt. Bei ihrer Einkalkulierung ist dieser Kreis auf 0,2% (HUIZING) bis 0,35% (BÄNI, SCHMIDT) einzuschätzen (BECKMANN 0,28%). Jedenfalls besteht auf Grund umfangreicher Erfahrungen kein Zweifel, daß auch in Deutschland möglichst große und selbständige Schwerhörigenschulen dringend erstellt werden müssen.

Ätiologie kindlicher Hörstörungen

Um die Ursachen von kindlichen Hörstörungen zu klassifizieren, haben sich frühere Autoren meist der groben Unterteilung in kongenitale und erworbene Schwerhörigkeit bedient. MARX hatte weiter spezifiziert in 1. angeborene Form (endogen, vererbt), 2. angeborene Form (exogene Schäden während der intrauterinen Entwicklung) und 3. postfetal erworbene Schwerhörigkeit. Lange Zeit wurde einerseits die erbliche Genese überbewertet und andererseits die während des Schwangerschafts- und Geburtsablaufes entstehende Schwerhörigkeit zu wenig beachtet. Dies zeigen neuere Statistiken aus audiologischen Abteilungen gegenüber älteren Zusammenstellungen, die teilweise an einem voraus sortierten Material (Taubstummenschulen) durchgeführt wurden. Schließlich stößt aber jede Gliederung auf die Schwierigkeit, daß die wirkliche Ursache von Hörstörungen in einem relativ hohen Prozent-

satz weder anamnestisch noch pathologisch-
anatomisch genau festzulegen ist. Für die
praktische Arbeit hat sich uns eine Gruppierung bewährt, worin 1. erbliche Schwerhörigkeit und Mißbildungen, 2. pränatale Ursachen
(exogen), 3. perinatale Ursachen und 4. Entstehung von Hörstörungen im Säuglings- und
Kindesalter Berücksichtigung finden (postnatal).

Erbliche Schwerhörigkeit und Mißbildungen

Die strenge Unterteilung der erblichen
Schwerhörigkeit in die zwei Gruppen: dominante hereditär-degenerative Schwerhörigkeit
und sporadisch-recessive Schwerhörigkeit
scheint nach neueren Ergebnissen nicht ganz
berechtigt. Der Modus der Vererbung soll vielfach zwischen den beiden Extremen liegen, wie
Wedenberg an 34 Elternpaaren und 95 Kindern feststellte. Nur 5% der Eltern von tauben
Kindern hatten nach Wedenberg selbst einen
Hörschaden, womit gewöhnlich nur ein Elternteil behaftet war. So scheinen Hörstörungen
viel häufiger indirekt und unter Überspringung
von Generationen als direkt von den Eltern auf
die Kinder vererbt zu werden.

Für die *sporadische Taubstummheit* wurde
bisher übereinstimmend ein recessiver Erbgang
angenommen. Hanhart führt sie auf Mutation
zurück. Typisch ist, daß die sporadische Taubstummheit bereits von Geburt an besteht.
Pathologisch-anatomisch liegt ihr eine Degeneration des nervösen Cochlearapparates zugrunde. Sie ist oft mit Schwachsinn kombiniert
und kommt bevorzugt in Inzuchtgebieten vor.
Kürzlich ist vermutet worden, daß ein Teil dieser Taubheitsform auf unerkannten mütterlichen Viruserkrankungen beruhen könne.

Während die recessive Taubstummheit
meist nur durch eingehende Nachforschungen
verifiziert werden kann, muß bei der *dominanten hereditär-degenerativen Innenohrschwerhörigkeit* bzw. Taubheit jedenfalls ein Elternteil
krank sein. Auch unter Geschwistern und in der
weiteren Familie kommt Schwerhörigkeit neben
Taubheit vor. Die Störung ist progressiv, jedoch
in ihrer Weiterentwicklung sehr ungleichmäßig. Vielfach bereitet sie erst jenseits der
Kindheit subjektive Beschwerden. Die Störung
kommt in verschiedenen Typen vor, teilweise
in Verbindung mit Retinitis pigmentosa oder
dem v. Waardenburg-Syndrom (kongenitale

Taubstummheit, Verlagerung des inneren Lidwinkels, mediale Hyperplasie der Augenbrauen,
Heterochromie der Regenbogenhäute, isolierte
weiße Haarsträhne).

In pathologisch-anatomischer Hinsicht sind
für die hereditäre wie auch konnatale Schwerhörigkeit eine Fülle von Veränderungen beschrieben worden. Mit zunehmendem Studium erwies
sich Kelemen die Unterscheidung dieser Defekte,
ob hereditär oder durch sonstige intrauterine Einflüsse entstanden, als immer schwieriger. Weitere
experimentelle Erfahrungen müssen gesammelt
werden. Die Pathologie der konnatalen Hörstörungen ist 1958 von Ormerod gründlich dargestellt worden. Danach führen erbliche Faktoren
sowie Einflüsse einer mütterlichen Erkrankung
während der ersten drei Schwangerschaftswochen
zu einer Fehlentwicklung von knöcherner und
membranöser Cochlea, Cortischem Organ sowie
des Schalleitungsapparates. Während der ersten
3 Schwangerschaftsmonate verursachen dieselben
Faktoren eine Entwicklungsunterbrechung von
Cortiorgan, Gehörknöchel und äußerem Gehörgang. Neben vier Haupttypen von Innenohr-
störungen unterscheidet Ormerod 5. die inkomplette Mittelohrentwicklung und 6. Mißbildungen
am äußeren Ohr.

Die *endemische Schwerhörigkeit* ist seit der
Jodsalzprophylaxe beträchtlich zurückgegangen. De Reynier fand 1953 in der Schweiz
unter 2868 Fällen kongenitaler Hörstörungen
nur 15 endemisch Schwerhörige; er vermutet
allerdings, daß sich unter 1515 Fällen unbekannter Ursache weitere endemische befinden.
von Harnack, Horst u. Lenz bestätigten
kürzlich den 1958 von Morgans u. Trotter
angegebenen pathogenetischen Mechanismus
des Syndroms „Innenohrschwerhörigkeit und
Jodfehlverwertung mit Kropf" (Pendred-Syn-
drom). Auch im Rahmen einer hereditären
Nephropathie ist mehrfach gleichzeitig eine
Innenohrschwerhörigkeit beobachtet worden
(Fuhrmann).

Größeres praktisches Interesse lösen heute
die angeborenen genetisch oder exogen entstandenen *Mißbildungen* (Beitrag Günnel,
S. 173) in der Schallzuleitung aus, die früher
nur aus kosmetischer Perspektive angesehen
wurden. Mittels der tympanoplastischen Operationstechnik ist es nämlich möglich, die Funktionsfähigkeit je nach den Verhältnissen mehr
oder weniger zu rekonstruieren. Außer den
äußerlich erkennbaren Ohrmuschel- und Ge-
hörgangsmißbildungen sind auch lediglich auf
die Gehörknöchel beschränkte Störungen gehör-
verbessernd operiert worden (Atresia auris

minima). Auch Entwicklungsanomalien in der näheren und weiteren Umgebung des Ohres können mit Verformung der Gehörknöchel einhergehen (Dysostosis craniofacialis, Dysostosis mandibulofacialis).

Pränatale Ursachen

Wenn auch früher schon schädigende Einflüsse während der Schwangerschaft bekannt waren, so haben diese Kenntnisse in den letzten zwei Jahrzehnten wesentlich zugenommen. Das gilt besonders für die Auswirkung von Virusinfekten der Mutter auf die Frucht. So besteht

GOODHILL unter 904 Kindern sogar 186mal, so kommt dieser Ätiologie in Deutschland eigenartigerweise viel geringere Bedeutung zu. So konnten wir selbst trotz mehrjähriger Fahndung bei über 300 Kindern nur wenige Fälle verifizieren. Dieselbe Erfahrung wurde uns von ophthalmologischer Seite bestätigt. Trotzdem muß diese ätiologische Möglichkeit auch in Deutschland aufmerksam berücksichtigt werden.

Die Gefährlichkeit der Embryopathia rubeolosa scheint hinsichtlich einer Hörstörung nach jetzigen Kenntnissen doch wesentlich ge-

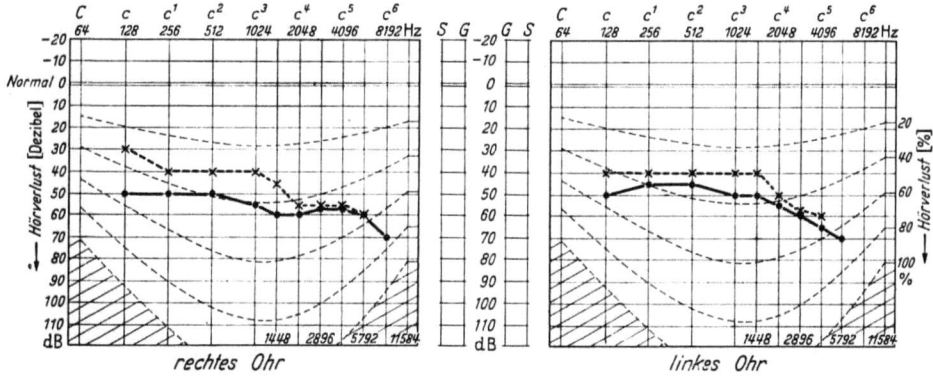

Abb. 83. 7jähriges Mädchen mit fast gleichmäßigem Hörverlust für alle Frequenzen nach Röteln-Embryopathie. Einschulung in die Normalschule nach Hörgerätanpassung und 5wöchigem Hörtraining (aus BECKMANN 1962)

bei der *Embryopathia rubeolosa* eine ausgeprägte Organaffinität dem Hörorgan gegenüber. KÜNTZEL hat bis 1952 bereits über 1400 solcher Fälle zusammengestellt. Die Phasenspezifität für die Ohrbeteiligung liegt zwischen 1.—3. Schwangerschaftsmonat mit einem Gipfel um die 8. bis 9. Woche herum. Die Schwerhörigkeit tritt in der Regel beiderseitig, gelegentlich auch einseitig auf. Sie liegt meist zwischen 50—80 dB. Hochgradige Schwerhörigkeit oder Taubheit ist selten. Die audiologische Kurve verläuft meist horizontal unter Mitbeteiligung der tiefen Frequenzen im Gegensatz zu dem perinatal entstehenden Hochtonverlust (s. Abb. 84). Bezüglich der Morbidität haben neuere prospektive Studien gezeigt, daß nach Rötelnerkrankung der Mutter innerhalb der ersten 4 Graviditätsmonate nur zwischen 12—25% der Kinder einen Hörverlust davontragen (JACKSON u. FISCH; BARR). Wenn WHETNALL in London unter 491 Kindern mit kongenitaler Hörstörung 53mal eine Röteln-Schwerhörigkeit fand, BARR in Stockholm unter 752 Kindern 92mal,

ringer zu sein, als man früher annahm. Dies gilt sowohl für die Quote der befallenen Kinder wie auch für den Grad der resultierenden Hörstörung.

Auch für andere *Virusinfekte* liegen Einzelbeobachtungen vor, in denen entsprechende Embryopathien zu angeborenen Defekten geführt haben. KÜNTZEL (1952) und andere Autoren haben Hörstörungen bei mütterlicher Erkrankung an Poliomyelitis, Masern, Grippe, Viruspneumonie und Herpes zoster beobachtet.

In welchem Umfang die *Toxoplasmose* in ihrer konnatalen Form als Ursache einer Schwerhörigkeit in Frage kommt, ist noch nicht sicher abgegrenzt. DIETZEL empfiehlt, sie nur mit Zurückhaltung als Ursache einer Ohrschädigung anzunehmen. THEISSING u. KITTEL kommen nach umfangreichen Vergleichsuntersuchungen an Taubstummenschülern sowie Normalhörigen zu dem Ergebnis, daß die Toxoplasmose in der Ätiologie der angeborenen und früh erworbenen Hörstörung zweifellos eine Bedeutung hat.

Eine Zunahme der gegenwärtig seltenen *konnatalen Lues,* die früher eine beträchtliche Rolle für die Entstehung der angeborenen Taubheit spielte, ist trotz der in Großstädten wieder häufigeren erworbenen Lues bisher nicht zu konstatieren. EY fand bei Gehörlosenschülern (1950—1955) nur 1,1% konnatale Lues.

rende Embryopathieform ein umfangreicheres Mißbildungsmuster, wobei außer Störungen im gesamten Ohrbereich auch Facialis- und Abducenslähmung hinzutreten können.

Neben dem Thalidomid sollen auch andere toxische Stoffe, Sauerstoffmangel, Röntgenbestrahlung, sowie unzureichende Kost Hör-

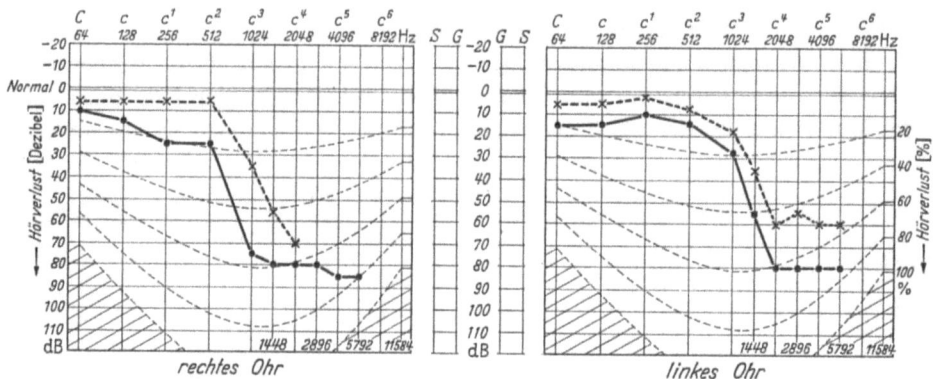

Abb. 84. Beiderseitiger, fast symmetrischer Hochtonverlust nach Asphyxie (aus BECKMANN 1962)

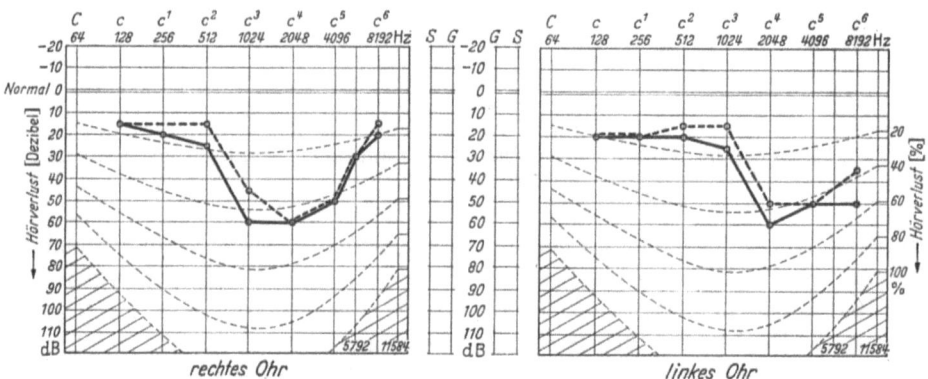

Abb. 85. Hochton-Hörverlust nach Hyperbilirubinämie. Austauschtransfusion nach Frühgeburt relativ spät erfolgt (aus BECKMANN 1962)

Daß auch andere Noxen bereits in der pränatalen Periode Hörschäden verursachen können, ist schon lange Zeit an Hand von Einzelbeobachtungen vermutet worden. Der traurige Beweis wurde kürzlich durch das Auftreten der Thalidomid-Embryopathie geliefert. Dabei sind an einer Reihe von Kindern auch Ohrmißbildungen in Form von Anotie, Gehörgangsatresie und Hörstörungen nachgewiesen worden. Während diese Veränderungen früher meist abschnittsweise das Innenohr oder aber äußeres und Mittelohr befielen, betonen MIEHLKE u. PARTSCH für die neuartige, höchstwahrscheinlich auf Thalidomid zurückzufüh-

funktionsstörungen entstehen lassen können. Den Einfluß einer mütterlichen Diabeteserkrankung auf das Innenohr des Fetus haben KELEMEN und JÖRGENSEN auf Grund histologischer Befunde behauptet.

Perinatale Ursachen

Auch die Schädigungsmöglichkeiten im perinatalen Zeitraum eines Kindes sind in den letzten Jahren genauer beobachtet worden. Dabei wurde erkannt, daß neben ungünstigen mechanischen Geburtseinflüssen auch Prämaturität, schwere Asphyxie und Erythroblastose einen Hördefekt zur Folge haben können.

Bleibende Hörstörungen infolge *mechanischer Geburtsschäden* sind schon vielfach angenommen und gelegentlich verifiziert worden. Histologische Untersuchungen dieser Hämorrhagia intracranialis neonati ließen neben cerebralen Blutungsherden auch solche in die Peri- und Endolymphräume sowie den Meatus acusticus int. erkennen. Frühgeborene sollen solche intracraniellen Schäden häufiger erleiden.

Aber auch die *schwere Asphyxie* scheint bei entsprechender Dauer der Hirnanoxämie bleibende Hördefekte verursachen zu können. Denn besonders die Cochleariskerne sollen gegenüber Sauerstoffmangel sehr empfindlich sein. Bei Nachuntersuchungen von 89 solcher Fälle fand BECKMANN in 7 Fällen einen meist symmetrischen Hörverlust oberhalb von 1000 Hz (s. Abb. 84). Dieser „Hochtonverlust" scheint auch nach Beobachtung anderer Autoren gehäuft infolge Geburtsläsion vorzukommen. Da das Sprachverständnis dabei kaum eingeschränkt ist (außer Zischlauten), bleiben mäßige Hochtonverluste leicht unbemerkt.

Frühgeborene weisen eine deutlich häufigere Hörschädigung auf. Dabei dürfte die Ursache meist komplexer Art sein, wobei mechanische Belastung, Asphyxie, Kernikterus und Toxämie mitwirken können. Zusammenhänge zwischen Frühgeborenen-Ikterus und Schwerhörigkeit sind erst kürzlich weiter verfolgt worden. GERRARD u. a. konnten bei Kernikterus infolge Frühgeborenen-Hyperbilirubinämie wie auch Erythroblastose ausgedehnte Zerstörungen in den Nervenzellen der Cochleariskerne vorfinden. Klinisch finden sich auch bei dieser Ätiologie vorwiegend Hochtonverluste. Die Gefahr dieser Hörstörung ist nach unseren Erfahrungen jedoch nicht hoch zu veranschlagen, wenn man einen Kernikterus durch rechtzeitige Austauschtransfusion verhindert. Nachuntersuchungen von BECKMANN an 32 solcher Kinder im Alter zwischen 3—6 Jahren ergaben nur bei einem Kinde einen beiderseitigen Hochtonverlust (s. Abb. 85). Die Transfusion war hier rückblickend aus äußeren Gründen zu spät erfolgt. Gesetzmäßige Zusammenhänge zwischen Hörstörung und einem bestimmten Bilirubinspiegel waren nicht ersichtlich.

In gleicher Weise hat die *Erythroblastosis fetalis* in beträchtlichem Prozentsatz Schwerhörigkeit bei Kindern verursacht, bei denen die Austauschtransfusion noch nicht angewendet worden war. Neuerdings kommen Hörstörun-

gen aus diesem Grunde nur noch selten vor (bei CAVANNAH 2 von 82 Kindern).

Insgesamt sollte den Ereignissen der perinatalen Periode entsprechend den gegenwärtigen Kenntnissen mehr Aufmerksamkeit gewidmet werden, zumal mäßige Hochtonverluste zum Nachteil der Kinder immer wieder übersehen werden. Eine beachtliche Zahl solcher Kinder weist neben einer Schwerhörigkeit auch cerebrale Paresen auf. RUTHERFORD fand bei paretischen Kindern in 41% Hörstörungen vom Perzeptionstyp, BENTZEN 35% mit häufigem Hochtonverlust. Hörverluste sind bei diesen Kindern besonders schwierig zu entdecken und bestimmen, da die übrigen Gebrechen ähnliche Symptome verursachen. Trotzdem müssen diese Kinder auf Hörstörungen hin untersucht werden. Denn eine nicht erkannte Schwerhörigkeit kann bei Spastikern und Athetotikern zur Fehldiagnose „Schwachsinn" verleiten.

Entstehung von Hörstörungen im Säuglings- und Kindesalter

Während bei kongenitaler Ursache die Perzeptionsstörung ganz im Vordergrund steht, nimmt bei der frühkindlich erworbenen Schwerhörigkeit die Schalleitungsstörung bis ins Schulalter hinein immer mehr an Häufigkeit und Bedeutung zu. Allerdings vergrößert sich neuerdings auch die Zahl der Perzeptionsstörungen infolge Virusinfekten und Schädeltraumen.

Hochgradige Hördefekte entstehen im frühen Kindesalter vorwiegend durch akute Infektionskrankheiten. Die Hauptrolle spielen gegenwärtig Meningitis, Masern und Mumps. Zahlenmäßig liegt die *Meningitis* weiter an der Spitze, wenngleich TROLLE infolge der modernen Therapie eine Verringerung der Hörschäden von 29% auf 8,5% gesehen hat. BIRNMEYER fand 1957 unter 264 taubstummen Kindern 46 mal Meningitis und Meningoencephalitis als häufigste Ursache (= 17,4%). MARO u. Mitarb. stellten in 13% Meningitis als Ursache fest, wobei der Grad der Schwerhörigkeit von der Schwere der Meningitis unabhängig war. Insgesamt liegt der Prozentsatz der Meningitishörstörung heute somit deutlich tiefer als zu BEZOLDs Zeiten (1901) mit fast 32%. Meist verursacht die Meningitis eine hochgradige beiderseitige Hörstörung. BIRNMEYER fand in 11% einseitige Taubheit. Bei leichterer Schwerhörigkeit muß in diesem Zusammenhang an eine toxische Neuritis gedacht werden, bei der die Hördefekte meist unsymmetrisch sind.

Von den übrigen Infektionskrankheiten haben Scharlach, Diphtherie, Pocken und Typhus erfreulicherweise an Bedeutung verloren. So soll Schwerhörigkeit infolge Scharlach in Dänemark von 7,5% auf 0,6% zurückgegangen sein (Arnvig). Dagegen muß heute neben dem Keuchhusten besonders den Virusinfekten *Masern* und *Mumps* Aufmerksamkeit geschenkt werden. Bei Verdacht auf Schwerhörigkeit sollten Kinder nach Infekten sofort gründlich audiologisch untersucht werden. Denn schon eine mittelgradige temporäre Schwerhörigkeit kann bei jüngeren Kindern Verlangsamung oder sogar Rückgang der Sprachentwicklung bewirken. Bei hochgradiger bleibender Hörschädigung ist die sofort eingeleitete audiologische Therapie von grundlegender Bedeutung, da Sprechvermögen und Sprachschatz nicht nur erhalten, sondern weiter entwickelt werden müssen.

Die *Maserninfektion* verursacht gelegentlich durch den toxischen Einfluß des Virus eine Perzeptionsstörung, die gewöhnlich mittelgradig (etwa 40—50 dB) und zu den hohen Frequenzen hin zunehmend auftritt. Für *Mumps* ist eine einseitige Taubheit mit normalem Gegenohr typisch, wenngleich auch doppelseitige Ertaubung vorkommt. Einseitige Hörstörungen bleiben hierbei oft unbemerkt. Van Dishoeck hat serologisch klären können, daß plötzliche Hörstörungen auch bei Kindern durch einen subklinisch verlaufenden Reinfekt von Mumps bedingt sein können.

Wenn die *luetische Schwerhörigkeit* heute auch keine praktische Bedeutung mehr hat, sollte besonders in der Adolescenz an diese Möglichkeit im Rahmen der Hutchinsonschen Trias (Innenohrtaubheit, Keratitis parenchymatosa, Zahnveränderungen) gedacht werden (s. J. Oehme, Bd. 5, S. 871).

Die *mechanische und akustische Traumatisierung* spielt für die Entstehung der kindlichen Schwerhörigkeit sicher eine geringere Rolle, als dies manche Eltern auf Grund unwesentlicher Vorfälle immer wieder meinen. Immerhin fand Birnmeyer unter 264 Taubstummen 17 traumatisch bedingte Fälle, darunter 8 beiderseits taube Kinder. Von letzteren waren 7 infolge Geburtstrauma, nur einer infolge Unfall ertaubt. Bei der ansteigenden Unfallquote werden insbesondere einseitige Hörstörungen in Zukunft auch bei Kindern häufiger vorkommen.

An *toxischen Einflüssen* dürften Chinin und Arsen im Kindesalter kaum eine Rolle spielen, wohl aber Streptomycin (Dihydrostreptomycin) und Neomycin. Mounier-Kuhn fand bei 183 Heilstätten-Kindern in 17,7% pathologische Audiogramme, davon 13,5% infolge Streptomycin. Auch bei Hypothyreoidismus sind neuerdings seitenähnliche Hörschäden beobachtet worden, die retrocochleär zu lokalisieren sind. Diesbezügliche Tierversuche ließen Veränderungen am Spiralganglion erkennen, so daß ein erworbenes Myxödem sich pathologisch anders auswirkt als ein endemischer Kretinismus (Vos).

Bezüglich Schwerhörigkeit nach entzündlichen Ohrerkrankungen wird auf Kap. III von Günnel verwiesen. Schließlich seien noch eigenartige *funktionelle Hörstörungen* erwähnt, die besonders Barr bei Kindern zwischen 9 bis 14 Jahren gesehen hat. Diese Kinder differieren auffällig in ihren Angaben bei Hörprüfung und Audiometrie. Die psychiatrische Untersuchung deckte meist eine Konfliktsituation in der Schule oder zu Hause auf. Öfters stammte das Kind aus intelligentem Elternhaus und schien schulisch überfordert zu sein.

Wenn unsere Kenntnisse und Erfahrungen über die Ätiologie von kindlichen Hörstörungen in den letzten zwei Jahrzehnten auch beträchtlich zugenommen haben, so bleiben trotzdem noch viele Fälle ungeklärt. Der Prozentsatz dieser unbestimmbaren Fälle wird verschieden hoch angegeben, reicht aber selbst bei erfahrensten Untersuchern bis zu 30%. In anderen Fällen kann eine bestimmte Ursache lediglich als möglich, nicht aber als hinreichend wahrscheinlich angenommen werden.

Symptomatologie

Hörstörungen unterscheidet man einmal nach ihrem Grade (Intensität), andererseits nach ihrer Art. Der *graduellen Einteilung* liegt die Entfernung in Metern zugrunde, auf welche Umgangssprache verstanden wird: Normalgehör = Umgangssprache über 10 m, geringgradige Schwerhörigkeit = Umgangssprache über 4 m, mittelgradige Schwerhörigkeit = Umgangssprache 1—4 m, hochgradige Schwerhörigkeit = Umgangssprache unter 1 m, Taubheit.

Artmäßig unterscheidet man die *Schallleitungsschwerhörigkeit* von der *Schallempfindungsschwerhörigkeit*, sowie bei Anteilen beider Formen die kombinierte Schwerhörigkeit. Die Schalleitung wird durch Veränderungen im äußeren und Mittelohr gestört, (Ceruminalpfropf; Tubenmittelohrkatarrh; Otitis media; Otosklerose u. a.). Dadurch entsteht ein

charakteristischer Verlust vorwiegend im tiefen Frequenzgebiet. Die Schallempfindungsschwerhörigkeit kann in der Schnecke oder retrolabyrinthär (Hörnerv, zentral) lokalisiert sein. Sie weist einen Verlust im höheren Frequenzgebiet auf, durch welchen neben der intensitätsmäßigen Abschwächung auch eine Fehlhörigkeit entsteht (s. S. 114). Intensität und frequenzmäßige Ausdehnung einer Hörstörung lassen sich im *Audiogramm* (s. S. 114) ideal darstellen.

Diagnostik kindlicher Hörstörungen

Während für das Klein- und Vorschulkind spezielle Hörprüfmethoden notwendig und in jüngster Zeit entwickelt sind, lassen sich vom 5.—6. Lebensjahr an meist die für Erwachsene gebräuchlichen Methoden anwenden. Man unterscheidet Sprachabstandsprüfung, Stimmgabelprüfung und Audiometrie.

Für die *Sprachabstandsprüfung* mittels Umgangs- und Flüstersprache muß ein ruhiger, mindestens 6—8 m langer Raum zur Verfügung stehen. Eine evtl. Schalleitungsbehinderung im Gehörgang muß vorher ausgeschlossen sein. Größte Bedeutung kommt der richtigen Vertäubung des Gegenohres durch eine Hilfsperson zu. Bei der Prüfung mit Flüstersprache genügt das Verschließen des Gehörgangs mit feuchter Watte oder Tragusdruck. Bei Umgangssprache muß mittels des Wagenerschen Schüttelversuches und auf kurze Entfernung mittels Lärmtrommel vertäubt werden. Noch günstiger verwendet man ein intensitätsmäßig regulierbares, elektronisch erzeugtes „weißes Rauschen". Wenngleich Genauigkeit und Vergleichbarkeit der Ergebnisse bei nicht fachgerechtem Vorgehen zu wünschen übrig lassen (s. Schulaudiometrie), ist die Sprachabstandsprüfung auch für den Nicht-Otologen ein einfach durchführbarer orientierender Hörtest.

Die *Stimmgabelprüfung* gibt darüber hinaus schnellen Aufschluß über die Art und damit die Lokalisation einer Hörstörung. Die Methodik gerät aber besonders beim Kinde um so mehr ins Hintertreffen, je mehr audiometriert wird. Setzt man beim *Weberschen* Versuch die a_1-Stimmgabel (440 Hz) auf die Kopfmitte, so spricht die Lateralisation ins erkrankte Ohr für Schalleitungsstörung, ins gesunde Ohr für Schallempfindungsstörung. Der *Rinnesche Versuch* vergleicht die Abschwingdauer per Luftleitung (Stimmgabel vor dem Ohr) und per Knochenleitung (Stimmgabel auf dem Mastoid). Normalerweise überwiegt die Luft-

leitung (= Rinne positiv), bei Schalleitungsstörungen die Knochenleitung (= Rinne negativ). Der *Schwabachsche Versuch* überprüft die Innenohrleistungsfähigkeit. Ist die Abschwingzeit der am Mastoid aufgesetzten Stimmgabel gegenüber dem Normalhörigen verkürzt, so hat das Innenohr gelitten. Die Prüfung mit dem *c5-Klangstab*, die einen umschriebenen oder ausgeprägteren Hochtonverlust erkennen läßt (Abschwingzeit unter etwa 20 sec), ist der Audiometrie schon weitgehend gewichen.

Nachdem seitens der Technik die elektronischen Voraussetzungen geschaffen waren, hat die *Audiologie* sich binnen kurzem zu einem wichtigen Teilgebiet der Otologie entwickelt. Dies gilt sowohl für die vielfachen diagnostischen Methoden der Audiometrie wie für die audiologische Therapie mittels elektroakustischer Hörverstärkung.

Die *Tonaudiometrie* hat gegenüber der klassischen Hörprüfung den Vorteil, daß die von ihr verwendeten Sinustöne hinsichtlich Frequenz (62—16 000 Hz) und Intensität (0—120 Dezibel) genau definiert sowie jederzeit und jedenortes reproduzierbar sind. Die Prüftöne werden über Luft- und Knochenleitungshörer zugeführt und ihre leiseste Wahrnehmung in ein Audiogramm-Formular eingetragen. So resultieren zwei Audiogrammkurven für jedes Ohr, aus denen Grad und Art einer Schwerhörigkeit für den gesamten Hörbereich zu ersehen sind (s. Abb. 86, 87).

Weitere Fortschritte beruhen auf der präzisen Vertäubungsmöglichkeit des Gegenohres sowie spezielleren überschwelligen Meßmethoden.

Um den für das tägliche Leben wichtigen Sprachverständnisverlust zu bestimmen, wurde die *Sprachaudiometrie* geschaffen. Als Testmaterial verwendet sie standardisierte Tonbandaufnahmen von phonetisch ausbalancierten Wörter- und Satzreihen. Die Methodik kommt nur für größere Kinder etwa ab 8—9 Jahre in Frage, kann aber bei der Auswahl des optimalen Hörgerätes von Wert sein.

Nachdem die moderne Pädoaudiologie den Wert eines auch nur bescheidenen Restgehörs sowie den frühzeitigen Beginn der Förderungsmaßnahmen als wichtig hat erkennen lassen,

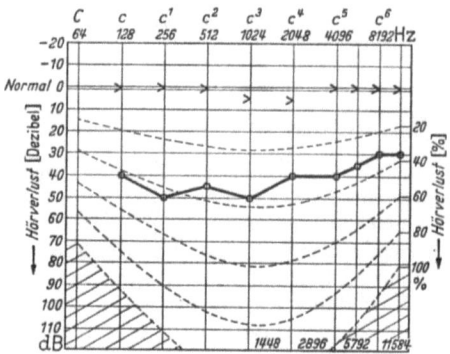

Abb. 86. Audiometrischer Kurvenverlauf bei typischer Schalleitungsschwerhörigkeit. Knochenleitung normal, Luftleitung abgesunken

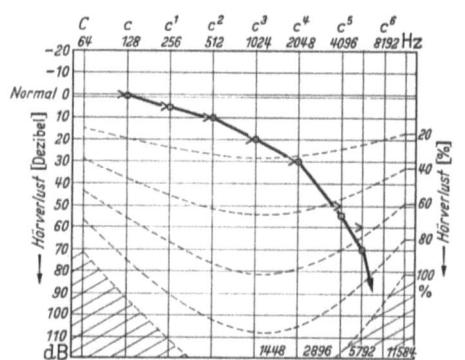

Abb. 87. Audiometrischer Kurvenverlauf bei reiner Schallempfindungsschwerhörigkeit. Knochenleitung und Luftleitung stimmen überein

ist im Laufe der letzten 10—15 Jahre eine spezielle *kindgemäße Untersuchungsmethodik* beträchtlichen Umfanges entwickelt worden.

Im allgemeinen werden die Eltern auf die Schwerhörigkeit ihres Kindes dadurch aufmerksam, daß es auf Schallreize nicht reagiert, wie dies normale Kinder schon bald nach der Geburt, spätestens aber vom 3.—4. Monat an tun. Da auch das gehörlose Kind eine mehr reflektorische Schrei- und Lallperiode durchmacht (Ewing 1957), erhärtet sich der Verdacht auf eine Hörstörung oft erst beim Ausbleiben der weiteren Sprachentwicklung. Die meisten dieser Kinder werden deshalb im Alter

von 1—3 Jahren dem Hausarzt, Kinderarzt oder Ohrenarzt mit der Frage vorgestellt, ob alles normal sei. Leider wird die in der ambulanten Praxis mögliche und verwendete Untersuchungsmethodik nur in Fällen leichterer Schwerhörigkeit so eindeutig ausfallen, daß man sich mit ihr begnügen könnte. Bei stärkerer Schwerhörigkeit hat sich deshalb eine stationäre Klärung nicht nur als günstiger, sondern vielfach als unumgänglich erwiesen. Denn nur nach Gewöhnung des Kindes an Untersucher und Untersuchungssituation, nach längerer Beobachtung des Kindes und mehrfacher Wiederholung der jeweils nötigen Hörtests sind solche Resultate zu erhalten, die auch als Grundlage für therapeutische Folgerungen zu gebrauchen sind. Prinzipiell sollte aber jede Hörstörung vor Beginn therapeutischer oder hörpädagogischer Maßnahmen ätiologisch und diagnostisch so weit abgeklärt sein, wie dies nur möglich ist.

Anamnestische Erhebungen

Auf eine ausführliche Anamnese ist größter Wert zu legen, weil sich hieraus vielfache ätiologische Rückschlüsse ziehen lassen. Deshalb wird meist ein mehrseitiger Fragebogen verwendet. Es hat sich als günstig erwiesen, das Kind vor der Anamneseerhebung zu sehen, es jedoch nicht zu untersuchen.

Da die Eltern meist nicht wissen, wie sich eine kindliche Hörstörung auswirkt, müssen ihre Angaben über Hörreaktionen des Kindes sehr kritisch aufgenommen werden. Die individuelle Anamnese wird entsprechend dem Anamnesebogen durch Routinefragen ergänzt. Dabei interessieren die Schädigungsmöglichkeiten und Erkrankungen, die im Abschnitt über die Ätiologie der kindlichen Hörstörungen breiter dargestellt sind. Weiterhin werden die genetische Entwicklung, die emotionelle Einstellung des Kindes sowie sein akustisches und sprachliches Verhalten registriert. Fragen über die bisherige Erziehung und evtl. Kindergartenbesuch schließen die Anamnese ab.

Beobachtungen über das kindliche Verhalten

Kinder mit Hörstörungen sowie evtl. zusätzlichen Defekten können ein sehr verschiedenes Verhalten für bestimmte Situationen zeigen. Deshalb lassen sich längere, am besten stationär gewonnene Beobachtungen eines solchen Kindes differentialdiagnostisch auswerten.

Tabelle 5. *Test-Ergebnisse*

Art der Störung	Anamnese	Verhaltensweise	Hörtest-Reaktion	Geistige Reife	Soziale Reife	Motorische Entwicklung	Sprach-Funktion	Emotionelle Anpassung
Periphere Schwerhörigkeit	Allgemeine Aufgeschlossenheit: regelmäßige Reaktion auf laute Geräusche; keine auffällig stark verzögerte Entwicklung	Kompensatorischer Gebrauch anderer Sinnesbahnen. Ergänzt gut u. spricht auf Umweltregungen an	Gute Lauschbereitschaft. Regelmäßige Restreaktion. Ausnutzung des Restgehörs	Meist normal begabt, wenig Abweichungen, gute Mitarbeit	Außer akustischer Verständigung normal	Keine allgemeine Koordinationsstörung od. Rückständigkeit. Evtl. Gleichgewichtsstörung	Inneres Sprechen, gute Gestik. Braucht Stimme zielgerichtet	Guter Kontakt und Reaktion auf Umgebung und Personen auf visuellem Wege
„Aphasie"	Gering verzögerte Entwicklung. Konfuse Hörreaktion. Nicht schüchtern, nicht auffällig	Enthemmt, überaktiv, forcierte Reaktionsbereitschaft. Gebr. keine kompensatorischen Sinnesbahnen	Ungleichmäßig, umberechenbar, keine Lauschbereitschaft. Gestörte Hörwahrnehmung	Lückenhaft, Wahrnehmungsstörungen, bessert sich bei zunehmender Entwicklung	Allgemein verzögert, besonders bei Verständigung sowie sozial und motorisch	Sitzen und Laufen etwas verspätet. Allgemeine Koordinationsstörung	Schlechtes inneres Sprechen. Wenig Gestik. Braucht unerwartete Wörter. Auch Echolalie	Zeigt wenig emotionelle Ausbrüche. Personen zugewendet, nicht auffällig
Psychogene Schwerhörigkeit	Begonnener Spracherwerb wird abgebrochen, sehr ängstlich. Eigensinn gegenüber der Umwelt. „Eigene Welt"	Auffällig, kein kompensatorischer Gebrauch anderer Sinne. Schlechte Kontaktaufnahme, keine Gestik	Scheint Geräusche abzulehnen. Indirekte Reaktionen. Akustische Wahrnehmung nicht gestört, Angst vor Geräuschen	Keine Wahrnehmungsstörung. Lehnt Testsituationen ab. Verhalten läßt auf gute geistige Fähigkeiten schließen	Allgemeiner Rückstand, besonders für Umweltkontakt	Stereotype Motorik, steife u. zufällige Bewegungen. Sitzen u. Laufen wenig verspätet	Gutes inneres Sprechen, nur in der Phantasie keine Gestik	Zurückgezogen in eigene Welt, keine Beziehung zu Personen. Stereotyp auffällig
Intelligenzdefekt	Retardierte Gesamtentwicklung	Nur primitive Reaktionen, nicht auffällig	Reagiert direkt od. indirekt auf Teste, die seinem Entwicklungsstand entsprechen	Im allgemeinen ausgeprägter Rückstand	Ausgeprägter Rückstand d. Gesamtentwicklung	Allg. Rückst. u. Koordinationsstörung. Wesentl. Verspätung beim Sitzen- u. Laufenlernen	Mangelhaftes Sprech., keine wesentl. Diskrepanz zum geistigen Alter. Rückst. in allen Phasen der Sprachentwicklung	Passiv, phlegmatisch, infantil und mangelhaft in der emotionellen Äußerung

8*

Man unterteilt die Kinder hierzu in vier Gruppen (MYKLEBUST): 1. periphere Schwerhörigkeit; 2. zentral-rezeptive Schwerhörigkeit („rezeptive Aphasie", sensorische Hörstummheit); 3. psychogene (emotionelle) Schwerhörigkeit; 4. Intelligenzdefekte. Die Verhaltensweise der gestörten Kinder wird mit der normalentwickelter Kinder, wie sie von GESELL u. a. beschrieben ist, verglichen. Das unterschiedliche Verhalten läßt sich am einfachsten aus einer Tabelle ersehen, die wir nach MYKLEBUST abgeändert haben (s. Tab. 5).

Schwierigkeiten kann manchmal die Differentialdiagnose zwischen Schwerhörigkeit und Schwachsinn bereiten, so daß schwerhörige Kinder schon für schwachsinnig gehalten worden sind. Auch die umgekehrte Verwechslung kommt vor, da das schwachsinnige Kind erst Ende des zweiten Lebensjahres oder später zu sprechen beginnt und auf Schall vielfach schlechter reagiert. Auch der phoniatrisch erfahrene Otologe muß deshalb psychogene Komponente, Schwachsinn und Hörstummheit vom Kinder-Psychiater und Psychologen mitbeurteilen lassen, zumal zentrale Funktionsstörungen bei diesen Kindern relativ häufig sind. So glaubt HARDY, daß sogar 70% der hochgradig schwerhörigen Kinder zentrale Störungen — isoliert oder mit anderen Problemen kombiniert — aufweisen.

Hörtests im Säuglings- und Kleinkindalter

Das Neugeborene reagiert schon bald nach der Geburt auf kräftige Hörreize in verschiedener Weise. Am bekanntesten ist der Moro-Reflex. Auch Veränderungen von Atmung (PEIPER: nach Schallreiz verspätete Einatmung) und Puls sind mehrfach beschrieben worden, ebenso Veränderungen im EEG (s. S. 118). Der akustisch auslösbare Pupillenreflex ist wegen seiner schwierigen Erfassung praktisch ungeeignet. Größere Bedeutung hat bisher nur der aureopalpebrale Reflex (APR) erlangt, der bei geöffneten Augen zu einem kurzen, aber deutlichen Lidschluß führt. FRÖDING konnte den APR schon $1/_2$ Std nach der Geburt in 96% auslösen. WEDENBERG hat das Ergebnis des APR durch Verwendung von Audiometer-Sinustönen präzisiert. HAHLBROCK bekam bei der großen Lautstärke von 110 dB regelmäßig positive Befunde, vereinzelt auch schon bei 80 dB, niemals jedoch bei 70 dB. Während der positive APR somit für vorhandenes Hörver-

mögen spricht, kann bei negativem Ergebnis sowohl Taubheit wie auch eine stärkere Schwerhörigkeit bestehen.

Auch Weckreaktionen lassen sich zum Nachweis von Hörvermögen verwenden. In flachem Schlaf liegt die Wecktonschwelle bei etwa 55 dB, in tieferem Schlaf bei 70—75 dB. Dabei scheint die Reaktion auf Klänge besser zu sein als auf Sinustöne (BECKMANN). Hörreaktionen des Neugeborenen stoßen zur Zeit auf besonderes Interesse, weil prophylaktische Hörtests gleich nach der Geburt — in Parallele zur Silbernitratinstillation — von verschiedener Seite als obligat gefordert werden (FRÖDING). In England hält man es allerdings für rationeller, solche Tests auf prädisponierte Kinder (erbliche Schwerhörigkeit, Röteln, Geburtstrauma, Icterus gravis, Frühgeburt, schwere Infekte, Anomalien, verzögerte Sprachentwicklung) zu beschränken. EWING empfiehlt sogar, Hörkontrollen erst am Ende des ersten Lebensjahres vorzunehmen. Mit diesen Fragen wird man sich auch in Deutschland beschäftigen müssen, wobei die Mitarbeit des Pädiaters nötig sein wird. Deshalb wird auf solche Tests ausführlicher eingegangen.

Bis zum Alter von 7—9 Monaten sind alle Säuglinge soweit, daß sie auch auf leise Geräusche sowie Anruf reagieren und den Schall zu lokalisieren versuchen. I. R. u. A. W. G. EWING haben die Wichtigkeit von Hörtests in diesem Alter wohl als erste erkannt sowie geeignete Tests ausprobiert und angegeben. Sie beabsichtigen mit solchen „Screening-Tests", hörgestörte Kinder durch Reihenuntersuchungen auszusondern. Diese Screening-Tests werden in England bereits in vielen Säuglings- und Mütterberatungsstellen von ärztlichem Hilfspersonal durchgeführt. Speziell ausgebildete "Health-visiters" nehmen den Test bei prädisponierten Kindern auch zuhause vor.

Als Testmaterial für Screening-Tests haben sich den EWINGs leise Geräusche aus dem Haushalt und Kinderinstrumente besser bewährt als lauter Schall. Das Kind sitzt bei dem Test auf dem Schoß der Mutter etwa vor einem Bilderbuch, während der Untersucher von hinten seitlich aus 1 m Abstand Geräusche anbietet. Die Schallquelle darf dem Kind nicht sichtbar sein und weder Erschütterung noch Schatten verursachen. Eine positive Reaktion ist nur darin zu erblicken, daß ein Kind sich direkt nach der Schallquelle umsieht, nicht aber schon, wenn es in seiner Tätigkeit nur kurz innehält. Es soll normalerweise auf alle Geräusche des Tests reagieren. Bleibt die Reaktion aus, so ist der Test einige Wochen später zu wiederholen. Reagiert das Kind wiederum nicht auf Schall, so muß eine ohrenärztliche Untersuchung veranlaßt werden. EWING empfiehlt folgende Geräusche:

Tabelle 6a. *Aussonderungs-Hörtest für Babys von 7—9 Monaten*

1. Metall-Teelöffel leise gegen den Oberrand einer Porzellan-Teetasse reiben
2. Geräusch durch Öffnen von kleinen Seidenpapierbällen
3. Metall-Teelöffel leise am Boden einer Teetasse reiben
4. Kinderrassel mit hochfrequentem Geräusch (4000—8000 Hz) leise schütteln
5. Kinderrassel mit tieferem Geräusch leise schütteln

Bei älteren Babys kann weiterhin die Reaktion auf Sprachlaute geprüft werden:

Tabelle 6b. *Aussonderungs-Hörtest für Babys von 10—15 Monaten*

6. Den Namen des Kindes leise rufen aus 1,5 bis 2 m Abstand
7. Leise singen in 2 m Abstand
8. Leises und rhythmisches Vorsprechen von bestimmten Phonemen in 1 m Abstand: S, S, S; P, P, P, T, T, T, K, K, K

Da das Kind bei dichtem Prüfabstand durch einen Artikulationshauch irritiert werden kann, bedient man sich eines dünnen Stoffschirmes. Sind die Kinder noch älter, so prüft man das Sprachverständnis für Wörter auch an Hand von einfachen Bildern und altersgemäßem Spielzeug.

Bereits in diesem frühen Kleinkindalter kann man sich über den Grad einer evtl. Hörstörung vielfach ein genaueres Bild machen. Voraussetzung für solche *diagnostischen Kleinkindtests* sind kindgemäße Schallquellen, deren akustische Eigenschaften man möglichst genau kennen muß. Hier kommen kalibrierte Pfeifen[1] (500—4000 Hz, 55—100 Phon), Schellen, Holzklapper oder Xylophon in Frage. Von diesen Schallquellen sollte man den ungefähren Frequenzgehalt kennen und jeweils die verwendete

[1] Zu beziehen bei: R. F. STEVENS, Ltd., Organ Works London NW5, Leighton Road.

Intensität bestimmen, auf die eine Reaktion des Kindes erfolgte. Zur Intensitätsmessung stehen handliche, netzunabhängige Schallpegelmesser[1] zur Verfügung.

Mit all diesen Hörtests im Kleinkindalter läßt sich zwar kein Ergebnis erreichen, welches in der Genauigkeit mit einem Schwellenaudiogramm verglichen werden kann. Es genügt aber in diesem frühen Alter zu wissen, ob das Kind noch relativ gut, nur wenig oder überhaupt nichts hört. Weil Schall für ein stärker schwerhöriges Kind vorerst wenig Bedeutung hat, wird das Kind oftmals erst bei einer Lautstärke reagieren, die deutlich über der Hörschwelle liegt. Auch neigen Kinder dazu, einen für sie uninteressanten Klang zu ignorieren, wenn er mehrfach wiederholt wird. Man muß deshalb Schallreize und Schallrichtung wechseln.

Kinderaudiometrische Verfahren

Der auf wörtlicher Instruktion basierende Meßvorgang der Erwachsenen-Audiometrie läßt sich frühestens bei 5—6jährigen Kindern anwenden. Deshalb hat man in letzter Zeit spezielle kinderaudiometrische Verfahren entwickelt, bei denen der für das Kind uninteressante Meßvorgang mit einem lustvollen Spielvorgang gekoppelt wird.

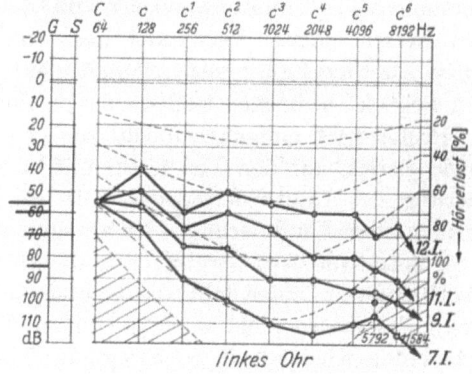

Abb. 88. Schwellenkurven als Ergebnis der Spielaudiometrie, über 6 Tage wiederholt (7.—12. Jan.) (aus BECKMANN 1962)

Bei der sog. *Spielaudiometrie* veranlaßt man das Kind, einen bestimmten Spielvorgang zuerst auf ein optisch-akustisches, später nur auf ein akustisches Signal hin auszuführen. Schwächt man das Signal stufenweise ab, so kann man die Hörschwelle heraustesten. Bei

[1] FR. RHODE u. SCHWARZ

8a

Kopfhörerbenutzung läßt sich jedes Ohr einzeln untersuchen. Um ein möglichst genaues Ergebnis zu erzielen, sind vielfach mehrere Sitzungen nötig. Denn wenn das Kind mit dem Meßvorgang vertraut ist und sich besser konzentriert, fällt die Hörschwelle günstiger aus (s. Abb. 88). Die Spielaudiometrie kann frühestens von Ende des 3. Lebensjahres an verwendet werden. Gehemmte Kinder läßt man zusehen, wenn mit dem Vorgang vertraute geprüft werden. Neben einfachem Spielzeug (Klötze, Ringe, Kugeln) haben sich auch elektrische Eisenbahn, Märchenbildprojektion (Peep-show-Audiometrie) und Filmstreifen (Filmaudiometrie) bewährt. Überhaupt muß man mehrere Methoden zur Verfügung haben, weil die Kinder verschieden reagieren und in ihrem Interesse an der Prüfung ermuntert werden müssen.

Reflex-audiometrische Methoden

Neben Hörprüfverfahren, welche die aktive Mitarbeit des Kindes erfordern, hat man schon lange nach einer idealen Methode gesucht, die ohne diese Mitarbeit auskommt („objektive Audiometrie"). In dieser Hinsicht hat der *psychogalvanische Hautwiderstandstest* größere praktische Bedeutung erlangt (Bordley u. Hardy). Er baut auf dem 1888 von Féré erkannten Phänomen auf, daß sich der Hautwiderstand bei bestimmten exogenen und endogenen Reizen ändert. Verwendet man einen Prüfton als Signal für einen leichten elektrischen Schock (bedingter Reflex), so reagiert der Prüfling nach einigen Doppelreizen (Ton-Schock) bereits auf den Ton allein mit einer Änderung des Hautwiderstandes. Die Registrierung dieser Veränderungen bei abnehmender Signalton-Intensität ergibt etwa die Hörschwellenkurve. Leider läßt die Genauigkeit dieses Tests um so mehr nach, je jünger die untersuchten Kinder sind. So besagt der Test in den ersten Lebensjahren, wo ein genaueres Ergebnis so wünschenswert wäre, eigentlich nur, ob ein Kind hört oder nicht hört. Diese Aussage ist aber vielfach auch mit einfacheren Maßnahmen zu erlangen.

Eine weitere Methode zur objektiven Gehöruntersuchung hat man in *Elektrencephalogramm*-Veränderungen gesehen, welche auf Hörreize hin erfolgen. Leider liegt die hierbei benötigte Lautstärke weit über der Hörschwelle. Auch besteht hinsichtlich der Inter-

pretation eine ziemliche Komplexität (Myklebust). Doch wird an der Verbesserung der Methodik weitergearbeitet (Computer-Auswertung).

Veränderungen des Atemablaufes auf Schallreize hin lassen sich bei der sog. *Schlafbeschallung* (Lehnhardt, Rosenau) mittels Pneumographie auswerten. Durchblutungsveränderungen registriert Kottmeyer mit der *Fingerplethysmographie*.

Sprachaudiometrie bei Vorschulkindern

Während die Sprachaudiometrie für das Erwachsenenalter immer größere Bedeutung erlangt (s. S. 113), läßt sie sich bei Kindern leider nur schwer durchführen. Denn bei dem hörgestörten Kind ist der Spracherwerb ja mehr oder weniger ausgeblieben. Dabei ist für therapeutische Bemühungen wichtig zu wissen, was ein solches Kind an Sprache verstehen kann und bereits erworben hat. Auch kann ein tonaudiometrisch festgestelltes Hörfeld nicht immer mit einem bestimmten Sprachverständnis gleichgesetzt werden. Deshalb hat man Sprachtests mit kindgemäßen Wörtern bereits für 3—6jährige zusammengestellt (Jakobi). Sprachverständnis und Sprachschatz lassen sich auch mit dem sprachaudiometrischen Bildtest (Beckmann) beurteilen. Diese Bemühungen spielen bei der Hörgeräteauswahl eine gewisse Rolle.

Schulaudiometrie

Normales oder jedenfalls ausreichendes Hörvermögen ist Voraussetzung für einen erfolgreichen Schulbesuch. Dieser alten Erfahrung entsprechend sind regelmäßige Schulhörprüfungen schon lange zur festen Einrichtung geworden, so in Preußen bereits seit 1885. Umfangreiche Vergleichsuntersuchungen haben inzwischen aber gezeigt, daß die Ergebnisse der bisherigen Untersuchungstechnik unter Verwendung von Flüster- und Umgangssprache gegenüber schulaudiometrischen Reihenuntersuchungen wesentlich ungenauer ausgefallen sind. Nicht wenige Kinder sind deshalb als unaufmerksam und minderbegabt eingeschätzt worden, obgleich sie in Wirklichkeit schwerhörig waren.

Einige Länder haben ihre Schulhörprüfungen schon ganz auf die moderne audiometrische Technik umgestellt und lassen umfangreiche prophylaktische Hörtests vornehmen. So werden in den USA jährlich über 3,5 Millionen Kinder schulaudiometriert. Als optimale Methode hat sich in den letzten Jahren eine vereinfachte Form von Einzelaudiometrie erwiesen (BECKMANN). Man kann sich dabei auf 3 Prüffrequenzen (250—500, 1000, 4000 Hz) sowie eine Prüfintensität (15—20 dB) beschränken, um die Hörgestörten aus der Gesamtheit herauszusieben (Screening). Die ausgesonderten Kinder müssen dann einer gründlichen Nachuntersuchung unterzogen werden. Der wichtigste Zeitpunkt für die Schulaudiometrie ist die Einschulungsuntersuchung, einmal um behandlungsbedürftige Kinder früh an den Otologen weiterzuleiten, andererseits um eine falsche Einschulung zu vermeiden. Die Schulaudiometrie muß in 2—4 jährigem Abstand wiederholt werden. Für die Durchführung muß ein gesondertes Prüfpersonal ausgebildet werden, weil es weder möglich noch empfehlenswert ist, die Last solch umfangreicher Reihenuntersuchungen dem Schularzt aufzubürden.

Der große Nutzen der Schulaudiometrie wird deutlich, wenn man weiß, daß nach neuesten Ergebnissen 4—6% der Schulkinder schwerhörig sind. Natürlich ist diese Störung bei vielen Kindern nur leichtgradig und temporär, bei anderen dagegen so hochgradig, daß sie besser eine Schwerhörigenschule besuchen würden (0,25—0,40%). Nur durch prophylaktische Reihenuntersuchungen lassen sich schwerhörige Kinder einer frühzeitigen Behandlung ihrer meist ausheilbaren Schalleitungsstörung zuführen. Denn sowohl leicht- bis mittelgradige doppelseitige Hörstörungen wie auch hochgradige einseitige Hörstörungen werden von Eltern, Lehrern und den Kindern selbst häufig übersehen. Kinder mit einer nicht besserungsfähigen Hörstörung müssen in der Klasse richtig sitzen und benötigen ab 40 dB Hörverlust vielfach ein Hörgerät. Schließlich sollten Kinder mit einer starken Hörstörung in eine Schwerhörigenschule umgeschult werden, weil sie dort besser gefördert werden können als in Normal-, Hilfs- oder Gehörlosenschulen, in denen sie heute meist noch sitzen.

Somit besteht kein Zweifel, daß die systematische Schulaudiometrie heute im Rahmen der modernen Schulhygiene unbedingt notwendig ist. Sie muß auch für unsere deutschen Schulkinder dringend gefordert werden.

Behandlung kindlicher Hörstörungen

Nachdem die moderne Hördiagnostik schon im Kindesalter vielfach gestattet, Grad und Charakter einer Schwerhörigkeit genauer zu erkennen, sind auch für die Therapie frühzeitigere und präzisere Ansatzpunkte entstanden. Bezüglich der konservativen und operativen Behandlung von Schalleitungsstörungen sei auf S. 175 verwiesen. Gegenüber der Schallempfindungsschwerhörigkeit bestand bis zur Entwicklung der leistungsfähigen Hörgeräte praktisch keine Therapiemöglichkeit. Hier hat sich innerhalb weniger Jahre eine grundlegende Wandlung vollzogen. Die Bemühungen gegenüber der mittel- bis hochgradigen Schallempfindungsschwerhörigkeit sowie auch der operativ nicht zu beseitigenden Schalleitungsschwerhörigkeit bezeichnet man als *pädoaudiologische Behandlung*. Diese umfaßt die Auswahl des geeigneten Hörgerätes, die Gewöhnung des Kindes an das Gerät sowie die Förderung von Spracherwerb und Sprechvermögen unter ständiger Benutzung des Hörapparates. Je kleiner das Restgehör allerdings ist, um so mehr müssen auch heute noch hörpädagogische und taub-stummenerzieherische Maßnahmen angewendet werden.

Wenn man auch früher schon versucht hat, eine gestörte Hörfunktion zu verbessern, so war man von der Erkenntnis des natürlichen Zusammenhanges von Hören und Sprechen lange Zeit weit entfernt. Taubstumme galten als von Gott Gezeichnete und wurden im Talmud den Wahnsinnigen gleichgestellt. Im Mittelalter wurden für sie eigene Gesetze erlassen. Ende des 17. Jahrhunderts setzte sich dann mehr und mehr die Erkenntnis durch, daß taube Menschen den normalhörigen weitgehend gleichwertig sind. Die Weiterentwicklung der klassischen Taubstummenerziehung erfolgte dann durch Abbé DE L'EPPÉE. Er stellte eine Gebärdensprache zusammen, die den Taubstummen eine Verständigung untereinander ermöglicht (französische Methode). Demgegenüber schuf SAMUEL HEINICKE die deutsche Lautmethode. Mit ihrer Hilfe erlernt der Taube sowohl zu artikulieren wie auch Gesprochenes vom Munde abzulesen. Dadurch ist er imstande, sich auch mit seiner Umwelt zu verständigen.

Trotz der anerkennenswerten Erfolge der klassischen Taubstummenerziehung überbrücken die Tauben doch selten eine beträchtliche sprachliche, geistige, gesellschaftliche und berufliche Unterlegenheit. Da sie um so bildungsfähiger waren, je mehr Restgehör sie besaßen, hat man sich schon mehrfach um die Ausnutzung der Hörreste bemüht (ITARD, Paris 1802; URBANTSCHITSCH Wien 1899; BEZOLD, München 1899; BARCZI, Budapest 1936). Der wesentliche Fortschritt gelang aber erst mit der Anwendung elektronischer Verstärkerapparaturen und Hörgeräte. Er wurde hauptsächlich in den USA und England (I. R. und A. W. G. EWING) erarbeitet.

Voraussetzungen

Für die pädoaudiologische Behandlung eines schwerhörigen Kindes sind in mehrfacher Hinsicht Voraussetzungen notwendig. In *akustischer Hinsicht* hat sich das Frequenzgebiet von 250—2000 Hz als besonders wichtig erwiesen, weil sich die meisten Sprachlaute gerade in diesem Gebiet charakteristisch unterscheiden (Formanten). Es ist deshalb wünschenswert, daß ein Kind in diesem Bereich, wenigstens aber bis 1000 Hz herauf, ein noch verwertbares Restgehör besitzt. Das Unterscheidungsvermögen für Sprachlaute läßt sich dann trainieren (Hörtraining, s. S. 123) und das Sprachverständnis insgesamt mehr oder weniger verbessern.

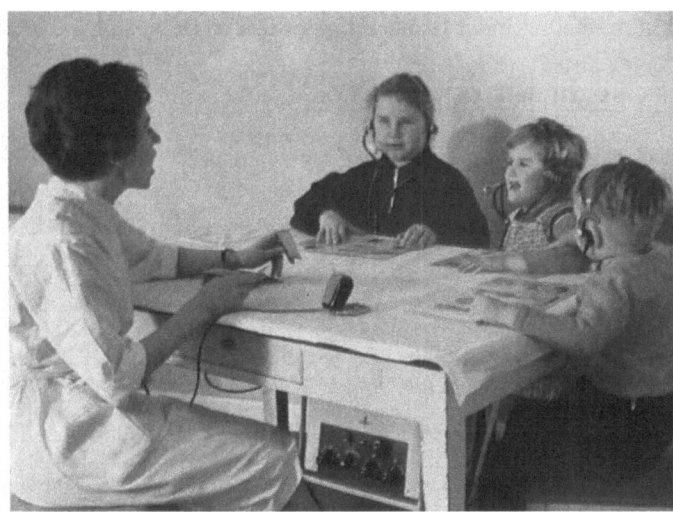

Abb. 89. Elektronische Verstärkerapparatur für Kindergärten (Siemens), in einem Tisch eingebaut (aus BECKMANN 1962)

In *sprachpsychologischer Hinsicht* ist der frühzeitige Beginn einer Hörübungsbehandlung von ganz wesentlicher Bedeutung. Bleiben bei einem hörgestörten Kinde nämlich die nötigen Höreindrücke aus, so geht der natürliche Synergismus zwischen Gehörs- und Gesichtssinn verloren. Der Gesichtssinn dominiert dann um so mehr, je später die Lauschfähigkeit geweckt und geschult wird. Deshalb ist ein Kind

jenseits des 7. Lebensjahres schwieriger zu veranlassen, das Hörgerät anzunehmen und seine Hörreste auszunutzen, als vor diesem Alter. Der größere Erfolg des frühzeitig begonnenen Hörtrainings ist sicher auch auf entwicklungspsychologische Gründe zurückzuführen (WEGENER).

Genau so erwünscht wie ein umfangreiches Restgehör ist eine normale oder sogar überdurchschnittliche *Intelligenz*. Andererseits ist die Differentialdiagnose zwischen Schwerhörigkeit und Schwachsinn in manchen Fällen gar nicht einfach, und es kommen Verwechslungen bzw. Falscheinschätzungen vor. Es ist deshalb erfreulich, daß kürzlich speziell für hörgestörte Kinder *sprachfreie Intelligenztests* entwickelt worden sind. Übrigens konnte SNIJDERS mit diesem Test zwischen Hörenden und Taubstummen im allgemeinen nur einen geringfügigen Intelligenzunterschied feststellen, der etwa dem zwischen Stadt- und Landbevölkerung entspricht. Nachdem solche Tests fundiert zusammengestellt und erprobt sind, sollte man auch den Vorteil ausnutzen, ein Kind auf diese Weise differentialdiagnostisch und prognostisch besser beurteilen zu können.

Für die gesamte pädoaudiologische Behandlung hat die Entwicklung und jetzige Leistungsfähigkeit des *individuellen, tragbaren Hörgerätes* den entscheidenden Fortschritt gebracht. Insbesondere seit der Verwendung von Transistoren schlägt EWING vor, mehr mit einem Hördefekt als einem therapeutisch unzugänglichen, völligen Hörverlust zu rechnen. Denn immerhin lassen sich Hörstörungen in günstigen Fällen um 40—50 dB reduzieren. Da die Hörgeräte aus dem Sprachspektrum aber nur einen begrenzten Teilbereich heraus verstärken, erfolgt nur selten eine echte Kompensation von Höreinbußen (günstige Schalleitungsstörungen). Deshalb kommt auch der Gewöhnung und Anleitung des Kindes an das Gerät so große Bedeutung zu. Die anfänglich bestehende Sorge, daß sich die verwendeten Lautstärken gerade beim Kinde nachteilig auswirken könnten, konnte nach jahrelangen Beobachtungen fallengelassen werden. Von den vielen auf dem Markt befindlichen Geräten kommt man im allgemeinen mit 3 Haupttypen aus, nämlich einem Normalgerät mit guter Verstärkerleistung, einem extrem starken Gerät für Kinder mit minimalem Hörrest sowie einem Breitbandgerät. Gelegentlich hat sich uns die Anwendung von Knochenleitungshörern bereits im ersten und zweiten Lebensjahr bewährt, wenn nämlich bei Kindern mit Ohraplasie der Gehörgang operativ noch nicht geschaffen werden konnte, andererseits aber der Spracherwerb akustisch angeregt werden sollte. Bei geeigneter Schwerhörigkeitsform kann man auch beide Ohren stereophon mit zwei getrennten Geräten versorgen. Natürlich muß jeder Hörgerät-Verordnung gerade beim Kinde eine gründliche Untersuchung durch einen pädoaudiologisch erfahrenen Otologen vorausgehen. Eine enge Zusammenarbeit mit einem Hörpädagogen ist insofern notwendig, weil diesem die weitere Förderung und Beobachtung darüber obliegt, wie sich das Hörgerät weiterhin bewährt.

Neben dem individuellen Hörgerät sind weitere elektronische Apparaturen geschaffen, die vorwiegend in der modernen Hörerziehung Verwendung finden. Größere *Verstärkerapparaturen* werden in der Sonderschulklasse oder der Kindergartengruppe (s. Abb. 89) benutzt, der Einzeltrainer auch in der häuslichen Hörspracherziehung (Hometraining). Einschließlich Magnetofon (automatische Klangwiederholung) und Oscillographen (Sichtbarmachung akustischer Abläufe) verfügt die moderne Hörpädagogik somit über neue, vor kurzem noch ungeahnte Möglichkeiten, die eine erfolgreichere Erziehung gestatten.

Häusliche Hörspracherziehung (Hometraining)

Unter dem international gebräuchlichen Ausdruck "Home-Training" versteht man nach Hörgeräteauswahl, -anpassung und Gewöhnung die systematische hörübungsgemäße und erzieherische Förderung von Hören, Spracherwerb und Sprechvermögen im häuslichen Bereich des Kindes. Dabei liegt die Hauptlast auf der Mutter, die hierzu im Hörzentrum oder durch ambulante Hörpädagogen angeleitet und fortlaufend unterstützt wird. Nur auf diese Weise kann die Hörübungsbehandlung bereits in einem Alter begonnen werden (12—18 Monate), in welchem das Kind den mütterlichen Raum noch nicht verlassen kann.

Das Hometraining kann rechtzeitig begonnen werden, wenn alle Kinder mit Verdacht auf eine Hörstörung oder bei ausbleibendem Spracherwerb jedenfalls bis zum Alter von 18 Monaten einer gründlichen Untersuchung zugeführt werden. Dabei dürfen phonetische Spiellaute wie „Mama", „Pappa", wie sie zur Zeit der Lallperiode vorkommen, nicht als Maß eines aktiven Spracherwerbs angesehen werden, da sie auch bei Gehörlosen vorkommen. Bleibt die Hör-Sprach-Wechselbeziehung aus, so werden diese Laute im Laufe des 2. Lebensjahres immer seltener, bis das Kind praktisch erstummt. Dieser Erstummung vorzubeugen, ist gerade ein Grund, warum das Hometraining schon im 2. Lebensjahr beginnen soll. Auch sind aktive Sprachäußerungen bei einem stummen Kinde schwieriger fortzuentwickeln als bei einem, welches noch lallt. Ähnlich günstig wirkt sich die Überführung der früh angebahnten Antlitzgerichtetheit in Ablesen aus (v. Uden). Schließlich soll das akustisch behinderte Kind so zeitig aufgefangen werden, bevor es sich zu stark visuell ausrichtet, damit durch rechtzeitige akustische Verstärkung der natürliche Synergismus zwischen Hören und Sehen erstrebt wird.

Die *Hörspracherziehung* geht davon aus, dem Kinde möglichst unter ständiger Hörgerätbenutzung Schallreize in Form von Sprache, Gesang sowie Haushalts- und Spielzeuggeräuschen zu Gehör zu bringen. Das Kind wird den Schall bald bemerken, auf ihn lauschen und zu lokalisieren versuchen. Neben dieser unsystematischen Form des Hörtrainings, bei der das Kind den ganzen Tag über am akustischen Milieu der Familie teilnimmt, beginnt man je nach Entwicklungsstand und Restgehör etwa am Ende des 3. Lebensjahres mit *systematischen häuslichen Hörübungen*. Diese umfassen Übungen zur groben Klangunterscheidung (z. B. tiefe Kuhglocke, hohe Schelle), Rhythmusübungen, Tonhöhenunterscheidungsübungen, Lautstärkeübungen sowie Übungen zur Klangdeutung (z. B. Tierlaute). Solche Übungen müssen regelmäßig mehrmals täglich durchgeführt werden, bis das Kind Schritt für Schritt auch Sprachlaute erfaßt.

Das Ergebnis der pädoaudiologischen Kleinkindförderung hängt weitgehend von der Energie, Intelligenz und pädagogischen *Eignung der Eltern* ab. Erst wenn sich die Eltern über die schwerwiegenden Folgen der unabwendlichen Hörstörung klar sind, finden sie die richtige Einstellung für ihre Mithilfe. Genau so entscheidend sind natürlich die detaillierten Anweisungen des betreuenden Hörpädagogen. Die viele Jahre fehlende deutschsprachige Elternliteratur wird neuerdings von dem Hörpädagogen Löwe zusammengestellt.

Vergleichsuntersuchungen haben bereits 1957 den großen Fortschritt der frühen pädoaudiologischen Förderung gegenüber dem bisherigen Vorgehen bewiesen. Danach hatten Sprachverständnis und Sprechvermögen in erstaunlichem Maße zugenommen. Es besteht danach kein Zweifel mehr, daß der organisatorische Aufbau der Hörgestörtenförderung dringend die dargestellte Erweiterung in Form der frühen Hörspracherziehung benötigt.

Die pädoaudiologische Behandlung im Vorschulalter

Die pädoaudiologische Behandlung und Erziehung im Vorschulalter (3—6jährige) hat das Ziel, Spracherwerb, Sprachverständnis und

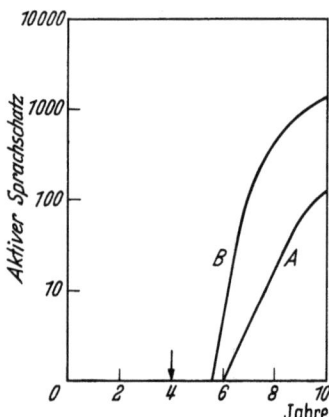

Abb. 90. Schematisierte Kurven über den Zuwachs des aktiven Sprachschatzes. Kurve *A* bei klassischer Taubstummenerziehung, Kurve *B* bei pädoaudiologischer Förderung unter vergleichbaren Voraussetzungen (nach Huizing, aus Beckmann 1962)

Sprechvermögen in vorwiegend systematischer Form soweit zu fördern, daß das Kind möglichst rechtzeitig und günstig eingeschult werden kann. Auch läßt sich das Hörvermögen in diesem Alter schon recht genau bestimmen, so daß man Audiogramm und Zweckmäßigkeit des verordneten Hörgerätes kontrollieren kann.

Die *organisatorische Durchführung* erfolgt bei den meisten Kindern ambulant in kurzen und später größeren Intervallen sowohl an klinischen Hörzentren wie an hörpädagogischen

Beratungsstellen. Macht bei nur geringem Restgehör die Gewöhnung an das Hörgerät Schwierigkeiten und haben die Eltern wenig Eignung, so hat sich auch stationäres Hörtraining bewährt. In solchen Fällen ist es auch günstig, die Hörerziehung an Spezialkindergärten, Vorschulen und Früherfassungsabteilungen von Schwerhörigen- oder Taubstummenschulen fortzusetzen.

Nach intensiver pädoaudiologischer Förderung ist es heute möglich, von den früher für die Taubstummenanstalt vorgesehenen Kindern einen beträchtlichen Teil in die Schwerhörigenschule, ja günstigenfalls sogar in die Normalschule einzuschulen. Bereits 1954 hat v. Uden den Prozentsatz der Kinder, bei denen diese erstaunliche Grenzverschiebung möglich ist, mit 25% angegeben. Heute dürfte er noch höher liegen. Die Kinder beginnen die Schule sozusagen mit fliegendem Start und verfügen mit 6—7 Jahren schon über größeren aktiven Sprachschatz sowie passives Sprachverständnis

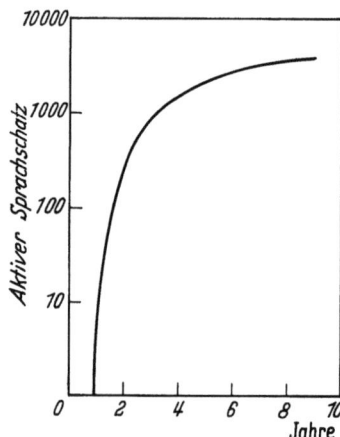

Abb. 91. Wachstumsrate des Spracherwerbes beim normalhörigen Kinde (aus Beckmann 1962)

als frühere Taubstummenschüler (s. Abb. 90, 91). In dem zunehmenden Spracherwerb spiegelt sich auch der Fortschritt in sozialer Anpassung, im Denken und Lernen sowie auch im Ablesen der Sprache. Die Förderung gerade im Vorschulalter kann deshalb in ihrem Wert für die geistige Gesamtentwicklung kaum überschätzt werden. Wird sie versäumt, läßt sich der Verlust später nie mehr ganz aufholen.

Die pädoaudiologische Behandlung im Schulalter

Schulkinder mit einem bleibenden mittelgradigen Hörverlust von mehr als 30—40 dB auf beiden Ohren benötigen ein Hörgerät, da sie Umgangssprache nur etwa auf 1—2 m verstehen. Es kann ausreichend sein, daß sie das Gerät nur zu bestimmten Unterrichtsstunden tragen. Liegt der Hörverlust bei annähernd 60 dB, so ist ein *spezielles Hörtraining* (BECKMANN) von Gewinn. Dabei lernt der Schwerhörige unter ständiger Hörgerätbenutzung durch systematische Hörübungen, sich an die neuen akustischen Verhältnisse zu gewöhnen und sein Restgehör für das Sprachverständnis optimal auszunutzen. Die Unterscheidung verwechselbarer, verzerrter und auch uncharakteristischer Sprachklänge fällt danach leichter. Neben Übungen an Wörterreihen und Vokalen stehen dabei Konsonantenübungen im Mittelpunkt, bei denen ein Wörterpaar nur in einem einzigen Konsonanten differiert, z. B.

b — m: Beine   Beere   Biene   Bauer

meine   Meere   Miene   Mauer

Schulkinder mit einem Hörverlust bis 60 dB werden bei durchschnittlicher Intelligenz die Normalschule besuchen können, zumal wenn eine frühzeitige Hörübungsbehandlung stattfand. Sie sollen in der Schule mit dem besser hörenden Ohr zur Klasse sitzen und Lehrer sowie übrige Schüler beim Sprechen beobachten dürfen. Neuerdings versucht man besonders in den USA, selbst Kinder mit noch größerem Hörverlust in der Normalschule zu unterrichten, allerdings mit zusätzlicher hörpädagogischer Förderung.

Kinder mit einer *mittel-hochgradigen Schwerhörigkeit* (60—80, evtl. 90 dB) können mehr und mehr in Schwerhörigenschulen eingeschult werden, wenn sie ein intensives Hometraining genossen haben. Leider fehlen solche Schwerhörigenschulen insbesondere in Deutschland noch vielfach. Sie sollten schnell, und zwar an möglichst großen Orten geschaffen werden, damit die meisten Schüler sie als Tagesschule besuchen können. Auch die Angliederung von Schwerhörigenklassen an Normalschulen hat sich in mehreren Ländern bewährt.

Bei einem *Hörrest unter 90 dB* sind Kinder erzieherisch als taub zu betrachten. Trotzdem lassen sich solche geringen Hörreste elektroakustisch verstärkt noch ausnutzen. Nach EWINGs Erfahrungen haben nur 6—12% der hörgestörten Kinder keinen oder wenigen Nutzen von einem Hörgerät. v. UDEN schätzt, daß nur 10—15% der in die Taubstummenanstalten

eingeschulten Kinder völlig taub sind und weitere 25% geringe, aber verwertbare Hörreste besitzen. BÜCHLI u. HUIZING haben deshalb eine zweitypige Taubstummenschule vorgeschlagen und verwirklicht, in der die tauben Kinder nach der klassischen Methode, die hörrestigen aber unter intensiver Ausnutzung ihrer Hörreste unterrichtet werden. Der Nutzen der elektroakustischen Verstärkung hat sich in solchen Fällen mehrfach erst abschätzen lassen, nachdem die Kinder eine gewisse Zeit lang Hörübungen mitgemacht hatten. Kombinierten die Kinder Ablesen und Hörgerätbenutzung, so traten eine große Erleichterung im Sprachverständnis sowie eine Verbesserung der Sprechverständlichkeit wie auch der sozialen und geistigen Entwicklung ein.

Das spätertaubte Kind

Bei der *Spätertaubung* tritt die Hörstörung erst auf, wenn Sprache und Sprechvermögen schon vollständig und sicher erworben sind. Dies ist frühestens mit 5—6, manchmal auch erst mit 8 Jahren der Fall. Da die Meningitis auch heute noch die häufigste Ursache hierfür ist, so fällt die Hörstörung meist recht hochgradig aus. Oftmals besteht völlige Taubheit (z. B. nach Mumps), gelegentlich bleibt ein geringes Restgehör erhalten. Hierüber muß eine gründliche Untersuchung so schnell wie möglich Aufschluß geben.

Findet sich nämlich ein Restgehör, so wird man sofort ein Hörgerät verordnen. Denn selbst geringe Höreindrücke helfen dem Kinde, mit der Umwelt akustisch in Kontakt zu bleiben wie auch seine eigenen sprachlichen Äußerungen mehr oder weniger zu kontrollieren, und zu erhalten. Die durch eine hochgradige Hörstörung eintretenden Schwierigkeiten sind so groß für das Kind, daß es nach Überstehen der Grundkrankheit sofort einer hörpädagogischen Betreuung bedarf. Das gilt erst recht, wenn völlige Taubheit entstanden ist. Denn ohne sonderpädagogische Anleitung kann die Sprache solcher Kinder überraschend schnell schlechter werden und verfallen. Die meisten spätertaubten Kinder können in eine Schwerhörigenschule eingewiesen werden.

Prophylaxe und organisatorische Folgerungen

a) Die Förderung hörgestörter Kinder hat in diagnostischer, therapeutischer und hörpädagogischer Hinsicht während der letzten

10 Jahre so große Fortschritte gemacht, daß auch hochgradig schwerhörige Kinder ein wesentlich glücklicheres Lebensschicksal vor sich haben. Entscheidend hierfür ist ihre frühe diagnostische Erfassung sowie eine systematische Hörspracherziehung unter ständiger Hörgerätbenutzung.

b) Diagnostische Maßnahmen müssen bei jedem Kinde mit Verdacht auf eine Hörstörung nicht erst mit 6—7 Jahren, sondern möglichst bis zum Alter von $1^1/_2$ Jahren, spätestens bis $2^1/_2$ Jahre eingeleitet sein. Zu diesem Zweck sind einfache Aussonderungstests (Screening) entwickelt worden, die bereits in Säuglings- und Mütterberatungsstellen oder vom Pädiater vorgenommen werden können und in einigen Ländern schon systematisch durchgeführt werden.

c) Es ist die Aufgabe des Otoaudiologen (Audiolog. Abt. von HNO-Kliniken), das „Krankheitssymptom Hörstörung" mittels kinderaudiometrischer Verfahren weiter zu präzisieren und differentialdiagnostisch abzugrenzen. Auch die Indikation zur Hörgerätverordnung muß von ihm gestellt werden.

d) Anschließend benötigen hörgestörte Kinder eine systematische Hörspracherziehung (Hometraining). Da das Kleinkind im mütterlichen Wirkungskreis verbleiben soll, kommt der Mitarbeit der Eltern große Bedeutung zu. Regelmäßige Anleitungen werden in klinischen Hörzentren, hörpädagogischen Beratungsstellen oder bei Hausbesuchen ambulanter Hörpädagogen erteilt.

e) Im Vorschulalter (4.—7. Lebensjahr) können hörgestörte Kinder zusätzlich einen Spezialkindergarten oder Früherfassungsabteilungen von Schwerhörigen- und Taubstummenschulen besuchen. Bis zum Schulalter sind Spracherwerb, Sprachverständnis und Sprechfähigkeit vielfach so beträchtlich weiterentwickelt, daß diese Kinder in günstigere Schultypen eingeschult werden könnten bzw. eine bessere Ausgangssituation haben.

f) Die bisher in Normalschulen angewendete Sprachabstandshörprüfung ist zu ungenau. Statt dessen verwendet man bereits in großem Umfang regelmäßige tonaudiometrische Reihenuntersuchungen (Schulaudiometrie). Denn nur so lassen sich Fehlbeurteilungen und Fehleinschulungen vermeiden und eine angezeigte ohrenärztliche Kontrolluntersuchung und Therapie frühzeitig einleiten.

g) Um die modernen pädoaudiologischen Erfahrungen an möglichst vielen hörgestörten Kindern optimal verwirklichen zu können, müssen weitere klinische Hörzentren, hörpädagogische Beratungsstellen und Schwerhörigenschulen eingerichtet werden. Wenn der Enderfolg auch von der engen Zusammenarbeit zwischen Otoaudiologen und Hörpädagogen abhängt, so kann der Pädiater wertvolle Mithilfe bei der Früherfassung und Weiterleitung dieser Kinder leisten.

Literatur

ARNVIG, J.: Über die Ursachen von Taubheit an Taubstummeninternaten. Ugeskr. Læg. 1951, 113; 1954, 449; ref. Zbl. Hals-, Nas.- u. Ohrenheilk. 50, 394 (1954).

BAAR, E.: Sprachfreie Entwicklungstests für taube, schwerhörige und sprachlich speziell gestörte Kinder im Alter von 1—7 Jahren. Suppl. ad. Folia phoniat. (Basel) 1957, 1—93.

BÄNI, P.: Reihenaudiologische Untersuchungen durch Reintonaudiometrie bei Züricher Schulkindern. Inaug. Diss. Zürich 1961.

BARCZI, G.: Hörerwecken und Hörerziehen. Im Auftrag von Dr. BARCZI herausgegeb. u. verl. von JOSEF REHRL. Salzburg 1936.

BARR, B.: Nonorganic hearing problems in schoolchildren. Funktional deafness. Acta otolaryng. (Stockh.) 52, 337 (1960).

— Deafness following maternal rubella. Acta otolaryng. (Stockh.) 53, 413 (1961).

BECKMANN, G.: Erfahrungen über die Verwendbarkeit elektrischer Hörgeräte im Vorschulalter. Z. Laryng. Rhinol. 36, 253 (1957).

— Methodik und Trainingsmaterial eines deutschsprachigen Erwachsenen-Hörtrainings. Z. Laryng. Rhinol. 37, 481 (1958).

— Zu Ätiologie und Audiogramm der „angeborenen" Perzeptionsschwerhörigkeit. Z. Laryng. Rhinol. 39, 566 (1960).

— Bedeutung und Möglichkeiten der Schulaudiometrie. Bundesgesundheitsblatt 27, 421 (1960).

— Das hörgestörte Kind, Hauptreferat auf der 33. Deutsch. HNO-Ärztetagung. Arch. Ohr.-, Nas.- u. Kehlk.-Heilk. 180, 1—202 (1962).

— Hörstörungen bei Frühgeburt. H.N.O.-Wegweiser (Berl.) 11, 8 (1963).

—, u. A. SCHILLING: Hörtraining. Monographie über Geschichte, Voraussetzungen, Methodik und Aussichten bei Kindern und Erwachsenen. Stuttgart: Thieme 1959.

BENTZEN, O.: Die kinderaudiologische Arbeit in Dänemark. H.N.O.-Wegweiser (Berl.) 7, 301 (1959).

BERENDES, J.: Anleitung zur Funktionsprüfung des Ohres. Stuttgart: Wiss. Verl. Ges. 1957.

BEZOLD, F.: Hörvermögen bei Taubstummen und darauf fußender Sprachunterricht durch das Gehör. Org.Taubst.-Anst.Deutschld. XLV, 281 (1899).

BIRNMEYER, G.: Ursachen der Taubstummheit früher und heute. N. Bl. Tbst.-bild. 12, 28—39 (1958).

BORDLEY, J. E., W. G. HARDY, and C. P. RICHTER: Audiometrie with use of galvanic skin resistance reponse. Bull. Johns Hopk. Hosp. 82, 569 (1948).

BÜCHLI, M.: Day Schools, a condition for auditory education. The modern educational treatment, p. 25. Manchester: Univ. Press 1960.

CAVANNAH, F.: Congenital deafness, Proc. roy. Soc. Med. 47, 937 (1954).

DIETZEL, K.: Toxoplasmose und Ohr. Arch. Ohr.-, Nas.- u. Kehlk.-Heilk. 171, 397 (1957).

DISHOECK, H. A. E.: Acute deafness, Proc. 2. Internat. Course of Paedo-Audiol. 75 (1961).

EWERTSEN, H. W.: Die Rehabilitation Schwerhöriger. Z. Laryng. Rhinol. 37, 691 (1958).

EWING, A. W. G.: Educationel guidance and the deaf child. Manchester: Univ. Press 1957.

— The modern educational treatment of deafness. Manchester: Univ. Press 1960.

EWING, I. R., and A. W. G. EWING: The use of hearing aids in the treatment of defects of hearing in children. J. Laryng. 213 (1936).

EY, W. in GOTTRON-SCHÖNFELD: Dermatologie u. Venerologie. Stuttgart: Thieme 1960.

FISCH, L.: The aetiologie of congenital deafness and audiometrie patterns. J. Laryng. 7, 479 (1955).

—, and D. E. BACK: The assessment of hearing in young cerebral palsied children. Cerebr. Palsy Bull. 3, 145 (1961).

FLAMM, H.: Die pränatalen Infektionen des Menschen. Stuttgart: Thieme 1959.

FRANDSEN, D.: Gesetzliche und sonstige Grundlagen der Fürsorge für Hör- und Sprachgeschädigte. Z. Laryng. Rhinol. 36, 487 (1957).

FRÖDING, C. A.: Acoustic investigation of newborn infants. Acta oto-laryng. (Stockh.) 52, 31 (1960).

FUHRMANN, W.: Z. Kinderheilk. 82, 514 (1959).

GERRARD, J.: Nuclear jaundice and deafness. J. Laryng. 66, 39 (1952).

GESELL, A.: The first five years of life, New York: Harpers 1954.

HAHLBROCK, K. H.: Die audiometrische Prüfung des akustischen Lidreflexes. Arch. Ohr.-, Nas.- u. Kehlk.-Heilk. 174, 139 (1959).

HANHARDT, W.: Über die Bedeutung der Erbforschung von Inzuchtgeburten an Hand von Ergebnissen bei Sippen mit hereditärer Ataxie und sporadischer Taubstummheit. Schweiz. med. Wschr. 1143 (1924).

HARDY, W. G.: The assessment of hearing in children and in interpretation of the findings. In: The modern educational treatment of deafness, p. 18. Manchester: Univ. Press 1960.

HARNACK, G. A. v., W. HORST u. W. LENZ: Das erbliche Syndrom. Innenohrschwerhörigkeit und Jodfehlverwertung mit Kropf. Dtsch. med. Wschr. 50, 2421 (1961).

HEESE, G.: Ergebnisse von Hörprüfungen an vier großstädtischen und drei ländlichen Grundschulen. Z. Laryng. Rhinol. 36, 404 (1957).

HÖRGENSEN, M.: Influence of maternal diabetes on the inner ear of the foetus. Acta oto-laryng. (Stockh.) 53, 49 (1961).

HUIZING, H. C.: 10 Jahre Pädo-Audiologie. N. Bl. Tbst.-bild. 12, 2 (1958).

— Deaf-Mutism.— Modern Trends in Treatment and Prevention. Fortschr. Hals-Nas.-Ohrenheilk. 5, 74 (1959).

— Über die Verhütung der Taubstummheit mit modernen Hilfsmitteln. H.N.O.-Wegweiser (Berl.) 7, 283 (1959).

JACKSON, A. D. M., and L. FISCH: DEAFNESS following maternal rubella. Lancet 1958, 1241.

JAKOBI, H.: Kinderaudiometrie. H.N.O.-Wegweiser (Berl.) 6, 1 (1956/57).

— Die Bedeutung von Hörrest und Intelligenz für das Hörtraining und die Sprachentwicklung hörgeschädigter Kinder. H.N.O.-Wegweiser (Berl.) 9, 143 (1961).

KELEMEN, G.: Aural embryopathies. Ann. Otol. (St. Louis) 68, 798 (1959).

— Maternal Diabetes. Arch. Otolaryng. 71, 921 (1960).

KOTTMEYER, G.: Plethysmographische Untersuchungen nach schwellennahen sensorischen und sensiblen Reizen. Arch. Ohr.-, Nas.- u. Kehlk.-Heilk. 177, 297 (1961).

KÜNTZEL, J.: Viruskrankheiten, insbesondere Röteln während der Schwangerschaft, als Ursache angeborener erworbener Taubstummheit und anderer angeborener Defekte. H.N.O.-Wegweiser (Berl.) 3, 225 (1952).

LEHNHARDT, E.: Möglichkeiten und Grenzen der sogenannten Schlafbeschallung. Arch. Ohr.-, Nas.- u. Kehlk.-Heilk. Bd. 182 (im Druck).

—, u. W. HAHN: Hörtraining schwerhöriger Kinder. Münch. med. Wschr. 36, 1712 (1961).

LÖWE, A.: Hörspracherziehung für hörgeschädigte Kleinkinder. Berlin: Marhold-Verlag 1962.

MARCO, J., M. CIGES y R. LOPEZ: Las meningitis como factor etiologico de las hipacusias infantiles. Rev. esp. Oto-neuro-oftal. 18, 341 (1959).

MIEHLKE, A., u. C. J. PARTSCH: Ohrmißbildung, Facialis- und Abducenslähmung als Syndrom der Thalidomidschädigung. Arch. Ohr.-, Nas.- u. Kehlk.-Heilk. 181, 154 (1963).

MYKLEBUST, H. R.: Auditory Disorders in Children. 3. Ausg. New York: Grune & Stratton 1960.

NAFFIN, P.: Die psychologischen Voraussetzungen der Erziehung des taubstummen Kindes, S. 404, Handb. d. Psychologie. Göttingen: Verl. für Psychologie Dr. C. J. HOGREFE 1958. (Ausführliches Verzeichnis über neuere Taubstummenpädagogik-Literatur.)

OHRMEROLD, F. C.: The pathology of congenital deafness. J. Laryng. 74, 919 (1960).

Reynier, J. P. De: La surdi-mutitéen Suine en 1953. Fortschr. Hals-Nas.-Ohrenheilk. **5**, 1 (1959).

Rosenau, H.: Die Schlafbeschallung. Z. Laryng. Rhinol. **41**, 194 (1962).

Schilling, A.: Über Hörtraining. Z. Laryng. Rhinol. **37**, 446 (1957).

—, u. G. Beckmann: Hörtraining. Stuttgart: Thieme 1959.

Schmidt, H.: Einschulungsprobleme beim hörgeschädigten Kind. Arch. Ohr.-, Nas.- u. Kehlk.-Heilk. **178**, 522 (1961).

Snijders, J. Th., u. N. Snijders-Oemen: Sprachfreie Intelligenzuntersuchung für Hörende und Taubstumme. Groningen: Wolters 1958.

— — Sprachfreie Teste für Taubstumme. N. Bl. Tbst.-bild. **12**, 18 (1958).

Theissing, G., u. G. Kittel: Die Bedeutung der Toxoplasmose in der Ätiologie der connatalen und früh erworbenen Hörstörungen. Arch. Ohr.-, Nas.- u. Kehlk.-Heilk. **180**, 219 (1962).

Trolle, E.: Acta psychiat. (Kbh.) **66**, 91 (1955).

Uden, P. van: Erfahrungsbericht über 3 Jahre Hauserziehung tauber Kinder. N. Bl. Tbst.-bild. **13**, 76 (1959).

— Gehörlosenschule und Schwerhörigenschule als besondere Schultypen. N. Bl. Tbst.-bild. **14**, 161 (1960).

Urbantschitsch, V.: Über methodische Hörübungen und deren Bedeutung für Schwerhörige. Wien. klin. Wschr. 8, (1899).

Vos, J. A. de: Deafness in Hypothyreoidism. J. Laryng. **77**, 390 (1963).

Wedenberg, E.: Auditory tests on new-born infants. Acta oto-laryng. (Stockh.) **46**, 446 (1956).

— Hereditary background of auditory impairment. Acta oto-laryng. (Stockh.) **49**, 451 (1958).

Wegener, H.: Das sprach- und gehörgeschädigte Kleinkind in entwicklungspsychologischer Sicht, S. 110. Kongreßber. Gemeinschaftstagung f. Phonetik, Hamburg 1960.

Whetnall, E.: Deafness in Children, in Diseases of the Ear Nose and Throat. London: W. G. Scott Brown 1952.

— The development of usuable (residual) hearing in the deaf child. J. Laryng. **70**, 630 (1956).

Ohrerkrankungen im Kindesalter

Von F. GÜNNEL, Dresden

Vorbemerkungen zur Anatomie und Entwicklungsgeschichte des Ohres

Das Hörorgan zeigt auf kleinem Raum außerordentlich verwickelte anatomische Verhältnisse. Der Sinnesapparat dient zwei verschiedenen Aufgaben, der Wahrnehmung von Schallenergie und der Erhaltung des Gleichgewichtes. Zum Sinnesapparat gesellen sich Nebenräume und besondere Hilfsapparaturen, ohne die ein einwandfreies Funktionieren des Sinnesorganes unmöglich wäre. Durch diese anatomisch reichlich gegliederte Gegend zieht in Knochen allseits eingeschlossen und in seinem Verlauf unübersichtlich der N. facialis. Das gesamte Organ ist tief in die Schädelbasis eingelassen und es bestehen enge Beziehungen zwischen ihm und dem Endocranium, insbesondere Beziehungen zu hinterer und mittlerer Schädelgrube und zu den großen Blutleitern (Sinus sigmoideus und Bulbus v. ingularis). Die Nebenräume des Ohres sind außerordentlich infektanfällig und infolge des engen Nebeneinanders lebenswichtiger Organe auf kleinem Raum findet sich bei entzündlichen Erkrankungen eine überaus bunte Symptomatologie. Während bei der Geburt Teile des Hörorgans bereits ihre endgültige Entwicklungsstufe erreicht haben (Innenohr, Gehörknöchelchen), sind andere Teile des Schläfenbeines zu diesem Zeitpunkt entweder überhaupt noch nicht vorhanden (Proc. mastoideus) oder aber es ist nur ihre Anlage zu erkennen (knöcherner äußerer Gehörgang). Aus dieser Tatsache ergibt sich eine weitere Vermehrung des symptomatologischen Formenreichtums.

Entwicklungsgeschichtlich stellt das *innere Ohr* den stammesgeschichtlich ältesten Teil des Hörorgans dar. Als erste Anlage erscheint die Labyrinthplatte oder Labyrinthplacode zu beiden Seiten des zukünftigen Rautenhirns. Durch Einsenkung des Epithels bildet sich die Labyrinthgrube und durch Abschnürung das allseits geschlossene Labyrinthbläschen (Vesicula otica), das sich nach endgültiger Abschnürung mit Flüssigkeit (Endolymphe) füllt. Aus ihm entwickelt sich das häutige Labyrinth. Die ektodermale Labyrinthanlage ist von einem auffallend zellreichen Mesenchym umgeben. In ihrer unmittelbaren Umgebung wandelt sich dieses Mesenchym in ein stark aufgelockertes Gewebe (perilymphatisches Gewebe) um, aus dem der Perilymphraum hervorgeht. In ihrer weiteren Umgebung erfolgt unter Differenzierung von Vorknorpel zu typischem Knorpel die Bildung der knöchernen Labyrinthkapsel. Die Scala tympani erscheint etwas früher als die Scala vestibuli. Die knorpelige Labyrinthkapsel verknöchert enchondral von mehreren Stellen aus. Ihr lagert sich innen eine endostale und außen eine periostale Knochenschicht an, so daß sie aus drei unterschiedlichen Knochenschichten besteht. Die Verknöcherung beginnt in der Umgebung der Cochlea, wenn diese in der 16. Woche ihrer fetalen Entwicklung ihre endgültige Größe (Erwachsenengröße) erreicht hat. Etwas später, in der 21. oder 22. Woche, mit Wachstumsende der häutigen Bogengänge, beginnt auch hier die Verknöcherung. Insgesamt werden bei der Verknöcherung des gesamten Labyrinthes etwa 14 Knochenkerne beobachtet.

Das *Mittelohr* (Cavum tympani und Tuba auditiva) geht aus Bestandteilen hervor, die ursprünglich nicht dem Schädel angehören. Es entsteht aus der ersten Schlundtasche, die sich zu einem schlauchartigen Auswuchs aus der Seitenwand des Schlunddarmes entwickelt (Canalis tubo-tympanicus). Sein blindes Ende drängt sich zwischen die häutige Labyrinthanlage und die 1. Kiemenfurche. Aus dem medialen Abschnitt des Kanals geht die Tuba auditiva hervor, aus dem erweiterten lateralen Anteil die Paukenhöhle, die sich gegen Ende des Embryonallebens vergrößert und bei der Geburt bereits ihre endgültige Größe erreicht hat. Die Gehörknöchelchen entwickeln sich aus den dorsalen Anteilen der ersten beiden Kiemenbogenknorpel. Aus dem ersten Kiemenbogen entstehen Hammer und Amboß, aus dem zweiten geht der Steigbügel hervor. Sie leiten sich demnach vom Visceralskelet her und sind nicht

Anteile des Primordialcraniums. Sie liegen deshalb oberflächlich in der flachen ersten Kiemenfurche. Erst durch die Entwicklung des Os tympanicum, in dessen ringförmiger Spange das Trommelfell ausgespannt ist, werden die Gehörknöchelchen nach außen hin abgeschlossen. Von den Binnenmuskeln des Mittelohres entsteht der M. tensor tympani aus dem Mesenchym des ersten, der M. stapedius aus dem des zweiten Kiemenbogens. Der erstere ist ein Abkömmling der Kaumuskulatur und wird demzufolge vom Trigeminus innerviert, der zweite bildet möglicherweise eine genetische Einheit mit dem M. stylohyoideus und dem M. biventer, deren gemeinsame Innervation durch den N. facialis erfolgt.

Der *äußere Gehörgang* entsteht aus der sich allmählich vertiefenden ersten Kiemenfurche, von der nur der mittlere Abschnitt als sog. Ohrmuschelgrube erhalten bleibt. Es bildet sich ein trichterförmiges Rohr, das der späteren Pars cartilaginea des äußeren Gehörganges entspricht. Von diesem wächst ein solider Zellstrang (Chorda epithelialis meatus acustici externi) gegen die untere Wand der Paukenhöhle vor und bildet an seinem Ende eine breite Platte (Lamina epithelialis meatus acustici). Aus dem Zellstrang entsteht unter Zerfall der zentralen Zellanteile der knöcherne äußere Gehörgang. Die Gehörgangsplatte bildet zusammen mit der Epithelauskleidung der Paukenhöhle und dem dazwischengelegenen Bindegewebe das primäre Trommelfell.

Die Ohrmuschel bildet sich aus je 3 Ohrhöckern vom hinteren Rand des ersten und vom vorderen Rand des zweiten Kiemenbogens. Aus ihnen entsteht eine vordere und eine hintere Falte, die sich oberhalb der Ohröffnung miteinander verbinden. Die fertige Ohrmuschel wird zu etwa $1/3$ von der vorderen Falte und zu etwa $2/3$ von der hinteren Falte gebildet.

Als wichtig sei hervorgehoben: 1. Das Innenohr — sowohl das häutige als auch das knöcherne Labyrinth — besitzt zur Zeit der Geburt seine endgültige Form und Größe. Nach der Geburt finden keine Wachstumsvorgänge mehr statt. Das gleiche gilt für Paukenhöhle und Gehörknöchelchen. 2. Demgegenüber erfahren Ohrtrompete, Warzenfortsatz und äußerer Gehörgang weitere durch Wachstum bedingte Veränderungen.

Das *Schläfenbein* selbst ist das Ergebnis äußerst verwickelter Entwicklungsvorgänge. Seine Entstehung aus drei verschiedenen Anteilen (Pars squamosa, pars tympanica und pars petrosa) ist bei der Geburt noch zu erkennen. Stammesgeschichtlich ist das Primordialcranium der Knorpelfische in den Schädelanlagen der Wirbeltiere enthalten. Mit fortschreitender Entwicklung der Tierreihe wird es trotz der zunehmenden Entfaltung des Gehirns nicht entsprechend größer angelegt, im Gegenteil, es treten allmählich Abbauvorgänge in Erscheinung. Im Säugetierschädel läßt sich nur noch die Schädelbasis auf das Chondrocranium zurückführen. Die bei den Knorpelfischen das Gehirn deckenden Anteile des Primordialcraniums schwinden mit zunehmender Entwicklung und Raumentfaltung des Gehirns. Die entstehenden Lücken werden durch Deck- oder Belegknochen geschlossen, die sich einerseits dem Gehirn dicht anlagern und andererseits an der Basis mit den Resten der Knorpelschale des Primordialcraniums verschmelzen. Sie entstehen in der Lederhaut. Im Gegensatz hierzu entstehen die knorplig vorgebildeten Teile des Hirnschädels durch enchondrale Verknöcherung. Im Bereich des Hirnschädels entwickelt sich allein auf knorpeliger Grundlage das Siebbein. Nur bindegewebigen Ursprunges sind Scheitelbein, Stirnbein, Nasenbein und Tränenbein, und gemischter Herkunft sind Hinterhauptbein, Keilbein und Schläfenbein. Im Schläfenbein ist die Labyrinthkapsel knorpelig vorgebildet. Sie gehört zur Pars otica des Chondrocraniums. Aus ihr geht als Ersatzknochen die Pars petrosa hervor. Die Pars squamosa und die Pars tympanica sind demgegenüber Bindegewebsknochen. Beide beteiligen sich gemeinsam an der Bildung des Paries tegmentalis (Sutura petrosquamalis). Die Pauke wird lateral von den Gehörknöchelchen durch einen schmalen, nach oben offenen Knochenring abgeschlossen (Os tympanicum), der gleichzeitig den Trommelfellrahmen bildet. Auf diese Weise werden Teile des Visceralskelets, nämlich die ursprünglich neben der knorpeligen Felsenbeinpyramide liegenden Gehörknöchelchen, von einem Bindegewebsknochen in die Pauke eingeschlossen. Der Abschluß wird im Verlaufe der Entwicklung durch innige Anschmelzung an den Ersatzknochen der Labyrinthkapsel bis auf einen kleinen Spalt vollständig (Fissura petrotympanica, für den Durchtritt des Proc. ant. mallei).

Der verwickelte Aufbau des Schläfenbeines ist demnach entwicklungsgeschichtlich durch zwei Gegebenheiten gekennzeichnet: 1. Durch die innige Verschmelzung von Ersatz- und Bindegewebsknochen zu einem Skeletstück, und 2. durch das Hineinverlagern von Teilen des Visceralskelets in das Innere des Os temporale.

Bei der Geburt haben die drei Anteile des Schläfenbeines (Pars petrosa, pars tympanica und pars squamosa) noch nicht Form und Größe des Erwachsenenalters. Infolgedessen zeigt das kindliche Schläfenbein insbesondere aber das Ohr des Neugeborenen Besonderheiten, die es vom Erwachsenenschläfenbein unterscheiden. Diese Unterschiede betreffen: 1. den äußeren Gehörgang mit Trommelfell, 2. den Warzenfortsatz und sein Luftzellsystem und 3. die Ohrtrompete.

Der *äußere Gehörgang* ist kurz, ein knöcherner Gehörgang ist praktisch nicht vorhanden. Der nach oben offene Annulus tympanicus, der durch

Verknöcherung des Bindegewebes am Rande der Pars tensa des Trommelfells entsteht, ist zusammen mit dem Trommelfell dem unteren Rand der Schuppe angelagert. Knöcherner Trommelring und Trommelfell liegen an der unteren Seite des Schädels mit einer nur geringen Neigung gegen die Horizontalebene und infolge der geringen Tiefe des äußeren Gehörganges verhältnismäßig oberflächlich (Abb. 92). Die Lichtung des inneren Anteils des äußeren Gehörganges ist infolgedessen schmal und schlitzförmig. Der äußere Anteil öffnet sich trichterförmig nach außen und besitzt eine Knorpeleinlage. Zwischen dem knorpeligen Anteil und dem Os tympanicum findet sich ein rein fibröser Abschnitt, die Lamina tympanica fibrosa. Die endgültige Gestalt des äußeren Gehörganges kommt durch weitere Ausformung der Schuppe und durch Verknöcherung der Lamina tympanica fibrosa zustande. Während bei Neugeborenen seitliche und untere Fläche der Schuppe ohne einen scharfen Knick in einem sehr stumpfen Winkel ineinander übergehen, stellt sich die seitliche Fläche allmählich senkrecht auf die untere, so daß beide sich unter einem Winkel von 90° vereinigen: Abb. 93. Diesem Vorgang parallel erfolgt im Verlaufe der ersten 2 Monate nach der Geburt eine Aufrichtung des Trommelfells. Die Verknöcherung der Lamina tympanica fibrosa geht von einer vorderen und einer hinteren Spange aus. Es entsteht zunächst im vorderen unteren Anteil eine größere Ossifikationslücke, die im 2. Lebensjahr immer nachweisbar ist und die sich bis zum 5. Lebensjahr allmählich schließt. Nach Beendigung dieser Entwicklung ist der äußere Gehörgang rund $2^{1}/_{2}$ cm lang (ohne Tragusplatte). Am Übergang beider Teile findet sich die engste Stelle, der sog. Isthmus. Die innere Auskleidung zeigt die Beschaffenheit der äußeren Haut. Im knorpeligen Teil und in einem dreieckigen Zipfel des oberen knöchernen Teils (in dem Gebiet, in dem das Gehörgangsdach von der Pars squamosa gebildet wird) findet sich reichlich Subcutangewebe. Im übrigen knöchernen Gehörgang ist die Haut wesentlich dünner, fest mit der Knochenhaut verwachsen und infolgedessen unverschieblich. Als äußerst feine Schicht überzieht sie die äußere Oberfläche des Trommelfells. Die Anhangsgebilde der äußeren Haut (Haarbalgdrüsen und große Knäueldrüsen) sind nur im knorpeligen Teil vorhanden. Die großen Knäueldrüsen werden als Ohrschmalzdrüsen bezeichnet (Glandulae ceruminales).

Der *Warzenfortsatz* und sein Luftzellsystem entwickeln sich erst nach der Geburt. An der Bildung des Processus mastoideus sind der hintere laterale Anteil der Pars petrosa und ein dorsaler Fortsatz der Pars squamosa (Proc. postauditorius squamae) beteiligt. Die Bildung geht offenbar unter der Zugwirkung der Knopfnicker vor sich. Die Grenze zwischen den beiden verschiedenen Warzenfortsatzbestandteilen ist beim Kleinkind bis zum 2. Lebensjahr als Fissura petrosquamosa bzw. Sutura mastoideosquamosa zu erkennen. Später verknöchern diese Spalten bis auf wenige Ausnahmen. Abb. 93.

Von besonderer Bedeutung ist das innere Baugefüge des Warzenfortsatzes. Beim Neugeborenen ist nur der Hauptraum, das Antrum vorhanden. Der Knochen der Schuppe, der das Antrum seitlich begrenzt, ist an umschriebener Stelle in den

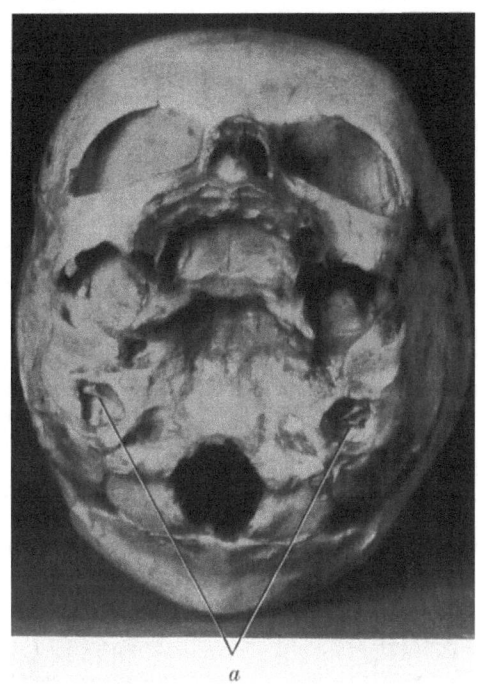

Abb. 92. Säuglingsschädelbasis (1. Lebenshalbjahr, Warzenfortsätze noch nicht ausgebildet). *a* Fast horizontal gestellter Trommelfellring mit Hammer und Amboß

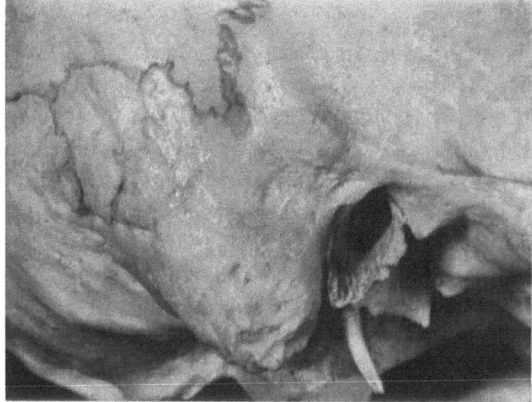

Abb. 93. Warzenfortsatz mit knöchernem Gehörgang vom Schädel des Erwachsenen. Die Facies temporalis der Schuppe steht senkrecht auf der horizontalen oberen knöchernen Gehörgangswand. Durch Ausbildung des Os tympanicum ist das Trommelfell in die Tiefe verlagert

ersten Lebensmonaten porös. An dieser Area cribriformis entstehen vom Mittelohr aus rasch subperiostale Entzündungen. Mit der weiteren

Entwicklung des Warzenfortsatzes bilden sich in seinem Inneren Luftzellen, die größtenteils aus dem Antrum hervorgehen und den gesamten Warzenfortsatz ausfüllen können. Wichtig ist der Umstand, daß sich die Luftzellen nicht nur aus dem Antrum, sondern auch unmittelbar aus der Hinterwand der Pauke entwickeln. Der Paukenzellzug erreicht medial vom N. facialis die Warzenfortsatzspitze. Vom Antrum und vom Kuppelraum wird gegebenenfalls die Schläfenbeinschuppe pneumatisiert, deren Zellen die hintere Zygomaticuswurzel erreichen. Über perilabyrinthäre Zellzüge um die Bogengänge herum kann sich die Luftzellbildung bis zur Pyramidenspitze ausdehnen.

Über die Ursache der Luftzellbildung im Schläfenbein herrscht keine einheitliche Auffassung. Während die einen der Schleimhaut ursächlich Bedeutung beimessen (WITTMAACK 1913, 1918; ALBRECHT 1924—1936; SCHWARTZ 1929 bis 1952 u. a.), stellen andere knocheneigene statisch-dynamische Gesetzmäßigkeiten in den Vordergrund (WEIDENREICH 1922, ECKERT-MÖBIUS 1925 bis 1938 u. a.). Für Anlage und Ausdehnung des Zellsystems spielen sicher anlagemäßig bedingte Faktoren die Hauptrolle (SCHWARZ 1929—1958). Wenn die beiden den Warzenfortsatz bildenden Knochenanteile (Pars petrosa und pars squamosa) sich nur unvollkommen vereinigt haben, kann gelegentlich das lateral gelegene squamöse Zellsystem von dem mehr medial gelegenen petrösen durch eine Knochenlamelle vollständig getrennt sein (SCHWARTZE u. EYSELL 1873, KÖRNER 1891). Dieses sog. Körnersche Septum ist bei der Mastoidektomie insofern von Bedeutung, als es nicht mit der Lamina interna verwechselt werden darf. Der noch fehlende Warzenfortsatz beim Neugeborenen bedingt Besonderheiten im Verlauf des N. facialis. Dieser Nerv tritt aus dem Foramen stylomastoideum hervor auf die laterale Oberfläche der Schädelkapsel (Verletzungsgefahr bei vertikalem Antrotomieschnitt).

Wesentliche postfetale Entwicklungen macht auch die Ohrtrompete durch. Sie ist beim Neugeborenen verhältnismäßig weit und kürzer als beim Erwachsenen. Der knorpelige Tubenanteil verhält sich zum knöchernen 1 : 2, beim Erwachsenen ist das Verhältnis umgekehrt 2 : 1. Das Tubenostium im Rachen liegt beim Neugeborenen etwa in Höhe des Gaumens, beim Erwachsenen aber ungefähr 10 mm über dem Gaumen. Die Ursache dieser Veränderungen ist wohl darin zu suchen, daß der Nasenrachenraum sich erst vom 3. Lebensjahr an vergrößert, insbesondere aber von diesem Zeitpunkt an Höhe zunimmt.

Erkrankungen des äußeren Ohres

Ohrmuschel

Die Erkrankungen der Ohrmuschel betreffen die Haut und das knorpelige Stützgerüst. DieHautkrankheiten werden nach dermatologischen Gesichtspunkten behandelt.

Ekzem

Das Ekzem der Ohrmuschel ist eine häufige Erkrankung, es wird bereits beim Säugling beobachtet. Ursächlich ist es keine einheitliche Erkrankung. Es spielen neben allgemeinen und konstitutionellen Faktoren auch örtliche äußere Reizeinwirkungen und allergische Einflüsse eine Rolle. Im Kindesalter wird es bei der exsudativen Diathese und gelegentlich bei Nährschäden beobachtet. Als äußerer Reiz wirken Kopfläuse, übertriebene Säuberungsmaßnahmen (kratzende Instrumente, intensive Reinigungen mit Wasser und Seife bei überempfindlicher Haut) und Medikamente (Wasserstoffsuperoxyd, Antibiotica!). Bei weitem am häufigsten ist die äußere auslösende Ursache der aus dem Mittelohr abfließende Eiter bei akuter und chronischer Mittelohreiterung.

Symptomatologie: Es werden trockene und nässende Ekzeme unterschieden. Bei der trockenen Form findet sich zunächst eine unscharf begrenzte Rötung und Schwellung der Haut, danach entwickeln sich kleine rote Knötchen, und bei der Rückbildung kommt es zu einer vermehrten Abschuppung (Eczema erythematosum, E. papulatum und E. squamosum). Weitaus häufiger als die isolierte trockene Form wird die nässende beobachtet, mit Bläschenbildung oder gar größeren blasenförmigen Abhebungen (E. vesiculosum und E. bullosum). Durch Sekundärinfektion entsteht das E. crustosum. Da es sich meist um eine Verknüpfung beider Erkrankungsformen handelt, entstehen bunte vielgestaltige Bilder. Ausdehnung und Lokalisation sind verschieden. Durch Kopfläuse ausgelöste Ekzeme befinden sich häufig auf der Hinterfläche der Ohrmuschel in der Umschlagsfalte, durch Mittelohreiter entstandene dagegen in den Vertiefungen der Concha.

Diagnose: Die Erkennung des ausgesprochenen Krankheitsbildes macht keine Schwierigkeiten. Kennzeichnend ist die bunte Vielgestaltigkeit der einzelnen Herde. Stets soll eine genaue Ohruntersuchung vorgenommen werden, da auch geringe Eiterabsonderungen bei kleinen Kuppelraumdefekten die einzig auslösende Ursache darstellen können.

Verlauf: Die Prognose ist quoad vitam gut. Die Heilungsaussichten sind am günstigsten, wenn äußere Faktoren die Hauptursache darstellen.

Therapie: Einer sinngemäßen Allgemeinbehandlung ist größte Aufmerksamkeit zu widmen. Für die Lokalbehandlung empfiehlt die Dermatologie eine große Anzahl Mittel und Spezialpräparate, von denen aber keines mit Sicherheit zum Erfolg führt. Nässende Ekzeme werden mit feuchten Umschlägen (Kamillentee, 3% Resorzinlösung, 1% Borsäurelösung, 2% Aqua plumbi, 5—10% essigsaure Tonerdelösung) bis zum Trockenwerden behandelt, trockene chronisch-rezidivierende Ekzeme mit Pasten (Pasta Zinci, gegebenenfalls mit Zusatz 6% Tumenolammonium) und juckstillenden Salben. Ausgedehnte Ekzeme der Ohrmuschel, die nicht von einer Erkrankung des äußeren Gehörganges oder des Mittelohres verursacht sind, gehören in die Hand des Dermatologen. „Nichts ist schlimmer als wenn planlos mit dererlei Dingen herumprobiert wird" (ZUMBUSCH).

Die auslösenden Ursachen müssen in jedem Fall beseitigt werden (Kopfläuse, symptomarm verlaufende Mittelohrenentzündungen, allergisierende Medikamente usw.).

Das Erysipel

Die Wundrose tritt gelegentlich primär an der Ohrmuschel auf oder sie greift aus der Umgebung auf diese über. Sie nimmt von kleinen Verletzungen (verursacht durch den kratzenden Finger bei juckenden Gehörgangsekzemen) ihren Ausgang. Ferner wird sie bei Mittelohreiterungen und nach Operationen beobachtet. Es handelt sich um eine durch Streptokokken verursachte Entzündung der Haut.

Symptomatologie: Im Beginn der Erkrankung besteht hohes Fieber, gelegentlich mit Schüttelfrost verbunden. Das Allgemeinbefinden ist gestört. Bei typischen Fällen besteht eine scharf gegen das Gesunde abgesetzte Rötung und Schwellung der Haut. Zuweilen wird Blasenbildung beobachtet.

Diagnose: Hat sich die typische lokale Veränderung der Haut bereits entwickelt, so ist die Diagnose nicht schwierig. Bestehen —

was zuweilen der Fall ist — ein oder zwei Tage hohes Fieber, bevor Hautveränderungen und lokale Schmerzhaftigkeit in Erscheinung treten, so sind diagnostische Irrtümer möglich. Differentialdiagnostische Schwierigkeiten ergeben sich auch, wenn gleichzeitig eine Mittelohreiterung vorhanden ist. Das hohe Fieber und das stark beeinträchtigte Allgemeinbefinden legen dann den Gedanken an eine otogene Verwicklung nahe.

Verlauf: Die Prognose der Wundrose am Ohr ist im allgemeinen gut. Phlegmonöse Erysipele mit Abszeßbildung und Perichondritis, die zur Sepsis führen können, sind selten.

Therapie: Eine genügende Penicillinbehandlung oder auch Tetrazykline führen in kurzer Zeit zum Behandlungserfolg. Lokal können zur Herabsetzung des unangenehmen Spannungsgefühles der Haut Salbenverbände angewendet werden (Ichthyol, Carvendol usw.).

Die Perichondritis

Die Knorpelhautentzündung entsteht meist als Folge einer Sekundärinfektion nach Verletzung der Ohrmuschel. Gelegentlich ist auch ein sekundär infiziertes Othämatom die Ursache, oder aber es bahnen Verbrennungen und Erfrierungen den Infektionserregern den Weg. Furunkel der Ohrmuschel verursachen nur selten eine Perichondritis. Früher wurde die Perichondritis zuweilen nach Gehörgangsplastik bei der Radikaloperation beobachtet.

Symptomatologie: Die Erkrankung ist durch Rötung, Schmerzhaftigkeit und unförmige Schwellung der Ohrmuschel ausgezeichnet. Fieber ist meist vorhanden. Das knorpelfreie Ohrläppchen beteiligt sich im allgemeinen nicht an der Schwellung. Mit zunehmender Schwellung schwindet die typische Außenform der Ohrmuschel und es tritt Fluktuation auf. Unter spontanem Eiterdurchbruch werden nekrotische Knorpelteilchen nach außen abgestoßen. Die allmähliche Zerstörung des Knorpelgerüstes zusammen mit narbigen Schrumpfungsvorgängen führt zu hochgradigen Verformungen der Ohrmuschel.

Diagnose: In ausgesprochenen Fällen ist die Diagnose leicht. Zu Beginn sind Verwechslungen mit dem Erysipel möglich, doch sind die Schwellungen bei der Knorpelhautentzündung hochgradiger, das Allgemeinbefinden aber

9*

wenig gestört. Beim Othämatom fehlen alle entzündlichen Erscheinungen.

Verlauf: Die stürmischen lokalen Erscheinungen bleiben stets auf die Ohrmuschel beschränkt. Nach Abheilung der Erkrankung bleiben immer Formveränderungen der Ohrmuschel zurück. Es ist deshalb zweckmäßig, wenn der Arzt von Anfang an auf diese Folge hinweist.

Behandlung: Lokal werden kühle feuchte Umschläge als angenehm empfunden. Die beste Behandlungsart besteht in der Anwendung von Antibiotica (nach vorheriger Resistenzbestimmung). Bei hochgradigen Schwellungen mit Fluktuation ist die chirurgische Behandlung angezeigt. Breite Eröffnung mit sparsamer Entfernung nekrotischer Knorpelstücke ist dann erforderlich.

Noma des Ohres

Die Noma findet sich in typischer Weise an der Wange, die gangränös zerfällt. Betroffen werden kachektische, durch Infekte geschädigte Kinder zwischen 3. und 6. Lebensjahr. Die Lokalisation am Ohr ist außerordentlich selten, kommt aber vor.

Symptomatologie: Die Erkrankung beginnt im Gehörgang als bläulich-rote Verfärbung, die bald schwarz wird. Bei fortschreitendem nekrotischen Zerfall kommt es zur Zerstörung von Mittel- und Innenohr. Facialisparesen und Sinusthrombosen sind beschrieben. Das umgebende Gewebe zeigt gewöhnlich keine entzündliche Reaktion, der aashafte Geruch ist kennzeichnend.

Diagnose und Differentialdiagnose: Bei der raschen Entwicklung des Krankheitsbildes bestehen keine diagnostischen und differentialdiagnostischen Schwierigkeiten.

Prognose: Äußerst ernst.

Therapie: Frühzeitiges Eingreifen durch Antibiotica wird empfohlen. Führt diese Behandlung nicht sofort zum Erfolg, so ist die elektrochirurgische Ausschneidung des nekrotischen Gewebes angezeigt. Allerdings hält diese Maßnahme das Fortschreiten der Gangrän nicht auf.

Äußerer Gehörgang

Otitis externa circumscripta
(Gehörgangsfurunkel)

Bei den entzündlichen Erkrankungen des äußeren Gehörganges werden verschiedene Formen unterschieden: Die Otitis externa circumscripta (Gehörgangsfurunkel) und die diffusa. Der Gehörgangsfurunkel ist eine sehr häufige Erkrankung. Er tritt gelegentlich als Begleiterkrankung einer Mittelohrentzündung auf und entsteht durch das Eindringen von Eiterkokken, insbesondere von Staphylokokken in die Haarbälge mit ihren Talgdrüsen. Häufig werden kleine Verletzungen zu Eintrittspforten. Furunkel finden sich nur im behaarten Teil des äußeren Gehörganges, nicht im von Haaren freien knöchernen Anteil (vgl. anatomische Vorbemerkungen).

Symptomatologie: Heftige, teilweise pulsierende Schmerzen sind regelmäßige Begleiterscheinungen eines Gehörgangsfurunkels. Die starke Schmerzhaftigkeit rührt daher, daß die Haut des knorpeligen Gehörganges fest mit der schmerzempfindlichen Knorpelhaut verwachsen ist. Zug an der Ohrmuschel, Druck auf den **Tragus** (beispielsweise beim Liegen auf der erkrankten Seite) oder Öffnen und Schließen des Mundes beim Kauen und Sprechen verursachen heftige Schmerzen.

Diagnose: Otoskopisch finden sich am Gehörgangseingang eine oder mehrere halbkugelige oder kegelförmige Schwellungen. Bei voll entwickeltem Krankheitsbild erscheint auf deren Spitze ein kleiner Eiterpunkt. Zusammen mit den subjektiven Beschwerden ist die Diagnose in der Mehrzahl der Fälle ohne weiteres zu stellen. Differentialdiagnostische Schwierigkeiten bestehen, wenn stärkere retroauriculäre Schwellungen vorhanden sind. Es ist dann die unter Umständen schwierige Entscheidung zu treffen, ob eine sekundäre Phlegmone bzw. Lymphadenitis vorliegt oder aber eine Mastoiditis (vgl. S. 149). Rein äußerlich spricht ein verhältnismäßig gutes Allgemeinbefinden für eine Externa. Die Schwellung sitzt beim Furunkel hauptsächlich am Ohrmuschelansatz. Die hintere Umschlagsfalte ist verstrichen. Die Schwellung ist weich und teigig, was sich darin äußert, daß nach Fingerdruck eine Delle zurückbleibt. Bei der Mastoiditis erfolgt der Eiterdurchbruch subperiostal. Infolgedessen ist die Schwellung derb und sie befindet sich weiter rückwärts;

eine Delle nach Fingerdruck bleibt im allgemeinen nicht zurück. Die Umschlagsfalte ist lange Zeit erhalten. Differentialdiagnostisch wertvoll ist die starke Schmerzhaftigkeit bei Druck auf den Tragus und Zug an der Ohrmuschel im Verlaufe von Gehörgangsfurunkulosen. Sie fehlt bei der Mastoiditis. Hier findet sich ein ausgesprochener Knochendruckschmerz über dem Warzenfortsatz. Von Bedeutung sind ferner der Trommelfellbefund und der Eiterausfluß. Beim Furunkel ist ein reizloses Trommelfell vorhanden und es besteht kein Eiterausfluß aus dem Mittelohr. Stärkere Eiterung aus einem entzündlich veränderten Trommelfell spricht für Mastoiditis. Das Hörvermögen ist bei der Furunkulose nicht verändert (Prüfung bei eingeführtem Trichter!), bei Mastoiditis dagegen hochgradig eingeschränkt. Differentialdiagnostische Anhaltspunkte liefert auch das Röntgenbild, wobei aber berücksichtigt werden muß, daß auch starke Weichteilschwellungen infolge Furunkulose eine Verschattung des Zellsystems vortäuschen können. Die angeführten Hinweise erlauben im allgemeinen, die richtige Entscheidung zu fällen. Es gibt aber immer wieder Einzelbeobachtungen, bei denen sie nicht ausreichen, zumal dann, wenn sich auf eine Mittelohrentzündung eine Gehörgangsfurunkulose aufpfropft. Auch dem Facharzt ist dann zuweilen die richtige Diagnose erst nach Absceßspaltung und Revision der Warzenfortsatzoberfläche möglich. Keinesfalls darf in unklaren Fällen durch konservatives Zuwarten eine evtl. erforderliche Mastoidektomie verzögert werden.

Verlauf: Die Gehörgangsfurunkulose stellt quoad vitam eine gutartige Erkrankung dar. Tödliche Ausgänge werden wohl kaum beobachtet. Lästig kann aber das Leiden gelegentlich wegen einer starken Rückfallneigung werden.

Therapie: Im Anfang erweist sich die Wärmebehandlung als günstig (Kataplasmen, Wärmekissen Sollux- oder Infrarotlampe, Kurzwelle). Ohrbäder mit 2% essigsaurer Tonerde oder Penicillinlösungen wirken reinigend, wenn der Furunkel durchgebrochen ist. Die Einlage von mit den gleichen Lösungen getränkten Gazestreifen dient der gleichen Aufgabe. Alkoholgetränkte Einlagen (Alkoholglycerin, Resorzinalkohol) sind vor der „Reifung" des Furunkels zuweilen sehr schmerz-

haft und sollten deshalb erst später angewandt werden. Auch Wasserstoffsuperoxyd ist besser zu vermeiden, da es auf die Gehörgangshaut reizend wirkt. Die Anwendung von Antibiotica ist meist überflüssig, da die Erkrankung mit den oben angegebenen Maßnahmen ausheilt. Nur in besonders schweren Fällen (periauriculäre Phlegmone) sollte von ihnen Gebrauch gemacht werden. Die Incision des Furunkels ist praktisch — von schweren Verlaufsformen abgesehen — nie erforderlich. Bei Furunkulosen mit starker Rezidivneigung empfiehlt sich eine Desensibilisierung mit Autovaccine.

Otitis externa diffusa

Es handelt sich hierbei um eine oberflächliche Entzündung vor allem der Haut des knöchernen Gehörganges. Die Erkrankung ist der Gruppe des Ekzems zuzuordnen, obwohl der feingewebliche Bau der Gehörgangsinnenhaut dem der äußeren Haut nicht vollständig entspricht. Häufig ist eine Sekundärinfektion auf die Grundkrankheit aufgepfropft. Als auslösende Ursachen kommen Fremdkörperreize (Wattepfropf), Mittelohreiterungen bei Säuglingen, Schädigungen durch Badewasser oder zurückgebliebene Vernix caseosa in Frage. Schwächliche Kleinkinder in reduziertem Allgemeinzustand erweisen sich als besonders anfällig. Eine besondere Bedeutung haben auch äußere Reizeinwirkungen bei Reinigungsversuchen mit irgendwelchen dafür geeigneten Gegenständen, wie Ohrlöffel, Haarnadeln, Streichhölzer usw.

Symptomatologie: Hierbei ist bei nicht sekundär infizierter Externa zwischen einer trockenen und einer nässenden Form zu unterscheiden. Das Hauptsymptom ist bei beiden ein quälender Juckreiz. Otoskopisch findet man bei der trockenen Form den Gehörgang mit weißlichen Schüppchen bedeckt, das Epithel des reizlosen Trommelfells ist aufgelockert. Die nässende Form ist dadurch gekennzeichnet, daß eine starke Absonderung von Flüssigkeit vorhanden ist, die in der Hauptsache aus ausgetretener Lymphe besteht. Infolge gleichzeitiger reichlicher Abschilferung von Epithel entsteht zuweilen eine schmierige Absonderung, die als Belag der Gehörgangswand aufgelagert sein kann. Nach Entfernung derartiger Auflagerungen kommen von Epithel entblößte hochrote Stellen zum Vorschein.

Da das Trommelfell gleichartige Veränderungen durchmacht, kann zuweilen — zumindest für den weniger Geübten — die otoskopische Entscheidung, ob eine Beteiligung des Mittelohres vorliegt, Schwierigkeiten machen.

Diagnose: Die nicht sekundär infizierte Externa bietet keine besonderen diagnostischen Schwierigkeiten. Gelegentlich wird die nässende Form mit Mittelohrentzündungen verwechselt. Prüfung des Hörvermögens und Röntgenbild klären bei unklarem Trommelfellbefund den Sachverhalt. Auch Klagen über starken Juckreiz sind als diagnostischer Hinweis verwertbar. Wichtig ist der Ausschluß chronischer Mittelohrentzündungen. Geringe, häufig unbemerkte Absonderungen aus kleinen Kuppelraumdefekten oder Shrapnellperforationen sind gelegentlich die Ursache des lästigen Leidens.

Verlauf: Es gibt sehr unterschiedliche Verlaufsformen. Während einerseits nach kurzer Behandlung eine völlige Heilung eintritt, sind andererseits Fälle bekannt, die jeder Behandlung trotzen. Es besteht eine geradezu unwahrscheinliche Rückfallneigung.

Therapie: Die Behandlung muß die Beseitigung der Grundkrankheit erstreben. Vor allen Dingen sind Sekundärinfektionen zu verhindern. Bei nicht sekundär infizierten Fällen deckt sich die Behandlung mit der des Ekzems (vgl. S. 131). Antibiotica sind bei dieser Form unwirksam. Bei trockener Externa ist Salbenbehandlung angezeigt (5% weiße Präcipitatsalbe, Pasta Zinci eventuell mit Tumenolzusatz, Ung. Naphtalani 10% usw.). Bei der nässenden Form der Externa steht an erster Stelle der Behandlung die vollständige Entfernung des schmierigen Sekretes durch Ausspülung des Gehörganges. Nach sorgfältiger Auftrocknung der Flüssigkeitsreste werden epithelentblößte wunde Stellen mit 3% Silbernitratlösung geätzt. Daran anschließend wird eine Salbentamponbehandlung durchgeführt (evtl. mit Corticosteroidzusätzen). Wesentlich sind tägliche Reinigungen des Gehörganges. Sekundärinfizierte stark schmerzhafte Formen erfordern Gaben von Antibiotica. Nach Abklingen der akuten Erscheinungen wird die Behandlung wie angegeben fortgeführt.

Diphtherische Entzündung des Gehörganges

Die Gehörgangsdiphtherie ist selten und ein hartnäckiges Leiden. Meist ist das Grundleiden eine chronische Mittelohrentzündung, auf die eine Sekundärinfektion mit Diphtheriebacillen aufgepfropft ist. Von der Mittelohrdiphtherie aus wird der Gehörgang infiziert.

Symptomatologie: Otoskopisch finden sich fibrinöse Beläge oder aber das Erscheinungsbild eines gewöhnlichen Gehörgangsekzems ohne typische Kennzeichen.

Diagnose: Der bakterielle Nachweis des Diphtheriebacillus sichert die Diagnose bei vorhandenem klinischen Verdacht.

Therapie: Zunächst muß eine Reinigung des Gehörganges durch Spülungen erfolgen. Danach werden Jodoforminsuflationen oder Einlagen von Streifen, die mit Penicillin oder Trypaflavin getränkt sind, empfohlen.

Otomykose des Gehörganges

Als Otomykose bezeichnet man eine Ansiedlung von Schimmelpilzen im äußeren Gehörgang (Aspergillus, Mucor-, Penicillium- und Verticilliumarten). Das Mycel entwickelt sich nur auf feuchtem Boden, etwa bei einem nässenden Gehörgangsekzem oder in einer feuchten Radikaloperationshöhle. Auch bei wenig absondernden Mittelohrentzündungen kann ein Pilzbefall eintreten. Bei stärkerer Eiterung ist er aber nie vorhanden (Siebenmann 1889). Das Mycel kann so dicht sein, daß ganze Gehörgangsausgüsse zustande kommen. Auf das Wachstum wirken schlechte hygienische Verhältnisse in feuchten Wohnungen und feuchtes Klima begünstigend.

Symptomatologie: Pilzbefall stellt sich otoskopisch als ausgedehnter weißlicher Belag dar, der schmutzig grünlich oder gelblich verfärbt sein kann. Mit bloßem Auge sind feinste Körnchen (Fruchtköpfchen) erkennbar, die je nach Art des Pilzbefalls gelb (Aspergillus flavus), grünlich (Aspergillus fumigatus) oder schwärzlich (Aspergillus niger) gefärbt sein können. Bei starker Mycelwucherung kann das gesamte Gehörgangslumen ausgefüllt sein. Pilzfreie Abschnitte der Gehörgangshaut haben entweder normales Aussehen oder zeigen Veränderungen im Sinne einer nässenden Externa. Die Erkrankung kann völlig beschwerdefrei verlaufen oder auch mit Jucken und mäßigen Schmerzen einhergehen.

Diagnose: Der Spiegelbefund klärt im allgemeinen die Natur des vorliegenden Leidens. Bei Zweifel hilft die Lupenuntersuchung weiter. Bringt auch sie keine Entscheidung, so ist die mikroskopische Untersuchung eines entfernten Partikelchens unter Zusatz von Kalilauge vorzunehmen.

Verlauf: Die Erkrankung ist absolut gutartig, wenn auch zuweilen eine Neigung zu Rückfällen zu verzeichnen ist.

Therapie: Die Reinigung des Ohres erfolgt durch Ausspritzen mit Wasser. Danach wird 2% Salicylalkohol eingeträufelt. Der Pilz stirbt hierbei ab. Die Einträufelungen sollten 2 Wochen fortgesetzt werden, um Rückfällen mit Sicherheit vorzubeugen. Eine diffuse Externa ist im Anschluß zu beseitigen.

Der Ohrschmalzpfropf und der Epidermispfropf

Normalerweise bedeckt das Cerumen in feiner Schicht die Wände des Gehörganges. Es kommt selten zu größeren Ansammlungen, da das von innen nach außen wachsende Gehörgangsepithel das Cerumen an den Gehörgangseingang befördert, von wo es nach Austrocknung herausfällt. Aus ungeklärten Gründen versagt dieser Selbstreinigungsmechanismus zuweilen und es kommt zur Ansammlung größerer Cerumenmassen. Unter Beimengung von abgeschilferter Epidermis, Haaren und von außen eindringenden Schmutzteilchen bildet sich ein fester, die gesamte Gehörgangslichtung ausfüllender Pfropf.

Symptomatologie: Solange der Gehörgang nicht vollkommen verschlossen ist, macht der Pfropf keine Erscheinungen. Erst bei völligem Verschluß tritt hochgradige Schwerhörigkeit (Schalleitungsschwerhörigkeit), gegebenenfalls mit Ohrensausen und Dröhnen im Ohr, auf. Der Abschluß der letzten kleinen Öffnung kann plötzlich erfolgen, wenn durch Eindringen von Wasser (Waschen, Baden) der Pfropf quillt.

Diagnose: Ein Ohrschmalzpfropf ist im allgemeinen otoskopisch sicher zu erkennen. Differentialdiagnostische Schwierigkeiten entstehen, wenn dem Pfropf reichlich Epidermismassen beigemengt sind. Es ist dann die Entscheidung zu treffen, ob es sich nur um eine primäre Anhäufung von Epidermismassen im Gehörgang handelt, oder ob aus der Paukenhöhle ein Cholesteatom sekundär in den Gehörgang eingebrochen ist. Eine sichere Entscheidung ist erst möglich, wenn nach vollständiger Entfernung des Epidermispfropfes der Trommelfellbefund vorliegt. Hinweise bietet in derartig verwickelten Fällen auch das Röntgenbild.

Verlauf: Der einfache Ceruminalpfropf stellt ein harmloses Ereignis dar. Bleibende Hörstörungen werden nie beobachtet. Bei Epidermispfröpfen kann es in seltenen Fällen zur Erweiterung des knöchernen Gehörganges durch Druckatrophie kommen.

Therapie: Die Entfernung geschieht durch Ausspritzen des Ohres. Bei möglicherweise vorhandenen trockenen Trommelfellöchern (Frage nach durchgemachten Mittelohrentzündungen) ist nur die instrumentelle Entfernung erlaubt. Sehr harte Pfröpfe werden vor dem Ausspritzen aufgeweicht (Hydrogenium peroxydatum 3% oder Sol. natr. carbon. 1%, 3 mal tgl. 6—8 Tropfen, 3 Tage lang).

Fremdkörper im äußeren Gehörgang

Fremdkörper werden in den äußeren Gehörgang zufällig oder absichtlich eingebracht als Folge des kindlichen Triebes, in alle Öffnungen des Kopfes irgendwelche Gegenstände einzuführen.

Gefunden werden: Knöpfe, Weidenkätzchen, Glasperlen, Papier, Erbsen, Kirschkerne, Steinchen u. a.

Symptomatologie: Kleine mineralische und metallische Fremdkörper können lange Zeit symptomlos liegen bleiben. Häufig kommt es aber zu Sekundärinfektionen und damit zu starker Schmerzhaftigkeit. Große den Gehörgang verschließende, insbesondere aber quellende Fremdkörper vegetabilischer Herkunft verursachen Druckgefühl, Ohrgeräusche und Schwerhörigkeit, gegebenenfalls auch starken Hustenreiz. Lebende Tiere (Wanzen, Flöhe, Fliegen usw.) rufen bei Bewegungen auf dem Trommelfell unerträgliche Ohrgeräusche hervor.

Diagnose: Bei sorgfältiger Otoskopie bestehen keine diagnostischen Schwierigkeiten.

Verlauf: Ein erkannter und sachgemäß entfernter Fremdkörper bedeutet keine Gefahr für seinen Träger.

Therapie: Die Entfernung darf nur unter guter otoskopischer Sicht mit geeigneten Instrumenten (Häkchen, keine Pinzetten!) erfolgen. Nicht quellende Fremdkörper können ausgespült werden.

Die Erkrankungen des Mittelohres

Die entzündlichen Erkrankungen des Mittelohres betreffen entweder gleichzeitig alle Mittelohrräume oder aber überwiegend nur die Tuba auditiva. Ist die Tube erkrankt, so kommt es stets zu einer Einengung der Tubenlichtung bzw. zu einem Tubenverschluß. Hierdurch werden gesetzmäßig Veränderungen in der Paukenhöhle und am Trommelfell hervorgerufen. Die durch Einengung der Tubenlichtung oder Tubenverschluß erzeugten Krankheitsbilder werden im folgenden als Tubenmittelohrkatarrhe bezeichnet und den eitrigen Mittelohrentzündungen gegenübergestellt.

Der Tubenmittelohrkatarrh

Definition: Unter Tubenmittelohrkatarrh verstehen wir einen typischen Mittelohrsymptomenkomplex, bestehend aus hochgradiger Trommelfelleinziehung und Schalleitungsschwerhörigkeit, der von einer Verlegung des Tubenlumens ausgelöst wird.

Die Tube ist normalerweise verschlossen. Sie öffnet sich nur beim Schlucken und bei Bewegungen des Unterkiefers. Hierdurch gelangt Luft aus dem Nasenrachenraum in das Mittelohr. Ist die Luftdurchgängigkeit der Ohrtrompete eingeschränkt oder gar aufgehoben, so wird die Luft im Mittelohr aufgesaugt. Da auf dem Trommelfell der atmosphärische Luftdruck lastet, entsteht eine Druckdifferenz zwischen Gehörgang und Mittelohr. Infolgedessen wird das Trommelfell in die Paukenhöhle eingepreßt („eingezogen"). Je nach Größe des bestehenden Druckunterschiedes wird hierdurch die Bewegungsfähigkeit der Gehörknöchelchenkette eingeschränkt oder aufgehoben.

Ätiologie: Als Ursache des akuten Tubenverschlusses spielen unterschiedliche Faktoren eine Rolle: Beim Kind ist eine akute Rhinopharyngitis der häufigste Grund. Die vom Nasenrachen fortschreitende Entzündung kann auf den pharyngealen Anteil der Tube begrenzt bleiben und durch Schleimhautschwellung die Luftdurchgängigkeit behindern. Sie kann aber auch die gesamte Ohrtrompete befallen und die Paukenhöhlenschleimhaut entzündlich in Mitleidenschaft ziehen.

Ursache eines chronischen Tubenverschlusses sind häufig die Rachenmandelhyperplasie und rezidivierende Entzündungen des Nasenrachenraumes (gelegentlich durch Kieferhöhlenempyeme unterhalten, die bei Kindern durchaus nicht selten sind).

Weniger häufig beobachtet man Nasenrachenfibrome und Sarkome bei Jugendlichen als Ursache, Carcinome des Nasenrachens bei Kindern sind selten, aber sie kommen doch gelegentlich vor und werden am Anfang meist als Rachenmandelhyperplasie angesehen und behandelt (Adenotomie). Auch Narbenstenosen des Tubeneinganges führen zu den typischen Veränderungen im Mittelohr (als Folge durchgemachter luetischer, tuberkulöser und diphtherischer Entzündungen des Nasenrachenraumes).

Pathologische Anatomie: Histologisch ist eine isolierte Erkrankung der Tube noch nicht beobachtet worden (MARX 1937). Auch bei nur leichten entzündlichen Veränderungen in der Ohrtrompete werden Rundzelleninfiltrate und starke Hyperämie in der Schleimhaut der Paukenhöhle beobachtet. Ein evtl. vorhandenes Exsudat stellt sich histologisch als homogene Masse dar, und es finden sich in ihm nur ganz vereinzelte zellige Bestandteile. Zur exsudativ eitrigen Entzündung bestehen häufig gleitende Übergänge.

Symptomatologie: Die klinischen Kennzeichen des Tubenmittelohrkatarrhs sind 1. Veränderungen am Trommelfell in Form einer mehr oder weniger stark ausgeprägten Einziehung und 2. eine typische Mittelohrschwerhörigkeit.

Die Einziehung des Trommelfells ist an folgenden Einzelheiten zu erkennen: Infolge der verstärkten trichterförmigen Einziehung des Trommelfells erscheint der Hammergriff perspektivisch gesehen verkürzt. Der kurze Fortsatz des Hammers springt stark hervor, da er oberhalb des Drehpunktes gelegen ist, um den sich der Hammer bei der Einwärtsbewegung des Trommelfells dreht. Er führt infolgedessen eine Auswärtsbewegung aus. Dieses Vorspringen des kurzen Fortsatzes verursacht eine Faltenbildung derart, daß vom kurzen Fortsatz eine hintere Umschlagsfalte nach hinten, und eine vordere nach vorne zum Trommelfellrand zieht. Der normale dreieckige Reflex vorn unten, der vom Umbo zum Trommelfellrand reicht, erreicht mit zunehmender trichterförmiger Vertiefung des Trommelfells nicht mehr den Umbo, sondern es besteht zwischen diesem und dem Reflex ein mehr oder weniger großer Zwischenraum, je nach Grad der Trommelfelleinziehung. Hinzu treten atypische Reflexe der Pars flaccida und im Bereich der Randnickung des Trommelfells auf. Die Farbe des Trommelfells ist kaum verändert. Die auftretende Schwerhörigkeit ist eine typische Mittelohrschwerhörigkeit, deren Ausmaß je nach Grad der Tubenventilationsstörung unterschiedlich ist.

Zuweilen beobachtet man die Absonderung von Flüssigkeit in die Paukenhöhle. Sie entsteht meist, wenn der Verschluß vollständig ist oder wenn der Druckunterschied sehr rasch entsteht. Subjektiv stehen Klagen über ein Gefühl der Völle und des Druckes im Ohr im Vordergrund. Gelegentlich wird auch über Stiche im Ohr, selten aber über regelrechte Schmerzen geklagt. Schlucken, Schnäuzen und die eigene Stimme werden unangenehm laut und schallend empfunden. Der eigene Schritt auf hartem Boden verursacht im Kopf ein dröhnendes Geräusch.

Diagnose: Die Diagnose ist in ausgesprochenen Fällen leicht auf Grund des otoskopischen Befundes und der Mittelohrschwerhörigkeit zu stellen. In jedem Fall ist die Luftdurchgängigkeit der Tube zu überprüfen (gegebenenfalls durch Messung des Tubendruckes). Bessert sich nach Lufteinblasung sofort das Hörvermögen, so handelt es sich aller Wahrscheinlichkeit nach um einen akuten Tubenverschluß. Wird keine entscheidende Besserung erreicht, so liegen möglicherweise bereits Adhäsionen in der Pauke vor. Neben Adhäsionen sind differentialdiagnostisch Innenohrschwerhörigkeiten und Otosklerosen durch genaue audiologische Untersuchung auszuschließen.

Verlauf: Ein akuter Tubenverschluß ist rückbildungsfähig. Bei regelrechter Behandlung bleibt keine Störung des Hörvermögens zurück. Langandauernde oder nur unvollständig sich zurückbildende Tubenverschlüsse führen zu irreversiblen Veränderungen in der Pauke. Es kommt zu Verwachsungen zwischen Trommelfell und medialer Paukenwand sowie zwischen den einzelnen Gehörknöchelchen. In den Fensternischen entwickelt sich gleichfalls Narbengewebe. Es entstehen Veränderungen, wie sie nach unvollständiger Abheilung von eitrigen Mittelohrentzündungen beobachtet werden. In derartigen Fällen ist die Aussicht auf eine Wiederherstellung des Hörvermögens nur gering zu veranschlagen.

Therapie: Bei akutem Tubenverschluß tritt Besserung ein, wenn die akute Rhinopharyngitis abklingt. Bei einem sog. Erkältungsinfekt steht die Allgemeinbehandlung im Vordergrund aller Maßnahmen. Schwitzprozeduren, Kopflichtbäder, Kurzwellenbestrahlungen usw. In jedem Fall ist der Untersuchung des Nasenrachenraumes bevorzugte Aufmerksamkeit zu widmen. Eine Rachenmandelhyperplasie ist unbedingt zu beseitigen. Das klassische Verfahren, die Luftdurchgängigkeit der Tube wiederherzustellen und Luft in das Mittelohr zu bringen, stellt das von POLITZER 1863 an-

gegebene Verfahren dar. Es läßt sich auch beim Kind gut anwenden. Selten genügt die einmalige Anwendung der Luftdusche zur Erzielung eines Dauererfolges. Meist müssen wiederholte Lufteinblasungen vorgenommen werden, gegebenenfalls 3—4 mal regelmäßig wöchentlich, ehe ein zufriedenstellendes Ergebnis erreicht wird. Bei hartnäckigen Verschlüssen ist die Wiederherstellung der Tubenventilation durch Tubenkatheterismus zu versuchen, dessen Anwendung bei Kindern durchaus möglich ist. Seröse Ergüsse in der Pauke resorbieren sich häufig unter allgemeinen Schwitzprozeduren und lokaler Wärmeanwendung (Sollux, Kurzwelle). Die Entleerung des Ergusses nach Parazentese durch Durchblasen der Tube vom Gehörgang aus ist wohl nur selten erforderlich. Sind bereits Verklebungen und Adhäsionen eingetreten, so ist die Behandlung schwierig. Die Erfolge der früher sehr beliebten Pneumomassage sind zumindest fraglich. Operative Lösungen von Verklebungen und narbigen Verwachsungen haben bisher kaum zu dauerhaften Erfolgen geführt, da postoperativ meist sehr rasch erneut Verklebungen und Verwachsungen auftreten. Medikamentös werden in diesen Fällen auch Corticosteroidpräparate empfohlen für eine Behandlungsdauer von 1—2 Monaten. Auch Gaben von Cortison, transtubar eingeführt, sind versucht worden. Über gute Erfolge bei hartnäckigem Tubenverschluß wird nach intratubaren Einlagen von β-Strahlern berichtet (THULLEN 1951, CHL. BECK 1957, BEICKERT 1959, BECK H. und LAU 1961). Diese haben einen starken Dosisabfall und schädigen kaum die tieferliegenden Gewebsschichten. Bei Kindern sollte aber eine derartige Behandlung stets nur eine ultima ratio darstellen.

Die akute Mittelohrentzündung des älteren Kindes

Definition und Ätiologie: Die akute Mittelohrentzündung ist eine bakterielle Infektion der Mittelohrräume.

Als Erreger finden sich am häufigsten Streptokokken und Pneumokokken. Streptococcus aureus hämolyticus und Pneumokokken Typ I, II und III. Pneumokokken Typ III herrschen in der Kindheit vor [außerdem bei Diabetes und im hohen Alter (SHAMBOUGH 1959)], β-hämolytische Streptokokken dagegen werden in allen Lebensabschnitten angetroffen. Sie stellen gewöhnlich auch die Ursache der Otitis

bei Masern und anderen Kinderkrankheiten dar (SHAMBOUGH 1959). Mischinfektionen von Streptokokken und Staphylokokken kommen vor. Nicht hämolytische Streptokokken, Staphylokokken, Bacillus pyoceaneus und andere Bakterien, die gelegentlich gefunden werden, sind wohl als Verunreinigungen aus dem Gehörgang aufzufassen oder aber es handelt sich um sekundäre Besiedelungen nach Beseitigung der hämolytischen Streptokokken durch antibiotische Maßnahmen. Bei Kinderotitiden werden auch Pneumokokken der Typen I und II gesehen. Die Rolle virogener Infektionen ist noch nicht genügend klar gestellt. Sie sind wohl meist der Vorläufer bakterieller Infektionen (Rhinopharyngitis, Masern).

Pathogenese: Da das gesunde Mittelohr frei von Mikroorganismen ist (KÜMMEL 1906 und 1907), werden die Erreger stets in das Mittelohr eingeschleppt. Dabei sind drei Infektionswege möglich. 1. Über die Tuba auditiva, 2. über den Blutweg und 3. von außen über den äußeren Gehörgang.

Der bei weitem häufigste Infektionsweg ist die Tube. Normalerweise genügt die nach dem Rachen gerichtete Flimmerbewegung des Epithels, die Ausbreitung von Nasenracheninfekten auf das Mittelohr zu verhindern. Versagt dieser Schutzmechanismus, so sind die Voraussetzungen für eine Keimbesiedelung des Mittelohres gegeben. Dies ist z. B. bei Virusinfekten der Fall. Verlust des Flimmerepithels, hyperämische Schwellung der Schleimhaut, vermehrte Schleimproduktion und damit Aufhören der typischen Flimmerbewegung für 10 bis 14 Tage sind kennzeichnende Merkmale derartiger Infektionen (HILDING 1944). Dieser Zeitraum genügt für eine bakteriologische Besiedelung. Sehr wahrscheinlich erfolgt die Ausbreitung der Erreger per continuitatem, wobei, ähnlich wie beim Erysipel der Haut, die Entzündung im subepithelialen Bindegewebe der Tube die Paukenhöhle erreicht (SHAMBOUGH 1959). Wohl nur selten werden Keime durch die Tubenlichtung bei intaktem Flimmerepithel in die Pauke geschleudert, etwa beim falschen Schnäuzen (Zuhalten beider Nasenöffnungen oder Niesen usw.). Zu dem letzten Entstehungsmechanismus sind auch die Infektionen nach „Politzern" oder „Tubenkatheterimus" zu rechnen. Infektiöses Material kann auch mit vom Nasenrachen her eindringendem Wasser in die Mittelohrräume gelangen, wie z. B. beim Tauchen oder bei unsachgemäß durchgeführten Nasenspülungen. Im Kindesalter bildet eine häufige Ursache eine hyperplastische Rachenmandel, die mit wiederholten entzündlichen Schüben reichlich infektiöses Material entstehen läßt.

Auf hämatogenem Weg entstandene Mittelohrentzündungen stellen die akuten Otitiden bei Infektionskrankheiten dar (Masern, Grippe, Pneumonie, Scharlach, Typhus). Diese Formen werden als sekundäre Mittelohrentzündungen bezeichnet, im Gegensatz zu den „genuinen

oder primären Mittelohrentzündungen", bei denen die Allgemeinerkrankung wenig in Erscheinung tritt. Sie haben teilweise einen besonderen, für die Allgemeinerkrankung kennzeichnenden Verlauf. Infektionen von außen über den äußeren Gehörgang sind nur möglich, wenn ein Trommelfelloch vorhanden ist. Entweder ist eine derartige Perforation nach vorangegangenen Entzündungen des Mittelohres zurückgeblieben oder aber sie ist auf traumatischem Weg entstanden. Bei unversehrtem Trommelfell ist eine Infektion des Mittelohres unmöglich.

Pathologische Anatomie: Alle Stadien der Entzündung werden in zeitlicher Reihenfolge beobachtet. Hyperämie und seröse Durchtränkung mit hochgradiger Volumenzunahme der Schleimhaut, subepitheliale Rundzelleninfiltration und eitrige Exsudation. Die Entzündung betrifft in unkomplizierten Fällen nur die Schleimhaut, der darunter liegende Knochen bleibt ebenso wie die Gehörknöchelchenkette mit ihrem Bandapparat unversehrt. Das Epithel ist bis auf kleine Defekte gut erhalten. Zuweilen ist Cylinderepithel, das Becherzellen enthält, vorhanden. Da die Pauke normalerweise von einem ganz flachen Epithel ausgekleidet ist, hat das Auftreten von Cylinderepithel während der Entzündung zu besonderen Erklärungsversuchen Anlaß gegeben. Es wurde als mangelhaft zurückgebildetes embryonales, „myxomatöses" Gewebe angesehen (Restzustand nach einer sog. hyperplastischen Säuglingsotitis) oder aber als von der Tube eingewandertes Epithel gedeutet. Da Cylinderepithel in gleicher Weise bei tierexperimenteller Otitis entsteht, liegt der Gedanke nahe, daß es durch indirekte Metaplasie als Folge der Entzündung entsteht.

Am Trommelfell spielen sich die gleichen entzündlichen Erscheinungen ab wie an der Mittelohrschleimhaut. Die Trommelfellperforation entsteht dadurch, daß sich zunächst ein feiner Fistelgang bildet, der in das Innere des Trommelfells führt. Der Eiter breitet sich anfangs in den subepithelialen Schichten aus und kann diese auf weite Strecken unterwühlen. Erst danach kommt es zum Durchbruch nach außen.

Symptomatologie: Zu Anfang stehen die Allgemeinerscheinungen im Vordergrund. Die Kranken fühlen sich matt und abgeschlagen. Es besteht ein deutliches subjektives Krankheitsgefühl. Die Temperatur ist zu Anfang wohl immer erhöht, der weitere Verlauf aber bei älteren Kindern (und bei Erwachsenen) im allgemeinen fieberfrei. Bestehen über längere Zeit erhöhte Temperaturen, so besteht meist eine fieberhafte Allgemeinerkrankung, in deren Verlauf die Otitis nur eine Teilerscheinung darstellt, d. h. es handelt sich nicht um eine primäre, sondern um eine sekundäre Mittelohrentzündung. Erfolgt nach Abklingen eines initialen Fiebers nach zunächst unkompliziertem Verlauf ein erneuter Temperaturanstieg, so kann eine Erkrankung anderer Organe zugrunde liegen. Stets denke man aber auch an die Entwicklung einer Komplikation (Mastoiditis, Sinusthrombose usw.).

Von den subjektiven Beschwerden steht der Schmerz im Vordergrund. Er ist immer vorhanden und fehlt wohl nur bei sehr leichten Verlaufsformen. Er tritt entweder spontan mit Beginn der Erkrankung auf oder aber er entwickelt sich allmählich, nachdem zu Anfang zunächst ein Gefühl der Völle und des Druckgefühls vorhanden war. Er wird im allgemeinen im erkrankten Ohr oder auch in der gesamten Schädelhälfte der erkrankten Seite empfunden. In horizontaler Lage nachts im Bett tritt eine Steigerung der Schmerzen ein, während am Tage die Schmerzempfindung nachläßt. Der Schmerz hat einen pulsierenden klopfenden Charakter. Nach Trommelfelldurchbruch des Eiters läßt die starke Schmerzhaftigkeit nach. Stets ist eine mehr oder weniger ausgeprägte Schwerhörigkeit vorhanden. Sie zeigt alle Merkmale einer reinen Schalleitungsschwerhörigkeit. Das Schwellenaudiogramm in Hörverlustdarstellung zeigt die typische Knochenluftleitungslücke (vgl. Beitrag BECKMANN).

Die objektiven Merkmale sind am deutlichsten am Trommelfell ausgeprägt. Es lassen sich an ihm gleichsam wie in einem Spiegel die unserem Blick entzogenen Vorgänge im Inneren der Paukenhöhle ablesen. Die initiale Hyperämie zeigt sich in einem Schwinden des Glanzes der Trommelfelloberfläche und bei zunehmender Schwellung in einer Abschilferung und Abschuppung des Oberflächenepithels, kenntlich an feinen schuppenförmigen Auflagerungen. Der dreieckige Reflex schwindet. Mit zunehmender entzündlicher Infiltration verdickt sich das Trommelfell, und die für den normalen Trommelfellbefund typische Konturierung schwindet in zunehmendem Maße: Hammergriff und kurzer Fortsatz sind bei der otoskopischen Betrachtung nicht mehr zu erkennen. Bei starkem Druck des im Mittelohr angesammelten Exsudates schwindet auch die Trichterform des Trommelfells, das in zunehmendem Maße nach außen gedrängt wird. Besonders im hinteren oberen Anteil kann die Vorwölbung so hochgradig sein, daß umschriebene Trommelfellteile sackförmig in den Gehörgang herabhängen. Bei starken Entzündungen ist auch die benachbarte Gehörgangshaut mitbetroffen. Dies hat zur Folge, daß die Grenze zwischen der entzündlich geschwollenen Gehörgangshaut und dem infiltrierten Trommelfell nicht sicher zu erkennen ist, ein Umstand, der bei der Parazentese unter Umständen Schwierigkeiten bereitet (s. dort).

Bei Spontandurchbruch des Eiters ist die Perforation gewöhnlich sehr klein, so daß sie bei der otoskopischen Untersuchung nicht zu erkennen ist. Nach Reinigung des Gehörganges sieht man gelegentlich an der Stelle des Durchbruches bei Luftverdünnung im pneumatischen Trichter wieder Eiter aus der Pauke hervordringen oder aber man beobachtet einen sog. „pulsierenden Reflex", der ein typisches Merkmal der akuten Mittelohrentzündung darstellt (im Gegensatz zur eitrigen Entzündung des Gehörganges). Die Absonderung ist zu Anfang serös, gewöhnlich mit geringen Blutbeimengungen, später rahmig eitrig, selten schleimig fadenziehend. Da die Entzündung alle Mittelohrräume betrifft (auch die Schleimhaut der pneumatischen Zellen des Warzenfortsatzes) ist zu Anfang der Erkrankung eine Druckschmerzhaftigkeit des Mastoids vorhanden (Periostitis). Bei unkompliziertem Verlauf schwindet dieser Schmerz in den ersten Tagen der Erkrankung.

Das Blutbild zeigt eine Leukocytose, die Blutsenkung ist beschleunigt.

Diagnose: Die Diagnose bereitet keine besonderen Schwierigkeiten. Entscheidend ist der otoskopische Befund. Bei sehr engem Gehörgang und starker Schwellung der dem Trommelfell benachbarten Gehörgangshaut (vgl. oben) kann die otoskopische Diagnose Schwierigkeiten bereiten. Differentialdiagnostisch muß eine Otitis externa ausgeschlossen werden. Kennzeichen des aus der Pauke stammenden Eiters, also typisch für eine Mittelohrentzündung, ist der „pulsierende Reflex". Weiteren Aufschluß gibt unter Umständen die Untersuchung mit dem Siegleschen Trichter (Lupenbetrachtung des Trommelfells unter gleichzeitiger Verdünnung und Verdichtung der Luft im Gehörgang). Beim Ansaugen ist hierbei zuweilen unmittelbar der aus der dem bloßen Auge nicht sichtbaren Trommelfellperforation hervorquellende Eiter zu erkennen. Auch hierbei beobachtet man die hüpfenden („pulsierenden") Lichtreflexe.

Schleimgehalt des Eiters („fadenziehender" Eiter) beweist bei Vorhandensein ebenfalls die Herkunft aus der Pauke. Weitere Hinweise bietet die Hörprüfung und das Röntgenbild. Schlechtes Hörvermögen und verschattetes Zellsystem im Warzenfortsatz findet sich bei Mittelohrentzündungen, und umgekehrt gutes Hörvermögen und gut lufthaltige Zellsysteme bei der Otitis externa.

Die Otitis media chronica ist durch eine große *sichtbare* Trommelfellperforation gekennzeichnet. Auf Grund dieses Befundes läßt sie sich von der akuten Mittelohrentzündung abgrenzen. Für weitere differentialdiagnostische Erwägungen spielen Vorgeschichte, fötide Eiterabsonderung und Pneumatisationstypen eine Rolle (vgl. chronische Mittelohrentzündung).

Verlauf: Die Dauer der Erkrankung ist je nach Schwere und Behandlungsart (Antibiotica) unterschiedlich. Ohne antibiotische Behandlung ist mit einer durchschnittlichen Erkrankungsdauer von 3—4 Wochen zu rechnen. Die entzündlichen Veränderungen am Trommelfell bilden sich allmählich zurück. Hammergriff, kurzer Fortsatz und die radiären Gefäße treten wieder in Erscheinung. Danach ist nur noch eine allgemeine Trübung zu erkennen, und schließlich hellt das Trommelfell vollständig wieder auf. Jede akute Mittelohrentzündung kann jedoch auch Komplikationen verursachen. Die häufigste Verwicklung ist die Mastoiditis, die ihrerseits zu intrakraniellen Komplikationen mit tödlichem Ausgang führen kann (Extradural- und Subduralabsceß, Meningitis, Groß- und Kleinhirnabsceß, Labyrinthitis). Verdächtig auf sich entwickelnde Komplikationen ist stets das Wiederauftauchen von Symptomen, die zu Anfang der Otitis bestanden und die sich im Verlaufe der Erkrankung allmählich weitgehend zurückgebildet haben. Hier sind zu erwähnen: Erneute auffallende Verschlechterung des Allgemeinbefindens, Fieberanstieg, das Wiederauftreten pulsierender Ohr- und Kopfschmerzen trotz bestehender Trommelfellperforation, zunehmende Absonderung großer Eitermengen und Wiederauftauchen des Mastoiddruckschmerzes. Verdächtig sind selbstverständlich Symptome, die auf eine der genannten Komplikationen hinweisen (Übelkeit, Erbrechen, Nystagmus, abnorme Schläfrigkeit, cerebrale Erscheinungen, Bauchdeckenspannung, Schüttelfrost usw.).

Prognose: Die meisten akuten Mittelohrentzündungen heilen vollständig aus. Auch in bezug auf das Hörvermögen tritt meist eine Restitutio ad integrum ein. Allerdings ist ein gutes Hörvermögen nicht mit Sicherheit vorauszusagen, da es infolge Organisation eines mangelhaft aufgesaugten Exsudates in der Pauke zu Verwachsungen kommen kann (Adhäsivprozesse, Versteifungen der Gehörknöchelchenkette und Einschränkung der Schwingungsfähigkeit der Fenster). Aus der Art des Trommelfellbefundes ist keine sichere prognostische Aussage ableitbar.

Therapie: Jede akute Mittelohrentzündung bedarf der Allgemeinbehandlung. Bettruhe, evtl. verbunden mit Schwitzprozeduren zur Mobilisierung der Abwehrkräfte ist unerläßlich. Schmerzen werden am besten mit hohen Dosen von Analgetica bekämpft. Lokal wird Wärme- oder auch Kälteanwendung als angenehm empfunden. Bei der Entscheidung, ob Kälte oder Wärme verabfolgt wird, richte man sich am besten nach den Angaben des Kranken. Entscheidend für den Behandlungserfolg ist diese Frage nicht. Vor dem Trommelfelldurchbruch sind Einträufelungen von Otalgan oder ähnlichen Präparaten zweckmäßig. Sie wirken schmerzlindernd. Die durch diese Mittel gelegentlich erzeugte scheinbare Abblassung des Trommelfells darf aber nicht der Anlaß zu Fehlbeurteilungen werden. Nach dem Trommelfelldurchbruch muß der Gehörgang regelmäßig von Eiter gereinigt werden. Dies geschieht am besten durch Ausspülungen mit körperwarmen Wasser, dem keinesfalls stark reizende Stoffe hinzugefügt werden dürfen. Empfohlen werden als harmlose Zusätze Borsäure [3% Lösung (Bezold 1902)], Wasserstoffsuperoxyd, Kamillenaufgüsse usw. Eine entscheidende Bedeutung kommt diesen Zusätzen nicht zu, da sie durch die kleine Trommelfellperforation die Paukenschleimhaut sicher nicht erreichen. Wasserstoffsuperoxyd reinigt gut bei Krustenbildung, hat aber andererseits stark reizende Wirkung auf Trommelfell und Gehörgangshaut (kenntlich an starker Schuppenbildung), weshalb es bei Kindern besser nicht angewandt werden sollte. Nach der Spülung wird Gehörgang und Trommelfell mit Watte sorgfältig getrocknet. Bei erschwertem Eiterdurchbruch ist die Durchführung der *Paracentese* oder Myringotomie zu empfehlen.

Für die Indikation wurde von KÜMMEL 1906 folgende Symptomentriase genannt: Hochgradige Vorwölbung des Trommelfells bei fehlendem Eiterdurchbruch, starke Schmerzhaftigkeit und hohes Fieber. Diese Merkmale wurden später weiter ergänzt. Die Paracentese sollte auch bei schwerem Allgemeinzustand und in jedem Falle bei labyrinthären und cerebralen Reizerscheinungen (Meningismus, Erbrechen, Schwindel usw.) ausgeführt werden, vorausgesetzt, daß nicht bereits eine durch Knochenzerstörung verursachte Komplikation, die ein operatives Vorgehen erforderlich macht, vorliegt. Facialisparesen zu Beginn der Erkrankung als Folge von angeborenen Knochenlücken im Nervenkanal rechtfertigen ebenfalls den kleinen Eingriff. Die Ausführung ist für den Geübten leicht und erfolgt bei Kindern am besten in Rauschnarkose. In Lokalanaesthesie erzielt man meist nicht die genügende Ruhigstellung des kleinen Patienten. Die Ausführung des Eingriffes geschieht mit einem kleinen Parazentesemesserchen mit winklig oder bajonettförmig abgebogenem Handgriff. Der Einschnitt erfolgt am besten in der Mitte des hinteren unteren Trommelfellquadranten, wobei die Schnittführung von oben nach unten erfolgen sollte. Keinesfalls genügt ein einfacher Einstich. Da die Grenze zwischen Trommelfell und Gehörgangshaut unter Umständen schwer zu bestimmen ist, wird von Ungeübten nicht das Trommelfell, sondern die Haut der hinteren Gehörgangswand inzidiert. Einem solchen Eingriff bleibt natürlich der therapeutische Erfolg versagt. Als Komplikationen des Eingriffes sind Blutungen (Verletzungen eines hochstehenden Bulbus jugularis) und Durchtrennungen des Amboßsteigbügelgelenks mitgeteilt. Die erste Komplikation ist äußerst selten, die zweite möglicherweise häufiger, als nach dem vorliegenden Schrifttum angenommen werden kann. Die Parazentese macht beim Kleinkind und besonders beim Säugling besondere Schwierigkeiten.

Die Einführung der Sulfonamide, besonders aber der Antibiotica in die Therapie hat zu einer allgemeinen Veränderung des Erscheinungsbildes der akuten Otitis geführt. Eindeutigen Vorteilen, die das neue Behandlungsverfahren mit sich brachte, stehen sichere Nachteile gegenüber.

Zu den *Vorteilen* zählen: Die Schwere des Krankheitsverlaufes wird gedämpft und die Erkrankungsdauer wesentlich verkürzt (ESCHER 1954, ROSENBLUM und LINDSAY 1955, TAMARI und FORNATTO 1955, HAVLICEK 1958). Es gelingt nicht selten, eine stürmisch beginnende Otitis zu einer Abortivform zu machen, deren Symptomatik in 2—3 Tagen erschöpft ist, während die normale Dauer 2—3 Wochen beträgt (R. LINK 1961). Die Komplikationshäufigkeit, insbesondere die Entwicklung einer schweren, zur Operation führenden Mastoiditis, hat nach-

weisbar abgenommen. HARA (1956) stellt folgende Zahlen zusammen: 1936 fanden sich unter 62 129 Patienten (Krankengut einer großen Klinik) 290 Antrotomien, 1955 unter 18 147 nur 3. BABLIK (1958) errechnete für die 1. Wiener Universitäts-HNO-Klinik folgende Verhältniszahlen: Im Jahre 1938 wurden 36% aller wegen einer akuten Otitis stationär behandelten Kranken mastoidektomiert (181/454) 1952 waren es nur noch 8% (24/264). In dem Krankengut von PALVA und PULKKINEN (1959) machte sich in 0,43% eine Antrotomie erforderlich (12 781 akute Mittelohrentzündungen aus den Jahren 1954—1959). Dies ist ein erstaunlich niedriger Prozentsatz. LÜSCHER und ISELIN fanden bereits 1952 an der Baseler Klinik einen Rückgang der Operationshäufigkeit bei Mastoidektomien als Folge planmäßiger Anwendung von Antibiotica. Die angeführten Zahlen sind in statistischem Sinn signifikant und im Sinne einer echten Verminderung der Komplikationshäufigkeit beweisend. Ein ganz klares Bild liefern sie dennoch nicht. Zu jener Zeit, als die Operation das einzige wirksame Mittel war, gefährliche Wendungen im Krankheitsverlauf abzufangen, wurde begreiflicherweise die Indikation zur Operation großzügig gehandhabt, nach Einführung der Antibiotica aber größere Zurückhaltung geübt (R. LINK 1961).

Schließlich hat es den Anschein — manche Statistiken sprechen dafür —, daß nach breiter therapeutischer Anwendung der Antibiotica in allen Kreisen der Bevölkerung die Gesamtmorbidität der akuten Mittelohrenentzündung im Absinken begriffen ist. HARA (1956, größere amerikanische Statistik) fand 1936 die höchste Erkrankungsziffer, den tiefsten Stand aber 1943, und bis zum Jahre 1949 ist wiederum ein leichter Anstieg zu verzeichnen. BABLIK (1958) stellte in seinem Untersuchungsgut einen Rückgang um über die Hälfte fest bei einem Vergleich der Erkrankungen des Jahres 1939 (980 Fälle) mit denen des Jahres 1952 (440 Fälle). Derartige Untersuchungsergebnisse sind natürlich nur mit äußerster Vorsicht zu verwerten, da Veränderungen in der Bevölkerungszusammensetzung infolge der Kriegs- und Nachkriegsjahre die allgemeinen Verhältnisse recht unübersichtlich gestalten.

Als *Nachteile* der antibiotischen Behandlung haben sich erwiesen: Das Wiederaufflammen der vermeintlich abgeklungenen Entzündung. Die akuten Krankheitserscheinungen

(Schmerzen, Fieber, schlechtes Allgemeinbefinden) schwinden rasch. Es kommt zu keinem spontanen Eiterdurchbruch. Die Infiltration des Trommelfells bleibt bei mäßiger Abblassung oft lange Zeit bestehen, desgleichen die erhöhte Blutsenkung und die Leukocytose. Das Zellsystem im Warzenfortsatz ist im Röntgenbild auch nach unkompliziertem Verlauf über einen längeren Zeitraum verschattet (bis zu einem halben Jahr nach eigenen Beobachtungen). Diese Zeichen weisen dringend darauf hin, daß in diesen Fällen offenbar keine vollständige Heilung stattgefunden hat. Sicherlich erfolgt eine restitutio ad integrum auch nach diesen verzögerten Heilungsverläufen, aber in einem gewissen Prozentsatz entsteht ein Rezidiv. Völlig therapieresistente Otitiden, zumal bei Kleinkindern, die sowohl unterschwellig als auch vielseitig mit massiven Antibioticadosen behandelt wurden, sind heute in den Ohrenabteilungen der Krankenhäuser leider keine seltene Erscheinung. Gefürchtet ist das Auftreten larvierter Komplikationen. Man ist sich darüber einig, daß die schweren Verwicklungen nachweisbar abgenommen haben, aber *nicht* geschwunden sind (Rutherford 1953 und 1956, Escher 1954, Rosenblum und Lindsay 1955, Tikhowonowa 1957, Goldman und Rosenwasser 1959, Volfkovic 1957, u. a.). Diese schleichenden Komplikationen entwickeln sich unter Umständen im Verlaufe von Wochen und Monaten bei geschlossenem Trommelfell und trockenem Ohr. Da infolge der antibiotischen Behandlung die klassischen Krankheitszeichen nicht mehr erkennbar sind, hat man diese nachteilige Wirkung auch als „Verschleierungseffekt" bezeichnet. Da jede Komplikation auch heute noch *nur* auf operativem Weg zu bereinigen ist, liegt die große Gefahr, die aus dem Verkennen der Lage für den Kranken erwächst, auf der Hand.

Sicher gehört zu den Nachteilen auch das Auftreten von Adhäsivprozessen nach erfolgter Ausheilung. Ausgedehnte Reihenuntersuchungen an Schulkindern haben diese Gefahr verdeutlicht (Rutherford 1953, Tamari und Fornatto 1955 u. a.). Vielfach werden diese Schäden nicht nur der Antibioticatherapie als solcher zur Last gelegt, sondern es spielen hierbei auch unterschwellige und verzettelte Dosierungen eine Rolle, die leider in der allgemeinen Praxis auch heute noch zuweilen zu beob-

achten sind (Rutherford 1953, 1956, Rosenblum und Lindsay 1956, u. a.).

Diese bedenklichen Nachteile haben zu Beginn der antibiotischen Ära Veranlassung gegeben, vor der Behandlung mit diesen Mitteln zu warnen, zumindest aber Zurückhaltung zu üben. Auch heute noch sehen manche für die Behandlung der eitrigen Mittelohrentzündung die Anwendung antibiotischer Mittel „in der Regel nicht indiziert" (Biesalski 1960). Andererseits glaubt man durch frühzeitige und genügend hoch dosierte Antibioticagaben den geschilderten Nachteilen wirksam begegnen zu können. Es ist sicher richtig, bei schweren mit Fieber verlaufenden Mittelohrentzündungen stets frühzeitig eine antibiotische Behandlung einzuleiten. Ist eine Parazentese erforderlich, so ist sie durchzuführen, wobei anschließend die Spitze des Parazentesemesserchens am besten für den bakteriologischen Abstrich verwendet wird. Je nach Ausfall der bakteriologischen Untersuchung wird das Antibioticum angepaßt. Ob die aus dem ausfließenden Eiter gewonnenen Erreger verwertbar sind, oder ob in Anbetracht der reichlichen Saprophytenflora des Gehörganges diese Ergebnisse nur „scheinwissenschaftliche Exaktheit" erzielen (Schröder 1961), ist eine dabei nicht unmittelbar entscheidende Frage. Eine Penicillinbehandlung, die nach 4—5 Tagen keine entscheidende Besserung erzielt, erfordert den Wechsel des Antibioticums (Tetracycline). Eine schematische Verfahrensweise ist nicht angezeigt. Die laufende Überwachung des Blutbildes (Blutsenkung, Leukocytose), des Trommelfellbefundes und des Hörvermögens sind die unabdingbaren Voraussetzungen für die Durchführung der Behandlung. Haben sich alle angegebenen Faktoren völlig normalisiert, so muß durch eine Röntgenkontrolle sichergestellt werden, daß das Zellsystem im Warzenfortsatz des erkrankten Ohres wieder völlig lufthaltig ist und keine Seitenunterschiede zur gesunden Seite zeigt. Zur Vermeidung von Adhäsionen in der Pauke ist der Tubenbehandlung durch Einblasen von Luft nach Abklingen der akuten Erscheinungen größte Sorgfalt zu widmen. Bei nicht völlig klaren Heilungsergebnissen ist eine genaue Nachbeobachtung und Behandlung so lange durchzuführen, bis das geforderte Ziel erreicht ist. Nur auf diese Weise ist es möglich, die Kinder vor larvierten Komplikationen und Spätschäden bezüglich des Gehörs zu schützen.

Die akute Mittelohrentzündung des Säuglings- und frühen Kindesalters

Die Mittelohrentzündungen des Säuglingsalters haben Besonderheiten, die ihre Abgrenzung von denen der älteren Kinder und Erwachsenen rechtfertigen. Im Säuglingsalter stellen sie eine häufige Erkrankung dar. Sie sind gekennzeichnet durch viel stärker im Vordergrund stehende Allgemeinerscheinungen und durch besondere lokale Reaktionsformen auf Grund eines andersartigen anatomischen Schleimhautbaues im Mittelohr, verbunden mit konstitutionellen Eigenheiten.

Ätiologie: Streptokokken und Pneumokokken der Typen I und II stellen die Ursache der Erkrankung dar. Daneben spielen virogene Infekte eine Rolle. Nasenracheninfekte breiten sich kontinuierlich über die Tube in das Mittelohr aus, wobei die Kürze und Weite der Ohrtrompete (vgl. S. 130) im frühkindlichen Alter einen begünstigenden Faktor darstellen. Den ursächlichen Infektionsherd bildet sehr häufig eine Rachenmandelhyperplasie. Die ätiologische Bedeutung von Schleimeiter aus dem Nasenrachenraum, der durch die Ohrtrompete, etwa beim Niesen, in das Mittelohr geschleudert wird, oder von Erbrochenem, das beim Brechakt auf die gleiche Weise in das Mittelohr gelangt, wurde wohl in der Vergangenheit erheblich überschätzt.

Pathologische Anatomie: Bei Neugeborenen findet sich in der Pauke ein hohes subepitheliales Gewebspolster aus embryonalem Bindegewebe. Dieses „myxomatöse" Gewebe, das mehr oder weniger ausgesprochen auch im Säuglingsalter noch vorhanden ist, wird von der Entzündung ergriffen und erklärt die besondere Reaktionsform der frühkindlichen Otitis. Das Epithel zeigt häufig eine Neigung zur Umwandlung in Cylinderepithel mit Becherzellen, so daß die Eiterabsonderung mehr oder weniger einen schleimigen Charakter erhält. Diese Umwandlung findet sich besonders bei Kindern der ersten 3 Lebensjahre und ist so ausgesprochen, daß das Cylinderepithel bis in das Antrum hineinreicht, eine Ausdehnung, die bei Erwachsenen und älteren Kindern nie beobachtet wird. Kennzeichnend für das Exsudat ist die starke Neigung zur Organisation.

Klinisches Bild: Je kleiner das Kind, um so ausgesprochener sind die Allgemeinerscheinungen. Beim Säugling steht der Allgemeininfekt so im Vordergrund des Krankheitsbildes, daß sich häufig keine Hinweise auf die Lokalerkrankung finden. Während beim größeren Kind häufig ein fieberloser Verlauf beobachtet

wird, sind beim Säugling und Kleinkind stets erhebliche Temperaturerhöhungen vorhanden. Die Art des Fieberverlaufes hat nichts Typisches an sich. Lokalsymptome, die auf die Erkrankung hinweisen, sind naturgemäß um so weniger deutlich, je kleiner das Kind ist. Allgemeine Unruhe, häufiges Aufschreien, besonders des Nachts, Bohren mit dem Kopf im Kissen und Schreien beim Waschen des Ohres deuten darauf hin, daß Schmerzen vorhanden sind. Zug an der Ohrmuschel und Druck auf den Tragus werden gleichfalls mit Schmerzäußerungen beantwortet, da infolge des Fehlens des knöchernen Gehörganges diese Bewegungen auf das Trommelfell übertragen werden. Gelegentlich finden sich auch Lymphknotenschwellungen in der Umgebung des Ohres. Das Trommelfell ist entweder gerötet und vorgewölbt, oder nur blaß oder graurot infiltriert. Der spontane Eiterdurchbruch kann wegen der Dicke der Membran aber fehlen, selbst bei Fällen, bei denen sich bereits eine intrakranielle Verwicklung angebahnt hat. Erfolgt der Durchbruch, so ist das entstehende Trommelfelloch klein. Es besteht aber beim Kleinkind eine gewisse Neigung zu sich vergrößernden Perforationen, unter Umständen kann man bei häufigen Rückfällen mit jedem Rezidiv das Wachsen der Perforationsöffnung in der Pars tensa des Trommelfells beobachten. Die Absonderung ist meist durch reichlichen Schleimgehalt gekennzeichnet. Schleimgehalt des Exsudates gibt es auch bei älteren Kindern, aber nie so häufig und so reichlich wie bei Säuglingen und Kleinkindern (s. patholog. Anatomie).

Gelegentlich beobachtet man Erscheinungen, die auf ein zentrales Geschehen hinzudeuten scheinen. Der sog. Meningismus mit Aufschreien, Erbrechen, Trübung des Sensoriums, Opisthotonus und allgemeinen Krämpfen kommt zu Anfang auch bei einfachen, völlig unverwickelten Otitiden vor, die nach wenigen Tagen spontan abheilen.

Zuweilen sind akute Mittelohrentzündungen im Säuglingsalter mit Ernährungsstörungen und Gewichtsverlust vergesellschaftet. Vielfach wird angenommen, daß ein ätiologischer Zusammenhang zwischen ihnen vorhanden ist. Bisher konnten derartige Zusammenhänge aber nicht bewiesen werden. Es besteht vielmehr Grund zu der Annahme, daß beide Erkrankungen sich wohl auf ein und dieselbe Ursache zurückführen lassen, aber unabhängig voneinander entstehen und wieder ausheilen. So bestehen z. B. bei Beginn einer Durchfallsstörung katarrhalische Erscheinungen von seiten des Ohres; bei Abklingen der Erscheinungen von seiten des Darmes geht die Otitis in die eitrige Form über (BIESALSKI und KELLER 1955).

Diagnose: Die Erkennung einer akuten Mittelohrentzündung kann beim Säugling und auch beim Kleinkind auf erhebliche Schwierigkeiten stoßen. Die Allgemeinerscheinungen stehen zuweilen derart im Vordergrund, daß differentialdiagnostisch an alle möglichen anderen Erkrankungen gedacht wird. Die genaue Beurteilung des Trommelfells ist um so schwieriger, je kleiner das Kind ist. Auf Grund des Trommelfellbefundes bei einem Säugling eine Entscheidung zu treffen, kann auch für den Erfahrenen schwer sein. Die Dicke des Trommelfelles, seine fast horizontale Stellung, seine Neigung zu vermehrter Abschilferung des Epithels und der normalerweise meist fehlende Reflex geben häufig zu Fehlbeurteilungen in dem Sinne Anlaß, daß eine vorhandene Entzündung in den Mittelohrräumen übersehen wird. Andererseits beobachten wir Rötungen besonders entlang dem Hammergriff, die reflektorisch beim Einführen des Ohrtrichters entstehen, ohne daß eine Otitis vorliegt. Es ist daher ein Fehler, bei jeder Rötung des Säuglingstrommelfells, zumal bei Erstuntersuchungen, sofort die Diagnose Otitis zu stellen. Besteht eine deutliche Rötung des Trommelfells, besonders in den hinteren oberen Quadranten, oder eine vermehrte graurote Infiltration, so spricht dieser Befund für eine Otitis. Dabei sind die vorderen unteren Anteile des Trommelfells häufig nur wenig in Form geringer radiärer Gefäßzeichnung betroffen. Das Schwinden des normalen Trommelfellreliefs (kurzer Fortsatz, Hammergriff, Umbo) infolge von Infiltration der Membran, das für die Diagnose der akuten Otitis bei älteren Kindern so kennzeichnend ist, hat beim Säugling und gegebenenfalls beim Kleinkind keine Bedeutung, da sie normalerweise nicht oder nur undeutlich vorhanden sind. Das gleiche gilt für den dreieckigen Reflex vorn unten. Sind die genannten Einzelheiten ausnahmsweise vorhanden, so darf mit reizlosen Mittelohrverhältnissen gerechnet werden. Die otoskopische Untersuchung des Trommelfells kann trotz genügender Übung und Erfahrung des Untersuchers

und trotz wiederholter Untersuchungen nicht immer die gewünschte Entscheidung bringen. Auch hinter einem harmlos erscheinenden Trommelfell können sich schwere entzündliche Vorgänge abspielen. Leichter ist die Diagnose, wenn nach erfolgtem Trommelfelldurchbruch bereits eine Eiterung vorhanden ist. Ein pulsierender Reflex beweist mit Sicherheit, daß die Eiterung aus dem Mittelohr stammt. In unklaren Fällen bietet unter Umständen die von BIESALSKI (1953, 1960) angegebene Röntgenuntersuchung gewisse Hinweise.

Krankheitsverlauf: Säuglingsotitiden, zumal mit stark schleimiger Absonderung, können einen stark verzögerten Verlauf nehmen. Trotz stationärer Behandlung und genauer klinischer Überwachung zieht sich der Heilungsverlauf unter Umständen über viele Wochen hin (6 bis 8 Wochen). Komplikationen sind in jedem Stadium der Erkrankung möglich. An erster Stelle steht die Mastoiditis oder beim Säugling, bei dem der Warzenfortsatz noch nicht oder nur mangelhaft entwickelt ist, die Entzündung des Antrums, die Antritis. Bei der Antritis des Säuglings erfolgt der Eiterdurchbruch nach außen unter das Periost durch die Area cribriformis (vgl. S. 139). An intrakraniellen Komplikationen beobachtet man überwiegend die Meningitis und die Sinusthrombose. Bei verzögertem Verlauf ist eine allmähliche Vergrößerung der Trommelfellperforation eine häufige Erscheinung.

Therapie: Zunächst steht die Allgemeinbehandlung nach pädiatrischen Gesichtspunkten im Vordergrund. Lokal verwende man vor dem Eiterdurchbruch schmerzlindernde Ohrentropfen (Otalgan, wegen der Ätzwirkung nie Karbolglycerin), danach säubere man durch regelmäßige Spülungen den Gehörgang vom Eiter. Als Spülmittel werden isotonische Kochsalzlösung, 3% Borsäurelösung, am besten aber Kamillentee verwendet. Ist die Indikation zu einer Parazentese gegeben (vgl. S. 141), so führe man sie ohne zu zögern durch. Besondere Beachtung erfordert der Nasenrachenraum. Abschwellende Nasenmittel werden tunlichst regelmäßig verordnet. Bei starker Verstopfung der Nase sind Ephedrin 3%, Sol. Adrenalini 1‰ stark wirksam. Mentholpräparate dürfen nicht verwendet werden. Der Beschaffenheit des Nasenrachenraumes ist in bezug auf die Rachenmandel größte Aufmerksamkeit zu schenken. Ergibt sich bei der Untersuchung eine stärkere Verlegung, so lasse man sich nicht von einer Adenotomie abhalten, notfalls schon bei älteren Säuglingen, wenn die Indikation dazu gegeben ist. Schwierig gestaltet sich meist die Behandlung, wenn größere Trommelfelldefekte auf die Neigung zum Chronischwerden hinweisen (besonders bei Kindern vom 2. Lebensjahr an). Hier kann trotz exakt durchgeführter Behandlung die Absonderung über Jahre bestehen. Bleiben nach Versiegen der Eiterung große Trommelfellperforationen zurück, so kann der Verschluß mittels regelmäßig durchgeführter Ätzungen mit Trichloressigsäure versucht werden. Nötigenfalls läßt sich später eine Trommelfellverschlußplastik ausführen (vgl. Tympanoplastik).

Für die Behandlung der einfachen Otitis wird man bezüglich der Antibioticaanwendung Zurückhaltung üben, auch wenn Fieber vorhanden ist, da beim Kleinkind stets eine fieberhafte Allgemeinreaktion vorhanden ist. Bei länger dauerndem Fieber und bei Verdacht auf Komplikationen ist die Anwendung dieser

wirksamen Mittel erforderlich. Wird eine Parazentese ausgeführt, so ist es zweckmäßig, die Spitze des Messerchens zum Abstrich zu verwenden. Es besteht dann die Aussicht, für Resistenzbestimmungen wirklich die ursächlichen Keime zu haben.

Bei Mittelohrentzündungen mit großen Trommelfellperforationen in der Pars tensa lassen sich Antibiotica auch lokal in Tropfenform anwenden. Sie sollten aber nur zur Unterstützung bei gleichzeitiger Allgemeinbehandlung mit Antibiotica herangezogen werden. Die alleinige Lokalbehandlung mit diesen Mitteln birgt die Gefahr der Erzeugung resistenter Erregergruppen infolge von Unterdosierung in sich. Die Gefahr erscheint um so größer, wenn man bedenkt, daß derartige Mittel in Tropfenform zur Lokalanwendung häufig gedankenlos monate-, ja jahrelang in der allgemeinen Praxis verordnet werden. Ausführungen zur operativen Behandlung finden sich in den Kapiteln Mastoiditis, chronische Otitis und Tympanoplastik.

Besondere Verlaufsformen

Die Mucosusotitis

Definition: Die Mucosusotitis ist eine Mittelohrentzündung, die durch Pneumokokken des Typs (Streptococcus III mucosus, SCHOTTMÜLLER) verursacht wird und die sich durch einen besonders heimtückischen Verlauf auszeichnet. Sie betrifft häufig Kinder unter 6 Jahren.

Klinisches Bild: Die Erkrankung kann akut beginnen, häufiger ist aber ein schleichender unbemerkter Erkrankungsanfang. Bisweilen besteht das Erscheinungsbild eines Tubenmittelohrkatarrhs. Das Trommelfell zeigt nur das Bild der „blassen Infiltration", d. h. die Konturen der normalen Trommelfellkonfiguration sind verwischt, ohne daß eine wesentliche entzündliche Rötung zu erkennen wäre. Trommelfellperforation und Eiterung können vollkommen fehlen. Besteht eine Absonderung, so ist sie meist gering und schleimig. Subjektiv sind die Beschwerden gering. Völle- und Schwergefühl in dem betroffenen Ohr, Ohrensausen und allmählich zunehmende Schwerhörigkeit sind die häufigsten Erscheinungen, über die die Erkrankten zu klagen haben. In späteren Stadien kommen Schmerzen im Ohr und Halbseitenkopfschmerz hinzu, nicht als

Kennzeichen der Erkrankung, sondern meist schon als Hinweis auf eine sich entwickelnde Komplikation.

Verlauf: Der Krankheitsverlauf ist das Typische der Erkrankung. Trotz anfänglich geringer Beschwerden und unauffälligen objektiven Befundes tritt im Verlaufe von Wochen keine Besserung ein. Zunehmende Trommelfellinfiltration und eine auffällig rasch zunehmende Schalleitungsschwerhörigkeit weisen auf den Ernst der Erkrankung hin. Allmählich kommt es ohne alarmierende äußere Zeichen zur Einschmelzung des gesamten Warzenfortsatzes und von hier ausgehend plötzlich aus heiterem Himmel zur Entwicklung einer lebensgefährlichen intrakraniellen Komplikation. Der Verlauf der Mucosusotitis ist deshalb als bösartig und heimtückisch zu bezeichnen.

Diagnose: Verdacht wird auf Grund eines schleppenden Krankheitsverlaufes geschöpft. Der Pneumococcus mucosus Typ III wird am besten im Ausstrichpräparat nach der Färbemethode von WITTMAACK nachgewiesen (Doppelfärbung mit Thionin, die Kokken sind dunkelblau-violett gefärbt, die Kapseln leuchtend rot). Die Erreger wachsen auf Blutagar in schleimbildenden, leicht grünlichen Kolonien.

Ein negatives Abstrichergebnis schließt nicht mit Sicherheit das Vorhandensein des Streptococcus mucosus aus. Nur 44% der mittels Kultur nachgewiesenen Mucosusotitiden zeigen auch im Ausstrichpräparat ein positives Ergebnis. Trotzdem sollte bei Verdacht stets ein Ausstrich angefertigt werden, am besten bei nicht perforierter Entzündung nach Parazentese.

Differentialdiagnostisch kommen Tubenmittelohrkatarrhe und leichte Verlaufsformen gewöhnlicher Mittelohrentzündungen in Frage. Von der ersteren unterscheidet sich die Mucosusotitis gewöhnlich durch die allmählich zunehmenden entzündlichen Erscheinungen (Infiltration und Vorwölbung des Trommelfells), von der letzteren durch den Verlauf (keine Neigung zur Ausheilung). Auch Mittelohrtuberkulosen können ein ähnliches Krankheitsbild hervorrufen. Das Hörvermögen ist nach längerem Bestehen der Erkrankung stets hochgradig eingeschränkt.

Therapie: Empfohlen wird die Frühanwendung von Penicillin in ausreichender Dosierung. Stets sollte aber dabei auf die schleichende Entwicklung von Komplikationen geachtet werden (Lokalbefund, Röntgenbild, Blutbild). Erweist sich diese Behandlung als nicht wirksam, oder aber haben sich zu Behandlungsbeginn bereits Komplikationen entwickelt, so kommen *nur* operative Maßnahmen (Mastoidektomie) in Frage.

Infektionskrankheiten

Im Verlaufe von Infektionskrankheiten ist das Mittelohr häufig mit beteiligt. Diese Mittelohrentzündungen nehmen zwar, insgesamt gesehen, mit Ausnahme der Grippeotitis keinen besonders bösartigen Verlauf, aber in Wechselwirkung mit der Allgemeinerkrankung verzögern sie die Genesung. Lokal hinterlassen sie häufig erhebliche Residuen (große Trommelfelldefekte, Narben, Verwachsungen, Zerstörungen der Gehörknöchelchenkette usw.), so daß erhebliche Schwerhörigkeiten und sogar Taubheiten zurückbleiben. Zuweilen bedeuten sie auch für die Erkrankten den Beginn einer chronischen Mittelohrentzündung, die für das ganze Leben weiterbesteht. Ihre gesonderte Besprechung erscheint demnach gerechtfertigt.

Scharlach

Im alten Handbuch der Kinderheilkunde (Hottinger und Schlossmann 1931) werden Mittelohrbeteiligungen in 20—50% aller Scharlacherkrankungen angegeben. Auf otologischer Seite schwankten die Zahlen zwischen 5,6 (Nager 1908, Baseler Kinderklinik) und 16% (Seiferth, Kölner Kinderklinik). Diese Unterschiede sind wohl dadurch zu erklären, daß auf pädiatrischer Seite alle, auch die leichtesten Mitbeteiligungen des Mittelohres gewertet wurden, während die Otologen wohl nur die eitrigen und schweren Verlaufsformen zu Gesicht bekommen. Nach Einführung der Penicillinbehandlung haben sich diese Verhältnisse grundlegend verändert. Die schweren Verlaufsformen sind selten geworden (R. Link 1960). Die Folgen nach schwerer nekrotisierender Scharlachotitis, die der Otologe heute noch sieht, sind zumeist in vorantibiotischer Zeit entstanden. Es besteht heute begründete Hoffnung, daß die schweren Folgezustände in zivilisierten Ländern vollständig schwinden werden. Ausnahmen werden sich nur bei abgeschlossenen, medizinisch mangelhaft versorgten Völkerschaften ergeben. Shambough (1959) beobachtete beispielsweise in der Navajo Indian Reservation in einer Woche mehr frische nekrotisierende Mittelohrentzündungen als in mehreren Jahren praktischer otologischer Tätigkeit in Chicago.

Ätiologie: Die Scharlachotitis ist eine Streptokokkenerkrankung. Neben einer Keimbesiedlung vom Nasenrachenraum über die Tube ist auch an eine hämatogene Entstehungsweise zu denken. Dieser Gedanke liegt nahe, wenn nekrotisierende Entzündungen an mehreren Orten gleichzeitig entstehen [z. B. beide Ohren zusammen mit beiden Siebbeinen und Oberkiefern (Marx 1947)].

Pathologische Anatomie: Die typische Scharlachotitis ist durch eine nekrotisierende Entzündung gekennzeichnet. Je nach Grad und Heftigkeit können der Nekrose anheimfallen: die Schleimhaut des Mittelohres, das Trommelfell, die Gehörknöchelchen, die die Paukenhöhle begrenzenden Knochenwände, einschließlich der lateralen Kuppelraumwand und des Tegmen tympani, die Zellsepten des Warzenfortsatzes und teilweise oder in gesamter Ausdehnung das knöcherne Labyrinth. In den subepithelialen Gewebsschichten finden sich häufig Thrombosen der kleinen Gefäße (Mansse).

Krankheitsbild: Subjektiv wird die Otitis meist von den Allgemeinerscheinungen verdeckt. Ohrenschmerzen werden häufig überhaupt nicht beobachtet. Objektiv unterscheidet sich die Scharlachotitis zu Beginn der Erkrankung in keiner Weise von einer gewöhnlichen Mittelohrentzündung. Das Trommelfell ist infiltriert gerötet und vorgewölbt, die Absonderung zunächst serös hämorrhagisch, dann rahmig eitrig.

Verlauf: Der Verlauf ist entscheidend für die Beurteilung der Erkrankung. Die Otitis kann unter dem Bild einer gewöhnlichen Mittelohrentzündung verlaufen und in vollständige Ausheilung übergehen. Oder aber das Trommelfell schmilzt teilweise ein und es entstehen große Perforationen in der Pars tensa. Bei der nekrotisierenden Form ergreifen die Zerstörungen auch den Knochen. Je nach Grad und Ausdehnung der Knochenzerstörung entwickelt sich ein unterschiedliches Krankheitsbild (Zeichen der Labyrinthitis, Facialisparese, intrakranielle Komplikationen). Heilt die Erkrankung bei den letztgenannten Formen aus, so sind hochgradige Residuen die Folge (bleibende Trommelfelldefekte, Kettendefekte, hochgradige Schwerhörigkeiten, Taubheit). Häufig erfolgt aber keine Heilung, sondern die Erkrankung führt in ein chronisches Stadium über.

Bei der nekrotisierenden Form der Scharlachotitis sind alle lebensbedrohenden Verwicklungen möglich. Mastoiditis, Labyrinthitis, Extraduralabsceß, Meningitis, Sinusthrombose und Hirnabsceß. Doppelseitige Scharlachlabyrinthitis im Kindesalter führt zu Taubstummheit. Prognostisch ist die Scharlacheiterung bezüglich Leben und Hörvermögen als eine der gefährlichsten Formen der akuten Mittelohrentzündung anzusehen.

Therapie: Eine genügende, so früh wie möglich durchgeführte Penicillinbehandlung bewahrt das Kind vor einer nekrotisierenden Otitis (SHAMBAUGH 1959). Die chirurgische Behandlung vermag das bereits entwickelte Krankheitsbild nicht zu beeinflussen. Die Serumbehandlung hat ebenfalls keinen Einfluß. Die Parazentese verhindert nicht, wie einmal angenommen, die Entwicklung von Komplikationen. Die nicht komplizierte Mittelohrentzündung wird wie eine gewöhnliche Otitis behandelt (Wärme, Spülungen). Die Indikation zur operativen Behandlung (Antrotomie, Radikaloperation) erfolgt nach den gleichen Richtlinien wie bei bestehenden Verwicklungen der einfachen Otitis. Gegebenenfalls kann auch bei großem Trommelfelldefekt und unbeeinflußbarem Fortbestehen der Eiterung über

Wochen durch operative Ausräumung des Zellsystems im Warzenfortsatz Ausheilung erzielt werden.

Masern

Die Beteiligung des Mittelohres ist bei Masern häufig. Sektionsbefunde haben ergeben, daß bei Masernleichen im Mittelohr immer krankhafte Veränderungen vorhanden sind (LEDERER 1929). Die Otitis entsteht wohl hämatogen zusammen mit den katarrhalischen Erscheinungen an den Schleimhäuten der gesamten Luftwege. Bakteriologisch lassen sich zu Beginn der Erkrankung keine Erreger nachweisen (KÜMMEL 1906); erst später, wenn eine Sekundärinfektion hinzukommt, entsteht das Bild der akuten Mittelohrentzündung. Da die erste Entwicklungsstufe ohne Sekundärinfektion ausheilen kann, bestehen Unterschiede bezüglich der Häufigkeit zwischen Sektionsbefunden und klinischen Beobachtungen. Die Mitbeteiligung des Mittelohres liegt nach klinischen Angaben bei rund 50% (NADOLECZNY 59%). Eine akute Otitis kann auch bereits vor Exanthemausbruch im Prodromalstadium vorhanden sein. Im allgemeinen macht sie aber erst zu einem späteren Zeitpunkt Erscheinungen (1—2 Wochen nach Abklingen des Exanthems).

Pathologische Anatomie: Es kann in seltenen Fällen das Bild einer nekrotisierenden Otitis vorhanden sein.

Krankheitsbild: Es besteht kein typischer Unterschied zu den gewöhnlichen Otitiden. Die Absonderung ist meist schleimig-eitrig. Zuweilen entwickeln sich große Trommelfellperforationen.

Verlauf: Die Neigung zur Ausheilung ist groß. Otitiden mit großen Trommelfellöchern gehen zuweilen in ein chronisches Stadium über. Nekrotisierende Mittelohrentzündungen sind beobachtet worden, aber selten, ihre Folgezustände sind die gleichen wie nach Scharlach. Intrakranielle Komplikationen stellen nach Masernotitis ein äußerst seltenes Ereignis dar. Ein häufigeres Ereignis nach Masern ist eine absolute Taubheit beiderseits. Da die Ertaubung meist in früherer Kindheit erfolgt, entwickelt sich eine Taubstummheit. Bei 3—4% der erworbenen Taubstummheit ist die Ursache in einer frühkindlichen Masernerkrankung zu suchen. Etwa die Hälfte der Ertaubten zeigen normale Trommelfelle (BEZOLD 1906). Das

10*

Audiogramm läßt in diesen Fällen eine Schädigung des Innenohrs bzw. des Hörnervs erkennen.

Therapie: Die Behandlung ist die gleiche wie bei der gewöhnlichen Mittelohrentzündung. Bleibende Trommelfellperforationen sind nach Ausheilung der Otitis durch Ätzung oder durch plastische Eingriffe zu schließen.

Grippe

Die Häufigkeit der Mittelohrbeteiligung im Verlaufe der epidemischen Grippe oder Influenza ist schwer abzuschätzen, da sie sich offenbar bei den einzelnen Epidemien unterschiedlich verhält (MASSINI 1934). Die Grippeotitis entsteht hämatogen durch Infektion des Mittelohres mit dem Grippevirus. Hinzu kommt eine Sekundärinfektion mit bakteriellen Erregern.

Pathologische Anatomie: Es finden sich eine strotzende Blutfüllung der Gefäße und starke Blutaustritte sowohl in das Gewebe als auch in das Mittelohr und seine Nebenräume. Größere Schleimhautnekrosen, wie man sie bei der Scharlachotitis findet, fehlen. Im Trommelfell kommt es zu Blutungen unter die äußere Epidermisschicht, die sich teilweise von ihrer Unterlage ablöst. Die Bildung von Blutblasen ist etwas Kennzeichnendes für die Grippeotitis. Sie findet auch im äußeren Gehörgang in gleicher Weise statt.

Krankheitsbild: Subjektiv bestehen zu Beginn der Erkrankung meist starke Ohrenschmerzen. Otoskopisch finden sich dunkelblaurote oder blauschwarze Blasen auf dem Trommelfell oder im Gehörgang. Nach Platzen der Blasen werden Blutgerinnsel im Gehörgang beobachtet. Bei Blutungen in der Pauke entstehen die Erscheinungen eines Hämatotympanon. Die beginnende Absonderung ist in diesem Stadium hämorrhagisch-serös. Im Verlaufe der weiteren Entwicklung wird sie aber bald rein eitrig. Die Blasenbildung und die Absonderung eines blutig-serösen Exsudates zu Beginn der Erkrankung kann fehlen.

Verlauf: Der weitere Verlauf ist unterschiedlich. Das Entstehen großer Trommelfelldefekte ist selten. Im allgemeinen nehmen die Mittelohrerkrankungen einen unkomplizierten Verlauf. Es kommen aber auch — allerdings selten — bösartige Formen vor, die in kurzer Zeit zu intrakraniellen Verwicklungen und zum Tode führen. Jeder Otologe erinnert sich an Grippeotitiden, bei denen bereits zu Beginn der Erkrankung am 2. oder 3. Tag schwerste Kom-

plikationen voll entwickelt sind. Die häufigste Verwicklung ist die einfache Mastoiditis. Bei der großen Epidemie im Jahre 1927 errechnete SCHLITTLER für Basel eine Mortalität von 1,5%.

Therapie: Die Behandlung erfolgt nach den Vorschriften der gewöhnlichen eitrigen Mittelohrentzündung. Stets achte man auf das Erscheinen von Verwicklungen. Die Anwendung von Antibioticas und die Durchführung operativer Maßnahmen richten sich nach dem vorliegenden Befund.

Diphtherie

Leichte Mittelohrentzündungen finden sich verhältnismäßig häufig bei der Diphtherie (LEWIN 1901). Im allgemeinen handelt es sich hierbei nicht um die unmittelbare Folge einer Infektion des Mittelohres mit Diphtheriebacillen als vielmehr um die Ausbreitung einer begleitenden banalen Rachenaffektion auf das Mittelohr. Es gibt auch diphtherische Mittelohrentzündungen, deren Ursache der Diphtheriebacillus ist. Über die Häufigkeit derartiger Vorkommnisse lassen sich nur sehr schwer genaue Angaben machen, da ein negativer Befund nicht mit Sicherheit das Vorhandensein von Diphtheriebacillen ausschließt.

Krankheitsbild: Die diphtherische Mittelohrentzündung kann mit typischer Membranbildung einhergehen. Das Trommelfell ist von mißfarbenen Membranen belegt, desgleichen häufig der äußere Gehörgang. Die Eiterung ist dünnflüssig. Schmerzen sind wohl immer vorhanden. Das Hörvermögen läßt rasch nach.

Diagnose: Hinweise bieten die Membranbildungen im Gehörgang und auf dem Trommelfell. Gesichert wird die Diagnose durch das bakteriologische Untersuchungsergebnis. Ist eine Rachendiphtherie vorangegangen, liegt bei entsprechendem Lokalbefund der Verdacht auf der Hand. Differentialdiagnostisch kommen alle Formen einer nekrotisierenden Mittelohrentzündung in Frage (Scharlach, Masern, Grippe).

Verlauf: Das von Membranen belegte Trommelfell kann sehr rasch einschmelzen. Die hierbei sichtbar werdende Pauke ist meist gleichfalls von mißfarbenen Belägen angefüllt. Die Paukenschleimhaut zerfällt nekrotisch. Gleiche Veränderungen beobachtet man im Zellsystem des Warzenfortsatzes. Eine restitutio ad integrum wird wohl nur selten beobachtet. Häufiger ist der Übergang in eine chronische Mittelohrentzündung. Intrakranielle Komplikationen auf Grund von Mischinfektionen kommen vor.

Therapie: Die Behandlung richtet sich nach den allgemeinen Grundsätzen der Serumbehandlung. Mischinfektionen sind durch Antibioticagaben zu bekämpfen.

Die tympanogenen, knochenzerstörenden Entzündungen des Schläfenbeines

Die häufigste Verwicklung der akuten Mittelohrentzündung stellen entzündliche Knochenveränderungen im Schläfenbein dar. In erster Linie werden die Zellsepten des Luftzellsystems im Warzenfortsatz befallen. Die Zerstörung der Zellsepten kann überall da stattfinden, wo Luftzellen vorhanden sind (Warzenfortsatzspitze, Pyramidenspitze, Zygomaticuswurzel usw.). In seltenen Fällen greift die Entzündung aber auch auf den spongiösen Knochen des Schläfenbeines über (Osteomyelitis).

Mastoiditis

Definition: Unter Mastoiditis versteht man eine entzündliche Erkrankung der Knochenwände des Luftzellsystems im Warzenfortsatz. Die entzündliche Miterkrankung des Mucoperiostes ohne Knochenbeteiligung zu Beginn einer jeden akuten Mittelohrentzündung fällt nicht unter den klinischen Begriff Mastoiditis.

Im älteren Schrifttum wird der Begriff Mastoiditis nicht immer mit genügender Genauigkeit definiert. Zum Teil wird darunter bereits die Entzündung des Mucoperiostes verstanden (O. MAYER 1928, M. MEYER 1926, LANGE 1928), z. T. wird der Begriff nur dann angewendet, wenn eine entzündliche Zerstörung des Knochens stattgefunden hat (BEZOLD, SCHEIBE 1917). Aus dieser unterschiedlichen Auffassung erklären sich einander wiedersprechende Angaben: z. B. zu Beginn einer jeden Mittelohrentzündung ist eine Mastoiditis vorhanden und die akute Otitis kann in der 3. bis 5. Woche zur Mastoiditis führen. Mit der Einführung der Antibiotica in die Behandlung der akuten eitrigen Mittelohrentzündung hat die Häufigkeit der Mastoiditis erheblich abgenommen (vgl. S. 141). Immerhin ist die Mastoiditis nicht vollständig geschwunden. Teilweise hat sich ihr Erscheinungsbild geändert. Sie tritt in äußerst gefährlicher larvierter Form auf.

Ätiologie: Die Entstehungsweise ist noch nicht in allen Einzelheiten geklärt. Die akute Otitis ist stets mit einer Entzündung des Mucoperiostes der Warzenfortsatzzellen vergesellschaftet. Diese Entzündung heilt gewöhnlich zusammen mit der Mittelohrentzündung aus. In einzelnen Fällen kommt es aber zu einem Übergreifen der Entzündung auf den Knochen, der im weiteren Verlauf der Zerstörung anheim fällt. Als Faktoren, die bei der Ausbreitung der Entzündung eine ursächliche Rolle spielen, werden angeführt: Art der Erreger (Pneumococcus Typ III), Virulenz der Erreger, Reaktionslage des Patienten, konstitutionelle Momente und anatomische Besonderheiten im Bau des Warzenfortsatzes.

Das Mastoid ist normalerweise von einem Luftzellsystem erfüllt. Anordnung und Ausdehnung dieser Zellsysteme ist von Fall zu Fall verschieden. Alle Zellen — auch die am äußersten Rand gelegenen — münden z. T. mit schmalen Ausführungsgängen in das Antrum, den Kuppelraum und das Hypotympanon. Eiteransammlungen in den peripheren Zellgebieten und Verklebungen oder Verlegungen in den engen, zu den größeren, zentralen Hohlräumen führenden Abflußwegen spielen sicher eine Rolle bei dem Übergreifen der Entzündung auf die Knochenwände.

Pathologische Anatomie: Das Mucoperiost der Warzenzellen zeigt die gleichen entzündlichen Erscheinungen wie die Paukenschleimhaut. Das Exsudat ist rein eitrig, und nur bei Kindern finden sich Schleimbeimengungen. Es kommt zur Bildung von Granulationsgewebe. Der Knochen wird mittels Osteoclasten abgebaut. Granulationssprossen mit neugebildeten Gefäßen wachsen in den Knochen ein und zerstören ihn. Der betroffene Knochen erscheint zunächst siebartig durchlöchert und wird schließlich vollständig aufgesaugt. Auf diese Weise kommt es zur Bildung großer mit Eiter und Granulationsgewebe angefüllter Hohlräume. Der Eiterdurchbruch durch die Corticalis nach außen unter das Periost oder nach innen in das Endocranium kommt auf der Grundlage gleicher Vorgänge zustande. Diese Durchbrüche können mikroskopisch klein sein oder aber es entstehen infolge gröberer Zerstörungen größere Öffnungen. Die destruktive Ostitis beschränkt sich — abgesehen von den eben genannten Corticalisdurchbrüchen — auf die knöchernen Wände der Luftzellen. Neben destruktiven Erscheinungen findet sich stets auch die produktive Form der Entzündung. Organisation des Exsudates durch Granulationsgewebe und Knochenneubildung sind ausnahmslos in fortgeschrittenen Fällen (neben destruktiven Vorgängen) zu beobachten. Diese haben aber für die Klinik keine besondere Bedeutung.

Krankheitsbild: Die Symptomatologie ist — je nachdem wie weit die Erkrankung fortgeschritten ist — verschieden. Verdacht auf eine sich entwickelnde Mastoiditis erweckt jede akute eitrige Mittelohrentzündung, die keine Neigung zur Ausheilung zeigt. Das Allgemeinbefinden ist bei Kindern immer gestört (blasses Aussehen) und die Temperatur bei regelmäßiger Überprüfung meist erhöht (im Gegensatz zu den Erwachsenen, bei denen das Allgemeinbefinden meist wenig beeinträchtigt und die Temperatur im allgemeinen normal ist). Höhere Temperaturen oder gar Schüttelfröste sprechen

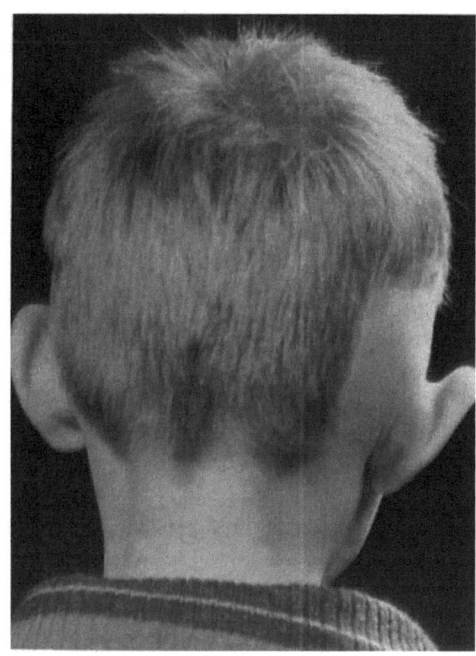

Abb. 94. Mastoiditis. Der subperiostale Absceß hat die Ohrmuschel nach unten und vorn verlagert

für eine Mitbeteiligung des Sinus sigmoideus und sind nicht auf die Mastoiditis zu beziehen. Schmerzen entweder als Ohrschmerz oder als Kopfschmerz werden unterschiedlich angegeben. Verdächtig ist im Verlaufe einer länger bestehenden eitrigen Otitis das Wiedererscheinen von Schmerzen, nachdem sie — vorher mit dem Eiterdurchbruch geschwunden waren. Vielfach wird auch einem pulssynchron klopfendem Schmerz Bedeutung beigemessen.

Sichere Kennzeichen einer Mastoiditis liegen dann vor, wenn die Merkmale eines Eiterdurchbruches nach außen erkennbar sind. Je nach Lage des Durchbruches auf der Oberfläche entstehen verschiedene typische klinische Bilder.

Die Lage des Durchbruches richtet sich bis zu einem gewissen Grad nach Art und Größe des Luftzellsystems im Warzenfortsatz, also nach dem vorliegenden Pneumatisationstyp. Es gibt Warzenfortsätze mit ausgesprochen großen Zellsystemen, die nicht nur den gesamten Warzenfortsatz selbst erfüllen, sondern die sich darüber hinaus weit occipitalwärts (epi- und retrosinöse Zellen), schuppenwärts bis in die hintere Zygomaticuswurzel und um das knöcherne Labyrinth herum pyramidenspitzenwärts erstrecken. Andererseits gibt es ausgesprochen kleine, nur unmittelbar um das Antrum herum gelegene, Zellsysteme, während der gesamte übrige Warzenfortsatz aus kompakten oder spongiösen Knochen besteht, also nicht pneumatisiert ist. Zuweilen erreicht bei diesen mangelhaft pneumatisierten Warzenfortsätzen ein medial vom Facialis gelegener Zellstrang (perifaciale Zellen) den medialen Anteil der Warzenfortsatzspitze. Zwischen diesen beiden Extremen gibt es nach Grad und Anordnung unterschiedliche Zwischenstufen, beispielsweise gute Zellbildung in der Schuppe und der hinteren Zygomaticuswurzel bei mangelhafter Pneumatisation des übrigen Warzenfortsatzes (häufig beim Kleinkind), ausgedehnte Zellbildung in den tiefen (medialen) Anteilen der Warzenfortsatzspitze usw.

Bei gut pneumatisierten Warzenfortsätzen erfolgt der Eiterdurchbruch zumal bei Kindern über dem Planum mastoideum. Der Durchbruch kündigt sich zunächst durch Periostinfiltration und Druckschmerz über dem Planum an. Die Infiltration der Knochenhaut ist bei leichter bimanueller seitenvergleichender Palpation gut zu tasten (die feinen Oberflächenkonturen des Knochens sind auf der erkrankten Seite verschwunden). Sie ist ein sicheres Zeichen des sich anbahnenden Durchbruchs. Mit Fortschreiten der Erkrankung entwickelt sich ein subperiostaler Absceß und damit das klassische klinische Bild der Mastoiditis. Die Knochenhaut widersteht dem Eiter meist lange Zeit, so daß der Absceß sich auf große Strecken zwischen Knochen und Periost ausbreiten kann. Erst verhältnismäßig spät kommt es zum Durchbruch durch die Weichteile und damit zur Fistelbildung. Klinisch gibt sich der Subperiostalabsceß als eine erhebliche Weichteilschwellung hinter dem Ohr mit Abdrängung der Ohrmuschel zu erkennen (Abb. 94). Je nach Anordnung des Zellsystems können Eiterdurchbrüche auf die Warzenfortsatzoberfläche mehr spitzenwärts oder auch mehr occipitalwärts erfolgen. Das klinische Erscheinungsbild ändert sich hierbei im allgemeinen nur unwesentlich.

Ein anderes Bild entsteht dagegen, wenn der Knochendurchbruch schläfenwärts erfolgt. Er liegt dann im Bereich der Schuppe, meist ziemlich weit nach vorn, unmittelbar über oder in der hinteren Zygomaticuswurzel. Der Absceß liegt unter dem M. temporalis und dessen Fascie. Die äußerliche Schwellung befindet sich hier im Gebiet der Schläfe und bei weit vorn liegendem Durchbruch im Bereich des Jochbogens (Zygomaticitis). Die ödematöse Schwellung kann weit gesichtswärts reichen und die Augenlider mit in das Ödem einbeziehen. Die Zygomaticitis beobachtet man häufig bei Kleinkindern, bei denen die Luftzellbildung in der Schuppe frühzeitig ausgebildet ist.

Ein weiteres kennzeichnendes Bild entwickelt sich dann, wenn der Eiterdurchbruch an der Unterfläche oder der medialen Seite der Warzenfortsatzspitze in die Incisura mastoidea hinein erfolgt. Der Eiter gelangt hierbei in Räume, die medial der am Warzenfortsatz ansitzenden Muskulatur gelegen sind. Es bilden sich tief unter der Halsmuskulatur gelegene Abscesse. In diesen Fällen ist jede Bewegung des Kopfes äußerst schmerzhaft. Die Kinder halten deshalb den Kopf steif nach der kranken Seite geneigt mit einer leichten Drehung des Kinns nach der gesunden Seite. Fingerdruck auf die hart infiltrierte Muskulatur ist äußerst schmerzhaft. Bei ausgedehnten Abscessen und Verkennung des Krankheitsbildes senkt sich der Eiter bis zum Mediastinum. Auch Retropharyngealabscesse können ihre Entstehung dieser Mastoiditisform verdanken. Das eben geschilderte typische Krankheitsbild wurde 1881 zuerst von BEZOLD beschrieben. Es hat sich deshalb im Schrifttum die Bezeichnung Bezoldsche Mastoiditis eingebürgert. Sie kommt bei Kindern vor und ist sogar bei Neugeborenen beschrieben (LERMOYEZ 1899).

Schließlich gibt es noch Durchbrüche durch die hintere obere knöcherne Gehörgangswand. Auch hierbei kommt es zunächst zu einer periostalen Verdickung und schließlich zur Bildung eines subperiostalen Abscesses. Der Gehörgang erscheint im knöchernen Anteil von hinten oben her stark eingeengt, es besteht eine „Senkung der hinteren oberen Gehörgangswand" (SCHWARTZE 1885). Die Erkennung eines derartigen Durchbruches gibt sichere Hinweise auf die im Warzenfortsatzinneren sich abspielenden destruktiven Vorgänge.

Neben den Eiterdurchbrüchen nach außen, kommen gleichartige Durchbrüche in das Schädelinnere vor. Nicht immer geht der Durchbruch nach außen dem nach innen zeitlich

voran. Bei kleinen tiefliegenden periantralen Zellsystemen ist ein Durchbruch nach außen wegen des darüberliegenden nicht pneumatisierten Warzenfortsatzknochens überhaupt nicht möglich. Hier weist oft erst der Durchbruch in das Schädelinnere auf den Ernst der Erkrankung hin. Warzenfortsätze mit derartig kleinen und irregulär angeordneten Zellsystemen werden als „gefährliche Warzenfortsätze" bezeichnet (STEURER 1951). Eitereinbrüche in das Schädelinnere werden später zusammen mit den intrakraniellen Komplikationen behandelt (vgl. S. 165).

Diagnose: Die Erkennung des ausgeprägten Krankheitsbildes ist leicht und läßt keinen Raum für Zweifel. Die Feststellung eines Eiterdurchbruches nach außen ist beweisend für einen knochenzerstörenden Prozeß im Inneren des Warzenfortsatzes. Man hat deshalb auch diese Form als manifeste Mastoiditis bezeichnet, im Gegensatz zur latenten, bei der die Zeichen des Eiterdurchbruches noch nicht vorhanden sind. Beim Kinde kommen differentialdiagnostisch retroauriculäre Lymphknotenschwellungen und Abscesse in Frage, die als Folge von kleinen Verletzungen (Kratzeffekte bei Kopfläusen) oder umschriebenen ekzematösen Veränderungen im Bereich der behaarten Kopfhaut entstehen. In jedem Fall überprüfe man deshalb die behaarte Kopfhaut auf derartige Veränderungen. Differentialdiagnostische Schwierigkeiten entstehen ferner bei der Gehörgangsfurunkulose, die einen Durchbruch durch die hintere obere Gehörgangswand vortäuschen kann. Entscheidende Anhaltspunkte liefern der Trommelfellbefund, der Nachweis, daß die Eiterung aus dem Mittelohr stammt (pulsierender Reflex, Ansaugen mit dem Siegleschen Trichter!), das Hörvermögen und das Röntgenbild. Mit Hilfe dieser Unterlagen dürfte wohl ausnahmslos die Aufklärung fraglicher Krankheitsbilder gelingen. Lymphknotenentzündungen und Halsphlegmonen können bei entsprechender Lokalisation einer Bezoldschen Mastoiditis im Aussehen ähneln. Besteht bei derartigen Vorkommnissen gleichzeitig eine Mittelohrentzündung, so kann zuweilen auch für den Erfahrenen die Frage nach dem Zusammenhang zwischen den beiden Erkrankungen schwer zu entscheiden sein. Da bei ausgedehnten Phlegmonen stets eine breite Incision erforderlich ist, so bringt in diesen seltenen Fällen die gleichzeitig ausgeführte Überprüfung des Warzenfortsatzknochens die Lösung der ungeklärten Frage. Die ärztliche Aufgabe kann keinesfalls darin bestehen, so lange zuzuwarten, bis sich Knochenfisteln ausgebildet haben und das äußere Erscheinungsbild keinen Zweifel über den Ernst der Erkrankung aufkommen läßt.

Welche Merkmale lassen knochenzerstörende Vorgänge im Inneren des Warzenfortsatzes ohne sichtbare äußere Erscheinungen vermuten? Zur Entscheidung dieser Frage ist eine sorgfältige Verlaufbeobachtung erforderlich.

der Eiterung. Das Wiederauftauchen eines pulsierenden Reflexes nach vorhergehendem Erlöschen ist gleichfalls für die Beurteilung verwertbar. Starkes, zuweilen sturzartiges Nachlassen des Hörvermögens weist stets auf destruktive Knochenveränderungen hin. Für die Urteilsbildung wird auch die Dauer der Erkrankung verwertet. Einschmelzungsprozesse im Warzenfortsatz sind frühestens Ende der 2. Anfang der 3. Woche zu erwarten. Jede Eiterung, die über diesen Zeitpunkt hinaus andauert, ist sorgfältig zu überwachen.

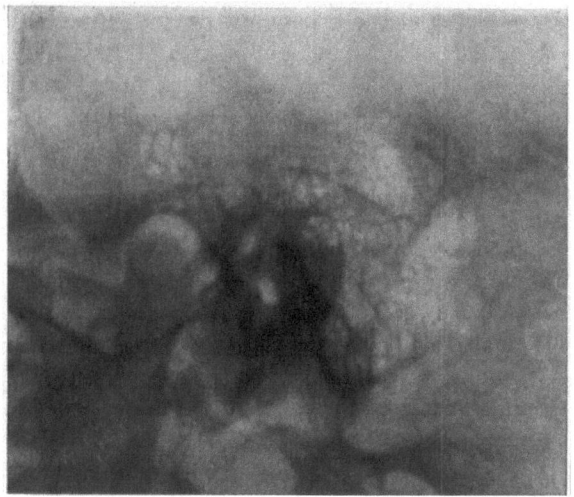 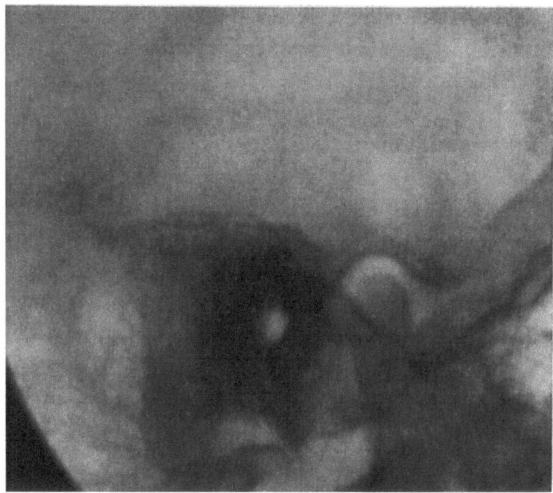

Abb. 95. Röntgenaufnahme nach Schüller. Mastoiditis mit weitgehender Einschmelzung des Zellsystems (rechte Bildseite). Links ausgedehntes lufthaltiges Zellsystem

Gewisse Anhaltspunkte liefern der *Warzenfort-satzdruckschmerz*, die *Art der Eiterung*, die *Dauer der Erkrankung*, das *Hörvermögen*, das *Röntgenbild* und der *Allgemeinzustand*. Ein Warzenfortsatzdruckschmerz ist zu Beginn jeder akuten Mittelohrentzündung nachweisbar. Er schwindet meist in den ersten Tagen der Erkrankung, spätestens nach Ablauf einer Woche. Besteht ein deutlicher Druckschmerz über diese Zeitspanne hinaus oder aber tritt er nach anfänglichem Schwinden von neuem auf, so spricht dies für das Vorliegen einer latenten Mastoiditis.

Die Art der Eiterung bietet ebenfalls gewisse Hinweise. Läßt eine starke Eiterung nicht allmählich im Verlaufe von 2 Wochen nach oder verstärkt sich die Masse der Absonderung trotz Behandlung, so verdient dieser Umstand besondere Aufmerksamkeit. Sehr verdächtig erscheint auch ein Wiederzunehmen der Eiterabsonderung nach vorübergehendem Rückgang

Eine Operationsindikation allein auf Grund der Zeitdauer einer eitrigen Mittelohrentzündung zu stellen, wie dies früher z. T. befürwortet wurde, ist heute nicht mehr vertretbar. Ausheilungen kommen auch nach langer Krankheitsdauer vor.

Gut verwertbar ist das Röntgenbild. Es gibt Auskunft über Ausdehnung und Anordnung der Pneumatisation und über möglicherweise vorliegende Einschmelzungsherde (Abb. 95). Sogenannte „gefährliche Warzenfortsätze" sind bei Anfertigung von Röntgenbildern in verschiedenen Aufnahmerichtungen (Schüller, Stenvers) erkennbar[1].

Bei Warzenfortsätzen mit ausgedehnter und zartwandiger Pneumatisation stellen sich in der

[1] Die Otologie verwendet heute noch die Grundaufnahmerichtungen, die E. G. Mayer 1930 in ausgezeichneter Weise zusammenfassend dargestellt hat. Alle später angegebenen Abwandlungen lassen sich auf diese Grundeinstellungen zurückführen.

Regel Einschmelzungsherde recht gut dar. Mit zunehmender Dicke der seitlichen Corticalis wird aber die Beurteilung, ob destruktive Knochenprozesse vorliegen oder nicht, zunehmend schwerer. Ferner kann es sehr schwierig oder gar unmöglich sein, bei einem kindlichen Warzenfortsatz, bei dem die Luftzellbildung noch nicht abgeschlossen ist, zu entscheiden, ob primär das Zellsystem noch nicht angelegt ist oder ob sekundär eine Einschmelzung stattgefunden hat. Das Röntgenbild sollte — so wichtige Hinweise es im Einzelfall auch zu bieten vermag — *nie* allein für eine Operationsindikation verwertet werden, sondern stets nur als ein Glied in der gesamten klinischen Diagnostik. Zu beachten ist in jedem Fall auch Allgemeinbefinden, Körpertemperatur, Blutbild und Senkungsbeschleunigung.

Besondere Bedeutung erfordern Mastoiditisformen mit spärlichen klinischen Erscheinungen. *Eine fehlende Eiterabsonderung aus dem Gehörgang, ja selbst ein wenig entzündliche Veränderungen zeigendes Trommelfell garantiert nicht dafür, daß destruktive Knochenprozesse im Warzenfortsatz mit Sicherheit fehlen.*

Bei der Zygomiticitis kleiner Kinder findet man gelegentlich bei normalem Trommelfell (auch ohne antibiotische Vorbehandlung) und gutem Hörvermögen Knochenfistelung an typischer Stelle. Das teilweise vom Kuppelraum ausgehende Zellsystem der Schuppe beeinträchtigt bei Erkrankung offenbar die Ausheilung der vorangegangenen Otitis nicht. Die durch Pneumokokken Typ III verursachten entzündlichen Erkrankungen des Mittelohres nehmen mit Vorliebe einen erscheinungsarmen Verlauf. Bei dieser im otologischen Schrifttum als „Mucosusotitis" bekannten Erkrankung sind oft schon ausgedehnte Einschmelzungen im Warzenfortsatz vorhanden, ohne daß eine alarmierende Symptomatologie auf einen sich anbahnenden endokraniellen Eitereinbruch hinweist. Nur sorgfältige Überwachung des Krankheitsbildes (Hörvermögen, Röntgen, Allgemeinbefund usw. s. oben) führen auf die richtige Spur.

Die antibiotische Behandlung hat es mitsich gebracht, daß schleichende Verlaufsformen bei allen bakteriellen Infektionen des Mittelohres beobachtet werden. Die akuten Erscheinungen werden gedämpft, die Erkrankung im Inneren des Warzenfortsatzes aber

nicht vollständig zum Erlöschen gebracht. Unerwartet und plötzlich erfolgt dann die intrakranielle Komplikation, ohne daß irgendwelche Hinweise das bevorstehende Ereignis auch nur angedeutet hätten, zuweilen bei schon angenommener klinischer Heilung nach Absetzen des verabreichten Antibioticums. Nur eine peinlichst genaue Verlaufsbeobachtung läßt derartige Vorkommnisse rechtzeitig erkennen. Jedes nicht vollständig aufgehellte Trommelfell, jedes röntgenologisch noch verschattete Zellsystem im Warzenfortsatz bedarf der Überwachung. Ganz besonderes Mißtrauen aber ist am Platze, wenn unter antibiotischer Behandlung keine vollständige Normalisierung des Hörvermögens erreicht wird.

Verlauf: Die unbehandelte und voll ausgebildete Mastoiditis führt früher oder später stets zu einer intrakraniellen Verwicklung: Meningitis, Sinusthrombose, Hirnabsceß (s. dort). Es handelt sich quoad vitam um eine gefährliche Erkrankung. Sie bedarf deshalb sachgemäßer gezielter Behandlung.

Therapie: Die Knochenerkrankung im Warzenfortsatz wird bei ausgeprägtem Bild mit Eiterdurchbrüchen nach außen chirurgisch behandelt, d. h. das destruierte System der Knochenzellwände wird zusammen mit dem entzündlichen Granulationsgewebe vollständig entfernt. An dieser Indikationsstellung hat sich nach allgemeiner Ansicht (R. LINK 1961) auch durch die Einführung der Antibiotica nichts geändert. Konservative Behandlung durch Incision der Abscesse, verbunden mit allgemeiner und lokaler Antibioticaanwendung, ist nur vereinzelt vorgeschlagen worden (MÜLFAY, ANTALFEY und KERTESZ 1958), ohne daß derartige Vorschläge allgemeine Anerkennung gefunden hätten. Anerkannt ist die antibiotische Behandlung eitriger Mittelohrentzündungen, bei denen aus dem Verlauf eine Mitbeteiligung des Mastoidknochens vermutet werden kann, bei denen aber keine Anzeichen von Eiterdurchbrüchen nachweisbar sind. Voraussetzung zu ihrer Anwendung ist eine möglichst gezielte Therapie — soweit die Erkennung des Erregers aus Gehörgangsabstrichen möglich ist — (vgl. akute Otitis S. 142), eine genügende Dosierung, eine zeitlich lückenlos bis zum Erfolg durchlaufende Darreichung des Antibioticums und eine genügend erfahrene fachotologische Überwachung. Die gefürchteten Verschleierungseffekte sind wohl z.T. einer ungenügend dosierten und einer nicht regelmäßig durchgeführten Behandlung zur Last zu legen. (Ambulante Behandlungen im Privathaushalt mit per os anwendbaren Mitteln, die erfahrungsgemäß häufig nur unregelmäßig und nicht nach Verordnung genommen werden). Trotz dieses klaren Sachverhaltes wird über ein Anwachsen otitischer Komplikationen nach latenter Mastoiditis berichtet (ROSENWASS and LADELMAN 1957, COURVILLE 1955).

Führt die antibiotische Behandlung nicht zum Ziel, bleiben Eiterung, Druckschmerzhaftigkeit des Mastoids und Schwerhörigkeit bestehen (über die 3. bis 4. Krankheitswoche) oder verschlechtern sich während der Behandlung diese Erscheinungen, so ist die Operation durchzuführen. Das gleiche gilt, wenn ein Eiterdurchbruch an den oben angegebenen Stellen im Verlaufe der Beobachtung erfolgt oder wenn röntgenologisch ein sicherer Einschmelzungsherd im Mastoid entsteht. Bei Verdacht auf eine von einer latenten Mastoiditis sich entwickelnden Komplikation (Labyrinthitis, Epiduralabsceß, Meningitis, Großhirn- oder Kleinhirnabsceß, Sinusthrombose, Pyramideneiterung) *muß ausnahmslos sofort* operiert werden. Jede Verzögerung wirkt sich verhängnisvoll aus. Eine antibiotische Therapie ohne Operation wäre ein Kunstfehler (vgl. Intrakranielle Komplikationen S. 165).

Die Operation stellt keinen starkbelastenden Eingriff dar. Da alle vorhandenen Zellen vollständig auszuräumen sind, richtet sich die Ausdehnung des Eingriffes nach der Größe des vorliegenden Zellsystems. Nach einer sauber ausgeführten Operation wird die entstehende Operationshöhle allseits von der Tabula interna begrenzt. Nach Entfernung der perilabyrinthären Zellen ist das knöcherne Labyrinth mit seinen Bogengängen zu erkennen. Die Warzenfortsatzspitze wird bei guter Pneumatisation vollständig abgetragen. Bei Arbeiten in der Nähe des Kuppelraumes darf keinesfalls der Amboß luxiert werden, da hierdurch hochgradige Mittelohrschwerhörigkeiten entstehen (vgl. Kap. Tympanoplastik S. 175). Die Heilung nach dem Eingriff geht meist überraschend schnell vor sich, im allgemeinen um so schneller, je massiver die vorausgegangenen akuten Erscheinungen waren (große Eiterdurchbrüche mit weitgehender Einschmelzung des inneren Baugefüges des Warzenfortsatzes). Demgegenüber besteht der persönliche Eindruck, daß lange Zeit mit den verschiedensten Antibiotica vorbehandelte, aber nicht ausgeheilte Otitiden mit latenten Erscheinungen von seiten des Warzenfortsatzes nach Operation zuweilen eine äußerst verzögerte Heilneigung aufweisen.

Die Eiterung aus dem Ohr versiegt nach Operation sehr rasch. Eine Schädigung des Hörvermögens durch die Operation ist nicht zu erwarten. Nachoperationen sind bei sorgfältiger Ausräumung des Zellsystems nicht erforderlich. Nach der Operation zurückbleibende nach außen offene Höhlen und Fisteln gehören heute wohl der Vergangenheit an. Entstehen sie ausnahmsweise (etwa nach ausgedehnten Operationen bei Hirnabscessen oder Sinusthrombosen), so ist ein plastischer Verschluß stets erfolgreich. Die Operation wendet drohende intrakranielle Verwicklungen mit Sicherheit ab, eine Neuerkrankung des Mittelohres zu späterer Zeit kann sie allerdings nicht verhüten.

Das Narbenrezidiv

Definition: Als Narbenrezidiv (Narbenabsceß, Rezidivmastoiditis) bezeichnet man einen Eiterdurchbruch durch die Operationsnarbe nach vorausgegangener Mastoidektomie und erneuter bakterieller Mittelohrinfektion. Betroffen werden häufig Kinder unter 10 Jahren. Die Neuerkrankung wird vor allem im

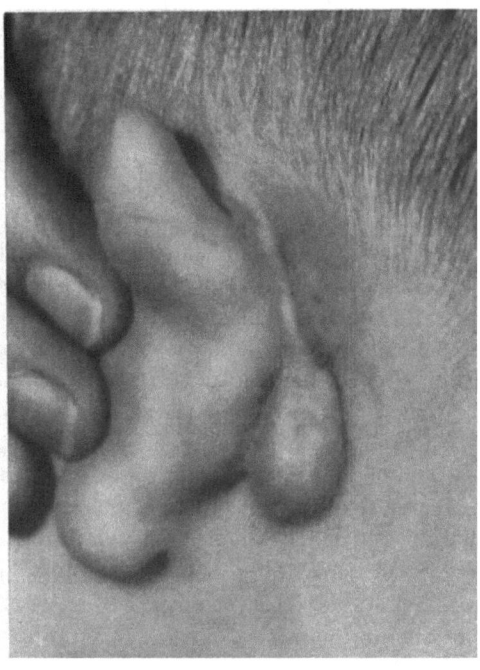

Abb. 96. Narbenrezidiv nach vorausgegangener Mastoidektomie

ersten Jahr nach der Operation beobachtet und kann sich mehrfach wiederholen.

Pathologische Anatomie: Nach einer Mastoidektomie wird die Operationshöhle zunächst durch

Granulationsgewebe, das sich später in Narbengewebe umwandelt, ausgefüllt. Knochenneubildung ist vorhanden, sie reicht aber nie aus, die Knochenlücke zu füllen. Im Narbengewebe bilden sich cystenartige, teilweise von Schleimhaut ausgekleidete Hohlräume. Bei eitriger Neuerkrankung des Mittelohres erkrankt auch das von Cysten durchsetzte Narbengewebe mit. Bei nicht genügendem Eiterabfluß in die Pauke kommt es im Bereich der alten Operationsnarbe hinter dem Ohr zu einem Durchbruch.

Symptomatologie: Meist unter starken Schmerzen rötet sich die Operationsnarbe. Bei zunehmender Einschmelzung ist ein Absceß in der Narbe tastbar. Nach genügend langem Bestehen kommt es zum spontanen Durchbruch (Abb. 96). Der Knochen ist an den entzündlichen Veränderungen nicht beteiligt. Das Ereignis ist im allgemeinen harmlos und bedeutet keine Gefahr für den Betroffenen.

Behandlung: Bei sauber durchgeführter Mastoidektomie genügt die Incision des Abscesses. Nur in jenen wenigen Fällen, bei denen die vorangegangene Mastoidektomie unvollständig ausgeführt wurde, bei denen also noch größere Zellgebiete im Röntgenbild nachweisbar sind, muß eine Nachoperation mit dem Ziel durchgeführt werden, diese sog. „Restzellgebiete" zu beseitigen.

Die Petrositis

Definition: Unter Petrositis (Pyramidenspitzeneiterung) verstehen wir eine entzündliche Knochenerkrankung der pneumatischen Zellen in der Pyramidenspitze. Voraussetzung ist, daß die Pyramidenspitze pneumatisiert ist. Seit Einführung der Antibiotica ist die Erkrankung äußerst selten geworden.

Pathologische Anatomie: Es finden sich die gleichen Veränderungen wie bei der Mastoiditis. Die Pneumatisation der Pyramidenspitze erfolgt vom Antrum und Epitympanon (hinterer oberer Zellzug), von den Schwellenzellen (unterer Zellzug) und von den peritubaren Zellen aus (vorderer Zellzug). Die einzelnen Zellzüge sind unterschiedlich ausgeprägt. Sie verlaufen um das knöcherne Labyrinth herum und erfüllen zuweilen die Pyramidenspitze mit großen Endzellen. Bei Eiterungen in diesen Zellgebieten kommt es leicht zu Stauungen, da die um das knöcherne Labyrinth herumführenden engen Abflußwege sich verlegen. Die Ursache der Erkrankung ist meist eine akute Otitis mit gleichzeitiger Mastoiditis (Infektion der Pyramidenspitze vom Antrum und Kuppelraum her), seltener handelt es sich um von der Tube ausgehende Erscheinungen (peritubare Zellen, vorderer Zellzug).

Krankheitsbild: Die Symptomatologie ist ohne Verwicklungen uncharakteristisch. Schlechter Allgemeinzustand, unbeeinflußbare Kopfschmerzen, geringe Heilungsneigung der vorhandenen eitrigen Mittelohrentzündung und reichliche Absonderung des rahmigen Eiters können den erfahrenen Untersucher Verdacht schöpfen lassen.

Verlauf: Charakteristische Merkmale entwickeln sich erst, wenn die Entzündung über die Grenzen der knöchernen Pyramidenspitze hinausgreift. Entzündliche Infiltration (Ödembildung) des Ganglion Gasseri und der Hirnnerven V und VI rufen Trigeminusneuralgien und Nervenlähmungen der Augenmuskeln hervor (Gradenigoscher Symptomenkomplex: akute Mittelohreiterung, Trigeminusneuralgie, Abducensparese). Die Trigeminusschmerzen äußern sich im Bereich des 1. Astes (Auge, Stirn, Scheitel) und als Zahnschmerzen. Die Abducensparese sollte bei der Beurteilung nicht überwertet werden, da dieser Hirnnerv auch ohne sichtlichen äußeren Grund verhältnismäßig häufig betroffen ist. Zu beachten ist, daß Pyramidenspitzensymptome im Verlaufe einer Mittelohrentzündung sich erst später entwickeln (5—6 Wochen nach Beginn der Erkrankung). Zuweilen ist die auslösende Mittelohrentzündung bereits weitgehend im Abklingen begriffen, wenn ziemlich plötzlich Spitzensymptome sich einstellen. Bei weiterem Fortschreiten kann sich eine umschriebene Meningitis im Bereich der Durchbruchsstelle oder eine diffuse Meningitis entwickeln. Es kommen aber auch — allerdings selten — Thrombosen des Sinus cavernosus vor. Bei Durchbruch des Eiters an der Schädelbasis entwickeln sich retropharyngeale und paratonsilläre Abscesse. In seltenen Fällen kann auch das Innenohr beteiligt sein. Die Prognose einer Pyramidenspitzeneiterung ist in jedem Fall als ein sehr ernstes Ereignis zu bewerten.

Diagnose: Zu Beginn der Erkrankung gehen die diagnostischen Möglichkeiten nicht über Vermutungen hinaus. Der Nachweis einer Pyramidenspitzenpneumatisation durch eine genaue röntgenologische Untersuchung wird aber bereits in diesem Stadium wertvolle Hinweise bieten. Eine Lumbalpunktion zeigt rechtzeitig eine beginnende Meningitis an. Ausgebildete Einschmelzungsherde sind im Röntgenbild erkennbar (STENVERS, dorsoanteriore Schädelaufnahme).

Therapie: Bei ausgesprochenem Krankheitsbild ist die Mastoidektomie angezeigt, um die Abflußbedingungen aus der erkrankten Pyramidenspitze zu verbessern und um gegebenenfalls entlang vorgefundener Fisteln die Spitzherde zu eröffnen. Zusammen mit einer antibiotischen Behandlung wird heute in den meisten Fällen eine Ausheilung erzielt. Die in der vorantibiotischen Zeit angegebenen Operationsverfahren zur Freilegung bzw. Drainage der Pyramidenspitzen sind wohl nur sehr selten und beim Vorliegen besonderer Bedingungen noch erforderlich. Keinesfalls sollte allein eine Abducensparese der Anlaß sein, diese zum Teil verstümmelnden Verfahren anzuwenden.

Die akute septische progressive Osteomyelitis des Schläfenbeines

Definition: Unter dem angegebenen Begriff versteht man eine osteomyelitische Erkrankung des nicht pneumatisierten Schläfenbeinknochens, die typische klinische Erscheinungen hervorruft. Die mit septischen Temperaturen einhergehende nekrotisierende Entzündung führt zur Bildung von Sequestern und unter Zerstörung des gesamten Schläfenbeines zur entzündlichen Mitbeteiligung der deckenden äußeren Weichteile und des Schädelinhaltes. Die Krankheit ist sehr selten und betrifft das früheste Kindesalter.

Ätiologie: Die Entstehungsweise ist nicht sicher bekannt. Man hat vermutet, daß die Ursache in dem besonderen anatomischen Bau des kindlichen Schläfenbeines begründet sei (Schilling 1926). Vor der Entwicklung der Pneumatisation im Säuglings- und Kleinkindesalter ist nur spongiöser Knochen vorhanden, auf den die Entzündung von einer akuten Otitis ausgehend übergreift. Andererseits wurde auch eine hämatogene Entstehungsweise in Betracht gezogen, ähnlich wie bei der Osteomyelitis der Röhrenknochen. Die Mittelohrentzündung wäre dann als Folge der Osteomyelitis und nicht als auslösende Ursache zu betrachten (Brock 1931, Grünwald 1922). Beide Auffassungen konnten bisher noch nicht bewiesen werden. Bakteriologische Untersuchungen erbrachten gleichfalls keine ursächliche Klärung.

Pathologische Anatomie: In den Markräumen finden sich Eiter und Granulationsgewebe. Letzteres baut mittels Osteoclasten in typischer Weise den Knochen ab. Es kommt zu Knochendurchbrüchen nach innen und außen (Bildung von Subperiostal- und Extraduralabscessen). Infolge thrombophlebitischer Beteiligung der Gefäße erfolgt rasch eine weitere diffuse Ausbreitung der Entzündung innerhalb des Knochens. Ernährungsstörungen des Knochens führen zur Bildung von Sequestern. Auch Knochenneubildung kommt vor. Diese führt aber nicht zur Bildung einer „Totenlade", wie bei der Osteomyelitis der langen Röhrenknochen.

Klinisches Bild: Im Vordergrund stehen beim Kleinkind von allem Anfang an stürmische Allgemeinerscheinungen: Hohes Fieber und zuweilen auch bereits Trübungen des Bewußtseins. Jauchiger Geruch des aus dem Ohr abgesonderten Eiters und unter Umständen rascher Zerfall des Trommelfells gehören zu den weiteren klinischen Merkmalen. Es entwickelt sich ein starkes Ödem der darüberliegenden Weichteile, das sich rasch auf die benachbarten Gebiete der behaarten Kopfhaut und auf die Weichteile des Gesichtes einschließlich der Augenlider ausbreitet.

Diagnose: Zweifel an der Art der Erkrankung bestehen nur in den ersten Tagen. Die Schwere des Krankheitsbildes und die rasche Ausbreitung der Knochenerkrankung, zusammen mit Trommelfellzerfall und stinkender Eiterabsonderung aus dem Ohr, lassen keine Verwechslung mit einer einfachen eitrigen Mittelohrentzündung zu. Differentialdiagnostisch sind nekrotisierende Otitiden bei Scharlach oder allgemeinen Stoffwechselstörungen (Diabetes) auszuschließen.

Verlauf: Der Verlauf ist progredient und ausgesprochen bösartig. Unbehandelt entwickeln sich intrakranielle Komplikationen, die in 1 bis 2 Wochen zum Tode führen. Eine Cavernosusthrombose kann schon sehr frühzeitig über den sog. Sinus sphenoparietalis entstehen.

Therapie: In der vorantibiotischen Zeit erstrebte der operative Eingriff die möglichst rasche Entfernung des gesamten erkrankten Knochen, um eine weitere Ausbreitung der Infektion zu verhindern. Das Vorhaben gelang bei der stürmischen Ausbreitung der Entzündung fast nie. Die antibiotische Behandlung hat hier einen Wandel geschaffen. In Verbindung mit Operation werden Heilungen erzielt. Ob es sich hierbei um lebenslange Dauererfolge handelt oder ob mit späteren wiederholten Rückfällen zu rechnen ist, kann bei der Seltenheit des Krankheitsbildes noch nicht mit Sicherheit gesagt werden.

Die chronischen Mittelohrentzündungen

Definition: Die chronische Mittelohrentzündung ist durch eine langdauernde Eiterabsonderung und durch ein großes, dem bloßen Auge sichtbares Trommelfelloch gekennzeichnet. Heilt sie aus, so kommt es zu keiner Restitutio ad integrum, sondern es verbleiben sog. Residuen. (Trockene Trommelfellperforationen, sichtbare Trommelfellnarben, Verkalkungen usw.) Ihre ersten Anfänge lassen sich häufig auf das früheste Kindesalter zurückführen. Eine besondere Bedeutung wird für die Entstehung und Unterhaltung chronischer Mittelohreiterungen auch den Verhältnissen im Nasenrachenraum beigemessen. Rachenmandelhyperplasien und rezidivierende Entzündungen in diesem Gebiet stehen infolge Tubenverlegung und Ausbreitung der Entzündung entlang der Tube mit der chronischen Mittelohrentzündung in einem ursächlichen Zusammenhang. Bakteriologisch werden hauptsächlich Staphylokokken und Proteusbacillen angetroffen, daneben eine bunte Mischflora, von der nur schwer zu entscheiden ist, ob ihr ursächlich Bedeutung zukommt oder ob sie nur als Saprophyten zu werten sind. Streptokokken und Pneumokokken, die Erreger der akuten Mittelohreiterung, treten weitgehend in den Hintergrund.

Pathologische Anatomie: Die Schleimhaut ist verdickt durch Ödem, Rundzellen-Infiltration und Bindegewebsvermehrung in den subepithelialen Schichten. Auffälligerweise beschränkt sich die Infiltration häufig auf die mehr oberflächlich gelegenen Anteile der Schleimhaut. Das Trommelfell ist ebenfalls verdickt und infiltriert. Verhältnismäßig häufig werden Kalkablagerungen beobachtet. Der freie Rand des Trommelfelloches zeigt entweder feine Granulationen oder aber er ist — ausgehend vom Plattenepithel der äußeren Trommelfellfläche — epidermisiert. Das Exsudat wird im Verlaufe der Erkrankung rasch organisiert, so daß die Paukenlichtung durch Narbengewebe mit sekundären Verkalkungen oder gar Verknöcherungen völlig destruiert werden kann. Es kommt nicht nur zu völligen Versteifungen der Gehörknöchelchenkette, sondern darüber hinaus zu ihrer Verwachsung mit der Umgebung (Hammerkopf mit den begrenzenden Kuppelraumwänden, Hammergriff mit dem Promontorium). Auch Verknöcherung der Fenster wurden schon frühzeitig beschrieben (HABERMANN 1889).

Eine Besonderheit ist die Bildung von Polypen. Sie bestehen aus typischem Granulationsgewebe, das unterschiedliche Grade von Rundzelleninfiltration und Gefäßreichtum aufweist. Ihre Oberfläche ist teilweise von Cylinderepithel, teilweise infolge indirekter Metaplasie von Plattenepithel überzogen. Sie entstehen als Granulationswucherung an umschriebenen Schleimhautstellen und sind demzufolge häufig gestielt. Ihre Entstehung verdanken sie der Entzündung, und keinesfalls dürfen sie — trotz zuweilen beeindruckender Größe — als geschwulstähnliche Bildungen aufgefaßt werden.

Einer gesonderten Besprechung bedarf das Cholesteatom, die sog. Perlgeschwulst. Die Ohrcholesteatome und die zwischen Arachnoidea und Hirnrinde vorkommenden echten Cholesteatome weisen den gleichen Bau auf und lassen sich histologisch nicht voneinander unterscheiden. In bezug auf ihre Entstehung sind aber grundlegende Unterschiede vorhanden. Das echte Cholesteatom entwickelt sich offenbar aus versprengten embryonalen Epidermiskeimen und ist demzufolge eine echte Geschwulstbildung. Die Epidermis der Mittelohrcholesteatome gelangt aber vom äußeren Gehörgang aus in das Mittelohr, und man hat für sie deshalb zum Unterschied von den echten Cholesteatomen den Ausdruck Pseudocholesteatom vorgeschlagen, eine Bezeichnung, die sich in der Otologie nicht eingebürgert hat.

Das Mittelohrcholesteatom — im folgenden einfach als Cholesteatom bezeichnet — ist ein geschwulstähnliches Gebilde, das außen von einer Haut, der sog. Cholesteatommatrix, umgeben ist und dessen Inneres mit verhornten abgeschilferten Epidermismassen angefüllt ist. Die Cholesteatommatrix zeigt histologisch den Aufbau der äußeren Haut ohne deren Anhangsgebilde (Drüsen und Haare). Die Hornzellen abstoßende Epidermisseite ist dem Inneren des Gebildes zugekehrt, die sie produzierende Schicht (Stratum germinativum) ist nach außen gerichtet. Dazu kommt auf der Außenseite eine gefäßführende Bindegewebshülle, Perimatrix genannt (M. SCHWARZ 1962).

Es erhebt sich die Frage, wie kommt vom äußeren Gehörgang die Epidermis in das Mittelohr hinein, das normalerweise keine Plattenepithelauskleidung besitzt. Keimversprengungen und Epithelmetaplasie spielen — entgegen früheren Ansichten — dabei keine wesentliche Rolle. Vielmehr darf als sicher angenommen werden, daß die Epidermis vom äußeren Gehörgang in das Mittelohr gelangt. Grundlegende Beobachtungen haben diesen Vorgang im histologischen Bild bewiesen: 1. Das Gehörgangsepithel wandert durch ein großes Trommelfelloch in das Mittelohr ein. Voraussetzungen für diesen Vorgang ist eine entzündliche Teilzerstörung des Trommelfells einschließlich des Mucoendosts der Pauke. Das Trommelfelloch muß „randständig" sein, d. h. es muß infolge umschriebener Zerstörung des Annulus fibrosus bis zum Knochenring reichen. Über die entstehende granulierende Fläche wächst das Gehörgangsepithel in die Pauke ein, ähnlich wie das Epithel äußerer Hautwunden granulierende Flächen überhäutet. Die Einwanderung der Gehörgangsepidermis in die Pauke ist die älteste Beobachtung zur Cholesteatombildung im Mittelohr und wurde von HABERMANN (1889) als erstem beschrieben. Bei entsprechenden Voraussetzungen kann dieser Einwanderungsvorgang sich sowohl an der Pars flaccida (selten) als auch an der Pars tensa des Trommelfells (häufiger) vollziehen. Die auf diese Weise entstehenden Cholesteatome werden sekundäre Cholesteatome genannt. 2. Cholesteatome entstehen auch durch Einwuchern von Epidermispapillen. Das Plattenepithel wächst mittelohrwärts zapfenförmig in die Tiefe, und unter Verbreiterung dieser Zapfen und zunehmender Ansammlung von Epidermismassen in ihrem Inneren bildet sich allmählich ein typisches Cholesteatom aus. Diesen Vorgang hat zuerst LANGE (1925) an der Shrapnellschen Membran im histologischen Bild beschrieben. Er wurde von ALBRECHT (1936) und STEURER (1952) gleichfalls beobachtet. Da die Pars flaccida keine Membrana propria besitzt, ist der Weg für die wuchernde Epidermis frei. Die Bildung einer bindegewebigen, das Epithel ernährenden Perimatrix erfolgt dabei aus Resten embryonalen Bindegewebes oder aus entzündlichem Granulationsgewebe in der Pauke. Während der erste Entstehungsvorgang nur als Entzündungsfolge möglich ist, kann bei dem zweiten im Bereich der Shrapnellschen Membran die Cholesteatombildung zunächst auch ohne vorausgehende oder begleitende Entzündung vor sich gehen. Die Cholesteatome dieser Gruppe bezeichnet man im Gegensatz zu den vorhergehenden als primäre Cholesteatome. Der gleiche Vorgang (von Epidermispapillen ausgehende Cholesteatombildung) wurde von M. SCHWARZ (1962) auch an der Pars tensa des Trommelfells beobachtet. 3. In jüngster Zeit hat M. SCHWARZ (1962) den Begriff des „Einsenkungscholesteatoms" geprägt. Bei starker Einziehung der Shrapnellschen Membran, infolge eines Tubenkatarrhs, kommt es schließlich zu einer allseitigen Verwachsung der Membran mit den knöchernen Wänden des Prussakschen Raumes (Recessus membranae tympani superior, Hohlraum zwischen Hammerhals, Ligamemtum malei laterale und Pars flaccida des Trommelfells). Auf diese Weise entsteht ein blindsackförmiger Hohlraum, der allseits von Plattenepithel ausgekleidet ist (Pars flaccida des Trommelfells). Da dieser nur eine einzige kleine bruchpfortenartige Verbindung zum äußeren Gehörgang besitzt, sammeln sich in ihm abgeschilferte Epithelien an. Es entsteht auf diese Weise das gleiche Gebilde, das oben begrifflich als Cholesteatom festgelegt wurde. Genau der gleiche Vorgang ist nach M. SCHWARZ (1962) auch im Bereich der Pars tensa des Trommelfells möglich. Für die Entstehung dieser Cholesteatome ist keine Entzündung als Voraussetzung erforderlich, sie tritt höchstens als Sekundärinfektion in Erscheinung. Außerordentliche Aufmerksamkeit erfordert dabei der Umstand, daß diese Entstehungsweise auch bei mittelständigen Trommelfelldefekten vor sich gehen kann.

Besondere Beachtung verdient das Verhalten der Cholesteatome zu ihrer Umgebung, insbesondere ihr *Verhalten zum umgebenden Knochen*. Infolge der zunehmenden Absonderung von Epidermismassen im Inneren des geschwulstähnlichen Gebildes ohne die Möglichkeit ihrer Entleerung durch die enge bruchpfortenartige Öffnung zum äußeren Gehörgang wächst das Gebilde unter steigendem Innendruck auf Kosten seiner knöchernen Umgebung wie eine echte Geschwulst. Die Knochenzerstörung erfolgt teilweise an einer glatten, reaktionslosen Fläche, wie man sie bei der Druckatrophie des Knochens findet, meist aber, zumal bei Vorhandensein entzündlicher Vorgänge, an einer unregelmäßigen lacunären Resorptionslinie durch das umgebende Bindegewebe mit Hilfe von Osteoclasten. Der Knochenabbau kommt hierbei grundsätzlich auf die gleiche Weise zustande wie bei der Mastoiditis. Den einwachsenden Epidermiszapfen ist kein zerstörendes Wachstum zuzubilligen, wie dies MANASSE (1917) noch annahm. Durch das unaufhaltsame knochenzerstörende Wachstum werden wesentliche Teile des Mittelohres und seiner Umgebung allmählich abgebaut: die laterale Kuppelraumwand (diagnostischer Hinweis bei der Otoskopie), der lückenlose Zusammenhang der Gehörknöchelchenkette (meist im Bereich des Amboß-Steigbügelgelenkes und am langen Amboßschenkel beginnend (vgl. Tympanoplastik) und die trennenden Knochenwände zur mittleren und hinteren Schädelgrube (Temporallappenabsceß, Kleinhirnabsceß, Epiduralabsceß, Meningitis, Sinusthrombose).

Neben diesen zerstörenden Vorgängen findet sich auch Knochenneubildung. Sie erreicht aber nie erhebliche Ausmaße. Der meist bei einem Cholesteatom vorgefundene zellarme kompakte Warzenfortsatz ist sicher nicht die Folge dieser produktiven Vorgänge.

Symptomatologie: Das Allgemeinbefinden ist oft auffallend wenig gestört. Schmerzen sind bei einer unkomplizierten Chronica nicht vorhanden. Treten sie auf, so liegt eine akute Exacerbation (otoskopisch pulsierender Eiter!) oder als Folge der chronischen Eiterabsonderung eine Otitis externa mit Furunkelbildung vor. Ebenso gehören Temperaturerhöhungen nie zum Bild einer einfachen Chronica. Sie kommen bei Eiterverhaltungen und akuten Entflammungen vor, ihr Vorhandensein sollte aber stets den Gedanken einer intrakraniellen Verwicklung nahelegen. Die Eiterabsonderung ist reichlich oder spärlich und wird im letzten Fall bei geringer Aufmerksamkeit seitens der Eltern nicht bemerkt. Der Eiter kann geruchlos, infolge Schleimbeimengungen stark fadenziehend oder aber rahmig und von ausgesprochen üblem Geruch sein. Das Hörvermögen ist allgemein herabgesetzt und vom Typ einer Schalleitungsschwerhörigkeit. Häufig kommt aber bei lange bestehenden chronischen Otitiden ein innenohrbedingter Anteil, zumal bei Cholesteatomen, hinzu, bei denen zuweilen ein vollständiges Erlöschen Innenohrfunktion beobachtet wird (Cholesteatomtaubheit). Es gibt aber auch chronische Otitiden mit wenig beeinträchtigtem Hörvermögen. Wesentlich ist eine genaue Erhebung des Trommelfellbefundes. Nach dem Sitz des Trommelfelloches sind folgende Perforationstypen voneinander zu trennen (vgl. Abb. 97). 1. Die mittelständige oder zentrale Perforation, 2. das randständige Trommelfelloch und 3. die Shrapnellperforation.

Die zentrale Trommelfellperforation sitzt in der Pars tensa. Sie kann klein sein und bei größerem Umfang eine nieren- oder herzförmige Form haben. Häufig befindet sie sich in der Nähe des Umbo oder auch vorn unten. Die unmittelbar an den Hammergriff angrenzenden Gebiete des Trommelfells widerstehen offenbar am längsten der Zerstörung (daher die Nieren- und Herzform bei größeren Defekten). Das untere Ende des Hammergriffs kann zuweilen skeletiert sein. Fehlt die Pars tensa des Trommelfells vollkommen, so spricht man von einem Totaldefekt. Diese Lochbildung rechnet zu den randständigen Perforationen. Typische randständige Trommelfellöcher finden sich im hinteren oberen Quadranten und gehen häufig mit einer umschriebenen Knochenzerstörung in diesem Bereich einher (Abb. 97). Die Shrapnellperforation befindet sich über dem kurzen Fortsatz des Hammers. Bei völlig unversehrter Pars tensa fehlt häufig nicht nur die membranöse Pars flaccida, sondern darüber hinaus auch die angrenzenden Knochenwände oder die gesamte laterale Kuppelraumwand (Abb. 97).

Der Trommelfellrest kann entzündlich gerötet und verdickt sein, zuweilen ist er blaß und mäßig infiltriert. Kalkeinlagerungen sind eine häufige Erscheinung. Reste der Pars tensa sind häufig unregelmäßig in mehr oder weniger großer Ausdehnung mit der medialen Paukenwand (besonders dem Promontorium) verwachsen. Der Hammergriff wird dabei nach hinten oben gezogen, so daß er otoskopisch schwer zu erkennen ist (Fehldiagnosen: Totaldefekte). Bei genügender Größe des Trommelfelloches sieht man je nach Lage in der Öffnung die samtartige geschwollene, mehr oder weniger gerötete Paukenschleimhaut bei Tensaperforationen oder aber Hammerhals und Hammerkopf bei Kuppelraumdefekten. In den letztgenannten Defekten sind häufig Epidermisschuppen und kleine Stückchen von Cholesteatommembran zu erkennen. Bei allen Formen der chronischen Mittelohreiterung ist Granulations- und Polypenbildung eine verbreitete Erscheinung. Sie können eine beeindruckende Größe erreichen und die Lichtung des äußeren Gehörganges vollkommen ausfüllen, ja in vernachlässigten Fällen sogar außen vor dem äußeren Ohr erscheinen. Sie haben eine glatte Oberfläche, sind von roter Farbe und bluten leicht bei Berührung. Ausnahmslos stammen sie aus der Pauke und entwickeln sich durch das Trommelfelloch nach außen (zuweilen mit feinem Stiel durch kleinste Shrapnellperforationen hindurch). Sekundär entzündliche Veränderungen über der äußeren Warzenfortsatzfläche, wie man sie bei der Mastoiditis der akuten Mittelohreiterung beobachtet, gehören nicht zum typischen Bild der chronischen Otitis. Da der Warzenfortsatz meist zellarm ist, entstehen keine derartigen Durchbrüche nach außen. Eine gewisse Ausnahmestellung nehmen besonders große, zuweilen fast den gesamten Warzenfortsatz erfüllende Cholesteatome (häufig bei Kindern!) ein, bei denen es zumal bei akuten Exacerbationen zur Infiltration der über dem Warzenfortsatz gelegenen Weichteile kommt. Auf diese Weise entstehen hier mastoiditisähnliche Bilder.

Diagnose: Die Erkennung einer chronischen Mittelohreiterung stößt bei Vorhandensein von Eiterung und Dauerperforation auf keine nennenswerten Schwierigkeiten. Folgende Merkmale sind zu beobachten und zu Gruppen zusammenzustellen: 1. Sitz des Trommelfelloches, 2. Beschaffenheit und 3. Geruch des Eiters. Mittelständiges (zentrales) Trommelfelloch und schleimiger fadenziehender

Eiter ohne Geruch sind die Kennzeichen einer prognostischen Gruppe von Mittelohreiterungen (s. Verlauf und Prognose), die ohne Cholesteatom und Knochenveränderungen einen quoad vitam gutartigen Verlauf nehmen. Ihre vielfältigen Bezeichnungen im Schrifttum lauten: Mesotympanale Eiterung, tubotympanale Eiterung, einfache chronische Otitis und

Perforationstypen der Otitis media chronica

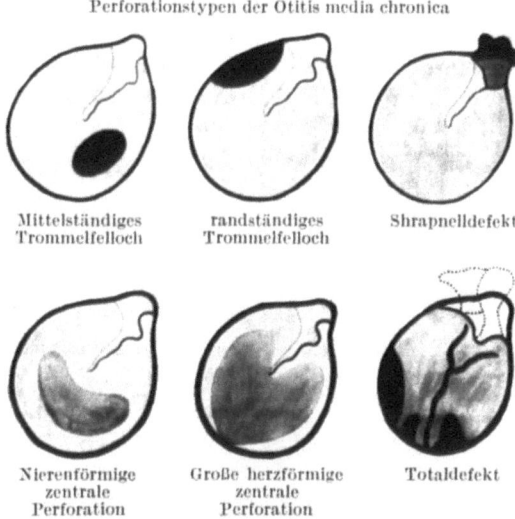

Mittelständiges Trommelfelloch — randständiges Trommelfelloch — Shrapnelldefekt

Nierenförmige zentrale Perforation — Große herzförmige zentrale Perforation — Totaldefekt

Abb. 97. Sitz des Trommelfelloches bei verschiedenen Formen chronischer Mittelohreiterungen

Schleimhauteiterung. Hinten oben randständige Trommelfellperforation, rahmiger, bröckliger Eiter mit stark fötidem Geruch grenzt die 2. Gruppe ab, die einen lebensgefährlichen Verlauf nehmen kann. Ihre sinnverwandten Benennungen im Schrifttum lauten: Epitympanale Eiterung, Kuppelraumeiterung, Knocheneiterung und Cholesteatomeiterung.

Die Bestimmung der „Randständigkeit" einer Perforation kann ebenso mit Schwierigkeiten verknüpft sein, wie die Feststellung eines verborgenen Trommelfelloches überhaupt. Im Zweifelsfall klärt eine genaue mikroskopische Untersuchung mit feinem Sauger und feiner Sonde die Sachlage. Die Absonderung von chronisch laufenden, stark vernachlässigten Ohren ist meist übelriechend, da bei mangelnder Reinigung eine sekundäre Zersetzung des Sekretes vor sich geht. Es ist deshalb bei unklarem oder zweifelhaftem Trommelfellbefund erforderlich, zunächst eine regelmäßige Spülbehandlung einzuleiten, ehe für die Diagnose der Geruch des Eiters diagnostisch verwertet werden kann.

Für ein Cholesteatom sprechen otoskopisch sichtbare größere Knochendefekte etwa im Bereich der lateralen Kuppelraumwand oder der knöchernen hinteren oberen Gehörgangswand. Sichere Beweise liegen vor, wenn Cholesteatom- schuppen in genügender Menge in einer Shrap- nellperforation (Cave Verwechslungen mit ein- gedicktem Sekret bei stark eingezogener Shrapnellmembran und Otitis externa!) oder besser in der Spülflüssigkeit zu erkennen sind. Beweisend sind auch Teile der Cholesteatom- membran, die zu entfernen bei genügend großer Perforation instrumentell oder durch Spülung zuweilen gelingt.

Wertvolle diagnostische Hinweise bietet das Röntgenbild. Allein der Nachweis einer nur

schließt keinesfalls ein Cholesteatom aus, da diese sich nur von einer gewissen Größe an dar- stellen. Die in anderen Körperbereichen zur Verbesserung des Röntgenbefundes häufig an- gewendete Kontrastmitteldarstellung hat sich im Bereich des Ohres nicht bewährt und wird wohl heute — nachdem früher vielerorts ver- sucht — in der Routinediagnostik nicht mehr verwendet.

Verlauf: Nach den oben angegebenen Merkmalen sind prognostisch quoad vitam zwei verschiedene Verlaufsformen zu unter- scheiden: 1. die sog. Schleimhauteiterung

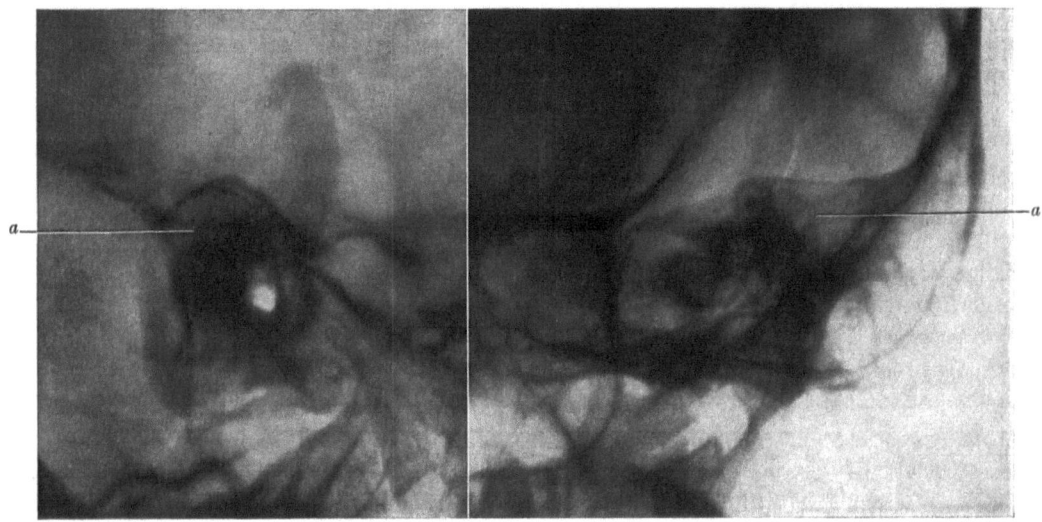

Abb. 98. Cholesteatom. Röntgenaufnahmen nach Schüller und Stenvers. a Aufhellungsherd
im Bereich des Antrums

gering ausgeprägten Pneumatisation erlaubt mit großer Wahrscheinlichkeit die Annahme, daß ein chronischer Entzündungsprozeß vor- liegt. Darüber hinaus läßt sich eine Choleste- atomhöhle bei ausreichender Größe im Rönt- genbild erkennen. Geeignet sind die Projek- tionsrichtungen nach Schüller, Stenvers und E. G. Mayer. Am besten werden bei Verdacht Aufnahmen in allen drei Projektionsrichtungen angefertigt. Ein Vergleich untereinander bringt die besten Ergebnisse. Die Cholesteatomhöhlen stellen sich als sog. „Aufhellungsherde" dar (Abb. 98). Glattwandige, scharf gegen den sklerotischen Knochen des Warzenfortsatzes oder gegen den Labyrinthknochen abgesetzte Hohlraumbildungen sind stets in hohem Maße verdächtig. Es ist selbstverständlich, daß das Röntgenbild nur im Zusammenhang mit dem übrigen klinischen Befund verwertet werden darf. Ein negatives röntgenologisches Ergebnis

(mesotympanale, tubotympanale Eiterung, ein- fache chronische Otitis) und 2. die Knochen- eiterung (Cholesteatom, Kuppelraumeiterung, epitympanale Eiterung). Die entzündlichen Veränderungen der ersten Gruppe betreffen, wie bereits die Bezeichnung Schleimhauteite- rung andeuten soll, nur die Schleimhaut, nicht den Knochen. Demzufolge sind Komplikatio- nen bei dieser Erkrankung nicht zu erwarten. Sie ist ein lästiges, aber quoad vitam harm- loses Leiden.

Überprüft man diese absolute Harmlosig- keit an Hand des Schrifttums, so wird doch über eine Reihe Verwicklungen mit tödlichem Ausgang berichtet (Schrifttumszusammenstel- lung bei Günnel 1955).

Die Todesursachen waren Hirnabscesse (Großhirn und Kleinhirn), Sinusthrombosen und Meningitis. Die Entzündung wurde über abnorme Gefäßverbindungen oder ostitisch veränderte kleine Zellgebiete an das Endo-cranium weitergeleitet. Wenn auch im Vergleich zum Cholesteatom derartige Ereignisse weniger häufig sind, so sollte doch die Möglichkeit ihres Vorkommens nicht außer acht gelassen werden, zumal wenn Zeichen einer akuten Entflammung zu beobachten sind. Keinesfalls darf eine zentrale Perforation den behandelnden Arzt dazu verführen, im Vertrauen auf die absolute Harmlosigkeit der Erkrankung konservative Behandlungsmaßnahmen kritiklos ohne genaue laufende Überwachung fortzusetzen. Dies um so mehr, wenn man bedenkt, daß hinter derartigen harmlosen Eiterungen sich zuweilen auch Cholesteatome verbergen, die eines Tages mit Sicherheit zu schweren Verwicklungen führen.

Die zweite Verlaufsform ist durch ihre Lebensgefährlichkeit gekennzeichnet. Die im Schrifttum verwendeten Benennungen sollen dieser Tatsache gerecht werden.

In bezug auf das Hörvermögen ist bei *allen* Otitisformen im Verlaufe der Erkrankung mit einer allmählichen Verschlechterung zu rechnen. Dies gilt auch für quoad vitam günstige Verlaufsformen (Schleimhauteiterungen usw.), wie an umfangreichen mathematisch-statistischen Untersuchungen nachgewiesen werden konnte (GÜNNEL 1959). Die Ursachen sind neben Verwachsungen und Narbenbildung vor allen Dingen Unterbrechungen der Gehörknöchelchenkette (Abb. 99).

Therapie: Die operative Behandlung der gutartigen Verlaufsform (mittelständiges Trommelfelloch) ist aus vitaler Indikation selten erforderlich, da intrakranielle Komplikationen wohl beobachtet werden, aber nicht so häufig sind. Hier ist die konservative Behandlung angezeigt, die die Eiterung zum Versiegen bringen soll. Örtlich ist auf strenge Sauberkeit zu achten. Dies geschieht durch regelmäßige Reinigung des Ohres, d. h. am besten durch wiederholte Spülungen. Die Zahl der täglichen Spülungen richtet sich nach der abgesonderten Eitermenge. Zwischen den Spülpausen soll kein Eiter im Gehörgang sichtbar sein! Schwindet die Absonderung allmählich, so ist die Spülbehandlung rechtzeitig zu beenden und eine Trockenbehandlung durchzuführen in Form von Pulvereinblasungen (Borsäure) oder Einträufeln von alkoholischen Ohrentropfen (Boralkoholglycerin: Ac. boric. 1,5, Glyc. Alk. abs. aa 5,0, Salicylalkohol: Ac. salicylic. 1,0, Spirit.

dil. ad 50,0, Resorcinalkohol 3% u. a.). Die Ohrentropfen werden bei seitlich geneigtem Kopf in den Gehörgang gegeben. Es empfiehlt sich danach den Tragus mit leichtem Druck in den Gehörgang einzupressen. Auf diese Weise gelangt die eingeträufelte Flüssigkeit bis in die Pauke. Es ist zweckmäßig, das Kind für etwa 10 min auf die gesunde Seite zu legen und erst nach dieser Zeit durch Neigung des Kopfes auf die Gegenseite die Flüssigkeit wieder zu entfernen. Durch vorsichtigen (!) Druck mit dem in den Gehörgang eingesetzten Politzerballon

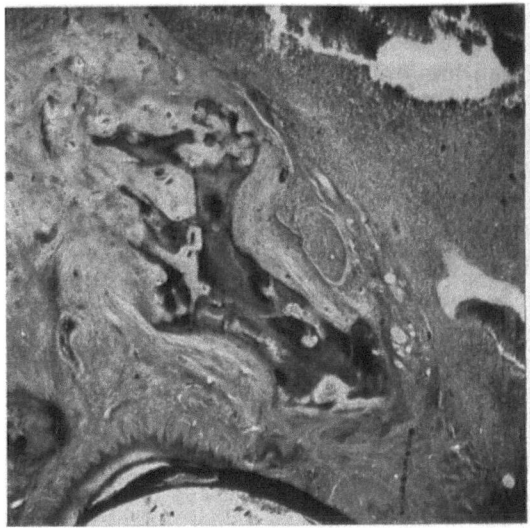

Abb. 99. Aus einer histologischen Schnittserie einer chronischen Schleimhauteiterung mit zentraler Trommelfellperforation. Reste eines teilweise aufgezehrten Amboß (GÜNNEL 1958)

gelingt es oft die eingeträufelte Flüssigkeit durch die Tube in den Rachen zu drücken. Die Anwendung von Breitbandantibiotica (lokal und allgemein) kann zuweilen — zumal bei akuten Exacerbationen und Empfindlichkeit der Erreger — zu verblüffenden Erfolgen führen. Man hüte sich aber bei offensichtlicher Wirkungslosigkeit diese Behandlung unbegrenzt fortzusetzen. Besonders dürfte eine über lange Zeit kritiklos durchgeführte Lokalbehandlung (zu geringe Dosen!) die Ausbildung resistenter Keime begünstigen.

Granulationen in Form von größeren Polypen müssen mit der Schlinge oder feinem Doppellöffel abgetragen werden. Flache Granulationspolster werden lokal durch Betupfen mit 5—10% Arg. nitricum-Lösung oder mit Argentumperle geätzt. Als Tropfen empfehlen sich

11

Sol. Arg. nitric. 1—2% oder auch alkoholische Tropfen (s. oben). Sitzt der Polypenstiel in der Nähe des Steigbügels oder einer Labyrinthfistel an (s. Labyrinthitis), so kann es bei unvorsichtiger und nicht kunstgerechter (reißender) Entfernung infolge Steigbügelluxation oder Einrissen im Bereich der Fistel zur Eröffnung des Labyrinths und damit zur Labyrinthitis kommen. Es empfiehlt sich deshalb, nur mit der nötigen Übung und Erfahrung die an sich geringfügigen Eingriffe vorzunehmen.

Besondere Beachtung verdienen die Verhältnisse in der Nase und im Nasenrachenraum. Vergrößerte, häufig entzündete Rachenmandeln sind in jedem Fall zu entfernen. Bei hartnäckigen Ohreiterungen wird man die Adenotomie auch bei kleineren Rachenmandelpolstern ausführen. Bedeutung haben ferner Nebenhöhlenentzündungen, zumal die Sinusitis maxillaris, die bekanntlich im Kindesalter kein seltenes Ereignis darstellt. Sie bedürfen unbedingt der Behandlung. Auch große hyperplastische Gaumenmandeln können die Unterhaltung einer einfachen chronischen Mittelohreiterung begünstigen. Die Behandlung hat diesen Umstand unbedingt zu berücksichtigen. Die Allgemeinbehandlung ist auch heute noch von besonderer Wichtigkeit. Eine Rolle spielen schlechte allgemeine hygienische Lebensverhältnisse (disease of the slums), in denen die Kinder aufwachsen müssen. Ein Klima- und Milieuwechsel kann Wunder bewirken, wobei es zunächst gleichgültig ist, ob ein Aufenthalt in Höhen- oder Meeresklima durchgeführt wird. Allen Mitteln von allgemein kräftigender Wirkung wird ein guter Einfluß zugeschrieben (vitaminreiche Kost, körperliche Bewegung im Freien, Lebertran usw.). Auf Bestrahlungen mit Höhensonne sollte niemals verzichtet werden. Zur Behandlung mittels operativer tympanoplastischer Maßnahmen aus sanierenden und funktionellen Gründen (vgl. Kap. Tympanoplastik).

Für die Behandlung der chronischen Mittelohreiterungen der zweiten Gruppe (Knochen-, Cholesteatomeiterung usw.) gelten andere Grundsätze. Bei Verdacht auf ein Cholesteatom hat sich heute wohl allgemein die Ansicht durchgesetzt (M. Schwarz 1961), möglichst frühzeitig zu operieren, wie dies vorausschauende ältere Autoren schon vor Jahren an ihren Kliniken handhaben (Eckert-Möbius 1937). Die Frühoperation wird nach den Gesetzen der Tympanoplastik durchgeführt (vgl.

dort). Die früher gern angewendeten konservativen Behandlungsverfahren (Hartmannsches Paukenspülröhrchen zur Ausspülung des Cholesteatoms) haben heute wohl nur noch ihre Berechtigung in seltenen Ausnahmefällen (hohes Greisenalter, infauste andere Erkrankungen usw.). Bei schweren intrakraniellen Verwicklungen dürfte als Sofortmaßnahme noch die alte Radikaloperation berechtigt sein, die ohne Rücksicht auf den schallübertragenden Apparat Pauke, äußeren Gehörgang und Mittelohrräume in eine einzige gut übersichtliche Höhle verwandelt, oder die sog. konservative Radikaloperation, die bei gleichem Vorgehen die Pauke nicht vollkommen ausräumt, sondern Trommelfell und Gehörknöchelchenreste beläßt (Einzelheiten s. Kap. Tympanoplastik).

Anhang: Residuen

Definition: Unter Residuen verstehen wir narbige Folgezustände und Defektheilungen nach abgeklungener chronischer Mittelohreiterung. Die verursachende Otitis dürfte im allgemeinen nicht mit einem Cholesteatom vergesellschaftet gewesen sein, da Cholesteatomeiterungen nur in den allerseltensten Fällen zu Selbstheilungen führen.

Pathologische Anatomie: Alle Teile des Mittelohres können betroffen sein: Trommelfell, Gehörknöchelchenkette, Fenster, Kuppelraum, Paukenlichtung und die Tuba auditiva. Die Veränderungen am Trommelfell bestehen in mehr oder weniger großen trockenen Trommelfellperforationen oder bei Verschluß in Narbenbildung. Da die Überbrückung größerer Defekte meist durch die äußere Cutis und das Mucoendost ohne Beteiligung der Membrana propria geschieht, entsteht eine dünne, abnorm bewegliche, durchscheinende sog. atrophische Narbe. Bei Kalkablagerungen ist die Narbe starr und von weißlicher Farbe. Die Trommelfellnarben können freistehend oder mit der medialen Paukenwand verwachsen sein. Infolge von Organisation entzündlicher Exsudatreste kann es zu ausgedehnten Verwachsungen in der Paukenhöhle und im Kuppelraum kommen. Die Folgen sind Versteifungen der Gehörknöchelchenkette in sich und Verwachsungen der Kette mit den umgebenden knöchernen Kuppelraumwänden. Eine häufig beobachtete Folge sind Kettenunterbrechungen. Diese erfolgen häufig im Bereich des Amboß-Steigbügelgelenkes infolge Aufzehrung des Crus longum des Amboß. Auch Aufzehrungen des Steigbügels werden beobachtet. Narbige Strangbildungen entstehen mit Vorliebe in der ovalen Fensternische. Im Mucoendost kommt es gelegentlich zu größeren plattenförmigen zusammenhängenden Kalkablagerungen, eine Erscheinung, die als Paukensklerose bezeichnet wird (Zöllner-Beck 1955). Zuweilen entstehen auch sekundäre Verknöcherungen in den Fensternischen, die hierdurch teilweise verschlossen werden. Besonders kann das Ringband betroffen sein, ein Vorkommnis, auf das schon WITTMAACK (1926) hingewiesen hat und das nicht mit einer Otosklerose verwechselt werden darf. Verhängnisvoll wirken sich narbige Folgezustände im Bereich der Tube aus. Bindegewebige Narbenstrikturen in der Nähe des Isthmus verhindern die Belüftung des Mittelohres.

Krankheitsbild: Im Vordergrund steht eine mehr oder weniger hochgradige Schwerhörigkeit vom Typ der Schalleitungsschwerhörigkeit, verursacht durch die oben angegebenen unterschiedlichen Defektheilungen. Zuweilen wird über Ohrensausen geklagt.

Diagnose: Die otoskopische Erkennung von Residuen des Trommelfells ist leicht. Veränderungen im Mittelohr und im Kuppelraum, insbesondere der Fenster, sind nur zu vermuten. Über den Zustand der Gehörknöchelchenkette geben bis zu einem gewissen Grad Prothesenversuche und Untersuchungen mit der Schallsonde Auskunft (ZÖLLNER, THULLEN 1955). Die verschiedenen Methoden der Tubenwiderstandmessungen bei Lufteinblasungen in das Mittelohr vermitteln einen Eindruck von der Luftdurchgängigkeit der Tuba auditiva. Die Trommelfellbetrachtung nach Lufteinblasungen in die Pauke läßt gegebenenfalls Total- oder Teilverwachsungen des Trommelfells mit der medialen Paukenwand sichtbar werden.

Verlauf: Da es sich um Folgezustände nach Defektheilungen handelt, ist mit weiteren Zerstörungen nicht zu rechnen, solange nicht durch eine Neuinfektion die alte Entzündung wieder aufflammt. Bei durchlöchertem Trommelfell ist diese Gefahr immer vorhanden, da von außen eindringende Flüssigkeit (Waschen, Baden, fehlerhafte Entfernungen von Ohrschmalzpfropfen durch Spülung usw.) meist ein Rezidiv auslöst. Haben die narbigen Veränderungen, insbesondere Narbenschrumpfung, Kalkeinlagerungen einen gewissen Abschluß gefunden, so ist von diesem Zeitpunkt an wohl keine wesentliche weitere Verschlechterung des Hörvermögens zu erwarten. Da die Gesamtheit der Veränderungen in der Pauke schwer abzuschätzen ist, sollte man bei der Stellung der Prognose Vorsicht walten lassen.

Therapie: Von konservativen Behandlungsmaßnahmen ist bei größeren Veränderungen (Zerstörung des Kettenzusammenhanges, Vermauerung der Fensternischen, Paukensklerose usw.) sicher nichts Entscheidendes zu erwarten. Höchstens bei umschriebenen Trommelfellverklebungen oder -verwachsungen dürfte durch regelmäßige Lufteinblasungen eine gewisse Lösung und damit Besserung des Hörvermögens zu erzielen sein. Über die Möglichkeiten der operativen Behandlung wird im Kapitel Tympanoplastik berichtet.

Die entzündlichen Erkrankungen des Innenohres

Definition: Unter Labyrinthitis versteht man eine Entzündung in den Hohlräumen des Innenohres mit und ohne Beteiligung der knöchernen Labyrinthkapsel. Entsprechend der Funktion des Innenohres geht die Erkrankung sowohl mit Symptomen von seiten des Hör- als auch des Gleichgewichtsorganes einher.

Ätiologie: Sie entsteht durch Einbruch von Krankheitserregern in das Innenohr. Als Infektionsweg sind 3 verschiedene Möglichkeiten bekannt: 1. Die hämatogene, 2. die meningogene und 3. die tympanogene Entstehungsweise. Die erste Form ist äußerst selten. Die meningogene Labyrinthitis wurde früher bei der epidemischen Meningitis häufiger beobachtet. Nach alten Angaben ließen sich rund die Hälfte der Fälle von erworbener Taubstummheit auf eine meningogene doppelseitige Labyrinthitis zurückführen. In Zukunft dürfte die moderne Sulfonamid-Penicillinbehandlung bedeutende rückläufige Entwicklungen erwarten lassen. Neuere Untersuchungen von an 300 Schülern der Dresdener Gehörlosen- und Schwerhörigenschulen erbrachten einen viel geringeren Verhältnisanteil (PREIBISCH-EFFENBERGER 1964). Die häufigste Labyrintherkrankung ist die tympanogene Labyrinthitis.

Pathologische Anatomie: Der Einbruch vom Mittelohr in das Labyrinthinnere erfolgt auf zwei verschiedenen Wegen: 1. Nach umschriebener Zerstörung der knöchernen Labyrinthkapsel durch eine granulierende Ostitis gelangt die Infektion an dieser Stelle in das Labyrinthinnere. Da die Knochenzerstörung nicht plötzlich, sondern allmählich vor sich geht, kommt es meist vor der endgültigen Eröffnung der Labyrinthkapsel im Bereich der Eintrittspforte zu lokalen reaktiven Granulationsbildungen und Verklebungen, die das übrige Labyrinthinnere gegen den Einbruch der Infektion abriegeln. Man spricht deshalb in diesem Fall von einer *Labyrinthitis circumscripta*. WITTMAACK (1926) bezeichnete wegen der umschriebenen Knochenzerstörung diese Form auch als „Kapselarrosionslabyrinthitis". Die zugrunde liegende Erkrankung ist stets ein Cholesteatom, das allein in der Lage ist, den harten Labyrinthknochen zu zerstören. Am häufigsten erfolgt der Einbruch im Bereich des horizontalen Bogenganges, dessen seitliche Kuppe aufgezehrt wird. Es werden aber auch Einbrüche gleicher Art am vorderen vertikalen Bogengang gesehen. Zuweilen sind beide Bogengänge betroffen. 2. Der Infekteinbruch in das Labyrinth erfolgt ohne Knochenzerstörung durch die Labyrinthfenster. Eine Zerstörung der Fenstermembran ist dabei nicht Voraussetzung. Es kommt zunächst zur Diffusion von Toxinen („Fensterdiffusionslabyrinthitis") (Steurer 1952, Wittmaack 1926), später führen feine histologische Eiterstraßen in das Labyrinthinnere und schließlich kann es zur vollständigen Einschmelzung des Ringbandes und der runden Fenstermembran kommen. Die zugrunde liegende tympanogene Erkrankung ist meist eine akute Mittelohreiterung. Der Infekt breitet sich hier, da vorher keine Zeit für eine Demarkierung der Entzündung bestand, sofort auf das gesamte Innenohr aus. Aus diesem Grunde wird diese Form als *Labyrinthitis diffusa* bezeichnet. Das Exsudat kann anfangs serös oder später rein eitrig sein.

Mannigfache Verknüpfungen der einzelnen Labyrinthitisformen sind möglich. Eine Labyrinthitis circumscripta kann das übrige Labyrinth völlig unberührt lassen. Es kann sich aber auch als Begleiterscheinung eine diffuse seröse Labyrinthitis entwickeln, die unter Umständen später in eine diffuse eitrige Labyrinthitis übergeht. Andererseits ist es auch möglich, daß mit dem Knochendurchbruch oder etwas später eine das gesamte Innenohr betreffende diffuse Labyrinthitis entsteht. Eine Sonderform stellt die nekrotisierende Labyrinthitis dar. Die Nekrose betrifft entweder nur die Labyrinthweichteile oder aber auch den Knochen. Hierbei spielen wohl Zirkulationsstörungen eine wichtige Rolle. Ausgedehnte Nekrosen des Labyrinthknochens finden sich nur bei schweren nekrotisierenden Mittelohrentzündungen (Scharlach). Nach alten Schrifttumsberichten wurde schon das gesamte Labyrinth, ja die gesamte Pars petrosa des Schläfenbeines als Sequester ausgestoßen.

Die Heilung vollzieht sich bei der diffusen Labyrinthitis durch Bildung von Granulationsgewebe, das schließlich zu einer vollständigen Obliteration des Innenohres führt. Schon kurze Zeit nach Beginn einer serösen Labyrinthitis ist dieser Vorgang im histologischen Bild festzustellen. Bei den eitrigen Formen bildet sich ein regelrechtes Narbengewebe. Eine Wiederherstellung der zugrunde gegangenen Sinnesepithelien findet nie statt. In den Labyrinthhohlräumen kommt es gelegentlich auch zu Knochenneubildungen, die so erheblich sein können, daß eine knöcherne Labyrinthobliteration die Folge ist.

Krankheitsbild: Die Erkrankung kann mit stürmischen Erscheinungen einhergehen (manifeste Labyrinthitis) oder aber es kommt zu einem schleichendem, fast unbemerkten Innenohrausfall (latente Labyrinthitis). Die Funktionsstörungen betreffen Gleichgewichts- und

Hörapparat. Bei der ersten Form bestehen von seiten des Vestibularis subjektiv starke Schwindelerscheinungen (Gefühl der Drehung des eigenen Körpers im Raum) und damit verbunden Übelkeit, Brechreiz, Erbrechen und Gleichgewichtsstörungen. Bei hochgradigen Störungen nehmen die Kinder eine bestimmte, die geringsten Beschwerden verursachende, Schonlage ein, die sie im Bett dauernd beizubehalten versuchen. Objektiv beobachtet man verschiedene Grade von Spontannystagmus (am besten beobachtet unter der Frenzelschen Leuchtbrille). Zu Beginn der Erkrankung schlägt er gewöhnlich nach der kranken Seite (Reizung des befallenen Labyrinths), später häufig nach der Gegenseite (Ausfall des erkrankten Innenohres), zuweilen erfolgt im Verlaufe der Erkrankung ein Wechsel der Schlagseite. Fallneigung und abnehmende oder fehlende experimentelle Erregbarkeit des geschädigten oder ausgefallenen Labyrinths bei calorischer und rotatorischer Prüfung sind weitere klinische Merkmale.

Ein zusätzliches sehr wichtiges Kennzeichen ist das Auftreten von Nystagmus bei künstlicher Luftverdünnung oder Verdichtung im Gehörgang, das sog. *Fistelsymptom*. Es tritt bei freiliegendem häutigen Labyrinth nach umschriebener Zerstörung der knöchernen Kapsel auf, es ist also ein Zeichen der circumscripten Labyrinthitis. Bei Druck und Sog (ausgeführt mit dem in den Gehörgang eingesetzten Politzerballon) kommt es zu Verschiebungen der Endolymphe und als Folge zu Cupulabewegungen. Bei Luftverdichtung im Gehörgang schlägt der Nystagmus nach der kranken, bei Verdünnung nach der gesunden Seite. Cochlearisschäden sind in jedem Stadium nachweisbar. Bei stürmischem Verlauf kann es rasch zu einem völligen Erlöschen der Hörfunktion kommen. Absolute Taubheit gehört aber nicht immer zum Krankheitsbild. Ein noch vorhandenes, verhältnismäßig gutes Hörvermögen schließt das Vorliegen einer Labyrinthitis nicht aus. Subjektiv werden von dem Kranken zuweilen starke Ohrgeräusche empfunden. Sie sind aber nicht typisch für die Erkrankung, im Gegenteil, sie fehlen häufig. Schwere Allgemeinerscheinungen fehlen. Schlechtes Aussehen, psychische Depressionen usw. sind wohl im Reizstadium auf die lokalen Erscheinungen zurückzuführen. Temperaturerhöhungen als Ausdruck der Infektion fehlen ebenfalls. Sind sie vorhanden, so denke man stets an eine intrakranielle Verwicklung.

Diagnose und Verlauf: Die Diagnose ist bei ausgesprochenen Reizsymptomen ohne besondere Schwierigkeiten zu stellen. Die Labyrinthitis bei akuter Mittelohreiterung gehört pathologisch-anatomisch meist zur serösen oder diffus eitrigen Form. Die Cholesteatomeiterung verursacht demgegenüber meist eine circumscripte Labyrinthitis. Das positive Fistelsymptom ist ihr wichtigstes klinisches Kennzeichen. Gegenüber diesen manifesten Formen finden sich bei latenten Labyrinthitiden meist wenige Hinweise. Ohne akute Reizerscheinungen und Fistelsymptom sind meist nur aus dem Verlauf (allmähliches Erlöschen des experimentellen Nystagmus nach calorischer und rotatorischer Reizung und zunehmender Hörverlust bis zur Ertaubung) diagnostische Schlüsse möglich.

Bei einer Labyrinthitis besteht stets die Gefahr von intrakraniellen Komplikationen. Über den inneren Gehörgang entstehen eitrige Leptomeningitis und Kleinhirnabsceß. Der sich bei einer Labyrinthitis entwickelnde Kleinhirnabsceß wird wegen äußerlich ähnlicher Symptomatologie häufig nicht vermutet und deshalb übersehen.

Therapie: Die Behandlung muß stationär in einer Fachklinik durchgeführt werden. Labyrinthäre Reizerscheinungen zu Beginn einer akuten Mittelohrentzündung lassen sich durch antibiotische Behandlung beeinflussen. Bei noch nicht perforiertem Trommelfell ist die Parazentese angezeigt. Bei fortgeschrittenen Mittelohrentzündungen mit Zeichen der Einschmelzung im Warzenfortsatz ist unter gleichzeitiger massiver Behandlung mit Antibiotica die Mastoidektomie angezeigt. Ist die auslösende Ursache eine chronische Otitis mit Cholesteatom, so muß in jedem Fall die Operation erfolgen, bei erloschenem Labyrinth als Radikaloperation, bei bezüglich des Hörvermögens noch leistungsfähigem Innenohr als Tympanoplastik. Eine Labyrinthektomie ist heute wohl nur in seltenen Fällen noch erforderlich.

Die intrakraniellen Verwicklungen

Definition: Als intrakranielle Verwicklungen bezeichnet man die Ausbreitung der Ohreiterung auf den Schädelinhalt. Zu ihnen gehören: Der Epiduralabsceß, der Subduralabsceß, die Leptomeningitis, die Sinusthrombose und der Hirnabsceß (Groß- oder Kleinhirn). Diese schweren Erkrankungen sind durch den Einsatz der modernen Antibiotica wohl zahlenmäßig zurückgegangen, sie sind aber nicht geschwunden (ESCHER 1954, ROSENBLUM und LINDSAY 1955, u. a.). Die Mastoiditis hat als auslösende Ursache an Bedeutung eingebüßt. Da der Cholesteatomeiterung gegenüber sich allgemein eine operationsfreudigere Einstellung bemerkbar macht, ist vielleicht in Zukunft auch bei ihr mit einer geringeren Komplikationshäufigkeit zu rechnen. Altersmäßig sind die ersten beiden Lebensjahrzehnte am häufigsten beteiligt. Die höchsten Erkrankungsziffern betreffen das erste Lebensjahrzehnt (KÖRNER 1925). Die kindliche Otitis ist danach keine stets harmlose Erkrankung. Cholesteatome erreichen bei Kindern im Vorschulalter oft erstaunliche Größen!

Ätiologie: Ursächlich entstehen diese Verwicklungen durch unmittelbare Überleitung der Entzündung auf das eng benachbarte Schädelinnere. Drei verschiedene Überleitungswege sind nachgewiesen. 1. Der Infektion wird der Weg durch Knocheneinschmelzung gebahnt. An der Stelle, an der die destruierende Otitis das Schädelinnere eröffnet, greift die Entzündung auf die Schädelweichteile über. Dieser Infektionsweg ist der häufigste.

Die Knochenzerstörung geht auf die gleiche Weise vor sich wie bei der Entstehung von Subperiostalabscessen infolge Mastoiditis oder die Eröffnung des horizontalen Bogenganges infolge eines Cholesteatoms. Die Durchbrüche erfolgen bei der Mastoiditis im Bereich des Warzenfortsatzes meist an den Stellen, an denen die Pneumatisation dem Schädelinneren sehr nahe kommt. Auch kleine irreguläre Zellzüge bei einem wenig pneumatisierten Warzenfortsatz können als Überleitungsweg bei chronischer Otitis in Frage kommen. Cholesteatome erreichen bei ihrem fortwährenden Wachstum stets an irgend einer Stelle den Schädelinhalt meist in der Gegend des Antrums. Je nach Lage der Durchbrüche wird die Dura der mittleren oder hinteren Schädelgrube infiziert oder aber der Sinus sigmoideus. Durchbrüche durch den Paukenboden oder das Tegmen tympani sind demgegenüber selten, desgleichen in neuerer Zeit Durchbrüche über der Pyramidenspitze. 2. Die Infektion erreicht auf präformierten Wegen das Schädelinnere. Vor Entwicklung des Warzenfortsatzes in den ersten Säuglingsmonaten bestehen reichlich Gefäßverbindungen zwischen Mittelohrschleimhaut und Duraperiost. Diese bilden sich mit zunehmender Ausformung des Warzenfortsatzes zurück. Es können aber derartige Verbindungen — zumal bei mangelhafter Pneumatisation — bis in das Erwachsenenalter hinein erhalten bleiben (Wittmaack 1926). Auf diesem Wege können Infekte zu Beginn einer akuten Mittelohrentzündung auf das Schädelinnere fortschreiten, ohne daß eine Mastoiditis vorhanden ist. Nassuphis (1950) wies histologisch derartige Gefäßverbindungen bei sog. Schleimhauteiterungen nach, die an intrakraniellen Komplikationen verstorben waren. Ferner kommen an präformierten Wegen für die Infektionsausbreitung die

Canaliculi caroticotympanici und der Hiatus subarcuatus in Frage. Diese Bahnen spielen als Infektionswege bei weitem nicht die Rolle wie die destruierende Ostitis.

3. Das Labyrinth ist der Überleitungsweg (etwa $^2/_5$ aller Beobachtungen, Zange 1919). Die Entzündung schreitet über den N. statoacusticus zum Schädelinneren fort. Ausbreitungen über den Aquaeductus vestibuli werden auf Grund von histologischen Untersuchungen von Zange (1919) mit 20% angegeben. Inwieweit der Canaliculus cochleae eine Rolle spielt, ist nicht mit Sicherheit zu entscheiden.

Die Entzündung der harten Hirnhaut

Der Extraduralabsceß

Definition: Eine Absceßbildung zwischen der Dura und dem Schädelknochen wird Extraduralabsceß (Epiduralabsceß, Pachymeningitis externa) genannt.

Ätiologie: Ursächliche Ersterkrankung sind Mastoiditis und chronische Otitis media. Er ist häufig bei Kindern zu beobachten.

Pathologische Anatomie: Im Bereich der Eiteransammlung finden sich auf der Dura Granulationen. Die Dura leistet dem weiteren Vordringen der Eiterung lange Zeit Widerstand.

Krankheitsbild: Allgemeinbefinden und Temperatur ergeben meist keine besonderen Hinweise. Schmerzen können vorhanden sein, oder gar sonderbarerweise schwinden, wenn der Eiter in das Schädelinnere durchbricht (Entlastung). Absonderung großer Mengen pulsierenden Eiters läßt Verdacht schöpfen. Blutsenkung und Blutbild weisen auf starke entzündliche Veränderungen hin. Hirnerscheinungen gehören nicht zum Krankheitsbild.

Diagnose: Da die Dura keine wesentlichen Krankheitserscheinungen hervorruft, ist die Diagnose vor der Operation nicht mit Sicherheit stellbar, Gewißheit bringt erst der Befund bei der Operation.

Verlauf: Sich selbst überlassen kommt es zu weiteren Verwicklungen im Schädelinneren. Nur operative Behandlung führt mit Sicherheit zur Heilung.

Therapie: Operative Behandlung der Grundkrankheit und breite Freilegung der Dura im Bereich des Abscesses.

Der Subduralabsceß

Definition: Der Subduralabsceß ist eine umschriebene Eiteransammlung unter der Dura.

Pathologische Anatomie: Voraussetzungen sind Verklebungen in der Umgebung, so daß der Entzündungsprozeß begrenzt bleibt. Subduralabscesse können die angrenzende Hirnoberfläche als sog. Rindenabscesse mit in das Krankheitsgeschehen einbeziehen. Sie entstehen nach Durchbruch der Entzündung durch die Dura über eine Pachymeningitis interna. Es gibt kleine und große Abscesse. Verhältnismäßig häufig sind sie als Gehörgangsabscesse im Bereich des inneren Gehörganges bei Fortschreiten einer Labyrintheiterung anzutreffen.

Krankheitsbild: Der Subduralabsceß ruft kein einheitliches klinisches Bild hervor. Es gibt Abscesse, die vollkommen stumm verlaufen. Häufiger sind dagegen Herdsymptome, die auf eine Hirnbeteiligung hinweisen. Diese unterscheiden sich aber nicht von den klinischen Merkmalen bei Meningitis oder Hirnabsceß.

Diagnose: Aus dem klinischen Krankheitsbild ist der Subduralabsceß nicht zu diagnostizieren. Auch bei der Operation ist es schwierig, die unter der Dura liegende Eiteransammlung zu erkennen, wenn nicht Fistelbildungen in der Dura darauf hinweisen. Hirnsymptome sprechen bei wenig verändertem Liquorbefund gegebenenfalls für einen Subduralabsceß. Es kann dabei aber stets nur bei einer Vermutung bleiben.

Verlauf: Ohne operativen Eingriff führt die Erkrankung zum Tode.

Therapie: Operative Behandlung der Grundkrankheit mit Drainage des Abscesses. Da auch intra operationen nicht zu übersehen ist, wie weit die Hirnschädigung fortgeschritten ist, sollten die Heilungsaussichten nur mit Vorsicht beurteilt werden.

Der Hirnabsceß

Definition: Der otogene Hirnabsceß ist eine Eiteransammlung unterschiedlicher Größenordnung im Gehirn in unmittelbarer Nachbarschaft des entzündlich erkrankten Ohres.

Ätiologie: Er entsteht meist im Verlaufe einer Cholesteatomeiterung. Die akute Mittelohrentzündung spielt als ursächliche Erkrankung nur eine untergeordnete Rolle. Kleinhirnabscesse entstehen in einem Drittel bis zur Hälfte aus einer Labyrinthitis (OKADE 1905, NEUMANN 1907). Auch eine Sinusthrombose kommt ursächlich in Betracht.

Für die Lokalisation sind die von KÖRNER (1889) angegebenen Beobachtungen maßgebend: 1. „Die otitischen Hirnabscesse liegen stets in nächster Nähe des kranken Ohres oder Knochens". 2. „Welcher Hirnteil befallen ist, hängt von der Stelle ab, an welcher die Knochenkrankheit bis zur Schädelhöhle vorgeschritten oder der Eiter in die Schädelhöhle gelangt ist." Der Durchbruch zur mittleren Schädelgrube erfolgt meist vom Tegmen antri aus, dem die dritte Schläfenwindung, der Gyrus occipitotemporalis lateralis anliegt, der in die hintere Schädelgrube vom Trautmannschen Dreieck aus (Raum zwischen vorderen Sinusrand, oberer Pyramidenkante und Labyrinthblock). Die Zahl der Großhirnabscesse ist etwa doppelt so groß wie die der Kleinhirnabscesse.

Pathologische Anatomie: Der Absceß entwickelt sich im Marklager, das vom Knochenherd aus über die perivasculären Lymphräume und über thrombosierte kleine Venen infiziert wird. Zwischen Absceß und Knochenherd bleibt eine dünne Rindenschicht bestehen, die nur gelegentlich von einer Fistel durchbrochen wird. Man unterscheidet freie und abgekapselte Hirnabscesse. Früher hat man geglaubt, daß abgekapselte Abscesse in jedem Fall die älteren wären. Das ist aber sicher nicht immer der Fall. Vielleicht lassen sich beide Arten auf verschiedene Entzündungsformen zurückführen (exsudativ und produktiv). Die Kapseldicke erreicht verschiedene Ausmaße (mehrere Millimeter). Bei freien Hirnabscessen gibt es keine scharfe Grenze zwischen Absceß und Hirnsubstanz. Die Abscesse wachsen exzentrisch anderenfalls „müßten sie schon bei geringer Größe nach den Meningen durchbrechen" (KÖRNER 1889). Großhirnabscesse haben eine Ausbreitungstendenz in Richtung des Unterhorns des Seitenventrikels, in den sie später durchbrechen. Die Absceßgröße schwankt zwischen außerordentlichen Größenordnungen (Stecknadelkopfgröße bis Faustgröße?). Großhirnabscesse werden größer als Kleinhirnabscesse, die nach KÖRNER (1889) bereits bei Walnußgröße zum Tode führen. Wichtig für die Klinik erscheint die Tatsache, daß Hirnabscesse auch multipel auftreten, wobei auch die Gegenseite betroffen sein kann.

Krankheitsbild: Die Symptomatologie wird 1. von der Eiterung an sich, 2. vom Hirndruck und 3. vom Sitz des Abscesses (BEGMANN 1899) bestimmt. Bei den Allgemeinsymptomen sind Temperaturerhöhungen auch bei großen Abscessen nie zu verzeichnen. (Bei Vorhandensein Fahndung auf weitere Komplikationen, Sinusthrombose!) Der Allgemeinzustand ist wechselnd: Oft gut, andererseits besteht aber auch starkes subjektives Krankheitsgefühl (Gesichtsblässe, Unruhe, Aufschreien usw.). Der Hirndruck äußert sich in Kopfschmerzen, die bei Drucksteigerung in der Schädelhöhle (Bükken, Pressen, horizontale Lage) zunehmen. Übelkeit und Erbrechen sind häufig ein Frühsymptom. Stauungspapille ist in etwa der Hälfte der Fälle nachweisbar und zwar häufiger bei Abscessen des Kleinhirns als des Großhirns. Pulsverlangsamung kann fehlen. Pulsunregelmäßigkeiten sind meist vorhanden. Störungen des Sensoriums treten bei genauer Beobachtung schon früh in Erscheinung: Schläfrigkeit, mangelnde Konzentrationsfähigkeit, allgemeine Trägheit. Alle Überlegungen und Tätigkeiten werden richtig, aber verlangsamt ausgeführt (Slow cerebration). Dieser Zustand kann später in Benommenheit oder motorische Unruhe überführen. Die kennzeichnenden Herdsymptome richten sich nach dem Sitz des Abscesses. Sie sind auf unmittelbare Schäden der Hirnsubstanz durch den Absceß und auf Fernwirkungen zurückzuführen.

Schläfenlappenabsceß: Die kennzeichnenden Herdsymptome sind Sprachstörungen, Sehstörungen, Störungen der Motorik, der Sensibilität und Hirnnervenschädigungen. Aphasien und Paraphasien treten bei Rechtshändern und linksseitigem Absceß auf, bei Linkshändern umgekehrt. Das sensorische Sprachzentrum (WERNIKE) in der linken oberen Temporalwindung wird von Schläfenlappenabscessen erst spät erreicht. Es entwickelt sich deshalb das Bild der sensorischen Aphasie spät und selten. Die häufigste Form der Sprachstörung ist die amnestische Aphasie. Sie tritt gewöhnlich bei Schädigung der 2. und 3. Schläfenwindung auf, also an für otitische Prozesse typischer Stelle. Diese „Amnesia nominum" tritt gewöhnlich als *erstes* Zeichen in Erscheinung. Die sensorische Aphasie entwickelt sich erst viel später, wenn die obere

Schläfenlappenwindung erreicht wird. [Im Gegensatz zur Apoplexie Umkehrung des Aphasieverlaufes (Bonvicini)]. Ferner wird die sog. optische Aphasie beobachtet (Fernwirkung auf das Brocasche Feld in der linken 3. Stirnwindung).

Sehstörungen infolge Druck auf die Gratioletsche Sehstrahlung sind verhältnismäßig häufig. Es kommt zur kontralateralen homonymen Hemianopsie ohne hemianopische Pupillenreaktion oder auch zur Quadrantenhemianopsie (nach Cushing das bedeutungsvollste Symptom).

Die motorischen Störungen sind mannigfaltig. Hemiparesen auf der Gegenseite können Gesicht, Arm und Beine betreffen. Die Zunge ist selten beteiligt. Häufig findet man die Monoplegia faciobrachialis, die als Folge bei Druckerscheinungen im Bereich der inneren Kapsel auftritt, und die auch plötzlich apoplektiform einsetzen kann. Als Pyramidenbahnsymptome finden sich Rigidität der Muskulatur, gesteigerte Reflexe, pathologische Reflexe, gegebenenfalls Klonus. Reizerscheinungen in Form von Krämpfen sind selten.

Sensibilitätsstörungen in Form von Hypästhesie und Hemianästhesie sind meist mit Lähmungen vergesellschaftet.

Pallidäre Symptome als mimische Starre sind beobachtet.

Hirnnervenschädigungen sind vielseitig vorhanden. Der Oculomotorius ist meist teilweise, selten vollständig gelähmt (Mydriasis und Ptosis). Abducens und Trochlearis sind selten betroffen (Fernsymptom). Kontralaterale Facialisparese vom zentralen Typ (nie homolateral!) kann vorhanden sein. Trigeminusneuralgien weisen eher auf einen Pyramidenspitzenabsceß hin und sind deshalb diagnostisch nicht verwertbar. Störungen der konjugierten Augenbewegungen infolge Schädigung der supranucleären Bahnen der konjugierten Augenbewegungen sind ebenfalls bekannt. Es finden sich Blicklähmungen nach der gesunden Seite oder bei Überwiegen der nicht gelähmten Seite eine «Deviation conjugée» nach der kranken Seite (der Kranke sieht seinen Herd an). Dieses Symptom wird aber auch bei der Meningitis beobachtet.

Kleinhirnabsceß: Die charakteristischen Herdsymptome sind: Schwindel, Hypotonie, Ataxie und Nystagmus. Der Schwindel äußert sich in Zwangshaltung des Kopfes und des Körpers. Die Kinder liegen meist auf einer Seite. Bei den sog. cerebellaren Anfällen kommen Übelkeit, Erbrechen, Bewußtlosigkeit und Krämpfe hinzu. Die Hypotonie läßt sich mit den üblichen diagnostischen Untersuchungen nachweisen: Prüfung der Widerstandsbewegungen, die Glieder lassen sich in abnorme Stellungen bringen, Prüfung der pendulären Reflexe (Bing), der Armtonusreaktion (Wodak, Fischer) und des Baranyschen Zeigeversuchs (Vorbeizeigen des gleichseitigen Armes nach der kranken Seite). Die Ataxie äußert sich in einem positiven Rombergschen Versuch (Fallneigung im allgemeinen nach der kranken Seite, keine Gesetzmäßigkeit), in einem breitspurigen, etwas taumelnden Gang, in Seitenabweichungen beim Gehen gerade aus mit geschlossenen Augen und Störungen des Flankenganges (Alexander). Koordinationsstörungen zwischen Oberkörper und Beinen verursachen die cerebellare Asynergie (Babinski). Auskunft über eine einseitige Ataxie (stets auf der kranken Seite) geben die üblichen Untersuchungsverfahren: Knie-Hackenversuch, Berühren der Nasenspitze mit dem Finger usw. Ein sehr empfindlicher Nachweis ist auch die Prüfung der Adiadochokinese (Bibniski) und der Klavierspielversuch (Leiri). Der Nystagmus ist häufig nach der kranken Seite gerichtet (keine Regel) und wechselnd in Frequenz, Stärke und Richtung. Er ist dauernd vorhanden, nimmt nie mit der Dauer der Erkrankung ab und verstärkt sich zuweilen bei besonderen Kopfstellungen.

Der Kleinhirnabsceß bei vollausgeprägtem Krankheitsbild ruft Nachbarschaftssymptome hervor, die durch Kompression der Brücke, des verlängerten Markes und der Hirnnerven zustande kommen. Im einzelnen finden sich:

Oculomotoriusschäden auf der gleichen Seite (Mydriasis, Ptosis) seltener als beim Schläfenlappenabsceß, Abducensparesen auf der gleichen Seite (durch Kernschädigungen hervorgerufen), Facialislähmungen meist homolateral (manchmal doppelseitig) und Blicklähmungen nach der kranken Seite (der Kranke sieht vom Herd weg) infolge Schädigungen der supranucleären Bahnen distal der Kreuzung. Ferner Schädigung der Pyramidenbahn in der Brücke und im verlängerten Mark mit typisch homolateralen Lähmungen, zuweilen auch doppelseitige Paresen bei gleichzeitiger Schädigung ober- und unterhalb der Kreuzung, Dysarthrien

und Dyphagien als Ausdruck einer Kern-
schädigung im verlängerten Mark und Nackenstarre als Folge des raumbeengenden Prozesses
in der hinteren Schädelgrube.

Diagnose: Einen Hirnabsceß frühzeitig zu
erkennen, ist eine sehr schwierige Aufgabe. Es
sind uncharakteristische Erscheinungen, die
den Erfahrenen aufmerksam machen. Mittelohreiterungen akut oder chronisch, in deren
Verlauf Wesensänderungen des Kindes sich bemerkbar machen, sind stets verdächtig: Zu-
nehmendes Schlafbedürfnis, verlangsamter
Denkablauf, spontanes Erbrechen, diffuse nicht
auf das Ohr beschränkte Kopfschmerzen usw.
Eine beginnende Meningitis läßt sich durch die
Lumbalpunktion abgrenzen, die sehr vorsichtig
erfolgen soll (Gefahr des Ventrikelblockes bei
Absceß). Erhöhter Druck, Eiweiß und Zellvermehrung (überwiegend Lymphocyten) sprechen für Hirnabsceß gegen Meningitis (starke
Vermehrung der polynucleären Leukocyten).
Liegen mehrere Verwicklungen gleichzeitig vor,
so bringt die endgültige Klärung häufig erst die
Operation. Schwierig ist die Diagnose bei
rechtsseitigem Schläfenlappenabsceß und
Rechtshändern, da hierbei das zuverlässigste
Symptom, die Sprachstörungen, nicht in Erscheinung treten.

Elektroencephalographie, Pneumoencepha-
lographie und Encephaloarteriographie erbringen — wenn möglich — gegebenenfalls wertvolle
Hinweise.

Differentialdiagnostische Schwierigkeiten
macht die Abtrennung eines Kleinhirnabscesses
von einer Labyrinthitis, da beide Krankheitsbilder ähnliche Symptome aufweisen und darüber
hinaus noch miteinander vergesellschaftet sein
können. Der Kleinhirnabsceß zeigt im Gegensatz
zur Labyrinthitis Hirndrucksymptome, atakti-
sche Erscheinungen und einen nach der kranken
Seite gerichteten, mit der Dauer der Erkrankung
an Intensität zunehmenden Nystagmus (grob,
langsam, nicht ganz rhythmisch). Der Nystagmus
bei Labyrinthitis ist feinschlägiger, bei Labyrinth-
ausfall nach der gesunden Seite gerichtet und verliert allmählich mit zunehmender Erkrankungsdauer an Stärke. Die Fallneigung soll bei der
Labyrinthitis von der Kopfstellung abhängig
sein. Wie bereits aus der Symptomatologie zu
ersehen ist, sind alle diese Krankheitszeichen
unterschiedlich ausgeprägt und nicht immer vorhanden. Sie können nur Hinweise bieten und
erlauben keinesfalls eine sichere Diagnose.

Verlauf: Man hat 4 verschiedene Verlaufsformen unterschieden: Das initiale, latente,
manifeste und terminale Stadium. Das erste
Stadium ist sicher nicht diagnostizierbar, ebenso das zweite, bei dem die Hirnveränderungen
noch so gering sind, daß sie nur unwesentliche
klinische Erscheinungen hervorrufen. Diagnostische Erwägungen sind wohl immer erst mit
Beginn des manifesten Stadiums möglich.
Unbehandelt entwickelt sich das Terminal-
stadium, dessen Symptomatologie durch zunehmenden Hirndruck und Durchbruch des
Abscesses in den Ventrikel oder in den Subarachnoidalraum mit diffuser sekundärer Meningitis gekennzeichnet ist. Der Tod tritt entweder
infolge des allgemeinen Hirndrucks oder aber
infolge des Absceßdurchbruches ein. Der Einbruch in den Ventrikel oder in den Subarachnoidalraum (meist an der Basis des Schläfen-
lappens oder an der Vorderseite des Kleinhirns)
geht mit stürmischen Symptomen einher (Bewußtlosigkeit, rascher Temperaturanstieg, kleiner, frequenter, unregelmäßiger Puls, Lei-
chenblässe, kalter Schweiß usw.). Der Tod
erfolgt entweder wenige Stunden nach dem
Durchbruch, noch ehe die Eiterung Zeit zur
weiteren Ausbreitung hat, oder aber infolge der
sich entwickelnden sekundären Meningitis.

Therapie: Die Behandlung kann nur eine
operative sein, die die Grundkrankheit beseitigt
und den Absceß drainiert. Die neurochirurgische Enucleation ist wegen der unklaren, vor
der Operation nicht zu überschauenden Kap-
selverhältnisse (vgl. Patholog. Anatomie) und
der engen Beziehungen des Abscesses zum
Eiterherd im Ohr meist nicht möglich.

Die Sinusthrombose (Thrombophlebitis der Hirnsinus)

Definition: Unter Sinusthrombose versteht
man die fortschreitende entzündliche Erkrankung eines Hirnblutleiters mit sekundärer
Thrombenbildung als Folge einer vom Mittelohr
fortgeleiteten Entzündung. Nach dem Extraduralabsceß bildet sie die häufigste intrakranielle Komplikation.

Entstehungsweise: Die chronische Otitis
mit Cholesteatom ist als Ursache etwas häufiger vertreten als die Mastoiditis. Die Überleitungswege sind die gleichen wie bei den
übrigen Komplikationen (Knocheneinschmelzung, präformierte Wege). In erster Linie ist
der Sinus sigmoideus betroffen. Die primäre

Erkrankung anderer Sinus (Sinus petrosus superior et inferior) und des Bulbus venae jugularis gehören zu den Seltenheiten.

Pathologische Anatomie: Es kommt zu einer entzündlichen Schädigung der Gefäßwand mit sekundärer infektiöser Thrombenbildung im Inneren des Gefäßes. Die Thrombose kann auf die Stelle der Gefäßwandsschädigung beschränkt bleiben, aber meist schreitet sie unter vollständiger oder teilweiser Verlegung des Lumens nach distal und nach proximal fort. Der Thrombus selbst ist bakteriell infiziert, und die Erreger finden in seinem Material aus Blutkörperchen und Eiweiß gute Vermehrungsbedingungen. Er kann von Leukocyten zur Einschmelzung gebracht werden, die möglicherweise so hochgradig ist, daß nur kleinste mit Erregern besetzte Thrombenteilchen neben größeren Bruchstücken übrig bleiben. Kommen Fäulniserscheinungen hinzu, so entsteht ein jauchiger Zerfall (häufig bei Cholesteatomeiterungen!). Das zerfallene Material streut in die Blutbahn, und es entwickeln sich die Erscheinungen der otogenen Septicopyämie mit Endocarditis, embolischen Lungeninfarkten und -metastasen, und schließlich auch Metastasen im großen Kreislauf. Die Ausheilung von Thromben durch Organisation und deren Rekanalisation kommen vor, spielen aber nur eine untergeordnete Rolle.

Krankheitsbild: Der vorausgehende perisinöse Absceß, die Entzündung der Sinuswand und die Unterbrechung des Blutstromes im Sinus machen keine Erscheinungen, solange keine Streuung infektiösen Materials in den Kreislauf stattfindet. Bei ausgebildetem Krankheitsbild lassen sich Allgemein- und Lokalsymptome unterscheiden.

Allgemeinsymptome: Fieber ist immer vorhanden (remittierend, intermittierend, auch Continua) und kann alle möglichen Formen zeigen. Schüttelfrost darf als ein sicherer Hinweis angesehen werden. Leider können Schüttelfröste auch fehlen, zumal bei Kindern. Große Temperaturunterschiede nach Schüttelfrösten von 3—4 Grad mit anschließender Vasomotorenschwäche werden häufig gesehen. Der Puls entspricht meist der Temperatur, zeigt aber eine verhältnismäßig hohe Schlagfolge im fieberfreien Intervall. Unabhängig von der Temperatur wird auch häufiger Frequenzwechsel beobachtet.

Metastasenbildung wird in rund 25—50% der Fälle beobachtet (Brieger 1901). An erster Stelle finden sich Lungenmetastasen, die häufig subpleural gelegen sind und zur fibrinös-eitrigen Pleuritis und zum Pleuraempyem führen. Bei Metastasen im großen Kreislauf sind die großen Gelenke und deren Nachbarschaft bevorzugt. Danach folgen Muskulatur, Schleimbeutel, sub-cutanes Zellgewebe, Haut und innere Organe. Hirnabscesse entstehen ebenfalls metastatisch durch Embolie oder auch durch unmittelbare Venenthrombose vom erkrankten Sinus aus. Beide Absceßarten entstehen möglicherweise nebeneinander. Schwere Hirnsymptome gehören nicht zum Erscheinungsbild der Sinusthrombose. Sie sind meist die Folge einer weiteren intrakraniellen Verwicklung. Leichte Hirnsymptome sind aber stets nachweisbar (gelegentliches Erbrechen, Kopfschmerzen, Stauungspapille). Das Sensorium ist immer klar.

Lokalsymptome: Sie entstehen durch die Ausbreitung der Thrombose im angrenzenden Venensystem und durch Hirnnervenschädigungen. Im einzelnen können betroffen sein: Das Emissar (Ödem am Hinterrand des Warzenfortsatzes, Griesingersches Zeichen), die Vena jugularis interna (Druckempfindlichkeit am Hals im Bereich der Gefäßscheide, Schmerzhaftigkeit bei Bewegung des Kopfes), der Sinus carvernosus (Zeichen der Cavernosusthrombose, Lidödem, Chemosis, Exophthalmus, Stauungspapille, Augenmuskellähmungen, Neuralgien im Bereich des N. trigeminus usw.), die V. comitans N. hypoglossi (Extraduralabsceß am Foramen magnum, Vereiterung des Atlanto-occipitalgelenks, Abscesse in der tiefen Nackenmuskulatur, Zwangshaltung des Kopfes mit Neigung nach der kranken Seite ohne Kinndrehung, Hypoglossusparese), die V. facialis (Stauungen im Bereich des Gesichtes, Gerhardsches Zeichen), die Trolardsche Vene (Anastomose zwischen oberem Sinusknie und V. fossae Sylvii, Abscesse in der motorischen Rindenregion) und die V. magna Galeni (Abscesse in den Stammganglien und in der inneren Kapsel). Von den Hirnnerven sind möglicherweise N. glossopharyngeus (Druckschädigung oder Neuritis (Schlucklähmung, Gaumensegellähmung), der N. vagus (Bradikardie, Recurrensparese) und der N. accessorius (Schiefhals, Krämpfe) betroffen.

Diagnose: Erstes Erfordernis für die richtige Erkennung ist die Erhebung eines genauen otoskopischen Befundes. Beim Vorliegen einer schweren Allgemeininfektion und gleichzeitiger akuter oder chronischer Otitis ist eine Sinusthrombose immer in Erwägung zu ziehen. Plötzlicher Temperaturanstieg nach scheinbar rückläufiger Entwicklung einer Otitis ist unbedingt sepsisverdächtig, zumal wenn sich derartige Temperatursprünge wiederholen. Das gleiche gilt für die chronische Otitis, besonders für die Cholesteatomeiterung. Eine Lumbalpunktion ist zum Ausschluß einer Meningitis sofort vorzunehmen. Beginnt die Erkrankung mit einem typischen Schüttelfrost, so sind kaum noch Zweifel möglich. Eine druckempfindliche V. jugularis liefert manchmal weitere Hinweise. Differentialdiagnostisch sind bei bestehender Mittelohreiterung andere Fieberursachen auszuschließen (Grippe, akute Exantheme, Erysipel, Pneumonie, Infektionskrankheiten wie Typhus, Malaria usw., Poliomyelitis, Miliartuberkulose u. a.). Die erste Entscheidung kann beim Kleinkind besondere Schwierigkeiten machen, da dieses nicht mit Schüttelfrösten reagiert, andererseits aber jeden Infekt mit z. T. hohen Temperaturen beantwortet. Eine gründliche Allgemeinuntersuchung bietet Hinweise auf Absiedelungen.

Vierstündliche, gegebenenfalls auch zweistündliche Temperaturkontrollen sind erforderlich, da vorübergehende hohe Temperatursprünge bei der üblichen zweimaligen Messung am Tage der Beobachtung entgehen. Eine wertvolle zusätzliche Untersuchungsmethode stellt die bakteriologische Untersuchung des Blutes dar. Ihr negativer Ausfall schließt aber eine otogene Sepsis nicht aus.

Verlauf: Die otogene Septicopyämie führt unbehandelt zum Tode. Die Heilung kann um so sicherer erzielt werden, je früher die Behandlung einsetzt.

Therapie: Die Behandlung besteht in der chirurgischen Ausschaltung des Primärherdes und Ausräumung des thrombosierten Sinus bis ins Gesunde.

Die Meningitis

Definition: Die otogene Meningitis ist eine vom Ohr auf die Hirnhäute fortgeleitete bakterielle Entzündung.

Ätiologie: Die auslösende Ursache ist häufiger eine chronische als eine akute Mittelohrentzündung. Der Einbruch der Entzündung erfolgt vom Mastoid in die mittlere oder hintere Schädelgrube, von der Pyramidenspitze oder auch von einer eitrigen Labyrinthitis aus.

Pathologische Anatomie: Es handelt sich um eine diffus eitrige Entzündung der weichen Hirnhäute. Die schwersten Veränderungen finden sich in der Nähe des Eintrittsortes, die übrigen Anteile der Hirnhaut sind in der Regel unterschiedlich an der Entzündung beteiligt. Die Hirnsubstanz selbst zeigt die Zeichen einer kollateralen Entzündung (Ödem, Hyperämie, Rundzelleninfiltration).

Krankheitsbild: Als Allgemeinsymptome werden zu Beginn der Erkrankung charakteristische Kopfschmerzen, die sich bei Druck auf die Jugularvenen verstärken, Kreuzschmerzen und Übelkeit mit Erbrechen beobachtet. Fieber ist immer vorhanden. Es zeigt keinen typischen Verlauf. Schüttelfröste sind selten. Der Puls zeigt ein der Temperatur entsprechendes Verhalten. Häufig ist ein sprunghafter Wechsel der Frequenz, unabhängig von der Temperatur, zu beobachten. Irregularitäten werden gleichfalls angetroffen. Störungen des psychischen Verhaltens können schon frühzeitig vorhanden sein (Erregtheit, Verwirrtheit, Benommenheit). Bewußtlosigkeit ist manchmal das erste alarmierende Symptom überhaupt. Die Kinder liegen morgens bewußtlos im Bett, nachdem man am Vorabend mit ihnen gespielt hat.

Die Lokalsymptome sind sehr mannigfaltig. Motorische Reizerscheinungen in irgend einer Form (allgemeine Unruhe, choreatische Bewegungen und Zuckungen, Jacksonsche Epilepsie, Flockenlesen, schmatzende Bewegungen mit dem Mund, Zupfen an der Bettdecke) werden kaum je vollständig vermißt. Frühzeitig vorhanden sind gewisse sensible Reizerscheinungen (Überempfindlichkeit der Haut bei Berührung (Wadenhyperästhesie), ferner Druckschmerz in der Retromandibulargegend (KNICK) und über der Membrana atlanto-occipitalis (KULENKAMPF 1937). Bei ausgeprägtem Krankheitsbild finden sich die typischen reflektorisch-spastischen Muskelspannungen (KERNIG, BRUDZINSKI, Trismus, Nackenstarre, Opisthotonus, Kahnbauch usw.). Wenn ein Kind den Kopf nicht bis zur Berührung des Kinns mit der Brust nach vorn beugen kann, so gilt dies als ein Zeichen der Nackenstarre. Pyramidenbahnsymptome in Form von Reflexsteigerungen, Rigidität der Muskulatur und pathologischen Reflexen werden wohl kaum je vermißt. An Augensymptomen beobachtet man Veränderungen des Augenhintergrundes (30% der Fälle) und Stauungspapille (in etwa 10%). Der Oculomotorius weist verschiedenartige Störungen auf (Pupillendifferenzen, träge oder aufgehobene Reaktion, Hippus usw.). Von den übrigen Hirnnerven können betroffen sein: der Trigeminus (Herpes labialis), der N. abducens und der N. facialis. Von den Rindensymptomen sind Sprachstörungen verhältnismäßig selten. Déviation conjugée findet sich häufig im Endstadium der Erkrankung. Das gleiche gilt für den Nystagmus, der als Reizung der Vierhügelgegend gedeutet wird bzw. zu den stürmischen Symptomen des Ventrikeleinbruches zählt.

Diagnose: Eine ausgesprochene Meningitis mit eindeutigem Ohrbefund macht keine diagnostischen Schwierigkeiten. Bedeutende Schwierigkeiten erwachsen aber 1. wenn die Allgemeinerkrankung beherrschend im Vordergrund steht, die Erscheinungen von seiten des Ohres aber geringfügig sind, und 2. wenn beim Vorliegen einer massiven Otitis geringfügige meningitisverdächtige Erscheinungen vorhanden sind. Im ersten Falle besteht heute kaum die Gefahr, daß eine Otitis übersehen wird, da allgemein bei ätiologisch unklaren Meningitisfällen fachotologische Untersuchungen veranlaßt werden. Keinesfalls darf die operative Überprüfung nur auf die sog. gefährlichen Mittelohreiterungen beschränkt bleiben (Cholesteatom- oder Knocheneiterung). Es wäre ein verhängnisvoller Irrtum, sich auf die absolute Gutartigkeit der sog. Schleimhauteiterung verlassen zu wollen. Im 2. Fall ist bei akuten Mittelohreiterungen ein meningitisähnliches Bild vorhanden, der sog. Meningismus. Man beobachtet ihn bei einfacher Eiterverhaltung, und es genügt meist schon eine Parazentese, um die zuweilen bedrohlich aussehenden Erscheinungen zu beseitigen.

Differentialdiagnostisch ist stets auch an weitere otogene intrakranielle Komplikationen zu denken (Hirnabsceß, Sinusphlebitis), da erfahrungsgemäß Vergesellschaftungen nicht zu den Seltenheiten gehören. Selbstverständlich sind andere Erkrankungen mit meningitischem oder nur meningitisähnlichem Bild auszuschließen, ehe eine otogene Meningitis angenommen wird (akute Infektionskrankheiten, Miliartuberkulose, intrakranielle Blutungen usw.). Auch mit einem Coma diabeticum oder einer Urämie sind schon Verwechslungen vorgekommen.

Das beherrschende Hilfsmittel für die Diagnose ist die Lumbalpunktion bzw. die Zister-nenpunktion. Der Druck kann bei der otogenen Meningitis hohe Werte erreichen (im Gegensatz zur rhinogenen Meningitis, bei der die Werte häufig auch bei ausgesprochenem Krankheitsbild verhältnismäßig niedrig sind). Beachtung verdienen bei der Lumbalpunktion die Atmungsausschläge und die Pulsschwankungen, wobei die letzteren nur bei freier Passage zwischen Hirn- und Rückenmarkflüssigkeit vorhanden sind. Ein positiver Queckenstedtscher Versuch spricht für eine Verlegung der freien Passage. Wird die Kompression der V. jugularis getrennt für jede Seite durchgeführt und bleibt auf der Seite des erkrankten Ohres der Druckanstieg aus, so zeigt das an, daß die Blutleiter einseitig verstopft sind (Kindlersches Thrombosezeichen). Dieser Versuch gibt somit einen Hinweis auf weitere Komplikationen. Der Nachweis der Pleocytose und der Erreger (im zentrifugierten Ausstrich und im Kulturverfahren) und Resistenzbestimmungen in vitro sind für die weitere Beurteilung die entscheidenden Voraussetzungen. Mehr als 300 Leukocyten im mm³ trüben den Liquor. Untersuchungen auf Eiweiß (vermehrt), Zucker und Chloridgehalt sind nicht von so ausschlaggebender Bedeutung.

Verlauf: Die otogene Meningitis, vor allem die Pneumokokkenmeningitis, ist auch heute noch als eine gefährliche Erkrankung zu betrachten. Bei Verkennung der otogenen Ursache kann es unter massiver antibiotischer Behandlung zu vorübergehender Scheinheilung kommen, der mit Sicherheit der Rückfall folgt. Die Aussicht auf Dauerheilung ist um so günstiger, je früher eine zweckentsprechende Behandlung eingeleitet wird.

Therapie: Die Behandlung kann nur eine operative sein. Der otogene Primärherd ist je nach Art der vorliegenden Mittelohrerkrankung durch Antrotomie oder Radikaloperation auszuschalten. Eine gleichzeitig massiv durchgeführte antibiotische Behandlung führt gewöhnlich rasch zur Besserung des Krankheitsbildes mit meist sturzartigem Absinken der Leukocytenzahlen im Liquor.

Die Mißbildung des Ohres

Abnormitäten und Mißbildungen der Ohrmuschel

Die angeborenen Mißbildungen der Ohrmuschel finden ihre Erklärung aus der Entwicklungsgeschichte (vgl. S. 128). Die Ohrmuschel entwickelt sich aus 6 Ohrhöckern,

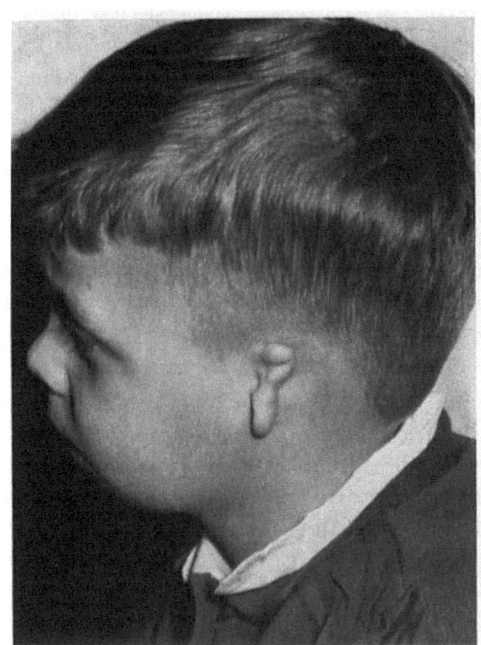

Abb. 100. Mikrotie mit Gehörgangsatresie

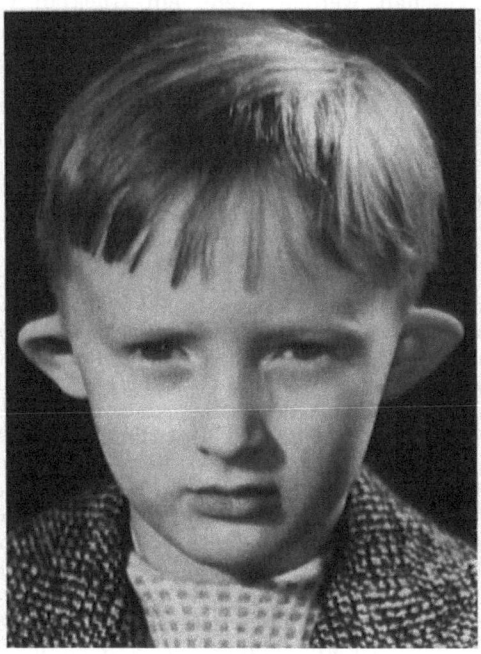

Abb. 101. Katzen-Ohr

deren lückenlose regelrechte Vereinigung die Voraussetzung für ein normal geformtes Ohr darstellen. Der höchste Grad einer Hemmungsmißbildung ist das vollständige Fehlen, die *Anotie*, oder die mangelhafte Entwicklung der Ohrmuschel, die *Mikrotie* (Abb. 100). Häufig sind damit auch ein Verschluß des äußeren Gehörgangs und Mißbildungen des Mittelohres verbunden. An der ausgebildeten Ohrmuschel gibt es eine Anzahl geringer Deformitäten, die nicht besonders auffällig sind (Darwinsches Spitzohr und geringe Veränderungen der Oberflächengestaltung). Stärkere Grade von Deformitäten sind das sog. Klappohr oder Katzenohr (Abb. 101), das Makakusohr, Cercopithecusohr u. a. Die häufigste Anomalie von klinischer Bedeutung ist bei normaler Oberflächengestaltung

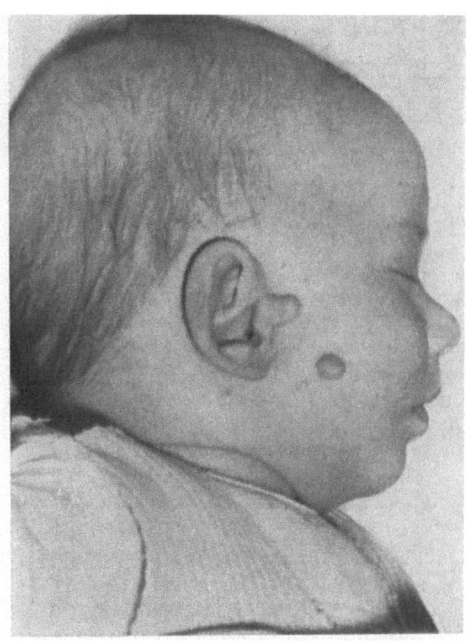

Abb. 102. Auricularanhänge

das abnorm große und abstehende Ohr. Makrotie kommt ein- und doppelseitig vor. Die Stellung der Ohrmuschel ist sehr unterschiedlich. Der Winkel zwischen ihr und der seitlichen Schädeloberfläche soll etwa 30 Grad betragen. GRADENIGO (1904) ließ nur dann ein Ohr als abstehend gelten, wenn der Ansatzwinkel 90 Grad betrug, eine Richtzahl, die heute wohl keinen Anspruch mehr auf allgemeineAnerkennung erheben darf. Von den Anomalien des Lobulus wären das gespaltene und das angewachsene Ohrläppchen zu erwähnen. Die sog. *Auricularanhänge* (Abb. 102) sind als überzählige Auricularhöcker aufzufassen. Sie sind

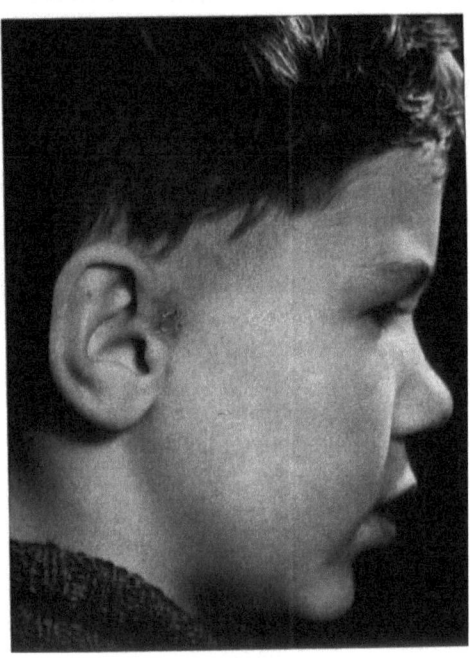

Abb. 103. Fistula auris congenita mit ekzematöser Veränderung der umgebenden Haut

Überschußbildungen im Gegensatz zur Mikrotie, die eine Hemmungsmißbildung darstellt.

Eine weitere durchaus nicht seltene Fehlbildung ist die *Fistula auris congenita*. Sie ist häufig vererbt, ihr typischer Sitz ist vor dem aufsteigenden Helix (rund 1 cm über dem Tragus). Die Öffnung ist stecknadelkopfgroß, und der Fistelgang läßt sich für eine kurze Strecke sondieren. Klinisch machen sie meist keine Beschwerden. Zuweilen sondern sie etwas schmieriges Sekret ab, und es kommt in der Umgebung zu ekzematösen Veränderungen der Haut (Abb. 103). Bei Verhaltungen bilden sich cystenähnliche Gebilde, und bei hinzutretender Sekundärinfektion entstehen Abscesse, die mit Parotisabscessen und Furunkeln verwechselt und erfolglos durch Incision behandelt werden.

Therapie: Eine fehlende Ohrmuschel ist plastisch schwer zu ersetzen. Auch bei gut gelungener Plastik entspricht das erzielte Ergebnis meist nicht den Wünschen von Operateur und Patient. Ehe komplizierte und zeiterfordernde Operationsmethoden angewandt werden, überlege man genau, ob nicht mit einer aus modernen Kunststoffen gefertigten Prothese das erstrebte Ziel besser und schneller erreicht werden kann. Abstehende Ohren, Fehlbildungen des Ohrreliefs und zu große Ohren lassen sich auf chirurgischem Weg korrigieren. Bei abstehenden Ohren wird heute wohl allgemein die Anthelixplastik ausgeführt, deren verschiedenste Variationen in neuester Zeit von Serger und Mündnich (1962) lückenlos zusammengestellt wurden. Die Auricularanhänge werden chirurgisch abgetragen, und angeborene Ohrfisteln müssen sauber im ganzen ausgeschält werden, wenn ein Rückfall vermieden werden soll. Kleine Öffnungen, die keine Beschwerden verursachen und eine Absonderung vermissen lassen, bedürfen keiner Behandlung.

Atresia auris congenita

(Der angeborene Gehörgangsverschluß mit Mittelohrmißbildung)

Der angeborene Gehörgangsverschluß ist meist mit einer Mißbildung des Mittelohres und der Ohrmuschel vergesellschaftet. Er ist entweder membranös (sehr selten) oder knöchern (bei weitem die Mehrzahl der Beobachtungen).

Der knöcherne Gehörgang ist nicht angelegt, und an Stelle des Trommelfells findet sich eine Knochenplatte, die meist mit dem mehr oder weniger mißgebildeten Hammer oder mit Hammer und Amboß zugleich zu einem Block verschmolzen ist. Das Ausmaß der Mißbildung ist unterschiedlich: normal große Pauke mit mißgebildeten Gehörknöchelchen, verkleinerte Pauke, in der die Gehörknöchelchen nur als verkümmerte Reste noch nachweisbar sind, schmale Spaltbildung ohne Inhalt und schließlich vollständig fehlendes Mittelohr (selten). Die Entwicklungsstörung betrifft den Bereich der ersten Kiemenspalte. Der Verschluß ist auf eine Fehlentwicklung des Reichertschen Knorpels zurückzuführen, in seltenen Fällen auch auf eine Überschußbildung des Os tympanicum. Das Mittelohr und das Innenohr entwickeln sich voneinander vollkommen unabhängig. Daher ist gemeinsames Auftreten beider Mißbildungen äußerst selten. In neuerer Zeit wurden anläßlich tympanoplastischer Eingriffe verschiedenartige Mißbildungen an der Gehörknöchelchenkette und im ovalen Fenster (Spangenbildung

in der ovalen Nische, Fehlen des Amboß-Steigbügelgelenks usw.), auch bei im übrigen völlig normal gestaltetem Mittelohr, gefunden (HOUSE
1956, HOUGH 1958, OMBREDANNE 1959, HENNER
1960, PLESTER 1961, BEIKERT 1961, BEICKERT
1962, u. a.).

Krankheitsbild und Diagnose: Die Mißbildung ist aus dem geschilderten Befund
leicht zu erkennen. Audiometrisch haben die
Kinder eine Schalleitungsschwerhörigkeit um
60 dB in allen Frequenzen für Luftleitung bei
meist normaler Knochenleitung. Im Durchschnitt erreichen die Kinder — was schon den
alten Autoren bekannt war — ein leidliches
Sprachgehör, so daß auch bei doppelseitiger
Atresie keine Taubstummheit entsteht. Wichtig ist die genaue Festlegung der Knochenleitungskurve bei einseitigen Mißbildungen und
normalem Hörvermögen auf der gesunden
Seite (sorgfältige Vertäubung des gesunden
Ohres, um ein Überhören von der gesunden auf
die kranke Seite auszuschließen!). Eine normale Knochenleitungskurve auf der mißgebildeten Seite besagt, daß Innenohr und rundes
Fenster funktionstüchtig sind. Auf Röntgenaufnahmen nach STENVERS läßt sich der dichte
Labyrinthknochen gut erkennen, ein ergänzen-
der Untersuchungsbefund zur Beurteilung des
Innenohres.

Therapie: Die Ansichten zur operativen
Behandlung haben sich in den letzten zehn
Jahren infolge des Ausbaues mikrochirurgi-
scher Operationsmethoden zur Verbesserung
des Hörvermögens wesentlich geändert. Doppelseitige Atresie und damit bds. hochgradige
Schwerhörigkeit erfordern bei Kindern die einseitige Operation in jedem Fall. Geteilter Meinung darf man darüber sein, ob einseitige
Atresien bei Normalhörigkeit der anderen Seite
im Kindesalter operiert werden sollen. Sicher
bedeutet einseitige hochgradige Schwerhörigkeit für ihre Träger in gewissen Lagen des täglichen Lebens eine Einschränkung des Sprach-
verständnisses, und sicher wirkt sich gegebenenfalls auch die erheblich verminderte Fähigkeit
zur Ortsbestimmung einer Schallquelle nachteilig aus. Genau so gewiß ist aber, daß irgendwelche nachteiligen Entwicklungsstörungen in
geistiger und psychischer Beziehung nicht zu
erwarten sind. Es kann deshalb die Operations-
entscheidung bis zum Erwachsenenalter mit
gutem Gewissen vertagt werden. Andererseits
bestehen natürlich bei der modernen Operationstechnik keine Bedenken gegen eine
Operation einseitiger Atresien im Kindesalter.

Die Art des operativen Vorgehens richtet sich
nach dem Grad der Mißbildung. Bei noch ver-
wendbarer Gehörknöchelchenkette oder Teilen
der Kette gelten die Richtlinien der Tympanoplastik, bei hochgradiger mißgebildeter kleiner
spaltförmiger Pauke ist die Fensterung des horizontalen Bogenganges vorzuziehen. Auch die
Bogengangsfensterung setzt ein funktionsfähiges
rundes Fenster mit einer davor liegenden Luftblase voraus (vgl. Kap. Tympanoplastik). Vor der
Operation ist es zweckmäßig, wenn sich der Operateur über die in der Pauke zu erwartenden Verhältnisse röntgenologisch Aufklärung verschafft
(Schichtaufnahmen mit hypocycloider Verwi-
schung, MÜNDNICH 1959).

Hörverbessernde Operationen (Tympanoplastik)

Definition: Hörverbessernde Operationen
(Tympanoplastiken) werden mit dem Ziel
unternommen, durch Beseitigung von Störungen und Defekten im Schalltransportmechanis-
mus des Mittelohres (Trommelfell, Gehörknöchelchenkette, ovales Fenster) ein geschä-
digtes Hörvermögen wieder herzustellen oder
zumindest bedeutend zu verbessern. Nach dieser Begriffsbestimmung betreffen diese Eingriffe nur den schalleitenden Apparat, d. h.
diese Verfahren sind nur zur Behandlung von
Mittelohrschwerhörigkeiten (Schalleitungsschwerhörigkeit) geeignet. Da diese z. T. recht
schwierigen Eingriffe wegen der geringen
Größenordnungen im Operationsgebiet nur
unter dem Operationsmikroskop bei 8—40-
facher Vergrößerung ausgeführt werden können, spricht man auch von mikrochirurgischen
Eingriffen.

Historisches: Bei Geburt der operativen Ohrenheilkunde in der zweiten Hälfte des vergangenen
Jahrhunderts (SCHWARTZE, ZAUFAL, STACKE u. a.)
stand entsprechend den damals vorhandenen
Kenntnissen die Beseitigung oder Verhütung
lebensgefährlicher Verwicklungen im Vordergrund
jeder therapeutischen Erwägung. Als Operationsverfahren wurde für die Behandlung der chronischen Otitis media (Cholesteatom) die Radikaloperation erarbeitet, bei der der gesamte schall-
übertragende Mittelohrapparat — soweit vorhanden — entfernt wurde. Auf diese Weise gelang
es mit ziemlicher Sicherheit, die das Leben be-
drohende Gefahr abzuwenden. Dabei fiel aber häufig
ein noch leidliches Hörvermögen der Radikalität

des Eingriffes zum Opfer. Man nahm dies als ein unabwendbares Ereignis in Kauf, wenn es nur gelang, einen lebensbedrohlichen Zustand abzuwenden. Operative Eingriffe wurden nur unter dem Gesichtswinkel dieser sog. *vitalen Indikation* gesehen. Allerdings wurden auch damals bereits das Hörvermögen betreffende Erwägungen angestellt. Es wurde beispielsweise empfohlen — zumal bei noch gutem Hörvermögen — Trommelfell- und Gehörknöchelchenreste zu belassen, um eine postoperative Hörverschlechterung zu vermeiden. Diese sog. konservative Radikaloperation wurde noch in der ersten Hälfte dieses Jahrhunderts von vielen Fachvertretern geübt, und über gute postoperative funktionelle Ergebnisse ist bis in die jüngste Zeit hinein berichtet worden (Falk 1959 u. 1960). Erstaunlich ist, daß die modernen Operationsverfahren auf Grundkenntnissen der Anatomie und Physiologie beruhen, die schon zur Zeit der Entstehung der operativen Ohrenheilkunde bekannt waren (Kessel 1867, 1878, 1883; Weber und Liel 1876; Miot 1890; Matte 1901; u. a.). Es wurde bereits damals über recht modern anmutende Operationsversuche zur Verbesserung des Hörvermögens berichtet (Kessel 1878, Miot 1890 und Schwartze 1891), die sich aber in der Folgezeit nicht durchzusetzen vermochten und deshalb wieder in Vergessenheit gerieten. Zwei unerläßliche Voraussetzungen der Neuzeit fehlten damals: 1. Die technische Ausrüstung für derart schwierige Eingriffe, vor allen Dingen entsprechende Operationsmikroskope, die alle Einzelheiten des kleinen Operationsgebietes dem Auge genügend klar darboten, und 2. die modernen Antibiotica, mit deren Hilfe die die Heilung verzögernde Infektion beherrscht werden konnte, die vor allen Dingen aber bei erforderlicher Eröffnung des Innenohres die Labyrinthitis verhinderten. Die Schöpfer der modernen tympanoplastischen Operationsverfahren sind Wullstein und Zöllner. Der Ausdruck „Tympanoplastik" wurde von Wullstein 1953 vorgeschlagen. Er hat allgemeine Verbreitung im Weltschrifttum gefunden.

Physiologische und pathophysiologische Grundlagen der Tympanoplastik: In der Luft entstehender Schall wird an einer Wasseroberfläche zu 99,9% reflektiert und nur 0,1% dringt in das Wasser ein (Wever and Lawrence 1954). Unterwasserschwimmer empfinden feine, im Wasser entstehende Geräusche mit großer Deutlichkeit, während sie lauten Schall aus der Luft nicht wahrnehmen. Beim Hörvorgang im menschlichen Ohr liegen die gleichen Verhältnisse vor: Die Schallenergie aus der Luft muß in die Flüssigkeit des Innenohres übertragen werden, eine Aufgabenstellung, die im Verlaufe der phylogenetischen Evolution beim Übergang der Lebewesen vom Wasser auf das feste Land entstand. Es mußten Luftschwingungen von großer Amplitude und geringer Kraft in Flüssigkeitsschwingungen von geringerer Amplitude und großer Kraft umgewandelt werden. Dies wurde erreicht, indem die erste Kiemenfurche und die benachbarten Anteile des ersten und zweiten Kiemenbogens zu zweckentsprechenden Hilfsapparaten umgebaut wurden.

Die Kiemenfurche wurde zum äußeren Gehörgang, und ihr umgebender Knorpel, aus erstem und zweitem Kiemenbogen bestehend, zur Gehörknöchelchenkette (vgl. Kap. Entwicklungsgeschichte), deren Hebelmechanismus den Raum zwischen Trommelfell und ovalem Fenster überbrückt.

Unter normalen Verhältnissen, d. h. bei intaktem Mittelohrapparat, sind für die Schallübertragung auf die Flüssigkeit des Innenohres folgende Faktoren wirksam: 1. Der Hebelmechanismus der Gehörknöchelchenkette und 2. das Verhältnis der Flächengröße des Trommelfells zur Flächengröße der Steigbügelfußplatte. Hammer und Amboß schwingen als Einheit um eine Achse, die durch das Crus breve des Amboß und den Processus anterior des Hammers verläuft. Die Hebelwirkung der Gehörknöchelchenkette errechnet sich danach einfach aus der Differenz zwischen den unterschiedlichen Längen von Hammergriff (Manubrium mallei) und langem Amboßfortsatz (Crus longum incudis). Für das menschliche Ohr beträgt dieses Verhältnis 1,3 : 1, das bedeutet eine Zunahme der Übertragungskraft am ovalen Fenster um das 1,3fache (Dahmann 1929, Wever und Lawrence 1954). Die Flächengröße des Trommelfells beträgt um 90 mm² (Helmholtz 1868). Die für die Schallübertragung wirksame Fläche ist aber nur mit etwa 55 mm² zu veranschlagen (Bekesy 1951). Die Steigbügelfußplatte hat im Durchschnitt eine Flächengröße von wenig mehr als 3 mm², das Verhältnis Flächengröße des Trommelfells zu Flächengröße der Steigbügelfußplatte bringt eine Verstärkung der Luftschwingungen um das 17fache zustande. Die Gesamtgröße der Schalldrucktransformation, die Trommelfell und Gehörknöchelchenkette hervorbringt, ergibt sich aus dem Produkt beider Faktoren. Dies bedeutet eine 22fache Verstärkung der Luftschwingungen am ovalen Fenster bei entsprechender Verkleinerung der Amplitude. Es ist interessant, daß bereits Bezold (1908) und Edelmann (1911) auf diese physikalischen Gesetzmäßigkeiten hingewiesen haben. Die Bewegungen des Trommelfelles werden nach ihren Berechnungen an der Steigbügelfußplatte 778mal verkleinert, die Kraft der Bewegungen wächst aber um den gleichen Betrag. Das Verhältnis der Dichte der Luft zur Dichte des Wassers beläuft sich auf 1 : 774. Diese Zahl fällt mit der angegebenen Berechnung fast zusammen. Nimmt man einen kleinen Meßfehler an, so bedeutet dies, daß die Schwingungen von Luft auf Wasser — also vom Trommelfell auf die Labyrinthflüssigkeit — im umgekehrten Verhältnis der Dichten der schwingenden Medien übertragen werden. — Diese Verhältnisse gelten übrigens nur für den Menschen. Die Hebelwirkung der Gehörknöchelchenkette beträgt beispielsweise bei der Katze das 2,5fache, das Verhältnis Trommelfellgröße zur Steigbügelfußplatte das 24,3fache und die Gesamtwirkung das 61fache (Wever and Lawrence 1954).

Bezüglich der Funktion des runden Fensters herrscht heute weitgehende Übereinstimmung darüber, daß seine Lage gegenüber dem ovalen Fenster und der dünne häutige Bau der abschließenden Fenstermembran der Aufgabe dienen, größtmögliche Flüssigkeitsbewegungen im Labyrinthinnern zuzulassen. Gleichzeitig auf das runde Fenster auftreffender Schall ruft bei einem normalen Ohr keine Störungen des Hörvorganges hervor, da die 22fache Kraftverstärkung am ovalen Fenster den durch das Trommelfell hindurchgehenden Schall am runden Fenster praktisch unwirksam werden läßt. Darüber hinaus erfährt ein durch das Trommelfell hindurchgehender Schall — unterschiedlich für verschiedene Frequenzen — eine Abschwächung und wahrscheinlich auch eine Phasenverschiebung.

Gewisse *pathologische Veränderungen* im Mittelohr, die häufig eine Rolle spielen, sind bezüglich der durch sie verursachten Hörminderungen experimentell untersucht. Zum Verständnis der tympanoplastischen Operationen seien die wesentlichsten Ergebnisse zusammengefaßt. Die Auswirkung von Trommelfellperforationen auf das Hörvermögen wurden von BEKESY (1939) an Leichenpräparaten und von PAYNE und GITHLER (1951) an Katzen überprüft. Wie zu erwarten, wächst mit der Größe des Trommelfelloches die Größe des Hörverlustes. Hierbei sind alle Frequenzen betroffen (PAYNE and GITHLER). Dies trifft auch für das menschliche Ohr nach entzündlicher Zerstörung des Trommelfells zu. Allerdings besteht hierbei nicht ein so klares Abhängigkeitsverhältnis zwischen Größe des Trommelfelloches und Hörverlust wie im Tierexperiment. Die Ursache des Hörverlustes liegt hauptsächlich in der Verminderung der schwingenden Trommelfellfläche begründet.

Experimentelle Unterbrechung der Gehörknöchelchenkette im Bereich des Amboßsteigbügelgelenkes verursacht bei der Katze bei intaktem Trommelfell einen Hörverlust von rund 60 dB (WEBER and LAWRENCE 1944, WEBER, LAWRENCE and SMITH 1948). Derartige Vorkommnisse beobachtet man beim Menschen als kongenitale Mißbildungen, als Folge von Schädeltraumen (vgl. Abb. 105), von ungeschickten chirurgischen Eingriffen (Amboßluxation bei Antrotomie) und von entzündlichen Zerstörungen (chron. Otitis). Die Hebelwirkung von Hammer und Amboß sind für das Ausmaß der Schalldrucktransformation, wie oben dargelegt, von geringerer Bedeutung. Die Entfernung dieser Teile aus der Kette und die unmittelbare Verbindung des Trommelfells mit dem Steigbügel ergibt ungefähr die gleiche Schalldrucktransformation wie die vollständige Kette. Diese Form der Übertragung des Luftschalles vom Trommelfell unmittelbar auf den Stapes wird (Vergleich zum Vogelohr) als Columellaeffekt bezeichnet (ZÖLLNER 1957).

Völlig andere physiologische Verhältnisse entstehen, wenn Trommelfell und Gehörknöchelchenkette gleichzeitig fehlen. Die Schalldrucktransformation von 1:22 (= 26 dB) für das ovale Fenster fehlt. Der vom Gehörgang eindringende Schall erreicht zu gleicher Zeit mit gleicher Kraft ovales und rundes Fenster, d. h. es kommen nur geringe Flüssigkeitsverschiebungen im Innenohr

zustande, und damit ein schlechtes Hörvermögen. Eine Besserung des Hörvermögens tritt erst dann ein, wenn eine Phasenverschiebung stattfindet, wenn also zum gleichen Zeitpunkt verschiedene Schwingungsphasen auf die beiden Fenster auftreffen (etwa Verdichtungszentrum auf das ovale Fenster, Verdünnungsphase auf das runde Fenster, beide Fenster schwingen dann im „Wechseltaktverfahren"). Am besten ist es, durch eine geeignete Vorlage das runde Fenster vor eindringendem Schall zu schützen und nur das ovale Fenster dem Schall auszusetzen. Das Prinzip der Schallprotektion eines Fensters zur Verbesserung des Hörvermögens ist eine alte Hypothese, die bereits von WEBER und LIEL 1876 vertreten und von unseren Vätern als sog. künstliches Trommelfell praktisch angewendet wurde, wenn sie in Radikaloperationshöhlen ein mit Öl getränktes Wattekügelchen vor das runde Fenster legten. Wichtig ist, daß vor dem abgeschatteten runden Fenster sich eine mit der Tube in Verbindung stehende Luftblase findet.

Verwachsungen des Steigbügels in der ovalen Nische infolge ausgeheilter entzündlicher Vorgänge oder knöcherne Fixation infolge otosklerotischer Knochenherde verursacht gleichfalls je nach Grad der krankhaften Veränderungen Mittelohrschwerhörigkeiten unterschiedlicher Stärke. Bei völliger Unbeweglichkeit des Steigbügels beträgt der Luftleitungsverlust etwa 50—60 dB.

Operationsverfahren: Die verschiedenen Formen plastischer Operationen gründen sich auf die oben kurz skizzierten physiologischen Voraussetzungen. Je nach Grad der vorgefundenen Zerstörungen ist ein unterschiedliches operatives Vorgehen angezeigt. Es ist das Verdienst WULLSTEINs, das erste Mal in einem übersichtlichen Schema 5 Typen angegeben zu haben, nach denen sich der Operationsablauf richtet. Diese Typeneinteilung ist heute international allgemein anerkannt und besagt folgendes (Abb. 104):

Typ I: Bei unversehrter Gehörknöchelchenkette werden Trommelfellöcher plastisch verschlossen. Falls erforderlich, werden die retrotympanalen Räume operativ auf krankhafte Veränderungen überprüft. Der Kuppelraum wird nicht eröffnet. Theoretisch ist normales Hörvermögen möglich.

Typ II: Eine unwesentlich versehrte Gehörknöchelchenkette wird erhalten und für die Schallübertragung genützt. Der Kuppelraum wird eröffnet.

Typ III: Hammer und Amboß sind zerstört, der Steigbügel aber ist vorhanden. Trommelfellrest oder Transplantat werden mit dem Stapes in Verbindung gebracht (Columellaeffekt). Diese Operation wird auch Myringo-

stapediopexie genannt. Wegen der Verkleinerung des Mittelohrraumes prägte Wullstein
den Ausdruck „flache Pauke".

Typ IV: Vom Steigbügel ist nur noch die
Fußplatte vorhanden. Hammer und Amboß
sind zerstört. Es wird ein kleiner Paukenhohl-
raum (sog. „kleine Pauke", Wullstein) vor
dem runden Fenster gebildet, der das Ostium
tympanicum tubae auditivae, den Paukenkeller
und die runde Fensternische umfaßt. Die Steig-

gebaut. Auf den Wiederaufbau eines Schalldrucktransformationsapparates wird hierbei
verzichtet. Entsprechend dem Fehlen von
Trommelfell und Gehörknöchelchenkette ist
auch bei gelungener Plastik eine Deckung von
Luft- und Knochenleitungskurve nicht zu
erwarten. Theoretisch beträgt die Mittelohr-
komponente 25—30 dB.

Als Material zur Herstellung der verschiedenartigen Operationstypen werden entspre-

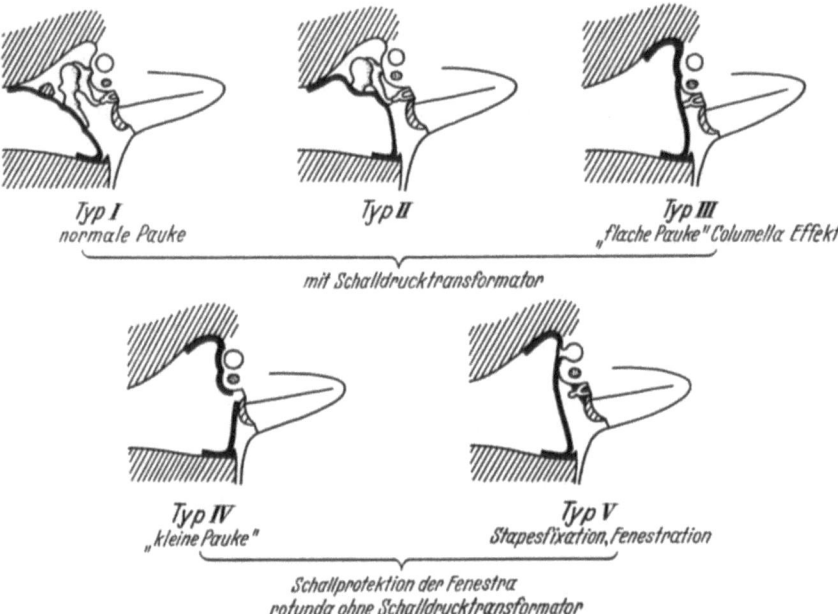

Abb. 104. Tympanoplastiktypen nach Wullstein (Zöllner 1957/58)

bügelfußplatte ist dem eindringenden Schall
frei ausgesetzt.

Typ V: Hammer, Amboß und Steigbügel-
schenkel sind zerstört. Die Steigbügelfußplatte
ist fest verwachsen. Es wird eine kleine Pauke,
wie in Typ IV, aufgebaut. Am horizontalen
Bogengang wird ein neues Fenster angelegt, das
den eindringenden Schall aufnimmt.

Die Typen I—III sind auf eine chirurgische
Wiederherstellung der Schalldrucktransformation abgestimmt. Gelingt es, diese wieder herzustellen, so spielt die Schallprotektion vor dem
runden Fenster praktisch keine Rolle (Wullstein 1957). Theoretisch ist für das Hörvermögen eine Knochenleitung-Luftleitungslücke
von 5 dB wegen der teilweisen Unvollständig-
keit des Schalldrucktransformationsapparates
zu erwarten.

Die Typen IV und V sind auf den Grundsatz
der Schallprotektion für das runde Fenster auf-

chend unter dem Operationsmikroskop ein-
gepaßte Transplantate unterschiedlicher Herkunft verwendet (Haut, Bindegewebe, Tempo-
ralisfascie, konservierte Dura, entfaltete Venen-
wand, gestielte Lappen aus äußerer Haut und
Gehörgangshaut, usw.). Zöllner (1957) hat
die Wullsteinschen Typen durch Beigabe der
Buchstaben a oder b nochmals unterteilt. Die
Kennzeichnung eines Typs (IIa, IIIa und IVa)
bedeutet, daß die Plastik nur mit ortsfremden
Transplantationsmaterial ausgeführt wurde,
die Beifügung des Buchstabens b (IIb, IIIb und
IVb), daß große Trommelfellreste für den
plastischen Mittelohraufbau genügten. Diese
Unterteilung ist für die Beurteilung des zu
erwartenden Operationserfolges von Bedeutung.

Indikation: Die Frage, ob tympanoplastische Eingriffe angezeigt sind, ist bei jeder Form
hochgradiger Mittelohrschwerhörigkeiten zu
prüfen. Voraussetzungen für den Erfolg der-

artiger Maßnahmen sind ein leistungsfähiges Innenohr und eine gut luftdurchgängige Ohrtrompete. Da durch eine Tympanoplastik nur der Mittelohranteil einer Schwerhörigkeit verringert oder beseitigt wird, ist es sinnlos, bei ungenügender Innenohrleistung (kenntlich an der Lage der Knochenleitungskurve im Audiogramm) diese Eingriffe mit dem Ziel einer Hörverbesserung ausführen zu wollen. In jedem Fall ist eine stationäre Luftblase vor dem runden Fenster die unabdingbare Voraussetzung für das Zustandekommen ausreichender Flüssigkeitsverschiebungen im Innenohr. Deshalb schließt eine verschlossene Ohrtrompete ohne vorausgehende Beseitigung des Verschlusses jede Aussicht auf einen tympanoplastischen Hörerfolg aus.

In das Indikationsgebiet der Tympanoplastiken gehören 1. Schwerhörigkeiten infolge chronisch entzündlicher Mittelohrveränderungen (Otitis media chronica), 2. Schwerhörigkeiten als Folgezustand nach abgeklungenen und ausgeheilten chronischen Mittelohrentzündungen (Residuen: Trommelfellöcher, Kettendefekte, Vernarbungen im Bereich der Fenster und des Kuppelraumes, Paukensklerose), 3. Schwerhörigkeiten als Operationsfolge nach Antrotomie (Amboßluxation) und Radikaloperation und 4. Schwerhörigkeiten bei verschiedenen Formen von Mittelohrmißbildungen und 5. Mittelohrschwerhörigkeiten unbekannter Ursache.

Bei den *chronischen Mittelohreiterungen*, die aus vitaler Indikation zur Vermeidung intrakranieller Komplikationen operiert werden müssen, bietet ein Vorgehen nach tympanoplastischen Regeln die Gewähr, das Bestmögliche für das Hörvermögen bei gleichzeitiger Sanierung des Herdes zu erreichen. Besteht keine lebensgefährliche Eiterung, so ist eine funktionelle Indikationsanzeige dann unbedingt gegeben, wenn eine doppelseitige hochgradige, die Entwicklung des Kindes gefährdende Mittelohrschwerhörigkeit besteht. Auch hierbei wird gleichzeitig sanierend operiert, d. h. die retrotympanalen Räume werden eröffnet und sorgfältig unter Lupenvergrößerung ausgeräumt. Hartnäckige, nicht konservativ beeinflußbare einseitige Eiterungen mit hochgradiger Schwerhörigkeit erfordern ebenfalls eine Tympanoplastik mit gleichzeitiger Überprüfung der retrotympanalen Räume, wobei es der persönlichen Erfahrung des Operateurs überlassen bleibt, ob er einzeitig, d. h. sanierende Operation und Plastik zu gleicher Zeit, oder zweizeitig, d. h. plastischer Eingriff, erst nach vorangegangener sanierender Operation operieren will.

Folgezustände nach ausgeheilten Mittelohreiterungen mit verschiedenen Schwerhörigkeitsgraden lassen sich durch tympanoplastische Eingriffe je nach Art der vorliegenden Veränderungen zuweilen vollständig beseitigen, zumindest aber weitgehend mildern. Über die zu erwartenden Defekte geben genaue Voruntersuchungen (Audiogramm, Prothesenversuche und Schallsonde von Thullen, Zöllner) wertvolle Hinweise. Nach sicher ausgeheilten Entzündungen ist es durchaus nicht erforderlich, operativ stets den Warzenfortsatz zu eröffnen. Vielfach wird das Ziel auch mit kleinen mikrochirurgischen Eingriffen erreicht, die durch den Gehörgang ausgeführt werden (ohne retroauriculären Schnitt) und die für das

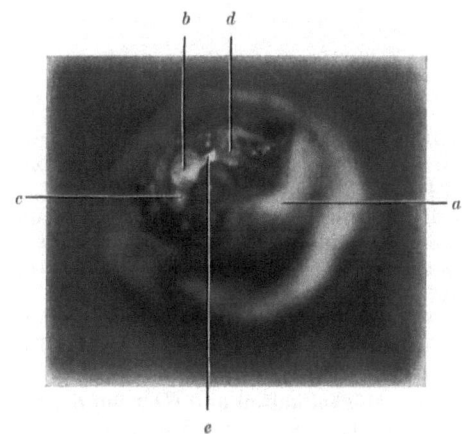

Abb. 105. Operationsfoto (12fache Vergrößerung). Zerreißung des Amboß-Steigbügelgelenks infolge Luxation des Amboß nach Antrotomie. *a* Zurückgeklapptes Trommelfell, *b* Stapesköpfchen, *c* Stapediussehne, *d* langer Amboßschenkel des in den Kuppelraum hineinverlagerten Amboß, *e* Narbenstrang zwischen Stapesköpfchen und Amboßschenkel

Kind keine operative Belastung bedeuten. Transmeatal sind wohl häufig auch Mittelohrschwerhörigkeiten nach Antrotomie (Amboßluxation Abb. 105) und Radikaloperation anzugehen.

Mittelohrschwerhörigkeiten unbekannter Entstehungsweise sind bei durchgängiger Tube und guter Knochenleitungskurve am besten durch eine sog. Probetympanie aufzuklären und hierbei nach Möglichkeit zu versorgen. Der kleine Eingriff wird unter dem Operationsmikroskop ebenfalls transmeatal durchgeführt. Nach Auslösung des Trommelfells aus dem hinteren knöchernen Trommelfellring wird es nach vorn geklappt. Die Pauke läßt sich nun auf evtl. vorhandene Defekte überprüfen. Nach deren Beseitigung wird das Trommelfell in seine alte Lage gebracht. 2—3 Wochen danach ist otoskopisch von dem Eingriff nichts mehr zu bemerken.

Bei manifesten intrakraniellen Komplikationen, bei denen das Leben bedroht ist, bestimmt die Sorge um die Erhaltung des Daseins das operative Vorgehen. Es wird deshalb in diesen Fällen am besten von vornherein auf die meist zeitraubenden tympanoplastischen Verfahren verzichtet. Nach Beseitigung der lebensbedrohenden Komplikation kann immer noch — falls erforderlich und möglich — der hörverbessernde Eingriff nachgeholt werden.

Ergebnisse. Die ersten Zusammenstellungen über die Ergebnisse tympanoplastischer Operationen stammen selbstverständlich von den Gründern dieser Verfahren, von Wullstein und Zöllner. Wullstein (1955, 1956) berichtete als erster an Hand eines größeren Beobachtungsgutes über die erreichten Hörergebnisse. Er fand bei Typ I (103 Fälle) ein gutes Ergebnis (30 dB-Linie für Luftleitung erreicht oder überschritten) in 83%. Nur bei 13% wurde die 30 dB-Linie nicht erreicht, und bei 4% trat eine postoperative Hörverschlechterung ein. Typ II (74 Fälle) erbrachte in 73% ein gutes Hörvermögen, Typ III (133 Fälle) in 80% und Typ IV (43 Fälle) in 75%. Zöllner berichtet 1957 ausführlich über sein Operationsgut: Typ I (52 Fälle) bleibender Hörgewinn (Verbesserungen zwischen 10 und 40 dB) 90%, Typ IIa (39 Fälle) 69%, IIb (41 Fälle) 63%, Typen IIIa und IVa (133 Fälle) 72% und Typen IIIb und IVb (54 Fälle) 64,8%. Weitere Berichte und Zusammenstellungen finden sich bei Günnel (1958, 1959), Bandtlow (1960), Goto (1960), Zöllner (1960) u. a.

Literatur

Albrecht, W.: Pneumatisation und Konstitution. Z. Hals-, Nas.- u. Ohrenheilk. 10, 51 (1924).
— Die Bedeutung der Erbmasse bei Infektionen der Schleimhaut und die Methoden ihrer Erforschung. Act. oto-laryng. (Stockh.) 11, 16 (1927).
— Der Einfluß der Konstitution auf die Erkrankungen von Hals-Nase und Ohr. Z. Hals-, Nas.- u. Ohrenheilk. 40, 1 (1936).
Bablik, L.: Möglichkeiten und Grenzen der antibiotischen Therapie der Ohren-, Nasen- und Halskrankheiten. H.N.O.-Wegweiser (Berl.) 6, 321 (1958).
Bandtlow, O.: Über Spätresultate nach Tympanoplastik. Z. Laryng. Rhinol. 39, 355 (1960).
Beck, Chl.: Bedeutung der intratubaren Beta-Bestrahlung nach Thullen für die hörverbessernden Operationen. Arch. Ohr.-, Nas.- u. Kehlk.-Heilk. 171, 131 (1957).
—, u. H. H. Lau: Zehn Jahre intratubare Bestrahlung. Z. Laryng. Rhinol. 40, 957 (1961).
Beickert, P.: Die Tubenbehandlung bei plastischer Mittelohroperation. H.N.O.-Wegweiser (Berl.) 7, 268 (1959).
Békésy, G. von: Zur Physik des Mittelohres und über das Hören bei fehlerhaftem Trommelfell. Akust. Z. 1, 13 (1936).
— Über die mechanisch-akustischen Vorgänge beim Hören. Acta oto-laryng. (Stockh.) 27, 281 u. 388 (1939).
— u. W. A. Rosenblith: Zit. nach Shambaugh (1959).
Bergmann, G. v.: Die chirurgische Behandlung der Hirnkrankheiten. Berlin: Hirschwald 1899.
Bezold, F.: Cholesteatom, Perforation der Membrana flaccida und Tubenverschluß. Z. Ohrenheilk. 20, 5 (1889).
— Über das Cholesteatom des Mittelohres. Z. Ohrenheilk. 21, 252 (1891).
— Die Behandlung der akuten Mittelohrentzündung. Verh. dtsch. otol. Ges. 1902, 9 Lehrbuch für Ohrenheilkunde 1906.

Biesalski, P.: Untersuchungen und Befunde zur Frage der otogenen Ernährungsstörungen im Säuglingsalter. Arch. Ohr.-, Nas.- u. Kehlk.-Heilk. 163, 506 (1953).
— Eine einfache Röntgendiagnostik mit Hilfsgerät für orientierende Ohraufnahmen in der H.N.O.-Praxis. Z. Laryng. Rhinol. 34, 203 (1955).
— Schwere otogene Komplikationen und Allgemeininfektionen im Säuglingsalter. Arch. Ohr.-, Nas.- u. Kehlk.-Heilk. 169, 429 (1956).
— Die Hals-Nasen-Ohrenkrankheiten im Kindesalter. Stuttgart: Georg Thieme 1960.
Brieger, R.: Referat über den gegenwärtigen Stand der Lehre von der otogenen Pyämie. Verh. dtsch. otol. Ges. 1901, 37.
Courville, C. B.: Intracranial complications of otitis media and mastoiditis in the antibiotic era. Laryngoscope (St. Louis) 65, 31 (1955).
Dahmann, H.: Zur Physiologie des Hörens. Z. Hals-Nas.- u. Ohrenheilk. 24, 462 (1929).
Davison, F.: Effective antibiotic therapy. Arch. Otolaryng. 66, 714 (1957).
Diamont, M.: Chronic Otitis, a Critical Analysis. Basel, New York: S. Karger 1952.
Eckert-Möbius, A.: Enchondrale Verknöcherung und Knorpelgefäßsystem mit besonderer Berücksichtigung des menschlichen Felsenbeines. Arch. Ohr.-, Nas.- u. Kehlk.-Heilk. 111, 155 (1925).
— Grundsätzliches zum Pneumatisationsproblem Arch. Ohr.-, Nas.- u. Kehlk.-Heilk. 142, 43 (1937).
— Vergleichende anatomische Untersuchungen und Pneumatisationslehre. Acta. oto-laryng. (Stockh.) 26, 115 (1938).
Eigler, G.: Über die Morphogenese des Mittelohrcholesteatoms. H.N.O.-Wegweiser (Berl.) 1, 436 (1949).
— Das Verhalten der hinteren oberen Gehörgangsepidermis bei randständiger Perforation (Cholesteatomeiterungen). H.N.O.-Wegweiser (Berl.) 2, 281 (1951).

Escher, F.: Die Bedeutung der latenten Mittelohrentzündung. Praxis 1954, 1033.

Falk, P.: Die anatomischen Resultate und die funktionellen Ergebnisse nach schonender Radikaloperation bei chronischen Mittelohreiterungen. Z. Laryng. Rhinol. 39, 331 (1960).

Frenckner, P.: Tympanoplasty, surgical aspects and experiences. Acta. oto-laryng. (Stockh.) 48, 277 (1957).

Goldman, J. L., and H. Rosenwasser: Current concepts of the management of otitic infections. J. Amer. med. Ass. 171, 509 (1959).

Goto, Sh.: J. Oto-Rhino-Laryngological. Soc. Japan 63, Suppl. 49, 2 (1960).

Gradenigo, G.: Sulla leptomeningite circoscritta e sulla paralisi dell' abducente di origine otitica. G. Accad. Med. Torino 10, 59 (1904).

Grünwald, L.: Otitis und Osteomyelitis. Z. Hals-, Nas.- u. Ohrenheilk. 2, 139 (1922).

Günnel, F.: Haben die modernen otochirurgischen Operationsverfahren in der Behandlung der chronischen Otitis mit zentraler Perforation eine Veränderung herbeigeführt? H.N.O.-Wegweiser (Berl.) 5, 129 (1955).

— Die operative Behandlung der chronischen Schleimhauteiterung. Wiss. Z. Martin-Luther-Universität Halle (S) 5, 1015 (1956).

— Über den Abbau der Gehörknöchelchenkette bei entzündlichen Vorgängen im Mittelohr. Arch. Ohr.-, Nas.- u. Kehlk.-Heilk. 173, 337 (1958).

— Über das Hörvermögen bei chronischer Otitis ohne Cholesteatom. Arch. Ohr.-, Nas.- u. Kehlk.-Heilk. 174, 150 (1958/1960).

— Zur Dauerhaftigkeit tympanoplastischer Hörerfolge. (7. Mitteldtsch. Gemeinsch. Tag. 19.—20. Sept. 1958). Wiss. Z. Martin-Luther-Universität 9, 25 (1960).

Habermann, J.: Zur Entstehung des Cholesteatoms des Mittelohres. Arch. Ohrenheilk. 27, 42 (1889).

Hara, J. H.: Intracranial complications of otitic origin. Part I. Role of the antibiotics on acute and chronic aural disorders. Part II. Observations on children under two years of age among 50000 autopsies at the Los Angeles County Hospital. Laryngoscope (St. Louis) 66, 1049 (1956).

Hartmann, A.: Über Sklerose des Warzenfortsatzes. Z. Ohrenheilk. 8, 18 (1879).

Havlíček, J.: Statistical survey of the treatment of acute otitis in the field. Čs. Otolaryng. 7, 206 (1958). (Engl. Zusammenfassung).

Henner, R.: Congenital middle ear malformations. Arch. Otolaryng. 71, 454 (1960).

Holmgren, L.: Mobilisation in a case of congenital fixed stapes. Act. oto-laryng. (Stockh.) Suppl. 140, 152 (1958).

Hough, J. V. D.: Malformations and anatomical variations seen in the middle ear during the operation for mobilisation of the Stapes. Laryngoscope (St. Louis) 68, 1337 (1958).

House, P. H.: Diagnostic aspects of congenital ossicular fixation. Trans. Amer. Acad. Ophthal. Otolaryng. 60, 787 (1956).

Jongkees, L. B.: Reconstructive surgera of the middle ear in active chronic otitis. Oract. oto-rhino-laryng. 19, 107 (1957).

Keller, W.: Okkulte Mastoriditis und Toxikose. Mschr. Kinderheilk. 89, 78 (1941).

—, u. P. Biesalski: Untersuchungen zur Ätiologie und Pathogenese der akuten Durchfallserkrankungen mit Ernährungsstörungen. J. Kinderheilk. 76, 514 (1955).

Kelly, H. D. B.: Congenital malformations of the incus. Arch. Otolaryng. (Chicago) 67, 553 (1957).

Kessel, J.: Über das Mobilisieren des Steigbügels durch Ausschneiden des Trommelfells, Hammers und Amboß bei Undurchgängigkeit der Tube. Arch. Ohrenheilk. 13, 69 (1878).

Kindler, W.: Liquordiagnostik bei Komplikationen im Schädel nach Entzündungen, Verletzungen und Geschwülsten im Nasen-Augen- und Ohrgebiet. Ophthalmolog. Operationslehre. Leipzig: Georg Thieme 1950.

Körner, O.: Die eitrigen Erkrankungen des Schläfenbeins. Wiesbaden: J. F. Bergmann 1889.

— Untersuchungen über einige topographische Verhältnisse am Schläfenbein. Z. Hals-, Nas. u. Ohrenheilk. 22, 182 (1891).

Körner, O., u. K. Grünberg: Der otitische Hirnabsceß. München: Bergmann 1925.

Kümmel, W.: Weitere Beiträge zur Pathologie der intracraniellen Complicationen von Ohrerkrankungen. Z. Ohrenheilk. 31, 209 (1906).

— Die Bakteriologie der akuten Mittelohrentzündung. Verh. dtsch. otol. Ges. 1907, 29.

Lange, W.: Über die Entstehung der Mittelohrcholesteatome. Z. Hals-, Nas-. u. Ohrenheilk. 11, 250 (1925).

— Die pathologische Anatomie der Mastoiditis. Z. Hals-, Nas.- u. Ohrenheilk. 20, 3 (1928).

Legler, U.: Die Frequenz der Otitis media acuta und chronica in einer Fachabteilung früher, heute und morgen. Arch. Ohr.-, Nas.- u. Kehlk.-Heilk. 178, 228 (1961).

Lewin, L.: Gehörorgan bei der genuinen Diphtherie. Arch. Ohrenheilk. 52, 168 (1901); 53, 1 (1901).

Link, R.: Gestaltwandel klassischer Krankheitsbilder im Hals-Nasen-Ohrengebiet durch Antibiotica und Chemotherapie. Arch. Ohr.-, Nas.- u. Kehlk.-Heilk. 178, 193 (1961).

Lüscher, E., u. G. Gentinetta: Die Wirksamkeit des Penicillins und der Verhütung und Behandlung schwerer akuter Mittelohrentzündungen der Mastoiditis und der intrakraniellen Komplikationen. Schweiz. med. Wschr. 1954, 1331.

Manasse, P.: Die chronischen Entzündungen des Mittelohres. Handb. Anat. des menschl. Ohres. Bd. 46 (1917).

Marx, H.: Kurzes Handbuch der Ohrenheilkunde. Jena: Gustav Fischer 1947.

Matte, L.: Über Versuche mit Anheilung des Trommelfelles an das Köpfchen des Steigbügels nach operativer Behandlung chronischer Mittelohreiterungen. Arch. Ohrenheilk. 53, 96 (1901).

182   F. Günnel:

Mayer, E. G.: Otologische Röntgendiagnostik.
  Wien: Julius Springer 1930.
— Diagnose und Differentialdiagnose in der
  Schädelröntgenologie. Wien: Julius Springer
  1959.
Mayer, M.: Pathologisch-anatomische Unter-
  suchungen zur Frage der akuten Mastoiditis
  und der Indikation zur Antrotomie. Beitr.
  Anat. etc. Ohr. 26, 233 (1928).
Mayer, O.: Zur pathologischen Anatomie bei
  Mastoiditis. Z. Hals-, Nas.- u. Ohrenheilk. 20,
  149 (1928).
Mc Kee, A. P.: Bacteriology and virology of acute
  infektions of the respiratory tract. Trans.
  Amer. Acad. Ophthal. Otolaryng. 60, 711
  (1956).
Meyer, M.: Die Erkrankungen des Ohres bei
  Diphtherie. Handb. Ohren- usw. Heilk.
  Denker-Kahler 7, 296 (1926).
Miot, C.: De la mobilisation d l'etrier. Rev.
  Laryng. (Bordeaux) 10, 49, 83, 113, 145 u. 200
  (1890).
Moritz, W.: Hörverbessernde Operationen bei
  chronischen entzündlichen Prozessen beider
  Mittelohren. Z. Laryng. Rhinol. 29, 578 (1950).
Morrow, R. C.: Complications of mastoiditis in
  the antibiotic era. Ann. of Otol. 67, 41 (1958).
Mündnich, K., u. K. W. Frey: Das Röntgenbild
  des Ohres. Stuttgart: Georg Thieme 1959.
Nager, N.: Über das Vorkommen und die Be-
  handlung der Scharlachotitis. Korresp.-Bl.
  schweiz. Ärz. 1908, 18.
Nasuphis, P.: Arch. Ohr.-, Nas.- u. Kehlk.-Heilk.
  158, 377 (1950).
— Intrakranielle Komplikationen bei chronischer
  mesotympanaler Otitis. H.N.O.-Wegweiser
  (Berl.) 4, 234 (1954).
Neumann, H.: Der otitische Kleinhirnabszeß.
  Leipzig und Wien, F. Deuticke 1907.
Okade, N.: Kleinhirnabszeß. Haugs klin. Vor-
  träge 1905.
Payne, M. C., and F. J. Githler: Effects of
  perforation of the tympanic membrane on
  cochlear potentials. Arch. Otolaryng. 54, 666
  (1951).
Pohlman, A. C.: The problem of middle ear
  mechanics. Ann. Otol. (St. Louis) 31, 430
  (1922).
Politzer, A.: Verfahren zur Wegsammachung
  der Tube. Wien. med. Wschr. 1863, Nr. 6.
— Die Mittelohrkatarrhe. Lehrbuch 4. Aufl.
  1901, 219.
Pulkkinen, K.: Mastoiditis. J. Laryng. 73, 573
  (1959).
Rambo, J. H.: A new operation zu restore hearing in conductive deafness of chronic suppura-
  tive origin. Arch. Otolaryng. 66, 525 (1957).
Rosenblum, Ph., and J. R. Lindsay: The present
  status of otitis media. Arch. of Otolaryng. 64,
  68 (1956).
Rosenwasser, H., and N. Adelman: Otitic
  complications. Arch. Otolaryng. 65, 225 (1957).
Rutherford, M. H.: Evaluation of antibiotic
  therapy of acute otitis media. Eye, Ear, Nose
  Thr. Monthly 32, 579 (1953).

Rutherford, M. H.: Proper use of antimicro-
  bial drugs in acuteoitis media. Trans. Amer.
  Acad. Ophthal. Otolaryng. 57, 53 (1953).
— Further experience with antimicrobial agents
  in acute otitis media. Eye, Ear, Nose Thr.
  Monthly 35, 571 (1956).
Scheibe, A.: Meine Lehre vom Empyem. War-
  nung vor der Bezeichnung Mastoiditis. Z.
  Hals-, Nas.- u. Ohrenheilk. 14, 555 (1884).
Schilling, R.: Die septische Osteomyelitis des
  Felsenbeines. Handb. Ohren- usw. Heilk.
  Denker-Kahler 7, 179 (1926).
Schlittler, E.: Die Mortalität der akuten Mit-
  telohreiterung bei Influenza. Z. Hals-., Nas.-
  u. Ohrenheilk. 2, 51 (1922).
Schmitt, H.: Über die Bedeutung der Schall-
  drucktransformation und der Schallprotek-
  tion für die Hörschwelle. Acta oto-laryng.
  (Stockh.) 49, 71 (1957).
Schuhknecht, H. F.: Some interesting middle
  ear problems. Arch. Otolaryng. 67, 425 (1957).
Schwartze, H.: Handbuch der Ohrenheilkunde
  Bd. II, 1893.
—, u. A. Eysell: Über die künstliche Eröffnung
  des Warzenfortsatzes. Arch. Ohrenheilk. 7,
  157 (1873).
Schwarz, M.: Die Bedeutung der heriditären
  Anlage für die Pneumatisation der Warzen-
  fortsätze und der Nasennebenhöhlen. Arch.
  Ohr.-, Nas.- u. Kehlk.-Heilk. 123, 161 (1929).
— Mittelohrentzündung und Erbanlage der
  Schleimhaut. Z. Hals-, Nas.- u. Ohrenheilk.
  25, 335 (1936).
— Die Schleimhäute des Ohres und der Luftwege.
  Berlin-Göttingen-Heidelberg: Springer 1949.
— Schleimhaut und Pneumatisation. Arch. Ohr.-,
  Nas.- u. Kehlk.-Heilk. 173, 116 (1958).
— Das Cholesteatom. Z. Laryng. Rhinol. 41, 83
  (1962).
— Pathogenese des Mittelohrcholesteatoms und
  Hautkrankheiten. Z. Laryng. Rhinol. 41, 131
  (1962).
— Entstehung und Verlaufsformen des Mittel-
  ohrcholesteatoms. Z. Laryng. Rhinol. 41, 518
  (1962).
— Das zentrale Tensacholesteatom. Arch. Ohr.-,
  Nas.- u. Kehlk.- Heilk. 181, 375 (1963).
Sercer, A., u. K. Mündnich: Plastische Opera-
  tionen an der Nase und an der Ohrmuschel.
  Stuttgart: Georg Thieme 1962.
Shambaugh, G. E.: Development anomalies of
  the soundcontactin apparatus and their
  surgical correction. Ann. Otol. (St. Louis) 61,
  873 (1952).
— Surgery of the ear. Philadelphia, London:
  W. B. Saunders Company 1959.
Siebenmann, M.: Die Schimmelmykosen des
  menschlichen Ohres. Wiesbaden: Bergmann
  1889.
Steuerer, O.: Diskussionsbemerkung. H.N.O.-
  Wegweiser (Berl.) 2, 49 u. 339 (1950/1951).
— Über das Cholesteatom des Mittelohres.
  H.N.O.-Wegweiser (Berl.) 3, 219 (1952).
— Diskussionsbemerkung. Arch. Ohr.-, Nas.- u.
  Kehlk.-Heilk. 173, 170 (1958).

THULLEN, A.: Die Schallsonde. Stuttgart: Georg Thieme 1955.

TIKHONOVA, V., u. Y.: Masking effect of antibiotics on the couse of otitis media antritis and mastoiditis in children. Vestn. Oto-rino-laring. **19**, 3 (1957).

TOLAN, J. F., and H. L. WILSON: Anomalies of the middle ear. Arch. Otolaryng. (Chicago) **68**, 384 (1958).

URBANTSCHITSCH, E.: Tubeneiterungen. Mschr. Ohrenheilk. **1909**, 481.

VOLFKOVICH, M. I.: Diagnosis and treatment of otogenic abscess of the brain and cerebellum. Vestn. Oto-rino-laring. **19**, 3 (1957).

VOSS, O.: Pyramidenspitzeneiterungen. Acta Otolaryng. (Stockh.) **15**, 469 (1931).

WEBER-LIEL, F.: Zit. nach ZÖLLNER, 1957.

WEIDENREICH, F.: Über die formbestimmenden Ursachen am Skelett und die Erblichkeit der Knochenform. Entwickl. Gesch. Org. **51**, 436 (1922).

— Die Sonderform des Menschenschädels als Anpassung an den aufrechten Gang. Z. Morph. u. Anthrop. **24**, 157 (1924).

WITTMAACK, K.: Zur Kenntnis der Streptokokkus mucosus als Erreger der akuten Otitis media. Dtsch. med. Wschr. **1906**, 31.

— Über die normale und pathologische Pneumatisation des Schläfenbeines. Jena: Gustav Fischer 1918.

WITTMAACK, K.: Die entzündlichen Erkrankungen des Gehörganges. HENKE-LUBARSCH, Handb. d. spez. patholog. Anatomie u. Histologie III. Berlin: Julius Springer 1926.

— Über die Entstehung der Schleimhautkonstitution des Mittelohres. Acta oto-laryng. (Stockh.) **25**, 414 (1937).

— Zur Frage der Bedeutung der Mittelohrentzündung im frühesten Kindesalter für später. Arch. Ohr.-, Nas.- u. Kehlk.-Heilk. **129**, 207 (1931).

ZANGE, J.: Labyrinthentzündungen und Folgeerkrankungen im Schädel. Wiesbaden: Bergmann 1919.

ZÖLLNER, F.: Die Karikel-Operation mit besonderem Bezug auf die Hörfunktion. Z. Laryng. Rhinol. **30**, 104 (1951).

— Eingriffe bei Gehörgangs- und Mittelohrmißbildung. Acta oto-laryng. (Stockh.) **44**, 517 (1954).

— The principles of plastic surgery of the sound conducting apparatus. J. Laryng. **69**, 637 (1955).

— Hörverbessernde Operationen bei entzündlich bedingten Mittelohrveränderungen. Arch. Ohr.-, Nas., u. Kehlk.-Heilk. **171**, 1 (1957).

— J. oto-rino-laryng. Soc. Jap. **63**, Suppl. 2, 49 (1960).

—, u. CHL. BECK: Die Paukensklerose. Z. Laryng. Rhinol. **34**, 137 (1955).

Die Erkrankungen der Nase
und ihrer Nebenhöhlen im Kindesalter

Von U. LEGLER, Mannheim

Bemerkungen zur intra- und extrauterinen Entwicklung der Nasenhaupthöhle und ihrer Nebenhöhlen

Nasenhaupthöhle

Über die Einzelheiten der äußerst komplizierten frühembryonalen und pränatalen Entwicklung der äußeren und inneren Nase und ihrer Nebenhöhlen unterrichteten die bekannten älteren Monographien von K. PETER, J. P. SCHAEFFER, sowie die neueren Darstellungen von FLOTTES, CLERC, RIU und DEVILLA (1960), ferner von FORTUNATO und NICCOLINI (1958) und von V. NEGUS (1958). Weitere Literatur bei WAGEMANN.

Etwa bis zum 4. Fetalmonat bestehen die Nasenhaupthöhlen im wesentlichen aus der knorpeligen Nasenkapsel einschließlich des Nasenseptum. Lediglich der Vomer, der den hinteren und unteren Anteil des Septum bildet,

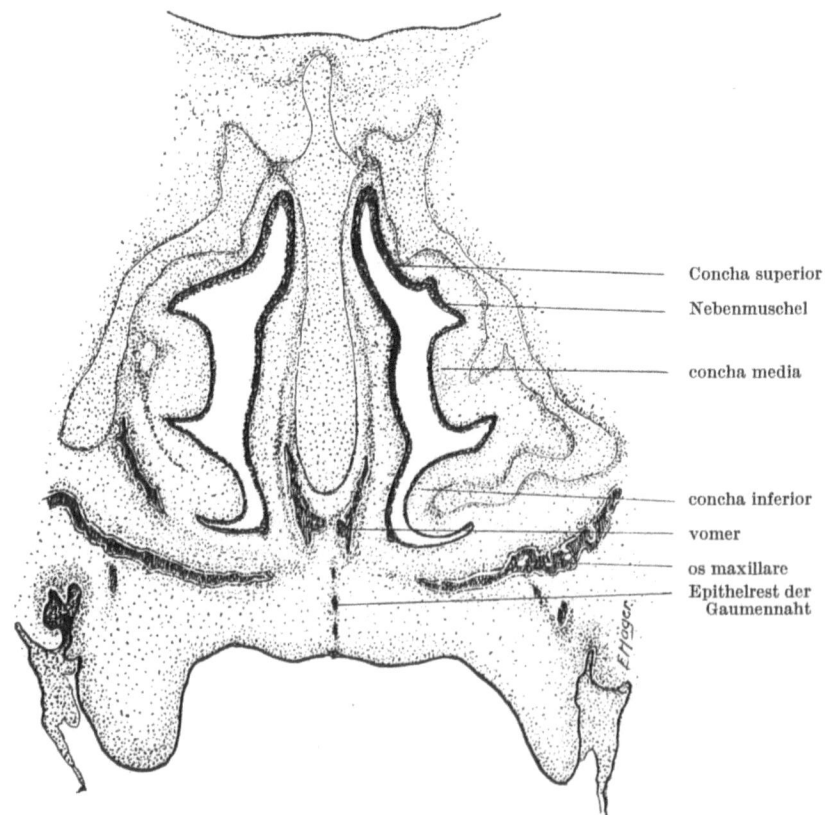

Concha superior
Nebenmuschel

concha media

concha inferior
vomer
os maxillare
Epithelrest der
Gaumennaht

Abb. 106. *Schnitt durch die Mitte der Nasenhöhle eines etwa 10 Wochen alten Embryo.* Die Knorpelkapsel, bestehend aus dem Septum und den unregelmäßig konturierten Seitenplatten, verlängert sich nach oben in die Crista galli. Knöchern sind der Gaumenfortsatz des Oberkiefers und links darüber das Os palatinum angelegt. Beide Knochenspangen fassen die knorpelige Seitenplatte zwischen sich. Der bereits knöchern angelegte Vomer ist noch getrennt (Aus PETER 1913)

der Processus palatinus der Maxilla, sowie die Gaumenbeine, die die Nasenhöhle von der Mundhöhle trennen, sind zu dieser Zeit bereits knöchern angelegt (Abb. 106). Um die Mitte des Fetallebens beginnt die Verknöcherung in der seitlichen Wand der knorpeligen Nasenkapsel, im Bereich des vorderen Ethmoid und der unteren Muschel, gleichzeitig etwa entwickelt sich die Kieferhöhle als winzige, taschenförmige Ausbuchtung zwischen der verknöchernden unteren Muschel und dem Ethmoid. An dieser Stelle wird die Knorpelkapsel der seitlichen Nasenwand atrophisch und verschwindet schließlich. Das Os maxillare, lacrimale, nasale und palatinum entwickeln sich als Deckknochen in enger Beziehung zur Knorpelkapsel und ersetzen diese zusammen mit dem vorderen Ethmoid und der unteren Muschel. Für die Form der Nasenhöhle und des Gaumens ist der Grad des deszendierenden Wachstums des knorpeligen Septum nasi von Bedeutung, wenn sich dieses mit den Gaumenfortsätzen in der Mittellinie etwa um die 8. Woche des Fetallebens vereinigt. Ist das Septum kürzer entwickelt als die Gaumenfortsätze, so müssen diese höher steigen, damit die endgültige Vereinigung stattfinden kann, wodurch ein spitzbogenförmiger Gaumentyp entsteht. In diesem Falle wird die Mundhöhle höher auf Kosten der Nasenhöhle. Während zu Beginn des Fetallebens das Wachtum der Nasenhöhle ausschließlich vom Wachstum der Knorpelkapsel bestimmt wird, geht das Wachstum im späteren Fetalleben nach Atrophie der Knorpelkapsel von den Wachstumszentren nahe den Nahtstellen zwischen den Gesichtsschädelknochen aus. Nach SCOTT (1956) kann man 2 Naht- und Wachstumszonen unterscheiden, eine *circummaxilläre* und eine *craniofaciale*. Die *circummaxilläre* Wachstumszone entsteht im Bereich der Nasenhöhle zwischen den Nähten des Os maxillare, nasale, lacrimale, ethmoideum, palatinum und dem Vomer. Die *craniofaciale* Wachstumszone wird von den Nähten zwischen dem Os nasale, maxillare, lacrimale, dem vorderen Ethmoid, dem Os palatinum und dem Vomer auf der einen Seite und dem Os frontale und sphenoidale auf der anderen gebildet. Diese beiden Wachstumszonen laufen beim Menschen parallel zueinander und haben eine horizontale (orbitale) und eine vertikale (pterygopalatinale) Richtung (Abb. 107). Sie sind so angeordnet, daß sie das

Wachstum des Os maxillare und der anderen Knochen des Gesichtsschädels nach vorn und unten erlauben. Eine wesentliche Rolle spielt hierbei das knorpelige Septum, welches als eine

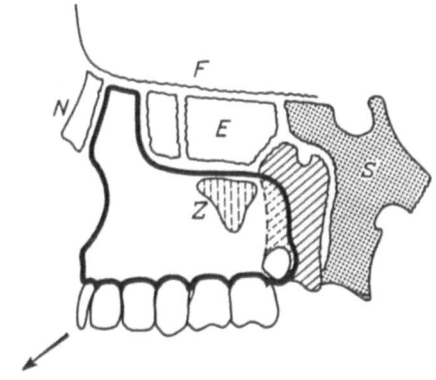

Abb. 107. *Nahtsysteme des Gesichtsschädels.* (Aus J. H. SCOTT). *N* Nasenbein; *F* Stirnbein; *E* Ethmoid; *S* Keilbein mit Proc. pterygoideus; *Z* Proc. zygomaticus der Maxilla. Os lacrimale und palatinum sind ebenfalls sichtbar. Der Pfeil zeigt die Wachstumsrichtung des Gesichtsschädels nach vorne und unten. Hierbei kommt dem knorpeligen Septum eine wichtige Rolle zu. Die bleibenden Zähne sind zur Erleichterung der Orientierung dargestellt und entsprechen in ihrer Lage dem jugendlichen Erwachsenenalter

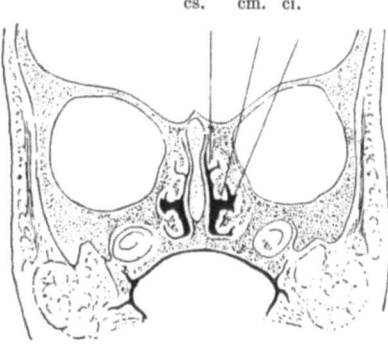

Abb. 108. *Frontalschnitt durch die Nase eines Neugeborenen.* Der interorbitale Siebbeinabschnitt ist fast doppelt so hoch wie der Kieferabschnitt (10,5 zu 6 mm), während beim Erwachsenen beide Abschnitte gleich hoch sind. *ci.* untere, *cm.* mittlere, *cs.* obere Muschel (aus PETER 1920)

Art *Epiphysenfuge* für den oberen Gesichtsschädel fungiert. Durch das mediane Wachstum des knorpeligen Septum wird die Wachstumsrichtung der Knochen des Gesichtsschädels nach vorn und unten entscheidend mitbestimmt. Dasselbe gilt für die ersten 3 Jahre nach der Geburt. In dieser Zeit sind alle Wachstumszentren an den Nähten der Knochen des vorderen Gesichtsschädels noch aktiv und das Ausmaß ihres Wachstums wird wesentlich mitbestimmt vom Wachstum des Septumknorpels. Während des ersten Lebensjahres

bildet sich ein Ossifikationszentrum für einen weiteren wichtigen Bestandteil des Septum, nämlich die Lamina mediana (perpendicularis)

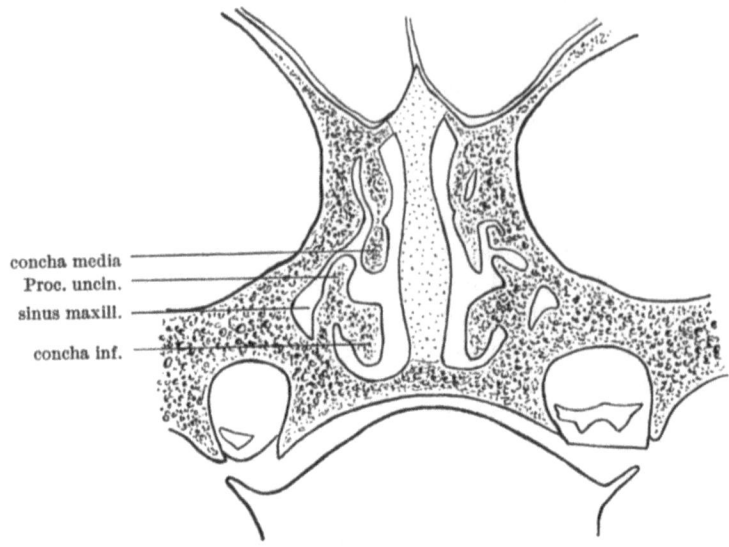

Abb. 109. *Frontalschnitt durch die Nasenhöhle eines etwa 2 Monate alten Kindes* (nach Symington). Die Nasenwände sind jetzt bis auf die Lamina mediana des Siebbeines und das Septum knöchern angelegt. Beachte die relativ große Höhe des interorbitalen (ethmoidalen) Anteiles der Nase gegenüber der relativ geringen Höhe des unteren maxillären Anteiles (aus Peter 1913)

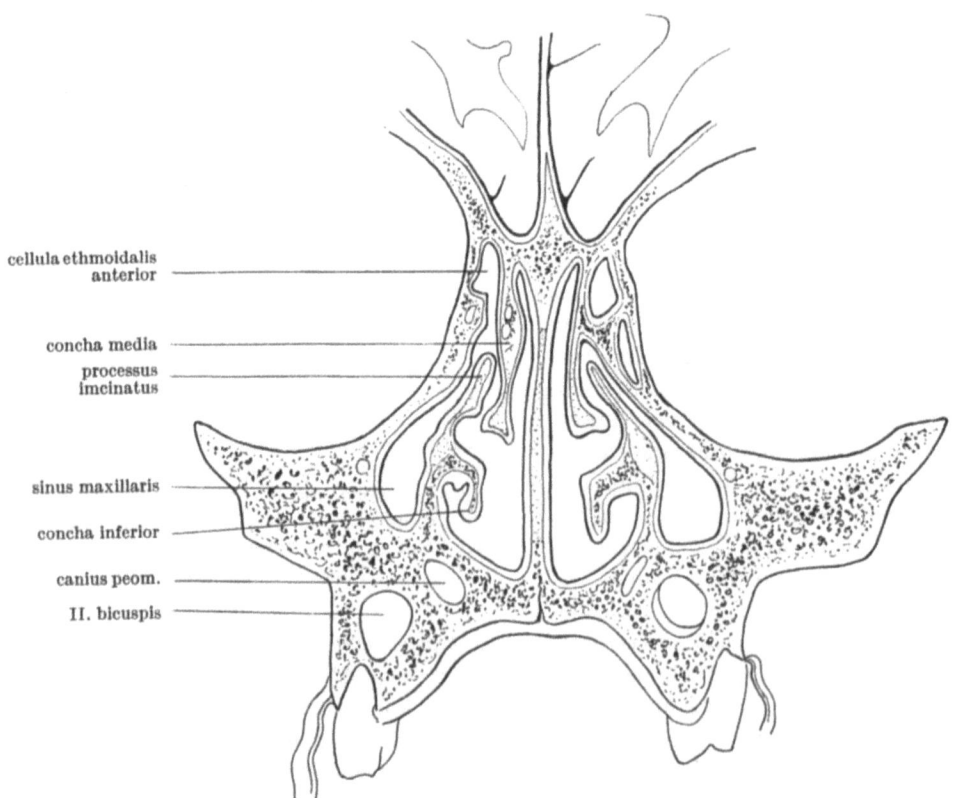

Abb. 110. *Frontalschnitt durch die Nasenhöhle eines 5—6 Jahre alten Kindes* (nach Symington). Die Nasenhöhle ist besonders durch das Wachstum des maxillären Anteiles höher geworden. Der interorbitale Anteil der Nasenwand ist verknöchert (aus Peter 1913)

des Siebbeines an ihrem oberen Ende. Bis zum 3. Lebensjahr hat sich die Lamina mediana mit dem vorderen lateralen Ethmoid über die Lamina cribriformis knöchern vereinigt (Scott). Auf diese Weise hat sich der obere interorbitale Anteil der Nasenhaupthöhle stabilisiert und jedes weitere Breitenwachstum, gemessen am Abstand der Orbitae voneinander, kann nur noch von der Oberfläche her durch Anbau und Resorption erfolgen (Abb. 108 u. 109). Zwischen dem 3. Lebensjahr, in welchem die Milchzahnbildung abgeschlossen ist, und dem Ende des 1. Lebensjahrzehnts wird das echte Wachstum an den Nahtstellen ständig geringer und mehr und mehr durch Oberflächenanbau- und Abbau ersetzt.

Teilt man durch eine horizontale Linie am unteren Rand der Orbita die Nasenhöhle in einen oberen interorbitalen = ethmoidalen und einen unteren = maxillären Teil, so zeigt sich, daß am Ende des 1. Lebensjahres der ethmoidale Teil der Nasenhöhle doppelt so hoch ist wie der maxilläre und bereits 60% der Höhe des Erwachsenen erreicht hat, der maxilläre Teil dagegen nur 25% (Scott). Mit zunehmendem Lebensalter, besonders in der 2. Hälfte der Kindheit, überwiegt das Höhenwachstum des maxillären Teiles der Nase relativ und absolut das Wachstum des ethmoidalen Teiles. Während der ersten Hälfte der Kindheit ist das Höhenwachstum der Nasenhöhle das Resultat aus dem Nahtwachstum der horizontalen Wachstumslinien des circummaxillären und craniofacialen Nahtsystems, wobei die Kieferknochen durch das Septum besonders nach vorn und unten ihren Wachstumsimpuls erhalten (Scott).

Im zweiten Lebensjahrzehnt dagegen spielt das aktive Wachstum an den Knochensuturen eine geringe Rolle. Das weitere Wachstum der Nasenhöhlen wird von nun an durch den Descensus des harten Gaumens durch Knochenapposition am oralen Teil und Knochenresorption am nasalen Teil des knöchernen Gaumens bestimmt. Hierdurch wird im wesentlichen nur der untere Teil der Nasenhöhle erweitert.

Die *Nasenweite* (= Querdurchmesser) des oberen Teiles der Nasenhöhlen hat am Ende des zweiten Lebensjahres 75% und mit 7 Jahren bereits 90% der Weite beim Erwachsenen erreicht (Scott). Der untere Teil der Nase erweitert sich etwas auf Kosten der Kieferhöhle. Das Wachstum an der medialen, palatinalen Sutur spielt offenbar eine sehr geringe

Rolle. Die *Tiefe* (Länge) des mittleren Abschnittes der Nasenhöhle erreicht mit dem 7. Lebensjahr bereits die Ausmaße beim Erwachsenen. Am vorderen und hinteren Nasenabschnitt setzt sich das Tiefenwachstum der inneren Nase durch Apposition des inneren knöchernen Nasengerüstes bis in das Erwachsenenalter fort (Scott).

Durch die Technik der „objektiven röntgenologischen Schädelmetrik" (nach F. Schmid und I. Filthuth) können Form- und Größenveränderungen, Proportionsverschiebungen und das biologische Wachstum am lebenden Kind gut registriert werden.

Nasennebenhöhlen

Das vordere und hintere *Siebbeinlabyrinth* besteht beim Neugeborenen und Säugling aus wenigen winzigen 2—3 mm großen, mit Schleimhaut ausgekleideten Blindsäcken. Im zweiten Lebensjahr steigert sich das Wachstum, und die vorderen Siebbeinzellen beginnen vom Infundibulum her die orbitale Partie des Os frontale nach vorn zu pneumatisieren. Etwa zu dieser Zeit sind die Siebbeinzellen *röntgenologisch* gut darzustellen (Abb. 111a). Mit der Pubertät ist die Pneumatisation des vorderen Siebbeines im wesentlichen voll ausgebildet, wobei sich die lufthaltigen Siebbeinzellen in äußerst variabler Weise zwischen Nasenhöhle und Orbita ausbreiten.

Die *Stirnhöhle* ist beim Neugeborenen noch nicht angelegt. Sie entwickelt sich vom Infundibulum des Siebbeines aus, zunächst als frontale Siebbeinzelle (Killian, Mouret, Steiner, Hartmann) (Abb. 111a). Von einer eigentlichen Stirnhöhle sollten wir erst sprechen, wenn die vom Siebbein ausgehende Pneumatisation auch das Stirnbein betroffen hat. Dies ist meist im Alter von 5—6 Jahren der Fall. (Terracol und Guerrier). Röntgenologische Studien von F. Schmid sowie Libersa und Faber bestätigen diese Anschauung im wesentlichen (Abb. 112). Nach ihnen ist in 33% aller Fälle zwischen 4 und 7 Jahren und 68% aller Fälle zwischen 7 und 9 Jahren eine Stirnhöhle röntgenologisch nachweisbar. Es sei erwähnt, daß auch beim Erwachsenen in etwa 5% der Fälle eine oder beide Stirnhöhlen fehlen können.

Die *Kieferhöhle* findet sich beim Neugeborenen bereits als spaltförmiges Gebilde von etwa 7—8 mm Länge, 3—4 mm Breite und 4—6 mm Höhe (Schaeffer) angelegt. Ein etwa 4 mm langer und nur für eine knapp 1 mm dünne

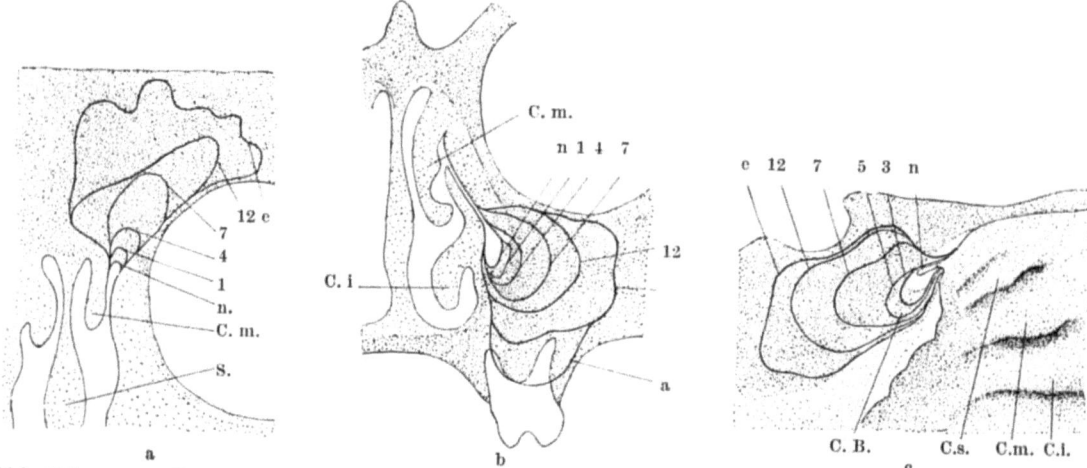

Abb. 111a—c. a *Entwicklung der Stirnhöhle, frontal gesehen*. Bezeichnungen s. unten. b *Entwicklung der Kieferhöhlen, frontal gesehen*. Bezeichnungen s. unten. c *Entwicklung der Keilbeinhöhle im Mittelschnitt*. Bezeichnung s. unten. Die dicken Linien geben die Ausdehnung der Sinus zu verschiedenen Zeiten an: *n* beim Neugeborenen, *1* im 1., *4* im 4. usw. Jahr; *e* beim Erwachsenen; *a* im Alter; *C. B.* Concha Bertini; *C. i.* Concha inf.; *C. m.* Concha media; *C. s.* Concha sup.; *S.* Septum (aus PETER 1925)

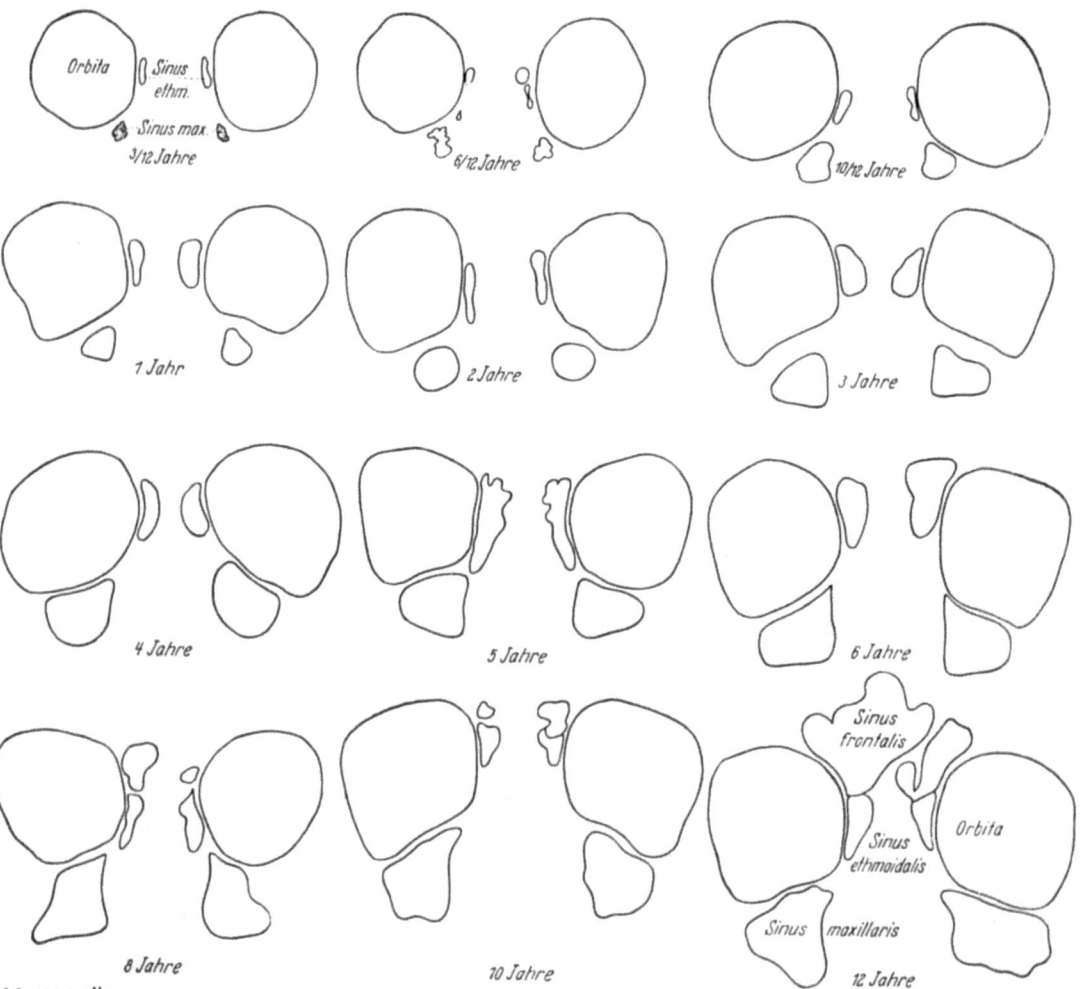

Abb. 112. Übersicht über die Entwicklung der Nasennebenhöhlen in den verschiedenen Altersstufen. Skizzen nach Röntgenogrammen von etwa der Altersnorm entsprechenden Kindern. ¹/₂ der natürlichen Größe (aus SCHMID und WEBER)

Sonde passierbarer, schlauchförmiger Kanal verbindet sie mit dem mittleren Nasengang (Abbildung 111 b). Der Canalis infraorbitalis liegt unmittelbar lateral und oberhalb von ihr. Vor ihr liegt der Canalis nasolacrimalis. Unter ihr, getrennt von einer 2,5—3 mm starken spongiösen Knochenwand, finden sich die Zahnkeime für die erste und zweite Dentition. Am nächsten benachbart ist sie dem Zahnkeim des ersten bleibenden Prämolaren (Abb. 113). Ihr tiefster

vom Foramen infraorbitale chirurgisch angegangen werden. *Röntgenologisch* ist die Kieferhöhle meist schon im 2. Lebensjahr darzustellen, gewinnt aber erst um das 5.—6. Jahr das beim Erwachsenen gewohnte umgekehrt pyramidenförmige Bild (Abb. 112). Zusammen mit dem Erscheinen der Molaren vergrößert sich die Kieferhöhle nach unten und hinten und erreicht ihre endgültige Form erst mit dem Durchbruch des Weisheitszahnes.

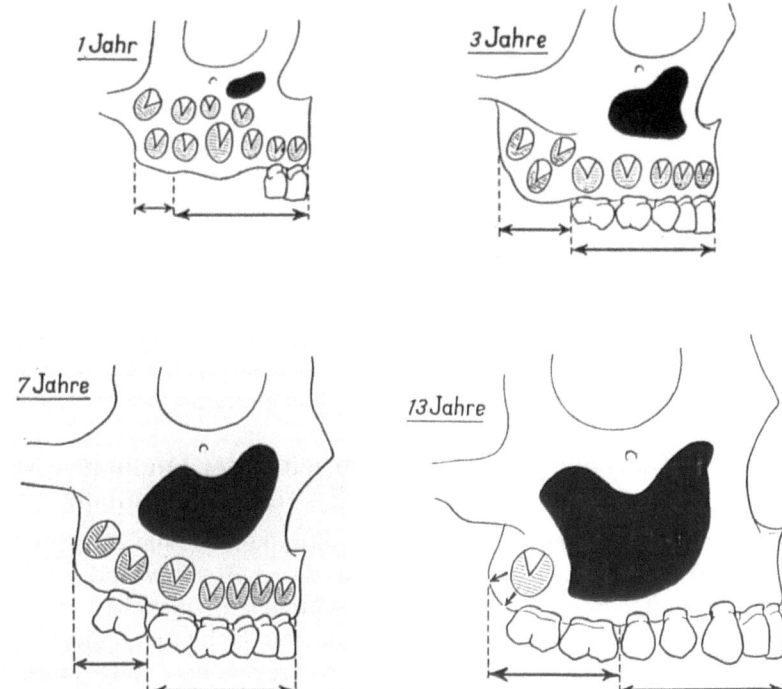

Abb. 113. Schematische Übersicht über die Lagebeziehung der Zähne zur Kieferhöhle im Kindesalter (nach TERRACOL und GUERRIER)

Punkt liegt beim Neugeborenen etwa 4 mm oberhalb des Nasenbodens, also fast in Höhe des mittleren Nasenganges. In den ersten Lebensjahren beträgt das jährliche Wachstum 2—3 mm. Das extrauterine Wachstum der Kieferhöhle wird weitgehend bestimmt von der Entwicklung der Zähne und des Os maxillare (Abb. 113). Nach Beginn der zweiten Dentition findet sich eine zweite Wachstumsperiode. Im 7. Lebensjahr hat die Kieferhöhle bereits etwa die Größe einer Haselnuß erreicht und kann, wie beim Erwachsenen, leicht vom unteren Nasengang aus punktiert und gespült werden. Sie entspricht in ihren relativen Ausmaßen bereits etwa den Größenverhältnissen beim Erwachsenen. Ihre Vorderwand kann jetzt ohne Schaden für die umgebenden Strukturen medial

Die *Keilbeinhöhle* ist beim Neugeborenen nur in einer Vorform angelegt (Abb. 111 c). Ihre Entwicklung variiert sehr stark. Sie geht als Paläosinus bds. vom Rostrum sphenoidale aus, wahrscheinlich als Recessus der embryonalen Riechspalte (Della Vedora, VAN GILSE), nach ARDOUIN jedoch als Aussprossung des hinteren Siebbeines. Im 2. Lebensjahr zeigt die Keilbeinhöhle eine Ausdehnung von 3—5 mm Länge und 2—7 mm Breite (TERRACOL). Der Durchmesser des Ostium beträgt 1 mm. Nach 3 Jahren ist sie bereits in einigen Fällen röntgenologisch darzustellen. Mit 7 Jahren ist die Keilbeinhöhle konstant angelegt und hat mit 12—15 Jahren ihre endgültige, sehr erheblichen Variationen unterworfene Größe erreicht.

Über die causale Genese der *Pneumatisation*, bzw. der Pneumatisationshemmung existiert ein umfangreiches Schrifttum. Der Einfluß frühkindlicher Infektionen auf die Pneumatisation wird besonders von RUNGE, SCHAUTZ, BARTH, OLTERSDORF diskutiert, von ROSENBERGER abgelehnt. Im Gegensatz zu der Entwicklung des Warzenfortsatzes spielt die Infektion für die Pneumatisation der Nasennebenhöhlen sicher nur eine untergeordnete Rolle. Die Erbfaktoren bei der sehr unterschiedlichen Pneumatisation der Nasennebenhöhlen werden von W. ALBRECHT und M. SCHWARTZ, LEICHER, M. MEYER, MOURET, PORTMAN und RUEDI besonders betont. Die Möglichkeit einer Beeinflussung der Pneumatisation der Nebenhöhlen durch allergische Faktoren, vielleicht in Verbindung mit Heredität und Infektion, ist sicher gegeben. Verschiedene neuroendokrine Faktoren entscheiden offenbar ebenfalls nicht unwesentlich den Grad der Pneumatisation. Man weiß, daß bei *hypohysärer Riesenwuchs* die Nebenhöhlen enorm vergrößert, bei *hypophysärem Zwergwuchs* dagegen unterentwickelt sind.

Unterfunktion der Hypothalamus-Hypophysenfunktion gehen ebenso wie *Mongolismus* meist mit *Hypopneumatisation* zumindest der Keilbeinhöhle einher (TERRACOL). Sexualhormonen wird dagegen kein wesentlicher Einfluß auf den Grad der Nebenhöhlenpneumatisation eingeräumt (PUESCHEL und SCHLOSSHAUER).

Nach WEICKMANN werden bei *hypoplastischen Großhirnprozessen* (Hirnatrophie) die Nasennebenhöhlen speziell am Orbitaldach besonders groß, was bei zunehmendem Lebensalter immer deutlicher nachweisbar wird. Bei *Hemiatrophia faciei* findet sich meist eine Hypoplasie der gleichseitigen Kieferhöhle, bei *persistierender Sutura frontalis* fehlen praktisch stets die Stirnhöhlen. Angeborene Spaltbildungen der Lippe und des Gaumens zeigen dagegen keine wesentlichen Auswirkungen auf die Entwicklung der Nasennebenhöhlen (SCHWECKENDIECK und TAMBA), ebenso pflegt bei Choanalatresie die Entwicklung der Nasennebenhöhlen normal zu verlaufen.

Anatomische und physiologische Besonderheiten der kindlichen Nase und Bemerkungen zur Physiologie der Nasenschleimhaut

Die bekannten physiologischen Hauptfunktionen der Nase: *Erwärmung, Anfeuchtung* und *Reinigung* der Atemluft, sowie der Verlauf der Luftströmung der Nase können in dieser speziellen Darstellung nicht näher besprochen werden. Einzelheiten sind in der Monographie von PROETZ und bei WAGEMANN nachzulesen.

Die Physiologie und Pathologie des *Geruchsinnes* hat im Säuglings- und Kindesalter offenbar keine wesentliche klinische Bedeutung. Literatur über den Geruchsinn bei FORTUNATO und NICCOLINI und bei WAGEMANN. Über erblichen Ausfall des Geruchsinnes Literatur bei M. SCHWARZ und P. E. BECKER.

Völlige Obstruktion beider Nasenseiten ist besonders in den ersten Lebensstunden und -wochen mit dem Leben nicht oder nur ganz ausnahmsweise vereinbar, wie wir es von dem Krankheitsbild der angeborenen Choanalatresie her kennen. Bekanntlich kann der Säugling, wie fast alle Säugetiere, auch beim Trinken ohne Störung weiter atmen, während im späteren Leben des Menschen die Atembewegungen jedesmal beim Schlucken aussetzen. Im Laufe des ersten Lebensjahres erlernt das Kind die Mundatmung, die zum bedingten Reflex wird, wenn der Luftwiderstand ein gewisses Maß überschreitet (STOKSTED).

Die Ursache für die „obligate Nasenatmung" des Neugeborenen und jüngeren Säuglings liegt in den anatomischen Gegebenheiten dieser Lebensperiode. Besonders der physiologische Kehlkopfhochstand beim Neugeborenen (etwa 3. HW gegenüber 4.—6. HW beim Erwachsenen) erschwert die Mundatmung, da die Epiglottis bis an das Gaumensegel reicht und dadurch den Luftstrom vom Munde her teilweise blockiert (s. Abb. 114).

Ontogenetisch erinnert die obligate Nasenatmung beim Säugling an die Verhältnisse bei fast allen Säugetieren, die, mit Ausnahme der Primaten, nicht durch den Mund atmen können. Dies beruht offenbar darauf, daß die Epiglottis bei den Säugetieren viel höher heraufreicht als beim Menschen, oft bis zu den Choanen. Sie legt sich hier in der Regel der Hinterfläche des Velum fest an. Durch diese intranasale Lage der Epiglottis bei den meisten Säugetieren wird ein kontinuierlicher Luftweg zum Kehlkopf gebildet, der oft dadurch ganz abgeschlossen ist, daß die Muskulatur des Arcus palato-pharyngeus und der Hinterwand des Pharynx die Epiglottis, zuweilen auch die Arytänoidknorpel des Larynx als muskulöser Ring ganz oder z. T. umschließt. Dadurch ist bei diesen Mammalien gleichzeitige Nahrungsaufnahme und nasale Respiration möglich, im Gegensatz zu den Amphibien und Reptilien (GEGENBAUER). Der Speiseweg geht bds. der hochragenden Epiglottis durch die Fauces. Nur bei den Primaten berühren sich weicher Gaumen und Kehldeckel nicht mehr.

Es genügt also nicht einfach, wie bei älteren Kindern, die Öffnung des Mundes. Formiert der Säugling keinen Luftweg nach außen, so wird bei verstopfter Nase der längs dem Pharynx anliegende Zungengrund an die Rachenhinterwand angesogen. Durch Nachhintenneigen des

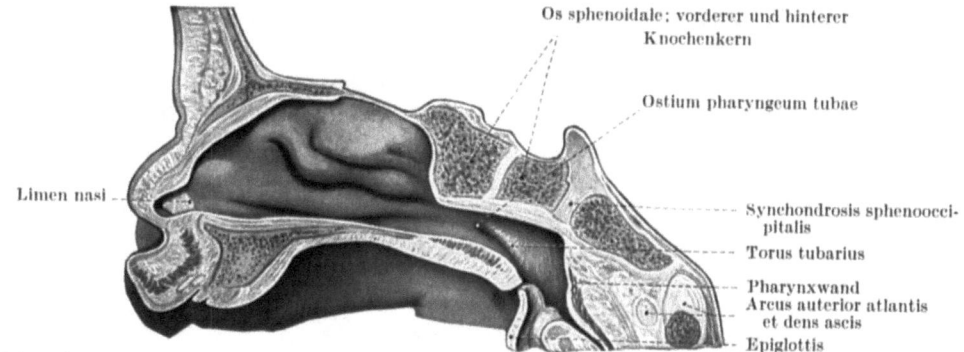

Abb. 114. *Aufsicht auf die Seitenwand der Nase und des Nasenrachens bei einem Neugeborenen* (aus HAFFERL). Beachte den engen Canalis choanalis. Die Epiglottis berührt das Gaumensegel

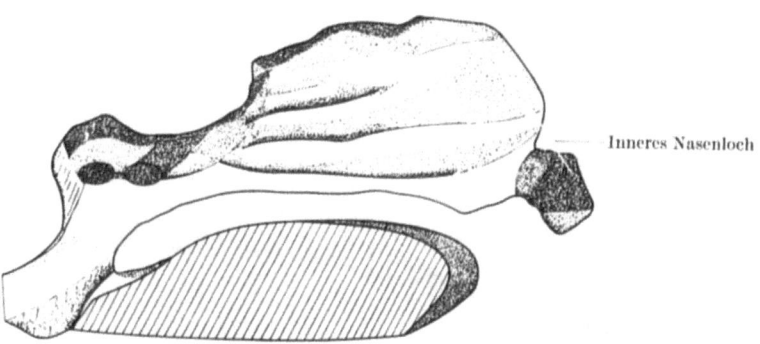

Abb. 115. *Nase und Pharynx des Neugeborenen (Abdruck eines Metallabdruckes in Gips)*.(nach F. GÖPPERT)

Neben dem Hochstand der Epiglottis sind noch zahlreiche andere anatomische Besonderheiten im Bereiche des Rachens und der Mundhöhle für die obligate Nasenatmung in dieser Lebensperiode verantwortlich: Wie schon aus den von F. GÖPPERT vor über 50 Jahren hergestellten Ausgüssen von Nase und Pharynx des Neugeborenen hervorgeht, ist in diesem Lebensalter die Pars oralis des Pharynx gegenüber dem Nasenrachenraum und der eigentlichen Nase ungewöhnlich klein (Abb. 115). Der beim Säugling schräge Verlauf von Pharynx und Zungengrund nach hinten und unten bedingt, daß wir bei Inspektion des Pharynx die Zunge nicht nach unten, sondern nach unten und vorne drücken müssen. Ebenso muß der Säugling, wenn er durch den Mund atmen will, aktiv diese Zungenstellung einnehmen, was lediglich beim Schreien geschieht.

Kopfes wird der Weg der Luft über die Zunge jedoch gestreckter und funktioniert daher etwas besser.

Nach der Vereinigung der beiden hinteren Nasenöffnungen (Choanen) verläuft der Nasopharynx beim Säugling eine große Strecke lang völlig horizontal, sich nach hinten zu verbreiternd bis zu den nicht tief einspringenden Rosenmüllerschen Gruben, wo er seine größte Breite erreicht (Abb. 116). In scharfer Kante biegt er hier nach unten um und verläuft jetzt, sich verschmälernd, in einem stumpfen Winkel gegen die Horizontale (Abb. 115), also nicht rechtwinkelig, wie etwa beim Erwachsenen, bis zur Pars laryngea, ein Verhalten, wie man es beim Tiere sieht (GÖPPERT). Der horizontale Teil ist an der Oberfläche vollständig platt und trägt hier die Pharynxtonsille, die im 1. Lebensjahr häufig noch keine

Keimzentren aufweist (Abb. 117). Die Unterfläche dieses Pharynxteils ist begrenzt von dem vollständig horizontal verlaufenden weichen Gaumen, der auch im Gegensatz zum Erwachsenen noch in seinem letzten Teile, dem Gaumensegel, diesen Verlauf beibehält. Der stumpfe Winkel, in dem der untere Teil des Pharynx diese Horizontale kreuzt, bedingt, daß der Zungengrund in schrägerer Linie aufsteigt und länger der Hinterwand des Pharynx anliegt, als beim Erwachsenen.

An dieser Stelle springt auch das Septum und die laterale untere Wand der Nase stärker vor, so daß sich hier eine ausgesprochene Verengerung findet (Abb. 116 u. 117).

Die besondere Ausgestaltung des Naseneinganges läßt eine Erweiterung in Fällen von Luftmangel als besonders wichtig erscheinen, daher die Rolle, die das Nasenflügelatmen bei den Erkrankungen der tieferen Atemwege und überhaupt bei respiratorischer Insuffizienz besonders im Kindesalter spielt.

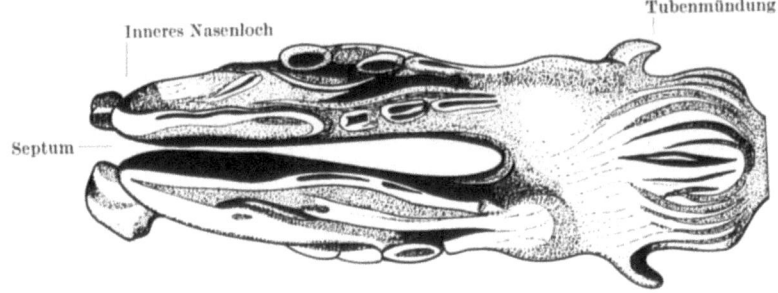

Abb. 116. Ausguß von Nase und Pharynx eines Neugeborenen von oben (nach F. GÖPPERT)

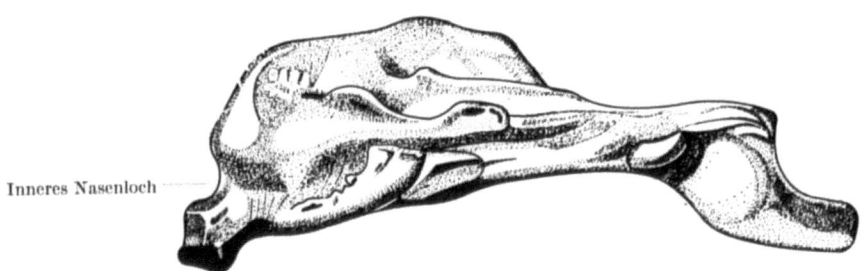

Abb. 117. Ausguß von Nase und Pharynx eines Neugeborenen von der Seite (nach F. GÖPPERT)

Ferner bewirkt die relative Kürze des Unterkiefers beim Neugeborenen und Säugling, daß die Zunge in Ruhestellung mehr oder weniger konstant dem Gaumen, bzw. der Rachenhinterwand anliegt. Extremfälle dieser Form behinderter Mund- und Nasenatmung sehen wir z. B. beim Pierre-Robin-Syndrom.

Der *Naseneingang* (Vestibulum nasi) ist im Säuglings- und Kindesalter stärker nach oben gerichtet als im späteren Lebensalter und zeigt an seinem Übergang in das Naseninnere eine Verengerung, das „innere Nasenloch" (ZUCKER-KANDL). Dieses ist stets enger als das äußere Nasenloch und deshalb auch von klinischer Bedeutung. Es wird gebildet durch den oberen Rand des Crus laterale des Flügelknorpels, der nach innen zu in das Nasenlumen eingekrempelt ist. Die Schleimhaut bildet hier eine faltenartige Vorbuchtung, das „Limen nasi" (MARX).

Die Rolle des Vestibulum nasi in der Physiologie der Nasenatmung und der Atmung überhaupt ist lange Zeit unterschätzt worden. Das innere Nasenloch kann durch dilatatorisch und konstriktorisch wirkende Muskeln, die Teile der vom N. facialis versorgten mimischen Gesichtsmuskulatur sind, aktiv erweitert oder verengert werden. VAN DISHOECK hat die vestibulo-nasale Spalte, die das innere Nasenloch bildet, mit einem Ventil verglichen, das automatisch die Quantität der benötigten Luftzufuhr reguliert. Das innere Nasenloch ist unter normalen Verhältnissen der kleinkalibrigste Engpaß des gesamten Respirationstraktes.

VAN DISHOECK unterscheidet im Verhalten der Nasenflügel bei der Atmung folgende 3 Stadien:
1. *Keine Nasenflügelbewegungen.* Bei geringer Atemtiefe wird der negative und positive intranasale Druck, der auf die Cartilago lateralis wirkt, nicht imstande sein, die Nasenflügel zu bewegen.

2. *Ventilwirkung.* Bei mittlerer Atemtiefe werden die Nasenflügel bei der Inspiration passiv angesaugt, wodurch der Nasenwiderstand steigt, und bei der Exspiration passiv erweitert, wodurch der Nasenwiderstand sinkt. Diese Ventilwirkung wird sich in dem Maße, als die Nasenflügel schlaffer sind (Ansaugen der Nasenflügel) schon bei geringerer Atemtiefe geltend machen.

3. *Aktive Nasenflügelbewegungen.* Bei größeren Atemtiefen wird der inspiratorischen Ansaugung durch Kontraktion des M. alaris entgegen gearbeitet. Bei der gesunden Nase wird der Widerstand fast ausschließlich durch das Ostium internum geliefert. Durch die aktiven Nasenflügelbewegungen der Muskelgruppe des M. dilatator nasi wird der inspiratorische Nasenwiderstand, der nach

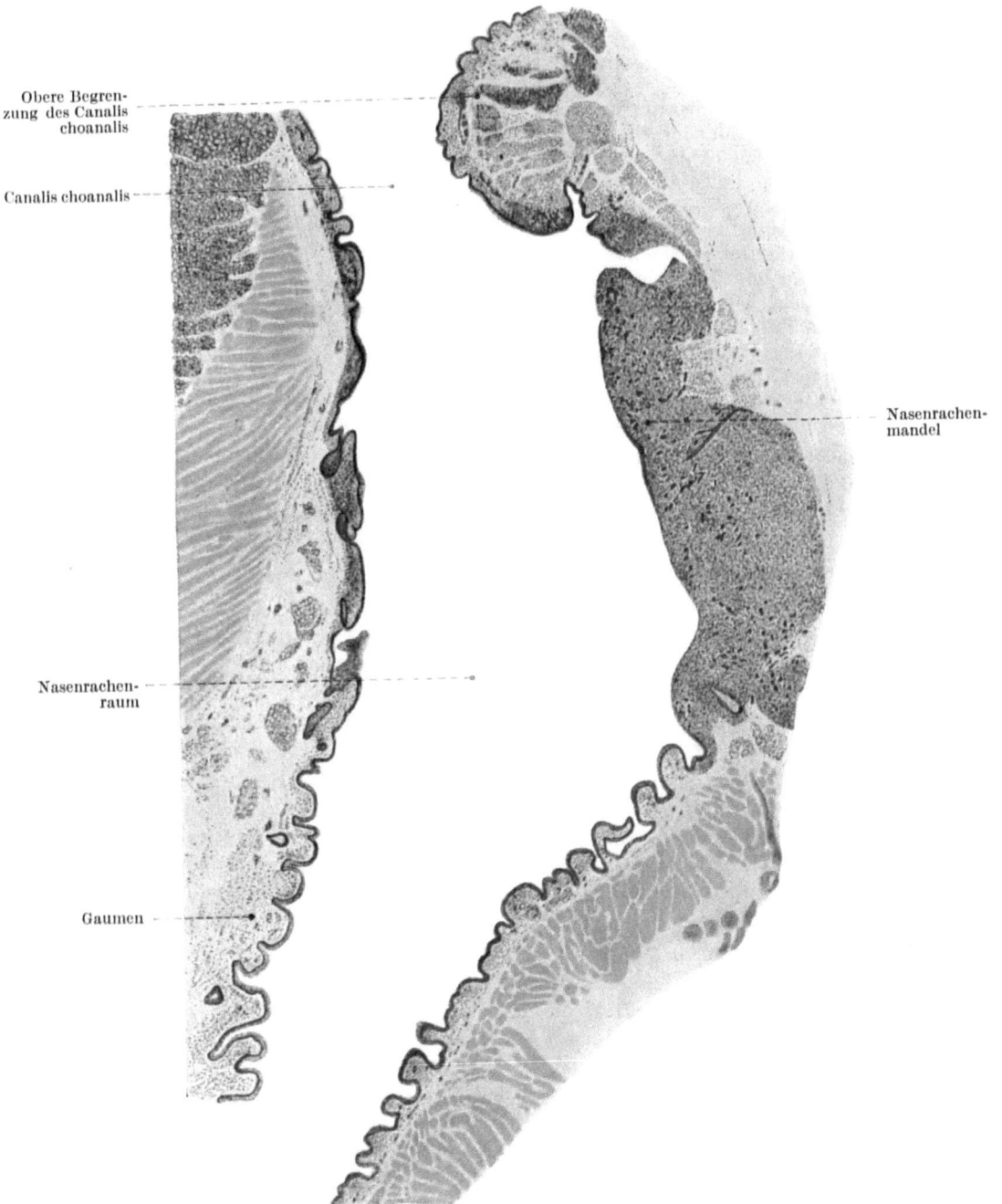

Abb. 118. *Histologischer Schnitt durch den Canalis choanalis und den Nasenrachenraum eines 8 Wochen alten Säuglings.* Schwellung der Schleimhaut am Übergang des Nasenkanals in den Naso-pharynx. Die Rachenmandel liegt dagegen an einer breiteren Stelle der Luftwege und befindet sich völlig im Ruhestadium (aus F. GÖPPERT)

ROHRE mehr als 50 % des Widerstandes des totalen Atemweges beträgt, merkbar verkleinert werden. VAN DISHOECK hat durch Elektrogramme die aktive Tätigkeit der Nasenflügelmuskel bei forcierter Atmung nachgewiesen und hält einen zentralen Regulierungsmechanismus für wahrscheinlich. Bei Stenoseatmung, wie beim Asthmaanfall, vor allem bei Kindern, sind auch bei Mundatmung einige Nasenflügelbewegungen wahrzunehmen. Selbst Kinder, die durch eine Trachealkanüle atmen, zeigen häufig Nasenflügelbewegungen. Bei Facialislähmung fällt die Funktion der Nasenflügelatmung auf der gelähmten Seite aus. VAN DISHOECK konnte bei Messungen des in- und exspiratorischen Atemwiderstandes am Menschen nachweisen, daß der Funktion der Nasenflügelmuskeln bei der Atmung eine wichtige Rolle in der Sauerstoffversorgung der tiefen Luftwege zukommt und konnte andersartige Meinungen widerlegen. Dem Autor scheint es wünschenswert, neben der Thoraxmuskulatur, welche ausschließlich die Vergrößerung und Verkleinerung des Brustraumes zum Ziele hat, die Nasenflügel-, Larynx- und Bronchialmuskeln in eine Sondergruppe zusammenzufassen, welche man die Luftwegsmuskulatur nennen könnte, mit der Aufgabe, die Weite des Luftweges zu regeln und der Stenosierung bei zunehmender Atemtiefe vorzubeugen.

Die 2. physiologische und klinisch wichtige Verengerung der Nase neben dem Vestibulum nasi am Eingang zur inneren Nase findet sich beim Säugling am Übergang von der Nase zum Nasenrachen, den *Choanen*. Diese hinteren Nasenöffnungen stellen beim Neugeborenen kleine kreisrunde 1—2 mm lange Kanälchen dar, für die GÖPPERT den Namen Canales choanales gebraucht, die von einer stark schwellbaren Schleimhaut eingesäumt sind (Abb. 118). Namentlich die obere Begrenzung nach dem Nasenrachenraum zeigt eine besondere Neigung zur Schleimhautschwellung, die GÖPPERT an histologischen Schnitten gezeigt hat (Abb. 118). Die Canales choanales geben daher bei dem Bau ihrer Schleimhaut die Möglichkeit eines isolierten Zuschwellens bei der Rhinitis posterior. So kann bei Säuglingen das Bild des Stockschnupfens, ähnlich wie bei vergrößerter Rachenmandel im späteren Kindesalter, bisweilen sogar der Eindruck einer Choanalatresie (s. S. 211) entstehen. Im Laufe des 1. Lebensjahres erweitern sich die Choanen nach oben, gleichzeitig mit den übrigen Wachstumserscheinungen des Gesichtsschädels.

Gegenüber dieser hinteren Engstelle der Nase ist das übrige Nasenlumen des Säuglings relativ groß (Abb. 119a—c). Die Weite beträgt am Ausguß an der Leiche nach GÖPPERT etwa 1—2 mm, die Höhe 9 mm.

Die Abknickung am engen Übergang zwischen dem Naseneingang und dem Naseninneren bewirkt, daß beim liegenden Kind aus dem Naseninneren durch den Atemstrom vorgestoßene Sekrete sich hier beim Zurücksinken leicht stauen, ankleben und eindicken und so zum Verschluß der Nase führen.

Vorn oben im Vestibulum, direkt am äußeren Nasenloch, überbrückt die nach innen sich schlagende Haut der äußeren Nase als Duplikatur in Form einer Falte den Winkel zwischen Crus mediale und Crus laterale des Nasenflügelknorpels. Dadurch findet sich hier eine nach vorn ziehende Ausbuchtung oder Tasche, die sog. Spitzentasche (KÖRNER). Die Auskleidung des Vestibulum nasi besteht aus Haut: mehrschichtiges verhornendes Plattenepithel, Schweißdrüsen und zahlreiche Talgdrüsen. Im allgemeinen entspricht die Grenze der Hautauskleidung gegenüber der respiratorischen Schleimhaut der Nase der Gegend des inneren Nasenloches. Beim Neugeborenen ist die Abgrenzung der äußeren Haut des Vestibulums nasi gegenüber der Schleimhaut besonders deutlich (CHARITON). Seitlich erstreckt sich das Plattenepithel nicht so weit nach hinten wie beim Erwachsenen.

Während der Pubertät entwickeln sich die distalen Nasenknorpel stärker und formen die für das spätere Leben charakteristische Nasenspitze. Die Nasenlöcher — zunächst kreisförmig — entwickeln sich dabei zur Ellipse. Während dieser Zeit kann quer über die äußere Nase, am Übergang vom mittleren zum unteren Drittel, ein rötlicher Streifen entstehen (CORNBLEET).

Die Entwicklung der *Pars respiratoria* der Schleimhaut ist erst um das 20. Lebensjahr abgeschlossen. In den ersten Lebensabschnitten sind die Drüsen der Nasenschleimhaut wenig entwickelt, und die Differenzierung in muköse und seröse Elemente ist kaum angedeutet (VALLESI). Bereits im Kindesalter besitzt die Nasenschleimhaut ein umfangreiches System an Drüsen. Die am meisten verzweigten sind besonders vorn unten zu finden (RICHTER). Bis zur Pubertät vergrößert sich die Regio olfactoria noch (WUSTROW). Ihr Epithel enthält beim Neugeborenen nur wenige Schleimzellen, die sich langsam zu Becherzellen umwandeln. Zur vollen Entwicklung der Drüsen vom gemischten Typ kommt es auch hier erst um das 20. Lebensjahr (VALLESI). Das Nasensekret hat nach PSAKHIS bei gesunden Kindern ein pH von 6,7—7,65. FABRICANT und PERLSTEIN geben einen Wert von 5,0—6,7 an, der durch Hyperventilation und Schreien zur alkalischen Seite verschoben wird (6,7—7,2). Der normale

Luft (BARAJAS-GARCIA) oder vom Nasenrachenraum her (ALFARO, KRUCOFF).

Das Epithel der respiratorischen Schleimhaut der Nase ist ein mehrreihiges Flimmerepithel, bei dem alle Zellen der Basalmembran

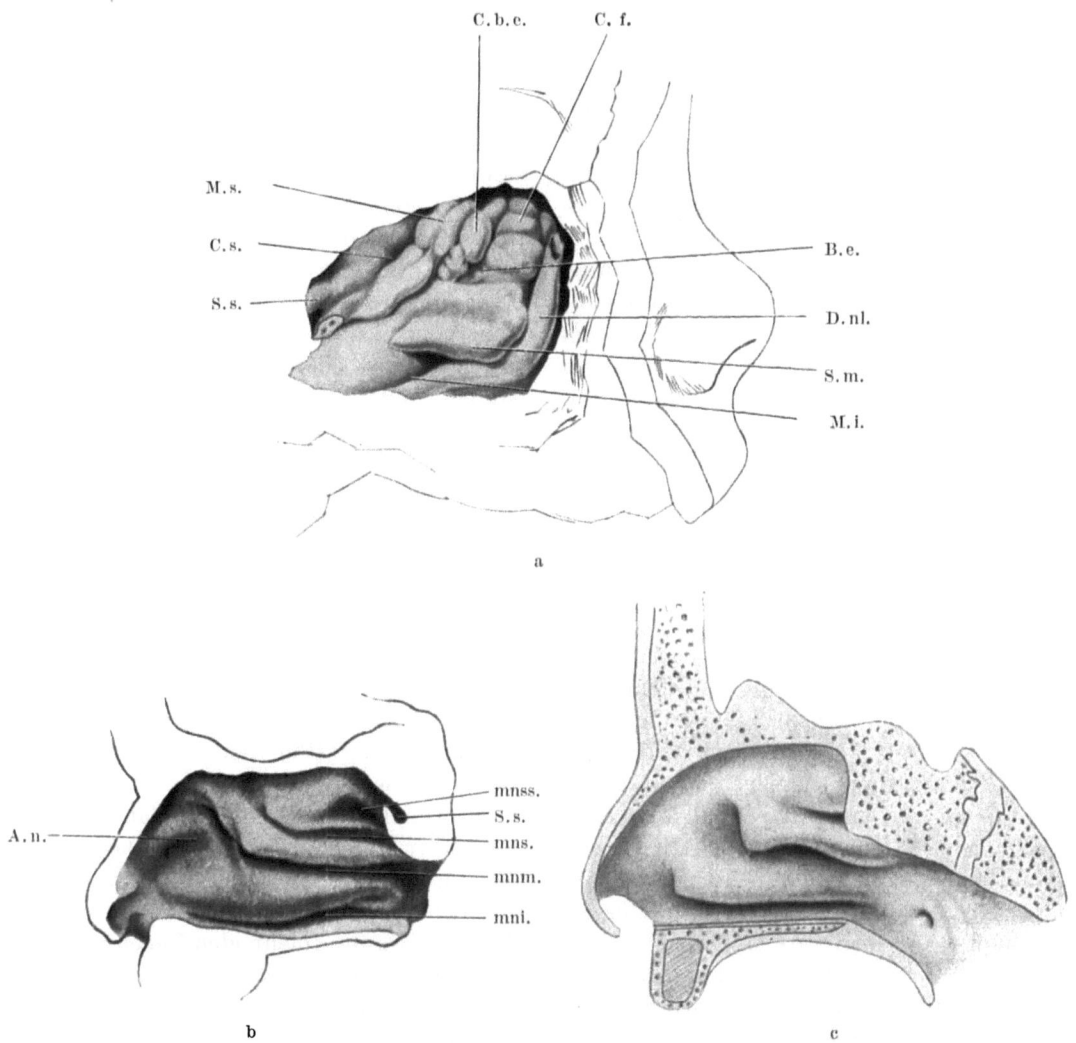

Abb. 119a—c. a *Rechte Nasenseitenwand eines Neugeborenen von außen* (nach KILLIAN). *B.e.* Bulla ethmoidalis; *C.b.e.* Cellulae bullae ethmoidalis; *C.f.* Cellulae frontales; *C.s.* Concha sup.; *D.nl.* Ductus nasolacrimalis; *M.i.* Meatus inf.; *M.s.* Meatus sup.; *S.m.* Sinus maxill.; *S.s.* Sinus sphenoidalis. b *Rechte Nasenseitenwand eines 2 Jahre alten Kindes* von innen (nach KILLIAN). *A.n.* Agger nasi; *mni.* Unterer; *mnm.* mittlerer; *mns.* oberer; *mnss.* oberster Nasengang; *S.s.* Sinus sphenoidalis. c *Rechte Nasenseitenwand eines 6jährigen Mädchens* (nach DISSE), (aus PETER 1925)

Luftstrom führt Bakterien, Staub und Fremdkörper choanenwärts (NEGUS), so daß die gesunde Nase meist keimfrei (ALFARO, KRUCOFF) oder zumindest frei von pathogenen Keimen ist (GOLDMAN, BLOOM, HERSCHBERGER), während bei Anomalien die Nasenschleimhaut geradezu ein lebender Bakteriennährboden wird. Die Besiedlung erfolgt aus der

aufsitzen, aber nicht jede die freie Oberfläche erreicht. Zwischen den Flimmerzellen sind zahlreiche Becherzellen verschiedenster Form vorhanden, die als einzellige Schleimdrüsen aufzufassen sind. Das Epithel ist durch eine strukturlose Basalmembran, in der sich Lücken befinden, von der bindegewebigen Lamina propria der Schleimhaut getrennt. Beim Neu-

13*

geborenen soll die Basalmembran noch fehlen
(SUCHANECK), sie wird im Laufe des Lebens
immer dichter und homogener. In der oberen
Schicht der Lamina propria, die zum Unterschied von den tieferen aus zellreichem, zartem
Bindegewebe besteht, sind reichlich Rund-
zellen eingelagert. Man bezeichnet sie daher als
lymphoide oder adenoide Schicht. Vom Epithel
der Luftwege senken sich in großer Zahl tubulo-
alveoläre sero-muköse Drüsen in die Tiefe der
Schleimhaut ein. Die kleineren Drüsen liegen
in der oberflächlichen Schleimhautschicht unmittelbar unter dem Epithel, die größeren reichen weit in die Tiefe, oft bis mitten in das
Schwellgewebe. In den ersten Lebensjahren
haben die Drüsen im vorderen Nasenteil oft
noch eine gemeinsame Mündung, was aber vom
5. Lebensjahr ab und später nicht mehr zu
beobachten ist. Die Drüsen in der Nase erreichen ihren höchsten Entwicklungsgrad um das
14.—16. Lebensjahr und nehmen nach dem
40. Lebensjahr zahlenmäßig wieder deutlich ab
(ZARITZKY). Eine Ansammlung von Drüsen findet sich in der medialen Kieferhöhlenwand und
in der Umgebung ihres Ostiums. Die Stirn-
höhlenschleimhaut ist relativ drüsenarm. In
der Kieferhöhle sollen vorwiegend seröse
Stücke, in der Stirnhöhle hauptsächlich muköse
Tubuli vorkommen (LOPEZ). Einzelheiten über
den histologischen Bau sind in dem Referat von
W. MESSERKLINGER ausführlich dargestellt.

Die *Gefäß- und Nervenversorgung* der Nase
hat sehr verschiedene Quellen, so daß bei den
Nasenkrankheiten mehrere neurale und vasculäre Störungsherde beachtet werden müssen.
Anastomosen zwischen den Gefäß- und Nerven-
netzen begründen außerdem manche diagnostischen und therapeutischen Schwierigkeiten
(BIESALSKI). Die arterielle Blutzufuhr wird von
der Arteria Carotis interna (über die Aa. oph-
thalmicae und ethmoideae) und von der Arteria
Carotis externa (über die Aa. maxillares und
Aa. pterygopalatinae) übernommen. Der venöse
Abfluß erfolgt hauptsächlich über die Vena
facialis, die V. ophthalmica mit Verbindungen
zu den Hirnsinus und über den venösen Plexus
in die Flügelgaumengrube.

Das Gefäßsystem der Nasenschleimhäute
entwickelt sich in einem Bindegewebspolster,
aus dem die Muscheln entstehen. In ihm bilden
sich im 6. Fetalmonat im Bereiche der mittleren und unteren Muschel größere Gefäß-
räume, aus denen sich im Laufe des 7. ein sub-

epitheliales, ein periglanduläres und ein peri-
chondrales Capillarnetz differenziert. Beim
Säugling dehnt sich das kavernöse Gewebe, aus
kleinen Hohlräumen aufgebaut, in dünner
Schicht über die ganzen Muscheln aus. Aus
ihnen bilden sich im Laufe des Lebens die
Schwellkörper in ihrer bekannten Anordnung.
Das Vorkommen von arteriovenösen Anastomosen in der Schleimhaut der oberen Luftwege
ist heute sichergestellt (HUSSAREK und RIE-
DER). Am besten ausgebildet ist kavernöses
Gewebe an den unteren Muscheln, am Rand
der mittleren und am hinteren Ende der mittleren und oberen Muschel, sowie am Tuberculum septi (SCHIFFERDECKER). F. WUSTROW
beschreibt den Schwellkörper am Septum als
rechteckig, sich leistenförmig nach hinten fort-
setzend. Er ist schon beim Neugeborenen vorhanden, bildet sich im Laufe des Lebens aber
weitgehend zurück.

In den Schwellkörpern hat man früher als
,,Blutstauungsapparat'' vorwiegend eine Vorrichtung zur Wärmeausstrahlung gesehen
(ZUCKERKANDL). Ihre Hauptaufgabe ist es
aber, die Geschwindigkeit des Luftstroms zu
regeln und sein Volumen zu dosieren (J. B.
MINK, KÖRNER), während für die Erwärmung
der Atemluft vorwiegend das subepitheliale
Capillarnetz verantwortlich sein soll (KÖRNER).

Das venöse Blut der Nasenschleimhaut
kann über den Plexus nasalis ext., den Plexus
nasolacrimalis, die Vv. ethmoidales ant. und
post., über Venen, die dorsal über das Gaumensegel und lateral in den Epipharynx führen, die
V. sphenopalatina und den Plexus sphenoidalis
abfließen. Da die ableitenden Venen mit denen
des Pharynx und diese wieder mit denen der
Gegenseite kommunizieren, können Stoffe, die
in die Blutbahn der Muscheln gelangen, beiderseits in den Tonsillen in Erscheinung treten
(R. WALDAPFEL, L. HOERBST).

Die *Lymphgefäße* bilden in der Nasenschleimhaut ein mächtiges capillares Netzwerk, das am reichlichsten in der subepithelialen Schicht ausgebildet ist, während sie in den
tieferen Schleimhautschichten zahlenmäßig
weniger, dafür aber grobkalibriger werden und
vorzugsweise um die Schwellkörper bzw.
Venenplexus liegen (MESSERKLINGER). Die
Lymphabflußwege der Nase können mit den
parapharyngealen und paratrachealen Lymph-
gebieten bis zum unteren Rand der Trachea
kommunizieren. Tuschepartikel oder Farbstoffe

können sogar von der Nasenschleimhaut bis in die peribronchialen und mediastinalen Lymphknoten verschleppt werden (O. LARSELL und R. A. FENTON).

Zwischen Subarachnoidal- und Subduralraum und den Lymphbahnen der angrenzenden Abschnitte der Nasenschleimhaut bestehen, zumindest bei Tieren, engste Beziehungen, denn nach subarachnoidalem bzw. subduralem Einbringen von Tusche oder Farbstoffen treten diese rasch in die Nasenschleimhaut über (A. BRONZINI, E. HOFFMAN und W. THIEL). Nach submuköser Injektion von Farbstoffen in das mittlere und hintere Drittel der Septumschleimhaut von Kaninchen und Ratten treten sie in den Subarachnoidalraum und den Hypothalamus über. Nach Anwendung radioaktiver Isotope wird eine doppelt so hohe Anreicherung im Gehirn als nach irgendeiner anderen Applikationsart erzielt (A. OROSZ, I. FOELDES, CS. KÓSA und G. TÓTH). Am Menschen ist bisher erst eine Darstellung des Verbindungsweges zwischen den Lymphbahnen der Nasenschleimhaut und dem Subarachnoidalraum bei Kindern bis zum 2. Lebensjahr geglückt (CUNÉO und ANDRÉ, ZWILLINGER). Die für die Klinik zahlreicher Infektionskrankheiten möglicherweise sehr bedeutsamen Verbindungswege zwischen der Nasenschleimhaut und den Subarachnoidalräumen bedürfen beim Menschen noch weiterer Untersuchungen (Literatur bei W. MESSERKLINGER).

Die *sensible Innervation* der Nasenschleimhaut stammt aus dem N. trigeminus, dessen erster Ast über den N. nasociliaris durch den N. ethmoidalis ant. feine Zweige an den vorderen Teil der Nasenhöhle abgibt und dessen zweiter Ast die Rami nasales postt. in die Nasenschleimhaut des oberen und mittleren Nasenganges sendet, während den unteren Nasengang die Nn. palatini, das Septum im wesentlichen der N. nasopalatinus versorgt. Die Äste der Kieferhöhlenschleimhaut stammen aus dem zweiten, die der übrigen Nebenhöhlen aus dem ersten Trigeminusast. Die sympathischen Fasern gelangen teilweise mit den Gefäßen, ausgehend vom Ganglion cervicale sup. über den N. petrosus profundus, über das Ganglion pterygopalatinum mit den Nn. nasales postt. in die Nasenschleimhaut. Sekretorische, für die Drüsen bestimmte Fasern entstammen dem N. intermedius und ziehen über den N. petrosus superficialis major zum Ganglion pterygopala-

tinum und von hier über die Nn. nasales postt. zur Nasenschleimhaut. Näheres bei W. MESSERKLINGER.

Die Schlagfrequenz der *Cilien des Flimmerepithels* der Nase beträgt in der Minute 160 bis 250 (P. FRENCKNER und N. G. RICHTNÉR) oder 2—12 Schläge pro Sekunde bei einem Temperaturoptimum von etwa 30° C, bzw. eine Viertel- bis eine Zehntelsekunde pro Schlageinheit (W. A. PROETZ). Wir unterscheiden bei der Vor- und Rückwärtsbewegung einer Cilie den schnelleren und kräftigeren Wirkungsschlag und den Erholungsschlag.

Nach BOWDITCH entwickeln die Cilien auf einer schiefen Ebene eine lebende Kraft von 7 g pro Minute je cm². Innerhalb einer kurzen Zeit kann eine zusätzliche Belastung die Arbeitsleistung erhöhen, bei weiterer Belastung treten Ermüdungserscheinungen auf. Austrocknung der Sekretdecke bedingt eine zunehmende Verlangsamung des Cilienschlages, bis dieser schließlich vollständig erlischt. Befeuchtung führt zur Restitution, vorausgesetzt, daß die Schädigung durch die Austrocknung nicht zu lange gedauert hat. Trockenheit, 15 min und länger, bedingt nach PROETZ irreversiblen Stillstand.

Die Qualitäten des Flimmerschlages sind abhängig von verschiedenen Einflüssen, wie Temperatur, Viscosität, pH des Gewebes und des Sekretes, Oberflächenspannung und vielen anderen Faktoren. Die Möglichkeit einer nervösen Beeinflussung ist noch umstritten (Lit. bei W. MESSERKLINGER). Durch mechanische Einwirkungen ist das Flimmerepithel leicht verletzlich.

Eine Unzahl verschiedenster Stoffe wurden in ihrer Einwirkung auf den Flimmerschlag untersucht. Die Ergebnisse sind z. T. wechselnd und widersprechend, da die Untersuchungsmethoden äußerst verschieden waren (Lit. bei W. MESSERKLINGER). Eine Rolle spielt die Applikation der einzelnen Stoffe, ihre Konzentration, der osmotische Druck der Lösung, der Einfluß der Oberflächenspannung u. a.

Ringer- oder physiologische Kochsalzlösung beeinflussen die Flimmertätigkeit praktisch nicht. Kochsalzlösung über 4% oder unter 0,2% bedingt dagegen einen endgültigen Stillstand. 2%iges Pantocain bewirkt vorübergehende Hemmung. Die therapeutisch verwendeten Silbersalze wie 1%iges Protargol, 10%iger Collargol und 2%iges Targesin

13a

bewirken kaum eine Hemmung. Ephedrin zeigt nur eine geringfügige Hemmwirkung, während von Privin und Otriven kein schädlicher Einfluß auf den Cilienschlag beobachtet wird.

Die Schlagrichtung der Cilien verläuft in der Nasenhöhle im großen und ganzen von vorne nach hinten bzw. von oben nach unten, ist also nach rückwärts und abwärts gerichtet. Nur an der lateralen Fläche der Nasenmuschel sind die Wimpern hauptsächlich bei kleineren Kindern nach rückwärts und aufwärts geneigt. Im Ostium der Kieferhöhle, der Siebbeinzellen und der Stirnhöhle ist ihre Bewegung gewöhnlich nach den Nasenhöhlen gerichtet. In der Kieferhöhle tragen die Cilien das Sekret immer gegen das Ostium, auch wenn eine Öffnung besteht, die wesentlich größer ist als der natürliche Ausführungsgang (P. FRENCKNER). Dementsprechend verläuft auch der Sekretstrom der Nase, der unter normalen Bedingungen am Choanalrand endet. Die Geschwindigkeit des Sekretstromes in der Nase wird mit 0,25—0,75 cm pro Minute angenommen. Im vorderen Drittel ist sie langsamer, in den hinteren 2 Dritteln kann die Geschwindigkeit nach HILDING 10 mm pro Minute erreichen. Demnach könnte in einer Nebenhöhle die gesamte Sekretdecke in 5 bis 10 min (PROETZ) oder in 10—15 min (RENVALL) erneuert und die gesamte nasale Schleimdecke alle halbe Stunde in den Pharynx geschafft werden (zitiert nach MESSERKLINGER).

Die *Resorptionskraft* der jugendlichen Nasenschleimhaut ist größer als beim Erwachsenen (TA-PEN LIN). Die Atemluft verliert während ihrer Strömung durch die Nase 0,1% ihres Sauerstoffgehaltes, während die Kohlensäure um den gleichen Wert zunimmt (HATZMANN), wobei sich bereits das normale Flimmerepithel den Luftsauerstoff nutzbar machen kann (DOITEAU).

Die Aufnahme von Lösungen verschiedenster Art wurde in vielfacher Weise durch Applikation von Arzneimitteln oder Farbstoffen geprüft. Manche Stoffe werden dabei so gut und rasch aufgenommen, daß sie so schnell wie nach einer subcutanen Injektion zur Wirkung kommen, wie es z. B. für Hyoscin festgestellt worden ist, während Atropin schlecht resorbiert wird (HYDE, J. TONNDORF). Die vasoconstrictorischen Mittel erzielen aufgrund ihrer Eigenschaften keinen Allgemeineffekt (VAN ALYEA und DONNELLY) und behindern auch stark den Wirkungseintritt solcher Medikamente, die

sonst gut und rasch resorbiert werden. Bei Säuglingen und Kleinkindern wurden jedoch Intoxikationen durch manche vasoconstrictorischen Nasentropfen mehrfach beobachtet (LEGLER). NAUMANN konnte bei fluorescenz-mikroskopischen Untersuchungen feststellen, daß die Resorption einzelner Medikamente verschieden schnell und ausgiebig erfolgt. So wird z. B. eine Atebrinlösung wesentlich besser und schneller aufgenommen als eine solche von Aureomycin und Terramycin. Von verschiedenen Farblösungen werden basische Stoffe besser resorbiert als saure (TA-PEN LIN). Trypanblau, auf die Nasenschleimhaut geträufelt, erscheint in wenigen Minuten in steigender Konzentration in den cervicalen Lymphbahnen (JOFFEY). Nach dem gleichen Autor passieren Eiweißkörper bis zu einem Molekulargewicht von 70000, das entspricht der Größe von Serum-Albuminen, die normale Nasenschleimhaut, während Antikörper, großenteils Globuline, mit einem Molekulargewicht von 180000 nicht aufgenommen werden. Therapeutisch wurde versucht, Hypophysenhinterlappen-Pulver zur Behandlung des Diabetes insipidus aufschnupfen zu lassen. Auch die Behandlung des Diabetes mellitus durch Auftropfen von Insulin auf die Nasenschleimhaut führte nach MAJER zu befriedigenden Ergebnissen im Tierversuch und bei Diabetikern. Roggen- und Birkenpollen mit einem Durchmesser bis zu 50 μ können nach STRÖMME im Tierversuch die Nasenschleimhaut durchdringen. Diese Pollen dringen bei sensibilisierten und nicht-sensibilisierten Tieren schnell durch das Epithel ein.

Nach MESSERKLINGER erfüllt die Schleimhaut ihre Aufgabe, den Organismus an die Milieubedingungen so anzupassen, wie sie durch die gasförmige Umgebung auf ihn eindringen, dadurch daß sie Stoffe verschiedenster Art aufnimmt, mit ihnen reagiert und stimulierende Reize weitervermittelt. Wirken Bakterien oder ihre Stoffwechselprodukte auf sie ein — normalerweise wird hier der größte Teil von ihnen in der Sekretdecke gebunden und abtransportiert —, so regen sie *Antikörperbildung* an. Staphylokokken auf der Nasenschleimhaut und ihre Keimträger stehen z. B., gemessen am Antistaphylosintiter im Blut, in engem Kontakt miteinander; es kommt zwischen den Bakterien bzw. ihren Stoffwechselprodukten einerseits und den Abwehrkräften des Körpers andererseits normalerweise zu einem Gleichgewicht (PACKALEN und BERG-QUIST). Diese Funktion zeigt sich vielleicht noch deutlicher bei den atrophischen Rhinitiden. MESSERKLINGER und MOESE fanden bei der Rhinitis atrophicans verschiedenster Genese im Sekret Diphtherie- oder diphtherieähnliche Bacillen, dabei anamnestisch nie eine akute Diphtherie, im Blut der Kranken aber immer einen deutlich erhöhten Diphtherie-Antitoxinspiegel, in Einzelfällen sogar bis zu 1 I E pro cm³ Serum. Diese Ergebnisse stimmen im wesentlichen mit denen von BECK und BRODT, VOGEL, J. MEYER, E. WIRTH überein. Scheinen diese Diphtheriestämme bei grober Prüfung auch großenteils avirulent, so zeigen sie mit feinen Untersuchungsmethoden, modifiziert nach C. JENSEN, doch öfters geringe Toxinbildung. KUROSU konnte kürzlich solche Keime durch wiederholte Überimpfung in der Kultur wieder virulent werden lassen (zitiert nach MESSERKLINGER).

Therapeutisch wurde die antikörperbildende Fähigkeit der Nasenschleimhaut oft ausgewertet. Den alten Chinesen und auch den Hindus war es bekannt, daß sie durch Einführung von trockenen Krusten von Kuhpocken Immunität gegen Variola erzielen konnten. Durch Einsprayen, Inhalieren oder Einlegen von Watte oder Schwämmchen, getränkt mit dem Impfstoff, haben SABELLI gegen Diphtherie bei einem großen Krankengut in 95% Immunität, BLAZECK in 66%, EGIDI in 60% gute Erfolge erzielt, während bei den übrigen Kranken die Schick-Probe deutlich abgeschwächt wurde. Mehrere Autoren gaben befriedigende Ergebnisse mit einer Mischung von Diphtherie- und Tetanus-Anatoxin nach wiederholter Einwirkung bekannt. In ähnlicher Weise wurde von FRIEDMANN Immunität gegen Scharlach erzielt. WALSH empfahl kürzlich wieder intranasale Impfung mit polyvalenter Vaccine aus für die Respirationsorgane pathogenen Keimen. Er erreichte damit an einem großen Krankengut eine Schutzwirkung für 6—8 Wochen in 84%. Pernasale Verimpfung einer Grippe-Trocken-Vaccine wurde von SCRIABINA und BACLAGINA empfohlen. Lokale Applikation von Typhus- oder Paratyphus B-Vaccine auf die Nasenschleimhaut von Kaninchen erzeugt einen Agglutinationstiter des Nasengewebes, der gleich hoch wie der Bluttiter und stets höher als der Titer in Leber oder Milz ist (WALSH). Kaninchen, die 5 Tage lang intranasal mit

Pneumokokkenvaccinen immunisiert wurden, konnten eine letale Dosis auch dann noch vertragen, wenn ihr Blut nur mehr eine unmerkliche Menge von Antikörpern enthielt. Bemerkenswert ist der Versuch von SABIN: Einführung von Pneumogut-Virus in die Meerschweinchennase bedingte eine schnell tödlich verlaufende Encephalitis. Eine Mischung des Virus mit Antiserum in vitro schützte nicht gegen Infektion. Einbringen des Antiserums in die Nase und nachfolgende Infektion, auch Stunden später, verhinderte eine Erkrankung, jedoch nicht eine i.m. Injektion des Immunserums. Eine ähnliche Schutzwirkung beobachtete er bei Mäusen von intranasal eingeträufeltem Immunserum der Pferde-Encephalomyelitis.

Ein Vorteil der intranasalen Impfung soll darin liegen, daß das Antigen 24 Std im Körper verbleibt, gegenüber 3—12 Std bei subcutaner Injektion, und daß die Antikörperbildung in der Nasenschleimhaut durch flüssiges Antigen nach 1 Std, durch pulverisiertes nach 2 Std beginnt, wobei das Maximum der Präcipitine nach 1 bis 5 Tagen festzustellen ist. Wird die intranasale Impfung durch Eintropfen oder Spray vorgenommen, so dringt der Impfstoff bei Menschen nicht in die tiefen Luftwege ein, im Gegensatz zum Kaninchen, da die Epiglottis hierfür eine fast unüberwindliche Sperre darstellt (zitiert nach MESSERKLINGER).

Bakterien, die auf die Nasenschleimhaut gelangen, werden unter normalen Umständen wohl von der Sekretdecke festgehalten und mit ihr abtransportiert. Nach ST. CLAIR THOMSON sind sie sogar bereits nach 5—10 min zerstört. Unter experimentellen Bedingungen hat man gefunden, daß virulente Bakterien und ihre Toxine schneller aufgenommen werden als von ihren Stoffwechselprodukten gereinigte Keime (LINTON). Virulente Pneumokokken, auf die Nasenschleimhaut von Mäusen gebracht, konnten bereits 10 min später aus ihrem Herzblut gezüchtet werden (HEINLEIN). Diese für die Immunbiologie, besonders auch des Kindesalters, sehr bedeutsamen Untersuchungen verdienen besondere Beachtung durch den Pädiater.

Zieht man in Betracht, daß die Nase unter normalen Umständen in hohem Maße mit der Außenluft in Berührung kommt, und bedenkt man, daß nach WRIGHT die Inspirationsluft ³/₄ bis ⁴/₅ ihrer Keime in der Nase verliert, dann wird der oft so spärliche Keimgehalt der Nase verständlich. Die Nase muß also zweifelsohne in der Lage sein, die bei der Atmung anfliegenden und auf der Sekretschicht arretierten Keime in irgendeiner Weise unschädlich zu machen. Über diese Fähigkeit sind die Ansichten z. T. recht verschieden. Keime auf der Nasenschleimhaut sollen in 5—15 min zerstört werden, während sie in den Nebenhöhlen innerhalb von 24 Std abgetötet werden (ST. CLAIR THOMSON). J. MÖSE und W. MESSERKLINGER beobachteten in allen normalen Nasensekretproben eine mehr oder weniger starke Wachstumshemmung. Die Wirkung war in ihrer Stärke im wesentlichen allerdings an das Vorhandensein der Originalkeimflora des Sekrets gebunden. Bei reichlicher Originalflora war eine stärkere Hemmung feststellbar.

Die Vasoconstriction in der Nasenschleimhaut wird heute vorzugsweise dem Sympathicus zugeschrieben (UNDRITZ, THEISSING). Er besitzt dabei eine hohe Reizschwelle. Die Vasodilatation erfolgt durch den Parasympathicus, der im Gegensatz zum Sympathicus im Bereich der Nase eine niedrigere Reizschwelle aufweist. Die Verhältnisse der vegetativen Steuerung der Nasensekretion sind recht kompliziert (Literaturübersicht bei MESSERKLINGER).

Reflexbeziehungen der Nasenschleimhaut: Die Schleimhaut der oberen Luftwege ist ein empfindlicher Receptor und in gleicher Weise auch ein Erfolgsorgan für Reize verschiedenster Art und Herkunft. Die Vasomotorik und Sekretion wird einesteils durch die Atemluft und die davon ausgehenden Reize reflektorisch geregelt, andererseits kann sie aber auch durch Einwirkungen, die weit entfernt von der Nase angreifen, beeinflußt werden. So ist z. B. die reflektorische Steuerung der subepithelialen Durchblutung durch den Reiz der Atemluft und ihre Qualitäten bekannt. TIMOFEEV und SINICYNA fanden nach einem Fußbad von 15° eine Erhöhung der Temperatur der Nasenschleimhaut bis zu 3°, während sich dabei z. B. die Temperatur der Mundschleimhaut nicht änderte. Neben dieser reflektorischen Steuerung der Schleimhautfunktionen nehmen von der Schleimhaut der oberen Luftwege aus eine Reihe von Reflexen ihren Ursprung. Die afferenten Reflexbahnen stellen zu einem Teil die sensiblen Äste des Trigeminus, die taktile- und Schmerzempfindungen vermitteln und zwischen denen bestimmte Wechselbeziehungen bestehen. Das Auftreten von Reflexen wird durch diese Wechselbeziehungen bedingt und z. B. bei Veränderung der Schmerzempfindlichkeit gestört. Dazu hat auch das sympathische System auf die Empfindlichkeit der Nasenschleimhaut einen wesentlichen Einfluß. Eine Reflexgruppe dient dazu, die Atmung zu

regeln, bzw. die tiefen Luftwege vor dem Eindringen von schädigenden Substanzen zu schützen. Das Niesen und der nasale Husten wurde bereits von GAULE erschöpfend behandelt. Den Einfluß von Reflexen der Nasenschleimhaut auf die Atmung demonstrierte SERCER an Laryngektomierten: Durch Einblasen von Luft in die Nase erzielte er sofort ausgiebigere Lungenventilation. Dabei beobachtete er eine Kontraktion der Bronchialmuskeln durch homo- und bilaterale Reflexe, die bei vasomotorischen Rhinitiden verstärkt waren. Er verlegt die afferente Reflexbahn in den 2. Trigeminusast, über den sie in das Atemzentrum in der Medulla oblongata zieht und sieht den efferenten Bogen in den Interkostalnerven, im N. vagus und N. phrenicus. Durch Applikation eines Reizgases auf die Nasenschleimhaut erhält man einen Atemstillstand, worauf die Atmung erst nach einiger Zeit wieder einsetzt, während nach einem starken Reiz auch ein defininitiver Atemstillstand eintreten kann. Dazu kommt es zu Bradykardie und Blutdruckanstieg, wenn die Reizung von der Nasenschleimhaut aus erfolgte (Kratschmer-Reflex), dagegen zur Blutdrucksenkung und Bradykardie, wenn sie auf die tieferen Luftwege einwirkte (DAUTREBANDE). Durch elektrische Reizung der Nasenschleimhaut erreichte VILLARTA Atemstillstand, dem manchmal eine unregelmäßige oder beschleunigte Atemtätigkeit voranging. Die Apnoe hielt um so länger an, je stärker der Reiz war und je länger er eingewirkt hatte. Nach Entfernung des Carotissinus bds. trat im allgemeinen kein Atemstillstand mehr auf, nur in einigen Fällen kam es zu einer kurzdauernden Verlangsamung, die für die Reizdauer anhielt, in einigen anderen Fällen aber zu einer Verstärkung und Vertiefung der nachfolgenden Atmung. Quantitative Steigerung der durch die Nase geleiteten Luftmenge in der Zeiteinheit bedingt eine deutliche Veränderung des Atemrhythmus und der Atemtiefe, Veränderungen, die nur beim wachen Tier, dagegen nicht in Urethan-Narkose auftreten, während Atropinisierung und Dezerebrierung den Reflex nicht zum Erlöschen bringen (CIURLO). Das Reizzentrum hierfür soll im verlängerten Mark angelegt und mit jeweils einer Nasenseite gekoppelt sein (übereinstimmend mit der Hemiplegia respiratoria SCHIFFs) (zitiert nach MESSERKLINGER). Dies wird auch zur Erklärung der Unterentwicklung einer Thoraxhälfte bei einseitig behinderter Nasenatmung herangezogen. Ähnliche Reflexe können auch über den N. olfactorius hervorgerufen werden (CASTELLO und SALERNO). Nach MESSERKLINGER dürfte nach wie vor die Meinung GAULEs gültig sein, daß die eigentlichen schützenden Reflexe vom N. Trigeminus ausgelöst werden, es aber dabei vorwiegend Aufgabe des N. Olfactorius sei, die Atmung so einzustellen, daß sie beim Riechakt behilflich ist. Enge reflektorische Beziehungen bestehen auch zwischen Nasenschleimhaut und Auge. Der nasociliare Reflex (HALPHEN und SCHULMANN) wird durch Berühren der Nasenschleimhaut, besonders in der Gegend hypersensibler Zonen, dem mittleren Nasengang und der

Regio sphenopalatina ausgelöst und verursacht in der Nase Schwellung der Schleimhaut, verstärkte Sekretion und Niesen, am Auge Tränen, Rötung der Conjunctiva, Verengerung der Pupille und Blepharospasmus der gereizten Seite. Bekannt ist auch der nasopalpebrale Reflex, der so empfindlich ist, daß er beim Erwachen aus der Narkose bisweilen vor dem oculopalpebralen erscheint(zitiert nach MESSERKLINGER).

Von der Schleimhaut der oberen Luftwege gehen ständig Erregungen auf das *vegetative Nervensystem* über, so daß sie einen ausgezeichneten Neuroreceptor für die vegetativ gesteuerten Umweltbeziehungen bilden (E. H. MAJER). Im Tierversuch konnten durch Reizung der Nasenschleimhaut der Herzrhythmus, der Blutdruck und die Zusammensetzung des Blutes beeinflußt werden. HARRIES beobachtete eine reflektorische Hemmung des Herzens und außerdem bei nicht oder leicht anaesthesierten Tieren, Senkung des Blutdrucks. Auch bei Menschen kann unter pathologischen Bedingungen die Reflexerregbarkeit seitens der Nasenschleimhaut deutlich gesteigert sein, wie viele Beobachtungen lehren. So konnte KILLIAN demonstrieren, daß ernste Herzreflexantworten bei Übererregbarkeit des Trigeminus nach operativen Prozeduren in der menschlichen Nase auftreten können. PROETZ teilte

Fälle von Exitus nach Kieferhöhlenspülung wahrscheinlich als Folge eines naso-kardialen Reflexes mit. Weitere Literatur hierüber bei MESSERKLINGER. Der Einfluß verschiedener Hormone auf die Nasenschleimhaut wurde im Tierversuch von zahlreichen Autoren untersucht (Lit. bei MESSERKLINGER). Von den Nebennierenrindenhormonen führt das Mineralcorticoid (untersucht ist hier vor allem Doca) zu Wasser-, Natrium- und Chloridretention und fördert oder steigert Entzündungen als prophlogistisches Hormon. Das Cortison als Glucocorticoid bewirkt u. a. eine Hemmung entzündlicher Reaktionen der Nasenschleimhaut. Die Hormonwirkungen, vor allem des Cortisons, haben in der Therapie verschiedener Schleimhauterkrankungen der Nase großes Interesse gefunden. Über die Indikation, Dosierung und die Ergebnisse haben ihre Erfahrungen u. a. mitgeteilt: W. BECKER, B. KNICK, W. LORENZ und J. MATZKER, P. FALK, M. HUSSAREK, K. SCHUBERT (weitere Lit. bei MESSERKLINGER). Über den Einfluß der Hypophysen-, Sexual- und Schilddrüsenhormone auf die Nasenschleimhaut im Experiment unterrichten die Monographie von HÜTTEROTH und das Referat von MESSERKLINGER.

Ursachen und Folgen behinderter Nasenatmung und habitueller Mundatmung

Ist das Kind nach Überstehen der Säuglingsphase zum fakultativen Nasenatmer geworden, so gehört eine ungestörte und *freie Nasenatmung zum körperlichen und psychischen Wohlbefinden und zur weiteren normalen Entwicklung.* Die *Ursachen behinderter Nasenatmung,* die in der Nase und im Nasenrachen ihren Sitz haben, sind für praktisch-klinische Zwecke in Übersichtstab. 7 zusammengestellt.

Die behinderte Nasenatmung führt zwar vorübergehend oder dauernd zur Mundatmung, jedoch ist die *habituelle Mundatmung* des Kindes keineswegs immer nur auf Störungen in der Nase und im Nasenrachen zurückzuführen. Sehr häufig verursachen auch *orale Faktoren* die habituelle Mundatmung des Kindes.

Bei unzureichendem Lippen- und Kieferschluß und mangelndem Zungenhochstand wird der luftdichte Abschluß der Mundhöhle — eine Voraussetzung zur freien Nasenatmung — behindert. So können Lippen- und Gaumenspalten je nach Ausdehnung bald mehr den vor-

deren, bald mehr den mittleren und hinteren Mundabschluß stören. Ferner führen vorwiegend *konstitutionelle und erbbedingte,* in geringerem Maße auch durch Rachitis, Lutschen und Flaschenernährung verursachte Anomalien der Kiefer- und Zahnbildung (Prognathie, Progenie) zwangsläufig zum *offenen Biß,* vielfach auch zu erheblicher *Kieferkompression* mit hohem Gaumen und spitz zulaufendem Oberkiefer. Ihre stärkeren Grade stören nicht nur den Lippenschluß, sondern auch die Anlagerung der Zunge an den Gaumen so erheblich, daß ein luftdichter Abschluß der Mundhöhle nicht mehr in Frage kommt und das Kind zum, habituellen Mundatmer wird. Am deutlichsten pflegen die Altersklassen vom 8. bis etwa 14. Lebensjahr unter diesen Folgen der behinderten Nasenatmung bzw. der habituellen Mundatmung zu leiden.

In Mundruhe wird nach KÖRBITZ und ECKERT-MÖBIUS die Zunge und der Unterkiefer in der Hauptsache durch Saugwirkung vom

Tabelle 7. *Ursachen der behinderten Nasenatmung im Kindesalter*

I. Chronische respiratorische Insuffizienz der Nase

  a) *Nasale Obstruktion*

    1. *Mißbildungen*

      Synechien des Naseneinganges
      Ansaugen der Nasenflügel
      Angeborene Enge des Nasenlumens
      Septumdeviationen, Septumleisten
      Choanalatresie
      Encephalocelen
      Angeborene Tumoren (Cysten, Teratom)

    2. *Traumen*

      Zustand nach Fraktur oder Luxation der Nasenbeine oder des Septum
      Synechien des Naseneinganges und Naseninnern, Rhinolith

    3. *Entzündliche und allergische Erkrankungen der Nasenschleimhaut*

      Rhinitis hypertrophicans
      Rhinitis atrophicans
      Polypen der Nase und Nebenhöhlen
      Der Choanalpolyp

    4. *Spezifische Erkrankungen*

      Lues congenita und ihre Folgen
      Tuberkulose
      Rhinosklerom

    5. *Tumoren*

      Angiome, Osteome, Chondrome, Neurinome, Sarkome

  b) *Nasenrachen-Obstruktion*

    1. *Hyperplasie des lymphatischen Rachenringes*

      a) Adenoide Vegetationen

      b) Hyperplasie der Gaumenmandeln

    2. *Tumoren des Nasenrachen*

      Das juvenile Nasenrachenfibrom
      Chondrome, Sarkome, Teratome und Cysten des Nasenrachens
      Parapharyngeale Tumoren

    3. *Narbige Synechien* (traumatisch, entzündlich, postoperativ)

II. Akute respiratorische Insuffizienz der Nase

  a) *Nasale Obstruktion*

    Die banale Rhinitis und Rhinopharyngitis
    Die infektiöse Rhinitis
    Die akute Ethmoiditis
    Fremdkörper der Nase
    Osteomyelitis des Oberkiefers
    Septumhämatome und -abscesse
    Chirurgische Tamponade bei Nasenbluten und Traumen

  b) *Nasenrachen-Obstruktion*

    Die banale Adenoiditis
    Die infektiöse Adenoiditis
    Retropharyngealabsceß

III. Funktionelle Insuffizienz der Nasenatmung ohne Obstruktion

  a) Psychogene Störungen

  b) Fehlende Reedukation des Kindes nach Beseitigung des organischen Hindernisses

  c) Orale Faktoren
    Prognathie, Kieferkompression

Oberkiefer getragen. Nach dem Schluckakt haftet die Zunge am harten Gaumen. Bei normaler Nasenatmung wirken sich die von der Zunge ausgehenden oder übermittelten Schwerkraft- und Spannungsenergien formend auf den jugendlichen Kiefer und Gaumen aus (ECKERT-MÖBIUS). Bei behinderter Nasenatmung und habitueller Mundatmung fehlen die normalen formativen Kräfte der Zunge auf den Gaumen und Kiefer, so daß es während der *zweiten Dentition* zum Bilde der *Kieferkompression* mit hochstehendem Gaumen, spitz zulaufendem Oberkiefer und Prognathie kommen kann.

Schließlich kann bei Kindern der Mundschluß infolge allgemeiner Muskelerschlaffung (häufig bei Debilität und Idiotie) fehlen, ohne daß in Nase oder Mundhöhle ursächliche organische Veränderungen zu finden sind.

Die Vorstellung, daß die behinderte Nasenatmung als solche eine wesentliche Kieferkompression hervorruft, muß heute als überholt angesehen werden (ECKERT-MÖBIUS). Lediglich der habituellen Mundatmung ist nach demselben Autor wegen des fehlenden Unterdruckes der in Ruhestellung am Gaumen angelegten Zunge eine kieferkompressorische Wirkung zuzuschreiben. Die *Zunge* spielt also für die Aufrechterhaltung der normalen Nasenatmung eine wesentliche Rolle, da sie in Ruhestellung den luftdichten Abschluß der Mundhöhle gegen den Mundrachen garantiert. Durch *kieferorthopädische Regulation* des offenen Bißes und anderer Zahnstellungs- und Kieferanomalien, sowie in geeigneten Fällen auch durch *Gaumennahterweiterung* (KRESSNER, DERICHSWEILER, LORENZ), kann die Umstellung der habituellen Mundatmung zur physiologischen Nasenatmung erzielt werden. Voraussetzung hierfür ist wiederum die Beseitigung etwaiger Obstruktionen der Nase und des Nasenrachens.

Als *Folge der behinderten Nasenatmung* können vielgestaltige Reizzustände der oberen und der tieferen Luftwege mit Muschel- und Schleimhautschwellung auftreten. Häufig findet sich seröse bis eitrige Sekretion und die Entwicklung einer pathologischen Keimflora. Über Resorptionsvorgänge kann es zu allergisch-toxischen Auswirkungen kommen. Mitbeteiligung der Nasennebenhöhlen an den entzündlichen Prozessen ist häufig. Bekannt sind auch die Neigung zu akuten und chronischen Mittelohrentzündungen und die günstigen Bedingungen zum Entstehen einer chronischen Tonsillitis.

Noch bedeutsamer für die Entwicklung des Kindes ist die nasal- oder oralbedingte Mundatmung durch ihre *Fernwirkungen auf den gesamten Organismus und auf die Psyche.*

Die Mundatmung ist wegen des größeren Mundquerschnittes und des Fehlens der nasalen Atmungsregulatoren (s. S. 200) stets flacher als die Nasenatmung. Ihre aerodynamisch-physikalischen Auswirkungen auf den Brustkorb und seinen Inhalt, insbesondere auf die oberen Lungenabschnitte und den Kreislauf, sind deshalb verringert. Die behinderte Nasenatmung führt, ebenso wie die rein oralbedingte Mundatmung, zu einer starken *Herabsetzung der respiratorischen Reize der Einatmungsluft.* Die sehr vielgestaltigen nervös-reflektorischen, respiratorischen Fernwirkungen (s. S. 200) auf die Atembewegungen der Lungen sowie auf die Atmungs-Kreislauf- und sonstigen Zentren werden dementsprechend ausgeschaltet oder hochgradig vermindert. Als *Fernwirkungen der Mundatmung* ergeben sich:

1. eine *Einschränkung der Brustatmung* und als deren Folge eine *mangelhafte Entwicklung* *des Brustkorbes* und seiner Muskulatur sowie eine unzureichende Belüftung der oberen Lungenabschnitte in Gestalt der typischen *Flachbrust und Trichterbrust;*

2. eine *geringere Anpassungsfähigkeit der Atmung* an die jeweils an sie gestellten endogenen und exogenen Anforderungen;

3. eine *erhebliche Verminderung der respiratorisch bedingten anregenden Auswirkungen auf den Gesamtkreislauf* und — Stoffwechsel und damit auch auf das Allgemeinbefinden schlechthin.

Umstritten ist noch die Frage der Verschiebung des Säure-Basen-Gleichgewichtes nach der sauren Seite hin, die von einigen Autoren als Folge der Mundatmung angesehen wird (Lit. bei NAUMANN).

Überblicken wir die verschiedenartigen, hier zusammengefaßten somatischen und psychischen Auswirkungen der Mundatmung, so verstehen wir erst in vollem Ausmaß das in körperlicher und geistiger Hinsicht gleicherweise unbefriedigende und bedauernswerte Erscheinungsbild, das zahlreiche jugendliche Mundatmer darbieten: Meist ein asthenischer Typ mit krummem Rücken, hängenden Schultern, flacher eingesunkener Brust und — wegen des dauernd geöffneten Mundes — ein oft debil oder auch verkrampft wirkender Gesichtsausdruck. Solche Kinder sind häufig müde und abgespannt, trotz besten Willens unfähig, sich geistig ausreichend zu konzentrieren, mit sich selbst und der Umwelt unzufrieden und deshalb voll von Hemmungen, deren Auswirkungen die harmonische Einfügung in die Familien- und Schulgemeinschaft behindert und die gesamte Entwicklung der Persönlichkeit schwerstens beeinträchtigt.

Durch rechtzeitige Beachtung solcher Krankheitsbilder und Zusammenarbeit zwischen den Vertretern der Pädiatrie, der Rhinologie und der Kieferorthopädie kann diesen jungen Menschen in der Regel wirksam geholfen werden.

Die angeborenen Mißbildungen der Nase

ZSCHOCK und FRITSCHE haben 1960 eine an Leichen gewonnene, nach 26 Organgruppen aufgeteilte Mißbildungsstatistik aufgestellt, in der die Mißbildungen der Nase in ihrer Häufigkeit an drittletzter Stelle stehen. Da der größte Teil der Nasenmißbildungen jedoch mit dem Leben durchaus vereinbar ist, dürfte ihre Häufigkeit beim Lebenden erheblich höher liegen, zumal ein großer Teil der Mißbildungen der Nase einer operativen Korrektur gut zugänglich ist und im Sektionsmaterial nicht in Erscheinung tritt. Nach WRETE wurde bei

0,6% aller Kinder Mißbildungen beobachtet, davon machten die Mißbildungen der Nase weniger als 0,5% aus.

Die in dem vorangegangenen Kapitel kurz beschriebene normale Entwicklung der Nase und Nasennebenhöhlen kann die mannigfaltigsten Störungen erfahren. Die genaue Kenntnis der normalen intrauterinen Entwicklungsvorgänge ermöglicht es, die Art der Entwicklungsstörungen und den Zeitpunkt ihres Einsetzens (formale Genese) recht exakt festzustellen.

Formale Genese der Nasenmißbildungen

1. *Entwicklungshemmungen.* Die Entwicklungshemmung kann dazu führen, daß die gesamte Nase überhaupt nicht angelegt ist (Aplasie der Nase = Arhinie). Bleibt die Nasenanlage auf einer frühen Entwicklungsstufe stehen, so entsteht eine rudimentäre Nase, die sich in Fehlen oder Unterentwicklung der ganzen Nase oder von Teilen ihrer Bauelemente manifestiert (Aplasie der Nasenbeine, der Nasenscheidewand, des Vomers oder Zwischenkiefers).

Eine Entwicklungshemmung liegt auch dort vor, wo Spalten oder Lumina erhalten bleiben, die während der normalen embryonalen Entwicklung nur vorübergehend auftreten und sich später zurückbilden (Persistenz), wie z. B. bei Kiefer- und Gaumenspalten, Encephalocelen, medianen und lateralen Gesichtsspalten.

Andererseits kann auch die Bildung von normalerweise auftretenden Spalten oder Lumina gehemmt sein, bzw. ganz ausbleiben. Das gilt besonders für die Lichtungen von Hohlorganen, die zunächst als solide Gebilde angelegt werden und nun krankhafterweise solide bleiben (Atresie, Obliteration) oder nur eine verengte Lichtung erhalten (Stenose), wie z. B. bei den vorderen und hinteren Atresien der Nase.

2. *Gesteigerte intrauterine Entwicklungsvorgänge, wie doppelte oder mehrfache Anlegung, sowie übermäßige Ausbildung der Nase oder ihrer Bauelemente* (z. B. Doppelnase, Proboscis).

3. *Entwicklungsvorgänge an falscher Stelle, wie Verlagerung richtig gebildeter Organe oder einzelner Gewebsbezirke durch versprengte Keime* (z. B. Dermoidcysten, fissurale Dermoide, Encephalocelen). Kombinationen der unter 1.—3. genannten intrauterinen Entwicklungsstörungen sind nicht selten, so daß z. B. Entwicklungshemmungen an anderer Stelle gesteigerte Ent-

wicklungsvorgänge oder Entwicklung an falscher Stelle bedingen können. Auch Kombinationen von Mißbildungen der Nase mit Mißbildungen anderer Organe sind verhältnismäßig häufig, wobei gehäufte Kombinationen auf eine frühe Genese hindeuten.

Im speziellen Teil wird hierauf näher einzugehen sein.

Kausale Genese der Nasenmißbildungen

Die kausale Genese der Mißbildungen im allgemeinen wird an anderer Stelle des Handbuches ausführlich abgehandelt, so daß dieses wichtige Kapitel in bezug auf die Mißbildungen der Nase nur kurz erwähnt zu werden braucht, zumal die kausale Genese der Nasenmißbildungen, soweit bekannt, sich kaum von der anderer Organmißbildungen unterscheiden dürfte.

Die Vererbungsfaktoren bei Nasenmißbildungen wurden besonders von W. Albrecht, Winkler, Poch-Vinales, Calvo, Mc. Govern und Giraud betont. Familienhäufung von Nasenmißbildungen sind u. a. von McLean und Hammock beobachtet. Literatur bei M. Schwarz und P. E. Becker.

Als äußere Faktoren wurden amniotische Verwachsungen von Stupka angeschuldigt, der diese in einem Fall von lateraler Nasenspalte bei einem Fetus einwandfrei feststellen konnte. Filippi, Lovo und Morelli nehmen in 6—7% aller Nasendeformitäten als Ursache Unterleibstraumen der Mutter und besonders solche Traumen an, die das Kind vor, während und nach der Geburt treffen. Geburtstraumen der Nase werden an anderer Stelle besprochen. Winkler betont die Hyperregeneration nach solchen Traumen.

Spezieller Teil

In dieser kurzen Zusammenstellung können nur die typischen und praktisch wichtigsten Mißbildungen der Nase abgehandelt werden, unter besonderer Berücksichtigung der für die Praxis wesentlichen Gesichtspunkte. Die eingehendste Darstellung findet sich bei W. Stupka (1938).Weitere Literatur bei Berblinger und in dem Handbuchbeitrag von W. Kindler (1964).

Aplasien und Hypoplasien der Nase

Die *Arhinie* oder Aplasie der Nase ist die schwerste Nasenmißbildung, die fast immer mit weiteren schweren Mißbildungen der Nachbarorgane, vor allem des Hirnes, der Augen, des Schädels und Kiefers kombiniert ist. Oft findet man ein komplettes oder partielles Fehlen des Gesichtsschädels (Aprosopus), das Fehlen eines oder beider Augen sowie des Geruchs- und Geschmacksorgans. Diese Kinder sind in der Regel nicht lebensfähig (Lit. bei STUPKA). Über einen doppelseitigen totalen Defekt der äußeren und inneren Nase berichtete V. P. BLAIR. Eine entsprechende Mißbildung (Arhinie), kombiniert mit Kiefer-, Lippen- und Gaumenspalte sowie Hydrocephalus kam bei uns 1961 zur Beobachtung. Der Knabe verstarb am ersten Lebenstag (K 61/2356). Die Aplasie und Hypoplasie einzelner Teile der Nase kann alle Bauelemente isoliert und kombiniert betreffen. Dabei ist die Aplasie der Nasenbeine am häufigsten anzutreffen (SERCER). KINDLER fand dabei auch eine Aplasie der Nasenscheidewand einschließlich des Vomer und des Zwischenkiefers, eine tiefe Spaltbildung der rechten Nasenseite und eine Palatoschisis krypta. Von unseren drei Fällen war der eine mit Lippen-, Kiefer-, Gaumenspalte und präauriculären Anhängen kombiniert. Ein hier nach einem Tag verstorbenes Mädchen (K 61/155) zeigte neben multiplen Mißbildungen auch eine Aplasie des knorpeligen Septum und beider Nasenbeine. Ein zweites Mädchen mit komplettem angeborenem Fehlen des knorpeligen Septum und beider Nasenbeine bei sonst völlig normalem Gedeihen findet sich seit 5 Jahren in unserer Beobachtung (Abb. 120).

Das völlige Fehlen einer Nasenhälfte wird von FOTIN und TIEFENTHAL beschrieben. Die Agenesie einer Nasenmuschel soll häufiger sein (WRETE). DUFRECHE berichtet über eine Agenesie des ganzen Oberkiefers. Das Fehlen der Nasennebenhöhlen ist in den meisten Fällen wohl nicht als angeborene Mißbildung zu verstehen, da die Pneumatisation von sehr vielen auch postnatalen Einflüssen abhängig ist. LONGO und BLANDINO betonen jedoch die vorkommende Erblichkeit der Agenesie der Nasennebenhöhlen.

Spaltbildungen der Nase

Meningoencephalocelen: Bei den Meningoencephalocelen handelt es sich um eine relativ häufige Mißbildung infolge unvollkommenen Verschlusses des Neuroporus in der 3. Embryonalwoche. Nach SOKOLOV kommt auf 3—5000 Neugeborene im Schädelbereich eine Encephalocele, davon 83,2% mit vorderer Lokalisation an Stirn und Siebbein. SOKOLOV unterscheidet je nach Lage Nasen-Siebbein-Encephalocelen mit Öffnung an der vorderen Nasenscheidewand, Nasen-Stirnencephalocelen zwischen Processus nasalis des Os frontale und Os nasale, sowie Nasen-Augenencephalocelen mit Öffnung in die Orbita.

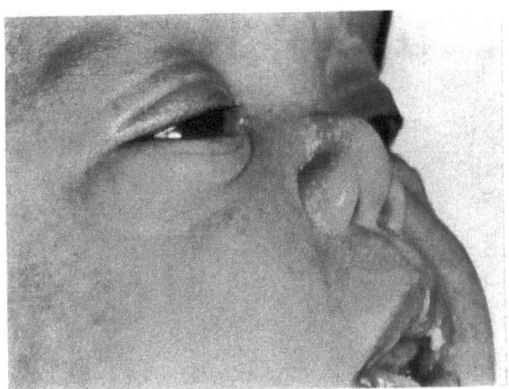

Abb. 120. Dysplasie der Nase eines Neugeborenen infolge angeborenen Fehlens der Nasenbeine und der Alarknorpel

Nach WALKER, MOORE und SIMPSON sind 10% aller Hirnhernien im Nasen- bzw. Nebenhöhlenbereich lokalisiert. CASSINARI und CALEARO dagegen unterscheiden, entsprechend ihrem Sitze, occipitale (70—75%), syncipitale (15—20% = vordere, äußere) und basale (10 bis 15% = intranasale) Encephalocelen.

a) *Vordere äußere (syncipitale) Encephalocelen;* 1959 konnten wir ein 9 Std altes Mädchen (K 1726/1959) mit 2 kirschgroßen zusammenhängenden und nicht von Haut bedeckten Nasen-Stirnencephalocelen operieren, bei denen aus einer grübchenförmigen Perforationsstelle der Leptomeninx Liquor abtropfte. Nach der Freipräparierung des Tumors zeigte sich ein gut markstückgroßer Defekt zwischen Stirnbein und Nasenbein. Nach Abtragung des nicht reponiblen Hirnbruches konnte die Dura und Haut vernäht werden. Das Kind zeigt bis jetzt seit 4 Jahren eine völlig normale Entwicklung.

Bei einem zweiten Mädchen (K 1561/1960) wurde ebenfalls wenige Stunden nach der Geburt eine kastaniengroße, gestielte Meningoencephalocele über der Nasenwurzel operativ abgetragen. Der Stiel des Hirnbruches war von

einem etwa 3 cm langen, bleistiftstarken Kno-
chenfortsatz umscheidet, der am Siebbeindach
mündete. Nach Abtragung des Hirnbruchs
konnte der Dura- und Hautdefekt leicht verschlossen werden. Die Nasenbeine standen in
diesem Falle weit auseinander. Es handelte sich
um eine Nasen-Siebbeinencephalocele. Auch
hier erfolgte normale Heilung. Die körperliche
und geistige Entwicklung des jetzt 3 jährigen
Kindes ist normal.

Einen Übergang zwischen der äußeren nasalen Encephalocele und dystopischem Hirngewebe stellt der 3. Fall dar, den wir 1958

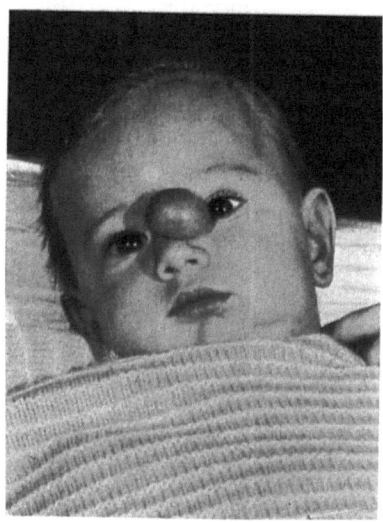

Abb. 121. Gliom der Nasenwurzel. Beschreibung im
Text

operieren konnten (K 2126/1958). Bei einem
8 Monate alten Jungen fand sich ein über
kirschgroßer, breitbasig aufsitzender, derber
Tumor an der Nasenwurzel, der hinsichtlich
seiner Konsistenz und Lage an eine Dermoidcyste denken ließ (Abb. 121). Hier bestand
keine Verbindung zu den Liquorräumen und
kein Defekt der frontobasalen Region. Histologisch handelte es sich um eine „dysraphische
Geschwulstbildung" mit astroiden Zellen und
gliaartigem Zwischengewebe (Prof. SCHAL-
LOCK). Normaler Heilverlauf. In diesem Fall
war es offenbar in der 3. Embryonalwoche nicht
zu einer vollständigen Verbindung der Vorder-
ränder des Neuroporus gekommen. Infolge
nachträglichen Spontanverschlusses entwickelte
sich selbständig dystopisches Hirngewebe.

Wegen der häufigen Dehiscenz der Nasenbeine bei der nasalen Encephalocele resultiert
in der Regel eine erhebliche Verbreiterung des

knöchernen Nasengerüstes mit entsprechender
Erweiterung des Augenabstandes (Hypertelorismus). Ist die Haut über der Encephalocele
intakt, so daß eine Infektion des Bruchsackes
nicht zu befürchten ist, empfiehlt es sich in der
Regel, die operative Versorgung auf einen späteren Zeitpunkt zu verschieben.

Eine Verwechslung der äußeren nasalen
Encephalocele mit einer harmlosen Dermoidcyste ist möglich und kann bei einer nicht adäquaten Operation verhängnisvolle Folgen
haben. Daher müssen vor jedem Eingriff in
dieser Region klinisch und röntgenologisch die
Verhältnisse soweit wie möglich klargestellt
werden. Oft wird erst bei der Operation selbst
die Situation einwandfrei erkannt werden. In
Zweifelsfällen muß man bezüglich der Technik
des Eingriffes auf alle Möglichkeiten gefaßt
sein. Die Hinzuziehung des Neurochirurgen ist
aus den genannten Gründen empfehlenswert.

b) *Basale (intranasale) Encephalocelen:* Die
intranasalen Encephalocelen werden häufig verkannt und irrtümlich als „Nasenpolypen"
diagnostiziert und operiert. Sie entstehen infolge angeborener Dehiscenz des Siebbein-
daches und wölben sich oft weit in die Nase bis
in den Nasenrachenraum hinein vor, wobei eine
erhebliche Behinderung der Nasenatmung auftreten kann (Abb. 122). K. FLEISCHER beschrieb 1951 28 Fälle. Da bei Kindern Nasenpolypen selten sind, muß beim Vorliegen poly-
penartiger Gebilde in der Nase differentialdiagnostisch stets an das Vorliegen einer intranasalen Encephalocele gedacht werden. Meist
findet sich eine Verbreiterung und Asymmetrie
der Nasenwurzel mit ungewöhnlich weitem
Augenabstand (Hypertelorismus). Kombination mit Entwicklungsstörungen des Gesichtsschädels (Kieferspalte, Gesichtsspalten, Epikanthus) sind nicht selten. Je nach dem Inhalt
des intranasalen Bruchsackes können Encephalomeningocelen oder Meningocystocelen
vorliegen.

Rhinoskopisch erkennt man von Schleimhaut überzogene, herabhängende, prall elastische, gut eindrückbare Tumoren, die in Höhe
der mittleren Muschel in die Septumschleimhaut übergehen. Die Indikation zur Operation
und der technisch sehr schwierige Eingriff
selbst sollten stets nur in Zusammenarbeit mit
dem Kinderarzt, dem Neurochirurgen und
Rhinologen diskutiert werden. Intranasale
Encephalocelen sind mit dem Leben durchaus

vereinbar. Auch ohne operative Behandlung können die Kranken oft ein hohes Alter erreichen.

c) *Mediane, laterale und schräge Gesichtsspalten:* Die leichteste, oft nur andeutungsweise

Nasenrückens über die gespaltene Nasenspitze, bis zu völlig getrennten Nasenhälften, kommt sie in allen Formen und Übergängen vor (STUPKA, BURIAN) (Abb. 123). Die mediane Gesichtsspalte kann sich bis auf die Stirn und

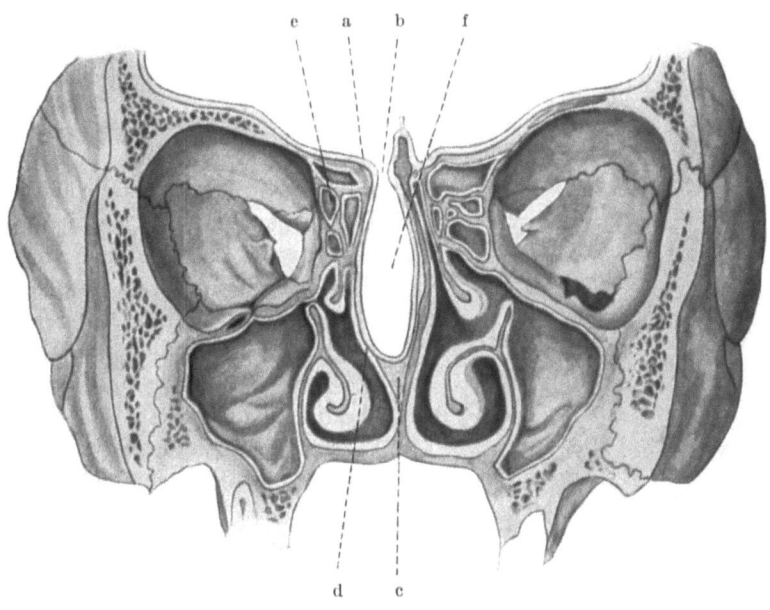

Abb. 122. *Intranasale Encephalocele.* Schematischer Querschnitt durch die Nase. *a* Hirnhäute. *b* Bruchspalt im knöchernen Siebbein. *c* Den Bruchsack umgebendes Weichteilgewebe. *d* Abgedrängte Schleimhaut des Septums und des Daches der Riechspalte. *e* Verkümmert entwickelte Siebbeinzellen. *f* Meningocele
(aus HALLERMANN)

bemerkbare Form dieser Hemmungsmißbildung ist der Hypertelorismus. Hier ist die Nasenwurzel breit und flach, während die Augen weit auseinander stehen. Im allgemeinen ist der isoliert auftretende Hypertelorismus ohne Bedeutung. HINDERER weist allerdings darauf hin, daß hierbei häufig allergieähnliche, sehr therapieresistente Symptome der Nasenschleimhaut bestehen können. Auch eine Polyposis nasi bei Jugendlichen kann durch Druckwirkung zur Verbreiterung und Auftreibung der knöchernen Nase und des Siebbeines mit folgendem Hypertelorismus (Woakessches Syndrom) führen. Sonst ist der Hypertelorismus oft vergesellschaftet mit schweren Formen der medianen Gesichtsspalte, sowie syncipitalen und basalen Meningoencephalocelen und vor allem mit der Doggennase. Hypertelorismus findet sich ferner bei multiplen Abartungen wie beim Ullrich-Bonnevie-Syndrom, bei der Gonadendysgenesie (Turner-Syndrom) u. a.

Die *Doggennase* ist nach der Hasenscharte die zweithäufigste Mißbildung der äußeren Nase (KAMIA). Von der leichten Längsfurche des

die Oberlippe fortsetzen. In den letzten 15 Jahren wurden in der Weltliteratur 28 Fälle beschrieben (REICHOLD).

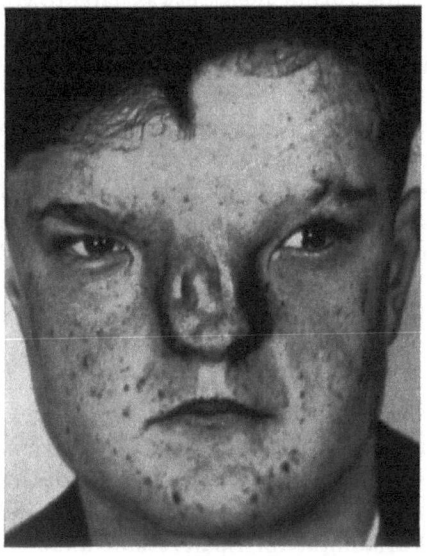

Abb. 123. *Doggennase. Hypertelorismus und Epikanthus*
(aus KINDLER 1964)

Die *schrägen* (transversalen) und *lateralen Gesichtsspalten* sind sehr viel seltener als die medianen. Sie können ein- oder beidseitig rudimentär als Kolobome der Nasenflügel, aber auch als komplette laterale bis zur Stirn laufende Gesichtsspalten auftreten. Nach der klassisch gewordenen Einteilung von Morian werden 3 hauptsächliche Typen unterschieden. Bei der 1. Form beginnt die Spalte als Hasenscharte, zieht ins Nasenloch hinein und von

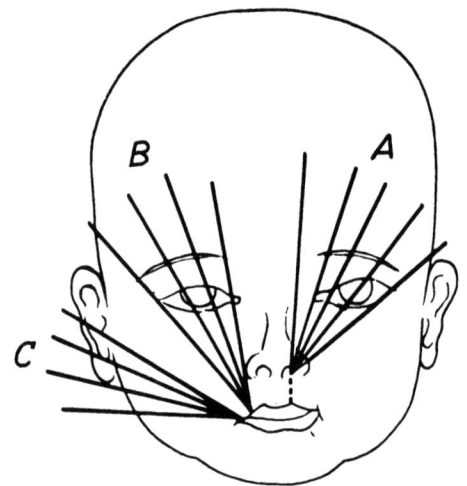

Abb. 124. Schematische Darstellung der schrägen und lateralen Gesichtsspalten nach Grob. *A* von Nasenöffnung, *B* von Mundöffnung ausgehend, *C* Quere Gesichtsspalten

hier um den Nasenflügel herum zum inneren Augenwinkel. Am äußeren Augenwinkel setzt sie sich auf Stirn oder Schläfe fort, um in dieser Gegend zu verstreichen. Bei der 2. Form beginnt die Spalte meist etwas lateral von der typischen Stelle der Hasenscharte, zieht nicht in die Nase hinein, sondern am intakten Nasenflügel vorbei, in der Nasenwangenfurche nach oben zur Lidspalte, von wo sie sich, wie die erste Form, in die Stirn- und Schläfengegend fortsetzen kann. Die 3. Form beginnt im Mundwinkel, der meist hochgezogen ist, und zieht in einem nach medial oder lateral konvexen Bogen durch Wange und Unterlid in die Lidspalte hinein. Diese Klassifizierung hat nach Grob aber nur bedingten Wert, da sie sowohl formalgenetischer, wie morphologischer Grundlagen entbehrt. Custer konnte anhand der in der Literatur veröffentlichten Fälle nachweisen, daß sich viele dieser Spalten nicht in der Morianschen Einteilung unterbringen lassen, und daß die Variabilität im Spaltverlauf außerordentlich mannigfaltig ist. Im wesentlichen lassen sich 2 Hauptgruppen unterscheiden: Bei der

1. Gruppe divergieren die Spalten von der Nasenöffnung aus, bei der 2. vom Munde aus in den verschiedensten Richtungen nach oben und nach der Seite hin (Abb. 124). Auch die quere Gesichts- oder Wangenspalte ist als extrem seitliche Unterform dieser 2. Gruppe zu betrachten. Beide Spaltformen können mit einer typischen Lippen-, Kiefer- oder Gaumenspalte kombiniert sein. Auch in bezug auf Längenausdehnung und Tiefe variieren die schrägen Gesichtsspalten stark. Oft ist die Spalte lediglich als seichte Furche zu erkennen, die früher fälschlicherweise auch als intrauterine verheilte Gesichtsspalte bezeichnet wurde. Von diesen oberflächlichen Veränderungen gibt es alle Übergänge bis zu den schwersten Formen mit Spaltung von Haut, Subcutis und Knochen. Der Ductus nasolacrimalis wird bei dieser Mißbildung oft in Mitleidenschaft gezogen. Je nach Verlauf und Tiefe der Spalte kann er offen oder quer durchtrennt sein oder auch fehlen. Die frühere Meinung, daß es sich bei den schrägen Gesichtsspalten um primäre Hemmungsmißbildung handele, die durch unvollständige Verschmelzung der embryonalen Gesichtsfortsätze und besonders durch Persistenz der Augen-Nasen-Rinne entstanden sei, ist heute als irrig anzusehen. Nach Grob ist anzunehmen, daß die schräge Gesichtsspalte durch Entwicklungsstörungen des Amnions, vor allem durch Falten und Stränge bedingt ist, die in der Tat in manchen Fällen bei der Geburt noch im Spaltbereich gefunden werden (Stupka).

Ploner berichtet über 7 Fälle von transversalen Gesichtsspalten, die vom Munde, an der Nase vorbei, in Richtung auf das Ohr ziehen. Dabei wird die Nase der betroffenen Seite mehr oder weniger in Mitleidenschaft gezogen.

d) *Veränderungen der Nase bei Lippen-Kiefer-Gaumenspalten:* Die angeborenen Lippen-Kiefer-Gaumenspalten werden in einem anderen Abschnitt dieses Handbuches besprochen. Es sollen hier nur die Veränderungen erwähnt werden, die bei dieser Mißbildung im Bereiche der äußeren und inneren Nase aufzutreten pflegen. Die Veränderungen der äußeren Nase bei Lippen- und Lippenkieferspalten betreffen vor allem die Nasenspitze und ihr Knorpelgerüst. Die unvollständigen Hasenscharten weisen eine mehr oder weniger tiefe Spaltung der Lippen mit meist nur geringgradiger Verziehung des Naseneinganges und manchmal auch eine Einkerbung des Alveolarfortsatzes auf.

Bei Neugeborenen mit kompletter einseitiger Lippen- und Kieferspalte weicht die Columella deutlich zur gesunden Seite ab, während der Nasenflügel der Spaltseite, der normalen Rundung entbehrend, abgeflacht und quer ausgezogen erscheint. Die normale Rotation des Nasenflügels in Richtung auf den Nasenboden fehlt. Bei durchgehenden Spalten fehlt der Nasenboden, bei partiellen Spalten kann der Nasenboden zu breit sein. Die Basis des Nasenflügels kann auf der Spaltseite höher oder tiefer liegen als auf der normalen Seite.

Bei durchgehenden Spalten findet sich stets eine Gesamtabweichung des knorpeligen Septum und der knorpeligen, z. T. auch der knöchernen Nase zur gesunden Seite. Die Nasenspitze hängt in solchen Fällen hakenförmig über die Unterlippe herab. Die Luftpassage ist auf einer oder beiden Nasenseiten erschwert.

Die doppelseitige Spaltbildung läßt zwar die Nase in der Mittellinie, sie erscheint dabei aber in ihrem gesamten knorpeligen Bereich breit und platt. Neben dem Nasenboden fehlt in diesen Fällen auch die Columella oder sie ist stark verkürzt. Der Vomer ist horizontal verlängert (PARKER). Es findet sich ferner eine Insuffizienz des vorderen Septumknorpels, so daß die knorpelige Nase mit dem sie umgebenden Mittelgesicht gegenüber der Norm zurückliegt, und die Nasenspitze verbreitert und eingezogen erscheint.

Bei der ein- und doppelseitigen Gaumenspalte fand FOMICHEVA unter 49 Spaltträgern 48mal eine Hypertrophie und Lividität der Muscheln, 40mal vergrößerte hintere Muschelenden, 18mal behinderte und 2mal aufgehobene Nasenatmung.

Überschuß- und Doppelbildung der Nase

Die Verdoppelung der ganzen Nase (Rhinodymie) wurde in der Weltliteratur der letzten 15 Jahre 14mal beschrieben (REICHOLD). Daneben gibt es die verschiedensten Formen der Doppelbildung einzelner Abschnitte der Nase (Abb. 125). Die Rüsselnase oder Schnabelnase (Proboscis) kann als rudimentäres Nasengebilde aufgefaßt werden, wenn eine normale Nase fehlt oder als Doppelbildung über und vor der eigentlichen Nase *(Proboscis medialis)*. Diese wurstförmigen Gebilde sind mehrere cm lang.

Die *Proboscis lateralis* vertritt oder verdoppelt eine Nasenhälfte. Sie steht meistens mit

dem Ductus nasolacrimalis in Beziehung und ist häufiger als die mediale Form (Abb. 126). Bei beiden Arten handelt es sich meistens um häutige zylindrische Gebilde mit einer Fistel

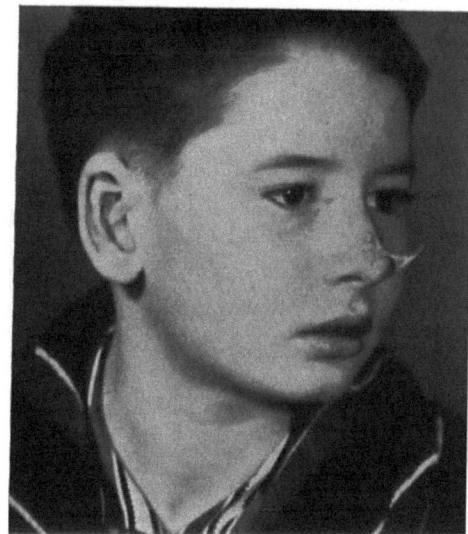

Abb. 125. Doppelnase (aus KINDLER 1964)

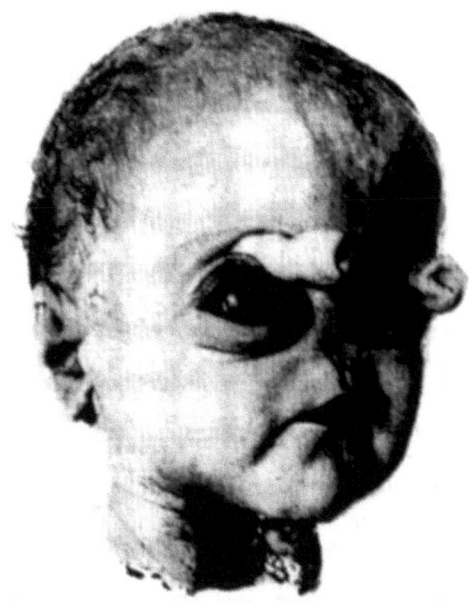

Abb. 126. Proboscis lateralis bds. nach ROSEN und GITLIN

(RADZIMINSKI). Mißbildungen am Lid- und Tränenapparat und im Naseninneren sind bei Vorhandensein einer Proboscis nicht selten (SERCER).

Die operative Entfernung der Proboscis ist leicht und im frühen Kindesalter vorzunehmen.

Als sehr seltene Überschußbildungen gelten ferner die dominant erbliche Kartoffelnase

(Benjamin-Stibbe), ferner ein Epignathus des Oberkiefers, angeborene Narben sowie Weichteilverdoppelungen der Nase (Ungerecht). Fälle von einseitiger Verdoppelung des Nasenflügels und Nasenloches wurden in den letzten 15 Jahren 5mal mitgeteilt (Reichhold). In der Mannheimer Ohrenklinik wurde 1962 ein 3 Monate altes Mädchen mit Verdoppelung des rechten Nasenflügels eingewiesen. Das 3. Nasenloch endete in 1,5 cm Tiefe blind

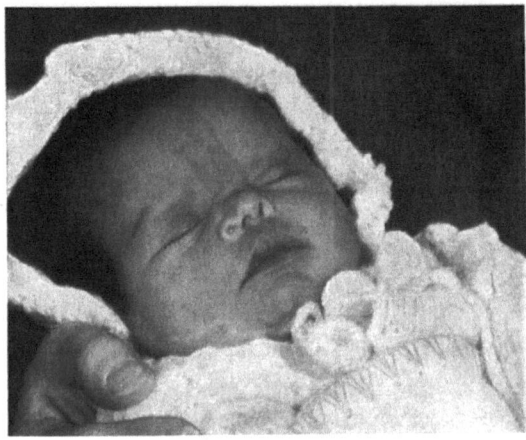

Abb. 127. Verdoppelung des rechten Nasenflügels und Nasenloches. Erläuterung im Text

(s. Abb. 127). Durch operative Behandlung wurde die Mißbildung völlig unsichtbar.

Dermoidcysten, Nasenfisteln und Nasencysten: Bei Einstülpung des Neuroporus in der 3. Embryonalwoche kommt es gelegentlich nicht zu einer vollständigen Verbindung seiner vorderen Ränder. Durch die Öffnung kann ektodermales Gewebe in den Paranasalraum verlagert werden (Burian). Die Öffnung imponiert dann als primäre in der Regel streng median liegende Fistel. Schließt sich diese Lücke später noch, so bildet sie in der Tiefe eine Dermoidcyste, die nach außen wieder als sekundäre Fistel durchbrechen kann (Hirschberg). Die Cyste kann also ohne Fistelbildung sein und bleiben. Sie ist teils mit atypischem geschichteten Epithel ausgekleidet, teils mit verhornendem Plattenepithel, teils mit Haut samt Anhangsgebilden. Es gibt auch Fälle ohne epitheliale Elemente. Diese bilden einen fließenden Übergang zu den Encephalocelen (Krutschinina, Burian).

Außer dem unvollständigen Verschluß des Neuroporus anterior wurden als Ursachen diskutiert:

1. Der Einschluß ektodermaler Keime, wie er an jeder Stelle der Körperoberfläche vorkommen kann,

2. Residuen des Sulcus supranasalis,

3. die Invagination von Epithel oder das abnorme Verwachsen der seitlichen Nasenfortsätze (Rizzi).

So sind auch die seltenen Fälle von paramedianen Cysten und Fisteln zu erklären. In der Literatur wurden seit 1948 91 Fälle von Dermoidcysten und Fisteln des Nasenrückens beschrieben (Reichhold). Sitz und Entstehung der *medianen Nasenfisteln* schildern Champion und Brendiville: Eine Knorpelplatte, die unter der Nasenhaut des Embryo angelegt wird, bildet sich im oberen Teil nicht in normaler Weise zurück. Aus der unteren Partie dieser Platte entstehen die seitlichen Nasenflügelknorpel. Es bleibt ein Raum zwischen den Nasenbeinen und der Knorpelplatte, in dem sich eine Cyste ausbreitet. Die am Knorpel adhärente Haut wird durch die sich verwachsenden Nasenbeine etwas eingezogen. Die Nasenbeine sind in der Regel im Bereich der Cyste etwas vorgewölbt, das angrenzende Septum ist hier verdoppelt. Die typischen medianen Nasenfisteln stehen im allgemeinen nicht in Verbindung mit der Nasenhöhle, sondern enden blind in den Weichteilen der Nasenwurzel oder der Glabella. Die operative Beseitigung der angeborenen Cysten und Fisteln der Nase bereitet kaum Schwierigkeiten. Literatur bei H. G. Bönninghaus, Tonndorf, Graf.

Nasenvorhofcysten im Bereiche des Nasenvorhofes am Nasenboden, seltener an der Innenseite des Nasenflügels, kommen gelegentlich ein- oder doppelseitig vor. Sie finden sich im Kindesalter ausgesprochen selten und erreichen ihre volle Entwicklung in der Regel erst im Erwachsenenalter. Die Nasenvorhofcysten sind mit Cylinderepithel ausgekleidet und enthalten ein schleimiges Sekret (Literatur bei Stupka).

Ebenfalls im Bereiche des Nasenvorhofes am Nasenboden finden sich gelegentlich verlagerte Zahnkeime, die als „Nasenzähne" in Richtung auf das Nasenlumen wachsen können. Sie treten vorwiegend im Erwachsenenalter in Erscheinung. Die operative Entfernung dieser Gebilde bereitet dem Rhinologen keine Schwierigkeiten.

Eine folliculäre Cyste von einem verlagerten oder überzähligen 2. oberen Schneidezahn, die sich bei Kindern sehr selten in den Nasenboden hinein entwickeln kann, ist unter der Mucosa und dem Periost fast stets von einer dünnen Knochenschale umgeben und kann differentialdiagnostisch durch das Röntgenbild von den Schleimhautcysten abgegrenzt werden (LEMA-RIEY).

Sehr selten können bei Kindern Cysten der Nasenscheidewand auftreten, die wahrscheinlich von den Überresten des Jacobsonschen Organes ausgehen. Am Septum finden sich ganz vorne zu beiden Seiten der Cartilago quadrangularis dicht hinter der Spina nasalis anterior zwei kleinpfefferkorngroße Knorpelgebilde, die Rudimente der Knorpelkapsel des bei manchen Tiergruppen deutlich ausgebildeten Jacobsonschen Organes darstellen (Huschkesche oder Jacobsonsche Knorpel). HILLENBRANDT und LEMARIEY fanden bei Neugeborenen und Kleinkindern in je zwei Fällen in diesem Bereich einseitige und doppelseitige Cysten (MARX).

Angeborene Stenosen und Atresien

a) *Vordere und mittlere Atresien der Nase:* Als sehr selten ist die isolierte ein- und doppelseitige angeborene Stenose oder Atresie des Naseneinganges anzusehen. Sie tritt am ehesten in Kombination mit Aplasie der Nase auf. Bei den isolierten Atresien des Naseneinganges handelt es sich in der Regel um häutige, trichterartig eingezogene Verschlüsse hinter dem Vestibulum nasi von mehreren mm Dicke. Neben angeborenen Atresien wurden auch Verengerungen des Vestibulum nasi beschrieben (STUPKA). Die angeborenen Atresien und Stenosen der vorderen Nase dürfen nicht mit traumatisch oder entzündlich (Lues u. a.) erworbenen Atresien verwechselt werden. Besonders die seltenen Atresien der mittleren Nase sind in der Regel erworben und durch Narbenbildung nach Entzündungen oder operativen Maßnahmen (Ätzungen) entstanden.

Wesentlich häufiger und praktisch wichtiger als die Atresien der vorderen und mittleren Nase sind die angeborenen Atresien im Bereiche der hinteren

Nasenöffnung, die als Choanalatresien bezeichnet werden.

b) *Die angeborene Choanalatresie:* Beim Neugeborenen stellen die Choanen bds. einen etwa 2 mm langen zylindrischen Kanal dar, der in seiner Mitte eine deutlich sichtbare Einengung aufweist. Diese Choanalkanäle sind nach GÖPPERT von einer stark schwellbaren Schleimhaut eingesäumt. Namentlich die obere Begrenzung nach dem Nasenrachenraum zeigt eine besondere Neigung zur Schleimhautschwellung. Bei einer Rhinitis posterior kann hierdurch bei Säuglingen das Bild einer Choanalstenose (Abb. 128) oder einer Pseudochoanalatresie entstehen (s. S. 194). Im Laufe des 1. Lebensjahres erweitern sich die Choanen nach oben gleichzeitig mit den übrigen Wachstumserscheinungen des Gesichtsschädels. Vom 5.—6. Lebensjahr an erweitert sich der Kanal in vertikaler Richtung stärker als im horizontalen Durchmesser. Beim Erwachsenen ist die Choane ovalär und meist etwa 20 mm hoch und 12 mm breit.

Nach ST. CLAIR THOMSON und NEGUS sind bis 1948 in der Literatur 500 Fälle von doppel-

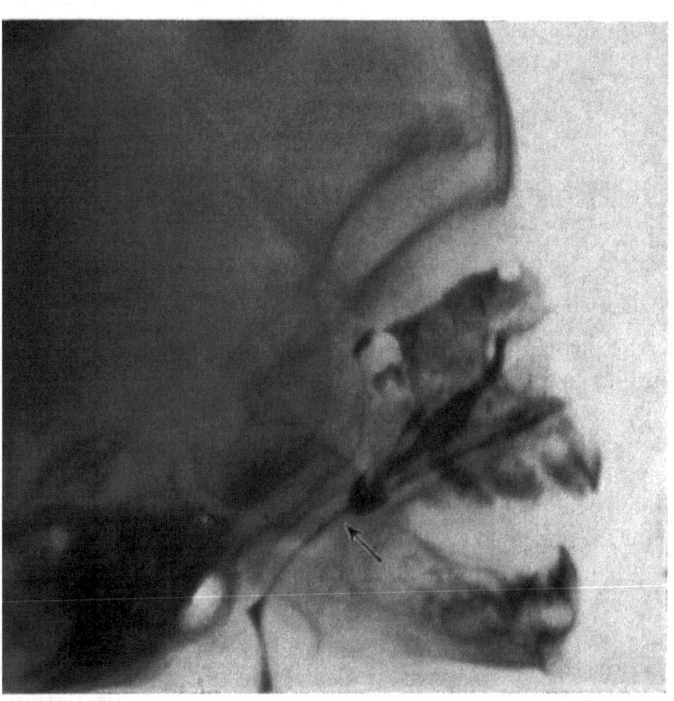

Abb. 128. Röntgenologische Darstellung einer Choanalstenose
(aus SCHMID und WEBER)

seitiger Choanalatresie veröffentlicht worden. Die tatsächliche, nicht publizierte Zahl dürfte ein mehrfaches betragen. Kazanijan fand unter 62 228 Patienten: 10, Walliczek unter 450 000: 3, Reichold unter 43 155: 3 doppelseitige Choanalatresien. In 90% der Fälle ist die Atresie knöchern, in 10% membranös, ganz selten knorpelig (Zauch, Becker, Matzker, Schiffer, Beinfield, Fraser). Die einseitige Choanalatresie ist etwa 5mal häufiger als die doppelseitige. Die Mißbildung soll beim weiblichen Geschlecht gegenüber dem männlichen im Verhältnis 5:1 überwiegen (Lemariey). Nach Poch-Vinales und Calvo sowie Durward, Lord und Polson waren dagegen nur 60% der Betroffenen weiblichen Geschlechtes. Bei den einseitigen Choanalatresien soll die rechte Seite überwiegen. In der kausalen Genese spielt die Vererbung eine Rolle. Becker, Matzker und Schiffer berichten über 4 Fälle aus der Literatur und einen Eigenfall mit Familienhäufung. Poch-Vinales und Calvo beschreiben die dominante Erbfolge bei der Choanalatresie. Sie erwähnen auch den möglichen Einfluß der kongenitalen Syphilis. Auch Lang und Steward heben hereditäre Faktoren hervor, schuldigen aber auch Röteln, Masern und Viruserkrankungen der Mutter in den ersten 6 Schwangerschaftswochen an.

In der formalen Genese werden folgende Theorien diskutiert:

1. Persistenz der Membrana bucco-pharyngica,

2. Persistenz der Membrana bucco-nasalis,

3. Vorwachsen der Proc. palatini zum Keilbein,

4. Dysgenetische Momente der Choanenwand, Exostosenbildung,

5. Epithelpfropf, der sich knöchern oder membranös umwandelt.

Während die Rachenhinterwand beim Neugeborenen etwa 4,5 cm vom Naseneingang entfernt ist, liegt die Atresie in einer Tiefe von 3,2 cm oder weniger (Beinfield). Becker, Matzker und Schiffer unterscheiden 3 Formen:

1. Die Atresia intranasalis einige mm vor der Choane,

2. die Atresia marginalis in Höhe der Choane und

3. die Atresia retronsaalis hinter der Choane im Nasenrachenraum.

Sheehan und Swauker halten die knöcherne Atresie für die persistierende bucconasale Membran. Diese liegt weiter vorn als die

membranöse Atresie, die als persistierende bucco-pharyngeale Membran angesehen wird.

Kombinationen von Choanalatresie und Atresie der Orbita, sowie Naseneingangsstenosen wurden beobachtet (Wilk, Ombredanne), sind jedoch selten. Im Krankengut der Mannheimer Kliniken fand sich die Kombination einer linksseitigen Choanalatresie mit einer rechtsseitigen kompletten Lippen- und Gaumenspalte bei einem neugeborenen Mädchen. Auffälligerweise pflegt die Pneumatisation der Nasennebenhöhlen bei ein- und doppelseitiger Choanalatresie normal zu verlaufen. Nur ausnahmsweise finden sich chronische Infektionen der Nasennebenhöhlen bei diesem Krankheitsbild, obwohl man annehmen könnte, daß die Retention des Nasensekrets das Entstehen einer Sinusitis chronica begünstigen müsse.

Die doppelseitige Choanalatresie beim Neugeborenen: Das Leben des Neugeborenen ist bei doppelseitiger angeborener Choanalatresie in größter Gefahr, da die Mundatmung in den ersten Lebenswochen nur beim Schreien möglich ist (s. S. 191). Das Neugeborene wird beim Versuch durch die Nase zu atmen cyanotisch. Nur, wenn es zum Schreien den Mund öffnet, ist es im Stande, kurzfristig einzuatmen. Schließt das Neugeborene den Mund, so kommt es wieder zur Cyanose. Schon in den ersten Lebensminuten droht daher der Erstickungstod. Die Autoren sind sich darin einig, daß eine nicht ganz geringe Zahl von ungeklärten Todesfällen einige Minuten bis Tage nach der Geburt einer unerkannten doppelseitigen Choanalatresie anzulasten sind, die auch bei der Autopsie nicht aufgedeckt wird, da die Sektion des Nasenrachens und der Nase meist unterbleibt. Nach Beinfield ergaben Statistiken der Gesundheitsämter von New York für das Jahr 1951 162 755 Lebendgeburten, die postnatale Atemstörung und Atelektase aufwiesen. 729 dieser Kinder starben während des ersten Lebensjahres, von ihnen 389, das sind 53% innerhalb des 1. Lebenstages. Wie viele aufgrund einer nicht erkannten doppelseitigen Choanalatresie starben, bleibt unbekannt, da die Pathologen in der Regel die Nase und den Nasenrachenraum nicht in ihre autoptischen Untersuchungen routinemäßig einbeziehen. Die Mehrzahl der Kinder mit doppelseitiger Choanalatresie stirbt offenbar kurz nach der Geburt unter der Diagnose „kongenitale Atelektase", weil das Neugeborene wegen der doppelseitigen Choanalatresie und der Unfähigkeit zur Mundatmung nicht imstande war, die Lunge zu beatmen. Es sollte daher gefordert werden, daß der Pathologe in jedem Fall von angeborener Lungenatelektase die Nase, die Choanen und den Nasenrachenraum in seine Untersuchungen einbezieht. Hiernach würde die doppelseitige Choanalatresie des Neugeborenen wahrscheinlich wesentlich häufiger diagnostiziert.

Symptome und Diagnose der doppelseitigen Choanalatresie: Cyanose, ruckartige, stridoröse, oft arhythmische Inspirationsbewegungen bei zurückgesunkener Zunge, fehlendes Nasenflügelatmen. Bei der Ausatmung oft Aufblasen der Wangen und Vorwölbung des weichen Gaumens durch den Druck der Exspirationsluft, die nicht ihren Weg durch die Nase finden kann. Die Atemstörungen verstärken sich erheblich beim Versuch der Nahrungszufuhr, sei es beim Stillen oder der Fütterung mit der Flasche bzw. mit dem Löffel. Es kommt zur Aspiration der Nahrung mit Erstickungsanfällen und der Gefahr der Bronchopneumonie. Lediglich die Fütterung mit der Sonde wird vertragen.

Das einfachste Verfahren zum Nachweis eines Choanalverschlusses bei einem Neugeborenen dürfte das Einblasen von Luft in das Nasenloch mit einem Politzerballon mit passender Olive sein. Läßt sich keine Luft rachenwärts durchblasen, so ist mit großer Wahrscheinlichkeit eine Choanalatresie anzunehmen. Gesichert wird ferner die Diagnose durch das pernasale Einführen eines dünnen Gummikatheters, welcher die Choanen nicht in Richtung des Nasen- und Mundrachens passieren kann. Eine entlang dem Nasenboden eingeführte Knopfsonde stößt in der Choanalgegend auf knöchernen Widerstand. Beträgt die Entfernung vom Rand des Nasenloches bis zum Widerstand 3,2 cm oder weniger, so liegt eine Atresie der Choane vor, während die Entfernung vom Rand des Nasenloches bis zur Rachenhinterwand beim Neugeborenen etwa 4,5 cm beträgt (BEINFIELD).

Schließlich kann die Choanalatresie auch röntgenologisch durch Einfüllen eines wäßrigen Kontrastmittels in jeweils eine Nasenseite dargestellt werden. Das Kontrastmittel sammelt sich bei zurückgebeugtem Kopf vor dem Choanalverschluß (Abb. 129).

Werden die ersten 3 Lebenswochen überstanden, so erlernen die Kinder meist die Mundatmung, so daß die Erstickungsgefahr, außer bei der Nahrungsaufnahme, geringer wird. Einige wenige Fälle von angeborener doppelseitiger Choanalatresie wurden überhaupt erst im späteren Kindesalter erstmalig diagnostiziert und behandelt. Bei sorgfältiger Erhebung der Anamnese wurden jedoch auch hier stets

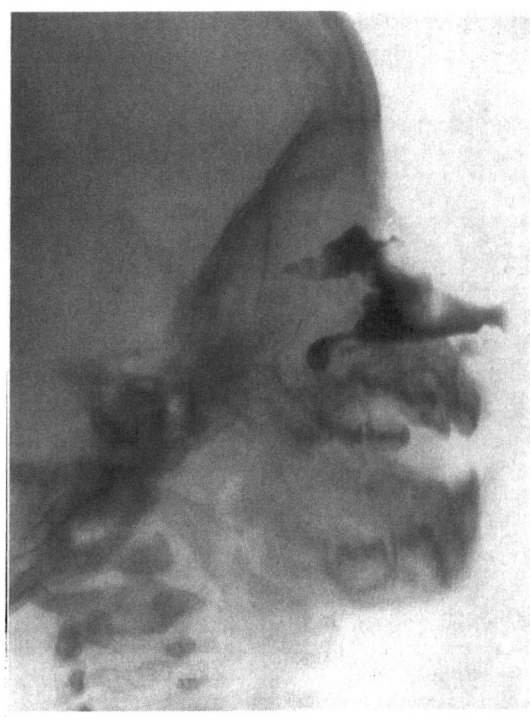

Abb. 129. Röntgenkontrastmitteldarstellung einer Choanalatresie bei einem 1jährigen Kind (aus BIESALSKI)

schwere asphyktische Zustände kurz nach der Geburt angegeben, die sich im späteren Säuglingsalter gebessert hatten. Es gilt also bei dem Krankheitsbild, die ersten Lebenstage und Wochen zu überstehen, was ohne Zweifel am sichersten durch den operativen Eingriff geschieht.

Die einseitige Choanalatresie: Während die doppelseitige Choanalatresie wegen ihrer alarmierenden Symptomatik vom Augenblick der Geburt an kaum fehldiagnostiziert oder übersehen wird, ist dies bei der einseitigen Choanalatresie die Regel. Ihre Symptomatik ist wenig eindrucksvoll, da die Neugeborenen durch die gesunde Nasenseite meist ausreichend atmen können. Die einseitige Choanalatresie wird daher erst im späteren Kindesalter, oft

sogar im Erwachsenenalter erkannt. So diagnostizierten wir unlängst bei einem 20 jährigen
Mädchen und vor einer Reihe von Jahren bei
einer 36 jährigen Frau eine einseitige angeborene
Choanalatresie, die bis dahin unter der Diagnose Schnupfen, Nebenhöhlenentzündung
oder adenoide Vegetationen konservativ und
operativ behandelt worden war.

*Therapie der doppelseitigen Choanalatresie
bei Neugeborenen:* Der wichtige erste Schritt,
eine Erstickung des Neugeborenen bei doppelseitiger Choanalatresie zu verhindern, besteht

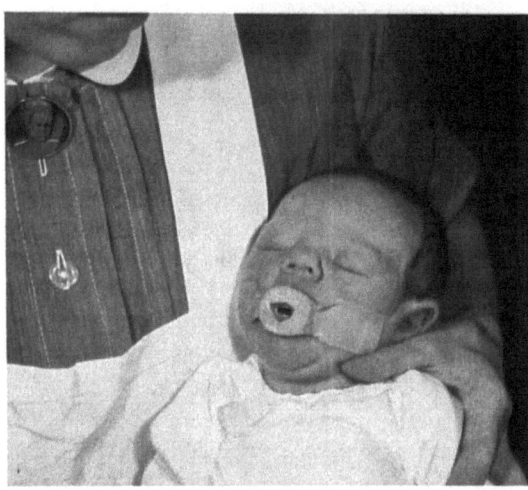

Abb. 130. 6 Tage altes Kind mit doppelseitiger Choanalatresie. Nach Einlegung und Fixierung eines
Güdeltubus freie Atmung. Der operative Eingriff
wurde einige Tage später durchgeführt

in der Öffnung und Offenhaltung des Mundes
durch Einführung eines Güdeltubus von Säug-
lingsgröße in den Mund und Mundrachen. Auf
diese Weise kann für eine gewisse Zeit der Luftweg offengehalten werden (Abb. 130). Die operative Behandlung ist die Methode der Wahl und
sollte je nach dem Zustand des Kindes in den
ersten Lebensstunden bis Lebenstagen durchgeführt werden. Hat das Neugeborene die ersten
Lebenstage überstanden, ist die Asphyxie weniger akut bedrohlich geworden und die Sondenernährung gesichert, so kann mit dem Eingriff
u. U. auch bis zu einem späteren Zeitpunkt,
etwa nach der 3. Woche oder länger, abgewartet
werden.

Der Eingriff bestand bei Neugeborenen bis
vor wenigen Jahren fast ausschließlich in
der pernasalen Perforation der Choanalatresie
vermittels eines Troikarts oder besser eines
kleinen scharfen Löffels. Lokalanästhesie und

Anämierung der Nasenschleimhaut durch Auftragen von Pantocain (1%) — und Suprareninlösung mit dem Watteträger nach Absaugen
des Sekretes. Wird Allgemeinanästhesie bevorzugt, so kommt heute nur die Intubationsnarkose in Frage, die die Freiheit der Luftwege
sichert. Anschließend an die Perforierung der
hinteren Choane wird die Perforationsöffnung
mit kleinen scharfen Löffeln ausreichend
erweitert, bis ein Polyäthylenröhrchen von 3
bis 5 mm Lumenweite durch die Perforationsöffnung in den Nasenrachenraum eingeführt
werden kann. Mit feinen Saugern oder einem
Pfeifenreiniger kann das Röhrchen, welches in
seiner Lage etwa 6 Wochen belassen werden
soll, täglich mehrmals gereinigt werden. Nach
etwa 6 Wochen kann das Röhrchen zunächst
für Tage, später für dauernd, fortgelassen werden. Regelmäßige, zunächst tägliche, später in
längeren Zeitabständen durchgeführte Deh-
nungsnachbehandlung mit Bougies ist erforderlich. Die zweite Choane wird in der gleichen
Sitzung perforiert und entsprechend nachbe-
handelt. Beinfield hat 1959 eine besonders
subtile und verfeinerte Methodik der Perfora-
tionsbehandlung und Nachbehandlung bei Neugeborenen beschrieben.

In den letzten Jahren hat zunehmend auch
bei Neugeborenen die transpalatinale Operation der doppelseitigen Choanalatresie an Boden gewonnen (s. unten).

Sämtliche Eingriffe müssen unter sterilen
Kautelen und unter antibiotischem Schutz
durchgeführt werden. Die Blutung hält sich
meist in geringen Grenzen. Durch regelmäßige
Kontrollbougierungen während des 1. Lebensjahres überzeugt man sich von der Durchgän-
gigkeit der Choanen. Bei sorgfältiger und ausreichend lange durchgeführter Behandlung
kann ein für die normale Nasenatmung ausreichendes Choanallumen erzielt werden, ohne
daß im späteren Lebensalter ein erneuter Eingriff notwendig wird. Im späteren Kindes- und
Adoleszentenalter wird die angeborene Choanalatresie nicht mehr durch einfache pernasale Perforation, sondern durch differen-
ziertere Operationsmethoden behandelt. In der
Regel werden die Eingriffe heute in Intubationsnarkose durchgeführt. An Operationsverfahren
der angeborenen Choanalatresie werden diskutiert:

1. Die perseptale und pernasale Operation
nach von Eicken, die mit einer ausgedehnten

submukösen Septumresektion eingeleitet wird. Im Kindesalter ist diese Methode wegen der Bedenken gegenüber einer ausgedehnten Septumresektion weniger zu empfehlen.

2. Die transpalatinale Methode, bei der durch einen Schnitt vom Munde her die Schleimhaut und das Periost des harten Gaumens abgelöst wird, und durch Resektion der hinteren Teile des knöchernen Gaumens die Choanalatresie dem Auge direkt zugänglich gemacht wird. Literatur bei H. SCHWECKENDIECK, R. ALBRECHT, WILSON.

Besonders die transpalatinale Operation, die der Verfasser in 4 Fällen, darunter auch bei einem Neugeborenen, mit Erfolg durchführen konnte, weist gegenüber den anderen Operationsmethoden zahlreiche Vorteile auf und hat in den letzten Jahren zunehmende Verbreitung gefunden.

Erkrankungen des Septum nasi im Kindesalter

Über die embryonale und frühkindliche Entwicklung des Septum nasi (s. S. 185). Es sei hier wiederholt, daß besonders das knorpelige Septum bei der Entwicklung und Form des mittleren Gesichtsschädels eine integrierende Rolle spielt. Die cranio-faciale und maxillofaciale Wachstumszone erhalten, besonders in den ersten 3—5 Lebensjahren, durch das mediane Wachstum des knorpeligen Septum ihren Impuls und die Wachstumsrichtung der mittleren Gesichtsregion nach vorne und unten. Kommt es in dieser Lebensperiode durch Traumen oder operative Eingriffe zu einer Fraktur, Luxation oder Zerstörung des knorpeligen Septum, so sind im späteren Leben erhebliche ästhetische Störungen nicht nur im Bereiche der Nasenpyramide, sondern auch des „Mittelgesichtes" die Folge (Dish Face-Deformity, s. S. 219).

Während des 1. Lebensjahres bildet sich ein Ossifikationszentrum für die Lamina mediana des Siebbeins. Bis zum 3. Lebensjahr hat sich die Lamina mediana mit dem vorderen Ethmoid über die Lamina cribriformis knöchern vereinigt (SCOTT).

Im Alter von 7—15 Jahren liegt die Stelle des stärksten Wachstums des Septum am hinteren unteren Rand der Cartilago quadrangularis, besonders auch an ihrem Proc. sphenoidalis, der nach oben mit der knöchernen Lamina mediana des Siebbeines, nach unten mit dem schon im Fetalleben knöchernen Vomer verwachsen ist. Der Vomer ist ursprünglich paarig angelegt und zeigt noch beim Erwachsenen an seinem oberen Rand eine Rinne, in die die Cartilago quadrangularis und ihr Proc. sphenoidalis eingefalzt sind. Die knorpelige Nasenscheidewand ist also zwischen Vomer und der Lamina mediana des Siebbeines so eingespannt, daß sie sich nur dann gerade entwickeln kann, wenn auch dieser knöcherne Rahmen ein entsprechendes Wachstum erfährt. Ist das nicht der Fall, dann weicht das zu große knorpelige Septum C- oder S-förmig aus oder bildet eine Leiste, bzw. einen dornartigen Fortsatz am Rande zwischen Vomer und Knorpel, wobei eine nicht traumatische Septumdeviation entsteht. Zum Unterschied von den traumatischen Deviationen (s. später) betreffen die wachstumsbedingten Septumverbiegungen mehr den hinteren Teil des Septum, ihre Krümmung ist gleichmäßiger, dabei bleiben Vomer und Lamina mediana des Ethmoids im allgemeinen gerade (LEMARIEY, MULLER). Entsprechend sind nichttraumatische Septumdeviationen um so seltener, je jünger die Kinder sind, während nur bei wenigen Erwachsenen das Septum noch gerade steht (RAPIN). HEYMANN fand in einer Beobachtungsreihe von über 800 Fällen von Erwachsenen in über 99% Formveränderung des Septum, ZUCKERKANDL in 53,2%, RICHTER, HILLENBRANDT u. a. fanden allerdings schon beim Embryo und Neugeborenen Asymmetrien und Abweichungen des knorpeligen Septum und des Vomer. Intrauterine und Geburtstraumen spielen vermutlich hierbei eine Rolle (s. Abschnitt Nasentrauma). Bei der einseitigen Choanalatresie ist das Septum nach der verschlossenen Seite deviiert (SHEEHAN, SWAUKER). Bei kompletten einseitigen Lippen- und Kieferspalten pflegt das Septum zusammen mit der gesamten knorpeligen Nase zur gesunden Seite hin deviiert zu sein.

FALK erklärt die beim Menschen anlagebedingte Neigung zur Septumdeviation durch die Druckwirkung zwischen dem propulsierten und beim Menschen besonders stark ausgeprägten Stirnhirn, bzw. der vorderen Schädelbasis einerseits und dem Gaumen andererseits. Diese Hypothese läßt sich als Fortentwicklung der alten Rahmentheorie ansehen, welche annimmt, daß das Septum schneller wächst als der umgebende knöcherne Rahmen. Mit der Großhirnentwicklung des Menschen und nach anderen Autoren mit dem aufrechten Gang hängt auch die Verkleinerung des Sphenoidalwinkels Virchows zusammen, dessen Schenkel Ober- und Hinterfläche des Keilbeinkörpers bilden. Dieser Winkel verkleinert sich von 141° beim Neugeborenen um rund 30°, nämlich auf 112° beim Erwachsenen. Beim Neandertaler ist dieser Winkel offenbar größer.

Septumdeviationen im Säuglingsalter sind einwandfrei beobachtet worden. Sie können die Folge einer intrauterinen oder während der Geburt durchgemachten Verletzung sein, häufiger jedoch scheinen sie in dieser Lebensperiode erbbedingt zu sein, wie die Beobachtungen an Feten, Neugeborenen und eineiigen Zwillingen von Eckert-Möbius, Franke, Neumann u. a. zeigten. Derartige Verbiegungen der Nasenscheidewand spielen aber im Säuglingsalter klinisch noch keine Rolle. Die Ursache dafür liegt in den relativen Größenverhältnissen der Säuglingsnase, welche, unähnlich den Verhältnissen beim Erwachsenen, die Breite gegenüber der Höhe bevorzugt. Septumdeviationen werden daher infolge des relativ weiten Abstandes der lateralen Nasenwand vom Septum kaum zu einer funktionellen Störung führen, sondern sich erst in späteren Lebensjahren unter veränderten Relationen manifestieren (Schlander und Neuberger).

Gegenüber den häufigen wachstumsbedingten, fast physiologisch zu nennenden Nasenscheidewandverbiegungen, die im Kindesalter klinisch meist wenig bedeutsam sind, kann die traumatische Scheidewandverbiegung schon im frühen Kindesalter zu einer partiellen oder völligen Blockierung der Nasenatmung mit allen Konsequenzen führen. Bei der Rhinoskopie ist eine vordere Deviatio septi für den Erfahrenen leicht zu erkennen. Verbiegungen, Leisten- oder Dornbildungen des *hinteren* Septum werden dagegen oft erst nach Abschwellung der Nasenschleimhäute sichtbar. Bei einer C-förmigen Verbiegung des vorderen Septum pflegt sich auf der konkaven Seite mit ihrem größeren Nasenlumen die untere und mittlere Muschel durch Hyperplasie oder auch nur durch reflektorische Weiterstellung der kavernösen Räume der Muscheln in die Konkavität hineinzudrängen. Wir sprechen von kompensatorischer Muschelhyperplasie bzw. -hypertrophie. Eine kompensatorische Muschelhyperplasie muß nach operativer Begradigung des Septum durch örtliche Maßnahmen beseitigt

werden, um eine ausreichende Nasenatmung nach einer Septumresektion zu erzielen.

Behandlung der Septumdeviation:

1. Vom *Säuglings-* bis zum *Beginn des Schulalters* ist die submuköse Septumresektion auch bei deutlicher Einschränkung der Nasenatmung nicht angezeigt. Völlige Blockierung der Nasenatmung beider Seiten pflegt auch bei starker traumatischer Deviation selten einzutreten. In solchen Fällen findet sich häufig eine zusätzliche pathologische Veränderung in der Nase oder im Nasenrachen (Septumabsceß, Septumhämatom, Choanalatresie, adenoide Vegetationen, Nasenrachenfibrome, Teratome des Nasenrachens u. a. m.).

Zur Klärung der Ursache der gestörten Nasenatmung ist in schwierigeren und unklaren Fällen die Untersuchung der Nase und des Nasenrachens in Narkose zu empfehlen.

2. Im *Schulalter* können besonders traumatische Subluxationen und Deviationen des vorderen Septum erhebliche Störungen der Nasenventilation, mitunter auch eine Verlegung des Nebenhöhlenabflusses hervorrufen. Für solche Fälle ist bei strenger Indikationsstellung eine streifen- oder keilförmige submuköse Resektion von Leisten angezeigt, wobei das Septum im wesentlichen nicht reseziert, sondern nach den Grundsätzen der neuzeitlichen Rhinoplastik mobilisiert und reponiert werden sollte. Dieser Eingriff, der einen höheren Zeitaufwand und völlige Ruhigstellung des kindlichen Patienten verlangt, wird zweckmäßigerweise in Intubationsnarkose durchgeführt. Bei richtiger und schonender Technik kann hierdurch nicht nur das Atemhindernis beseitigt, sondern bei weiterem Wachstum der Nasenpyramide eine später sonst unausbleibliche Schiefstellung oder Einsattlung der knorpeligen und auch knöchernen Nasenpyramide verhindert werden.

3. *Nach der Pubertät* pflegt eine kunstgerecht durchgeführte konservative submuköse Septumresektion und Septumreposition kaum noch späterhin Wachstums- oder ästhetische Störungen zu verursachen.

4. *Frische traumatische Luxationen und Frakturen des Septum* mit deutlicher Deviation sollten in jedem Lebensalter frühzeitig (innerhalb der ersten ein bis zwei Wochen nach dem Trauma) in Narkose reponiert werden (s. folgendes Kapitel).

Verletzungen der Nase und der Nasennebenhöhlen im Kindesalter

Obwohl das Nasengerüst und der Gesichtsschädel des Säuglings und Kleinkindes gegenüber dem Hirnschädel gering entwickelt ist, und die Nase erst im höheren Kindesalter und in der Adoleszentenzeit ihre charakteristische Prominenz erhält, ist die äußere Nase schon *pränatal* und vom Geburtsakt an häufigen Traumen ausgesetzt. Intra Partum entstehen Nasendeformitäten durch Druck eines Beckenhindernisses oder durch Deformation des mütterlichen Beckens, durch die Größe des Fetus und durch geburtshilfliche Traumen (FILIPPI, LOVO, MORELLI). Nach WEXLER genügt zu ihrer Entstehung eine schwere Geburt. Die Traumen können die knöcherne und knorpelige Nasenpyramide und das Septum betreffen. Es sind meist Frakturen im unteren Teil der Nase, seltener auch des aufsteigenden Astes der Maxilla (HEINBERG, LOVO, MORELLI). Hierbei fehlt oft die abnorme Beweglichkeit und Crepitation. Im Laufe der ersten Lebensmonate pflegen sich solche traumatischen Schiefnasen ohne jede Therapie von selbst aufzurichten und eine normale Form anzunehmen (KIRCHNER). Durch Verschwellung der Nase kann das Bild der „Pseudochoanalatresie" (R. ALBRECHT) auftreten. Die späteren Verletzungen der Nase haben als häufigste Ursache den Sturz (MAGDU). Bis etwa zum dritten Lebensjahr fängt das Kind den Fall oder Stoß nicht mit den Händen ab und ist daher mit seinem Kopf den verschiedensten Traumen in besonderem Maße ausgesetzt. So wurden in der HNO-Klinik Mannheim im Verlaufe der letzten 10 Jahre 60 Fälle mit erheblichen Traumen des Nasengerüstes im Kindesalter stationär und etwa die doppelte Anzahl leichterer Nasenverletzungen ambulant behandelt. Mit der erschreckenden Zunahme der Verkehrsunfälle sind besonders die schweren Verletzungen und Impressionsfrakturen des Nasengerüstes im Kindesalters in den letzten Jahren erheblich häufiger geworden. Nicht gezählt wurden hierbei die schweren Verletzungen des Hirn- oder Gesichtsschädels sowie der Nasen-Nebenhöhlen, bei denen die Fraktur des Nasengerüstes nur als Teilbefund in Erscheinung trat.

Umschriebene Verletzungen der Nasennebenhöhlen im Kindesalter ohne Beteiligung der Nachbarschaft kommen gewöhnlich durch kleinere, spitze oder scharfe Gegenstände zustande. Eine besondere Art dieser Nebenhöhlentraumen sind die *Pfählungsverletzungen*, welche mit Vorliebe das Gebiet der Orbita und Stirnhöhle treffen. Sie beschränken sich selten auf eine Höhle, sondern erfassen oft mehrere, einschließlich der Orbita und der Schädelbasis. Gerade bei Stich- und Pfählungsverletzungen muß auch bei scheinbar geringfügiger Weichteilwunde an die Mitbeteiligung der Nebenhöhlen, der Orbita und der Schädelbasis gedacht werden. Nicht selten bleiben in der Tiefe der Weichteile und in den Nebenhöhlen nach Stich- und Pfählungsverletzungen im Röntgenbild nicht kontrastgebende Fremdkörper zurück, die erst später erkannt und beseitigt werden.

Bei breiterer Angriffsfläche sind die Verletzungsfolgen weitgehend von der Intensität der Gewalteinwirkung abhängig. Je nach Stärke kann es zu *Weichteilprellungen*, Quetschungen und Rissen der Weichteile, aber auch zu *Fissuren* und *Impressionen der Vorderwand der Kiefer- und Stirnhöhle* sowie der Orbitalwand und des Jochbeines kommen. Schließlich können die Mittelgesichtsknochen unter Einbeziehung der Nebenhöhlen befallen sein. Diese *Oberkieferfrakturen* sind in der Mehrzahl der Fälle Querfrakturen, die nach einer gewissen Gesetzmäßigkeit zu verlaufen pflegen (LE FORT I, II und III). Keinerlei Regelmäßigkeit weisen die schweren Trümmer- und Defektbrüche des Mittelgesichtes nach groben Gewalteinwirkungen auf.

Als letzte Gruppe sind zu nennen die *indirekten Brüche der oberen Nebenhöhlen* (Stirnhöhle, Siebbein, Keilbein) bei Schädelbasisfrakturen und die Brüche, welche sich bei Traumen der Schädelkonvexität vom Scheitelbein und Stirnbein auf die Stirnhöhle fortsetzen (Lit. bei SEIFERTH und bei REICHENBACH). Nach KÖHLER sind in 41% der Fälle Kinder und Jugendliche bis zu 24 Jahren an Kieferbrüchen beteiligt. Etwa ein Viertel dieser Patienten ist unter 15 Jahren. Um das 6. Lebensjahr zeichnet sich ein Gipfel ab. Bei 18—20jährigen ergibt sich der nächste Häufigkeitsgipfel. POMARANCEVA berichtet über 500 Kieferbrüche bei Kindern, davon 213 Frakturen des Oberkiefers, die 154mal innerhalb der Zahnreihe und 59mal im Korpus verliefen.

Auf die *Erkennung und Behandlung* der schweren Unfallverletzungen der Nebenhöhlen, des Hirn- und Gesichtsschädels, sowie der Orbita mit und ohne Beteiligung der Schädelweichteile kann in diesem Zusammenhang nicht näher eingegangen werden. Es wird auf die einschlägigen rhinologischen und kieferchirurgischen Referate (L. B. SEIFERTH und E. REICHENBACH) sowie die chirurgischen und neurochirurgischen Lehr- und Handbücher verwiesen.

Die folgende Darstellung bezieht sich im wesentlichen auf die weitaus häufigeren *isolierten Verletzungen des Nasengerüstes und seiner Weichteile* im Kindesalter und ihre Auswirkungen für das spätere Leben.

Die Nasenbeine bilden die obere Partie der Nasenpyramide, unmittelbar unterhalb der Glabella. Nach lateral und unten sind sie mit dem Processus frontalis der Oberkiefer verbunden. Nach innen und dorsal werden sie in der Medianlinie von der Lamina mediana des Siebbeines gestützt, die den oberen Teil der Nasenscheidewand darstellt. Eine Gewalteinwirkung auf das knöcherne Nasengerüst von vorne nach hinten kann zur Impression des knöchernen Nasenrückens mit Fraktur des oberen knöchernen Septumanteiles und folgender Sattelnase, eine mehr seitliche Gewalteinwirkung zur knöchernen Schiefnase mit traumatischer Scheidewandverbiegung führen. Oft treten auch Querfrakturen des Nasengerüstes auf, die dann in das Siebbein, die Orbita und die Kieferhöhle übergehen können (BIESALSKI).

Beim Säugling und Kleinkind finden wir relativ häufig vertikale oder horizontale *subperiostale Frakturen* der Nasenbeine oder die einfache *Absplitterung* ihres freien Randes. Fehlt nach einem Nasentrauma eine Dislokation der Nasenbeine, so kann dennoch eine Fraktur der Lamina mediana mit folgender *hoher Septumdeviation* eingetreten sein. Manche hohe Septumdeviation des Erwachsenen ist offenbar Folge einer nicht erkannten Fraktur in der Kindheit (LEMARIEY). Dennoch zeigt die große Mehrzahl der Nasentraumen im knöchernen Bereich beim Kleinkind keine Fraktur und keine Dislokation der Fragmente, was offenbar auf die hohe Elastizität der noch lockeren bindegewebigen Verbindung des knöchernen und knorpeligen Nasengerüstes untereinander, und gegenüber dem Oberkiefer und Stirnbein zurückzuführen ist.

Während die Dreiecks- und Flügelknorpel infolge ihrer großen Nachgiebigkeit bei stumpfen Traumen selten beschädigt und deformiert werden, ist dies bei dem wichtigsten Bestandteil des knorpeligen Nasengerüstes, der Lamina quadrangularis des Septum, in hohem Maße der Fall. Der vordere obere Rand der Cartilago quadrangularis bildet die Hauptstütze der knorpeligen Nasenpyramide.

Bei anteroposteriorer Gewalteinwirkung auf die knorpelige Nasenpyramide wird der Septumknorpel auf den vorderen oberen Vomerrand gedrückt und kann zurückfedern, wobei es zum Einriß der Septumschleimhaut kommen kann. Bisweilen aber wird der Septumknorpel aus der Vomerrinne herausluxiert, womit eine typische *traumatische Septumluxation* mit Verlegung der Nasenatmung auf der luxierten Seite entsteht. Diese Septumluxation oder Fraktur ist häufig mit einem Abriß des freien Randes der Nasenbeine an der oberen medialen Partie der Apertura piriformis verbunden. Oft erst nach Jahren tritt durch das folgende unregelmäßige Wachstum der Nasenpyramide die typische Einsattelung des oberen knorpeligen Nasengerüstes in Erscheinung.

Eine mehr seitliche Gewalteinwirkung auf das knorpelige Nasengerüst kann zur Fraktur des Septumknorpels, mit vertikaler Abknickung und Verlegung des der Gewalteinwirkung entgegengesetzten Nasenlumens, führen. Eine Luxation des vordersten Septumanteils aus der Spina nasalis anterior führt zum Bild der „*Subluxatio septi*" mit Verlegung der Nasenatmung auf der Seite der Luxation. So gering in den ersten Lebensjahren die Deformierung erscheinen mag, so schwer können die Folgen im späteren Kindesalter und besonders in der Pubertät in Erscheinung treten, da gerade das vordere Septum für das normale Wachstum des knorpeligen Nasengerüstes eine integrierende Bedeutung besitzt. Schwere Verletzungen des Nasenseptum im Kindesalter haben meist späterhin eine *Unterentwicklung des Spinanasalis-Gebietes* zur Folge (DAWSON). Therapeutische Eingriffe, wie zu frühzeitig vorgenommene Septumresektionen sowie Septum-Abscesse mit Sequestrierung des Septum-Knorpels haben ähnliche erst mit der Pubertät deutlich in Erscheinung tretende Folgen. Daher werden Septumverbiegungen und Deformitäten der äußeren Nase vor Abschluß der Pubertät nur in besonders dringenden Fällen chirurgisch angegangen (LEMARIEY-MULER).

Nach jedem stärkeren Nasentrauma pflegt ein mehr oder weniger heftiges *Nasenbluten* infolge Einrisses der Septumschleimhaut aufzutreten. Stets ist nach den Symptomen einer *Commotio* oder einer *Schädelbasisfraktur* zu fahnden, da Impressionsfrakturen des Nasengerüstes nicht selten von *frontobasalen Schädelfrakturen* begleitet sind. Lang andauerndes Nasenbluten nach einem Trauma verstärkt diesen Verdacht. Kommt es während oder nach dem traumatischen Nasenbluten zu Liquorabfluß, so ist die Diagnose Schädelbasisfraktur gesichert, und die Prognose der Verletzung ungleich ernster zu stellen. Im Zweifelsfalle dürfte eine Lumbalpunktion die Sachlage klären. Die Hinzuziehung des Chirurgen, Neurochirurgen, Kieferchirurgen und Ophthalmologen ist bei Verdacht auf ausgedehntere, über das Nasengerüst hinausgehende Verletzungen mit Beteiligung des Mittelgesichtes und Hirnschädels sowie der Orbita unerläßlich. In den folgenden Stunden pflegt ein posttraumatischer Bluterguß mit erheblichem Weichteilödem die exakte Lokalisation der Fraktur zu erschweren, zumal Crepitation und abnorme Beweglichkeit der Fragmente fehlen können. Durch Schneuzen nach der Fraktur kommt es bisweilen zu einem Luftemphysem bis in die Augenlider. Die seitliche Röntgenaufnahme des Nasengerüstes ist zur Abklärung der Fraktur von großem Nutzen. Besonders die Abrißfrakturen am freien Rand der Apertura piriformis sind hierbei stets zu erkennen. Jedoch ist Vorsicht in der Interpretation von Frakturen geboten, da Gefäßkanäle und Knochensuturen eine Fraktur vortäuschen können. Stets ist die exakte, möglichst mehrmals wiederholte rhinoskopische Untersuchung zu fordern, um das gefährliche und alsbald zu behandelnde Septumhämatom und den Septumabsceß ausschließen zu können.

Das *Septumhämatom* entsteht durch subperichondrale Fraktur oder Luxation des Septumknorpels mit Abscherung des Perichondrium ohne Riß der Mucosa, so daß der Bluterguß sich aus den Arteriolen des Septumperichondrium zwischen Knorpel und Perichondrium auf beiden Seiten ausbreitet. Klinisch in Erscheinung tritt das Septumhämatom meist erst zwischen dem 3. und 8. Tag nach dem Trauma durch zunehmende Behinderung der Nasenatmung, die zur völligen Obstruktion des Lumens führen kann. Häufig findet sich eine Weichteilschwellung über der knorpeligen und knöchernen Nasenpyramide.

Die Diagnose kann leicht ohne Nasenspeculum durch bloße Betrachtung und Anheben der Nasenspitze gestellt werden, denn die dunkelrote, durch das Hämatom beiderseits vorgewölbte Schleimhaut ist dicht hinter dem häutigen Septum zu bemerken. Bei Berührung fühlt man einen weichen elastischen, meist fluktuierenden Widerstand.

Das Septumhämatom muß sofort nach der Diagnosestellung durch ausgedehnte Incision, am besten beiderseits, unter antibiotischem Schutz entleert werden, da es in der Regel innerhalb weniger Tage durch Sekundärinfektion zum *Septumabsceß* mit folgender völliger Einschmelzung des Septumknorpels führt. Im Stadium des Septumabscesses ist die knorpelige Nase stark ödematös verdickt und gerötet. Das Kind klagt meist über erhebliche Kopfschmerzen. Es besteht die Gefahr der Propagation der eitrigen Entzündung in die vordere Schädelgrube mit eitriger Meningitis. Die Therapie besteht in der sofortigen breiten Incision bds. und Ableitung des Eiters neben antibiotischer Behandlung.

Nach Abheilung eines Septumabscesses mit Zerstörung der knorpeligen Nasenscheidewand in den ersten Lebensjahren kommt es zunächst zu einer scheinbar nur leichten Eindellung und Verbreiterung des knorpeligen Nasengerüstes. Die Deformität wird mit zunehmendem Lebensalter stärker, da das knorpelige Septum für das Wachstum nicht nur des knorpeligen Nasengerüstes, sondern auch der umgebenden seitlichen Oberkieferpartien, mit Ausnahme des Alveolarbogens, eine wesentliche Rolle spielt. Je früher der Septumabsceß mit Nekrotisierung des knorpeligen Septum auftritt, um so stärker wird die Entwicklungsstörung der Nase und der mittleren Gesichtspartie im späteren Lebensalter. Tritt der Verlust des knorpeligen Septum im Kleinkindesalter ein, so kommt es in und nach der Pubertät zur Bildung einer „Sattelplattnase" mit charakteristischer Abflachung und Einsenkung der mittleren Gesichtspartie. Diese sehr unästhetisch wirkende Entstellung wird im angloamerikanischen Schrifttum als "Dish-Face-Deformity" bezeichnet (Abb. 131). Nur rechtzeitiges Erkennen und Behandeln des Septumhämatoms und routinemäßige Nasenuntersuchung nach jedem Nasentrauma schützt vor dieser für das ganze spätere Leben folgenschweren und schwer zu behebenden Deformierung.

Die *Behandlung der Nasenfrakturen* muß in der frühzeitigen Reposition dislozierter Fragmente, am besten in Intubations-Narkose, bestehen. Die oft geübte Ätherrauschnarkose läßt

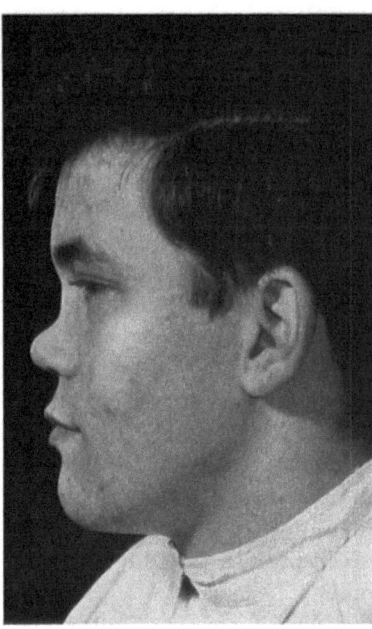

Abb. 131. Typische Dish-Face-Deformität als Folge einer Verletzung des Septum nasi im 2. Lebensjahr

für eine sorgfältige Reposition im allgemeinen nicht genügend Zeit und ist wegen der Gefahr der Blutaspiration gefährlich. Die Reposition kann sofort oder innerhalb der ersten Tage nach dem Trauma vorgenommen werden. Letzteres

kann zweckmäßiger sein, da ein Schockzustand oder eine Nasenblutung die sofortige Versorgung verbietet, und ein sehr ausgeprägtes Weichteilödem die Diagnose und Reposition der Fraktur erschweren kann. Länger als eine Woche sollte mit der Reposition allerdings nicht abgewartet werden. Komplizierte Frakturen sowie Riß-, Quetschwunden und Abrisse der Nasenweichteile müssen jedoch möglichst frühzeitig, nach Abklingen der Schocksymptome, unter weitgehender Erhaltung des geschädigten Gewebes durch primäre Wundnaht versorgt werden. Die Retention der reponierten Fragmente in der gewünschten Stellung kann erhebliche Schwierigkeiten bereiten. Je nach den Umständen können verschiedene fachärztliche Maßnahme erforderlich werden. Eine gute Reposition (Schienung, offene Reposition, transversale Bleiplattennähte u. a.) des frakturierten Nasengerüstes, einschließlich des Septum ist zur Wiederfreimachung der Luftwege und zur Verhütung einer mit zunehmendem Lebensalter stärker werdenden Nasendeformität unerläßlich. Wird der Zeitpunkt zur Reposition endgültig versäumt (etwa nach 2—3 Wochen), so können nur sekundäre endonasalrhinoplastische Maßnahmen, die im Kindesalter, wenn überhaupt, nur sehr schonend vorgenommen werden dürfen, den Schaden korrigieren. Im allgemeinen sollten rhinoplastische Operationen erst nach Abschluß des Wachstums des Gesichtsschädels, frühestens aber nach der Pubertät durchgeführt werden.

Nasenbluten (Epistaxis) im Kindesalter

Wie im Erwachsenenalter, so unterscheiden wir nach KINDLER auch im Kindesalter 2 Hauptformen des Nasenblutens:

A. Das *örtlich bedingte Nasenbluten*, bei dem die Blutung ihre Ursache in örtlichen krankhaften Veränderungen der Nasenhaupt- oder Nebenhöhle hat, wie z. B. das traumatische Nasenbluten und die Blutung aus dem Locus Kiesselbach und

B. das *allgemein bedingte Nasenbluten*, bei welchem sich hinter dem Symptom „Nasenbluten" ein übergeordnetes Allgemeinleiden verbirgt, wie z. B. das Nasenbluten bei Leukämie, bei akuten Infekten und ganz allgemein bei hämorrhagischer Diathese verschiedener Genese.

Auch dieser Einteilung haftet, wie jeder Schematisierung, etwas künstliches an. In der

Praxis ist man sich nicht selten im unklaren darüber, welcher Gruppe die jeweilige Blutung zuzuordnen ist. Dennoch scheint aus didaktischen und therapeutischen Gründen die Unterscheidung in örtlich und allgemein bedingtes Nasenbluten wichtig, da hierdurch ein differentialdiagnostischer Beitrag zur Klärung und zweckmäßigen Behandlung des jeweiligen Blutungsfalles geleistet wird (W. KINDLER). Während im höheren Lebensalter das symptomatische Nasenbluten infolge Hypertonie, Arteriosklerose und Kreislauferkrankungen einen erheblichen Teil der Nasenblutungen ausmacht, überwiegt im Kindesalter bei weitem das leicht zu beherrschende örtliche Nasenbluten, so daß das kindliche Nasenbluten ganz allgemein als relativ harmlos angesehen wird, was auch mit einigen noch zu nennenden Einschränkungen für die tägliche Praxis durchaus berechtigt erscheint.

Örtliches Nasenbluten und seine Behandlung. Bei weitem die häufigste Blutungsquelle für kindliches Nasenbluten, besonders vom 4. Lebensjahr bis zur Pubertät sich steigernd, liegt im *Locus Kiesselbach*, im angelsächsischen Schrifttum auch Locus Little genannt. Dieser auch für den rhinoskopisch weniger geübten Arzt leicht zu erkennende Locus Kiesselbach, findet sich an der vorderen unteren Partie des knorpeligen Septum nahe dem Nasenboden etwa 1 cm hinter dem Naseneingang und imponiert durch deutlich sichtbare hellrote, vergrößerte, nur von dünner Schleimhaut überkleidete, oft besenreiserartig verzweigte Gefäße. Entgegen der auch in gängigen Lehrbüchern oft verbreiteten Meinung handelt es sich nicht um ektatische Venen, sondern um Arteriolen an der Stelle, wo die A. palatina ant. durch den Canalis palatinus hervorkommend mit den anderen Hauptarterien der Nasenscheidewand anastomosiert (W. KINDLER). Die Ausbildung dieser Arteriolen unterliegt starken individuellen Schwankungen. Bei stärkerer Ausbildung kommt es in der auch für geringfügige Traumen exponierten Gegend, wobei besonders bei Kindern der bohrende Finger nicht vergessen werden darf (s. auch unter traumatisches Nasenbluten), aber auch bei psychischer Erregung, körperlicher Anstrengung, intensiver Sonnenbestrahlung, jähem Luftdruckabfall (Barotrauma) leicht zu oft rezidivierenden Blutungen aus der Nase, die bei unsachgemäßer Behandlung allmählich zu erheblicher *Blutungsanämie* führen können. Die Blutung aus dem Locus Kiesselbach ist vorwiegend nach vorn und einseitig. Das Nasenbluten kann durch Kompression des Nasenflügels gegen das blutende Septum vorübergehend gestillt werden. Schneller und sicherer hilft das Einführen kleiner Wattetampons, die mit anämisierenden Mitteln (Suprareninlösung 1 : 2000, aber auch Privin 1 : 2000, Otriven, Nasivin 1 : 2000 oder anderen vasoconstrictorischen Nasentropfen, zur Not auch mit 3%iger H_2O_2-Lösung) getränkt werden. Empfehlenswert ist ferner das Auflegen thrombingetränkter Wattebäuschchen (Topostasin) und Fibrinschwämmchen (Fibrospum) auf die Blutungsstelle. Die Therapie der rezidivierenden Blutung aus dem Locus Kiesselbach besteht in der Verätzung der sichtbaren Gefäßchen am besten mit der Chrom-

säureperle, wozu neben der Gefäßkonstriktion auch eine Oberflächenanaesthesie durch Einlegen eines Wattebäuschchens mit 1%iger Pantocainlösung auf die zu behandelnde Stelle erforderlich ist. Nach 1—2 min kann dann die Verätzung vorgenommen werden. Wenige Sekunden nach Auftragen der Chromsäureperle empfiehlt sich die Neutralisierung des starken und in die Tiefe wirkenden Ätzmittels durch Auftragen von 2%iger Argentum nitricumlösung. Gleichzeitige Verätzung beider Septumseiten ist kontraindiziert, da hierdurch Exulcerationen mit Dauerperforationen des vorderen Septum entstehen können.

Traumatisches Nasenbluten (s. auch S. 218 „Verletzungen der Nase"): Das traumatische Nasenbluten ist bei Kindern jeden Lebensalters sehr häufig. Als Trauma kommen in Frage jede äußere Gewalteinwirkung (Fall, Schlag, Stoß) mit Zerreißung von Blutgefäßen, mit oder ohne Fraktur des knorpeligen oder knöchernen Nasengerüstes, ferner Schädelbasisbrüche, bei denen das Nasenbluten ein konstantes Symptom darstellt. Weitere häufige Ursachen sind der bohrende oder kratzende Finger und die gewaltsame Ablösung von Sekretborken, wodurch es zu Schleimhaut-Erosionen und einem Ulcus der Septumschleimhaut in der Gegend des Locus Kiesselbach mit rezidivierendem Nasenbluten kommen kann. Hieraus resultieren trophische Störungen der Schleimhaut, die zur *Septumperforation* mit dauernder Epithelmetaplasie der Umgebung und Neigung zur Borkenbildung führen. Durch vorsichtige Verätzung des Geschwürgrundes mit einer Chromsäureperle und Applikation indifferenter Salben, sowie pädagogische Maßnahmen zur Verhütung des Nasenbohrens können traumatische Septumgeschwüre sicher geheilt werden. Ist es durch Schleimhautmetaplasie und Atrophie des vorderen Septum zu einer lästigen Rhinitis sicca anterior mit dauernder Borkenbildung gekommen, so hilft das tägliche Einstreichen einer weichen indifferenten Nasensalbe nach folgendem Rezept:

> Rp. Acid. boric. 3,0
> Adeps Lanae anhydr.
> Paraffin subliquid. aa ad 50,0

Bei geringfügigen Nasentraumen kommt die Blutung häufig aus dem besonders den Verletzungen ausgesetzten *Locus Kiesselbach*, bei stärkeren Traumen mit Frakturen kann die

Blutungsstelle am Nasendach (Schädelbasis-bruch) oder weiter choanalwärts liegen. Schließ-lich muß daran gedacht werden, daß es auch retrograd aus der Nase, besonders nach Ver-letzungen im Nasenrachenraum, bluten kann. Gerade bei Blutungen aus den hinteren Partien der Nasenhöhlen wird der größte Teil des Blutes meist unbemerkt von der Umgebung vom Kinde verschluckt. Hier kann es allmählich zu bedroh-licher Anämie, ja leider auch einmal zu Ver-blutungen kommen. In diesen Fällen wird die Aufmerksamkeit des Pflegepersonals meist erst durch massives Erbrechen schwärzlichen Blutes oder durch Entleeren von Blutstuhl auf den bedrohlichen Zustand gelenkt. Beim Blut-erbrechen muß an die Gefahr der Aspiration und Verlegung der Atemwege gedacht werden. Ältere Kinder können dagegen meist dazu an-gehalten werden, das ablaufende Blut mög-lichst nicht zu verschlucken, sondern in eine Schale auszuspucken. Eine seltene Ursache für schweres und lebensbedrohliches Nasenbluten stellen *traumatische Aneurysmen* der Art. Caro-tis int. dar, die bei Schädelbasisbrüchen im Be-reiche der Keilbeinhöhle unbemerkt verletzt sein kann und erst Wochen bis Monate nach dem Unfallereignis zu höchst gefährlichen Nasenblutungen führen. Da die Kinder in der Regel nicht bei der ersten Blutung zu verbluten pflegen, gelingt es nicht selten, nach Stellung der Diagnose durch Unterbindung der Carotis int. Heilung zu erzielen (Lit. bei DENECKE). Als weitere Ursachen örtlichen Nasenblutens sind zu nennen: *Fremdkörper der Nase, Rhinitis sicca ant., Rhinitis atrophicans, blutende Sep-tumpolypen, Hämangiome* und *juvenile Nasen-rachenfibrome* (ein bei älteren Knaben im Nasen-rachenraum entstehendes Hämangiofibrom s. S. 323), die im Kindesalter seltenen malignen Tumoren in Nase, Nasennebenhöhlen und Nasenrachen, die heute seltenen spezifischen Granulome der Nase, wie Tuberkulose, Syphi-lis, Sklerom und Rotz, sowie das Granuloma gangränescens.

Allgemeinbedingtes (symptomatisches) *Na-senbluten*. Hier ist das Nasenbluten Symptom einer übergeordneten Allgemeinerkrankung des Organismus.

Als häufigste Gruppe des symptomatischen Nasenblutens imponiert bei Kindern das „in-fektiöse Nasenbluten" bei verschiedenen Infek-tionskrankheiten. Als Initialsymptom sehen wir das infektiöse Nasenbluten oft bei Grippe,

Masern, Scharlach, Diphtherie und Keuch-husten. Neben der toxischen Gefäßschädigung und der Hyperämie begünstigt gewöhnlich die Austrocknung der Schleimhäute der vorderen Nase, besonders des Septum, die Blutung. Dazu kommen nicht selten lokale Faktoren, wie ein Locus Kiesselbach oder eine Rhini-tis sicca ant. Beim Keuchhusten führt offen-bar auch die erhebliche Blutdrucksteige-rung und venöse Stauung beim Hustenstoß zum Nasenbluten. Bei der Nasendiphtherie findet sich meist ein sanguinolent gefärbtes eitriges Sekret, mitunter auch stärkeres Nasen-bluten. 50% der Kinder mit rezidivierendem Nasenbluten hatten bei D. W. WALKER rheu-matisches Fieber und rheumatische Herzkrank-heiten. Für R. B. SCOTT gilt Nasenbluten bei Kindern als Hinweis auf eine allergische Er-krankung. 25,4% seiner Fälle wiesen eine Allergie der oberen Luftwege auf.

Symptomatisches Nasenbluten bei Blutungs-übeln (hämorrhagische Diathese). Nasenbluten ist mitunter das erste zum Arzt führende Sym-ptom eines *Blutungsübels*. Das Nasenbluten pflegt bei hämorrhagischer Diathese nicht von einer umschriebenen spritzenden Stelle auszu-gehen, sondern tritt ohne zunächst erkennbare Ursachen mehr flächenhaft auf. Die Störung kann einerseits in der Beschaffenheit des Blut-plasmas liegen (Prothrombinmangel, Hämo-philie) oder der Blutzellen (Thrombasthenie, Thrombopenie, Leukose, Panhämocytophtise), andererseits in der Beschaffenheit der Gefäß-wände (Mangel an Vitamin C, infektiös-toxische Schäden bei septischen Krankheiten, die Krank-heitsgruppe des Morbus Schönlein-Henoch).

Ergibt sich der Verdacht, daß dem rezi-divierenden Nasenbluten keine rein örtliche Störung zugrunde liegt, so ist eine eingehende hämatologische Untersuchung in einer Spezial-klinik vorzunehmen.

Nasenblutungen bei Erkrankungen von *Herz und Kreislauf* stellen bei älteren Erwach-senen die häufigste Gruppe des symptomati-schen Nasenblutens dar (Hypertonie, Arterio-sklerose, akute und chronische Glomerulo-nephritis, dekompensierte Herzvitien). Hier finden sich, meist umschrieben, oft spritzende Blutungen aus Arterien oder Arteriolen der rupturierten Schleimhaut, besonders im hinteren Nasenabschnitt, die schwierig zu stillen sind.

Im Kindesalter dagegen sind Nasenblutun-gen infolge von Erkrankungen des Herzens und

Kreislaufes auffallend selten. Selbst bei schweren dekompensierten Herzvitien und bei Hypertonien sieht der HNO-Arzt kaum schwere rezidivierende Nasenblutungen, was seine Ursache in der größeren Elastizität und Retraktionsfähigkeit der kindlichen Gefäße haben dürfte.

Nasenbluten bei der *Teleangiectasia haemorrhagica hereditaria* (Morbus Osler-Rendu). Eine meist nach dem dominanten Typ vererbliche Angiomatose mit Teleangiektasien im Bereich der Nase, im Munde, in der Haut des Gesichtes und seltener auch den inneren Organen (Nieren, Leber). Die Teleangiektasien imponieren als punkt-, strich- oder fleckförmige hellrote Angiome, die bei kleinsten Traumen zu heftigen rezidivierenden Blutungen Anlaß geben können. TIEDEMANN faßt das Krankheitsbild als Angioneuromatosis des Terminalgefäßapparates auf. Manifest wird diese Erkrankung erst im frühen Schulalter. Die volle Ausbildung des Krankheitsbildes erfolgt in der Regel erst nach der Pubertät. Fast immer ist in der Familie eine Nasenblutungs-Anamnese bekannt.

Die *Behandlung des Nasenblutens* bei den harmlosen Blutungen aus dem Locus Kieselbach, dem Septumgeschwür infolge Nasenbohrens mit dem Finger wurde bereits auf S. 221 besprochen. Über 90% sämtlicher Nasenblutungen kommen unter dieser Behandlung in wenigen Minuten zum Stehen. Ist dies nicht der Fall, so gehe man stufenweise folgendermaßen vor (frei nach BIESALSKI):

I. *Feste Schichttamponade* nach vorheriger Anaesthesierung und Anämisierung der Nasenschleimhaut durch Einlage mehrerer mit Pantocain (1%) und Suprarenin (1 : 2000/Lösung) getränkter Wattebäusche oder Gazestreifen. Nach Entfernung dieser Streifen wird die schichtweise Tamponade (fertige Vasenol-Gazestreifen oder auch Jodoform-Gaze), die 1 bis 3 Tage liegen bleiben und dann evtl. unter Zuhilfenahme von H_2O_2-Lösung vorsichtig herausgelöst werden können. Ein erfahrener Rhinologe kann diese für Arzt und Patient sehr lästige und oft dramatisch verlaufende Prozedur im allgemeinen schnell, schmerzlos und sicher vornehmen.

Eine gute und erprobte Methode der Blutstillung ist die Tamponade mit dem Gummiröhrchen nach SEIFFERT. Ein etwa 6—8 cm langes Metallröhrchen, über das ein Gummifingerling gebunden ist, wird in die Nase eingeführt. Mit einer Rekordspritze bläst man den

Fingerling prall auf und dreht den Absperrhahn zu. Die so entstandene Gummiblase komprimiert nahezu alle Teile des Naseninneren, außer den Gebieten unter den Muscheln.

II. Die *hintere Nasentamponade* oder Nasenrachentamponade ist zusätzlich nur bei schweren anders nicht stillbaren Nasenblutungen aus der hinteren Nase oder bei Blutungsübeln mit verschiedenen Blutungsquellen angezeigt, aber auch nach sonst nicht stillbaren Blutungen nach operativen Eingriffen (Adenotomie), und kann in manchen Fällen lebensrettend wirken.

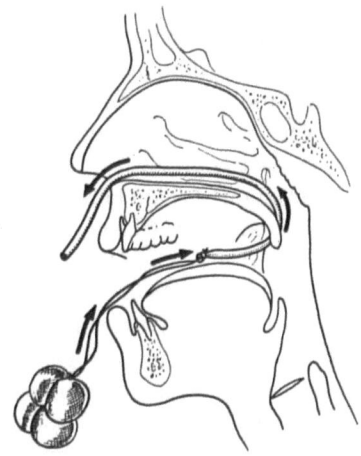

Abb. 132. Einführung einer Nasenrachentamponade
(aus BIESALSKI)

Ein nicht zu feiner, fester, paketförmig mit Seide geschnürter Tampon, der etwa der Dicke des Daumenendgliedes des Patienten entspricht, wird in den Epipharynx gepreßt, nachdem die Seidenfäden mittels eines dünnen Gummikatheters vom Mund her durch die Nase nach außen gezogen wurden (Abb. 132). Das Nasenlumen wird sodann bds. mit Schichttamponade austamponiert und die Fäden des Nasenrachentampons vor der Nase über einem Tupfer geknüpft. Eine solche Tamponade sollte unter antibiotischem Schutz im allgemeinen 1—2 Tage liegen bleiben. Die früher so sehr gefürchtete Mittelohr-Infektion als Folge der Nasenrachentamponade kann durch Anwendung von Antibiotica (Penicillin bei Säuglingen, Chloramphenicol bei Kleinkindern) meist vermieden werden. Klinische Aufnahme, Temperaturkontrolle und genaue Beobachtung des Kindes sind in solchen Fällen erforderlich.

III. *Chirurgische Maßnahmen* können allermeist vermieden werden. In seltenen Fällen kommt eine submuköse Septumresektion in Frage und als ultima ratio die *Unterbindung der Arteria Carotis externa* bzw. der Arteria maxillaris. Bei Aneurysmen der Carotis interna muß dieses Gefäß unterbunden werden, was im Kindesalter im Gegensatz zum Erwachsenen als ungefährlich gilt.

IV. Zusätzliche allgemein blutstillende Maßnahmen bestehen in Kopfhochlagerung, ableitenden heißen Fuß- oder Handbädern, kalten Nackenkompressen sowie in der Verordnung von Hämostyptica. In schweren Fällen sollte Infusion von Blutersatzmitteln oder die Bluttransfusion rechtzeitig vorgenommen werden.

Fremdkörper der Nase

Fremdkörper in der Nasenhöhle findet der Rhinologe fast in jeder Altersstufe, weitaus am häufigsten aber im Kleinkindes- und frühen Schulalter. Beim Erwachsenen kann das mutwillige Einführen von Fremdkörpern in die Nase bisweilen als Zeichen einer psychischen Störung aufgefaßt werden, beim Kinde dagegen liegen die Motive zur Selbstapplikation von Fremdkörpern in die Nase meist im Spieltrieb, in der Lust an der Entdeckung des eigenen Körpers und an neuen Sensationen sowie im Imponierenwollen vor Spielgefährten. Am häufigsten finden sich als Nasenfremdkörper Glasperlen, Knöpfe, Bohnen, Erbsen, Kirsch- und Obstkerne, Holzstückchen, Strohhalme, Weidenkätzchen, Papierkugeln, aber auch Wattebäusche, vergessene Tupfer und Tampons (iatrogene Fremdkörper), ferner belebte Fremdkörper, wie Würmer, Insekten und Blutegel. Die Kasuistik der Nasenfremdkörper ist fast unbeschränkt und nur durch die Größe, nicht aber durch die Art der Gegenstände begrenzt. Auch beim Säugling sollte an das Vorliegen eines Nasenfremdkörpers gedacht werden, da durch ein älteres Geschwisterkind, bisweilen aber auch durch andere Personen, Fremdkörper in die Nase appliziert werden können. Wird der Vorfall durch die Mutter oder eine Pflegeperson bemerkt und das Kind dem Rhinologen zugeführt, so pflegt der Schaden meist unerheblich zu sein, da die Entfernung eines frischeingeführten Fremdkörpers bei guter Beleuchtung und Technik nicht schwierig ist. Häufiger jedoch bleibt der Vorfall der Mutter unbekannt, da ihn das Kind aus Furcht oder Scham verschweigt und nach einiger Zeit auch vergißt. Meist werden die Eltern nach einigen Tagen oder Wochen durch einseitigen Schnupfen mit zunächst schleimigen, später eitrigem und oft fötidem Schnupfen aus einem Nasenloch aufmerksam. Liegt der Fremdkörper noch im Naseneingang, so ist die Diagnose schnell gestellt. Befindet er sich in der Tiefe des unteren oder mittleren Nasenganges, so kann die reaktive Schwellung der umgebenden Schleimhäute die Erkennung erheblich erschweren. Es ist Sache des Kinderarztes, in Fällen von einseitigem Schnupfen mit schleimig-eitrigem, bisweilen sanguinolentem oder fötidem Ausfluß den Rhinologen zuzuziehen. Nach Abschwellen der Schleimhäute mit Suprareninlösung 1 : 2000 in Verbindung mit Schleimhautanaesthesie (z. B. Pantocainlösung 1%), bei ganz ungebärdigen Kindern in Narkose, ist praktisch jeder Nasenfremdkörper zu erkennen, auch wenn er Monate und Jahre in der Nasenhöhle gelegen hat. Jedem Extraktionsversuch sollte die lokale Abschwellung und Oberflächenanaesthesie der Schleimhäute vorangehen, da durch die folgende Erweiterung des Lumens die Sicht verbessert, die Extraktion erleichtert und die Blutung verringert wird. Als Grundsätze für die *Entfernung von Fremdkörpern* gelten ferner: Gute Beleuchtung und Beherrschung der Spiegeltechnik sowie Anwendung häckchenförmiger Instrumente, mit denen man hinter den Fremdkörper gelangt und ihn extrahiert. Die Anwendung von Pinzetten zur Fremdkörperextraktion ist verpönt, da hierbei harte Fremdkörper abzugleiten und in die Tiefe der Nase zu gelangen pflegen, wobei erhebliche Nebenverletzungen eintreten können. In der Literatur sind Nasenfremdkörper geschildert, die infolge verfehlter Extraktionsversuche choanalwärts abgeglitten sind und zu ungleich gefährlicheren Bronchialfremdkörpern wurden. Vor Extraktion durch ungeübte Hände ist also dringend zu warnen. Bleibt ein Nasenfremdkörper über Jahre oder Jahrzehnte unerkannt im Nasenlumen liegen, so kann es durch Kalkinkrustation unter fortschreitender Vergrößerung zu einem *Rhinolithen*, bestehend aus phosphor- und kohlensaurem Kalk sowie Magnesiumphosphat kommen, der durch seine Größe in der Nase fest eingekeilt zu sein pflegt und stets einen erheblichen Foetor verbreitet. Die Entfernung ist Sache des Rhinologen. Bisweilen ist hierzu die Aufklappung der Nase und Zerstückelung des Nasensteins erforderlich.

Der Vollständigkeit halber soll erwähnt werden, daß bei Schuß-, Stich- und Pfählungsverletzungen Fremdkörper in die Nasenhaupt- oder -nebenhöhlen gelangen können. Diese Fremdkörper machen häufig erst Symptome, wenn das Unfallereignis bereits lange zurückliegt.

Fremdkörperliteratur bei W. KINDLER, O. SEIFERT und L. B. SEIFERTH.

Der Virusschnupfen des Säuglings und Kleinkindes

(Synonyma: Coryza acuta, akute Rhinitis und Rhino-Pharyngitis, Common Cold, Erkältungskrankheit, Rhume du Cerveau.)

Der *akute Schnupfen* ist wohl die häufigste aller Infektionskrankheiten. Er ist charakterisiert durch Entzündungserscheinungen an den Schleimhäuten der Nase und des Rachens, verbunden mit mehr oder weniger starken Störungen des Allgemeinbefindens.

Eine strenge Trennung der akuten entzündlichen Erkrankungen der oberen Luftwege ist, besonders beim Kinde, meist nicht durchführbar, zumal auch der gleiche Erreger selbst in Epidemiezeiten erhebliche klinische Variationen verursacht. Das in Abb. 133 wiedergegebene Schema entspricht etwa dem Spektrum von einigen Erkrankungen mit fließenden Übergängen (wie Rhinitis acuta, Rhino-Pharyngitis, Tonsillitis, Pharyngitis, Laryngitis, Tracheo-Bronchitis, Viruspneumonie).

Das an Virusschnupfen erkrankte Kind wird daher mit Recht nicht primär vom HNO-Arzt, sondern vom Pädiater betreut werden. In diesem Abschnitt soll daher auch auf die biologischen, immunbiologischen, epidemiologischen und bakteriologischen Aspekte dieser Infektionskrankheiten nicht näher eingegangen werden, zumal das von berufener Seite an anderer Stelle erfolgt ist. Der HNO-Arzt wird sich dagegen der *bakteriellen Komplikationen* des durch das Common-Cold-Virus hervorgerufenen Schnupfens annehmen müssen, wie *Otitis media acuta* und der *Sinusitis acuta.* Das Virus allein ruft bekanntlich keine eitrige Entzündung hervor, sondern bereitet nur den Boden für Neu-

besiedlung und Vermehrung schon anwesender Eitererreger vor.

Die beim Virusschnupfen auftretenden histologischen, *pathologisch-anatomischen Befunde* können wir nach HILDING folgendermaßen zusammenfassen: Initiales intercelluläres Ödem in der Submucosa und zwischen den Epithelzellen, Ablösen der Ciliarepithel-Zellen unter lebhafter Flimmerbewegung ihrer Cilien aus dem Verband, namentlich bei leicht alkalischem pH. Nahe der Epitheloberfläche bildet sich eine nekrotische Zone von oft beträchtlicher Tiefe, zuletzt löst sich das ganze Epithel auf. Viele oder gar alle Cylinderzellen sind

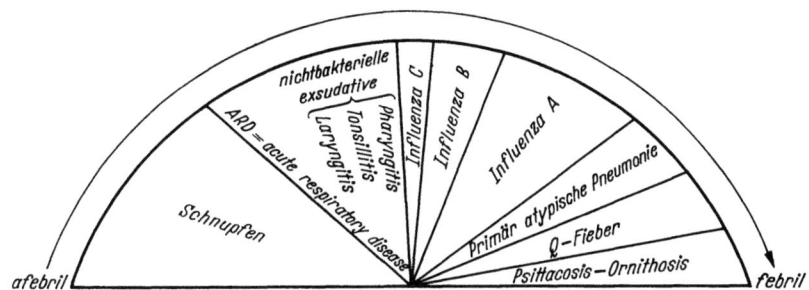

Abb. 133. Viruserkrankungen des Respirationstraktes (nach GERMER, aus A. BECKER 1955)

am 3. Tage verschwunden, sogar ein Teil der Basalzellen, oft bleibt nur eine einzige Zellschicht über der Basalmembran übrig. In diesem Stadium enthält das Nasensekret viele Epithelzellen. Die celluläre Infiltration der Submucosa setzt sich aus verschieden geformten mononucleären, polymorphkernigen und einigen eosinophilen Zellen zusammen. Sie nimmt auch nach Rückbildung des Ödems der Submucosa noch zu. Am 2. und 3. Tag finden sich im Epithel, auf dem Wege zur Oberfläche, Granulocyten und Makrophagen. Ihre Zahl nimmt während des mucopurulenten Stadiums noch zu. Indessen beginnt bereits die Restitution des Epithels. Die übriggebliebenen Epithelzellen proliferieren an der Oberfläche und bilden ein Syncytium. Am 8. Tag bildet sich wieder ein mehrschichtiges Epithel mit granulocytärer Infiltration, am 10. Tag strecken sich die oberflächlichen Zellen in die Länge und haben am 14. Tag die Cylinderzellform wieder erreicht. Bakterien finden sich nur im Sekret, nicht im Epithel oder in der Submucosa. Es sind keine Einschlußkörper vorhanden.

Der Nachweis *spezifischer Antikörper* nach natürlicher Schnupfenerkrankung ist bislang beim Menschen nicht gelungen, deshalb ist eine sichere differentialdiagnostische Abgrenzung des frischen Virusschnupfens gegenüber anderen virusbedingten Allgemeinerkrankungen nicht immer ohne weiteres möglich.

Der Säuglingsschnupfen: Von erheblicher Bedeutung für den Verlauf einer Rhino-Pharyngitis des Säuglings sind infektbedingte Funktionsstörungen, die in dem anatomischen Bau der Nase des Neugeborenen und Säuglings begründet sind. Das Lumen der Säuglingsnase wird durch die tiefstehende Schädelbasis und die Muscheln eingeengt und geht nach hinten in den etwa 2 mm langen röhrenförmigen Engpaß der Canales choanales über. Schon relativ geringe entzündliche Verschwellungen in den ersten Lebensmonaten führen hier zu einer Stenose der Nasenventilation. Regulationsstörungen der Atmungsfunktion, Ernährungsschwierigkeiten, Luftschlucken mit Meteorismus sind die unmittelbaren Folgen der stenosierten Nasenatmung (Biesalski). Während bei Säuglingen und Kleinkindern der akute Schnupfen fieberhaft zu verlaufen pflegt, fehlt bei älteren Kindern das Fieber zumeist. Kleine Kinder neigen eher zu Komplikationen, besonders Otitis media und Pneumonie, während die Infektion der Nebenhöhlen als Dauererkrankung bei älteren Kindern häufiger ist als bei Säuglingen und Kleinkindern. Bei der *Rhino-Pharyngitis des Säuglings* besteht meist Fieber für 1—3 Tage, dazu Apathie oder Unruhe und Trinkunlust. Die Nahrungsverweigerung ist allgemein infektverursacht, dann aber auch auf die behinderte Nasenatmung oder auf eine Otitis media zu beziehen, die dem Kind beim Saugen Schmerzen bereitet. Ganz zu Beginn der Erkrankung ist die Schleimhaut von Nase und Rachen nur gerötet, aber meist nicht stärker geschwollen und eher trocken als schleimbedeckt. Mit Einsetzen einer schleimig-serösen und anfangs besonders kontagiösen Sekretion verschwillt auch die Nase, und zwar umso mehr, je älter der Säugling ist, da eine ödematös-exsudative Reaktion der Schleimhaut auf Infektreize hin beim jungen Säugling noch nicht voll entwickelt ist. Die Atmung des schnupfenkranken Säuglings ist oberflächlich und frequent, schniefend oder auch schnarchend. Bei erkrankten Früh- und Neugeborenen muß mit asphyktischen Zuständen gerechnet werden, so daß dabei besonders hohe pflegerische Anforderungen zu stellen sind (Biesalski). Eine Sekretion läßt sich anfangs nicht immer konstatieren, weil die Absonderungen bei dem liegenden Kind in den Rachen fließen (Reizhusten) oder hochgezogen und ver-

schluckt werden. Eine stärkere Sekretion führt zum eigentlichen Nasenlaufen und zu dermatitischen Veränderungen in der Umgebung des Naseneinganges. *Rhinoskopisch* ist die Schleimhaut rhinitis-kranker Säuglinge vor allem am Septum hochrot, während die Muscheln eine mehr livide Verfärbung zeigen. Eine wesentliche diagnostische Bedeutung kommt der Schleimhautfarbe allerdings nicht zu, weil der Füllungsgrad der reich vascularisierten Nasenschleimhaut relativ schnell wechselt und daher „Rötungen" vom Erfahrenen nur vorsichtig beurteilt werden. Eher läßt schon der Grad der Schleimhautschwellung Schlüsse über die entzündlichen Veränderungen an der kindlichen Nase zu (Biesalski).

Eine Mitbeteiligung der *Nasennebenhöhlen* ist beim Säuglingsschnupfen im allgemeinen ohne klinische Bedeutung. Die Mucosa der kleinen Nebenhöhlen reagiert zwar regelmäßig bei jedem Infekt mit, neigt aber im Vergleich zur Häufigkeit der Rhinitiden nur selten zu Retentionen im Sinne einer Sinusitis. Ist es aber einmal zu einem selbständigen Entzündungsprozeß in Siebbeinzellen oder Kieferhöhlen gekommen, so können weitere *Komplikationen* folgen, z. B. ein Durchbruch in die Orbita hinein. Die Entstehung einer Oberkieferosteomyelitis aus einem banalen Schleimhautinfekt der Nase ist dagegen unwahrscheinlich. *Differentialdiagnostisch* ist bei jeder rein eitrigen, vor allem auch sanguinolenten Absonderung aus der Nase an eine konnatale Lues bzw. an eine Nasendiphtherie zu denken. Auch die Choanalatresie oder ein Nasenfremdkörper können einen dauernden Schnupfen verursachen. Die vergrößerte und ständig entzündete Rachenmandel unterhält bisweilen schon im Säuglingsalter eine schleimig-eitrige Absonderung. In solchen seltenen Fällen ist dann als kausale Therapie schon im 1. Lebensjahr die Adenotomie ausnahmsweise indiziert und auch erfolgreich. Allergische Faktoren spielen bei der Entstehung der Säuglingsrhinitis noch keine erwähnenswerte Rolle (Biesalski).

Die Behandlung des Säuglingsschnupfens: (s. auch S. 261). Im Mittelpunkt aller Maßnahmen steht die Wiederherstellung einer freien Nasenatmung. Damit werden auch Allgemeinerscheinungen, wie Unruhe, Anorexie und Luftschlucken, sowie die bronchopulmonalen Komplikationen und Mittelohrentzündungen vorbeugend und heilend beeinflußt.

Die Bedingungen, welche an ein gut abschwellendes Nasenmittel speziell für den Säugling und das Kleinkind gestellt werden müssen, werden bisher leider von keinem der gebräuchlichen Mittel gänzlich erfüllt. Entweder ist die Abschwellung zu gering, wie bei den ätherischen Ölen und den Adstringentien, oder das Präparat zeigt bei guter Vasoconstriction eine gerade für den Säugling unerwünschte *toxische Nebenwirkung*, wie das bei Suprarenin, Ephedrin, besonders aber bei Privin, Tyzine und anderen Imidazolabkömmlingen mehrfach beobachtet wurde. Die *ölhaltigen Mittel* sind für den Säugling wegen der Entstehung von Lipoidpneumonien ebenfalls abzulehnen. Das Otriven für Säuglinge in der Konzentration 0,01% scheint bei vorsichtiger Dosierung (nicht mehr als 2 Tropfen in jede Nasenseite) auch strengen Forderungen gewachsen zu sein (BIESALSKI und MARQUARDT). Außer einer täglich mehrmaligen Applikation einiger Tropfen der Säuglingskonzentration in jede Nasenseite, erübrigen sich in der Regel weitere lokale Maßnahmen. Immer sei auch der Naseneingang mit dünner Nasensalbe eingestrichen (s. auch S. 221).

Antibiotica sind beim Virusschnupfen im allgemeinen zwecklos und nur dann einzusetzen, wenn purulente Komplikationen befürchtet werden. Bei schleimig-eitriger Sekretion kann dem Otriven ein Lokalantibioticum (z. B. Nebacetin) zugesetzt werden. *Allgemeine Maßnahmen* beschränken sich auf fiebersenkende Mittel, Freiluftbehandlung und eine zweckmäßige Ernährung.

Der akute Schnupfen beim Kleinkind: Beim *Kleinkind* gehen die Zeichen eines Virusinfektes im Bereich von Nase und Nasenrachen schnell ineinander über, so daß man auch in diesem Alter mit Recht im gesamten nur von einer Rhino-Pharyngitis sprechen sollte. Die Krankheitssymptome beginnen in der Nase mit Niesreiz und Schwellung, treten dann aber auch mit brennenden Schmerzen und mit Trockenheitsgefühl im Gebiet der ganzen Rachenschleimhaut auf. Zum Bild der Rhino-Pharyngitis des jungen Kindes gehört eine ausgeprägte ödematös-exsudative Reaktion der Nasenschleimhaut, welche oftmals die hinteren Nasenabschnitte bevorzugt und dann mißverständlicherweise als Rhinitis posterior bezeichnet wird (BIESALSKI). Immer zeigt auch die *Rachenmandel* Entzündungszeichen mit Schwellung, Rötung und teilweise fibrinösen Belägen. Sehr bald bedeckt schleimiges Sekret die Rachenhinterwand, deren Mucosa und Lymphfollikel ebenfalls gerötet und geschwollen sind. Die Pharyngitis granulosa ist typisch für die Infekte des Kindesalters. Bei älteren Kindern neigt die Rhinitis infolge einer sich zunehmend *stabilisierenden Immunitätslage*, wie aus der Tabelle von DANIELEWICZ ersichtlich ist, weniger zum Übergreifen auf andere Schleimhautbezirke bzw. zu schweren Allgemeinsymptomen (Tab. 9). Andererseits reagieren die *lymphatischen Organe* beim infektkranken Kleinkind stärker mit als in späteren Jahren. Die gegenüber dem Säuglingsalter veränderte pathogenetische Situation hat zur Folge, daß z. B. Kleinkinder im Verlaufe eines Luftwegeinfektes über Bauchschmerzen klagen und Erscheinungen einer Appendicitis zeigen. Dies erklärt sich damit, daß der Wurmfortsatz beim Kind stärker mit lymphatischem Gewebe durchsetzt ist, welches bei einem Infekt entzündlich mitreagiert. Auch die *Hyperplasie der lympho-epithelialen Rachenorgane* und die Entstehung von unspezifisch-entzündlichen Halslymphomen in diesem Alter müssen als Folgeerscheinungen der Infekte hier erwähnt werden. Die Entfernung des Nasensekretes ist bei jüngeren Kindern problematisch, da sie nicht ihre Nase schneuzen können oder wollen. Das Absaugen oder das Ausblasen des Nasensekretes mit dem Politzerballon stellt für kleinere Kinder eine gefürchtete Prozedur dar und ist in seiner Wirkung umstritten.

Sonderformen des akuten Säuglings- und Kleinkinderschnupfens

Die Nasendiphtherie: Trotz der gegenwärtigen Seltenheit der Diphtherie finden sich hier und da immer wieder Fälle von Nasendiphtherie beim Säugling, die teils akut, teils chronisch oder latent verläuft. Die Nasendiphtherie des Säuglings kann isoliert in Form einer sanguinolenten eitrigen Rhinitis auftreten, wobei die Entzündung des Naseneinganges typisch ist, die mit oder öfter auch ohne die typischen pseudofibrinösen Beläge in der Nase auftreten kann. Sie kann auch seltener bei einer gleichzeitigen Rachen- und Kehlkopf-Diphtherie vorhanden sein. Bisweilen tritt sie klinisch nur einseitig in Erscheinung. Es finden sich fast stets

Erosionen und Borken der Haut und Schleimhaut am Naseneingang. Der Ausfluß ist teils
schleimig, teils eitrig oder blutig. *Differentialdiagnostisch* kommt die Coryza syphilitica, ein
Fremdkörper, oder die Oberkieferosteomyelitis
des Säuglings in Frage. Die Diagnose wird durch
die Untersuchung des Abstriches und durch den
Tierversuch gesichert.

Bei älteren Kindern kann ein positiver
Diphtherieabstrich bei negativem Tierversuch
aus der Bakterienflora (Koryne-Bakterien) der
Rhinitis atrophicans entstammen. Fehldeutungen der Abstriche sind hierbei möglich. Über
die Frage der Identität der Koryne-Bakterien
bei der Rhinitis atrophicans mit dem pathogenen und toxischen Loefflerschen Diphtheriebacillus s. S. 231. Die Behandlung besteht in
der Verordnung von Diphtherieserum, Penicillin und antibiotisch wirkenden Nasentropfen
in Kombination mit abschwellenden Substanzen (z. B. Soframycin). *Dauerausscheider* nach
diphtherischer Rhinitis werden mit intensiver
lokaler Penicillintherapie und Adenotomie, im
späteren Lebensalter auch einer Tonsillektomie,
behandelt.

Die Coryza gonorrhoica: Diese heute seltene
aber äußerst gefährliche Erkrankung des Neugeborenen tritt im Verlauf der ersten 24—48 Std
in Erscheinung. Symptome: Totale Verlegung
der Nasenatmung, reichlich eitriger Ausfluß,
Schwellung der Nasenflügel, Erosion der Haut
der Oberlippe, schlechter Allgemeinzustand,
hohe Temperaturen und in der Regel gleichzeitig gonorrhoische Conjunctivitis. Die Diagnose ist einfach: In dem Naseneiter, und im
Eiter des Bindehautsackes finden sich, ebenso
wie im Vaginalsekret der Mutter, Gonokokken.
Die Behandlung soll von den ersten Symptomen
an energisch durchgeführt werden: Penicillin per
injektionem und als Nasentropfen (s. S. 261).

Bei Nichtbehandlung kommt es zu schweren Exulcerationen und Nekrosen der Nasenschleimhaut und der Muschel sowie zur Einschmelzung der Cornea mit irreparablen Narbenbildungen.

Coryza syphilitica (s. unter spezifische Erkrankungen der Nase S. 232).

*Die Rhinitis des Kindes bei Infektionskrank-
heiten:* Als Teilsymptom bei zahlreichen Infek-
tionskrankheiten(Grippe,Masern,Scharlach,Ty-
phus, epidemische Meningitis und Poliomyelitis)
finden wir stets eine mehr oder weniger schwere
Entzündung der Schleimhäute der Nase und
der Nebenhöhlen, die besonders bei den Masern,
der Grippe und dem Keuchhusten auch heute
noch schwer wiegt, da die durch die Viruserkrankung geschädigte Schleimhaut sekundär
von Eitererregern besiedelt wird. Die hierbei
auftretenden eitrigen Rhinitiden haben nicht
selten die Tendenz, in ein chronisches Stadium
überzugehen.

Bei *Masern* finden sich 2—5 Tage vor Ausbruch des Exanthems im Nasenabstrich typische Riesenzellen (HANEKE, OCKLITZ und
NEUENDORF), die fast als spezifisch anzusehen
sind. Die pathologischen Veränderungen der
Nasenschleimhaut sind bei Masern tiefergehen-
der als bei anderen Infektionskrankheiten und
dem gewöhnlichen Schnupfen.

MITTERMAIER und MARCHIONINI fanden bei
akuten Entzündungen stets eine Acidität der
Nasenschleimhäute, bei chronischer Rhinitis dagegen neutrale bis alkalische pH-Werte. Bei chro-
nisch-ödematösen Zuständen (Rhinitis vasomotorica und hyperplastica) ist die Alkalescenz
besonders auffällig.

Nekrotisierende und *septische Verlaufsformen* des eitrigen Schnupfens infolge negativer
Anergie bei Infektionskrankheiten sind heute
ebenso selten geworden wie bei den entzündlichen Mittelohrkomplikationen. Eine antibiotische Behandlung wird bei schwereren Verlaufsformen des eitrigen infektiösen Schnupfens die Heilung sichern und in manchen Fällen
ein Übergehen in ein chronisches Stadium vermeiden helfen. Als Initialsymptom bei fast
sämtlichen kindlichen Infektionskrankheiten ist
das *initiale Nasenbluten* zu nennen (s. S. 222).

Der sog. Staphylokokkenschnupfen („Coryza
purulent citrin") tritt um den dritten Lebenstag
auf und ist durch ein ocker- bis citronengelbes
Sekret gekennzeichnet. Erreger: Staphylococcus aureus, seltener Streptokokken, häufig mit
einer um den 3.—7. Tag schleichend beginnenden Pneumonie kombiniert. Der spätere Verlauf ist stürmisch (Pleuraempyem, Sepsis), die
Letalität hoch. Häufig Übergang in eine chronische Rhinitis (TERRACOL).

Die chronischen Rhinitiden im Kindesalter

Pathologisch-anatomisch können wir 3 Formen der chronischen Rhinitis unterscheiden:

die *katarrhalische Rhinitis*, die beim Kinde am häufigsten ist,

die *hyperplastische Rhinitis*, die oft aus der chronisch-katarrhalischen Rhinitis (Rhinitis chronica simplex) hervorgeht, und schließlich

die *Rhinitis atrophicans*, die bei entsprechender Konstitution als Endstadium aus der Rhinitis hyperplastica hervorgehen kann.

Die Rhinitis catarrhalis chronica und chronica hyperplastica

Das klinische Bild ist jedem Arzt geläufig:

Verlegte Nasenatmung mit starker muköser Sekretion, die bei aufrechter Körperhaltung sich im Vestibulum nasi sammelt und zum Nasenlaufen führen kann, meist allerdings in den Rachen gezogen und verschluckt wird, so daß eine Absonderung nach außen nicht in Erscheinung zu treten braucht. Eine mehr wäßrige und anfallsweise auftretende Sekretion muß an neurovasculäre und allergische Faktoren denken lassen, besonders wenn sich eosinophile Leukocyten und Mastzellen vermehrt im Nasenschleim finden. Aber auch ohne die genannten Symptome wird der weit überwiegende Teil der chronischen Rhinitiden in die Gruppe der neurovasculären und allergischen Rhino-Sinusitiden einzuordnen sein, die auf S. 254 ausführlich besprochen werden. Bei stärkerer Nasensekretion nach außen pflegen entzündliche Erosionen der Haut, der Nasenlöcher und der Oberlippe aufzutreten, die durch Sekundärinfektion impetigenisiert sein können. Ferner findet sich häufig eine Rhinolalia clausa sowie Störungen des Tränenabflusses. Durch eine stenosierende Verschwellung der pharyngealen Tubenostien und durch aszendierende Katarrhe können *Tubenverschlüsse*, rezidivierende *Otitiden* und hartnäckige *Hörstörungen* auftreten, die manchmal ganz im Vordergrund stehen. Das herabfließende und teilweise aspirierte Sekret kann zu einem für Kinder und Eltern unangenehmen *Reizhusten* führen, der hauptsächlich auftritt, wenn die Kinder liegen. Dieser Reizhusten, der auch Ausdruck einer zugleich bestehenden Pharyngitis sein kann, wird in Verkennung der wahren Ursache häufig als „*chronischer Bronchialkatarrh*" erfolglos mit Inhalationen, Wickeln und Hustensäften behandelt (BIESALSKI).

Auf der anderen Seite sind hartnäckige Bronchitiden manchmal Ausdruck eines *sinubronchialen Syndroms*, bei dem chronische Nebenhöhlenprozesse pathogenetisch mitwirken. Es ist Sache der klinischen und röntgenologischen Untersuchung, die Ätiologie des Hustens zu klären (s. unter Sinubronchitis S. 250).

Als charakteristische Schleimhautveränderungen lassen sich teils eine *Hypertrophie*, mehr aber noch eine *Hyperplasie* von Mucosa und Muscheln mit Vermehrung der epithelialen und bindegewebigen Gewebsanteile regelmäßig feststellen. Diese unter der Diagnose hyperplastische Rhinitis bekannten Erscheinungen in der Nase imponieren als graue oder grau-rote, glasige Schwellung der Muscheln sowie der Septumschleimhaut. Häufig reagieren auch die *Nebenhöhlen* unter dem Bilde der serösen Sinusitis mit, bei Kleinkindern fast immer auch die *Adenoide* des Nasenrachenraumes, die ihrerseits den nasalen Atemweg verlegen, und den Abfluß des Sekretes behindern, wodurch die Entzündung nicht zur Ruhe kommt.

Ohne Therapie findet im Laufe von Monaten und Jahren eine bindegewebige Umwandlung der Muschelschleimhaut statt, die allmählich ihre regulierenden Funktionen der Ab- und Anschwellung sowie der Wasser- und Wärmeabgabe an die vorbeistreichende Atemluft einbüßt. Die Muscheln sind in diesem Zustand unregelmäßig, kolbig verdickt und verlegen als grau-rote „hintere Enden" die Choanen (BIESALSKI).

Nicht immer sind chronische Luftwegeentzündungen bei Kindern mit hyperplastischen Schleimhautveränderungen, d. h. mit einer Vermehrung der Zellelemente verbunden, sondern sie zeigen in manchen Fällen nur eine ödematöse Schwellung, bzw. eine Hypertrophie. Es scheint neben Art und Dauer der Noxen hauptsächlich von der *Schleimhautkonstitution* abzuhängen, ob Hyperplasien oder Hypertrophien entstehen. Eine Unterscheidung beider Veränderungen ist in der Sprechstunde dadurch möglich, daß Hypertrophien auf abschwellende Präparate viel besser reagieren als Schleimhauthyperplasien.

Unter den beschriebenen Krankheitssymptomen der hyperplastisch-hypertrophischen Rhinitis leiden die Kinder oft sehr erheblich. Die behinderte Nasenatmung und Hustenanfälle stören den Schlaf und verhindern eine ausreichende Erholung. Die Kinder sind daher reizbar, in der Schule unkonzentriert und klagen über Müdigkeit. Kopfschmerzen kommen relativ selten vor und sind merkwürdigerweise auch dann nicht die Regel, wenn die Nasennebenhöhlen mit erkrankt sind. Schließlich kann es unter diesen Umständen zu allgemeinen Entwicklungsstörungen kommen, deren wahre Ursache oft verkannt wird.

Je nach Intensität und Dauer der schädigenden Einflüsse und nach Art der Schleimhautveränderungen stehen permanente oder von Perioden der Besserung unterbrochene Beschwerden im Vordergrund. In der Regel sind die Verläufe dadurch gekennzeichnet, daß Zeichen der Verschlechterung mit Zeichen relativer Symptomarmut abwechseln, daß aber eine gänzliche Ausheilung und Beschwerdefreiheit spontan meist nicht erfolgt (*Therapie* s. S. 259).

Die Rhinitis atrophicans im Kindesalter

Zwar überwiegen im Kindesalter bei den chronischen Entzündungen der Luftwegeschleimhaut bei weitem die hyperplastischen Prozesse, während die mit Schleimhautatrophie verbundenen Prozesse im allgemeinen erst im Schulalter aufzutreten pflegen. Warum es im einen Fall zu hyperplastischen, im anderen Fall zu atrophischen Veränderungen der Schleimhaut kommt, ist nicht geklärt. Häufig, keinesfalls jedoch immer, stellt die atrophische Rhinitis pathogenetisch den Folgezustand eines hyperplastischen Vorstadiums dar. Man kann in diesen Fällen in der Nase meist im mittleren und oberen Nasengang hyperplastische und im unteren Nasengang gleichzeitig atrophische Schleimhautprozesse feststellen. Trotz gewisser Übergänge müssen 2 grundlegend verschiedene *Schleimhautveranlagungen* auch bei Betrachtung dieser Erkrankung auseinander gehalten werden, nämlich eine *hyperplastische Konstitution* mit nachfolgender Atrophie und eine primär *hypoplastische Form* (MARX). Die Rhinitis atrophicans ist charakterisiert durch eine eigentümliche, diffuse Erkrankung der Nasenschleimhaut mit Produktion eines dicken, zu Krusten- und Borkenbildung tendierenden,

meist übelriechenden Sekretes und durch Atrophie der Schleimhaut und des darunter liegenden knöchernen Nasengerüstes. Wir unterscheiden die *Rhinitis atrophicans simplex* oder non foetida von der *Rhinitis atrophicans foetida* (Ozaena, Stinknase), gekennzeichnet durch einen abscheulichen spezifischen Foetor. Zwar zeigen zahlreiche andere, meist geschwürige Erkrankungen des Naseninneren, wie Lues, Rhinosklerom, Nasenfremdkörper, Nebenhöhlenempyeme, maligne Tumoren oder auch Folgezustände nach zu radikalen operativen Maßnahmen in der Nase ebenfalls einen mehr oder weniger starken Foetor, der Begriff der Ozaena jedoch bleibt der genuinen Form der mit Foetor einhergehenden Rhinitis atrophicans vorbehalten. Die genuine Rhinitis atrophicans kommt bei Neugeborenen und Säuglingen nicht vor, jedoch wird sie vereinzelt schon in den ersten Lebensjahren gefunden. Mit zunehmendem Lebensalter tritt ein erster Häufigkeitsgipfel um die Pubertät auf. Die *Krankheitshäufigkeit* nimmt etwa bis zum 5. Lebensjahrzehnt zu, um dann offenbar wieder zurückzugehen. Schuluntersuchungen zeigten in Basel und Bern (ELMIGER und RAAFLAUB) bei 0,4%, in Lausanne (BARRAUD) bei 2,4% der Schulkinder eine Rhinitis atrophicans cum foetore (OZAENA). In den deutschen Küstenländern soll die Ozaena mehr verbreitet sein als im Binnenland. Das weibliche Geschlecht ist häufiger erkrankt als das männliche. Schuluntersuchungen in Dänemark an über 17000 Kindern zeigten bei 0,31% der Knaben und bei 0,55% der Mädchen eine Ozaena (SALOMONSON). DRENOVA et al. fanden 1961 bei Reihenuntersuchungen in Taschkent unter 2081 Vorschulkindern 94 Fälle von atrophischer Rhinitis. So schwankt die Häufigkeit dieser Krankheit erheblich je nach Landschaft, Geschlecht und Rasse (MARX).

Aufgrund zahlreicher erbbiologischer Untersuchungen (ALBRECHT, KAHLER, GRADENIGO, WETTERSTEIN) kann heute mit Sicherheit gesagt werden, daß die Ozaena in der Hauptsache auf *erblicher Disposition* beruht, die Art des Erbganges jedoch bleibt unklar (MARX). Abgesehen von dieser Feststellung ist die *Ätiologie* der genuinen Rhinitis atrophicans nach wie vor unklar. Auf die zahlreichen Hypothesen (bakterielle Infektion, endokrine Störungen, besonders des Hypophysen-Thalamussystems (MIEHLKE), neurovegetative Störungen, Vitaminmangel), die sämtlich nicht befriedigen können, kann hier nicht näher eingegangen werden. Schrifttum bei MARX und JAKOBI.

Für den Kinderarzt von besonderem Interesse dürfte jedoch die *Bakteriologie* der genuinen Rhinitis atrophicans sein, zumal hier Fehlschlüsse, insbesondere bei der Frage der *Diphtheriebacillenträger*, möglich sind. Hauptsächlich sind es folgende Gruppen von Mikroorganismen, die bei der genuinen Rhinitis atrophicans mehr oder weniger regelmäßig im Sekret gefunden wurden, denen besonders früher ätiologische Bedeutung zugeschrieben wurden:

1. das *Bacterium mucosum* (ABEL-LÖWENBEBG), das zu den Kapselbakterien oder Schleimbakterien gerechnet wird und von einigen Autoren in 100% der Fälle gefunden wurde (ABEL, SONNENSCHEIN, WIRTH),

2. der gramnegative *Perez-Hofersche Bacillus*, der von einigen Autoren zur Gruppe der Fluorescenz-Bakterien (WIRTH), von anderen zu der Proteusgruppe gerechnet wird,

3. die der *Proteusgruppe* angehörenden Fäulnisbakterien,

4. die *Korynebakterien* (in fast 100% der Fälle feststellbar), deren Identität mit dem Löfflerschen Diphtheriebacillus nicht sicher entschieden ist. Einzelne Autoren wie SONNENSCHEIN rechnen sie dazu, andere zur Gruppe der Pseudodiphtheriebacillen. WIRTH glaubt, daß die bei der Rhinitis atrophicans zu findenden Korynebakterien ihrem morphologischen Verhalten nach eine Sonderstellung einnehmen. Nahezu Übereinstimmung herrscht darin, daß es sich um nicht toxische Diphtheriebacillen handelt; beim Meerschweinchen wirkt die subcutane Injektion niemals tödlich. Nach der von SONNENSCHEIN aufgestellten Theorie ist die Ozaena der Folgezustand einer chronischen Nasendiphtherie. Er nimmt an, daß durch die Ansiedlung der Diphtheriebacillen die Vorbedingung für die Besiedlung der Nasenschleimhaut mit Schleimbakterien vom Typ Abel-Löwenberg ermöglicht wird. Dazu kommt noch gewissermaßen als Tertiärinfektion eine solche mit Fäulniserregern, besonders Proteusbacillen. Diese Theorie wird auch heute noch besonders von Bakteriologen aufrechtgehalten (MARX). Als Stütze wird in der Literatur angeführt, daß nach Nasendiphtherie, besonders im Kindesalter, die spätere Entwicklung einer Rhinitis atrophicans beobachtet wurde. Auch eigene anamnestische Erhebungen bei Ozaenakranken

sprechen in diesem Sinne. MESSERKLINGER und MOESE fanden bei der Rhinitis atrophicans verschiedenster Genese im Sekret Diphtherie- oder diphtherieähnliche Bacillen, anamnestisch nie eine Diphtherie, im Blut der Kranken aber immer einen deutlich erhöhten Diphtherie-Antitoxintiter. KUROSU (zitiert nach MESSERKLINGER) konnte kürzlich Korynebakterien durch wiederholte Überimpfung in der Kultur wieder virulent werden lassen (s. auch S. 199).

In diesem Zusammenhang ist für den Kinderarzt die Beurteilung der *Nasendiphtherie* und der *Diphtheriebacillenträger* von großer Bedeutung. Da morphologische Unterschiede zum toxischen Löfflerschen Diphtheriebacillus kaum bestehen, *muß bei positivem Kulturbefund stets die Frage der Toxicität im Tierversuch geklärt werden*, um folgenschwere Fehlurteile zu vermeiden. Mir sind mehrere Fälle von angeblichen Diphtheriebacillenträgern im Kindesalter bekannt geworden, die monatelang ohne Grund isoliert und behandelt wurden, obgleich es sich um die nicht toxische Variante der Korynebakterien bei Rhinitis atrophicans gehandelt hatte.

Bezüglich der pathologischen Anatomie und Pathogenese der Ozaena muß auf die einschlägige Literatur (zusammengefaßt bei JAKOBI) verwiesen werden.

Die Rhinitis atrophicans macht folgende *klinischen Erscheinungen*:

1. *Abnorme Erweiterung des Nasenlumens* infolge Atrophie der Nasenschleimhaut, besonders an den Nasenmuscheln mit allmählicher Atrophie auch der Muschelknochen. Gleichzeitiges Vorkommen von hyperplastischen und atrophischen Schleimhautprozessen in der Nase wird besonders in den Frühstadien häufig beobachtet.

2. *Eitrige Sekretion* der Schleimhaut mit Antrocknung des Sekretes an den Nasenwänden als Borken und Krusten.

3. Abscheulicher und fast spezifisch zu nennender *Foetor*, der infolge bakterieller Zersetzung des eingetrockneten Sekretes entsteht. Der Foetor kann bei der Rhinitis atrophicans gering sein oder fehlen, wonach klinisch eine Rhinitis atrophicans cum foetore und sine foetore zu unterscheiden ist.

Ferner findet sich häufig *Trockenheitsgefühl in Nase und Hals*, verstärkt durch das Fortschreiten des atrophischen Prozesses auf die Schleimhaut des Rachens und der oberen Luftwege. In solchen Fällen ist die *Tonsillektomie*, wenn überhaupt, nur bei besonders kritischer Indikationsstellung erlaubt, da durch den operativen Eingriff das Trockenheitsgefühl in den oberen Luftwegen erheblich verstärkt und der Atrophie der oberen Luftwege Vorschub geleistet wird. Als weitere subjektive Zeichen finden sich häufig Kopfschmerzen, Störung des Riechvermögens und behinderte Nasenatmung.

Die Diagnose ist für den erfahrenen HNO-Arzt leicht durch die Spiegeluntersuchung zu stellen. *Differentialdiagnostisch* muß an andere mit und ohne Foetor einhergehende Erkrankungen des Naseninneren wie Lues, Rhinosklerom, Tuberkulose, odontogene und rhinogene Nebenhöhlenempyeme, Fremdkörper, maligne Tumoren u. a. gedacht werden.

Die *Prognose* des Leidens ist günstig, die Ozaenakranken können ein hohes Lebensalter erreichen.

Als *Therapie* ist eine Unzahl von allgemeinen und örtlichen Behandlungsmethoden vorgeschlagen worden, die sämtlich mehr oder weniger symptomatische und auf die Dauer der Behandlung beschränkte Erfolge aufweist. Von eingreifenden, beim Erwachsenen erfolgreichen Maßnahmen wie Nasenspülungen und Gottsteinscher Tamponade ist im Kleinkindesalter abzuraten. Auch die operativen Verfahren kommen wohl erst für die Zeit nach der Pubertät in Frage. (Literatur bei MARX und JAKOBI.) *Medikamentös* wird zur Lokalapplikation im Kindesalter das Aufschnupfen von fein pulverisiertem Traubenzucker, das Einträufeln jodhaltiger öliger Nasentropfen wie Jod-Turipol oder Lugol-Turiopin sowie das Einstreichen von Bepanthen-Salbe mit 10%igem Traubenzucker empfohlen. Auch die Nasolyt-T-Nasentropfen (MADAUS) pflegen bei der Rhinitis atrophicans einen günstigen Einfluß zu haben. Abzuraten ist dagegen von sämtlichen Vasoconstrictoren enthaltenden Nasentropfen.

Spezifische Erkrankungen der Nase und Nebenhöhlen im Säuglings- und Kindesalter

Unter spezifischen Erkrankungen verstehen wir in diesem Zusammenhang Entzündungsprozesse, bei denen in der proliferativen Phase ein Granulationsgebilde von eigenartigem zelligen Aufbau entsteht. In der Nase und den Nebenhöhlen des Kindes sind von den spezifischen Entzündungen von besonderem Interesse die *Tuberkulose* und die *Syphilis*, vielleicht auch die *Aktinomykose*. Als in unseren Breiten seltene spezifische Erkrankungen der Nase sollen erwähnt werden, das *Rhinosklerom*, die *Rotzkrankheit* sowie die *Lepra*, die *Leishmaniose*, die *Orientbeule*, die *Rhinosporidiose* und einige andere seltene Mykosen (Lit. bei K. H. VOSTEEN).

Die Tuberkulose der Nase und Nasennebenhöhlen im Säuglings- und Kindesalter: In der Schleimhaut der Nase manifestiert sich die Tuberkulose in zwei Hauptformen, einer mehr proliferativen und einer mehr exulcerativen. Die erstere entspricht pathologisch-anatomisch etwa der produktiven, die letztere der exsudativen Lungentuberkulose, wobei der immunbiologische Zustand des Patienten für die verschiedenen Manifestationen ausschlaggebend ist. Die produktiv-proliferative Form der Tuberkulose der Schleimhaut wird klinisch als Schleimhautlupus, die mehr exsudativ-exulcerierende als Tuberculosis ulcerans mucosae bezeichnet. Die Nasentuberkulose kommt in jedem Lebensalter vor. Der Beginn ist oft in das jugendliche Alter, besonders in die Pubertätszeit zu verlegen. Durch die besseren hygienischen Bedingungen und besonders durch die Einführung der Tuberculostatica ist auch die Nasentuberkulose erheblich seltener geworden. Im *Säuglingsalter* kommt offenbar nur die sehr seltene *primäre Nasentuberkulose* vor, zu der neben dem Primäreffekt in der Nase das Befallensein der regionären Lymphknoten gehört (Primärkomplex RANKEs). Diesen Kriterien halten der von GHON und der von FISCHL mitgeteilte und autoptisch gesicherte Befund eines nasalen Primärkomplexes bei Säuglingen als echte primäre Nasentuberkulose stand (MARX). Das Einimpfen der Tuberkelbacillen erfolgt hierbei von außen, z. B. bei Reinigungsversuchen der Nase mit dem bacillenverseuchten Finger einer kranken Pflegeperson.

Im *späteren Kindesalter* handelt es sich in den meisten Fällen von Tuberkulose der Nasenschleimhaut nach heute übereinstimmender Meinung meist um eine *sekundäre Tuberkulose*, die sich auf dem Blutwege, bzw. dem Lymphwege, von einem primären tuberkulösen Herd im Körper entwickelt (RICHTER). Exogene

Schädigungen oder vorhergehende Erkrankungen der Nase (Ozaena) können dabei insofern eine Rolle spielen, als durch sie ein Locus minoris resistentiae geschaffen wird. So kann auch die Bevorzugung der vorderen Partien der Nase bei der Lokalisation der Erkrankung erklärt werden.

Die Entwicklung einer Schleimhauttuberkulose von einem Lupus vulgaris der äußeren Haut aus ist ebenfalls selten (ZIELER, HAEMEL und HOEDE, EICKHOFF, BRÜGGEMANN). Häufiger entwickelt sich der Hautlupus von einer vorher vorhandenen Schleimhauterkrankung von innen nach außen (MARX).

Die hartnäckige Rhinitis bei *Skrophulose*, oft mit Hautentzündungen und Ulcerationen am Naseneingang und der Oberlippe ist nach heute übereinstimmender Meinung der Pädiater und Dermatologen keine tuberkulöse Nasenerkrankung, sondern Ausdruck einer unspezifischen hyperergischen Entzündung dieser Gegend bei einer anderweitig vorhandenen Organtuberkulose aufzufassen (STÜHMER, MARX).

Die von STÜHMER 1939 errechnete Richtzahl von 1 Fall von Nasenlupus auf 1000 bis 2500 Personen ist für die heutigen Verhältnisse sicher als zu hoch anzusehen. Durch die neueren tuberkulostatischen Behandlungsmethoden kommt es nur noch selten zum Ausbruch dieser früher chronisch verlaufenden Erkrankung. Eine bestehende tuberkulöse Schleimhautentzündung der Nase kann heute in kurzer Frist zur Heilung gebracht werden.

Symptomatologie: Bei meist geringen subjektiven Beschwerden fallen zunächst Borkenbildung und Trockenheit in der Nase sowie leichte Blutungen bei behinderter Nasenatmung auf. Es finden sich im Naseneingang nach Entfernung von Sekretborken umschriebene Ulcerationen mit Krustenbildung, besonders am vorderen Septum, aber auch am Boden und der lateralen Wand der Nase, ein Bild, wie wir es bei der häufigen Rhinitis sicca anterior kennen. Später kann sich ein ozaenaartiges Bild ergeben.

Die sehr seltene Nasen-*Nebenhöhlen*-Tuberkulose tritt in der Regel erst als tumorverdächtiges Bild bei chronischer Entzündung in Erscheinung und wird durch Operation und histologische Untersuchung verifiziert.

Differentialdiagnose: Lues, Rhinitis sicca anterior, Ulcus septi perforans, Rhinitis atrophicans (Ozaena). Die Diagnose wird durch Probeexcision, histologische Untersuchung und Anstellung der WAR gesichert.

Prognose und Therapie: In den letzten 20 Jahren ist in der Prognose und Behandlung der Nasenschleimhauttuberkulose, wie überhaupt der Schleimhauttuberkulose, ein grundlegender Wandel eingetreten. Der Pädiater hat die Wahl zwischen verschiedenen tuberkulostatischen Mitteln (INH, Streptomycin, PAS), so daß der örtlichen Behandlung außer einer Salbenpflege und Reinigung keine wesentliche Rolle mehr zukommt. Weitere Literatur bei K. H. VOSTEEN.

Die Syphilis der Nase und Nasennebenhöhlen im Säuglings- und Kindesalter. Einen *Primäraffekt* wie bei der erworbenen Syphilis gibt es bei der angeborenen nicht. Die bei der angeborenen Syphilis zuerst auftretenden Erscheinungen seitens der Nase (Rhinitis syphilitica neonatorum) entsprechen im wesentlichen denen der *sekundären Periode* der aquirierten Form, die angeborene Frühsyphilis der Nasenschleimhaut wird daher oft als „sekundäre" konnatale Syphilis der Schleimhäute bezeichnet (LEDERMANN u. a.). Nicht selten können aber schon bei Säuglingen sich Erscheinungen des 3. Stadiums frühzeitig an die sekundäre konnatale Syphilis der Nase anschließen und sich die verschiedenen Stadien sozusagen zusammendrängen. Im allgemeinen treten die *tertiären Erscheinungen* bei der angeborenen Lues der Nase erst im späteren Alter, etwa vom 8. Lebensjahr an, besonders aber im Pubertäts- und Erwachsenenalter auf, oft ohne vorherige Frühsymptome gemacht zu haben. Nach LEDERMANN handelt es sich entweder um Kranke, die schon im Mutterleib an syphilitischen Symptomen gelitten hatten, bei der Geburt aber keine sichtbaren Zeichen von Lues aufwiesen, bis plötzlich eine tertiäre Manifestation auftritt, oder um solche, bei denen die ersten Luessymptome übersehen worden waren. Schließlich kann es sich nach LEDERMANN auch im Kindesalter um erworbene Syphilis handeln, deren Primäraffekt und deren sekundäre Symptome nicht bemerkt und nicht behandelt worden waren.

Die Rhinitis syphilitica neonatorum. Die Rhinitis syphilitica neonatorum findet sich bei der angeborenen Syphilis in großer Regelmäßigkeit, gleichviel, ob andere syphilitische Manifestationen mit auf die Welt gebracht werden oder erst extrauterin in Erscheinung treten

(Hochsinger). In der neuesten Monographie über die Lues connata von Oehme wird die Häufigkeit der Coryza syphilitica allerdings mit nur 60% angegeben. Von besonderer Wichtigkeit ist, daß die Coryza bei Kindern, welche exanthemfrei geboren werden, stets früher erscheint als das erste Exanthem und damit das erste klinisch auffallende Symptom der konnatalen Syphilis darstellt. Es handelt sich um eine *isolierte Erkrankung der Nasenschleimhaut*, während die Schleimhäute des Mundes und Rachens nicht befallen werden. *Pathologisch-anatomisch* findet sich eine diffuse Schleimhautentzündung mit Rundzellinfiltration und entzündlichen Veränderungen und Erweiterungen der Gefäße. Das zuerst auftretende Symptom ist die *Nasenverschwellung* mit entsprechender Behinderung der Nasenatmung. Die Erscheinungen können schon direkt nach der Geburt vorhanden sein oder sich erst innerhalb der ersten 14 Tage einstellen. Beim Inspirium tritt das *charakteristische Schniefen* auf. Rhinoskopisch sieht man die gerötete und stark verdickte untere Muschel. Hochsinger unterscheidet nach der Reihenfolge des Auftretens ein *Stadium siccum*, dem ein *Stadium secretionis* mit eitrigem Nasenausfluß und schlürfendem Schnüffeln folgt. Später tritt ein *Stadium ulcerans* mit hämorrhagischem, meist zu Krusten eingetrocknetem Sekret an den Naseneingängen auf. Das folgende *Stadium difformationis*, welches zur Deformierung der äußeren Nase führt, leitet schon zur frühtertiären Form über. Bei der Coryza syphilitica der Neugeborenen findet sich kein Fieber, ein oft relativ guter Allgemeinzustand und häufig eine fahle Blässe der Haut. Veränderungen der Rachen- und Gaumenschleimhaut pflegen im Gegensatz zu banalen Infekten der Nase und des Rachens zu fehlen. Das Krankheitsbild der Coryza syphilitica

ist dem erfahrenen Pädiater geläufiger als dem Rhinologen. Die Behandlung ist daher eine rein pädiatrische Aufgabe (Penicillin), da eine Lokaltherapie außer gelegentlichem Absaugen und Salbenpflege der Nase nicht erforderlich ist.

Die tertiäre Syphilis der Nase. Nach Marx ist bei über 10% aller Patienten mit tertiärer Syphilis die Nase beteiligt. Besonders häufig findet sich die frühtertiäre Syphilis der Nase bei der Lues connatalis. Es ist aber keine feste Regel, daß die tertiären Veränderungen bei der Lues connatalis schon bald nach der Geburt auftreten. Die gummösen Prozesse der Nase treten als Periostitis und Ostitis der Nasenbeine oder besonders des knöchernen Nasenseptums und des Nasenbodens in Erscheinung. Es resultieren die dem heutigen Arzt oft mehr aus der Literatur als aus persönlicher Anschauung bekannten luischen Sattelnasen, Septumperforationen und Gaumenperforationen. Literatur bei J. Oehme und K. H. Vosteen.

Das Sklerom. Als weitere spezifische Erkrankung der äußeren und inneren Nase, welche auch das Kindesalter nicht verschont und zu hochgradiger Stenosierung der Nasenatmung führt, muß das *Sklerom*, eine in mittel- und westeuropäischen Gegenden seltene Erkrankung, erwähnt werden. Chronische knötchenförmige oder mehr diffuse Granulationsgewebswucherungen der Schleimhaut mit typischen (Mikulicz) Zellen verlegen das Naseninnere und greifen nach jahrelangem Verlauf verengend auch auf den Naseneingang über. Die starke narbige Schrumpfungstendenz führt, bei fehlender Exulceration, im Abheilungsstadium zu narbigen Verengerungen der nasalen Luftwege, wobei nicht nur der Naseneingang, sondern auch die Choanen betroffen werden (Schlander und Neuberger). Literatur bei K. H. Vosteen.

Die akute eitrige Nebenhöhlenentzündung (Sinusitis) des Kindesalters

Es kann als sicher gelten, daß die Sinusitis im Kindesalter noch vor 2—3 Jahrzehnten nicht die Beachtung fand, die ihr heute in zunehmendem Maße zuteil wird.

Es ist zweckmäßig, die Erkrankung der Nasennebenhöhlen im Säuglings- und frühen Kindesalter getrennt von denen des späteren Kindesalters zu besprechen.

Beim *Neugeborenen* sind nur die Siebbeinzellen und in einem noch sehr rudimentären

Grade die Kieferhöhlen angelegt, die etwa die Größe eines Getreidekornes haben. Die Mucosa dieser winzigen Nebenhöhlen erkrankt beim Säugling wie auch beim Erwachsenen beim akuten Schnupfen mit, jedoch ist die Sinusitis beim Säuglingsschnupfen nur ausnahmsweise von klinischer Bedeutung. Die Mucosa dieser kleinen Nebenhöhlen neigt in diesem Lebensalter offenbar seltener zu Retentionen und zu chronischen Erkrankungen (Biesalski). Sie

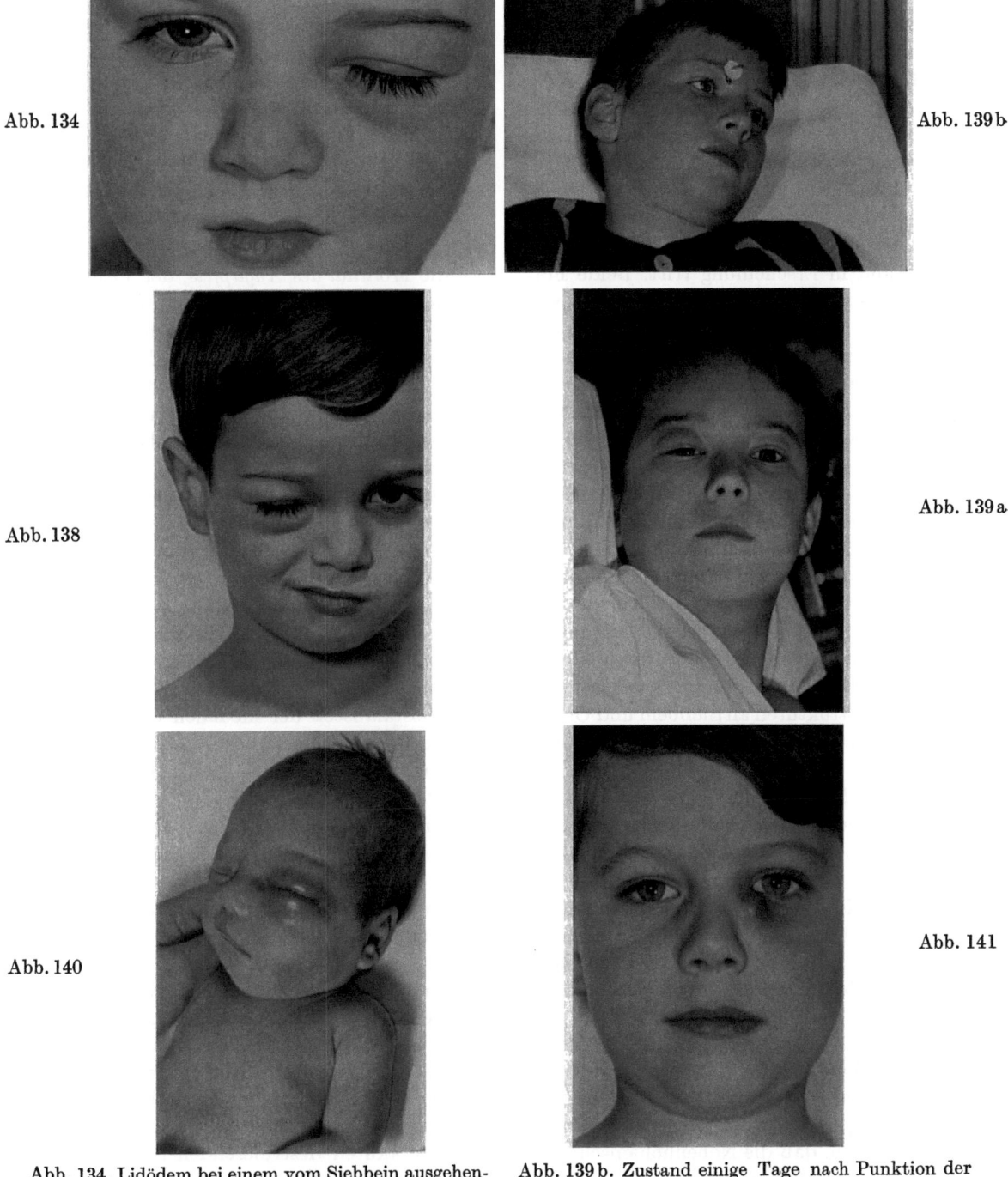

Abb. 134

Abb. 139 b

Abb. 138

Abb. 139 a

Abb. 140

Abb. 141

Abb. 134. Lidödem bei einem vom Siebbein ausgehenden periorbitalen Entzündungsherd. Ausheilung unter konservativer Behandlung

Abb. 138. Orbitalabsceß, ausgehend von einem Empyem des vorderen Siebbeines bei einem 7 jährigen Kind. Geheilt durch endonasale Eröffnung des Siebbeines und Ableitung des Orbitalabscesses

Abb. 140. Oberkieferosteomyelitis bei einem 6 Wochen alten Säugling

Abb. 139 b. Zustand einige Tage nach Punktion der Stirnhöhle und Einlegen eines Polyäthylenröhrchens in die Stirnhöhle

Abb. 139 a. Akute Sinusitis frontalis rechts bei einem 9 jährigen Mädchen mit beginnender orbitaler Komplikation.

Abb. 141. *Chronische odontogene Osteomyelitis*, ausgehend vom 3 mit beginnendem fistulösem Durchbruch im unteren medialen Augenwinkel. Differentialdiagnostisch käme eine Tränensackeiterung oder der Durchbruch eines vorderen Siebbeinempyems in Frage. Heilung durch Extraktion des Zahnes

heilt in der Regel aus oder führt selten zu einer bakteriellen *ostitischen bzw. osteomyelitischen Komplikation*, die bei Siebbeinentzündungen sich klinisch im Bereiche der Orbita abspielt. Terracol und Guerrier unterscheiden ein *seröses Stadium* der orbito-oculären Komplikation, das sich unter konservativer Behandlung zurückbilden kann, und ein *eitrig-abscedierendes destruierendes Stadium*, welches als subperiostaler Absceß an der medialen Orbitalwand in Erscheinung tritt. Beide Formen sind besonders am Anfang nicht streng von einander zu unterscheiden, die seröse Form kann sich zurückbilden oder zur Vorstufe der destruierenden werden. Sie ist als kollaterales oder perifokales Ödem des lockeren periorbitalen Bindegewebes, besonders der Augenlider, infolge eitriger Ethmoiditis aufzufassen. Der Übergang der Entzündung vom Siebbein auf die Orbita kommt über die Gefäßverbindungen dieser Gegend oder bei sehr akuten Fällen über eine osteomyelitische Einschmelzung der medialen Orbitawand zustande. Offenbar bestimmen mehrere Faktoren die für das Säuglings- und Kleinkindesalter typische Komplikation der akuten Ethmoiditis anterior: die besondere Zartheit der Strukturen an Siebbein und Orbita und das Vorhandensein von Lücken in den das Siebbein von der Orbita trennenden dünnen Knochenwänden (Lamina papyracea und Os lacrimale). Ferner die perforierenden Knochengefäße, an denen die Entzündung vom Siebbein in die Orbita gelangen kann, meist über eine fortschreitende Peri- oder Endophlebitis, so daß die Knochenwand trotz orbitaler Komplikationen makroskopisch intakt bleiben kann. In jedem Falle entsteht auf der orbitalen Seite zunächst eine Periostitis, aus der sich ein subperiostaler Absceß bilden kann. In der Regel gebietet das Periost (die Periorbita) dem weiteren Vordringen Halt, so daß die Eiterung sich zunächst *subperiostal* ausbreitet. Ferner muß bedacht werden, daß die Nebenhöhlenschleimhaut ohne eigentliches Periost dem dünnen Knochen aufliegt, was die Entstehung ostitischer Herde besonders im Siebbein begünstigt. Sowohl die Siebbeinschleimhaut, wie auch das Zellgewebe der Augenlider zeigen eine besondere Neigung zu ödematöser Aufquellung, die beim Siebbein im späteren Lebensalter als Polypen, in der Orbita als ödematöse Durchtränkung und besonders an den Augenlidern als blasses bis blaßrotes Lidödem in Erschei-

nung tritt (Abb. 134). Daher finden wir nicht selten bei der *Ethmoiditis anterior* in diesem Lebensalter die Zeichen einer perifokalen Entzündung, ohne daß eine Eiterung im Bereiche der Orbita aufgedeckt werden kann. Diese als kollaterales Ödem aufzufassenden orbitalen Komplikationen im Kindesalter bildeten sich auch vor der antibiotischen Zeit nicht selten spontan zurück. Streng zu beachten ist, daß bei dieser serösen Form der orbitalen Komplikation die *Motilität des Augapfels*, der Visus und der Augenhintergrund normal sind. Der Bulbus kann dabei nach lateral und unten verdrängt sein, ein leichter *Exophthalmus* kann dabei ebenso wie eine Chemosis bestehen. Ein wesentlicher Druckschmerz bei Druck auf den Bulbus fehlt. Der Allgemeinzustand des Kindes ist recht gut. Im Gegensatz zur perifokalen orbitalen Entzündung bei kindlicher Ethmoiditis steht die eitrige destruierende Form, die von vornherein akut als solche beginnen oder aus der zunächst perifokalen serösen Entzündung in einen *Orbitalabsceß* (Abb 135 a—c.) übergehen kann. Diese destruierende Sinusitis geht mit hohem Fieber, schwerem Allgemeinzustand und erheblichen orbito-oculären Erscheinungen, wie Subperiostalabsceß der medialen Orbitawand, Lidabsceß und ausnahmsweise auch einer *Orbitalphlegmone* einher. Stets findet sich Exophthalmus und Verdrängung des Bulbus nach unten und außen, *Einschränkung der Beweglichkeit des Bulbus* infolge ödematöser Infiltration der Augenmuskeln. Diese destruierenden eitrigen Sinusitiden mit Orbitalabsceß finden sich vom Säuglingsalter bis zum Schulalter. Gehäuft treten sie im Verlaufe von verschiedenen Infektionskrankheiten des Kindesalters auf, wie grippalen Infekten, Röteln, Scharlach, selten auch Diphtherie (Becker, Müller, Oltersdorf). Letztere Autoren fanden bei operativen Eingriffen eine echte Nasennebenhöhlendiphtherie. Während die klinischen Zeichen der akuten destruierenden Sinusitis bezüglich der Augensymptomatik und des Allgemeinzustandes sehr auffällig sind, zeigt die Spiegeluntersuchung der Nase durchaus nicht immer wesentliche krankhafte Zeichen. Die beim Erwachsenen meist gefundene Eiterstraße unter der mittleren Muschel kann oft fehlen. Außer einer Hyperämie und Schwellung der Nasenschleimhaut kann der untersuchende Nasenarzt bei der Rhinoskopie oft nichts Wesentliches feststellen. Bei diesem auch in der antibiotischen Zeit noch lebensbedrohlichen Krankheitsbild muß der Rhinologe und der Ophthalmologe herangezogen werden. Im *Säuglings- und Kleinkindesalter* genügt häufig in einem Rausch die *Abspreizung der mittleren Muschel und die vorsichtige Aufspreizung des vorderen Siebbeines* einschließlich der medialen Orbitalwand mit einer Kornzange. Hierbei läßt sich in der Regel der Absceß des Siebbeines und auch der Orbita entleeren. Kommt man mit der endonasalen Behandlung nicht zum Ziele, so geht man am besten in Intubationsnarkose von

Die akute eitrige Sinusitis im späteren Kindesalter

Mit *zunehmendem Lebensalter* kommt es zur ausgedehnteren Pneumatisation der Kieferhöhle und des Siebbeines und schließlich bei über 5 Jahre alten Kindern auch der Stirnhöhle und Keilbeinhöhle. In gleichem Maße kann es zu akuten Entzündungen dieser Nebenhöhlen kommen, die dann mehr und mehr den Erkrankungen im Erwachsenenalter ähneln. Lokalisierte Erkrankungen des *hinteren Siebbeines* treten erstmalig etwa mit dem 6. Lebensjahr

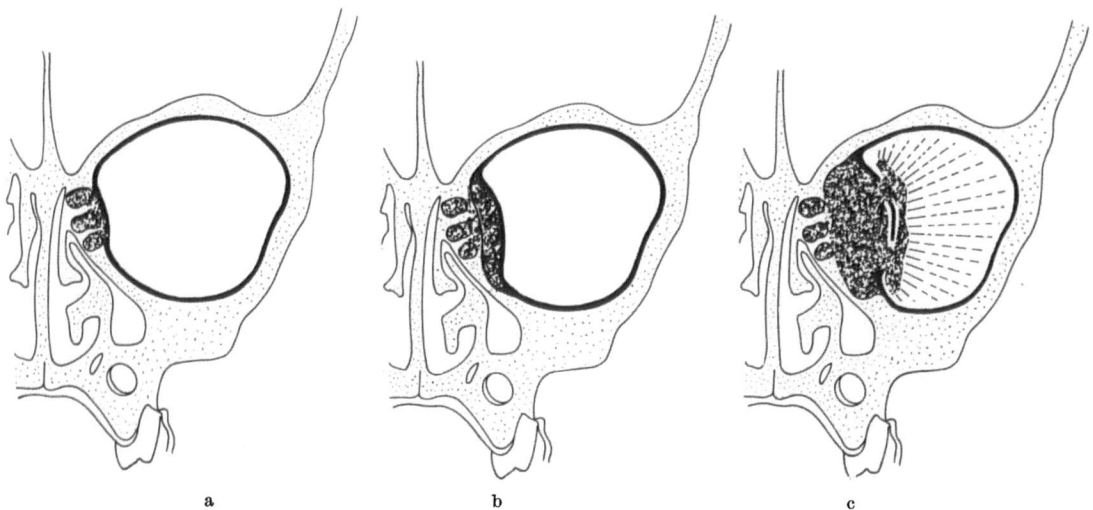

a   b   c

Abb. 135 a—c. *Schematische Darstellung der verschiedenen orbitalen Komplikationen im Kindesalter.* a Siebbeinentzündung mit entzündlicher Mitbeteiligung der orbitalen Wand. b Orbitalabsceß. c Orbitalphlegmone

einem äußeren Schnitt am oberen und medialen Orbitarand aus und legt unter Schonung des Tränensackes und nach Ablösen der medialen Periorbita den periorbitalen und Siebbeinabsceß frei. Wir konnten in den letzten 5 Jahren 3 Fälle von destruierender Sinusitis mit Orbitalabsceß allein durch endonasalen Eingriff heilen, wobei sich stets ein Absceß entleerte. Bei *älteren Kindern* geht man zweckmäßig primär von einer äußeren Schnittführung aus. Auch hier gelingt es, nach Ablösen der Periorbita den Absceß aufzudecken und zum Siebbein zu drainieren. Die große Mehrzahl der Kinder kann jedoch bei perifokaler Entzündung und eben beginnender Absceßbildung durch *konservative Maßnahmen* (Antibiotica, Abschwellung der Nase durch Nasentropfen) geheilt werden. Es bedarf einiger Erfahrung, um zu beurteilen, wann ein konservatives Vorgehen noch erlaubt ist und wann mit dem operativen Eingriff nicht gezögert werden darf.

klinisch in Erscheinung (TERRACOL). Als *Komplikationen* kommen retroorbitale Abscesse in Betracht, deren Verlauf und Behandlung ähnlich ist, wie er bei den frühkindlichen Erkrankungen des vorderen Siebbeines geschildert worden ist.

Akute Entzündungen der Kieferhöhle treten als *selbständiges Krankheitsbild* klinisch etwa vom 6.—7. Lebensjahr an auf, wenn wir von dem meist sekundären Kieferhöhlenempyem bei der *Osteomyelitis des Oberkiefers* (s. S. 243) absehen, und nehmen an Häufigkeit bis zur frühen Pubertät zu. Mit zunehmendem Alter des Kindes wird die Sinusitis maxillaris dem Krankheitsbild beim Erwachsenen ähnlicher (Abb. 136a u. b). Als *Ursachen* für die akute Sinusitis maxillaris des Kindesalters kommen in erster Linie in Frage die akute infektiöse Rhinopharyngitis bei Virusinfekten, bei welchen die Nebenhöhlenschleimhaut häufig mitbeteiligt ist, besonders aber bei Infektionskrankheiten des Kindesalters, wie Scharlach, Masern, Diphtherie und Typhus (s. unter destruierender Sinusitis des Säuglingsalters). Ferner ist ätiologisch anzuschuldigen fehlerhaftes Schneuzen mit Zudrücken beider Nasenlöcher, das Eindringen von keimhaltigem Material beim Erbrechen oder beim Baden, wobei besonders die „Badesinusitis" im Sommer bemerkenswert ist, schließlich plötzliche Luftdruckänderungen (Barotrauma), z. B. beim Fliegen.

Bei den akuten Formen können wir die akute katarrhalische und die akute eitrige Kieferhöhlenentzündung unterscheiden. Die *akute katarrhalische Nebenhöhlenentzündung* ist durch eine seröse Durchtränkung der Schleimhaut gekennzeichnet. Es kann dabei zur Bildung von kleineren oder größeren, mit seröser Flüssigkeit angefüllten Hohlräumen in der submukösen Bindegewebsschicht kommen. Pathologische Rundzellinfiltration ist selten. Das Epithel ist erhalten.

Die *akute eitrige Nebenhöhlenentzündung* zeigt ebenso wie bei der katarrhalischen Form eine oft sehr starke ödematöse Durchtränkung der Subepithelialschichten mit entsprechender Verdickung der Schleimhaut und starker Infiltration von Entzündungszellen. Das Cylinderepithel ist meist gut

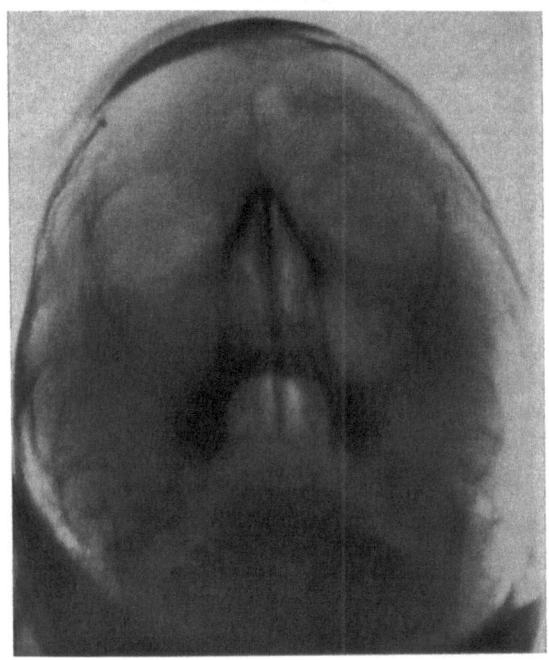

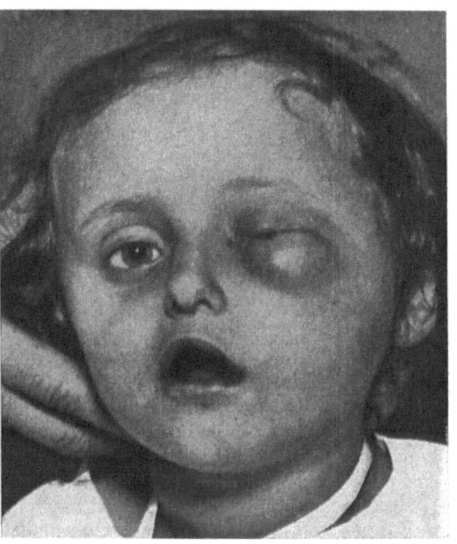

Abb. 137. Orbitalabsceß bei akutem dentalen Kieferhöhlenempyem mit oberflächlicher Osteomyelitis. Rasche Heilung allein nach Spaltung und Zahnextraktionen (aus Zange)

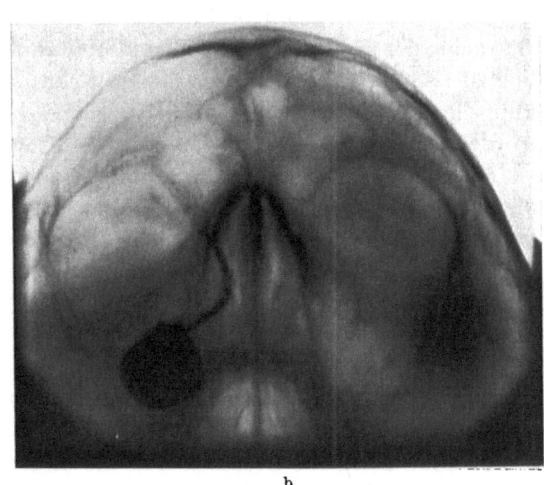

a

b

Abb. 136a u. b. a Subakute eitrige Sinusitis max., ethmoidalis und frontalis rechts bei einem 10jährigen Mädchen. b Darstellung der Schleimhautverdickung durch Röntgenkontrastmittel. Ausheilung unter konservativer Behandlung

erhalten, bisweilen finden sich kleinere Epitheldefekte. Der Knochen ist bei schweren Fällen oft verändert durch eine von der Submucosa induzierte Periostitis und Osteomyelitis.

Die *odontogene Entstehung* der Kieferhöhleneiterung, die beim Erwachsenen in etwa 6 bis 10% der zur Operation gelangenden Kieferhöhlen anzuschuldigen ist, wird auch im Kindesalter diskutiert, ist jedoch im *frühen Kindesalter* selten eindeutig nachzuweisen, wie in dem von Zange beschriebenen Fall (Abb. 137). Halphen und Aubin beschrieben 1962 2 Fälle von odontogener eitriger Sinusitis maxillaris im Alter von 4—5 Jahren, wobei nach der Eröffnung des Kieferhöhlenempyems ein infizierter Zahnfollikel frei in der Kieferhöhle gefunden wurde. Möglicherweise hat es sich hier primär um eine Osteomyelitis des Oberkiefers (s. S. 243) gehandelt.

Nach der erfolgten 2. Dentition, also im Alter von etwa 10—12 Jahren, kommt ein odontogenes Kieferhöhlenempyem häufiger in Frage, wenn ein Wurzelspitzengranulom oder ein vereiterter Zahnfollikel des 2. Prämolaren und 1. Molaren die Infektion auf die benachbarte Kieferhöhle, meist über eine umschriebene Osteomyelitis (s. S. 243), überträgt. Ferner ist für das Entstehen der akuten bzw. der akut rezidivierenden Kieferhöhlenentzündung im Kindesalter ätiologisch oft eine *hyperplastische, chronisch entzündete Rachenmandel* anzuschuldigen. Immer wieder sehen wir, daß nach der Adenotomie die Nase und die Nebenhöhlen frei werden und frei bleiben. Ferner ist ätiologisch an alle Ursachen einer behinderten Nasenatmung zu denken (s. dort); dabei spielen dispositionelle und konstitutionelle Faktoren, die auf S. 245 erörtert werden, eine Rolle. Fernwirkungen und Komplikationen der Kieferhöhlenentzündung s. S. 243.

Die *akute Keilbeinhöhlenentzündung* ist im Kindesalter ausgesprochen selten. Einige Fälle wurden von ONODI, KILLIAN, PREYSING und LANGE bei Kindern von 2—12 Jahren mitgeteilt. Immerhin ist bei Kindern mit unklarer eitriger Meningitis auch an die Keilbeinhöhle als Ausgangspunkt der Infektion zu denken.

Von einer *Stirnhöhle* sprechen wir erst, wenn sich im Laufe der Pneumatisation die sich zur Stirnhöhle entwickelnde frontale Siebbeinzelle zwischen der Lamina externa und interna des Stirnbeines ausgedehnt hat, d. h. etwa mit 5—6 Jahren. Zahlreiche kasuistische Mitteilungen über die *akute Sinusitis frontalis* und ihre Komplikationen im Alter von 6—10 Jahren finden sich in der Literatur. Etwa vom 10. Jahre ab wird die Sinusitis frontalis häufiger. Gefährlich kann die akute sowie die chronische Sinusitis frontalis durch ihre Komplikationen werden, die auf S. 240 besprochen wird.

Komplikationen der eitrigen Nasennebenhöhlenentzündungen im Kindesalter

Über die relative Häufigkeit der Art der *Komplikationen* bei eitrigen Sinusitiden im Kindesalter unterrichtet die Statistik von LE-MARIEY (1956):

a) *Orbitale Komplikationen*

Perifokale seröse Entzündung	2
Lidabscesse	2
Periorbitalabscesse	4

b) *Kranielle und endokranielle Komplikationen*

Ausgedehnte Osteomyelitis	4
Progressive bösartige Osteomyelitis der flachen Schädelknochen	4
Stirnhirnabsceß	1
Extraduralabsceß	1
Thrombose des Sinus longitudinalis superior	1
Thrombose des Sinus cavernosus	4
Abakterielle Meningitis	2
Eitrige Meningitis	5

Nur einmal stellte der Sinus maxillaris den Ausgangspunkt dar, in den 15 übrigen Fällen der Sinus ethmoidalis, frontalis oder sphenoidalis. Der Übergang auf das Endokranium erfolgte meist über die Diploevenen. Die kraniellen und endokraniellen Komplikationen waren 7 mal die Folge einer akuten eitrigen Sinusitis und 8 mal die Folge einer akuten Exacerbation einer chronischen Sinusitis.

Im eigenen konsiliarisch und klinisch betreuten Kinderkrankengut von 400 Betten kam es in den letzten 7 Jahren (1957—1963) 11 mal zu orbitalen, 3 mal zu endokraniellen Komplikationen der Sinusitis im Kindesalter, 3 mal zu odontogenen Osteomyelitiden mit Beteiligung der Kieferhöhle und 8 mal zu typischen Oberkieferosteomyelitiden im Säuglingsalter.

Diese absoluten Zahlen bei einem großen allgemeinen Kinderkrankengut veranschaulichen die Seltenheit dieser Komplikationen in der Zeit der Antibiotica. 8 rhinogene orbitale Komplikationen (Lidödeme, z. T. mit Chemosis und Protrusio bulbi ohne Bewegungseinschränkung bei normalem Augenhintergrund) heilten unter antibiotischer Behandlung, verbunden mit lokal abschwellenden Maßnahmen, z. T. mit Abspreizen der mittleren Muschel und Lüftung des Siebbeines sowie Einlegen von Kunststoffspülkathetern in die Kieferhöhlen aus. Es hatte sich hier offenbar um perifokale Entzündungen mit Ostitis und Periostitis der Orbita gehandelt, bei der 6 mal das Siebbein, 1 mal die Stirnhöhle und 1 mal die Kieferhöhle der Ausgangspunkt war. Das Durchschnittsalter betrug 9 Jahre. 3 rhinogene Periorbitalabscesse (Durchschnittsalter 7 Jahre), bei denen es zu bedrohlicher Zunahme der Orbitalsymptome (Chemosis, Bewegungseinschränkung des Bulbus) gekommen war, mußten durch Eröffnung des Siebbeines und der Orbita von außen angegangen werden. Sämtliche 11 Kinder wurden ohne Dauerschäden geheilt.

Im gleichen Zeitraum wurden 2 rhinogene Meningitiden, beide ausgehend vom Sinus frontalis, Durchschnittsalter 13 Jahre, behandelt und geheilt. Beide Male war die Überleitungsstelle an der Stirnhöhlenhinterwand deutlich zu erkennen, in einem Fall bestand außerdem ein ausgedehnter Epiduralabsceß. Dabei nicht gerechnet ist eine von einer Keilbeinosteomyelitis ausgegangene eitrige Meningitis bei einem 6 Monate alten Säugling, die tödlich verlief (s. unten).

Die orbitalen Komplikationen

Die relativ häufigen und wichtigen *orbitalen Komplikationen* der kindlichen Nebenhöhleneiterungen wurden auf S. 236 bereits abgehandelt. Es darf jedoch noch einmal betont werden, daß als Ausgangspunkt für die orbitalen Komplikationen im Säuglings- und frühen Kindesalter eine destruierende Entzündung des vorderen, seltener des hinteren Siebbeines, bei älteren Kindern ab 6 Jahren außerdem eine destruierende Entzündung der Stirnhöhle und der Keilbeinhöhle in Frage kommt (Abb. 138 u. 139a u. b).

Die rhinogene Meningitis

Die Pachymeningitis (Extra- oder Epiduralabsceß) entsteht durch Übergreifen der Entzündung von der eitrig erkrankten Nebenhöhle, meistens der Stirnhöhle, auf die Dura. Außer Kopfschmerzen und Fieber treten meist keine charakteristischen Symptome auf. Der *Liquorbefund* ist normal, solange keine weiteren Komplikationen hinzutreten. Die *Therapie* besteht in der Radikaloperation der erkrankten Nebenhöhle und weiten Freilegung der Dura bis ins Gesunde.

Die *Pachymeningitis interna purulenta* (Subduralabsceß) ist bei Kindern sehr selten und entsteht ebenfalls durch direkte Fortleitung der Entzündung von der erkrankten Nebenhöhle. Neben den Zeichen einer schweren Allgemeinerkrankung finden sich meningitische Symptome mit Zell- und Eiweißvermehrung im Liquor, sowie lokale, auf einen Hirnabsceß hinweisende Symptome der frontoparietalen Gegend. Die Therapie ist rhino- oder neurochirurgisch.

Die abakterielle Meningitis (früher Meningitis serosa) ist eine seltene rhinogene Komplikation. Sie wird von manchen Autoren nur als Anfangsstadium oder Abortivform einer eitrigen Meningitis aufgefaßt, bzw. als kollaterale oder toxisch-allergische Entzündung der Meningen um den benachbarten Herd. Bei kindlichen Sinusitiden wird sie offenbar häufiger beobachtet als bei Erwachsenen. Die Symptomatik ist uncharakteristisch. Bei erhöhtem Liquordruck und nur geringer Eiweiß- und Zellvermehrung (Lymphocyten) finden sich allgemeine Hirndruckzeichen. Bei der primären Form der abakteriellen Meningitis ist die Prognose günstig; handelt es sich dagegen um die Vorform einer eitrigen Meningitis, so ist die Prognose mit Vorsicht zu stellen.

Die Meningitis purulenta: Im Vergleich zur Häufigkeit der otogenen Meningitis ist die rhinogene Entstehung der eitrigen Meningitis seltener. Bei älteren Kindern über 6 Jahre entsteht die rhinogene Meningitis am häufigsten direkt infolge akuter oder akut exacerbierter chronischer Eiterungen der Stirnhöhle. Entlang den perforierenden Gefäßen als Phlebitis oder Periphlebitis gelangt die Infektion durch die Hinterwand auf die Hirnhäute, wobei die trennende Knochenwand zunächst makroskopisch erhalten bleiben kann, was hinsichtlich eines dahinter sich gleichzeitig entwickelnden Extraduralabscesses und seiner rechtzeitigen Aufdeckung besonders zu beachten ist. Auch Überleitungen über das Siebbeindach und die Keilbeinhöhle wurden bei älteren Kindern beobachtet.

Neben der *direkten Überleitung* per continuitatem von den Nebenhöhlen findet sich die rhinogene Meningitis nicht selten indirekt als Folge einer *orbitalen Komplikation einer Nebenhöhlenerkrankung*, einer *septischen Cavernosusthrombose* oder einer *Schädeldach- bzw. Schädelbasisosteomyelitis*.

In einem kürzlich selbstbeobachteten Fall trat bei einem 4 Monate alten Säugling eine letal verlaufende eitrige Meningitis, ausgehend von einer Osteomyelitis des Keilbeines, auf. Diese hatte sich offenbar schleichend bei scheinbar gutem Allgemeinzustand von einer iatrogenen Schleimhautläsion im Epipharynx her entwickelt, die erst autoptisch geklärt werden konnte. Einige Wochen zuvor waren Nachbougierungen nach einer geglückten palatinalen Operation einer doppelseitigen Choanalatresie durchgeführt worden.

Weiter findet sich eine Überleitung der eitrigen rhinogenen Infektion auf die Meningen beim traumatischen Septumabsceß, bei Eiterungen des Naseninneren und des Siebbeines offenbar auf dem Lymphwege über die Filae olfactoriae und die Lamina cribrosa. Bei den letzteren Formen kann sich die Meningitis entwickeln, ohne daß an der Übergangsstelle ein ostitischer Herd erkennbar ist (GRAEFF).

Die neurologische Symptomatologie der rhinogenen Meningitis unterscheidet sich kaum von der anderer eitriger Meningitiden und ist dem Kinderarzt geläufig. Nur muß bei der Diagnose „eitrige Meningitis" auch an die rhinogene Entstehung gedacht werden. Bei rechtzeitiger antibiotischer Behandlung, die bei unbefriedigendem Rückgang der Symptome alsbald von der rhinochirurgischen Freilegung der schuldigen oder verdächtigen Nebenhöhle gefolgt sein soll, ist die Prognose der eitrigen rhinogenen Meningitis heute nicht mehr ungünstig, jedoch schlechter als die der otogenen Meningitis.

Rhinogener Hirnabsceß

Der rhinogene Hirnabsceß entsteht gewöhnlich in der Nähe des primären Infektionsherdes per continuitatem, hauptsächlich ausgehend von der Stirnhöhle. Naturgemäß sind von diesen Stirnhirnabscessen nur ältere Kinder betroffen, bei denen bereits eine Stirnhöhle besteht. Von den Allgemeinsymptomen sind Hirn- und Hirndruckerscheinungen mit Kopfschmerzen am häufigsten. Herdsymptome seitens des Stirnhirns pflegen bei Kindern häufig zu fehlen. Zur Diagnose sind neben der Untersuchung des Augenhintergrundes die Lumbalpunktion (Vorsicht!) und das EEG heranzuziehen. In unklaren Fällen ist Ventrikulographie und zentrale Arteriographie durch den Neurochirurgen erforderlich. *Differentialdiagnostisch* sind eine *abakterielle oder eitrige Meningitis*, ein *Extra- oder Subduralabsceß* auszuschließen. Literatur über rhinogene Hirnabscesse bei G. EIGLER und J. DRABE. Die Therapie soll den raumfordernden Prozeß beseitigen sowie die Infektion bekämpfen und muß in jedem Fall von Hirnabsceß chirurgisch sein. Die Mortalität liegt heute zwischen 25 und 50%.

Die Osteomyelitis der flachen Schädelknochen, thrombophlebitische und septische Komplikationen bei Entzündungen der Nebenhöhlen und ihrer Umgebung

Die progrediente Osteomyelitis der flachen Schädelknochen war eine früher besonders gefürchtete aber seltene Komplikation besonders der Stirnhöhlenentzündungen und ist heute, dank der Antibiotica und Sulfonamide erfreulicherweise noch erheblich seltener geworden und vor allem therapeutisch besser zu beherrschen. Das 2. Lebensjahrzehnt ist nach SITZEN das bevorzugte Lebensalter, jedoch wurden auch zahlreiche Fälle in den ersten Lebensjahren mitgeteilt. Besonders in der Stirnhöhle reicht die Mucosa an die Knochenspongiosa heran, dabei finden sich direkte Gefäßverbindungen zwischen der Schleimhaut und der Spongiosa. Von besonderer Bedeutung für die oft sprunghafte Ausweitung der progressiven Osteomyelitis auf sämtliche Knochen der Schädelkalotte sind die Diploevenen (Brechetsche Venen), die sich auch röntgenologisch darstellen lassen. Diese *Diploevenen* perforieren den Schädel an verschiedenen Stellen nach innen und außen und kommunizieren mit dem Venennetz der Kopfschwarte und dem der Dura oder der venösen Sinus des Endocranium (MARX). Wir können eine stürmische und eine träge Verlaufsform unterscheiden. Am häufigsten ist ein Trauma (besonders auch Operationstrauma, z. B. Siebbeinausräumung von außen) als Ursache anzuschuldigen. Ein Übergang auf die Subarachnoidalräume und auf das Hirn ist stets möglich.

Diagnose: Man findet am Os frontale oder über den anderen flachen Schädelknochen eine entzündliche, druckschmerzhafte, kissenartige Weichteilschwellung. Röntgenologisch stellen sich die osteomyelitischen Herde als rundliche oder mehr unregelmäßige Aufhellungsherde mit meist unscharfen Rändern dar. In stürmischen Fällen besteht hohes Fieber bei schlechtem Allgemeinzustand. Auf endokranielle Verwicklungen, wie Hirndruckzeichen und meningitische Symptome, ist zu achten.

In träge verlaufenden Fällen sind die Symptome meist geringer. *Differentialdiagnostisch* kommt hauptsächlich die umschriebene Ostitis bei Stirnhöhleneiterungen in Betracht, ferner ein Erysipel sowie ein Quinckesches Ödem der Kopfschwarte oder eine septische Erkrankung.

Die früher sehr ernste Prognose hat sich seit Anwendung der Antibiotica entscheidend gebessert. Auf rhinochirurgische Behandlung darf jedoch nicht verzichtet werden, da nur hierdurch weitere endokranielle Komplikationen verhütet werden können. Die große Mehrzahl der Fälle kann heute geheilt werden, während die Letalität in der vorantibiotischen Zeit 50—70% betrug.

Thrombophlebitische und septische Komplikationen der Nasennebenhöhleneiterungen: Wir können unterscheiden:

a) die *einfache Sepsis* mit hoher Fieberkontinua und rasch sich verschlechterndem Allgemeinzustand infolge unmittelbaren und dauernden Übertritts von Keimen oder Toxinen aus dem ursächlichen Infektionsherd in die Blutbahn, die nach Aufdeckung und Ableitung des Herdes in der Regel ausheilt. Auch hier nimmt das Säuglings- und Kleinkindesalter eine ungünstigere Stellung ein als das Erwachsenenalter.

b) Die *thrombophlebitische Sepsis*, die seltener bei Nebenhöhlenerkrankungen (Sinusitis frontalis, Ethmoiditis mit orbitaler Komplikation, Empyem des Keilbeines und auch der Kieferhöhle), besonders aber bei *eitrigen Entzündungsherden im Bereich der Schädelweichteile* (Nasenfurunkel, Lidrandabsceß, Oberlippenfurunkel, Osteomyelitis des Gesichts- und Hirnschädels und Eiterungen im Bereiche der Orbita) entstehen kann und auch heute noch eine wesentlich ernstere Prognose aufweist.

Die *Kieferhöhle* steht in keiner nahen topographischen Beziehung zum *Sinus cavernosus*. Jedoch kann es auch bei Kieferhöhleneiterungen zu einer Cavernosusthrombose über eine septische Thrombophlebitis des plexus pterygoideus oder über eine orbitale Komplikation kommen.

Im Vordergrund steht hierbei die gefährliche septische *Thrombose des Sinus cavernosus*. Die lokalen und allgemeinen Symptome der *Cavernosusthrombose* sind bekannt: Bei septischem Allgemeinzustand finden sich Exophthalmus, Ödem der Augenlider, Chemosis der Konjunktiven, Stauungserscheinungen und Blutungen des Augenhintergrundes und Augenmuskellähmungen. Meist stehen die Zeichen einer eitrigen Meningitis im Vordergrund. Die hochdosierte Anwendung der Antibiotica hat die Prognose der septischen Cavernosusthrombose erheblich gebessert. Galt das entwickelte

Krankheitsbild früher praktisch als infaust, so kann heute die Mehrzahl der Patienten gerettet werden. Dennoch darf die chirurgische Behandlung einer schuldigen Sinusitis mit Freilegung und Ableitung des Eiterherdes, auch die Lüftung eines evtl. orbitalen Sekundärherdes nicht versäumt werden.

Gegenüber den unverkennbaren Symptomen einer Cavernosusthrombose macht die seltenere *septische Thrombose des Sinus sagittalis* wesentlich geringere Lokalsymptome: Lokalisierten Schädelkopfschmerz, starke Druckempfindlichkeit, bisweilen ödematöse Schwellung der Scheitelgegend sowie starke Erweiterungen der Venen der Parietal-, Occipital- und Frontalgegend. Leider wurde die Diagnose früher fast ausnahmslos erst post mortem gestellt. Die septische Sagittalisthrombose geht meist von der Stirnhöhle aus. Die operative Radikaloperation der Stirnhöhle und Freilegung des Sinus sagittalis ist bei ausgeprägtem Krankheitsbild neben der antibiotischen und Sulfonamidbehandlung notwendig.

Anhang

Die Oberkieferosteomyelitis des Säuglings- und Kindesalters

Synonyma: Osteogingivitis gangränosa neonatorum, Pseudosinusitis maxillaris.

Die Oberkieferosteomyelitis des Säuglings ist auch heute kein ganz seltenes Krankheitsbild. Sie tritt besonders in den ersten Lebensmonaten auf. Wir beobachteten und behandelten in den letzten 7 Jahren insgesamt 8 Fälle, die sämtlich geheilt wurden (Reichold). Dieses Krankheitsbild wird von nur wenigen Autoren als Komplikation einer Entzündung der im Säuglingsalter noch winzigen *Kieferhöhle*, deren Lumen etwa der Größe eines Getreidekornes entspricht, angesehen (Blohmke, Van Gilse, György, Zange). Mehr diskutiert wird dagegen die *buccale Genese*. Hierbei kommt es über eine winzige Läsion der Schleimhaut des Alveolarfortsatzes zum Empyem eines benachbarten Zahnfollikels mit anschließender Osteomyelitis. Die folgende einseitige Nebenhöhlen- und Naseneiterung ist dann sekundär durch Einbruch in die Nase und Nebenhöhlen zu erklären. In wenigen Fällen ist die Möglichkeit kaum abzustreiten, daß die Oberkieferosteomyelitis des Säuglings von der Kieferhöhle, auch einmal vom Siebbein (Blohmke), sowie von der

Mundhöhle aus entstehen kann. In den letzten Jahren wird zunehmend die *hämatogene Entstehung der Oberkieferosteomyelitis des Säuglings* angenommen. Danach gelangt durch eine Pyodermie oder einen anderen Staphylokokkeninfekt die Infektion auf dem Blutweg in den in voller physiologischer Aktivität befindlichen hyperämischen Oberkiefer und führt dort als Osteomyelitis zur Abszedierung von Zahnfollikeln. Auch hier ist die Naseneiterung Folge und nicht Ursache der Erkrankung (TERRACOL, BONNET, TAILLENS). Hierfür spricht auch, daß die Naseneiterung die Erkrankung nicht einleitet, sondern, wenn überhaupt, erst in ihrem Verlauf auftritt. GOLLMITZ hält u. a. auch gestaute und infizierte Tränenwege als Ausgangspunkt der Säuglingsosteomyelitis des Oberkiefers für möglich.

Bakteriologisch wird die Flora der Osteomyelitis gefunden: weit überwiegend Staphylococcus aureus, seltener Staphylococcus albus, hämolytische Streptokokken, Pneumokokken oder andere Keime.

Die Erkrankung tritt perakut meist im 1. bis 2. Lebensmonat, seltener im späteren Säuglings- oder Kindesalter, auf mit hohem Fieber und phlegmonöser Schwellung der Wange und des unteren Augenlides (Abb. 140 s. S. 235). In der Regel findet sich eine Rötung und Schwellung des Alveolarfortsatzes und eines Teiles des Gaumens, ferner ein schlechter Allgemeinzustand, Störung des Saugaktes und Schwierigkeiten bei der Ernährung. Eine parenterale Dyspepsie ist nach BIESALSKI dagegen nicht die Regel. Etwa in $^2/_3$ der Fälle kommt es im Verlauf der Erkrankung zur einseitigen Eiterung aus der Nase infolge Mitbeteiligung der Nebenhöhlen. Die Eiterung findet meist in wenigen Tagen ihren Weg an die Oberfläche und führt zum fistulösen Durchbruch am Alveolarfortsatz, am inneren Augenwinkel, am Orbitalboden, am harten Gaumen oder in der Nase und den Nebenhöhlen. *Röntgenologisch* nachweisbare Knochenveränderungen sind erst etwa 2 Wochen nach Beginn der Erkrankung zu erwarten. Am Alveolarfortsatz werden bei Fortschreiten der Eiterung in der Regel ein oder mehrere Zahnkeime ausgestoßen, meist der des Eckzahnes oder des Prämolaren. Selten kann ein Exophthalmus und ausnahmsweise eine Kieferklemme hinzutreten. Die Diagnose ist beim ausgeprägten Krankheitsbild nicht schwierig. *Differentialdiagnostisch* kommt eine eitrige

Dakryocystitis, eine akute destruierende Siebbeinentzündung mit periorbitalem Absceß, eine Rhinitis syphilitica neonatorum sowie eine gummöse Entzündung des Oberkiefers in Frage. Die Tuberkulose der Nase ist beim Säugling sehr selten.

In der vorantibiotischen Zeit wurde die Letalität dieser Erkrankung auf 30—80% geschätzt (TERRACOL). Seit der Anwendung der Antibiotica dürfte sie 10% kaum übersteigen. Schon in der vorantibiotischen Zeit beschränkten sich die *chirurgischen Eingriffe* auf schonende Incisionen zur Ableitung der Abscesse, möglichst vom Mundvorhof aus, sowie vorsichtige Entfernung nekrotischer Zahnkeime. Diese konservative Einstellung ist heute besonders zu betonen. Neben hohen Penicillindosen sollte ein Antibioticum mit breitem Spektrum möglichst frühzeitig verwendet werden, da es dadurch nicht selten gelingt, das Krankheitsbild frühzeitg ohne Sequestration von Zahnkeimen (SCHENK) zu beherrschen. Resistenzbestimmung der Erreger sollte nach Möglichkeit frühzeitig vorgenommen werden. Ist es zu Absceßbildungen gekommen, so darf mit der frühzeitigen Eiterableitung auch heute nicht gezögert werden (ECKEL). Eine Entstellung des Gesichtes pflegt in späterer Zeit bei diesem schonenden konservativen Vorgehen nicht einzutreten (ECKEL). Eine normale sekundäre Zahnentwicklung ist meist zu erwarten (THOMAS). Als *Komplikationen* werden genannt: eitrige Meningitis, Orbitalabsceß, Orbitalphlegmone, Opticusatrophie, Septumabsceß, Septikämie, Lungenabsceß, Hirnabsceß.

Die Oberkieferosteomyelitis im *Kindes- und Schulalter* ist wesentlich seltener als die beim Säugling. Wir unterscheiden:

1. Die *odontogene Osteomyelitis* durch Fortsetzung der Infektion von einem septischen Wurzelkanal aus, bisweilen im Anschluß an eine zahnärztliche Wurzelbehandlung, häufiger aber spontan. In erster Linie wird der spongiöse Alveolarfortsatz ergriffen, die Erkrankung kann sich aber auch weiter im Knochen fortsetzen, wobei es zu umschriebenen Knochennekrosen, meist mit Fistelbildung in die Haut oder Durchbruch in die Kieferhöhle oder direkt in die Nasenhaupthöhle kommt (Abb. 141 s. S. 235). Es bestehen hier Übergänge zu den Parodontitiden mit Fistelbildung (s. zahnärztlicher und kieferchirurgischer Abschnitt).

16*

2. Die *Osteomyelitis im Verlauf von Infektionskrankheiten*, wie Masern, Scharlach, Typhus u. a.: Bei der heute sehr seltenen Scharlach-Osteomyelitis ist in der Regel die Kieferhöhle erkrankt und zwar wohl meist primär (Marx), so daß es sich um eine komplizierte Kieferhöhleneiterung handelt. Nach einem akuten Vorstadium mit hohem Fieber, Wangen- und Augenlidschwellung kommt es meist zur Fistelbildung in der Nähe des Auges oder in der Mundhöhle. Seit Einführung der Antibiotica ist dieses Krankheitsbild sehr selten geworden. *Differentialdiagnostisch* ist stets an eine Osteomyelitis bei akuter myeloischer Leukämie und an Tumoren zu denken.

Die chronischen, manifesten und okkulten Nasen- und Nebenhöhlenentzündungen im Kindesalter

Während die oben besprochenen akuten eitrigen Sinusitiden dem Rhinologen wie dem Pädiater wegen ihrer oft eindrucksvollen und eindeutigen Symptomatik beim Säugling und beim älteren Kind wohl bekannt sind, stehen wir bei der *chronischen Sinusitis des Kindesalters* und der Frage ihres *Einflusses auf den kindlichen Allgemeinzustand* noch vor vielen Widersprüchen und Rätseln. In den einschlägigen Lehrbüchern der Hals-Nasen-Ohrenheilkunde wurde die chronische Sinusitis des Kindesalters in ihrer Besonderheit bisher wenig gewürdigt. Auch in der 1949 erschienenen Nasenheilkunde in Einzeldarstellungen von Marx wurde die kindliche Sinusitis kaum erwähnt. 1914 beschrieb der Pädiater Göppert in seinem in vieler Hinsicht noch heute aktuellen Buch in dem Kapitel „Die Nasopharyngitis des Kindesalters nach dem 1. Lebensjahr" fast die ganze vielfältige Symptomatik, die heute der Sinusitis paranasalis einschließlich der okkulten Form zugeschrieben wird. Die Symptome der Sinusitis paranasalis des Klein- und Schulkindes wurden von Göppert als Symptome einer chronischen Rhinitis oder von adenoiden Vegetationen angesehen. Erst in den letzten zwei Jahrzehnten erwachte das Interesse zahlreicher Autoren für die chronische Sinusitis im Kindesalter, nachdem die unerwartete Häufigkeit dieses Krankheitsbildes bekannt wurde. Rekling und Worming (1947) haben bei 500 Kindern in 40% röntgenologische als Sinusitis zu deutende Verschattungen der Nebenhöhlen gefunden; Leiber (1950) bei 402 Kindern mit bronchopulmonalen Störungen in 14%. Später fand Leiber bei 10% seines gesamten kindlichen Krankengutes *okkulte Sinusitiden*. Lind, Bjuggren, Kraepelin und Tunevall (1952) bei 2600 Kindern in 75%, Wesselovski, Tilling und Bergmann (1953) bei 300 Kindern in 50% der Fälle. Bei diesen hohen Prozentzahlen erfolgte die Diagnose „*Sinusitis paranasalis*" fast nur röntgenologisch, wogegen sich besonders bei den genannten hohen Prozentzahlen *Einwände* erheben lassen; denn röntgenologische Verschattungen im Bereich der Nasennebenhöhlen finden sich zweifellos *auch beim banalen Schnupfen, da praktisch jeder Schnupfen* eine Rhinosinusitis darstellt. Ob sich aus dem banalen Schnupfen nach seiner Abheilung eine selbständige Sinusitis entwickelt, hängt von zahlreichen lokalen und allgemeinen Faktoren ab. *Klinisch in Erscheinung* treten die chronischen Sinusitiden *etwa mit 4 Jahren* bis nahe an die Pubertätszeit (Lemariey), pathologisch-anatomisch und klinisch ist ihr Verlauf vielfach anders als beim Erwachsenen. Beide Geschlechter sind etwa gleichhäufig befallen. Vom 6. Lebensjahr ab erhält die Kieferhöhle in Zusammenhang mit der 2. Dentition einen großen Wachstumsschub. Von diesem Alter ab steht die Kieferhöhle im Vordergrund der Klinik und Pathologie der Nasennebenhöhlen, wobei man daran festhalten muß, daß neben der Kieferhöhle, im Kindesalter meist das Siebbein von der chronischen Entzündung mitbefallen ist. Das von Wissler, Iselin und Räber 1954 geprägte, etwas zwiespältige Wort: „Die Sinusitis maxillaris des Kindesalters gehört zu den Krankheiten, die man nur diagnostiziert, wenn man sie sucht", kennzeichnet die Schwierigkeit des Problems.

Die *autoptischen Befunde* einer Sinusitis maxillaris im Kindesalter, in denen zwischen 30 und 84% der verstorbenen Kinder Schleim und Eiter in den Nebenhöhlen aufwiesen (Harte 1895, Opikofer 1907, Ebbs 1938, Mensing 1939), sollen erwähnt werden.

Schönberg fand 1936 bei 232 Sektionen von Säuglingen in 154 Fällen ein Empyem einer oder mehrerer Nebenhöhlen. Todesursachen waren

Meningitis, Sepsis, Pneumonie, Mißbildungen und besonders häufig Ernährungsstörungen infektiöser Natur. 57 der 72 meist 2—6 Monate alten dyspeptischen Säuglinge hatten ein Nebenhöhlenempyem, daneben häufig eine Leberparenchymschädigung.

Es wäre falsch, diese statistischen Erhebungen auf die Klinik in toto zu übertragen. Die Abwehrkräfte bei den zum Tode führenden Erkrankungen sind herabgesetzt, und dadurch werden wohl eine Reihe von Nebenhöhleninfektionen ähnlich wie in den Mittelohrräumen ausgelöst. Neuere Untersuchungen aus der Ära der Antibiotica, die von erheblichem Interesse wären, liegen unseres Wissens zu diesem Thema nicht vor.

Daß es bei Kindern häufig nicht zum völligen Ausheilen einer akuten Rhinosinusitis, sondern zu einer *primär chronisch-rezidivierenden bzw. chronischen Verlaufsform* kommt, hat eine ganze Reihe von lokalen und allgemeinen Ursachen, von denen einige nicht nur für die Nase und Nebenhöhlen, sondern für den gesamten Respirationstrakt Gültigkeit haben, die wir nach BIESALSKI unterteilen können in:

1. *Exogene Ursachen:* Überheizte, unbelüftete, trockene Wohn- und Schulräume, fehlende Grünflächen und vor allem die verunreinigte Luft unserer Industriestädte stellen thermische, mechanische und chemische Schädigungsquellen dar, die besonders für das Kindesalter nicht unterschätzt werden dürfen. Ferner unzureichende Möglichkeit für ausreichende Bewegung im Freien mit resultierender Verweichlichung und vermehrter Anfälligkeit für Infekte. Dazu kommt häufig unzweckmäßige Ernährung. Eine Häufung der chronisch-rezidivierenden Sinusitiden sehen wir im Frühjahr und Herbst. Weitere exogene Ursachen, die in diesem Zusammenhang aber von untergeordneter Bedeutung sind, können in *infektiösen Noxen* gesehen werden, besonders wenn diese eine *vorgeschädigte* oder *konstitutionell minderwertige Schleimhaut treffen.* Es muß jedoch betont werden, daß die chronisch-hyperplastische Rhinitis oder Pharyngitis ihrem Charakter nach nicht primär infektiöse Erkrankungen sind. Auch allergisch bedingte Schädigungen können die Entstehung von chronisch-rezidivierenden Entzündungen der oberen Luftwege verursachen.

Nach TERRACOL *spielen alimentäre, medikamentöse und allergische Faktoren eine wichtige Rolle.* Für den klinischen Bereich erscheint es jedenfalls nicht zweckmäßig, rezidivierende

Rhinosinusitiden mit echten allergischen Reaktionen begrifflich und klinisch gleichzusetzen.

Der übergeordnete Ausdruck sollte hier nicht Allergie, sondern nach LÜSCHER besser neurovasculäre Störung heißen, in deren Grenzen die allergische Reaktion einen Teilkomplex darstellt. Die mannigfaltigen Faktoren, die zur Auslösung von neurovasculären Symptomen führen, wirken alle in Richtung auf eine Funktionsstörung des Vegetativums. Dabei können konstitutionelle Faktoren die Bedeutung eines sog. Terrains haben. Eine große Anzahl von auslösenden Noxen führt auf der Grundlage des gestörten neurovegetativen Gleichgewichts zu hyperergischen Gefäßreaktionen bzw. zu entzündlichen Veränderungen.

2. *Lokale Einwirkungen* können die Entstehung chronischer Entzündungsvorgänge im Bereiche der oberen Luftwege ebenfalls begünstigen. Insbesondere sind es Hyperplasien der Rachenmandel, Septumdeviationen, Fehlbildungen des Oberkiefers mit behinderter Nasenatmung, die zu chronischen Entzündungen führen können.

3. *Konstitutionelle Faktoren* sind von ganz wesentlichem Einfluß auf die Entstehung chronischer Schleimhauterkrankungen (W. ALBRECHT, M. SCHWARZ). Ausdruck der besonderen kindlichen Reaktionsart bei diesen Erkrankungen ist neben der Neigung zu vermehrter Sekretion und ausgeprägter Ödembildung vor allem auch die Tendenz zur Hyperplasie der Schleimhaut. Diese Kennzeichen der „exsudativen Diathese" beziehen sich aber nicht nur auf die Schleimhaut der Luftwege, sondern betreffen zugleich alle lymphatischen Organe. Dazu kommt eine allgemeine Anfälligkeit und die veränderte Resistenzlage derart veranlagter Kinder.

Neben der *normalen mesoplastischen Schleimhaut* wird die *hyperplastische Schleimhaut* mit lockerem Gewebsaufbau, vermehrten Drüsen und Gefäßen, von der hypoplastischen Schleimhaut unterschieden, die relativ dünn und in ihrer Struktur zart und gefäßarm ist. WITTMAACK konnte an der Mittelohrschleimhaut zeigen, daß der Charakter der Schleimhaut vor allem von den Schädigungen abhängig ist, die während der ersten Lebensjahre die Schleimhaut treffen, wobei auf eine leichtere Infektion eine Umwandlung im hyperplastischen Sinne, auf eine schwerere ein fibröser Schleimhauttyp folgt. Auf die Schleimhaut der oberen Luftwege übersetzt — ihre Entwicklung nimmt einen längeren Zeitraum in Anspruch als die des Ohres — würde das heißen, daß Krankheiten im Laufe der ersten 2 Lebensjahrzehnte den Schleimhautcharakter formen. W. Albrecht und M. Schwarz stellen in ihren erbbiologischen Untersuchungen fest, daß direkte Beziehungen zwischen dem Konstitutionstyp und dem Schleimhauttyp bestehen, insofern als die durchschnittlich aufgebaute Schleimhaut dem Mesoplastiker, die dünne dem Astheniker, die dicke dem Hyperplastiker zukommt. Unter diesem Aspekt drückt sich in diesen Formen nichts anderes als die Eigenart des Körperbaues aus, d. h. der individuelle Charakter der Mesenchymabkömmlinge und damit auch des Bindegewebsapparates. „Ist aber der Körperbau erblich, so muß es auch die Eigenart des Bindegewebes, in dieser Hinsicht auch der Schleimhautcharakter sein" (M. Schwarz).

In jüngster Zeit wurden diese Ausführungen noch durch Untersuchungen von H. H. Naumann über das „individuelle einheitliche Gesamtschleimhautorgan" dadurch unterstrichen, daß er die für die jeweilige Variante charakteristischen Eigenschaften in verschiedenen Schleimhäuten des Körpers nachweisen konnte. Über das weitere Schicksal dieser Schleimhautformen gilt in klinischer Hinsicht, daß der Hypoplastiker der geringen histogenetischen und reaktiven Eigenschaften seines Bindegewebes wegen, falls sie erkrankt, eher zu einer alterativen Entzündung und Schwund der Schleimhaut neigt. Für den Hyperplastiker bzw. Pykniker und Muskulären, besonders wenn er eine pastöse Haut besitzt, gilt das Gegenteil. Er neigt zu chronisch-hyperplastischen Reaktionen. Allerdings soll nicht vergessen werden, daß die Reaktion im Einzelfall nicht ausschließlich vom individuellen Charakter des Bindegewebes und seinen Fähigkeiten abhängt, sondern daß auch weitere Umstände eine Rolle spielen, wie das Alter, der Gesundheitszustand, die Art und Menge körperlicher Antigene und andere. Zu berücksichtigen ist ferner die örtlich verschiedene Abwehrfähigkeit, d. h. die Reaktionsbreite; denn es ist wahrscheinlich der Reichtum an mesodermalen Zellen, wie vor allem die bessere Blutversorgung, wodurch solche Verhältnisse bedingt werden. Vor allem gilt dies für die Schleimhäute der Luftwege. Auf die Bedeutung der Hormone und Vitamine sei nur hingewiesen (zit. nach M. Schwarz).

4. Daß neben den erblichen und infektiösen Momenten noch eine Reihe *endogener Faktoren*, z. T. im Laufe des Lebens erworbene, eine Rolle spielen, konnte W. Messerklinger im Tierversuch zeigen. Er fand, daß Meerschweinchen, die Doca, das Mineralcorticoid der Nebennierenrinde, überdosiert bekamen, zu hyperplastischen Schleimhauterkrankungen neigten, und zwar zeigten alle Tiere diese Veränderungen, die neben Doca noch einem speziellen örtlich die Schleimhaut belastenden Reiz ausgesetzt worden waren. Da nun Hyperplastiker auffallend oft Zeichen einer *Nebennieren-Überfunktion*

zeigen (R. Chwalla) und zu hyperplastischen Schleimhautveränderungen neigen, und dieselben Veränderungen im Tierversuch durch Doca hervorgerufen werden konnten, so scheint es, daß zwischen einer Nebennierenrinden-Überfunktion und der Disposition zu hyperplastischen Schleimhautveränderungen bzw. -erkrankungen enge Zusammenhänge bestehen. Dafür spricht auch die Mitteilung von F. W. Davison, der die hyperplastische Sinusitis als eine lokale bakterielle Allergie gegen gewisse Mikroorganismen im sensibilisierten Organismus ansieht und glaubt, daß das Fehlen von Cortison ein prädisponierender Faktor für die Entstehung einer Hyperplasie sei. In dieselbe Richtung weisen auch die Untersuchungen von E. Ertel, A. Miehlke und R. Mittermaier, daß die *Nebennierenrindenhormone* einen *teils hemmenden* (Cortison), *teils fördernden Einfluß* (Doca) auf die Entwicklung ödematös-hyperplastischer Schleimhautprozesse haben (Messerklinger). Weiter sind ACTH, Schilddrüsen- und Sexualhormone zu nennen, die hier pathogenetisch einzugreifen scheinen. Störungen des Vitaminhaushaltes, insbesondere der A-, D- und Pantothensäuremangel, dürften bei Schleimhauterkrankungen ebenfalls eine Rolle spielen (Lit. bei Messerklinger).

Die umstrittene Beurteilung der pathogennetischen Bedeutung entzündlicher Nebenhöhlenerkrankungen im Kindesalter führte Biesalski dazu, bei Kindern, die wegen hyperplastischer Rachen- und Gaumentonsillen und der dadurch hervorgerufenen Symptome in stationäre Behandlung kamen, regelmäßig auch die Nasennebenhöhlen klinisch (z. T. durch Spülungen) und röntgenologisch zu prüfen. Außerdem wurden bei einer Reihe von Kindern auch die Lungen mit untersucht. Es stellte sich heraus, daß in einem unerwartet hohen Prozentsatz bei Kindern mit sog. *adenoiden Vegetationen* auch Sinusitiden bestehen, die einen von vornherein serösen Entzündungscharakter aufweisen, gelegentlich aber bakteriell mischinfiziert und dann eitrig sind (Abb. 142). Derartige Nebenhöhlenentzündungen heilen nach Adenotomie bzw. auch Tonsillektomie fast immer ohne weitere Behandlung aus, während durch ausschließlich konservative Maßnahmen nur vorübergehende Erfolge zu erzielen sind. Bronchitiden klingen in diesem Zusammenhang ebenfalls meist erst nach operativer Sanierung der oberen Luftwege ab. Es bestehen also nach

BIESALSKI nicht, wie oft angenommen, vornehmlich „*fokale*" *Wirkungen* der kindlichen Nebenhöhlenentzündung (etwa bei der Sinubronchitis), sondern eher *mannigfache pathogenetische Wechselbeziehungen* zwischen der Hyperplasie adenoiden Gewebes, einer entzündlichen Verschwellung von Nasen- und Nebenhöhlenschleimhaut, bakteriellen Mischinfektionen, allergischen und entzündlichen Reaktionen der Schleimhaut des Respirationstraktes

unbehinderten Nasenatmung erfolgreich sein können. Aus diesen Feststellungen ergeben sich die notwendigen therapeutischen Folgerungen.

Pathologisch-anatomisch und klinisch unterscheiden wir 2 Formen der chronischen Sinusitis:

1. Die *chronisch-katarrhalische Sinusitis* mit seröser Durchtränkung des Bindegewebes, oft mit cystischen Hohlräumen, die als erweiterte Lymphspalten angesehen werden können und als Pseudocysten bezeichnet werden (MARX).

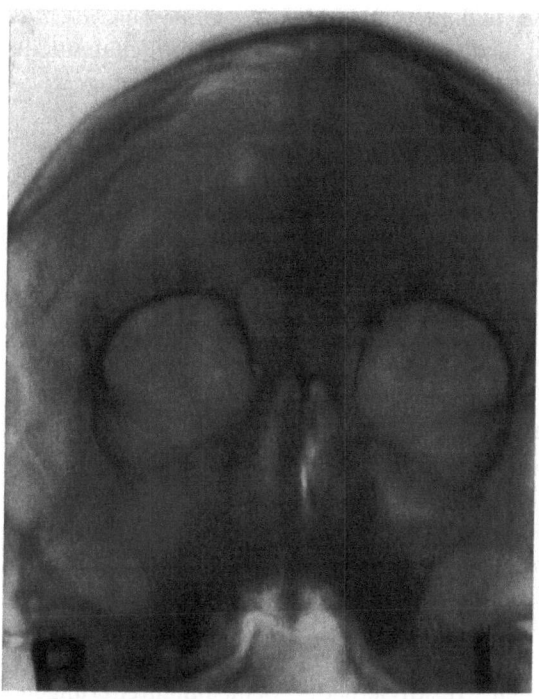

Abb. 142. Sinusitis maxillaris bds. mit geringer Mitbeteiligung des Siebbeins und der Stirnhöhlen bei einem 8jährigen Knaben. Man erkennt, besonders links, die Einengung des Kieferhöhlenlumens durch die polsterartige Verdickung der Schleimhaut. Rechts massive Verschattung

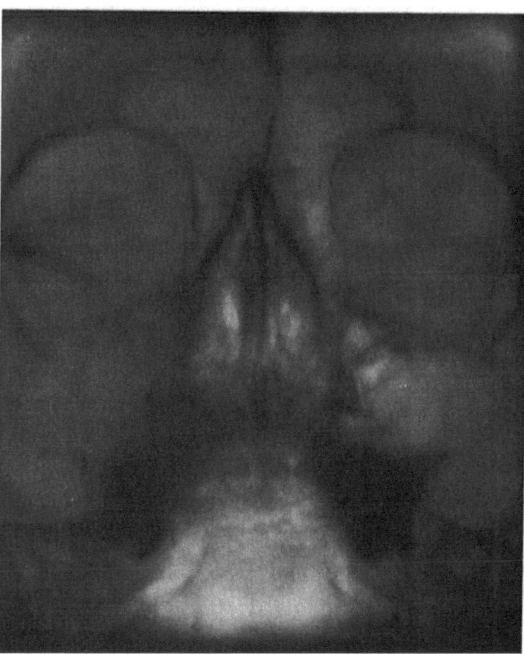

Abb. 143. Massive Verschattung der rechten Kieferhöhle bei einem 6jährigen Kind mit einem Choanalpolypen. Der Choanalpolyp hatte sich aus dem Foramen accessorium der rechten Kieferhöhle in das Nasenlumen ausgebreitet und die rechte Nasenseite, sowie den Nasenrachenraum verlegt. Freimachung der Atemwege durch Extraktion des Nasenpolypen. Bei Rezidiv müßte die Sanierung durch Radikaloperation der rechten Kieferhöhle erfolgen

auf dem Boden einer konstitutionell abartigen Schleimhaut sowie den anatomischen und physiologischen Gegebenheiten des Kindesalters. Die operative Durchbrechung dieser pathogenetischen Beziehungen in Hinsicht auf die hyperplastischen Rachen- und Gaumentonsillen, vor allem durch die Normalisierung der verlegten Nasenatmung, läßt den abhängigen Krankheitsprozeß oft schnell abheilen. Gelegentlich kann eine Sinusitis oder Bronchitis in diesem Komplex pathogenetisch mehr oder weniger autonom werden und macht dann gesonderte Behandlungsmaßnahmen notwendig, die allerdings auch nur auf der Grundlage einer

Ferner findet sich auch eine echte Hyperplasie der Bindegewebsschicht. Infolge der oft sehr ausgesprochenen Hyperplasie und starken serösen Durchtränkung ist die Schleimhaut ödematös gerötet, oft direkt lappig oder polypös verdickt. Hier bestehen Übergänge zu den echten Nasenpolypen, die ebenfalls auf dem Boden einer chronisch-katarrhalischen Entzündung, besonders des Siebbeines, seltener auch der Kieferhöhle (Choanalpolyp, Abb. 143) entstehen. Die polypöse Entzündung der Nasennebenhöhlenschleimhaut mit Bildung von Nasenpolypen findet sich nur bei dazu besonders veranlagten Individuen und wird von vielen Autoren als fast ausschließlich allergische Reaktionsform beschrieben. Im frühen Kindesalter ist die *Polyposis nasi* selten (differentialdiagnostisch an nasale Encephalocelen denken!) und tritt an Häufigkeit zunehmend in der Pubertätszeit sowie im Erwachsenenalter auf.

Immerhin finden sich bisweilen auch bei Kindern unter dem 10. Lebensjahr hartnäckig rezidivierende Nasenpolypen, die aus ödematös entzündlichen Durchtränkungen und Aufquellungen, besonders der Siebbeinschleimhaut entstehen und die Nasenatmung völlig verlegen können. Diese selten bereits im Kindesalter auftretenden rezidivierenden Nasenpolypen zeigen nach Entfernung Neigung zu Rezidiven. Bei rezidivierenden Nasenpolypen im Kindesalter muß ferner an *Mucoviscidose* gedacht werden (s. S. 253). Mitunter wird wahrscheinlich durch den Druck der ödematös aufgequollenen, polypös degenerierten Schleimhaut eine Verbreiterung der Nasenwurzel und eine Erweiterung des Augenabstandes voneinander beobachtet (Laffe). Dieses seltene Krankheitsbild hat Woakes unter dem Namen „nekrotisierende Ethmoiditis" beschrieben. Terracol hat den wohl zutreffenderen Begriff „Polyposis deformans und recidivans des Kindes" geprägt. Die Prognose dieses Leidens ist bezüglich der Heilung ungünstig. Teils bleibt die Neigung zu Schleimhauthyperplasien mit sekundärer eitriger Infektion und Mitbeteiligung auch der tieferen Luftwege (Bronchiektasien) über das ganze Leben bestehen, teils kommt es im Laufe der Jahre zu sekundären atrophischen Prozessen der Schleimhaut im Sinne einer Rhinitis atrophicans.

2. *Die chronisch-eitrige Sinusitis.*

a) Die ödematöse Form ist wahrscheinlich auf dem Boden einer superinfizierten chronischkatarrhalischen Entzündung entstanden. Hier ist ähnlich wie bei der chronisch-katarrhalischen Form das auskleidende Nebenhöhlenepithel intakt. Dabei findet sich eine stärkere Rundzellinfiltration, besonders der oberen Schleimhautschicht.

b) Die granulöse Form (Manasse) mit hochgradig verdickter Schleimhaut, starker Zellinfiltration, Bindegewebswucherung in der Tiefe mit Pseudocysten und epithelausgekleideten Cysten findet sich im Kindesalter selten.

Das Epithel der Schleimhautoberfläche ist stellenweise durch Granulationsgewebe unterbrochen oder metaplastisch in geschichtetes Plattenepithel umgewandelt.

c) Die fibröse Form mit Vorherrschen des Bindegewebes ist vorwiegend im Erwachsenenalter zu treffen.

Bakteriologisch finden sich bei der chronischen eitrigen Sinusitis besonders häufig: Pneumokokken, Staphylokokken, Hämophilus influenzae und hämolytische Streptokokken. Nach Terracol ist der Staphylococcus als fast obligatorischer Saprophyt der Schleimhaut in der Pathogenese von geringer Bedeutung. Häufig bestehen Mischinfektionen.

Klinische Symptome: Die Symptome der chronischen Sinusitis des Kindes sind ebenso zahlreich wie vieldeutig. So stellte E. Brown 50 Symptome dieses Krankheitsbildes zusammen, die zunächst in zwei Hauptgruppen einzuteilen sind:

1. *Lokale Krankheitssymptome:* In der großen Mehrzahl der Fälle finden sich die Zeichen einer *Rhinopharyngitis* mit schleimig-eitrigem Ausfluß aus der Nase, der in seiner Intensität wechselnd ist, im Sommer geringer, im Anschluß an Infekte stärker. Häufig besteht eine *behinderte Nasenatmung*, wobei die dauernde Mundatmung mit Recht oder Unrecht adenoide Vegetationen vermuten läßt. Häufig finden sich Symptome seitens des Mittelohres, *hartnäckige Tubenmittelohrkatarrhe mit Schwerhörigkeit* oder auch rezidivierende Schleimhauteiterungen. Auch nach der Entfernung einer Rachenmandel können die Symptome fortbestehen. Diese Symptomatik lenkt die Aufmerksamkeit des Rhinologen und Pädiaters auf die *Nasennebenhöhlen*. Die lokalen Krankheitssymptome können jedoch bei der okkulten Sinusitis auch fehlen.

2. *Allgemeine Krankheitssymptome,* die das Kind primär nicht zum Rhinologen, sondern zum Pädiater führen: In der *Vorgeschichte* wird von den Eltern oft ein schwerer *grippaler Infekt* oder eine Rhinopharyngitis angegeben, die Wochen bis Monate zurückliegt. Zu den *Beschwerden*, die von einigen Autoren auf die Sinusitis zurückgeführt werden, zählen: Schwäche, Schlappheit, Appetitlosigkeit, leichte Ermüdbarkeit, Nachlassen der Schulleistungen, Gedächtnisverlust, Herzklopfen, Herzstiche, Neigung zu kalten Händen und Füßen, Frösteln mit unmotivierten, abwechselnden Hitzewallungen und Schweißausbrüchen, Schweiße

in der Nacht, zuweilen auch in den Morgenstunden. Daneben stehen mehr oder weniger diffuse periodische Kopfschmerzen, vorwiegend in der Stirngegend, manchmal sogar von ausgesprochen migränoidem Charakter. Öfters finden sich Angaben über Leibschmerzen, zumeist in Form von Nabelkoliken sowie nicht selten eine depressive Wesensveränderung (LEIBER). Bei diesen Kindern findet der Hals-Nasen-Ohrenarzt rhinoskopisch außer einer vasomotorischen Schwellung der Nasenmuscheln oft keinen krankhaften Befund, insbesondere keinen Eiter. Kennzeichnend ist in der Mehrzahl der Fälle eine ausgesprochene *adenoide Facies*. Lediglich bei der *Röntgendurchleuchtung* oder Aufnahme des Schädels findet sich bei Kindern mit diesem Beschwerdekomplex häufig eine deutliche Verschattung einer oder beider Kieferhöhlen. Wegen der geringen örtlichen Symptomatik bezeichnet LEIBER dieses Krankheitsbild als *okkulte Sinusitis paranasalis*. Die *Blutsenkungsreaktion* sowie die Serumlabilitätsreaktionen sind *in der Regel normal; die Leukocyten häufig vermindert oder halten sich an der unteren Grenze der Norm.* Eine stark beschleunigte Blutsenkungsreaktion zeigt nach LEIBER eine rheumatische Folgereaktion auf die Herdeinwirkung an. Derartige rheumatische Reaktionen sind nicht besonders häufig und verlaufen meist relativ milde. Dagegen scheint sich nach LEIBER die Ansicht FINKELSTEINs zu bestätigen, daß schwere Nierenkomplikationen durch Nebenhöhlenentzündungen jeder Art ausgelöst werden können. Die Tierversuche von OKABAYASI sollen in gleichem Sinne sprechen. *Differentialdiagnostisch* ist bei *okkulter Sinusitis* paranasalis in erster Linie eine *ablaufende tuberkulöse Primärinfektion* oder eine *beginnende Meningitis tuberculosa auszuschließen. Höheres Fieber spricht* in jedem Falle *gegen okkulte Sinusitis*. Die kindliche Endocarditis lenta, besonders mit den Frühsymptomen Tachykardie und subfebrilen Temperaturen, wird nach LEIBER weniger häufig zu Verwechslungen Anlaß geben, jedoch sollte auch an sie gedacht werden. Ein Milztumor schließt im allgemeinen eine okkulte Sinusitis aus. In *zweiter Linie muß nach* LEIBER *eine echte anlagebedingte Vasolabilität* in den Kreis der Überlegungen einbezogen werden. Dieses Zustandsbild sollte erst dann angenommen werden, wenn die okkulte Sinusitis durch Röntgenkontrolle mit Sicherheit ausgeschlossen ist.

Verwechslungen können vorkommen, wenn früher einmal eine Sinusitis narbig ausgeheilt ist, weil sich dann der Sinus maxillaris röntgenologisch gleichfalls verschattet darstellen kann.

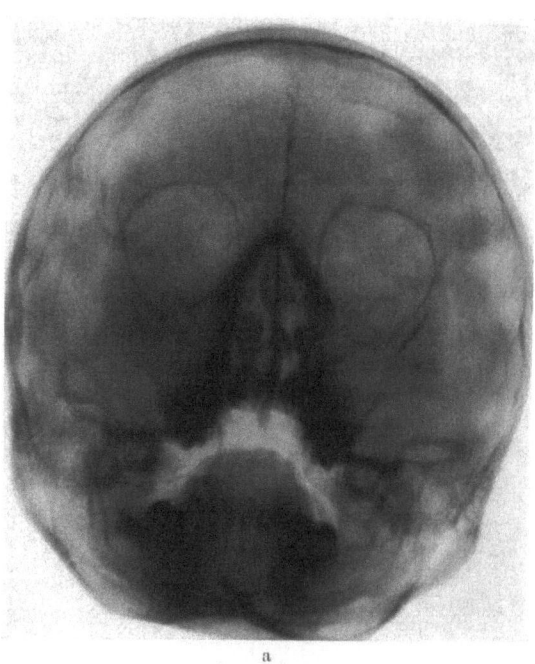

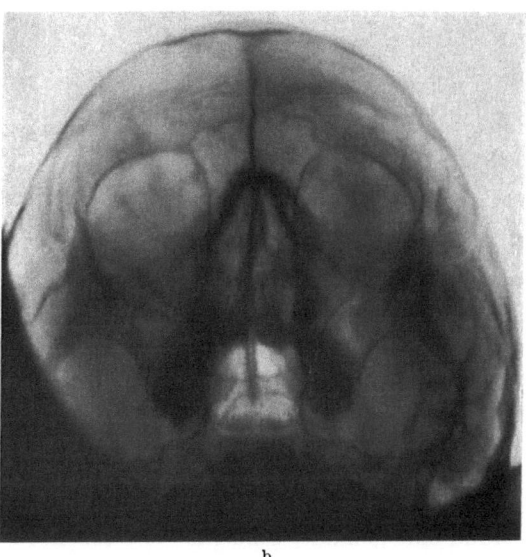

Abb. 144a u. b. a Sinusitis max. bds. bei einem 8jährigen Knaben. b 8 Tage nach Adenotomie ist ein lufthaltiges kleines Lumen erkennbar. 4 Wochen später völlige Ausheilung

Natürlich können auch Herdinfektionen mit anderem Quellherd ähnliche Allgemeinsymptome auslösen und müssen in Erwägung gezogen werden.

BIESALSKI nimmt an, daß in zahlreichen
Fällen, z. B. bei einer chronisch hyperplastischen Rhinitis oder bei rezidivierenden Infekten der oberen Luftwege, oft auch nur bei Vorliegen einer vergrößerten Rachenmandel, sich
röntgenologisch Nebenhöhlenverschattungen
feststellen lassen. Bei näherer Betrachtung findet man nur flüchtige Schleimhautödeme in
Kieferhöhlen und Siebbeinzellen. Diese Schwellungen machen im allgemeinen keine eigenständigen klinischen Erscheinungen einer Sinusitis

ausschließlich konservative Maßnahmen oft
nur vorübergehende Erfolge zu erzielen sind.

Diese Betrachtungen über die chronischen
manifesten und okkulten Nasen- und Nebenhöhlenentzündungen wären unvollständig, wenn
wir nicht unser Augenmerk noch näher auf die
Beziehungen zwischen den Erkrankungen der
oberen und tieferen Luftwege (Sinubronchitis,
Sinusitis und Bronchiektasen, Sinusitis und
Asthma bronchiale) und den vasomotorisch-
allergischen Formenkreis richten würden, was

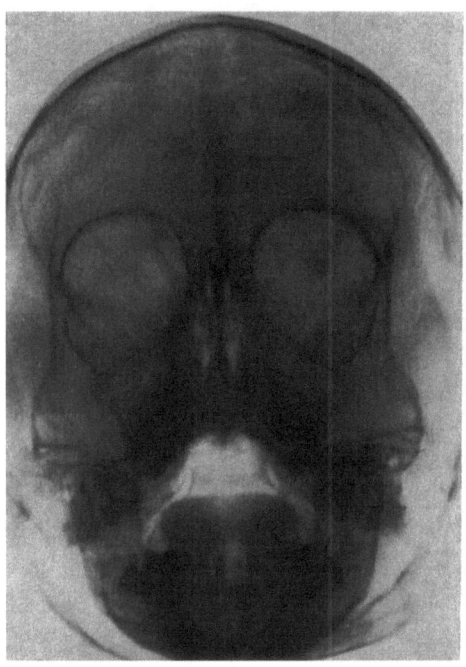 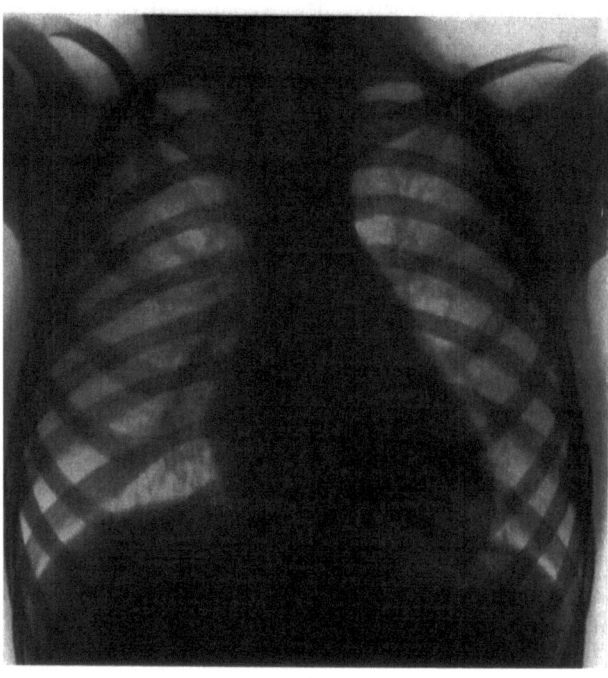

a   b

Abb. 145 a u. b. Sinu-Bronchitis bei einem 3¹/₂ jährigen Kinde (nach F. SCHMID). Ausheilung durch Antibiotica

und treten nur röntgenologisch als mehr oder
weniger polypöse Schleimhautverdickungen
auf (Abb. 144 a u. b). Nach Untersuchungen BIE-
SALSKIs ist eine solche „Sinusitis" *bei 35% aller
Rachenmandelkinder* zu konstatieren. So läßt
sich nicht selten bei Röntgenaufnahmen des
Schädels aus anderer Indikation als Zufalls-
befund eine „okkulte Sinusitis" feststellen, für
die sonst keine greifbaren diagnostischen Zeichen vorliegen. Nach BIESALSKI sind diese Befunde oft praktisch bedeutungslos, da ihnen
fast immer nur entzündungsfreie, *flüchtige ödematöse Schwellungen* zugrunde liegen, deren
pathogenetischer Wert nicht selten überschätzt
wird. Diese serösen Sinusitiden heilen nach
Adenotomie bzw. Tonsillektomie fast immer
ohne weitere Behandlung aus, während durch

in den beiden folgenden Abschnitten geschehen
soll. Therapie der chronischen manifesten und
okkulten Sinusitis im Kindesalter s. S. 258.

Die Sinubronchitis

Die *häufige Vergesellschaftung der chronischen und subchronischen Rhinitis und Sinusitis mit entzündlichen Veränderungen* im Bronchialbaum, besonders im Kindesalter, aber
auch bei Erwachsenen, hat eine Reihe von
Autoren zur Herausarbeitung eines Syndroms
veranlaßt, welches von WASSON und von
WEBER als *Sinubronchitis* bezeichnet wurde.
Bei diesem Syndrom verläuft die Sinusitis oft
ohne örtliche Symptome und ist dann nur
röntgenologisch (Abb. 145 a u. b) oder durch
Spülbehandlung erkennbar. Die Kinder zeigen

Tabelle 8. *Jahreszeitliche Verteilung von 405 Sinubronchitisfällen* (nach SCHMID-TRÜBESTEIN)

Monat	I	II	III	IV	V	VI	VII	VIII	IX	X	XI	XII
Fälle	41	31	47	22	40	46	26	26	24	45	41	46

Tabelle 9. *Altersverteilung von 510 Sinubronchitisfällen* (nach SCHMID-TRÜBESTEIN)

Lebensjahr	1.	2.	3.	4.	5.	6.	7.	8.	9.	10.	11.	12.	13.	14.	15.
Fälle	14	72	65	74	37	44	47	34	38	25	17	27	11	3	2

Tabelle 10. *Symptomatologie der Sinubronchitis* (nach SCHMID-TRÜBESTEIN)

Lokalsymptome		Allgemeinsymptome (in 80%)	
Husten in	47%	erhöhte Temperaturen	
Schnupfen in	39%	in	41%
Kopfschmer-		Appetitlosigkeit in	21%
zen in	24%	Erbrechen in	9%
		Müdigkeit in	7%
		Bauchschmerzen in	2%

Tabelle 11. *Unter 373 auswertbaren Fällen von Sinubronchitis fanden sich* (nach SCHMID-TRÜBE-STEIN) *folgende Begleiterscheinungen*

Asthmatoide Bronchitis oder	
Asthma bronchiale	in 23 Fällen
Ekzem (Neurodermatitis)	in 11 (2) Fällen
Nephritis	in 9 Fällen
Allergie (Exanthem)	in 6 Fällen

Tabelle 12. *Blutkörperchensenkungsgeschwindigkeit bei 204 Fällen von Sinubronchitis* (nach SCHMID-TRÜBESTEIN)

Regelrecht	73
Leicht erhöht (<15 mm/b)	81 (26 Fälle)
Beschleunigt (<2 5 mm/b)	28 (25 Fälle)
Stark beschleunigt (<75 mm/b)	21 (21 Fälle)
Extrem beschleunigt (> 75 mm/b)	1 (11 Fälle)
	204 (83)

häufig Erscheinungen *rezidivierender Infekte der oberen Luftwege mit chronisch-hyperplastischer Rhinitis* (im französischen Schrifttum „Rhinobronchite") und sehr häufig vergrößerte und entzündlich veränderte Rachenmandeln sowie Allgemeinsymptome, wie sie im vorangegangenen Kapitel über die chronischen manifesten und okkulten Nebenhöhlenerkrankungen des Kindesalters bereits beschrieben worden sind (s. auch Tab. 8—12).

Schon 1814 hatte LAENNEC das Entstehen des „Lungenkatarrhs" aus dem Nasenkatarrh hervorgehoben und durch das Descendieren eitrigen Sekretes von der Nase in den Tracheobronchialraum erklärt. Als *experimentell gesicherter Übertragungsmechanismus* von Entzündungen der Nase und Nebenhöhlen auf die tieferen Luftwege gilt nach unserem heutigen Wissen der *kanalikuläre Weg*. So können wir experimentell einem Tier chinesische Tusche oder Bakterienaufschwemmungen in die Kieferhöhle einfüllen und sie nach kurzem auch im Bronchialraum nachweisen. Füllen wir beim Menschen ein Röntgenkontrastmittel in die Kieferhöhle ein, so finden wir in vielen Fällen nach kurzer Zeit geringe Mengen davon röntgenologisch im Bronchialraum wieder. Auch umgekehrt konnten wir 1954 nach Bronchographien Teile des damals öligen Kontrastmittels bei 19 der 60 untersuchten Fälle in den vorher kontrastfreien Kieferhöhlen wiederfinden, womit zumindest die Möglichkeit auch einer rein mechanisch ascendierenden Infektion bewiesen scheint.

In der Literatur finden sich ferner zahlreiche Angaben über die Bedeutung normaler und krankhaft gesteigerter Reflexbeziehungen zwischen Nase und tieferen Luftwegen. Abgesehen von den olfaktorischen Reflexen sind als bekannte und sicher nachweisbare Reflexe zwischen oberen und tieferen Luftwegen zu nennen:

1. Das Nasenflügelatmen (DISHOECK).
2. Die Änderung von Atemrhythmus und Atemtiefe bei mechanischer und chemischer Reizung der Nasenschleimhaut (s. S. 200).
3. Der Niesreflex und der nasale Hustenreflex (GAULE) (s. S. 200).

Diskutiert werden ferner die von einigen Autoren gefundenen, über das vegetative Nervensystem laufenden Reflexe der Nasen- und Nebenhöhlenschleimhaut auf die tieferen Luftwege sowie auf Herz und Kreislauf, wodurch eine Erkrankung ausgelöst und unterhalten werden kann (s. S. 200). Die Hypothese von den sog. „nasalen Reflexneurosen" (KOBLANCK, FLIESS), auf die sich vor noch etwa 40 Jahren eine vielfältige Therapie verschiedenster innerer Krankheiten durch örtliche Ätzbehandlung der Nasenschleimhaut aufbaute, konnte der Kritik nicht standhalten und ist fast in Vergessenheit geraten. Es muß allerdings hervorgehoben werden, daß die *Nasenschleimhäute besonders eng mit dem autonomen Nervensystem verbunden sind, was seinen Ausdruck in der erheblichen vasomotorischen und sekretorischen Reaktionsfähigkeit der Nasenschleimhaut auf physikalische, chemische, mechanische und psychische Reize findet. Die gleichzeitige intensive, sensible Versorgung durch den ersten und zweiten Trigeminusast erklärt auch die erheblichen Mißempfindungen, die durch Störungen der vegetativen Gleichgewichtslage in der Nase hervorgerufen werden können. Diese oft spekulativ mit der Bezeichnung ,,Focus" belegten Fernwirkungen entzündlich irritierter Nasen- und Nebenhöhlenschleimhäute* sollen nicht weggeleugnet, aber mit wacher Kritik weiterhin auf ihren Wahrheitsgehalt hin geprüft werden.

Sowohl die teilweise gesicherten kaniculären, wie auch die hypothetisch ,,fokal" bzw. neurovasculär gedeuteten Fernwirkungen der Rhinosinusitis und Rhinopharyngitis wurden später durch weitere klinische Begriffe, wie erworbene und hereditäre Disposition, Allergie, Immunität und Konstitution ergänzt. *Sinusitis* und *Bronchitis* sind unter diesen Gesichtspunkten nicht als kausal voneinander abhängige Herderkrankungen aufzufassen, zumal eine chronische seröse Sinusitis als Focus im Sinne eines streng aufgefaßten Herdbegriffes abzulehnen ist (BIESALSKI). Vielmehr erscheinen beide Erkrankungen als Teilsymptome eines Krankheitskomplexes, dessen einzelne Faktoren sich wechselnd summieren und provozieren. Im Zentrum der Ursachen steht die *behinderte Ventilation der Nase*, z. B. durch adenoide Vegetationen mit der daraus folgenden Infektion, die bei entsprechender Disposition chronisch-entzündliche Erkrankungen im Bronchopulmonalbereich begünstigt. Man kann nicht umhin, in vielen Fällen von chronisch-entzündlichen Erkrankungen der Nase und Nebenhöhlen mit gleichzeitiger Erkrankung der tieferen Luftwege hereditäre Faktoren als bestimmend anzusehen. Sie werden selten schon intrauterin (z. B. beim Syndrom von KARTAGENER und bei der angeborenen familiären cystischen Pankreasfibrose), sehr viel häufiger erst im extrauterinen Leben, meist unter dem Einfluß äußerer Schädlichkeiten manifest. Das gilt für den meist um die Pubertätszeit manifest werdenden Symptomenkomplex *Sinusitis und Bronchiektasen* sowie das Syndrom von MOUNIER/KUHN (Sinusitis maxillaris, ethmoidalis, Fehlen der Stirnhöhlen und Bronchiektasen).

Für diese beim Neugeborenen meist noch nicht nachweisbare, *latent-potentielle Bereitschaft zur chronischen Sinusitis mit Bronchiektasenbildung* nach längeren entzündlichen und mechanischen Umweltbelastungen muß man eine angeborene morphologisch und pathophysiologisch noch nicht faßbare *Disposition*

zur Entzündung des gesamten Respirationstraktes mit besonderem Schwerpunkt in den Nasennebenhöhlen und im Bronchialbaum annehmen (NEUBERGER). Für diese Gruppe würde der Ausdruck von SCHAICH ,,*Systemasthenie*" oder spezieller der von den Franzosen geprägte Begriff «*Débilité bronchique*» zutreffen. Warum für das Manifestwerden des ausgeprägten Krankheitssyndroms so große zeitliche Variationen mit gleitenden Übergängen vom Fetalleben bis zu den Altersbronchiektasen beobachtet werden, bleibt unbekannt.

So wird das **Syndrom von** MOUNIER-KUHN (Sinusitis maxillaris und ethmoidalis sowie Bronchiektasen) im Alter von 3—7 Jahren, manchmal aber noch früher, manifest. In der Nase findet sich meist reichlich Schleimeiter, die Muscheln sind geschwollen, selten finden sich Nasenpolypen. In allen Fällen ist röntgenologisch beiderseits eine Verschattung im Bereich der Kieferhöhlen und Siebbeine zu finden. Auch bei älteren Kindern und im Erwachsenenalter fehlt hierbei häufig die Stirnhöhle. Nicht selten besteht Neigung zur Bildung von Epidermispfröpfen im Gehörgang. *Nachuntersuchungen über das Schicksal* von 38 Kindern mit diesem Syndrom 10—22 Jahre später zeigten, daß 19 ein praktisch normales Leben in relativer Gesundheit führten, 10 eine deutliche körperliche Schwäche und 7 ausgeprägte Krankheitssymptome aufwiesen. 2 Patienten waren verstorben, der eine mit 11 Jahren an Lungengangrän, der andere mit 22 Jahren an Hämoptoe, nachdem er 7 Jahre zuvor eine Lobektomie durchgemacht hatte. Die Hälfte der Fälle wies keine Veränderungen der oberen Luftwege mehr auf. *Über die Hälfte zeigte weniger Sputum als in der Kindheit.*

VAN DER CALSEYDE glaubt, daß die Krankheit das gesamte respiratorische System ergreift, und ätiologisch eine Form der Allergie bzw. Pathergie mit Infektion vorliegt.

Das **Kartagenersche Syndrom** wurde 1933 beschrieben und besteht aus einem Situs inversus viscerum totalis oder partialis (meist Dextrokardie), Bronchiektasen, einer Sinusitis maxillaris bei fehlender Entwicklung der Stirnhöhle. Bei Punktion der Kieferhöhle entleert sich häufig Eiter. Einige Fälle zeigen lediglich eine Verdickung der Kieferhöhlenschleimhaut und eine Verdickung der Knochenwände der Kieferhöhle mit geringer Pneumatisation. Das Syndrom ist in 90% der Fälle vor dem 14. Lebensjahr entwickelt. (MOUNIER-KUHN beschrieben einen Fall von Kartagenerschem Syndrom, dessen Bruder ein Mounier-Kuhnsches Syndrom mit Sinusitis maxillaris, ethmoidalis und Bronchiektasen aufwies. Eine Polyposis nasi wird öfters erwähnt (10% der Fälle) (PORGENSEN 1947). W. H. BERGSTRÖM, C. D. COOK, CANNEL und BERENBERG beschrieben 2 Fälle von Kartagenerschem Syndrom in einer Familie mit 2 weiteren Familienangehörigen, bei denen lediglich eine Sinusitis mit Bronchiektasen ohne Dextrokardie bestand; der Familienvater litt an Sinusitis.

Sinusitis bei cystischer Pankreasfibrose *(Mucoviscidosis)*: Bei dieser dominant erblichen Erkrankung, deren Häufigkeit von H. ANDERSEN auf 1,7% für den Staat New York geschätzt wird, findet sich neben der Pankreasfibrose eine eitrige Rhinosinusitis und Bronchitis, häufig mit Bronchiektasen. Die Erkrankung tritt im Säuglingsalter klinisch in Erscheinung; die Prognose ist dubiös.

1938 fand ANDERSON 75% Letalität im 1. Lebensjahr. Seit der antibiotischen Behandlung hat sich nach dem gleichen Autor die Prognose gebessert, besonders dann, wenn die Krankheit nach dem 6. Lebensmonat auftritt.

DRABE und KOCH fanden bei rund 25% der an Polyposis nasi erkrankten Patienten in höherem Lebensalter angedeutete Merkmale der Mucoviscidosis und glauben, daß das Mucoviscidosis-Gen bei einem Viertel aller an Polyposis nasi Erkrankten die Disposition zu Nebenhöhlenerkrankungen geschaffen hat. 3—6% der weißen Bevölkerung sollen nach neueren Untersuchungen Genträger darstellen. Bei Vorhandensein von Nasenpolypen im Kindesalter sollte daher auch nach Symptomen der Mucoviscidosis gefahndet werden. Literatur bei DRABE und KOCH, RULON u. Mitarb., BODIAN, STEPHAN. Therapie der Sinubronchitis (s. S. 259).

Neurovasculäre und allergische Krankheiten der Nase und ihrer Nebenhöhlen im Kindesalter

Bezüglich der theoretischen Grundlagen der Allergie sei auf das Referat von F. HAHN und H. GIERTZ (1960) verwiesen. Über die Allergie im HNO-Bereich unterrichtet das Referat von P. BEICKERT (1960) mit umfassendem Schrifttumsverzeichnis.

Über die Häufigkeit des Vorkommens und die Verteilung allergischer Erkrankungen der Nase und ihrer Nebenhöhlen, finden sich in der Literatur die widersprechendsten Daten. So beobachtete BAUM unter 2000 Routinefällen in der HNO-Praxis in 27,3% allergische Manifestationen. DINTENFASS rechnet bei seinen Patienten, die wegen eines Nasenleidens in die Sprechstunde kommen, in 70—90% mit einer allergischen Erkrankung. KING sah je nach Jahreszeit 50—100% Nasenerkrankungen allergischer Natur, schränkt aber ein, daß nur 25% wissenschaftlich untermauert werden können, 70% müssen „mit Fingerspitzengefühl" diagnostiziert werden. Nach pädiatischen Berechnungen sind 3—6% der Kleinkinder bereits durch Milch sensibilisiert, und 80% dieser früh sensibilisierten Kinder entwickeln noch vor Erreichung der Pubertät andere allergische Erkrankungen (CLEIN, COOKE, COLLINS, HANSEL). SHAMBAUGH hat in zwei Wintermonaten

folgende allergische Erkrankungen behandelt:

56 mal chronische Rhinitiden,
20 mal chronische Sinusitiden,
15 mal sekretorische Ohrkatarrhe,
6 mal Kopfschmerzen,
8 mal Bronchialasthma,
5 mal Morbus Menière,
3 mal Nervenschwerhörigkeiten,
2 mal Ekzem,
1 mal Nasenpolypen.

Hieraus wird deutlich, daß der Allergiebegriff vielfach sehr weit gefaßt wird und sowohl die sog. „Infektionsallergie", als auch die vasomotorische Rhinitis und andere vasomotorische Störungen mitberücksichtigt.

Für den klinischen Bereich und die Therapie erscheint es nicht zweckmäßig, rezidivierende Nasen-Racheninfekte, Schleimhauthyperplasien, eine Sinubronchitis oder chronische Sinusitis sowie vasomotorische Rhinitiden mit echten allergischen Reaktionen begrifflich und klinisch gleichzusetzen. Der übergeordnete Begriff sollte hier nicht Allergie, sondern nach LÜSCHER und BIESALSKI „neurovasculäre Störung" heißen, in deren Grenzen die allergische Reaktion einen Teilkomplex bildet.

Wir möchten daher die neurovasculären Krankheiten der Nase und ihrer Nebenhöhlen beim Kinde einteilen in:

1. vasomotorische Rhinitis

a) lokale Reize aller Art an der Nasenschleimhaut,

b) nervöse reflektorische Fernreize,

c) psychogene Reize.

2. Allergische Rhinitis (Inhalationsallergene, nutritive Allergene, medikamentöse und mikrobielle Allergene).

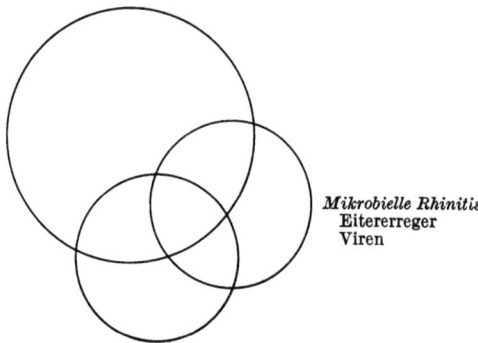

Rhinitis vasomotoria
a) lokale Reize an der Nasenschleimhaut aller Art; b) nervös-reflektorische Fernreize; c psychische Reize

Mikrobielle Rhinitis
Eitererreger
Viren

Rhinitis allergica
Inhalationsallergene, nutritive Allergene, medikamentöse Allergene, mikrobielle Allergene

Abb. 146. Die vasomotorische, allergische und infektallergische Rhinitis und ihre gegenseitige Beeinflussung. Symbolische Darstellung durch drei Kreise, die sich z. T. überschneiden (aus Beickert 1960)

3. Infektionsallergie (Vasomotorische oder allergische Rhinitis kombiniert mit viralen oder bakteriellen Infekten).

Jede Gruppe kann für sich allein als völlig selbständiges Krankheitsbild in Erscheinung treten, sie können sich aber auch in vielfältiger Weise gegenseitig beeinflussen und ineinander übergehen. Dies wird in Abb. 146 durch das Überschneiden der Kreise zum Ausdruck gebracht (Beickert). Die Rhinitis vasomotorica und die Rhinitis allergica machen nach Derlacki u. Mitarb. etwa 70% aller entzündlichen Affektionen der Nase aus, wobei wir, besonders im Kindesalter, annehmen müssen, daß neben der Nasenhaupthöhle regelmäßig, wenn auch in unterschiedlicher Weise, die Nebenhöhlen, der lymphatische Rachenring und die tieferen Luftwege mitbefallen sein können.

Vasomotorische Rhinitis. Unter dieser Bezeichnung werden Reaktionen an den Nasenschleimhäuten verstanden, die in ihrem Er-

scheinungsbild oft täuschend denen der allergischen Rhinitis ähneln, ohne daß sich ein Anhalt für ein Antigen-Antikörpergeschehen findet. Sie schließen alle Fälle überschießender und anhaltender Reaktionen auf unspezifische Reize ein, die bei den meisten Menschen sonst nur geringe oder überhaupt keine Symptome hervorrufen. Meist liegt auch in diesen Fällen eine erbliche Veranlagung zugrunde. Im Vordergrund stehen Reflexübererregbarkeiten mit Störungen im vegetativen Nervensystem (Letterer, Lüscher, Sagebiel). Auch endokrine Dysregulation und Stoffwechselstörungen kommen als prädisponierende Faktoren in Frage.

Ob die vasomotorische Form der Schleimhautveränderungen in der Nase mehr die Bezeichnung Entzündung verdient, ist nicht ohne weiteres zu erkennen. Es handelt sich um eine über das normale Maß hinausgehende Durchblutungsänderung auf die verschiedensten unspezifischen Reize. Eine Trennung in Rhinopathie und Rhinitis würde auch im Hinblick auf die Infektionsallergie nicht vorteilhaft sein, da es gerade hier fließende Übergänge gibt. Jedes neurovasculäre und allergische Geschehen kann durch eine infektiöse Entzündung ausgelöst, beeinflußt oder geprägt werden, wie umgekehrt ein allergisches Geschehen sich auf den Ablauf einer Infektion auswirken kann.

Bei der Rhinitis vasomotorica läßt sich je nach der Schleimhautbeschaffenheit eine livid-blasse hypertrophische und eine trockene rote Form unterscheiden. Sagebiel differenziert zwischen einer apathischen und einer erethischen Form. Therapeutisch spricht die apathische auf Roborantien, die erethische auf Sedativa an. Beide lassen sich über eine Umstimmung vom vegetativen Nervensystem her beeinflussen. Als übergeordnete Ursache glaubt daher Sagebiel eine Dysregulation bzw. Erschöpfung der Glucocorticoidproduktion annehmen zu müssen. Schon unter normalen Verhältnissen zeigen die Nasenschleimhaut und die Schwellkörper der Nasenmuscheln ständig ein intensives Wechselspiel der vegetativen Innervation mit entsprechender ab- und zunehmender Durchblutung. Bei Änderung der Temperatur und des Feuchtigkeitsgehaltes der Außenluft kommt es zu sinnvollen Regulationen, wobei sich die lokalen thermischen Reize auf die Schleimhaut von den thermischen Fernreizen auf die Körperoberfläche in ihrer Wirkung am Organ wesentlich unterscheiden. Kalte Atemluft führt im allgemeinen zu einer mäßigen oder stärkeren Anschwellung der Nasenschleimhäute, warme Atemluft zu leichten Abschwellungen (Unterberger, Sherman). Auf thermische Fernreize reagieren Haut- und Nasenschleimhäute gleichsinnig, auf Kältereiz erfolgt Abschwellung, auf Wärme Anschwellung (Van Dishoeck). Die Temperatur der Schleimhaut schwankt mit der An- und Abschwellung. Messerklinger, Ingelstedt und Istvan kommen aufgrund histologischer Untersuchungen und Beobachtungen am Lebenden zu dem Schluß, daß bei intaktem Gewebe die gesamte Sekretion der Nase aus den Schleimdrüsen und Becherzellen stammt. Nur bei Entzündungen und Epitheldefekten kommt es auch zur Transudation aus dem Gewebe. Bei der vasomotorischen Rhinitis liegen sicher ähnliche Verhältnisse vor. Auf die vegetative Steuerung der Schleimdrüsen hat MESSERKLINGER besonders hingewiesen.

Auf die verschiedensten Reize (LÜSCHER, BEICKERT, SAGEBIEL) kommt es bei disponierten Individuen zu nachhaltigen Durchblutungsstörungen und zu den Veränderungen, die das Bild der Rhinitis vasomotorica ausmachen. Direkt auslösende Ursachen sind nach LÜSCHER:

1. *Lokal-physikalische Reize.*
   a) Mechanische Reize an den Nasenschleimhäuten,
   b) thermische Reize an den Nasenschleimhäuten.

2. *Nervös-reflektorische Fernreize.*
   a) Geschmacks- und Geruchsreize,
   b) optische Reize,
   c) mechanische und thermische Hautreize.

3. *Psychische Faktoren.*
   a) Psychische Traumen,
   b) psychische Schwierigkeiten,
   c) Krankheitsvorstellungen.

Immunbiologisch gesehen sind diese Reize neutral. Bei entsprechender Exposition können auch bekannte Allergene wie Staub, Mehl oder Pollen als unspezifische Reize wirken und zum Niesen reizen, ohne daß eine Allergie vorliegt. Andererseits kann durch unspezifische Reize eine unterschwellige Allergie manifest werden. Besonders durch Eingriffe am vegetativen Nervensystem kann eine solche Bereitschaft geschaffen, aber auch wieder beseitigt werden (SAGEBIEL). Häufig wird sich die Frage, ob es sich um eine Rhinitis vasomotorica oder Rhinitis allergica handelt, nicht klären lassen. Beide Formen werden sich überschneiden und auch einmal in der einen oder anderen Richtung entwickeln. Da die Rhinitis vasomotorica primär jedoch nicht als allergische Erkrankung anzusehen ist, muß sie auch nicht antiallergisch behandelt werden. Dem Wunsche, die vasomotorische bzw. neurovasculäre Form der Rhinitis von der allergischen Form abzugrenzen, liegen deshalb nicht nur theoretische, sondern auch praktisch-therapeutische Erwägungen zugrunde.

Allergische Rhinosinusitis und Infektionsallergie. Eine Rhinitis und Sinusitis allergica liegt vor, wenn angenommen werden kann, daß die Symptome durch eine *Antigen-Antikörperreaktion* ausgelöst werden. Überempfindlichkeitsreaktionen, die durch eine Erniedrigung der Reizschwelle zustande kommen, haben mit der Allergie an sich nichts zu tun. Bei der Überempfindlichkeitsreaktion handelt es sich um einen quantitativen, bei der Allergie in erster Linie um einen qualitativen Effekt. Daß die Unterscheidung einer Überempfindlichkeitsreaktion von einer allergischen Reaktion sehr schwer sein kann, berührt obige Tatsache nicht (BEICKERT). Die Schleimhäute der Nase und ihrer Nebenhöhlen haben im allgemeinen die bemerkenswerte Fähigkeit, auch nach Ablauf stärkster eitriger Infekte wieder ihre normale Struktur anzunehmen und ihre Funktion zurückzuerlangen. Wenn dagegen durch oft milde Katarrhe und Infekte die normale Funktion länger gestört bleibt und sich die Schleimhaut nicht zur Norm zurückbildet, müssen allergische Reaktionen in Betracht gezogen werden. Die Mitbeteiligung der Schleimhaut der Nebenhöhlen bei allergischen Reaktionen der oberen und tieferen Luftwege ist nichts Außergewöhnliches, zumal das ganze Schleimhautsystem auf die verschiedenartigen Reize als Organeinheit antworten kann, wenn auch das Ausmaß der Reaktion sowohl von dem Allergietyp, als auch von der örtlichen Reaktivität der Schleimhaut abhängig ist.

Sekretabstriche aus der Nase bei allergischer Rhinitis ergeben in vielen Fällen eine ausgesprochene und reine Eosinophilie. Sekret, das nur neutrophile Leukocyten enthält, stammt in der Regel von einer mikrobiellen Rhinitis. Jedoch verschwinden auch aus dem Sekret einer superinfizierten allergischen Rhinitis die eosinophilen Leukocyten meist vollständig.

Zwischen den allergischen Erscheinungen beim Erwachsenen und beim Kind finden sich erhebliche Verschiedenheiten. Beim Erwachsenen kommt es in der Regel zu einer sehr dynamischen und jeweils kurzdauernden Gewebereaktion der Schleimhaut gegenüber den schädlichen äußeren Faktoren, wie Krankheitserregern und Allergenen, wobei eine Verallgemeinerung des Infektes im Gegensatz zum Säugling und Kleinkind nicht einzutreten pflegt. Der lymphatische Rachenring reagiert beim Erwachsenen geringer als beim Kind.

Tabelle 13. *Die Rhinosinusitis des Kindes in Beziehung zur Entwicklung der Immunität*
nach J. Danielewicz (aus Biesalski)

Alter	Lokale Immunität	Lokale Schleimhaut-reaktion	Ausbreitung des Infektes	Fieber und Allgemein-erscheinungen	Reaktion der lymphatischen Organe	Prognose
Neugeborenes	—	(+)	+++ Generali-sation	+++ von An-fang an	—	oft ernst
Säugling	(+)	+ (+)	++	++	(+)	oft zwei-felhaft
Kleinkind	+	+++	+	+	lymphati-scher Ra-chenring +	meist gut
Schulkind	++	+++	(+)	+	lymphati-tischer Ra-chenring ++	gut
Erwachsener	+++	+++	—	(+)	(+)	gut

Umgekehrt besteht beim Kind eine geringe lokale Gewebsresistenz, die sich klinisch durch eine schwache und meist langwierige Schleimhautreaktivität gegenüber der Infektion bemerkbar macht (s. Tab. 13). So beobachtet man bei Kindern seltener als bei Erwachsenen sofort entstehende, durch unmittelbare Einwirkung des Allergens auf die Haut- und Schleimhaut hervorgerufene Allergosen, wie z. B. Heuschnupfen. Allergische Krankheiten bei Kindern haben in der Regel einen mehr chronischen Verlauf. Zu den typischen allergischen Erscheinungsformen des Kindesalters gehört die allergische Entzündung der Nase und Nasennebenhöhlenschleimhaut, oft unter Beteiligung des Mittelohres und der Bronchialschleimhaut. Nach Danielewicz hängen die unterschiedlichen allergischen Erkrankungsformen im Kindesalter vorwiegend von der Leistungsfähigkeit des adenoiden und lymphatischen Systems ab, welches die Antigene unschädlich macht. Die Hyperplasie des lymphatischen Rachenringes ist nach Danielewicz eine immunbiologisch günstige Antwort auf die exsudative Diathese und trägt zu ihrer Rückbildung bei (Tab. 13).

Die Nasennebenhöhlen neigen besonders zur Entstehung der bakteriellen Superinfektion und Infektallergie. Im Anschluß an eine Rhinopharyngitis, eine Grippe oder eine andere Viruserkrankung entsteht die bakterielle Infektion der Schleimhaut durch Pneumokokken, Haemophilus influenzae, Staphylococcus aureus, Streptococcus haemolyticus und andere

Erreger. Die ersteren Mikroorganismen pflegen nach Danielewicz gewöhnlich die Ursache der allergischen Erkrankungen der Luftwege zu sein, der Streptococcus haemolyticus der Gruppe A dagegen verursacht eine rheumatische Erkrankung.

Nach diesem Autor ist für die Entstehung von postinfektiösen Allergosen

1. eine ausgesprochene geringe Abwehrreaktivität gegen die Infektion der Schleimhäute und

2. eine ungenügende funktionelle Leistungsfähigkeit des adenoiden und lymphatischen Systems anzuschuldigen.

Diese beiden immunologischen und konstitutionellen Eigenschaften sind zumeist angeboren und erblich. Die erste allergische Erscheinung ist gewöhnlich das Auftreten einer langen, trägen, oft latenten Entzündung der Schleimhaut der Nase und Nebenhöhlen, zu der erst nach Wochen oder Monaten die Infektionsallergie hinzutritt (Tab. 13).

Die bei den Kindern besonders deutlichen Schleimhautschwellungen der Kieferhöhle mit Blockierung der Ausführungsgänge machen das Abfließen der infektiösen Absonderung oft unmöglich, die dann in die Lymphgefäße absorbiert wird. Danielewicz hat bei 500 rheumatischen und nebenhöhlenkranken Kindern Kieferhöhlenspülungen vorgenommen und in 70% der Fälle eine Ostiumverlegung gefunden. Hierdurch und wegen der mangelhaften Durchblutung der Kieferhöhlenschleimhaut kommt es zur Entstehung eines infektiösen, antigenstreuenden Herdes. Das weitere Schicksal des unbehandelten Kindes hängt nach DANIELEWICZ von der Leistungsfähigkeit des „antigenopektischen adenoiden und lymphatischen Systems" ab.

Das nicht seltene Zusammentreffen von *Asthma bronchiale* und *chronisch hyperplastischer Sinusitis* hat immer wieder zu der Vermutung wechselseitiger Beziehungen zwischen beiden Krankheitsbildern Anlaß gegeben. Die Angaben über die Häufigkeit des gemeinsamen Vorkommens von Asthma bronchiale und chronischen Nebenhöhlenentzündungen schwanken in der Literatur zwischen 20 und 80%.

Folgende 3 Möglichkeiten der Beeinflussung der tieferen Luftwege durch eine chronischhyperplastisch-polypöse Sinusitis sind im Hinblick auf das Asthma bronchiale gegeben (s. S. 251):

1. Ständige oder rezidivierende Irritation der Schleimhäute und Bronchien infolge Ausschaltung der Nasenatmung (Adenoide) oder durch das verschleppte Sekret (mechanischentzündlich, canaliculär),

2. Irritation parasympathischer Fasern der Nasenschleimhaut mit Reizübertragung über das Ganglion sphenopalatinum zu den Lungen (Bronchospasmus durch Reflexmechanismen, SERCER).

3. Wirkung infektions-allergischer Faktoren.

Die Zusammenhänge zwischen der hyperplastisch-polypösen Sinusitis und anderen allergischen Manifestationen der Atemwege werden ganz verschieden interpretiert. Viele halten sie für den Ausdruck einer allgemeinen allergischen Reaktionslage der Schleimhäute, während andere die hyperplastisch-polypöse Sinusitis an den Anfang stellen, mit nachfolgender Entwicklung allergischer Manifestationen an den tieferen Atemwegen.

VALLERY und RADOT beziehen 30% des Asthma bronchiale auf eine allergische Genese. TAILLENS hat das infektiös-allergische Asthma häufiger als das exogene allergische gesehen. HANSEN stellt fest, daß beim Asthma bronchiale, gleichgültig ob allergisch oder nicht allergisch, meist auch die Kieferhöhlen mitbetroffen sind, woraus sich folgern läßt, daß unbeschadet der Art des Reizes, die Schleimhaut der oberen und tieferen Luftwege als

Systemeinheit entsprechend reagiert. Nach der Auffassung von REBATTU und MOUNIER-KUHN darf den eitrigen Entzündungen der oberen Luftwege und Nebenhöhlen nur ein relativ geringer Anteil an der Genese des Asthma bronchiale zugeschrieben werden. W. ECKEL untersuchte die Frage des Zusammenhanges zwischen chronisch-polypösen Nebenhöhlenentzündungen und Asthma bronchiale anhand von Intracutantesten der operativ gewonnenen Nebenhöhlenschleimhaut bei erwachsenen Kranken mit Asthma bronchiale und anderen allergischen Krankheiten mit und ohne Begleitkrankheiten. Der positive Intracutantest mit polypös veränderter Nebenhöhlenschleimhaut weist nach ECKEL auf eine allergische Reaktion des betreffenden Kranken hin. Mit anderen Worten: Der Asthmakranke ist gegen seine erkrankte Nebenhöhlenschleimhaut einschließlich der sie besiedelnden Keime allergisch. Es handelt sich darüber hinaus um eine infektiöse Allergie, die nach ECKEL wahrscheinlich in der Hauptsache auf dem Blutweg und nur in geringem Grad in canaliculärer Ausbreitung auf dem Weg über den Atemtrakt zum Schockorgan, der Lunge, gelangt. Der nasopulmonale Reflexweg als zusätzlicher Entstehungsmodus des Asthma bronchiale bei Nebenhöhlenerkrankungen kann allerdings nicht ausgeschlossen werden. Bei den negativ reagierenden Nichtallergikern dürfte eine positive Anergie vorliegen.

Mit Rücksicht auf die einzuschlagende *Therapie* sollte nach Möglichkeit streng zwischen allergischer nicht eitriger Sinusitis und infektionsallergischer Sinusitis unterschieden werden. Die antibiotische Behandlung der infektionsallergischen Sinusitis wird auf S. 259 besprochen.

Ist es zu bleibenden, sekundär-infektiösen Umwandlungen der Nebenhöhlenschleimhaut gekommen, so wäre im Kindesalter etwa vom 6.—7. Lebensjahr an, unter antiallergischer und gegebenenfalls antibiotischer Behandlung, zu schonenden wenig traumatisierenden, kleineren Eingriffen, welche die Nasendurchgängigkeit und die Drainage der Nebenhöhlen fördern und die physiologische Funktion wieder herstellen, zu raten. Hierbei darf die *Adenotomie* zur Freimachung der Nasenatmung im Kindesalter nicht vergessen werden. Häufig verschwinden nach Adenotomie sämtliche Symptome der hyperplastischen Rhinosinusitis. Wiederholte

Kieferhöhlenpunktionen werden im Kindesalter als außerordentlich quälend empfunden.
Bewährt hat sich dagegen die Einführung von
Kunststoff-Dauerkathetern in beide Kieferhöhlen in Rauschnarkose, wonach die tägliche
Spülbehandlung auch von jüngeren Kindern
gut vertragen wird. Im Anschluß an die Spülung wird in die Kieferhöhle ein Gemisch von
Prednison und einem Antibioticum (z. B.
Scheroson compos. oder Combisontropfen) instilliert. Bei Neigung zu Rezidiven kommt es
durch die operative Fensterung des unteren
Nasenganges zu einer Dauerdrainage der Kieferhöhle mit günstigem therapeutischen Ergebnis (FLOCK). Dies gilt besonders für die eitrigen
Sinusitiden. Bei Infektionsallergie und Miß-
erfolg der antibiotischen Therapie sollte eine
Desensibilisierung mit Autovaccinen versucht
werden (WEDER, HODEK, JULIEN).

Im Kindesalter wird die *spezifische Desensibilisierung* gegen nicht mikrobielle Allergene
bei nasaler Allergie selten erfolgreich sein. Eine
Ausnahme stellen ältere Kinder mit typischen
Heuschnupfensymptomen dar (s. Abschnitt
Allergie, Band II, 2). Sind die Möglichkeiten
einer spezifischen Desensibilisierung nicht
gegeben, muß besonders im Kindesalter die
allgemeine antiallergische Behandlung durch
klimatische, balneologische und diätetische Einwirkung durchgeführt werden. HANSEL ist der
Ansicht, daß ein Großteil dieser chronischen
Nebenhöhlenaffektionen nicht zur Entwicklung
kommt, wenn es gelingt, die erste Phase der
Entwicklung, das Schleimhautödem, die rein
allergischen Schwellungszustände, frühzeitig,
also besonders im Kindesalter, zu erkennen und die betroffenen Patienten rechtzeitig einer antiallergischen Behandlung zuzuführen.

Umstellung der Ernährung (z. B. antiallergische Diät) spielt gerade im Kindesalter therapeutisch eine besondere Rolle.

Uns hat sich z. B. die weitgehende Eliminierung von Rübenzucker aus der Nahrung bewährt, wodurch öfters ein völliges Sistieren der
nasalen Allergie und Infektallergie erzielt werden konnte. Da erfahrungsgemäß solche Diät-
änderungen im Familienmilieu schwer durchführbar sind, ist bisweilen mehrwöchige Ver-
schickung in ein Kinderkurheim vorzuziehen,
wobei gleichzeitig die klimatischen Heilfaktoren
mitwirken.

Abschwellung der Nasenschleimhaut durch
geeignete *Nasentropfen* zur Freimachung der
Atmung und der Nasennebenhöhlenostien hat
eine subjektiv und objektiv nützliche Wirkung
(s. folgender Abschnitt). Bei Hyperplasie der
Rachenmandel ist jedoch die Adenotomie unbedingt indiziert, da hierdurch eine Durchbrechung der sich vielfältig miteinander ver-
flechtenden pathogenetischen Wechselwirkungen möglich ist, die zur Besserung und Heilung
auch der übrigen Krankheitserscheinungen
führen kann. Die klinisch-praktische Erfahrung lehrt, daß dies oft, wenn auch durchaus
nicht immer, der Fall ist.

Es muß noch erwähnt werden, daß nach
rhinologischer Erfahrung ein nicht geringer Teil
der chronischen Rhinosinusitiden, die das Kind,
die Eltern und die behandelnden Ärzte jahrelang geplagt hatten, sich mit der Pubertät ohne
erkennbar äußere Ursache völlig zurückbildet.
Auch im späteren Leben läßt sich oft keine
erhöhte Krankheitsanfälligkeit der oberen oder
tieferen Luftwege mehr feststellen. Dieser
katamnestisch häufig erkennbare günstige Verlauf der chronischen Rhinosinusitis mahnt zur
Zurückhaltung gegenüber allzu radikalen operativen Behandlungsmethoden. Bei hartnäckigen
Fällen kommt man oft um eine „gezielte Poly-
pragmasie" nicht herum. Dazu gehören die Verordnung von Vitaminen (A, D, C), die Gabe von
Calcium, im Winter auch Lebertran, ferner die
Verabfolgung von Kurzwellen- oder Mikro-
wellenbestrahlung und Inhalationen.

Konservative Behandlung entzündlicher Erkrankungen der Nase und ihrer Nebenhöhlen im Säuglings- und Kindesalter

So häufig die entzündlichen, neurovasculären, allergischen, infektallergischen und eitrigen
Entzündungen im Bereich von Nase und Nebenhöhlen mit ihren Wirkungen auf den Allgemein-
organismus im Kindesalter auch auftreten, so
relativ selten ist der Rhinologe in dieser Lebens-

periode gezwungen, chirurgisch im Sinne von
Radikaloperationen wie bei Erwachsenen vor-
zugehen. Dies wird fast nur bei den orbitalen
und endokraniellen Komplikationen, bei osteomyelitischen und odontogenen Herden, bei
Mißbildungen und Traumen und ihren Folge-

zuständen sowie bei den sehr seltenen Tumoren der Fall sein. Die überwältigende Mehrzahl der Erkrankungen der Nase und ihrer Nebenhöhle wird in dieser Lebensperiode *konservativ* zu behandeln sein, wobei der Großteil in der alltäglichen ambulanten Praxis versorgt wird. Dem Kundigen ist klar, daß der Versuch einer gezielten Behandlung bei den so häufigen chronischen Rhinosinusitiden besonders des Klein- und Schulkindes notwendig ist, da oft schon in dieser Lebensperiode sozusagen die Weiche gestellt wird für das Verhalten der Schleimhäute der oberen und auch der tieferen Luftwege im späteren Leben. Wenn auch der Begriff der *Konstitution*, die als Summe aller ererbten und erworbenen Eigenschaften eines Individuums zu einem bestimmten Zeitpunkt aufgefaßt werden kann, einen wesentlichen und entscheidenden Einfluß auf den Verlauf einer Erkrankung der Nase und ihrer Nebenhöhlen hat, so spielen doch, trotz aller Betonung erblicher Faktoren, die Umweltbedingungen eine große Rolle für die Realisierung bzw. Nicht-Realisierung der anlagebedingten Faktoren. Wenn überhaupt in einer Lebensperiode, so ist in der Kindheit therapeutische Resignation nicht am Platze, da *katamnestische Untersuchungen* an chronischen „Nasen-Nebenhöhlenkindern" zeigen, daß im späteren Leben nach der Pubertät viele scheinbar bereits organisch manifestierte Neigungen zu entzündlichen Erkrankungen der Luftwege völlig verschwunden sind, oft allerdings auch ohne jede Therapie. So ist z. B. bei dem so häufigen Bild der „infektallergischen chronischen Rhinosinusitis" der Circulus vitiosus zwischen Allergie, bakterieller Infektion und lokalen anatomischen Gegebenheiten durchaus zu sprengen. Falls notwendig, ist zunächst das Terrain durch kleinere chirurgische Eingriffe wie die Adenotomie, in seltenen Fällen, z. B. bei extremer Tonsillenhyperplasie, auch durch die Tonsillektomie zu sanieren. Durch abschwellende Maßnahmen an den Nasenschleimhäuten und durch Drainage blockierter und chronisch entzündeter Nebenhöhlen können wir eine wenigstens temporäre Belüftung der Nase erzielen und die Einwirkung bestimmter lokal zu applizierender Medikamente ermöglichen. Nach Sanierung des „Terrains" müssen wir das heute am leichtesten therapeutisch zu erreichende Segment des infektallergischen Kreises — die bakterielle Infektion — zu bekämpfen suchen, und schließ-

lich den Erfolg durch die im Kindesalter so entscheidend wichtigen heilklimatischen und umstimmenden Faktoren erhalten und festigen.

Da pathogene Keime normalerweise in der Nase vorhanden sind, kommt der bakteriologischen Untersuchung von Nasensekretabstrichen nur dann echte Bedeutung zu, wenn sie serologisch ergänzt werden. Paralleluntersuchungen des Antipneumolysin-, Antistaphylosin-, Antistreptolysin-Titers und der Komplementfixationstest gegen Haemophilus influenzae sollten die pathogenetische Bedeutung der einzelnen Keime differenzieren. Positive Bakterienbefunde auf der Nasenschleimhaut allein führen nicht zu nennenswerten Titererhöhungen. BJUGGREN, KRAEPELIN und LIND messen aufgrund ihrer Sinuspunktionen den Pneumokokken die größte Bedeutung zu.

Die *antibiotische Behandlung* wird nach F. SCHMID primär mit einem oral verabreichbaren Penicillin in Sirupform (Tardocillin, Oratren) oder Tablettenform (Oratren, Beromycin) oder einem Penicillin-Sulfonamid-Gemisch (Sulfa-Tardocillin) eingeleitet. Dem Alter der Kinder folgend beträgt die Tagesdosis 400 000—800 000 E über 10—14 Tage. Dem Vorherrschen der Pneumokokken im Sinuspunktat entsprechend, reicht eine Penicillin-Behandlung allein oder in Kombination mit Sulfonamiden oft zur Beherrschung der Nebenhöhleninfektion aus.

Da nicht selten Mischinfektionen vorliegen und die Gefahr eines Aufflackerns der Entzündung erheblich ist, sollte man nach SCHMID routinemäßig an die Penicillingabe nach einer Pause von 2—3 Tagen ein Breitbandantibioticum folgen lassen. Ohne spezielle bakteriologische Untersuchung am verläßlichsten ist das Chloramphenicol (Paraxinsaft, Leukomycin-Saft, Cobedoz-Suppositorien als Kombination von Chloramphenicol mit ätherischen Ölen). In einer Dosierung von 40—50 mg/kg/die sollte es 7—9 Tage gegeben werden. Die zweite antibiotische Behandlungsphase kann auch mit Erycinum (20—25 mg/kg/die) oder einem anderen breit wirkenden Mittel durchgeführt werden. Je nach Rückbildungstendenz der Sinusitis kann nach einer 2- bis 7 tägigen Pause eine dritte Penicillinbehandlungsphase angeschlossen werden (s. o.). Die Entscheidung, ob eine, zwei oder drei antibiotische Behandlungsphasen notwendig sind, zwingt der Verlauf auf. Für akute, sich rasch lösende Sinusitiden reicht eine 10—12 tägige antibiotische Behandlung

17*

gewöhnlich aus. Bei chronischen, eingedickten, gelatinös-fibrinösen Nebenhöhlenexsudaten kommt zusätzlich die Lokaltherapie mit Einlegen von Spülkathetern in die Kieferhöhlen und die Spülbehandlung zu ihrem Recht, dies allerdings im allgemeinen erst nach dem 6. Lebensjahr (Abb. 147).

Die zeitweise Unterstützung der antibiotischen Therapie durch Verabfolgung von *Corticosteroiden*, z. B. Prednison oder Prednisolon in

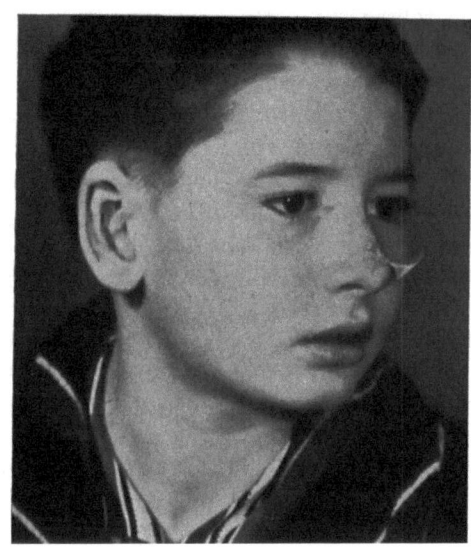

Abb. 147. Polyäthylenkatheter in der linken Kieferhöhle bei einem 9jährigen Jungen. Hierdurch ist eine intensive Lokalbehandlung ohne wesentliche Belästigung des Kindes möglich

einer Anfangsdosis von 0,5—3 mg/kg und einer Erhaltungsdosis von 0,1—0,5 mg/kg hat sich wegen ihrer antiallergischen und antiphlogistischen Wirkung besonders zur Rückbildung ödematöser Schleimhautschwellungen in Nase und Nebenhöhlen bewährt und kann bei kritischer Anwendung zur schnelleren Heilung der Sinusitis beitragen. Nebenwirkungen beachten!

Physikalische Therapie: Die lokale Wärmetherapie mit Kataplasmen jeder Art, Metallfadenlampen (Rotlicht, Blaulicht), ist in ihrer Tiefenwirkung (nicht aber in ihrer reflektorischen!) begrenzt. Die dem Naseninneren und den Nebenhöhlen vorgelagerten Gewebe sind besser und homogener als mit Licht und Wärmestrahlung mit Kurzwelle, Ultrakurzwelle und Mikrowelle zu erreichen. Gerade bei der kindlichen akuten und chronischen und besonders der latenten Sinusitis wird hiermit über gute therapeutische Ergebnisse berichtet. Besonders

gilt dies für die leichter erreichbaren vorderen Nebenhöhlen (Stirnhöhle, Kieferhöhle, vorderes Siebbein). Vor Röntgenbestrahlung und Ultraschallapplikation ist zu warnen. Die UKW-, Kurzwellen- und Mikrowellentherapie ist bei Kindern besonders beliebt, da die Prozeduren bei richtiger Anwendung, im Gegensatz zur sonstigen Lokaltherapie, in der Regel völlig schmerzfrei sind. Bei Auftreten von Schmerzen während oder nach der Behandlung ist diese abzusetzen und nach den Gründen zu fahnden. Vor Beginn der Strahlenbehandlung empfiehlt sich die Abschwellung der Nasenschleimhäute mit vasoconstrictorischen Mitteln (s. unten), um die Drainage der Nebenhöhlen zu erleichtern.

Medikamentöse lokale Therapie: Generell lassen sich nach Naumann für lokal zu applizierende Nasenmedikamente einige Leitprinzipien herausstellen:

1. Es ist zu unterscheiden zwischen Medikamenten, die nur oder vorwiegend auf der Schleimhautoberfläche wirksam sind und solchen, die resorbiert werden und in der Mucosa selbst ihre Wirksamkeit entfalten.

2. Die Frequenz der Cilienschläge darf durch die Medikamentapplikation nicht wesentlich verändert werden.

3. Die physikalische Beschaffenheit des normalen Nasensekretes darf nicht für längere Zeit durch das Medikament verändert werden (Isotonie).

4. Das pH des Medikamentenkomplexes darf nicht unter 5,5 und nicht über 8 liegen. Leicht saure Lösungen sind leicht alkalischen vorzuziehen.

5. Der Medikamentkomplex soll, soweit dies beeinflußbar ist, möglichst geringe antigene Eigenschaften besitzen.

6. Morphologische oder funktionelle Schleimhautschäden dürfen weder bei kurzdauernder, noch bei langdauernder Anwendung auftreten.

7. Wirkungen auf dem Gesamtorganismus dürfen durch das lokal applizierte Mittel nicht auftreten.

Betrachten wir unter diesen Gesichtspunkten die rhinologische Lokalanwendung der wichtigsten Medikamentengruppen:

Sulfonamide: Die lokale Aufstäubung in Pulverform oder Applikation wäßriger Aufschwemmungen der schwer wasserlöslichen Sulfonamide ist heute im allgemeinen verlassen (Konzentrationseffekt, Verschiebung des pH,

Fremdkörperbildung im Sinus, Antigenwirkung bei längerer Verweildauer im Sinus).

Über die Suspendierung relativ gutlöslicher Sulfonamide in Gelen und deren Einfüllung in Kieferhöhlen liegen zum Teil günstige Beobachtungen vor, doch ist bisher nicht experimentell geklärt, ob diese Sulfonamidgele wirklich reaktionslos vertragen werden.

Antibiotica: Penicillin ist wasserlöslich und wird daher leicht von der Schleimhaut resorbiert. Bei stärkerer Konzentration schädigt es die Cilien, relativ häufig treten Überempfindlichkeitsreaktionen auf. Penicillin-Nasensalben sind abzulehnen. Nach NAUMANN gibt es kaum noch Indikationen für die Lokalanwendung von Penicillin an der Nasenschleimhaut, dagegen können Depotpenicilline evtl. in Kombination mit anderen Wirkstoffen lokal instilliert bei Kieferhöhleneiterungen günstig wirken.

Streptomycin sollte als wirksames Tuberkulostaticum, gegen welches empfindliche Bakterien schnell Resistenz entfalten, nicht routinemäßig zur Lokaltherapie banaler Infekte der Nase und Nebenhöhlen verwendet werden.

Neomycin, meist in Kombination mit Bacitracin (WZ Nebacetin), gelten wegen ihrer schlechten Resorption durch die Schleimhaut als ausgesprochene Oberflächenlokalantibiotica. Sensibilisierung ist nach bisherigen Erfahrungen selten, sie zeigen ein breites antibakterielles Spektrum.

Thyrothricin gilt ebenfalls als gutes Lokalantibioticum. Es besteht aus 2 Wirkstoffkomponenten. Wäßrige Lösungen nur unter 1 : 5000. Bei Instillation in Nebenhöhlen soll es zu meningealen Reizungen gekommen sein (Literatur bei NAUMANN).

Chloramphenicol (Chloromycetin) hat ein breites antibiotisches Spektrum und ist schlecht wasserlöslich. Handelsübliche Lösungen sind alkoholisch oder in Succinatform. Alkoholische Lösungen haben sich, lokal appliziert, als cilienschädigend erwiesen. Über Succinate liegen noch keine Untersuchungen vor.

Polymyxin B besitzt Wirksamkeit gegen Pyocyaneus und Coli.

Tetracyclin und seine Modifikationen wurden bei Lokalanwendung vielfach günstig beurteilt. Bei stärkerer Konzentration hemmt es die Cilientätigkeit.

Abgesehen von diesen Wirkstoffen in Reinsubstanz finden sich die verschiedensten Kombinationen von Antibiotica untereinander sowie mit Vasoconstrictoren, Antihistaminica und Corticoiden. Ständig kommen neue Präparate auf den Markt, so daß eine objektive Beurteilung immer schwerer wird. Ganz allgemein ist diesen Kombinationspräparaten, besonders in der Kinderpraxis, noch mit Zurückhaltung zu begegnen. Insbesondere sind rein allergische und neurovasculäre Erkrankungen der Nasenschleimhaut keine Indikation für die Lokalanwendung antibiotischer Nasentropfen (NAUMANN).

Lokalanwendung vasoaktiver Substanzen: Adrenalin ist der Prototyp einer ganzen Reihe von schleimhautabschwellenden Nasenmedikamenten. Die Vasoconstriction bei der Lösung 1 : 1000 bis 1 : 2000 setzt rasch ein, geht allerdings nach relativ kurzer Zeit wieder zurück, wobei eine störende sekundäre Hyperämie eintritt (rebound phenomenon). In großer Menge appliziert löst es, besonders bei Kindern, Allgemeinerscheinungen aus (Tachykardie, Blutdrucksteigerung). Der vasoconstrictorische Effekt läßt nach mehrfach wiederholter Gabe nach (Tachyphylaxie), dennoch wird es in der Säuglingspraxis viel verwendet. Rp. Sol. Suprarenin hydrochlor (1 : 1000) 3,0 Sol. Natr. chlor. isoton. ad 20,0 — M. f. Sol. S. Nasentropfen für Säugling 3—6mal täglich 1 Tropfen in jede Nasenseite.

Ephedrin besitzt einen ausgesprochenen zentralen Stimulierungseffekt und ist im Gegensatz zu Adrenalin auch oral wirksam und bei lokaler Applikation auf die Nasenschleimhaut von längerer Wirkungsdauer. Die Nebenwirkungen auf Herz und Kreislauf ähneln denen des Adrenalin, die sekundäre Hyperämie ist jedoch geringer, ebenso der tachyphylaktische Effekt. Ephedrin erfreut sich gerade in der Kinder- und Säuglingspraxis mit Recht immer noch großer Beliebtheit und ist in seinen zahlreichen marktgängigen Zubereitungen als Nasentropfen das am längsten erprobte abschwellende Mittel. Es hat seine Stellung gegenüber den neueren Wirkstoffen halten können, da diese wohl infolge zu hoher Konzentration, besonders bei Säuglingen, mitunter bedrohliche Nebenwirkungen ausgelöst haben. Rp. Ephedrin. hydrochlor. 0,05—0,1, Sol. Natr. Chlor. isoton. ad 20,0, S. 3—6mal tägl. 1—2 Tropfen in jedes Nasenloch, oder Rp. Ephedrin. hydrochlor. 0,05—0,1, Acid. boric. 0,2, Aqu. dest ad. 20,0. S. wie oben. Ölige Fertigpräparate (nicht für Säuglinge): Endrine mild, Azulon Nasentropfen, Rhino-Xylidrin für ältere Kinder.

Naphazolin (WZ Privin) ist eines der stärksten lokaltherapeutischen Vasoconstringentien und seit vielen Jahren in Gebrauch. In der Konzentration 1 : 2000, bei Kleinkindern und Säuglingen noch einmal mit Leitungswasser auf die Hälfte verdünnt, ist die Applikation in der Dosis von 1—2 Tropfen pro Nasenloch unbedenklich. Kinder klagen bisweilen über Trockenheit und Brennen in Nase und Rachen nach der Anwendung. In höherer Dosierung wurden bei Säuglingen und Kleinkindern bedrohliche Nebenwirkungen gesehen (s. unten).

Tetrahydrazolin (WZ Tyzine) steht dem Naphazolin (Imidazolring) chemisch sehr nahe. Es zeigt raschen Wirkungseintritt, eine Wirkungsdauer von 4—6 Std, nur sehr geringe sekundäre Hyperämie und erzeugt kein Kratzgefühl. In therapeutischen Dosen (für Säuglinge) wird keine Cilienhemmung beobachtet. Für Kinder 0,05%, Nebenwirkungen s. unten.

Xylometazolin (WZ Otriven) bei Säuglingen und Kleinkindern in 0,05%iger Lösung, 1 bis 2 Tropfen in jedes Nasenloch, scheint gegenüber den bisher genannten Stoffen einige Vorteile aufzuweisen. Zwar tritt die lokalabschwellende Wirkung nicht so schnell ein wie beim Naphazolin, die Wirkungsdauer beträgt jedoch 4—8 Std. Sekundäre Hyperämie wurde nicht beobachtet, ebensowenig Nebenwirkungen in therapeutischer Dosis oder Gewöhnungseffekte. Ähnlich günstige Wirkung wurde bei Nasivin (WZ) pro infantibus 0,025%ig in gleicher Tropfendosierung beobachtet. Bei schwächlichen Säuglingen sollte die genannte handelsübliche Konzentration für Säuglinge mit der ein- bis zweifachen Menge physiologischer Kochsalzlösung verdünnt werden.

Bei Säuglingen und Kleinkindern wurden mehrfach *Intoxikationen durch Naphazolin und seine Abkömmlinge*, besonders Tetrahydrozolin, bei lokaler Anwendung als Nasentropfen beobachtet. Schon nach Einträufeln weniger Tropfen der Lösung 1 : 1000 kam es zu einem starken *Sedierungseffekt mit narkoseartigem Charakter, Bewußtlosigkeit, Atemstörungen und Kreislaufkollaps* (Arvola, Brainerd u. Olmsted, Greenblatt, House u. Carey, Legler). Tödliche Ausgänge sind nicht bekannt geworden. Sicher sind diese schweren Intoxikationen durch Imidazolabkömmlinge wesentlich häufiger aufgetreten als in der Literatur beschrie-

ben, wurden aber von Arzt und Eltern nicht als Folge der Applikation von Nasentropfen erkannt, sondern als zentrale Hirn- und Kreislaufschädigung bei dem meist vorhandenen Infekt angesehen. Seitdem die Firmen dazu übergegangen sind, für Kinder und Säuglinge erheblich verdünnte und dennoch therapeutisch ausreichende Konzentrationen gesondert in den Handel zu bringen, sind Zwischenfälle seltener geworden. Als *Therapie bei Zwischenfällen* infolge Überdosierung muß von der Gabe von Sympaticomimetica abgeraten werden. Bei schweren Atemstörungen wäre die Intubation und künstliche Beatmung angezeigt. Nicht zuzustimmen ist der Forderung, im Säuglings- und Kleinkindesalter wegen der Gefahr von Nebenwirkungen keine vasoconstrictorischen Nasentropfen mehr zu verordnen. Wer die segensreiche Wirkung richtig dosierter abschwellender Nasentropfen in der Kinderpraxis kennengelernt hat, möchte auf dieses wertvolle Lokaltherapeuticum nicht verzichten. Da die Frage der Nebenwirkungen von der Konzentration und der Dosis abhängt, sollten bei Kindern nur vasoconstrictorische *Nasentropfen*, keinesfalls aber Sprühflaschen benutzt werden, deren Dosierung schwer zu beurteilen ist.

Sympaticomimetica auf Amphetaminbasis (WZ Benzedrinsulfat) sind wegen ihrer zentral stimulierenden Wirkung für Kinder ungeeignet.

Bei langdauerndem Gebrauch abschwellender Nasentropfen über Monate treten *Gewöhnungserscheinungen* auf, die als medikamentöses Rhinödem, Rhinitis vasomotorica medicamentosa u. a. bezeichnet wurden. Hier hilft nur die Absetzung des Medikamentes.

Oberflächenaktive Substanzen: Netzmittel wie Triton 1339 (WZ Tacholiquin, Alevaire, Superinone) werden in 0,1%iger Lösung bei Kindern zur Dampf- und Aerosolinhalation und als Tropfen zur Lösung von Borken und angetrocknetem Sekret verwendet. Ihre Wirkung als Nasentropfen ist zumindest im Kindesalter noch nicht hinreichend erprobt.

Vitamine: Von Vitaminen werden gelegentlich Vitamin A und Pantothensäure bei atrophischen Schleimhautprozessen den Nasentropfen zugesetzt.

Hormone: Von den Hormonen haben praktisch nur die Corticoide für die lokale und allgemeine Behandlung der Nasenschleimhaut eine erhebliche Bedeutung gewonnen. Die klinische Wirkung dieser Stoffe ist antiinflammatorisch, antitoxisch und antiallergisch. Die *Corticosteroide* sind schwer wasserlöslich und in wäßriger Lösung wenig stabil. Andererseits werden die wäßrigen Lösungen als Nasentropfen rasch resorbiert und zeigen nur eine kurzdauernde Wirkung. Die Lokalapplikation erfolgt daher im allgemeinen als Suspension oder Emulsion, wobei die Emulsion den Vorteil hat, daß die Wirkstoffe in Emulsionsform sich eng mit der Sekretdecke verbinden, diese schwerer machen, den Abtransport verzögern und so die Einwirkungszeit verlängern (NAU-MANN).

BREUNINGER und SPRENGEL zeigten, daß sich schon bei 1,5 mg/die Prednisolonsuccinat (wasserlöslich) eine nachweisbare, bei 7,5 mg/die eine mittelstarke und bei 15 mg/die eine starke Sekretionshemmung einstellt. Weitere Erhöhung der Dosis bringt keine entsprechende Sekretionshemmung. Kinder benötigen relativ mehr Wirkstoffe als Erwachsene. Auf die Schleimhautoberfläche applizierte Corticoide haben danach bei entzündlichen und allergischen Erkrankungen eine sehr deutliche und günstige Wirkung. Ein wesentlicher Vorteil der rein lokalen Corticoidtherapie besteht darin, daß in der Regel die Wirkung auf die Schleimhautveränderungen nicht schlechter ist als bei peroraler oder parenteraler Gabe, und daß infolge der relativ geringen Corticoidzufuhr auf diesem Wege Nebenwirkungen auf den Gesamtorganismus vermieden und die Kosten der Therapie gesenkt werden. Corticosteroide in lokaler Applikation werden empfohlen bei allergischer Rhinitis, bei vasomotorischen und neurovasculären Störungen der Nasenschleimhaut in Kombination mit einem lokalen Antibioticum auch bei bakterieller Rhinitis und Sinusitis im Kindesalter. Fertigpräparate: Nasicortin, Otriven-Millicorten, Scheroson-Nasentropfen, Sofrasolon-Nasenspray (nur für ältere Kinder!). Bei Kindern unter 2 Jahren ist von der lokalen Corticosteroidtherapie abzuraten. Für die vasomotorischen Rhinitiden, auch in ihren hyperplastischen Formen, hat sich die Depotbehandlung bewährt (NAUMANN). Eine Corticoid-Kristallsuspension wird dabei in die Mucosa der unteren, evtl. auch der mittleren Muschel injiziert. Die Injektionen sollen mit Seitenwechsel und mehrtägigem Abstand mehrfach erfolgen (je Injektion bei Kindern etwa 10 mg Hydrocortisonkristallsuspension, entsprechend weniger von den neueren Cortico-

steroiden). Die oft über Wochen anhaltende Wirkung erklärt sich wohl durch die sehr langsame Resorption der Kristalle (Literatur bei NAUMANN). Vorsicht wegen der Gefahr einer intravasalen Injektion ist dringend geboten!

Antihistaminica: Gegenüber den sicher wirkenden Corticoiden hat die Lokalanwendung von Antihistaminica in Form von Nasentropfen wegen der nicht überzeugenden und unsicheren Wirkung sehr an Boden verloren. Dazu kommt die relativ hohe Allgemeinempfindlichkeit des kindlichen Organismus gegenüber Antihistaminica, so daß diese für die Kinderpraxis zur Lokalbehandlung allergischer Nasenkrankheiten wenig angewendet werden. Innerlich als Aviletten 3mal tgl. 1—3 Tabl. (nicht vor dem 2. Lebensjahr!).

Verschiedene Wirkstoffe: Fermente: Als Proteolytica werden seit langem das Pepsin in der Rhinologie zur Auflösung der Krusten bei der Ozaena verwendet und als Pulver in die Nase appliziert (WZ Acrustin), ebenso in neuerer Zeit Trypsin (WZ Leukocillase), welches die Ciliartätigkeit nicht beeinträchtigen soll. Auch die Bakterienfermente Streptokinase und Streptodornase (WZ Bistreptase, Varidase) besitzen proteolytische Eigenschaften und werden zur Auflösung von Fibrin und zur Verflüssigung alten eitrigen Sekretes in der Rhinologie eingesetzt (NAUMANN).

Nicht proteolytisch, sondern auf die Hyaluronsäure depolarisierend wirkt das Enzym Hyaluronidase. Es hat keinen schädigenden Effekt auf die Cilien und bewirkt lokal aufgebracht eine schnellere Resorption und Verarbeitung applizierter Medikamente.

Vaccine: Die Vaccinebehandlung hat nach NAUMANN an Bedeutung verloren, kommt allerdings noch für die Infektallergien mit chronischer Sinusitis und Rhinitis in Frage. Auch wir haben günstige Erfolge bei der Anwendung von *Autovaccinen* (Technik der Herstellung s. WEDER, HODEK) in Fällen gesehen, die mit anderen Behandlungen nicht zu erzielen waren.

Ätherische Öle: Der Gebrauch ätherischer Öle und flüchtiger Duftstoffe (Terpene) in der Lokalbehandlung von entzündlichen Nasenerkrankungen hat mehr psychologische als sachlich begründete Ursachen. Der Effekt liegt im wesentlichen in der subjektiven Kälteempfindung, die das Gefühl der Erleichterung und Erfrischung gibt, ohne daß es tatsächlich zu einer Schleimhautabschwellung kommt. Menthol, welches in der Kleinkinderpraxis nicht mehr (Intoxikationen) angewendet werden sollte, führt nach neueren Untersuchungen von Rinaldi zur Schwellung der Nasenschleimhäute und ist daher heute für die Schnupfen- und Inhalationsbehandlung der Kinder abzulehnen.

Vehikel: Für die Vehikel, die für die Applikation der meisten Lokaltherapeutica erforderlich sind, gelten die auf S. 260 dargelegten Grundforderungen.

Wäßrige Lösungen: Sie bieten für die Mucosa die besten Voraussetzungen für schnelle und restlose Resorption. Diese Lösungen sollen, abgesehen vom geeigneten pH, in ihren osmotischen Eigenschaften nicht zu sehr vom Binnendruck der Mucosa abweichen. Zu schwache Kochsalzlösung (z. B. 0,2%), wie auch zu starke, etwa 4,5%, führen zu Cilienstillstand.

Ölige Lösungen: Die Öle sind generell sehr viel schlechter resorbierbar und eignen sich nur als Oberflächenmedikamente oder als Vehikel für diese Mineralöle. Sie sollten nach Naumann ganz aus der rhinologischen Praxis verschwinden. Ölige Nasenmedikamente können besonders bei Säuglingen zu Bronchopneumonien und pulmonalen Komplikationen führen, dies allerdings wohl nur nach längerem Gebrauch. Gerade in der Kinderpraxis sind abschwellende Nasentropfen mit öligem Vehikel noch viel in Gebrauch und ihre kurzfristige Anwendung scheint mir unbedenklich, zumal sie gewisse Vorteile vor dem wäßrigen Vehikel aufweisen (verzögerte und verlängerte Wirkungsdauer, dadurch Vermeidung von toxischen Resorptionserscheinungen, subjektiv geringeres Brennen und Fehlen des Austrocknungseffektes). Bei trockenen und borkigen Rhinitiden, besonders der Rhinitis sicca anterior scheint die Gabe von Nasensalben und Tropfen auf öliger Grundlage nach wie vor unentbehrlich zu sein, z. B. Endrine mild, Rhinomint, Rhino-Sine-Nasentropfen.

Alkoholische Lösungen: Sie werden von der Nasenschleimhaut als reizend oder brennend empfunden. Alkohol in physiologischer Kochsalzlösung kann bis zu einer Konzentration von 15% vom Ciliarapparat vertragen werden.

Glycerin: Es scheint in Konzentration bis 5% keinen schädigenden Effekt auf die Mucosa zu haben (Proetz).

Suspensionen und Emulsionen: Es sind kolloidale Systeme. Die Suspension enthält fest in flüssig, die Emulsion flüssig in flüssig. Sie werden als Vehikel für zahlreiche Nasenmedikamente benützt, besonders die Öl-in-Wasser-Emulsion und die Kristall-in-Wasser-Suspension.

Gele: Sie spielen in der Nebenhöhlentherapie als Vehikel für Wirkstoffe eine gewisse Rolle. Gele aus Agar sollen am besten geeignet sein.

Applikationsverfahren für die lokale medikamentöse Behandlung: Bei Kindern ist die Sprayform zur häuslichen Anwendung wegen der Unmöglichkeit einer exakten Dosierung kontroindiziert und nur der Hand des Rhinologen vorbehalten.

Inhalation: Die Aerosole mit der üblichen Teilchengröße von unter 5 μ schlagen sich nicht in nennenswerter Weise in Nase und Nebenhöhlen nieder, sondern gelangen in die tieferen Luftwege. Daher gibt es kaum eine rhinologische Indikation für ihre Anwendung. Die optimale Teilchengröße für die Nase liegt bei 10 bis 50 μ (Martini, Wagemann, Nückel, Breuninger).

Daher ist bei akuten und subakuten Rhinosinusitiden die Dampfinhalation mittels Dampfspray unter Zusatz von Kamillenextrakt (Kamillosan 1 Teelöffel auf $^1/_2$ l Wasser oder Kamillentee 2 Eßlöffel auf $^1/_2$ l kochenden Wassers) indiziert. Bewährt als Spraymittel ist Emser Salz oder Vollsalz (Kochsalz mit eingestelltem Jodgehalt), 1 Teelöffel auf 1 Glas Wasser, allein, oder unter Zusatz von Lokalantibiotica (Nebacetin, Thyrosolvin). Zur Sekretolyse können oberflächenaktive Substanzen (Tacholiquin) zugesetzt werden. Bei älteren Kindern ist die Gabe einiger Tropfen Fichten-, Cypressen- oder Eukalyptusöl in das Inhalat erlaubt.

Die Verdrängungsbehandlung nach Proetz: Da es nicht durch Inhalation und noch weniger durch die übliche Applikation von Nasentropfen oder Nasenspray gelingt, Wirkstoffe in die kindlichen Nebenhöhlen einzubringen, andererseits eine Punktionsbehandlung nur bei älteren Kindern, etwa ab 7 Jahren und hier nur bei der Kieferhöhle in der Praxis möglich ist, bietet das Verfahren nach Proetz besonders in der Schulkinderpraxis sehr wesentliche und durch andere Applikationsweisen nicht zu erreichende therapeutische Aspekte.

Der Zweck der Methode ist nach Proetz, Luft aus den Nebenhöhlen anzusaugen und dadurch in ihnen einen Unterdruck zu erzeugen, durch welchen das flüssige Medikament aus der Nasenhöhle in den Sinus gesaugt wird.

Durchführung: Der Kopf des auf dem Rücken liegenden Kindes wird zurückgeneigt, bis Kinn und Gehörgangseingang auf einer Vertikalen liegen. 2—3 cm³ der zu applizierenden Flüssigkeit werden in ein Nasenloch gefüllt. Kurz vorher und während der Füllung läßt man den Nasenrachen durch das Gaumensegel abschließen, indem der Kranke „K" sagt. Das Medikament kann nun nicht in den Rachen abfließen. Unmittelbar darauf läßt man auf das mit dem Medikament gefüllte Nasenloch einen negativen Druck von etwa 180 mm Hg (z. B. den Sog eines Politzerballons) intermittierend einwirken und verschließt das andere Nasenloch mit dem Finger, so daß die Saugwirkung voll zur Geltung kommen kann. Diese Behandlung wird über 1—3 min fortgesetzt, anschließend darf sich der Kranke wieder aufrichten.

Besonders für die lokale Behandlung der häufigen Siebbeinerkrankungen ist dies die einzige Methode, Medikamente in die erkrankten Siebbeinzellen einzubringen. Über Einzelheiten und Modifikationen Literatur bei NAUMANN.

Klimabehandlung und Balneotherapie: Besonders bei Kindern ist die Klimakur seit altersher ein wesentlicher therapeutischer Faktor. Infektiöse Schleimhauterkrankungen, Infektallergien und Erkrankungen aufgrund „allergischer Diathese" der oberen Luftwege spre-

chen im allgemeinen gut auf Klimareize an, oft besser als auf jede medikamentöse Behandlung. Ganz allgemein kann gesagt werden, daß das starke trockene Reizklima des Hochgebirges für chronische Katarrhe mit starker Sekretabsonderung geeignet ist, das feuchte Reizklima der Nordsee und Ostsee dagegen mehr für chronische trockene Schleimhautalterationen, das Schonklima der Mittelgebirge mehr für zarte und neuropathische Kinder.

Empfohlen werden besonders für Kinder bei *chronischen Rhinitiden und Sinusitiden Solbäder* (Ems, Kreuznach, Reichenhall, Salzuflen, Salzungen, Soden u. a. In Österreich: Ischl, Gleichenberg), ferner *Schwefelquellen* (Aachen, Landeck, Weilbach. In Österreich: Baden bei Wien, Deutsch Altenburg. In Frankreich: Cauterets, Luchon, Amélie-les-Bains, Challes, Allevard u. a. In Italien: Sirmione, Tabiano, Acqui, Trescore, Montecatini, Acqua Albula u. a.).

Rhinologisch günstig wirken auch *Arsenbäder* (z. B. in La Bourbole, St. Honoré).

Lokal appliziert werden diese Wirkstoffe am besten in Form von Quelldampfinhalationen, während Irrigationen und Nasenduschen wegen ihrer gefährlichen Nebenwirkungen (Otitis media!) und dem unangenehmen örtlichen Reiz auf die Nasenschleimhaut bei Kindern nicht empfehlenswert sind. Literatur bei NAUMANN.

Tumoren der Nase und ihrer Nebenhöhlen

Echte Tumoren im Bereich des Naseninneren und ihrer Nebenhöhlen sind bei Kindern selten. So kann z. B. LEMARIEY aus 30 jähriger Tätigkeit neben einigen kongenitalen Geschwülsten nur insgesamt 9 Fälle anführen.

Ein wesentlich größerer Anteil der Tumoren von Nase und Nebenhöhlen ist zu den Mißbildungen zu rechnen, wie z. B. Encephalocelen, Dermoidcysten, Gliome, Dysembryome und viele andere. Die Grenze zwischen echten Tumoren und Mißbildungen ist besonders im Kindesalter schwer zu ziehen. Daher ist ein Teil der als Tumoren imponierenden Mißbildungen auf S. 205ff. abgehandelt. Der folgende Abschnitt muß daher mehr oder weniger eine Zusammenstellung kasuistischer Literaturbeiträge sein.

Hämangiome der äußeren Nase

Wegen ihrer Häufigkeit im frühen Kindesalter sind die Hämangiome gerade im Bereiche der

äußeren Nase und ihrer Umgebung von praktisch großem Interesse. Wir unterscheiden:

1. die *Naevi teleangiectatici*, zu denen die harmlosen, blassen Feuermale gehören, die im Gesicht größtenteils spontan in den ersten zwei Lebensjahren verschwinden und die *Naevi vinosi*, die durch ihre blau-rote Verfärbung auffallen, im Gesichte meist mehr lateral liegen und in ihrer Lokalisation mehr oder weniger genau dem Ausbreitungsgebiet der Trigeminusäste entsprechen.

Zu den eigentlichen Hämangiomen gehören 2. die *punktförmigen oder sternförmigen Hämangiome*, die sich häufig schon beim Neugeborenen als kleinstecknadelgroße, hellrote Punkte, die das Hautniveau kaum überragen und von denen feinste radiäre Gefäßchen ausgehen, zeigen. Sie können spontan verschwinden, sich gelegentlich aber auch vergrößern; sie werden am besten mit einem spitzen Thermokauter verschorft.

3. *Die oberflächlichen plano-tuberösen Hämangiome* sind selten schon angeboren, meist entwickeln sie sich im Laufe der ersten Wochen und Monate. Sie stellen hellrote, flache, gegen die gesunde Haut scharf abgegrenzte Tumoren von rundlicher, ovaler oder girlandenförmiger Gestalt dar.

4. *Die tiefsitzenden kavernösen Hämangiome*, bei denen es sich um subcutane Knoten von weicher Konsistenz handelt, die durch die intakte Haut bläulich durchschimmern. Das biologische Verhalten der Hämangiome ist sehr

der äußeren Nase, z. T. mit Ausbreitung auf die Wange und Exulceration (Abb. 148).

Bei den wesentlich selteneren Hämangiomen des *Naseninneren* handelt es sich meist um Kavernome, doch kommt auch, wenngleich seltener, das Angioma simplex in multipler Manifestation besonders am Septum zur Beobachtung. Zur Behinderung der Nasenatmung führen vor allem die mitunter beträchtliche Größe erreichenden Kavernome, seltener auch Lymphangiome, die eine Nasenhälfte völlig verlegen können (Marx).

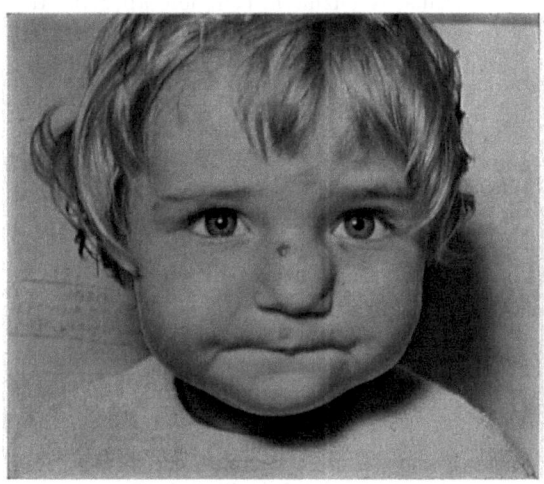

Abb. 148. Kavernöses Hämangiom der äußeren Nase bei einem 2¹/₂jährigen Kinde

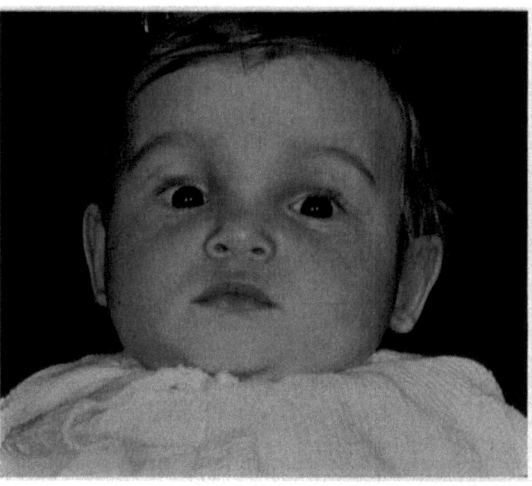

Abb. 149. Teratom der Nasenwurzel mit Hypertelorismus bei einem 14 Monate alten Kind. Heilung durch operative Entfernung

verschiedenartig. Viele bleiben stationär, andere zeigen ein auffallend rasches Wachstum. Dabei kommt es bei den tuberösen Formen nicht selten zum zentralen Zerfall und damit zu ulcerösen Prozessen, die oft mit schweren Blutungen einhergehen (Grob). Spontane Rückbildung wird beobachtet. Zeigen die oberflächlichen oder tiefen Hämangiome Zeichen des Wachstums, so kommt in erster Linie die operative Exstirpation in Betracht, die heute bei den Möglichkeiten der chirurgischen Technik vor der Strahlenbehandlung unbedingt den Vorzug verdient.

Im Krankengut der Mannheimer Krankenanstalten wurden in 10 Jahren 7 Kinder wegen kavernöser Hämangiome im Bereich der äußeren Nase stationär behandelt. Bei einem 2 Wochen alten Jungen (K 60/254) war das kavernöse Hämangiom am häutigen Septum lokalisiert, 5 weitere Kinder im Alter von 3 bis 12 Monaten zeigten kavernöse Hämangiome

Die angeborenen *neurogenen Tumoren* der Nase verteilen sich auf Gliome, Neurofibrome sowie Encephalomeningocelen, wobei besonders die letzteren vorzüglich unter dem klinischen Bild einer Polyposis nasi in Erscheinung treten und zu tragischen Fehldiagnosen Anlaß geben können (Fleischer). Nasenpolypen des Säuglings- und Kleinkindesalters sollten *niemals* primär als unspezifische banale Erscheinungen gleich jenen im späteren Kindes- oder Erwachsenenalter angesehen werden, sondern stets als Ausdruck einer spezifischen, luischen oder gonorrhoischen Entzündung oder einer kongenitalen Geschwulst (Meningocele) aufgefaßt werden.

Fibrome sind in diesem Bereich, zumal bei Kindern sehr viel seltener. Die sieben Literaturbeiträge, die Reichold in 15 Jahren fand, betreffen solche Tumoren, die vom Oberkiefer oder vom Siebbein ausgingen und sich in die entsprechenden Nebenhöhlen entwickelten.

Dazu kommen noch 4 Beschreibungen von *Fibromyxomen*, die alle in der Maxilla oder dem Sinus maxillaris gefunden wurden. — Die indifferentzelligen Periostlager, aus denen sich *Osteome* entwickeln, wachsen nur von der Pubertät an. In der ersten Lebensdekade kommen sie also nicht vor (ECKEL und PALM). Diese Autoren geben als jüngsten Patienten ein 13jähriges Mädchen, LEMARIEY, MULER einen 24jährigen jungen Mann an. Prädilektionsstelle ist die Stirnhöhlen-Siebbein-Grenze (ECKEL und PALM). 5 kasuistische Beiträge aus 15 Jahren betreffen 3mal die Stirnhöhle und zweimal die Kieferhöhle. — Noch seltener ist das *Chondrom*. REICHOLD fand die Beschreibung eines Siebbein-Chondroms und eines Osteochondroms der Kiefer- und Nasenhöhle (MINCIN). Ebenfalls vom Knochen oder von den Zähnen gehen die *Riesenzellgeschwülste* (Ostitis fibrosa localisata, Osteoklastome, Epulis) aus. An der Nase und ihren Nebenhöhlen sind sie selten (HANDOSA). HANDOSA beschreibt 12 Fälle mit Osteoklastomen, die meist 10—20 Jahre alt waren (der jüngste Patient 8 Jahre). REICHOLD fand noch weitere 7 kasuistische Beiträge, meist den Oberkiefer, einmal auch das Septum betreffend. POPESCU und GHINEA fanden unter 1500 Kiefertumoren 7 Oberkiefer-Myelome, die besonders bei Kindern und Jugendlichen vorkommen. Neben den Cysten (s. später) und der Epulis gehen von der Zahnanlage meist *Adamantinome* (Ameloblastome) und *Odontome* aus (HERMANN). Bei Kindern fand REICHOLD in der Literatur einen Beitrag über ein Adamantinom und zwei Berichte über Odontome des Oberkiefers. Eine Arbeit beschäftigt sich mit einem *melanotischen Tumor* des Oberkiefers. 6mal wird über *eosinophile Granulome*, meist des Stirnbeins, einmal des Siebbeins, berichtet. Außer den erwähnten Angiomen sahen wir in 10 Jahren nur einen derartigen Tumor und zwar ein *Myoblastenmyom* des rechten Oberkiefers bei einem Jungen von einem Monat (K 62/988).

Epitheliale Geschwülste der Nase und der Nebenhöhlen sind bei Kindern besondere Raritäten (INVERNIZZI). Aus 15 Jahren fand REICHOLD nur 4 derartige Berichte. Je einmal wird ein *Papillom* der Nasenhöhle bei einseitiger Choanalatresie, ein papilläres *Cystadenom* der rechten Kieferhöhle und des Siebbeins (BECKMANN) und 2 *Cholesteatome* der linken Kieferhöhle und der Nasenhöhle beschrieben. Einige

Autoren reihen die Dermoidcysten hier ein (MACOMBER, WANG, BORSANYI).

Vielfältig sind die Formen der *benignen neurogenen Tumoren* der Nase und der Nebenhöhlen, wenn sie auch bei Kindern insgesamt nicht häufig sind (29 veröffentlichte Fälle in 15 Jahren). Wir fanden 17 Beschreibungen von *Gliomen* der Nasenhöhle. Die oft schwierige Abgrenzung gegenüber den Meningoencephalocelen wurde S. 205 erwähnt. Von diesen 17 Fällen wurden 4 als *Astrocytome* und einer als *Neuroepitheliom* (auf Ependym-Zellen zurückgehend) bezeichnet. — *Meningeome* sind nicht neurogenen Ursprungs, sondern entwickeln sich aus den (mesenchymalen) Deckzellen der Arachnoidea; doch seien sie in diesem Zusammenhang angeführt. Wir fanden 3 derartige Beiträge, sie wurden einmal im Keilbein und zweimal in der Nasenhöhle beschrieben. Der eine dieser Nasentumoren wurde als psammöses Meningeom bezeichnet. — Von Ganglienzellen des Sympathicus gehen die *Ganglioneurome* aus. Zwei solche Geschwülste bei Kindern wurden in 15 Jahren veröffentlicht. Einmal entwickelte sich der Tumor im Oberkiefer und der Orbita, im anderen Fall war die Nasen- und Kieferhöhle betroffen. — Über den Tumor der Schwannschen Zellen des peripheren Nerven, das *Neurinom*, in der kindlichen Nase wird einmal berichtet. — Schließlich sind noch die *Retina-Anlage-Tumoren* zu erwähnen. Sie werden als Choristome, d. h. als Entwicklung versprengter Keime, gedeutet. Aus 15 Jahren fanden wir 4 Beschreibungen solcher retinaler Geschwülste, alle im Oberkiefer lokalisiert.

AGARWAL beschreibt zwei Fälle mit Tumoren der Nase, die neben Hirngewebe auch Muskelelemente enthielten. Ob hier *Teratome* vorliegen, läßt er offen. LEMARIEY und MULER sahen solche Dysembryome von der Vereinigungsstelle der Nase- und Oberkieferanlage ausgehend. Sie fanden neben nervalen Strukturen Knorpelgewebe und angiomatöse Formen.

Außer den schon besprochenen Dermoidcysten kommen im Bereich der Nase und ihrer Nebenhöhlen auch Hohlräume anderer Genese vor, die man nicht zu den echten Tumoren rechnen darf. Hierzu gehören die odontogenen Cysten sowie zahlreiche Cysten anderer Ursprungs und die Encephalomeningocelen s. S. 205. Die von den Zähnen ausgehenden Cysten entwickeln sich im Kiefer und evtl. in den Sinus maxillaris und in die Nasenhöhle. Im Gegensatz zum Erwachsenen, bei dem die entzündlichen *radikulären Cysten* 90% ausmachen (Vajudruch), stehen beim Kind die entwicklungsbedingten *follikulären Cysten* im Vordergrund (Biesalski, Hermann), da am Milchzahn Wurzelcysten nur selten vorkommen. Die Follikelcysten treten besonders vom 10. bis 15. Lebensjahr in Erscheinung (Vajudruch). Durch mangelnden Verschluß der seitlichen Nasenspalte, durch Abschnürung des Ductus lacrimalis und aus Resten des Ductus nasopalatinus können weitere *Cysten der Nasenwand und des Septum* entstehen (Rapoport). Obwohl diese Formen entwicklungsbedingt sind, treten sie meist erst nach der Kindheit in Erscheinung, da sie nur langsam wachsen (Lemariey, Muler). In der Schleimhaut der Nase und Nebenhöhlen können durch Retention einer Drüse schließlich noch *Schleimcysten* entstehen, die bei Punktion fadenziehende gelbliche Flüssigkeit entleeren (Biesalski). Es sei auch daran erinnert, daß einige Tumoren (besonders Riesenzellgeschwülste) cystische Hohlräume bilden können. In der Literatur der letzten 15 Jahre fand Reichold nur 4 kasuistische Beiträge. Je einmal wurde beschrieben: eine von einem Milchzahn ausgehende Wurzelcyste, eine multilokuläre Cyste des Oberkiefers, eine Ostitis fibrosa mit einer großen Knochencyste und eine Cyste des Ductus nasopalatinus. Bei uns wurde eine dentogene follikuläre Oberkiefercyste bei einem 13jährigen Jungen (K 61/1103) operiert sowie eine vereiterte follikuläre Cyste bei einem 11jährigen Mädchen, die nach Extraktion des Zahnes in die Kieferhöhle perforierte und zu einem Kieferhöhlenempyem mit Antrum-Alveolarfistel führte.

Maligne Tumoren

Auch die malignen Tumoren der Nase und der Nebenhöhlen sind bei Kindern selten. Im Verlaufe von 10 Jahren sah Runge aus der Heidelberger HNO-Klinik 19 Fälle bösartiger Geschwülste im Hals-Nasen-Ohren-Bereich, davon waren 4 Sarkome in den Nebenhöhlen lokalisiert. Unter 30986 stationären Aufnahmen fand Cherubini 10 Kinder mit Neoplasmen im Gesicht, darunter 6 Sarkome des Oberkiefers und 4 des Siebbeines. Im Gegensatz zu den Carcinomen sind die *Sarkome* hier relativ häufiger als beim Erwachsenen (Clavet, Ribet, Azais). Reichold stellte aus der Literatur der

letzten 15 Jahre insgesamt 78 Beschreibungen bösartiger Geschwülste der Nase und ihrer Nebenhöhlen bei Kindern zusammen, davon waren 70 Fälle Sarkome und nur 8 Carcinome.

Zwei dieser Tumoren waren von der niedersten Gewebsreife (polymorphzelliges Sarkom und Rundzellensarkom des Oberkiefers). Die größte Gruppe unter ihnen bilden die Sarkome der quergestreiften Muskulatur (41). Allein Allen beschreibt 37 Rhabdomyosarkome. Sein ältester Patient wurde 12 Jahre alt. Dieser Tumor neigt im Gegensatz zu anderen Sarkomen zur Verbreitung auf dem Lymphweg (Farra). 5 Sarkome mit angiomatösen Strukturen wurden beschrieben. Man fand diese (Hämo-lymphangio-) Endotheliome besonders in der Nasenhöhle und im Siebbein (Avakjan). Außerdem wurde berichtet über 2 lymphatische Sarkome des Nasenlumens, über Retothelsarkome (Oeser und Schlungbaum, Hommerich) des Os frontale und über ein Jung- und ein Ewing-Sarkom. Auf ein solches osteogenes Sarkom der Gesichtsregion kommen 100 Osteosarkome anderer Lokalisation. Sie werden meist im ersten bis zweiten Lebensjahrzehnt gesehen (Villasante). Die übrigen Sarkome gingen meist von der Kieferhöhle und vom Siebbein aus. Das *Neuroblastom*, der maligne Tumor unreifer Zellen des Sympathicus, wurde zweimal beschrieben.

Die *Carcinome* sind beim Kind im Hals-Nasen-Ohren-Gebiet sehr selten. Clavet, Ribet und Azais fanden Häufigkeitsgipfel bei 3, 9 und besonders 13 Jahren und ein leichtes Überwiegen der Knaben. Vincentis berichtet über ein Siebbeincarcinom, das bei einem 4 Monate alten Säugling begonnen hatte. Einen ähnlichen Fall eines polymorphzelligen Carcinoms teilt Cessano mit. Von den 8 Nasen- und Nebenhöhlen-Carcinomen, die in 15 Jahren veröffentlicht wurden, gingen 6 von der Kieferhöhle und je eines vom Naseneingang und von der Nasolabialfalte aus; darunter waren zwei Basalzellencarcinome, davon eines bei einem 5 Monate alten Kind (Malomuz).

Metastasen und Lokalisation von System-Erkrankungen in der Nase und ihren Nebenhöhlen

Tumormetastasen in der Nase und ihren Nebenhöhlen sind im Kindesalter eine ausgesprochene Seltenheit (Reuter). Reichold fand in der Literatur der letzten 15 Jahre nur einen Beitrag, der von einer *Reticulosarkom-Metastase* im Oberkiefer berichtet (LEONARDELLI, MEDA). KÜSTNER erwähnt die *Hypernephrome*, die auch bei Kindern vorkommen, und zu 71% ihre Metastasen im Kopf- und Halsgebiet, vorwiegend in der Nase und den Nebenhöhlen, setzen.

Von den System-Erkrankungen, die in diesem Bereich zu tumorähnlichen Bildungen führen, ist besonders die familiäre *Osteodysplasia fibrosa* (JAFFE-LICHTENSTEIN) zu nennen. Bei dieser Krankheit kommt es zu multipler Fibrosierung des Knochenmarkes und zu röntgenologisch sichtbaren Aufhellungen der platten Knochen. Die Erkrankung beginnt zwischen dem 5. und 15. Jahr und kommt meist mit dem 20. Lebensjahr zum Stillstand. Mit der Lokalisation am Oberkiefer wurde sie mehrfach beschrieben (TALLEY). Aus den letzten 15 Jahren fand REICHOLD 6 derartige Beiträge. Einmal wurde über eine Reticuloendotheliose mit multiplen Herden im Oberkiefer berichtet (keine eigenen Fälle). Das zu den Erkrankungen des reticuloendothelialen Systems gehörende eosinophile Granulom kann selten einmal auch im Bereiche der Nase und ihrer Nebenhöhlen auftreten. Bei Nachoperation und Strahlenbehandlung ist die Prognose günstig.

2 selbst beobachtete Fälle von Granuloma gangränescens (Synonyme: malignes Granulom, letales Granulom, Wegenersche Krankheit) im Bereich der Nase und ihrer Nebenhöhlen im Laufe der letzten 10 Jahre bei einem 4- und einem 9jährigen Kind (beide mit tötlichem Ausgang) zeigen, daß auch dieses heute noch unklare Krankheitsbild in den Kreis der differentialdiagnostischen Erwägungen einbezogen werden muß. Es handelt sich um einen nektrotisierenden und destruierenden, auch vor Knochen nicht haltmachenden Granulationsprozeß, der in Schüben fortschreitet und zu schwersten Gesichtszerstörungen führen kann, dabei fast immer im Laufe weniger Jahre letal verlaufend. Histologisch findet man zu Anfang unspezifisches Granulationsgewebe mit Nekroseherden und einer deutlichen Gefäßalteration, bisweilen auch mit Riesenzellen. Die lokalen Gefäßveränderungen sind hyperergisch und können einer Panarteriitis nodosa ähneln. Die Diagnose ist schwierig, die Ätiologie unklar. Neben der Deutung als Grenzform der Periarteriitis nodosa (ROESSLE, KLINGER) und der Einreihung in den Formenkreis der Kollagenosen (ARSLAN) steht die Zuordnung zu den Reticuloendotheliosen und Reticulosarkomatosen (MITTERMAIER und ASCHOFF, EIGLER, VOGEL u. a.). Ebenso ist nicht entschieden, ob das Granuloma gangränescens von der Wegenerschen Krankheit abzugrenzen ist, oder ob es nur deren lokalisierte Form darstellt. Heilungschancen bestehen nur bei der lokalisierten, bzw. frühen Form. Da kein Erreger bekannt ist, gibt es keine darauf ausgerichtete Therapie. Bisher haben sich nur Röntgenbestrahlungen und Corticosteroide als wirksam erwiesen. Operative Eingriffe sollten sich auf das Abräumen zerstörten Gewebes beschränken (ESCHER und LE GRAIN). Differentialdiagnostisch ist an Tuberkulose, Lues und Neoplasmen zu denken.

Literatur

ABEL, R.: Die Ätiologie der Ozaena. Z. Hyg. Infekt.-Kr. 21, 89 (1896).

ALBRECHT, R.: Zur Diagnose und Therapie der angeborenen Choanalatresie. H.N.O.-Wegw. 6, 188 (1957); Arch. Ohr.-Nas.- u. Kehlk.-Heilk. 170, 559—565 (1957).

ALBRECHT, W.: Die Bedeutung der Konstitution bei den Erkrankungen des Ohres und der Luftwege. Z. Laryng. Rhinol. 19, 1 (1925).

— Erbbiologie und Erbpathologie des Ohres und der oberen Luftwege. In: Handb. d. Erbbiologie d. Menschen. Berlin: J. Springer 1940.

ALFORA, V. R., and M. E. KRUCOFF: The problem of sinusitis in children. Laryngoscope (St. Louis) 69, 750 (1959).

ALLEN, G. W.: Embryonal rabdomyosarcoma of the nose and maxillary sinuses. Arch. Otolaryng. 72, 477—478 (1960).

ALYEA, O. E. VON: Nasal sinuses. Baltimore: Williams & Wilkins 1942.

ANDERSEN, H. C.: Studies on the clinical aspects etc. of nasal polyps. Acta oto-laryng. (Stockh.) Suppl. 50, (1943).

APPAIX, A., et J. ROBERT: La polypose nasale déformate et récidivante des jeunes (Malade de Woakes). Rev. Laryng. (Bordeaux) 74, 216 (1953).

ARDOUIN, P.: L'évolution des cavités paranasales de l'homme. Acta oto-laryng. (Stockh.) 53, 122 (1961).

ARSLAN, A.: Collagen dieseases of the respiratory tract. Ann. Otol. (St. Louis) 67, 279 (1958).

ARVOLA, A.: Nasentropfen als Vergiftungsursache. Ann. med. intern. Fenn. 36, 228 (1947).

Aubry, M., J. Calvet, J. Piquet et J. Terracol: Les traumatismes des cavités annexes des fosses nasales et leur séquelles. Paris: Librairie Arnette 1963.

Avtandilov, G. G.: Zum Problem des Zusammenhanges des subarachnoidalen Raumes mit dem lymphatischen System der Nasenhöhle. Vestn. Oto-rino-laring. 18, 31 (1956).

Bablik, L.: Zur antibiotischen Lokaltherapie der Nasendiphtherie und der Di-Bazillenausscheider. Mschr. Ohrenheilk. 89, 204 (1955).

Barajas-Garcia, J. M.: Estudio epodemiologica de los portadores del foco nasal aislados en el ambiente hospitalario. Rev. Hig. publ. 28, 373—404 (1954).

Barth, H.: Über den Einfluß der Nasennebenhöhlenentzündungen im Kindesalter auf die Pneumatisation der Stirnhöhlen. Z. Hals-, Nas.- u. Ohrenheilk. 43, 169 (1937).

Beck, J.: Beziehungen zwischen der Pneumatisation des Warzenfortsatzes und der Pneumatisation der Nasennebenhöhlen. Z. Hals-, Nas.- u. Ohrenheilk. 18, 672 (1927).

Beck, K.: Erkrankungen der Nase und der Nebenhöhlen im Kindesalter. In: Handb. d. Hals-Nasen-Ohrenheilkunde, Bd. 2. Denker-Kahler. Berlin: J. Springer 1926.

Becker, A.: Diphtherie der Nasennebenhöhlen. H.N.O.-Wegw. 1, 23 (1947).

— Zur Oesteomyelitis der flachen Schädelknochen. H.N.O.-Wegw. 1, 69 (1947/49).

— Die virusbedingten Erkrankungen im Hals-Nasen-Ohrenbereich. Arch. Ohr-., Nas.- u. Kehlk.-Heilk. 167, 106 (1955). Ausführliches Literaturverzeichnis.

—, J. Matzker u. K. Schiffer: Über familiäres Vorkommen verschiedener Formen d. Choanalatresie. Acta oto-laring. (Stockh.) 47, 377 (1957).

Becker, W., B. Knick, W. Lorenz u. Mitarb.: Zur ACTH-Kortison-Therapie in der H.N.O.-Heilk. Z. Laryng. Rhinol. 35, 57 (1956).

Beckmann, G.: Zu Form und Behandlung von Komplikationen der frühkindlichen Nebenhöhlenentzündung. Med. Mschr. 13, 415 (1959).

Beickert, P.: Allergie im Hals-, Nasen-Ohrenbereich. Arch. Ohr-., Nas.- u. Kehlk.-Heilk. 176, 82 (1960). (Ausführliches Literaturverzeichnis).

Beille, C.: Les sinusites de l'enfance. J. franç. Oto-rhino-laryng. 6, 305 (1957).

Beinfield, H. H.: Surgery for bilateral bony atresia of the posterior nares. Arch. Otolaryng. 70, 1 (1959).

Berblinger, W.: Die Störungen des Formwechsels. Mißbildungen der Nase. In: Handbuch der speziellen pathologischen Anatomie. Henke-Lubarsch. III, 1. Berlin: J. Springer 1928.

Bereznjak, J. D.: Die Mikroflora der Nasennebenhöhlen bei Säuglingen bei akuten Darminfektionen. Vestn. Oto-rino-laring. 14, 75 (1952); ref. Zbl. Hals-, Nas.- u. Ohrenheilk. 48, 41 (1953/54).

Biesalski, P.: Die Hals-Nasen-Ohrenkrankheiten im Kindesalter. Stuttgart: G. Thieme 1960.

—, u. K. Marquardt: Zur Behandlung der Rhinitis im frühen Kindesalter. Schweiz. med. Wschr. 89, 510 (1959).

Birrel, J. F.: Chronic maxillary sinusitis in children. Arch. Dis. Childh. 27, 1 (1952).

Bjuggren, G., S. Kraeplin, J. Lind, and I. G. Tunevall: Occult sinusitis in children. Acta oto-laryng. (Stockh.) 42, 287 (1952).

Blair, V. P.: Congenital atresia or obstruction of nasal air passages. Ann. Otol. (St. Louis) 40, 102 (1931).

Blazeck, F., L. Herdegen, and J. Lesak: The significance of paranasal sinus affections in the genesis and development of bronchial asthma in children. Allergie u. Asthma 6, 222 (1960).

Blohmke, A.: Über nasale Nebenhöhlenentzündungen im Säuglingsalter. Z. Hals-, Nas.- u. Ohrenheilk. 12, 391 (1925).

Bodian, M., M. M. Lurie et al.: La maladie fibrokystique du pancreas et les réactions sinusinnes. Ann. Oto-laryng. (Paris) 78, 399(1961).

Boenninghaus, H. G.: Über mediane Epidermoidfisteln und -cysten der Nase. Z. Laryng. Rhinol. 34, 800 (1955).

Bonnet, P.: L'ostéomyélite du maxillaire supérieur chez le nourisson. Arch. Ophthal., N. S. 14, 343 (1954).

Borri, G., e G. De Micheli: Resultati della terapia desensibilizzante specifica nelle allergopatie delle primevie aeree. Minerva otorinolaring. 9, 251 (1959).

Borsanyi, S.: Nasal glioma. Arch. Otolaryng. 72, 376 (1960).

Brainerd, W. K., and R. W. Olmsted: Toxicity due tu use of tyzine hydrochloride. J. Pediat. 48, 157 (1956).

Breuninger, H.: Über die Verweildauer von Salzlösungen, Ölen, Schleim und Emulsionen auf der Nasenschleimhaut. H.N.O.-Wegw. 6, 235 (1957).

— Die lokale Reaktion der menschlichen Nasenschleimhaut auf osmotischen Reiz. Arch. Ohr-., Nas.- u. Kehlk.-Heilk. 174, 321 (1959).

Brown, E. E.: Fifty symptoms of chron. sinusitis in children with differential diagnosis of each symptoms. Arch. Pediat. 67, 503 (1950).

Brüggemann, A.: Die entzündlichen Erkrankungen der Stirnhöhle. In: Hdb. d. H.N.O.-Heilk. Denker-Kahler. Bd. 2. Berlin: Springer 1926.

Burgers, T. J.: Zum Problem der Entstehung der Erkältungskrankheiten. H.N.O.-Wegw. 1, 97 (1948).

Burian, F.: Median clefts of the nose. Acta chir. plast. (prague) 2, 180—189 (1960); ref.: Zbl. Hals-, Nas.- u. Ohrenheilk. 70, 37 (1961).

Van de Calseyde, P. F.: Les relations entre les voies aériennes supérieures et les bronches. Paris: Masson et Cie. 1955.

— F. Alexander et R. van de Velde: Signification et importance des lésions sinusales chez l'enfant. Acta tuberc. belg. 48, 206 (1957).

VAN DE CALSEYDE, P. F.: L'interdependance de l'allergie infectée du nez et des bronches. Fortschr. Hals-, Nas.- u. Ohren-Heilk. 8, 217 (1961).

VAN CANEGHEM: Der „Sperrhusten" bei der chron. kindlichen Sinusitis. Acta oto-rhino-laryng. belg. 9, 405 (1955).

CANUYT, G., et. J. TERRACOL: Le sinus spheniodal. Paris: Masson et Cie. 1925.

CASSINARI, V. e C. CALEARO: I meningoencefaloceli anteriori. Arch. ital. Otol. 69, 872 (1958).

CASTELLO, R.: Minerva otorinolaryng. 6, 101 (1956).

CHAMPION, R.: Dermoid cysts of the nose. Brit. J. plast. Surg. 5, 94 (1952).

CHARITON, J.: Beitrag zur Erkenntnis der epithelialen Auskleidung des Vestibulum nasi usw. Z. Ohrenheilk. 49, 143 (1905).

CHERUBINI, E.: Relivi clinico-statistici sulle neoplasie maligne del massivio facciale en età giovanile. Minerva otorinolaring. 10, 51 (1959).

CHWALLA, R.: Die Überfunktion der Nebennieren. Wien: W. Maudrick 1955.

CIURLO, L.: Arch. ital. Otol. 44, 109 (1933).

CLAVET, J.: Le cancer chez le jeune de 0 à 15 ans en O. R. L. J. franç. Oto-rhino.-laryng. 2, 292 (1953).

CLEIN, N. W.: Cows milk allergy in infants and children. Int. Arch. Allergy 13, 245 (1958).

CLERC, P., J. VILLATTE et D. BRUNET-LANGOT: 400 cas d'allergie naso-sinusienne de l'adulte et de l'enfant. Ann. Oto-laryng. (Paris) 77, 724 (1960).

CLERICI, E., P. MEDA, e L. TESSO: Le rinopatie allergische nell'infanzia. Minerv. pediat. 7, 1266 (1955).

COLLINS-WILLIAMS, C.: Incidence of milk allergy in pediatric practice. J. Pediat. 48, 39 (1956).

COOKE, R. A.: Allergy: General and local manifestations. In: Otolaryngology. Vol. V. Hrsg. COATES-SCHENCK u. MILLER. Hagertown W. F. Prior Co. Inc. 1958.

CORNBLEET, TH.: Transverse nasal stripe at puberty. Arch. Dermat. Syph. (Chic.) 63, 70—72 (1951).

CRAWFORD, L. V.: A study of the nasal cytology in infants with eczemoid dermatitis. Ann. Allergy 18, 59 (1960).

DANIELEWIEZ, J.: Über die klinischen Formen der Nasenschleimhautentzündung im Kindesalter. H.N.O.-Wegw. 6, 187 (1957).

— A trial of synthesis of imuno-clinical phenomena in the course of rhinitis in children. Otolaryng. pol. 14, 285 (1960).

— The role of inflammatory conditions of the paranasal sinuses and the adenoid system in the pathogenesis of allergic diseases in children. Otolaryng. pol. 17, 778 (1963).

DAVISON, F. W.: Medical aspect of hyperplastic sinusitis. Trans. Amer. Acad. Ophthal. Otolaryng. 66, 470 (1956).

DAWSON, R. L. G.: Fractures of the nose. Med. Press. Nr. 6226, 85 (1958).

DEBAIN, J. J.: Les sinusites de l'enfant. Formes clinques et indication therapeutiques. Sem. Hôp. Paris 1953, 3167.

DENECKE, H. J., u. H. HARTERT: Carotis interna-Verletzung mit unstillbarem Nasenbluten, geheilt durch intraarterielle Thrombininfektion. Chirurg. 25, 470 (1954).

DERICHSWEILER, H.: In: OBERNIEDERMAYR, A.: Lehrbuch der Chirurgie und Orthopädie des Kindesalters. Bd. II, Berlin: Springer 1959.

DERLACKI, E. L., F. W. DAVISON, Respiratory allergy, Trans. Amer. Acad. Ophthal. Otolaryng. 59, 650 (1955).

DINTENFASS, A.: Significance of allergy in persistent respiratory infection. Arch. Otolaryng. 64, 171 (1956).

VAN DISHOECK, H. A. E.: Elektrogramm der Nasenflügelmuskeln und Nasenwiderstandskurve. Acta oto-laryng. (Stockh.) 25, 285 (1937).

— Some remarks on onnasal physiology. Leyden: University Press 1957.

—, u. E. H. MAJER: Allergische Erkrankungen und neurovaskuläre Störungen der Nase und ihrer Nebenhöhlen. In: Kurzgef. Handbuch der Hals-Nasen-Ohrenheilkunde, Bd. I. Stuttgart: G. Thieme 1964.

DOITEAU, R. J.: Contribution á l'étude de la physiologie des sinus de la face. Rev. Laryng. (Bordeaux) 77, 900 (1956).

DRABE, J.: Das agglutinatorische Verhalten des Serums und reticuloendthelialer Organe bei Einwirkung lebender und abgetöteter Bakterien auf die Schleimhaut des Nasenrachenraumes. Z. Laryng. Rhinol. 35, 249 (1956).

—, u. E. KOCH: Über die Beziehung der Nasennebenhöhlenpolyposis zur erblichen Mucoviscidosis. Arch. Ohr.-, Nas.- u. Kehlk.-Heilk. 180, 700 (1962).

DRENOVA, K. A.: The condition of ENT organs in preschoolchildren of Taskent. Vestn. Oto-rino-laring. 23, 60 (1961).

DUFRECHE, R.: Un cas exceptionel d'atresie des maxillaires. Rev. de Stomat. (Paris) 51, 597 (1950).

DURWARD, A., O. C. LORD, and C. J. POLSON: Congenital choanal atresia. J. Laryng. 60, 461 (1945).

ECKEL, W.: Spätschäden nach Oberkieferosteomyelitis im Säuglingsalter. Z. Laryng. Rhinol. 37, 614 (1958).

— Untersuchungen zur Frage des Zusammenhanges zwischen chronisch-polypösen Nebenhöhlenentzündungen und Asthma bronchiale. Arch. Ohr.-, Nas.- u. Kehlk.-Heilk. 176, 450 (1960).

— Die operative Behandlung der Nasen- u. Nebenhöhlenentzündungen. Hals-Nasen-Ohre-Ohrenheilk., Handbuch I. 276. Stuttgart: G. Thieme 1964.

ECKERT-MÖBIUS, A.: Vergleichende anatom. Untersuchungen zur Pneumatisationslehre. Acta oto-laryng. (Stockh.) 26, 26 (1938).

Eckert-Möbius, A.: Die wesentlichen Ursachen und Folgen der behinderten Nasenatmung. Neue med. Welt 1, 123—126 (1950).
— Normale und patholog. Physiologie der Nasen- und Mundatmung. Dtsch. Zahn-, Mund- u. Kieferheilk. 18, 345 (1953).
— Die Pneumatisation der Schädelknochen und ihre praktisch-klinischen Auswirkungen. Wien. med. Wschr. 33, 663 (1954).
— Die Kieferhöhlenentzündungen im Kindesalter. Dtsch. Stomat. 4, 170 (1954).
— Die Bedeutung der normalen Nasenatmung für die körperliche und geistige Entwicklung des Menschen und für die Erkrankungen der Luftwege. Münch. med. Wschr. 99, 1405 (1957).
Egidi, B.: Pediatr. prát. (S. Paulo) 15, 401 (1940). Zit. nach Messerklinger. In: Der Schnupfen. Leipzig: J. A. Barth 1960.
Eicken, C. v.: Die Erkrankungen der Nebenhöhlen im Kindesalter. Arch. Kinderheilk. 83, 295 (1928).
Eickhoff, H.: Der Schleimhautlupus. Leipzig: J. A. Barth 1951.
Eigler, G.: Neue Ergebnisse aus der Pathologie und Pathophysiologie der oberen Luftwege. In: Der Schnupfen, Beiträge usw. Hersg. von G. Eigler u. D. G. R. Findeisen. Leipzig: J. A. Barth 1959.
— Physiopathologie der Infektallergie. Fortschr. Hals-, Nas.-, Ohrenheilk. 10, 206 (1961).
Elmiger, G.: Ozaena in Baseler Volksschulen. Arch. Laryng. Rhin. (Berl.) 32, 144 (1920).
Engström, J., S. Kraeplin, and K. Linneroth-Elzvik: Occurrence of allergic rhinitis among schoolchildren. Acta allerg. (Kbh.) 15, 459 (1960).
Ertel, E.: Konstitutionelle Untersuchungen bei Polyposis nasi. Mschr. Ohrenheilk. 73, 204 (1939).
Escher, F., u. F. Legrain: Granuloma ganggränescens, Wegenersche Krankheit. Mschr. Ohrenheilk. 97, 160 (1963).
Van Eyck, W.: L'hypertrophie de l'anneau de Waldeyer et les sinusites maxillaires chroniques méconnues de l'enfance. Acta oto-rhino-laryng. belg. 12, 39 (1958).
Faber, M.: Développement du sinus frontal. Thèse. Lille: 1958.
Fabricant, N. D., and M. A. Perlstein: Hydrogen ion concentration of nasal secretion in situ in newborn infants. Arch. Otolaryng. 50, 616 (1949).
Falk, P.: Diskussionsbem. zu. Tezel, E. B.: Cortisonbehandlung bei all. Schnupfen. Arch. Ohr.-, Nas.- u. Kehlk.-Heilk. 167, 358 (1955).
— Die Großhirnvergrößerung als wesentliche Ursache der entwicklungsbedingten Septumdeformitäten beim Menschen. Z. Laryng. Rhinol. 40, 772 (1961).
Farra, C.: Rabdomyosarcoma of the naso-orbital angle. A.M.A. Arch. Otolaryng. 70, 500—501 (1959).
Fearon, B., J. McKendry, and J. Packer: Abszess of the nasal septum in children. Arch. Otolaryng. 74, 408 (1961).

Filippi, B., G. F. Lovo e E. Morelli: Deformità nasali post-traumatische nel neonato. Minerva otorinolaring. 11, 252 (1961).
Findeisen, D. G.: Chronische Kieferhöhlenentzündung und Sinusbronchitis bei Kindern. Dtsch. Gesundh.-Wes. 9, 376 (1954).
— Maßnahmen bei therapierefraktärer Rhinitis allergica. In: Der Schnupfen. Hersg. v. G. Eigler u. D. G. Findeisen. Leipzig: J. A. Barth 1959.
Fischl, J.: Die Tuberkulose im Säuglingsalter. Arch. Kinderheilk. 71, 6 (1922).
Fleischer, K.: Zur Diagnose der intranasalen Cephalocelen. Z. Laryng. Rhinol. 30, 466—469 (1951).
— Über intranasale und paranasale Enzephalozelen. H.N.O.-Wegw. 7, 156 (1958).
Fliess, W.: Nasale Fernleiden. Wien: F. Deuticke 1926.
Flock, H.: Sinusitis maxillaris im Kindesalter und ihre Behandlung. H.N.O.-Wegw. 6, 165 (1957).
Flottes, L.: In: P. Clerc: La physiologie des sinuses etc. Paris: Librairie Arnette 1960.
Fomicheva, E. V.: Changes in the nasal cavity and the pharynx in congenital cleft palate and their influence upon the resultats of operative treatment there of. Stomatologiya (Mosk.) 38, 26 (1959); ref. Zbl. Hals-, Nas.- u. Ohrenheilk. 67, 163 (1960).
Fortunato, V., e P. Niccolini: L'olfatto. Rom: Istituto Farmacoter. ital. 1958.
Fotin, A. V.: Der Zustand der Nasenschleimhaut bei Virusgrippe. Vestn. Oto-rino-laring. 18, 10 (1956).
Frenckner, P.: Studien über die Zilienbewegung in den oberen Respirationswegen. Acta oto-laryng. (Stockh.) 28, 215 (1940).
Friedmann, E. T.: Reactions following use of nasal decongestants. J. Amer. med. Ass. 157, 1153 (1955).
Füllemann, A.: Über das Vorkommen der Sinusitis beim Kinde und deren Zusammenhang mit Erkrankungen des lymphatischen Rachenringes. Diss. Zürich 1954.
Gaule, J.: Physiologie der Nase und ihrer Nebenhöhlen. Handb. f. Laryngol. u. Rhinol. Heymann, Bd. 3. Wien: Hölder 1900.
Gegenbaur, C.: Vergleichende Anatomie der Wirbeltiere, S. 951. Leipzig: Engelmann 1898.
Germer, W. D.: Das Schnupfenvirus. Dtsch. med. Wschr. 85, 1985 (1960).
Ghon, A., u. C. Terplan: Zur Kenntnis der Nasentuberkulose. Z. Laryng. Rhinol. 10, 393 (1921).
Van Gilse, G.: Über die Entwicklung der Nasennebenhöhlen und der Keilbeinhöhle des Menschen. Z. Hals-, Nas.- u. Ohrenheilk. 16, 202 (1926).
—, e Della Vedova: Mundatmung der Säuglinge. Act. oto-laryng. (Stockh.) 24, 205 (1936).
Giraud, A.: Dati sperimentali attuali sulle cause delte malformazioni congenite. Minerva otorinolaring. 4, 147 (1954).

GÖPPERT, F.: Die Nasen-, Rachen- u. Ohrerkrankungen des Kindes in der täglichen Praxis. In: Enzyklopädie der klinischen Medizin. Berlin: J. Springer 1914.

GOLDMANN, J. L.: Bacteriologic and clinical interpretation of the nose and nasopharynx in children. J. Pediat. 44, 229—303 (1954).

GOLLMITZ, H.: Die Oberkieferosteomyelitis der Säuglinge und Kleinkinder. H.N.O.-Beitr. 6, 289 (1958).

GORDON, J. S.: Sinusitis in children. N. C. med. J. 16, 485 (1955).

GRADENIGO, G.: Über die Pathogenese der Ozaena. Arch. ital. Otol. 30, 33 (1925).

GRAEFF, S., u. K. H. VOSTEEN: Pathologische Anatomie der H.N.O.-Heilkunde und der Zahnheilkunde. Stuttgart: G. Fischer 1961.

GRAF, K.: Über mediane Nasenfisteln. Pract. oto-rhino-laryng. (Basel) 10, 382 (1948).

GREENBLATT, J.: Hypersensitivity to privine. J. Pediat. 31, 355 (1947).

GROB, M.: Lehrbuch der Kinderchirurgie. Stuttgart: Thieme-Verlag 1957.

GROSBY, J. F.: Unôsual tumors in children. Plast. reconstr. Surg. 19, 143 (1957).

GUNDRUM, L. K.: Sinusitis in children. Arch. Pediat. 65, 293 (1948).

GÜTTICH, H.: Beiderseitige entzündliche Siebbeinvergrößerung mit Gesichtsentstellung und Aushebung der Nasenatmung beim Kleinkind. Arch. Ohr.-, Nas.- u. Kehlk.-Heilk. 180, 695 (1962).

HAARDT, W.: Nebenhöhlenentzündungen bei Kindern. Öst. Z. Kinderheilk. 9, 130 (1953).

HAAS, R.: Die Viruserkrankungen im Hals-Nasen-Ohrenbereich. Arch. Ohr.-, Nas.- u. Kehlk.-Heilk. 167, 1 (1955).

HAEMEL, u. HOEDE: zit. nach H. MARX.

HAFFERL, A.: Lehrbuch der Topographischen Anatomie, 2. Auflage. Berlin-Göttingen-Heidelberg: Springer 1957.

HAHN, F., u. H. GIERTZ: Die theoretischen Grundlagen der Allergie. Arch. Ohr.-, Nas.- u. Kehlk.-Heilk. 176, 1 (1960).

HALLERMANN, O.: Intranasale Meningocelen und ihre klinische Diagnose. Z. Hals-, Nas.- u. Ohrenheilk. 30, 413 (1932).

HALPERN, S. R.: Nasal allergy in children. Eye, Ear, Nose, Thr. Monthly 40, 259 (1961).

HALPHEN, E., et R. SCHULMANN: Réunions clin. des Hôp. de Paris 4. 1. 1925; zit. nach MESSERKLINGER.

HAMPSEY, J. W.: Observations on allergic sinusitis in children. Ann. Allergy 12, 697 (1954).

HANDOUSA, B. A. S.: Midline congenital malformations of the nose. J. Laryngol. 63, 596—599 (1949).

HANEKE, K.: Über Riesenzellen im Nasensekret während der Masernprodromi. Arch. Kinderheilk. 154, 253 (1957).

HANSEL, F. K.: Allergy of the nose and paranasal sinuses. St. Louis: C. V. Mosby Co. 1936.

HANSEN, K.: Allergie. Stuttgart: G. Thieme 1957.

HARRIES, A.S.: Ann. Otol. (St.Louis) 48, 311(1939).

HARTMANN, K.: Die menschenähnlichen Affen. Brockhaus 1883; zit. nach MARX.

HATZMANN, E.: Hals-, Nas.- u. Ohrenarzt, 30, 295 (1939); zit. nach MESSERKLINGER.

HEINBERG, C. J.: Nasal injuries in children. Sth. med. (Bgham, Ala.) 51, 1548 (1958).

HEINLEIN, H.: zit. nach MESSERKLINGER.

HERMANN, R.: Die rhinogenen Erkrankungen der Orbita. Stuttgart: G. Thieme 1958.

HILDENBRAND, K.: Entwicklung usw. der menschlichen Nasenscheidewand. Arch. Ohr.-, Nas.- u. Kehlk.-Heilk. 135, 1 (1933).

HILDING, A.: The common cold. Arch. Otolaryng. 12, 133 (1930).

HINDERER, K. H.: The influence of nasal anatomical abnormalities on the allergic reaction. Ann. Allergy 19, 147—156 (1961).

HIRSCHBERG, J.: Operative Heilung einer Kongenitalfistel des Nasenrückens. Fül-Orr-Gégegyóg. 5, 188—190 (1959).

HOCHSINGER, M.: Die hereditäre Nasensyphilis des Neugeborenen. In: Handb. Jadasson 19, 191 (1927); zit. nach MARX.

HOCHSTETTER, F.: Über die Entwicklung der Formverhältnisse des menschlichen Antlitzes. Denkschrift Akad. Wiss. Wien. Math. naturw. Kl. 109 (1953).

HODEK, B.: Die Autovaccinetherapie bei allergischen Erkrankungen der oberen Luftwege. Allergie u. Asthma 5, 39 (1959).

HOFFMANN, E., u. W. THIEL: Anat. Entwickl. Gesch. 119, 283 (1956); zit. nach MESSERKLINGER.

HOMMERICH, K. W.: Die Geschwülste der Nase und der Nasennebenhöhlen. In: Kurzgefaßtes Handb. der Hals-Nasen-Ohrenheilk. Bd. I. Stuttgart: G. Thieme 1964.

HOUSE, L. R., and W. C. CAREY: Constitutional effects from the use of sympathomimetic drugs as nasal medication in children. Laryngoscope (St. Louis) 58, 1294 (1948).

HÜNERMANN, TH.: Entzündliche Erkrankungen der Kieferhöhlen bei Kindern; ihre konservative u. chirurgische Behandlung. Fortschr. Kiefer- u. Gesichtschir. 4, 91 (1958).

HÜTTEROTH, R.: Hormoneinwirkungen auf die Nase. Leipzig: J. A. Barth 1947.

HUSSAREK, M.: Therapeutische Beeinflussung der Rhinitis vasomotorica. Arch. Ohr.-, Nas.- u. Kehlk.-Heilk. 161, 386 (1952).

—, u. W. RIEDER: Krebsarzt 5, 208 (1950); zit. nach MESSERKLINGER.

HYDE, R. W., J. TONNDORF, and H. J. CHINN: Ann. Otol. (St. Louis) 62, 957 (1953); zit. nach MESSERKLINGER.

INGELSTEDT, S.: Studies on conditioning of air in the respiratory tract. Acta, oto-laryng. (Stockh.) Suppl. 131, 1 (1956).

INVERNIZZI, M.: Rilievi clinico-statistice sulle neoplasie infantili e presentanzione di un caso di carcinoma del seno mascellare. Minerva otorinolaring. 9, 441—443 (1959); ref. Zbl. 69, 62 (1960—1961). Hals-, Nas.- u. Ohrenheilk.

JAKOBI, H.: Ozaena. In: Kurzgef. Handb. d. Hals-Nasen-Ohrenheilk. Bd. I. Stuttgart: G. Thieme 1964. Ausführliches Literaturverzeichnis.

JENTS, E. J.: Oto-Rhino-Laryngologie im Kindesalter, einschl. der Endoskopie. Wien: Wilhelm Maudrich 1949.

JOFFEY, G. M.: The nasal mucous membrane in relation to the lymph stream and cerebrospinal fluid. J. Laryng. 63, 166 (1949).

JULIEN, M. L., et C.: 95 cas de rhinite catarrhale chronique de l'enfant, traités par désensibilisation spécifique. Ann. Oto-laryng. (Paris) 77, 730 (1960).

KAHLER, O.: Erblichkeit der Rhinitis atrophicans fötida et non fötida. Festschrift für Ino Kubo 1934, 223.

KAISER, F.: Privinintoxikation bei einem Kleinkind. Archiv Toxikol. 16, 148 (1956).

KAISER-MEINHARDT, J.: Über die Nebenhöhlenentzündung der Kinder. H.N.O.-Wegw. 5, 226 (1956).

KARTAGENER, M.: Die Bronchiektasen. Hdb. inn. Med. Bd. IV, 2. J. Berlin-Göttingen-Heidelberg: Springer 1956.

KECHT, B.: Nasennebenhöhlenentzündungen bei Kindern. Wien. med. Wschr. 105, 512 (1955).

KILLIAN, G.: Zur Anatomie menschl. Embryonen. Arch. Laryng. Rhin. (Berl.) Bd. 2, 3 u. 4 (1895—1896).

KINDLER, W.: Das Nasenbluten. PASSOW-SCHÄFER Beitr. 369 (1929).
— Zur Ätiologie und Therapie des Nasenblutens. Dtsch. med. J. 1956, 339—343.
— Mißbildungen, Fremdkörper und Dermatosen der Nase. Nasenbluten. In: Kurzgef. Handbuch d. H.N.O.-Heilk. Bd. 1. Stuttgart: G. Thieme 1964. Ausführliches Literaturverzeichnis.
—, u. R. TIEDEMANN: Zur Histologie und Therapie der schweren Formen von Epistaxis bei der Rendu-Oslerschen Krankh. Arch. Ohr.-, Nas.- u. Kehlk.-Heilk. 168, 441 (1956).

KIRCHNER, J. A.: Traumatic nasal deformity in the newborn. Arch. Otolaryng. 62, 139 (1955).

KOBLANCK, A.: Die Nase als Reflexorgan des autonomen Nervensystems. Berlin: Urban & Schwarzenberg 1930.

KÖHLER, J. A.: Die Kieferbrüche der Kinder und Jugendlichen. Fortschr. Kiefer- u. Gesichtschir. 2, 87 (1956).

KÖRNER, F.: Über Drosselvenen im Schwellgewebe der Nasenschleimhaut. Z. mikroanat. Forsch. 41, 191 (1937).

KRESSNER, A.: Die Umstellung der Mundatmung zur Nasenatmung durch die Gaumennahterweiterung. Fortschr. Kieferorthop. 15, 228 (1954).

KÜSTNER, W.: Die Problematik und Therapie der Metastasen hypernephroider Carcinome in Nasenhaupt- und Nebenhöhlen. H.N.O.-Wegw. 9, 87 (1960).

KUROSU, M.: zit. nach MESSERKLINGER.

LAFF, H. J.: Deforming and recurring polypes of yonth. Arch. Otolaryng. 30, 795 (1939).

LARSELL, O., and R. A. FENTON: Transact. Amer. otol. Soc. (1928); zit. nach MESSERKLINGER.

LEDERMANN: Die kongenitale Syphilis der Schleimhäute. Handb. Jadasson 19, 60 (1927).

LEGLER, U.: Behandlung der Rhinitis atrophicans mit hohen Dosen Vitamin A. H.N.O.-Wegw. 3, 124 (1952).
— Intoxikationen durch Nasentropfen im Säuglings- u. Kleinkindesalter. Dtsch. med. Wschr. 84, 69 (1959).

LEIBER, B.: Die Röntgendurchleuchtung der Nasennebenhöhlen beim Kind. Ärztl. Wschr. 1950, 185—189; ref. Zbl. Hals-, Nas.- u. Ohrenheilk. 41, 210—211 (1950—1951).
— Die occulte Sinusitis parasanalis. Mschr. Kinderheilk. 99, 361 (1951).
— Der Infekt im Kindesalter und seine Komplikationen. H.N.O.-Wegw. 6, 187 (1957).

LEICHER, H.: Über allergische Rhinitis, ausschließlich des Heuschnupfens. Z. Hals.- Nas.- u. Ohrenheilk. 20, 238 (1928).
— Die Vererbung anatomischer Variationen der Nase usw. Ohrenheilk. und ihre Grenzgebiete, Bd. 12. München: J. F. Bergmann 1928.
— Die Nebenhöhlenerkrankungen beim Kind. Med. Klin. 32, 273 (1936).

LEMARIEY, A., et H. MULER: Oto-Rhino-Laryngologie infantile. Paris: Masson u. Cie. 1956.

LEONARDELLI, G. B., e P. MEDA: I tumori maligni delle prime vie aeree e digestive nell' età infantile. Arch. ital. Otol. 64, 540 (1953); ref. Zbl. Hals-, Nas.- u. Ohrenheilk. 53, 141 (1955).

LETTERER, E.: Entzündung-Allergie. Hdb. allgem. Pathol., Bd. VII, 1. Berlin-Göttingen-Heidelberg: J. Springer 1956.

LIBERSA, CL.: A propos du développement du sinus frontal. Paris: Soc. Anat. 1957.
—, u. M. FABER: Le sinus frontal chez l'enfant J. franç. Oto-rhino-laryng. 7, 501 (1958).

LINK, R.: Die Bedeutung von Nasen-Nebenhöhlenentzündungen in der Ätiologie chronischer Bronchialerkrankungen. Therapiewoche 11, 254 (1961).

LINTON, C. S.: Resistance of the upper respiratory mucosa to infection. Ann. Otol. (St. Louis) 42, 65 (1933).

LISOVSKAJA, A. J.: Der Zustand des Sinus maxillaris bei Kindern vor und nach der Entfernung von Adenoiden. Vestn. Oto-rino-laring. 20, 129 (1958).

LONGO, G., e G. BLANDINO: L'ereditarietà nell' agenesia dei seni frontali e sfenoidali. Boll. Mal. Orech. 74, 414 (1956); ref. Zbl. Hals-, Nas.- u. Ohrenheilk. 57, 131 (1957).

LOPEZ, R.: zit. nach MESSERKLINGER.

LORENZ, O.: Hoher Gaumen und behinderte Nasenatmung; ihre Folgerungen für die Therapie unter Berücksichtigung eines neuen Verfahrens der operativen Gaumensenkung. Med. Mschr. 2, 244 (1948).

LÜSCHER, E.: Allerg. Erkrankungen der oberen Luft- u. Speisewege. Int. Arch. Allergy 4, Suppl. 40 (1953).

— Psychische Faktoren bei Hals-, Nasen- und Ohrenleiden. Arch. Ohr.-, Nas.- u. Kehlk.-Heilk. 175, 69 (1959).

MACLEAN, R. G., and W. HAMMACK: Congenital choanal atresia. Arch. Otolaryng. 70, 137 (1959); ref. Zbl. Hals-, Nas.- u. Ohrenheilk. 66, 51 (1960).

MACOMBER, W. B., and M. K. H. MANG: Congenital neoplas mas of the nose. Plast. reconstr. Surg. 11, 215—229 (1953).

MAGDU, S.: Injuries of the nose. Vojnosanit. Pregl. 17, 824 (1960).

MAJER, E. H.: Histologisches Bild der allergischen Nasenschleimhaut vor und nach ACTH und Cortison-Behandlung. In: Der Schnupfen. Hersg. von E. EIGLER u. R. FINDEISEN. Leipzig: J. A. Barth 1959.

MARCCINIAK, R., i L. NIZANKOWSKI: Sutura frontalis persistens and its relations to the development of the frontal sinus. Otolaryng. pol. 13, 421 (1959).

MARQUARDT, K.: Die Behandlung des Säuglingsschnupfens mit abschwellenden Nasenmitteln. Diss. Mainz 1958.

MARTINI, H.: Die Klinik der Einzelinhalationen. In: NÜCKEL, H.: Aerosoltherapie. Stuttgart: F. K. Schattauer 1957.

MARX, H.: Die Nasenheilkunde in Einzeldarstellungen. Jena: Gustav Fischer. Lieferung 1—5, 1949/1951. (Ausführliches Literaturverzeichnis.)

MASPETIOL, R., A. RUBENS-DUVAL et R. CHAUVET: La sinusite maxillaire chronique de l'enfant. Considérations anatomocliniques. Sem. Hôp. Paris 1953, 3163.

MAY, H.: Transverse facial clefts and their repair. Plast. reconst. Surg. 29, 240 (1962).

MESSERKLINGER, W.: Physiologische und pathologische Veränderungen des Nasenepithels. Arch. Ohr.-, Nas.- u. Kehlk.-Heilk. u. Z. Hals-, Nas.- u. Ohrenheilk. 165, 475 (1954).

— Über den Einfluß der Nebennierenrindenhormone auf die Schleimhäute der Luftwege. Z. Laryng. Rhinol. 35, 603 (1956).

— Flimmerepithel der Luftwege und vegetatives Nervensystem. Z. Laryng. Rhinol. 35, 3 (1956).

— Zur Ätiologie der Schleimhauthyperplasie der Luftwege. Acta oto-laryng. (Stockh.) 48, 136 (1957).

— Die Schleimhaut der oberen Luftwege im Blickfeld neuerer Forschung. Arch. Ohr.-,Nas.- u. Kehlk.-Heilk. u. Z. Hals-, Nas.- u. Ohrenheilk. 173, 1 (1958). (Ausführliches Literaturverzeichnis.)

MOUNIER-KUHN, P.: Verhalten der Nasennebenhöhlen bei bronchopulmonalen Eiterungen. Praxis 1949, 38.

— Bronchopneumopathien und obere Luftwege. Bronches 2, 194 (1952).

MYER, W. A.: The nasal crease. A physical sign of allergic rhinitis. J. Amer. med. Ass. 174, 1204 (1960).

NACHTSHEIM, H.: Zusammenspiel und Gegenspiel von Genen und exogenen Faktoren bei der Entstehung angeborener Anomalien. Dtsch. med. Wschr. 86, 330 (1961).

NAUMANN, H. H.: Intravitalbeobachtungen an der Nasenschleimhaut. Arch. Ohr.-, Nas.- u. Kehlk.-Heilk. 173, 127 (1958).

— Kurze Pathophysiologie der Nase und ihrer Nebenhöhlen. In: Handb. Hals-Nasen-Ohrenheilk. Bd. I. Stuttgart: Thieme 1964. (Umfangreiches Literaturverzeichnis.)

— Konservative Behandlung der Nase und ihrer Nebenhöhlen. In: Handb. Hals-Nasen-Ohrenheilk. Bd. I. Stuttgart: Thieme 1964. (Umfangreiches Literaturverzeichnis.)

— Banale Entzündungen der Nase und ihrer Nebenhöhlen. In: Handb. Hals-Nasen-Ohrenheilk. Bd. I. Stuttgart: Thieme 1964. (Umfangreiches Literaturverzeichnis.)

NEGUS, SIR, V.: Comparative anatomy and physiology of the nose and paranasal Sinuses. Edingburgh-London: Livingstone 1958.

— Further observations on the air conditioning mechanism. of the nose. Ann. Roy. Coll. Surg. Engl. 27, 171—177 (1960).

NEUBERGER, F.: Die klinische Bedeutung der Sinusitis bei Bronchiektasen. Wien. Z. inn. Med. 36, 3 (1955).

— Über die Folgen der behinderten Nasenatmung im Säuglings- und Kindesalter. Wien. klin. Wschr. 1957, 585.

NITSCH, K.: Die Bedeutung der Nebenhöhlenerkrankungen im Kindesalter. Mschr. Kinderheilk. 105, 251 (1957).

NÜCKEL, H.: Aerosoltherapie. Stuttgart: F. K. Schattauer 1957.

NYIREDI, G.: Über die Kartagener-Trias. Beitr. Klin. Tuberk. 120, 233 (1959).

OCKLITZ, H. W., u. R. NEUENDORFF: Riesenzellen im Nasenabstrich eine Hilfe für die Masernfrühdiagnose? Med. Klin. 1958, 1130.

OEHME, J.: Lues connata. Leipzig: G. Thieme 1957.

OKABAYASI.: zit. nach LEIBER.

OLTERSDORF, U.: Die Wachstumskräfte und die formalen Vorgänge der normalen und pathologischen Pneumatisation des Gesichtsschädels. Heidelberg: Fehrer-Grosch 1953/4.

ONODI, A.: Die Nebenhöhlen der Nase beim Kinde. Würzburg: C. Kabitsch 1911.

— Die topographische Anatomie der Nasenhöhlen. Handb. der spez. Chirurgie des Ohres usw. Bd. 1. Würzburg: Kabitsch 1912.

OPPIKOFER, E.: Beiträge zur Anatomie der Nase und ihrer Nebenhöhlen. Arch. Laryng. Rhin. (Berl.) 19, 28 (1907); zit. nach MARX.

OROSZ, A. J. M. FÖLDES: Acta physiol. Acad. Sci. hung. 11, 75 (1957); zit. nach MESSERKLINGER.

PACKALEN, TH., and S. BERGQUIST: Acta med. scand. 127, 291 (1947).; zit. nach MESSERKLINGER.

Parker, D.: Congenital cleft lip and associated nasal deformities. Arch. Otolaryng. 60, 248 (1954).

Paul, H.: Entwicklungsstörung des Oberkiefers und Mittelgesichtes nach intensiven Röntgen-Radiumbestrahlungen im Kleinkindesalter. Fortschr. Kieferorthop. 17, 298 (1956).

Pennington, C. L.: Paranasal sinus changes in fibrocystic diseases of the pancreas. Arch. Otolaryng. 63, 576 (1956).

Peter, K.: Atlas der Entwicklung der Nase. Jena: G. Fischer 1913.

— Vergleichende Anatomie und Entwicklungsgeschichte der Nase. In: Handb. der Hals-Nasen-, Ohrenheilk. Denker-Kahler. Bd. I. Berlin: J. Springer 1925.

Ploner, L.: La fessura facciale transversa (macrostoma). Minerva chir. 13, 971 (1958).

Poch-Vinales, R., and R. Calvo: Choanal atresia. An embryological, clinical and therapeutical study. Arch. Otolaryng. 63, 559 (1956).

Pomaranceva, Z. N.: Die Behandlung von Kieferbrüchen bei Kindern. Stomatologia 3, 47 (1949); ref. Zbl. Hals-, Nas.- u. Ohrenheilk. 43, 399 (1951/52).

Portmann, G.: zit. nach Terracol.

Proetz, A. W.: Applied physiology of the nose. 2. ed. St. Louis, USA: Annals Publishing Comp. 1953.

Püschel, L., u. B. Schlosshauer: Einfluß des somatotropen und androgenen Hormons auf die Pneumatisation. Arch. Ohr.-, Nas.- u. Kehlk.-Heilk. 167, 595 (1955).

Räber, A.: Die chronische Sinusitis maxillaris des Kindes. Kinderärztl. Prax. 22, 462 (1954).

Radziminski, A.: Cas exeptionel d'une malformation congénitale du nez. Rev. Laryng. (Bordeaux) 81, 750 (1960).

Rapin, M.: La résection sous-périchondrale chez l'enfant. Pract. oto-rhino-laryng. (Basel) 12, 405 (1950).

Rapoport, E. V.: Zum Problem der Nasenvorhofcysten. Vestn. Oto-rino-laring. 17, 41 (1955).

Ratti, L. F.: Infanzia, adolescenza e allergosi delle vie aeree. Valsava 37, 187 (1961).

Rebattu, J., et P. Mounier-Kuhn: L'état rhinosinusien des asthmatiques. Cahier d'Auvergne 1952.

Reichenbach, E.: Die Brüche der Mittelgesichtsknochen. Arch. Ohr.-, Nas.- u. Kehlk.-Heilk. 165, 99 (1954).

Reichhold, G.: Die Erkrankungen der Nase und ihrer Nebenhöhlen im Kindesalter. Dissertation, Heidelberg 1964.

Renvall, E.: Nord. med. T. 1935, 175; zit. nach Messerklinger.

Reuter, J.: Nasengerüstmetastase eines Lungentumors. Krebsarzt 15, 61 (1960).

Richter, H.: Die vergleichende Anatomie der Primatennase. Z. Laryng. Rhinol. 24, 438 (1933).

— Ein pathologisch-anatomischer Beitrag zur Nasentuberkulose im Kindesalter. Z. Laryng. Rhinol. 32, 150—154 (1953).

Richter, K.: Die Entwicklung der Drüsen innerhalb der Nase, in Sonderheit in ihren Nasennebenhöhlen. Arch. Ohr.-, Nas.- u. Kehlk.-Heilk. u. Z. Hals-, Nas.- u. Ohrenheilk. 162, 85 (1952).

Richtner, N. G.: Nord. med. T. 1935, 175; zit. nach Messerklinger.

Rizzi, N.: Le fistole mediane del dorso del naso. Considerazioni su di un caso con atrofia di Sudeck delle ossa proprie del naso. Otorinolaring. ital. 30, 404 (1961).

Rosen, Z., and G. Gitlin: Bilateral nasal proboscis. Arch. Otolaryng. 70, 545 (1959).

Rosenberger, L.: zit. nach Terracol.

Ruedi, M.: zit. nach Terracol.

Rulon, J. Th., H. A. Brown, and G. B. Logan: Nasal polyps and cystic fibrosis of the pancreas. Arch. Otolaryng. 78, 192 (1963).

Runge, H. G.: Die entzündlichen Erkrankungen der Nase und ihrer Nebenhöhlen. Hdb. d. spez. pathol. Anatomie usw. Henke-Lubarsch, Bd. 3, 1. Berlin: J. Springer 1926.

Runge, L.: Die malignen Tumoren bei Kindern im H.N.O.-Gebiet anhand zehnjähriger Beobachtung. Ärztl. Wschr. 1957, 351.

Sabelli, A.: Sem. med. 1936 II, 1493; zit. nach Messerklinger.

Sabin, A. B.: J. exp. Med. 63, 863 (1936); zit. nach Messerklinger.

Sagebiel, H.: Über vegetative Einflüsse bei Erkrankungen im H.N.O.-Gebiet. H.N.O.-Wegw. 7, 92 (1958).

De Sario, P. N., e G. Marchese: Sviluppo de seno pneumatico della base (Seno sfenoidale) nei bambini normali ed endocrinopatici. Minerva pediat. 9, 1038 (1957).

Sauer, P. H.: Beitrag zur Therapie der chron. Sinusitiden. Z. Laryng. Rhinol. 40, 629 (1961).

Sauter, E. K.: Die latente Sinusitis als Fokus im Kindesalter. Dtsch. med. Wschr. 1953, 1792.

Schaeffer, J. P.: The genesis, development and anatomy of the nose. Otolaryngology. Vol. 3, 1—56. Hagertown Maryland: W. F. Prior Comp. Inc. 1956.

Schenk, R., J.: Beitrag zur Osteomyelitisfrage des Oberkiefers bei Säuglingen und Kleinkindern. Pract. oto-rhino-laryng. (Basel) 10, 472 (1948).

Schenk, S. G., and M. Seldowitz: Sinobronchitis in children. Amer. J. Röntgenol. 67, 240 (1952).

Schieferdecker, M.: Histologie der Schleimhaut der Nase. Handb. der Laryngol. Heymann, Bd. 3. Wien: Hölder 1900.

Schlander, E., u. F. Neuberger: Die Behinderung der Nasenatmung und ihre Ursachen im Säuglings- und Kindesalter. Mschr. Ohrenheilk. 89, 191 (1955).

Schmid, F.: Objektive Schädelmessung. Fortschr. Med. 80, 385 u. 433 (1962).

—, u. G. Trübestein: Die Sinobronchitis. Therapiewoche 1963, 725.

—, u. E. W. Voelckel: Biologische Daten zur Entwicklung der Nebenhöhlen im Kindesalter. Mschr. Kinderheilk. 105, 367 (1957).

SCHMID, F., u. G. WEBER: Röntgendiagnostik im Kindesalter. München: J. F. Bergmann 1955.

SCHÖNBERG, H.: Zur Frage der Nebenhöhlen-affektion beim Säugling. Arch. Kinderheilk. 107, 216 (1936).

SCHUBERT, K.: Arch. Ohr.-, Nas.- u. Kehlh.-Heilk. 167, 358 (1955).

SCHWARZ, M.: Die Schleimhäute des Ohres und der Luftwege. Berlin-Göttingen-Heidelberg: J. Springer 1949.

— Über die Einwirkung kieferorthopädischer Geräte auf die Nasenhöhle. Fortschr. Kieferorthop. 15, 248 (1954).
Symptome und Diagnose der Hals-, Nasen-, Ohrenkrankheiten. Stuttgart: Thieme Verlag 1956.

—, u. P. E. BECKER: Anomalien, Mißbildungen und Krankheiten der Ohren, der Nase und des Halses. In: Humangenetik. Ein kurzes Handbuch. Bd. IV. Stuttgart: G. Thieme 1964.

SCHWECKENDIECK, W., u. F. TAMBA: Die Nebenhöhlen bei Spaltträgern. H.N.O.-Wegw. 11, 72 (1963).

SCOTT, J. H.: The growth of the nasal cavities. Act. oto-laryng. (Stockh.) 50, 215 (1959).

SCOTT, R. B.: Epistaxis in allergic children. Ann. Allergy 18, 728 (1960); ref. Zbl. Hals-, Nas.- u. Ohrenheilk. 70, 128 (1961).

SEIFERTH, L. B.: Die Unfallverletzungen der Nase, der Nasennebenhöhlen und der Basis der vorderen Schädelgrube. Arch. Ohr.-, Nas.- u. Kehlk.-Heilk. 165, 1 (1954).

SERCER, A.: Über die Beeinflussung der Bronchien von der Nase aus. Arch. Ohr.-, Nas.- u. Kehlk.-Heilk. 161, 264 (1952).

SHAMBAUGH, G. E.: Allergy in otology. Trans. Amer. Acad. Ophthal. Otolaryng. 59, 638 (1955).

SHERMAN, W. B.: Allergy: General and local manifestations. In: Otolaryngology Bd. 5. Hagertown. : W. F. Prior and Co. 1958.

SOKOLOV, N. J.: Die operative Behandlung angeborener Encephalocelen zwischen Stirn- und Siebbein. Vestn. Oto-rino-laring. 2, 37—46 (1949); ref. Zbl. Hals-, Nas.- u. Ohrenheilk. 40, 52 (1950).

SONNENSCHEIN, C.: Neue Gesichtspunkte der Ätiologie der Rhinitis atrophicans fötida. Z. Laryng. Rhinol. 14, 450 (1926).

SPROCKHOFF, O.: Die Sinobronchitis des Kindes. Münch. med. Wschr. 1953, 1177.

STEPHAN, U.: Therapie der Mukoviszidosis. Landarzt 39, 1554 (1963).

STEINER: zit. nach TERRACOL.

STOKSTED, P.: Obstructions in the nose and their influence on the pulmonary functions. Acta oto-laryng. (Stockh.) Suppl. 158, 110 (1960).

STRÖMME, O.: Acta oto-laryng. Suppl. (Stockh.) 104, 1 (1952); zit. nach MESSERKLINGER.

STUPKA, W.: The etiology of lateral nasal clefts. Amer. J. Path. 26, 1085—1095 (1950); ref. Zbl. Hals-, Nas.- u. Ohrenheilk. 45, 55 (1952).

— Die Mißbildungen und Anomalien der Nase und des Nasenrachenraumes. Wien: J. Springer. 1938, (Literaturübersicht.)

STÜHMER, A.: Der Lupus und seine Bekämpfung. Verh. Ges. Dtsch. H.N.O.-Ärzte 1939, 3; zit. nach MARX.

SUCHANECK, H.: Z. Ohrenheilk. 22, 1 (1892); zit. nach MESSERKLINGER.

SWAUKER, W. A., and J. E. SHEEHAN: Surgical repair of congenital choanal atresia. Laryngoscope 59, 1320 (1949); ref. Zbl. Hals-, Nas.- u. Ohrenheilk. 42, 55 (1951).

TAILLENS, J. P.: La polypose naso-sinusienne. Pract. oto-rhino-laryng. (Basel) 15, 211 (1953).

— L'ostéomyelite du maxillaire supérieur du nourisson. Pract. oto-rhino-laryng. (Basel) 20, 104 (1958).

TALLEY, D. B.: Familial fibrous dysplasia of the jaws. Oral Surg. 5, 1012 (1952); ref. Zbl. Hals-, Nas.- u. Ohrenheilk. 48, 143 (1953—1954).

TERRACOL, J., et Y. GUERRIER: Les sinusites de l'enfance. Paris: Masson u. Cie 1958.

TIMM, C.: Die Bedeutung chronischer Schleimhautentzündungen von Nase und Nebenhöhlen bei bronchopulmonalen Erkrankungen und Epistaxis. Arch. Ohr.-, Nas.- u. Kehl.-Heilk. 173, 214 (1958).

TONNDORF, E. E.: Über die Entstehung der medianen Nasenfisteln. H.N.O.-Wegw. 4, 33 (1953).

TUNEVALL, G.: Bakterielle Infektionen in der Kindheit. Kinderärztl. Prax. 24, 568 (1956).

UNDRITZ, W.: Bedeutung der Erbfaktoren usw. Arch. Ohr.-, Nas.- u. Kehlk.-Heilk. 119, 270 (1928).

UNGERECHT, K.: Teilweise Verdoppelung der äußeren Nase infolge Mißbildungen. Arch. Ohr.-, Nas.- u. Kehlk.-Heilk. 157, (1951).

UNTERBERGER, S.: Experimentelles über die Funktion der Nasenmuscheln. Z. Hals-, Nas.- u. Ohrenheilk. 31, 479 (1932).

URBAN, N.: Zur Beurteilung röntgenoskopischer Kieferhöhlenverschattungen beim Kinde. Z. Kinderheilk. 78, 104 (1956).

VAJUDRUCH, S. A.: Praktische Anmerkungen über die röntgenologische Charakteristik der cystischen Bildungen der Kiefer. Stomatologiya (Mosk.) 1951, 37; ref. Zbl. Hals-, Nas.- u. Ohrenheilk. 45, 259—260 (1952).

VALLERY-RADOT, P.: 400 cas d'asthme bronchique allergique. Presse méd. 1951, 1697.

VALLESI, R. N.: La struttura delle ghiandole della parte respiratoria della mucosa nasale nelle varie età della vita, con particolare riferimento al compartamento degli elementi mucosi. Arch. ital. Anat. Embriol. 55, 44, 125 (1950).

— Sul comportamento delle ghiandole della mucosa respiratoria nelle varie età della vita. Atti Soc. ital. Anat. [Monit. zool. ital. 58, Suppl. 145 (1950)].

VEENEKLASS, G. M. H.: Sinusitis maxillaris chronica. Helv. paediat. Act. 5, 76 (1950).

VIALETTE, J., et P. CLERC: Allergie rhinopharyngée chez l'efant. Arch. franç. Pédiat. 16, 1349 (1959).

Voelckel, E. W.: Die Entwicklung der Nasennebenhöhlen im Kindesalter. Dissertation Göttingen 1957.

Vogel, K.: Wien. klin. Wschr. 1925 II, 1814; zit. nach Messerklinger.

Vosteen, K. H.: Die spezifischen Infektionen der Nase und der Nasennebenhöhlen. In: Handb. Hals-Nasen-Ohrenheilk. Berendes-Link-Zöllner, Bd. 1. Stuttgart: Georg Thieme 1964. (Literaturverzeichnis.)

Vyslonzil, E.: Über die Entwicklung der Nasennebenhöhlen bei chronischen Otitiden im Kindesalter. Mschr. Ohrenheilk. 89, 11 (1955).

Wagemann, W.: Anatomie, Physiologie und Untersuchungen der Nase und der Nebenhöhlen. In: Hals-, Nasen-, Ohrenheilk. Kurzgef. Handb. Bd. I. Stuttgart: Thieme Verlag 1964 (Literaturverzeichnis).

Walch, Th. E.: The problem of intranasal medication. Ann. Otol. (St. Louis) 49, 875 (1940); zit. nach Messerklinger.

Walker, D. W.: Allergy and recurrent epistaxis in children. Ann. Allergy 17, 872 (1959).

Wallner, K.: Die Bedeutung der Nasennebenhöhlenerkrankungen im Kindesalter. Z. Laryng. Rhinol. 35, 421 (1956).

Wasson, W. W., and H. Waltz: The relationship of sinus disease in children. Radiology 22, 432 (1934).

Weber, H. H.: Die Sinusitis maxillaris und das postsinusitische Lungensyndrom in der Röntgenpraxis. Schweiz. med. Wschr. 81, 207 (1951).

Weder, A.: Diagnostik und Therapie der allergischen und extraallergischen vasomotorischen Rhinopathie. Pract. oto-rhino-laryng. (Basel) Suppl. 24 (1962).

Weickmann, F.: Vikariierende Nebenhöhlenhyperplasie bei hypoplastischen Großhirnprozessen. Fortschr. Röntgenstr. 88, 433 (1958).

Weise, L.: Über die klinische Bedeutung von Nebenhöhlenentzündungen im Kindesalter. Diss. Mainz 1956.

Wesselovski, H. J. S., W. Tiling u. O. Bergmann: Die Sinusitis maxillaris purulenta im Kindesalter. Kinderärztl. Prax. 21, 518 (1953).

Weyers, H.: Neues zur sequestrierenden Zahnkeimentzündung im Säuglingsalter. Kinderärztl. Prax. 19, 82 (1951).

Wilke, J.: Karthagener-Trias. H.N.O.-Wegw. 5, 224 (1955).

Willemot, J.: 420 Fälle von kindl. Sinusitis. Acta oto-rinolaryng. belg. 13, 459 (1959).

Wilson, T. G.: The surgical anatomy of the ear, nose and throat in the newborn. J. Laryng. 69, 229 (1955).

Winkler, E.: Zur Frage der Entstehung und chirurgischen Behandlung von Mißbildungen der Nase. Bruns' Beitr. klin. Chir. 198, 358 (1959).

Wirth, E.: Ist die Rhinitis atrophicans eine infektiöse Erkrankung? Arch. Ohr.-, Nas. u. Kehlk.-Heilk. 121, 161 (1921).

Wirth, F.: Nasenkorrekturen bei Lippen-, Kiefer-Gaumenspalten im Wachstumsalter. Fortschr. Kiefer- u. Gesichtschir. 4, 155 (1958).

Wissler, H., H. Iselin u. A. Räber: Diagnose und Therapie der chron. Sinusitis maxillaris des Kindes. Schweiz. med. Wschr. 1954, 688.

Withalm, A.: Einfluß der Nasenatmung auf die Nebenhöhlenentwicklung. Mschr. Ohrenheilk. 84, 201 (1950).

Wittmaack, H.: Schleimhautkonstitution und Pneumatisation. Arch. Ohr.-, Nas.- u. Kehlk.-Heilk. 132, 261 (1932).

Wrete, M.: Die kongenitalen Mißbildungen. Ihre Ursachen und Prophylaxe. Stockholm: Almqvist & Wiksell 1955.

Wustrow, F.: Das Bild der menschlichen Nasenschleimhaut im Laufe des fetalen und postnatalen Lebens. Arch. Ohr.-, Nas.- u. Kehlk.-Heilk. 173, 131 (1958).

— Die Funktionsentwicklung der menschlichen Nasenschleimhaut. Z. Laryng. Rhinol. 38, 689 (1959).

Zadarova, T. D.: Die pathohistologischen Schleimhautveränderungen der Nase und ihrer Nebenhöhlen bei Grippe im Frühkindesalter. Vestn. Oto-rino-laring. 1953, 23.

Zange, J.: Operationen im Bereich der Nase und ihrer Nebenhöhlen. In: Ophthalmologische Operationslehre, herausg. v. R. Thiel. Leipzig: G. Thieme 1950.

Zaritzky, L. A.: Über Altersveränderungen der Schleimdrüsen und des kavernösen Gewebes der Nase. Mschr. Ohrenheilk. 70, 1057 (1936).

Zechner, G.: Zum Wegenerschen Granulom. Mschr. Ohrenheilk. 97, 196 (1963).

Zwillinger, J.: Die Lymphbahnen des oberen Nasenabschnittes, Arch. Laryng. Rhin. (Berl.) 26, 66 (1912).

Die Erkrankungen des Rachens und des lymphatischen Rachenringes

Von G. Erdmann, Mainz

Wohl kein anderes Organ des kindlichen Körpers unterliegt derart häufig und wiederholt entzündlichen Veränderungen wie der lymphatische Rachenring, den wir in seiner exponierten Lage an der Kreuzung des Luft- und Speiseweges *auch vom klinischen Standpunkt morphologisch und funktionell als Einheit* betrachten. Er ist nicht nur Sitz *selbständiger Erkrankungen*, die wegen ihrer Verschiedenartigkeit und ihrer Auswirkungen auf den Gesamtorganismus große praktische Bedeutung für die Pädiatrie besitzen, sondern beteiligt sich auch an einer Vielzahl von *Infektionskrankheiten* (Masern, Röteln, Diphtherie, Scharlach, Influenza, Poliomyelitis, Tuberkulose, Pockenschutzimpfung seien nur als wichtige Beispiele hier angeführt) sowie bei manchen *Blutkrankheiten* (Granulocytopenie, Agranulocytose, Leukämie). Daß Tumorwachstum in diesem Gebiet stattfinden kann, sei in diesem Zusammenhang der Vollständigkeit wegen erwähnt.

Der Rachenraum bietet dem Arzt den bemerkenswerten Vorteil einer gründlichen Untersuchungsmöglichkeit durch *Inspektion* und *Palpation*. Wird ein Kind wegen krankhafter Erscheinungen oder vorbeugend zu einer Untersuchung vorgestellt, dann gehört die *eingehende Racheninspektion* neben der *Palpation* der Halsgegend zu denjenigen Untersuchungsmethoden, die für die Beurteilung seines Gesundheitszustandes unumgänglich und absolut notwendig sind. Gründliche Kenntnisse über Anatomie, Topographie und Physiologie des lymphatischen Rachenrings im Wandel der Kindheit gelten daher als selbstverständliche Voraussetzung für ärztliches Handeln.

Anatomie, Morphologie und Topographie

Der *lymphatische Rachenring* (Waldeyer) setzt sich aus der *Rachentonsille* am Dach des Epipharynx, den beiden *Gaumentonsillen* zwischen vorderem und hinterem Gaumenbogen, der *Zungentonsille* am Zungengrund und der *Tubentonsille* an der Eustachischen Ohrtrompete zusammen. Ferner gehört das in die Schleimhaut des Nasenrachenraums mehr oder weniger *diffus eingestreute lymphatische Gewebe*, das besonders bei entzündlichen Veränderungen an der Rachenhinterwand in Form kleiner *lymphatischer Knötchen (Granula)* und seitlicher Falten (Plicae salpingopharyngeae) mit bloßem Auge erkennbar wird, als integrierender Bestandteil hinzu.

Aus erklärlichen Gründen standen von jeher ganz besonders die Gaumentonsillen, nächst ihnen die Rachentonsille, im Blickpunkt des allgemeinen Interesses, und zwar nicht allein wegen der Organgröße, die weitgehend mit der Ausprägung des lymphatischen Gewebes parallel geht, sondern wegen ihrer klinischen Bedeutung, der Sichtbarkeit für den Untersucher und nicht zuletzt auch wegen der Zugänglichkeit für den Operateur. So stützen sich denn auch unsere Kenntnisse über Organaufbau, Pathoanatomie, Physiologie und Involutionsprozesse des lymphatischen Gewebes weitgehend auf die experimentell, klinisch und morphologisch genau studierten Verhältnisse der Gaumentonsille, die die größte, von einer zusammenhängenden Bindegewebshülle umgebene, organartige lymphoepitheliale Zusammenballung im Rahmen des lymphatischen Rachenrings bildet.

Die Tonsillen werden bereits frühzeitig im intrauterinen Leben angelegt. Nach Losanow beginnt die *embryonale Entwicklung* der Gaumentonsillen mit epithelialen Faltungen, die zu Anfang des 3. Schwangerschaftsmonats in die Tiefe des jungen Mesenchyms vordringen. Glaubte man ursprünglich, der epitheliale Anteil stamme von der 2. Schlundtasche (Hammar), so gilt heute die Kingsburysche Theorie der „Entwicklung der Gaumentonsillen durch negative Wachstumsspannung", der auch Zimmermann zustimmt, für

wahrscheinlicher. Nach JOLLY und PARKINSON
bildet sich der epitheliale Anteil des Embryos vor
dem lymphatischen. Lymphocyten stellen sich
im Mesenchym unter dem Tonsillenepithel schon
im 3. Embryonalmonat (MINEAR), nach CATANIA
erst im 5. ein, um dann der Organogenese das
eigentliche Gepräge zu verleihen, indem die
lymphoepitheliale Symbiose, ausgehend vom
distalen Kryptenanteil, durch weitere Gewebs-
differenzierung zur Vielfalt des Grundelements
„Krypto-Lymphon" (FIORETTI), (vgl. Abb. 150,
S. 284), zur Tonsilla palatina, hinführt. Die
charakteristische Einstülpung der Tonsillenkryp-
ten setzt nach LOSANOW sowie MINEAR, AREY u.a.
im 4. Embryonalmonat ein.

Sorgfältige morphologische Untersuchungen
hat FIORETTI an Gaumentonsillen menschlicher
Feten (vom 3. bis 9. Monat) durchgeführt. Beginnend im 7., vollendet im 9. Fetalmonat sind
zunächst lediglich primäre Lymphknötchen nachzuweisen, die in ihrer einfachsten Form aus
Lymphocyten verschiedener Größe bestehen
und lockere Beziehungen zu Reticulumzellen
und angrenzendem Epithel besitzen. Während
demnach die primären Lymphknötchen in
typischer Ausprägung durchaus schon gegen
Ende der Fetalperiode integrierender *Bestandteil der Tonsillen* sind, lassen sie sich in den
Lymphknoten des Körpers erst nach der Geburt feststellen. Die *sekundären Lymphknötchen*,
die sich in den verschiedenen Organen durch
Besonderheiten auszeichnen, zeigen etwas
komplizertere Bauart. Sie weisen vor allem das
„helle Zentrum" (Keimzentrum) auf, welches
vorwiegend aus Zellen mit reichlich Cytoplasma besteht; ihre Bildung verdanken sie
offenbar Einflüssen des extrauterinen Lebens
(vgl. GLIMSTEDT). Ferner gibt es noch *tertiäre*
Lymphknötchen (EHRICH nennt sie pseudo-
sekundäre), die besonders häufig im Falle einer
entzündlichen Hypertrophie der Tonsillen in
Erscheinung treten und sich durch ihre Größe
auszeichnen. Im übrigen sind sie von einem
Kranz kleinerer primärer und sekundärer
Knötchen umgeben, bilden also offensichtlich
eine luxurierende Gewebsformation, die mit
einem Zustand der Reizung oder gesteigerten
Tätigkeit der Tonsillen in Verbindung zu
bringen wäre.

Mit den *Veränderungen der Gaumentonsillen*
in den verschiedenen Lebensabschnitten einschließlich der bereits im jugendlichen Alter
beginnenden *Involutionsprozesse* haben sich
erstmalig BERGGREN und HELLMAN näher befaßt. Die *physiologische Entwicklung* der Ton-

sillen geht derjenigen des übrigen lymphatischen
Apparates in etwa parallel, ungefähr bis zur
Pubertät. Nach einem gewissen Stillstand be-
ginnt die allmähliche Rückbildung, zunächst
an der Rachenmandel, dann an Gaumen- und
Zungentonsillen.

Die *Größe der Gaumenmandeln*, die bei der
Racheninspektion   annähernd   abgeschätzt
werden kann, zeigt beträchtliche individuelle
Schwankungsmöglichkeiten.   Die   Mandeln
liegen neben dem Zungengrund in einer Bucht
(Recessus tonsillaris), die ihre Begrenzung durch
die caudalwärts divergierenden vorderen und
hinteren Gaumenbögen erhält und je nach Aus-
dehnung der Tonsillen verschiedenes Ausmaß
zeigen kann. Der neugeborene Säugling besitzt
winzige Tonsillen, die erst in den nächsten
Lebensmonaten wachsen müssen, um bei der
Racheninspektion   überhaupt   sichtbar   zu
werden. Während der ersten Lebensjahre beobachten wir ein *rasches Größenwachstum* der
Tonsillen (auch an der versteckt liegenden
Rachentonsille findet dieses frühzeitig statt).
Im allgemeinen wird zwischen dem 6. und 10.
Lebensjahr ein gewisser *Höhepunkt* erreicht.
Eine überschießende Wucherung im Sinne der
Hyperplasie (vgl. S. 309) führt an der Rachentonsille zu adenoiden Vegetationen, kann freilich auch an den beiden Gaumentonsillen
groteskes Ausmaß erreichen. Solche Vorgänge
stellen sich nicht nur im Zusammenhang mit
absolvierten Infektionen des lymphoepithelia-
len Gewebes ein, sondern auch auf Grund einer
von Kind zu Kind variierenden Ausdehnung
des lymphatischen Gewebes. Deshalb fällt auch
die Aussage darüber, welche Größe einer Tonsille normal oder noch normal sei, bzw. wann
eine Hyperplasie oder entzündlich entstandene
Hypertrophie des Organes vorliegt, dem objektiven Untersucher so schwer. Neben dem
Lebensalter ist auch der *Ernährungszustand*
von Bedeutung. Schwerwiegende Gedeih-
störungen, zehrende chronische Infektionen
oder exogen bedingte Unterernährung können
wohl eine vorzeitige Rückbildung des lymphatischen Gewebes herbeiführen.

Üblicherweise sind die Gaumenmandeln
beiderseits so groß wie eine *Haselnuß*, bei
stärkerer Ausprägung des lymphatischen
Gewebes wird nicht selten die *Größe einer
Mandel*, der das Gebilde den Namen verdankt, erreicht. Normale Gaumenmandeln
überragen die freien Gaumenbögenränder nur

wenig oder überhaupt nicht, so daß diese Anhangsgebilde des Rachens am ehesten bei Auslösung des *Würgereizes* der direkten *Besichtigung* zugänglich werden. Ist schon bei freiwillig geöffnetem Rachen eine deutliche Vorwölbung der Mandeln über die Gaumenbögen hinaus zu konstatieren, dann halten wir sie für *vergrößert*. Die *übliche Registrierung* der durch Racheninspektion gewonnenen *Befunde* (beispielsweise vergrößerte, stark vergrößerte Tonsillen, sich in der Rachenmitte treffend, zerklüftet, chronisch entzündlich verändert, hypertroph) entsprechen der visuellen Erfassung durch eine Art Momentaufnahme, keineswegs aber einer sachgemäßen Dokumentation der Größe und Form. Eine solche wäre theoretisch durch systematische Photogramme des Rachenraums zwar möglich, doch allein schon zu kostspielig und für praktische Belange absolut ungeeignet. Diese *kritischen Bemerkungen* über die einfachsten Untersuchungsbefunde werfen vielleicht ein beachtenswertes Licht auf die Unsicherheit und Ungenauigkeit sowie subjektive Färbung der *Befunderhebung* im Gebiet des Rachenraums.

Auch der *Grad ihrer Vorwölbung* in die Mundhöhle ist *kein direktes Maß* für die Größe der Gaumenmandeln. Nicht zuletzt ergibt sich diese Feststellung aus der oft mehr oder weniger versteckten Lage der Tonsillen im Sinus tonsillaris. Es hängt u. a. auch mit von den topographischen Gegebenheiten ab, ob einmal eine Gaumentonsille zwar tiefer liegt, aber nach außen hin bei der Racheninspektion verborgen bleibt, oder umgekehrt. Diese Feststellung ist gleichzeitig von Belang für die Frage, inwieweit Tonsillen bei teilweise verborgener Oberfläche als krankhaft verändert zu bezeichnen sind. Zwanglos läßt sich daraus die *Forderung* nach einer *besonders umsichtigen und umfassenden klinischen Diagnostik* ableiten.

Neben der Urteilsbildung über die Größe der Mandeln ist die Prüfung ihrer *Konsistenz*, die mit Spateldruck auf das Organ geschieht, sehr wichtig. Gesunde Gaumenmandeln sind ausgesprochen *weich*. Das gleiche gilt jedoch auch für den Fall der Hyperplasie. Sie werden jedoch etwas *derber*, wenn rezidivierende Entzündungen oder die rückläufige Involution des lymphatischen Gewebes in zunehmendem Alter zu Vernarbung oder Bindegewebsvermehrung führen. Entzündet sich das Tonsillengewebe,

dann ändert sich die Konsistenz ebenfalls in wechselndem Ausmaß.

Wenn wir uns über das *Aussehen der Tonsillen* vergewissern, dann interessieren neben der Größe *Abweichungen von der normalen Form* und *Lage* sowie die *Beschaffenheit* des *Schleimhautüberzugs* (Färbung, Kontinuität, Lacunen, Ulcerationen, Beläge). Aus den oberflächlichen Veränderungen kann der Erfahrene auch auf in der Tiefe vor sich gehende Alterationen des lymphatischen Gewebes schließen.

Soweit sie nicht von den punkt- oder schlitzförmigen Kryptenöffnungen unterbrochen ist, wirkt normalerweise die *Schleimhaut der Tonsillen* glatt, hinsichtlich ihrer Färbung ähnlich der sonstigen Mundschleimhaut. Erscheint sie glasig, ödematös, oder zeigt sie polsterartige Verdickungen, sticht ihre Farbe durch intensivere Rötung von der umgebenden Mundschleimhaut deutlich ab, dann vermuten wir eine Entzündung der Mandeln. Blasse, wie von Zuckerguß überzogene Tonsillen lassen auf abgeklungene rezidivierende Entzündungen schließen.

Nicht immer sind selbstverständlich die gesamte Oberfläche der Tonsillen und die benachbarte Schleimhaut überblickbar. Nach vorn verdecken die Schleimhautfalten der Gaumenbögen das Organ, die Inspektion der Rückseite ist durch die Form der Tonsille allein schon erschwert. Am ehesten gewinnt der Untersucher eine *Übersicht* über die Tonsille, wenn das Kind *bei einer forcierten Racheninspektion* mit stärkerem Herabdrücken des Zungengrundes infolge des ausgelösten *Würgereizes* die Tonsillen aus ihrer topographischen Situation luxiert. Daß neben der Oberfläche der Mandeln auch diejenige der Gaumenbögen und der gesamten Rachenschleimhaut schon des Vergleichs wegen interessiert, versteht sich von selbst. Besonders beim Würgevorgang sind Lage und Lageveränderungen des *oberen Pols der Mandeln* zu vermerken, um einen Eindruck über Hypertrophie, Verdrängung, Fixierung, symmetrisches oder asymmetrisches Verhalten zu gewinnen. Ragen die Mandeln abnorm frei in den Rachenraum hinein, dann sind Atemstörungen beim Liegen zu befürchten.

Topographisch wichtig ist ferner eine Beurteilung der *Gaumenbögen*. Während der *vordere* meistens deutlich abgrenzbar ist, bei Entzündungen verdickt und gerötet erscheint, wird der *hintere* nicht selten durch die Tonsille verdeckt. Sichtbar treten die Gaumenbögen besonders bei tonsillektomierten Kindern hervor.

Weniger für die diagnostische Beurteilung, vielmehr im Hinblick auf die Tonsillektomie, nicht zuletzt freilich auch unter Berücksichtigung einer wieder modernen funktionellen Betrachtungsweise des Tonsillenproblems, hat die *Gefäßversorgung* der Tonsillen Bedeutung. In Anbetracht der unterschiedlichen Ausprägung des Organs, besonders der erheblich sich wandelnden Größenverhältnisse im Verlaufe der Kindheit, ist mit wechselndem Blutbedarf der Tonsillen zu rechnen.

Die *Arterien* der Tonsille nehmen als Rami tonsillares am häufigsten unmittelbar von der A. carotis externa ihren Ausgang, nur gelegentlich kommen sie aus der A. palatina ascendens. Eckert-Möbius hat darauf hingewiesen, daß die Tonsillen aber auch aus anderen Ästen der A. carotis externa ihre Blutversorgung erhalten können. Üblicherweise führen mehrere Arterienäste aus diesem Versorgungsbereich den Mandeln das benötigte Blut zu, doch kann auch nur ein größerer Ast diese Aufgabe übernehmen. Praktische Bedeutung gewinnt die Kenntnis des arteriellen Blutzustroms, wenn es gilt, dem Auftreten stärkerer Nachblutungen nach Tonsillektomie zu begegnen. Selbstverständlich hängt die Durchblutung auch von eventuell vorliegenden entzündlichen Veränderungen im Tonsillenbereich ab.

Ein *Venengeflecht* umfaßt, den Blutabfluß aus den Tonsillen sichernd, das Organ. Es steht mit dem Plexus venosus des Pharynx in Kommunikation, welcher seinerseits Verbindungen zu den Schwellkörpern der unteren Nasenmuschel und den Venenplexus der Gaumensegel aufweist. Das venöse Blut aus den Tonsillen fließt zur V. jugularis interna bzw. zur V. facialis communis anterior und posterior. Nebenverbindungen führen über den Plexus venosus pharyngicus. Bei der großen Ausdehnung der venösen Plexus ist es immerhin erstaunlich, daß es durchschnittlich nur ganz selten anläßlich der Tonsillektomie zu heftigeren Blutungen kommt, und dies um so mehr, als nach Lage der Dinge eine Kompression des Wundbettes nicht üblich ist. Ebenso ist die Seltenheit einer tonsillogenen Sepsis nach diesem Eingriff bemerkenswert.

Sehr wichtig für die entzündlichen Erkrankungen der Tonsillen und des Rachens sind schließlich die *Lymphgefäße.* Die *Ableitung der Tonsillenlymphe* und der *Verlauf der Lymphbahnen* erfordert nicht allein aus anatomischen Gründen, sondern speziell wegen der Leistungen des lymphatischen Gewebes auch für die Pathophysiologie des Rachenraumes gebührende Beachtung (s. S. 283). Schließlich erstreckt sich ja auch die Diagnose offensichtlicher oder versteckter krankhafter Prozesse im Rachenraum auf die Beschaffenheit der *zugehörigen Lymphknoten,* deren Topik vom Verlauf des Lymphstromes direkt abhängt. Mit einschlägigen Beobachtungen hatte bereits Czerny beim Studium der exsudativen Diathese aufgewartet.

Die abführenden Lymphgefäße der Gaumenmandeln durchdringen an mehreren Stellen die Muskulatur und Fascie des Sinus tonsillaris, gelangen — zunächst im Spatium parapharyngicum verschiedene filternde Lymphknotengruppen passierend — zur V. jugularis interna hin, im sog. „Venenwinkel" (von der V. jugularis interna und der V. facialis communis gebildet) im Falle der Entzündung Lymphknotenschwellung veranlassend, die in der Gegend des Kieferwinkels an der Kreuzung des M. digastricus mit dem vorderen Rand des M. sternocleidomastoideus der Palpation zugänglich ist. Diese sehr charakteristische *Lymphadenitis colli* bildet in Verbindung mit dem Lokalbefund an den Tonsillen einen wichtigen *Hinweis* auf eine Erkrankung in jenem Wetterwinkel des Rachenraums. Auf dem Wege über diese erste Lymphknotenstation gelangt die Lymphe zu den Lymphknotengruppen, die sich längs der V. jugularis communis befinden, und mündet schließlich in die V. subclavia ein. Leiber unterscheidet, was in diesem Zusammenhang hervorzuheben ist, neben den regionären Lymphknoten solche in verschiedenen Abwehrstationen (bis hin zur 2. und 3.) vor dem Einmündungsgefäß Ductus thoracicus. Für den Bereich des Pharynx und der Gaumentonsillen sind demnach vor allen Dingen die am Hals und Nacken befindlichen zuständig (Lymphonoduli cervicales superficiales craniales und caudales bzw. profundi), letztere die 2. Abwehrstation im besprochenen Abflußgebiet darstellend.

Die Lymphgefäße der *hinteren Rachenwand* und der *Rachenmandel* führen über die Zwischenstation der Lymphonoduli pharyngeales, welche durch vielfältige Anastomosen mit den Lymphonoduli cervicales profundi in Verbindung stehen, in die Tiefe weiter. Entzündungen in diesem Quellgebiet geben zur fühlbaren Schwellung der am hinteren Kopfnickermuskelrand gelegenen *Nackenlymphknoten* Anlaß, welche aufschlußreich für die Erkennung der so verborgenen entzündlichen Veränderungen im Epipharynx sind.

Eine *zentrifugale Lymphströmung,* etwa von der Nasenrachenschleimhaut zur Tonsille hin, um die lange Zeit im Hinblick auf funktionelle Überlegungen gestritten wurde (Schönemann, Taillens), wird auf Grund anatomischer Untersuchungen abgelehnt (Schlemmer, Drabe, [1954], Naumann [1954/55]). Der Lymphabfluß erfolgt ausschließlich zentripetal. Auch die Lymphbahnen der Tonsillen beginnen wie in der Haut und den übrigen Schleimhäuten blind und zeigen keinerlei offene Kommunikation gegen Kryptenlumen oder Rachen hin.

Die Lymphwege bilden im Verein mit den sehr reaktiven zugehörigen Lymphknoten von Sicherungen unterbrochene Abflußbahnen, die im Falle einer Entzündung im Quellgebiet (diagnostisch bedeutsam) Alarm geben; außerdem aber, wie schon die Bezeichnung „Abwehrstationen" andeutet, werden an Ort und Stelle in den Lymphknoten nach neueren Erkenntnissen (FAGRAEUS; EHRICH) eingeschwemmte Antigene verarbeitet, um dem Organismus eine durchaus erwünschte Immunitätssituation zu verschaffen. Aus diesem Gesichtswinkel betrachtet, wird eine reaktive Lymphadenitis nicht allein als eine Komplikation aufzufassen sein, sondern wegen der parallel gehenden immunologischen Leistungen besonderes Interesse verdienen. Daß im Falle *eitriger Einschmelzung einer Lymphadenitis* durch Punktion ein weiterer diagnostischer Weg für die Erregersuche sich eröffnet, der seinerseits auch wiederum für die Therapie genutzt werden kann (Prüfung der isolierten Keime auf Empfindlichkeit gegen Antibiotica), sei nicht versäumt zu erwähnen.

Die Versorgung des Rachengebietes mit *sensiblen Nerven* geschieht für den Hauptteil der Gaumenmandel durch die Rami tonsillares des N. glossopharyngicus, ferner durch den N. palatinus medius aus dem Ganglion sphenopalatinum und die Rami isthmi faucium des N. lingualis, letztere speziell für den hinteren Teil des Rachens und die vorderen Gaumenbögen. Der sympathisch-parasympathischen Innervation dient der Plexus pharyngicus.

Die Funktionen des lymphatischen Rachenrings (mit besonderer Berücksichtigung der Gaumenmandeln)

Seit vielen Jahrzehnten wurde unter dem teleologischen Gesichtspunkt, daß die an der wichtigen Kreuzungsstelle zwischen Luft- und Speiseweg gelegenen lymphatischen Organe des Rachenrings gleichsam von der Natur in Vorhutstellung eingesetzt seien, über ihre physiologische Bedeutung nachgedacht. Die organhafte Zusammenballung speziellen Gewebes ließ zunächst in den Tonsillen eine Art Drüsen mit Beteiligung an der Speichelproduktion vermuten. Daß die verschiedenen Anteile des lymphatischen Rachenrings nicht nur einen an besonders exponierter Stelle lokalisierten Verband bilden, sondern in ihrem histologischen Bauplan (lymphoepitheliale Symbiose mit Kennzeichen der Krypto-Lymphonbildung (nach FIORETTI, Abb. 150) Übereinstimmung zeigen, läßt auf funktionelle Gleichschaltung schließen. Dafür spricht neben phylogenetischen Tatsachen vor allem die nach Tonsillektomie gelegentlich eintretende kompensatorische Hyperplasie der Zungentonsille oder der disseminierten lymphatischen Gewebselemente in der Schleimhaut der Rachenhinterwand (Pharyngitis tonsillopriva Pollatschek). Dieser Sachverhalt weckt Verständnis für die cum grano salis erfolgende Übertragung der an der Gaumentonsille gewonnenen physiologischen Forschungsergebnisse auf die Verhältnisse des gesamten lymphatischen Rachenrings.

Die Ansichten über die physiologische Bedeutung des lymphatischen Rachenrings und insbesondere der Gaumentonsillen, die das Hauptstudienobjekt für die funktionelle Betrachtungsweise darstellten, waren im Laufe der Zeit starken Wandlungen unterworfen.

1882 stellte STÖHR unter dem Eindruck des von ihm beobachteten aktiven Lymphocytenflusses aus der Tiefe des Tonsillengewebes in Richtung Krypten- und Rachenoberfläche seine „Durchwanderungstheorie" auf. Da Lymphocyten keine Eigenbewegung besitzen, lehnten BRIEGER und GOERKE einen aktiven transepithelialen Lymphocytenfluß ab, sie erklärten die Stöhrschen Befunde der Lymphocytenbewegung mit einer passiven Lymphströmung in Richtung Pharynxlumen (*„Durchströmungstheorie"*).

Ausgehend von diesen Studien, die zur Annahme einer — wie wir jetzt wissen — verkehrten Lymphstromrichtung beitrugen, entwickelten BRIEGER und GOERKE Gedankengänge, die schließlich in die Hypothese von der Infektionsabwehr (*„Abwehrtheorie"* von GOERKE) einmündeten. Der irrig angenommene zentrifugale Lymphstrom sollte nach diesen Vorstellungen die Tonsillen in die Lage versetzen, sich gegen das Eindringen von Mikroorganismen in die Tiefe des Gewebes zu schützen.

Wegen der vorhandenen Spalten des Kryptenepithels war freilich auch eine Durchlässigkeit in entgegengesetzter Richtung denkbar. Ebenso könnten ja auch Mikroben diese Spalten im Epithel als Eintrittspforte benutzen. Diesen Gedankengang verfolgte SCHÖNEMANN mit seiner Hypothese der „offenen Tür" oder *„Infektionstheorie"*. Neuerdings hat sich NAUMANN mit der Frage einer aktiven Resorption von Substanzen aus Mundhöhle oder Krypten der Tonsille befaßt, die er unter physiologischen Bedingungen ablehnt, während er im Bereich des retikulierten Epithels der Krypten deutliche Diffusionserscheinungen feststellen konnte. Ein aktives Eindringen von Mikroorganismen in dieser Region des Kryptenepithels hält Naumann für möglich.

Später gerät in den Mittelpunkt des Interesses für funktionelle Betrachtungsweise das „helle Zentrum", von Flemming als „Keimzentrum" bezeichnet, weil er in ihm das Zentrum der Lymphocytenproduktion zu erkennen vermeinte. Wir wiesen bereits darauf hin (s. S. 280), daß „Keimzentren" erst im extrauterinen Leben auftreten und als morphologischer Ausdruck für

auch in weiteren Nomenklaturen verschiedener Pathologen ihren Niederschlag fand (Heibergs „Leistungsmittelpunkte", Dietrichs „Funktionszentren", Wetzels „Abwehrherde" und von Albertinis „Giftschutzzentren"). Im Rahmen der erfolgreichen Studien über die im lymphatischen Gewebe stattfindende Antikörperbildung (zunächst für die Milz wegen der reichlichen Plasmazellen bei Infektionen von Hübschmann postuliert, später speziell für die Lymphknoten von Fagraeus, Bjørneboe, Ehrich erwiesen, weitere Zusammenhänge s.

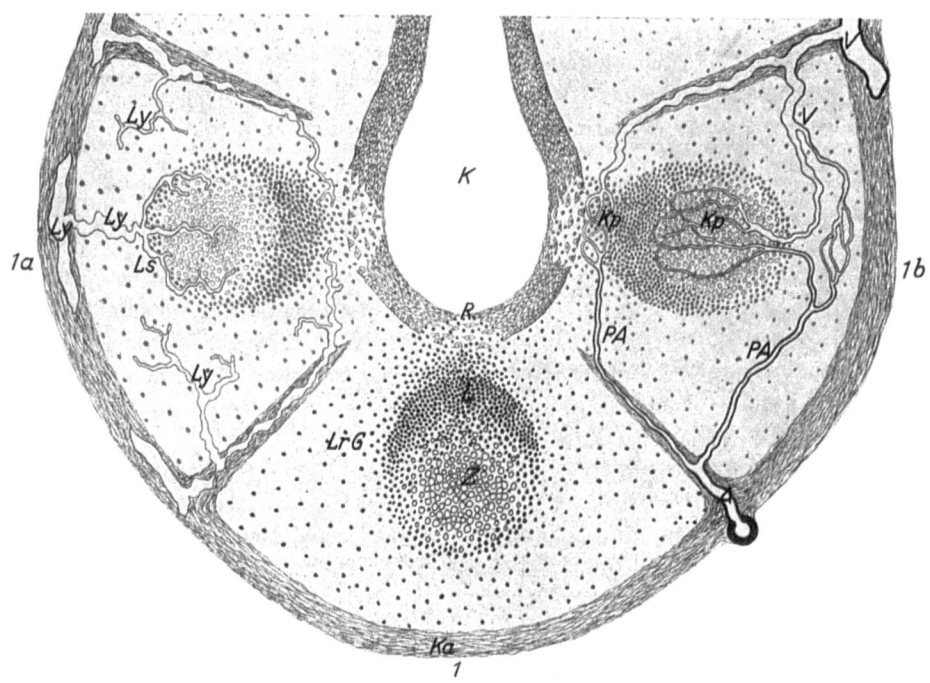

Abb. 150. Schematische Darstellung des Tonsillenaufbaues mit „Krypto-Lymphon" (nach Fioretti 1961): *1* Krypto-Lymphon mit Retikulierungszone (*R*) des Kryptenepithels, Sekundärfollikel mit hellem Follikelzentrum (*Z*) und kappenförmiger Lymphocytenschale (*L*) sowie interfollikulärem lymphoretikulären Gewebe (*LrG*). *1a* Krypto-Lymphon mit Lymphgefäßversorgung: perinodulärer Lymphsinus (*LS*), abführende Lymphbahnen (*Ly*). *1b* Krypto-Lymphon mit Blutgefäßversorgung: Kapsel- und Septumarterien (*A*), Parenchymarterien (*PA*) mit reichlicherem Capillarnetz (*Kp*) im Bereich der Retikulierungszone und der Follikelzentren, abführende Septum- und Kapselvenen (*V*). *K* Kryptenlichtung mit Kryptenepithel; *Ka* Tonsillenkapsel mit blattförmig abgehenden Septen. Gez. S. Blümcke. (Aus Seifert)

eine reaktive *Gewebsalteration nach Umwelteinflüssen* in den sekundären Lymphknötchen gewertet werden. Hellman lehnte 1921 eine Bedeutung der regen Kernteilungstätigkeit für die von Flemming angenommene Lymphocytenbildung in den sog. „Keimzentren" ab und erklärte sie mit einer proliferativen *Reaktion auf toxische Reize*, wählte im Hinblick auf die vermutete Bildung von Antikörpern in diesen Zentren die Bezeichnung „Reaktionszentren" und förderte damit eine funktionelle Betrachtungsweise, die

Erdmann, 1963) wurden während der letzten Jahre einschlägige Untersuchungen auch auf die Gaumentonsillen ausgedehnt. Schürmann wies Antikörper gegen Streptokokken in kindlichem Tonsillengewebe nach (nicht dagegen bei Erwachsenen), Caligaris fand den Antikörpergehalt hypertrophischer und chronisch entzündeter Tonsillen am höchsten in der Pubertät, relativ niedrig bei Kindern im 1. Lebensjahrzehnt. Drabes Kaninchenversuche zeigten nach Immunisierung zwar in der Milz den höchsten Antikörpergehalt, doch verhielt sich die Tonsille wie die übrigen lymphatischen Organe, so daß auch dort Antikörperproduktion angenommen werden könne. Ebenso hält NAUMANN (1957) neben anderen Tonsillenfunktionen eine immunisatorische Tätigkeit für möglich.

Inwieweit freilich normalerweise oder im Rahmen entzündlicher Erkrankungen des Rachenrings bei Kindern die *Tonsillen* (und der gesamte Rachenring) *durch immunologische Leistungen* einen effektiven *Schutz* vermitteln oder aber nach immer wieder hereinbrechenden Infektionen (etwa mit der Vielzahl der möglichen Viren sowie den 40—60 vorhandenen Streptokokkentypen!) *überfordert*, krankhaft verändert oder *zur Bildung abwegiger Reaktionsprodukte stimuliert* werden, die für die Fokalinfektion Bedeutung gewinnen könnten, bleibt zu klären weiteren Forschungen vorbehalten.

Zweifellos besitzt das lymphatische Gewebe des Rachenrings einen *regen Stoffwechsel*. So weist nach den Untersuchungen LÜSCHERs mit der Warburg-Methode die Gaumentonsille (ebenso wie die Rachentonsille) eine erhebliche *Atmung*, zugleich auch bedeutende *Glykolyse* (Gärung) auf. Das Verhältnis von Gärung zu Atmung ist dabei größer als bei allen anderen normalen Geweben! Homogenate von Tonsillengewebe (histologisch: chronische hyperplastische Tonsillitis bei allen 10 Fällen), im Vergleich mit unterschiedlich erkrankten Lymphknoten untersucht (LÖFFLER, LENNERT u. a.), zeigten recht einheitlich dergleichen lebhaften Metabolismus, wurden jedoch u. a. von Lymphknotengewebe bei Lymphogranulomatose darin übertroffen. Einen sicheren Crabtree-Effekt (verminderte Atmung bei Anwesenheit von Glucose) zeigte keine der 10 Tonsillen.

Ferner wissen wir seit EIGLERs biochemischen Analysen, daß im Tonsillengewebe *Lipasen, Labferment* und *Diastase* vorkommen. Nach Tonsillektomie war eine Verminderung der diastatischen Wirkung des Speichels zu konstatieren. Mit dem möglichen Einfluß der Tonsillen auf die Kohlenhydratspaltung hat sich später MICHEL befaßt. Untersuchungen über Amylase- und Arginase-Aktivität sowie über proteolytische Fermente haben MARINELLI und PONTECORVO durchgeführt. Der Phosphatasegehalt der Tonsillen wurde von MARINELLI und VESCIA bestimmt.

Recht ausgedehnt ist das Schrifttum über mehr oder weniger fragliche *endokrine Funktionen* der Tonsillen. So wurden Beziehungen zwischen Gaumenmandel einerseits und Schilddrüse, Thymus, Keimdrüsen, Bauchspeicheldrüse und Nebennieren andererseits teils experimentell, teils klinisch, oft in sehr spekulativer Weise nachgewiesen oder für wahrscheinlich angesehen. Der an diesen Problemen interessierte sei auf die einschlägige Übersicht von FIORETTI hingewiesen. Zusammenfassend wäre zur Frage einer endokrinen Leistung festzustellen, sie hätte eigentlich — soweit sie von Belang wäre — nach den außerordentlich häufigen Tonsillektomien in irgendeiner Weise als Mangelerscheinung auffallen müssen. Da dies nicht der Fall ist, ja da sogar gelegentlich von einem Aufblühen der Kinder nach dieser Operation berichtet wird, das eher mit der Befreiung von einem chronischen Entzündungsherd als mit einem Defizit eines Wirkstoffes in Verbindung zu bringen wäre, sind wir hinsichtlich der Anerkennung nennenswerter inkretorischer Leistung der Tonsillen sehr skeptisch und zurückhaltend.

Mit Bezug auf die Vossschen Tierversuche, bei denen Kaulquappen durch Verfüttern von Gaumentonsillensubstanz eine Verzögerung ihrer Metamorphose erkennen ließen, sei abschließend doch noch die *Frage der Wachstumshemmung* durch Tonsillengewebe ventiliert, die seinerzeit in dem Postulat eines wachstumshemmenden Hormons gipfelte, obgleich die tausendfältige Erfahrung bei tonsillektomierten Kindern dagegen sprach.

Immerhin war aufgefallen, daß tonsillektomierte Kinder neben beschleunigtem Längen- und Massenwachstum oft raschere Thoraxentfaltung, bei Mädchen beschleunigte Brustentwicklung und Vorverlegung der Menarche erkennen ließen. So führte PELLER statistische Untersuchungen an insgesamt 25000 14—16jährigen Jungen und Mädchen durch, die teils normale oder hypertrophische Mandeln besaßen, teils tonsillektomiert waren. Lagen die Knaben mit hypertrophen Tonsillen gegenüber solchen mit normalen im Wuchs um 6 Monate, im Gewicht um 9—12 Monate zurück, so waren die Unterschiede im Vergleich zu den tonsillektomierten noch erheblicher. Denn die Träger großer Mandeln unterschieden sich von ektomierten Knaben in bezug auf die Körperlänge um 1 Jahr, im Gewicht noch mehr. Die Mädchen zeigten zwar ähnliche Unterschiede im Längenwachstum, weniger deutlich im Gewicht. Zur Deutung seiner Befunde zog PELLER eine wachstumshemmende inkretorische Tonsillenfunktion heran, während MACKE, der später an einem zahlenmäßig kleineren Material Erhebungen anstellte, zwar faßbare Unterschiede bei Trägern normaler bzw. hypertrophischer Mandeln ebenfalls erhielt, doch in der Auslegung der Befunde allgemeine hygienische und soziale Faktoren in Rechnung zog. Von einem wachstumshemmenden Hormon der Tonsillen kann heute nicht mehr die Rede sein.

Die Entzündungen des lymphatischen Rachenrings

Die akuten Entzündungen des Rachenraums (letztlich auch diejenigen mit rezidivierendem Verlauf) vom Standpunkt des Kinderklinikers im Zusammenhang darzustellen, fällt nicht schwer, solange es sich lediglich um die Symptomatologie handelt, die eine gewisse Monotonie aufweist. Schließlich erwirbt jeder praktisch tätige Arzt unterschiedlicher Fachrichtungen wegen der Frequenz, mit der sog. banale Infekte wie Rhinopharyngitis, Pharyngitis und Angina bei Kindern auftreten, grundlegende Kenntnisse mit dem alltäglichen Rüstzeug der Racheninspektion.

Indessen, der Versuch einer systematischen Abhandlung auf diesem Gebiet der Erkrankungen stößt sofort auf erhebliche Schwierigkeiten. Diese beginnen schon damit, daß wir zwar gern den gesamten Rachenring als Einheit betrachten, wohl aber damit zu rechnen haben, daß die einzelnen Abschnitte desselben in verschiedener Ausdehnung und wechselnder Intensität von entzündlichen Veränderungen betroffen werden. Zur Erklärung dient die Annahme *altersdispositioneller Faktoren*; denn im Verlaufe der Kindheit variiert die morphologische Ausprägung der einzelnen Anteile des lymphatischen Rachenrings (s. S. 280). Außerdem zeigen die zahlreichen Erregerarten, die für die Entstehung der Vielfalt von entzündlichen Prozessen im Rachen eine Rolle spielen, eine nahezu unerklärliche Tendenz zu mehr oder weniger elektivem oder summarischem Befall umschriebener Schleimhautbezirke oder des darunter gelegenen lymphatischen Gewebes, eine eigentümliche Erscheinung, die wiederum Beziehungen zum Lebensalter aufweist.

Ferner ist das Gebiet des Rachenrings entweder *selbständig* (insgesamt oder anteilig) *erkrankt* oder an allgemeinen, speziell durch Viren erzeugten Infektionskrankheiten *mitbeteiligt*. Fügen wir neben dem unterschiedlichen Entwicklungsstand des lymphatischen Gewebes und der Schleimhaut (als den wesentlichen morphologischen Substraten) den wechselnden Grad der Reaktivität und die wandelbare Immunitätslage, die sich nach den individuellen Erfahrungen im Überstehen von Infekten richten, als bedeutsamen Faktor hinzu, dann wird verständlich, daß wegen der Vielfalt variabler Größen eine endgültige diagnostische Beurteilung der sich im Rachenbereich mani-festierenden Entzündungserscheinungen oft mehr nach Art einer Überschlagsrechnung als durch exakte Aufstellung einer Gleichung mit gesichertem Generalnenner wird durchführen lassen. Die Entflechtung der miteinander innig verknüpften Faktoren der Pathogenese wird daher auch, je nach dem Standpunkt eines Forschers auf diesem Gebiet, mehr oder weniger entschieden unter Anwendung scharfsinniger Hypothesen dem bekannten Lösungsversuch des Gordischen Knotens ähneln. Dies will besagen, der sorgfältig erhobene *Lokalbefund im Rachen* sei bei der Diagnosestellung stets durch eine übergeordnete, auf Erwägung der Einzelfaktoren der Pathogenese beruhende *subjektive Entscheidung* kritisch zu *ergänzen*, allein schon im Interesse der für die Heilung des kranken Kindes ausschlaggebenden, zweckentsprechenden Behandlungsverfahren.

Die akute Entzündung der Rachenschleimhaut

Manifestieren sich im Rahmen eines meistens fieberhaften akuten Infektes umschrieben oder diffus an der Rachenschleimhaut entzündliche Erscheinungen, dann sprechen wir von einer *akuten Pharyngitis* oder einem *akuten Rachenkatarrh* schlechthin. Nur selten erstrecken sich die entzündlichen Schleimhautveränderungen lediglich auf den Oropharynx, der bei der einfachen Racheninspektion leicht zu überblicken ist, vielmehr ist häufig damit zu rechnen, daß mehr oder weniger deutlich auch die angrenzenden Schleimhautabschnitte des Epipharynx (seltener des Hypopharynx) in die Entzündung einbezogen sind. Besonders *bei Säuglingen* spielt sich in der Regel der Entzündungsprozeß im Epipharynxbereich ab (*Rhinopharyngitis*, oder Nasopharyngitis nach GÖPPERT). Ob dann, wenn im einzelnen Falle die oberflächliche Schleimhaut der Gaumenmandeln andeutungsweise oder einwandfrei in die katarrhalischen Erscheinungen mit einbezogen ist, noch von akuter diffuser Pharyngitis oder bereits von begleitender katarrhalischer Tonsillitis, vielleicht sogar schon wegen der Ausdehnung auf den gesamten Schlundring von einer Angina gesprochen werden soll, ist letzten Endes eine Frage der Definition.

Die Krankheitsprozesse halten sich natürlich nicht an schematische Abgrenzungen. Die klinische Darstellung wird den Realitäten eher gerecht, wenn sie sich weniger rigoros an Begriffsbestimmungen klammert, sondern die tatsächlich vorhandenen fließenden Übergänge einkalkuliert. Diese Feststellung gilt ganz besonders für das Gebiet der akuten Racheninfekte.

Unterschiede in der Ausbreitungstendenz und der Intensität der entzündlichen Schleimhautveränderungen ergeben sich von Seiten des Erregers selbst sowie aus den vielfältigen Wechselbeziehungen, die sich aus der Virulenz der Erreger einerseits und aus den örtlichen Abwehrmaßnahmen des Körpers andererseits herleiten lassen. Schließlich spielen das Alter und der Ernährungszustand des Kindes für die allgemeinen Abwehrmaßnahmen eine bedeutsame Rolle.

Symptomatologie. Die Erkrankung beginnt in der Regel akut mit *Fieber*, das am ersten Krankheitstag meist hoch zwischen 38 und 40° C liegt, manchmal noch höher. Häufig dauert das Fieber mehrere Tage an, es kann nahezu unbeeinflußbar zunächst recht hoch bleiben, um bald lytisch abzusinken, oder von vornherein protrahiert verlaufen. Allgemeinerscheinungen wie Müdigkeit, Schwächegefühl, Frösteln und Appetitlosigkeit bestehen anfangs meistens, das Wohlbefinden des Kindes ist deutlich gestört. *Lokale Beschwerden* werden häufig, selbst von älteren Kindern, nicht geklagt. Nicht selten läßt sich trotz eingehender Untersuchung einschließlich gründlicher Racheninspektion anfangs ausschließlich hohes Fieber registrieren, sonst nichts. Erst nach Stunden oder am folgenden Tag stellen sich vielleicht hinweisende *Hals-* oder *Schluckschmerzen* ein, die in lokalen entzündlichen Veränderungen des Rachenbereiches eine Erklärung finden.

Bei der *Racheninspektion* fällt zunächst eine *belegte Zunge* auf, dem Mund entströmt ein *fader Geruch*. Die entzündlich veränderte Schleimhaut unterscheidet sich durch mehr oder weniger *deutliche Rötung* farblich von der Norm. Die Verfärbung kann von blaß-lividen Nuancen bis zum heftigen düsteren Rot reichen, welches besonders bei Streptokokkeninfekten auftritt. Bei gleichzeitig bestehender Anämie ist die Rötung weniger intensiv und eindrucksvoll. In den entzündeten Bezirken ist die *Schleimhaut geschwollen, glänzend*. Manchmal treten kleinere Follikel deutlich hervor, was der Schleimhautoberfläche eine körnige Beschaffenheit verleiht (besonders stark bei der Pharyngitis granulosa, s. S. 293). Der die Schleimhaut vermehrt überziehende Schleim

kann an Ort und Stelle entstanden sein, oft fließt er aber aus der Nasenhöhle oder dem Epipharynx als dicke Schleimstraße über die Rachenhinterwand herunter.

Die geschilderten Schleimhautveränderungen können sich auf die gesamte Schleimhaut des Rachens einschließlich des weichen Gaumens und des Zäpfchens, soweit sie bei der Inspektion zu übersehen sind, erstrecken, nicht selten bleiben sie aber auf die Seitenstränge beschränkt oder konzentrieren sich mehr auf die Tonsillengegend. Eine Fortsetzung der entzündlichen Veränderungen nach dem Epipharynx (oder auch Hypopharynx) zu läßt sich dann vermuten, wenn eine deutliche Abgrenzung der Rötung nach oben oder unten nicht erkennbar ist.

Verlauf. Fieber wechselnder Höhe hält unterschiedlich lang an, es kann den lokalen Erscheinungen an der Schleimhaut vorausgehen, diese auch länger überdauern, gelegentlich akut rezidivieren.

Die initialen Krankheitserscheinungen nehmen bei raschem Fieberanstieg im Kindesalter nicht selten ein bedrohliches Ausmaß an, indem *Fieberkrämpfe*, heftige *Leibschmerzen* (die an Appendicitis denken lassen), mitunter Durchfall und starker Brechreiz mit *Erbrechen* auftreten. Stellen sich kloßig-gaumige Sprache, schnarchende Atmung und *verlegte Nasenatmung* ein, dann ist mit einer Ausbreitung der Entzündung auf die Rachentonsille und die Nasenschleimhaut zu rechnen, ein Vorkommnis, das nicht zuletzt von der Art der Erreger abhängig ist. Eine *Mitbeteiligung der regionären Lymphknoten* (seitlich am Hals und am Nacken) darf besonders bei längerdauerndem Krankheitsverlauf als Regel gelten, sie kann bereits während der ersten Tage der Krankheit auffallen, jedoch ebenfalls dem Abklingen der lokalen Entzündungserscheinungen nachfolgen.

Säuglinge zeigen mit ansteigendem Fieber häufig eine beachtliche Unruhe, *Appetitlosigkeit*, die sich bis zum *Erbrechen* steigern kann. Trotz der zunehmenden Mattigkeit ist ihr Schlaf vor allem dann gestört, wenn sich die in dieser Altersstufe recht *charakteristische Rhinopharyngitis* durch Ausbreitung der Entzündungsprozesse auf die Rachenmandel und die Schleimhaut der Nase entwickelt (vgl. hierzu das unter „Angina retronasalis" S. 307 Gesagte). Besonders *gefährdet* sind *Frühgeborene*. Bei ihnen können sich im Rahmen der Atembeschwerden apnoische Anfälle und kurzfristig Übergänge zu schwerwiegenden Pneumonien einstellen. Im Verlauf einer Pharyngitis bei Säuglingen und Kleinkindern anschwellende und gegebenenfalls abscedierende retropharyngeale Lymphknoten führen unter Umständen zur Entwicklung eines Retropharyngealabscesses (vgl. S. 308) mit der entsprechenden Symptomatik.

Ätiologie und Pathogenese. Der Versuch, präzise Angaben über *die verschiedenen Erreger* der akuten Pharyngitis zu liefern, führt bei dem heutigen Stand unserer Kenntnisse eindeutig in ein Dilemma. Die Aufgabe bewegt sich, soweit *bakterielle Erreger* wie Streptokokken (mit ihrer außerordentlichen Bedeutung für bestimmte Racheninfekte), Pneumokokken, Haemophilus influenzae und Staphylokokken in Betracht kommen, durchaus noch in meßbaren Dimensionen, wird schon schwierig bei einer Abgrenzung zwischen der sog. physiologischen Mund- (und Rachen-) Flora und fakultativ oder obligat pathogenen bakteriellen Keimen, reicht aber schließlich — abgesehen von der kaum übersehbaren Bedeutung von Pilzen und Protozoen — schier ins Unermeßliche, wenn die noch im Fluß befindliche *virologische Ätiologie* berücksichtigt werden soll. Wir stoßen hier annähernd auf ähnlich große Schwierigkeiten wie bei einschlägigen Fragen der verschiedenen Anginaformen, nur haben sich dort schon seit Jahrzehnten gewisse Koordinierungsmöglichkeiten zwischen bestimmten Erregern und umschriebenen Krankheitsbildern ergeben, wie sie wegen der recht vagen und monotonen Symptomatologie für das Gebiet der Pharyngitis nicht erzielbar sind. Hier ist auch nicht der Ort, die diffizilen Erregerprobleme ausführlich abzuhandeln.

Von praktischen Gesichtspunkten aus erscheint es freilich angezeigt, zwischen der bedeutsamen *Streptokokkeninfektion* einerseits und den vielfältigen, die Rachenschleimhaut in Mitleidenschaft ziehenden *Virusinfekten* andererseits einen Trennstrich zu ziehen. Betreffs Streptokokkenpharyngitis sei vor allem auf die entsprechenden Ausführungen bei dem Abschnitt „Angina" verwiesen (s. S. 294), hinsichtlich der begleitenden Pharyngitiden bei Virosen des Respirationstraktes auf die differentialdiagnostischen Erwägungen und die detaillierten Darstellungen der speziellen Viruskrankheiten in Band V dieses Handbuches.

In Anbetracht der bunten Vielfalt potentieller Pharyngitiserreger erhebt sich die Frage, inwieweit ein *rezidivierender Verlauf* einer Pharyngitis nicht in *einzelne akute Infekte unterschiedlicher Ätiologie* aufgegliedert werden muß. Als Voraussetzung hierzu wären noch beträchtliche Fortschritte in der praktischen Virusdiagnostik notwendig.

Das Zustandekommen einer Schleimhautentzündung im Rachenbereich hängt von der Intensität der Infektion (*Art, Menge und Virulenz der Erreger*), vor allem aber auch von der Reaktionsfähigkeit des Wirtsorganismus und der *Immunitätslage* nach vorausgegangenen Infekten ab. Einerseits kann eine neu in den Rachen gelangende Keimart direkt lokal entzündliche Veränderungen auslösen, andererseits ist durchaus mit der Möglichkeit zu rechnen, daß infolge äußerer Einflüsse ein Bestandteil der gegenwärtigen Mundflora zum pathogenen Agens wird; schließlich ist sekundär nach vorausgehender Erregerinvasion in den Organismus mit einer lokalen Auswirkung derselben an der Rachenschleimhaut und im Tonsillengewebe zu rechnen (etwa bei Masern, Abb. 151).

Für die Streptokokken (und andere bakterielle Krankheitskeime) möchten wir die beiden erstgenannten Möglichkeiten am ehesten für wahrscheinlich halten. Bei verschiedenen Viruskrankheiten geht in Zusammenhang mit der oft langen Inkubationszeit wohl sehr häufig eine generalisierende Verbreitung des Erregers der endgültigen pathogenen Auswirkung am schließlich erkrankenden Organ oder Gewebe voraus.

Geläufig ist ja gerade auf dem Sektor der banalen Racheninfekte die *Auswirkung physikalischer* und *meteorologischer Faktoren*. Daß kurzfristige Kälteeinwirkungen, besonders aber die *kühlere Jahreszeit* (Winter, Frühjahr) eine Häufung von Racheninfekten bedingt, geht schon aus der laienhaften Bezeichnung „Erkältung" für Nasen-Racheninfekte hervor, die nicht unbegründet verwendet wird, deren Objektivierung freilich Schwierigkeiten bereitet.

Differentialdiagnose. Für eine Streptokokkenätiologie und damit für das Vorliegen einer *Streptokokken-Pharyngitis* spricht der Nachweis β-hämolysierender Streptokokken, die man in der Routinediagnostik trotz sachlicher Einwände den Streptokokken der besonders menschenpathogenen Lancefield-Gruppe A gleichzusetzen pflegt. Der später eintretende Anstieg der Antistreptolysin-Reaktion wird für diese Diagnose als bekräftigend verwertet. Die heftigen Allgemeinbeschwerden entsprechen denen bei Streptokokken-Angina (vgl. S. 295), die nicht diagnostiziert werden kann, wenn die charakteristische Tonsillitis fehlt (willkürliche Festlegung).

Daß die im deutschen Sprachgebrauch übliche Trennung zwischen beiden eigentlich absurd ist, weil schließlich beide Varianten des akuten

Die Pharyngitis bei *Influenza* ist praktisch eine akut entzündliche Schwellung der Schleimhaut an einem Anteil der Eintrittspforte für das Virus, dem Nasenrachenraum. Gleichzeitig treten Husten und Heiserkeit auf als Ausdruck der sich ausbreitenden bzw. über Larynx, Trachea, Bronchien absteigenden Infektion, die bald zu den klinischen Erscheinungen der Tracheitis, Laryngitis, Bronchitis und Bronchopneumonie führt. Komplikationen durch bakterielle Superinfektion treten erschwerend hinzu. Das Blutbild läßt *Leukopenie* mit relativer Links-

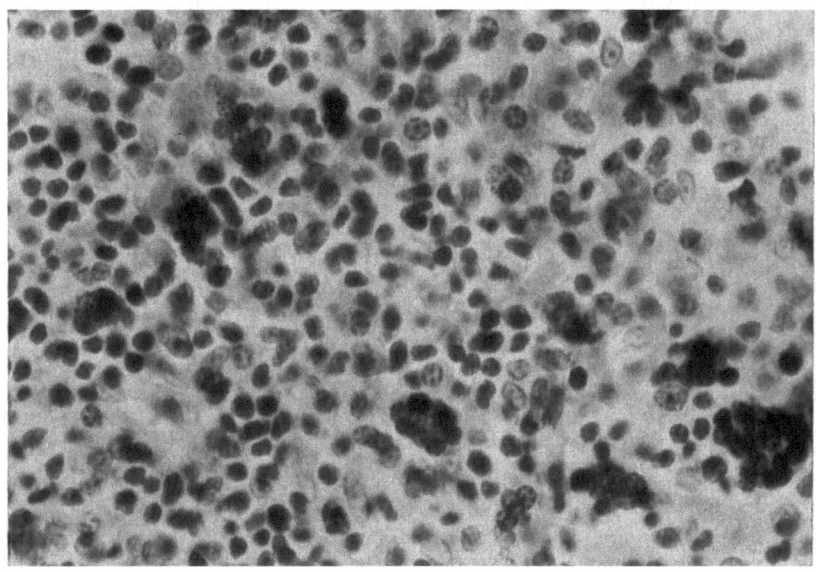

Abb. 151. Masern-Tonsillitis mit vielkernigen Riesenzellen. 6 Jahre alter Knabe (MB 2213/62). H.-E. Vergr. 480fach. (Präp.: Patholog. Inst. Univ. Zürich.) (Aus SEIFERT)

Streptokokkeninfektes im Rachen grundsätzlich die gleiche Krankheit darstellen, sei hier eigens betont. Unter Hinweis auf „septic sore throat" des angloamerikanischen Schrifttums seien auch die Beziehungen zum Scharlach erwähnt.

Von den wichtigen *Lokalsymptomen*, die die Streptokokken-Pharyngitis von anderen Racheninfekten zu trennen geeignet erscheinen, sollen das heftige diffuse Enanthem *(düsterroter Rachen* mit Ausdehnung auf den weichen Gaumen), *Petechien* in spärlicher oder deutlicher Ausprägung, häufig auch Lymphadenitis colli (STILLERMAN u. BERNSTEIN) besonders hervorgehoben werden. Außerdem ist die Zunge anfangs dick belegt, später entwickelt sich gegebenenfalls eine sogenannte Himbeerzunge. Die Übergänge zur Streptokokkenangina sind in jeder Hinsicht fließende. Im Blutbild sind starke *Leukocytose* und Linksverschiebung, später Eosinophilenanstieg charakteristisch.

verschiebung der Neutrophilen erkennen. Als *Lokalbefund* sind geröteter Rachenring sowie scharf abgegrenzte Rötungsbezirke am Rande des Gaumensegels, die gelegentlich auf das Zäpfchen übergreifen, zu sehen. Zur ätiologischen Klärung dient *Erregerisolierung* aus der Rachenspülflüssigkeit (Influenzavirus, Typen A B oder C, gegebenenfalls mit Untergruppen). Die Virusisolierung ist diagnostisch am wertvollsten, führt auch — soweit die Möglichkeiten dazu gegeben sind — am raschesten zum Ziel. Serologisch ist nach komplementbindenden und neutralisierenden Antikörpern zu suchen (bezüglich Beurteilung der Ergebnisse vgl. GOETZ, Bd. V dieses Handbuches).

Auch die von ROWE u. a. erstmals 1953 beschriebenen, seit 1956 (ENDERS u. a.) *Adenoviren* genannten Krankheitserreger erzeugen, und zwar einzelne der 28 bis 1961 isolierten Typen mit besonderer Vorliebe, *abakterielle Pharyngitis* oder *pharyngokonjunktivales Fieber*. Die Typen 1, 2 und 5 kommen besonders häufig schon bei Säuglingen und Kleinkindern vor, sind latent oder maskiert im lymphatischen Gewebe zu einem hohen Prozentsatz (bei 60 bis 90% amerikanischer Kinder) vorhanden. Während die abakterielle Pharyngitis mehr im Winter auftritt, zeigt das pharyngokonjunktivale Fieber Epidemien im Sommer.

Die *Symptomentrias Fieber, Conjunctivitis und Pharyngitis* kennzeichnet das *pharyngokonjunktivale Fieber* als eine nosologische Einheit auf dem Sektor der Adenovirosen. Zur Verbreitung der Viren unter Kindern und Jungendlichen scheinen im Sommer die Schwimmbäder beizutragen, wobei epidemiologisch die Typen 3, 7a und 14 wesentlich sind. Unter Entwicklung eines ausgeprägten Krankheitsgefühls (wie bei einer Grippe) stellen sich mit akutem Fieberanstieg neben Kopfschmerzen die für unsere differentialdiagnostischen Belange wichtigen *Hals- und Schluckschmerzen* ein. Die *Rachenschleimhaut* zeigt entzündliche Rötung, auf den weichen Gaumen übergreifend. Petechiale Blutungen können neben follikulären Erhebungen an der Schleimhaut sichtbar werden. Begleitende *Tonsillitis* kommt vor. Die regionalen Lymphknoten sind meist angeschwollen, etwas empfindlich. Zur Abgrenzung von der ähnlich gearteten Streptokokkenpharyngitis (und -angina) können die begleitende (manchmal einseitige) *Conjunctivitis*, auch Nasenbluten sowie eitriger Schnupfen verwendet werden. Das Blutbild zeigt häufig keine wesentlichen Veränderungen, manchmal Linksverschiebung, selten Leukocytose.

Die *häufigste Adenovirusinfektion*, bei Kindern vor allem als katarrhalische *abakterielle Pharyngitis* (und auch Tonsillitis) während der ersten beiden Lebensjahre auftretend, verläuft mit geringerem Fieber, meistens ohne Allgemeinbeschwerden. Die *Schleimhaut des Rachens* ist *entzündlich gerötet*. Wegen der harmlosen Symptome ist klare Abgrenzung von Infektionen mit Influenzaviren oft nicht durchführbar.

Zahlreiche andere Adenovirusinfektionen verlaufen teils grippeähnlich, teils ohne jegliche Beteiligung der Rachenschleimhaut, so daß sie in diesem Zusammenhang einer Schilde-

rung nicht bedürfen (näheres s. S. 132, Bd. V dieses Handbuches). Für den *Erregernachweis* bei Adenovirusinfekten des Rachens können *Rachenabstriche* (aber auch Konjunktival- und Rektalabstriche) zur Untersuchung gebracht werden, jedoch auch ektomierte Tonsillen oder Adenoide, wie schon die Erstisolierung der Viren erwiesen hat. Die *Komplementbindungsreaktion* bietet die Möglichkeit, rasch und relativ einfach serologisch Adenovirusantikörper (wenn auch ohne Typenangabe) festzustellen. Der *Typennachweis* erfordert die Untersuchung auf neutralisierende Antikörper.

Auch die Gruppe der *Enteroviren*, die den Darmkanal besiedeln, von dort in den Körper eindringen und vor allem wichtige Erkrankungen des Zentralnervensystems oder Enteritis erzeugen (Poliomyelitis, Coxsackie A und B, ECHO- und REO-Viren), hat für die Pathologie des Rachenbereiches wegen der Etablierung fieberhafter *katarrhalischer Rachenaffektionen* während des Krankheitsablaufes praktische Bedeutung.

Im einzelnen wäre zunächst die *Poliomyelitis* zu nennen, die im Laufe des als Vorkrankheit bezeichneten *Initialstadiums* neben Übelkeit, Appetitlosigkeit, Kopf- und Gliederschmerzen in der Regel eine *akute Pharyngitis* (oder Tonsillitis) erkennen läßt, der bei charakteristischem ungünstigen Verlauf bald meningitische Zeichen und Lähmungen folgen.

Die verwandten *Coxsackie-Viren* isolierten HUEBNER u. a. bei dem erstmals von ZAHORSKY näher beschriebenen Krankheitsbild der *Herpangina*. Während einige andere Typen der Coxsackie-A-Viren vorwiegend zu abakterieller Meningitis sowie paralytischen und exanthematischen Krankheiten führen, rufen vor allem die Typen 2, 4, 5, 6, 8 und 10 sporadisch oder epidemisch das Bild der Herpangina hervor, das sich nach *Fieberanstieg* unter Allgemeinbeschwerden bald in heftigen *Lokalsymptomen an der Mund- und Rachenschleimhaut* kundtut. Dort entwickeln sich, *Hals und Schluckschmerzen* verursachend, bald einzelne bis viele *stecknadelkopf- bis linsengroße Bläschen*, vorwiegend an den vorderen Gaumenbögen, jedoch auch auf weichen Gaumen (Abb. 152), Zäpfchen und Gaumenmandeln übergreifend, (vgl. Abb. 87 [bunt], S. 255, Band V dieses Handbuches). Wenn diese Bläschen platzen, bilden sich kleine oberflächliche Geschwüre. Neben dem üblichen stürmischen ist gelegentlich schubweise rezidivierender Verlauf zu gewärtigen. *Rachen*abstrich oder *Rachen*spülflüssigkeit werden neben Stuhlproben für den Erregernachweis benötigt. Nach etwa 1 Woche treten im Serum der Patienten *neutralisierende* (DALLDORF), später auch *komplementbindende Antikörper* auf, welche eher für rezente Infektion sprechen. Näheres siehe bei BIELING u. GSELL; HAAS, MÜLLER u. VIVELL, HAAS u. VIVELL sowie WINDORFER.

Schließlich gehen auch noch Infektionen durch *ECHO-* oder *REO-Viren* (aus der Reihe der Enteroviren) mit katarrhalischen Erscheinungen im Rachen einher. Die erstgenannten Entero-Cytopathogenic-Human-Orphan-Viren, rund 30 verschiedene Typen, rufen häufig seröse Meningitis, auch Gastroenteritis oder exanthematische Erkrankungen hervor, die mehr oder weniger als Begleitbefund akute Rachenentzündungen erkennen lassen (GÄDEKE; MÜLLER; THOMSSEN). Die REO-(Respiratory-Enteric-Orphan)-Viren vermehren sich u. a. primär im Respirationstrakt und können ebenfalls fieberhafte *Rachenschleimhautinfekte* auslösen (GÄDEKE; BIELING u. GSELL; LUTHARDT). Für die Erregerdiagnostik gilt das bei den übrigen Enterovirusinfekten Gesagte.

Mit den krankhaften Befunden an der Rachenschleimhaut bei Herpangina (Coxsackie-A-Infekt) *nicht* zu *verwechseln* ist die neben der üblichen Lokalisation (Zahnfleisch, Lippen, Zunge und Wangenschleimhaut) seltener an der *Rachenhinterwand, den Gaumenbögen,* am *Zäpfchen* und an den *Tonsillen sich manifestierende Herpes-simplex-Eruption.* Es handelt sich um das charakteristische Enanthem mit *Blasen,* die nach spontaner Eröffnung zu schmerzhaften Erosionen und *Ulcerationen* mit begleitender *regionaler Lymphadenitis* führen. Der gleichzeitige Befall der Mundschleimhaut (vgl. hierzu Kapitel ,,Munderkrankungen''!) wird in der Regel die richtige Diagnose stellen lassen. Zusätzlicher *Soor* verschleiert manchmal die Morphe der typischen Efflorescenzen. Bezüglich der Komplikationen, atypischer Verläufe und entsprechender Behandlung wird auf die umfassenden Darstellungen von MAASS, VIVELL und WINDORFER verwiesen.

Als ausgesprochene Rarität sei die wegen ihrer geringen Menschenpathogenität auch nur ausnahmsweise bei Kindern vorkommende, im Erscheinungsbild Ähnlichkeiten mit der Stomatitis aphthosa aufweisende Infektion mit dem Virus der *Maul- und Klauenseuche* erwähnt, bei der unter Temperaturanstieg, verbunden mit Allgemeinbeschwerden u. a. im Mundschleimhautbereich zunächst winzige, später sich vergrößernde *Bläschen* entstehen, die ähnliche Klagen verursachen wie Herpessimplex-Eruptionen. Kontakt mit kranken Tieren oder Genuß infizierter Milch wären gegebenenfalls hinweisend (vgl. GÄDEKE; MUSSGAY).

Wegen der Rachenschleimhautveränderungen bei *infektiöser Mononucleose* siehe

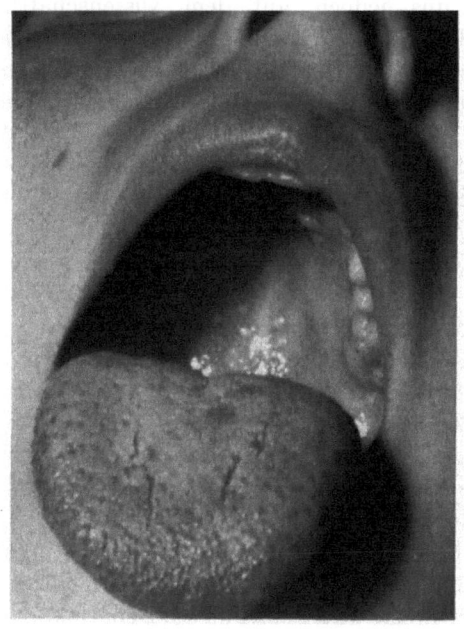

Abb. 152. Herpangina. Am weichen Gaumen stecknadelkopfgroße Bläschen. (O. VIVELL, Freiburg i. Br.)

Ausführungen S. 304. Bezüglich der *Enantheme* bei Masern und Röteln vgl. Band V dieses Werkes!

Zusammenfassend ist nach der Skizzierung der verschiedenartigen Rachenschleimhautbefunde für differentialdiagnostische Zwecke eigens hervorzuheben, daß speziell die Zahl der virusbedingten ätiologisch klärbaren Pharyngitisformen während der letzten Jahre in einer Weise zugenommen hat, die den praktisch tätigen Arzt bei einer anscheinend so banalen und doch so überaus häufigen entzündlichen Erkrankung vor gegenwärtig noch nahezu unüberwindlich erscheinende Schwierigkeiten stellt, will er sein eigenes Kausalitätsbedürfnis und das seiner Patienten (oder der Eltern) in diagnostischer Hinsicht vollauf befriedigen.

19*

Beruhigend, obgleich vielleicht wegen der weitgehenden Resignation deprimierend, ist dagegen das Verhältnis zwischen den geschilderten aufwendigen modernen Diagnosemöglichkeiten und dem *recht bescheidenen therapeutischen Rüstzeug* der Pharyngitisbehandlung.

Therapie der Pharyngitis. Sofern wir eine bakteriologisch gesicherte *Streptokokken-Pharyngitis* zu behandeln haben, benutzen wir zwar zusätzlich die althergebrachten symptomatischen Verfahren, hinsichtlich der erfolgversprechenden Penicillinanwendung bewegen wir uns jedoch auf dem wissenschaftlich fundierten, sicheren Boden der antibiotischen Ära. Ja, auf Grund der möglichen Nachkrankheiten, die bei der Besprechung der Angina (s. S. 298) erwähnt sind, bleibt im Falle des Nachweises von β-hämolysierenden Streptokokken bei akuter Pharyngitis kein anderer Weg. Daß die Streptokokken nach wie vor penicillinempfindlich geblieben sind, enthebt uns eigentlich aller Überlegungen über die Wahl eines Antibioticums.

Für *4—6 Tage* verordnen wir, auch bei raschem Ansprechen auf diese Behandlung, *hohe Dosen eines Penicillinpräparates*, zur Vermeidung von Injektionen am besten oral verabreichbare (Beromycin, Oratren, Pen 200; bei starken Schluckbeschwerden als Saft, Granulat; oder Tabletten nach vorheriger Auflösung) täglich dreimal 200 000—400 000 Einheiten. Nur ausnahmsweise wird Penicillin als Depot-Präparat intramuskulär injiziert, besonders im Falle von Erbrechen. Kombinationspräparate des Penicillins mit Streptomycin oder Sulfonamiden halten wir bei erwiesener Streptokokkenätiologie für völlig entbehrlich. Sie bieten auch im Hinblick auf die Unterbindung von Nachkrankheiten keine ersichtlichen Vorteile.

Der Vorschlag, *so früh wie möglich* mit der Penicillinbehandlung zu beginnen, bringt nicht selten gewisse Schwierigkeiten mit sich; denn auf den lokalen Befund ist kein Verlaß! Das *Abwarten des Ergebnisses* der bakteriologischen Untersuchung (auf Resistenzüberprüfung kann bei Streptokokken gern verzichtet werden) bringt *notgedrungen eine Verzögerung* mit sich, die meines Erachtens aber doch im Hinblick auf zielgerechte antibiotische Behandlung in Kauf genommen werden sollte. Erwiesenermaßen ist aber die Penicillinbehandlung der Streptokokkenpharyngitis (und -angina) der ausschließlich symptomatischen *deutlich über-*

legen, trotz der Einwände von Höring; denn kürzlich erst hat Alexander an einem großen Krankengut (Streptokokken*anginen*) u. a. eine statistisch signifikante Differenz von 0,9 Tagen bei den Mittelwerten für die Entfieberung nachweisen können.

Da wir im Gegensatz zu den therapeutischen Regeln bei der Streptokokkenätiologie auf dem Sektor der *virusbedingten akuten Pharyngitiden* tatsächlich fast mittellos sind (vielleicht bestehen gewisse Ansätze auf dem umschriebenen Gebiet der Herpes-simplex-Infektionen, die aber für unsere Belange weniger ins Gewicht fallen), sollten wir uns schon im Interesse einer Linderung der oft unangenehmen Beschwerden, auch neben einer antibiotischen Behandlung, der *symptomatischen Maßnahmen* bedienen, die unseren kleinen Patienten über die ersten Tage hinweghelfen.

Bettruhe soll bis mindestens 3 Tage nach der Entfieberung eingehalten werden, besonders wenn etwa durch Antibiotica eine Verkürzung der Fieberperiode erreicht wird. Auf *sorgfältige Mundpflege* wird großer Wert gelegt: mehrfaches Mundspülen täglich mit Salbei- oder Kamillentee bzw. lauwarmer Kamillosanlösung. Bestehen Schleimhautläsionen (Erosionen, Ulcera), dann ist gelegentlich Austupfen des Mundes mit Rosenhonig oder Myrrhentinktur empfehlenswert. Bei stärkeren Lokalerscheinungen benutzen wir in der Klinik gern Pyoktanin(0,1%ig)- oder Targesin (1—2%ig)-Pinselungen (mit Watteträgern). Tritt zusätzlich verstärkt *Soor* auf, wenden wir eine Moronal-Glycerinpinselung an. Zahnpflege ist mit äußerster Zurückhaltung unter Verwendung weichester Bürsten vorzunehmen.

Je jünger das Kind ist, um so größere Sorgfalt gilt der *Zufuhr ausreichender Flüssigkeitsmengen*, die notfalls in Form handelsüblicher Präparate (beispielsweise Tutofusin, bei längerdauernder erzwungener Nahrungskarenz ergänzt durch Aminofusinpräparate) mittels intravenöser Dauertropfinfusion gegeben werden, falls gastraler Dauertropf oder Sondierung auf Widerstand stoßen. Ältere Kinder erhalten anfangs Tee oder Obstsäfte (in Anbetracht des stärkeren Vitaminbedarfs); doch ist darauf zu achten, daß die Obstsäfte nicht die Schleimhaut reizen. Die *Kost* sei mehrere Tage flüssig-breiig.

Örtliche Beschwerden im Rachen werden oft durch das *Lutschen von Pastillen* oder

Tabletten, die milde Desinfizientia enthalten, gelindert, sie regen die Speichelsekretion an (bei starkem Schluckschmerz zu bedenken!), fördern aber die Reinigung der Mundhöhle.

Das anfangs oft (selbst über mehrere Tage anhaltend) hohe *Fieber* kann *hydrotherapeutisch* (feuchte Wadenwickel, bei älteren Kindern Schwitzpackungen) oder am bequemsten mit fiebersenkenden Medikamenten (wegen der Schluckbeschwerden am besten in Zäpfchenform), die gleichzeitig auch analgetisch und sedierend wirken, günstig beeinflußt werden (beispielsweise Treupel-Supp. je nach Altersstufe, wegen des Phenacetingehaltes tunlichst bei Säuglingen nicht vor dem 5. Lebensmonat; ben-u-ron-Zäpfchen, Allional-Supp.). Ihre Anwendung empfiehlt sich besonders auch bei rasch erfolgendem Fieberanstieg, der jeweils die Gefahr von Initialkrämpfen mit sich bringt.

Zugegebenermaßen wird die *Entscheidung* darüber, ob neben der symptomatischen Behandlung *im Falle von wahrscheinlichen Viruspharyngitiden* zur Verhinderung bakterieller Superinfektionen oder — was für die Praxis außerordentliche Bedeutung gewinnt — zur Coupierung eines *möglichen Streptokokkeninfektes* zumindest *bis zur endgültigen Klärung* der Ätiologie *Penicillin* oder ein breiter ansetzendes Antibioticum (wie Chloramphenicol, Erythromycin, Tetracyclinpräparate) angesetzt werden sollen, oft schwerfallen. Allein auf Grund des Lokalbefundes ist eine sichere Aussage über die Erfolgschancen der Therapie nicht möglich.

Pharyngitis granulosa

Als *Pharyngitis granulosa* (auch *granularis* oder *adenoidalis*) bezeichnen wir eine entzündliche Veränderung der *Schleimhaut der hinteren Rachenwand* unter Mitbeteiligung des dort vorhandenen adenoiden Gewebes, die sich vor allem nach rezidivierenden Entzündungsprozessen im Pharynxbereich einstellt. Charakteristisch sind kleine miliare *Knötchen,* die auf der ebenfalls geröteten Schleimhaut intensiv gerötet hervortreten, leicht erhaben, bis hirsekorngroß, gelegentlich auch oval geformt. Diese Veränderungen können sich auch mehr oder weniger auf die *Seitenstränge* beschränken. Vorausgegangene Adeno- oder Tonsillektomie scheint die Tendenz zur Etablierung dieses Krankheitsbildes zu fördern, andererseits aber auch Unterlassung dieses Eingriffes bei habituellen Mundatmern. An *Symptomen* der an

sich recht harmlosen Erkrankung sind *Schluckbeschwerden* und ein quälender Hustenreiz *(Pharynxhusten)* zu nennen. Der oft monatelang anhaltende Husten stört den Nachtschlaf der Kinder empfindlich. Bei subakutem Verlauf kann es zu rezidivierenden Fieberzacken kommen. Regionale Cervicallymphknoten, bei protrahiertem Verlauf auch Kieferwinkellymphknoten sind deutlich geschwollen. *Therapeutisch* ist peinliche Mundpflege anzuraten, vor allem regelmäßiges Mundspülen mit warmem Kamillentee oder wäßrigen Lösungen von Kamillosan bzw. H_2O_2. Die Kinder sollen eventuell mehrmals täglich je 1 Tabl. Iversal oder Silargetten lutschen. Von antibiotikahaltigen Lutschtabletten halten wir nicht viel. Bei stärkeren Beschwerden ist Pinselung der hyperplastischen Schleimhaut mit 3%iger Targesin- oder 1—3%iger Argentum-nitricum-Lösung ratsam. Daneben käme regelmäßiges Inhalieren von Emser-Salz-Lösung oder oraler Tacholiquinspray in Betracht. Heilklimatische Kuren an der See üben oft eine sehr günstige Wirkung auf die Schleimhäute aus. Voraussetzung für Erfolg ist freilich vorhergehende Sanierung des Nasenrachenraums, besonders bei behinderter Nasenatmung.

Die Anginen

Unter den entzündlichen Erkrankungen des lymphatischen Rachenrings nehmen mit Recht die akuten und rezidivierenden Anginen wegen ihrer eminenten praktischen Bedeutung eine *zentrale Stellung* ein. *Definitionsgemäß* verstehen wir unter *Angina* (abgeleitet von *angere* = verengen, würgen) die auf den gesamten Rachenring ausgedehnte, durch lokale oder Allgemeininfektion ausgelöste Entzündung, bei der *in der Regel die Entzündung der Gaumenmandeln* und ihrer näheren Umgebung das hervorstechende Kennzeichen bildet. Es bleibt eine Ermessensfrage, ob eine *auf die Gaumenmandel beschränkte Entzündung*, wie dies häufig geschieht, abgrenzend als *Tonsillitis* bezeichnet werden soll. In Wirklichkeit sind die Übergänge zwischen den einzelnen Krankheitsbildern, auch zu der eingehend geschilderten Pharyngitis (s. S. 286), so fließend, daß eine scharfe Grenzziehung mehr einem Willkürakt als einem praktischen Bedarf entspringt.

Heute weniger als je zuvor handelt es sich bei Angina um einen ätiologisch und pathogenetisch einheitlichen Krankheitsbegriff, zumal die modernen Erkenntnisse der klinischen Virologie (BIELING u. GSELL, HAAS u. VIVELL; FANCONI, KELLER) dem Kinderarzt nachdrücklich vor Augen geführt haben, daß zunächst einmal eine Trennung zwischen *Anginen bakterieller und viraler Ätiologie* vorzunehmen ist, soweit es sich um selbständige Krankheitsbilder handelt. Hinzu kommt eine Anzahl *symptomatischer Anginen*, Sonderformen mit gewisser Eigenständigkeit (Einzelheiten s. S. 304). Überdies beteiligen sich die Tonsillen und der gesamte Schlundring in wechselnder Intensität an *vielen akuten Infektionskrankheiten* (siehe hierzu Darlegungen über die Differentialdiagnose der Pharyngitis, S. 288), können Sitz *chronischer Infektionskrankheiten* (beispielsweise der Tuberkulose, s. S. 322) sein und schließlich im Verlaufe von Blutkrankheiten krankhafte Veränderungen zeigen (s. S. 306).

Disposition, Häufigkeit. Kinder neigen außerordentlich zu Anginen. Nur die ersten Lebensmonate bleiben, abgesehen von weniger umschriebenen Rhinopharyngitiden, allein schon wegen der noch mangelhaften Ausbildung der Tonsillen von Anginen verschont. Sonst beobachten wir vom Kleinkindesalter bis zur Pubertät eine stete Zunahme der Erkrankungsfrequenz, die sich noch auf jugendliche Erwachsene erstreckt, um dann deutlich zurückzugehen. Der physiologische Entwicklungs- und Involutionsvorgang am gesamten lymphatischen System hängt mit dieser *ausgesprochenen Altersdisposition* eng zusammen, die mit Wandlungen in der Immunitätslage parallel geht.

Mangels einer schon aus praktischen Gesichtspunkten entfallenden Meldepflicht können wir kaum Zahlenmaterial über die *Häufigkeit* der Anginen finden. Recht aufschlußreich ist die aus dem Bericht der Öffentlichen Krankenkasse Basel von HOTTINGER errechnete Größenordnung der Erkrankungsziffer, wonach *mindestens 15%* aller gemeldeten Erkrankungen mit Halsentzündungen einhergingen. Etwa jeder 6. Anginapatient wurde beispielsweise hospitalisiert.

Neben der *Natur der infektiösen Keime*, die wegen ihrer bemerkenswerten Vielfalt gerade den kindlichen Organismus fortwährend zu Entzündungen und immunisatorischen Leistungen anregen, spielt auch die *Herabsetzung der lokalen und generellen Abwehrbereitschaft im Laufe von Allgemeinerkrankungen* oder durch

klimatische Einflüsse eine wichtige Rolle. Inwieweit Durchnässung oder ungewohnte Abkühlung (in Verbindung mit starker Luftbewegung) für die Entstehung einer *„Erkältung"* Bedeutung gewinnen, hängt von den näheren Umständen ab. Bekannt ist die auffällige Neigung empfindlicher Kinder zu Anginen anläßlich eines *See-* oder *Hochgebirgsaufenthaltes*. Es wird schwerlich mit Sicherheit eruierbar sein, welchen Anteil neu eindringende Erreger, das Aufflammen einer latenten Infektion (vielleicht aus dem Reservoir der sog. physiologischen Mundflora) oder rein physikalische Faktoren (wie Sonnenstrahlung, Windbewegung, Temperatur von Luft und Wasser) im einzelnen für die Genese dieser bemerkenswerten Anginen besitzen.

Für die Bezeichnung der *konstitutionsbedingten Anfälligkeit* verwendet der Kinderarzt gern den Diathesebegriff. Erb- und ernährungsbedingte Eigenheiten des kindlichen Organismus (abnorme Veranlagung im Sinne der *exsudativen* oder *lymphatischen Diathese* ebenso wie der *pastöse Habitus*) charakterisieren in diesem Zusammenhang das für Anginen besonders „anfällige Kind".

Einflüsse des Milieus im weiteren Sinne (die Invasion der in Menge, Pathogenität und Virulenz unterschiedlichen Krankheitskeime eingeschlossen) sowie *Faktoren der Genetik* und *Konstitutionslehre* unter Einbeziehung der verschiedenen Grundlagen der *Altersdisposition* bilden demnach die *Voraussetzungen* für die Klinik der Anginen.

Ätiologie. Für *bakterielle Anginen* spielen verschiedene Keimarten als *Erreger* eine Rolle! Dabei überwiegen wegen der Häufigkeit und praktischen Bedeutung die *β-hämolysierenden Streptokokken der Lancefield-Gruppe A* bei weitem, doch erzeugen auch pathogene Staphylokokken, Pneumokokken, Haemophilus influenzae, Micrococcus catarrhalis Anginen. Eine vollständige Systematisierung der die Tonsillen (und den Rachenraum) zu akuter oder rezidivierender Entzündung veranlassenden *Viren* ist trotz weitgehender Konsolidierung unserer Kenntnisse auf dem Sektor der Virologie (HAAS, BIELING u. GSELL, BECKER) bei weitem noch nicht erreicht. Die virologische Diagnostik ist noch viel zu aufwendig und auf einige spezialistisch arbeitende Zentren angewiesen. Allgemeingut der Kinderkliniken, geschweige denn der pädiatrischen Praxen, ist die virologische Diagnostik noch nicht geworden. Davon abgesehen, ist der Wert mühevoller Virusisolierung für die Praxis mangels gezielter antiviraler Behandlungsmöglichkeiten noch umstritten. *Umfassende Virusisolierung* ist bei der Vielfalt der für Racheninfekte bedeutsamen Viren zu kostspielig, obgleich zuzugeben ist, daß vor allem epidemiologisches Interesse daran besteht. Ausschließliche *serologische Diagnostik*, die sich immer mehr einbürgert, *entbehrt noch der Sicherheit.*

Eine beachtliche Bresche in die vorherrschende Unsicherheit auf dem Gebiet der *Erregerforschung* bei infektiösen Tonsillenerkrankungen hat zweifellos die *Isolierung der Adenoviren* zu schlagen vermocht, nachdem schon vorher die weltweite Beschäftigung mit den *Influenza-Viren* bei Epidemien echter Grippe die Bedeutung der Virusinfekte für den Rachenraum unter Beweis gestellt hatte.

Influenzaviren ziehen im Rahmen einer allgemeinen katarrhalischen Entzündung der Schleimhäute auch den Pharynx (s. S. 289) und die *Tonsillen* je nach Alter des Kindes mehr oder weniger deutlich in Mitleidenschaft. Ausgehend von Erfahrungen bei Erwachsenen (MULDER und STUART-HARRIS) erkannte man die zusätzliche Gefahr ernsthafter Komplikationen bei Influenza, die bei herabgesetzter Resistenz durch Invasion bakterieller Erreger (H. influenzae, Pneumokokken, speziell Staphylokokken) entsteht. Auf derartige bakterielle Superinfektionen müssen wir auch bei Kindern stets gefaßt sein. Bösartige staphylokokkenbedingte Verläufe können bei Kleinkindern bis zum 3. Lebensjahr perakut das sehr ernste Krankheitsbild der obstruierenden, ödematösen oder phlegmonösen bis nekrotisierenden Pharyngo-Glotto-Laryngitis unter Einbeziehung der Rachenschleimhaut hervorrufen (NEALE; FORFAR u. a.).

Was die *Adenoviren* anlangt, so wurden diese 1953 als menschenpathogene, Zelldegeneration und Nekrose herbeiführende Viren in Gewebskulturen *kindlicher Tonsillen* entdeckt (ROWE; HUEBNER). Der Nachweis der die Rachenorgane nahezu elektiv befallenden Erreger gelang bei Kindern bereits im Alter von 6 Monaten bis zu 3 Jahren in enger Beziehung zu serologischen Befunden (HUEBNER, BELL u. a.). Auch bei Kindern ließen sich als Ausdruck stattgehabter Virusinfektion Antikörper gegen die Erregertypen 1, 2, 3, (VIVELL u. a.) sowie 5 (GSELL und MÄDER) in großer Zahl feststellen. Wahrscheinlich in gewisser Beziehung zur Ausprägung des lymphatischen Gewebes läßt sich übrigens eine *auffällige Altersverteilung* der Infektionen mit den verschiedenen Adenovirustypen bemerken, indem die Typen 1, 2 und 5 vermutlich Säuglinge und Kleinkinder bevorzugen, während u. a. der Typ 3 sowohl

Kinder als Erwachsene zu infizieren in der Lage ist (GSELL und MÄDER).

Bezüglich der beiden häufigen adenovirusbedingten Krankheitsbilder, der *abakteriellen Pharyngitis* und des *pharyngokonjunktivalen Fiebers*, s. S. 290! Desgleichen sind a. a. O. nähere Angaben über Tonsillenaffektionen durch Enteroviren (Poliomyelitis, Coxsackievirosen, besonders über die *Herpangina* durch Coxsackie-A-Infektion; ferner ECHO- und REO-Viren) zu finden. Die virologischen Fragen betreffs der *infektiösen Mononucleose* sind bei der getrennten Darstellung dieses zu den symptomatischen Anginen zählenden Krankheitsbildes nachzulesen (vgl. S. 304).

Symptomatologie. Bei der Schilderung der *Symptomatologie der Angina* gehen wir am besten von der Tatsache aus, daß die *initialen Krankheitszeichen allgemeiner Art* bei bakterieller und viraler Ätiologie sich *weitgehend ähneln.* Deshalb seien sie, schon um Wiederholungen zu vermeiden, gemeinsam dargestellt.

Allgemeine Beschwerden bei *akuten Anginen.* In der Regel stellen *akut ansteigendes Fieber* bis 40° C und höher, das meistens 1—2 Tage anhält, ferner allgemeine Krankheitssymptome wie *Frösteln*, Abgeschlagenheit, Kopfschmerzen und *Übelkeit* die ersten unklaren Anzeichen einer akuten Infektion dar. Hin und wieder tritt initiales *Erbrechen* auf, verbunden mit Leibschmerzen. Bei Kleinkindern ist mit *Fieberkrämpfen* zu rechnen, die sich gelegentlich sogar während der ersten Krankheitstage wiederholen und die Krankheitserscheinungen dramatisch zuspitzen können.

Gegenüber den heftigen Allgemeinbeschwerden treten *Lokalsymptome* bei Kindern oft auffällig zurück. *Hals- und Schluckschmerzen* stellen sich trotz eines bald charakteristischen Rachenbefundes nicht gesetzmäßig ein, Entzündungszeichen im Rachen werden oft erst durch die nie zu unterlassende eingehende Racheninspektion entdeckt. Hierbei fallen vielleicht noch ein *Zungenbelag*, fauligfader Mundgeruch und gaumige Veränderung der Stimme auf. Herpes facialis und Milzschwellung treten recht selten in Erscheinung. Hinweisend auf entzündliche Vorgänge im Rachenbereich ist oft die leicht schmerzhafte *Anschwellung der regionären Lymphknoten.*

Bei *Säuglingen* ist die Symptomatologie der Racheninfekte oft sehr verschleiert. *Trinkschwäche, Erbrechen* und *Fieber* bilden recht

uncharakteristische, vielseitig deutbare Beschwerden, örtliche Hinweiszeichen fehlen, zumal eine eigentliche Angina mit Einschluß entzündlicher Veränderung der Gaumentonsillen
erst gegen Ende des Säuglingsalters zu erwarten ist. Außerdem befindet sich der Sitz
katarrhalischer Veränderungen hauptsächlich
im Nasenrachenbereich und an der Rachenmandel (vgl. S. 312). Auch die *Rachenbefunde
stimmen zunächst* bei den Anginen verschiedener
Ätiologie *überein*.

Für die *Virusanginen*, seien sie nun mehr
selbständige Krankheitsbilder (etwa bei den

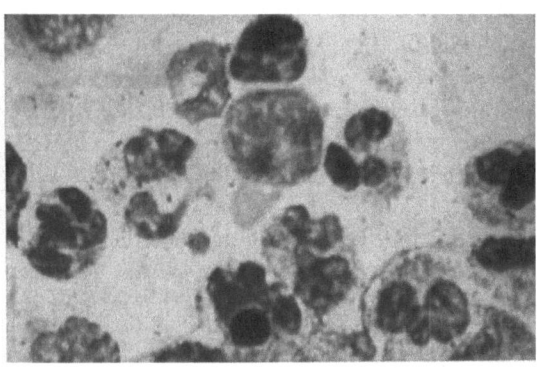

Abb. 153. Tonsillenabstrich bei Scharlach; vorwiegend
hypersegmentierte Polynucleäre. (F. Schmid, Heidelb.)

Adenovirusinfekten) oder Teilerscheinungen
klassischer Krankheitsbilder (etwa bei Masern)
ist meistens eine nur *oberflächliche Schleimhautentzündung mit Rötung und Anschwellung der
Gaumenmandeln charakteristisch*, also das Bild
der *Angina catarrhalis*, bei welcher es in der
Regel sein Bewenden hat. Mit dem Bild der
banalen fieberhaften Angina können wir, um es
an dieser Stelle noch einmal zusammenfassend
festzustellen, *bei folgenden Viruskrankheiten*
rechnen: Influenza, Parainfluenza, Common
cold, Poliomyelitis, Coxsackie, ECHO-Virose,
Herpes simplex, Adenovirosen, Masern, Röteln,
zu Beginn von Choriomeningitis Armstrong,
Ornithose-Psittakose, Hepatitis, ferner nach
Pockenschutzimpfung (abgesehen von den noch
gesondert geschilderten Anginen bei infektiöser
Mononukleose, s. S. 304 und infektiöser Lymphocytose, s. S. 305). Die begleitenden und eine
Differentialdiagnose erleichternden, unterschiedlichen Enantheme der umgebenden
Schleimhaut sind bei der akuten Pharyngitis
(s. S. 287) abgehandelt worden. Die *Morphe* der
oberflächlichen *Tonsillenveränderungen* ent-

spricht in der Regel derjenigen der gesamten
Rachenschleimhaut (so etwa gleichen sich die
Efflorescenzen der *Herpangina* an Pharynx-
schleimhaut und Tonsillen). Freilich können
die Lokalbefunde an den Tonsillen durchaus
denen bei bakterieller Angina derart gleichen,
daß wir allein auf Grund der anfänglichen Ton-
sillenbefunde die Anginen verschiedener Genese
nicht sicher voneinander unterscheiden können.
Ja, wir dürfen damit rechnen, daß manche
durch Virusinfekt entstandene Anginen früher
häufig als Streptokokkenangina fehlgedeutet
worden sind, was bei Unterlassung umfassen-
der Erregersuche *auch heute noch* zutreffen
mag. Diese Feststellung gilt besonders für
das adenovirusbedingte *pharyngokonjunktivale
Fieber*, dessen Symptome einschließlich der
petechialen Schleimhautblutungen, dem häufigen Übergreifen der Entzündung auf die
Tonsillen und der regionalen Lymphknotenbeteiligung leicht mit den Erscheinungen
einer Streptokokkenangina verwechselt werden können (vgl. S. 290)! Vorsichtige Schätzungen deuten bekanntlich darauf hin, daß *nicht
weniger als 80% aller Tonsillitiden viraler
Ätiologie* sind!

Streptokokkenangina. Der *Rachenbefund*,
der bei der katarrhalischen Angina etwa auf
dem S. 287 geschilderten Stadium (vor allem
bei Virusinfekten) zu beharren pflegt, ändert
sich unter Ausbreitung einer *charakteristischen
düsteren Rötung* der gesamten Pharynxschleim-
haut (oft einschließlich des weichen Gaumens)
im Falle der *Streptokokkenätiologie* meistens in
bemerkenswerter Weise, die einer *Weiterentwicklung der eitrigen Mandelentzündung* entspricht (Tonsillenabstrich: vgl. Abb. 153).

Wo im einzelnen die willkürliche Grenze
zwischen Streptokokkenpharyngitis und Streptokokken-Angina gezogen werden soll, bleibt eine
akademische Frage, die vor allem im Hinblick
auf die übereinstimmende Behandlung völlig
irrelevant ist (vgl. S. 299). Letztlich entscheidet
der Tonsillenbefund darüber. Fließende Übergänge bestehen auch zu Scharlach.

Die *Rötung* des Rachens, der Gaumenfalten
und des Zäpfchens vertieft sich, die *Tonsillen*
sind düsterrot (nach Stillerman u. Bernstein
ist besonders eine mäßige bis deutliche Rötung
der Schleimhaut unter Entwicklung von
Petechien im Zusammenhang mit einer Lymphknotenschwellung charakteristisch, s. Abb. 157,
Bd. V dieses Handbuches, S. 483). An den Tonsillen kommt es nunmehr zu Exsudation aus

den Kryptenlumina (Abb. 154), die als *Stippchen (Angina punctata)* oder *lacunäre Beläge (Angina lacunaris)* in Erscheinung treten, bei flatschenartiger Ausbreitung zur Bezeichnung *Angina pultacea* Anlaß geben. Der sich dann bildende diphtherieartige Belag läßt sich mit einem Watteträger leicht abwischen, ohne daß es zu einer Blutung kommt. Wegen der Ähnlichkeit

prinzipielle Trennung der Anginen in solche bakterieller und viraler Ätiologie als Grundprinzip einer Differenzierung auch wir befürworten, legen wir *bei der detaillierten Diagnose* den *Nachdruck auf den Erregerbefund.* Der Rachenbefund, in der Dynamik des zeitlichen Ablaufs berücksichtigt, vermittelt uns für die Diagnose determinierende Tendenzen, weniger

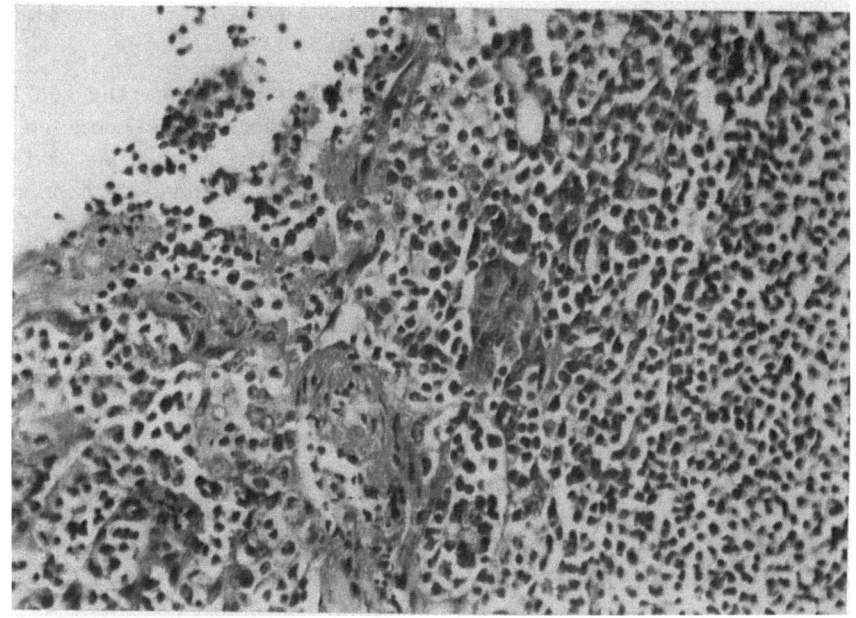

Abb. 154. Kryptenkatarrh mit Defekten, Reticulierung und Spongiose des Kryptenepithels, 10 Jahre alter Knabe. H.-E. Vergr. 298fach. (Aus SEIFERT)

mit der Diphtherie wird gelegentlich die Bezeichnung „Pseudodiphtherie" oder „Diphtheroid" verwendet, auf die man aber tunlichst verzichten sollte. Besteht auch nur annähernd der Verdacht auf Diphtherie, dann empfiehlt es sich, die Anwendung von Diphtherieheilserum nicht hinauszuzögern.

Die *Beläge* bestehen aus eingedickten, teilweise oberflächlich zusammenfließenden Sekretmassen, die aus den Krypten herausragen, offensichtlich aus ihrer Tiefe abgesondert worden sind. Sie setzen sich aus Fibrin, Epithelzellen, Lymphocyten, Granulocyten, Zelldetritus und oft massenhaft Bakterien zusammen.

Die **Diagnose der Angina** (das will eigentlich besagen, *einer* Anginaform) ist, *lediglich vom vieldeutigen Rachenbefund abgeleitet* und unter Vernachlässigung der Ätiologie, *heute* in der früher geübten Weise *nicht mehr vertretbar.* Stets sollte die Diagnose deshalb von differentialdiagnostischen Erwägungen ihren Ausgang nehmen. Mit JOCHIMS übereinstimmend, dessen

Beweise als Hinweise für eine bestimmte Anginaform.

Von Bedeutung ist ferner der *Temperaturverlauf,* speziell unter dem Einfluß einer gezielten antibakteriellen Therapie, die im Falle einer Penicillinbehandlung der Streptokokkenangina eine statistisch signifikante Abkürzung der Fieberdauer erzielt (ALEXANDER). Wegen der außerordentlichen Vielfalt an Angina-Erregern wird es sich in Zukunft als notwendig erweisen, *bei neuerlichen Fieberschüben* stets an rezente Infektion zu denken und den Erregernachweis immer wieder in Angriff zu nehmen, zugegebenermaßen eine beträchtliche Erschwerung der diagnostischen Maßnahmen. Mit dieser Feststellung wird der *Begriff der rezidivierenden Angina,* soweit diese nicht auf lokale aufflackernde Entzündungserscheinungen zurückgeführt werden kann, *kritisch in Frage gestellt!*

Schwellungen der regionären *Lymphknoten* lassen sich kaum für diese oder jene Ätiologie verwerten, weil sie sowohl bei bakterieller als auch bei einer großen Anzahl von Virusinfekten zu erwarten sind. Für die *Lokalisierung* eines Entzündungsherdes sind sie freilich *sehr wertvoll*.

Wichtige Befunde für die Differentialdiagnose liefert das *Blutbild*. Sofern es nicht wegen beträchtlich von der Norm abweichenden Verhältnissen für infektiöse Mononucleose (s.S. 304), Agranulocytose, Granulocytopenie (s. S. 306) oder Leukämie (S. 307) spricht, erhalten wir von einer bestehenden *Leukopenie* in der Regel einen Hinweis auf das Vorliegen eines Virusinfektes, dagegen bei akuter *polynucleärer Leukocytose* mit starker *Linksverschiebung* und Eosinopenie (die später — speziell bei Scharlachangina — in Eosinophilie umschlagen kann) den für eitrige Angina charakteristischen Befund, der besonderes Gewicht gewinnt, wenn gleichzeitig im Rachenabstrich etwa β-hämolysierende Streptokokken aufgefunden werden. Für Streptokokkenätiologie spricht weiterhin ein Anstieg des *Antistreptolysintiters* im Serum.

Die verschiedenen Virusinfekte sind neben dem direkten Erregernachweis aus Rachenspülflüssigkeit, Rachenabstrich oder Stuhlproben mittels *Komplementbindungsreaktion* und dem Nachweis *neutralisierender Antikörper* untereinander und von den bakteriell bedingten Anginaformen abgrenzbar. Positive Paul-Bunnel-Reaktion spricht für infektiöse Mononucleose (bzw. Monocytenangina).

Schließlich gewinnen wir auch noch im Falle ihrer Manifestation durch typische Nachkrankheiten nach Streptokokkenangina retrospektiv wichtige Hinweise.

Komplikationen. An Komplikationen sind für den *Sektor der Virusanginen* die mit ihrer speziellen pathogenen Wirksamkeit verbundenen Krankheitsverläufe (seröse Meningitis, enterale Infekte, Infekte der oberen und tiefen Luftwege einschließlich der Pneumonien, exanthematische Krankheitsverläufe usw.) zu nennen, als deren Vorläufer im kompletten Krankheitsbild meistens die betreffende Angina anzusehen ist.

Für die *bakteriellen Anginen* ist zunächst der rezidivierend-chronische Verlauf zu nennen, dessen Bedeutung im Rahmen der *chronischen Tonsillitis* (s. S. 300ff) eingehend dargelegt worden ist.

Wie bei der rezidivierenden Verlaufsform der bakteriellen Angina haben wir nun aber noch 2 weitere Krankheitsgruppen zu erwähnen,

die ebenso einmal direkt nach einer akuten eitrigen Angina wie im Rezidiv einer solchen sich einstellen. Zunächst nennen wir *die örtlichen Komplikationen* des Intra- bzw. Paratonsillarabscesses (s. S. 302) und die bei Kindern heute kaum mehr vorkommenden Formen der tonsillogenen Sepsis.

Eine gesonderte Besprechung verlangen noch *die Beziehungen der Angina* (akut oder chronisch-rezidivierend, das ist letztlich gleichgültig) *zur Fokalinfektion*.

Die Fokalinfektion. Die von PÄSSLER und ROSENOW begründete Lehre von der Fokalinfektion sieht schwelende Entzündungsprozesse an den Zähnen (für Kinder weniger bedeutsam) und an den *Tonsillen* als Herde an, von denen aus vielseitige schädliche Auswirkungen auf den Gesamtorganismus ausstrahlen. Von einem *Fokus* aus, so erläutert FASSBENDER systematisierend, können unterschiedliche Einflüsse streuend wirksam werden, so Bakterien, Toxine, Antigene/Antikörper, Menkin-Stoffe und schließlich sogar nervöse Impulse. Sie alle bedingen in der Körperperipherie unterschiedliche Folgeerscheinungen. Im Rahmen der erwiesenen pathogenetischen Zusammenhänge zwischen Streptokokkenangina und den pädiatrisch so bedeutsamen Nachkrankheiten (dem akuten rheumatischen Fieber und der akuten diffusen Glomerulonephritis) erhielt die Anschauung von der Fokalinfektion neue Impulse. Diese Krankheitsbilder sind zwar nicht auf eine direkte Streptokokkenwirkung an den reagierenden Geweben zurückzuführen, wohl aber als konsequente Folge der Auseinandersetzung des kindlichen Organismus mit den Antigenen der vorwiegend im Rachen lokalisierten Streptokokken der Lancefield-Gruppe A auf Grund einer Allergie vom verzögerten Reaktionstyp zu deuten (vgl. CHRIST).

Da der Einsatz von Behandlungsmaßnahmen für die genannten Nachkrankheiten nicht selten zu spät kommt, um schwere bleibende Körperschäden zu verhüten, wird mit Recht gefordert, die *Prophylaxe* des akuten rheumatischen Fiebers im Kindesalter *auf die zielbewußte Bekämpfung der Streptokokkeninfekte des Rachens vorzuverlegen*. Von diesem Gesichtswinkel aus gewinnt die leider oft für banal erachtete Aufgabe einer sachgemäßen Therapie von Pharyngitis oder Angina mit

Streptokokkenätiologie erheblich an Wert für die Gesunderhaltung der Kinder.

Nicht nur die Beseitigung der vorübergehend unangenehmen Beschwerden eines fieberhaften Infektes ruft demnach die ärztliche Kunst auf den Plan, sondern vielmehr der *übergeordnete Gesichtspunkt der frühzeitigen und rechtzeitigen Prophylaxe* im Kampf gegen rheumatisches Fieber, Herzfehler und Nierenkrankheiten. Deshalb wird der Kinderarzt die entscheidende Streptokokkenbeseitigung bei bakterieller Pharyngitis oder Angina zu seinen wichtigen Aufgaben zählen. Hierbei leistet ihm nach wie vor die *Penicillinbehandlung* dieser akuten Entzündungen im Rachenbereich wertvollste Hilfe. Kommt er aber in seinen Bemühungen zu spät, indem er sich genötigt sieht, schon vorhandene Nachkrankheiten nachdrücklich zu behandeln, um Schlimmeres (neuerliche Rezidive, vgl. KÖTTGEN u. CALLENSEE) zu verhüten, dann wird er nicht zögern, den wegen entsprechender Anamnese vermutlichen oder wegen chronischer Entzündungsprozesse gesicherten Herd radikal durch Tonsillektomie (oft in Verbindung mit Adenotomie) beseitigen zu lassen (s. S. 317). Im übrigen wird dieser Eingriff ebenfalls indiziert sein, wenn häufige Streptokokkeninfekte, davon ausgehend, die Gefahr der gefürchteten Nachkrankheiten heraufbeschwören. In solcher Situation kommt auch langfristige oder intermittierende Penicillinprophylaxe zur Unterdrückung neuerlicher Streptokokkeninfektionen in Betracht.

Therapie der Angina. Therapeutisch unterscheiden wir einerseits *symptomatische Maßnahmen*, die gegen das Fieber, die allgemeinen Beschwerden und die lokalen Entzündungserscheinungen gerichtet sind, andererseits die *antibiotische Bekämpfung* bakterieller Infektionen, soweit solche durch Rachenabstriche sichergestellt oder auf Grund des Krankheitsbildes wahrscheinlich sind.

Hohes Fieber wird mit gutem Erfolg durch die verschiedenen *Fiebermittel* bekämpft, die am besten wegen der bestehenden Schluckbeschwerden als Zäpfchen (oder als Saft; Tabletten gelöst) verabreicht werden (Treupel-Suppositorien oder ben-u-ron-Zäpfchen in altersentsprechender Dosis). Günstig wirken auch über den Tag verteilte kleine Pyramidondosen. Die genannten Medikamente dienen gleichzeitig der Schmerzbekämpfung. Bewährte hydrotherapeutische Maßnahmen wie feuchte Waden-

wickel (mit lauwarmem Wasser) und der Prießnitzumschlag um den Hals sollten nicht in Vergessenheit geraten. Vorteilhaft ist auch das Verfahren, Tee mit Zusatz von Aspirin oder Orangen- bzw. Zitronensaft unter reichlicher Zuckerzugabe trinken zu lassen. Man kann es dem Patienten selbst überlassen, ob er damit lieber den Mund spülen oder zur Sicherung seines Flüssigkeitsbedarfs den Tee trinken möchte. Lutschtabletten in Form des Iversal werden gelegentlich empfohlen.

Sachgemäße Mundpflege ist besonders wichtig Vorsichtiges Putzen der Zähne kann gestattet werden, Gurgeln ist besser zu untersagen.

Da die Nahrungszufuhr manchmal auf Schwierigkeiten stößt, ist vor allem die *Flüssigkeitsaufnahme* zu überwachen. Gern nehmen Kinder *Fruchteis* oder gekühlten *süßen Tee* mit Fruchtsäften. Sobald dies angebracht erscheint, wird wieder *flüssig-breiige Kost* gereicht.

Treten stärkere Halsschmerzen auf, die durch Lymphknotenschwellung bedingt sind, dann helfen *Enelbinpackungen*, die durchaus 8—12 Std liegen bleiben können, die Beschwerden lindern.

Für die Dauer der Krankheit, mindestens bis 3 Tage nach Entfieberung, ist *Bettruhe* einzuhalten. Wiederholte Urinkontrollen sind wichtig.

Eine antibiotische Behandlung mit *Penicillin* wird generell durchgeführt, wenn eine Streptokokkenangina vorliegt (ausführliche Begründung, statistisch untermauert, siehe bei ALEXANDER!). Diese bekämpft nicht allein mit bester Aussicht auf Erfolg die aktuelle Streptokokkeninfektion, sondern hilft auch der Entstehung von Nachkrankheiten vorbeugen. Schonend ist *im Kindesalter* die Verwendung *oral applizierbarer Penicillinpräparate* (beispielsweise Beromycin, Oratren oder Pen 200). Nur bei spezieller Indikation ist Injektionsbehandlung nötig. Die gut penicillinempfindlichen Streptokokken werden mit Dosen von 2mal 200 000—300 000 E beim Kind unter 5 Jahren, mit 2mal 400 000 oder 3mal 300 000 bis 400 000 E bei älteren Kindern nachdrücklich bekämpft, die Behandlung soll wenigstens über 8—10 Tage ausgedehnt werden, auch wenn rasche Entfieberung eintritt. Neuerdings wird Propicillin (im Handel: Baycillin bzw. Trescillin) als halbsynthetisches Oral-Penicillin wegen seiner günstigen Blutspiegel vielfach empfohlen. Eine Kombinierung des

Penicillins mit Streptomycin oder Sulfonamiden halten wir bei Streptokokkeninfekten für überflüssig. Verbietet sich eine Penicillinbehandlung etwa wegen bestehender *Penicillinallergie*, dann käme als Ersatz *Erythromycin* in Frage, das gegen Kokkeninfektionen sehr gut wirksam ist.

Die chronische Tonsillitis

Obwohl auch die übrigen Mandeln, ja sogar das gesamte lymphatische Gewebe des Waldeyerschen Rachenrings von chronisch-entzündlichen Veränderungen betroffen sein kann, verstehen wir doch unter chronischer Tonsillitis in der Regel nur die chronische Entzündung der Gaumenmandeln, die *Tonsillitis palatina chronica* (ECKERT-MÖBIUS). Das einschlägige Krankheitsbild scharf zu umreißen, stößt besonders deshalb auf beträchtliche Schwierigkeiten, weil nicht genau zu sagen ist, welchen Anteil die reine Hyperplasie oder die reaktive Hypertrophie der Gaumentonsillen an der chronischen Tonsillitis innehat. Nach ECKERT-MÖBIUS ist für das Krankheitsbild die ganz allmähliche, schleichende Entwicklung und ausgesprochene Tendenz zu akuten Exacerbationen nach symptomlosen Intervallen besonders charakteristisch. Vor allem sind es wohl bakterielle Tonsilliten, die in häufigen Rezidiven das Mandelgewebe mehr oder wenig heftig in Entzündung versetzen. Lokal kommt der Entzündungsprozeß offenbar fast nie ganz zur Ruhe.

Gerade *Kinder* neigen *ganz besonders* zur chronisch rezidivierenden Angina. Vor der antibiotischen Ära konnte eine Attacke die nächste im Abstand von wenigen Wochen ablösen, so daß FISCHL geradezu von einer „anginösen Disposition" gesprochen hat, um diesen Zustand der Anfälligkeit näher zu beschreiben. Witterungseinflüsse und klimatische Faktoren sind vielfach für das Auftreten akuter Krankheitsschübe verantwortlich gemacht worden, die Laien suchten eine Erklärung in häufigen „Erkältungen" zu finden. Nach BIESALSKI schwankt die *Häufigkeit* im Kindesalter zwischen 30 und 90%, obgleich zu bedenken ist, daß infolge diagnostischer Schwierigkeiten sichere Aussagen schwerlich zu erhalten sind. Mit Eintritt der Geschlechtsreife erlosch bemerkenswerterweise früher die Rezidivneigung (LUST).

Symptomatologie. Subjektive Krankheitserscheinungen werden um so weniger von Kindern geklagt, je jünger sie sind. Allgemeine Beschwerden können je nach Intensität eines Rezidives völlig den Symptomen einer akuten Angina entsprechen oder recht vage sein. Ein unangenehmer *Foetor ex ore* in Verbindung mit rezidivierenden, nach dem Ohr ausstrahlenden Schmerzen, Kratzen im Hals, Fremdkörpergefühl, Hustenreiz, Druck in der Mandelgegend sich öfter wiederholende *Schluckschmerzen* sowie schmerzhafte *Halslymphknotenschwellungen* weisen auf eine Entzündung der Tonsillen. Mattigkeit, leichte Ermüdbarkeit, Konzentrationsschwäche, Nachlassen der Schulleistungen stellen sich vielleicht zusätzlich ein. Regelmäßige Temperaturkontrolle deckt nicht selten flüchtige Temperaturerhöhung mäßigen Grades als besonderes Charakteristikum auf.

Die Blutkörperchensenkungsgeschwindigkeit ist meistens gering beschleunigt. Im Blutbild ist allenfalls eine gewisse Linksverschiebung der Neutrophilen zu gewärtigen, oft aber keinerlei Abweichung von der Norm. Hypochrome Anämie kann vorliegen.

An *objektiven* Befunden ist besonders bei Kindern bis zum 8.—10. Lebensjahr die *entzündliche Hypertrophie* der Gaumenmandeln hervorzuheben, die sich von der reinen Hyperplasie durch die stärkere diffuse Rötung der Mandeln, die dauernde Hyperämie des vorderen Gaumenbogens, eventuell durch eine auffällige Induration des Tonsillengewebes und durch die begleitenden druckempfindlichen Halslymphknoten durchaus abgrenzen läßt. Im Verlauf chronischer Tonsillitis kann aber *auch eine Verkleinerung* der Tonsillen zu beobachten sein, die dann fast stets mit einer Gewebsinduration einhergeht.

Die Oberfläche der Mandeln zeigt häufig *tiefe Zerklüftung*. Bei seitlichem Druck entleert sich im akuten Stadium gelegentlich milchig trübe Flüssigkeit. In Tonsillenausstrich sind gegenüber der Norm (Abb. 155a) deutliche Zellveränderungen nachzuweisen (Abb. 155b). Infolge früher abgelaufener Entzündungsschübe lassen sich die Mandeln nicht wie normal aus ihrem Lager luxieren.

Mandelpfröpfe, die freilich durchaus auch einmal bei Hyperplasie der Tonsillen beobachtet werden können, treten besonders gehäuft an oberflächlich zerklüfteten, chronisch vergrößerten Gaumentonsillen auf, nur umschrieben oder an mehreren Stellen, einseitig oder beiderseits. In situ bilden sie mehr oder weniger prominente weißlich-gelbliche, rundliche Gebilde, die sich recht leicht mit einem gefensterten Spatel (nach BRÜNINGS) aus den Krypten herausdrücken lassen, aber auch durch Schlucken, Würgen oder beim räuspernden Husten nach außen gelangen. Sie bestehen aus abgestoßenen zerfallenden Epithelzellen, Lymphocyten, Leukocyten (Zelldetritus) und enthalten verschiedenartige Bakterien und Pilze. Nicht selten veranlassen sie Ausweitung

waren oder die chronisch-entzündlichen Veränderungen primär entstanden sind. Übrigens tragen die pathoanatomischen Befunde, die DIETRICH seinerzeit so einprägsam zur Systematisierung der Anginen überhaupt verwendet hat, recht eigentlich zum Verständnis der Komplikationen und Nachkrankheiten im Gefolge der chronisch rezidierenden Tonsillitis bei.

Bakteriologisch liegt eine unspezifische Keimbesiedlung vor. Die Bakterienflora der Krypten ist außerordentlich vielgestaltig und wechselt von Fall zu Fall, dasselbe gilt für die

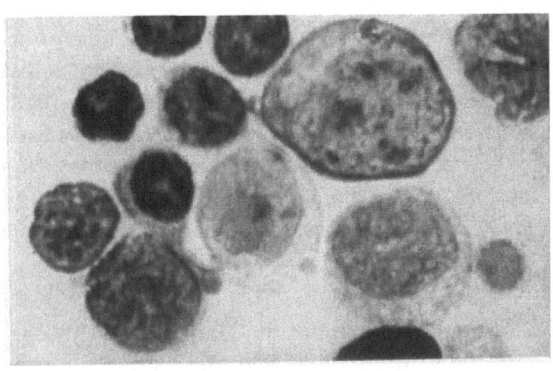

Abb. 155a. Tonsillenausstrich (nach Tonsillektomie) bei 17jähr. Mädchen. Normales cytologisches Bild. (F. SCHMID, Heidelberg)

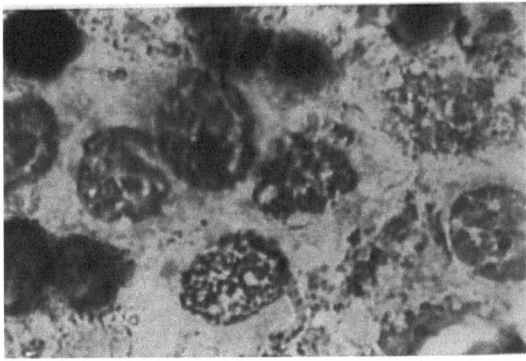

Abb. 155b. Tonsillenausstrich bei chronischer Tonsillitis. 6jähr. Mädchen. Zahlreiche aufgelockerte bis cytolytische Zellen. (F. SCHMID, Heidelberg)

der Krypten mit nachfolgenden Entzündungserscheinungen. Sekundär entstehen fallweise dadurch Retentionszysten. Mandelpfröpfe können nachweislich über längere Zeit bestehen, ohne klinische Bedeutung zu gewinnen. Vor allem dann, wenn bei ihrem *Ausdrücken* gleichzeitig *Eiter aus den Krypten* quillt, gilt dies als sicheres Zeichen für das Vorliegen einer chronischen Tonsillitis.

Pathoanatomisch bietet die chronische Tonsillitis ein *vielgestaltiges Bild*. Über einschlägige Veränderungen sind wir durch ausgedehnte Untersuchungen operativ entfernter Tonsillen und Obduktionspräparate bestens orientiert (SEIFERT). Abgesehen von den regressiven Veränderungen, die die Tonsillen im Rahmen der physiologischen Involutionsvorgänge absolvieren, gilt als kennzeichnend für die rezidierenden Entzündungsvorgänge nach ECKERT-MÖBIUS das *Nebeneinander* abgelaufener und noch im Gang befindlicher *reparativer* Zustandsbilder einerseits und andererseits das Vorhandensein *exsudativer* oder *proliferativer Entzündungsherde* im Tonsillengewebe, gleichgültig, ob akute Anginen vorausgegangen

auf der Oberfläche der Tonsillen festzustellende, die weitgehend der sog. physiologischen Mundflora entspricht. Neben Pneumokokken, Staphylokokken und sonstigen Keimen überwiegen deutlich die für Herdinfektionen und die Genese des rheumatischen Fiebers ausschlaggebenden β-hämolysierenden *Streptokokken* der Gruppe A.

An **Komplikationen** der chronischen Tonsillitis kommen grundsätzlich *zwei Gruppen* von Krankheiten in Betracht, einmal die *akut entzündlichen* [Intratonsillarabsceß (s. S. 302), Paratonsillitis, Paratonsillarabsceß (s. S. 303ff), parapharyngikale Abscesse und Phlegmonen und schließlich die verschiedenen Formen der tonsillogenen Sepsis], zum anderen die im Rahmen der *Fokalinfektion* zusammengefaßten, auf akute oder rezidierende Streptokokkeninfekte zurückzuführenden Nachkrankheiten (rheumatisches Fieber und postinfektiöse Glomerulonephritis), letztere beide von eminenter praktischer Bedeutung im Kindesalter (vgl. S. 298ff).

Therapie. Soweit es sich bei der chronischen Tonsillitis um akute Schübe der Entzündung

handelt, die grundsätzlich nach den gleichen
Regeln zu behandeln sind, welche für die akute
Tonsillitis gelten, bedürfen die auf S. 299 gegebenen Vorschläge keiner ausdrücklichen Ergänzung. Da ätiologisch überwiegend bakterielle
Infektionen der Mandeln vorherrschen, ist tunlichst das Ergebnis der bakteriologischen
Untersuchung des Tonsillenabstriches abzuwarten, ehe der Weg der antibiotischen Behandlung festgelegt wird. Bedingen β-hämo-
lysierende *Streptokokken* die entzündlichen
Prozesse und gibt vielleicht auch die serologische
Untersuchung (Anstieg des Antistreptolysin-
titers) einen Hinweis darauf, dann wird es stets
ratsam sein, hochdosiert und langfristig (mindestens 10 Tage) *Penicillinpräparate* (am besten
die oral zu verabreichenden) anzusetzen und
nach Absetzen derselben durch wiederholte Abstriche von der Tonsillenoberfläche sicherzu-
stellen, ob ein entscheidender antimikrobieller
Effekt erreicht worden ist. Sind andere Bakterien für die Unterhaltung der chronischen
Entzündung verantwortlich zu machen, dann
werden Chloramphenicol, Erythromycin oder
Tetracycline für ihre Beseitigung eher notwendig werden.

Die Sanierung in bakteriologischer Hinsicht
genügt jedoch bei chronischer Tonsillitis nicht;
denn es erhebt sich die Frage, ob nicht doch die
im Tonsillengewebe vorhandenen Entzündungsherde weiterhin schwelen, weil sie von den
Antibiotica nicht genügend erreicht werden
konnten.

Deshalb wird in den meisten Fällen, in
denen bakterielle Infektionen die chronisch-
rezidivierende Tonsillitis unterhalten, zur endgültigen *Beseitigung des Unruheherdes* die
beiderseitige *Tonsillektomie* nicht zu umgehen
sein, besonders wenn subfebrile Temperaturen,
mäßig oder erheblich beschleunigte Blutkörperchensenkungsgeschwindigkeit, mangelhaftes
Gedeihen und Nachlassen der Leistungsfähigkeit dies wünschenswert erscheinen lassen. Absolut indiziert ist die Tonsillektomie, wenn
intra- oder paratonsilläre Eiterungen auftreten,
die ohne narbige Residuen zu hinterlassen
nicht abheilen können und bekanntlich fortwährend zu Rezidiven führen, wenn nicht
konsequent eingegriffen wird. Kommt es zu
einem rheumatischen Schub, dann ist nach Möglichkeit kurzfristig zu tonsillektomieren, weil
erwiesenermaßen dadurch die Rezidivquote
niedrig gehalten wird (Köttgen u. Callensee).

Doch ist eine konsequente antirheumatische
Behandlung (einschließlich Penicillinverab-
reichung) im Anschluß nicht zu versäumen;
denn jeder erneute Streptokokkeninfekt ist
geeignet, trotz vorausgegangener Tonsillektomie ein Rheumarezidiv zu provozieren.

Intratonsillarabsceß, Paratonsillarabsceß

Seltener direkt im Anschluß an eine akute
Angina, häufiger dagegen anläßlich akuter
Schübe oder *im Verlaufe einer chronischen Tonsillitis* stellen sich auch bei Kindern — nur ausnahmsweise während der ersten Lebensjahre,
wohl aber um die Pubertät häufiger vorkommend — in den Gaumenmandeln selbst
(intratonsillär) oder in deren Umgebung (para-
tonsillär) bakteriell bedingte phlegmonöse Entzündungen ein *(Tonsillitis* bzw. *Paratonsillitis
phlegmonosa)*, die nach eitriger Einschmelzung
als *Intratonsillarabsceß* oder *Paratonsillarabsceß* imponieren.

Nur in wenigen Fällen bleibt die Entzündung lediglich auf die Mandeln beschränkt,
veranlaßt dann das Bild der *Angina paren-
chymatose* oder *phlegmonosa* mit sekundärer
Einschmelzung (Intratonsillarabsceß oder Tonsillitis abscendens).

Weitaus häufiger wird das außerhalb der
Mandelkapsel befindliche Bindegewebe in der
Gegend des hinteren Gaumenbogens und der
Fossa supratonsillaris sich primär oder im Anschluß an eine vorausgehende Tonsillitis
phlegmonös entzünden *(Paratonsillitis phlegmonosa)*. Auch mit der Möglichkeit, daß sich
ein in der Tiefe befindlicher Intratonsillarabsceß einen Weg in die Peripherie bahnt und
dort eine fortschreitende Entzündung auslöst,
ist zu rechnen.

Symptomatologie. Die subjektiven Beschwerden übertreffen diejenigen bei anderen
Anginaformen bei weitem. Mehr oder weniger
akut treten erhebliche *Schluckschmerzen*, gelegentlich *Kieferklemme* auf. Die Kieferwinkellymphknoten sind angeschwollen und hoch-
empfindlich. Bei ängstlichem Gesichtsausdruck
halten die Kinder den Kopf steif, den Oberkörper aufrecht. Reichliche *Speichelproduktion*
löst imperativ schmerzhaftes Schlucken aus.
Die *Sprache* ist *kloßig*, Nahrungsaufnahme
wird vielfach abgelehnt. Die Patienten machen
einen schwerkranken Eindruck. Meist besteht
hohes Fieber mit Pulsbeschleunigung. Nicht

selten behindert ein begleitendes Glottisödem die Atmung.

Die *Diagnose* ist durch die wegen der Kieferklemme und dem hochgradigen Speichelfluß meist nicht so einfache *Racheninspektion* rasch zu klären.

Bei dem selteneren *Intratonsillarabsceß* sind die Beschwerden im allgemeinen geringer, die Gaumenmandel ist akut gerötet und *prall geschwollen*, größere reife Abscesse zeigen Fluktuation. Die Schwellung der zugehörigen Lymphknoten bleibt in mäßigen Grenzen. Die nähere Umgebung der Mandel ist nur wenig von der Erkrankung betroffen. Entleert sich der Absceß, dann wird unter Umständen eine Absceßhöhle sichtbar.

Bei der weitaus häufigeren *paratonsillären Phlegmone* oder einem sich daraus entwickelnden *Paratonsillarabsceß* (vgl. FALK u. KIRCHNER; WUNDERLICH) sind dagegen die örtlichen krankhaften Veränderungen im Rachen viel ausgeprägter. Die Gegend des *Gaumensegels* und des *vorderen Gaumenbogens* ist einseitig stark gerötet, ödematös geschwollen und oft weit *vorgetrieben*. Auch die *Uvula* wird nicht selten in Mitleidenschaft gezogen. Der Schlund kann fast völlig verlegt werden, besonders bei doppelseitigem Befall. Gelegentlich überragt die Tonsille den Gaumenbogen und wird durch die paratonsilläre Entzündung stark medianwärts vorgedrängt. Die *Zunge* ist belegt. Die regionären *Halslymphknoten* sind meistens auf der Seite der Entzündung erheblich *geschwollen* und recht *druckempfindlich*.

Nicht immer erfolgt eitrige Einschmelzung; denn gerade Kinder zeigen auch bei anfänglich starker Schwellung oft spontan, in der Regel aber unter intensiver antibiotischer Behandlung gute Rückbildungstendenz. Mit einer *Absceßbildung*, die sich in deutlich werdender *Fluktuation* kundtut, ist aber nach dem 4. bis 5. Tag, eventuell unter antibiotischer Therapie auch noch später zu rechnen. Spontanentleerung des Eiters kommt vor, die Patienten müssen wegen der Gefahr einer Eiteraspiration dringend hospitalisiert und sehr sorgfältig überwacht werden.

An **Komplikationen** sind Larynxödem, Ausbildung eines in das Mediastinum reichenden Senkungsabscesses, Aspirationspneumonie bei Eiteraspiration anläßlich spontaner Absceßentleerung oder operativer Eröffnung zu nennen. Arrosionsblutung aus der A. carotis ist selten zu

gewärtigen. Wegen der heute verfügbaren antimikrobiellen Behandlungsmöglichkeiten treten pyämische Metastasen und allgemeine Sepsis, im Zusammenhang mit örtlich entstandener Thrombophlebitis, und weitere eitrige Komplikationen in der näheren Umgebung nur noch sehr selten auf (eitrige Parotitis, Orbitalphlegmone, Cavernosusthrombose, Meningitis).

Differentialdiagnostisch ist vor allem die toxische Rachendiphtherie in Erwägung zu ziehen, die durchaus ähnliche lokale Erscheinungen mit sich bringen kann. An rasch wachsende Sarkome ist ebenso zu denken wie an *Aktinomykose* der Halsweichteile und fortgeleitete dentale Entzündungen.

Die **Therapie** beginnt in den ersten Tagen, je nach Stadium der Entzündung, mit vorsichtigen Mundspülungen (Kamillosan- oder H_2O_2-Lösung). Anfangs kann man mittels *Eiskrawatte* oder eisgekühlten Umschlägen versuchen, die Entzündungserscheinungen zu hemmen, bald aber sind eher feuchtwarme Umschläge oder *Enelbin-Packungen* auf die Halsgegend angebracht. Wegen der hochgradigen Schmerzen sind *Analgetica* (Gelonida- oder Treupel-Supp., Allional-Supp., eventuell Dolantin oder sogar Pantopon) unbedingt notwendig. In Anbetracht der bakteriellen Ätiologie soll eine *intensive antibiotische Therapie* (unter Umständen hierbei hochdosiert mehrgleisig) möglichst schon im Beginn der Erkrankung einsetzen. Wegen der Schluckschmerzen verbietet sich anfangs orale Applikation, dagegen darf in bedrohlicher Situation nicht mit einer initialen *intravenösen* Zufuhr von Terramycin oder Reverin gezögert werden. Später kann auf intramuskuläre Applikation umgesetzt werden.

Das *operative Vorgehen* besitzt bei Paratonsillarabsceß seine eigenen Spielregeln. Sehr *wichtig* ist es, den *geeignetsten Zeitpunkt für eine Incision* abzupassen, Wegen der Gefahr der Eiteraspiration, ja der tödlichen Erstickung darf man einerseits die Spontanperforation des Abscesses nicht abwarten, andererseits aber soll nicht zu früh incidiert werden. Der Eingriff selbst ist nach Möglichkeit einem erfahrenen Hals-Nasen-Ohrenfacharzt unter stationärer Überwachung zu überlassen.

Operationstechnik. Zur Incision werden im Interesse der Vermeidung zusätzlicher Verletzungen ein bis auf die äußerste Spitze

(4—5 mm) mit Heftpflaster umwickeltes Skalpell oder nach Denker eine vorn spitz zulaufende Kornzange benutzt, mit denen etwa 1 cm lang eingeschnitten bzw. eingestochen wird. Spreizen der Kornzange trägt zur besseren Entleerung des Eiters bei. Sehr wesentlich zur Verhütung von Eiteraspiration ist die der Eröffnung des Abscesses sofort folgende Vorwärtsbeugung des kindlichen Kopfes. Leider wird ab und zu wegen stattfindender Eiter-Verhaltung eine wiederholte Incision unumgänglich sein.

Der Absceßeröffnung hat stets die Tonsillektomie im Intervall zu folgen, vorausgesetzt daß nicht unter antibiotischem Schutz eine primäre Absceß-Tonsillektomie durchgeführt wurde.

Spezielle Anginaformen (Sonderformen)

Im Anschluß an die bakteriellen und Virusanginen seien einige charakteristische umschriebene Krankheitsbilder mit auffälligen Befunden an den Gaumentonsillen dargestellt. Dabei handelt es sich in erster Linie um die Schilderung der Tonsillenveränderungen bei der *infektiösen Mononucleose*, deren Synonym „*Monocytenangina*" (Schultz) nachdrücklich die bevorzugte Stellung des *lymphatischen Rachenrings* im Krankheitsgeschehen betont. In gleiche Richtung weisen die ebenfalls früher verwendeten Bezeichnungen „lymphoidzellige Angina" und „Lymphoidzellenangina", die neben dem Ausdruck Pfeiffersches Drüsenfieber verwendet werden.

Im Rahmen der sonstigen Kardinalsymptome (Fieber, generalisierte Lymphknotenschwellung, Milzvergrößerung und außergewöhnliche mononucleäre Leukocytose im peripheren Blutbild) stehen die *entzündlichen Veränderungen an den Gaumentonsillen* im Blickpunkt unseres Interesses.

Ätiologie. Mit aller Wahrscheinlichkeit liegt dem Krankheitsbild eine Infektion mit einem offensichtlich *lymphotropen Virus* zugrunde, das gern auch die Anteile des lymphatischen Rachenrings betrifft (Näheres s. bei Thomas u. Waltenberger, Bd. V dieses Handbuches, S. 185ff.).

Symptomatologie (Rachenbefund). Die lokalen Entzündungserscheinungen lassen sich oft nur mit Mühe von der Vielzahl anderer Anginen und der Diphtherie abgrenzen. Es besteht in der Regel eine *Pharyngitis*, die mit ausgesprochener Beteiligung der Gaumenmandeln nahezu immer in eine *Angina* übergeht. Häufig treten *lacunäre* bis *pseudomembranöse Beläge* auf, die zumal dann, wenn sie über die Tonsillen hinausreichen und vielleicht Rachenwand, Zäpfchen oder Gaumenbögen teilweise bedecken, *Diphtherieverdacht* erwecken. Auch die *Zungentonsille* kann gelegentlich in die krankhaften Veränderungen einbezogen sein, nur wird erwiesenermaßen bei Kindern wegen methodischer Schwierigkeiten die zu ihrer Erkennung notwendige Untersuchung meistens unterlassen.

Die **Diagnose** wird vor allem unter Berücksichtigung der sonstigen Symptome gestellt. Einen wichtigen Hinweis für die Unterscheidung von andersartigen Anginaformen gibt manchmal das Auftreten von *Lymphknotenschwellungen* an Hals und Nacken bereits einige Tage *vor* dem Auftreten der Angina, die gelegentlich sogar erst in einem etwas größeren Zeitabstand folgt.

Differentialdiagnose. Stehen die geschilderten *Rachenbefunde* im Vordergrund der krankhaften Erscheinungen, dann bleibt anfangs die Diagnose häufig zweifelhaft. *Milztumor* und *generalisierte Lymphknotenvergrößerung* weisen in Richtung infektiöse Mononucleose! Leukocytenzählung und -differenzierung führen zur korrekten Diagnose, wenn hohe Leukocytose mit auffälliger Vermehrung der mononucleären Zellen sowie die *nahezu pathognomonischen monocytoiden Pfeifferschen Drüsenfieberzellen* beobachtet werden. Diese wichtigen Blutbildveränderungen finden wir besonders zu Beginn der Krankheit (Glanzmann). Taucht wegen der pathologischen Blutbildveränderungen der Verdacht auf Leukämie auf, dann ist eventuell Sternalpunktion, die bei infektiöser Mononucleose normales Knochenmark ergibt, von Wert.

Weiter empfiehlt es sich, einen *Tonsillenabstrich* bakteriologisch zu untersuchen, um Diphtherie, Plaut-Vincent-Angina oder Streptokokkenangina diagnostisch abzugrenzen. Überdies hat die nach Paul u. Bunnell benannte Methode der Bestimmung heterophiler Antikörper für die Diagnose große Bedeutung.

Bezüglich des Krankheitsverlaufs und der **Komplikationen** (Meningitis serosa, kleinfleckige Exantheme, Glomerulonephritis, Hepatomegalie mit Icterus) s. Thomas u. Waltenberger. Die Krankheit ist als solche gutartig und zeigt auch hinsichtlich der Abheilung der Befunde im Rachenbereich eine sehr günstige Prognose. Nur hin und wieder bleiben Milz- und *Lymphknotenschwellungen* bei verzögerter Rekonvaleszenz längere Zeit bestehen.

Therapie. Wegen des anfänglich recht vieldeutigen und oft nicht sogleich einzuordnenden Rachenbefundes wird sich im allgemeinen, schon im Interesse einer Beeinflussung der sicher an der Ausprägung der Rachenbefunde beteiligten Mundflora, zunächst orale Verabreichung von *Penicillin* empfehlen, sofern nicht, dem Vorschlag Lewis folgend, dem *Chloramphenicol* der Vorzug gewährt wird. In den letzten Jahren sind auch *Tetracycline* und *Oleandomycin* versucht worden. Bei Verdacht ist *Diphtherieheilserum* anzuwenden! Daneben ist die bei der Anginabehandlung besprochene *symptomatische Behandlung* mit Halswickeln, Mundpflege und Enelbinpackungen (s. S. 299) recht wichtig.

Wegen der klinischen Ähnlichkeit mit der infektiösen Mononucleose sei in diesem Zusammenhang auch die *symptomatische Tonsillitis* im Rahmen der *Lymphocytosis infectiosa acuta* erwähnt. Bei diesem mit *katarrhalischer Tonsillitis* und leichten entzündlichen Erscheinungen an den Luftwegen verlaufenden Krankheitsbild spielt wahrscheinlich ebenfalls eine *Virusinfektion* ätiologisch eine Rolle. Die Erstbeschreibung stammt von Smith, spätere Schilderungen von Gsell; Weicker u. Knüpfer (vgl. auch Nöller, dieses Handbuch, V. Band, S. 200 ff.). Die harmlose Infektionskrankheit, besonders Kinder sporadisch oder in kleineren Kinderheimepidemien befallend, ist nach einer Inkubationszeit von 12—24 Tagen durch eine unter Fieberanstieg eintretende hochgradige Leukocytose von 30 000—120 000 Zellen bei Überwiegen reifer Lymphocyten (75—90%!) gekennzeichnet, wobei die für infektiöse Mononucleose typischen Zellen vermißt werden. Die Abgrenzung gegen Leukämie kann zunächst Schwierigkeiten bereiten, doch fehlt stets eine Anämie. Zu Milz- oder Lymphknotenschwellung kommt es in der Regel nicht. Flüchtige Exantheme können auftreten. Die Paul-Bunnellsche Reaktion bleibt negativ. Der Verlauf ist, abgesehen von gelegentlicher Meningitis serosa, komplikationslos. Die hochgradige Lymphocytose kann 3—6 Wochen andauern. Eine spezielle Therapie erübrigt sich.

Angina ulcero-membranacea (Plaut-Vincent)

Eine weitere Sonderform der Anginen bildet die *Angina ulcero-membranacea* (Plaut-Vincent). Sie ist sehr kontagiös, tritt oft in Familien oder Heimen gehäuft auf. Kinder (selbst Säuglinge) erkranken selten, am häufigsten sind jungendliche Erwachsene im 2. oder 3. Lebensjahrzehnt betroffen. Auffällig ist die charakteristische *Diskrepanz* zwischen dem oft *diphtherieähnlichen Lokalbefund an den Tonsillen* und der *geringfügigen Störung des Allgemeinbefindens.*

Symptomatologie. Eine Pseudomembran von oft beträchtlicher Dicke überzieht — meistens nur einseitig — die Tonsille, nach ihrer Abstoßung können örtlich tiefere Geschwüre entstehen. Demgemäß unterscheidet man zwei unterschiedliche Varianten der Plaut-Vincent-Angina.

Bei der *diphtheroiden Form* bedeckt eine grauweiße bis grünlichgraue *Pseudomembran* oberflächlich die Gaumenmandel. Dadurch liegt eine Verwechslung mit echter Diphtherie sehr nahe. Die Pseudomembran wird im weiteren Verlauf bald abgestoßen unter Hinterlassung eines *seichten Ulcus*, welches meistens am oberen Pol der Mandel gelegen ist. Gelegentlich ist eine Ausdehnung der Belagsbildung auf Gaumen und Zäpfchen zu beobachten. Daneben ist oft eine *Gingivitis* festzustellen. Durch einen erheblicheren Substanzverlust charakterisiert ist die *ulcero-membranöse Form*. An den Gaumenmandeln entwickelt sich — oft erst nach Abstoßung der oberflächlichen Pseudomembran erkennbar — ein *tieferreichendes Ulcus*. Die regionären *Lymphknoten* können anschwellen.

Nicht selten weist überhaupt erst ein starker *Foetor ex ore* auf das Vorliegen einer entzündlichen Affektion im Rachenbereich hin. Die Racheninspektion deckt — gelegentlich überraschend — den erheblichen Befund auf. *Beschwerden* werden *kaum geklagt*, das Allgemeinbefinden der Patienten ist auffallend gut, *Temperatur* bleibt normal oder steigt nur geringfügig an.

Ätiologie. Im Tonsillenbelag sowie nach Abstoßung desselben im Geschwürssekret wird bei *bakteriologischer Untersuchung* die charakteristische Symbiose von Fusobacterium Plaut-Vincenti und Treponema Vincenti (fusiformen Stäbchen und Spirillen) erkannt. Erstere sind gramnegativ, letztere grampositiv. Bezüglich der Morphologie der Erreger vgl. Abb. 159, Band V dieses Handbuches, S. 484, Chromatinfärbung nach Giemsa! Siehe auch Meinicke!

Die **Diagnose** stützt sich auf die geschilderten auffälligen Lokalbefunde im Rachen, unter Berücksichtigung der bemerkenswert geringfügigen Allgemeinbeschwerden.

Differentialdiagnostisch sind vor allem Diphtherie und infektiöse Mononucleose (s. S. 304) in Erwägung zu ziehen. Der Befund der ulcero-membranösen Form kann an die Angina necroticans bei Agranulocytose (s. S. 307) erinnern. Bei Kindern scheidet in der Regel (im Gegensatz zu den Erwachsenen) luische Affektion oder Ulceration bei malignem Tumor differentialdiagnostisch aus, obgleich es immer ratsam ist, die Wassermannsche Reaktion anzustellen. Bei torpidem Verlauf der Ulceration wäre auch einmal an eine Tonsillentuberkulose zu denken (vgl. S. 322).

Die **Prognose** ist trotz gelegentlich wochen- bis monatelanger Dauer gut. Langfristiger Verlauf kann durch Auftreten von Lungenabscessen (wohl auf dem Wege über Aspiration infektiösen Materials entstehend) vorkommen. Livingston hat als weitere mögliche Komplikationen tiefgreifende Eiterungen am Hals und tödliche Blutungen erwähnt.

Therapie. Im allgemeinen ist mit einer *spontanen Abheilung* zu rechnen, doch scheint abwartende Haltung nur bei raschem Rückgang der krankhaften Rachenveränderungen vertretbar. Bei begründetem Verdacht auf Diphtherie ist Heilserum notwendig. Schreiten die örtlichen Entzündungserscheinungen fort oder dauern sie länger an, dann ist auf jeden Fall *antibiotische Behandlung* mit Penicillin angezeigt. Davon ist ein entscheidender Einfluß auf die mikrobielle Symbiose zumindest hinsichtlich der Treponemen (bei Berücksichtigung der Smithschen ätiologischen Studien auch bezüglich der hämolysierenden Streptokokken) zu erwarten. Die früher übliche Behandlung mit Arsenpräparaten ist heute zugunsten des Penicillins endgültig verlassen worden. Eine *zusätzliche Lokalbehandlung* wird nur bei hartnäckigem Andauern der Tonsillenveränderungen in Betracht zu ziehen sein (H_2O_2-Lösung, Chromsäurelösung, Jodtinktur, letzteres nicht bei jodempfindlichen Kindern). Die übrige symptomatische Behandlung folge

den bei Anginabehandlung gegebenen Richtlinien (s. S. 299).

Anginen im Verlaufe von hämatologischen Krankheiten

Eine weitere Sonderform der Anginen *(Angina* oder *Tonsillitis necroticans)*, die in mancher Hinsicht wegen des Lokalbefundes Ähnlichkeiten zur Angina Plaut-Vincent aufweist, verläuft unter *ulcerösen* und *nekrotisierenden* Entzündungserscheinungen an Mund- und *Rachenschleimhaut* einschließlich der Gaumenmandeln. Es handelt sich um Teilerscheinungen generalisierter Systemerkrankungen, die sich oft akut im Verlaufe von *Granulocytopenie, Agranulocytose, Panmyelophthise* und *Leukämie,* in ähnlicher Weise auch bei der malignen *Lymphogranulomatose* (Hodgkin) einzustellen pflegen.

Symptomatologie. Die nekrotisierenden, teilweise ulcerierenden Prozesse nehmen ihren Ausgang meistens vom Waldeyerschen Rachenring, oft von der *Zungentonsille.* Zunächst kann das Bild einer lakunären Angina vorgetäuscht werden, doch sprechen *gleichzeitig* bestehende schmerzhafte *Entzündungen* der *Mundschleimhaut* und des *Zahnfleisches,* die ebenfalls zu örtlicher Nekrotisierung führten, eher für das Vorliegen einer Systemkrankheit des Blutes. Pseudomembranöse, ulzerative und gangräneszierende Entzündungsverläufe schließen sich in raschem Ablauf an und weisen dann auf die Schwere der zugrunde liegenden Schädigung. Die krankhaften Veränderungen quälen die betroffenen Kinder sehr. *Fieber* begleitet sie. Gelegentlich treten Ikterus, ausgedehnter *Soor* und *Oesophagitis* auf. Blutungen aus Schleimhautbezirken, Hautblutungen und Hautnekrosen vervollständigen die Symptome schwerer Verlaufsformen, die unter sepsisartigen Erscheinungen zum *Tod* führen, wenn die Krankheit nicht rechtzeitig spontan oder durch therapeutische Maßnahmen zum Stillstand kommt.

Soweit es sich um die Agranulocytose, ihre mildere Verlaufsform Granulocytopenie und generelle Knochenmarkschäden in Form der Amyelie oder Panmyelophthise handelt, spielen in der *Pathogenese* vor allem *Medikamente* eine unglückselige Rolle. Diese schädigen entweder elektiv die Granulocytopoese (beispielsweise Aminophenazon oder Sulfonamide) oder das Knochenmark insgesamt. Ähnliche Schäden können auch Röntgenstrahlen oder radioaktive

Substanzen sowie zufällig zugeführte Gifte (Benzol) veranlassen. Die *Dosis* der in Betracht kommenden Medikamente spielt keine entscheidende Rolle. Wohl aber ist offenbar eine allgemeine Sensibilisierung (Arzneimittelallergie, vgl. ERDMANN) oft ein entscheidender Faktor in der Pathogenese. Das *Blutbild* zeigt Leukopenie (nicht selten unter 2000), entweder Granulocytenmangel oder völligen Verlust derselben. Bei charakteristischen Rachenbefunden sind die Veränderungen des Blutbildes in der Regel deutlich ausgeprägt. Bezüglich der Knochenmarkveränderungen, der Blutbildbefunde im einzelnen und der Behandlung vgl. Band VI dieses Handbuches!

Erste Behandlungsmaßnahme sollte stets das Absetzen sämtlicher Medikamente sein, die für die Blut- und Knochenmarkschädigung auch nur entfernt in Betracht kommen. Bluttransfusionen und antibiotischer Schutz bilden sodann die Grundlagen des therapeutischen Vorgehens.

Die gleichartigen Rachenveränderungen im Verlaufe der *Leukämie* des Kindes haben grundsätzlich dieselbe Symptomatologie. Ihre Prognose ist, der Grundkrankheit entsprechend, sehr düster. Die hämorrhagische Komponente ist oft noch viel ausgesprochener vorhanden. Schwerwiegende Veränderungen im Rachen leiten oft das finale Stadium ein. Unter *Aminopterinbehandlung* haben wir wiederholt flächenhafte Epithelverluste der Rachenschleimhaut, bis in den Oesophagus hinabreichend, beobachten können, die weniger auf den Ablauf der Leukämie als vielmehr auf die Auswirkung des Medikamentes zurückzuführen waren. Im übrigen vgl. Kapitel „Leukosen", Band VI dieses Handbuches.

Im Verlaufe der *Lymphogranulomatose* treten manchmal an Rachenschleimhaut oder Gaumenmandeln ebenfalls nekrotisierende entzündliche Prozesse in Erscheinung, deren Pathogenese auf eine die Grundkrankheit begleitende Agranulocytose zurückzuführen ist. Der Verdacht auf das Vorliegen eine Hodgkinschen Krankheit entsteht nicht selten durch derartige Veränderungen, vor allem aber auf Grund von Lymphknotenschwellungen am Hals, die eventuell zu einer Probeexcision mit Klärung des Krankheitsbildes (charakteristisches Granulationsgewebe mit Sternbergschen Riesenzellen) den Anlaß bilden. Näheres s. Bd. VI dieses Handbuches!

Angina retronasalis (Adenoiditis)

Im Rahmen des lymphatischen Rachenrings wird häufig, namentlich in den ersten Lebensjahren, gleichzeitig mit der Gaumenmandel auch die *Rachenmandel* von akuten oder rezidivierend-chronischen Entzündungserscheinungen betroffen, die sich üblicherweise nicht auf die Rachenmandel beschränken, sondern auch das lymphatische Gewebe der *hinteren Rachenwand* und des *Epipharynx* beteiligen. Wir sprechen dann von *Tonsillitis retronasalis* oder *Epipharyngitis*. Engere Grenzen sind ja schon im Anbetracht der kleinen anatomischen Verhältnisse bei *Säuglingen* und *Kleinkindern* für die Ausbreitung der Entzündung nicht gezogen. Nicht selten tritt die Rachenschleimhautentzündung ganz in den Vordergrund, oder sie kombiniert sich mit der gleichzeitigen Entzündung der Nasenschleimhaut zur *Rhinopharyngitis*, einem der häufigsten Krankheitsbilder in den ersten beiden Lebensjahren überhaupt. Einen deutlichen Hinweis auf die Lokalisation der Entzündungserscheinungen im Nasenrachenraum (einschließlich der Rachentonsille) erhalten wir durch die schmerzhafte Anschwellung der zervikalen *Lymphknoten*, die sich perlschnurartig oder in größeren Paketen *am Nacken* tasten lassen.

Die Ätiologie dieser oberflächlichen oder das lymphatische Gewebe in Mitleidenschaft ziehenden Entzündung ist einwandfrei *infektiös*. *Virusinfekte* (Influenzaviren, Adenoviren) stehen im Vordergrund, doch spielen fraglos in der gleichen Weise wie bei der Entstehung der verschiedenen Formen der Angina tonsillaris *ebenfalls bakterielle Infektionen* eine Rolle. Wir gehen wohl nicht fehl in der Annahme, daß hinsichtlich der Erreger gegenüber der etwas tiefer gelegenen Pharyngitis und Tonsillitis wesentliche Unterschiede nicht zu vermuten sind. Gewiß kann auch Virusinfekten eine sekundäre bakterielle Kontamination der Schleimhautbezirke folgen, wie dies für das Beispiel der nach Influenza auftretenden, oft schwerwiegenden Staphylokokkeninfektionen hinreichend bekannt ist.

Symptomatologie. Hinweisend auf eine entzündliche Schwellung der Rachentonsille und ihrer Umgebung ist eine im Rahmen eines fieberhaften Infektes sich einstellende *Verlegung der Nasenatmung*, häufig in Verbindung

20*

mit schniefendem oder schnarchendem Atem-
geräusch. Gerade Säuglinge, die kaum zu einer
Atmung durch geöffneten Mund befähigt sind,
quälen sich sehr bei der mühvollen Inspiration
und schnappen förmlich nach Luft. Bei
stärkerer Nasenverlegung beugen sie den Kopf
nach hinten, so daß geradezu ein *Opisthotonus*
entsteht, der bei der nicht selten gespannten
Fontanelle eine Meningitis vortäuschen kann.
Selbstverständlich ist wegen der gestörten
Nasenatmung das *Trinken* aus der Flasche,
besonders aber an der Brust aufs Stärkste *behindert*. Überdies drohen parenterale Ernährungsstörungen. Außerdem ist charakteristisch
die Schwellung der meist druckempfindlichen
Cervicallymphknoten. Daß das geschilderte
Krankheitsbild in vieler Hinsicht weitgehend
den Symptomen der Rachenmandelhyperplasie
ähnelt, liegt auf der Hand. Nicht selten wird
ja auch, worauf wir auf S. 313 hinweisen, die
Rachenmandelhyperplasie durch zusätzlich auftretende Entzündungserscheinungen erst offensichtlich, zumindest aber werden die dabei
bestehenden Beschwerden oft bemerkenswert
intensiviert.

Ältere Kinder klagen bei Angina retronasalis über *Ohrenschmerzen*, verminderte Hörfähigkeit, Kopf- und Nackenschmerzen. Die
kloßige Stimme fällt auf.

Die *Lokalsymptome* sind bei diesem Krankheitsbild dürftig. Gelingt bei älteren Kindern
die Rhinoscopia posterior, dann offenbart diese
die gleichen katarrhalischen Schleimhautveränderungen oder auch lacunären Stippchen
wie sie bei der Gaumentonsillitis üblich sind.
Neben den geschilderten indirekten Zeichen
gibt allenfalls die deutliche *Eiterschleimstraße*
an der Rachenhinterwand, die besonders nach
Auslösung des Würgereizes bei der Racheninspektion sichtbar wird, einen wichtigen Hinweis auf den Ort der Entzündung im verborgenen Winkel des Epipharynx.

Für die **Therapie** der Angina retronasalis
kommen lokal adstringierende Nasentropfen
(3%ige Targesinlösung) oder antibiotikahaltige
abschwellende Tropfen zur Anwendung. Daneben aber wird in gleicher Weise wie sonst bei
Angina eine systematische *antibiotische Behandlung* eingesetzt, wobei wir wegen der Schwierigkeiten des Erregernachweises den Breitspek-
trumpräparaten den Vorzug geben. Bei fraglicher Virusätiologie wirken sie wenigstens ab-
schirmend gegen bakterielle Superinfektion.

Finden sich Staphylokokken, dann käme wegen
der häufigen Penicillinresistenz am ehesten
Cinopenilbehandlung für die Erregeraus-
merzung in Betracht.

Retropharyngealabsceß

Im Gefolge der Angina retronasalis (vgl.
S. 307 ff) und anderer im oberen Pharynxbereich
ablaufender akuter oder rezidivierender Entzündungen (Epipharyngitis, Pharyngitis granularis) kommt es — bevorzugt in den ersten
beiden Lebensjahren — manchmal zur *Abszedierung retropharyngealer Lymphknoten*, gegebenenfalls nach vorausgehender Infiltratbildung im
gleichen Rachenbereich. Die klassische Beschreibung des Krankheitsbildes stammt von
GAUTIER (1869). 296 von insgesamt 467 Fällen
betrafen nach BOKAY Säuglinge, weitere 78
Kleinkinder im 2. Lebensjahr. Diese Zahlenangaben beweisen die *ausgesprochene Altersdisposition* des Krankheitsbildes.

Symtomatologie. Im Vordergrund der typischen Beschwerden, die nur vom Unerfahrenen
übersehen und falsch gedeutet werden, stehen
Beschwerden beim Schlucken, das deutlich
schmerzhaft ist. Säuglinge beginnen etwa zu
trinken, lehnen aber nach kurzem Trinkversuch
die weitere Nahrungsaufnahme strikt ab.
Meistens besteht *Fieber*. Angestrengte Atmung
bei leicht geöffnetem Mund geht mit einem sehr
charakteristischen *pharyngealen Stridor* einher.
Quälender *Hustenreiz*, gaumige, oft heisere
Stimme, bei tieferem Sitz auch *Cyanose* und
Erstickungsanfälle sind weitere Kennzeichen.
Die Kinder widersetzen sich dem Versuch, ihr
Köpfchen zu drehen, halten es meistens halb-
geneigt fixiert.

Nur wenn der Absceß (oder die Infiltration)
höher im Pharynx gelegen ist, liefert die *Racheninspektion* einen einwandfreien Befund. Im
Regelfall jedoch wird erst die *Palpation der
Rachenhinterwand* die Klärung der Diagnose
ermöglichen, gleichzeitig auch wichtige Auskunft über den Sitz der zu tastenden, meist
schon fluktuierenden Vorwölbung vermitteln.
LUST rechnete seinerzeit bereits damit, daß bei
gut einem Drittel der Patienten *spontane Rückbildung* zu erwarten ist. Unter den heutigen
Möglichkeiten antibiotischer Behandlung ist
das klassische Krankheitsbild recht selten geworden. Doch sollte man trotzdem stets bei
einschlägigen Symptomen daran denken, um

die richtige und rechtzeitige Diagnose nicht zu versäumen.

Differentialdiagnostisch ist die Folge von *Fremdkörpereinwirkung* in Erwägung zu ziehen. Ferner ist bei weniger akuten Erscheinungen an einen *Senkungsabsceß* bei Halswirbel-Tuberkulose zu denken, doch wird dieser höchstens erst im späteren Kindesalter beobachtet. An seltenen Anomalien sind *Dermoidcyste* im Rachen, basale Encephalocele, abnorm gelegene Struma zu erwähnen. Ein *Krupp* geht zwar auch mit einem inspiratorischen Stridor einher, doch ist dieser viel intensiver als der pharyngeale bei Retropharyngealabsceß.

Die **Therapie** kann unter derzeitigen Bedingungen (frühzeitig hochdosierte Breitbandantibiotica wie Chloramphenicol, Tetracycline oder Erythromycin) bei noch nicht erfolgter Abszedierung unter Enelbinpackungen auf die entsprechende Halsseite anfangs, wie früher auch, abwartend sein. Ein durch Fluktuation nachweisbarer heißer Absceß sollte zunächst punktiert werden, was bei einer zweckentsprechenden antimikrobiellen Allgemeinbehandlung oft schon zur Heilung ausreicht. Entschließt man sich zur *Absceßspaltung*, dann darf diese nicht zu früh erfolgen, wegen der drohenden Eitersenkung ins Mediastinum oder der zu fürchtenden Spontanperforation mit der Möglichkeit einer Eiteraspiration, ja selbst Erstickung des Kindes, aber auch *keinesfalls zu spät*. Bei kalten Abscessen vermeide man enorale Incisionen wegen der Gefahr von Superinfektion und Fistelung.

Operationstechnik. Der Patient sitzt nach Möglichkeit fixiert auf dem Schoß einer Schwester dem Arzt gegenüber. Der Mund am besten durch Einklemmen einer Wangenfalte zwischen die Zahnreihen offengehalten. Gewarnt wird vor Benutzung des Whiteheadschen Mundöffners. Der Operateur dringt neben dem eingeführten linken Zeigefinger mit einem nur an der Spitze schneidenden, sonst *von Heftpflaster umwickelten Skalpell* vor und spaltet den Absceß. Um Eiteraspiration zu verhüten, muß der Kopf des Kindes sofort nach Incision stark nach vorn gebeugt werden. Auch eine vorn zugespitzte *Kornzange* kann verwendet werden. Der Operationstermin sollte tunlichst unter stationärer Beobachtung abgewartet werden. Den Eingriff selbst überläßt man am besten einem versierten Facharzt. Nicht selten verklebt die Incisionsstelle, so daß sich erneut Eiter ansammeln kann. Dann wird eine Wiederholung der Incision u. U. notwenig. Gelegentlich wird eine Operation bei entsprechender Indikation auch einmal von der Außenseite des Halses her durchgeführt.

Die Hyperplasie des lymphatischen Rachenrings

Das lymphatische Gewebe des Rachenrings kann anteilig, freilich auch mehr oder weniger umfassend einem überschüssigen Wachstum unterliegen, das wir mit *Hyperplasie* bezeichnen, wenn es überwiegend durch Erblichkeit und Konstitution bedingt ist. Am häufigsten sind lediglich die Rachenmandeln und/oder die Gaumenmandeln (meistens beiderseits in gleichem Ausmaße, Abb. 156) davon betroffen, mitunter ist aber darüber hinaus das lymphatische Gewebe insgesamt (Lymphknoten, Milz, Thymus, Follikelapparat des Digestionstraktes) von gleichartigen Veränderungen ergriffen, so daß aus naheliegenden Gründen mit einer sog. lymphatischen Diathese gerechnet wird.

Von Hyperplasie sprechen wir nur im Falle einer *nichtentzündlichen Vergrößerung*, wenn offensichtlich eine die Altersnorm beträchtlich überschreitende Größenzunahme eines lymphatischen Organs vorliegt. Obgleich das Verfahren einer gewissen Willkür nicht entbehrt, grenzen wir von der reinen Hyperplasie die

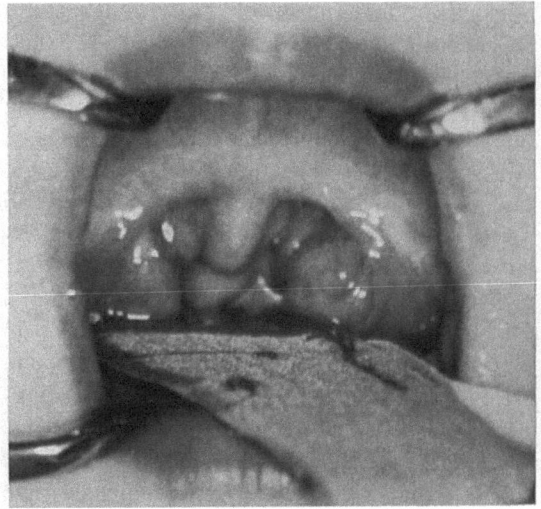

Abb. 156. Mäßige Tonsillenhyperplasie
(P. Biesalski, Mainz)

20a

Organvergrößerung *infolge chronisch-rezidivie-* *render Entzündungsvorgänge* ab, die im all- gemeinen als *Hypertrophie* bezeichnet wird (Abb. 157).

Freilich erscheint es uns nicht gerade glück- lich, in diesem Zusammenhang den Begriff „Hypertrophie" zu benutzen, da im strengen Sinne der allgemeinen Pathologie darunter eine Vermehrung der Substanz der einzelnen Zellen oder der Zwischensubstanzen verstanden wird, ein Sachverhalt, der letztlich etwa bei chronisch- entzündlich veränderten Tonsillen nicht gegeben ist. Gemeinhin wird jedoch bei Benutzung des Ausdruckes „Hyperplasie" unterstellt, daß das lymphatische Gewebe sich insgesamt durch Zell- vermehrung größenmäßig ausgedehnt habe.

Infekten (Adenoviren, vgl. S. 290) eine wesent- liche Rolle für die Hyperplasie zu. Zweifellos bildet die Hyperplasie des lymphatischen Rachenrings, vornehmlich ihre Manifestation an den Rachen- und Gaumentonsillen, ein wichtiges pädiatrisches Problem.

Die Hyperplasie der Gaumentonsillen

Von einer Hyperplasie der Gaumenton- sillen sprechen wir vorwiegend erst dann, wenn die Mandeln in irgendeiner Ebene die Tonsillen- bucht deutlich überragen. In der Regel sind sie seitengleich vergrößert und besitzen weiche Konsistenz (Abb. 156). Ihre absolute Größe allein

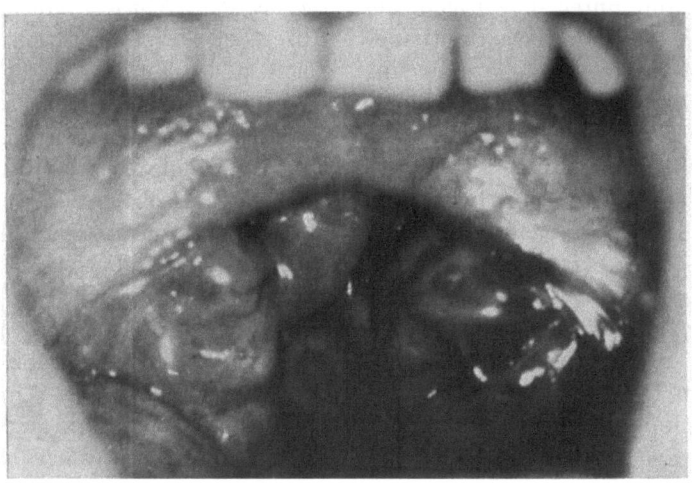

Abb. 157. Hypertrophie der Tonsillen. Mandeln zerklüftet mit deutlichen Residuen der abgelaufenen Entzündung. (P. Bieslaski, Mainz)

Früher schrieb man vor allem Ernährungs- einflüssen für die Entstehung der Hyperplasie eine große Bedeutung zu. Demzufolge sollte ein übermäßiges Nahrungsangebot mit resul- tierender Mast ebenso als Wachstumsreiz für das lymphatische Gewebe wirken wie allzu reichlicher Milchgenuß, Zufuhr großer Mengen tierischen Fettes, aber auch ein zu pastösem Habitus führender Kohlehydratüberschuß in der Kost (Czerny). Aus solchen sich wider- sprechenden Angaben ergibt sich eine vor- sichtige Zurückhaltung in ihrer Bewertung. Familiäre Häufung der Hyperplasie läßt in erster Linie an erbliche Veranlagung denken, schließt aber bestimmte Ernährungsgewohn- heiten in diesen Familien keinesfalls aus. Zwischen äußeren und inneren Einflüssen auf das lymphatische Gewebe bestehen vielseitige Wechselbeziehungen, mit denen der Erfahrene vertraut ist. Vor allem kommt sicher *auch*

ist nicht ausschlaggebend für die Beschwerden, die sie hervorrufen, vielmehr besitzt die Rich- tung ihres Wachstums Bedeutung. Wachsen sie mehr in der Sagittalebene, dann verdrängen sie zwar die Gaumenbögen nach vorn und hinten, stören aber beträchtlich weniger, als wenn sie in Form kugeliger Geschwülste median- wärts vorspringen und sich, besonders bei Aus- lösung des Würgereizes, nahezu in der Mitte des Rachens berühren.

Die **Häufigkeit** der Tonsillenhyperplasie wird zwischen 15% und 50% angegeben. Übrigens ist die Größe der Gaumenmandeln deutlich vom Lebensalter des Kindes abhängig. Beim Neugeborenen liegen sie in der Regel noch in der seitlichen Rachenwand versteckt, sie werden erst während des 1. Lebensjahres nach und nach immer deutlicher sichtbar, doch konnte Blos pathologische Vergrößerungen der Gaumenmandeln nur bei 1% der Säuglinge feststellen. Einwandfrei vergrößerte Mandeln fand SCHÖNBERGER im 2. Lebensjahr bereits bei 16%, im 4. Lebensjahr bei 30%. Mit der zügigen Entwicklung des gesamten lymphatischen Systems hält demnach die Gaumentonsille durchaus Schritt, ja nicht selten läuft sie auch ohne entzündlichen Anlaß in diesem physiologischen Wachstumstrend deutlich voraus. Zwischen dem 3. und 6. Lebensjahr erreichen die Gaumentonsillen, in gewisser Abhängigkeit von konstitutionellen Gegeben-

zu prüfen!). Beim Würgereiz oder bei Druck von außen auf die seitliche Halspartie lassen sie sich relativ leicht herausluxieren. Diese Beobachtung darf man mit dem Fehlen einer entzündlichen entstandenen Fixation im Mandelbett gleichsetzen.

Gelegentlich wird das Bild einer lacunären Angina vorgetäuscht, weil mehr oder weniger deutlich sichtbare weißliche Retentionspfröpfe aus den Krypten hervorragen. Beschwerden verursachen sie kaum je, entzündliche Er-

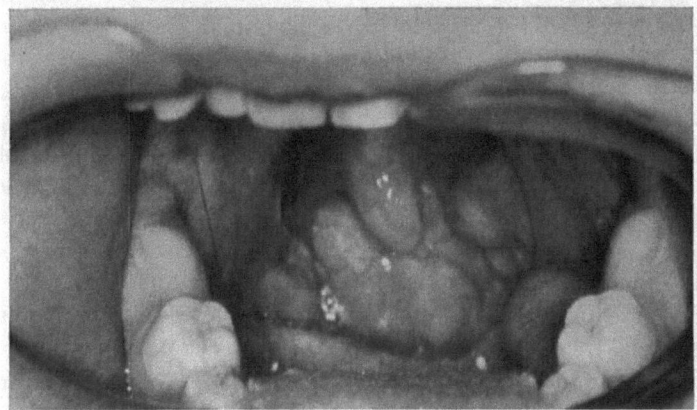

Abb. 158. Tonsillenhyperplasie (ohne entzündliche Veränderungen)

heiten, ihre größte Ausdehnung, um nach dem 10. Lebensjahr nahezu gesetzmäßig der allmählichen Involution anheimzufallen, die das lymphatische System in seiner Gesamtheit betrifft.

Bereits im 18. Lebensjahr erreichen die Gaumenmandeln bei 75% aller Menschen den hinteren Gaumenbogen nicht mehr, ja häufig liegen sie in den seitlichen Rachennischen völlig verborgen.

Symptomatologie. Nicht selten wird anläßlich einer routinemäßigen Racheninspektion die Hyperplasie der Gaumenmandeln rein zufällig entdeckt. Die vergrößerten Tonsillen sind in ihren Ausmaßen, die den altersgemäßen Durchschnitt weit übertreffen, leicht abzuschätzen. Die Mandeloberfläche läßt sich gut überblicken. Eher als sonst erinnern die herausragenden Organe in ihrer Form und Oberfläche an die Früchte, deren Namen sie tragen. Bei Fehlen entzündlich verursachter Gewebsschäden ist ihre Oberfläche kaum zerklüftet, wohl aber oft etwas hügelig und höckerig (Abb. 158). Ihre Farbe ist rötlich-blaß, sofern nicht entzündliche Veränderungen zusätzlich vorliegen. Die Konsistenz ist weich (mit Spatel

scheinungen fehlen in der Regel (vgl. aber hierzu S. 300, „Chronische Tonsillitis").

Ragen die Mandeln bei auffälliger Vergrößerung deutlich in das Rachenlumen hinein, dann können sie die Atmung behindern. Die Stimme wird gaumig, kloßig. Oft tritt ein pharyngealer Stridor auf, der besonders im Schlaf zu hören ist. Bei jüngeren Kindern kommt es manchmal zum Gefühl des Erstickens, so daß sie aus dem Schlaf aufschrecken, besonders dann, wenn gleichzeitig die Rachentonsille hyperplastisch oder durch akute Entzündungserscheinungen geschwollen ist. Typischer Pavor nocturnus kann auftreten.

Bursitis pharyngealis (THORNWALDT). Wird *durch Hyperplasie* des lymphatischen Gewebes, das wallartig die *Bursa pharyngealis* (eine tiefe Krypte im Rachenraum) umgibt, die Öffnung derselben verlegt, dann staut sich in ihrer Tiefe neben Schleim und Zelldetritus speziell *Cholesterin*. Bei zunehmendem Inhalt erweitert sich die Bursa; die dann auftretenden Entzündungserscheinungen bezeichnet man als Bursitis pharyngealis (THORNWALDT). Wie ANDERSON feststellt, tritt Obliteration der Bursa pharyngealis (im Rahmen der Involutionserscheinungen des lymphatischen Gewebes) nach der Pubertät ein, so daß die erwähnte Bursitis ausschließlich bei Jugendlichen zu beobachten ist.

„*Tangier-Krankheit*". Die jüngste Tonsillopathie, die als *Hyperplasie der Gaumenmandeln* (und Rachenmandeln) imponiert, wurde bei 1 Geschwisterpaar auf der einsamen (erst 1608 entdeckten und 78 Jahre später besiedelten) Tangier-Insel (in dem zu Virginia gehörenden Anteil der Chesapeakebucht) nach der im April 1960 erfolgten Adenotonsillektomie bei dem 5jährigen Knaben eingehend erforscht. Sie hat mittlerweile die vorläufige Bezeichnung „*Tangier-Krankheit*" (Fredrickson, Altrocchi u. a.) erhalten.

Es handelt sich um eine *familiäre* (bei dem zuerst beobachteten Patienten mit Hepatosplenomegalie und Lymphknotenvergrößerung kombinierte) *Cholesterinspeicherung* im lymphatischen Gewebe der makroskopisch gelblichgrau erscheinenden, stark vergrößerten Gaumenmandeln (und in den Lymphknoten). (Ob wegen der Cholesterinansammlung Beziehungen zur Bursitis pharyngealis, s. S. 311., vorhanden sind, sei dahingestellt.)

Während histologisch umschriebene Ansammlungen von „Schaumzellen" nachzuweisen sind, fehlen im Gegensatz zum Hand-Schüller-Christian-Syndrom granulomatöse Formationen und Eosinophileninfiltration.

Diese offenbar genetisch fixierte Tonsillenerkrankung ist vor allem fettstoffwechselmäßig von großem Interesse; denn im Plasma wurden das Gesamtcholesterin stark erniedrigt, der Gehalt an „Triglyceriden" beträchtlich erhöht gefunden. Immunelektrophoretisch fehlten bei beiden betroffenen Kindern die α-Lipoproteine fast völlig (vielleicht führt eine An-α-Lipoproteinämie auf der Basis eines sog. „inborn error of metabolism" zu einer exzessiven Cholesterinspeicherung in einigen Geweben). Auch bei der sonst gesunden Mutter der Probanden wurde eine ähnliche Fettstoffwechselstörung nachgewiesen.

Schließlich sei noch die mit geringer Vergrößerung der Tonsillen einhergehende *Hyperkeratose* erwähnt, bei der sich ohne entzündliche Veränderungen keratotische Verdickungen (makroskopisch Stippchen ähnelnd, doch auch in Form von weißlich-gelblichen Streifen und Flecken auftretend) oberflächlich an den Gaumentonsillen einstellen. Die merk-

würdigen Veränderungen sind auf Kinder und Jugendliche beschränkt, langdauernd, eigentlich therapieresistent, sie verschwinden in der Regel nach Abschluß der Reifezeit spontan. Da hierbei im Rachenabstrich und in den Krypten Leptothrix gefunden wurde, erhielt diese Erscheinung auch die Bezeichnung *Mycosis leptothrica*.

In diesem Zusammenhang sei noch darauf hingewiesen, daß nicht selten in Mandelpfröpfen (s. S. 300) neben Bakterien auch *Pilzdrusen* festgestellt werden konnten. Manchmal schwimmen sie geradezu im eitrigen Sekret. Offenbar handelt es sich aber, wie wohl auch im Falle der soeben geschilderten Hyperkeratose, um harmlose Begleitkeime der an und für sich sehr bunten Mundflora. Werden freilich menschenpathogene Actinomyceten nachgewiesen, dann erhebt sich die Frage, inwieweit sie Anzeichen einer bestehenden Organläsion oder Ausgangspunkt für eine aktuelle Actinomycose im Mundbereich sind.

Die Hyperplasie der Rachentonsille

Infolge ihrer Lage in der Mitte des Rachendaches hinter den Choanen zwischen den Mündungen der Tubae auditivae wird die Rachenmandel bereits bei einer Vergrößerung mäßigen Grades, sei diese nun durch reine Hyperplasie, entzündlich entstandene Hypertrophie oder durch entzündliche Schwellung im Verlaufe akuter Infekte bedingt, erheblich die Nasenatmung stören. Viel früher als die Gaumenmandeln führen vergrößerte Rachenmandeln beim Kind zu deutlichen Beschwerden. Zwar ist eine angeborene Hyperplasie, die u. a. von Erdély angenommen wurde, nach Finkelstein abzulehnen, immerhin gehören vergrößerte Rachenmandeln bei Säuglingen durchaus nicht zu den Seltenheiten. Zahlenangaben über die Häufigkeit der Rachenmandelhyperplasie im Kindesalter schwanken zwischen 10 und 30%. Hinsichtlich der Genese der Rachenmandelvergrößerung gilt das für die Hyperplasie der Gaumentonsillen Gesagte.

Symptomatologie. Die Raumbeengung im Nasenrachenraum und die dadurch eintretende *Behinderung der Nasenatmung* stellen das Hauptsymptom dar. Aus der Verlegung der oberen Luftwege resultiert die charakteristische *Mundatmung* mit all ihren unangenehmen Folgen. Der *Gesichtsausdruck* ist so typisch verändert, daß er eigentlich die Diagnose auf den ersten Blick gestattet (Abb. 159). *Der Mund steht mehr oder weniger offen*, häufig sind die oberen Schneidezähne sichtbar, da die Oberlippe nach oben gezogen ist. Das etwas in die Länge gezogene Gesicht wirkt leicht gedunsen. Der Gesamteindruck des Gesichtes läßt an mangelhafte Intelligenz denken. Die unphysiologische Mundatmung ist flacher als die normale Nasenatmung, was zu einer gewissen Ateminsuffizienz, wohl auch zu einem besonders im tiefen Schlaf sich einstellenden Sauerstoffdefizit führen kann. Infolge von Austrocknungserscheinungen an den Schleimhäuten tritt oft starkes Durstgefühl ein. Übler Mundgeruch und ausgesprochene *Neigung zu Katarrhen* der Nase und des Nasenrachenraumes sind die natürliche Folge der abnormen Atmung. Häufig deckt die Inspektion der hinteren Rachenwand abfließendes schleimiges Sekret oder eine von oben nach unten ziehende *Eiterschleimstraße* auf, die Ausdruck entzündlicher Veränderungen an der Rachentonsille sind. Nicht selten ragen aus dem Schleimhautniveau der hinteren Rachenwand deutlich kleine Knötchen heraus, die das Bild der Pharyngitis granulosa charakterisieren. Selbst die Gaumentonsillen zeigen beim mundatmenden Kind viel eher Zeichen chronischer Entzündung, so daß einwandfrei pathogenetische Beziehungen zwischen Mundatmung und chronischer Tonsillitis bestehen. Wegen der falschen Luftführung unterbleibt die Anwärmung und Anfeuchtung der Luft. So werden Larynxschleimhaut und Bronchialschleimhaut irritiert, was zu einem quälenden *Reizhusten* führen kann, der namentlich beim Einschlafen und Aufwachen die Kinder stört. Bei sensiblen Kindern kommt es zu Würgereiz mit Erbrechen.

Da die Nasengänge mangelhaft belüftet werden, entsteht wegen Sekretretention ein *Dauerschnupfen*, der nach Übergreifen der katarrhalischen Erscheinungen auf die Nebenhöhlen zu stärkeren Beschwerden führen kann. Auch Tubenkatarrh und *Otitiden* stellen sich gelegentlich ein, nicht zuletzt infolge der Verlegung der Tubenostien durch hyperplastisches lymphatisches Gewebe.

Recht charakteristisch sind tastbare, ja nicht selten sogar sichtbare *Anschwellungen der Nackenlymphknoten*, die als solche schon auf den Sitz entzündlicher Veränderungen im Bereich des Nasenrachens hinweisen. Bei dem

versteckten Sitz der krankhaften Veränderungen besitzen sie großen diagnostischen Wert.

Die geschilderten vielfältigen Krankheitserscheinungen bedingen nun aber bei dem von adenoiden Vegetationen befallenen Kind eine Reihe *bedeutsamer Allgemeinerscheinungen*, die von gestörtem Nachtschlaf mit Pavor nocturnus und Erstickungsangst über Schwierigkeiten bei der Nahrungsaufnahme (ausgesprochene Inappetenz) bis zu *Störungen*

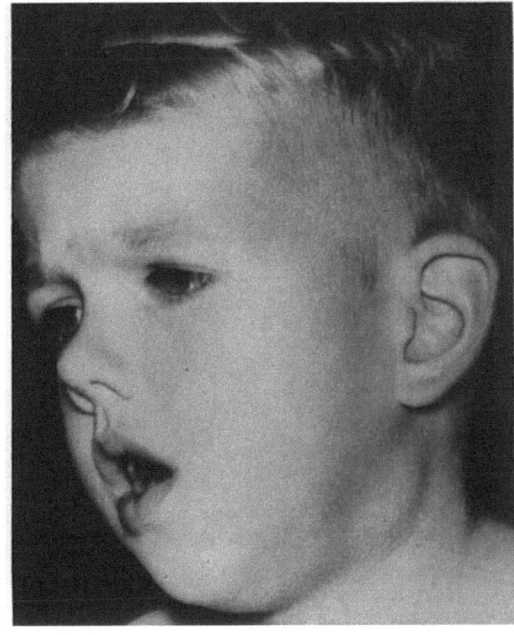

Abb. 159. Charakteristische Facies adenoidea

des Gehörs mit nachfolgender Launenhaftigkeit, Interesselosigkeit, fehlender Konzentrationsfähigkeit und mangelhafter Intelligenz reichen. *Nachlassen der schulischen Leistungen* geht nicht selten mit einer Hyperplasie der Rachenmandeln einher. Die Zusammenhänge sind verwickelt und nicht einfach deutbar. Sicher aber leidet die Konzentrationsfähigkeit des Schulkindes unter dem gestörten Schlaf beträchtlich. Die Verminderung des Gehörs trägt gleichfalls zur Beeinträchtigung der Aufmerksamkeit im Schulunterricht bei. Mittelbar und unmittelbar *leidet auch die Sprache* des Kindes. Die *Stimme* wird gaumig und verliert die Resonanz *(Rhinolalia clausa)*, besonders die Nasallaute m und n klingen wie tot. Die Kontrolle der Artikulation durch das Gehör läßt zu wünschen übrig. Daß durch die Fülle dieser Störfaktoren die kindliche Psyche notleidet, liegt auf der Hand.

Der *geistigen Entwicklungshemmung* geht nicht selten auch eine *körperliche* parallel. Meistens sind die Kinder konstitutionell Astheniker sicher aber trägt die mangelhafte Nahrungsaufnahme, die den adenoiden Habitus häufig begleitet, zur Reduktion des Ernährungszustandes bei. Erwähnenswert sind in diesem Zusammenhang noch die charakteristische Prognathie durch Vortreibung des Zwischenkiefers, die *Spitzbogenform des Gaumens* und die manchmal abnorme Form des Schädels, die

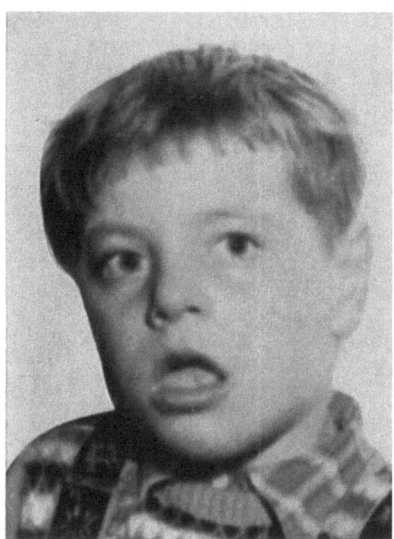

Abb. 160. Facies adenoidea. Lymphadenitis colli. (P. BIESALSKI, Mainz)

früher direkt auf die Wucherung der Rachenmandel zurückgeführt wurden, heute aber eher als konstitutionelle Stigmata gewertet werden. Das gleiche gilt für vorkommende Anomalien der Zahnstellung.

Diagnose. Wie bereits erwähnt, gelingt die Diagnose vermutungsweise schon *auf den ersten Blick*, wenn bei charakteristischer *Facies adenoidea* (Abb. 160) behinderte Nasenatmung, veränderte Stimme, Schwerhörigkeit, Infektneigung, Schwellung der Nackenlymphknoten und Klagen über Schlafstörungen und Nachlassen in der Schule vorliegen. Freilich ist zu bedenken, daß ähnliche Beschwerden in Verbindung mit behinderter Nasenatmung auch bei angeborener oder erworbener Septumdeviation, Auftreten endonasaler Polypen, Naseneinengung durch Oberkieferkompression und dergleichen mehr auftreten können. Ähnlich wirken bei Säuglingen Verengung des Choanalkanals (GÖPPERT), Rhinitis posterior, desgleichen bei Klein- und Schulkindern

rekurrierende Infekte der oberen Luftwege, selten einmal die Hyperplasie der hinteren Muschelenden. Aus den genannten Gründen ist es wesentlich für eine exakte Diagnose, den *Befund* der meistens vorliegenden Rachenmandelvergrößerung zu *objektivieren*.

Hierzu dienen verschiedene Untersuchungsmethoden, die zur Ergänzung der klinischen Diagnose wesentlich sind.

Am einfachsten gestaltet sich die *Rhinoscopia anterior*, die geeignet ist, krankhafte Veränderungen im vorderen Nasenanteil aufzudecken (Verlegung durch verkrustetes Sekret, Fremdkörper, Septumdeviation, Muschelhyperplasie). Nur bei relativ weiten Nasengängen ist manchmal in der Tiefe die vergrößerte Rachenmandel als rötlicher Wulst zu erkennen, an dem sich während des Spiegelns, wie Ohrenfachärzte feststellen, beim Schlucken, aber auch beim i- oder a-Sagen, punktförmige Lichtreflexe bewegen.

Die *Rhinoscopia posterior* ist recht schwierig, beim Kleinkind keinesfalls anwendbar. Sie kann allenfalls bei älteren verständigen Kindern einen Befund liefern.

Die einfache Methode der *Palpation des Rachenraumes* ermöglicht es zwar, mit dem tastenden Finger die weichen, leicht blutenden Geschwulstmassen statt der normalerweise ringsum vorhandenen harten Knochenwände nachzuweisen, sie ist aber recht gewaltsam und führt zwangsweise zum Verlust des kindlichen Vertrauens. Besonders bei empfindsamen Kindern sollte diese Untersuchung lieber unterbleiben.

Bei der Durchführung der Palpation stellt sich der Untersucher neben oder hinter das Kind, dringt mit gekrümmtem Zeigefinger so vorsichtig wie möglich rasch hinter das Gaumensegel vor, um den Nasenrachenraum abzutasten. Zum Schutz der eingeführten Hand vor Biß wird mit der anderen Hand die Wangenschleimhaut einseitig von außen zwischen die Zahnreihen gedrückt.

Trotz der berechtigten Aversion der Kinder sollte in zweifelhaften Fällen das Untersuchungsverfahren wenigstens versucht werden. Ein geschickter Untersucher wird die Prozedur mit Vorteil geschwind absolvieren und mit ihrer Hilfe vor Fehldiagnosen bewahrt bleiben.

Sehr angebracht ist bei begründetem Verdacht die *seitliche*, auf die Pharynxgegend zentrierte *Röntgenaufnahme des Schädels*, die sich uns vielfach bewährt hat; denn die adenoiden Wucherungen bilden sich als umschriebene Weichteilschatten vor der Schädelbasis deutlich ab. Die davorliegende kontrastierende Aufhellung durch Luft gibt ein Maß für die bestehende Einengung des Epipharynx (Abb. 161).

Operative Maßnahmen. Der einzige wirklich *dauerhaften Erfolg* versprechende Eingriff ist die Beseitigung des gewucherten lymphatischen Gewebes durch die *Adenotomie* (auch Adenektomie genannt). Das Operationsrisiko ist so minimal, daß die Operation selbst für Säuglinge und Kleinkinder mit schwächlicher Konstitution bei Vorliegen entsprechender Beschwerden in Betracht kommt.

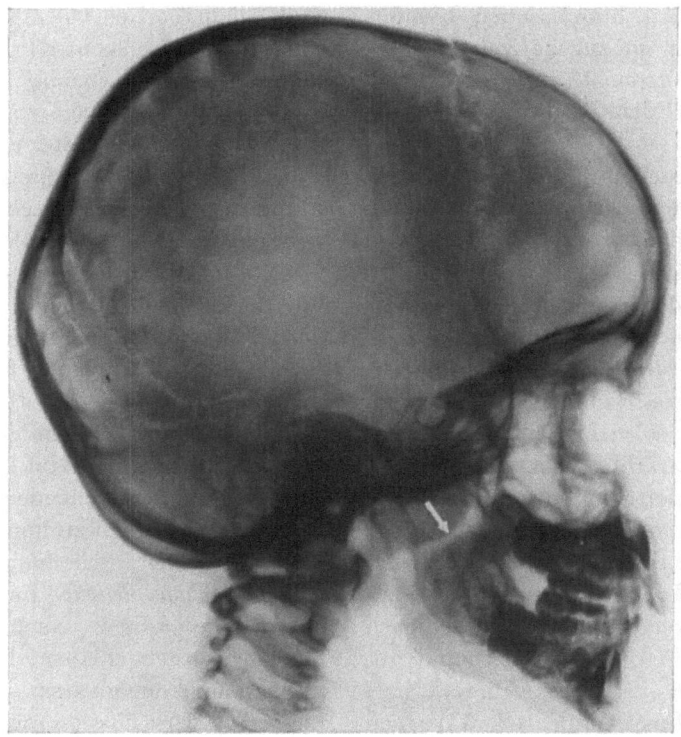

Abb. 161. Adenoide Vegetationen bei einem 4jähr. Mädchen. Nasopharyngealraum (Pfeil) eingeengt.
(Aus SCHMID-WEBER)

Adenotomie und Tonsillektomie

Durch die **Adenotomie** wird die gewucherte Rachenmandel möglichst restlos operativ entfernt. Es handelt sich um einen der häufigsten und erfolgreichsten operativen Eingriffe des Hals-Nasen-Ohren-Fachgebietes.

Die **Indikation** zur Adenotomie ergibt sich einmal aus dem möglichst sorgfältig erhobenen *Lokalbefund*, den geklagten Beschwerden einer *verlegten Nasenatmung* und der *Vorgeschichte*. Behinderung der Nasenatmung und Neigung zu rezidivierenden Katarrhen des Nasenrachenraums geben vor allem den Ausschlag. Besonderes Gewicht für die Indikationsstellung besitzen ferner auch Störungen des Schlafs, der Hörfähigkeit, der Sprache, daraus resultierende Schulschwierigkeiten und häufige Entzündungen des Mittelohrs und der Nasennebenhöhlen.

Die Operation wird meistens im Spielalter durchgeführt, nur bei dringender Indikation auch schon einmal bei Säuglingen im 2. Lebenshalbjahr.

Zu den ärztlichen Aufgaben gehört weiterhin die Aufklärung ängstlicher Eltern über die Gefahrlosigkeit des Eingriffes. Bei begründeter Indikation darf nicht unnütz Zeit mit fraglichen konservativen Maßnahmen verstreichen.

Unter den Indikationen rangiert *an erster Stelle* die behinderte Nasenatmung infolge *Rachenmandelhyperplasie*. Ist die Rachenmandel chronisch-rezidivierend entzündet, dann stellen sich grundsätzlich die gleichen Beschwerden wie bei einer reinen Hyperplasie des Organs ein, woraus sich dieselbe Indikation zur Operation herleitet.

Jedoch auch *sekundäre Folgen* der Beeinträchtigung der oberen Luftwege, wie rezidierende oder chronische Sinusitis, Sinubronchitis, häufige Otitis media, selbst wiederholt auftretende stenosierende Laryngotracheitis, Bronchitis und Asthma bronchiale lassen es geraten erscheinen, den Engpaß des Luftweges operativ durch Adenotomie zu erweitern, vor allem dann, wenn wegen unklarer Temperaturen im Verein mit hinweisenden Lymphknotenschwellungen im zugehörigen Lymphabflußgebiet der Verdacht auf entzündliche Veränderungen an der Rachentonsille entsteht.

Demgegenüber stellen *Blutungsübel*, sofern sie nicht durch entsprechende Vorbehandlung gebessert wurden, eine *strenge Gegenindikation* dar. Bei *debilen Kindern* ist man wegen der Gefahr von Komplikationen während des Eingriffes und nach der Operation sehr zurückhaltend. Da *offene Gaumenspalten* durch die Rachenmandel etwas kompensiert werden, wird bei Bestehen solcher Mißbildung allenfalls erst nach Verschluß des angeborenen Defektes adenotomiert. Sollten *ernstere Allgemeinerkrankungen* vorliegen, dann wird der Eingriff bis nach ihrer Abheilung verschoben; in solchem Falle ist es ratsam, sich zunächst konservativer Methoden zu bedienen und einen günstigen Operationszeitpunkt abzuwarten.

Desgleichen läßt man tunlichst 2–3 Wochen verstreichen, ehe nach einem frischen Infekt der Luftwege eine Adenotomie ausgeführt wird. In Zeiten einer Grippe-Epidemie oder bei drohender Poliomyelitis wird der Eingriff gern um Wochen oder Monate hinausgeschoben, um eine Gefährdung der Kinder zu vermeiden (vgl. hierzu S. 317, bei „Tonsillektomie").

Operationstechnik. Nachdem der Patient auf dem Schoß einer Schwester dem Operateur gegenüber fixiert worden ist, geht dieser mit dem *Ringmesser* (nach BECKMANN) hinter das Zäpfchen nach oben in den Nasenrachenraum ein. Der Messerstiel wird stark gesenkt, die Messerschneide fest an das Rachendach angedrückt. Nunmehr wird die schneidende Fläche unter Andrücken an die hintere Rachenwand und Anheben des Griffes nach abwärts gezogen und rasch wieder aus dem Mund entfernt. Bei nervösen und ängstlichen Kindern empfiehlt es sich, eine Kurznarkose durchzuführen. Die Geschwindigkeit der Adenektomie hängt vor allem von der

Geschicklichkeit des Operateurs ab. Oft genügt zur Sedierung des Kindes die vorherige Gabe von 400 mg Miltaun, $^1/_2$ Std vor dem Eingriff. Manche Kliniken ziehen Vollnarkose oder Operation in Intubationsnarkose vor, um Komplikationen zu vermeiden.

Die unliebsamste **Komplikation** bilden *postoperative Blutungen.* Da in etwa 1% der Fälle mit ihrem Auftreten gerechnet werden muß, plädieren viele Operateure für eine mehrtägige stationäre Kontrolle der Kinder. Überhaupt besteht die Tendenz, die zu operierenden Kinder bereits am Tage vor der Operation zu hospitalisieren, um unter anderem vor allem eine Allgemeinuntersuchung zu ermöglichen und Blutungsübel auszuschließen. Kommt es trotz aller Vorsichtsmaßnahmen doch zu einer *Nachblutung,* dann handelt es sich in der Regel um Sickerblutungen, die aus verbliebenen Resten lymphatischen Gewebes stammen. Sachgemäßes Kürettieren bringt die Blutung meist bald zum Stehen. Notfalls werden hintere Tamponade und Hämostyptica erforderlich.

Um das Auftreten von Infektionen zu verhindern und entstehenden Komplikationen rechtzeitig begegnen zu können, wird auch im Interesse einer Schonung der operierten Kinder *3 Tage Bettruhe* im Anschluß an den Eingriff empfohlen. Nach vorübergehender Nahrungskarenz können bereits am ersten Tag kühle Flüssigkeiten angeboten werden, am 2. Tag wird flüssig-breiige Nahrung in der Regel gut genommen.

Postoperative Nachsorge. Zunächst ist zuzugeben, daß trotz einwandfreier Operationstechnik in etwa 10% der Fälle mit einem *Nachwachsen* der adenoiden Vegetationen zu rechnen ist. Deshalb aber auf den Eingriff verzichten zu wollen, wäre falsch; denn die nahezu risikolose Operation ist so schonend, andererseits so wirkungsvoll für die Beseitigung eines umschriebenen Atemhindernisses, daß bei regelrechter Indikationsstellung auch allenfalls auftretende Rezidive mit ähnlicher Aussicht auf Erfolg beseitigt werden können. Sind die Kinder jünger, lohnt es sich auch nicht, auf eventuelle Involution zu warten, die üblicherweise erst ab 6. bis 10. Lebensjahr einzutreten pflegt. Bei hartnäckiger Neigung zu Rezidiven entschließt man sich deshalb lieber eher als zu spät zu einer nochmaligen Operation.

Gar nicht selten bleibt zunächst nach der Adenotomie die abnorme Mundatmung noch erhalten, weil sich die Kinder allzusehr daran gewöhnt haben (oder anderweitige Hindernisse wie Kieferkompression, Muschelschwellung oder Septumdeviation leider vorher nicht erkannt wurden). Sind die Atemwege frei, dann sollten in jedem Fall zur Einspielung normaler Nasenatmung aktive Übungen eingeleitet werden. Bewährt haben sich Aufblasen von Gummitieren, Seifenblasenspiel, Summen bei geschlossenen Lippen, darüberhinaus Gymnastik, Schwimmen und sonstige Körperübungen. Recht wirksam ist die Verordnung von Kaugummi. Waren Sprache und Gehör stärker beeinträchtigt, empfiehlt es sich, sachgemäße Übungen unter Aufsicht von Stimm- und Sprachtherapeuten einzuleiten. Liegt gleichzeitig nasale Allergie vor (HOLLENDER), dann ist postoperativ eine antiallergische Behandlung ratsam, unter besonderer Berücksichtigung inhalativer Allergene (Hausstaub, Pollen u. ä.). Wurde die Adenotomie mit dem Ziel einer Besserung von Sinusitis, Bronchitis und Asthma bronchiale durchgeführt, dann ist nach dem operativen Eingriff nunmehr der Zeitpunkt gekommen, durch *heilklimatische Kuren* im Mittelgebirge oder an der See eine weitgehende Besserung dieser Erkrankungen der Atemwege anzustreben. Dabei sollte die bekannte Infektanfälligkeit (Auftreten von Anginen!) durch ärztliche Kontrollen der Kinder sorgfältig berücksichtigt werden.

Konservative Maßnahmen werden nur im Ausnahmefall angewendet, etwa zur Behebung einer entzündlichen Schwellung der Rachenmandel, die im Rahmen eines akuten Infektes die Nasenatmung vorübergehend verlegt. Es kann versucht werden, durch abschwellende Nasentropfen wie Otriven, Privin (CIBA) oder Tyzine (Pfizer) (letzteres nicht bei Säuglingen verwendbar!) die Nasenatmung zu verbessern. Manchmal wirkt ganz günstig das Einträufeln von Adstringentien (beispielsweise Targesin Gödecke, 3%ige Lösung). Inhalation unter Zusatz ätherischer Öle wird allenfalls bei älteren Kindern einmal angebracht sein. Antibiotica versagen bei reinen Virusinfekten, sind aber durchaus geeignet, eitrige Sekretion, kenntlich an der Eiterschleimstraße an der Rachenhinterwand, einzuschränken zu helfen (gegebenenfalls lokal Leukomycin oder Nebacetin bzw. systematisch Breitbandantibiotica wie Chloramphenicol- oder Tetracyclin-Präparate in altersgemäßer Dosierung).

Eine sichere medikamentöse Beeinflussung der Rachenmandelhyperplasie gibt es nicht. Ein Versuch der Umstimmung mit Lymphozil (vgl. BIESALSKI) oder Omnadin kann in Erwägung gezogen werden. Liegen die klassischen Erscheinungen der Rachenmandelhyperplasie vor, dann leistet meistens auch ein Klimawechsel ohne vorausgehende operative Sanierung nicht viel. Dasselbe gilt für Höhensonnenbestrahlungen. Die Erfolge einer strikten *Diätumstellung* sind fraglich, zumal ihre theoretischen Voraussetzungen als umstritten gelten.

Ist aber einmal das lymphatische Gewebe der Rachenmandel raumfordernd vergrößert, dann wird sich in der Regel trotz einer vielleicht vorübergehenden Besserung unter konservativen Maßnahmen anläßlich akuter oder rezidivierender Infekte sehr bald wieder eine erneute Atemverlegung durch Schleimhautschwellung oder zunehmende Hyperplasie des Organes einstellen, die eine grundlegende Sanierung erfordert.

Der *Strahlenbehandlung* bei hyperplastischer Rachenmandel stehen die Kinderärzte *ablehnend* gegenüber, obwohl erwiesenermaßen das lymphatische Gewebe auf Röntgen- oder Radiumstrahlen recht gut anspricht. Das Risiko der Strahlenbelastung ist bei Kindern zu groß. Erwähnt sei der Vollständigkeit wegen noch die sog. *Umstimmungsbestrahlung* mit eingelegten Strahlenträgern, die bei entsprechender Indikation (nach gründlicher Adenotomie und Erschöpfung aller konservativer Maßnahmen) BIESALSKI für relativ unbedenklich hält.

Tonsillektomie

Kaum eine andere Operation war im Laufe der Jahrzehnte *hinsichtlich der Indikationsstellung* derartigen *Wandlungen* unterworfen wie die Tonsillektomie. In dem Bestreben, einen möglichen Gefahrenherd zu beseitigen, wurden die Mandeln nachgerade vorbehaltlos ektomiert. Manche Ärzte neigten zu der Ansicht, ein derart zur Extripation sich anbietendes Organ fraglicher Leistungsfähigkeit sei entbehrlich, da seiner Entfernung aus dem Körper nachweisliche Ausfallserscheinungen nicht folgen (vgl. die excessive Operationsfreudigkeit in einigen Ländern unter dem Eindruck der Lehre von der fokalen Infektion!) und überdies der potentielle Störherd besser beseitigt wäre. Freilich wurde auch die entgegengesetzte Ansicht vertreten, besonders

unter Berufung auf die experimentell erarbeiteten Anschauungen von Voss oder die
statistischen Erhebungen Pellers, welche freilich nicht unwidersprochen blieben (Pohl,
Hardy).

Letzten Endes war die jeweils herrschende
Lehrmeinung in den Fachgebieten Innere
Medizin, Kinderheilkunde und Ohrenheilkunde
von großem Einfluß auf die Beantwortung der
Alternativfrage "tonsils in or out ?" (Kaiser;
Bamatter). Die öffentliche Meinung, die für
die Frage der Tonsillektomie bemerkenswertes
Gewicht besaß, bezog von jeher Impulse auch
aus undurchsichtigen Quellen. Das gehäufte
Auftreten von Poliomyelitis (Abt), speziell der
ernsten bulbopontinen Verlaufsform (Barnett),
von Zellweger an Hand des einschlägigen
Schrifttums im Überblick dargestellt, hat in
ähnlichem Maße wie intensive Studien über die
diversen (oft recht problematischen) Funktionen der Gaumenmandeln die Beliebtheit der
Tonsillektomie in letzter Zeit bemerkenswert
zu dämpfen vermocht, sehr zugunsten der
Kinder, die den Eingriff oft ohne strenge Indikation dulden mußten, zumal ihnen ein Veto
gegen elterlichen oder hausärztlichen Entscheid
versagt blieb. Aus sachlichen Gründen bestehen freilich auch heute noch Meinungsver-
schiedenheiten über *Nützlichkeit*, *Überflüssig-
keit* oder *Schädlichkeit* der Tonsillen und —
reziprok — der Tonsillektomie. Die regen Dis-
kussionen um diesen aktuellen Fragenkomplex
tragen zur Urteilsbildung über die Indikationsstellung seitens des Pädiaters, der ja heute die
Operation dem Hals-Nasen-Ohrenfacharzt
überläßt, wesentlich bei.

Wir kennen **absolute und relative Indikationen.** An der Notwendigkeit einer Tonsillektomie besteht keinerlei Zweifel, wenn eine
akute oder chronisch-rezidivierende *Streptokokkenangina* zu den gefürchteten Nachkrankheiten, zu *rheumatischem Fieber*, *Endocarditis
rheumatica* oder *Glomerulonephritis* geführt hat.
Besteht eine solche, dann halten wir trotz der
unbestreitbaren Erfolge der Penicillinbehandlung den operativen Eingriff für durchaus gerechtfertigt, ja unumgänglich. Und zwar erfolgt
die Tonsillektomie möglichst schon nach Abklingen der ersten Schubs eines rheumatischen
Fiebers (Köttgen u. Callensee; Ewerbeck).
Je früher die Mandeln entfernt werden, um so
eher werden Rezidive verhindert. So fand
Köttgen bei seinen Erhebungen an über 5000

Patienten (aus 22 Universitätskliniken und
größeren Kinderkrankenhäusern) unter 654
während oder unmittelbar nach dem 1. Schub
tonsillektomierten nur 160 Rezidive (entsprechend 25,4%), während demgegenüber bei
372 (entsprechend 47,2%) von 786 nichtton-
sillektomierten Kindern Rezidive auftraten.

Vom Standpunkt einer *rechtzeitigen Prophylaxe* der genannten Nachkrankheiten bildet
auch schon die *rezidivierende Angina* in Verbindung mit dem *Streptokokkennachweis* und
einem deutlichen *Anstieg des Antistreptolysin-
titers* eine Indikation zur Tonsillektomie. Da
aber die Bekämpfung der Streptokokkenton-
sillitis mit Penicillin leicht gelingt, sollte — besonders auch in Anbetracht der häufigen Virusätiologie der Tonsillitis (schätzungsweise etwa
80% aller Tonsillitiden!) die Forderung Ewer-
becks beherzigt werden, wonach über einige
Jahre hinweg jährlich mindestens 4 fieberhafte
Attacken einer Tonsillitis vorgelegen haben
sollten, ehe die rezidivierende Angina allein
eine strikte Indikation zum operativen Eingriff
bildet. Bei jeweils gesicherter Streptokokkeninfektion entschließen wir uns selbst schon bei
geringerer Häufung von Anginen zur Tonsillektomie. Ewerbeck hat ferner die bemerkenswerte Zusatzbedingung gestellt, die allerdings
in der ärztlichen Allgemeinpraxis routinemäßig
nur ausnahmsweise erfüllt werden wird, neben
dem Nachweis der Streptokokken im Rachenabstrich zusätzlich charakteristische Anti-
streptolysintiterschwankungen und das Auftreten einer Leukocytose jeweils zu berücksichtigen.

Eitrige Komplikationen in der Tonsille
selbst oder in ihrer näheren Umgebung (Intratonsillarabsceß, Paratonsillarabsceß, s. S. 302),
auch fortschreitende Eiterungen wie Rachen-
phlegmone, Thrombophlebitis und die seltene
tonsillogene Sepsis drängen als solche schon zu
einer im Intervall nachfolgenden oder sofortigen
Tonsillektomie (Absceßtonsillektomie, vgl.
Speitel) unter kräftiger antibiotischer Abschirmung.

Sind die Gaumentonsillen durch *Hyperplasie* (vgl. S. 310) oder sekundäre *Hypertrophie* auf der Basis rezidivierender Infekte
derart vergrößert, daß sie Atmung, Sprache
oder Nahrungsaufnahme *mechanisch behindern*,
dann gilt die Tonsillektomie ebenfalls absolut
indiziert.

Relative Indikationen für den Eingriff leiten sich aus einer rezidivierenden *Lymphadenitis colli* (mit Lokalisation im Kieferwinkel) her, welche mit entzündlichem Geschehen an den Tonsillen in Verbindung zu bringen ist. Man versucht in diesem Falle, dem möglichen Herd, der die Lymphknotenentzündung unterhält, zu beseitigen. Ähnliches gilt für eine *rezidivierende Otitis media*, freilich erst nach vorausgegangener Adenektomie und nachweislich krankhaften Veränderungen an den Gaumenmandeln.

Befindet sich bei einer *tuberkulösen Lymphadenitis colli* (mit positiver Tuberkulinprobe) vermutlich der Primärherd der spezifischen Infektion in einer Tonsille (s. S. 322, vgl. auch SCHMID, Bd. V dieses Handbuches!), dann wird die beiderseitige Tonsillektomie unter sachgemäßer Abschirmung mit Tuberkulostatica (INH, am besten in Kombination mit Streptomycin) zu erwägen sein, tunlichst in Verbindung mit einer gründlichen Exstirpation der tuberkulösen Lymphknoten, speziell bei Gefahr von Einschmelzung und nachfolgender Fistelung.

Bei *Diphtheriebacillenträgern* haben wir in Anbetracht der starken Reduzierung der Diphtherie während der letzten Jahre die Sanierung durch Tonsillektomie (WERNER, PLATE, WOELK), auch wegen der heute möglichen antibiotischen Beeinflussung (ALEXANDER u. SOYKA) nicht mehr nötig, wenngleich sie früher nach Versagen fraglich wirksamer konservativer Methoden oft in Erwägung gezogen worden ist.

Vielfach wird es seitens der Hals-Nasen-Ohrenfachärzte als wünschenswert angesehen, vor der Tonsillektomie die Adenotomie in Betracht zu ziehen, sofern bestehende Beschwerden auf eine Erkrankung der Rachentonsille zurückführbar sind. Außerdem wird empfohlen, wenn schon eine Tonsillektomie für notwendig gehalten wird, diese nach Möglichkeit jeweils *gleichzeitig mit einer Adenotomie* auszuführen, um wiederholte operative Eingriffe am lymphatischen Rachenring zu vermeiden, desgleichen auch eine unter Umständen zu gewärtigende kompensatorische Hyperplasie der noch in situ verbliebenen Rachenmandel nach der Tonsillektomie.

Bei *Kleinkindern* bis zum 3. oder 4. Lebensjahr wird die Tonsillektomie *nur ausnahmsweise* vorgenommen, man begnügt sich in dieser Altersstufe meistens zunächst mit einer Adenotomie. Die *gegebenen Richtlinien* für die Indikation der Tonsillektomie gelten demnach etwa ab 5. Lebensjahr. Wegen der Indikationsstellung zur Operation erscheinen von vornherein *Absprachen zwischen Kinderarzt und Hals-Nasen-Ohrenarzt* notwendig, um die lokalen Befunde, die allgemeinen Beschwerden und die Vorgeschichte entsprechend zu berücksichtigen.

Vorsichtsmaßnahmen, Kontraindikationen. Schon vor der Operation sollte eine *Überprüfung des Gerinnungssystems* erfolgen, um Patienten mit einer hämorrhagischen Diathese als solche zu erkennen. Nur im äußersten Notfall wird bei ihnen unter gleichzeitiger Bluttransfusion und einschlägiger medikamentöser Behandlung eine Tonsillektomie in klinischer Betreuung durchführbar sein.

Ebenso wie bei Adenotomie ist bei noch *offenen Gaumenspalten* der Eingriff reiflich zu überlegen.

Zu fordern ist vor der Operation möglichst eine *vierwöchige infektfreie Periode*, besonders nach vorausgegangenen Infekten der oberen Luftwege. Ist das Kind vielleicht mit einer der üblichen infektiösen Kinderkrankheiten *inkubiert*, dann erhöht sich die Komplikationsgefahr. Eine prophylaktische Gammaglobulininjektion bietet in dieser Situation nicht etwa einen sicheren Schutz. Abwarten der Inkubationszeit wäre bedeutend ratsamer.

Speziell bei gehäuftem Auftreten von *Poliomyelitis* (in einer nicht durch orale Impfung sicher geschützten Bevölkerung) wird die Tonsillektomie *strikt abzulehnen* sein, da bei frisch oder kürzlich tonsillektomierten Kindern erheblich schwerere Verläufe vorkommen. BARNETT hatte schon vor Jahrzehnten auf solche Verwicklungen aufmerksam gemacht. Einschlägige Publikationen stammen ferner von ZELLWEGER, ANDERSON, PEDERSEN, AYCOCK, MILLER sowie BECKER. Als besonders tragisch gilt der Bericht von FRANCIS, KRILL u. a. über die Zusammenhänge zwischen Poliomyelitis und Tonsillektomie. Ungeachtet der exakten langjährigen Erhebungen CUNNINGs, der einen direkten Zusammenhang zwischen Tonsillektomie und einer nach Tagen auftretenden Poliomyelitis ablehnt, können wir an der Tatsache des gehäuften Auftretens bulbopontiner Formen nach dem Eingriff aus Sicherheitsgründen nicht vorübergehen. Die *gleiche Vorsicht* sollten wir hinsichtlich der Unterlassung operativer Eingriffe am lymphatischen Rachenring 4 Wochen vor und 6 Wochen nach *oraler Poliomyelitis-Schutzimpfung* walten lassen. Konsequent unter Verwendung der 3 Polio-Typen schutzgeimpfte Kinder werden dann andererseits bald nach der Impfung eine Schädigung durch Tonsillektomie nicht zu gewärtigen haben.

Schließlich wäre noch darauf hinzuweisen, daß *besondere Zurückhaltung bei debilen* und *imbezillen Kindern* am Platze ist, besonders wenn *Trisomie* oder *Hypothyreose* vorliegen; denn in solchem Falle ist speziell schon durch Narkoseverfahren eine weitaus größere Gefährdung durch Tonsillektomie zu erwarten.

Die *Vorbereitungen zur Tonsillektomie* obliegen nicht selten dem Kinderarzt, der auch — wie gesagt — bei der Indikationsstellung ein gewichtiges Wort mitzureden hat.

Die zu operierenden Kinder sollten, soweit sie nicht bereits wegen eines rheumatischen Schubs oder einer akuten Glomerulonephritis stationär betreut werden, *wenigstens am Vortage der Operation hospitalisiert* werden. Auf diese Weise wird eine *eingehende Durchuntersuchung* (Temperaturkontrolle, Erhebung verschiedener Laborbefunde, Gerinnungsstatus) garantiert.

Ausführliche Befragung über vorausgegangene Erkrankungen und medikamentöse Allergie darf nicht versäumt werden. Außerdem gibt die Hospitalisierung die *Möglichkeit einer sachgemäßen Prämedikation*, die im modernen Operationsbetrieb eine wichtige Stellung einnimmt. Schon am Vorabend, besonders aber am Operationstag selbst ist *Sedierung* der Kinder angebracht. Wir geben hierfür gern Miltaun (200 oder 400 mg per os, neuerdings auch 1 Std vor dem Eingriff als Zäpfchen). Den neueren Neuroplegica begegnen wir im Kindesalter mit gewisser Skepsis.

Direkt vor der Operation wird gern *Atropin* (0,1—0,5 mg in altersbezogener Dosierung) injiziert, um übermäßige Schleimsekretion und unliebsame Vagusreflexe zu unterdrücken.

Eine *Aufklärung* der Kinder über Art und genauen Zeitpunkt des Eingriffes unterbleibt besser, wohl aber versichere sich der Operateur stets des *schriftlichen Einverständnisses der Eltern* (oder Erziehungsberechtigten) nach gründlicher Aufklärung über die Indikation und die Methode der Operation sowie mögliche Komplikationen.

Operationsmethoden und Nachsorge. Für die sog. „chirurgische Tonsillektomie", die in Form der extrakapsulären Enucleation der beiden Tonsillen unter Mitnahme des „Zwischenmandelgewebes (Frenzel)" ausgeführt wird, empfehlen u. a. Falk u. Maurer besonders bei Kindern und Jugendlichen Allgemeinnarkose nach entsprechender Prämedikation. Mit den speziellen Anaesthesiemethoden haben sich kürzlich Greve u. Körner auseinandergesetzt. Bezüglich der Operationsverfahren selbst siehe Näheres bei Heck und in den einschlägigen Hand- und Lehrbüchern (Falk u. Maurer; Lüscher).

Bei *Kindern bis zum 12. Lebensjahr* geben viele Operateure der Methode nach Sluder den Vorzug, die darin besteht, daß sich mit dem Instrument nach Sluder-Ballenger die Tonsillen (nach Lüscher bei 93% der Patienten) in toto in der Kapsel ausschälen lassen. Dieses Verfahren der Tonsillektomie wird lediglich nicht angewendet, wenn etwa vorausgegangene *Tonsillotomie* oder Röntgenbestrahlung (die *heute völlig abgelehnt* werden) oder ein Paratonsillarabsceß Narben hinterlassen haben. Bleiben vielleicht doch am unteren Mandelpol Reste des lymphatischen Gewebes stehen, dann können diese nachträglich zur Verhütung von Nachblutungen instrumentell entfernt werden.

Im Rahmen der *Nachsorge* sind Temperatur- und Kreislaufkontrollen sowie *häufige Racheninspektion* wichtig. Kinder benötigen besonders intensive Überwachung; denn nicht selten verschlucken sie *herabsickerndes Blut*. Bei mangelhafter Aufsicht wird dies nicht eher bemerkt, als etwa große Blutmengen *durch Erbrechen herausgewürgt* werden. *Seitenlagerung* hilft dieses Ereignis vermeiden.

Schmerzen klagen Kinder nach Tonsillektomie erstaunlich selten. Falls erforderlich, verabreichen wir gern schmerzstillende Medikamente als Zäpfchen (Treupel-Supp. oder Pyramidonzäpfchen). Die Nahrungszufuhr beginnt *vorsichtig* mit gekühlter Flüssigkeit (teelöffelweise Kamillentee). Bald erfolgt Erweiterung des Speiseplans mit *flüssiger* und später *breiiger* Kost. Speiseeis in kleinen Mengen ist bei Kindern sehr beliebt. Nebenher wird sorgfältige Mundpflege mit Mundspülungen (lauwarmer Kamillen- oder Salbeitee, Kamillosanlösung) begonnen.

Im *Wundbett* entwickeln sich sehr rasch dicke *Fibrinbeläge*, welche durchaus das Bild einer diphtherischen Pseudomembran vortäuschen können, damit aber nicht zu verwechseln sind. Unter solchen Belägen geht bei Kinder zügig innerhalb von 8—12 Tagen die Epithelialisierung vom Rand des Operationsgebietes her vonstatten.

An ernsthaften **Komplikationen** sind, abgesehen von Zwischenfällen bei der Anaesthesie, die fachmännische Beurteilung und Behandlung erfordern (vgl. HECK; PELLNITZ), in erster Linie *Blutungen* zu nennen, die während der Operation bei Verletzung größerer, meist

sichtigten Kindern, die zu Kollaps, Bluterbrechen, ja sogar zum Tode führen können.

Blutungen treten auch in Zusammenhang mit der *Ablösung der Wundbettbeläge* auf, meistens um den 6. bis 10. Tag post operationem, vereinzelt noch später (WRIGHT u. PRAY). Gelegentlich wurde für diese Spätblutungen Prothrombin- oder Vitamin-K-Mangel als Ursache angeschuldigt (NEIVERT).

Noch weniger als früher fürchten wir die an und für sich schon bemerkenswert seltenen Folgen der erwiesenermaßen häufigen postope-

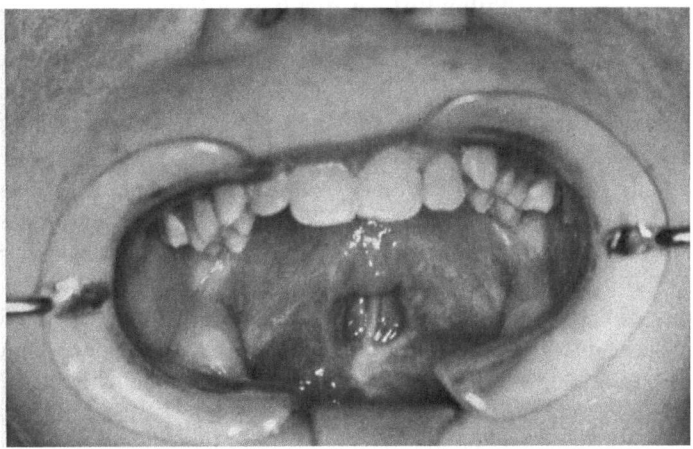

Abb. 162. Narbenstenose nach Tonsillektomie (P. BIESALSKI, Mainz)

abnorm verlaufender Gefäße (A. carotis interna, Äste der A. carotis externa) zum lebensbedrohenden Ereignis werden (CARMACK), bei geringerer Blutung aus der A. tonsillaris oder örtlichen Venen (vgl. S. 282) aber meistens beherrschbar sind.

Die besonders *am Operationstag* selbst sich nicht allzu selten einstellenden *Nachblutungen* (KECHT) bilden ein außerordentlich wichtiges Problem der Nachsorge. Sie vor allem lassen es geraten erscheinen, nach der Operation mehrere Tage stationäre Behandlung durchzuführen. Ihre *Behebung* gehört zu den *Aufgaben des Operateurs.* Entweder handelt es sich dabei um *Sickerblutungen,* die — soweit dies vorher nicht geschehen — eine Überprüfung des Gerinnungsstatus verlangen, oder aber um *Blutungen aus größeren Gefäßen* bzw. aus stehengebliebenen *Resten* des lymphatischen Gewebes, die eine Revision des Wundbettes, notfalls Wundtoilette, Kompression mittels Stieltupfers, Hämostyptica oder Umstechung von Gefäßen erforderlich machen. Besonders gefürchtet sind die „stillen Blutungen" bei ungenügend beauf-

rativen Bakteriämien (MILLET u. VAN EYCK), wie *fortschreitende Eiterungen* und *septische Verläufe;* denn wir sind in der Lage, bei gezielter und nicht zu sparsamer Anwendung von *Antibiotica* solchen Gefahren entschieden zu begegnen. Nicht völlig beherrschte Eiterungen im Tonsillargewebe selbst oder in der näheren Umgebung der Tonsillen führen gelegentlich zur Keiminvasion und bedingen *phlegmonöse Prozesse im Operationsbereich,* die parapharyngeale Abscesse oder *abszedierende Lymphadenitis* mit sich bringen können. Gelegentlich bildet sich nach Tonsillektomie eine Narbenstenose aus, die der operativen Korrektur bedarf (Abb. 162). Vereinzelt sind auch Berichte über *Meningitiden* (FEIN, LEICHER, STÖCKER) oder Hirnabscesse (ALEXANDER u. REYNOLDS) im Gefolge einer Tonsillektomie im Schrifttum zu finden, die entweder hämatogen im Rahmen einer Sepsis oder lokal durch Fortleitung entzündlicher Vorgänge entstehen.

Recht unangenehme Folgen (hartnäckige Bronchopneumonien, Lungenabscesse, eitrige Bronchitis) ergeben sich mitunter aus *Aspira-*

tion keimhaltigen Blutes oder infizierter Ge-
websbröckelchen, die in der Regel während der
Operation stattfindet (KUTSCHA-LISSBERG; W.
FALK u. KIRCHNER). Nur die Intratracheal-
narkose kann sicher vor diesem oft bedrohlichen
Ereignis schützen.

Im Verlauf einer Sepsis können *Lungenkomplikationen* auch *hämatogen* entstehen.

Schließlich sei noch erwähnt, daß außer den
bereits oben geschilderten Beziehungen zwischen
Tonsillektomie und Poliomyelitis (s. S. 319)

gelegentlich *Schädigung motorischer* Nerven
durch den operativen Eingriff selbst oder im
Gefolge der Anaesthesiemaßnahmen vorkommt
(an den Hirnnerven VII, IX bis XII; Phrenicus
oder Recurrens, vgl. HARTENAU). Über *Störungen der Geschmacksempfindung* durch Schädigung des N. glossopharyngicus haben BOL-
LINGER u. HOLZLÖHNER berichtet. Da Kinder für
die Tonsillektomie selten Lokalanaesthesie erhalten, ist bei ihnen mit derartigen Komplikationen weniger als bei Erwachsenen zu rechnen.

Tuberkulose der Tonsillen

Die offensichtlichen Erfolge in der Bekämpfung der Kindertuberkulose durch *BCG-
Impfung* der Neugeborenen und *Ausmerzung
der Rindertuberkulose* haben heute zu einer auffälligen Verschiebung der tuberkulösen Primärinfektion auf spätere Lebensjahre geführt. Im
Zusammenhang damit werden Primärinfektionen und sonstige Manifestationen der Tuberkulose im Rachenbereich, speziell an den Tonsillen, bald zu den ausgesprochenen Raritäten
gehören.

Welch schwerwiegende Folgen eine massive
orale Einverleibung virulenter Mykobakterien
mit sich bringen kann, hat der tragische Ausgang
des wegen Keimverwechslung so unglücklichen
Impfversuchs in Lübeck 1930 gezeigt (SCHÜR-
MANN u. KLEINSCHMIDT); denn dadurch haben
wir nach Art eines Experiments die Auswirkungen einer tuberkulösen Primärinfektion
im Rachenbereich von Säuglingen vor Augen geführt bekommen.

Im Anschluß an französische Arbeiten vor
der Jahrhundertwende (DIEULAFOY, LERMOYEZ;
PILLIET) hatten sich vor allem amerikanische
Forscher in großen Reihenuntersuchungen mit
einschlägigen Fragen befaßt (MAC CREADY u.
CROWE; WELLER). Sie fanden vor etwa 4 Jahrzehnten eine *Häufigkeit* der Tonsillentuberkulose
von 3—4%, Ende der dreißiger Jahre stellte
MAGÉE bei gezielten Nachuntersuchungen schon
eine mittlere Fequenz von nur 0,44 % fest (0,25 %
von 0—5, 0,53 % bei 6—10 Jährigen).

Hinsichtlich der Frage, ob eine primäre oder
sekundäre Infektion der Tonsillen vorläge, gab
es eine breite Diskussion (SCHLITTLER, DE
MONTMOLLIN; ZINK). Aufhorchen ließ die Beobachtung ELLONENs, der in nicht weniger als
27 % von Patienten mit Gelenk- oder Knochen-
tuberkulose histologisch spezifische Veränderungen in den Tonsillen aufdecken konnte, ohne
anderweitige Organtuberkulose entdeckt zu
haben. ZINKs kritische Beleuchtung des Fragen-

komplexes verwies schließlich die primäre Tonsillentuberkulose zu den Seltenheiten; denn er
ließ von seiten des Pathologen nur 11 bis dahin
beschriebene Fälle als gesichert gelten. Wir
sollten uns freilich, abgesehen von den präzisen
Arbeiten SCHLITTLERs, doch u. a. der Erhebungen GREIFENSTEINs erinnern, der nach
Sichtung des einschlägigen Schrifttums eine
Häufigkeit primärer tuberkulöser Tonsillen-
infektionen zwischen 1,25 und 12,75% angegeben hat. Nach BEITZKE (1953) beläuft sich
der Anteil der tuberkulösen Primärinfektionen
des lymphatischen Rachenrings auf 0,3% aller
Primärinfekte. Heute ist durchaus auch noch
an die Möglichkeit der Infektion der kindlichen
Rachenorgane mit dem Typus gallinaceus der
Mykobakterien zu rechnen (BEITZKE; SIMON
1962). Übrigens fand BAILEY bei seinen Studien
der Halslymphknotentuberkulose in über der
Hälfte aller Patienten die *Primärinfektion* in
der *Gaumenmandel*, in nahezu einem weiteren
Viertel, speziell bei Kleinkindern, in der *Rachenmandel* lokalisiert.

Symptomatologie. Die örtlichen Erscheinungen an den Tonsillen sind erwiesenermaßen bei Vorliegen von Primärherden (oder
sekundären Veränderungen) recht uncharakteristisch. In der Regel sind die *Gaumenmandeln
oberflächlich* nur *sehr selten sichtbar verändert*
(vgl. SCHLITTLER), ja oft derart unauffällig,
daß erst nach der Tonsillektomie ein entsprechender Befund -- sofern überhaupt danach gesucht wurde — erhoben wird. Ein
winziger *Primärherd* kann *ganz versteckt* innerhalb der Tonsillen gelegen sein. Zwar sind gelegentlich die befallenen *Mandeln vergrößert*
und äußerlich leicht gerötet, daraus wird aber
wegen der Häufigkeit dieses an sich uncharakteristischen Befundes niemand auf den Gedanken

kommen, es verberge sich dahinter eine tuberkulöse Primärinfektion, es sei denn, wegen einer anders nicht zu erklärenden *positiven Tuberkulinreaktion* mit meist einseitigen wenig empfindlichen Lymphomen würde etwa bei subfebrilem Temperaturverlauf der Verdacht erweckt. Damit, daß in der Tiefe eingeschlossene käsige Herde einmal an der Mandeloberfläche durchbrechen können, ist selten zu rechnen (URECH u. RAMSEYER), oberflächliche Geschwürsbildung wird daraus resultieren. Ohne Berücksichtigung der in der Regel begleitenden Halslymphknoten-Tuberkulose wird es aber nur selten gelingen, klinisch allein auf Grund der Racheninspektion eine tuberkulöse Primärinfektion im Rachenbereich zu vermuten. Mit Hilfe einer Röntgenaufnahme der Kieferwinkel- und Halsgegend sind ältere Prozesse bei Nachweis kalkdichter Herde aufdeckbar, bei aktiven frischen Formen der Halslymphknotentuberkulose erhält man auf diesem Wege aber kaum einen diagnostisch verwertbaren Befund.

Therapie. Bezüglich der Entfernung der tuberkulösen Mandeln gehen die Ansichten heute noch auseinander. SCHLITTLER hatte seinerzeit betont, daß die Tonsillektomie den Heilungsablauf einer Tonsillen-Lymphknoten-Tuberkulose verkürzen kann. Nur die Untersuchung der ektomierten Tonsillen gestattet übrigens eine einwandfreie Aussage über Vorliegen einer örtlichen Tuberkulose. Auch BAMATTER sah in der Zeit vor der Anwendung der Tuberkulostatika wiederholt nach Exstirpation von tuberkulösen Lymphomen in situ verbliebene Lymphknoten entzündlich aufflackern, erst die Tonsillektomie brachte endgültige Abheilung. *Lymphknotenexstirpation* wird heute bei Vorhandensein tuberkulöser Lymphome recht breit indiziert und mit bestem Erfolg, auch in kosmetischer Hinsicht, durchgeführt (BRÜGGER, KAISER u. a.). SCHMID hält die Tonsillektomie bei einer Halslymphknotentuberkulose nur im Falle einer auffälligen chronisch-entzündlichen Veränderung der Mandeln für notwendig, weil diese dann die regionären Lymphknoten dauernd reizen können. Dagegen übten unauffällige Tonsillen auf den Verlauf einer Halslymphknotentuberkulose keinen Einfluß aus. Sicher ist wohl die Möglichkeit der gezielten *Chemotherapie* mit INH und Streptomycin *bei operativer Behandlung* von besonderem Wert in der Verhinderung von Rezidiven.

Tumoren im Rachenbereich

Tumorartige Gebilde im Rachenbereich entwickeln sich selten aus wachsenden angeborenen *Cysten* am *Zungengrund*. BIESALSKI beschreibt einen tödlich verlaufenen Fall (Erstickung) bei einem 2 Monate alten Säugling. Wir selbst konnten in der Rostocker Klinik durch wiederholte Punktion einer solchen Cyste bei einem jungen Säugling bedrohliche Atemstörungen beseitigen. *Hämangiome* und *Lymphangiome* können je nach Lokalisation im Rachenraum vorwiegend mechanische Hindernisse darstellen.

Nach LOEBELL überwiegen unter den **gutartigen Tumoren** im Rachen die *Papillome*, die der Schleimhaut gewöhnlich schwammartig aufsitzen. Lipome sind selten.

Fibrome kommen vor allem in Form des nicht-metastasierenden, freilich leider häufig expansiv wachsenden und sehr gern rezidivierenden *juvenilen Nasenrachen-Fibroms* vor, das wegen der erwähnten Eigenschaften nahezu bösartigen Charakter besitzt. Dieser Tumor befällt ausschließlich *Knaben* im Reifungsalter. Er nimmt seinen Ausgang vom Rachendach und breitet sich von dort immer weiter aus.

Die bedeckende Schleimhaut ist unauffällig, der darunter gelegene Tumor zeigt derbelastische Konsistenz. Eingelagerte reichliche Blutgefäße lassen ihn gelegentlich einem cavernösen Hämangiom ähneln. Näheres s. ALBRECHT.

Als *hinweisende Symptome* gelten Einschränkung der Bewegung des *Gaumensegels*, das Auftreten näselnder Sprache, Erschwerung des Gehörs mit Einziehung des Trommelfells bei chronischem *Tubenkatarrh*. Wegen der enthaltenen Blutgefäße kommt es gelegentlich zu Blutungen aus Nase oder Rachen. Wächst der Tumor hirnwärts oder übt er einen Druck auf den N. trigeminus aus, dann entstehen zusätzlich *Kopfschmerzen.* Für die *Behandlung* schlagen die Hals-Nasen-Ohrenärzte trotz der etwas unsicheren Prognose hinsichtlich der Metastasierung die *rechtzeitige Operation* von erfahrener Hand in Intratrachealnarkose vor, während sie entsprechend der feingeweblichen Struktur von einer therapeutischen Bestrahlung wesentliche Erfolge nicht erwarten (LOEBELL).

Liegen *Tumoren hinter der Tonsille*, dann können sie diese nach seitlich oder vorn in den Rachenraum treiben, so daß sie unter Umständen als *Tonsilla pendulans* imponiert und dergestalt besonders leicht zu Schluck- und Atemstörungen führt, besonders dann, wenn sie selbst infolge Hyperplasie vergrößert ist. Klinisch bekommt in diesem Falle das Kind besonders bei Rückenlage ungenügend Luft, ein grober pharyngealer Stridor tritt auf, desgleichen Cyanose. Erst nach Aufsitzen findet der Patient Erleichterung. Zu ähnlichen Erscheinungen kommt es, wenn *hochgradig hyperplastische Tonsillen* relativ lose (wie gestielt) in den Rachenraum hineinreichen, ohne daß sie von einem dahintersitzenden Tumor dazu veranlaßt werden.

Selten kommen bei Kindern im Nasenrachenraum **bösartige Geschwülste** vor, am ehesten wohl *Lymphosarkome* (Berant u. a.), die meistens beunruhigend rasch wachsen. seltener noch *Chordome* (Abkömmlinge der Chorda dorsalis). Zugehörige Lymphknoten können besonders bei Lymphosarkomatose vergrößert gefunden werden.

Nach Sicherung der *Diagnose* mittels Probeexcision, oder falls topographisch vertretbar, sogleich auf Verdacht hin wird die chirurgische Entfernung der Tonsillen (oder des Tumorgewebes) in Betracht kommen, sofern Operabilität gewährleistet ist.

Die sehr gut auf *Bestrahlung* ansprechenden Sarkome und Lymphosarkome schmelzen gelegentlich unter einer genau berechneten Strahlentherapie dahin. Vor einer operativen Behandlung und kombiniert mit derselben sowie mit Röntgentiefenbestrahlungen ist eine cytostatische Behandlung mit Endoxan (oder anderen Präparaten wie SPI Sandoz) in Erwägung zu ziehen (vgl. hierzu Köttgen u. Wolf).

Literatur

Zusammenfassende Arbeiten und Monographien

Albrecht, R.: Geschwülste des Nasenrachens. In: Berendes-Link-Zöllner, s. d. Bd. I, S. 538.

Anderson, W. A. D.: Pathology, 2nd edition. London: H. Kimpton 1953.

Bamatter, F.: Das Tonsillenproblem im Kindesalter. Tonsils in or out. Bibliotheca Paediatr., Suppl. ad Ann. Paediat., Fasc. 46, Basel-New York: S. Karger 1945.

Berendes, J., R. Link u. F. Zöllner: Hals-Nasen-Ohrenheilkunde, ein kurzgefaßtes Handbuch in drei Bänden. Stuttgart: G. Thieme 1964.

Bieling, R., u. O. Gsell: Die Viruskrankheiten des Menschen. Ihre Erreger und ihre Bekämpfung, 5. Aufl., Leipzig: J. A. Barth 1962.

Biesalski, P.: Die Hals-Nasen-Ohrenkrankheiten im Kindesalter. Stuttgart: G. Thieme 1960.

Eckert-Möbius, A.: a) Die chronische Tonsillitis und ihre Verwicklungen. Leipzig: J. A. Barth 1950; — b) Die Erkrankungen der Nase und des Rachens. In: Klinik der Gegenwart, 7. München-Berlin: Urban & Schwarzenberg 1958.

Eicken, C. von, u. A. Schulz van Treeck: Atlas der Hals-Nasen-Ohrenkrankheiten. Stuttgart: G. Thieme 1951.

Eickhoff, H.: Die spezifischen Erkrankungen in Mund und Rachen. In: Berendes-Link-Zöllner, s. d. S. 239—266, Bd. II, Teil 1.

Erdmann, G.: Allergieprobleme im Kindesalter. Leipzig: J. A. Barth 1961.

— Diagnostik und Therapie von Schleimhauterkrankungen der oberen Luftwege im Säuglings- und Kleinkindesalter. In: Eigler, G., u. D. G. R. Findeisen, Der Schnupfen, S. 130—149, 2. Aufl. Leipzig: Johann Ambrosius Barth 1960.

Falk, P.: Entwicklungsgeschichte, Anatomie, Mißbildungen, Physiologie und Pathophysiologie des Rachens (einschließlich Tonsillen). In: Berendes-Link-Zöllner, s. d. Bd. II, Teil 1, S. 1—70.

—, u. H. Maurer: Die entzündlichen Erkrankungen des Rachens. In: Berendes-Link-Zöllner, s. d. Bd. II, S. 71—238.

Fassbender, H. G.: Herderkrankungen, S. 32—38. München: C. Hanser 1955.

Fioretti, A.: Die Gaumenmandel. Darstellung der Biologie und Physiopathologie. Stuttgart: G. Thieme 1961.

Göppert, F.: Die Nasen-, Rachen- und Ohrerkrankungen des Kindes in der täglichen Praxis. Berlin: J. Springer 1914.

Haas, R., u. O. Vivell: Virus- und Rickettsieninfektionen des Menschen. München: J. F. Lehmann 1965.

Hottinger, A.: Die Anginen. In: Bergmann-Frey-Schwiegk, Hdb. Inn. Med., 4. Aufl., Bd. I/1. Berlin-Göttingen-Heidelberg: Springer 1952.

Jochims, J.: Anginaformen. In: Opitz-Schmid, s. d. Bd. V, S. 480—489.

Kaiser, A. D.: The tonsil and adenoid problem. In: Brennemann's Practice of Pediatrics, Hagerstown, Md., Prior Comp., Vol. 2, Chapt. 40.

Leiber, B.: Der menschliche Lymphknoten. München: Urban & Schwarzenberg 1961.

Lennert, K.: Lymphknoten. In: Lubarsch, O., F. Henke, R. Rössle, E. Uehlinger, Hdb. pathol. Anat. Histol. 1. Bd., 3. Teil. Berlin, Göttingen, Heidelberg: Springer 1961.

LOEBELL, H.: Hals-Nasen-Ohrenheilkunde. In: MAI-ROHRSCHNEIDER-LOEBELL-JORDAN, Kurzes Lehrbuch d. Kinderheilkunde, Augenheilkunde, Hals-Nasen-Ohrenheilk. u. Dermatologie, 2. Aufl. München: J. F. Lehmann 1962.

LUST, F.: Erkrankungen des Rachens und Nasenrachenraumes. In: v. PFAUNDLER-SCHLOSSMANN, Hdb. Kinderheilk., 1931 Bd. II, S. 52—93.

OPITZ, H., u. F. SCHMID: Hdb. Kinderheilk., Bd.V, Infektionskrankheiten. Berlin-Göttingen-Heidelberg: Springer 1963.

PARKINSON, R. H.: Tonsil and allied problems. New York: Mac Millan Comp. 1951.

PELLNITZ, D.: Anästhesie in der Hals-Nasen-Ohren-Heilkunde unter besonderer Berücksichtigung der Zwischenfälle. In: BERENDES-LINK-ZÖLLNER, s. d. Bd. I, S. 819—877.

SCHULTZ, W.: Die akuten Erkrankungen der Gaumenmandeln und ihrer unmittelbaren Umgebung. Berlin: Springer 1925.

SEIFERT, G.: C. Die Tonsillen; D. Der Rachen. In: DOERR-UEHLINGER, Spezielle pathol. Anatomie. Bd. I. Berlin-Heidelberg-New York: Springer 1966.

VEIL, W.: Fokalinfektion und Bedeutung des Herdinfektes für die menschliche Pathologie. Jena: Fischer 1942.

Einzelarbeiten

ALBRECHT, R.: Nasenrachentumoren und ihre Behandlung. Arch. Ohr.-, Nas.- u. Kehlk.-Heilk. 175, 1, (1959).

ALEXANDER, M.: Bedeutung und Therapie der Streptokokkeninfektionen. Internist 4, 457 (1963).

—, u. D. SOYKA: Erfahrungen mit Supracillin in der Behandlung der Diphtherie und der Sanierung der Diphtheriebazillenträger. Ärztl. Wschr. 10, 718 (1955).

ALEXANDER, S. A., and R. REYNOLDS: Abscess of the brain following tonsillectomy and adenoidectomy. Arch. Otolaryng. 50, 450 (1949).

ANDERSON, G. W., G. ANDERSON, A. SKAAR, and F. SANDLER: The risk of poliomyelitis after tonsillectomy. Ann. Otol. (St. Louis) 59, 602 (1950).

ANDERSON, J. A.: Poliomyelitis and recent tonsillectomy. J. Pediat. 27, 68 (1945).

ARSLAN, M.: Die tonsillogene Fokalinfektion. In: FIORETTI, A., s. d. S. 143—177.

AYCOCK, W. L.: Tonsillectomy and poliomyelitis, Medicine 21, 65 (1942).

—, and E. H. LUTHER: Occurrence of poliomyelitis following tonsillectomy. New Engl. J. Med. 200, 164 (1929).

BAKWIN, H.: The tonsil-adenoidectomy enigma. J. Pediat. 52, 339—361 (1958).

BAILEY, H.: Tuberculous cervical adenitis. Lancet 1948/I, 313.

BARNETT: Round table discussion on the tonsil question. Amer. Acad. Pediat. — J. Pediat. 7, 137 (1915).

BECKER, A.: Die virusbedingten Erkrankungen im Hals-Nasen-Ohren-Bereich. Arch. Ohr.-, Nas.- u. Kehlk.-Heilk. 167, 194 (1955).

BEITZKE, H.: Extrapulmonale tuberkulöse Primärkomplexe. Ergebn. ges. Tuberk.- u. Lung.-Forsch. 11, 129 (1953).

— Über die Infektion des Menschen mit Hühnertuberkelbazillen. Ergebn. ges. Tuberk.- u. Lung.-Forsch. 11, 203 (1953).

BERANT, M., E. ROBINSON, and M. FEINMESSER: Lymphsarcoma of the tonsil in childhood. Harefuah 62, 156—158 mit engl. Zusammenf. (1962) (hebräisch).

BERGER, W.: Die fokale Infektion als Problem der Allergie. Verh. dtsch. Ges. inn. Med. [Wiesbaden, Kongr.Ber.] 51, 453 (1939).

BERGGREN, S., and T. HELLMAN: Acta oto-laryng. (Stockh.) Suppl. 12 (1930).

BOLLINGER, E.: Geschmackstörungen nach Tonsillektomie. Diss. Zürich 1949.

BRIEGER. O.: Beiträge zur Pathologie der Rachenmandel. 1. Zur Genese der Rachenmandelhyperplasie. Arch. Laryng. Rhin. (Berl.) 12 254 (1902).

BRÜGGER: H.: Zur Behandlung der Halslymphknoten-Tuberkulose. Tuberk.-Arzt 12, 135 (1958).

CARMACK, J.: Aberrant internal carotides and their relation to surgery of the pharynx. Laryngoscope (London) 39, 707 (1929).

CHRIST, P.: Über die Bedeutung von Streptokokkeninfektionen in der Pathogenese der akuten Polyarthritis und der akuten Nephritis. Ergebn. inn. Med. Kinderheilk. (NF) 11, 379—465 (1959).

CUNNING, D. S.: Tonsillectomy and Poliomyelitis. Ann. Otol. (St. Louis) 53, 227 (1946).

— Tonsillectomy — Poliomyelitis Survey — 1947, 1948, 1949. Laryngoscope (Lond.) 58, 503 (1948); 59, 441 (1949); 60, 615 (1950).

DIETRICH, A.: Allg. Pathol. u. pathol. Anat. 6. Aufl. Leipzig 1941.

— Die pathologisch-anatomische Einteilung der Mandelentzündungen. Z. Hals-, Nas.- u. Ohrenheilk. 3, 403 (1922).

— Das pathologisch-anatomische Bild der chron. Tonsillitis. Z. Hals-, Nas.- u. Ohrenheilk. 4, 429—446 (1923).

— Die Ausbreitungswege tonsillogener Sepsis. Z. Laryng. Rhinol. 23, 209—218 (1932).

DINGLE, J. S., and A. E. PELLER: Adenovirus-Tonsillopharyngitis — non bacterial pharyngitis. New. Engl. J. Med. 254, 465 (1956).

DRABE, J.: Über die Funktion der Tonsillen. Das Lymphgefäßproblem. Z. Laryng. Rhinol. 33, 349 (1954).

EHRICH, W. E.: Die Entzündung. Hb. Allg. Path. VII/1. Berlin-Göttingen-Heidelberg: Springer 1956.

EIGLER, G.,: I. Die amylotischen und glykolytischen Fermente des lymphatischen Rachenrings. Z. Laryng. Rhinol. 29, 348 (1950).
— II. Lokale Schäden und Mißerfolge nach Rachen- und Gaumenmandelentfernung. Arch. Ohr.,- Nas.- u. Kehlk.-Heilk. 158, 267 (1950); (3. Ergänzung zu dem II. Hauptreferat: Über Fehler und Gefahren bei Operationen im Hals von WEBER, Würzburg.)
ELLONEN, A.: Untersuchungen über die Tonsillentuberkulose mit besonderer Berücksichtigung ihrer Beziehung zu den Knochen- und Gelenktuberkulose bei Kinder. Acta otolaryng. (Stockh.) Suppl. 47, 1942, S. 1.
ERDMANN, G.: Erwägungen über die Beziehungen zwischen lymphatischem Gewebe und Antikörperbildung. In: ZILCH, M. J., Lymphsystem und Lymphatismus. München: J. A. Barth 1963.
— Arzneimittelallergie im Kindesalter. Mschr. Kinderheilk. 113, 157 (1965).
EWERBECK, H.: Pädiatrische Gesichtspunkte zur Frage der Kindertonsillektomie. Hals-, Nas.- u. Ohrenarzt 9, 121 (1961).
FAGRAEUS, A.: Antibody production in relation to development of plasmacells. Acta med. scand., Suppl. 204 (1948).
FALK, W., u. W. KIRCHNER: Lungenkomplikationen nach TE im Kindesalter. Wien. klin. Wschr. 69, 528 (1957).
FEIN, H. S.: Acute pyogenic meningitis following tonsillectomy with recovery. Ann. Otol. (St. Louis) 57, 207 (1948).
FINKELSTEIN, H.: Säuglingskrankheiten, 4. Aufl. New-York, Amsterdam, London, Brüssel: Elsevier Publ. 1938.
FLEMMING, W.: a) Studien über Regeneration der Gewebe. I. Die Zellvermehrung in den Lymphdrüsen und verwandten Organen und ihr Einfluß auf deren Bau. Arch. mikr. Anat. 24, 50 (1885).
— b) Schlußbemerkungen über die Zellvermehrung in den lymphoiden Drüsen. Arch. mikr. Anat. 24, 355 (1885).
FOX, S. L.: A critical evaluation of the use of conjugated estrogens to control hemorrhage following tonsillectomy and adenoidectomy. Eye, Ear, Nose a. Throat Monthly 39, 251 (1960).
—, and G. B. WEST: Bleeding following tonsillectomy and adenectomy. Ann. Otol. Rhin. Laryngol. 58, 1 (1949).
FRANCIS, I. R., C. D. KRILL, J. A. TOMMEY, and W. N. MACK: Poliomyelitis following tonsillectomy in five members of a family. J. Amer. med. Ass. 119, 1392 (1942).
FREDRICKSON, D. A., P. H. ALTROCCHI, L. V. AVIOLI, DEWITT S. GOODMAN, and H. C. GOODMAN: Tangier Disease. Ann. intern. Med. 55, 1016 (1961).
GÄDEKE, R.: Enterovirusinfektionen Hb. Kindheilk. Bd. V, 145—149.
GAUTIER, V.: Des abcès rétro-pharyngiens idiopathiques et de l'angine phlegmoneuse. Genf-Basel: Georg 1869.

GERMER,W.D.: Viruserkrankungen des Menschen. Stuttgart: G. Thieme 1954.
GLANZMANN,E.: Das lymphhämoide Drüsenfieber. Berlin: S. Karger 1930.
— Hdb. inn. Med., Bd. I, S. 1—152. Berlin-Göttingen-Heidelberg: Springer 1952.
GLIMSTEDT, G.: Bakterienfreie Meerschweinchen. Aufzucht, Lebensfähigkeit und Wachstum, nebst Untersuchungen über das lymphatische Gewebe. Acta path. microbiol. scand. Suppl. 30, 1 (1936).
GÖRKE, M.: 1) Beiträge zur Pathologie der Rachenmandel. 2. Über Recidive der Rachenmandelhyperplasie. Arch. Laryng. Rhin. (Berl.) 12, 278 (1902).
— 2) Beiträge zur Pathologie der Tonsillen. V. Kritisches zur Physiologie der Tonsillen. Arch. Laryng. Rhin. (Berl.) 19, 244 (1907).
GREIFENSTEIN, A.: Beitrag zur Klinik und Pathogenese der primären Fütterungstuberkulose. Arch. Ohr.-, Nas.- u. Kehlk.-Heilk. 133, 38 (1932).
GREVEN, H., u. M. KÖRNER: Narkose oder Lokalanästhesie bei der Adenotonsillektomie. Z. Laryng. Rhinol. 40, 555 (1961).
GSELL, O., u. H. MÄDER: Schutzimpfungen gegen Adenovirusinfektionen. Schweiz. med. Wschr. 1959, 315.
HAAS, R.: Die Viruserkrankungen im Hals-Nasen-Ohrenbereich. Arch. Ohr.-, Nas.- u. Kehlk.-Heilk. 167, 16—105 (1955).
HAMMAR, J. A.: Studien über die Entwicklung des Vorderdarms u. einiger angrenzender Organe. I. Abt.: Allgemeine Morphologie der Schlundspalten beim Menschen. Entwicklung des Mittelohrraumes und des äußeren Gehörganges. Arch. mikr. Anat. 59, 471 (1902).
HARDY, M. C.: General health at maturity of tonsillectomized and non tonsillectomized children. J. Pediat. 12, 463 (1938).
HARTENAU, W.: Seltene Komplikationen nach Tonsillektomie. Mschr. Ohrenheilk. 89, 117 (1955).
HECK, K. H.: Die Kindertonsillektomie in Narkose. Z. Laryng. Rhinol. 39, 79 (1960).
HEIBERG, K. A.: Über das Aussehen des Tonsillengewebes und die quantitative Verteilung seiner Bestandteile bei und nach akuter Entzündung sowie bei lebhaftester Funktion. Ferner Mitteilung einiger Fälle von Tonsillen mit auffällig kleinen Keimzentren. Virchows Arch. path. Anat. 253, 569 (1924).
HELLMAN, T.: a) Der lymphatische Rachenring. In: Hb. Mikrosk. Anat. des Menschen, v. MÖLLENDORF, W., Bd. 5, 245—289. Berlin: Springer 1925.
— b) Studien über das lymphoide Gewebe. Beitr. path. Anat. 68, 333 (1921).
HÖRING, F. O.: 1) Klinische Infektionslehre, 3. Aufl. Berlin-Göttingen-Heidelberg: Springer 1961.
— 2) Der heutige Stand der Therapie der Infektionskrankheiten. Dtsch. Ärztebl. 61, 1671 —1675 (1964).

HÖRING, F. O., u. G. HOPPE: Klinische Erfahrungen zur Penicillintherapie der Angina. Münch. med. Wschr. 1960, 2030.

HUEBNER, R. J., R. M. COLE, E. A. BEEMAN, and J. A. BELL: Herpangina. Etiological studies of a specific infectious disease. J. Amer. med. Ass. 145, 623 (1951).

KAISER, A. D.: Children's Tonsils In or Out. Philadelphia: J. B. Lippincott Company 1932.

— Results of tonsillectomy, a comparative study of twenty-two hundred tonsillectomized childrens with an equal number of controls. Three and ten years after operation. J. Amer. med. Ass. 95, 837 (1930).

KAISER, E., F. JAKOB, u. H. WISSLER: Die operative Behandlung der Halslymphknotentuberkulose. Schweiz. med. Wschr. 1953, 207.

KECHT, B.: Peritonsillarabscesse bei Kindern. Mschr. Ohrenheilk. 69, 162 (1935).

— Zur Frage der ambulanten Tonsillektomie. Mschr. Ohrenheilk, 90, 89 (1956).

KINGSBURY, B. F., and W. M. ROGERS: The development of the palatine tonsil. Amer. J. Anat. 39, 379 (1927).

KÖTTGEN, U., u. W. CALLENSEE: Statistische Untersuchungen zum kindlichen Rheumatismus. Darmstadt: Dr. D. Steinkopf 1959.

—, u. M. WOLF: Versuche mit Endoxan-Therapie bei kindlichen Tumoren. Med. Klin. 56, 15 (1961).

KUTSCHA-LISSBERG, P.: Lungenkomplikation nach Tonsillektomie. Mschr. Ohrenheilk. 75, 507 (1941).

LEIBER, B.: Zur Altersbiologie der Tonsillenhypertrophie. Ein Beitrag zum Accelerationsproblem. Mschr. Kinderheilk. 100, 259 (1952).

LEICHER, H.: Die Betastung in der Hals-, Nasen- und Ohrenheilkunde. Z. Laryng. Rhinol. 23, 199 (1932).

— Meningitis nach Tonsillektomie. Z. Laryng. Rhinol. 32, 179 (1953).

LÖFFLER, H., K. LENNERT, W. RICK u. W. REMMELE: Stoffwechseluntersuchungen an Lymphknoten und Tonsillen. Klin. Wschr. 1959, 1059.

LÜSCHER, E.: Zur Biochemie der Tonsillen. Z. Hals-, Nas.- u. Ohrenheilk. 17, 60 (1927).

— Lehrb. der Nasen- und Halsheilk. Wien: J. Springer 1956.

LUTHARDT, TH.: Reoviren. In: HAAS-VIVELL, s. d. S. 624.

MAAS, G.: Coxsackieviren. In: HAAS-VIVELL, s. d. S. 339.

MACKE, E.: Werden durch Tonsillenhypertrophie Wachstum und Entwicklung behindert? Diss. Bonn 1938.

MARINELLI, P., e A. VESCIA: Presenza di fosfatasi nelle tonsille. Boll. Soc. ital. Biol. sper. 16, 451 (1941).

MAURER, R.: Zur Pathogenese des Peritonsillarabscesses im Kindesalter. Z. Laryng. Rhinol. 40, 625—629 (1961).

MENKIN, V.: Newer Concept of Inflammation. Springfield: Ill. Ch. C. Thomas Publ. 1950.

MEUNIER, J.-P., et R. WILLIAUME: Complications immédiates de l'adénoidectomie et de l'amygdalectomie chez l'enfant. Etude statistique sur 1.000 cas. J. franç. Oto-rhino-laryng. 10, 1179—1183 (1961).

MICHEL, G.: Untersuchungen zur Frage der Beteiligung der Tonsillen an der Kohlenhydratverdauung in der Mundhöhle. Arch. Ohr.-, Nas.- u. Kehlk.-Heilk. 148, 65 (1940).

MILLER, A. H.: Tonsillectomy and adenoidectomy and poliomyelitis. Arch. Otolaryng. 53, 160 (1951).

MILLET, M., et M. VAN EYCK: Étude sur les bactériemies après ablation des amygdales et des végétations adénoides. Ann. Inst. Pasteur 65, 356 (1940).

MINEAR, W. L.: The development of crypts in the human palatine tonsil. Anat. Rec. 70, 483 (1938).

MÜLLER, F.: Die Gruppe der Echoviren. Eigenschaften, Pathogenität und Stellung in der Humanbiologie. Ergebn. Mikrobiol. 34, 275 (1961).

MULDER, J., and C. H. STUART-HARRIS: Influenzal pneumonia: causation and treatment. Bull. Org. mond. Santé 8, 743—753 (1953).

MUSSGAY, M.: Menschliche Infektionen durch tierpathogene Viren. 2. Maul- und Klauenseuche. In: HAAS-VIVELL, s. d. S. 978.

NAUMANN, H. H.: Fluoreszenzmikroskopische Untersuchungen zur Frage der Tonsillenfunktion. a) 1. Mitteilung: Das Blutgefäßsystem der Gaumenmandel. Z. Laryngol. 33, 359—372 (1954).

— b) 4. Mitteilung: Das Schicksal von gelösten, auf dem Blutweg zugeführten Stoffen in der Gaumenmandel. Z. Laryng. Rhinol. 35, 28 (1956).

— c) 5. Mitteilung: Reticuloendotheliales System, Plasmazellen, Lymphocyten und Antikörperbildung. Z. Laryng. Rhinol. 36, 195 (1957).

NEIVERT, H.: Late secondary tonsiller hemorrhage: studies of prothrombin and vitamin K. Arch. Otolaryng. 42, 14 (1945).

NELSON, W. E., and R. H. PARROTT: In: MITCHELL-NELSON, Textbook of Pediatrics, 5th edition. Philadelphia: W. B. Saunders Comp. 1950.

PÄSSLER, H.: Über Herdinfektion. Verh. dtsch. Ges. inn. Med. 42, 381 (1930).

PEDERSEN, P. M.: A statistical study of poliomyelitis in relationship to tonsillectomy. Ann. Otol. (St. Louis) 56, 281 (1947).

PELLER, S.: 1) Über die Funktion der Tonsillen. Z. menschl. Vererb. u. Konstit.-Lehre 17, 604 (1933).

— 2) Zur Physiologie und Physiopathologie der Tonsillen. Wien. med. Wschr. 1935, 182.

PFALTZ, C. R.: Probleme der Indikation und Technik bei Mandeloperationen. Schweiz. med. Wschr. 1962, 871.

POHL, I. S.: Tonsillen und Entwicklung. Z. exp. Med. 105, 330 (1939).

ROCHE, A. F.: The influence of tonsillectomy on growth and caloric intake. J. Pediatr. 65, 360 (1964).

Rosenow, E. C.: Über Herdinfektion. Verh. dtsch. Ges. inn. Med. **1930**, 408.

Rowe, W. P., R. J. Huebner et al. : Isolation of a cytopathogenic agent from human adenoids undergoing spontaneous degeneration in tissue culture. Proc. Soc. exp. Biol. (N.Y.) **84**, 570 (1953).

Schlemmer, F.: Anatomische, experimentelle u. klinische Studien zum Tonsillenproblem. Mschr. Ohrenheilk. **55**, 1567 (1921).

Schlitter, E.: Zur Frage der primären Mandeltuberkulose und der Behandlung der Halsdrüsentuberkulose. Schweiz. med. Wsch. **1946**, 1235.

Schmid, F., u. G. Weber: Röntgendiagnostik im Kindesalter. München: J. F. Bergmann 1955.

Schmid, P. Ch.: 1) Extrapulmonale Organtuberkulose. Lymphknotentuberkulose. Hdb. Kind, Bd. V, 749, 1963.

— 2) Die Tuberkulose der Halslymphknoten bei Kindern: Entstehung — Diagnose — Behandlung. Beih. Arch. Kinderheilk. **42**, (1960) (mit ausführlicher Literatur).

Schönemann, A.: Zur Physiologie und Pathologie der Tonsillen. Arch. Laryng. Rhin. (Berl.) **22**, 251 (1909).

Schürmann, P., u. H. Kleinschmidt: Pathologie und Klinik der Lübecker Säuglingstuberkuloseerkrankungen. Arbeiten aus dem Reichsgesundheitsamt. Berlin: J. Springer 1935 [**69**, 25 (1935)].

Schultz, W.: Monocytenangina. Dtsch. med. Wschr. **1922**, 1495.

Schwarz, M.: Die chronische Tonsillitis. Vermutungen, Behauptungen und Tatsachen. Dtsch. med. Wsch. **1958**, 401—407.

Simon, C.: Die Mykobakteriosen in pädiatrischer Sicht. Arch. Kinderheilk. **167**, 9—36 (1962).

Sluder, G.: Tonsillectomy. St. Louis: Mosby Comp. 1923.

Speitel, W.: Die Absceß-Tonsillektomie in der Greifswalder Klinik bei 374 Patienten von 1928—1935. Arch. Ohr.-, Nas.- u. Kehlk.-Heilk. **140**, 232 (1936).

Stillermann, M., and S. Bernstein: Streptococcal pharyngitis. Amer. J. Dis. Child. **101**, 476 (1961).

Stöcker, H.: Meningitis nach Tonsillektomie. HNO-Wegweiser **4**, 223 (1953/54).

Stöhr, P.: 1) Zur Physiologie der Tonsillen. Biol. Zbl. **2**, 368 (1882).

— 2) Über Mandeln und Balgdrüsen. Virchows Arch. path. Anat. **97**, 211 (1884).

Taillens, J. P.: Contribution à l'étude physiologique et pathologique de l'anneau lymphatique de Waldeyer. Acta oto-laryng. (Stockh.) **56**, 1 (1944).

Thomssen, R.: ECHO-Viren. In: Haas-Vivell, s. d. S. 369.

Thornwaldt, G. L.: Über die Bedeutung der Bursa pharyngea für die Erkennung und Behandlung gewisser Nasen-Rachenkrankheiten. Wiesbaden: J. F. Bergmann 1885.

Urech, E., et M. Ramseyer: Les complexes primaires cervicaux. Rev. méd. Suisse rom. **68**, 129 (1948).

Vivell, O., R. Deibel, W. H. Buhn, u. R. Zintz: Ergebnisse serologischer Untersuchungen bei akuten bakteriellen Erkrankungen der oberen Luftwege mit der Grippe- und Adeno-Virus-Komplementbindungsreaktion. Dtsch. med. Wschr. **1958**, 834.

Voss, O.: Zur Physiologie der Tonsillen. Arch. Ohr.-, Nas.- u. Kehlk.-Heilk. **121**, 1 (1929).

Weicker, H., u. O. Knüpfer: Die akute infektiöse Lymphocytose (AIL) im Rahmen differentialdiagnostischer und nosologischer Problematik. Z. Kinderheilk. **66**, 464 (1949).

Windorfer, A.: Coxsackie-Infektionen. In: Opitz-Schmid: Hdb. Kinderheilk., Bd. V, 252—266, 1963.

— Das klinische Bild der Herpangina. Dtsch. med. Wsch. **1955**, 369.

Wright, W. K., and L. G. Pray: Factors influcencing late secondary hemorrhage following tonsillo-adenoidectomy. Arch. Otolaryng. **53**, 277 (1951).

Wunderlich, P.: a) Sind Peritonsillarabscesse im Sommer häufiger? Mschr. Ohrenheilk. **95**, 443 (1961). b) Peritonsillarabscesse im Kindesalter und ihre Differentialdiagnose. Kinderärztl. Prax. **31**, 207 (1963).

— c) Hundert Jahre Adenotomie. Mschr. Kinderheilk. **111**, 457 (1963).

Zahorsky, J.: Herpangina. Arch. Pediat. **41**, 181 (1924).

Zellweger, H.: Die Bedeutung der Tonsillenoperation für die Poliomyelitis. Ann. paediat. (Basel) **160**, 169 (1943).

Erkrankungen der Zähne, des Mundes und der Kiefer des Kindes

Bemerkungen zur Anatomie und Entwicklung des Kauorgans

Von A. KRÖNCKE, Erlangen

Zur Anatomie des kindlichen Kauorgans

Die spezielle Anatomie wie auch die embryologischen Besonderheiten des Kauorgans sollen hier nur soweit angedeutet werden, als sie das besondere Interesse des Kinderarztes berühren und für das Verständnis krankhafter Veränderungen erforderlich sind. Abweichend von sonstigen Darstellungen wird deshalb besonders der zahnlose Mund des Säuglings sowie Zahndurchbruch und Zahnwechsel beschrieben. Ein Anhang behandelt die in der Zahnheilkunde gebräuchlichen Zahnschemata und Lagebeziehungen.

Die zahnlosen Kiefer des Säuglings

Ober- und Unterkieferkämme des Neugeborenen wie auch des heranwachsenden Säuglings berühren sich beim Schließen sowie bei den Vor- und Seitbewegungen des Unterkiefers flächenhaft. Entscheidend ändert sich dies erst mit dem Durchbruch der Milchmolaren. Bis dahin ist auch die Form und Schleimhautbedeckung der Kieferkämme — besonders im Frontzahnbereich — auf die adäquate Funktion (Saugen, später auch Kauen und Beißen) abgestimmt. Dem entspricht vor allem eine nur dem Säuglingsmunde eigene anatomische Besonderheit: die Membrana gingivalis (Robin-Magitot-Falte). Dies ist eine besonders im Frontzahnbereich ausgeprägte, gefäßreiche Schleimhautfalte auf der Höhe der Kieferkämme, die offenbar zusätzlich abdichtende Wirkung beim Sauggeschäft entfaltet (Abb. 163).

Der Bewegungsablauf des Säuglingsunterkiefers beim Saugen wirkt, worauf HÄUPL besonders hingewiesen hat, durch seine funktionellen Reize auf die normale Entwicklung des Kauorgans, insbesondere auf die Einstellung der richtigen Lagebeziehungen zwischen Unter- und Oberkiefer hin. Wie KORKHAUS gezeigt hat, zeichnet sich die Unterkieferlage des Neugeborenen durch einen Rückbiß aus, der etwa 5—6 mm, in vereinzelten Fällen sogar bis

12 mm beträgt. Schon nach 8 Tagen verlagert sich der Unterkiefer unter dem Einfluß der Saugfunktion um 1—1,5 mm nach vorn, um nach 5—8 Monaten — gerade zu Beginn des Durchbruchs der Milch-Frontzähne — seine „Regelbißlage" (Gegenüberstehen von Ober- und Unterkieferkämmen) zu erreichen. Diese

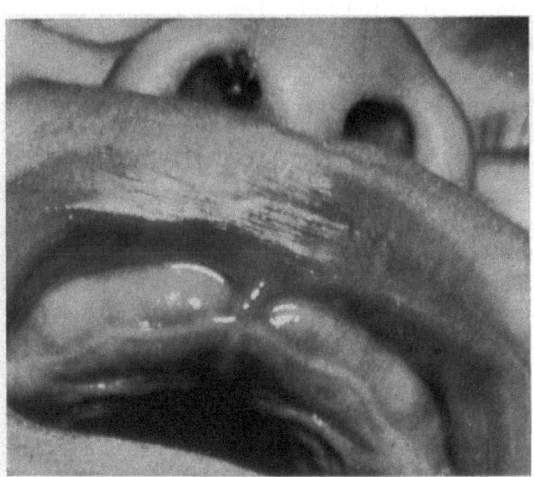

Abb. 163. Oberkiefer eines 8 Monate alten Säuglings. Der bevorstehende Milchzahndurchbruch kündigt sich durch die kuppelartigen Vorwölbungen im Frontbereich an

Lageveränderungen kommen durch Umbau- und Anpassungsvorgänge im Kiefergelenk zustande (vgl. S. 344).

Bei künstlicher Ernährung des Säuglings mit der Flasche ist die funktionelle Beanspruchung des Kauorgans naturgemäß nicht so ausgeprägt. Bestimmte mandibuläre Fehlstellungen (Dysgnathien) werden mitunter hierauf zurückgeführt, doch erscheinen solche Rückschlüsse im Einzelfall nur mit größter Zurückhaltung statthaft, weil auch noch andere Faktoren am Zustandekommen von Stellungsanomalien ursächlich beteiligt sein können (vgl. S. 422). Dagegen darf stets hervorgehoben werden, daß die natürliche Ernährung des Säuglings an der Brust wesentlich zur normalen Entwicklung des kindlichen Kauorgans beiträgt.

Milchzähne und Milchgebiß

Zahndurchbruch und Kieferwachstum. Mit beachtlicher Regelmäßigkeit beginnt der Zahndurchbruch beim 6—10 Monate alten Säugling mit den unteren mittleren Schneidezähnen. Die individuellen zeitlichen Schwankungen des Zahndurchbruchs können, wie Korkhaus durch Beobachtungen bei ein- und zweieiigen Zwillingen gezeigt hat, recht erheblich sein. Sie sind, wie schon Lederer und Kleinschmidt nachwiesen, von Erbfaktoren abhängig.

Auch die Reihenfolge der in die Mundhöhle durchbrechenden Milchzähne ist bemerkenswert regelmäßig (vgl. Tab. 14). Mit den für Milchzähne üblichen römischen Zahlensymbolen ausgedrückt ist die Durchbruchsreihenfolge also I-II-IV-III-V. Für die einzelnen Milchzähne sind folgende Durchbruchszeiten als normal anzusehen:

Tabelle 14. *Die Durchbruchszeiten der Milchzähne* (nach Kronfeld und Logan)

Milchzahn	Durchbruchszeit
Mittlerer Schneidezahn . . .	6.— 8. Monat
Seitlicher Schneidezahn . . .	8.—10. Monat
Eckzahn	16.—20. Monat
Erster Molar	12.—16. Monat
Zweiter Molar	20.—30. Monat

Diese Angaben reichen zur groben Orientierung aus. Steht der Arzt im Einzelfall aber vor der Frage, ob der Zahndurchbruch außerhalb physiologischer Normen verfrüht oder verspätet erfolge, so ist es empfehlenswert, auf die kürzlich von E. Tegzes erarbeiteten Tabellen zurückzugreifen. Diese gehen nicht nur auf die bei einzelnen Milchzähnen vorhandenen Unterschiede zwischen oberen und unteren Homologen, sondern auch auf die geschlechtsbedingten Variationen ein.

Der bevorstehende *Zahndurchbruch* kündigt sich durch kuppelartige Vorwölbung auf der labialen Seite des Alveolarkammes an, die in der Größe und manchmal auch in der Form den durchbrechenden Milchzahnkronen entsprechen (Abb. 163).

Dicht vor der eigentlichen Eruption wird die über die Schneidekante oder Höckerspitze gespannte Schleimhaut anämisch: der Zahn „schimmert durch". Auch für das gesunde Kind scheinen mit diesen Vorgängen gewisse Mißempfindungen verbunden zu sein, die sich sehr häufig zumindest

Tabelle 15. *Die mittleren Durchbruchszeiten der Milchzähne und deren Streuungen bei Jungen und Mädchen* (nach E. Tegzes)

Zahn	Mittlere Durchbruchszeit und Streuung in Monaten	
	Knaben	Mädchen
Oberer mittlerer Schneidezahn	$10,3 \pm 3,10$	$10,6 \pm 3,00$
Oberer seitlicher Schneidezahn	$12,3 \pm 3,35$	$12,3 \pm 3,30$
Oberer Eckzahn	$19,5 \pm 3,15$	$19,5 \pm 3,70$
Oberer erster Molar	$15,45 \pm 2,25$	$15,5 \pm 3,30$
Oberer zweiter Molar	$24,8 \pm 2,90$	$25,2 \pm 2,50$
Unterer mittlerer Schneidezahn	$8,65 \pm 2,60$	$8,70 \pm 2,90$
Unterer seitlicher Schneidezahn	$14,4 \pm 3,30$	$14,1 \pm 3,40$
Unterer Eckzahn	$20,1 \pm 3,55$	$19,8 \pm 3,40$
Unterer erster Molar	$16,5 \pm 2,60$	$16,3 \pm 2,80$
Unterer zweiter Molar	$24,5 \pm 2,60$	$25,3 \pm 2,50$

in verstärktem Speichelfluß äußern, mitunter das Kind aber auch in seiner Verhaltensweise zu beeinflussen scheinen. Nicht selten sind schließlich auch gewisse vasomotorische Reaktionen in segmentgleichen Hautbezirken der Wangen zu beobachten, die ohne jede lokale Ursache als recht scharf umschriebene, hochrote Flecken seitlich über oder unter dem Mundwinkel erscheinen und meist nach wenigen Stunden oder Tagen wieder verschwinden (s. hierzu im übrigen S. 413).

Mit dem Durchbruch des Milchgebisses laufen auch *Wachstumsvorgänge im Gesichts- und Kieferskelet* ab. Wie Köllicker, Welcker, Weinmann und Sicher u. a. zeigen konnten, ist dieses Skeletwachstum als Kombination von Anbauprozessen in den Suturen, von corticalen An- und Umbauvorgängen sowie durch epiphysäres Längenwachstum im Bereich des Proc. articularis mandibulae zu erklären. Nach Abschluß des Milchzahndurchbruchs und während der Gebrauchs- und Nutzperiode des Milchgebisses, also zwischen dem 4. und 6. Lebensjahr, ändern sich die Zahnbögen des Ober- und Unterkiefers weder in transversaler noch in sagittaler oder vertikaler Beziehung. Das Milchgebiß ist während dieser Zeit, wie L. J. Baume durch wiederholte Messungen an Kieferabgüssen von 50 Kindern zeigen konnte, „stabil" und wird weder in der Stellung seiner Zähne noch in seiner Funktion von den sich in nächster Umgebung abspielenden Wachstumsvorgängen merklich beeinflußt. Während man noch bis vor kurzem annahm, daß für das Milchgebiß eines 5—6jährigen Kindes die *Lückenbildung* vor allem zwischen den Frontzähnen als Vorbereitung für den bevorstehenden Zahnwechsel typisch sei (Wetzel, Korkhaus, Neumann), ist diese Ansicht nun wohl nicht mehr aufrecht zu erhalten. L. J. BAUME konnte vielmehr hierzu nachweisen, daß die lückige Stellung der Frontzähne bestimmten Milchgebissen während der gesamten Gebrauchsperiode eigen ist und daß andere Milchgebisse, deren Zähne im Alter von 4 Jahren in engem Kontakt miteinander stehen, diesen auch bis zum Zahnwechsel nicht mehr verlieren.

Mit dem Zahnwechsel, in der Regel also während des 6. Lebensjahres, setzen auch innerhalb des maxillomandibulären Systems verschiedenartige, z. T. in ihrem Ablauf recht komplizierte Stellungs- und Lageveränderungen der Zahnreihen und Kieferkörper ein, die sich im ganzen als Bißhebung sowie in erweiterten Zahnbögen darstellen. Bezüglich weitergehender Einzelheiten sei auf die Darstellungen von R. BAY und L. J. BAUME verwiesen.

Während sämtliche 20 Milchzähne im Verlaufe des Zahnwechsels durch „Ersatzzähne" abgelöst werden, brechen in den distal gelegenen Kieferabschnitten im 6. und im 12. Lebensjahr in jedem Quadranten zwei weitere Molaren und später noch der Weisheitszahn durch. Diese auch als „Zuwachszähne" bezeichneten Molaren könnten mit gewisser Berechtigung der 1. Dentition zugerechnet werden. Ihrer Form und Größe entsprechend werden sie jedoch stets als zum bleibenden Gebiß gehörig bezeichnet.

Zahl und Formen der Milchzähne. Beim Blick in die kindliche Mundhöhle sind gewöhnlich nur die Kronen der Milchzähne oder gar nur Teile derselben zu sehen. Wie bei den später nachfolgenden Ersatzzähnen der 2. Dentition unterscheidet man auch beim Milchzahn die Krone von der Wurzel; Trennungslinie ist der Ansatz der Schmelzbedeckung (Abb. 164).

Die typischen Formen der insgesamt 20 Milchzähne gehen aus der Abb. 165 hervor.

Auf anatomische Einzel- und Eigenheiten der Milchzähne wird an dieser Stelle nicht näher eingegangen. Soweit sie als Unterscheidungsmerkmale gegenüber bleibenden Zähnen von praktischer Bedeutung sein können, folgen sie zusammengefaßt im nächsten Abschnitt. Hervorgehoben sei hier lediglich, daß das Pulpacavum bei allen Milchzähnen im Verhältnis zum ganzen Zahn relativ groß ist, was gleichbedeutend mit einer verhältnismäßig dünnen Dentinschicht zwischen Zahnschmelz und Milchzahnpulpa ist.

Unterscheidungsmerkmale gegenüber den bleibenden Zähnen. Nicht nur im Verlaufe des Zahnwechsels, sondern vor allem auch bei Störungen desselben, bei Nichtanlage oder Verlagerung der betreffenden Ersatzzähne treten Milch- und bleibende Zähne vermischt im

gleichen Gebiß auf. Sie zu unterscheiden kann von diagnostischer und damit von praktischer Bedeutung sein. Die wesentlichsten Unterscheidungsmerkmale betreffen Größe und Form der Zahnkronen sowie Zahl und Form der Wurzeln.

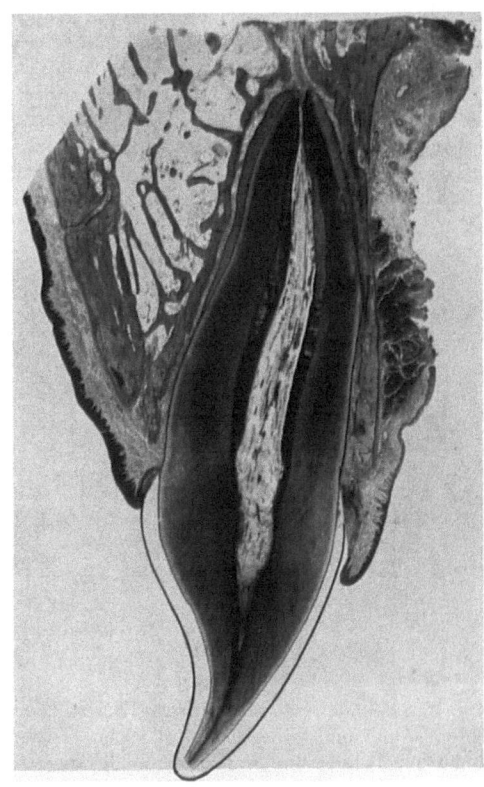

Abb. 164. Längsschnitt durch einen oberen mittleren Schneidezahn mit umgebendem Parodontium und Alveolarfortsatz (vergr. 4,5:1, Zahnschmelz nachgezeichnet)

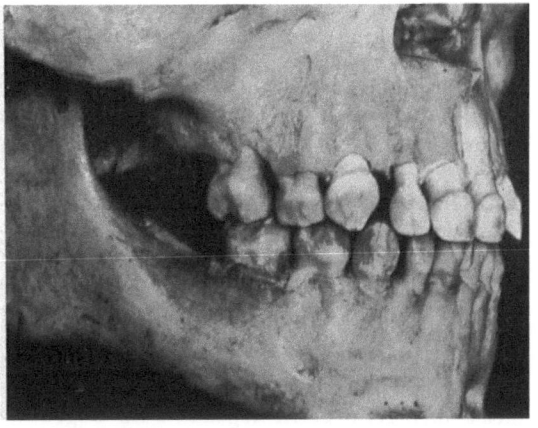

Abb. 165. Schädel, 5jähriges Kind. Man beachte die charakteristischen Wülste der Milchzähne am cervicalen Kronenrand (vgl. Abb. 166). (Präparat des Anatomischen Instituts der Universität Tübingen)

An der *Kronengröße* sind vor allem die Milch-Frontzähne von den bleibenden zu unterscheiden (vgl. Abb. 165 und 166). Letztere sind sowohl im Ober- als auch im Unterkiefer stets deutlich, z. T. sogar sehr erheblich größer als die entsprechenden Milchzähne. Oft finden sich auch an den Milchfrontzähnen deutliche Abrasionsspuren an den Schneidekanten, die den typischen Eindruck der an sich schon relativ breiten und kurzen Milchzahnkronen noch verstärken. Bei den Eckzähnen ist dieses Merkmal unterschiedlicher Größe nicht immer eindeutig, zumal die volle Größe der Krone des bleibenden Caninus häufig erst sehr spät in Erscheinung tritt. Hier ist um so mehr auf die besonders an den Eckzähnen des Milchgebisses auftretenden Abkauungserscheinungen zu achten,

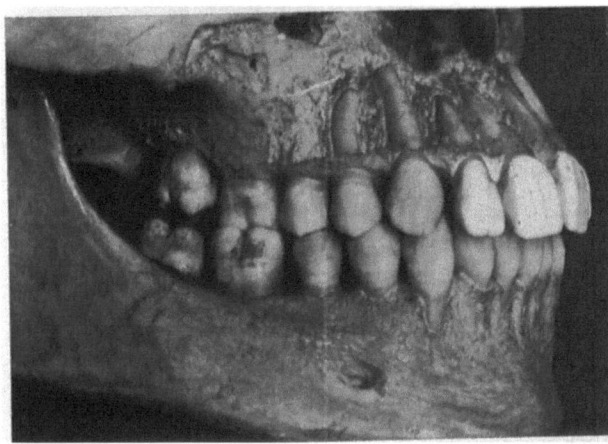

Abb. 166. Schädel, etwa 12jähriges Kind. Die Wurzeln der oberen Zähne sind teilweise freipräpariert. Die ersten Molaren stehen regelwidrig in Kreuzbißstellung, die zweiten Molaren befinden sich im Durchbruch. (Präparat des Anatomischen Instituts der Universität Tübingen)

die die Diagnose erleichtern können. Der Erfahrene wird schließlich auch die typischen Größenverhältnisse der Eckzahnkrone im Vergleich zu den Frontzähnen berücksichtigen. Leichter wird die Entscheidung, wenn der homologe Zahn der anderen Gebißhälfte in Größe und Form von dem zu beurteilenden abweicht, weil sich die homologen Zähne eines Gebisses gewöhnlich bis in Eigenheiten der Hartsubstanzstruktur hinein spiegelbildlich gleichen.

Die *Kronenform* der Milchmolaren unterscheidet sich wesentlich von den sie nach dem Zahnwechsel ersetzenden Bikuspidaten. Typisch ist für die Milchmolaren auch der meist sehr ausgeprägte Schmelzwulst am mesio-cervicalen Rande der Krone (Abb. 165). Die Kauflächen der Milchmolaren sind relativ breit und von Fissuren mehrfach zergliedert, beim 8—10jährigen Kinde außerdem meist auch recht stark abgekaut. Im Gegensatz dazu sind die Kronen der an ihre Stelle rückenden Prämolaren eckzahnähnlich schlanker geformt und besitzen zwei, beim unteren zweiten Prämolaren auch drei Höcker.

Schließlich zeigen auch die *Wurzeln* (z. B. bei röntgenologischer Betrachtung) charakteristische Unterschiede zwischen Milch- und bleibenden Zähnen. Im Verhältnis zur Breite der Zahnkrone ist die Wurzel des Milchfrontzahnes stets kürzer und gedrungener als die des entsprechenden Ersatzzahnes. Ein für die meisten einwurzeligen Milchzähne charakteristischer Wurzelknick nach vestibulär (vgl. auch Abb. 173) ist in der Regel nur am extrahierten Zahn zu erkennen. Die oberen Milchmolaren sind stets dreiwurzelig im Gegensatz zu den zwei- oder einwurzeligen Prämolaren der 2. Dentition. Entsprechend zeichnen sich die unteren Milchmolaren durch zwei Wurzeln aus, die wohl kaum mit den pfahlartigen Wurzeln der bleibenden unteren Prämolaren verwechselt werden können. Charakteristisch ist für die Wurzeln aller Milchmolaren, daß sie weit gespreizt sind, auch wenn im Falle einer Nichtanlage des Ersatzzahnes kein Zahnkeim zwischen ihnen liegt.

Der Zahnwechsel

Mit beginnendem Durchbruch der Ersatzzahnkeime (vgl. S. 343) und mit der Resorption der Milchzähne wird der Zahnwechsel eingeleitet. Er beginnt gewöhnlich mit den beiden unteren mittleren Frontzähnen. Zur gleichen Zeit brechen distal von den Milchmolaren die bleibenden ersten Molaren, wegen des Zeitraumes auch „Sechsjahresmolaren" genannt, durch. Ihre regelrechte Verzahnung trägt wesentlich zur Wahrung der Bißhöhe während des späteren Seitenzahnwechsels und zur Entwicklung eugnather Verhältnisse im bleibenden Gebiß (s. unten) bei.

Der Zahnwechsel und der Durchbruch der bleibenden Zähne läuft im Vergleich zum Milchzahndurchbruch mit wesentlich größeren individuellen Variationen ab (Tab. 16):

Klinisch verläuft der *normale Zahnwechsel* gewöhnlich noch unauffälliger als der Milchzahndurchbruch. Erst kurz vor dem „Abbruch" der Milchzahnkrone vom resorbierenden Granulationsgewebe und von den die Zahnscherbe noch haltenden Zahnfleischfasern werden gewisse Mißempfindungen verzeichnet, die vor allem durch die hochgradige Lockerung bedingt sind. (Über Störungen des Zahnwechsels s. S. 413.)

Vom jeweiligen Zustand des Zahnwechsels und dem entsprechenden Reifegrad der Zahnkeime hängt das sog. „Zahnalter" eines Kindes ab, das recht erheblich vom chronologischen Alter abweichen kann. Dieses „Zahnalter" kann z. B. für die richtige Zeitwahl einer kieferorthopädischen Behandlung von praktischer Bedeutung sein. Auch für den Kinderarzt kann der Entwick-

Tabelle 16. *Mittlere Durchbruchszeiten der bleibenden Zähne von 21139 untersuchten Jungen und 19822 Mädchen sowie die beobachteten Schwankungen* (nach C. Röse)

	Knaben				Mädchen			
	Mittl. Durchbruchszeit		schwankt		Mittl. Durchbruchszeit		schwankt	
	Jahre	Monate	von	bis	Jahre	Monate	von	bis
Oberkiefer								
1. Incisivus	7	8	$5^1/_2$—$11^1/_2$		7	5	$5^1/_2$—11	
2. Incisivus	8	11	6— ?		8	6	6— ?	
Caninus	12	2	$7^1/_2$—15		11	7	7—15	
1. Prämolar	10	5	$6^1/_2$—$14^1/_2$		10	1	$6^1/_2$—$14^1/_2$	
2. Prämolar	11	4	$6^1/_2$—15		11	1	7—15	
1. Molar	6	7	5—$9^1/_2$		6	6	5—10	
2. Molar	12	9	9—15		12	5	9—15	
Unterkiefer								
1. Incisivus	6	10	5—10		6	7	5—11	
2. Incisivus	7	11	6—12		7	7	6—12	
Caninus	11	2	7—15		10	3	7—14	
1. Prämolar	11	3	7—$14^1/_2$		10	8	7—$14^1/_2$	
2. Prämolar	12	0	7—15		11	7	7—15	
1. Molar	6	5	5—10		6	3	5—9	
2. Molar	12	3	9—15		11	9	8—15	

Tabelle 17. *Der Normalbereich zwischen „Früh- und Spätzahnern"* (nach Adler und Adler-Hradecky. Mit freundlicher Genehmigung der Verff.). Erläuterungen im Text.

Alter in Jahren	Knaben		Mädchen		Alter in Jahren	Knaben		Mädchen	
	Frühzahner	Spätzahner	Frühzahner	Spätzahner		Frühzahner	Spätzahner	Frühzahner	Spätzahner
$6^1/_2$	6edcb1	abcde	6edcb1	abcde	$10^1/_2$	654321	12cde6	654321	12cde6
	6edc–1	abcde	6edc21	abcde6		7654321	12cde6	7654321	12cde6
7	6edc–1	abcde	6edc21	abcde	11	7654321	12cde6	7654321	12cde6
	6edc21	abcde	6edc21	abcde6		7654321	12cde6	7654321	12cde6
$7^1/_2$	6edc21	abcde6	6edc21	abcde6	$11^1/_2$	7654321	12cde6	7654321	12cde6
	6edc21	abcde6	6edc21	1bcde6		7654321	12cde6	7654321	12cde6
8	6e–c21	abcde6	6edc21	abcde6	12	7654321	12cde6	7654321	12cde6
	6edc21	1bcde6	6edc21	1bcde6		7654321	12cde6	7654321	123de6
$8^1/_2$	6e4c21	–bcde6	6e4c21	1bcde6	$12^1/_2$	7654321	12cde6	7654321	12c4e6
	6e–c21	1bcde6	6e—21	1bcde6		7654321	12cde6	7654321	1234e6
9	6e4c21	1bcde6	6e4c21	1bdce6	13	7654321	12c4e6	7654321	12c4e6
	6—c21	1bcde6	6–4321	12cde6		7654321	123–e6	7654321	1234e6
$9^1/_2$	6–4c21	1–cde6	654–21	12cde6	$13^1/_2$	7654321	12c4e6	7654321	123456
	6–4321	12cde6	6–4321	12cde6		7654321	1234e6	7654321	1234–67
10	654–21	12cde6	654321	12cde6					
	654321	12cde6	7654321	12cde6					

lungszustand des Kauorgans als *Charakteristikum physischer Reife* interessant sein (Brandschott). Im Gegensatz aber zu der oben für den Milchzahndurchbruch angegebenen Tabelle gibt die Durchbruchstabelle für das bleibende Gebiß mit den beobachteten Schwankungszeiten (Tab. 16) keinen verwertbaren Hinweis, ob es sich bei dem betreffenden Kinde um ein „normal zahnendes" oder um einen sog. „Früh- oder Spätzahner" handelt. Hinzu kommt, daß auch unphysiologische lokale Einwirkungen (z. B. frühzeitige Milchzahnextraktion, Pulpagangrän und chronisch apikale Parodontitis des Milchzahnes) zu einer Beschleunigung oder Verzögerung des Durchbruchs des betroffenen Ersatzzahnes führen können. Die Folge sind vielfältige Täuschungsmöglichkeiten, die sich bei dem Versuch der Beurteilung des „Zahnalters" nach dem Vorhandensein einzelner Zähne ergeben.

P. Adler und C. Adler-Hradecky haben zu diesem Zweck Tabellen mit „typischen Zahnformeln" für Jungen und Mädchen der verschiedenen Altersstufen während des Zahnwechsels entwickelt (Tab. 17).

Diese Tabellen geben den *Normbereich* zwischen früh- und spätzahnenden Jungen und Mädchen an. Als eigentlicher Frühzahner bzw. Spätzahner (Plus- bzw. Minus-Variante) kann erst dasjenige Kind einer Altersgruppe bezeichnet werden, dessen Zahnstatus außerhalb des Normbereiches liegt. Bei der Benutzung der Tabellen muß deshalb folgendes beachtet werden:

1. Es sind nur die durchgebrochenen bleibenden Zähne (arabische Zahlen) zu berücksichtigen. Milchzähne (kleine Buchstaben a—e) sollen nur dann beachtet werden, wenn sie über den altersentsprechenden Zahnstatus des „Spätzahners" hinaus persistieren.

2. Wenn einer oder mehrere obligate bleibende Zähne fehlen, muß der Proband als Minus-Variante („Spätzahner") gewertet werden, unabhängig davon, ob und welche nicht obligaten bleibenden Zähne durchgebrochen sind.

3. Wenn ein bleibender Zahn bereits durchgebrochen ist, der auch beim Frühzahner des Normbereiches noch nicht vorliegen dürfte, so muß der Proband als Plus-Variante (Frühzahner) gewertet werden, unabhängig davon, ob alle nicht obligaten bleibenden Zähne bereits durchgebrochen sind oder nicht. (Fehlt jedoch — wie unter 2) bereits hervorgehoben — ein obligater Zahn, so muß der Proband unter allen sonstigen Umständen als Minus-Variante gewertet werden.)

Die bleibenden Zähne

Zahl und Formen. An die Stelle der Milchzähne treten mit beendetem Zahnwechsel des zweiten Molaren (bis zum etwa 15. Lebensjahre) im Ober- und im Unterkiefer je 14 bleibende Zähne. Ihre typischen Formen sind in der Abb. 166 erkennbar.

Zum vollständigen Gebiß des Erwachsenen fehlen damit lediglich die 3. Molaren (Weisheitszähne), deren Durchbruch zeitlich besonders unregelmäßig und kaum vor dem 16. Lebensjahr erfolgt. Auf diesen Zahn wird deshalb hier nicht weiter eingegangen.

Formen und Farben der bleibenden Zähne variieren individuell anscheinend stärker als im Milchgebiß, jedoch sind die von Konstitutionsmerkmalen abhängigen Erscheinungsbilder innerhalb einer Zahnreihe recht konstant. (Über die charakteristischen Unterscheidungsmerkmale gegenüber Milchzähnen s. oben.)

Der eugnathe Biß. Nach der von Häupl gegebenen Definition versteht man unter „Eugnathie" ein wohlgeformtes Kausystem, in dem sich die Gewebe im Stadium funktioneller Anpassung befinden und in dem das funktionelle Geschehen in der für die beanspruchten Gewebe günstigsten Weise abläuft. Diese normale oder auch funktionell günstigste Form der Zahnreihen und ihrer gegenseitigen Beziehungen beim Zusammenbeißen (Schlußbiß, Occlusion) bezeichnet man auch als „Regelbiß".

Beim vollzähligen eugnathen Gebiß weist die Occlusion der Zahnreihen folgende charakteristischen Eigenschaften auf: Die oberen Frontzähne greifen mit ihren Schneidekanten um etwa 1,5—3 mm über die unteren hinweg. Bei den Prämolaren und Molaren überragen die buccalen Höcker der oberen Seitenzähne die unteren nach vestibulär. In sagittaler Beziehung ist stets die Stellung der oberen und unteren ersten Molaren für die Feststellung maßgebend, ob eine regelrechte Verzahnung besteht oder nicht. Bei eugnathen Bißverhältnissen steht der untere Sechsjahresmolar um die Breite eines halben Prämolaren nach mesial verschoben vor seinem oberen Antagonisten (vgl. Abb. 165).

Mitbedingend für optimale Funktionsfähigkeit des regelrecht verzahnten Gebisses ist schließlich die Eigenart der Kauebene, an den distalen Enden der Zahnreihen nach kranial abzuweichen. Diese Occlusionskurve, auf die zuerst der Anatom F. Spee aufmerksam machte und die sich nach Untersuchungen von H. Fabian in etwa $^3/_4$ aller europäischen Gebisse findet, stellt also einen nach oben offenen Bogen dar.

Diese Kennzeichen der eugnathen Bißbeziehungen stellen funktionell-anatomisch gesehen die normalen Verhältnisse der Zahnreihen zueinander dar. Ihre Definition und Beschreibung ist notwendig, um Störungen dieser Relation (Dysgnathien) zu erkennen (vgl. S. 414).

Anhang:

Die in der Stomatologie gebräuchlichen Zahnschemata und Lagebezeichnungen

Bei der schriftlichen Fixierung eines Mundbefundes werden die Zähne durch Zahlen (mit „1" beim mittleren Schneidezahn nach jeder Seite beginnend) wiedergegeben. Dabei wird der Befund stets so aufgezeichnet, wie man das Gebiß bei der Untersuchung vor sich sieht; als rechte Gebißseite z. B. wird immer die rechte Seite der untersuchten Person bezeichnet. Das niedergeschriebene Zahnschema erscheint insofern seitenverkehrt auf dem Papier. Dabei sind folgende Schreibweisen gebräuchlich:

1. Kauebene und Mittellinie werden durch ein Kreuz angedeutet. Das Zahnschema eines

vollständigen bleibenden Gebisses ergibt sich dann wie folgt:

(oben) 8 7 6 5 4 3 2 1 | 1 2 3 4 5 6 7 8 (oben)
(rechts) ——————————— (links)
(unten) 8 7 6 5 4 3 2 1 | 1 2 3 4 5 6 7 8 (unten)

Einzelne Zähne werden als Teil dieses Zahnschema-Kreuzes geschrieben (z. B. 2| = rechter oberer seitlicher Schneidezahn).

Milchzähne werden im allgemeinen mit römischen Zahlen (von I bis V) bezeichnet. [Seltener gebräuchlich ist es, sie durch Voranstellen einer Null kenntlich zu machen (also z. B. 03 = Milcheckzahn usw.)]. Das vollständige Milchgebiß wird demnach wie folgt niedergeschrieben:

(oben) V IV III II I | I II III IV V (oben)
(rechts) ——————————— (links)
(unten) V IV III II I | I II III IV V (unten)

Während des *Zahnwechsels* ergibt sich damit ein Zahnschema, in dem römische Ziffern (Milchzähne) und arabische Zahlen (bleibende Zähne) je nach Befund wechseln. Fehlt ein Zahn, so wird er im Schema ausgelassen oder durchgestrichen. Veränderungen an den Zähnen (z. B. Caries, Füllungen u. dgl.) können durch entsprechende Abkürzungen in das Schema eingetragen werden.

2. Bei maschinenschriftlichen Aufzeichnungen bezeichnet man die obere Zahnreihe auch durch das Zeichen +, die untere durch ein —. Diese Zeichen stehen stets als Ersatz für die Senkrechte des Schemakreuzes in der Mitte. Einzelne Zähne werden entsprechend aus diesem Schema herausgeschrieben, wobei das Zeichen + oder — stets als in der Mittellinie stehend gedacht werden muß (z. B. 2+ = rechter oberer seitlicher Schneidezahn). Bei Milchzähnen wird dieses Verfahren sinngemäß mit römischen Ziffern angewandt.

Außer den in der allgemeinen Medizin gebräuchlichen Termini werden innerhalb des Kauorgans besondere *Lagebezeichnungen* verwendet, weil Begriffe wie lateral oder dorsal praktisch nicht anwendbar sind.

Die wichtigsten Fachausdrücke in dieser Hinsicht sind:

mesial	= zur Mittellinie hin gelegen
distal	= zum Ende der Zahnreihe hin gelegen
buccal	= zur Wange gelegen
labial	= zur Lippe gelegen
palatinal	= gaumenwärts gelegen
lingual	= zungenwärts gelegen
occlusal	= zur oder auf der Kaufläche gelegen
incisal	= zur Schneidekante hin gelegen
cervical	= zum Zahnhals hin gelegen
apikal	= im Bereich der Wurzelspitze gelegen
approximal	= an der Berührungsfläche zweier = Zähne gelegen

Kombinationen dieser Ausdrücke ergeben sich sinngemäß z. B. als mesio-buccal, disto-approximal usw.

Spezielle Bemerkungen zur Entwicklung der Mundhöhle und der Zähne

Zur Entwicklung der Mundhöhle

Die Mundhöhle entwickelt sich aus der mit ektodermalem Epithel ausgekleideten Mundbucht des menschlichen Embryos. Hat dieser eine Gesamtlänge von 4—5 mm erreicht, so konfluiert die Mundbucht mit dem Vorderarm. Bereits in diesem Stadium lassen sich die dem 1. Kiemenbogen zugeordneten Unterkieferfortsätze erkennen. Sie sind, durch eine mediane Furche getrennt, lediglich in ihrem caudalen Teil verbunden.

An der Entwicklung des Oberkiefers wirken die paarig angelegten Oberkieferwülste, die beiderseits des Stirnwulstes hervortreten, sowie der sich in dessen Mittellinie durch Einsenkung der Riechplatten entwickende primäre Gaumen mit. [Störungen beim Verschluß der hierbei entstehenden Gaumenrinne treten später als mehr oder weniger vollständige, ein- oder beidseitige, lateral des Philtrums verlaufende Spalten der Lippe und des Oberkiefers auf (Hasenscharte)]. Von den paarigen Oberkieferwülsten entwickeln sich mit zunehmender Zeit zwei zunächst nach medial und caudal gerichtete Gaumenfortsätze, die sich schließlich bei einer Gesamtlänge des Embryos von etwa 30 mm in der Mittelinie und mit dem Nasenseptum vereinigen und damit die Mundhöhle nach kranial hin begrenzen (Abb. 167). Dabei beginnt die Ver-

schmelzung etwa in der Mitte des späteren Gaumens und schreitet von hier aus nach dorsal und nach ventral fort, bis sie an der Stelle der späteren Papilla incisiva den vom Stirnwulst her entwickelten primären Gaumen treffen und ihn in das Gaumengewölbe einschließen. (Bei unvollkommenem Verschluß der Gaumenfortsätze verbleibt die Gaumenspalte.)

Oberkiefer und Gaumen werden aus Deckknochen auf bindegewebiger Grundlage gebildet. Die Unterkieferfortsätze besitzen, noch längere Zeit nachweisbar und ihrer Zugehörigkeit zum 1. Kiemenbogen entsprechend, den Meckelschen Knorpel, der in seinen dorsalen Abschnitten bekanntlich an der Entwicklung von Amboß und Hammer mitwirkt. Seine Aufgaben bei der Ausbildung des Unterkiefers sind keineswegs restlos geklärt. Nachdem sich zunächst buccal, dann auch lingual von ihm Knochenplatten auf bindegewebiger Grundlage (sog. Dentale, s. Abb. 167) entwickelt haben, bildet sich der Meckelsche Knorpel zurück (POLITZER) (vgl. hierzu auch S. 351).

Die Zahnanlagen

Noch vor Abschluß der oben skizzierten Entwicklung, nämlich im Embryonal-Alter von etwa $6\frac{1}{2}$ Wochen (13—14 mm Scheitel-Steißlänge) verdickt sich das Epithel an den

22

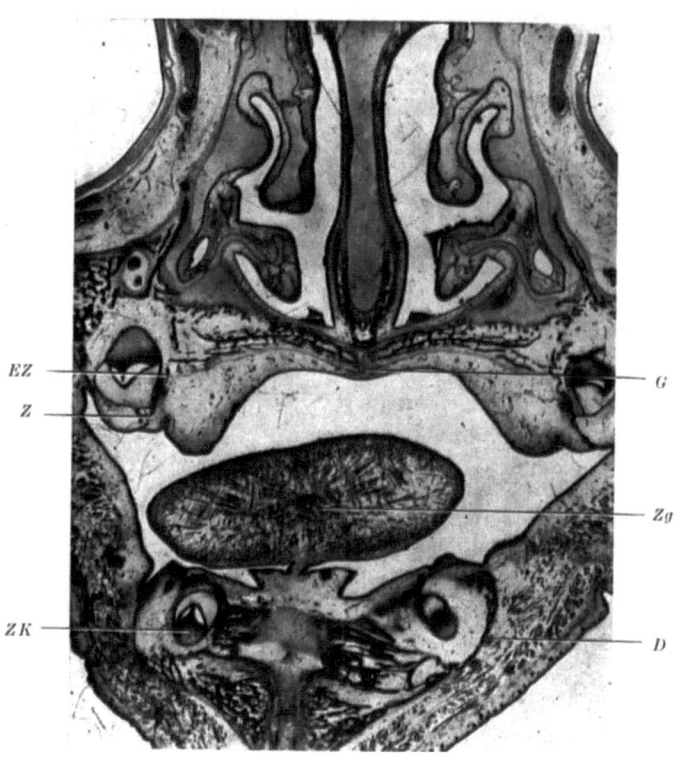

Abb. 167. Transversalschnitt durch den Kopf eines Embryo von 12 cm Scheitel-Steiß-Länge (Sammlung ADRION, Vergr. etwa 4 : 1). In diesem Schnitt sind im Oberkiefer die Keime der ersten Milch-molaren, im Unterkiefer diejenigen der Eckzähne getroffen. Z = Zahnleiste, EZ = Ersatzzahnleiste, ZK = Zahnkeim, D = „Dentale" (bindegewebige Knochen-platte des sich entwickelnden Unterkiefer-körpers), G = Gaumennaht, Vereinigungs-stelle der beiden Oberkieferwülste und des Nasenseptums, Zg = Zunge

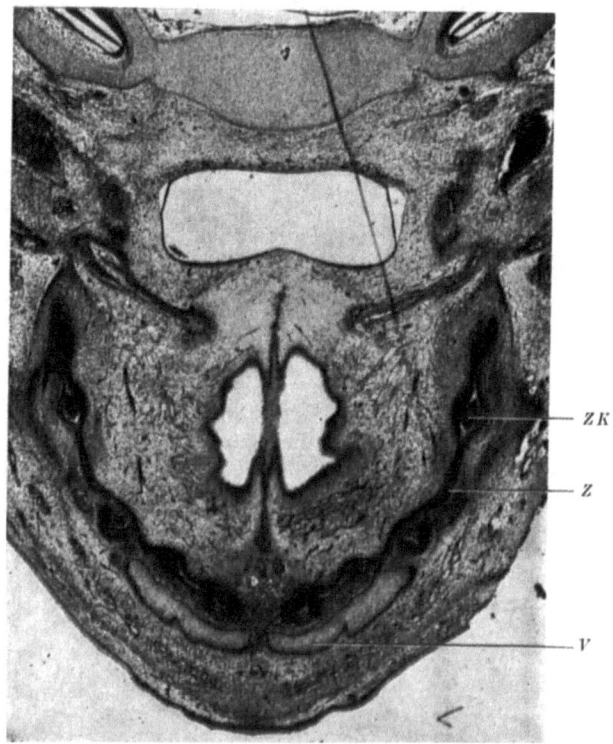

Abb. 168. Horizontalschnitt durch Ober-kiefer und Zahnleiste eines Embryo von 4 cm Scheitel-Steiß-Länge (Sammlung ADRION, F. XVII, Vergr. 40 : 1). Z = Zahn-leiste, ZK = Zahnkeim, V = Vorhofleiste

den späteren Alveolarfortsätzen zugeordneten Stellen der Mundschleimhaut und bildet bald (bei etwa 20 mm Länge des Embryo) kontinuierliche, in die Tiefe gerichtete Leisten: die *Zahnleisten* (s. Abb. 167). Frühzeitig sind an ihnen im Ober- wie im Unterkiefer je 10 knotenförmige epitheliale Auftreibungen zu erkennen, die von medial beginnend nach lateral mit zunehmendem Alter glockenförmige Gestalt annehmen (Zahnanlagen) (Abb. 168). Erreicht der Embryo eine Länge von etwa 5 cm, so ist diese Form bei den Keimen der Milchschneidezähne bereits deutlich zu erkennen, während die distal gelegenen übrigen Milchzahnkeime noch Knotenform aufweisen und sich erst in den folgenden Wochen entwickeln.

Während der Milchzahnkeim mit zunehmender Differenzierung seine anfangs breitbasige Verbindung mit dem Mundhöhlenepithel verliert, zeichnet sich auf seiner lingualen Seite schon bei einem Embryo von etwa 9 cm Länge sichtbar ein weiterer leistenartiger Fortsatz ab (vgl. Abb. 167), aus dem sich später die Ersatzzahnkeime entwickeln (Ersatzzahnleiste).

Lateral von diesem System der epithelialen Zahnanlagen ist zugleich eine zweite bandförmige Epithelverdickung entstanden, aus der durch Zugrundegehen der in ihrem Zentrum gelegenen Epithelbezirke der Mundvorhof geformt wird (Vorhofleiste) (vgl. Abb. 168).

Das Bindegewebe zeigt in der Umgebung der Zahnkeime anfangs noch ein monotones Bild. Frühzeitig jedoch (beim Embryo von 21 mm Länge) verdichtet es sich um die epitheliale Zahnanlage herum und läßt bei einer Länge von 8—9 cm schließlich deutlich eine gewisse Organisation erkennen, die sich in einer kugelförmigen Umhüllung der Zahnanlage durch faserreiches Bindegewebe ausdrückt. Auch makroskopisch hebt sich dieses Gebilde deutlich von seiner Umgebung ab. Es erhielt daher die Bezeichnung ,,Zahnsäckchen" (s. Abb. 169).

Distal an die Milchzahnleisten schließen sich später die Zahnleisten mit den Anlagen der bleibenden Molaren an.

Die Bildung der Zahnkrone

Bis zu einem embryonalen Wachstumszustand von 14—15 cm Länge beobachtet man (bei den Keimen der unteren Milchschneide-

zähne beginnend) eine fortschreitende Differenzierung des zunächst recht einheitlichen Epithels. Die Außenschichten der voluminösen Epithelglocke umschließen deutlich hervortretend ein weitmaschiges Netz sternförmiger Epithelzellen, die sog. *Schmelzpulpa* (Abb. 169 u. 170). Sie bildet — bemerkenswerterweise nicht von Gefäßen durchzogen — noch lange Zeit während der Hartsubstanzbildung die ernährende Basis für das *innere Schmelzepithel*. Dieses

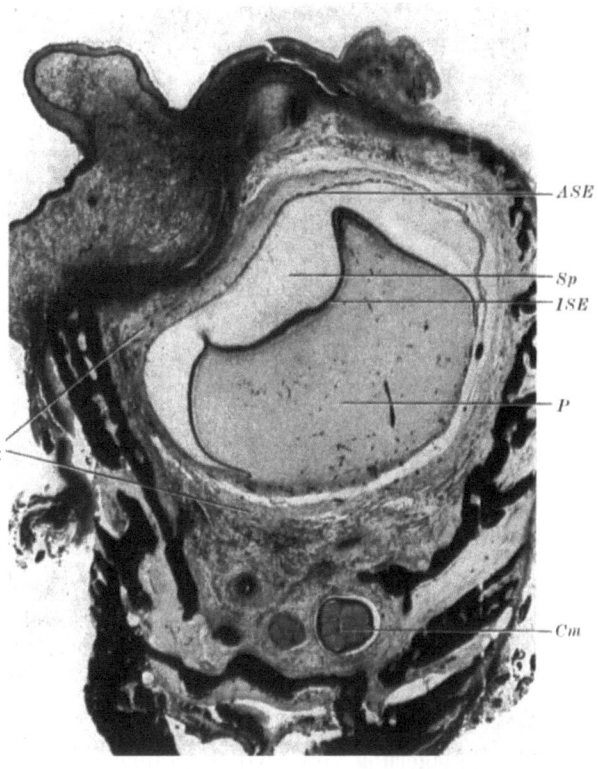

Abb. 169. Zahnkeim eines ersten unteren Milchmolaren (Sammlung GROSS A 12 b₄, H.E., Vergr. 30:1). *ZS* = Zahnsäckchen, *Sp* = Schmelzpulpa, *ASE* = äußeres Schmelzepithel, *ISE* = inneres Schmelzepithel, *P* = primitive Zahnpulpa, *Cm* = Canalis mandibularis

unterscheidet sich mit seinen einreihig angeordneten, etwa 40 µ langen Zellen und deren basal stehenden Kernen deutlich von der flach gedrängten äußeren Zellschicht *(äußeres Schmelzepithel)* (vgl. Abb. 170).

Die Zellen des inneren Schmelzepithels erreichen zum Beginn der ersten Hartsubstanzbildung den Höhepunkt ihrer Differenzierung. Sie bilden den Zahnschmelz und werden deshalb von diesem Zeitpunkt an *Ameloblasten* genannt. Das von ihnen umfaßte Bindegewebe [primitive Zahnpulpa (vgl. Abb. 169 u. 170)] weist in diesem Stadium eine auffällig dichte Anordnung der Bindegewebszellen gegenüber dem inneren Schmelzepithel auf. Diese fangen zuerst bei den Keimen der unteren Milchschneidezähne, bei einem Embryo von etwa 17 cm Länge dann auch an den Höckerspitzen der ersten Milchmolaren an, eine noch unverkalkte Grundsubstanzschicht (Prädentin) abzuscheiden, die später in ihren peripheren Abschnitten

histologischen Bilde nicht mehr zu unterscheiden sind (Abb. 171).

Die Hartgewebsapposition erfolgt keineswegs gleichförmig sondern auch schon während der pränatalen Zeit in periodischem Rhythmus, so daß durch schalenartige Anlagerung der Schmelz- und Dentinschichten histologisch darstellbare Konturen entstehen (Retzius-Streifen im Schmelz, Owensche Konturlinien im Dentin). Deutlicher sind diese Struktureigenheiten in den während des postnatalen Lebens gebildeten Hartsubstan-

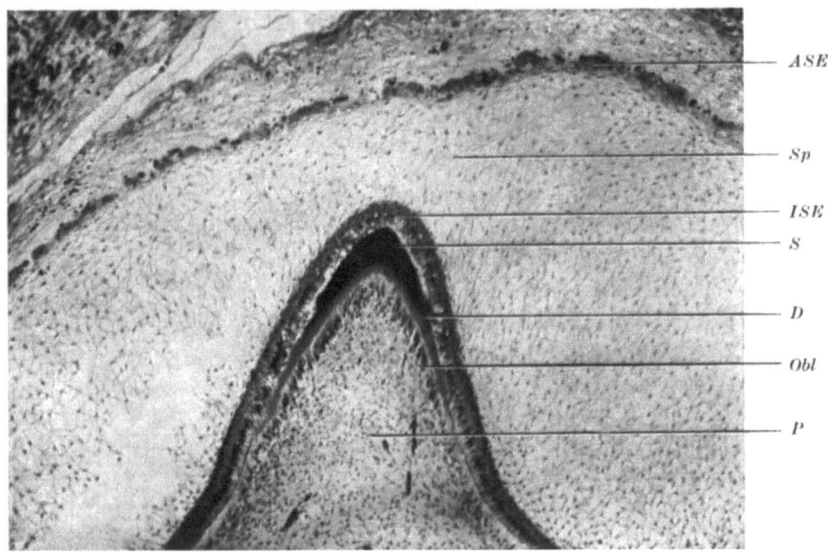

Abb. 170. Ausschnitt aus dem Zahnkeim eines ersten unteren Milchmolaren (Abb. 169) (Vergr. 180:1). An der Höckerspitze ist auf einer zuerst gebildeten Scherbe von Dentingrundsubstanz der Beginn der Schmelzbildung zu erkennen. *ASE* = äußeres Schmelzepithel, *Sp* = Schmelzpulpa, *ISE* = inneres Schmelzepithel, *P* = primitive Zahnpulpa, *Obl* = Odontoblasten, *S* = Schmelz, *D* = Dentin

durch Einlagerung von Apatitkristallen mineralisiert (Dentin). Ihrer Funktion entsprechend bezeichnet man diese anfangs einschichtige Lage von Bindegewebszellen als *Odontoblasten.*

Gegenüber der ersten Schicht von den Odontoblasten abgeschiedenen Prädentins beginnen wenig später die Ameloblasten, die ersten Schmelzscherben zu bilden (Abb. 170). Die Grenzfläche zwischen diesen beiden Zahnhartsubstanzgeweben *(Schmelz-Dentin-Grenze)* ist damit zugleich die Grenze zwischen mesodermalem Gewebe (Dentin) und seiner ektodermalen Bedeckung (Schmelz).

Noch während der Schmelzbildung vermindert sich das Volumen der Schmelzpulpa, so daß sich kurz vor dem Abschluß der Mineralisation äußeres und inneres Schmelzepithel zu einer schmalen Zellschicht vereinigen und im

zen ausgeprägt. Die individuellen Variationen sind auch im Rahmen physiologischer Grenzen erheblich. Stoffwechselstörungen, die die Hartgewebsbildung beeinträchtigen, wirken sich entlang dieser Linien aus. Einschneidende Ereignisse, insbesondere die Geburt und die damit verbundene Umstellung des Stoffwechsels, führen besonders im Zahnschmelz zu deutlichen histologisch sichtbaren Erscheinungen an den Stellen, die zum Zeitpunkt des Ereignisses gerade gebildet wurden [Geburtsstreifen, Neonatalstreifen (Harndt) (s. Abb. 172)]. Massler, Schour und Poncher beschreiben darüber hinaus weitere ähnliche markante Streifen, die bei ihren histologischen Studien in der größeren Zahl der Fälle an denjenigen Stellen der Schmelzkronen zu sehen waren, die im Lebensalter von $2^{1}/_{2}$ bzw. etwa 5 Jahren gebildet wurden.

Die durch periodische Mineralisierung entstandenen Retzius-Streifen des Zahnschmelzes wirken sich an der Oberfläche als feine, bei geeigneter Beleuchtung makroskopisch sichtbare Rillen

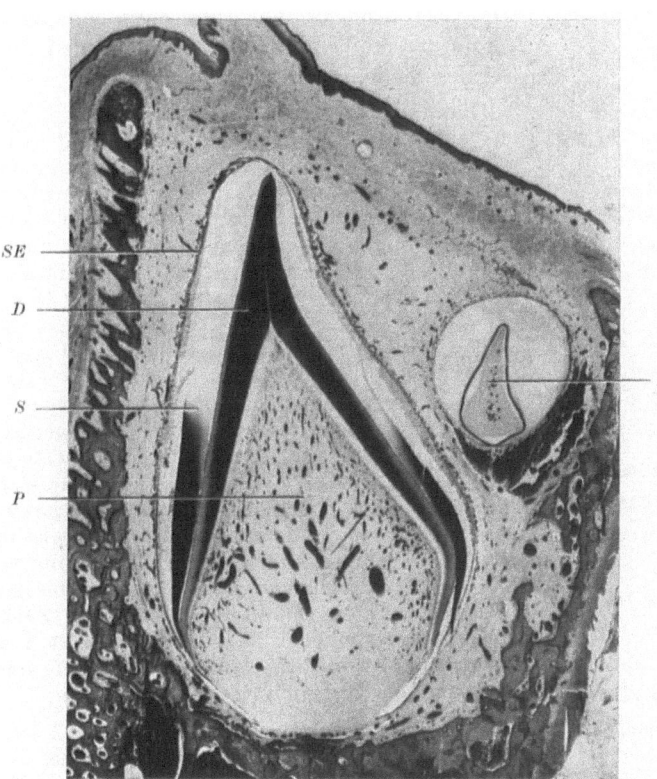

Abb. 171. Unterer Milchschneidezahnkeim und Ersatzzahnkeim eines Neugeborenen (Sammlung GROSS, A 22 b₄, Vergr. 15:1). Äußeres und inneres Schmelzepithel des großen Milchzahnkeimes haben sich nahezu vollständig vereinigt. Man vergleiche hierzu den lingualgelegenen Ersatzzahnkeim mit seiner voluminösen Schmelzpulpa. — Der Zahnschmelz war im Bereich der Schneidekante des Milchzahnes bereits fertig mineralisiert und ist durch die histologische Bearbeitung ausgefallen. Nach den cervicalen Rändern der Zahnkrone hin war die Mineralisation der Schmelzgrundsubstanz noch im Gange. Man erkennt, daß die Mineralisation durch Diffusionsvorgänge innerhalb der fertig ausgebildeten Schmelzgrundsubstanz zustandekommt. EZ = Ersatzzahnkeim, S = Schmelz, D = Dentin, SE = vereinigtes äußeres und inneres Schmelzepithel, P = Zahnpulpa

aus *(Perikymatien)*. Verstärktes Auftreten dieser Perikymatien kann als Ausdruck verminderter Qualität der Hartsubstanzmineralisation aufgefaßt werden, die ihr Extrem in Hypoplasien als Folge schwerer Stoffwechselstörungen findet.

Zahnbein und Pulpa

Wie oben bereits angedeutet, ist das Dentin des Zahnes ein Produkt der zu Odontoblasten differenzierten Mesenchymzellen der Zahnpulpa. Schlauchartige Fortsätze dieser Odontoblastenzellen ziehen bis zur Schmelz-Dentingrenze; sie werden mit zunehmender Dicke der gebildeten Dentinschicht länger, verlieren aber unter physiologischen Bedingungen nicht die Verbindung mit dem eigentlichen kernhaltigen Zellkörper.

Diesen Tomesschen Fasern kommt u. a. die Funktion der extracellulären Verkalkung der Dentingrundsubstanz (Prädentin) zu. Auch spätere, nach Abschluß der Dentinentwicklung zu beobachtende lokalisierte oder allgemeine Veränderungen im Mineralgehalt (transparente Zone bei der Caries, gewisse sklerotische Bezirke im Wurzeldentinbereich (NALBANDIAN) oder eventuelle Mineralverluste des Dentins unter Kalkmangelbedingungen (SEEGER) setzen die Existenz intakter Odontoblastenfortsätze voraus.

Aus den räumlichen Umständen der mit fortschreitender Zahnentwicklung kleiner werdenden

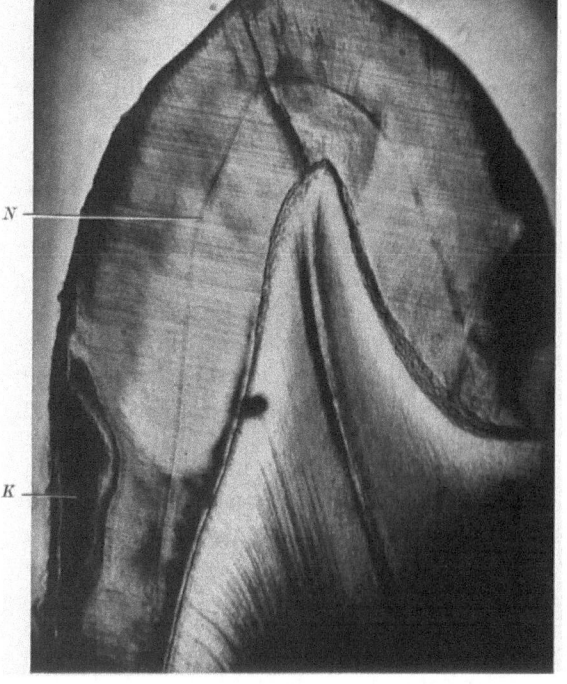

Abb. 172. Geburtslinie (Neonatalstreifen) im Schmelz eines oberen ersten Milchmolaren (N). Beiderseits sind weitere parallelverlaufende Retzius-Streifen erkennbar. Links im Bild: beginnende Schmelzcaries (K). (Schliff, Vergr. etwa 20:1)

Pulpahöhlen (vgl. Abb. 164) ergibt sich, daß die Dentinkanälchen zur Pulpa hin näher zusammenrücken. Meyer fand dementsprechend in den peripheren Abschnitten etwa 15 000, in pulpanahen Dentinbezirken etwa 75 000 Dentinkanälchen pro mm². Auch die lichte Weite dieser Tomesschen Kanäle ändert sich von etwa 1 µ in der Peripherie bis zu etwa 4 µ in Pulpanähe. Zwischen Milchzähnen und bleibenden Zähnen besteht in dieser Hinsicht kein wesentlicher Unterschied (Harndt), wie früher irrtümlich angenommen wurde.

Das Dentin wird, anders als der Zahnschmelz, nicht kontinuierlich und homogen, sondern von kugeligen Verkalkungsherden aus schichtförmig verkalkt. Störungen des Kalkstoffwechsels lassen mangelhaft reparierte „Interglobulardentinbezirke" zurück, die den Owenschen Konturlinien entsprechend angeordnet sind.

Nach dem Durchbruch eines Zahnes ist die Dentinbildung keineswegs beendet. Die nun abgelagerten und verkalkten Dentinschichten unterscheiden sich im histologischen Bild mitunter recht auffällig durch unregelmäßigen Verlauf der Dentinkanälchen (Reich).

Das ernährende Weichgewebe des Zahnbeins, *die Pulpa*, behält auch noch nach abgeschlossener Zahnentwicklung in gewissen Grenzen seinen embryonalen Charakter. Von besonderer Bedeutung für die Pathologie ist, daß dieses Organ in der Regel nur durch eine Arterie und ein Venenpaar, die am Foramen apicale eintreten, ernährt wird (vgl. Abb. 164). Es existiert daher, von anatomisch besonders gelagerten Ausnahmen (z. B. „Markkanäle") abgesehen, kein Kollateralkreislauf. Ein Netz von Capillaren wie auch von markhaltigen Nervenfasern reicht bis an die periphere mehrschichtige Odontoblastenzone heran. Innerhalb der Odontoblastenschicht findet sich ein weitverzweigtes Netz markloser Nervenfasern mit Endorganen (Held). Daß einzelne Nervenfasern entlang der Odontoblastenfortsätze weiter in das Dentin hineinziehen (Tojoda), ist nach neueren elektronenmikroskopischen Untersuchungen bewiesen (Frank).

Der Zahnschmelz

Der Zahnschmelz bedeckt als härtestes und sprödestes Gewebe (96—98% anorganische Substanz) die gesamte klinische Zahnkrone. Unter physiologischen Bedingungen, d. h. bei normalem Ansatz des Zahnfleischepithels (vgl.

Abb. 164) stellt er den zum Zahn gehörigen Anteil der kontinuierlichen epidermalen Bedeckung der bindegewebigen Organe dar.

Dieses Hartgewebe ist aus aneinandergereihten, nahezu senkrecht auf der Schmelzdentingrenze stehenden, mitunter wellig verlaufenden Schmelzprismen aufgebaut. Sie besitzen im Querschnitt Form und Ausdehnung der Ameloblasten, die sie gebildet haben. Die begrenzende interprismatische Substanz, ein Eiweißkörper keratinähnlichen Charakters, entspricht mit einer Dicke von etwa 1 µ ebenfalls der Intercellularsubstanz der Ameloblasten des schmelzbildenden Organs während der Hartsubstanzentwicklung. Auch innerhalb der einzelnen, etwa 4 µ dicken Schmelzprismen findet sich ein keratinoides Grundgerüst, in das Apatitkristalle eingelagert sind (Gustafson). Von Bedeutung für die Cariesgenese sind womöglich die sog. Schmelzlamellen: bandartige, minderverkalkte organische Gebilde, die meist in axialer Richtung über die Zahnkrone hinweg ziehen und von der Schmelz-Dentingrenze bis zur Oberfläche reichen. Diese wird, sofern der Zahn unbeschädigt geblieben ist, von einem etwa 1 µ dicken sog. Schmelzoberhäutchen bedeckt, das der Oberfläche fest anhaftet (Schüle).

Die Entwicklung der Wurzeln und des Parodontiums

Die Wurzeln fangen erst dann sich zu entwickeln an, wenn die betreffende Zahnkrone weitgehend fertig ausgebildet ist (s. oben). Mit länger werdender Wurzel beginnt der Zahnkeim sich mundhöhlenwärts zu verlagern (Zahndurchbruch).

Am cervicalen Rande der epithelialen Schmelzglocke wächst nach weitgehendem Abschluß der Schmelzbildung ein schlauchartiges Gebilde aus vereinigtem äußerem und innerem Schmelzepithel apikalwärts vor. Es besitzt bereits die endgültige Form der späteren Wurzeloberfläche und ist bei den Keimen mehrwurzeliger Zähne entsprechend mehrfach angelegt. Gegenüber dieser sog. Hertwigschen Epithelscheide differenzieren sich wie bei der Entwicklung der Zahnkrone Odontoblasten aus den bindegewebigen Partien der primitiven Zahnpulpa. Sie beginnen mit der Bildung des Wurzeldentins, die vor allem in den apikalen Abschnitten erst nach vollständigem Durchbruch des Zahnes mit der Ausbildung der abgerundeten Wurzelspitze und des Foramen apicale ihren Abschluß findet.

Schon während des weiteren Wurzelwachstums beginnt sich die Hertwigsche Epithelscheide vom Zahnhals her in ein netzartiges Geflecht umzuwandeln, von dem auch später noch Reste im Wurzelhautgebiet (Mallassezsche Epithelreste) zu finden sind. Ihre Existenz erklärt epitheliale Proliferationen und Cystenbildungen bei chronischapikalen Prozessen (vgl. S. 451). Anstelle des formgebenden Epithelschlauches treten nun

Bindegewebszellen des umgebenden Zahnsäckchens an die Wurzeloberfläche. Osteoblastenähnliche Zellen bilden eine dünne Schicht zellfreien Wurzelzements, auf die später im apikalen und interradikulären Bereich noch zellhaltige Zementschichten aufgelagert werden.

Zunächst bilden sich die bindegewebigen und knöchernen Anteile des Zahnhalteapparates *(Parodontium)* noch unorientiert. Mit der funktionellen Beanspruchung des Zahnes nach seinem Durchbruch erfolgt ein charakteristischer, der Funktion adäquater Umbau. Im Wurzelzement fixierte Fibrillenbündel (Sharpeysche Fasern) verankern sich in der gegenüberliegenden knöchernen Alveorlarwand und hängen den Zahn derart im Zahnfach auf, daß er allen auf ihn einwirkenden physiologischen Kräften Widerstand leisten kann. Zwischen diesen Faserbündeln findet sich lockeres Bindegewebe mit einem weitverzweigten Schlingensystem von Blut- und Lymphgefäßen, das gewissermaßen die Funktion einer hydraulischen Abstützung des Zahnes in seiner Alveole übernimmt.

Damit sind bereits wichtige *Teile des Zahnhalteapparates* genannt. Zu dieser anatomischen, funktionellen und pathologischen Organeinheit gehören schließlich noch der das Zahnfach bildende Teil des Kieferknochens samt dem angrenzenden Knochenmark sowie das den Zahn umgebende Zahnfleisch (Gingiva). Auch dieses zeichnet sich durch funktionell orientierte Anordnung radiär, interdental und zirkulär verlaufender Faserbündel (FENEIS) sowie durch ein besonders ausgeprägtes Endstromgebiet aus.

Der Zahndurchbruch und Zahnwechsel

Mit fortschreitender Entwicklung der Wurzel eines Zahnes wandert die Krone mundhöhlenwärts (s. oben), er „bricht durch". Nach Resorption des umgebenden Alveolarknochens gerät der vordringende Zahnkeim bald in räumliche Beziehung zu seinem Milchzahnvorgänger (Abb. 173). Diese Zone zeichnet sich durch Bildung von Granulationsgewebe und lebhafte Osteoclastentätigkeit an der Milchzahnwurzel aus (Abb. 174). Die Resorption des Alveolarfortsatzes und des Milchzahnes schreitet

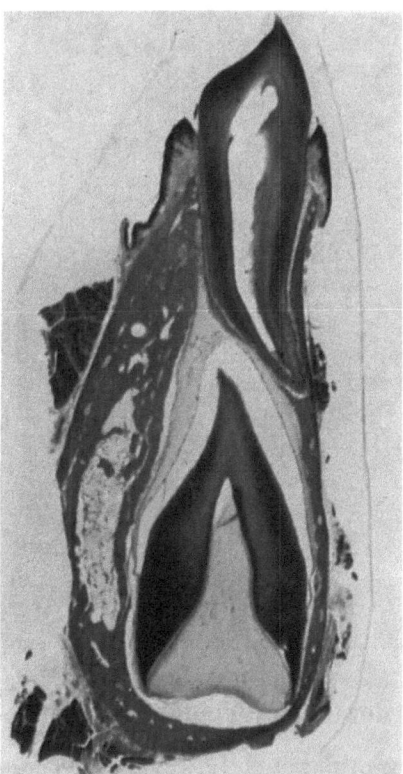

Abb. 173. Beginnender Durchbruch eines unteren Eckzahnes (etwa 7jähriges Kind). (Aus Sammlung GROSS A 33 a 7, Vergr. 3,5 : 1)

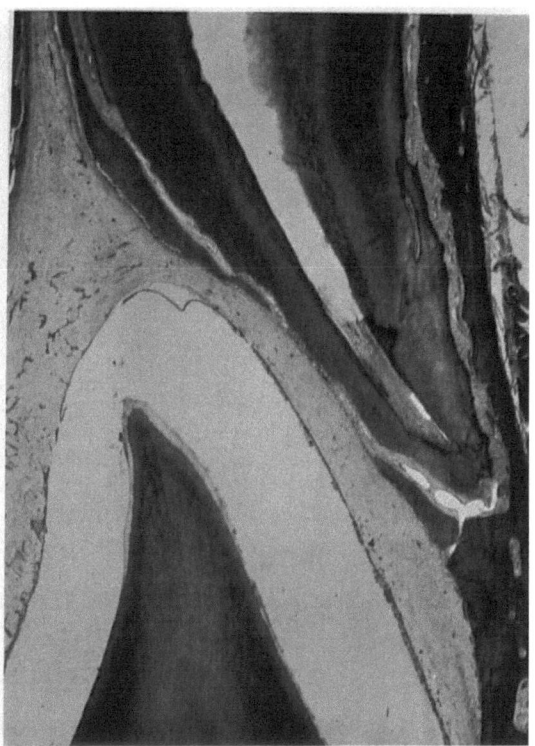

Abb. 174. Ausschnitt aus Abb. 173 — Vergr. 15 : 1. Man beachte die beginnenden Resorptionen des Alveolarfaches und an der Wurzel des Milcheckzahnes

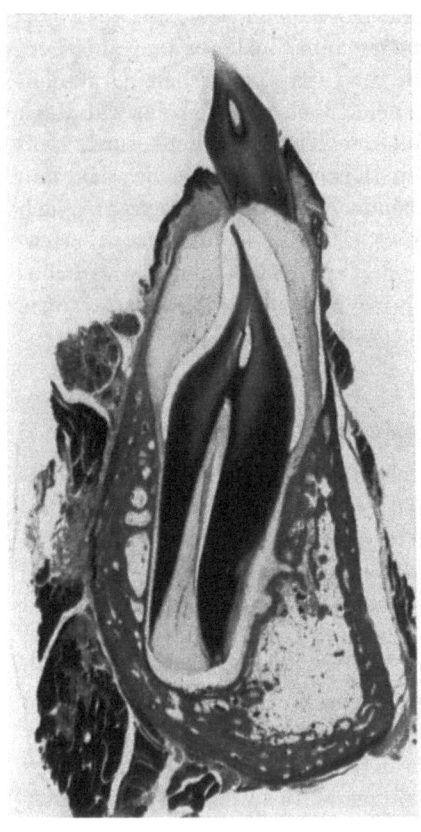

mit dem Wachstum des Ersatzzahnkeimes fort, bis die Milchzahnkrone nur noch von wenigen Zahnfleischfasern gehalten wird (Abb. 175 u. 176). Kurze Zeit später löst sich der Milchzahnrest völlig und läßt kurzzeitig an der ,,Abbruch''-Stelle hellrotes, leicht blutendes Granulationsgewebe zurück. Der Weg für den vollständigen Durchbruch des Ersatzzahnes ist frei.

Abb. 175. Durchbruch eines unteren seitlichen Schneidezahnes (etwa 7jähriges Kind). (Aus Sammlung GROSS A 33 a 4, Vergr. 3,5 : 1)

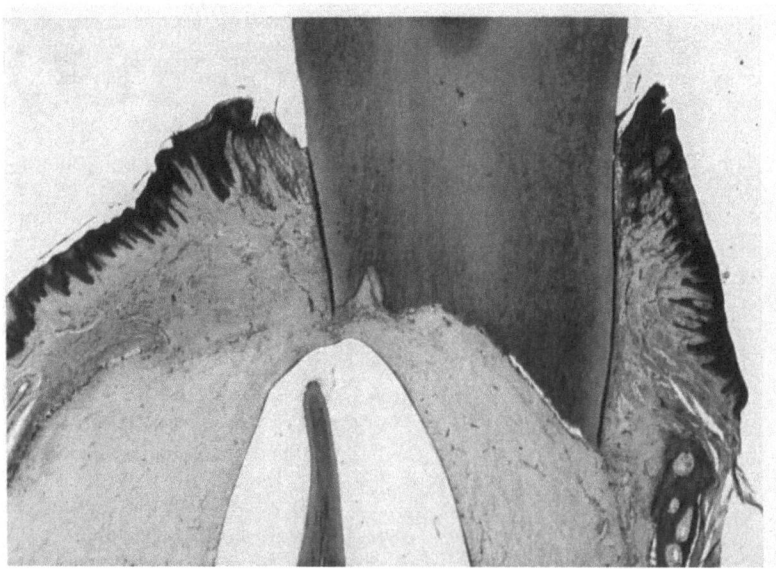

Abb. 176. Ausschnitt aus Abb. 175 — Durchbruch eines seitlichen unteren Schneidezahnes (Vergr. 13 : 1)

Zur Entwicklung und Anatomie der Kiefergelenke

Auch das Kiefergelenk entstammt neben der Mandibula und den oben bereits im Zusammenhang mit dem Meckelschen Knorpel genannten knöchernen Gebilden dem 1. Visceralbogen. Bereits beim Neugeborenen ist das Gelenk mit den wesentlichen anatomischen Eigenheiten ausgebildet (Abb. 177), seine typische Form entwickelt sich jedoch erst in den

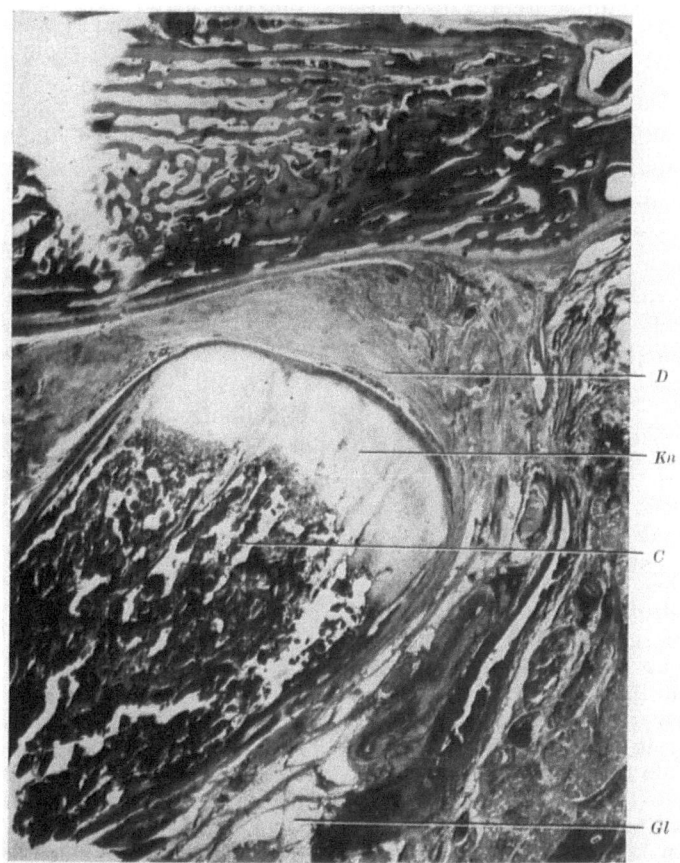

Abb. 177. Linkes Kiefergelenk eines Neugeborenen. Vergr. 9:1 (Sammlung ADRION). D = Discus articul., Kn = epidiaphysäre Knorpelzellschicht, C = Capitulum mandibulae, Gl = Ausläufer der Gl. parotis

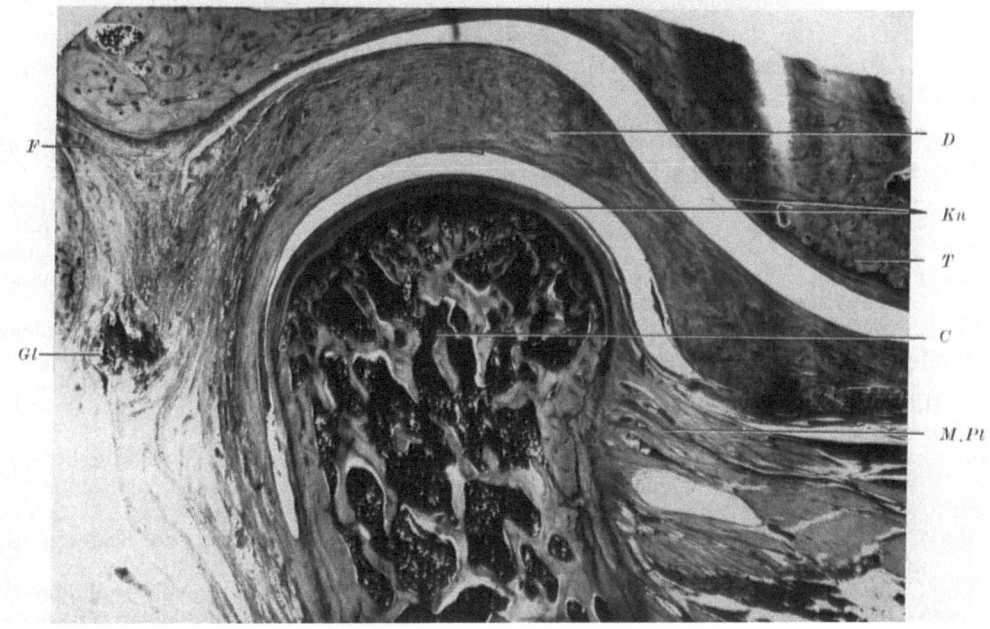

Abb. 178. Rechtes Kiefergelenk eines 6jährigen, an Diphtherie verstorbenen Kindes. (Sammlung ADRION Nr. 1271/1929, Vergr. 7:1). D = Discus articul., Kn = Knorpelzellschicht, C = Capitulum mandibulae, Gl = Ausläufer der Gl. parotis, $M.Pt$ = Musc. pteryoideus lat., T = Tuberculum articulare, F = Fissura petrotympanica (Glasersche Spalte)

ersten Lebensjahren unter dem Einfluß der Funktion, worauf besonders K. Häupl und G. Steinhardt hingewiesen haben. Der Durchbruch der Zähne bis zum vollständigen Milchgebiß führt zur zusätzlichen Abstützung und Führung des mandibulo-maxillären Systems durch die Höcker und Fissuren der Zähne. Mit zunehmendem Gebrauch der Zahnreihen beim Beißen und Kauen ändern sich die auf die Kiefergelenke einwirkenden funktionellen Reize, die neben erbbedingtem Organwachstum maßgebend an der dieser Funktion adäquaten Form des Gelenks mitwirken.

Beim Neugeborenen zeigt der Knochen noch im gesamten Bereich des Gelenkes ausgesprochen embryonale Bauart. Der temporale Anteil ist nahezu plattenförmig, Gelenkhöcker (Proc. articularis) und -grube (Fovea articularis) sind noch nicht ausgebildet (Abb. 177). Der Discus articularis ist (noch ohne Knorpelzellen) deutlich zu erkennen. Das Gelenkköpfchen weist eine auffallend breite, von gefäßreichen Bindegewebsstreifen durchzogene epidiaphysäre Knorpelbedeckung auf, die an ihrer Basis lebhafte enchondrale Ossifikationsvorgänge erkennen läßt. In diesem Bereich spielt sich zum großen Teil das Längenwachstum des aufsteigenden Unterkieferastes ab. Kongenitale Dysplasien wie auch infektiös oder traumatisch bedingte Schäden wirken sich hier in schwerwiegenden Wachstumsstörungen aus.

Schon durch die funktionellen Einflüsse des Sauggeschäfts bedingt und durch die spätere Kau-funktion weiter aktiviert, verlagert sich der gesamte Unterkiefer aus seiner ursprünglichen Distallage in anteriorer Richtung. Lebhafte Umbauprozesse an der temporalen Knochenplatte und Ausbildung des Tuberculum articulare, das beim 6 Monate alten Säugling bereits deutlich in Erscheinung tritt, begleiten diese normale Entwicklung. Periostale Knochenbildung formt in den ersten Lebensjahren zusätzlich das Gelenkköpfchen und ersetzt die ursprünglich geflechtartige, embryonale Knochenstruktur der temporalen Gelenkpfanne durch lamelläre Knochenschichten, wie sie in der Abb. 178 des Kiefergelenks eines 6 jährigen Kindes zu erkennen sind.

In diesem Lebensalter ist das Capitulum mandibulae nur noch mit einer schmalen, reichlich mit fibrösen und elastischen Fasern vernetzten Knorpelschicht überzogen. Eine gleichartige Knorpellage kleidet die Gelenkgrube und den dorsalen, dem Synovialspalt zugewendeten Anteil des Processus articularis aus. Zwischen beiden Gelenkteilen erstreckt sich ein langgestreckter Discus articularis, der mit dem gesamten Gelenk und seinen beiden Synovialräumen von einer straffen bindegewebigen Kapsel umscheidet wird.

Auf der Abb. 178 ist dorsal von der Gelenkpfanne jene für Fortleitung entzündlicher Prozesse vom Innenohr zum Gelenk und umgekehrt bedeutsame Glasersche Spalte (Fissura petrotympanica) zu erkennen. Sie mündet im extrakapsulären Kiefergelenkbereich. Ausläufer der Gl. Parotis ziehen sich meist bis in diesen dorsal des Unterkieferfortsatzes gelegenen Bindegewebsraum.

Literatur

Adler, P.: Über das zahnlose Intervall. Stoma **10**, 137 (1957).
— u. C. Hradecky: Der Gebrauch der „typischen Zahnformeln" zur Bestimmung des individuellen Zahnalters. Dtsch. zahnärztl. Z. **13**, 1362 (1958).
— — Normal variability of the changing dentition. Acta morph. Acad. Sci. hung. **9**, 63 (1959).
Baume, L. J.: Auswirkung der Extraktion von Zähnen auf das deforme Gebiß. Schweiz. Mschr. Zahnheilk. **49**, 295 (1939).
Bay, R.: Ätiologie und Genese der Dysgnathien. In: Häupl-Meyer-Schuchardt: loc. cit. Bd. V, S. 59.
Brandtschodt, S.: Über den Zusammenhang der Eruption der Milchzähne mit Körperlänge und -gewicht. Dtsch. zahnärztl. Z. **16**, 775 (1961).
De Jonge, Th. E.: Anatomie der Zähne. In: Häupl.-Meyer-Schuchardt: loc. cit. Bd. I, S. 169.
Eggers Lura, H.: Die Enzyme des Speichels und der Zähne. München: Carl Hanser 1949.
Fabian, H.: Studien zur Kaufunktion. Ein Beitrag zur Frage nach der Ursache der Spee-schen Kurve und des Tuberculum articulare. Dtsch. Zahnheilk. H. 65 (1925).
Feneis, H.: Gefüge und Funktion des normalen Zahnfleischbindegewebes. Dtsch. zahnärztl. Z. **7**, 467 (1952).
Frank, R.: Karies-Symposium. Prag 1965.
Gottlieb, B.: Der Epithelansatz am Zahne. Dtsch. Mschr. Zahnheilk. **39**, 142 (1921).
Gustafson, G.: The structure of human dental enamel. Odont. T. **55**, Suppl (1945).
Häupl, K.: Die Entstehung des Milchgebisses und des bleibenden Gebisses unter Berücksichtigung der kieferorthopädischen Belange. In: Häupl-Meyer-Schuchardt: loc. cit. Bd. V, S. 17 ff.
— Eugnathie, Dysgnathie und ihre Erscheinungsformen. In: Häupl-Meyer-Schuchardt: loc. cit. Bd. V, S. 1 ff.
— Über die Entwicklung der Kiefergelenke unter besonderer Berücksichtigung der dabei sich abspielenden funktionell bedingten Umbauvorgänge. Parodontologie (Zürich) **15**, 93 (1961).
— W. Meyer u. K. Schuchardt: Die Zahn-, Mund- und Kieferheilkunde. München-Berlin: Urban & Schwarzenberg 1955—1959.

HARNDT, E.: Kariesprophylaxe unter dem Gesichtspunkt der Schmelzstruktur. Beiheft zur Int. Z. Vitaminforsch. Nr. 7, 52 (1956).

HELD, A. J.: Structure microscopique de l'organ dentaire. Lausanne: F. Roth 1947.

KLEINSCHMIDT, H.: Zähne und Zahnung. Jahreskurse ärztl. Fortbild. H. 6 (1923).

KORKHAUS, G.: Die erste Dentition und der Zahnwechsel im Lichte der Zwillingsforschung. Vjschr. Zahnheilk. H. 3, 414 (1929).

— Gebiß-, Kiefer- und Gesichtsorthopädie in Chr. Bruhn: Handbuch der Zahnheilk., Bd. IV, S. 63 ff. München: J. F. Lehmann 1939.

KRONFELD, R.: The resorption of the roots of deciduous teeth. Dent. Cosmos 74, 103 (1932).

LEDERER, R.: Kinderheilkunde. Berlin 1924.

MEYER, W.: Normale Histologie und Entwicklungsgeschichte der Zähne des Menschen. München: Carl Hanser 1951.

NALBANDIAN, J., F. GONZALES, and R. F. SOGNNAES: Sclerotic age changes in root dentin of human teeth as observed by optical, electron and x-ray microscopy. J. dent. Res. 39, 598 (1960).

REICH, P.: Das irreguläre Dentin der Gebrauchsperiode. Marburg 1906.

RÖSE, C.: Über die mittlere Durchbruchszeit der bleibenden Zähne des Menschen. Dtsch. Mschr. Zahnheilk. 27, 553 (1909).

SCHÜLE, H.: Das Schmelzoberhäutchen. Stuttgart: G. Thieme 1962.

SEEGER, U.: Zur Frage des Mineralverlustes von Zahnhartsubstanzen bei Kalkmangelzuständen (tierexperimentelle Mikrohärtemessungen). Med. Dissertation Tübingen 1962.

STEINHARDT, G.: Stellungsnahme zu den Möglichkeiten und Auswirkungen kieferorthopädischer Maßnahmen an jugendlichen Kiefern. Dtsch. Zahn-, Mund- und Kieferheilk. 6, 456 (1939).

— Kiefergelenkerkrankungen. In: Häupl-Meyer-Schuchardt: loc. cit. Bd. III/1, S. 517 ff.

TEGZES, E.: Der Zeitablauf der Eruption des Milchgebisses. Acta paediat. hung. 1, 289 (1960).

TOJODA, M.: Die Innervation des menschlichen Zahnbeins. Dtsch. zahnärztl. Wschr. 37, 641 (1934).

WHEELER, R. C.: A textbook of dental anatomy and physiology. Philadelphie-London: W. B. Saunders 1950.

Entwicklungsstörungen und Anomalien der Zähne, des Mundes und der Kiefer

Angeborene Fehlbildungen des Gesichtes, der Kiefer und der Mundhöhle

Von G. PFEIFER, Hamburg

Eltern von Neugeborenen mit Fehlbildungen im Bereiche des Kauschädels erwarten vom Kinderarzt Aufklärung über das *Wesen der Anomalie* und Beratung über die *Möglichkeiten der Therapie*. Diese beiden Fragenkomplexe haben den Rahmen des folgenden Abschnittes bestimmt.

Da die Entwicklung des Kopfes kompliziert verläuft, sind die Möglichkeiten embryonaler Entgleisungen sehr zahlreich. Die *Vielfalt der Formen* von *angeborenen Gesichtsmißbildungen* wird deshalb übersichtlicher und überhaupt erst verständlich, wenn außer ihrer *morphologischen Beschreibung* auch ihre *Entwicklungsgeschichte* in Ableitung von der *physiologischen Morphogenese* Berücksichtigung findet.

Eine derartige *entwicklungsmechanische Betrachtungsweise* erfordert allerdings eine gedankliche Lösung vom erstarrten Bild des nach der Geburt auffällig gewordenen Endzustandes einer embryonalen Störung und zugleich eine *Erweiterung des Blickwinkels* in die *Entwicklungsphysiologie und -pathologie*.

Wenn Morphogenese und Morphologie gemeinsam im Auge behalten werden, dann zeigt sich nicht nur für das Gebiet der experimentellen Teratologie, sondern auch für den Menschen, daß viele *Mißbildungen* des Kauschädels in gut *abgrenzbare Formenkreise* mit *Reihencharakter* eingeordnet werden können. Dem Schweregrad nach steht an dem einen Ende einer *Fehlbildungsreihe* das oft nicht lebensfähige Monstrum, am anderen Ende das Ergebnis der ungestörten Organogenese (TÖNDURY, WERTHEMANN, DOERR, GOERTTLER 1964).

Die betroffenen Areale bei *Fehlbildungsreihen* sind durch *frühembryonale Organisationsprinzipien* bestimmt und entsprechen nicht den späteren anatomisch-topographischen Markierungen. Diese Unterschiede sind so erheblich, daß sich eine Systematik, welche der Entwicklungsgeschichte der Fehlbildungen einerseits und ihrer qualitativen, quantitativen und formalen Folgen andererseits gerecht werden will, aus *übergeordneten morphogenetischen* und *untergeordneten anatomischen Begriffen* zusammensetzen muß.

Der *Therapie der angeborenen Fehlbildungen des Kauschädels* sind Grenzen gesetzt, die vom Entwicklungsstadium, in dem der Bauplan durcheinander geraten ist, und von der Lokalisation der Störung abhängen. Die vorhandenen Gewebe und ihre Funktion, Form und Anordnung bestimmen die zeitlichen und örtlichen Einzelheiten der Indikation einer vorwiegend chirurgisch-orthopädischen Behandlung. Oft lassen sich auch schwere Deformitäten bis zur Unauffälligkeit unter geschickter Ausnutzung von Wachstumskräften korrigieren, andere bleiben lebenslang unübersehbar.

Da sich für manche Fehlbildungen die therapeutischen Richtlinien ähneln und operationstechnische Details den Rahmen dieses Beitrages überschreiten, werden die *für den Kinderarzt wesentlichen Hinweise* auf *zweckmäßige Behandlungstermine und -verfahren* zusammengefaßt. Auch die *Nachgehende Krankenfürsorge* verdient Beachtung, weil unter anderem in Skeletnähe die Vorteile einer aus ästhetischen und funktionellen Gründen wünschenswerten Frühoperation zu Nachteilen für das Knochenwachstum werden können.

Systematik

Im ersten Abschnitt wird auf die *physiologische Entwicklung des Kauschädels* als Teilproblem der *Kopforganisation* eingegangen. Sie ist durch Etappen der *formalen Genese* gekennzeichnet.

Unterschiedliche Modi der *Fehlentwicklung des Kauschädels* hängen mit der *kausalen Genese* und der *formalen Reaktionsweise des Keimgewebes auf Störeinflüsse* zusammen.

Die hier gewählte *morphogenetische Systematik der angeborenen Fehlbildungen des Kauschädels* wurde deshalb auf Organisationsprinzipien der Frühentwicklung abgestimmt (Abb. 179):

Die Reihe der *Determinationsanomalien im Induktionsbereich des Vorderkopforganisators* erstreckt sich von der Cyclopie und Arhinencephalie über mediale Nasenfehlbildungen und Zwischenkieferhypoplasien bis zu medialen Oberlippen-Zwischenkieferspaltformen.

Die Reihen von *Determinationsanomalien im Induktionsbereich des Hinterkopforganisators* umfassen *lateral* oto-cephale Fehlbildungen, faciale Dysostosen und Ohrfehlbildungen, quere Gesichtsspalten, laterale Halscysten und -fisteln sowie *medial* Spaltbildungen, Cysten und Fisteln an Unterlippe, Unterkiefer, Zunge und Hals.

Unter *Determinationsanomalien im Grenzbereich der Induktionswirkung von Vorder- und*

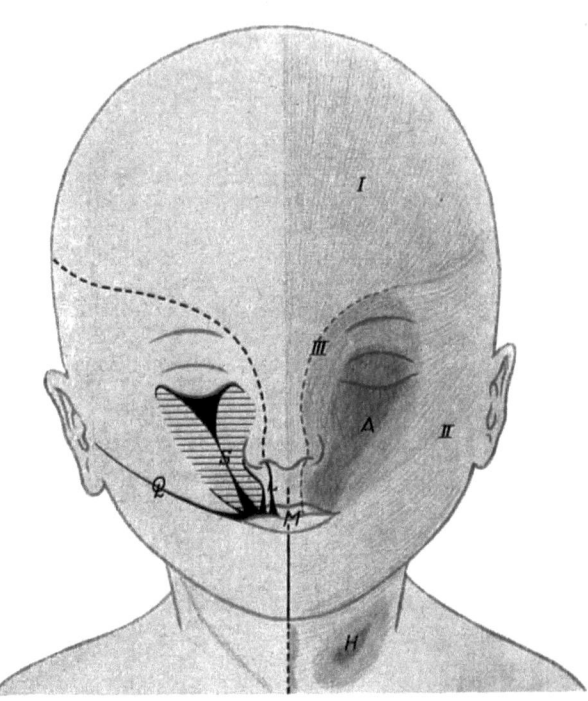

Abb. 179. Embryonale Organisationsfelder und -grenzen (*I, II, III*), Gebiete mit häufigen Entwicklungsstörungen (*A, H,* linke Hälfte) sowie Prädilektionsstellen und -zonen für Spaltbildungen (*L, M, Q, S,* rechte Hälfte) auf die normale Gesichts- und Halsoberfläche projeziert: *I* = Vorderkopf — Organisationsgebiet (prosencephal), *II* = Hinterkopf — Organisationsgebiet (rhombencephal), *III* = Grenzgebiet der Wirkungsüberschneidung von *I* und *II*, *A* = Augen — Wangen — Oberlippenfeld, *H* = seitliches Halsfeld, *L* = laterale Spaltformen der Oberlippe, *M* = mediale Spaltformen der Ober- und Unterlippe (auch Unterkiefer — Hals — Spalte), *Q* = quere Gesichtsspalte (Makrostoma), *S* = Feld der schrägen Gesichtsspalten

Hinterkopforganisator wird auf die Reihen der lateralen Nasen-Lippen-Kieferspaltformen ohne und mit Fortsetzung in den Gaumen, auf schräge Gesichtsspalten und -cysten, auf isolierte Gaumenspalten sowie auf sog. „fissurale" Cysten eingegangen.

Kombinierte Determinationsanomalien kommen in der Mundhöhle (Robin-Syndrom, Grob-Syndrom, konnatale Syngnathie), im Bereich des Gesichtsschädels sowie im Zusammenhang mit Fehlbildungen an Hirnschädel, Stamm und Extremitäten vor.

Embryonale Heterotopien sowie Pigment- und Gefäßanomalien in Form von Gesichtsnaevi ergänzen die morphogenetische Systematik.

Hinweise auf die Therapie der Determinationsanomalien des Kauschädels und Halses betreffen Lippen-Kieferspaltformen, Gaumenspalten, sonstige Cysten, Fisteln, Spalten und Falten im Gesichts-Halsbereich, Ohrmuschelanomalien, Dysostosen, Nasenfehlbildungen, Gesichtsnaevi sowie enorale Falten und Bänder.

Den Abschluß bilden Hinweise auf die *Körperbehindertenfürsorge bei angeborenen Gesichtsfehlbildungen.*

Physiologische Entwicklung des Kauschädels

Kopforganisation. Kopf- und Rumpfbildung folgen in der Ontogenese des Wirbeltierkörpers von vornherein verschiedenen Impulsen (FRORIEP, VEIT). Nach kausalanalytischen Untersuchungen an Amphibienkeimen, die in allen Hauptzügen voll verbindlich auch für die menschliche Embryogenese gelten (BAUTZMANN), organisieren primär zwei bereits im Gastrulationsstadium wirksame Zentren durch Differenzierung und Proliferation auf biochemischem Wege die Determination des Keimgewebes.

Transplantationsexperimente an gleichaltrigen Gastrulae, bei denen urmundnahe und urmundferne Stücke unter das Bauchektoderm des Austauschpartners verpflanzt wurden, haben ergeben, daß — an ihm anhängend — aus urmundnahem Gewebe sekundär ein vollkommen durchorganisierter, aus urmundfernem Material dagegen ein kopfloser Keimling entsteht (SPEMANN). Dieses unterschiedliche Verhalten der Transplantate ließ auf Aktivität von zwei voneinander unabhängigen primären Organisationszentren schließen, deren Wirkungsbereiche nach Verfeinerung der Analyse (HOLTFRETER, MANGOLD, LEHMANN, STARCK) weiter aufgegliedert werden konnte.

Der vorderste *Ur- oder Kopfdarmbereich* induziert die *Entstehung der Mundöffnung*, des *Visceralsystemes* und des *Herzens*. Dicht dahinter liegen drei Zentren (Abb. 180), von denen der erste *prosencephale Organisator* für die *Bildung des Vorderhirnes* von der Mittelhirnbeuge ab verantwortlich ist. Von ihm werden Zwischenhirn, Stirn, Augenbecher, Nasenmitte und die spätere Zwischenkieferregion angelegt. Der nächstfolgende *rhombencephale* Organisator, von dem noch nicht sicher ist, ob

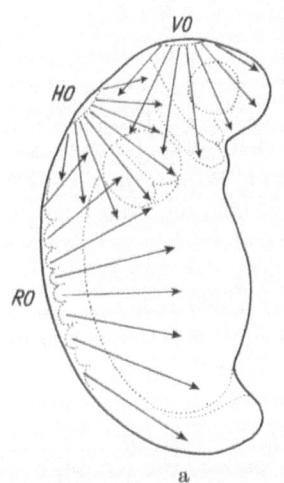

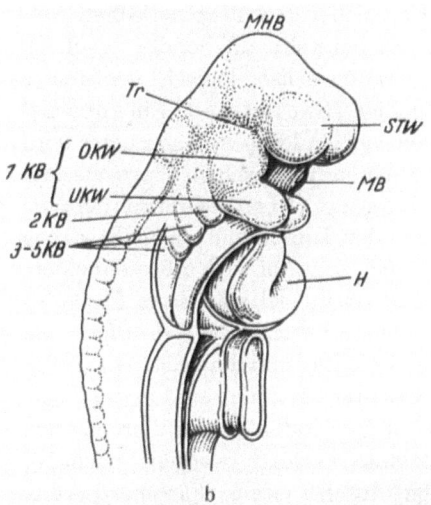

Abb. 180a u. b. Schematische Darstellung der Kauschädel-Halsorganisation. — a Induktionszentren und -bereiche mit Überschneidung der Wirkungsgrenzen an einer Urodelenlarve (nach HOLTFRETER 1933). *VO* = Vorderkopforganisator, *HO* = Hinterkopforganisator, *RO* = Rumpf-schwanz-Organisator. — b Stadium der Kopf- und Rumpfbildung beim 3 Wochen alten Menschenkeimling (in Anlehnung an das Modell von HIS). *MHB* = Mittelhirnbeuge, *STW* = Stirnwulst, *H* = Herzanlage, *MB* = Mundbucht, *Tr* = Tränennasenrinne (paarig), 1—5 *KB* = Kiemenbogen (paarig), *OKW* = Oberkieferwulst (paarig), *UKW* = Unterkieferwulst (paarig)

er auch schon als primärer Induktor wirksam wird (Starck), induziert die Bildung des *Hinterhirnes, des Labyrinths und der Kiemenbögen*. Der letzte *spinocaudale* Organisator ist für die *Rumpf- und Extremitätenbildung* zuständig.

Für alle 3 Impulszentren wurde in den letzten Jahren (Tiedemann, Yamada, Karlson, Duspiva) auf biochemischem Wege die stoffliche Natur dieser Induktionsreize nachgewiesen. Aus Hühnerembryonen wurden Fraktionen mit Induktionswirkung gewonnen. Die Rumpforganisation wird durch ein relativ stabiles Protein — als *mesodermaler Faktor* bezeichnet — übermittelt, während die Fraktion mit der Tendenz zur Vorderkopfbildung einen *neuralen Induktionsfaktor* enthält, der sich chemisch wie ein Nucleoproteid verhält. Mit zunehmender Reinigung der Fraktionen ging der formbildende Ganzheitscharakter verloren, während bei der Kombination von neuralem und mesodermalem Faktor die Spezifität bezüglich der Induktion nachließ (Tiedemann). So konnte beispielsweise die Hinterkopfinduktion dann erreicht werden, wenn viel neuraler und wenig mesodermaler Faktor kombiniert wurden.

Diese Induktionsstoffe leiten die Differenzierung ein und lösen im Wirkungsbereich des Vorder- und Hinterkopforganisators den Aufbau des Gesichtsschädels über abhängige sekundäre, tertiäre und weitere nachfolgende Impulszentren mit speziellen morphogenetischen Aufträgen aus. So entsteht ein bereits genetisch festgelegtes, raumzeitlich logisch geordnetes Induktionsgefüge (Bautzmann). Ein zunächst nur potentiell vorhandenes Anlagemuster wird auf biochemisch-enzymatischem Wege ständig ergänzt und erweitert, wobei die Grenzen der Wirkungsbereiche der Impulszentren nicht streng abgegrenzt sind, sondern sich überschneiden.

Substantiell ist in viel stärkerem Maße als früher angenommen wurde, die *Neuralleiste* am Aufbau des Gesichts- und Kauschädels beteiligt. Ihre pluripotenten Zellen sind in der Lage, in viele Gewebsqualitäten auszudifferenzieren. Ihr Weg konnte verfolgt werden, nachdem Keimgewebe durch vitale Farbmarkierung nach Auflegen von Agar-Agarplättchen rot und blau gekennzeichnet wurde (Vogt). Auf diese Weise war es möglich, sowohl die ursprünglichen Stammzellen als auch den Differenzierungsablauf zu ermitteln. Entgegen der früheren Hypothese von der Spezifität der

Keimblätter wurde bis zur Größenordnung von Einzelzellen ermittelt, daß ein *neuroektodermales* und nicht ein mesodermales Mesenchym die wesentliche Materialquelle für den Gesichts- und Kauschädel darstellt (Veit, Starck, Detwiler, Hörstadius, Sellmann, Bautzmann). Es wird infolge der Ähnlichkeit mit Zellen des mittleren Keimblattes als „*Mesektoderm*" oder „*Ektomesoderm*" bezeichnet und ist auch bei der Planung des Zahnsystemes als Ganzem und am Aufbau der Zähne im einzelnen mitbeteiligt, wenn ihre Anordnung mit der Entstehung der ektodermalen Zahnleiste festgelegt worden ist.

Formale Genese. Die Entwicklung des Kauschädels vollzieht sich in unterschiedlicher Geschwindigkeit, während der Embryo vom 15-Somitenstadium mit einer Durchschnittslänge von 3 mm (4. Embr.woche) bis zu einer Scheitel-Steißlänge von 30—40 mm (8.—10. Embr.-woche) wächst. Für die Entstehung von Fehlbildungen in dieser Zeit haben einige Vorgänge Schwerpunktcharakter, weil sie auf Grund schnellerer Dimensionsveränderungen im Verhältnis zur Umgebung und/oder komplizierter Umschichtungs- bzw. Verschmelzungsprozesse besonders störanfällig sind. Sie hinterlassen auch die für Rückschlüsse auf den formalen Ablauf von Entgleisungen wesentlichsten postnatal erkennbaren embryonalen Spuren. Es handelt sich dabei um das Schicksal der beiden ersten Kiemenbögen, ihrer caudalen Grenzfurchen und ihrer Derivate sowie um die Wandlungen des rostralen Anteiles vom Stirnwulst.

Unter Hinweis auf die ausführliche embryologische Literatur (Peter, Hochstetter 1936, 1944, 1948a, b, 1953, Politzer, Pons-Tortella, Töndury 1940, 1944, Goerttler 1950, Sicher, Tyler et al., Hamilton 1963, Starck, Blechschmidt, Willis) und die Legenden der Abb. 180—184 wandelt sich zusammengefaßt nach der Verbindung von *entodermalem Kopfdarm* und *ektodermaler Mundbucht* (3. Embr.-woche) durch Einriß der Rachenmembran die Umgebung in folgender Weise um:

Die bereits im 20-Somitenstadium nachweisbaren Schlundtaschen des Kopfdarmes wölben sich nach außen. Ihr Kontakt mit der Epidermis, oberflächlich als Kiemenfurchen angedeutet, trennt die Kiemenbögen voneinander (Abb. 181).

Der *erste Kiemenbogen* jeder Seite schiebt zwei Kuppen vor, den kürzeren und zunächst außer acht bleibenden Oberkieferwulst und den längeren Unterkieferwulst. Beide Mandibularwülste verschmelzen in der Mitte. Sie liefern Hammer und Amboß und den Meckelschen Knorpel als Leitschiene für die Knochenbildung.

Die erste Kiemenfurche wird zum äußeren Gehörgang die korrespondierende 1. Schlundtasche zum tubotympanalen Raum.

Der *zweite Kiemenbogen* liefert für die Ohranhänge den Steigbügel und 3 Auricularhöcker, die im Verein mit den 3 jenseits der 1. Kiemenfurche am Unterkieferwulst aufsprossenden

4. Schlundtasche) und Thymus (3. Schlundtasche) nach caudal. Der Sinus cervicalis obliteriert (STARCK).

Die *Zunge* entsteht im entodermalen Kopfdarm als Einzelhöckerchen (Tuberculum impar) direkt hinter den Mandibularwülsten in engem Zusammenhang mit der folgenden Schilddrüsenanlage (PONS-TORTELLA). Das ursprüngliche Zungenhöckerchen vereinigt sich mit zwei seitlichen, vom Unterkieferbogen abgeschiedenen Zungenwülsten (ektodermal) durch Verstreichen der Furchen und erhält außerdem prämyoblasti

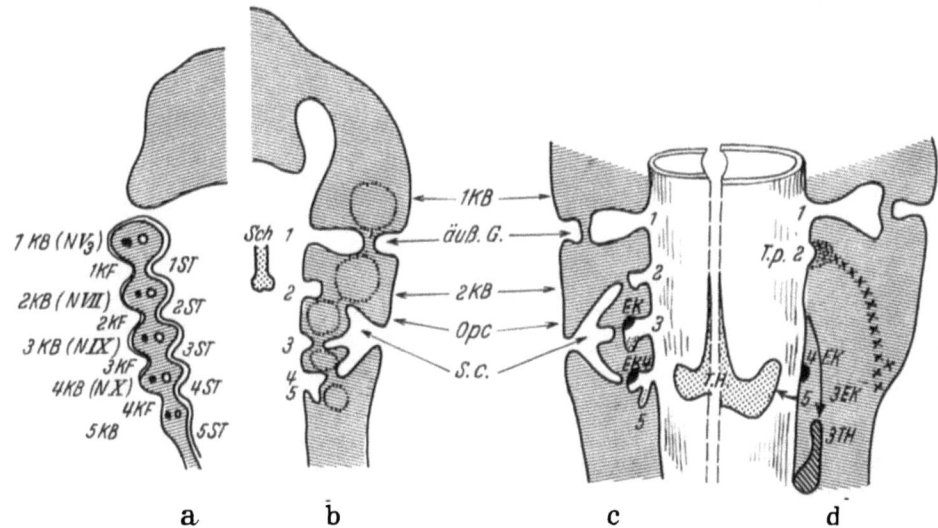

a   b   c   d

Abb. 181 a—d. Schematische Darstellung der Entwicklung des Kiemendarmes beim Menschen (Umzeichnung nach STARCK 1965). — a Horizontalschnitt durch 5 Kiemenbögen (*KB*), 4 Kiemenfurchen (*KF*) und 5 Schlundtaschen (*ST*) der rechten Seite. Beginn der Einsenkung der Kiemenfurchen nach Epidermiskontakt mit den Schlundtaschen in der 3. Keimlingswoche. — b Einstülpung des dreibuchtigen Sinus cervicalis (*S.c.*). Ausgangslage der Kiemenbögen punktiert. Anlage der Schilddrüse (*Sch.*). — c Vertiefung des äußeren Gehörganges (*äuß. G.*) und der Ohrtrompete. Das Operculum (*Opc*) des Hyoidbogens (*2 KB*) schiebt sich nach hinten und engt den Sinus cervicalis ein (Schlauchbildung, Bläschenbildung). Anlage der Epithelkörperchen am Dach der 3. und 4. Schlundtasche. — d Anlage der Gaumentonsille (*T.p.*) am Eingang zur inzwischen obliterierten 2. Schlundtasche. Überlagerung der Halsbucht (*S.c.*) durch den Hyoidbogen (*Opc*) im Verlaufe der Kreuzlinie. Sie markiert vor der Anlage des M. sternocleidomastoideus die Lage und maximale Ausdehnung von lateralen Halscysten und -fisteln (vgl. Abb. 189-191). Die Derivate der 3. Schlundtasche [unteres Epithelkörperchen (*3 EK*) und Thymus (*3 Th*)] wandern mit der Überschichtung tiefer

weiteren 3 Höckern schon bei Keimlingen von 10 mm SSL nachweisbar sind. Sie verstreichen und bilden dann in offener Ringform über die 1. Kiemenfurche hinweg die Ohrmuschel (STREETER, HOCHSTETTER 1948).

Außerdem entwickeln sich aus dem Hyalbogen Griffelfortsatz, Zungenbeinhorn und Kopfnickermuskel. Sein caudaler Teil, der Opercularfortsatz, schiebt sich nach hinten und engt damit die Lumina der 2.—4. Kiemenfurche (Sinus cervicalis) ein. Er überlagert den 3. Kiemenbogen und zieht außer der Tonsillarbucht (2. Schlundtasche) Epithelkörperchen (3. und

sches Mesenchym vom Hinterkopf (vorderste 3 Somiten). Den Zungengrund liefert der Hyalbogen. Die komplexe Morphogenese der Zunge spiegelt sich in ihrer nervösen Versorgung wieder. Noch vor dem Termin des Gaumenverschlusses (25 mm SSL) beginnt die Entwicklung der Zungenpapillen.

Oberhalb von Mundboden und Zungenanlage durchläuft ebenfalls zwischen 4. und 6. Keimlingswoche das werdende Mittelgesicht seine kompliziertesten Wandlungen. Dazu liefert der 1. Kiemenbogen den Oberkieferwulst und mit ihm den lateralen Nasenwulst (Abb. 182, 183).

Bei Keimlingen von 3—6 mm Länge heben sich bilateral am abgeflachten Stirnwulst die Mulden der Riechplakoden ab (Abb. 182a, 183a). Sie waren ursprünglich erhaben, aber ihre Ränder sind wallartig hochgewachsen (Abb. 182b, 183b), so daß sich Nasentaschen bzw. Riechgruben gebildet haben. Die vorgewölbten Randzonen nehmen die Form eines unten offenen Ringes an, dessen freie Enden als medialer und lateraler Nasenwulst aufeinander zustreben. Die Epithelien dieses Ringes — der späteren Nasenlochbegrenzung — bekommen Kontakt. Sie verschmelzen zu einer sich verlängernden Epithelnaht (HOCHSTETTER), von

Unmittelbar danach setzen, wie auch am Unterkieferbogen, zwei aufeinander zustrebende, zunächst voneinander unabhängige Entwicklungsvorgänge ein, die *Einsenkung der Labiodentogingivalleiste* mit der Trennung von Lippen und Kiefer (zugleich erste Zahnanlagen) und die Knochenbildung (MALL, MEYER). Bereits in der 6. Embryonalwoche bilden sich auf jeder Seite ein intermaxillärer und ein facialer Ossifikationskern, die radiär ausstrahlen, bald verschmelzen und die Festigung des Oberkiefers vorantreiben.

In der 6. Woche treten auch die *Augenanlagen* infolge der Lidbildung deutlicher her-

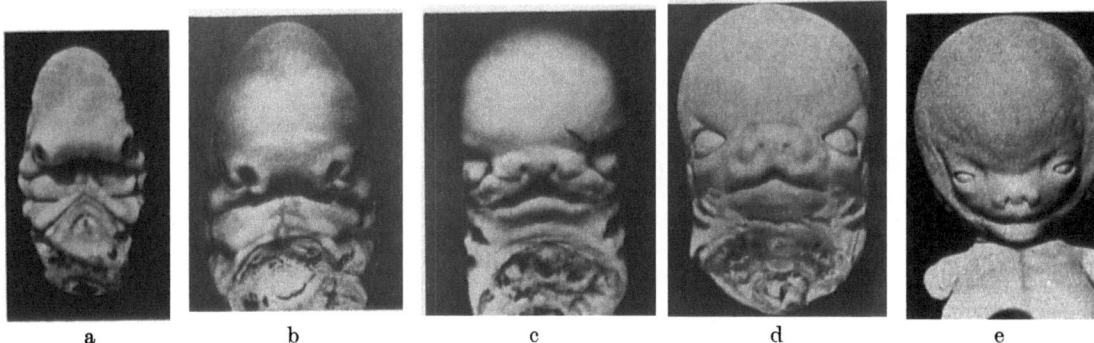

a   b   c   d   e

Abb. 182a—e. Gesichtsentwicklung, Frontalansicht (Sammlung HOCHSTETTER 1953). — a Keimlingslänge 8 mm. Breite Mundbucht, Riechplakoden bilateral am Stirnwulst, darunter Ober- und Unterkieferwulst. — b Keimlingslänge 9,8 mm. Umlagerung der Riechgruben durch mediale und laterale Nasenwülste, die vom Stirn- bzw. Oberkieferwulst stammen; Unterkieferwülste vereinigt. — c Scheitel-Steißlänge 13,8 mm. Primitiver Nasenhöhlenboden geschlossen, plumper Nasensteg. Am Kopfrand Augenanlagen. — d SSL 15,8 mm. Mittlere Lippenkerbe, Nase plump, Augenanlagen weiter zur Mitte gerückt, Tränennasenrinne verstrichen. — e SSL 30 mm. Gesichtsform zur Zeit des Gaumenverschlusses, beginnende Verschmälerung der Lidspalten

POHLMANN, FLEISCHMANN als „Epithelmauer" bezeichnet, die sowohl breiter als auch höher wird (Abb 182c, 183c), weil der laterale Nasenwulst mit seinem massiveren Nachbarn, dem Oberkieferwulst, relativ im Rahmen der dreidimensionalen Expansion besonders stark zur Mitte gedrängt wird. Die Mulde in der Oberlippenmitte wird dadurch fülliger; die Mundspalte scheint sich zu verkleinern.

Die Bildung der „Epithelmauer" ist somit die Voraussetzung für den Abschluß des Naseneinganges und den Zusammenhang der späteren Oberlippen-Frontzahnregion. Mit der Auflösung und dem Verschwinden der epithelialen Verschmelzungsnaht erhalten Mesenchymkomplexe von medial und lateral Gelegenheit (Abb. 182d, 183d) eine durchgehende Platte, den primären Nasenhöhlenboden (= primitiver, besser vorderer embryonaler Gaumen) zu bilden.

vor, nachdem schon zur Zeit der Riechplakodenbildung die Augenblase aus dem Neuralrohr abgeschnürt und wenig später die Linsenanlage subepithelial isoliert worden ist. Das neuroektodermal-ektodermale Kombinat der Augenanlage durchläuft schon bei Keimlingen von 12 mm SSL die Phase des Verschlusses der physiologischen Augenbecherspalte (Persistenz-Colobom), ist aber um diese Zeit noch nicht von Knochen umgeben.

Durch die Bildung des *hinteren* embryonalen (sekundären oder definitiven) *Gaumens* wird das Stomadaeum in der 7. bis 8. Embryonalwoche in Mund- und Nasenhöhle getrennt. Der mehrphasige Vorgang des Gaumenverschlusses setzt bei Keimlingen von 20—25 mm SSL ein und ist im wesentlichen bei 30 mm langen Embryonen abgeschlossen. Er erfolgt in Abhängigkeit von der Entfaltung und Streckung der oberen Kopfdarmwand, der z. T. dadurch bedingten Ausdehnung des Nasenseptums und der Entwicklung und Form bzw. Lageveränderung der Zunge und des Unterkiefers.

Die Gaumenfortsätze entstehen bilateral als kleine plumpe Falten an der medialen Seite des Gaumenwalles und begrenzen seitlich die bis an das Septum, also weit in den Nasenraum reichende Zunge. Die anfangs sehr breite physiologische Gaumenspalte verschließt sich, indem die zunächst vertikal hängenden Gaumenfort-

Schnelligkeit dieses noch nicht in den entscheidenden Stadien beobachteten Vorganges unentschieden. Die Vermutung, daß dieser Prozeß auch unter physiologischen Bedingungen beim Menschen asymmetrisch ablaufen kann (PETER) gewinnt durch analoge Feststellungen bei Mäuseembryonen (WALKER, FRASER) an Bedeutung.

Das Zusammentreffen von Nasenscheidewand und verschmelzenden Gaumenfortsätzen

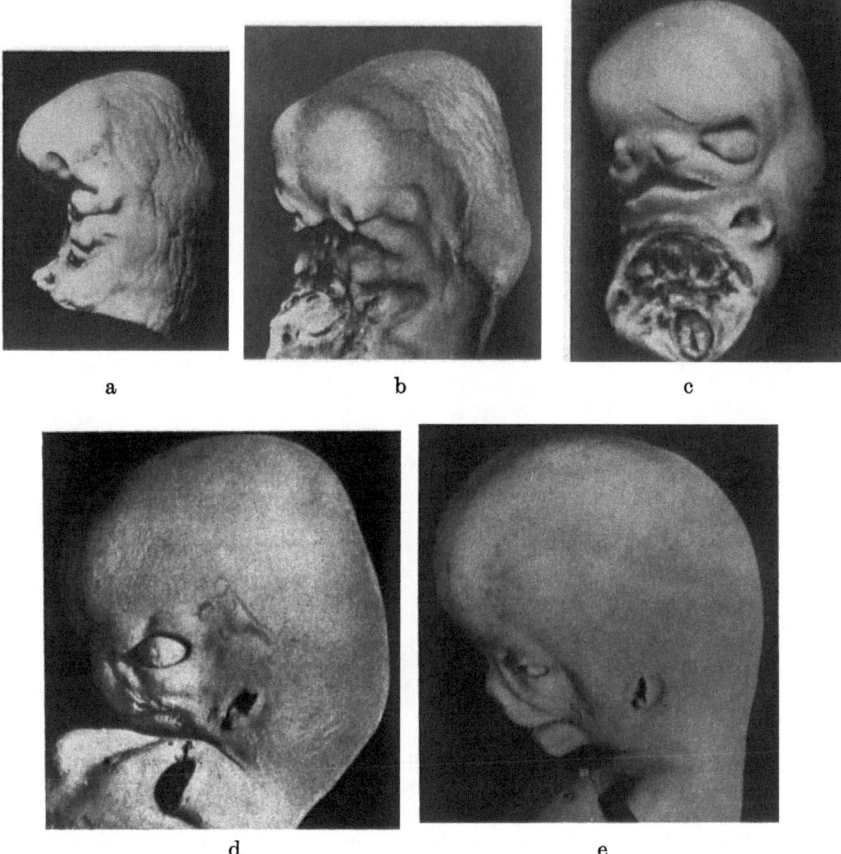

Abb. 183 a—e. Gesichtsentwicklung, Seit- bzw. Schrägansicht der Keimlinge a—e der Abb. 182. — a Stummelförmiger Ober- und Unterkieferwulst, überragender Stirnwulst mit Riechplakoden. — b Ober- und Unterkieferwulst getrennt, darüber flache Augenanlage. — c Ohrmuschelanlage unterhalb des Unterkieferbogens. — d Ohranlage in Höhe der Mundspalte (Wangenbildung). — e Wangenmulde zur Zeit des Gaumenverschlusses; Ohrmuschelanlage und Mundwinkel sind weiter auseinandergerückt, das Kinn hat sich vorgeschoben

sätze in horizontaler Richtung aufeinander zustreben und sich über der Zunge vereinigen (Abb. 184).

Beim Menschenkeimling ist die Frage, ob eine Umlagerung (HOCHSTETTER 1936) oder Umformung (POLITZER 1959) der Gaumenfortsätze stattfindet, und die Zunge nur ihre Form oder auch ihre Lage ändert, infolge der relativen

beginnt beim Menschen in Höhe der horizontalen Vereinigungsstelle (HOCHSTETTER Abb. 184 b) und nicht am primären Gaumen (PETER). Demzufolge verlängert sich die Septum-Gaumen-Naht sowohl nach vorn als auch nach hinten. Die relativ dicken wulstigen Ränder der Gaumenfortsätze und des Septums treffen sich zuerst bilateral und verwachsen nach der Mitte zu.

Betrachtet man das Profil von Septum und Gaumenfortsätzen unmittelbar nach der Vereinigung, so hat es im groben Vergleich die Form eines umgekehrten T, während ihre Nahtstellen im Querschnitt die Figur eines Y zeigen. Rachenwärts erfolgte der Verschluß der Gaumenspalte am spätesten. Im Bereich der Uvula bestehen große individuelle Unterschiede, meist ist jedoch bei einer Keimlingslänge zwischen 30 und 35 mm, also in der 9. Embryonalwoche, die Vereinigung erfolgt.

geschieden wird, in die sich bald zugelastische Retikulinfasern einlagern. Mesenchymzellen wandeln sich zu Präosteoblasten um, die ein sulfuriertes Polysaccharid (Chondroitinschwefelsäure) ausscheiden. Nach histochemischen Untersuchungen (Larsson 1962) an Mäuseembryonen hängen vom Polymerisationsgrad der Chondroitinschwefelsäure sowohl die Richtung des Flüssigkeits- und Elektrolyttransportes als auch der Konsistenzwechsel des Mesenchyms von der mehr flüssigen, in eine gelartige

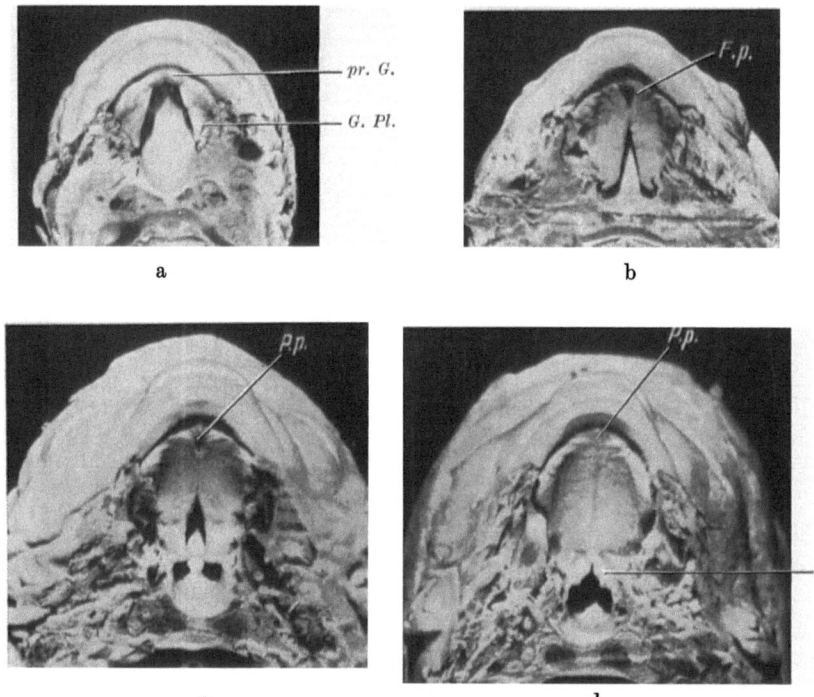

Abb. 184a—d. Gaumenbildung beim Menschen, Aufsicht (Sammlung Hochstetter 1936). — a SSL 18,5 mm, vorderer Nasenhöhlenboden geschlossen (*pr. G.*). Oberlippe und Kieferwall sind durch die eingesenkte Labiodentogingivalleiste getrennt; breite physiologische Gaumenspalte, bilateral kurze Gaumenfortsätze (*G. Pl.*). — b SSL 26 mm, beginnende Verschmelzung von Gaumenfortsätzen und Septum im vorderen Drittel des harten Gaumens. — c SSL 27 mm, fortgeschrittene Gaumenverschmelzung nach vorn und hinten, vorn wird das embryonale Foramen palatinum (*F.p.*) zur Papilla palatina (*P.p.*) der späteren Papilla incisiva. — d SSL 30 mm, Gaumenverschluß fast beendet, nur die Uvulahälften sind noch getrennt (*Pfeil*). Der flache Kieferbogen der Abb. 184a hat sich verlängert und zum Halbkreis gerundet. Der Gaumenwall ist zum Kieferkamm ausgewachsen

Die treibenden und durch das organisierte Impulsspiel gesteuerten Kräfte für die Entwicklung des Kauschädels sind enzymatisch-biochemischer Natur. Die Oberflächenexpansion mit ihrem ständigen Reliefwandel spielt sich im Bereich der Gesichtswülste wahrscheinlich so ab, daß während des Wachstums und der Teilung der Mesenchymzellen intercellulär reichlich leicht quellbare Grundsubstanz aus-

Form ab. Damit ändert sich auch der Elastizitätszustand im Sinne einer zunehmenden Festigung (Wurmbach).

Fehlentwicklung des Kauschädels
Kausale Genese

Vererbung. Die Ursachen von Entwicklungsstörungen der Gesichtsregion sind noch unbekannt. Auch für die häufigsten Mißbildungen, die Lippen-Kiefer-Gaumenspaltformen (LKG-spalten) ist lediglich erwiesen, daß unter den bekannten ätiologischen Faktoren die Vererbung die Hauptrolle spielt. Darauf weisen Ergebnisse der Stammbaum-Sippen- und Zwillingsforschung beim Menschen (FOGH-ANDERSEN, LEHMANN und RITTER) sowie Zuchtexperimente bei Mäusen (REED, STEINIGER 1940) und Hunden (VEAU 1942) mit erblicher LK-spalte hin.

Einerseits wird die genetische Grundlage aller Formen von Spaltbildungen als einheitlich angesehen (RITTER, GABKA). Andererseits besteht die Auffassung, daß Lippen-Kieferspalten mit oder ohne Gaumenspalten sowie isolierte Gaumenspalten zwei ätiologisch unterschiedliche Mißbildungskomplexe darstellen (REED, STEINIGER, FOGH-ANDERSEN, FRASER, W. LENZ 1959, TÖNDURY, SCHULZE).

Für die erbliche „Hasenscharte der Maus" (REED, STEINIGER) konnte eine gemeinsame erbliche Basis sowohl für den Fall des dominanten als auch des recessiven Erbganges wahrscheinlich gemacht werden, beim Menschen ist sie noch nicht erwiesen. *Penetranz- und Expressivitätsschwankungen* — für menschliche Verhältnisse gewagte Begriffe der Experimentalgenetik — werden in hohem Maße durch Umwelteinflüsse erklärt.

Eine weitere Perspektive ergibt sich aber, wenn man das *Phänomen der Expressivitätsschwankungen* nicht nur *genetisch vergleichend* und *exogen beeinflußt* sieht, sondern auch noch *entwicklungsfunktionelle Gesichtspunkte* berücksichtigt. Gerade feine Merkmalunterschiede bei eineiigen Zwillingen lassen vermuten, daß endogene Faktoren nur den ersten Anstoß geben, und der weitere Ablauf der Störung von der sensiblen Phase abhängen, in welcher sich eben der regionale Determinationsprozeß befindet. Die Spaltausprägung wäre dann von *individuell unterschiedlichen Differenzierungsschwankungen des mesektodermalen Gewebes abhängig,* das trotz mannigfaltiger Beeinflussungsmöglichkeiten nur relativ monoton reagieren, aber in verschiedenen Entwicklungsphasen betroffen sein kann. Diese Auswirkungen dürften aber auf einen *multifaktoriellen Komplex* zurückzuführen sein, in dem die *Genkonstellation für individuelle Formmerkmale keine geringe Rolle* spielt.

Während um die Jahrhundertwende die Anlage zur Fehlbildung in einzelnen oder wenigen Genen vermutet wurde, ist es heute bekannt, daß in der fortschreitenden Entwicklung immer zahlreichere Gene in spezielle Formbildungsvorgänge eingreifen (DEGENHARDT, W. LENZ 1961).

Leichte Schwankungen der individuellen Morphogenese, die in anderen kompakten Blastemen unauffällig bleiben, könnten sich dann folgenschwer auswirken, wenn kompliziertere und damit störanfälligere Entwicklungen ablaufen.

Für seltenere Mißbildungen sind mit Ausnahme der häufig mit LKG-spalten kombiniert auftretenden Unterlippenfisteln, für die ein dominanter Vererbungsmodus wahrscheinlich ist (Zusammenstellung von über 100 Fällen bei HEINER und LEUTERT, SCHULZE), die genetischen Grundlagen noch unsicherer.

Vom zweithäufigsten Formenkreis der Fehlbildungen des Kauschädels, der mandibulofacialen Dysostosis ist eine familiäre Häufigkeit nachweisbar, die auf eine irreguläre Dominanz zurückgeführt wird (FRANCESCHETTI und KLEIN).

Exogene Faktoren. Unter dem Eindruck experimentell erzeugbarer Mißbildungen des Kauschädels, sind als mögliche ätiologische Faktoren äußere Einflüsse wieder stärker in den Vordergrund getreten.

Als exogene Störursachen der entwicklungsfunktionellen Einheit *Amnion-Fruchtwasser-Embryo,* die zu Gesichtsmißbildungen führen oder deren Ausprägung verändern können, wurden und werden *Infektionen, mechanische Faktoren und stoffwechselpathologische Einwirkungen* unterschiedlicher Natur (Sauerstoffmangel, Hormondysregulationen, Hyper-, Hypo- und Avitaminosen, toxische und physikalische Einflüsse) allein oder auch in Wechselbeziehung diskutiert. (Zusammenfassende Literatur: BÜCHNER, FRASER, RÜBSAAMEN, KALTER und WARKANY, DUSPIVA, PLIESS, PFEIFER 1963, GOERTTLER 1964, NEUWEILER und RICHTER, KAUFMANN.)

Obwohl Tierversuche erkennen lassen, daß durch exogene Einflüsse Mißbildungen am Kauschädel erzeugt werden können, wäre es verfrüht und gefährlich (WARKANY 1957), Analogieschlüsse zwischen tierexperimentellen und menschlichen Mißbildungen bezüglich der Ätiologie zu ziehen. Vereinzelt wurden von klinischer Seite der Möglichkeit einer exogenen

Beeinflußbarkeit einer Fehlentwicklung bei bekannter Disposition empirisch nachgegangen.

In der Annahme, daß Vitaminmangel ein möglicher ätiologischer Faktor für die Bildung von LKG-spalten beim Menschen sein könne, gab Conway (1958) im Verlaufe von 12 Jahren 39 von 87 Müttern, deren spaltbehaftete Kinder er behandelt hatte, bei nachfolgenden Schwangerschaften während der ersten 3 Monate oral und zusätzlich intramuskulär Vitamin-Komplex-Präparate. Bei insgesamt 59 Neugeborenen sah er keine LKG-spalten. Den anderen 48 Müttern wurden keine Vitamine gegeben. Unter 78 nachfolgenden Geburten hatten 5 Kinder Mißbildungen, darunter 4 Fälle mit verschiedenen Formen von LKG-spalten.

Neben dem mütterlichen Alter, einer schnellen Geburtenfolge werden Blutungen im 1. und 2. Schwangerschaftsmonat, Erschöpfungszustände durch Erbrechen, Anämie, Strahlenbelastung, Hormonbehandlung und auch Infektionskrankheiten in Betracht gezogen. Ein Kausalzusammenhang läßt sich jedoch beim Menschen nur ausnahmsweise feststellen (Bartelheimer, Thiersch, Harris und Ross, Doig und Coltmann, Rübsaamen).

In diesem Zusammenhang tritt auch die Frage der Entstehung von Geburtsanomalien durch *psychogene Einflüsse* auf; sie wird häufig erörtert, weil das Kausalitätsbedürfnis des Laien die jahrhundertelang im Volksglauben genährte Vorstellung der Beziehung zwischen Schreckreaktion und Entstehung einer Mißbildung aufrechterhalten möchte. Additiv störende Momente im Rahmen eines multifaktoriellen Einflusses — angesprochen werden innersekretorische Regulationsschwankungen — können nicht ausgeschlossen werden; eine dominierende Bedeutung psychogener Faktoren ist aber bis heute noch nicht erwiesen (Peer und Strean).

Reaktionsweise des Keimgewebes auf Störeinflüsse

Nicht nur die Ursachen der Mißbildung, sondern auch die Reaktionsweise des Keimgewebes auf Störeinflüsse sind für den Menschen erst in groben Umrissen bekannt. Zwischen embryologischen Erkenntnissen der Normalentwicklung, Rückschlüssen aus teratologischen Experimenten, und der morphogenetischen Beurteilung von angeborenen Fehlbildungen klaffen bezüglich der feineren Abstufungen

nicht zuletzt deshalb große Lücken, weil sich auch nach der Manifestation der Störung noch weitere determinative und proliferative Vorgänge ereignen, die erst nach erheblichen Formwandlungen in der Fetalzeit postnatal als Spätfolgen sichtbar werden. Deshalb existieren beispielsweise auch verschiedene Ansichten darüber, ob Gesichtsspalten als Defektmißbildungen anzusehen sind, ob sie als Hemmungszustände im Sinne einer hypoplastischen Entwicklung aufzufassen sind oder ob es sich nur um eine Trennung normalangelegter Gewebe handelt (Grünberg, Stieda 1926, Stupka 1938, Cadenat).

Die unterschiedliche Häufigkeit von Gesichtsfehlbildungen verschiedener Art weist darauf hin, daß manche Entwicklungsvorgänge nur ausnahmsweise (Unterkieferspalte), einige häufiger (faciale Dysostosen) und andere oft (LK-spaltformen, Gaumenspalten) entgleisen. Da sich Normalentwicklung und Fehlentwicklung nicht *prinzipiell*, sondern nur *graduell* unterscheiden (Töndury 1944, 1964), sind Komplikationen auch in Eigenarten der regionalen Organogenese zu suchen.

Eine erhöhte, geradezu typische Störanfälligkeit besteht für bestimmte „kritische" Phasen (schnelleres Wachstum, vermehrter Stoffwechselbedarf) in bestimmten Arealen (verwickelte Gestaltungsvorgänge, epitheliale Verschmelzungen). Sowohl am Beispiel fehlerhaft angelegter Ohrmuscheln als auch bei LK-spaltformen läßt sich später zeigen, daß für mehrere Gewebsqualitäten (Haut, Knorpel, Knochen, Muskulatur) im Formenkreis desselben Mißbildungstypes Defekte, Hypoplasien und auch Hyperplasien vorkommen. Gewebsdefizit, -norm oder -überschuß hängen eng mit dem Schweregrad der Fehlbildung und dem Manifestationstermin zusammen.

Da der Formwandel des werdenden Gesichtes in der kritischen Zeit zwischen 3. und 10. Embryonalwoche nicht nur ein spezifisches Differenzierungsproblem, sondern als Auseinandersetzung zwischen Expansion der prächordalen, primordialen Schädelbasis, mesenchymaler Proliferation der Gesichtswülste und Dehnung des Oberflächenepithels auch eine Frage des stürmischen Wachstums ist, können Areale reißen, deren Festigung sich verspätet hat. Der Boden für Ein- oder Durchrisse wird manchmal durch epitheliale Cysten vorbereitet.

Hohlräume kleineren Ausmaßes können aber auch erhalten bleiben oder dysontogenetisch eingeleitet, erst im späteren Lebensalter klinisch auffällig werden.

Die Reaktionsweise des Keimgewebes nach Entwicklungsstörungen ist zwar an das organogenetische Programm gebunden, sie läßt aber Varianten erkennen, die wiederum Rückschlüsse auf das Zustandekommen von Fehlbildungen ermöglichen.

Für das Gebiet der häufigeren embryonalen Fehlbildungen des Kauschädels ergeben sich innerhalb teratologischer Reihen bei Spaltbildungen folgende morphologischen Abstufungen der angrenzenden Gewebe:

Volumen des Keimgewebes:	Aplasie	Hypoplasie	Hyperplasie	Zysten
Spaltbildungen:	scheinbar (Defekte)	sehr häufig	seltener; häufig Mikroformen	häufig nach Durchriß

Defekt- oder Spaltform *und* Morphologie der Umgebung sind *erst* im *Zusammenhang* bei *gemeinsamer Betrachtung* aufschlußreich für die formalgenetische Analyse der Entwicklungsstörung; für sich allein gesehen verführen sie zur Fehlbeurteilung.

In diesen Zusammenhang gehört eine Stellungnahme zum Problem von sog. embryonalen oder fetalen Nachheilungs- bzw. Nachreifungsvorgängen.

Seit der Jahrhundertwende bis in die Gegenwart wurde allgemein und bezüglich des Verhaltens der Mittelgesichtswülste im besonderen bei der vollzogenen oder ausgebliebenen Bildung des primitiven Nasenhöhlenbodens die Ansicht vertreten, daß embryonale Nachreifungs- bzw. Nachheilungsvorgänge möglich seien (SCHWALBE, PETER, HOEPKE, MAURER, ROSENTHAL, LUHMANN, BERNDORFER). Hypothetische Gegenäußerungen (VEAU 1938, HOCHSTETTER 1948) und der Nachweis, daß zumindest für die Fehlbildungsreihen der LK-spaltformen sowie der isolierten Gaumenspalten reparative Vorgänge nach eingetretener Entgleisung nicht in Frage kommen können (PFEIFER 1963), finden eine Stütze in den Resultaten teratologischer Experimente (BÜCHNER, DUSPIVA, TÖNDURY, PLIESS, GOERTTLER), nach denen *charakteristische* Mißbildungen nur während bestimmter Perioden entstehen können,

weil die kritischen Areale zeitlich und örtlich sehr stark wechseln.

Geht man auch beim Menschen von der Vorstellung aus, daß jeder Fehlbildung eine Entwicklungs*hemmung* zugrunde liegt, so würde ihr Ausgleich einen schnelleren Ablauf aufholender reparativer Vorgänge erfordern, um den Rückstand wettzumachen, weil inzwischen der Organisationsplan in der engeren und weiteren Nachbarschaft des in physiologischem Tempo wachsenden Keimgewebes weiterbefolgt wird. Dafür lassen sich aber postnatal keine Merkmale finden.

Dazu kommt, daß mit der Verzögerung auch eine Änderung der Wachstumsrichtung des noch ungefestigten Mesenchyms verbunden sein kann, die ungünstigere räumliche Vorbedingungen schafft.

Noch weniger angebracht ist die Verwendung des häufig gebrauchten Begriffes „Nachheilung" für einen vermeintlichen späteren Spaltverschluß, dem eine gedankliche Verkettung von Vorstellungen aus der Wundlehre und embryonalen Vorgängen zugrunde liegt.

Die regenerative Fähigkeit der bereits differenzierten und durch traumatische Einflüsse getrennten Gewebe nach der Geburt, unterscheidet sich grundsätzlich vom Verhalten der Keimgewebe bei organogenetischen Leistungen jenseits des Gastrulationsstadiums. Selbst hier dürften aber zeitabhängige Qualitätsdifferenzen vorhanden sein. Wenn das Wesen der Morphogenese darin besteht, daß Entwicklungsvorgänge zumindestens angelaufen oder aber vollendet sein müssen, damit weitere folgen können, ist es unwahrscheinlich, daß bestimmte Zellformationen über die optimale Zeit einer sensiblen Phase hinaus isoliert Gestaltungsaufträge stapeln und auf späteren Impulsabruf noch leisten können.

Die aufeinanderfolgenden Fristen der Differenzierungsvorgänge für Weichteile und Hartgewebe und außerdem spaltbedingte statische Verschiebungen zwingen dem Gesicht einen eigengesetzlichen Entwicklungsrhythmus auf. Wenn einmal das Determinationsprogramm an einer Stelle verzögert abgelaufen ist, stehen keine genügenden Reserven für eine völlige Kompensation mehr zur Verfügung.

Entwicklungsmechanische Gründe (S. 349) sprechen vielmehr dafür, daß frühzeitige Entgleisungen weitere Konsequenzen haben, denn die Kombinationen von facialen Dysostosen oder schrägen Gesichtsspalten mit LKG-spalten können kein Zufall sein. Diese Mißbildungskomplexe entstehen wahrscheinlich zwei- oder dreistufig: Der fehlerhaften Kiemenbogendifferenzierung schließt sich die Störung der Nasenbodenbildung an, und die weiter gewordene Spalte verhindert den Gaumenverschluß.

Das Keimgewebe des werdenden Kauschädels kann auf Determinationsverspätungen mit primären oder sekundären Spaltbildungen, epithelialen Einschlüssen (Cysten), Einrissen oder Durchrissen reagieren. Sind aber Weichgewebe oder Knochen einmal getrennt, so wachsen sie von sich aus weder prä- noch postnatal wieder zusammen.

Über das Wesen der Reaktion des Keimgewebes nach unterschiedlichen Schäden in verschiedenen Entwicklungsphasen ist aber die Diskussion noch lebhaft im Gange (BERNDORFER, TÖNDURY 1963, GOERTTLER, HOPPE u. a.). Es wird Aufgabe der nächsten Jahre sein, hier weitere Grundlagen im Zusammenwirken vieler Fachrichtungen zu erarbeiten.

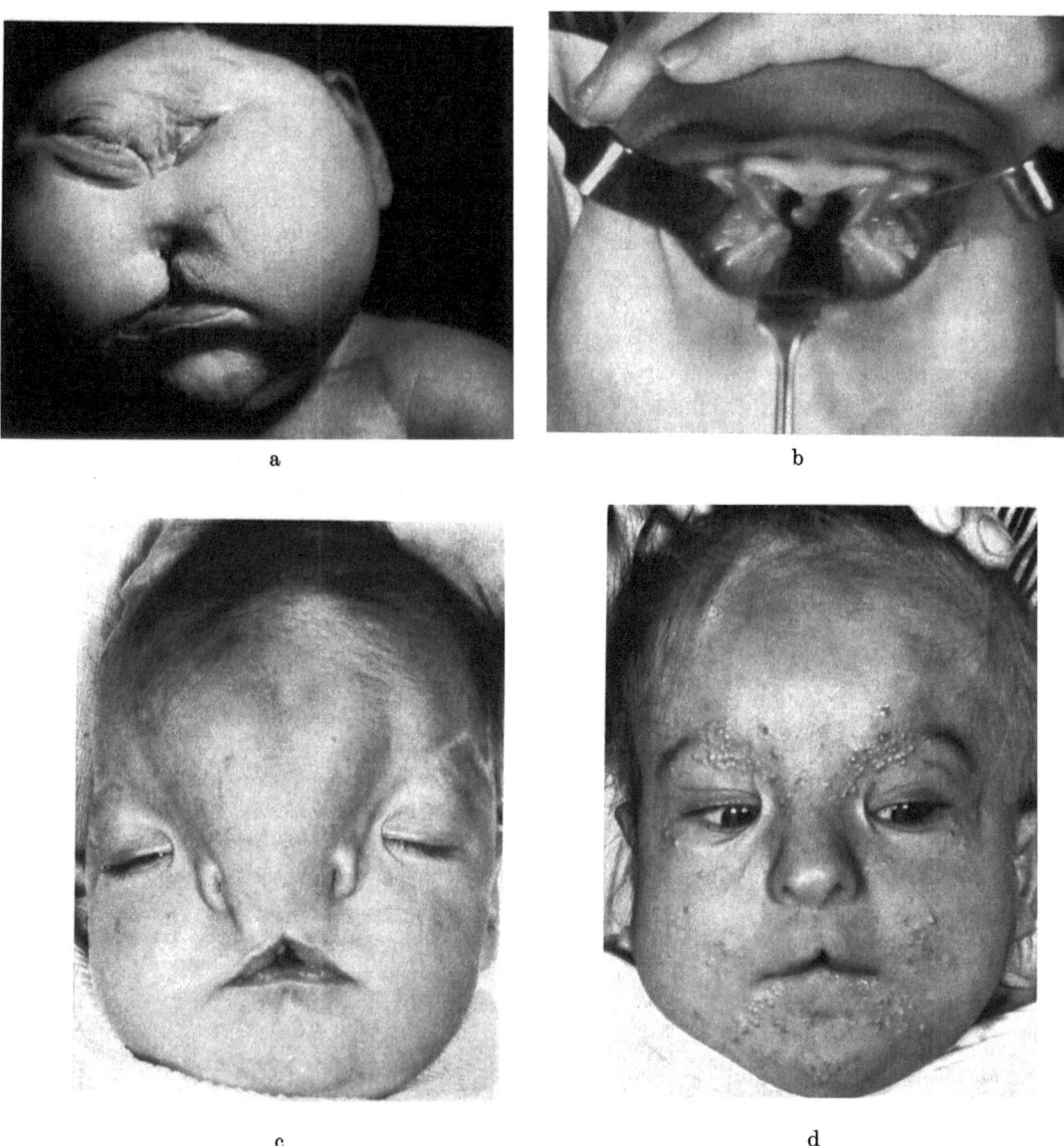

a   b

c   d

Abb. 185a—d. Varianten von Entwicklungsschäden im Wirkungsbereich des Vorderkopforganisators. — a Arhinencephalie und Zwischenkieferdefekt (aus STARCK 1955). — b Zwischenkieferaplasie, 6 Monate alter Junge. — c Stirn-Nasendysmorphie, mediane Lippen-Kieferspalte, weiter Augenabstand, Velumspalte, 6 Monate alter Junge. — d Mediane Lippen-Kieferspalte, 6 Monate altes Mädchen (Dysplasia linguo-facialis)

Morphogenetisch-morphologische Systematik der angeborenen Fehlbildungen des Kauschädels

Determinationsanomalien im Induktionsbereich des Vorderkopforganisators. Entwicklungsstörungen im Anlagefeld des Vorderkopforganisators (vorderer Kopfdarm, Stirnwulst vor der Mittelhirnbeuge, vgl. Abb. 179, 180) werden nach den beiden Anfangsgliedern als *cyclope-arhinencephale Mißbildungsreihe* zusammengefaßt. Beide extreme Typen sind auf Entgleisungen im Gastrulationsstadium zurückzuführen.

Der Mißbildungsplan wurde tierexperimentell sowohl durch Zuchtversuche (Inzucht von 2 Meerschweinchenfamilien mit Störungen der Kopfentwicklung, WRIGHT und WAGNER) als auch durch teratogene Substanzen (WOLFF, RÜBSAMEN, LEHMANN, KAVEN, MORGER) ermittelt und für den Menschen in Übereinstimmung damit bestätigt (TÖNDURY 1944, v. GRUBER).

Die *anatomischen Grenzen*, in denen sich die Organisatorschäden auswirken, liegen vor dem Türkensattel. Sie betreffen das Vorderhirn (prächordale Schädelbasis), verlaufen bilateral durch das Nasenskelet, beide Nasenflügel, Philtrumkanten der Oberlippe und umfassen den Zwischenkiefer (Abb. 179). Meistens sind der hinter Schädelabschnitt und die Derivate des Schlunddarmes vollständig angelegt. Ausgedehntere Schäden (Sphärocephalie) weisen darauf hin, daß die Störung vor oder am Beginn der Aufteilung der Kopforganisation eingetreten ist.

Alle Varianten dieser Reihe kommen beim Menschen nur sehr selten vor. Während Cyclopie und Arhinencephalie mehr von pathogenetisch-entwicklungsmechanischem Interesse sind, haben Manifestationen, die eher mit dem Leben vereinbar sind, klinische Bedeutung. Dazu gehören Arhinie und Dysmorphie von Stirn und Nase, Zwischenkieferhypoplasie und Aplasie sowie *mediane* Oberlippen-Zwischenkieferspalten als Mikroformen (Abb. 185b). Oft bestehen gleichzeitig Mißbildungen im Nasenrachen und Mund (Grob-Syndrom).

Arhinie und *Zwischenkieferaplasie* sind *Defektmißbildungen*. Wesentliche Teile des prosencephalen Blastems sind überhaupt nicht angelegt.

Bei der *Arhinie* (Abb. 185a) ist die Schädelbasis verkürzt, Riechhirn, Siebbein und Nasenhöhle fehlen, die Lidspalten und rudimentären Augenanlagen sind ebenso wie die Skeletteile des Oberkiefers zur Mitte gerückt und verschmolzen. Eine Verbindung zum Rachen, der am Keilbein beginnt, ist nicht vorhanden. Da

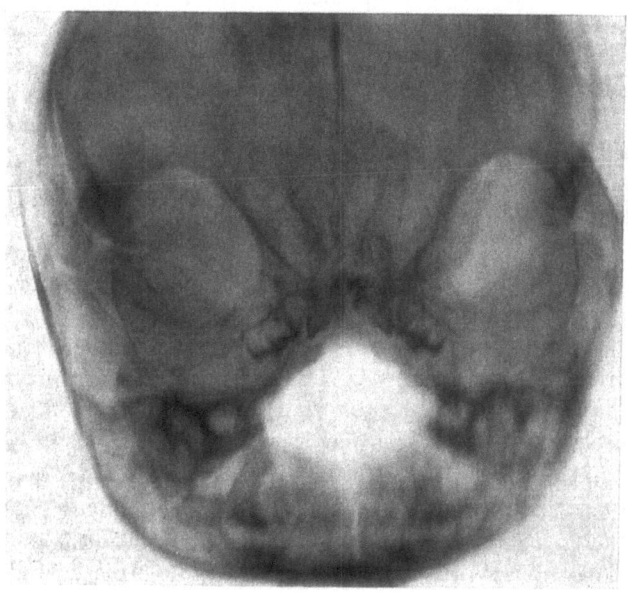 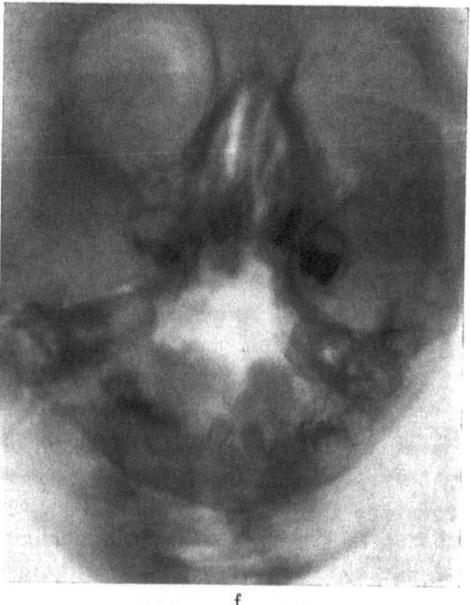

e   f

Abb. 185e u. f. Skeletbeteiligung bei archencephalen Entwicklungsstörungen (halbaxiale Schädelröntgenbilder zu Abb. 185c und 185d). — e Regellose Osteogenese des Stirn- und Nasenskeletes (vgl. Abb. 185c). — f Mediane Zwischenkieferkerbe (vgl. Abb. 185d), hypoplastische Anlage der Zahnkronen I + I

auch Prälabium und Zwischenkiefer nicht existieren, besteht ein medialer Totaldefekt.

Für Kinder mit *Aplasien* oder *Hypoplasien* von *Zwischenkiefer* und Prälabium (Abb. 185b) ist typisch, daß mit Ausnahme des manchmal rudimentären Nasenseptums — dann besteht auch eine Gaumenspalte — und der lateralen oberen Schneidezähne alle Gewebe vorhanden sind. Laterale Lippen- und Kieferstümpfe sind aus entwicklungsmechanischen Gründen abgerundet geblieben (vgl. Abb. 194). Die Nasenspitzenregion ist eine flache Platte, die Nasenflügelknorpel sind infolge des fehlenden Nasensteges (Columnella) mundwärts verbogen; auch die Nasenwurzel ist weniger erhaben. Der harte Gaumen kann geschlossen sein.

Klinisch ist die *Zwischenkieferaplasie* der Gruppe der bilateral totalen LK-spaltformen zuzurechnen, da sich immer, wenn auch z. T. recht kümmerliche prämaxillare Anhängsel feststellen lassen. Die Bezeichnung mediale Spalte ist deshalb unzutreffend; ihre Mittellage wird nur vorgetäuscht (Pseudomedianspalte), denn zwischen dem zahnlosen Rudiment oder nur einer Zahnanlage (Abb. 206c, 207a) und dem gut entwickelten und lediglich isoliert gebliebenen Zwischenkiefer mit 4 Milchschneidezahnkeimen bestehen entwicklungsmechanisch keine prinzipiellen, sondern nur graduelle Unterschiede. In diese Reihe gehört auch das Vorkommen von mehreren Zwischenkieferanlagen (Jarmer 1922). Mediale Spaltformen liegen hingegen immer in der Mitte der prämaxillaren Region.

Als Organisatorschäden ohne Defektbildung sind die *Stirn-Nasendysmorphie*, und in milderer Ausprägung das von Grob morphologisch beschriebene *Syndrom* anzusehen.

Bei der *Stirn-Nasendysmorphie* (Abb. 185c, e) ist zwar das Baumaterial vorhanden, aber die formgebenden Impulse sind entgleist, bzw. unterdrückt worden. Da nicht wie bei der Arhinie die Gesichtsmitte komprimiert ist, sondern infolge der entwicklungsmechanisch passiven Mittelzone ein stärkeres Breitenwachstum der Schädelbasis zum Hypertelorismus geführt hat, lassen sich oberflächlich auch die Grenzen des prosencephalen Organisationsareals verfolgen. Die Derivate der lateralen Nasenwülste aus den ersten Kiemenbögen, die seitlichen Nasenflügel enden abrupt am Rande des formlosen Nasenhautsackes. Die medialen

Nasenwülste (Abb. 182b) sind vom Stirnwulst nicht gebildet worden.

Relativ geringfügig sind die Schadensfolgen an Lippe und Zwischenkiefer (vgl. Abb. 185e). Mediane Lippenkerbe und prämaxilläre Mittelfissur sind als embryonales Durchgangsstadium (Abb. 182d) erhalten geblieben. Die Milderung des Schadens an Oberlippe und Kiefermitte ist wahrscheinlich vom bilateral vordringenden Mesenchym *nach* der Nasenbodenbildung bewirkt worden. Es konnte aber weder die mediale Kerbe, noch die hypoplastische Form der mittleren Schneidezähne ausgeglichen werden, (Abb. 185e) die seitlichen Incisivi fehlen.

Trotz der Breite der Schädelbasis besteht eine Kompression der Kieferkämme (Abb. 185e) Im Bereich des Stirnnasensackes befinden sich als Folgen einer ziellosen Osteogenese Knochenlamellen anstelle der Siebbeine, des Stirnknochens und des Nasenskeletes. In der Mundhöhle ist der Gaumen gespalten, die seitlichen Kieferkämme haben Kerben und tiefe Falten, und die vordere Zunge ist zerklüftet.

Die gleichen enoralen Erscheinungen finden sich auch bei dem von Grob als *Dysplasia linguo-facialis* beschriebenen Syndrom (Abbildung 185d, f, 202b). Die äußeren Merkmale: schüttere Kopfbehaarung, Stirnglatze, Epicanthus, breiter Nasenrücken mit flacher Spitze und kleinen Nasenlöchern sind Mikroformen eines prosencephalen Organisatorschadens im Zusammenhang mit Störungen der vorderen Kopfdarmentwicklung.

Nach Grob gehören zum Syndrom noch Brachydaktylie mit Klinodaktylie des Kleinfingers und verminderte Intelligenz. Das Kind der Abb. 185d hatte einen Hydrocephalus externus und multiple Talgretentionscysten in der Gesichtshaut mit Häufung an der embryonalen Grenze zwischen Vorder- und Hinterkopf.

Enoral wurden ähnliche Anomalien als *Dysmorphie des freins buccaux* beschrieben (Papillon-Leage et Psaume). Das weibliche Geschlecht ist bevorzugt, eine endogene Ursache ist wahrscheinlich.

Nasale Entwicklungsstörungen bilden Sonderreihen innerhalb des Organisationsfeldes des Vorderkopfinduktors. Totale Aplasie und rüsselartige, an der Stirn ansetzende Hautwülste anstelle der äußeren Nase (Probosces) als proliferatives, plumpgeformtes Äquivalent sind die Anfangsglieder der Mißbildungsreihen.

Sie kann median lokalisiert sein [mediale (Stirn)-Nasenspalte, sog. „Doppelnase", Doggennase bis hin zur doppelkugeligen Nasenspitze als Mikroform, die schon als physiologische Variante gelten kann]. Lateral gelegene Mißbildungen kommen in Abstufungen von der Aplasie bis zur lateralen Nasenkerbe bzw. Flügelknorpeldiastase vor (vgl. Abb. 198c). Isoliert gebliebene Hautanhänge bei einseitiger Nasenaplasie anstelle des lateralen Nasenflügelansatzes sind *Derivate des 1. Kiemenbogens*, die zur Mitte hin keinen Anschluß gefunden haben. Sie können knorpelige Einlagen enthalten. Während mediale Anomalien der Nase im peripheren Areal des prosencephalen Induktors liegen, sind bei lateralen Nasenfehlbildungen über den ersten Kiemenbogen geleitete rhombencephale Impulse mit im Spiele.

Laterale und mediale Determinationsanomalien im Induktionsbereich des Hinterkopforganisators

Fehlentwicklungen im Induktionsbereich des Hinterkopforganisators betreffen die Derivate der Kiemenbögen und des Schlunddarmes (vgl. Abb. 179, 180, 181).

Hierzu gehören die oto-cephale Mißbildungsreihe und die Gruppe der Umlagerungs-, Verschmelzungs- oder Substitutionsstörungen am Unterkiefer, Mundboden und Hals (Abb. 186 bis 190).

Die *oto-cephale Mißbildungsreihe* beginnt mit den Anfangsgliedern der Agnathie (aber der Anlage von Mittelohr und äußerem Ohr) und Hypoplasie der Jochbogen. Das Gehirn ist unbeteiligt.

Der Mißbildungsplan läßt sich ebenfalls bis zum Gastrulationsstadium zurückverfolgen. Zuchtversuche (WRIGHT und WAGNER) sowie künstlich erzeugte Mißbildungen (LEHMANN, WOLFF, BÜCHNER) und entwicklungsmechanisch vergleichende Untersuchungen am Menschen (TÖNDURY, v. GRUBER, HÖVELS) haben die Fehlbildungsreihe lokalisatorisch zu den Extremen der cyclopen Reihe und zu Kombinationen beider abgegrenzt. In Richtung der weniger ausgeprägten und häufigeren Manifestationen sind klinische Hinweise (BERRY, COLLINS, GÜNTHER, HUNT und SMITH) bedeutungsvoll für die Erkenntnis der entwicklungsgeschichtlichen Zusammengehörigkeit (FRANCESCHETTI und KLEIN) gewesen.

Für den morphologisch variantenreichen Fehlbildungskomplex sind die Bezeichnungen *Dysostosis mandibulo-facialis* (FRANCESCHETTI und ZWAHLEN) bzw. Franceschetti-Syndrom am gebräuchlichsten. Synonyme Termini sind „Dysformatio des Gesichtes" (SANVENERO-ROSSELLI) und in angelsächsischen Ländern Treacher Collins-Syndrome sowie "first (and second) branchial arch syndrome" (STARK and SAUNDERS, LONGACRE).

Anatomisch sind Weich- und Hartgewebe betroffen, die dem ersten und zweiten (oberer Anteil) Kiemenbogen unter Einschluß der ersten Kiemenfurche und Schlundtasche entstammen (Abb. 186 und 187).

Die Hauptmerkmale des Syndroms der Dysostosis mandibulofacialis sind nach Berücksichtigung aller bis zum Jahre 1949 erschienenen Mitteilungen und Beobachtungen an 6 weiteren Fällen (FRANCESCHETTI und KLEIN):

1. Lateralabfall der Lidspaltenlinie (antimongoloide Schrägstellung), Spalten bzw. Kerben (Colobome) in der lateralen Hälfte des Unterlides, seltener im Oberlid.

2. Hypoplasie der Gesichtsknochen, insbesondere Unter-, Oberkiefer und Jochbein.

3. Fehlbildung des äußeren Ohres und gelegentlich des Mittel- und Innenohres.

4. Makrostomie, hoher Gaumen, Positions- und Okklusionsanomalien der Zähne.

5. Aurikularanhänge und -fisteln mit blindem Ende.

6. Atypischer Verlauf der Schläfenhaargrenze (zungenförmige prätragiale Ausläufer).

7. Manchmal Kombinationen mit Gesichtsspalten und extracapitalen Skeletdeformitäten.

Unter Hinweis auf fließende Übergänge umfaßt das Syndrom nach dem Schweregrad der Mißbildung (FRANCESCHETTI und KLEIN) komplette, inkomplette, abortive, unilaterale und atypische Formen.

Zahlreiche spätere kasuistische Einzelbeiträge und Zusammenfassungen (LEWIN, BYARS et al., HUNT, HÖVELS, PLONER 1958, STEINHARDT, WEYERS, McKENZIE, STARK et al., MAY, LONGACRE et al., SCHUCHARDT 1964) sowie eigene Beobachtungen (33 Patienten der Nordwestdeutschen Kieferklinik Hamburg, mit unterschiedlichen Manifestationen der Dysostosis mandibulo-facialis) haben weitere fakultative Merkmale des Syndromes ergeben oder profiliert: Dysplasie des Kiefergelenkes (STEINHARDT), Hypoplasie der Kaumuskulatur und des Platysma (Sanvenero-Rosselli), gelegentliches Fehlen der unteren beiden Prämolaren (Ploner), quere Gesichtsspalte (Makrostoma), jedoch keine schrägen Gesichtsspalten, nur ausnahmsweise einseitige LKG-spalten (Abbildung 198a), aber häufiger Velumspalten.

Für eine entwicklungsmechanische Analyse des Franceschetti-Syndromes vereinfacht sich das Verständnis der Fehlbildungsreihe, wenn

Entstehungstermin und -weise des Franceschetti-Syndroms ableiten, wenn als Leitmerkmal die Entgleisung der Ohrmuschelbildung verfolgt wird. Die Ohrmuschel eignet sich deshalb hervorragend dafür, weil ihre Entstehungsperiode gut bekannt ist (Abb. 183), ihre Formalgenese kompliziert verläuft und an Keimlingsserien auch im Hinblick auf die Formwandlungen der Umgebung und die Ausdehnung des in Frage

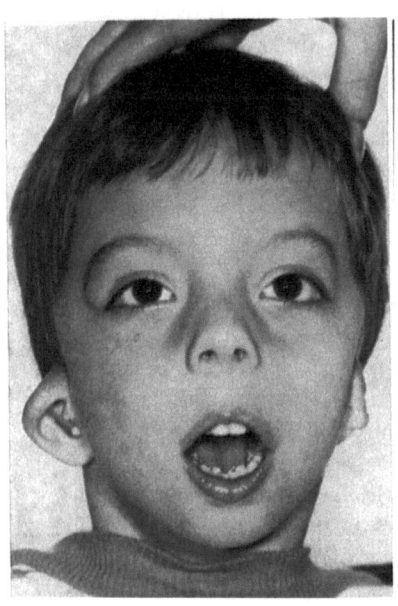 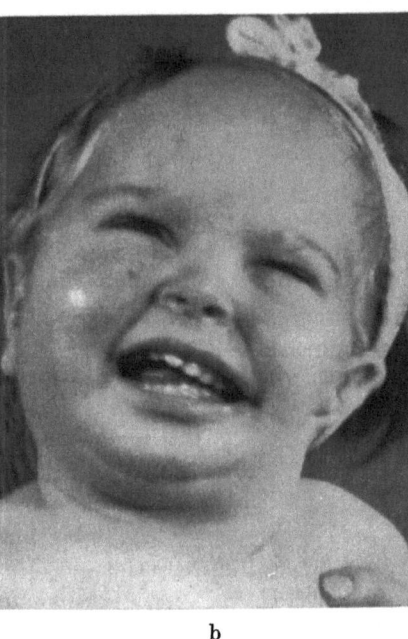 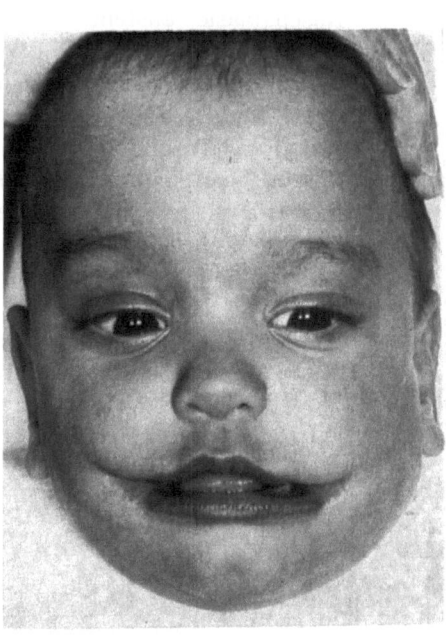

a   b   c

Abb. 186a—c. 3 Beispiele von morphogenetischen Varianten der oto-cephalen Fehlbildungsreihe, Frontalansicht. — a 4 Jahre alter Junge mit *bilateral* ausgeprägter Dysostosis mandibulo-facialis (Franceschetti-Syndrom). Hypoplasie des Mittel- und Untergesichtes, antimongoloide Schrägstellung der Lid-spalten, Jochbogen- und Unterkieferhypoplasie, offener Biß, tiefe Ansätze der links stärker als rechts fehlgebildeten Ohrmuscheln. — b 2 Jahre altes Mädchen mit *linksseitig* ausgeprägter Dysostosis mandibulofacialis (Franceschetti-Syndrom). Gesichtsasymmetrie, links Hypoplasie von Jochbogen- und Unterkiefer, linker Mundwinkel erweitert, angedeutete Wangenspalte. Tiefstand der linken Ohrmuschel. Bißanomalie: bei Kontakt der linken Zahnreihen besteht rechts ein offener Biß, Ober- und Unterkiefer links sind einander zugeneigt. — c 7 Monate altes Mädchen mit bilateralen queren Wangenspalten (Makrostoma), die beiderseits das vordere Wangendrittel durchsetzen. Beide Ohrmuscheln sind normal geformt

man bilaterale Typen als zwei unilaterale Manifestationen in eine Folge einseitig lokalisierter Syndrome einordnet, an deren einem Ende das Bild der „kompletten" Ausprägung (Abb. 186a, 187a) und am anderen Ende als Übergang zum unauffälligen Gesicht (Mikroform) Auricularanhänge trotz formvollendeter Ohrmuschel (Abb. 187c) und/oder quere Mundspaltenkerben (Makrostoma) stehen.

Unter Berücksichtigung der Literaturmitteilungen und des selbst untersuchten Krankengutes lassen sich aus einer Reihe von 142 Gesichtshälften wesentliche Folgerungen über

kommenden Areals räumlich beobachtet werden kann, da je 3 Ohrhöcker an beiden Kiemenbögen gebildet werden. Formabweichungen der Ohrmuschel sind deshalb sehr aufschlußreiche Spuren der embryonalen Störung.

Entwicklungsmechanisch sind für die Entstehungsweise der Abstufungen des Franceschetti-Syndroms formale, quantitative und auch qualitative Abweichungen im Zusammenhang zu sehen.

Das werdende Gesichtsskelet reagiert ziemlich einförmig auf die mesenchymale Wachstumsdrosselung. Der Unterkieferbogen entsteht verkürzt, die Derivate des Meckelschen Knorpels, Hammer und Amboß, verschmelzen in unterschiedlicher Weise und das Kiefergelenk nimmt eine primitivere Form an (Angliederungsgelenk!). Der Diskus bleibt hypoplastisch oder wird überhaupt nicht angelegt. Ein minderwertiger Gelenkknorpel des Processus articularis und seiner Basalschicht (STEINHARDT) wirkt sich ungünstig auf das Längenwachstum des Unterkiefers aus.

Ober- und Unterkiefer auch vertikal verkürzt (Abb. 186b). Die Zahnreihen treffen eher zusammen als auf der normalen Seite. Im Verlaufe des Wachstums krümmt sich die Mediansagittalebene konvex zur Seite der Störung.

Gegenüber dem Skelet ist die Ohranlage nicht nur wegen ihrer verwickelten Entstehungsweise, sondern auch wegen ihrer embryonalen Verlagerung vom Halsansatz

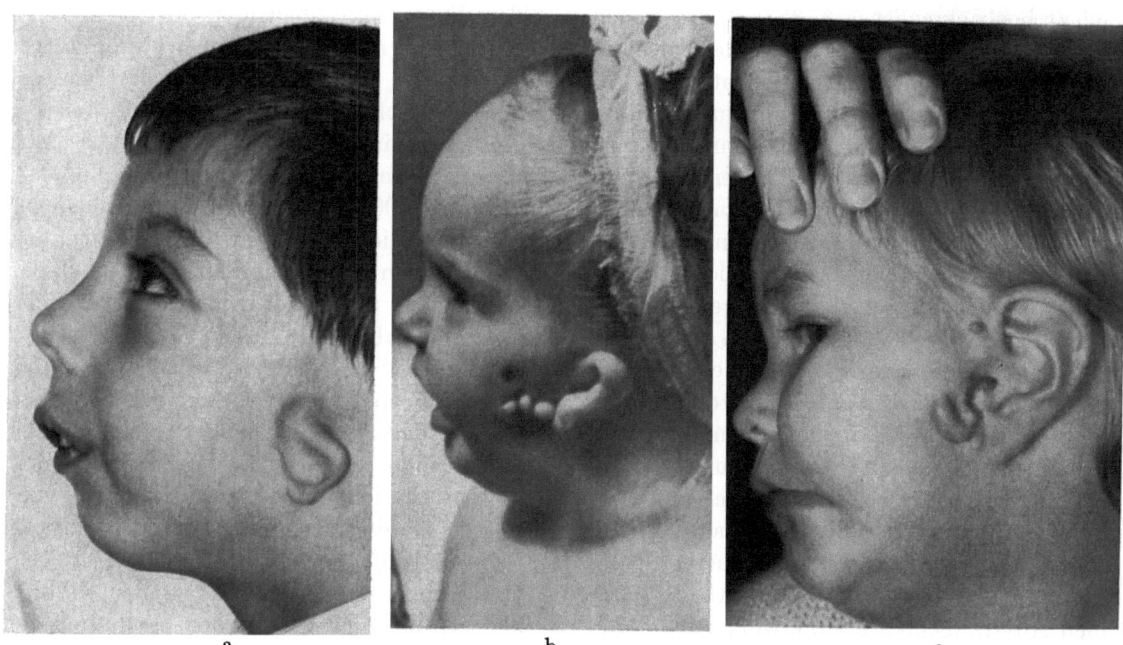

a   b   c

Abb. 187a—c. 3 Beispiele von morphogenetischen Varianten der oto-cephalen Fehlbildungsreihe, Seitenansicht. — a Vgl. Abb. 186a. Fliehende Stirn, prominente Nase, offene Mundspalte und Mikrogenie (angedeutetes Vogelgesicht), Ohrmuschelansatz in Höhe der Mundspalte, plumpe, verkürzte Ohrmuschelanlage ohne äußeren Gehörgang. — b Vgl. 186b. Reihenförmig angeordnete Aurikularanhänge im Verlaufe der embryonalen Wangennaht. Plump geformte, kleine und nach vorn eingerollte Ohrmuschel. Über den Haut-Knorpelanhängen stumpf endende, zur Ohranlage gehörige Wangenfistel. — c 15 Monate altes Mädchen mit leichter Form einer Dysostosis mandibulo-facialis, angedeutete quere Wangenspalte links, keine Ohrmuscheldifferenz zur gesunden rechten Seite, aber überschüssige prätragiale Ohranhänge. Äußerer Gehörgang verzogen, aber bis zum Trommelfell durchgängig

Die Abflachung des präsumptiven Oberkieferskeletes hat eine Abdrängung zur Mitte zur Folge. Sie kommt zwar der späteren Verschmelzung der Gesichtswülste zugute (selten LK-spaltformen), kann aber insbesondere bei bilateraler Hemmung dazu führen, daß der Velumverschluß verspätet einsetzt und deshalb unvollkommen bleibt, oder die Zunge im verkürzten Mundboden den Weg nicht rechtzeitig freigibt. Mit der seitlichen Abflachung geht eine Stauchung der Gesichtsmitte (Nase) nach vorn einher. Bei einseitiger Lokalisation sind

(Abb. 183c) bis in Augenhöhe und ihrer stammesgeschichtlichen Beziehung zur Mundspalte aufschlußreicher für die Analyse der Schadensfolgen.

Am Anfang der Reihe steht die Ohrmuschelaplasie meist mit einer Atresie des Gehörgangs verbunden. Ihr schließen sich Verklumpungsformen an; die Concha ist nach vorn geklappt und verkleinert. Sie sitzt nahe dem Kieferwinkel. Wenn Antitragus und Anthelix ausgebildet sind, finden sich häufiger mehrere Ohranhänge im Bereiche der Wangennaht, die im Verlaufe der embryonalen Mundverengung von Ober- und Unterkieferwulst gebildet und durch Einsenken der Labiodentogingivalleisten von den Alveolarkämmen isoliert wird. In Nähe dieser sog. Intercalarlinie sitzen die Auricularanhänge und -fisteln. Sie sind versprengte Reste der Ohrhöcker mit erhaltener Potenz zur Proliferation und Knorpelbildung.

Das Vorkommen von Ohranhängen trotz vollendeter Ohrmuschel weist auf ein Prinzip hin, daß bei Mißbildungen des Gesichtes mehrfach zu beobachten ist (s. S. 357): Mikroformen zeichnen sich durch einen Gewebsüberschuß aus. Determinationsstörungen leichtesten Grades scheinen eine induktive Koppelung, bei der ein Zellverband nur die Entwicklung nehmen darf, welche die Nachbarschaft erlaubt und umgekehrt, zu lösen, so daß sich ungebundene Gewebe frei und bis zur Erschöpfung ihrer Potenz differenzieren können. Das gleiche Phänomen ist bei LK-spalten (Zahnanlagen, Lippenstümpfe) festzustellen. Es zeigt sich auch dann, wenn die Wangennaht den vorgesehenen Mundwinkel nicht erreicht hat (Makrostoma, quere Gesichtsspalte). Die Haut und die in der Spalte vorhandene vestibuläre Schleimhaut sind ausgedehnter als sie es im Rahmen der physiologischen Ordnung wären. Diese Aussage ist möglich, weil der Übergang von einer queren Spalte zum Lippenrot (Abb. 186c) deutlich durch einen Absatz (geplante Mundwinkellage) markiert ist und weil sich bei der chirurgischen Behandlung zeigt, daß trotz der Spalte ein Überschuß an Haut und Schleimhaut vorhanden ist, der plastisch verlagert werden kann.

Kompliziert wird das Syndrom infolge des bilateral wirksamen rhombencephalen Organisationsprinzipes, wenn es doppelseitig gleichartig oder in unterschiedlicher Ausprägung besteht. Der Grad der Skelethypoplasie und die individuelle, manchmal sekundär in Mitleidenschaft gezogene Entwicklung des benachbarten prosencephalen Organisationsfeldes führen dann zu einer dem Vogelgesicht ähnlichen Gesichtsform, deren Auffälligkeit durch betonte Nasenprominenz, schräge Lidspalten, flache Wangen, Mikrogenie und abnorm tief ansetzende verkümmerte Ohrmuscheln bestimmt wird.

Verfolgt man die teratologische Reihe des Franceschetti-Syndroms, für das der Terminus Dysostosis mandibulo-facialis zu eng gefaßt ist, beim Menschen vom kompletten Bild bis zur Mikroform, so entsteht der Eindruck einer morphogenetischen Stammreihe, in die sich auch alle inkompletten und abortiven, ein- und doppelseitigen Typen einordnen lassen. Ihre Entstehungsweise kann man mit der tierexperimentell erhärteten Hypothese in Einklang bringen, daß Störeinflüsse während der sensiblen Phase der Kiemenbogendifferenzierung in unterschiedlichen Stadien abweichende Formationen zur Folge haben (Töndury, Starck).

Davon unterscheiden sich aber atypische Bilder, die darauf schließen lassen, daß nur ein Anlagemuster massiv betroffen wurde, andere dagegen nicht. (Beispiel Ohrmuschelaplasie bei normal entwickeltem Gesicht.) Auch weitere Mißbildungen in Nachbararealen, die über den typischen Formenkreis des Syndroms hinausgehen (Abb. 198a), zeigen, daß für menschliche Verhältnisse die induktiven Wechselbeziehungen am Beginn der Kopforganisation und die Möglichkeiten ihrer Störungen ungleich vielfältiger sind, als es die bisher bekannten Beispiele dieses Syndromes ahnen lassen. Wie auch bei LK-spaltformen drängt sich der Eindruck auf, daß regelmäßige oder typische Mißbildungsreihen nicht durch die gleichen Faktorenkonstellationen bestimmt werden wie atypische Manifestationen. Damit deutet sich in Erweiterung der experimentellen Regel (Pliess) von der Phasenspezifität der Mißbildungen (Abhängigkeit zwischen Einflußterminen genetischer oder exogener Störfaktoren und Mißbildungsspektrum = Mißbildungsstundenplan) an, daß unterschiedliche Noxen auch in unterschiedlichen Phasen wirksam werden und die geläufige Ordnung einer Mißbildungsreihe durchbrechen können.

Fehlbildungen im Zusammenhang mit der Vereinigung der Unterkieferwülste und der Zungenanlage. Der Formenkreis der Entwicklungsstörungen in Zusammenhang mit der Expansion und Verschmelzung der Unterkieferwülste des 1. Kiemenbogens läßt sich in einer Mißbildungsreihe anordnen, die von der medianen Unterkiefer-Unterlippenspalte mit Aplasie der Vorderzunge (Abb. 188a) bis zu Mikroformen reicht (mittlere Zungenkerbe, Abb. 188b, ankerförmig symmetrische Hyperplasie der Unterlippenschleimhaut, Abb. 188c, Anomalien der beiden mittleren unteren Schneidezähne). Obwohl die Bildung des Unterkiefers eine besonders große Aktivität des Mesenchyms erfordert, scheint auf Grund der wenigen Mitteilungen über ausgedehntere Mißbildungen (SCHWALBE, WASSMUND, ROSENTHAL, SANVENERO-ROSSELLI, PLONER 1956, GROB) dieser Vorgang im Gegensatz zur Bildung des Mittelgesichtes relativ krisenfest zu sein.

Mediane Unterlippenspalten können als Furchen bis zum Kinn verlaufen oder nur als Lippenrotkerben auftreten; mediane Unter-

kieferspalten sind oft submukös getarnt, beide Kieferhälften können gegeneinander beweglich sein. Offene mediale Spalten durch Weichteile und Knochen sind mit einer Zungenteilung verbunden (SALZER) und können bis zum Brustbein reichen.

Neben der Zungenteilung, bei der beide vorderen Hälften ohne Gewebsdefizit lediglich

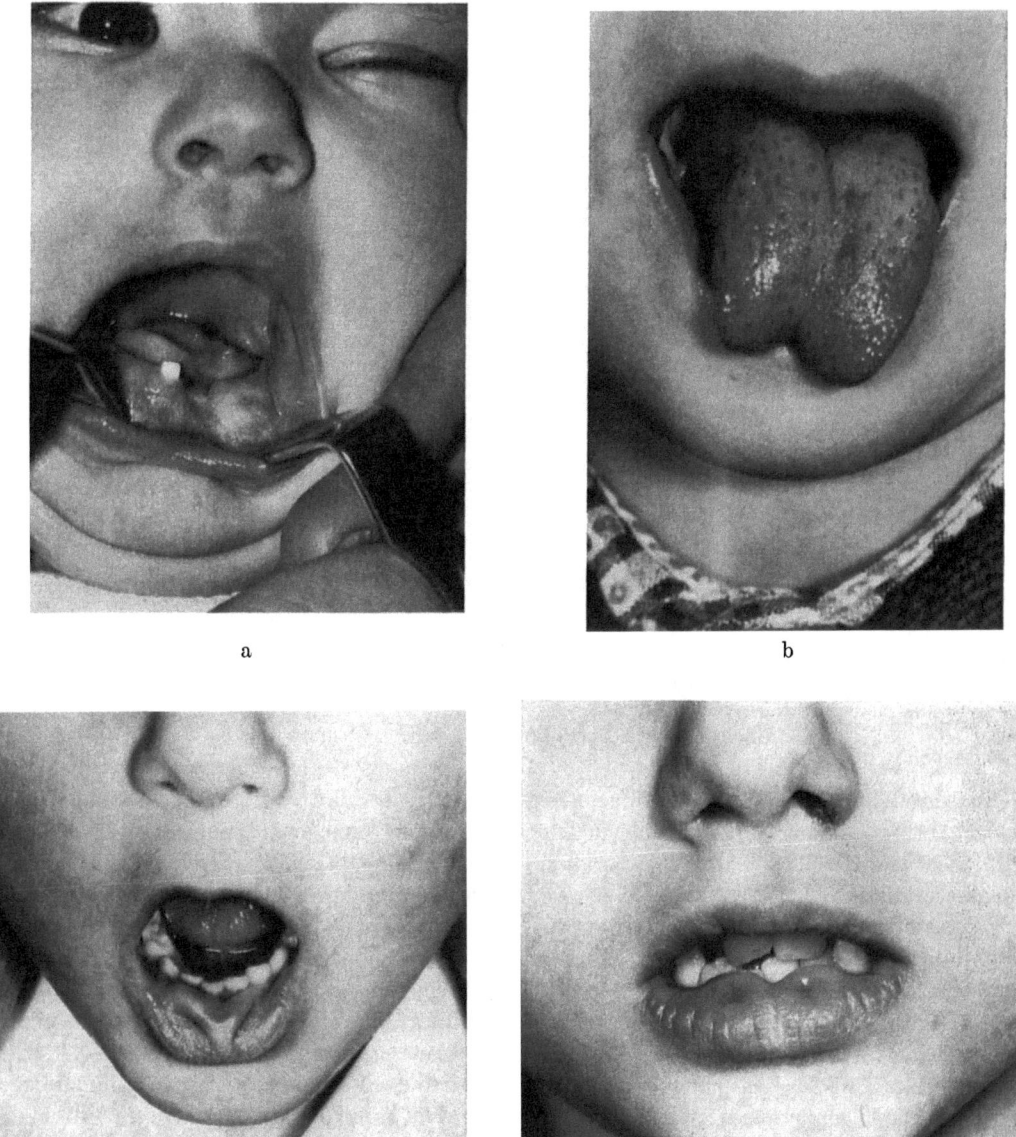

a

b

c

d

Abb. 188 a—d. 4 Beispiele von medialen Unterlippen-, Unterkiefer- und Zungenfehlbildungen, die mit der Vereinigung der Unterkieferwülste als Teile der ersten Kiemenbögen zusammenhängen. — a 8 Monate altes Mädchen mit Aplasie der vorderen Zunge und submuköser knöcherner Unterkieferspalte. Gleichzeitig bestanden Fuß- und Handmißbildungen. — b 5 Jahre alter Junge mit Spalte der Zungenspitze. — c 4 Jahre alter Junge mit ankerförmiger Hyperplasie der Unterlippenschleimhaut; „verrutschtes Lippenbändchen". — d 6 Jahre altes Mädchen mit bilateraler Hyperplasie der Unterlippenschleimhaut und Dellenbildung; oberflächliche Form von hereditären Unterlippenfisteln (vgl. auch Abb. 193 a).

getrennt sind (Folgeerscheinung der Knochen-
spalte), fallen andere Kombinationen (Abb. 202)
dadurch auf, daß die Anlage der Vorderzunge
in der Hauptsache betroffen wurde (Höcker-
bildung), während der Kieferbogen in sich fest,
manchmal allerdings auch verkürzt ist. Die
enge entwicklungsgeschichtliche Zusammengehörigkeit von Vorderzunge und Unterlippe
über den Unterkiefer hinweg ist manchmal

und Tretter) Beziehungen zur Oberlippenent-
wicklung (Trauner) oder atypische Drüsen-
bildung (Heiner und Leutert) vermutet. Da
genetisch die Kombination mit LK-spaltformen
eine Rolle spielt, ist auch ein entwicklungsmechanischer Zusammenhang der Determination von Ober- und Unterkieferwülsten wahrscheinlich. In das Prinzip, daß leichte Entgleisungen Hyperplasien zur Folge haben, las-

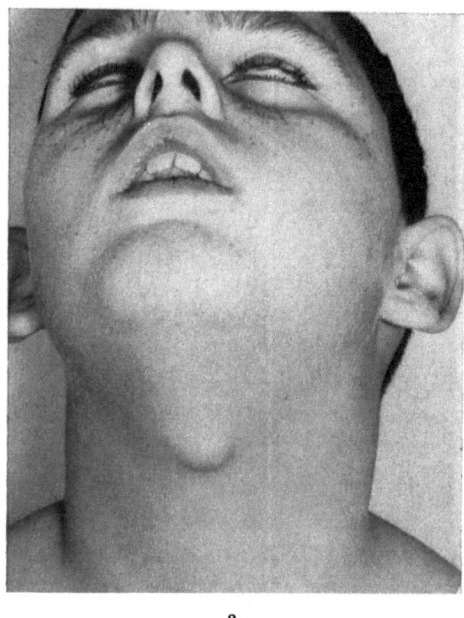 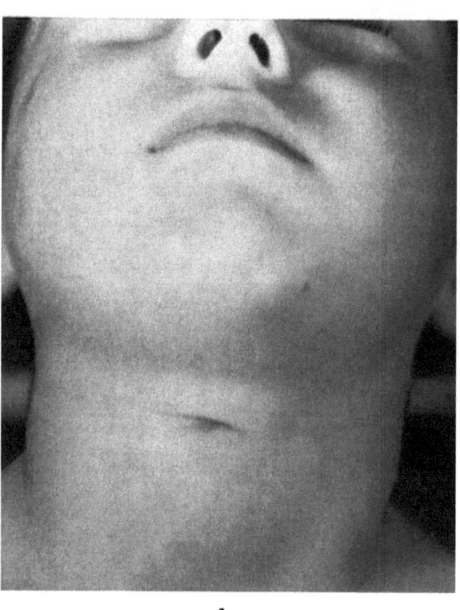

a   b

Abb. 189a u. b. 2 Beispiele von medialen, mit der Bildung der Schilddrüse zusammenhängenden Hals-
fehlbildungen. — a 10 Jahre alter Junge mit medialer Halscyste; Fixation am Zungenbeinkörper. — b 5 Jahre
alter Junge mit medialer Halsfistel; bei der Geburt bestand eine haselnußgroße Schwellung, die sich nach
Infektion vergrößerte und nach außen durchbrach

noch postnatal in Form von Bandfixationen
als Übergangsform einer Fehlbildung in den
physiologischen Bereich (Abb. 204) andeutungsweise erhalten.

    Die Ausläufer und häufigsten Vertreter die-
ser Fehlbildungsreihe sind *hereditäre Unterlippenfisteln* (Stieda 1906). Sie kommen in Abstufungen von flachen Saugnäpfen (Abb. 188d)
bis zu tiefen trichterförmigen Einziehungen
oft gemeinsam mit LK-spaltformen vor
(Abb. 193a). Sie liegen symmetrisch oder auch
seitenverschieden gestaltet paramedian und
sind immer von einer hyperplastischen Lippen-
rotschleimhaut umgeben. Sie sind sondierbar,
enden in unterschiedlicher Tiefe, sezernieren
klare Flüssigkeit oder erweisen sich als verödet.

    Als Ursachen der Fistelbildung werden
Epithelverwerfungen (Oberst) pathologische
Furchungsprozesse (Hilgenreiner, Mathis

sen sich Induktionen für zusätzliche Drüsen-
bildungen ohne Zwang einordnen.

    **Mediale Halscysten und -fisteln; Zungen-
struma.** (Obliterationsstörungen des Ductus
thyreoglossus). Mediane Halscysten und Zun-
genstrumen sind Entwicklungsstörungen im
Gefolge der Zungenbildung (s. S. 351) und
Schilddrüsenanlage (Abb. 181, 190). Sie kommen
zustande, wenn der vom späteren Foramen
caecum der Zunge nach unten ziehende Ductus
thyreoglossus nicht rechtzeitig (8. Embryonalwoche) substituiert wird. Rückstände am Zun-
genrund können sich zur *Zungenstruma* (Bochdalek) entwickeln, Hohlräume persistierender
Gangstücke erweitern sich cystisch.

    Mediale Halscysten (Abb. 189a) liegen mei-
stens zwischen Zungenbein, an dem sie fast immer fixiert sind (Beweglichkeit beim Schlucken),
und Schildknorpel Sie sind prall elastisch,

wenig verschieblich, mit Schleim gefüllt und wie auch laterale Halscysten mit Cylinder- oder Flimmerepithel ausgekleidet. Ihre Ausdehnung schwankt zwischen Erbsen- und Pfirsichgröße (FLOCK). Die seltene Form einer oberflächlichen medialen Halsspalte (GROB) ist als Folge des engen Kontaktes zwischen Hals- und Herzbuckelepithel (Verklebung, Durchriß) anzusehen.

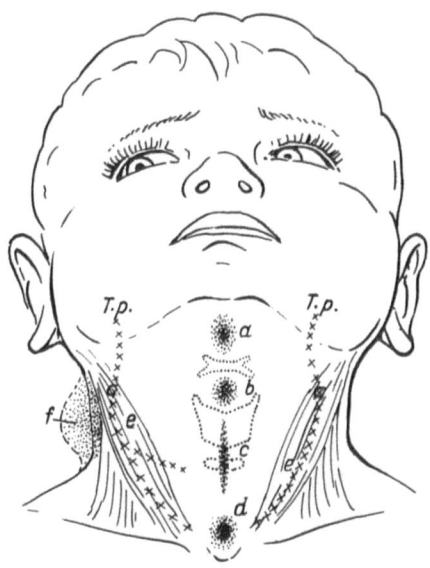

Abb. 190. Schematische Darstellung der Lage von lateralen und medialen Halscysten und -fisteln sowie cystischen Halslymphangiomen in Beziehung zu Kopfnickermuskeln, Unterkiefer, Zungenbein, Kehlkopf und Schilddrüse (*T.p.* = Tonsilla palatina, *C* = Carotisgabel). Medial: a Dermoidcyste, b Ductus thyreoglossuscyste, c epitheliale Halsfurche, d Jugulumcyste. Von a bis d können sich (extrem seltene) Halsspalten (primär) oder Halsfurchen (sekundär durch Risse von epithelialen Verklebungen zwischen Submental- und Halshaut) erstrecken. Lateral: e maximal mögliche Ausdehnung von Halsfisteln (Kreuzlinien), häufig auf Teilstrecken begrenzt, oft mit Unterbrechung durch solide Stränge und/oder cystischer Erweiterung (meist unterhalb des Durchtrittes durch die Carotisgabel); gelegentlich zwei Ausläufer (rechts) zum Ductus pharyngobranchialis II und III. f angeborenes cystisches Halslymphangiom

Sekundärinfektion der Cyste und Spontanperforation nach außen führen zur *medialen Halsfistel* (Abb. 189b). Sie ist keine embryonale Störung, sondern Entzündungsfolge. Die Fistelöffnung liegt immer in der Mittellinie unterhalb der meist nicht mehr vorgewölbten Cyste. Sie füllt sich erst wieder, wenn die Fistel verklebt, bis der Innendruck für erneute Entleerung sorgt.

Differentialdiagnostisch sind neben lateralen Cysten und Fisteln mediale Epidermoid- und Dermoidcysten (und nach Infektionen Fisteln) auszuschließen, die vorwiegend über (submental), aber auch unter (jugular) der Prädilektionsstelle für thyreoglossale Cysten liegen (Abb. 190).

Laterale Halsspalten-cysten und -fisteln (Obliterationsstörungen des Sinus cervicalis.) Entwicklungsstörungen der seitlichen Halsregion sind relativ häufig. Sie entstehen im Zusammenhang mit der Überlagerung des Sinus cervicalis (Abb. 181) durch den Operkularfortsatz des 2. Kiemenbogens (Abb. 191).

Oberflächlich sichtbare Relikte der ausgedehnten Verschiebungen des Mesenchyms sind rötliche Epithelstreifen ohne Zusammenhang mit der Ohrmuschel, die nach Lage und Ausdehnung an Kiemenspalten erinnern (Abb. 191a). Die Haut ist verdünnt, schuppt und näßt wie ein Ekzem; das subcutane Gewebe ist atrophisch. Die seltene, bilateral auftretende, angedeutete *seitliche Halsspalte* beginnt retroauriculär schmal und verbreitert sich gegen den seitlichen Ansatz des M. sternocleidomastoideus zu. Der Übergang zur gesunden Haut ist deutlich markiert.

Laterale Halscysten, -stränge und -gänge können sich vom sternalen Ansatz des Kopfnickermuskels durch die Carotisgabel, zwischen großem und kleinem Zungenbeinhorn bis zur Gaumenmandel erstrecken. Eingänge von außen, die sezernieren können (primäre Verschlußstörungen), liegen als *laterale Halsfisteln* oberhalb des Sternum und können ein- und doppelseitig auftreten (Abb. 191b). Die Sondierungstiefe der Fisteln ist unterschiedlich. Sie gibt ebenso wie die Röntgenkontrastdarstellung oder Methylenblauauffüllung meistens nur unvollständig die tatsächliche Ausdehnung der Restlumina der 2. Kiemenfurche wieder, weil oft Kaliberschwankungen bestehen, und außerdem kanalisierte und und solide Strangabschnitte wechseln können.

Der Abschluß sezernierender Teilstücke nach unten ist die Ursache der Entstehung von *lateralen Halscysten* (Abb. 191c). Ihnen haften immer in der Verlaufsrichtung des Halsbuchtganges Strangstücke als obere bzw. untere Ausläufer an. Sie sind prall mit schleimigem Sekret gefüllt und liegen im vorderen Halsdreieck.

Differentialdiagnostisch sind zur Mitte hin thyreoglossale und dermoidale Cysten und

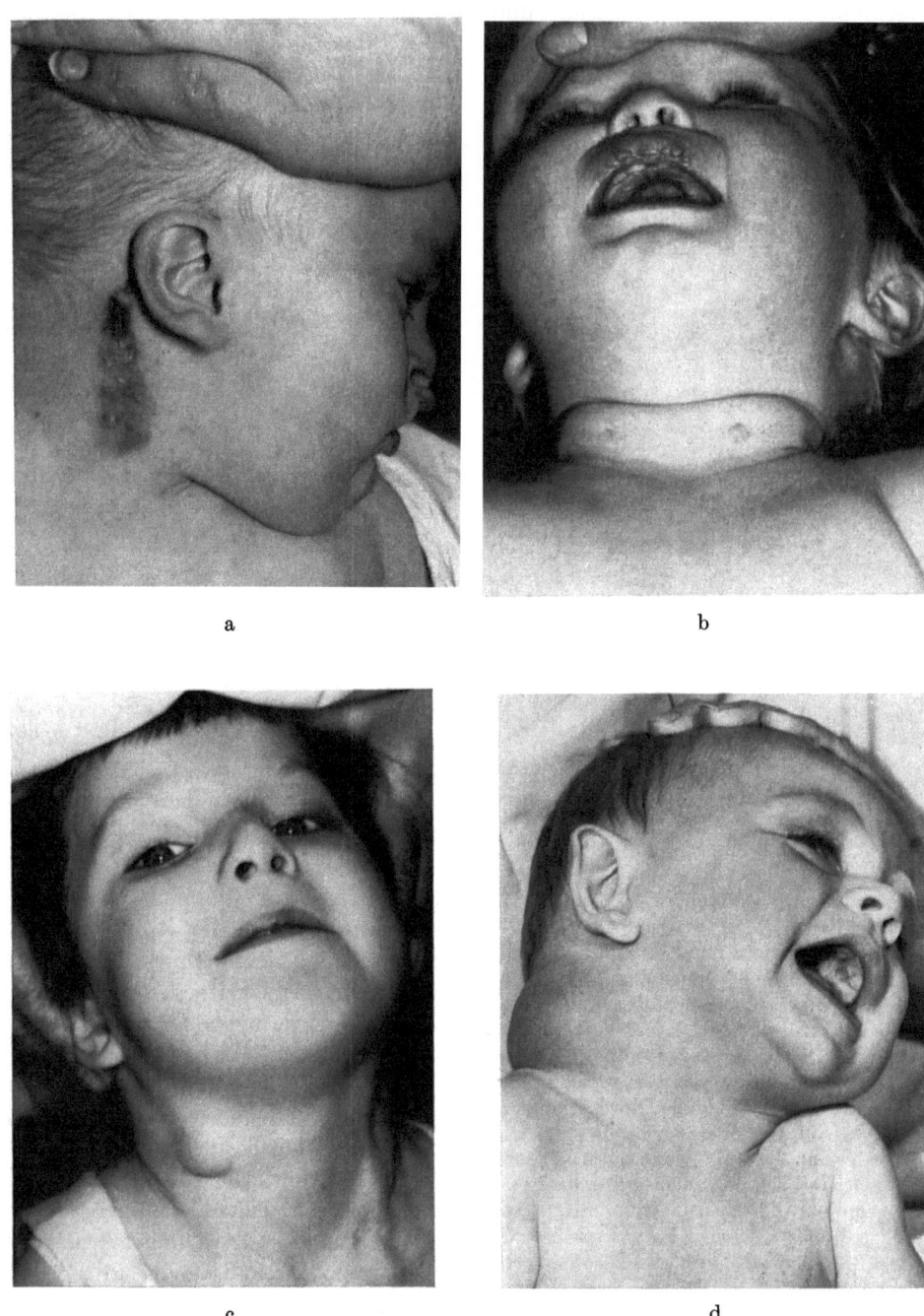

a   b

c   d

Abb. 191a—d. 4 Beispiele von Entwicklungsstörungen im Bereich der lateralen Halsregion (Fehlbildungen beim Verschluß der zweiten Kiemenfurche durch das Operculum des zweiten Kiemenbogens (vgl. Abb.181).— a 6 Monate alter Junge mit angeborenem nässendem Ekzem, scharf abgegrenzt zur gesunden Haut, über dem M. sternocleidomastoideus. Lageausdehnung (ohne Zusammenhang mit dem Ohr) und atrophische Haut weisen auf eine branchiale Entstehung hin. Gleichzeitig bestand eine doppelseitige Lippen-Kiefer-Gaumenspalte, — b 15 Monate altes Mädchen mit bilateraler Halsfistel am Unterrand beider M. sternocleidomastoidei. Die rechte Fistel endete blind und war trocken. Links entleerte sich seit der Geburt klares Sekret. — c 6 Jahre altes Mädchen mit lateraler branchiogener Halscyste rechts über der Mitte des Kopfnickermuskels, keine Fistel. — d 6 Monate alter Junge mit ausgedehnter lateraler lymphogener Halscyste kurz vor der Spontanperforation nach außen, Einschränkung der Kopfbeweglichkeit (Cystisches Lymphangiom)

Fisteln (s. d. u. vgl. Abb. 189, 190) und nackenwärts cystische Halslymphangiome bzw. -hygrome (Abb. 191d) abzugrenzen. Letztere kommen einkammerig oder häufiger multicystisch vor, sind weicher und liegen mit dem Maximum ihrer meist erheblichen Ausdehnung hinter dem Kopfnickermuskel. Ihre Entstehung wird auf die Entwicklung des Lymphgefäßsystemes durch Aussackungen der Jugularvenen und spätere venöse Anschlußstörungen zurückgeführt. 90% aller Hygrome sind im Halsbereich lokalisiert (DÜBEN).

Determinationsanomalien im Grenzbereich der Induktionswirkung von Vorder- und Hinterkopforganisator

Obwohl die Frage noch nicht entschieden ist, ob neben dem Kopforganisator, der für die Nasen-Augen- und Vorderhirnentwicklung zuständig ist und dem Rumpf-Schwanzorganisator *primär* noch ein drittes Induktionssystem des Hinterkopforganisators wirksam ist, und damit eine grundsätzliche Dreigliederung des Wirbeltierkörpers besteht, oder ob die Bildung der rhombencephalen Region sekundär durch „Überlagerung der Wirkungsfelder von prosencephalem und spinocaudalem Induktor im Grenzbereich bedingt ist" (STARCK 1944, 1951, 1955), hat sich auf Grund des Nachweises der regionalspezifischen Induktion (SPEMANN) ergeben, daß schon ziemlich früh eine Auseinandersetzung zwischen prosencephalen und rhombencephalen Organisationsbereichen erfolgt.

Wie am regelmäßigen Auftreten gehäufter Zelldegenerationen an der Kopf-Rumpfgrenze bei Bastardmerogonen von Triton (BALTZER, HADORN) experimentell nachgewiesen wurde, sind induktionsaktive Wirkungsfelder durch Zonen erhöhter Störanfälligkeit abgegrenzt. Dieses Prinzip der gegenseitigen Beeinflußbarkeit benachbarter Organisationsareale betrifft auch analoge oder nachgeordnete Entwicklungsprozesse.

Da mit der Bildung des oberen Viscerocraniums 3 morphogenetisch differente Formationen in Beziehung treten (neben dem mesektodermalen Stirnfortsatz und den mesodermalen Geweben der hinteren Schädelbasis auch das Kiemendarmentoderm mit autonomer Gestaltungstendenz), sind Abkömmlinge aller 3 Keimblätter an dem zur Mittelgesichts- und Gaumen-

bildung führenden Prozeß beteiligt. Diese Region birgt somit die maximale Gefahr von induktiven Komplikationen, die in Form von Lippen-Kieferspaltformen, schrägen Gesichtsspalten, Gaumenspalten und Cystenbildungen (SCHWAB, WILLIGER) manifest werden können.

Lippen-Kieferspaltformen (ohne/mit Gaumenspalten). Zur Fehlbildungsreihe (Abb. 197) der *typischen LK-spaltformen* gehören *totale* und *partielle* Spalten sowie *Mikroformen,* die ein- oder *doppelseitig* vom *Naseneingang* aus anstelle der *Philtrumgrenze* in der Oberlippe und im Anlagefeld des seitlichen Schneidezahnes am *Rande des Zwischenkiefers* verlaufen. Das Spaltende liegt in Höhe des *Foramen incisivum,* das bei allen Knochenspalten fehlt, die uni- oder bilateral des Nasenseptums weiterreichen und den Gaumen durchsetzen (LKG-spaltformen).

Morphologie: Die auffälligsten Typen sind *einseitige totale LKG-spalten* mit Transversalabständen der Kieferstümpfe bei Säuglingen bis zu 20 mm (Abb. 192a, 205a) und *doppelseitig totale LKG-spalten* mit einem Vorstand (Protrusion) des isoliert gebliebenen Zwischenkiefers bis zu 20 mm vor den Seitenkiefern (Abb. 206c, 207a).

Weniger breite Spalten sind häufig auf den Zusammenhalt durch *Lippenzügel* (Abb. 193b) oder *Schleimhautbänder* (partielle Spalten) zurückzuführen.

Angedeutete Spalten (Mikroformen) sind Leisten, Furchen oder Kerben in Lippe und Kiefer sowie Anomalien der seitlichen oberen Schneidezähne (Anzahl, Form, Lage; Abb.196a.)

Alle LK-spalten weisen *typische Abweichungen der Nasenform* auf. Sie sind bei *einseitigen* Manifestationen *asymmetrisch* und von der Spaltbreite abhängig, der Nasenflügel ist abgespreizt und die Nasenspitze abgeflacht, das Septum ist verbogen und bei partiellen Lippenspalten liegt der längere Durchmesser des Nasenloches nicht schräg, sondern quer.

Bei doppelseitigen LK-spalten stehen beide Nasenflügel weiter ab, die Nasenwurzel ist breit, das Septum ist abgerundet, jedoch mittelständig. Eine Symmetrie der bilateralen Fehlbildungen täuscht über Deformitäten am Skelet hinweg, die denen bei einseitigen Spalten kaum nachstehen. Von der Mikroform bis zur bilateralen Totalspalte kommen alle Abstufungen von ein- und doppelseitigen Variationen und Kombinationen vor. Oft besteht Hypertelorismus infolge der verbreiterten vorderen Schädelbasis.

Als *Lateralspalten* sind typische lokalisierte LK-spaltformen einerseits von Medianspalten (Abb. 185 c, d) und andererseits von angedeuteten schrägen Gesichtsspalten (schräge Lippenspalten, Abb. 199 d) sowohl ihrer Entwicklungsgeschichte als auch ihrer Lage nach zu unterscheiden. Auch isolierte Gaumenspalten (S. 379, Abb. 200) gehören einer anderen Mißbildungsreihe an, als Gaumenspalten im Zusammenhang mit den Folgen von Störungen der vorderen Nasenbodenbildung (Abb. 196). Atypische LK-spaltformen (Abb. 198) weichen trotz gleicher Lokalisation hinsichtlich ihrer Ausprägung vom regelmäßigen Bild ab.

Terminologie: Für LKG-spalten (Cheilognatho-palatoschisis) sind auch die volkstümlichen Ausdrücke *Hasenscharte* und *Wolfsrachen* gebräuchlich. Sie wurden früher in unterschiedlicher Bedeutung angewendet und führten oft zu Mißverstädnissen. Seit 1938 (Sachverständigenvereinbarung; Uebermuth) wird unter einem Wolfsrachen nur noch die doppelseitige totale LKG-spalte verstanden; während für die einseitige LKG-spalte die Bezeichnung „Totalspalte" vorgeschlagen wurde. Die isolierte Lippenspalte entspricht der unvollständigen („unkomplizierten"), die Lippen-Kieferspalte der vollständigen („komplizierten") Hasenscharte.

Die Doppelgleisigkeit der Nomenklatur ist entbehrlich, weil mit den volkstümlichen Namen die mannigfaltigen Formen von Spalten durch Lippe, Kiefer und/oder Gaumen nicht zum Audsruck kommen und weder der Hase eine laterale Scharte, noch der Wolf einen gespaltenen Rachen hat.

Häufigkeit: Frühere Mitteilungen über die Häufigkeit aller Arten von LK-spaltformen und Gaumenspalten haben ein Verhältnis von Spaltkindern zu unauffälligen Neugeborenen um 1 : 900 bis 1 : 1000 ergeben (Veau, 1931; Rosenthal, Wassmund, 1939).

Unter den günstigen äußeren Umständen der totalen Erfassung einer abgegrenzten, seßhaften Population hingegen sind wesentlich höhere Verhältniszahlen bekannt (Fogh-Andersen 1939, Dänemark: 1 : 665; Grob 1957, Inzuchtgebiet der Schweiz: 1 : 450; Soivio 1957, Finnland: 1 : 543). Ähnliche Relationen (um 1 : 500) wurden inzwischen aus USA, Ungarn und der Tschechoslowakei mitgeteilt.

Trotz dieser Frequenzsteigerung wäre es verfrüht, daraus eine absolute Zunahme der Spalthäufigkeit abzuleiten, obwohl die genetische Grundlage durch Verbesserung der Heiratsaussichten infolge großer Fortschritte in der Therapie der LKG-spalten eine Ausweitung erfahren hat. Erhebliche statistische Schwankungen sind häufiger auf Unterschiede der Untersuchungstechnik zurückzuführen, denn bei Neugeborenen sind noch nicht alle zum Formenkreis der LKG-spalten zählenden Manifestationen zu erfassen, weil ein Teil der Mikroform erst im Laufe des späteren Lebens bekannt wird oder überhaupt unaufgeklärt bleibt.

Auch für eine Aufgliederung nach der Häufigkeit von bestimmten Spaltgruppen sind statistische Angaben kleinerer Länder ohne Bevölkerungsfluktuation mit zentraler Auswertung aufschlußreicher als Teilergebnisse größerer Länder.

Fogh-Andersen (1939) hat repräsentativ für Dänemark bei 703 Neugeborenen mit Spaltbildungen aller Art in 29% der Fälle isolierte Gaumenspalten beobachtet, doppelt so häufig beim weiblichen wie beim männlichen Geschlecht, welches dagegen in den folgenden Gruppen überwog: 14% der Kinder wurden mit LK-Spaltformen und 57% mit kombinierten LKG-spalten geboren.

Für Finnland haben Gylling und Soivio (1961) 11,5% Lippen- und Lippen-Kieferspalten, 53% (!) isolierte Gaumenspaltformen und 35,5% LKG-spaltkombinationen bei 2108 in den Jahren 1948—1960 zentral erfaßten Spaltbildungen gefunden. Auch diese Autoren stellten Gaumenspalten häufiger bei Mädchen (64,8%), Lippen-Kieferspaltformen dagegen häufiger bei Knaben (60,4%) fest.

Bei totalen LKG-spalten, auf welche nach großen Klinikstatistiken übereinstimmend mehr als die Hälfte aller vorkommenden Spalten entfällt (55,2% Stein/Schuchardt 1959, 50,6% Gabka 1962), ist wenigstens jede 3. Spalte bilateral lokalisiert. Von den verbleibenden einseitigen Formen treten links mindestens doppelt so viel wie rechts auf. Weder die Bevorzugung der linken Seite, noch der auffällige Unterschied in der Geschlechtsverteilung zwischen Gaumenspalten einerseits und Lippen-Kieferspaltformen andererseits ist ursächlich bekannt.

Morphogenese: LK-spalten treten beim Menschen während der Bildung des vorderen Nasenhöhlenbodens am Ende der 5. Embryonalwoche auf und bleiben auf Nase, Lippe und Kiefer beschränkt, wenn 2 Wochen später der

Verschluß des Gaumens termingerecht und vollständig erfolgt. Sind hierfür aber die entwicklungsmechanischen Voraussetzungen auf Grund der weiter gewordenen LK-spalte ungünstig, so entstehen fortgeleitet Gaumenspalten und dadurch zweizeitige Fehlbildungen. Die kritische Phase auch für alle kombinierten Spaltformen

Postnatale regionale Querschnittsuntersuchungen an 204 ungefähr gleichaltrigen unoperierten Säuglingen mit verschiedenen LK-spaltformen haben an Hand embryonaler Spuren zu dem Ergebnis geführt, daß die Formalgenese individuell ermittelt, und darüber hinaus auch der Fehlbildungstermin sowie in Ab-

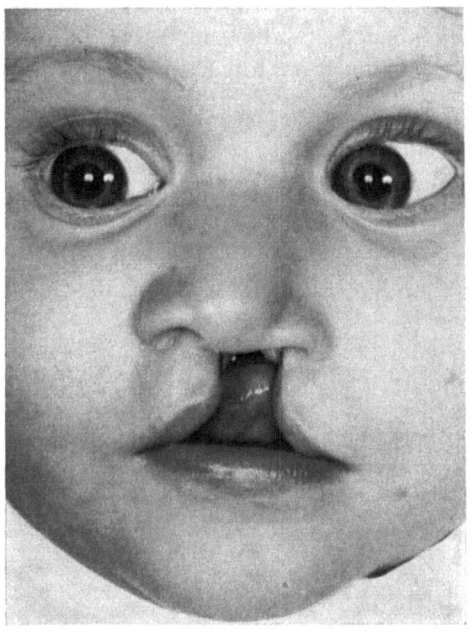
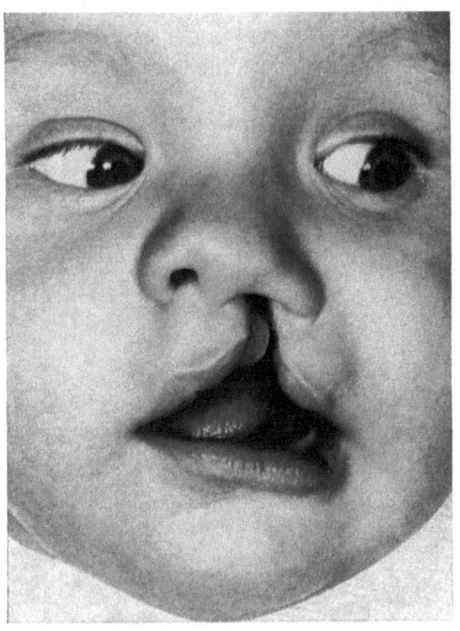

a   b

Abb. 192a u. b. Unterschiedlich entstandene einseitig totale Lippen-Kieferspaltformen. — a 6 Monate altes Mädchen, *primär* entstandene breite Spalte, Lippenrotverlauf beiderseits bis zum Naseneingang, Kieferstümpfe kaum sichtbar. — b 6 Monate altes Mädchen, *sekundär* entstandene Spalte, ausgeprägter medialer Kieferstumpf, Lippenrotende beiderseits in halber Spalthöhe. Der obere Lippenanteil ist *nach* der Lippenrotdifferenzierung durchgerissen

liegt im Vorgang der Vereinigung von Nasen- und Oberkieferwülsten (Abb. 182).

Untersuchungen an Keimlingen von Mäusen (STEINIGER 1940) und Menschen (HOCHSTETTER, 1944; TÖNDURY, 1950; STARK 1954) mit LK-spalten haben zu der *neuzeitlichen Hypothese* geführt, daß diese Mißbildungen sowohl *primär* (ausbleibende Verwachsung der Nasenwülste) als auch *sekundär* (Einriß, Durchriß der noch nicht substituierten Epithelmauer, siehe s. S. 352) zustande kommen können; früher wurde entweder nur der primäre (HIS, PETER) oder nur der sekundäre Entstehungsmodus (FLEISCHMANN, VEAU) für möglich gehalten. Keine der Hypothesen ließ sich jedoch infolge der Seltenheit von zufälligen Spaltbefunden bei menschlichen Keimlingen bestätigen.

hängigkeit davon das weitere Verhalten der Spaltumgebung festgestellt werden kann (PFEIFER 1963, 1966).

Von den Derivaten des vorderen Nasenhöhlenbodens standen Lippenrotverlauf und Anomalien der spaltbetroffenen lateralen Milchschneidezahnanlagen (Doppel-, Einzel-, Fehlanlage sowie deren Position in den Kieferstümpfen) in gesetzmäßiger Beziehung zur *Breite von Kieferspalten*. Wenn sich das Lippenrot entlang der Lippenstumpfränder bis zur Nase hinzieht, die Kieferspalte *breit* ist und die Alveolarstümpfe kurz sind, waren die Nasenwülste überhaupt nicht zusammengetroffen (primäre Spaltbildung; Abb. 192a). Falls das Lippenrot nur bis in halbe Oberlippenhöhe verläuft, die Kieferspalte eng ist und die Alveolar-

24*

stümpfe gut entwickelt sind, kann der Einriß der oberen Lippenhälfte erst *nach* der Differenzierung des Lippenrotes erfolgt sein *(sekundär entstandene Spalte; Abb. 192b)*.

Nach bilateraler Entwicklungsstörung zieht sich das Lippenrot oft bis zum oberen Spaltende hin (Abb. 193a). Es kann aber auch bei *asymmetrischen* Spalten auf den *Unterrand* der Lippe beschränkt bleiben (Abb. 193b). Dann muß zwischen Prälabium und lateralem Lippenstumpf ein Zusammenhang bestanden haben,

1963). Wie Kontraktionsfiguren zeigen (Abbildungen 193b, 205a), ziehen sich bei *primären* Spaltbildungen die Lippenstümpfe *konzentrisch* zusammen. Bei *sekundären* Spaltformen wird die Lippe mehr vorhangartig zur Seite bewegt. Bei partiellen Spalten verlaufen die Muskelfasern stromlinienförmig in den Lippenzügel.

Auch die Gefäßdifferenzierung im vorderen Nasenboden (Slaughter et al., Frederiks) verläuft unterschiedlich in Abhängigkeit von

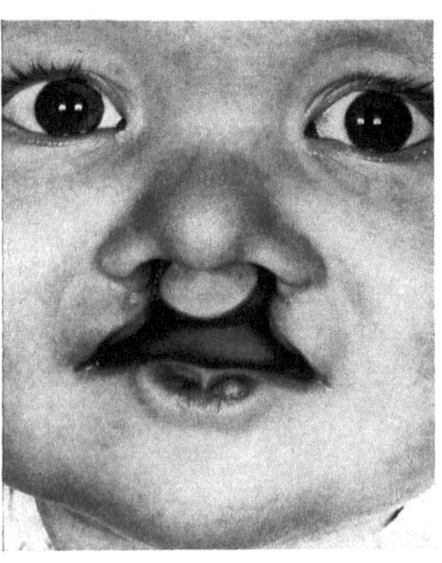 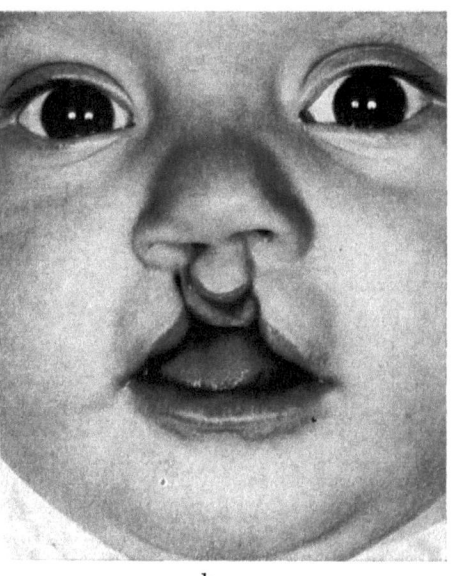

a   b

Abb. 193a u. b. Unterschiedlich entstandene bilaterale Lippen-Kieferspaltformen. — a 6 Monate alter Junge mit bilateral totaler, *primär* entstandener Lippen-Kiefer-Gaumenspalte, tiefe trichterförmige Unterlippenfisteln. — b 6 Monate altes Mädchen mit *sekundär* entstandener Spaltform: das Lippenrot zieht sich nur am Unterrand der Lippenstümpfe entlang. Nach der asymmetrischen Lage des Prälabium, der unterschiedlichen Spalthöhe sowie Lagedifferenzen der spaltnahen Zahnkeime sind beide Spalten nacheinander entstanden

als sich das Lippenrot aus der *Labiodentogingivalleiste* bildete.

Bei allen Totalspalten ist demnach bereits anhand des Lippenrotes die Unterscheidung möglich, ob sie *primär* oder *sekundär* entstanden sind. Die gegensätzlichen Auffassungen, daß das Lippenrot entweder nur am unteren Pol von Lippenstümpfen (Veau) oder immer bis zum Naseneingang verlaufe (Wassmund), lassen sich damit auf *einen* entwicklungsmechanischen Nenner bringen (Abb. 197). *Partielle* Lippenspalten entstehen primär oder sekundär, können aber noch über das Lippenrot hinaus weiter einreißen.

Den äußeren Abweichungen entsprechen auch Unterschiede des Faserverlaufes der Muskulatur der Lippenstümpfe (Hoppe, Pfeifer

der Spaltform. Lage und Verzweigungen der kleinen Äste der Lippenarterien stehen im Zusammenhang mit der Spaltform.

Am Skelet sind hinsichtlich des Termines der Entwicklungsstörung die *Beziehungen* zwischen *Spaltbreite, Kieferstumpfform und Zahnanlagen* aufschlußreich. Der kleine Milchschneidezahn kann *doppelt* oder *einfach* angelegt sein oder auch fehlen. Die Kieferstümpfe sind dementsprechend *prominent gewölbt* oder *abgeflacht*. Die spaltnahen Zahnanlagen passen sich den räumlichen Verhältnissen an (Eckstein und Schuchardt, Bøhn). Sie stehen meistens gedreht und innerhalb einer direkten Ergänzungslinie des Zahnbogens (Abb. 194, 196). Ein Vergleich von unterschiedlich ausgeprägten Spaltformen zeigt, daß der Knochensub-

stanzmangel mit der Breite der Spalte zunimmt. Mitbestimmend ist die Art und Weise
der Anlage des lateralen Schneidezahnkeimes.
Bringt man bei durchschnittlich 6 Monate
alten Säuglingen die Anzahl der lateralen
Milchincisivi in Beziehung zur Kieferspaltbreite, so ergibt sich für *einseitige Spalten*, daß

Prälabiumrotes und an Hand von Lippen-
zügeln auf das Fehlen oder Vorhandensein von
Muskulatur im „Lippenbürzel" geschlossen
werden.

Form- und Stellungsabweichungen der Kiefer-
stümpfe kommen durch die engen Wechselbeziehungen zwischen Zahnkeimentwicklung

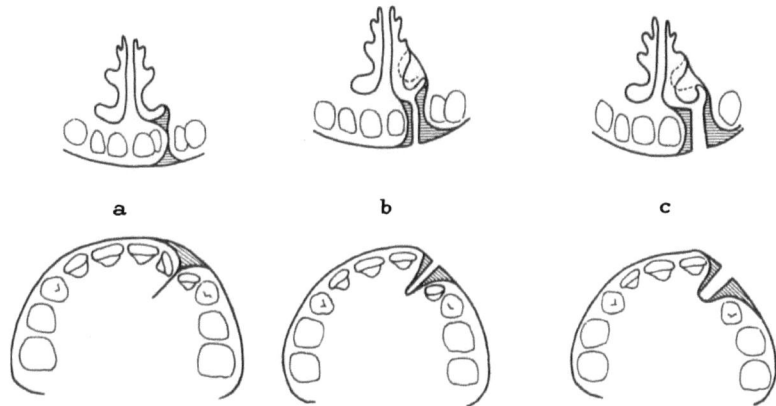

a   b   c

Abb. 194a—c. Schematische Darstellung der Abhängigkeit von Kieferspaltbreite, Kieferstumpfform und
quantitativen Differenzen der lateralen Milchschneidezahnanlage bei Kieferspalten und geschlossenem Gaumen
(Knochendefizit in der Frontalansicht und Gaumenaufsicht schraffiert). — a Doppelanlage +II, Positionsdifferenzen vorwiegend auf die spaltnahen Zahnkeime beschränkt, fast normale Kieferbogenform. —
b Laterale Einzelanlage +II, die infolge größerer Spaltbreite höher und mehr gaumenwärts liegt als bei
a, stärkere Abrundung der Kieferstümpfe. — c Fehlanlage +II, starke Abflachung und Abrundung des lateralen Kieferstumpfes. Der Eckzahnkeim ist gaumenwärts und höher gestellt, weil sein medialer Nachbar fehlt.
Das Knochendefizit erstreckt sich auf den lateralen Nasenrand

Doppelanlagen mit zunehmender Spaltbreite
seltener vorkommen, während Fehlanlagen zunehmen (Abb. 195). Die *Kieferspaltbreite* ist
demnach nicht ein Ergebnis späterer intrauterin wirksamer Muskelkräfte, sondern
im wesentlichen eine Folge des Expan-
sionsdruckes der Schädelbasis in der
6.—10. Embryonalwoche.

Unterschiede der Lippenrotausdeh-
nung sowie der *Anzahl und Stellung*
der spaltnahen Zahnkeime in engem Zu-
sammenhang mit der Spaltbreite sind die
Folge einer abgestuften Reaktionsweise
der spaltbetroffenen Labiodentogingivalleiste.

Laterale Lippenstümpfe (und mediale
Lippenstümpfe bei einseitigen Spalten)
enthalten *immer* einen Gewebeüber-
schuß. Er nimmt mit der Verschiebung
des Manifestationstermines von LK-
spaltformen zu. Er ist am geringsten
bei totalen Primärspalten. Bei bilateralen
Spaltformen kann nach der Ausdehnung des

und Knochenbildung zustande. Außerdem
spielt die Oberflächengestalt während der
Periode der Skeletfestigung eine große Rolle.
Ihre Form schreibt die Wachstumsrichtung vor.

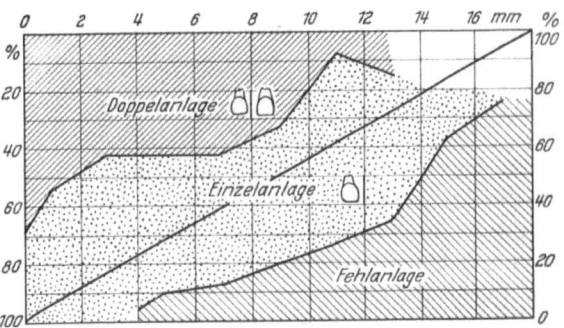

Abb. 195. Abhängigkeit der Anlagen des seitlichen Milchschneidezahnes von der Kieferspaltbreite bei einseitigen Spaltformen (nach Auswertung von anthropometrisch-röntgenologischen Untersuchungen an 206 unoperierten Säuglingen der
Nordwestdeutschen Kieferklinik Hamburg)

Der Knochensubstanzmangel am lateralen
Rand der Apertura piriformis (BURIAN 1957,

Schuchardt und Pfeifer 1962) ist auf die ausbleibende Verschmelzung von intermaxillärem und facialem Knochenkern zurückzuführen. Infolge der Kieferspalte kann der Zwischenkiefer nicht bestimmungsgemäß den seitlichen Nasenhöhlenrand bilden. Bei bilateralen Spaltformen bleibt diese Potenz im Zwischenkiefer stecken. Im seitlichen Oberkiefer bestehen deshalb korrespondierende Hypoplasien der Spaltkanten.

demnach in transversalen Ebenen und vertikaler Folge 3 Zonen zu unterscheiden, die im Anschluß an die Schädelbasis aufeinander folgen: Verformungen und Verziehungen, Hypoplasien vor dem Übergang in die Kieferstümpfe und bei Fehlen von Zahnanlagen Defekte.

All diese morphischen Auffälligkeiten lassen Rückschlüsse auf den Termin der Spaltentstehung und damit auf die Gesetzmäßigkeit

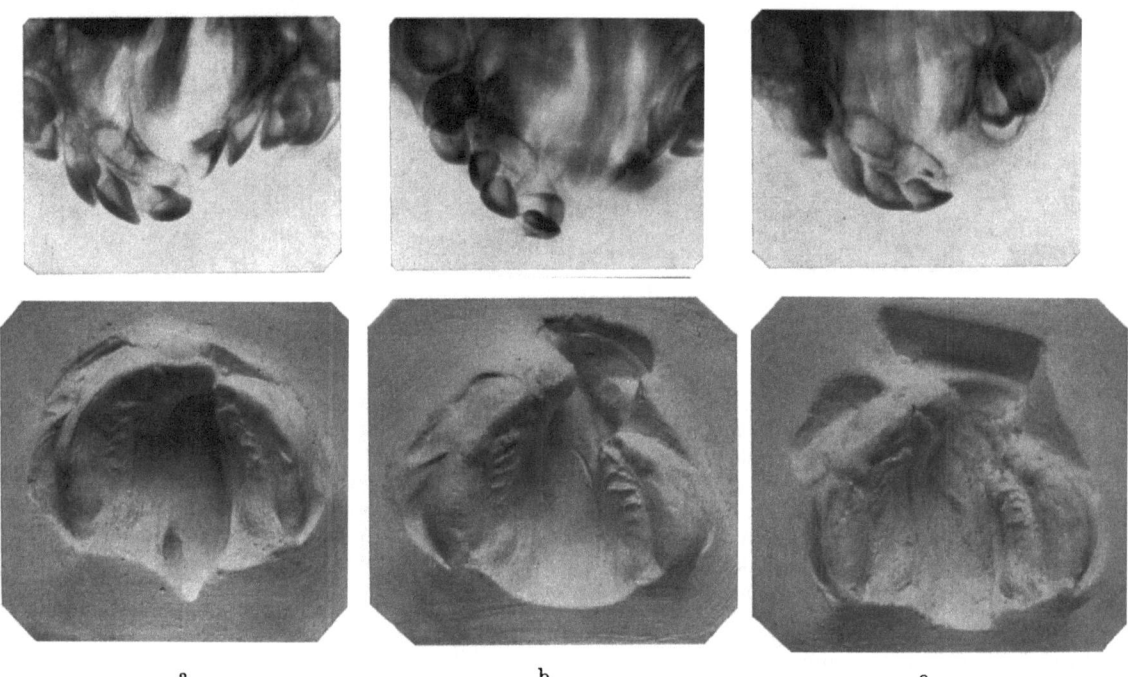

a   b   c

Abb. 196a—c. Oberkiefermodelle und Röntgenbilder von 3 unterschiedlich breiten linksseitigen Lippen-Kiefer-Gaumenspaltenformen mit Anlagedifferenzen des +II. — a Enge Kieferspalte infolge Doppelanlage +II. Die Kieferstümpfe haben Kontakt. Der Kieferbogen ist seitengleich rund. — b Mittelbreite Lippen-Kiefer-Gaumenspalte mit lateraler Einzelanlage des +II. Der Kieferbogen ist abgeflacht. — c Breite Spaltform, Fehlanlage +II, der mediale Kieferstumpf ist fast gestreckt

Die Skeletveränderungen erhalten sich während des ganzen Lebens (Psaume, Snodgrasse, Korkhaus, Pruzansky). Bereits bei Spaltkeimlingen sind der Substanzmangel am Rande der Apertura piriformis, die Septumverbiegung, die Stellungsänderung der unteren Nasenmuschel und die Erweiterung des Nasenganges angedeutet. Tomogramme von neugeborenen Spaltkindern, und auch Schichtbilder von erwachsenen Patienten mit unoperierten Kieferspalten weisen auf diese Abweichungen hin, die oft als Operationsfolgen angesehen werden. Die seitliche Wandverformung der Oberkiefers führt zu einer Einengung der Kieferhöhle im Bereich des vorderen unteren Recessus alveolaris. Am gespaltenen Mittelgesichtsskelet sind

einer teratologischen Reihe für Lippen-Kieferspaltformen und mit konsekutiven Gaumenspalten zu (Abb. 197). Der physiologische Vorgang ist das Determinationsoptimum. Kleine Verzögerungen führen zu Mikroformen und sekundären Spaltbildungen. Hierbei ist das Lippengewebe hyperplastisch und es fehlt nur wenig Knochen. Je früher sich eine Wachstumshemmung abzeichnet, um so wahrscheinlicher sind primäre Spaltbildungen mit stärkeren Skeletverformungen, Knochensubstanzmängel und konsekutive Gaumenspalten.

Da der Gaumen nur mittelbar betroffen ist, sind Gaumenplatten und Septum zwar getrennt, aber meistens voll entwickelt. Positionsdifferenzen der spaltseitigen Kieferhälfte in

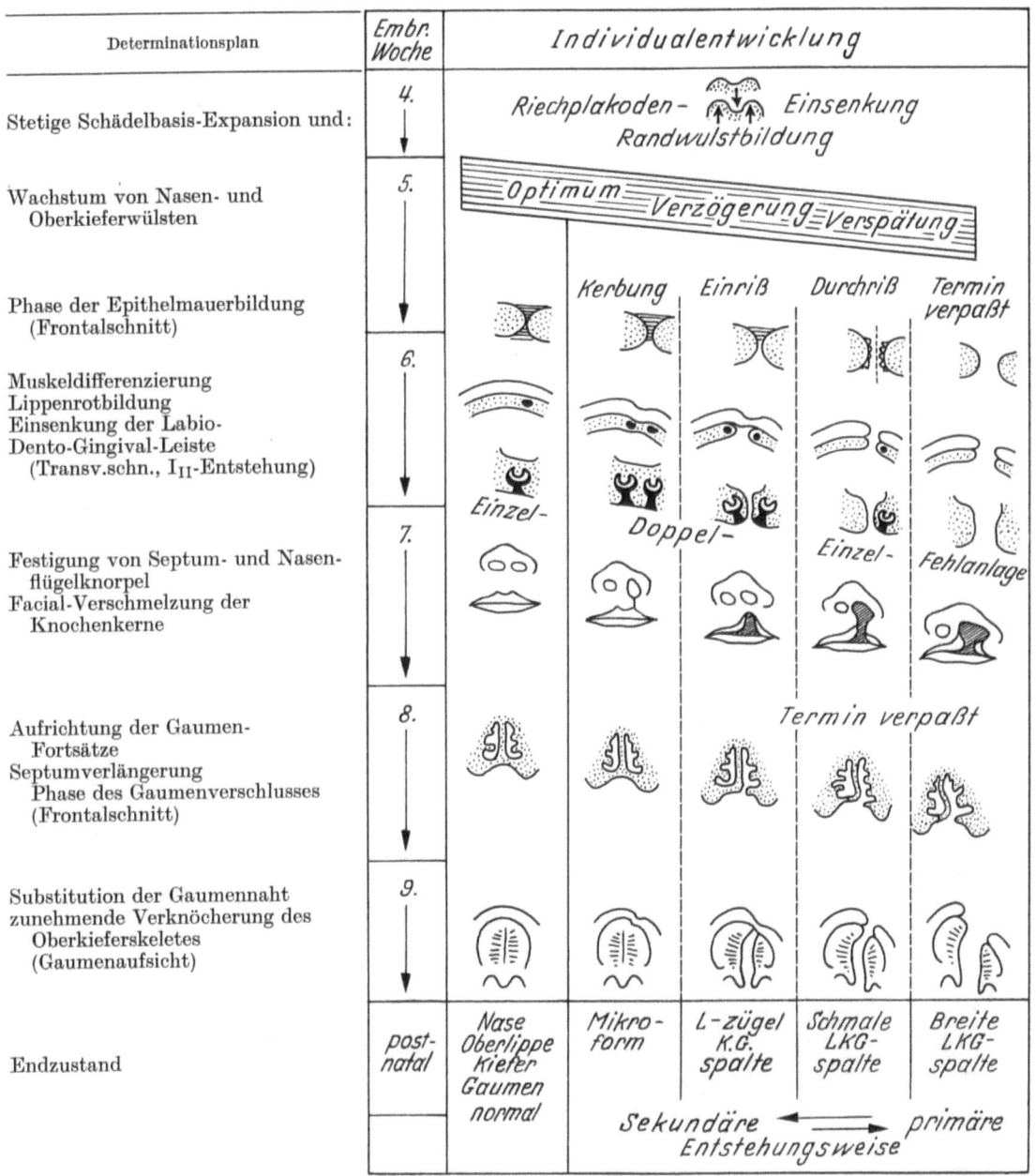

Abb 197a. *Fehlbildungsreihe der Lippen-Kieferspaltformen mit und ohne Gaumenspalten.* Schematische Darstellung des Prinzipes der Fehlentwicklung bei einseitigen Spaltformen in Anlehnung an die ungestörte Gesichtsmorphogenese.

Beziehung zur Schädelbasis bei einseitigen Spalten sind mit zunehmender Spaltbreite in Form eines Rückstandes häufiger.

Wie die Fehlbildungsreihen erkennen lassen, erweisen sich sog. Expressivitätsschwankungen morphogenetisch als *terminabhängige Differenzierungsablenkungen*, die auf *gestörte Wechselbeziehungen* zwischen *zentralen* (Schädelbasis) und *peripheren* (Nasen- und Oberkieferwülste) *Entwicklungsvorgängen* zurückzuführen sind.

Typische LK-spaltformen entstehen — möglicherweise infolge induktiver Überschneidungen von Vorder- und Hinterkopforganisator — durch *Hemmungen* der *regionalen Determination* während einer *organogenetisch komplizierten Entwicklungsphase*, wenn sich freie Wülste und Kuppen termingerecht treffen und miteinander verschmelzen müßten.

Abweichungen von typischen Ausprägungsvarianten, wie eine Fortsetzung der Schadens-

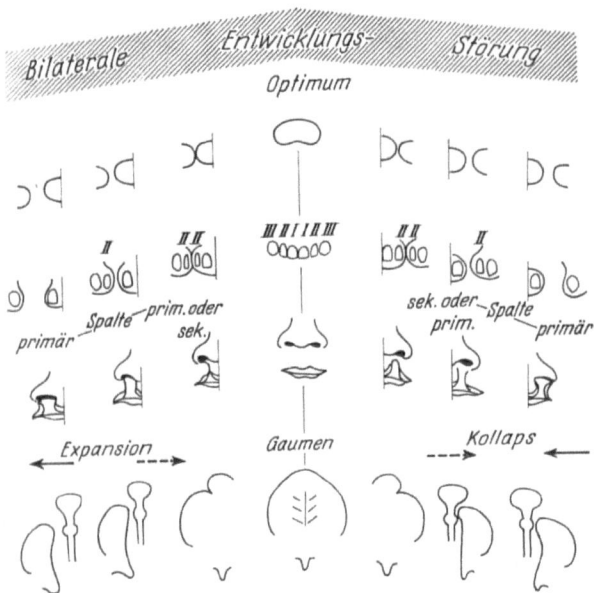

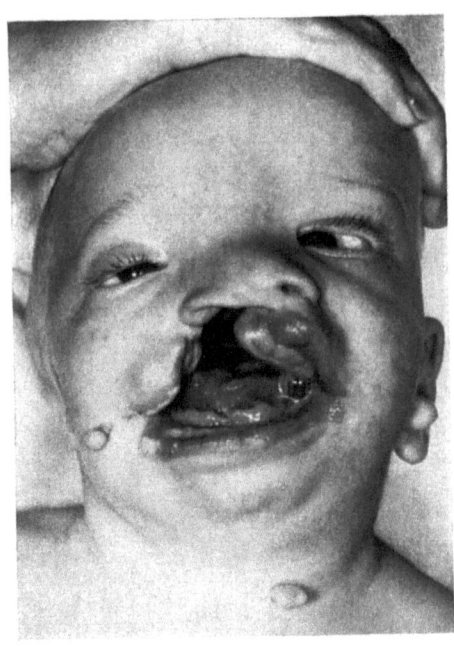

Abb. 198a

Abb. 197b. Dasselbe Schema spiegelbildlich daneben gesetzt gestattet die Ableitung aller bilateralen Kombinationsmöglichkeiten von Lippen-Kiefer-Gaumenspalten. Erst das Wachstumsverhalten des isoliert gebliebenen Zwischenkiefers in der Fetalzeit und das weitere Auseinanderrücken (Expansion) oder auch Zusammenrücken (Kollaps) der Seitenkiefer führt zu Stellungsanomalien als Folgen der Entwicklungsstörung

Abb. 198a—c. *Atypische* Lippen-Kieferspaltformen.— a 6 Monate alter Junge mit Kombination von rechtsseitig totaler breiter Lippen-Kiefer-Gaumenspalte und Dysostosis mandibulo-facialis beiderseits: rechts Ohrmuschelaplasie und quere Wangenspalte sowie Auricularanhänge. Außerdem bestanden epibulbäre Lipodermoide, eine parietale

Schädellücke mit Meningocele und eine ausgeprägte Totalskoliose. — b 6 Monate alter Junge mit Breitgesicht, extremem Augenabstand, rechtsseitig totaler Lippen-Kiefer-Gaumenspalte und linksseitig *totaler* Lippenspalte bei *geschlossenem* Kieferkamm. Das Prälabium ist isoliert, Hydrocephalus externus und Kleinhirnatrophie, Balkenagenesie und Opticusatrophie beiderseits. — c 6 Monate altes Mädchen mit Mikrophthalmie rechts, subcutaner Nasenflügelknorpelspalte rechts, partieller Lippenspalte rechts, Verlauf der Fehlbildung entlang der Organisatorgrenze (vgl. Abb. 179c)

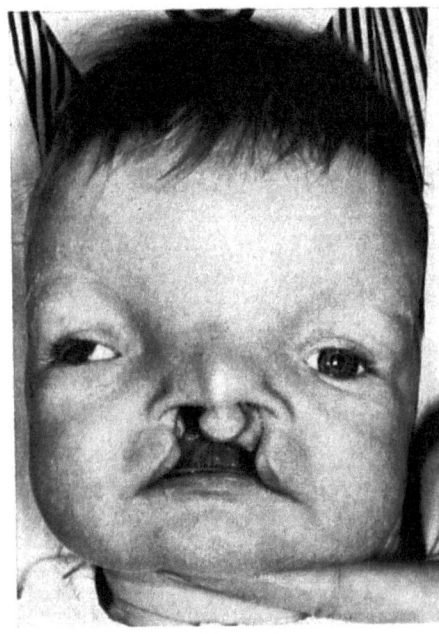

Abb. 198b

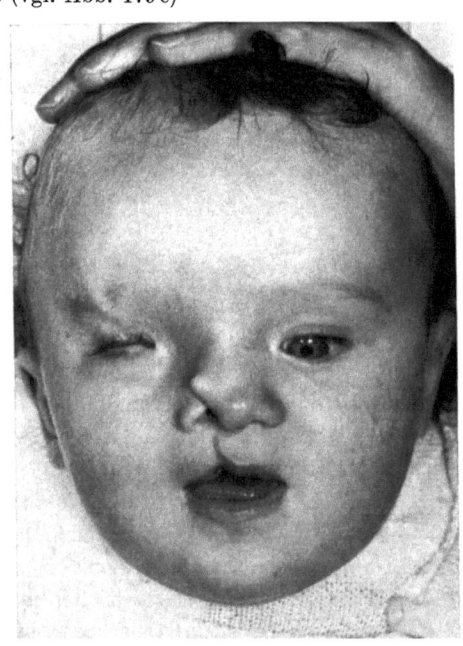

Abb. 198c

spuren auf Nasenflügel und Auge entlang der Organisatorgrenze (Abb. 198c) oder das Vorkommen einer primär entstandenen *totalen* Lippenspalte ohne nachweisbare Störung der Kieferkammentwicklung (Abb. 198b) und extreme Manifestationen im Zusammenhang mit anderen Mißbildungen (Abb. 198a) lassen meiner Ansicht nach auch ätiologische Rückschlüsse zu. Während die Reihe typischer LK-spaltformen, für die in vielen Fällen eine familiäre Häufigkeit besteht, zumindest eine genetische Disposition verrät, dürfte bei atypischen Formen exogenen Einflüssen mehr als die Rolle eines auslösenden Faktors zukommen.

Schräge Gesichtsspalten. Schräge Gesichtsspalten sind selten. Sie verbinden Lid- und Mundspalte (Abb. 179, 199a, b, 208a) und verlaufen meistens lateral des Nasenflügels (Unterscheidungsmerkmal gegenüber LK-spalten), können aber auch in Form von Defekten (Abb. 199a) bis in die Nasenhöhle ausgedehnt sein (Fehlen der Nasenflügelbasis). Mikroformen (partielle schräge Gesichtsspalten) sind Lidkolobome sowie Lippenspalten lateral der Philtrumgrenze, die in Richtung Wange verlaufen (atypische Lippenspalten, Abb. 199d), aber *oberhalb* von queren Wangenspalten (Makrostoma, Abb. 186c) liegen.

Die topografischen Beziehungen zwischen Spaltverlauf und ableitenden Tränenwegen sind unterschiedlich. Der Ductus naso-lacrimalis kann sich vollständig erhalten lateral der Spalte befinden, geteilt angelegt sein oder auch abschnittweise fehlen (ASK und HOEVE, PLONER 1957). Außer oberflächlichen Fehlbildungen (Hautspalten) kommen auch tiefergehende, mit vertikal ausgerichteten Knochendiastasen vor (faciale Kieferhöhlenwand, Orbitaboden). Bei Defektspalten fehlt die seitliche knöcherne Nasenwand.

Die Variationen des Abganges schräger Gesichtsspalten vom Oberlippenrot (zwischen Mundwinkel und Philtrumgrenze) und der Einmündung in die Lidspalte (vorwiegend mediale Lidhälfte) weisen darauf hin, daß für die Lokalisation eine Region in Frage kommt, die medial von Nasenrücken, Septum, Zwischenkiefer und lateral von der Verbindungslinie: äußerer Lidwinkel-Mundwinkel, begrenzt wird.

Die Unterschiede des Spaltverlaufes kommen in der gebräuchlichsten Einteilung der schrägen Gesichtsspalten nach MORIAN (3 Typen) nur grob zum Ausdruck. Die individuellen Differenzen sind vielgestaltiger, weil diese Fehlbildungen nicht primär durch Erhaltenbleiben von Furchen (GRÜNBERG, PELVET), sondern sekundär durch „Zerreißung des embryonalen Gesichtes" (POLITZER 1937) zustandekommen. Spaltverlauf und Entstehungstermin lassen sich deshalb auch nicht anatomisch, sondern nur entwicklungsmechanisch erklären:

Da für die Entstehungsweise von schrägen Gesichtsspalten lateral des Nasenflügels (Typ Morian I und II, Abb. 199b, c, d) Vorbedingung ist, daß der vordere Nasenhöhlenboden unter Vermittlung des vom 1. Kiemenbogen stammenden lateralen Nasen- und Oberkieferwulstes (Abb. 182b, c) gebildet worden sein muß, kommt als Rißperiode nur die Zeit nach der Substitution der „Epithelmauer" unterhalb des Nasenloches (s. S. 352) aber vor der Festigung des Mittelgesichtes durch die Verschmelzung der intermaxillären und facialen Knochenkerne in Frage. Diese kritische Phase ist kurz und liegt in der 6./7. Embryonalwoche zwischen den Manifestationsperioden für LK-spalten und für isolierte Gaumenspalten.

Eine Prädisposition dieses Areals zum Einriß wurde auf Grund des embryonalen Vorhandenseins von 2 flachen Rinnen vermutet (PETER): der Grenzfurche zwischen Stirn- und Oberkieferwulst, die wieder verstreicht, und der nicht mit ihr identischen, später erscheinenden Tränennasenrinne, die sich tiefer senkt und als Ductus naso-lacrimalis abgeschnürt wird. Beide Furchen sind beim etwa 10 mm langen Menschenkeimling kurze Zeit nebeneinander zu sehen (POLITZER, Abb. 182b). Da schräge Gesichtsspalten nur selten dem Verlauf dieser Rinnen entsprechen, von denen ohnehin die Grenzfurche bis zum Einrißtermin wieder verstrichen ist, kommen sie als Wegbereiter für Durchrisse höchstens zufällig in Frage.

Eine entwicklungsmechanische Analyse der publizierten Fälle (GRÜNBERG, MORIAN, PETER, SANVENERO-ROSSELLI, STUPKA, ASK und HOEWE, GROB, GELBKE) und eigene Untersuchungen an 11 Patienten mit schrägen Gesichtsspalten zeigen vielmehr am Beispiel des Alveolarkammes, daß dem sich einsenkenden soliden Epithel der Labiodentogingivalleiste eine größere Festigkeit zukommt — und das gilt in analoger Weise für das Epithel am Boden der Tränennasenrinne — als dem Mesenchym. Eine Knochenkluft beschränkt sich nämlich beim Formenkreis der

Spalten lateral des Nasenflügels (Morian I und II) auf den orbitanahen Knochen, teilt aber nur selten den prämolaren Kieferkamm, der um die Zeit der Mißbildung bereits hält. Darüber aber kommen die Knochenvereinigungen nicht zustande, weil die mesenchymale Grundlage fehlt. Dann schieben sich die Ausläufer des intermaxillären Knochenkernes, der den Rand

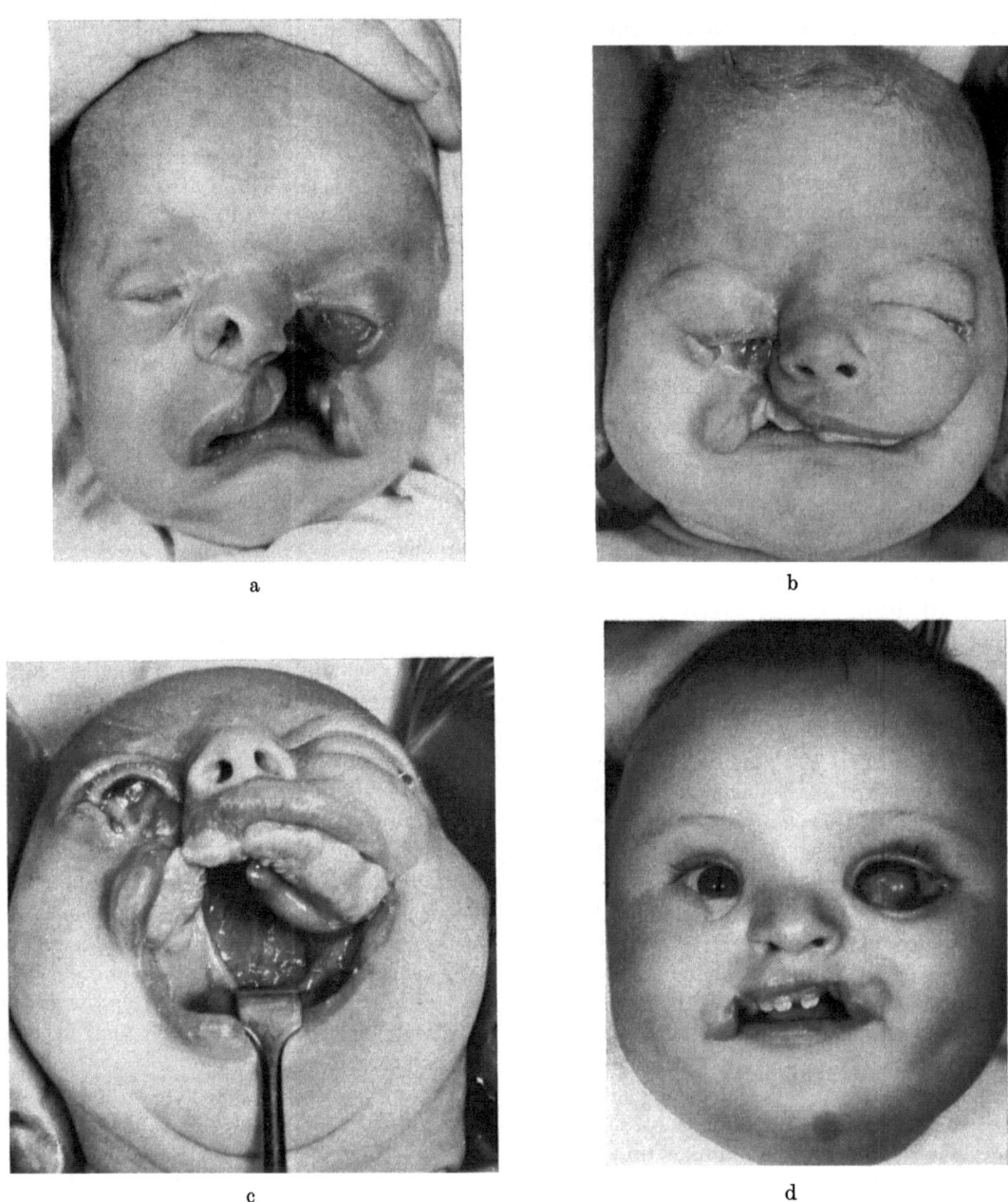

a

b

c

d

Abb. 199a—d. Schräge Gesichtsspalten und -cysten.— a 3 Wochen alter Säugling mit ausgedehntem Augen-Wangendefekt und einer Kiefer-Gaumenspalte links. Zustand nach Durchriß einer embryonalen Cystenbildung im Bereich der Tränen-Nasenrinne links. Die neuralen Elemente des linken Auges sind vorhanden, jedoch mißgebildet. — b 6 Wochen alter Säugling mit bilateraler schräger Gesichtsspalte; *rechts* typische Lage, Kieferspalte durch die Eckzahnregion; *links* extrem seitlicher Verlauf der Spalte, fast vom Mundwinkel aus; Colobom im seitlichen Lidwinkel. c Kind wie b; keilförmiger Defekt im rechten knöchernen Orbitaboden (Mikrophthalmus); Nasenflügel rechts nach Stellung und Form normal, breite Gaumenspalte; linke Velumhälfte nach vorn geklappt und straff fixiert. — d 9 Monate alter Junge, bilaterale partielle schräge Gesichtsspalte ohne anatomische Beziehung zur Nase; Dreiteilung des Mundringmuskels der Oberlippe. Rechts Unterlidkerbe, links Mikrophthalmie

der Apertura piriformis bildet, nasenwurzel-
wärts und bleiben vom lateralen, aus dem
facialen Knochenkern entstehenden Infraorbi-
talrand getrennt. Als Mikroformen weisen seltene Einschlußcysten in der Wange oder Kieferhöhlenwand und Anomalien der Milch- bzw.
Prämolaren auf die entwicklungsmechanische
Gefährdung dieser Region hin.

Wenn aber eine epitheliale Entgleisung
schon früher einsetzt, kurz bevor oder während
der vordere Nasenhöhlenboden gebildet wird,
und eine embryonale Cyste entsteht, dann können Anlagen unterdrückt werden, die infolge
der Vereinigung von lateralem Nasen- und
Oberkieferwulst mit Derivaten des Stirnwulstes
entstehen würden.

Allein mit einem schnellen Cystenwachstum
in entscheidenden Phasen der Gesichtsbildung,
und dem folgenden Einriß sind schräge Gesichtsspalten mit *Defekten* (Typ Morian III,
Abb. 199a) zu erklären. Dafür sprechen die
Variabilität der Defektgrenzen, der verkleinerte, aber nahezu vollständige Augapfel
(Mikrophthalmie) trotz Liddefektes und die
Einbeziehung der Nasenregion bis zur Grenze
der Stirnwulstderivate, die aber auch betroffen
sein können. Ein Knochensporn an der isoliert
gebliebenen Seite des Zwischenkiefers ist der
erhalten gebliebene embryonale processus frontalis des intermaxillären Knochenkernes, der
cranialwärts und lateral keinen Anschluß gefunden hat. Gerade diese ausgedehnten Formen von schrägen Gesichtsspalten, die sich
am Rande des 1. Kiemenbogenblastems einstellen, liegen im Überschneidungsgebiet der
beiden Kopforganisatoren und ihrer nach-
geordneten Impulszentren.

Vergleicht man die Nasenflügel (Abb. 199a
und b) bei Defektspalten und weniger ausgedehnten Formen, so ist zu erkennen, daß über
die Organisatorgrenze hinaus trotz des Defektes
ein wenn auch rudimentärer Nasenflügelansatz
zustandegekommen ist. Freigewordene Diffe-
renzierungspotenzen haben hier auch noch
formende Impulse entwickelt. Es ist wahrscheinlich, daß sich diese Defektspalten schon
vor der Nasenbodenbildung anbahnen, weil
die Kieferspalten an typischer Stelle (Zwischen-
kieferrand) liegen.

Als Einteilungsprinzip der schrägen Gesichtsspalten entspricht anstelle einer Typisie-
rung eine teratologische Reihe besser der Variabilität der Mißbildung. Am Anfang der Reihe

stehen Defektspalten und am Ende Mikroformen (Lidkolobome, Einschlußcysten vgl.
S. 381, schräge Lippenspalten).

Gaumenspalten. Der Formenkreis der Gaumenspalten umfaßt Fehlbildungen, die nach
ungestörter Oberlippen-Kieferkammentwick-
lung auftreten, wenn die Verschmelzung zwischen Nasenseptum und Gaumenfortsätzen in
der 8. Embryonalwoche gar nicht oder nur teilweise erfolgt (primäre Entstehungsweise) oder
wenn diese Naht nicht stabil genug ist und —
vielleicht nach vorausgegangener Cystenbildung — prä- oder postnatal ein- bzw. durch-
reißt (sekundäre Entstehungsweise).

Isolierte Gaumenspalten sind die zweithäufigste Mißbildung des Kauschädels (s.
S. 370), vorwiegend sind Mädchen betroffen.

Nach der Ausdehnung und Lokalisation
werden morphologisch 4 Abstufungen unterschieden:

Totale Gaumenspalten beginnen am Zwi-
schenkieferrand an der Stelle des nicht gebildeten foramen incisivum. Ihr Vorderrand verläuft bogenförmig (Abb. 200a) oder geht im
spitzen Winkel vom Septum ab (Abb. 200b).

Partielle Hartgaumenspalten öffnen sich
hinter einem vorhandenen Foramen incisivum
velumwärts.

Totale Velumspalten beginnen am Hinterrand des harten Gaumens.

Partielle Velumspalten betreffen den folgenden Abschnitt des weichen Gaumens. Die
kürzeste Spalte (Mikroform) ist die Uvula
bifida.

Spalten im *harten Gaumen* liegen immer
paramedian. Sie sind *bilaterale Spalten*, weil das
Determinationsprinzip in der Abteilung von
zwei Nasengängen durch das Septum besteht.
Die Spaltränder sind hälftengleich. Seltene
Ausnahmen eines asymmetrischen Spaltverlaufes bei partiellen Hartgaumenspalten weisen
auf kleine Differenzen während der Gaumen-
nahtbildung hin.

Alle Formen von Velumspalten sind *Medianspalten*.

Das klinisch übliche Einteilungsprinzip der
Gaumenspalten nach 4 Gruppen tut ihrer Entwicklungsgeschichte Gewalt an, weil Übergangsformen und Spaltumgebung unberücksichtigt bleiben. Zwischen Spaltausdehnung
und Beschaffenheit der Spaltgrenzen bestehen
jedoch morphogenetische Zusammenhänge, die

erst im Rahmen einer *Fehlbildungsreihe* zum Ausdruck kommen (Abb. 201).

Je weniger Differenzierungsprogramm (Septum = Derivat des Stirnwulstes; Gaumenfortsätze = Derivate des 1. Kiemenbogens) und regionales Wachstum im Verhältnis zur Breitenausdehnung der vorderen Schädelbasis und zur Unterkiefer-Zungenlage individuell koordiniert sind, um so gröber sind die Folgen.

Den Anfang der Reihe bilden *breite* primär entstandene Spalten mit bogenförmigem Beginn, stark verkürzten Gaumenspalten, hypoplastischen Velumhälften und rudimentärem Septum. Der Störeinfluß muß sich hier schon während der fast zweiwöchigen Vorbereitungsphase zum Gaumenverschluß unaufhaltsam ausgewirkt haben.

Schmale totale Hartgaumenspalten entstehen meistens primär. Wenn jedoch das Septum bis in Höhe der Spaltränder reicht, die Gaumenplatten und Velumhälften kaum verkürzt sind und als deutlichste embryonale

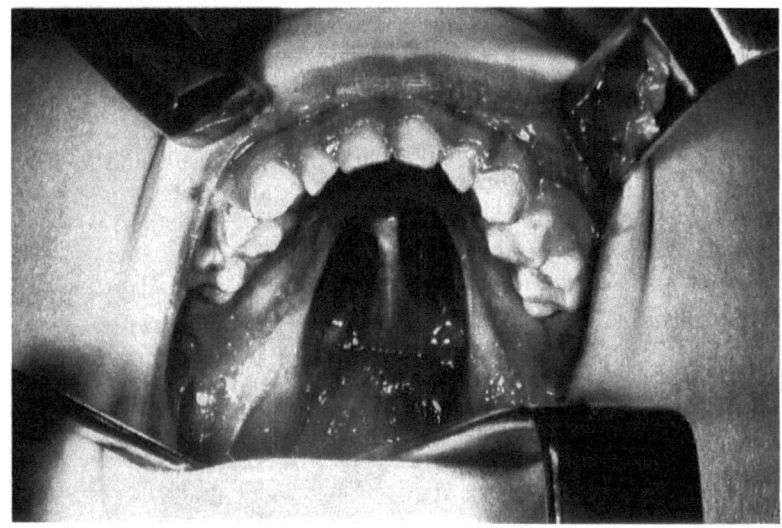

a

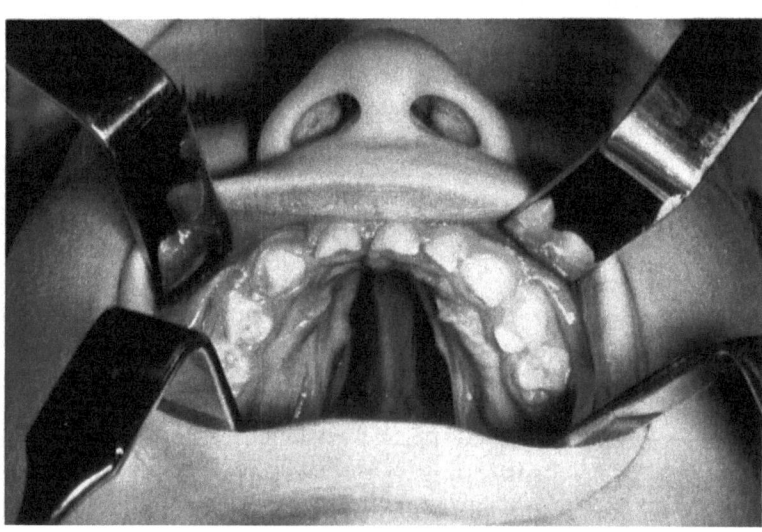

b

Abb. 200 a u. b. Embryonale Merkmale für die unterschiedliche Entstehung von isolierten Gaumenspalten. — a 4 Jahre altes Mädchen mit *primär* entstandener breiter Gaumenspalte; runder Spaltbeginn; keine embryonale Vereinigung der Gaumenfortsätze. Das Septum ist stark hypoplastisch. — b 4 Jahre altes Mädchen mit *sekundär* entstandener Gaumenspalte: Einriß bis zu den bilateralen Schleimhautknospen. Die Spaltränder laufen spitz auf das gut ausgebildete und tiefreichende Nasenseptum zu

Merkmale symmetrische Schleimhautknospen an den Spalträndern sitzen, die ich bei 4 Kindern gefunden habe, so ist die Wahrscheinlichkeit einer zumindest teilweisen Rißbildung viel größer als die Annahme einer ausgebliebenen Vereinigung. Da im Gegensatz zu LK-spaltformen eindeutigere Hinweise fehlen, liegt für alle weniger ausgeprägten Spaltformen einer dieser beiden Entstehungsmodi im Bereich des Möglichen. Beobachtungen über Einrisse von

guter Verzahnung (Neutralbiß) insbesondere bei Hartgaumenspalten eine Hypoplasie des Mittelgesichtes und ein kleines Kinn (Mikrognathie) auf. Eine stärkere Rücklage beim Neugeborenen kann zu Atemstörungen führen (Robin-Syndrom).

Dysontogenetische Cysten. Mehrfach wurde auf Cystenbildungen im Grenzbereich beider Kopforganisationsfelder hingewiesen. Sie entstehen im Verlaufe von epithelialen Verschmel-

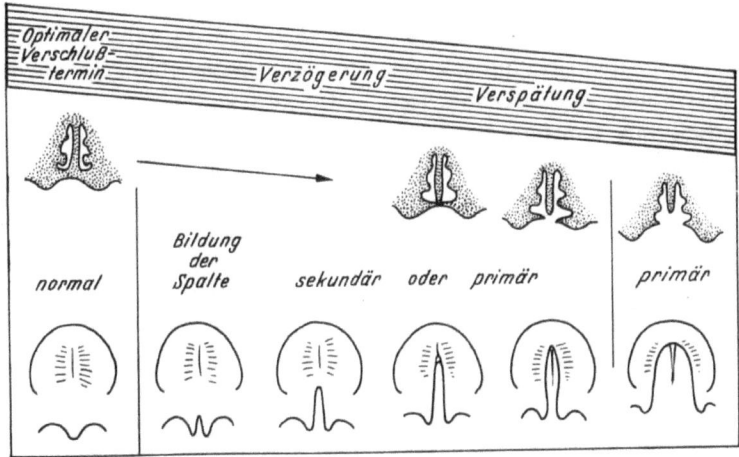

Abb. 201. *Fehlbildungsreihe der isolierten Gaumenspalten.* Schematische Darstellung des Prinzipes der Fehlentwicklung während des Gaumenverschlusses in Ableitung vom normalen Verschmelzungsvorgang. (Zusammenstellung nach anthropometrisch-röntgenologischen Untersuchungen an 100 unoperierten Patienten mit Gaumenspalten der Nordwestdeutschen Kieferklinik Hamburg)

Cysten in der Gaumennaht (WASSMUND, PFEIFER 1963), von postnatalen Velumrissen (VEAU 1938, PFEIFER 1963) und der häufige Befund von Schleimhautduplikaturen bei partiellen Hartgaumen- und Velumspaltformen (Zona pellucida am Spaltbeginn, submuköse Spalten) ohne Knochen- oder Muskelgewebe als wachstumsmechanisch anfällige Zonen sind Anzeichen dafür, daß Gaumenspalten durch Einrisse entstehen können, wenn die Ossifikation bzw. Muskeldifferenzierung in der Gaumennaht vorzeitig zum Stillstand gekommen oder unterbrochen worden ist. Die Annahme eines Zusammenwachsens von getrennten Velum- oder Uvulahälften auch noch nach der Geburt (PETER) war spekulativ und entbehrt jeder entwicklungsmechanischen Grundlage.

Klinisch besteht bei vielen Kindern mit Gaumenspalten eine Anfälligkeit der tubotympanalen Region bereits vor einer chirurgischen Behandlung. Sie neigen zu Tubenkatarrh und Mittelohrschwerhörigkeit. Äußerlich fallen trotz

zungs- bzw. Verlagerungsprozessen, im Zusammenhang mit mesenchymalen Substitutionsstörungen bei der Bildung des primitiven Nasenhöhlenbodens und beim Gaumenverschluß. Sie werden vorwiegend bei Erwachsenen beobachtet, seltener bei Kindern. Gemeinsam ist ihnen der embryonale Ursprung, der fehlende Zusammenhang mit dem Zahnsystem (vgl. Diff. diagn. follikuläre und radikuläre odontogene Cysten, Beitrag KRÖNCKE) und das postnatal sehr langsame Wachstum.

„Gesichtsspaltencysten" (KLESTADT, SCHWAB, WILLIGER, ROPER-HALL, THOMA, MATHIS, FERENCZY), auch als *globulo-maxilläre*, *prämaxillär-maxilläre* oder *fissurale* Cysten bezeichnet, liegen *lateral* unter dem Naseneingang-Nasenflügel mit Vorwölbung des Vestibulum oris und gelegentlicher Ausdehnung zur Kieferhöhle zwischen seitlichem Schneide- und Eckzahn. Sie werden morphogenetisch als Residuen des Gesichtswulstepithels (KLESTADT) oder als Abschnürungen des epithelialen

Nasenpfropfes erklärt (MATHIS). Sie kommen auch bei Tieren vor (BONNEVIE, STEINIGER). (Über Cysten bei schrägen Gesichtsspalten s. S. 378.)

Außer lateralen Cysten wird über das seltene Vorkommen von *medialen*, intermaxillär gelegenen Cysten berichtet (ROPER-HALL, THOMA), die sich zwischen den medialen Nasenwülsten (interglobulär) bilden sollen.

Ductuscysten oder Nasopalatinuscysten (PETER, BAUER, THOMA, FRÖHLICH) entstehen im Canalis incisivus als Retentionscysten, wenn Epithelien des unregelmäßig erhaltenen Tractus nasopalatinus, unter dem Einfluß sekretorisch aktiver Drüsenzellen expansiv wachsen und ohne Verbindung mit dem foramen incisivum bleiben. Sie können den Nasenboden und/oder die orale Zwischenkieferdecke vorwölben.

Gaumennahtcysten (s. S. 381) liegen hinter der ersten Kontaktstelle von Gaumenfortsätzen und Septum (Abb. 184 b) vorzugsweise am Übergang vom harten zum weichen Gaumen und entstehen, wenn nicht substituierte Epithelnester gedehnt werden.

Kombinierte Determinationsanomalien

Mundhöhle: Mehrere Mißbildungssyndrome sind Folgeerscheinungen gestörter entwicklungsmechanischer Wechselbeziehungen zwischen Munddach (Kieferkamm, Gaumen) und Mundboden (Zunge, Unterkiefer). Dazu gehören das *Robin-Syndrom*, die *Gaumen-Zungenverwachsung* (Ankyloglossum superius), die *konnatale Syngnathie* (MATHIS) und die *Dysplasia linguo-facialis* (Grob-Syndrom).

Das Robin-Syndrom mit der Trias Gaumenspalte, Zungenrücklage (Glossoptose) und kleinem Unterkiefer (Mikrogenie) schließt in seiner erweiterten Zusammensetzung (die beiden von ROBIN beschriebenen Fälle waren ohne Gaumenspalte) an die Mißbildungsreihe der Gaumenspalten mit Verlagerung des Schwerpunktes in den Mundboden an (S. 379).

Die wahrscheinlichste morphogenetische Erklärung ist die Verzögerung der Zungensenkung als Vorbedingung für den Verschluß des definitiven Gaumens in der 8. Embryonalwoche (MATHIS), möglicherweise durch das Anliegen des Unterkiefers am Herzbuckel bedingt (DAVIS und DUNN). Ätiologisch kommen endogene und vielleicht auch exogene Faktoren in Frage. Ausgeprägte Formen der Mikrogenie

erinnern an die otocephale Mißbildungsreihe (JARMER, HAYM, MARTIN).

Klinisch weisen bei Neugeborenen äußerlich das fliehende Kinn und die manchmal kleine Mundspalte sowie funktionell Schluck- und Atembehinderung auf das Ausmaß der mechanischen Verlegung hin. Enoral ragt häufiger die Zunge hinter den Velumhälften in den Nasenrachen. Stridor, Cyanose und epigastrische Einziehungen schwinden, wenn der Unterkiefer mit den eingehakten Finger nach vorn geholt wird.

Literaturmitteilungen (130 Fälle seit den ersten Beschreibungen von LANNELONGUE et MENARD sowie TANDLER; Zusammenstellung bei WOOLF et al.) darunter 8 selbst untersuchte Kinder, lassen Abstufungen des Syndroms erkennen. Die Grenzen in Richtung Gaumenspalte ohne Atmungshindernis bzw. aufholendes Unterkieferwachstum verlieren sich; Leitsymptom ist die lebensbedrohliche Funktionsstörung, die in den meisten Fällen mit der Kräftigung des Neugeborenen innerhalb von Wochen oder Monaten schwindet.

Die Gaumen-Zungenverwachsung (Ankyloglossum superius) kommt im Rahmen multipler Mißbildungen vor. In diesem Zusammenhang ist sie von morphogenetischem Interesse, weil in 5 Fällen (COSACK) die determinativen Beziehungen atypischerweise zwischen Gaumenfortsätzen und Zungenwülsten so eng gewesen sein müssen, daß eine epitheliale Vereinigung und mesenchymale Substitution erfolgen konnte.

Nach einer eigenen Beobachtung bestand die Verbindung zwischen Gaumendach und der Linie der Papillae vallatae der rudimentären Zunge. Eine nur sondenstarke Öffnung führte zur Verhaltung des Bronchialsekretes und Erstickungsanfällen. Trotz einer künstlich geschaffenen Velumspalte und anfänglicher Besserung starb das lebensschwache Frühgeborene am 10. Tag nach der Geburt.

Bei der sehr seltenen *konnatalen Syngnathie* sind intermaxilläre Verbindungen vorhanden, die in epithelialer Form bei Menschenkeimlingen (HOCHSTETTER 1948 b) als ossäre Syngnathie an Gräberschädeln (BOCHDALEK, HYRTL) und auch klinisch als Bindegewebsstränge (MATHIS 1962) beobachtet wurden. Die Falten reichen, wie ein weiterer, gemeinsam mit SCHUCHARDT untersuchter und behandelter Fall zeigt (Abb. 202 c), bilateral an beiden Kiefern bis in die Eckzahnregion. Sie ziehen das geschlossene, aber kurze Gaumensegel nach vorn, die Zunge ragt dahinter in den Nasenrachen. Diese Transposition von Zunge und Gaumen ist auf eine sekundäre Verwachsung der Zahnleisten zurückzuführen (HOCHSTETTER). Die Zunge hat rachen-

wärts Platz gefunden und lippenwärts den Gaumenfortsätzen die Vereinigung ermöglicht.

Klinisch auffällig war als Folge der Faltenbildung eine Kieferklemme, die zu Trinkschwierigkeiten geführt hatte. Sie verschwand

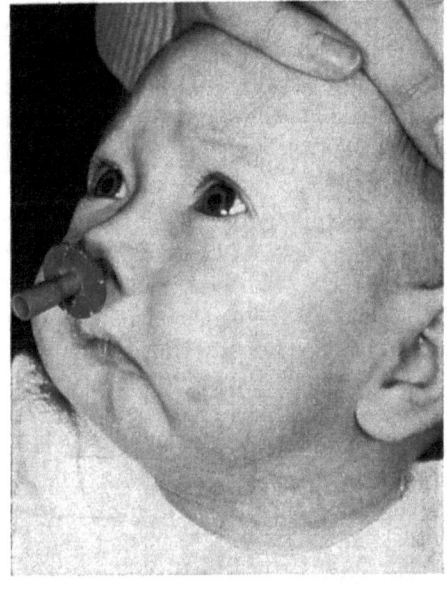

a

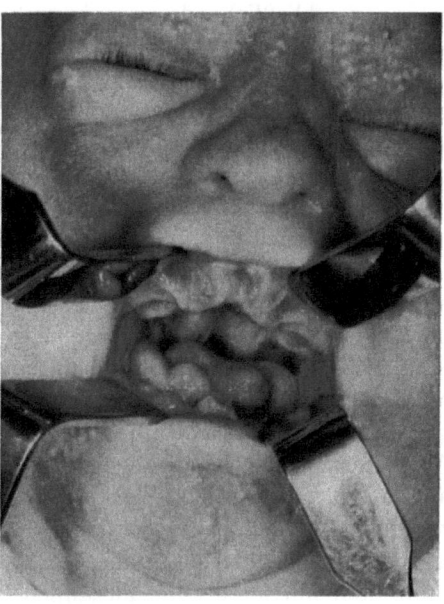

b

c

Abb. 202a—c. Kombinierte Fehlbildungen in der Mundhöhle an Oberkiefer, Unterkiefer und Zunge. — a 3 Monate altes Mädchen mit Robin-Syndrom: Mikrogenie, Glossoptose und Velumspalte, Atemstörung infolge Rücklage des Mundbodens. Im linken Nasenloch Nasopharyngealkatheter, der bis in Höhe der Epiglottis reicht. — b 6 Monate altes Mädchen mit Dysplasia linguo-facialis (GROB) bzw. Dysmorphie des freins buccaux (PAPILLON-LEAGE und PSAUME) (vgl. Abb. 185 d u. f): Schmalkiefer, Faltenbildungen in den Mundvorhöfen, Gaumenspalte, mehrere Zungenhöcker anstelle der vereinigten Zunge, mediane Lippen-Zwischenkieferspalte. — c 5 Monate alter Junge mit epithelialer Syngnathie; Transposition von Gaumensegel und Zunge. Mikrostoma, breite, flügelartige Verwachsung von Ober- und Unterkiefer, dadurch bedingt Vorverlagerung des Gaumensegels mit umgeklappter Uvula. Die Zunge liegt der Rückfläche des Gaumensegels an, enge Mundöffnung (Mikrostoma).
Die Kinder der Abb. b und c wiesen schwere Mißbildungen an Händen und Füßen auf

nach der operativen Verlagerung des ankylo-
sierenden Gewebes nach hinten.

Über Fehlbildungen in der Mundhöhle bei
der *Dysplasia linguo-facialis* (Grob-Syndrom;
Abb. 185d, f) s. S. 360.

Neben ausschließlich oder vorwiegend am
Kauschädel lokalisierten Entwicklungsstörungen kann im Rahmen dieser Darstellung
auf kombinierte Determinationsanomalien, bei
denen die Gesichtsregion eine mehr oder weniger auffällige aber nicht unwesentliche Rolle
spielt, nur andeutend hingewiesen werden. Oft
kommen verwandte Züge mit typischen Mißbildungsreihen zum Ausdruck. Bei der Dysostosis cranio-facialis (Crouzon) und der Acroce-
phalosyndaktylie (Apert) mit Hypertelorismus
bestehen Abweichungen des Schädelaufbaues,
Schmalkiefer und Gaumenspalte sowie Hypoplasien des Mittelgesichtes, die in Verbindung
mit Mikrodontie auch für die Dysostosis clei-
docranialis (Glanzmann) kennzeichnend sind.
Dazu gehörten weiterhin die Dysostosis acro-
facialis (Weyers) mit Unterkieferspalte und
verkümmerten mittleren Schneidezähnen, das
Marfan-Syndrom u. a.

Enge Beziehungen bestehen weiter zwischen
Gesichtsfehlbildungen und Hautanomalien
(Greither u. Köhler) sowie Dysmelien
(Jarmer 1960, v. Zimmermann).

Wie auch Mißbildungen im Rahmen des
Phokomeliesyndroms (Lenz u. Knapp) zeigen,
laufen manche sensiblen und kritischen Phasen
in mehreren Körperabschnitten parallel oder
überschneiden sich. Die räumlich engen entwicklungsfunktionellen Beziehungen in Frühstadien der Organogenese, und die vielfältigen
induktiven Wechselbeziehungen erfordern, daß
auch bei speziellen Problemen der Teratologie
des Kauschädels der Zusammenhang mit allen
anderen im Aufbau befindlichen Regionen nie
außer acht gelassen werden darf.

Kongenitale Gesichtshautanomalien

(Pigmentnaevi, Naevi flammei)

Teleangiektasien: Angeborene Feuermale
der Gesichtshaut kommen nach lokalisatori-
schen und formalgenetischen Unterscheidungs-
merkmalen als *mediale*, meist symmetrisch gelegene und als *laterale* Naevi teleangiectatici vor
(Synonyma: Naevi flammei, N. vinosi, Port-
weinflecke, plane angiome, Angioma simplex).

Die Abgrenzung gegenüber Hämangiomen
(s. S. 529, Beitrag Krüger) bezieht sich auf das
pathomorphe Verhalten der subcutanen Gefäße
(Schnyder, Nödl). Teleangiektasien liegt eine
primäre Erweiterung der Hautcapillaren zu-
gunde; Hämangiome sind geschwulstartiger Natur (primäre Sprossung von Blutgefäßen und/
oder Hyperplasien ihrer Wandelemente). Mit
zunehmendem Lebensalter können ektatische
Gefäßwände proliferieren, bzw. Angiome von
sekundären Erweiterungen begleitet sein.

Mediale symmetrische Naevi flammei liegen
am häufigsten in der Stirnmitte und reichen bis
zur Nasenwurzel (Dermatom des Vorderkopforganisators). Sie verschwinden auf Spateldruck und bilden sich meistens innerhalb der
ersten beiden Lebensjahre zurück, sind aber
abgeblaßt auch manchmal noch im Erwachsenenalter nachweisbar. Ätiologisch kommen nach
Zwillingsbefunden vorwiegend erbliche Faktoren in Betracht (Siemens), die familiäre
Häufigkeit kann über 50% betragen (Wertheim).

Der histologisch unauffällige (Schnyder)
oder nur wenig von der normalen Hautarchitek-
tur abweichende Gefäßbefund (Sprafke), die
Beschränkung auf die Cutis und die in therapeutischer Hinsicht wesentliche Tendenz zur
Spontanremission sind die Kennzeichen der
medialen Gesichtsfeuermale.

Laterale Naevi flammei haben enge Lagebeziehungen zu den Innervationsarealen der
Trigeminusäste (Angiomes trigéminés, Touraine und Duperrat). Am häufigsten ist die
Wangenregion betroffen. Zur Mitte hin laufen
Übergangszonen am seitlichen Nasenrücken
und ins Philtrum der Oberlippe aus (Organisatorgrenze), nach oben sind spritzerförmige oder
flächenhafte Ausdehnung auf Oberlid und
manchmal Augenbrauenregion häufig (Pfeifer
und Günther). In zwei Drittel der Fälle erstrekken sich die angiektatischen Veränderungen
auf Conjunctiva und/oder Mundschleimhaut
(Tobler). Wie auch bei Naevi flammei der
Unterkieferregion können Weichteilverdickun-
gen mit Seitendifferenzen der Skelet- und Zahn-
bogenform kombiniert sein.

Histologisch waren Gefäßektasien erst im
2. Lebensjahrzehnt nachweisbar (Miescher,
Rosselli).

Im Gegensatz zu medialen Feuermalen zeigen laterale Gefäßnaevi im allgemeinen keine

Rückbildungstendenz. Sie dehnen sich proportional zum Wachstum der Gesichtsoberfläche aus. Später können tuberöse Auswüchse auftreten.

Als Symptom eines ausgedehnteren Formenkreises von Gefäßmißbildungen mit neuroektodermaler Beteiligung gehören laterale Naevi flammei (vorwiegend Areal des 2. Trigeminusastes) zum Sturge-Weber-Syndrom (DE MORSIER et FRANCESCHETTI, KAUTZKY, ZWEYMÜLLER) und zum Klippel-Trénaunay-Syndrom, s. S. 636).

Die *Therapie* der lateralen Naevi teleangiectatici ist ein ästhetisches Problem. Die Auffälligkeit wird durch strahlentherapeutische Maßnahmen (Grenzstrahlen, Weichstrahlen, Lacke) infolge der geringen Radiosensibilität oft nur unwesentlich beeinflußt. Höhere Dosierungen führen zu Atrophien, Pigmentierungen, radiogenen Teleangiektasien und Wachstumsstörungen (PFEIFER s. S. 535). Auch nach Kohlensäureschneebehandlung ist die Abblassung meistens unbefriedigend. Nach Schleifbehandlung drohen flächenhafte Keloide. Häufig behelfen sich Patienten mit Schminken.

Chirurgische Maßnahmen (Fern- und Nahlappenplastik, freie Hauttransplantation) kommen in Betracht, wenn die Wahrscheinlichkeit einer größeren Unauffälligkeit gegenüber dem Ausgangsbefund gegeben ist (Imponderabilien: Keloidneigung, postoperative Pigmentierung) oder wenn dieser bereits eine iatrogene Verschlechterung erfahren hat. Über Einzelheiten der chirurgischen Behandlung (Kongreßthema der Dtsch. Ges. f. Kiefer- und Ges.chir. 1960, s. SCHUCHARDT 1961).

Angeborene Pigmentnaevi. Unter den Melaninnaevi gehört die hier interessierende Gruppe der konnatalen Junctionnaevi (ALLEN und SPITZ; Klassifikationen und ausführliche Darstellungen s. außerdem v. ALBERTINI, TRAUB und KEIL, COTTINI, KUSKE, ROTTER u. LAPP) mit Proliferation von Naevuszellen an der Epidermis-Cutisgrenze zu den bis zur Pubertät gutartigen Hautmelanomen. Die „Leberflecke" sitzen meistens an Stirn, Wange oder an den Augenlidern und sind oft behaart (Naevus pigmentosus et pilosus). Sie können rund oder länglich im Hautniveau liegen, bzw. auch leicht erhaben sein. Ausgedehnte Tierfellnaevi (Naevus pellinus) können bis zum Auge reichen; Kopfhaar, bräunliches Naevushaar und Augenbraue gehen dann ineinander über. Bevorzugte Lokalisation

im Gesicht ist das Areal der Grenzzonen von Vorder- und Hinterkopforganisator.

Die Abstammung des pigmentierten Zellnaevus ist auf Grund der komplizierten Biochemie der Pigmentbildung noch nicht gesichert. Für die Gruppe der konnatal manifesten Typen sind Zusammenhänge mit der Hautdifferenzierung, Haarbildung und Melanogenese im 3. Embryonalmonat zumindest in Form einer in der Fetalzeit ausgeprägten Anlage wahrscheinlich.

Therapeutisch hat sich bei nicht zu großen Pigmentnaevi die schrittweise Excision bewährt. Ausgedehnte und in das Gebiet der Sinnespforten reichende Flecke erfordern Transplantationen. Die chirurgische Behandlung sollte bis zum Beginn der Pubertät abgeschlossen sein. Alle anderen Arten der Therapie einer nicht-radikalen Entfernung bergen das Risiko einer späteren Aktivierung und Entartung von Naevuszellen.

Retentionscysten des Mundbodens (Ranulae). Als Ranulae werden Retentionscysten des Mundbodens bezeichnet, die nicht selten schon bei Neugeborenen bestehen und in den ersten Lebenswochen bzw. -monaten an Größe zunehmen können.

Die Ranula liegt sublingual lateral oberhalb der Mundbodenmuskulatur, kann sich aber über die Mittellinie ausdehnen und durch das Zungenbändchen eingeschnürt sein. Sie drängt die Zunge nach oben und verursacht Schluckstörungen. Bei großen Cysten ist die Mundhöhle verlegt und der Mundschluß erschwert (Abb. 203).

Differentialdiagnostisch sind median gelegene sublinguale und submentale Dermoidcysten abzugrenzen, von denen letztere zwischen den Mm. genio- und mylohyoideus liegen (vgl. auch thyreoglossale Cysten, S. 336). Sublinguale Dermoide und Ranulae unterscheiden sich durch Farbe und Konsistenz: Ranulae schimmern grau-blau durch die verdünnte, nicht verschiebliche Schleimhaut und fluktuieren. Die selteneren und kaum bei Neugeborenen feststellbaren sublingualen Dermoidcysten fühlen sich teigig an und haben submukös einen rötlich-gelben Farbton. Ihr Schleimhautüberzug läßt sich abheben.

Das Symptom Ranula kann verschiedenartigen Ursprungs sein. Meistens steht die Expansion im Zusammenhang mit den Ausführungsgängen der Unterzungen- bzw. Unterkieferspeicheldrüse (Kroiss, Brosch), kann aber auch aus den Bochdalekschen Schläuchen (Derivate des Ductus thyreoglossus) oder der Nuhnschen Zungenspitzendrüse stammen. Die Glandula sublingualis kann in die Ranula einbezogen sein.

Infolge der dünnen Cystenwand neigen größere Ranulae zur Spontanperforation. Nach

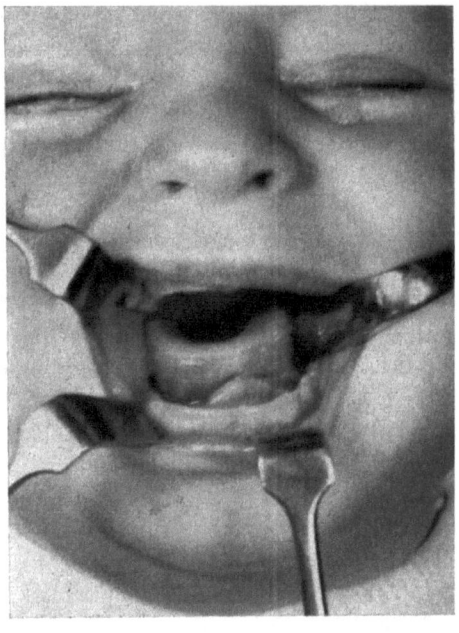

a

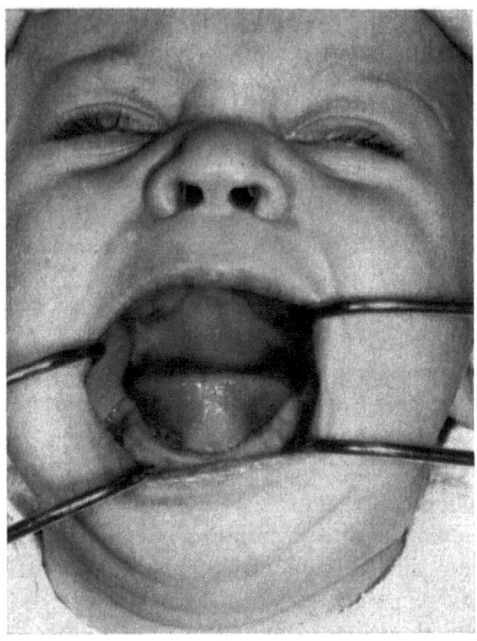

b

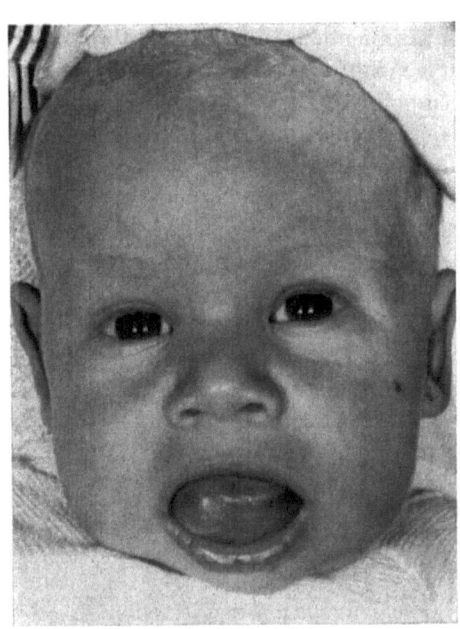

c

Abb. 203a—c. Retentionscysten von Speicheldrüsen des Mundbodens. — a 3 Monate alter Junge mit angeborener linksseitiger Ranula. Die Zunge ist nach oben verdrängt. — b 5 Monate altes Mädchen mit kirschgroßer Schwellung im linken Mundboden, kurz nach der Geburt mehrfache Punktion, Nahrungsbehinderung. — c 2 Monate alter Junge, nach der Geburt wurde eine Blase im Mundboden festgestellt. Verlegung der gesamten Mundhöhle, Lippenschluß unmöglich. Operativ wurde eine pflaumengroße Speichelretentionscyste entfernt

dem Platzen besteht für kurze Zeit Beschwerdefreiheit, dann verkleben die Cystenränder und
füllen sich wieder mit Transsudat. Heilung für
die Dauer bringt nur die völlige Ausschälung
der Ranula, die am besten in halbgefülltem Zustand gelingt. Punktion, Teilexstirpation, Ver-
ödungsversuche oder Marsupialisation führen
zu Rezidiven, deren Entfernung schwieriger ist
als die Operation der narbenfreien Ranula.

Lippen- und Zungenbändchen. Hoch ansetzende Unterlippen- und Zungenbändchen
(sog. Ankyloglossie) sowie auf den Oberkieferkamm auslaufende Oberlippenbändchen werden häufig als angeborene Fehlbildungen bei

Fixierende Zungenbänder führen gelegentlich durch Einriß, Ulceration und Vernarbung
zu einem circulus vitiosus, der erst durchbrochen werden kann, wenn die Beweglichkeit der
Zunge durch chirurgische Maßnahmen verbessert worden ist. Wie auch bei Lippenbändern
besteht die Korrektur nicht in der Excision,

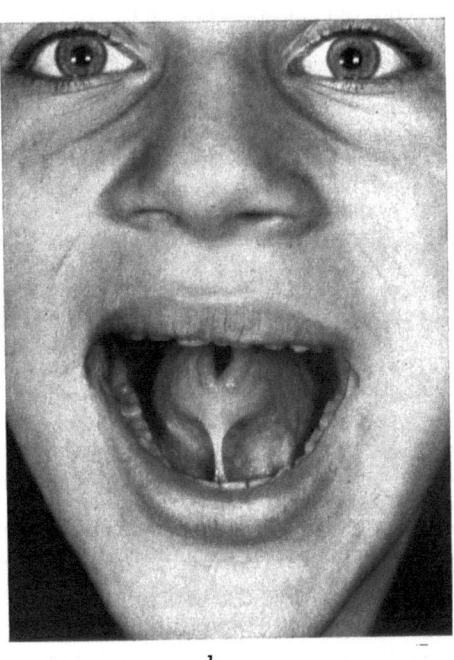

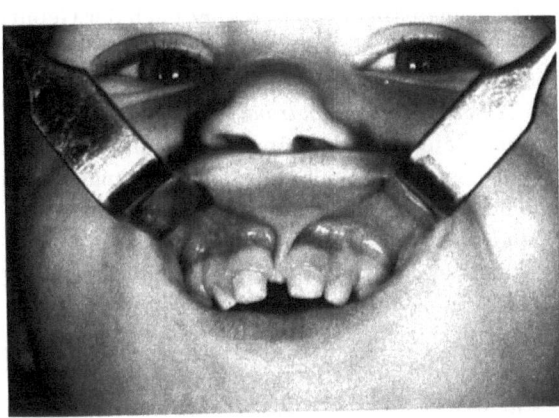

a   b

Abb. 204a u. b. Fixierende Lippen- und Zungenbändchen. — a 4 Jahre alter Junge mit tief und breit an-
setzendem Oberlippenbändchen; Diastema der mittleren oberen Milch-Schneidezähne. — b 12 Jahre alter
Junge mit Beweglichkeitseinschränkung der Zunge durch Bandfixation am Unterkiefer

Neugeborenen und Säuglingen bezeichnet und
für Trinkschwierigkeiten verantwortlich gemacht. Das trifft nur für Ausnahmefälle zu,
wenn das Frenulum linguae bis zur Zungenspitze reicht. Lippenbändchen setzen dagegen
physiologischerweise *auf* den unbezahnten
Alveolarkämmen an und bleiben mit deren
Wachstum zurück (HOCHREITER). Die Notwendigkeit für eine chirurgische Korrektur ist
erst nach dem Frontzahnwechsel im 8. bis
10. Lebensjahr gegeben, wenn sich herausgestellt hat, daß ein Diastema (s. S. 418, Beitr.
KRÖNCKE) trotz des Mesialdruckes der seitlichen Frontzähne und Prämolaren nicht verschwindet. (Knochen-Bindegewebsschranke in
der Oberkiefermitte.) Ein Diastema des Milchgebisses tritt häufig im Verlaufe der Kiefer-
bogenerweiterung für die 2. Dentition auf und
ist kein anormaler Zustand, sondern ein physio-
logisches Stadium (Abb. 204a).

sondern in der plastischen, gewebesparenden
Verteilung von Faltenläppchen, mit dem Ziele
der Vermeidung von offenen und damit sekundär heilenden Wundflächen.

Zur Probe, ob ein Zungenband beseitigt
werden sollte (LEICHER), hat es sich bewährt,
die Zunge maximal herausstrecken zu lassen.
Wenn dabei eine Kerbung der Zungenspitze
auftritt (Fixation der Mitte, Abb. 204b), ist
der Eingriff am Bändchen zweckmäßig. Manchmal zwingt auch ein Sigmatismus (Lispeln) zur
Operation.

Therapie der angeborenen Fehlbildungen des Kauschädels und Halses

Möglichkeiten und Grenzen der Behandlung
von Entwicklungsstörungen im Gesichts-Halsbereich werden durch das Ausmaß der Fehlbildung zum Zeitpunkt der Geburt bestimmt.
Danach ist zunächst zwischen *dringlichen*

25*

und *nicht dringlichen* Maßnahmen zu unterscheiden.

Dringliche Behandlung. *Sofortmaßnahmen zur Abwendung einer Lebensbedrohung* sind bei starker *Behinderung der Spontanatmung* des Neugeborenen geboten. Sie tritt vorwiegend im Gefolge von Anomalien auf, die in der zweiten Hälfte der Embryonalzeit entstehen und erst während der Fetalperiode zur akuten Gefahr auswachsen.

Bei allen drei, als extreme Typen ihrer Reihe in Frage kommenden mechanischen Atmungshindernissen — *Glossoptose* (Robin-Syndrom), *Mundbodencysten* (Ranula, Epidermoidcyste) und *cystischen Halslymphangiomen* — korrespondiert die Dringlichkeit der Therapie im Hinblick auf andere Determinationsanomalien des Kauschädels und Halses, weder mit dem Schweregrad, noch dem Termin der embryonalen Störung. *Prognostisch* kommt der fetal-pränatale Schwerpunkt dieser Anomalien in der uneingeschränkten Lebenserwartung zum Ausdruck, wenn es gelungen ist, das Neugeborene auf konservativem und/oder operativem Wege über die bedrohliche Periode hinwegzubringen. Da keine qualitativen, sondern meistens nur quantitative bzw. formale Anlagemängel (Verdrängung, Hypoplasie, Trennung) bestehen, läßt sich — gegebenenfalls in Etappen — die Mißbildung bis zur Unauffälligkeit korrigieren.

Cysten des Mundbodens sind nur ausnahmsweise so groß, daß Erstickung droht. Schlagartige Besserung tritt nach Punktion ein. Bei mehrmaliger rascher Wiederauffüllung ist die frühzeitige Exstirpation der Cyste zweckmäßig, wenn Allgemeinzustand und Lokalbefund eine Narkose zulassen. In Lokalanaesthesie gelingt die Ausschälung von Mundbodencysten in den ersten Lebensjahren infolge der Unruhe der Kinder nur selten vollständig. Rezidive sind dementsprechend häufig. Erst bei völliger Ruhigstellung des Operationsfeldes wird der technisch nicht einfache Eingriff erfolgssicherer.

Halskompressionen von der Seite als Folge ausgedehnter *cystischer Lymphangiome* (s. S. 368, Abb. 191 d) lassen sich nur manchmal kurzfristig durch Punktionen beseitigen. Wenn keine Entlastung eintritt, ist mit mehrkammrigen Cysten zu rechnen, deren *Revision unter Sicht bei vitaler Indikation* geboten ist. Ziellose Punktionen sind zu unterlassen, da die Cystenwände den leicht verletzlichen Halsgefäßen aufliegen und zu schweren Blutungen mit zusätzlichen Kompressionseffekt führen können.

Die *operative Revision* beschränkt sich auf die Eröffnung der Cyste (nach submandibulärem Schnitt und Durchtrennung des Platysma) und die Vereinigung mehrerer Kammern (Wegnahme der Trennwände) zu einem Hohlraum. Die Cystenränder werden mit den Hautschnitträndern vernäht (Marsupialisation), so daß eine druckentlastende Fistel zurückbleibt, durch die auch Spülungen möglich sind. Innerhalb von 2—3 Monaten verschwartet der zunächst hauchdünne Cystenbalg (Superinfektion). Der Hohlraum wird kleiner und seine Wand läßt sich besser von den Halseingeweiden ablösen. Die spätere Exstirpation kann in Intubationsnarkose erfolgen, während für eine Marsupialisation die Lokalanaesthesie vorzuziehen ist. (Intubationsschwierigkeiten bei Verdrängung des Kehlkopfes.)

Laterale branchiogene und mediane thyreoglossale Halscysten sind im Gegensatz zu Hygromen äußerst selten kurz nach der Geburt schon so groß, daß sie Atmungshindernisse darstellen.

Beim *Robin-Syndrom* (s. S. 382) mit oder ohne Gaumenspalte hängt die Prognose von der Verbesserung der Funktionsbeziehungen zwischen Mundboden und Munddach, bzw. Unter- und Oberkiefer ab. Unbehandelt drohen Aspirationspneumonie, cerebrale Schäden bei länger dauerndem Stridor und Erstickung.

Das *Leitsymptom*, die *Glossoptose*, läßt sich sowohl an der Zunge als auch am Unterkiefer günstig beeinflussen.

Vor dem Entschluß zum chirurgischen Eingriff sind alle *konservativen Möglichkeiten* zu erschöpfen: Kurzfristig wirksame Hilfsmaßnahmen bei Stridor und Cyanose sind der Esmarchsche Handgriff (Vorschieben beider Kieferwinkel) oder das Vorholen und Festhalten der Zunge mit der Zungenzange. In Bauchlage ist die Atmung ruhiger als in Rückenlage. Beim Stillen oder Füttern ist darauf zu achten, daß dem senkrecht gehaltenen Neugeborenen der Nacken gestreckt wird, damit der Unterkiefer nach vorn geschoben werden muß („orthostatische Fütterung" Robin). Bei Gaumenspalten wird während des Fütterns durch rhythmisches Zuhalten der Nasenlöcher im Moment des Schluckens der Unterdruck im Nasenrachen vergrößert. Mechanisch wirksam ist auch ein pernasal eingeschobener Nasopharyngealkatheder (Schuchardt), der über der Glottis endet (Abb. 202 a). Durch ihn kann Sauerstoff insuffliert werden. Manchmal läßt sich die Sondenernährung nicht umgehen. Sie ist aber so früh wie möglich einzustellen, da nur die funktionelle Kräftigung der Kau-Mundboden- und Zungenmuskulatur eine baldige Besserung erhoffen läßt (HÄUPL). Die Fütterung mit Löffelchen, Flasche oder Spritze (mit angesetztem Gummischlauchstück) dauert freilich länger, setzt Geduld und Geschick der Schwester, bzw. Mutter voraus und ist kein ästhetischer Genuß. Wenn aber einem spaltbehafteten Neugeborenen Zeit gelassen wird, so kann es seinen Nahrungsbedarf bald auf natürlichem Wege decken.

Die *konservative Behandlung* kann sich über 2—3 Monate hinziehen. Über Hilfskonstruktionen (Sauger, Druckpelotten, Obturatoren s. unter DAVIS und DUNN, ELEY and FABER, MATHIS 1964, MARTIN).

Unter den *operativen Verfahren* hat die *Extensionsbehandlung* große praktische Bedeutung (GALLISTER, SANVENERO-ROSSELLI, STELLMACH 1960, SCHUCHARDT). Der Unterkieferkörper wird mit Draht umschlungen, über eine Rolle nach vorn gezogen und unter wechselnder Belastung gehalten (Prinzip s. Traumabeitrag PFEIFER Abb. 302e, S. 494, Maximalgewicht des Sandbeutels 125 g). Außer dieser Methode wird häufig der vordere Zungenansatz gegebenenfalls nach Schleimhautexcision chirurgisch nach vorn verlagert (DOUGLAS, WOOLF et al., SCHUCHARDT). Die Fixierung der durchstochenen Zunge an einem oder zwei Fäden (SHUKOWSKI) ist wegen der Gefahr des baldigen Durchschneidens der letzte Ausweg. Eine Tracheotomie ist nicht nur aus Altersgründen abzulehnen; sie verfehlt auch den Kern des Behandlungsproblems. Eher ist die frühzeitige Veloplastik bei Gaumenspalten in Betracht zu ziehen (MAY und CHUN, CHAMPION). Der Eingriff ist aber im ersten Lebensmonat eine erhebliche Belastung, außerdem sind die Risiken einer Heilungsstörung oder Wachstumshemmung, größer als bei einer Verschiebung des Operationstermines.

Nichtdringliche Behandlung. Sind kurz nach der Geburt Lebensfunktionen nicht unmittelbar bedroht, steht im Rahmen des Therapieplanes die Überlegung im Vordergrund, wann und auf welche Weise Fehlbildungen des Kauschädels im Hinblick auf einen optimalen Dauererfolg behandelt werden sollten.

Die Vielzahl von methodisch und zeitlich abweichenden Vorschlägen offenbart ein Dilemma zwischen der Berücksichtigung ästhetischer, sprech-, schluck- und kaufunktioneller sowie sozialer Aspekte einerseits und vielen Beobachtungen andererseits, daß Frühoperationen Wachstumsstörungen zur Folge haben können, welche die therapeutische Absicht, den Geburtsfehler zu verbessern, am Ende des Wachstumsalters ins Gegenteil verkehren.

Dieses Suchen nach der besten Kompromißlösung ist das Kernproblem der chirurgischen Therapie. Zwar hat die Auswertung von Spätresultaten zu allgemeinen Empfehlungen geführt, deren Beachtung in heutiger Zeit gröbere postoperative Deformitäten vermeiden hilft. Für feinere Abstimmungen der Behandlung auf die indivuellen Verhältnisse sind aber die Grundlagen schwer zu erbringen, weil sie einmal die Kenntnis der Morphogenese als Leitfaden für postnatal sichtbare anatomische Abweichungen und zum anderen das Wissen um die physiologische Schwankungsbreite des Wachstumsverhaltens voraussetzen. Beide Forschungsrichtungen stecken aber auf Grund der langen Beobachtungszeiträume beim Menschen über fast 20 Jahren noch in ihren Anfängen.

Über Einzelheiten der chirurgischen Therapie und der Einschaltung von Nachbardisziplinen (HNO-Heilkunde, Logopädie, Kieferorthopädie, Zahnheilkunde) in den Behandlungsplan, muß auf die einschlägige Fachliteratur verwiesen werden (VEAU 1931, 1937, ERNST 1937, WASSMUND 1939, AXHAUSEN 1952, HOLDSWORTH 1953, SCHUCHARDT 1954, TRAUNER 1959, LUHMANN 1956, RITTER 1956, GROB 1957, GELBKE 1959, KÖHLER 1960, REHRMANN 1961, GABKA 1962, ROSENTHAL 1963, BURIAN 1963, SCHWECKENDIEK 1963, PFEIFER 1963, HOPPE 1965 und die Bände I bis V sowie VII der von SCHUCHARDT herausgegebenen Jahrbuchreihe „Fortschritte der Kiefer- und Gesichtschirurgie").

Allgemeine und im deutschsprachigen Raum weitgehend befolgte *Richtlinien* engen die *Primärbehandlung* auf die *Periode des Vorschulalters* ein. Sie beginnt im ersten Lebenshalbjahr nach der Grundimmunisierung gegen Tbc, Diphtherie, Tetanus und evtl. Pertussis und sollte bis zum Schuleintritt zu einem gewissen Abschluß der Unauffälligkeit gekommen sein. Dieses Wunschziel ist jedoch häufig nicht zu verwirklichen, weil der chirurgischen Beeinflußbarkeit Grenzen gesetzt sind, die im Mißbildungsplan begründet liegen.

Entwicklungsfehler des Kauschädels innerhalb von Organisatorarealen (Nasenmitte — Zwischenkiefer; Ohr — Kiefergelenk — Unterkiefer) sind um so schwerer zu korrigieren, je früher sie entstanden sind, i. e. je näher ihr Zentrum der chirurgisch unantastbaren Schädelbasis, einschließlich Augenhöhlen liegt.

Bessere Behandlungsergebnisse auch bei zunächst abschreckenden Zuständen sind bei Entwicklungsstörungen an der Organisatorgrenze zu erreichen (LK-spaltformen, schräge Gesichtsspalten, Gaumenspalten (Abb. 205—208).

Spätembryonale Manifestationen — dies betrifft sekundäre Spaltbildungen und Mikroformen — haben die günstigste Prognose. Hier läßt sich das Wunschziel der Therapie, die Unauffälligkeit gegenüber Mitmenschen, zuverlässig realisieren.

Zeitplan und methodische Behandlungshinweise[1]

1. Lebensjahr: Unilaterale Gesichtsspalten werden im 6. Lebensmonat verschlossen. Bei bilateraler Manifestation wird bereits 2 Monate früher begonnen und nach einer Operationspause, die zur Fortsetzung des Impfprogrammes ausgenutzt werden kann, die zweite Seite operiert.

Das chirurgische Prinzip bei queren, schrägen sowie vertikalen (lateralen und medialen) Lippenspalten besteht in der Vereinigung der Mundringmuskulatur. Gleichzeitig bestehende Kieferspalten lassen sich durch autologe Knochentransplantate (Rippenknochen) überbrücken (Schmid, Schrudde und Stellmach. Nordin und Johanson, Schuchardt und Pfeifer, Abb. 206, 207, 208). Totale LKG-Spalten werden dadurch in isolierte Gaumenspalten umgewandelt. Engstehende Zahnkeime dehnen sich in den neugewonnenen Kieferknochen aus und durchwandern ihn. Der Alveolarkamm wird stabil und trägt zur Festigung des Mittelgesichts- und Nasenskeletes bei.

Ohranhänge beim Franceschetti-Syndrom lassen sich im Zusammenhang mit dem Ver-

---

[1] Der Aufstellung liegen eigene Beobachtungen über 12 Jahre und das Erfahrungswissen meines Lehrers Schuchardt am umfangreichen Krankengut der Nordwestdeutschen Kieferklinik Hamburg zugrunde. Da wir uns nicht nur um die Erfassung der unmittelbaren Operationsergebnisse, sondern auch anhand einer Systematik der Vergleichbarkeit von Therapieresultaten um eine Analyse der Spätresultate mit Rückschlüssen auf das postoperative Wachstumsverhalten bemüht haben (Schuchardt und Pfeifer 1961), liegen Terminangaben und Behandlungshinweisen auch epikritische Maßstäbe zugrunde. Sie wurden am Krankengut *einer* Klinik ermittelt und schließen nicht aus, daß befriedigende Ergebnisse auch auf andere Weise erzielt werden können.

schluß querer Wangenspalten (Makrostoma) beseitigen, soweit sie nicht später für die Ergänzung einer unvollständig angelegten Ohrmuschel oder als epithetische Halteelemente bei Ohrmuschelaplasie in Frage kommen.

2. Lebensjahr: Beginn der schrittweisen Excision von Pigmentnaevi (Operationspausen zwischen 6 und 9 Monaten). Verschluß von partiellen und totalen Velumspalten. Spalten im harten Gaumen bleiben unberührt.

4. Lebensjahr: Vorschluß von Hartgaumen-Spalten; anschließendes Sprechtraining und Hörprüfung; Nasenstegbildung bei früheren bilateral totalen LK-spaltformen.

5. und 6. Lebensjahr: Vor dem Schuleintritt Exstirpation von Halscysten und -fisteln. Anlegen abstehender Ohrmuscheln; Korrekturen nach unbefriedigend ausgefallenen Primär-Operationen von Spalten, evtl. in Verbindung mit sekundärer Knocheneinlagerung in vorher erweiterte Kieferspalten (Schuchardt 1962, Kapovits und Pfeifer); Abschluß der logopädischen Behandlung.

Schulalter: Kieferdeformitäten und Anomalien der Zahnzahl- und -stellung erfordern während der Periode des Wechselgebisses besondere Aufmerksamkeit, weil die günstigste kieferorthopädische Behandlungszeit vor Abschluß der zweiten Dentition liegt.

In diese Zeit fallen auch plastische Operationen, die zur Erhöhung der Erfolgssicherheit an die Einsicht eines Kindes Anforderungen bezüglich eines ruhigen, postoperativen Verhaltens stellen. Dazu gehören Rundstiellappenplastiken zum Ohrmuschel- oder Zwischenkieferersatz oder Hautüberpflanzungen bei ausgedehnten Naevi sowie die Beseitigung von Flügelfalten (Pterygium colli) durch Nahlappenplastik.

14.—20. Lebensjahr: Eingriffe am Skelet sind erst gegen Ende des Wachstumsalters angezeigt, wenn die Leistungsgrenze der Hartgewebe hinsichtlich ihrer Expansion übersehbar wird.

Nasendeformitäten als zugehörige Begleiterscheinungen von LK-spaltformen lassen sich besser korrigieren, wenn Knochen und Knorpel ausgewachsen und lediglich verlagert sind. Oft sind bei schweren Anomalien mehrere Eingriffe erforderlich, um Nasenbein, Septum und Flügelknorpel in Normallage zu bringen.

Auch Skelet-Anomalien beim Franceschetti-Syndrom werden, soweit sie unterhalb des

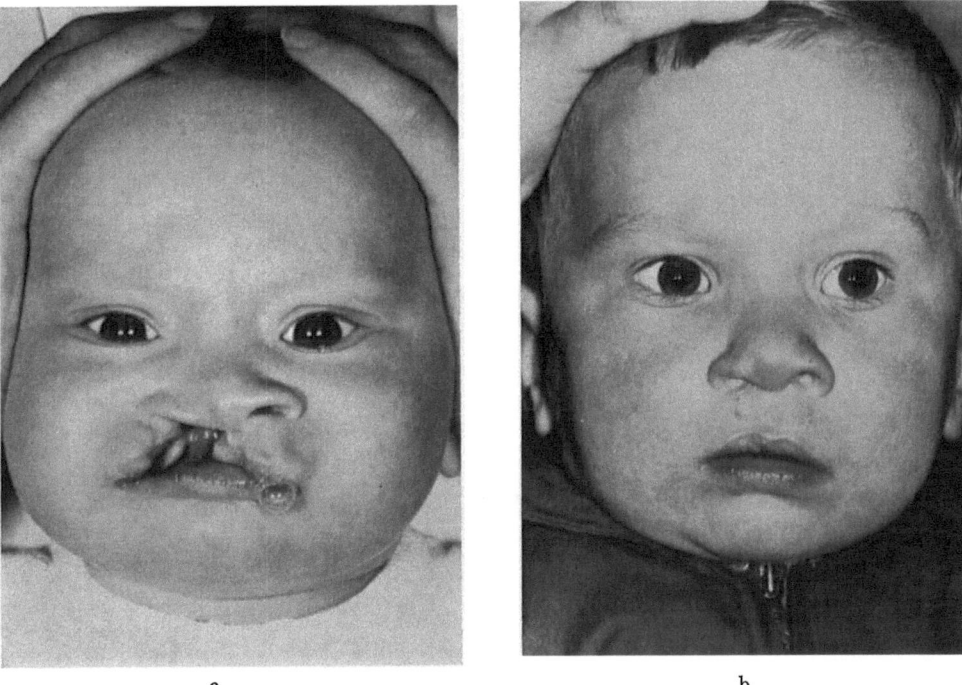

a b

Abb. 205a u. b. Chirurgische Behandlung einer einseitig totalen Lippen-Kiefer-Gaumenspalte und Wachstums-auswirkungen. — a 6 Monate alter Junge mit breiter, primär entstandener rechtsseitiger Lippen- Kiefer-Gaumenspalte, Nasenflügel rechts gestreckt. — b Zustand im 3. Lebensjahr nach dem operativen Lippen-verschluß und der Überbrückung der Kieferspalte mit autologem Rippenknochen

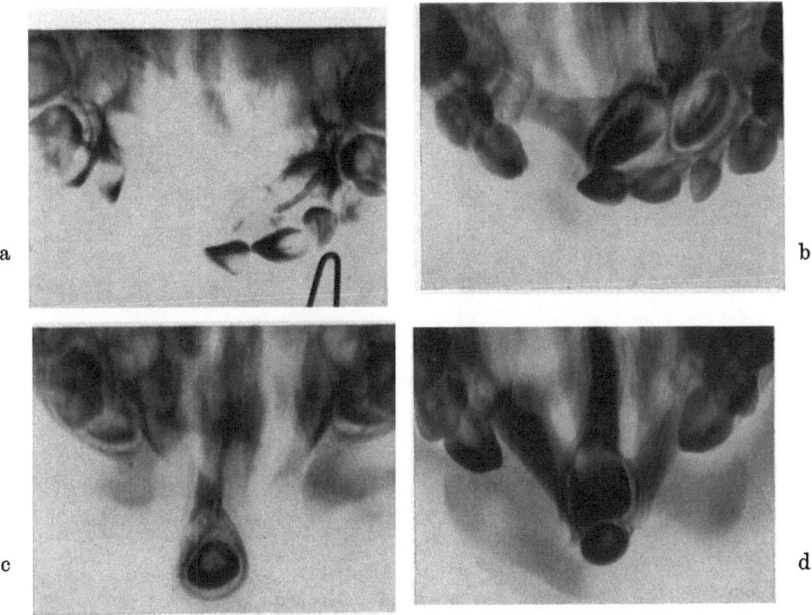

a b

c d

Abb. 206a—d. Röntgenbilddarstellung des Einflusses von Lippendruck, Knochenplastik und Oberkiefer-wachstum auf die Kieferbogenform am Beispiel der Kinder der Abb. 205 und 207 (einseitige und doppel-seitige totale LKG-spalte). — a Breite Kieferspalte im Alter von 6 Monaten. — b Der frühere Rippenknochen in der Kieferspalte ist zu Kieferknochen geworden, in den sich die angrenzenden Zahnkeime ausdehnen. — c Vorstand des Zwischenkiefers, der nur eine Milchzahnanlage trägt, bei einer bilateral totalen LKG-spalte. — d 4 Jahre nach den Eingriffen im Säuglingsalter wird der Zwischenkiefer durch 2 starke Knochenarme (früherer Rippenknochen) abgestützt. Der Zwischenkiefer ist unbeweglich, die definitive Kieferbogenrundung zeichnet sich ab. Auch von den bleibenden oberen mittleren Schneidezähnen ist nur eine Anlage vorhanden

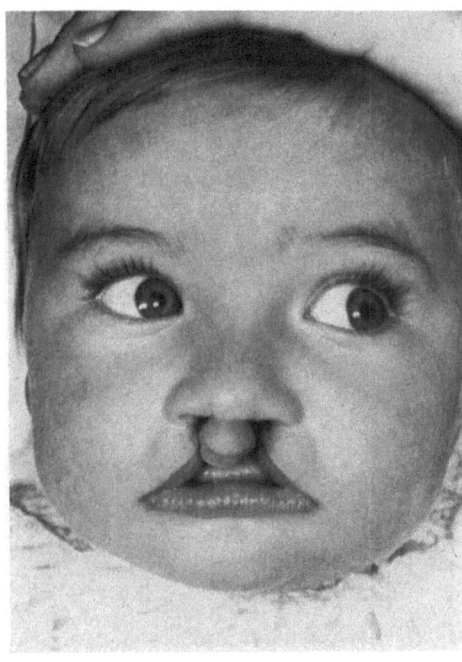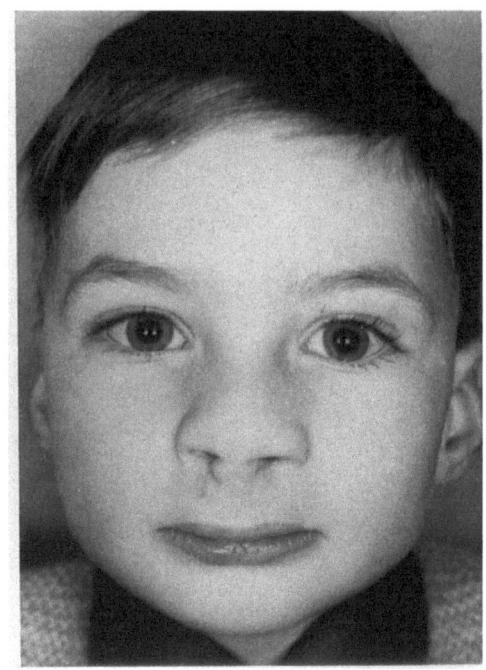

a   b

Abb. 207a u. b. Chirurgische Behandlung einer bilateral totalen Lippen-Kiefer-Gaumenspalte mit Zwischenkieferhypoplasie und Wachstumsauswirkungen (Rö.-bild Abb. 206 c, d). — a 6 Monate alter Junge mit primär entstandener bilateraler Totalspalte und Zwischenkieferprotrusion. — b 4 Jahre nach der zweizeitigen Operation im 4. und 6. Lebensmonat (Lippenverschluß und primäre Osteoplastik der Kieferstümpfe beiderseits) sowie der Nasenstegbildung aus dem Gewebe der Oberlippe sind die Folgen der embryonalen Fehlbildungen weitgehend verwischt, die Nase kann unbehindert wachsen. Der plumpe Nasensteg enthält einen Gewebsüberschuß für die Verlängerung

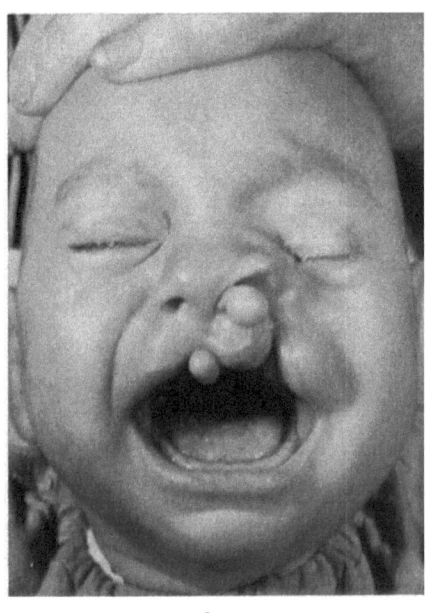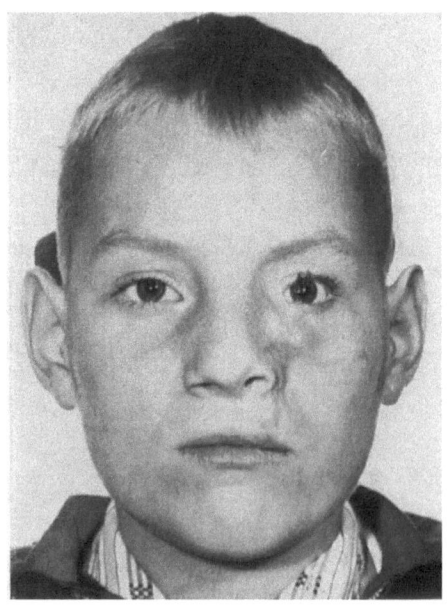

a   b

Abb. 208a u. b. a 6 Monate altes Kind mit linksseitig totaler LKG-spalte und schräger Gesichtsspalte mit Hautanhängen, Mißbildung des linken Auges. — b Zustand im Alter von 12 Jahren nach plastischem Verschluß der Gesichtsspalte der LKG-spalte und prothetischem Ersatz des linken Bulbus
(aus Schuchardt 1963)

Augenhöhlenbodens überhaupt beeinflußbar sind, im Hinblick auf einen Dauererfolg erst im Erwachsenenalter korrigiert. Die relativ bescheidenen chirurgischen Möglichkeiten bestehen in der Profilierung der Jochbögen, bzw. des Kinnes (Knorpelauflage) oder in der Vorverlagerung des Unterkiefers.

Einen *Hypertelorismus* chirurgisch anzugehen, ist ein großes Wagnis. Oft verringert sich der breite Augenabstand im Verlaufe des Wachstumes spontan.

Die Rücklagerung eines vorstehenden Unterkiefers (Pseudoprogenie) ist manchmal bei Wachstumshemmungen des Mittelgesichts nach LKG-Spaltoperationen der letzte Ausweg, die Gesichtsbeziehungen zu harmonisieren und die Kaufunktion zu verbessern. Wenn möglich, wird das Zentrum der Störung beeinflußt, denn der Oberkiefer oder seine Teile lassen sich nach Osteotomie ästhetisch und funktionell vorteilhafter einstellen.

Die Entscheidung, welches der vielen Verfahren allein oder in Kombination mit anderen die individuell optimale Lösung darstellt, ist oft schwierig. Sie kann am verläßlichsten nach Konstruktions- und Modelloperationen anhand von Foto-, Röntgen- und Modellunterlagen getroffen werden.

Der chirurgischen Behandlung sind zwar bei schweren Mißbildungen Grenzen gesetzt. Auf der anderen Seite ist zu beklagen, daß die Möglichkeiten der Chirurgie der angeborenen Fehlbildungen im Gesichtsbereich noch viel zu wenig in interessierten Kreisen bekannt sind (Abb. 208).

Nachgehende Krankenfürsorge. Wie orthopädische Krankheiten des Stammes und der Extremitäten bedürfen auch Geburtsfehler am Kauschädel der nachgehenden Fürsorge bis zum Abschluß des Wachstumsalters. Die Rechtslage für Betroffene und die Leistungspflicht für Versicherungsträger sind für den Bereich der Bundesrepublik Deutschland 1962 im *Bundessozialhilfegesetz* (vormals Körperbehindertengesetz) geregelt worden.

Die praktische Durchführung setzt eine Koordination aller Vorschläge für Heil-, Vorbeugungs- und Kontrollmaßnahmen aus verschiedenen Fachdisziplinen voraus. Dieser ärztliche Aufgabenkomplex ist sowohl ein personelles, als auch ein organisatorisches Problem, dessen Lösung noch vielfach in weiter Ferne liegt.

Einzelne Behandlungszentren haben deshalb die Initiative ergriffen und von sich aus Nachuntersuchungs- und Beratungsstellen eingerichtet. Für den Hamburger Raum werden die über 3000 wegen Geburtsfehlern am Kauschädel behandelten Patienten während des Wachstumsalters einmal im *Jahresturnus*, und zwar im *Geburtsmonat unabhängig von Operationsterminen*, zur Nachuntersuchung eingeladen. Zu festgelegten Zeiten sind an 2 Wochentagen alle interessierten Nachbardisziplinen auf die schnelle aber trotzdem gründliche Betreuung dieser Patienten eingerichtet.

Ihrer Einbestellung, Führung durch mehrere Abteilungen, Weiterleitung und Untersuchung erfolgt mit Hilfe einer *Mehrzweck-Randloch-Sichtkartei*, die auch als *Schlüssel* für die *Sammlung von Dokumentationsunterlagen* dient. Ihre Auswertung kommt vorwiegend Therapieproblemen zugute, ermöglicht aber ebenso ätiologische und morphogenetische Untersuchungen auf breiterer Basis.

Ohne kostspieligen Aufwand lassen sich auf diese Weise die unter Geburtsfehlern im Gesicht besonders leidenden Patienten so führen, kontrollieren und behandeln, daß der größte Teil von ihnen in Schule und Beruf ohne zwischenmenschliche Schwierigkeiten bestehen kann.

Literatur

ALBERTINI, A. v.: Histologische Geschwulstdiagnostik. Stuttgart: Thieme 1955.

ALLEN, A. C., and S. SPITZ: Histogenesis and clinico-pathologic correlation of nevi and malignant melanomas. Arch. Derm. Syph. (Chic.) **69**, 150 (1954).

ASK, F., u. J. v. D. HOEVE: Beiträge zur Kenntnis der Entwicklung der Tränenröhrchen unter normalen und abnormen Verhältnissen, letzteres an Fällen von offener schräger Gesichtsspalte. Albrecht v. Graefes Arch. Ophthal. **105**, 1157 (1921).

AXHAUSEN, G.: Technik und Ergebnisse der Spaltplastiken. München: Hanser 1952.

BALTZER, F.: Über die Entwicklung des Tritonmerogons Triton taeniatus ♀ x cristatus ♂. Rev. suisse zool. **37**, 325 (1930).

BARTELHEIMER, H.: Diabetes und Schwangerschaft. Ärztl. Wschr. **5**, 541 (1956).

BAUER, W.: Über Zysten im Weichgewebe des Ductus nasopalatinus. Z. Stomat. **28**, 481 (1930).

BAUTZMANN, H.: Die Bedingungen der embronalen Gestaltung. Verh. dtsch. path. Ges. **28**, 17 (1935).

BAUTZMANN, H.: Bemerkungen zur Phasenge-
stalt der frühesten Wirbeltierentwicklung.
Acta med. scand. Suppl. **278**, 131 (1953).
— Vom Werden der organischen Gestalt. Zbl.
allg. Path., path. Anat. **90**, 243 (1953).
— Die Probleme des Spemannschen Organisators. Naturwissenschaften **42**, 286 (1955).
— Entwicklungsphysiologische Grundlagen der
normalen und abnormen Entwicklung des Ge-
sichts- und Kauschädels. Fortschr. Kiefer- u.
Gesichtschir. Bd. VI, 1. Stuttgart: Thieme 1960.
BECKER, R.: Das Wachstum des Unterkiefers.
Dtsch. Zahn-, Mund- u. Kieferheilk. **44**, 177
(1965).
BERNDORFER, A.: Seltene Mißbildungen des Gesichtes. Fortschr. Kiefer- u. Gesichtschir. **5**,
312 (1959). — Die theoretische Grundlage der
chirurgisch-klinischen Embryopathologie. Zbl.
Chir. **86**, 1163 (1961).
— Klinische Embryopathologie. Dtsch. Gesundh.-Wes. **16**, 1347 (1961).
— Intrauterine Regeneration der Mißbildungen
im klinischen Bilde. Langenbecks Arch. klin.
Chir. **299**, 729 (1962).
BERRY, C.: Note on congenital defect of the lower
lid. Roy. Lond. ophthal. Hosp. Rep. **12**, 255
(1889).
BLECHSCHMIDT, E.: Die vorgeburtlichen Entwicklungsstadien des Menschen. Basel-New York:
Karger 1961.
BOCHDALEK, V. A.: Beschreibung einer merkwür-
digen Synostose des Unterkiefers mit beiden
Oberkiefern (Syngnathie) usw. Prag. Viertelj.-
schr. prakt. Heilk. 1871.
BØHN, A.: Dental anomalies in the harelip and
cleft palate. Oslo: Universitetsforlaget 1963.
BONNEVIE, K.: Embryological analysis of gene
manifestation in LITTLE and BAGGs abnormal
mouse tribe. J. exp. Zool. **67**, 443 (1934).
BROSCH, F.: Die Cysten des Kiefer-Gesichtsbe-
reiches. In: Handb. d. Zahn-, Mund- u.
Kieferheilkunde (HÄUPL, K., W. MEYER, K.
SCHUCHARDT) III. Bd., 1. Teil, S. 411. München-
Berlin: Urban & Schwarzenberg 1957.
BÜCHNER, F.: Die pathogenetische Bedeutung des
allgemeinen Sauerstoffmangels. Verh. dtsch.
path. Ges. **1944**, 20.
— Hemmung der Oxydation als pathogenetisches
Prinzip. Klin. Wschr. **34**, 777 (1956).
BURIAN, F.: On the disturbances of growth of the
upper jaw in operated cleftlips and palates.
Transact. Intern. Soc. Plast. Surg. 1st Congr.,
S. 224. Baltimore: Williams & Wilkins 1957.
— Chirurgie der Lippen- und Gaumenspalten.
Berlin: VEB Volk u. Gesundheit 1963.
BYARS, L. T., and R. ANDERSON: Anomalies of
the first branchial cleft. Surg. Gynec. Obstet.
93, 755 (1951).
CADENAT, E.: Embryologische Hinweise auf die
rationelle Therapie der Hasenscharte. Dtsch.
zahnärztl. Z. **17**, 1207 (1962).
CHAMPION, R.: Treatment of cleft palate associated with micrognathia. Brit. J. plast. Surg.
8, 283 (1955/56).

COLLINS, E. TREACHER: Case with symmetrical
congenital notches in the outer part of each
lower lid and defective development of the
malar bones. Trans. ophthal. Soc. U. K. **20**,
190 (1900).
CONWAY, H.: Effect of supplemental vitamin
therapy on the limitation of incidence of cleft
lip and cleft palate in humans. Plast. reconstr.
Surg. **22**, 450 (1958).
COSACK, G.: Die angeborene Zungen-Munddach-
verwachsung als Leitmotiv eines Komplexes
von multiplen Abartungen. (Zur Genese des
Ankyloglossum superius.) Z. Kinderheilk. **72**,
240 (1953).
COTTINI, G. B.: Die Hautmelanome. In: JADAS-
SOHN, J.: Handb. der Haut- und Geschlechtskrankheiten. Erg.werk III. Bd., 1. Teil, S. 568.
Berlin-Göttingen-Heidelberg: Springer 1963.
DAVIS, D. A., and R. DUNN: Micrognathia. A
suggested treatment for correction in early infancy. Amer. J. Dis. Child. **45**, 799 (1933).
DEGENHARDT, K.-H.: Mißbildungen des Kopfes
und der Wirbelsäule. In: Handb. d. Human-
genetik Bd. II, 489. Stuttgart: Thieme 1964.
DETWILER, S. R.: Observations upon the migra-
tion of neuralcrest cells, and upon the development of the spinalganglia and vertebral arches
in Amblystoma. Amer. J. Anat. **61**, 63 (1937).
DOERR, W.: Kyematopathien und perinatale
Krankheiten. Ärztl. Wschr. **1957**, 721.
DOIG, R. K., and O. MCCOLTMAN: Cleft palate
following cortisone therapy in early pregnancy.
Lancet **271/II**, 730 (1956).
DOUGLAS, B.: A further report on the treatment
of micrognathia with obstruction by a plastic
procedure. Plast. reconstr. Surg. **5**, 113 (1950).
DÜBEN, W.: Siehe GELBKE, H.
DUSPIVA, F.: Die Biochemie des Wachstums und
der Differenzierung. Handb. der allgemeinen
Pathologie, Bd. 6/I, 337. Berlin-Göttingen-
Heidelberg: Springer 1955.
ECKSTEIN, A.: Lageanomalien oberer Milchzahnkeime bei Lippen-Kiefer-Gaumenspalten und
ihre Bedeutung für die Kieferentwicklung und
der Operationstermine. Fortschr. Kiefer- u.
Ges. Chir. Bd. IV, 140. Stuttgart: Thieme 1958.
—, u. K. SCHUCHARDT: Ergebnisse bei einseitigen
durchgehenden Lippen-Kiefer-Gaumenspalten
in kieferorthopädischer und sprachlicher Hinsicht. Fortschr. Kiefer- u. Ges. Chir. Bd. I,
S. 127. Stuttgart: Thieme 1955.
ELEY, R. C., and S. FABER: Hypoplasia of the
mandible (Micrognathy) as a cause of cyanotic
attacks in the newly born infant: Report of
four cases. Amer. J. Dis. Child. **39**, 1167 (1930).
ERNST, F.: Aktuelles zur Frage der Hasenscharten
und Gaumenspalten. Med. Welt **11**, 1061 (1937).
FERENCZY, K.: The relationship of globulo-
maxillery cysts to the fusion of embryonal
processes and to cleft palates. Oral Surg. **11**,
1388 (1958).
FLEISCHMANN, A.: Neue Erfahrungen mit Gesichtsspalten bei Mensch und Tier. S.-B. phys.-
med. Soz. Erlangen **69**, 315 (1937).

FLOCK, H.: Mediane Halsfisteln und Halszysten. HNO-Wegweiser **7**, 26 (1958).

FOGH-ANDERSEN, P.: Inheritance of herelip and cleft palate. Copenhagen: Busch 1942.

FRANCESCHETTI, A., and D. KLEIN: The mandibulo-facial dysostosis a new hereditary syndrome. Acta ophthal. (Kbh.) **27/4**, 143 (1949).

—, et P. ZWAHLEN: Un syndrom nouveau: la dysostose mandibulo-faciale. Bull. schweiz. Akad. med. Wiss. **1**, 60 (1944).

FRASER, C. F.: Thoughts on the etiology of clefts of the palate and lip. Acta genet. (Basel) **5**, 358 (1955).

— The use of teratogens in the analysis of abnormal developmental mechanisms. 1st Intern. Conf. Congen. Malformat. Philadelphia-Montreal: J. B. Lippincott Co. 1961.

FREDERIKS, E.: A study of the early development of the vascular pattern in the embryonic face. Diss. med. Leiden/Niederl. 1961.

FRÖHLICH, E.: Zur Morphologie und Genese des Ductus und der Zysten des Ductus nasopalatinus. Dtsch. Zahn-, Mund- u. Kieferheilk. **37**, 231 (1962).

FRORIEP, A.: Entwicklungsgeschichte des Kopfes. Ergebn. Anat. Entwickl.-Gesch. **3**, 391 (1893).

GABKA, H.-J.: Hasenscharten und Wolfsrachen. 2. Aufl. Berlin: de Gruyter 1964.

GELBKE, H., u. W. DÜBEN: Chirurgische Erkrankungen im Bereich von Kopf und Hals. In: OBERNIEDERMAYER, A.: Lehrbuch der Chirurgie und Orthopädie des Kindesalters. Spezieller Teil 1 199, 355. Berlin-Göttingen-Heidelberg: Springer 1959.

GOERTTLER, K.: Entwicklungsgeschichte des Menschen. Berlin-Göttingen-Heidelberg Springer 1950.

— Über das pathologische Geschehen in der Pränatalperiode des menschlichen Organismus. Dtsch. med. Wschr. **82**, 640 (1957).

GOERTTLER, KL.: Über terminologische und begriffliche Fragen der Pathologie der Pränatalzeit. Virchows Arch. path. Anat. **330**, 35 (1957).

— Kyematopathien. In: Handbuch der Humangenetik. Bd. II, 1. Stuttgart: Thieme 1964.

GRABB, W. C.: The first and second branchial arch syndrome. Plast. reconstr. Surg. **36**, 485 (1965).

GREITHER, A., u. J. A. KÖHLER: Zähne und Haut In: GOTTRON/SCHÖNFELD: Dermatologie und Venerologie Bd. IV, S. 1026. Stuttgart: Thieme 1960.

GRIMM, G., A. PFEFFERKORN u. H. TAATZ: Die klinische Bedeutung des Pierre-Robin-Syndroms. Dtsch. Zahn-, Mund- u. Kieferheilk. **43**, 385 (1964).

GROB, M.: Lehrbuch der Kinderchirurgie. Stuttgart: Thieme 1957.

VON GRUBER, J.: Versuch einer entwicklungsmechanischen Analyse menschlicher Kopfmißbildungen. Arch. Klaus-Stift. Vererb.-Forsch. **23**, 233 (1948).

GRÜNBERG, K.: Mißbildungen des Kopfes. In: SCHWALBE, E.: Die Morphologie der Mißbildungen des Menschen und der Tiere. III. Teil, S. 113. Jena: Fischer 1909.

GÜNTHER, H.: Anomalien und Anomalienkomplexe in der Gegend des ersten Schlundbogens. Z. menschl. Vererb.- u. Konstit.-Lehre **23**, 43 (1939).

GYLLING, U., and A. J. SOIVIO: Frequency, Morphology and Operative Mortality. In: Cleft Lip and Palate in Finland. Acta chir. scand. **122**, 1 (1961).

HADORN, E.: Biochemische und entwicklungsphysiologische Grundlagen der genbedingten Merkmalsbildung (Phänogenetik). Verh. dtsch. Ges. inn. Med. **64**, 170 (1959).

HAMILTON, W. J., and J. D. BOYD: Human Embryology. Cambridge: Heffer & Sons 1956.

HARRIS, J. W. S., and J. P. ROSS: Cortison therapie in early pregnancy: relation to cleft palate. Lancet **271/I**, 1045 (1956).

HÄUPL, K.: Die funktionelle Kieferorthopädie im Dienste der Behandlung der Kiefer- und Gaumenspalten. Fortschr. Kiefer- u. Ges.chir. Bd. 1. Stuttgart: Thieme 1955.

HAYM, J.: Seltene fetale Hemmungsmißbildungen im Gesichtsbereich und die Embryologie des Gesichtes. Stoma **5**, 175 (1952).

HEINER, H., u. G. LEUTERT: Zur Klinik und Genese der kongenitalen Unterlippenfisteln. Lanbecks Arch. klin. Chir. **299**, 775 (1962).

HILGENREINER, H.: Die angeborenen Fisteln bzw. Schleimhauttaschen der Unterlippe. Dtsch. Z. Chir. **188**, 273 (1924).

HIS, E.: Beobachtungen zur Geschichte der Nasen- und Gaumenbildung beim menschlichen Embryo. Kgl. sächs. Akad. Wiss. **1901**, 27.

HOCHREITER, F.: Die operative Entfernung des frenulum labiale maxillare. Dtsch. Zahnärztebl. **11**, 864 (1957).

HOCHSTETTER, F.: Beiträge zur Entwicklungsgeschichte des menschlichen Gaumens. Morph. Jb. **77**, 179 (1936).

— Über die Art und Weise in welcher sich bei Säugetieren und beim Menschen aus der sogenannten Riechgrube die Nasenhöhle entwickelt. Z. Anat. Entwickl.-Gesch. **113**, 105 (1944).

— Über einen Fall von geringgradiger Hasenscharte bei einem menschlichen Keimling X 27 von 21,3 mm S. St.Länge. S.-B. Österr. Akad. Wiss. Math.-naturw. Kl. Abt. I, **157**, 97 (1948a).

— Über zwei Fälle epithelialer Syngnathie bei menschlichen Keimlingen. S.-B. Österr. Akad. Wiss. Math.-naturw. Kl. Denkschr. **108/2** (1948b).

— Entwicklungsgeschichte der Ohrmuschel und des äußeren Gehörganges des Menschen. S.-B. Österr. Akad. Wiss. Math.-naturw. Kl. Denkschr. **108**, 1. Abh. Wien: Springer 1948.

— Über die Entwicklung der Formverhältnisse des menschlichen Antlitzes. S.-B. Österr. Akad. Wiss. Math.-naturw. Kl. Denkschr. **109**, 5. Abh. Wien: Springer 1953.

Hoepke, H., u. H. Maurer: Über die Bildung von Hasenscharten. Z. Anat. Entwickl.-Gesch. **108**, 768 (1938).

Hörstadius, S., u. S. Sellmann: Experimentelle Untersuchungen über die Determination des knorpeligen Kopfskelettes bei Urodelen. Nova acta reg. soc. sci. Upsalensis Ser. IV, Bd. **13**, 1 (1945).

Hövels, O.: Zur Systematik der Mißbildungen des 1. Visceralbogens unter besonderer Berücksichtigung der Dysostosis mandibulofacialis. I. Mitteilung. Z. Kinderheilk. **73**, 532 (1953).

— Zur Pathogenese der Mißbildungen des 1. Visceralbogens. Z. Kinderheilk. **73**, 568 (1953).

Holdsworth, W. G.: Cleft lip and palate. New York: Grune & Stratton 1953.

Holtfreter, J.: Einige menschliche Mißbildungen im Lichte neuerer Amphibienexperimente. S.-B. Ges. f. Morph. u. Physiol. München: 42. Jahrg. (1933).

Hoppe, W.: Lippen-, Kiefer-, Gaumenspalten. Stuttgart: Enke 1965.

Hunt, P. A., and D. Smith: Mandibulo-facial dysostosis. Pediatrics **15**, 195 (1955).

Hyrtl, J.: Cranium Cryptae Metelicensis sive Syngnathiae verae et spuriae casus singularis. Vindobonae 1877.

Jarmer, K.: Über die mehrfache Anlage des Zwischenkiefers beim Menschen. Z. Anat. Entwickl.-Gesch. **64**, 56 (1922).

— Klinik und Pathogenese einiger digito-fazialer Syndrome. Fortschr. Kieferorthop. **21**, 16 (1960).

Kalter, H., and J. Warkany: Congenital malformations in inbred strains of mice induced by riboflavin-deficient, galactoflavin-containing diets. J. exp. Zool. **136**, 531 (1957).

— — Experimental production of congenital malformations in strains of inbred mice by maternal treatment with hypovitaminosis A. Amer. J. Pathol. **38**, 1 (1961).

Kapovits, M., u. G. Pfeifer: Die sekundäre Osteoplastik bei Lippen-Kiefer-Gaumenspalten. Dtsch. zahnärztl. Z. **16**, 1544 (1961).

Karlson, P.: Biochemie der Morphogenese. Dtsch. med. Wschr. **88**, 1029 (1963).

Kaufmann, H. J.: Zum Problem der fetalen medikamentösen Nebenwirkungen. In: Medikamentose Pathogenese fetaler Mißbildungen. Basel: Karger 1964.

Kautzky, R.: Die Bedeutung der Hirnhautinnervation und ihre Entwicklung für die Pathogenese der Sturge-Weberschen Krankheit. Dtsch. Z. Nervenheilk. **161**, 506 (1949).

Kaven, H.: zit. nach Starck, D., 1955, S. 134.

Klestadt, W.: Gesichtsspaltenzysten. Zbl. Chir. **40**, 1489 (1913).

— Embryologische Studie zur Genese der Gesichtsspaltenzysten. Z. Ohrenheilk. **81**, 330 (1921).

Korkhaus, G.: Entwicklungsstörungen des Oberkiefers und Mittelgesichtes. Fortschr. Kieferorthop. **18**, 23 (1957).

Korting, G. W.: Fehlbildungen der Haut und Hautveränderungen bei Fehlbildungssyndromen. In: Jadassohn, J.: Handb. d. Haut- u. Geschlechtskrankheiten. Erg.werk III. Bd., 1. Teil, S. 375. Berlin-Göttingen-Heidelberg: Springer 1963.

Kuske, H.: Pigmentanomalien. In: Gottron, H. A. u. W. Schönfeld: Dermatologie und Venerologie, Bd. IV, 173. Stuttgart: Thieme 1960.

Lannelongue, O. M., et V. Menart: Affectiones congenitales. Paris 1891, Bd. I, S. 423, zit. bei Eley und Faber.

Larsson, K. S.: Studies on the closure of the secondary palate. Acta odont. scand. **20**, 1 (1962).

Lehmann, F. E.: Einführung in die physiologische Embryologie. Basel: Birkhäuser 1945.

— Die embryonale Entwicklung, Entwicklungsphysiologie und experimentelle Teratologie. In: Handb. d. allgemeinen Pathologie, Bd. 6, Teil 1, S. 1. Berlin-Göttingen-Heidelberg: Springer 1955.

Lehmann, W., u. R. Ritter: Erbpathologie der LKG-Spalten. In: Handb. d. Erbbiologie des Menschen, 4. Bd., II. Teil, S. 561. Berlin-Göttingen-Heidelberg: Springer 1940.

Leiber, R., u. G. Olbrich: Wörterbuch der klinischen Syndrome. 3. Aufl. München-Berlin: Urban & Schwarzenberg 1963.

Leicher, H.: Bedarf ein verkürztes Zungen- oder Oberlippenbändchen einer Behandlung? Dtsch. med. Wschr. **83**, 1142 (1958).

Lenz, W.: Klinik und Therapie genetisch bedingter Störungen. Dtsch. med. Wschr. **84**, 1810 (1959).

— Medizinische Genetik, S. 6, 166. Stuttgart: Thieme 1961.

—, u. K. Knapp: Die Thalidomid-Embryopathie. Dtsch. med. Wschr. **87**, 1232 (1962).

Lewin, M.: Congenital malformations of the ear and the mandible. Oral Surg. **3**, 115 (1950).

Longacre, J. J., G. A. de Stefano, and K. Holmstrand: The surgical management of first and second branchial arch syndromes. Plast. reconstr. Surg. **31**, 507 (1963).

Luhmann, K.: Die angeborenen Spaltbildungen des Gesichtes, S. 7. Leipzig: Barth 1956.

Mall, F. P.: On ossification centers in human embryos less than one hundred days old. Amer. J. Anat. **5**, 433 (1906).

Mangold, O.: Der Wirbeltierkopf entwicklungsphysiologisch gesehen. Ber. Naturforsch. Ges., Freiburg/Br. S. 40 (1950).

— Experimente zur Entwicklungsphysiologie des Urodelenkopfes. Verh. anat. Ges. 54. Vers. Freiburg/Br. Anat. Anz. Erg. H. **104**, 3 (1957).

— Zur Analyse der Induktionsleistung des Entoderms der Neurula von Urodelen (Herz, Kiemen, Geschlechtsöffnung, Mundöffnung). Naturwissenschaften **44**, 289 (1957).

Martin, D. A. S.: Congenital micrognathia with glossoptosis and cleft palate. Brit. dent. J. **101**, 120 (1956).

Mathis, H.: Über die Gesichtsspalten (Klestadt)-Zysten. Dtsch. zahnärztl. Z. **12**, 788 (1957).

MATHIS H.: Über einen Fall von Ernährungsschwierigkeiten bei konnataler Syngnathie.
Dtsch. zahnärztl. Z. **17**, 1167 (1962).

—, u. G. FRENKEL: Das Robin-Syndrom und im
besonderen seine Behandlungsmöglichkeiten.
Dtsch. zahnärztl. Z. **19**, 585 (1964).

—, u. R. TRETTER: Die sogenannten „angeborenen Unterlippenfisteln". Dtsch. zahnärztl. Z. **2**,
781 (1947).

MAURER, H.: Die Entstehung der Lippen-Kieferspalte bei einem Keimling von 22 mm SSL.
Z. Anat. Entwickl.-Gesch. **106**, 359 (1936).

MAY, H.: Transverse facial clefts and their
repair. Plast. reconstr. Surg. **29**, 240 (1962).

—, and L. CHUN: Congenital ankyloglossia
(torgue-tie) associated with glossoptosis (re-
truded mandible) and palatum fissum (cleft
palate). Pediatrics **2**, 685 (1948).

MCKENZIE, J.: The first arch syndrom. Arch. Dis.
Childh. **33**, 477 (1958).

MEYER, W.: Entwicklung der Zähne und des Ge-
bisses. In: HÄUPL, MEYER, SCHUCHARDT: Die
Zahn-, Mund- u. Kieferheilkunde, S. 307.
München-Berlin 1958.

MIESCHER, G.: Über plane Angiome (Naevi hyper-
aemici). Dermatologica (Basel) **105**, 176
(1953).

MORGER, R.: Einfluß auf Wachstum und Differenzierung larvaler Organe bei Triton alpestris.
Diss. med., Zürich: 1956.

MORIAN, D.: Über die schräge Gesichtsspalte.
Arch. klin. Chir. **35**, 245 (1887).

DE MORSIER, G., et A. FRANCESCHETTI: La maladie de STURGE-WEBER-KRABBE. Schweiz.
med. Wschr. **67**, 285 (1937).

NEUWEILER, W., u. R. H. H. RICHTER: Beitrag
zur Frage der Entstehung congenitaler Anomalien. In: Medikamentöse Pathogenese fetaler Mißbildungen. Basel: Karger 1964.

NÖDL, F.: Gefäßnaevi. In: GOTTRON, H. A. u. W.
SCHÖNFELD: Dermatologie und Venerologie
Bd. IV, S. 232. Stuttgart: Thieme 1960.

NORDIN, E., u. B. JOHANSON: Freie Knochentransplantation bei Defekten im Alveolarkamm nach kieferorthopädischer Einstellung
der Maxilla bei Lippen-Kiefer-Gaumen-Spal-
ten. Fortschr. Kiefer- u. Ges.chir., Bd. 1.
Stuttgart: Thieme 1955.

OBERST, K.: Über die angeborenen Unterlippenfisteln. Beitr. klin. Chir. **68**, 795 (1910).

PAPILLON-LEAGE, M., et J. PSAUME: Dysmorphie
des freins buccaux. 8 observations. Actualités
odontostomat. **25**, 7 (1954).

PEER, L. A., and L. P. STREAN: Stress as an
etiogical factor in the development of cleft
palate. Plast. reconstr. Surg. **18**, 1 (1956).

PELVET, C.: Gaz. de Paris 1864, Nr. 28, zit. bei
MORIAN, D., S. 246.

PETER, K.: Atlas der Entwicklung der Nase und
des Gaumens beim Menschen mit Einschluß
der Entwicklungsstörungen, S. 92. Jena:
Fischer 1913.

— Die Entwicklung des Säugetiergaumens. Ergebn. Anat. Entwickl.-Gesch. **25**, 448 (1924).

PFEIFER, G.: Die relativen Maßverhältnisse des
wachsenden Gesichtes im Hinblick auf die
zeitliche Indikation zu operativen Eingriffen.
Fortschr. Kiefer- u. Ges.chir. Bd. IV, S. 67.
Stuttgart: Thieme 1958.

— Über Entstehung und Erkennung regionaler
Entwicklungs- und Wachstumsstörungen
bei Lippen-Kiefer-Gaumenspalten als Grundlagen der Therapie. Med. Habil.schrift, Hamburg 1963.

— Die Entwicklungsgeschichte der Lippen-, Kie-
fer-, Gaumenspalten als Leitspur für die Behandlung. Mschr. Kinderheilk. **114**, 244 (1966).

—, u. H. GÜNTHER: Beobachtungen über Strahlenschäden des Gesichtes und der Kiefer. Fortschr. Kiefer- u. Ges. chir. Bd. VIII, S. 29.
Stuttgart: Thieme 1962.

—, u. K. SCHUCHARDT: Growth of the nose,
upper jaw and teeth after osteoplastic com-
pletion of the cleft alveolar ridge in patients
with cleft lip and palate. Transact. IIIrd
Internat. Congress of Plastic Surgery, Washington D C 1964, S. 282.

PLIESS, G.: Pränatale Schäden. Ergebn. inn. Med.
Kinderheilk. **17**, 264 (1962).

PLONER, L.: Betrachtungen zur medianen Unter-
lippen-Kieferspalte. Fortschr. Kiefer- u. Ges.
chir. Bd. II, S. 263. Stuttgart: Thieme
1956.

— Die schräge Gesichtsspalte. Fortschr. Kiefer-
u. Ges. chir. Bd. III, S. 334. Stuttgart: Thieme
1957.

— Dysostosis mandibulo-facialis. Fortschr. Kie-
fer- u. Ges. chir. Bd. IV, S. 133. Stuttgart:
Thieme 1958.

POHLMANN, E. H.: Die embryonale Metamorphose
der Physiognomie und der Mundhöhle des
Katzenkopfes. Morph. Jb. **41**, 617 (1910).

POLITZER, G.: Die Projektion der embryonalen
Gesichtsfurchen auf die Gesichtsspalten. Zieg-
lers Beitr. path. Anat. **97**, 557 (1936).

— Neue Untersuchungen über die Entstehung
der Gesichtsspalten. Mschr. Ohrenheilk. **71**,
63 (1937).

— Zur normalen und abnormen Entwicklung des
menschlichen Gesichtes. Z. Anat. Entwickl.-
Gesch. **116**, 332 (1952).

— Die Entwicklung der Mundhöhle. In: Hand-
buch der Zahn-Mund-Kieferheilkunde (HÄUPL-
MEYER-SCHUCHARDT) Bd. I, 297. München-
Berlin: Urban & Schwarzenberg 1958.

PONS-TORTELLA, E.: Zur Entwicklung der Form
und der Muskulatur der Zunge. Z. Anat.
Entwickl-Gesch. **105**, 27 (1936).

— Über die Bildungsweise des sekundären Gaumens. Anat. Anz. **84**, 13 (1937).

PRUZANSKY, S.: Factors determining arch form
in clefts of the lip and palate. Amer. J. Orthodont. **41**, 827 (1955).

PSAUME, J.: Contribution a l'etude du squelette
du Becde-Lievre et de la division palatine non
operes. Paris: These Med. 1950.

REED, S. C.: An embryological study of harelip in
mice. Anat. Rec. **56**, 101 (1933).

Reed, S. C.: and G. D. Snell: Harelip, a new mutation in the house mouse. Anat. Rec. (Am.) **51**, 43 (1931).

Rehrmann, A.: In: Kremer, K.: Die chirurgische Behandlung der angeborenen Fehlbildungen, S. 20. Stuttgart: Enke 1961.

Ritter, R.: Operationen der LKG-Spalten. In: Allgemeine u. spez. Operationslehre (Kirschner-Guleke-Zenker). 2. Aufl. 4. Bd., S. 241. Berlin-Göttingen-Heidelberg: Springer 1956.

Robin, P.: La glossoptose, un grand danger pour les enfants. Paris 1929.
— Glossoptosis due to atresia of the mandible. Amer. J. Dis. Childh. **48**, 541 (1934).

Roper-Hall, H. T.: Premaxillery cysts. Brit. dent. J. **74**, 197 (1943).

Rosenthal, W.: Spez. Zahn-Mund- und Kieferchirurgie. 2. Aufl. Leipzig: Barth 1963.

Rosselli, D.: Angioni tegúmenteri e angiomatosi. Minerva derm. **33**, 381 (1958).

Rotter, W., u. H. Lapp: Melanome. In: Handb. d. Zahn-Mund- und Kieferheilkunde (Häupl, K., W. Meyer, K. Schuchardt) I. Bd., S. 1011. München-Berlin: Urban & Schwarzenberg 1958.

Rübsaamen, H.: Zur formalen und kausalen Genese der Mißbildungen, besonders des Kopfes. Fortschr. Kiefer- u. Ges. chir. Bd. IV, S. 4. Stuttgart: Thieme 1958.

Salzer, F.: Ein Fall von medianer Unterlippenkieferzungenspalte. Langenbecks Arch. klin. Chir. **33**, 134 (1886).

Sanvenero-Rosselli, G.: La divisione congenita del labbro e del palato, S. 14. Roma: Pozzi 1934.
— Die angeborenen Gesichts- und Kiefermißbildungen. Dtsch. zahnärztl. Z. **3**, 816 (1948).
— Zur Therapie des Naevus flammeus. Med. Kosmetik **7**, 167 (1958).

Schmid, E.: Die Annäherung der Kieferstümpfe bei Lippen-Kiefer-Gaumenspalten; ihre schädlichen Folgen und Vermeidung. Fortschr. Kiefer- u. Ges. chir. Jahrb. I, S. 39. Stuttgart: Thieme 1955.

Schnyder, U. W.: Hämangiome. In: Jadassohn, J.: Handb. d. Haut- u. Geschlechtskrankheiten, Erg.werk III. Bd., 1. Teil. S. 494. Berlin-Göttingen-Heidelberg: Springer 1963.

Schrudde, J., u. R. Stellmach: Primäre Osteoplastik und Kieferbogenformung bei Lippen-Kiefer-Gaumenspalten. Fortschr. Kiefer- u. Ges. chir. Bd. V. Stuttgart: S. 246. Thieme 1959.

Schuchardt, K.: Zur Frage des günstigsten Termins für den operativen Verschluß von Gaumenspalten. Dtsch. Zahn-, Mund- u. Kieferheilk. **20**, 348 (1954).
— Die Operationen am Gesichtsteil des Kopfes. In: Chir. Operationslehre (Bier-Braun-Kümmel) 2. Bd., 7. Aufl., S. 499. Leipzig: Barth 1954.
— Der derzeitige Stand der Lippen- und Gaumenplastik. Z. Hals-, Nas. u. Ohrenheilk. **180**, 517 (1962).

Schuchardt, K.: Zur Technik des Verschlusses der queren Gesichtsspalte. Langenbecks Arch. klin. Chir. **306**, 119 (1964).
—, and G. Pfeifer: Primary and secondery operations for cleft palate. J. int. Coll. Surg. **38**, 237 (1962).
—, — Die primäre Knochentransplantation beim Verschluß von Lippen-Kiefer-Gaumenspalten. Dtsch. Zahn-, Mund- u. Kieferheilk. **37**, 185 (1962,).

Schulze, Chr.: Anomalien, Mißbildungen und Krankheiten der Zähne, des Mundes und der Kiefer. In: Handb. d. Humangenetik, Bd. II, 344. Stuttgart: Thieme 1964.

Schwab, A.: Beitrag zur Kasuistik der Gesichtsspaltenzysten. Dtsch. Mschr. Zahnheilk. **39**, 601 (1921).

Schwalbe, E., u. H. Josephy: Mißbildungen des Kopfes. In: Morphologie der Mißbildungen des Menschen und der Tiere. III. Teil, S. 205. Jena: Fischer 1909.

Schweckendiek, W.: Die Spaltbildungen der Lippe, des Kiefers und des Gaumens. In: Handb. d. HNO-Heilkunde (Berendes-Link-Zöllner) II. Bd., 1. Teil, S. 410. Stuttgart: Thieme 1963.

Shukowsky, W. P.: Zur Ätiologie des Stridor inspiratorius congenitus. Jahrb. Kinderheilk. **73**, 459 (1911).

Sicher, H.: Orban's oral histology and embryology. 5. Aufl. St. Louis: C. V. Mosby 1962.

Siemens, H. W.: Über die Erblichkeit der Gefäßmäler. Arch. Derm. Syph. (Berl.) **195**, 525 (1953).

Slaughter, W. B., J. W. Henry, and J. C. Berger: Changes in blood vessels, patterns in bilateral cleft lip. Plast. reconstr. Surg. **26**, 166 (1960).

Snodgrasse, R. M.: Hereditary and cephalofacial growth in cleft lip and/or cleft palate patients. Bull. Amer. Ass. Cleft Palate Rehabil., Suppl. 1, 1954.

Soivio, A. J.: The Treatment of Hare-lips and Cleft Palates in Finland: the national Organization for their Care. Transact. Int. Soc. Plast. Surg. 1st Kongress Baltimore: Williams & Wilkins Co. 1957.

Spemann, H.: Experimentelle Beiträge zu einer Theorie der Entwicklung. Berlin: Springer 1936.

Sprafke, H.: Klinische und histologische Untersuchungen über den Hinterhauptmechanismus (Naevus UNNA) und seine Beziehungen zur Spina bifida. Arch. Derm. Syph. (Berl.) **175**, 168 (1937).

Starck, D.: Embryologie. 2. Aufl. Stuttgart: Thieme 1965.

Stark, R. B.: The pathogenesis of harelip and cleft. Plast. reconstr. Surg. **13**, 20 (1954).
— Embryology, pathogenesis and classification of cleft lip and cleft palate. In: Congen. Anomalies of the Face and Associated Structures, S. 66. Springfield/Ill.: Thomas 1961.
—, and D. E. Saunders: The first brandial syndrome; the oro-mandibular-auricular syndrome. Plast reconstr. Surg. **29**, 229 (1962).

STEIN, K.: Ätiologie der Lippen-, Kiefer- und Gaumenspalten. Diss. med. dent., Hamburg 1959.

STEINHARDT, G.: Kiefergelenkerkrankungen. In: Handb. d. Zahn-, Mund- und Kieferheilkunde (HÄUPL, K., W. MEYER, K. SCHUCHARDT) III. Bd., 1. Teil, S. 517. München-Berlin: Urban & Schwarzenberg 1957.

STEINIGER, F.: Über die experimentelle Beeinflussung der Ausbildung erblicher Hasenscharten bei der Maus. Z. menschl. Vererb. u. Konstit.-Lehre 23, 1 (1939).

— Neue Beobachtungen an der erblichen Hasenscharte der Maus. Z. menschl. Vererb. u. Konstit.-Lehre 23, 427 (1939).

— Die Entstehung und Vererbung der Hasenscharten. Fortschr. Erbpath., Rassenhyg. 4, 98 (1940).

— Über Hasenscharencysten. Z. menschl. Vererb. u. Konstit.-Lehre 25, 1 (1942).

STELLMACH, R.: Die funktionskieferorthopädische Behandlung der Kieferdeformitäten bei Lippen-Kiefer-Gaumenspalten im Säuglingsalter. Fortschr. Kieferorthop. 16, 247 (1955).

— Die Rolle der Funktion bei der Knochenneubildung und ihre Berücksichtigung in einer chirurgisch-orthopädischen Frühbehandlung der Lippen-Kiefer-Gaumenspalten. Med. Habil.schr., Düsseldorf 1958.

— Die funktionell-mechanische Beeinflussung des Kiefergelenkes dargestellt an Fällen des Syndroms Pierre Robin. Fortschr. Kiefer- u. Ges.-chir. Bd. VI. Stuttgart: Thieme 1960.

STIEDA, A.: Die angeborenen Fisteln der Unterlippe und ihre Entstehung. Langenbecks Arch. klin. Chir. 79, 293 (1906).

— Die Mißbildungen des Mundes und Rachens. In: Handb. d. Hals-Nasen-Ohrenheilkunde, (A. DENKER u. O. KAHLER). II. Bd. Berlin-München: Bergmann 1926.

STREETER, G. L.: Development of the auricle in the human embryo. Contr. Embryol. Carneg. Instn. Nr. 69, 14, 65 (1922).

STUPKA, W.: Über atypische Knorpelfunde an Nase, Oberlippe und Gaumen bei Cheilognathopalatoschisis. Mschr. Ohrenheilk. 71/II, 1333 (1937).

— Die Mißbildungen und Anomalien der Nase und des Nasenrachenraumes. Wien: Springer 1938.

TANDLER, J.: Zur Entwicklungsgeschichte des Uranoschisma. Wien. klin. Wschr. 7, 153 (1899).

THIERSCH, J. B.: Therapeutic absorptions with a follic acid antagonist, 4-amino-peroylglutamic acid (4-amino P.G.A.) administred by the oral rute. Amer. J. Obstet. Gynec. 63, 1298 (1952).

THOMA, K. H.: Facial cleft and fissural cyst. Amer. J. Orthodont. Oral Surg. 23, 83 (1937).

— Oral Pathology. 4. Ed. St. Louis: Mosby 1954.

TIEDEMANN, H.: Biochemische Untersuchungen über die Induktionsstoffe und die Determination der ersten Organanlagen bei Amphibien. In: Induktion und Morphogenese. 13. Koll. d. Ges. physiol. Chem., S. 177. Berlin-Göttingen-Heidelberg: Springer 1963.

TOBLER, CH.: Das plane Angiom der Gesichtsregion. Inaug. Diss., Zürich 1953.

TÖNDURY, G.: Zum Problem der Gesichtsentwicklung und der Genese der Hasenscharte. Acta. anat. (Basel) 11, 300 (1950).

— Über die Genese der Lippen-Kiefer-Gaumenspalte. Fortschr. Kiefer- u. Ges. chir. Bd. I. Stuttgart: Thieme 1955.

— Die Embryologie im Dienste der Krankheitsforschung. Ergebn. med. Grundlagenforsch. 1, 667 (1956).

— On the mechanism of cleft formation in congenital anomalies of the face and associated structures, S. 66. Springfield/Ill.: Thomas 1961.

— Embryopathien. Berlin-Göttingen-Heidelberg: Springer 1962.

— Die sensible Phase in der Embryonalentwicklung und ihre Störungen durch chemische Faktoren. In: Medikamentöse Pathogenese fetaler Mißbildungen. Basel: Karger 1964.

TOURAINE, A., et R. B. DUPERRAT: Les angiomes, tumeurs évolutives (essai de synthèse). Ann. Derm. Syph. (Paris) 7, 545 (1938).

TRAUNER, R.: Lippen-Kiefer- und Gaumenspalten. In: Handb. der Zahn-Mund-Kieferheilkunde (HÄUPL, K., W. MEYER, K. SCHUCHARDT) Bd. III, 2. Teil. S. 777. München-Berlin: Urban & Schwarzenberg 1959.

TYLER, A., R. C. VON BORSTEL, and C. B. METZ: The beginnings of embryonic development. The American association for the advancement of science, Washington, 1957.

UEBERMUTH, H.: Über die erbbiologische Bewertung der Lippen- und Gaumenspalten. Arch. klin. Chir. 193, 224 (1938).

VEAU, V.: Division palatine Anatomie-Chirurgie-Phonaetique. Paris: Masson 1931.

— Bec-de-lievre, formes cliniques-chirurgie. Paris: Masson 1937.

— Hasenscharten menschlicher Keimlinge auf der Stufe 21—23 mm SSL. Z. Anat. Entwickl.-Gesch. 108, 459 (1938).

— 5 Hasenscharten bei Hundekeimlingen von 11—14 mm SSL. Z. Anat. Entwickl.-Gesch. 111, 433 (1942).

—, et G. POLITZER: Le palais primaire. Ann. Anat. path. 13, 275 (1936).

VEIT, O.: Über das Problem Wirbeltierkopf. Kempen/Niederhein: Thomas 1947.

VOGT, W.: Gestaltungsanalyse am Amphibienkeim mit örtlicher Vitalfärbung I, II. Roux Arch. 120, 384 (1929).

WALKER, B. E., and F. C. FRAZER: Closure of the secondary palate in three strains of mice. J. Embryol. exp. Morph. 4, 176 (1956).

— — The embryology of cortisone-induced cleft palate. J. Embryol. exp. Morph. 5, 201 (1957).

WARKANY, J., and R. C. NELSON: Appearance of skeletal abnormalities in offspring of rats reared on deficient diet. Science 92, 383 (1940).

WASSMUND, M.: Lehrbuch der praktischen Chirurgie des Mundes und der Kiefer. S. 236. Leipzig: Barth, Abt. Meusser 1939.

Wertheim, L.: Hämangiome (einschließlich der Teleangiektasien und verwandter Hautveränderungen). In: Jadassohn, J. Handb. der Haut- und Geschlechtskrankheiten. Bd. XII/2, 375 (1932). Berlin-Göttingen-Heidelberg: Springer 1932.

Werthemann, A.: Allgemeine Teratologie mit besonderer Berücksichtigung der Verhältnisse beim Menschen. In: Handb. d. allgem. Pathologie, Bd. IV, S. 58. Berlin-Göttingen-Heidelberg: Springer 1955.

Weyers, H.: Dysostosis mandibulo-facialis, ein erbliches Syndrom kongenitaler Dystrophie. Dtsch. Zahn-, Mund- u. Kieferheilk. 13, 437 (1950).

— Hexadaktylie, Unterkieferspalt und Oligodontie, ein neuer Symptomenkomplex. Ann. Paediatr. 181, 45 (1953).

Williger, F.: Weichteilzysten an den Mundgebilden, mit besonderer Berücksichtigung der Gesichtsspaltenzysten. Dtsch. Mschr. Zahnheilk. 36, 257 (1918).

Willis, R. A.: The borderland of embryology and pathology. London: Butterworth & Co. 1958.

Wolff, E.: Les bases de la tératogénèse expérimentale des Vertébrés amniotes d'après les resultats de méthodes directes. Arch. d'Anat., d'Hist. et d'Embryol. Bd. XXII, II. Strassbourg: ,,Union'' 1936.

Woolf, R. M., N. Georgiade, and K. L. Pickrill: Micrognathia and associated cleft palate, (Pierre Robin Syndrome). Plast. reconstr. Surg. 26, 199 (1960).

Wright, S., and K. Wagner: Types of subnormal development of the head from inbred strains of Guinea pigs and their bearing on the classification and interpretation of vertebrate monsters. Amer. J. Anat. 54, 383 (1934).

Wurmbach, H.: Das Wachstum des Mittelgesichts vom Standpunkt des Zoologen aus gesehen. Fortschr. Kieferorthop. 18, 4 (1956).

Yamada, T.: A chemical approach to the problem of the organizer. Advanc. Morph. 1, 1961.

Zimmermann, W. von: Die Häufigkeit von Extremitäten-Mißbildungen in Hamburg in den Jahren 1960—1962. Z. menschl. Vererb. u. Konstit.-Lehre 37, 26 (1963).

Zweymüller, E.: Das Krankheitsbild von Sturge-Weber. Öst. Z. Kinderheilk. 7, 35 (1952).

Anomalien der Zahl, der Form und der Struktur der Zähne

Von A. Krönke, Erlangen

Anzahl, Form und Struktur der Zähne sind innerhalb physiologischer Variationen derart konstant, daß sich stets typische Erscheinungsformen als ,,normal'' dartun. Abweichungen von dieser Norm sind deshalb mit Ausnahme der Unterzahl von Zähnen leicht zu erkennen. Solche Anomalien können wie im folgenden hinsichtlich der Zahl der Zähne, ihrer Form und ihrer Struktur unterschieden werden. Erbbedingte und erworbene Anomalien werden in diesem Rahmen der Übersichtlichkeit halber unter dem jeweils gleichen Erscheinungsbild besprochen.

Anomalien der Zahl der Zähne

Überzahl von Zähnen kann klinisch anhand der in die Mundhöhle durchgebrochenen Zähne oder im Röntgenbild erkannt werden (s. Abb. 209). Verwechslungen mit persistierenden Milchzähnen sind bei kritischer Betrachtung kaum möglich (vgl. Abb. 229 sowie S. 333). Dagegen ist die Diagnose ,,Zahnunterzahl'' oft schwieriger zu sichern. Sie erfordert eine eingehende Anamnese sowie klinisch-röntgenologische Untersuchung. Verlust von Zahnkeimen durch Osteomyelitis (vgl. S. 453) oder bei der Extraktion von Milchmolaren wie auch Verlagerung und Retention von Zähnen (vgl. S. 412) führen zu scheinbarer Zahnunterzahl, rechtfertigen diese Bezeichnung jedoch keinesfalls.

Zahnüberzahl (Hyperdontie). Beobachtet und danach unterschieden wird die Überzahl typischer Zähne von derjenigen dystypischer Zahnformen. In jedem Falle handelt es sich um

Zähne oder zahnähnliche Gebilde, die sich aus einer überzähligen Zahnanlage (vgl. S. 337) heraus entwickeln. Statistische Angaben über die Häufigkeit überzähliger Zähne sind, wie Meyer hervorhebt, recht problematisch. Aufgrund einer umfangreichen Untersuchung von Stafne kommt er zu der Ansicht, daß man das Vorkommen überzähliger Zähne bei Erwachsenen mit etwa 1% einschätzen dürfe.

Überzahl typischer Zähne ist gegeben, wenn bezüglich ihrer Form und Größe typische Zähne an richtiger Stelle innerhalb der Zahnreihe vermehrt auftreten (s. Abb. 209). Diese Anomalie ist innerhalb der obengenannten Prozentzahl relativ selten.

Im *Milchgebiß* finden sich überzählige typische Zähne vornehmlich im oberen Frontzahnbereich. Eine Sonderstellung innerhalb dieser Gruppe nehmen die sog ,,angeborenen Zähne'' ein, die sehr selten (etwa 1 : 10000) vorkommen (vgl. S. 410). Diese wurzellosen Gebilde sind meist sehr beweglich und fallen nach wenigen Tagen oder Wochen aus. Die spätere normale Milchzahndentition rechtfertigt die schon von Schroeder und Moral geäußerte Ansicht, daß es sich um das Derivat einer prälactealen Zahnleiste handele. Murray und später Jackson haben darauf hingewiesen, daß angeborene Zähne besonders häufig gemeinsam mit einer Pachyonychie (Schäfer-Syndrom) vorkommen.

Im *bleibenden Gebiß* werden überzählige typische Zähne besonders im Oberkiefer als zusätzliche seitliche Schneidezähne (s. Abb. 209), im Unterkiefer als überzählige Prämolaren gefunden (s. Abb. 210). Doppelte Eckzähne sind nur vereinzelt beschrieben worden. Überzahl von Molaren in Form eines vierten Mahlzahnes findet sich wiederum im Oberkiefer häufiger als im Unterkiefer. Multiple Überzahl zumeist verlagerter oder retinierter Zähne ist ein häufiger Befund bei Dysostosis cleido-cranialis, unabhängig von dieser Dysplasie aber auch bei Gesunden beschrieben worden (vgl. S. 413).

Im ganzen ist die klinische Bedeutung überzähliger typischer Zähne gering, solange sich diese in einerkontinuierlichen Zahnreihe einstellen. Meist bildet sich jedoch wegen Platzmangels eine engstehende oder verschachtelte Zahnreihe mit Drehung der Zähne bis zur doppelreihigen Anordnung. Hieraus ergeben sich Nachteile in funktioneller, kosmetischer und nicht zuletzt pathologischer Hinsicht (Stellungsanomalien, Durchbruchsschwierigkeiten, Begünstigung von Caries und Erkrankungen der Gingiva und des Zahnhalteapparates).

Überzahl dystypischer Zähne. Dystypische überzählige Zähne werden vorwiegend im Frontzahnbereich des Oberkiefers und buccal der bleibenden Molaren als einwurzelige zahnähnliche Gebilde (*„Zapfenzähne)"* gefunden. Innerhalb der Gesamthäufigkeit überzähliger Zähne (etwa 1%) kommen nicht selten ein oder mehrere solcher Zapfenzähne zwischen den beiden mittleren oberen Schneidezähnen (s. Abb. 211) oder in der näheren Umgebung des Foramen incisivum vor (s. S. 212). Sie werden auch als „Mesiodentes" bezeichnet (MEYER). Auch wenn sie noch nicht in die Mundhöhle durchgebrochen oder verlagert sind, hindern sie mitunter die regelrechte Einstellung der Frontzähne (s. Abb. 228). Im Milchgebiß sind Mesiodentes bisher nicht beobachtet worden.

Vererbung der Zahnüberzahl. Mit diesen Fragen hat sich in neuerer Zeit SCHULZE sehr intensiv befaßt. Insgesamt läßt sich danach heute noch nichts Sicheres über die Erbbedingtheit überzähliger Zähne aussagen, obwohl besonders bezüglich des Mesiodens manche Beobachtungen in diese Richtung weisen. Lediglich die Kombination der Pachyonychie mit dem gehäuften Vorkommen angeborener Zähne läßt sich mit sehr großer Wahrscheinlichkeit als Auswirkung eines polyphänen Gens deuten.

Zahnunterzahl. Vorwiegend aus klinischen Gründen wird die Zahnunterzahl nach dem numerischen Ausmaß dieser Anomalie verschiedenartig bezeichnet. Nach dem Vorschlag von SCHULZE bezeichnet man als *Hypodontie*

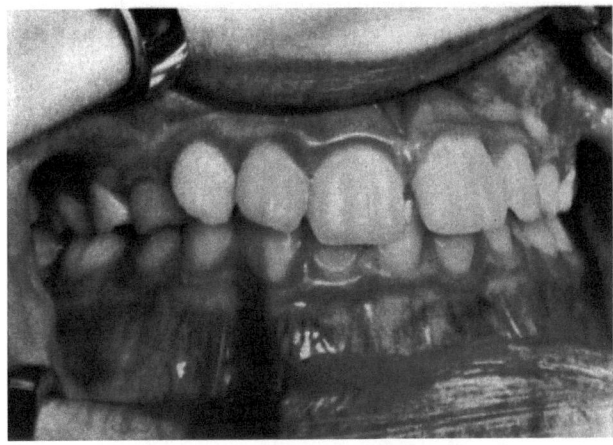

Abb. 209. Überzähliger typischer seitlicher Schneidezahn rechts bei einem 11jährigen Jungen (F. H.)

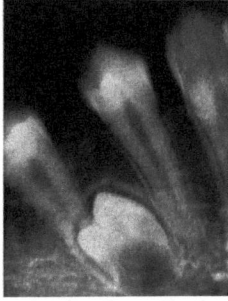

Abb. 210. Überzähliger unterer Prämolar (15jähriger Junge). Die Lückenbildung zwischen den Prämolaren wurde durch Verlust des 6 — begünstigt

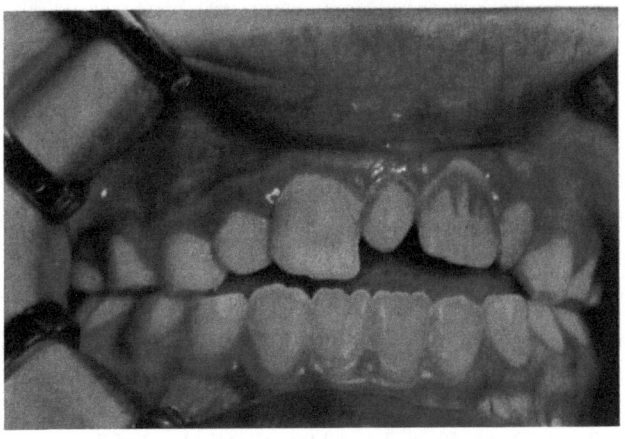

Abb. 211. Überzähliger Zapfenzahn zwischen 1 + 1 (Mesiodens) bei einem 10jährigen Mädchen (S. H.)

das echte Fehlen einzelner oder beider oberen seitlichen Schneidezähne, der zweiten Prämo-

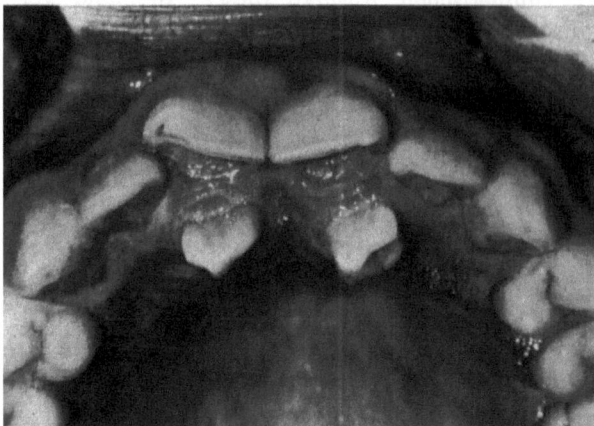

Abb. 212. Überzählige seitliche Schneidezähne in der Umgebung des Foramen incisivum (13 jähriger Junge, H. R.)

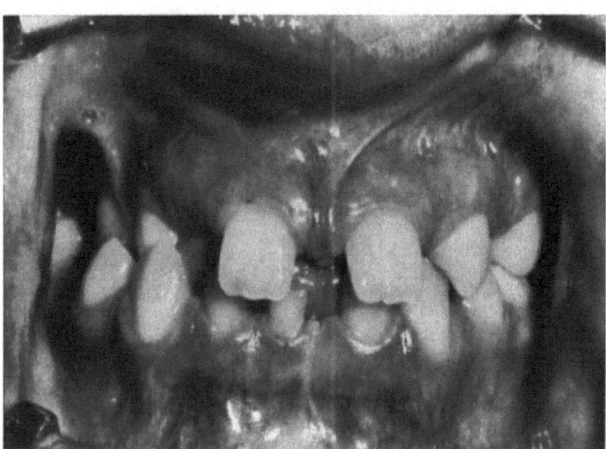

Abb. 213. Hypodontie — Nichtanlage der Zähne 52 + 25 und 51 — 1, 13 jähriges Mädchen (Martha B.). Seitlicher Kreuzbiß rechts

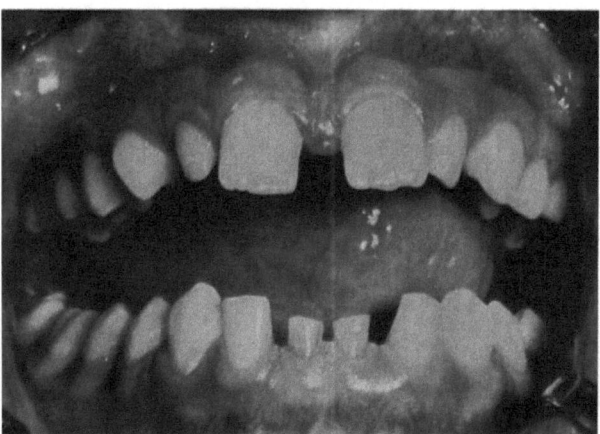

Abb. 214. Gebißbefund der Schwester zu Abb. 213 (Maria B., 14 J.). Am Platz der nichtangelegten 1 —1 stehen noch die unteren Milchschneidezähne I — I. Die oberen seitlichen Schneidezähne sind atypisch geformt (Zapfenzähne)

laren oder der Weisheitszähne. Auch nach unseren Beobachtungen ist diese Anomalie häufig mit der Nichtanlage der unteren mittleren Schneidezähne kombiniert (s. Abb. 213), so daß gerade dieses Zusammentreffen verschiedenerseits und mit gewissem Recht in den Begriff Hypodontie eingeschlossen wird. — Sind andere und vor allem mehr Zähne nicht angelegt, so spricht man von *Oligodontie*, die im allgemeinen bereits recht umfangreiche kieferorthopädische und prothetische Behandlungen erfordert. Hypodontie und Oligodontie voneinander zu trennen, ist nicht immer eindeutig möglich. Es darf hier bereits darauf hingewiesen werden, daß Nichtanlage von Zähnen ausgedehnteren Ausmaßes (Oligodontie) bemerkenswert häufig mit gewissen ektodermalen Dysplasien gekoppelt vorkommt und insofern als Defektmißbildung aufgefaßt wird. — Das Extrem stellt schließlich die *Anodontie* dar, bei der sämtliche Zähne, oft auch die der ersten Dentition infolge Nichtanlage fehlen.

Hypodontie liegt vor, wenn die oberen seitlichen Schneidezähne, die zweiten Prämolaren oder die Weisheitszähne isoliert, beidseitig oder kombiniert fehlen. Diese Anomalie kommt relativ häufig (Bredy und Herrmann), nach Schätzungen von Schulze zwischen 1 und 5% vor.

Das Milchgebiß ist offenbar nicht so oft befallen (nach Rebel etwa 0,7%). Bemerkenswert oft, nämlich in 50% der Fälle, soll sich die Hypodontie des Milchgebisses in der 2. Dentition wiederholen.

Hypodontie und Überzahl von Zähnen werden vereinzelt auch im gleichen Gebiß beobachtet (Schulze, Bredy und Herrmann). Eine Mittelstellung zwischen normal ausgebildeten seitlichen Schneidezähnen und entsprechender Hypodontie nehmen schließlich gewisse Reduktionsformen (Zapfenzähne) ein (vgl. Abb. 214).

Für die *Diagnose* der Hypodontie ist der Nachweis erforderlich, daß die betreffenden Zähne tatsächlich nicht angelegt sind. Dabei ist die Möglichkeit eines pathologisch bedingten oder artefiziellen Zahnkeimverlustes zu beachten. Verlagerung von Zähnen oder Zahnkeimen muß ausgeschlossen werden (Röntgenaufnahme).

Die *klinische Bedeutung* der Hypodontie ist von Fall zu Fall unterschiedlich und oft wegen der Persistenz der entsprechenden Milchzähne bis in das Erwachsenenalter hinein relativ gering. Im Oberkiefer ergibt sich jedoch oft eine lückige Stellung der Frontzähne, mit gewissen *ästhetischen Einbußen* (vgl. Abb. 213). Schwerwiegender ist

Oligodontie. Diese Bezeichnung ist berechtigt, wenn außer den vorstehend genannten Zähnen auch noch andere und vor allem mehrere Zähne durch Nichtanlage fehlen. Die Häufigkeit dieser Anomalie ist etwa hundertmal kleiner als das Vorkommen der Hypodontie

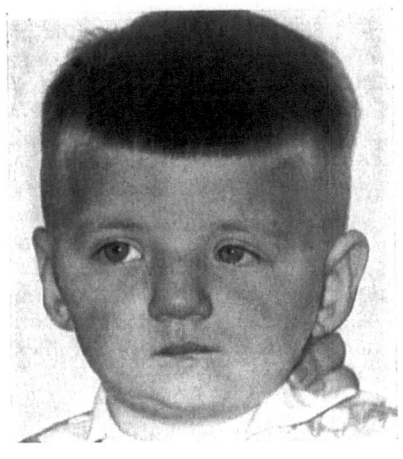 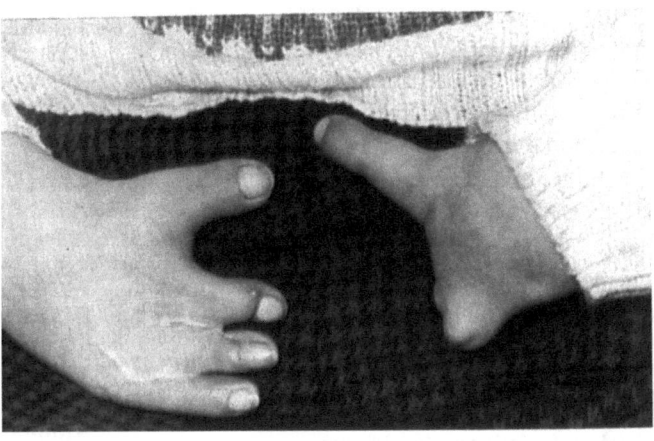

a   b

Abb. 215a u. b. a Nichtanlage sämtlicher Milchmolaren auf der linken Seite bei einem 3¹/₂jährigen Jungen (H. F.) mit ektodermalen Dysplasien. Die linke Gesichtsseite ist unterentwickelt. Weiterhin bestehen Mikrostomie und Dentitio tarda V + und V VI —. Kiefergelenke beidseitig o.B. b Hypo- und Syndaktylie bei demselben Jungen (nach operativer Korrektur)

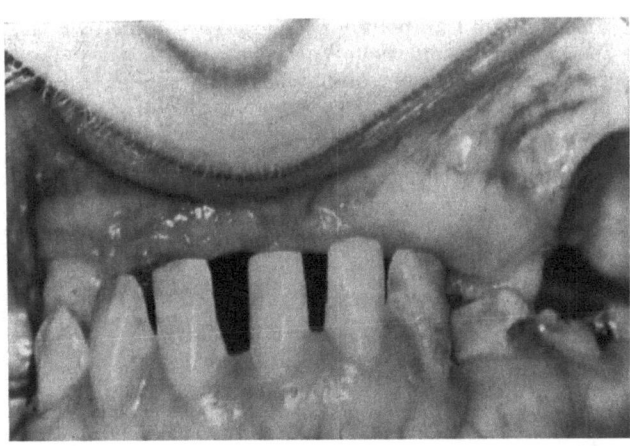 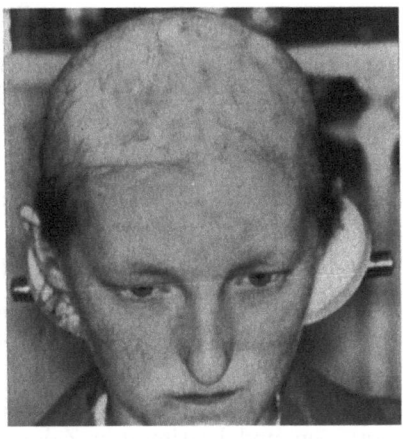

a   b

Abb. 216a u. b. a Oligodontie, 19jähriges Mädchen (F. H.). Man beachte das Größenmißverhältnis zwischen Ober- und Unterkiefer. — b Hypotrichose als Ausdruck der ektodermalen Dysplasie bei dem gleichen Mädchen (F. H.)

der bei Fehlen von Zähnen oder frühzeitigem Zahnverlust *verminderte Wachstumsimpuls* für die Kieferknochen, der sich vor allem dann auswirkt, wenn die nichtersetzten Milchzähne frühzeitig verlorengehen (vgl. Abb. 216). Es dürfte sich daher stets empfehlen, bei Verdacht oder sicherer Diagnose einer Hypodontie einen Zahnarzt zur fachlichen Beurteilung und evtl. Behandlung einzuschalten.

einzuschätzen, sie beträgt also etwa 0,01% (SCHULZE).

Das Fehlen mehrerer Zähne vermehrt die Wachstumsstörungen des Gesichtsskelets (s. Abb. 215). Zur Vermeidung schwerwiegender funktioneller und ästhetischer Störungen sollten auch solche Kinder möglichst frühzeitig in zahnärztliche Behandlung gelangen.

26*

Die Trennung der Begriffe Hypodontie und Oligodontie rechtfertigt sich teilweise auch aus der Beobachtung, daß diese letztere partielle Agenesie der Zähne bemerkenswert häufig mit multiplen Abartungen des äußeren Keimblattes im Sinne des Christ-Siemens-Touraine-Syndroms gekoppelt auftritt (s. Abb. 215 u. 216).

Anodontie. Die vollständige Agenesie der Zähne kommt äußerst selten und gewöhnlich mit ektodermalen Dysplasien kombiniert vor. Verminderte Wachstumstendenz der Kiefer und eingefallene Gesichtszüge verleihen dem Kinde ein auffallendes, greisenhaftes Aussehen.

Unter 9 bei Thoma aus dem Schrifttum zusammengestellten Fällen findet sich nur ein Mädchen. Rebel vermutet deshalb, daß die Anodontie für das männliche Geschlecht prävalent sei, jedoch erscheint diese Schlußfolgerung bei derart geringer Fallzahl problematisch. Ein von uns beobachteter Fall war ebenfalls ein Mädchen. Außerdem läßt sich bei der wesentlich häufigeren Oligodontie keine Geschlechtsgebundenheit feststellen, obwohl beide Anomalien als genetisch gleich aufgefaßt werden können.

Vererbung der Zahnunterzahl. Über die verschiedenen hier besprochenen Formen, besonders über die Oligodontie, sind zahlreiche Untersuchungen angestellt worden, die diese Anomalien innerhalb einzelner Sippen verfolgen. Eine gute Übersicht und Deutung findet man bei Schulze. Danach darf die Anomalie der Zahnunterzahl als überwiegend erbbedingt gelten. Wie auch aus einer hier (Feuchter) beobachteten Familie hervorgeht, unterscheiden sich Zahl und Kombination der nicht angelegten Zähne von Fall zu Fall, was für die Wirkung eines polyphänen Gens spricht. Die Kombination der erblich gehäuften Zahnunterzahl mit erblicher Ektodermschädigung (desmogene Syndaktylie) ist beachtenswert.

Anomalien der Größe und Form der Zähne

Anomalien der Größe des ganzen Gebisses.
Im allgemeinen besteht zwischen Körpergröße und der Größe des Gebisses ein harmonisches Verhältnis (Euler), wie auch zwischen Körperbautypen und bestimmten Zahnformen recht weitgehende Zusammenhänge zu beobachten sind. Die Größe ganzer Gebisse variiert dabei in recht weiten physiologischen Grenzen, ohne daß man in Einzelfällen von anomalen Bedingungen sprechen kann.

Von praktischer Bedeutung ist ein gelegentlich vorkommendes Mißverhältnis zwischen der Größe der Zähne und derjenigen der Kieferbasis, das neben anderen Ursachen zu Stellungsanomalien Anlaß geben kann (vgl. S. 422). Beide Eigenschaften werden vermutlich durch verschiedene Gene vererbt, was auch für die

Anlagen der Milch- und der bleibenden Zähne zutrifft, bei denen ein Größenmißverhältnis ähnliche Folgen hat (Bay).

Eine *halbseitige Vergrößerung* des Oberkiefers und der dort stehenden Zähne wurde 1904 von Port unter dem Bilde der *Hemihypertrophia faciei* beschrieben. Der Durchmesser der betroffenen Zähne war bis zu $3^1/_2$ mm größer als auf der normalen Seite. Neuerdings sind jedoch Zweifel laut geworden, ob nicht eine Verwechslung mit einem Angiom vorlag, nachdem Schulze die Genese gleichartiger, halbseitiger Größenabweichungen durch Hypertrophie auf dem Boden von Hämangiomen bzw. Lymphangiomen nachweisen konnte. Bemerkenswerterweise betraf die Zahnvergrößerung in einem Falle auch einen Milcheckzahn, was eindeutig für die frühembryonale Anlage des Angioms, und für die Wahrscheinlichkeit der von Schulze angeführten Erklärung (Hypertrophie) spricht. Auch der Durchbruch und der Wechsel der Zähne ist auf der betroffenen Seite beschleunigt.

Anomalien der Größe und Form einzelner Zähne

Sowohl die Zahnkronen als auch die Wurzeln können anomale Größe und Form aufweisen (vgl. S. 406). Bezüglich der *Kronenform* sind allerdings die Meinungen nicht zu Unrecht darüber geteilt, inwieweit gewisse häufig zu beobachtende Sonderformen (Tuberculum dentis der Frontzähne, „Molarisation" von Prämolaren, Tuberculum Carabelli der Molaren) als Anomalien oder als physiologische Variationen der Zahnform aufzufassen seien. Anomalien der *Wurzelform* betreffen übermäßig lange oder kurze Wurzeln, Krümmungen und überzählige Wurzeln. Beide Formanomalien besitzen fast ausschließlich zahnärztlich-therapeutische Bedeutung, weshalb sie an dieser Stelle nicht ausführlicher besprochen werden. Bezüglich weitergehender Einzelheiten sei auf Euler verwiesen.

Anomalien des ganzen Zahnes. In diese Gruppe sind verschiedene Erscheinungen einzuordnen, die auch für den Pädiater von diagnostischer Bedeutung und Interesse sein können. An erster Stelle sind *Reduktionsformen* (Zapfenzähne) zu nennen, die wie die Hypodontie vornehmlich bei den oberen seitlichen Incisivi und bei den oberen, seltener bei den unteren Weisheitszähnen, vereinzelt schließlich auch bei den 2. Prämolaren zu finden sind. Diese Zähne werden kleiner und verlieren ihre typische Schaufel- oder Mahlzahnform bis zu stift- oder zapfenförmigen Zahngebilden (vgl. Abb. 213). Der genetische Zusammenhang mit der Hypodontie ist wahrscheinlich.

Als *dens in dente* wird eine relativ seltene Anomalie bezeichnet, die durch entwicklungsbedingte Einstülpung von Dentin und Zahnschmelz in die

Pulpahöhle hinein zu einem zahnähnlichen Gebilde innerhalb eines Zahnes führt. SCHAEFER fand 1953 in der Literatur seit 1859 insgesamt 107 Fälle beschrieben, von denen der weitaus größte Teil obere seitliche Schneidezähne betraf. SCHWENZER berichtete kürzlich über einen dens in dente in einem oberen 1. Prämolaren, bei dem wegen Nichtanlage des Eckzahnes der Verdacht berechtigt erscheint, daß es sich vielmehr um einen mißgestalteten Eckzahn handelte, und daß beim Zustandekommen der Anomalie eine Verschmelzung mit dem Keim des 1. Prämolaren mitwirkte. — Klinisch sind die Gebilde in der Regel plumper als die entsprechenden normalen Zähne, ihre Krone weist oft Zapfen- bis Kegelform auf.

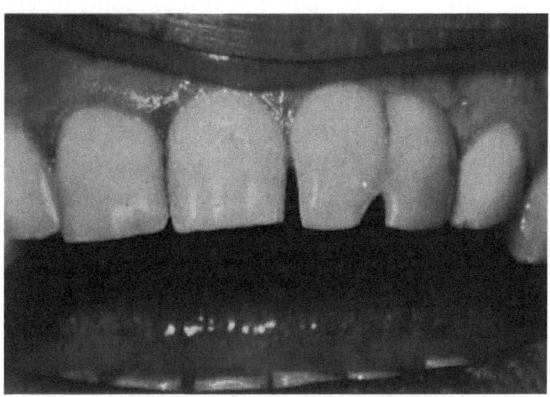

Abb. 217. Mehrfachgebilde (Zwillingszahn) durch Verschmelzung zweier überzähliger seitlicher Schneidezähne (11jähriger Junge)

Zu den Anomalien der Zahnform sind schließlich sog. *Schmelzperlen* zu zählen, die als meist kugelige Gebilde aus Schmelz und Dentin in der Bifurkation bleibender Molaren gefunden werden. Sie besitzen keine praktische Bedeutung.

Mehrfachgebilde. Auffällige, z. T. monströse Formabweichungen ergeben sich durch Doppel- oder Mehrfachbildungen, verschiedentlich auch als „*Zwillingszähne*" bezeichnet.

Die Genese dieser Gebilde ist nur selten klar. Meist darf man vermuten, daß sie sich aus unvollkommen geteilten Zahnanlagen entwickeln. Dabei sind (vorwiegend wiederum im Frontzahnbereich) alle denkbaren Kombinationen zu beobachten: Mehrfachgebilde aus ortszuständigen, regulären Zähnen, solche aus regulären und typischen wie auch dystypischen überzähligen Zähnen sowie schließlich Mehrfachbildungen überzähliger Zähne (Abb. 217). Auch im Milchgebiß kommen solche Mehrfachgebilde bei den Frontzähnen vor. — Ihre klinische Bedeutung ergibt sich aus der Monstrosität und der evtl. Raumeinengung anderer Frontzähne. Mehrfachbildungen durch Verwachsungen des 2. und 3. Molaren kommen entwicklungsbedingt nicht bei Kindern vor und sind deshalb für den Pädiater ohne unmittelbare Bedeutung.

Vererbung der Anomalien der Größe und der Form der Zähne. Zu dieser Frage sind nur wenige genetische Untersuchungen über Mehrfachgebilde bekannt geworden (SCHULZE); sie machen die Erblichkeit dieser Anomalien wahrscheinlich.

Anomalie der Zahnstruktur

Diese Anomalien wirken sich vielfach auf die Form, zumindest aber auf das makroskopische Aussehen der Zähne aus. Im Gegensatz zu den oben beschriebenen Anomalien der Zahnform sind diese aber durch Normabweichungen der Zahnstruktur bedingt.

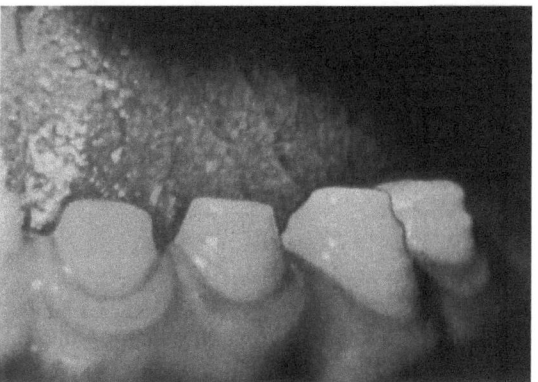

Abb. 218. Erbliche Formanomalie sämtlicher bleibenden Zähne bei einem 12jährigen Jungen (P. H.). Die anomale Form (Konvergenz zu den Schneidekanten hin, Ausbildung auffälliger Querrillen) ist allein auf die Zahnkronen beschränkt. Dieses an sich seltene Bild ist deshalb in den Formenkreis erblicher Schmelzhypoplasien einzuordnen

Erbliche Strukturanomalien. In diese Gruppe sind Störungen der Struktur oder der Mineralisation einer der Zahnhartsubstanzen einzuordnen, die durch ein pathogenes Gen vererbt werden. In der Regel und im Gegensatz zu den erworbenen Strukturanomalien (s. unten) betreffen diese Störungen entweder nur den Zahnschmelz oder nur das Dentin.

Erbliche Schmelzhypoplasien. Mangelhafte, makroskopisch mitunter kaum noch erkennbare Schmelzbedeckung der Zähne wie auch Rillenbildungen in axialer oder transversaler Richtung (vgl. Abb. 218) zeichnen diese seltene, familiär gehäuft auftretende Anomalie der bleibenden und der Milchzähne aus. Die Zähne sehen meist braun aus, weil der Dentinkern durchscheint oder durch abgesprungene Teile der meist sehr brüchigen dünnen Schmelzbedeckung freiliegt (Abb. 219). Das Dentin selbst ist sowohl im Kronen- als auch im Wurzelteil normal ausgebildet. Im Röntgenbild erscheinen entsprechend reguläre Dentinschatten, während schon bei Zahnkeimen und durchbrechenden Zähnen der typisch verstärkte Schatten der Schmelzbedeckung fehlt.

Über den *Erbgang* konnte SCHULZE drei Typen differenzieren: Die eine Form vererbt sich unvollständig dominant geschlechtsgebunden. Die

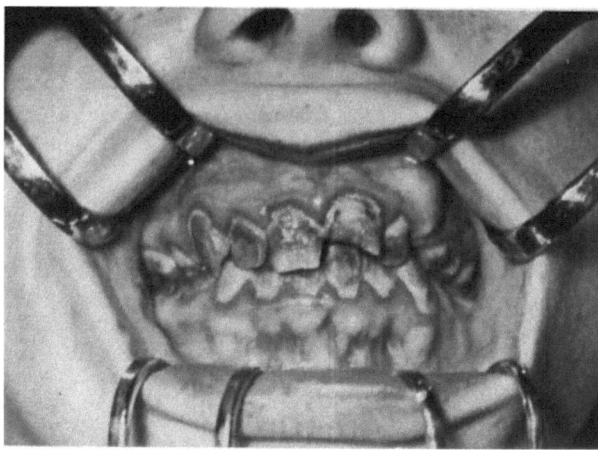

Abb. 219. Erbliche Schmelzhypoplasie bei einem 16 jährigen Jungen (Fl.). Die Zahnhälse sind mit weißen Plaques belegt, entzündlich-hyperplastische Erscheinungen am Zahnfleischrand (chronische Gingivitis). (Aufn. Prof. GEYER/Berlin)

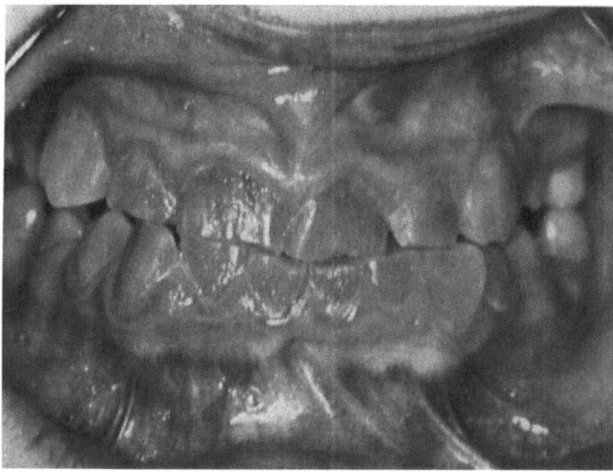

Abb. 220. Erbliche Dentinhypoplasie (R. F., ♀, 15 J., aus Diss. RÖDERER)

Erscheinungsformen sind bei männlichen Personen schwerwiegender. Der zweite Typ beobachteter Schmelzhypoplasie vererbt sich autosomal regelmäßig dominant. Hier hat der Schmelz zunächst normale Dicke, ist aber mangelhaft mineralisiert und führt durch Absplitterung zu schnell fortschreitender Defektbildung. Auch bei der dritten Form erblicher Schmelzhypoplasie kommt es erst nach dem Zahndurchbruch zu ausgedehnten Defekten des mangelhaft mineralisierten Schmelzes, die dann das klinische Bild

beherrschen. Der Erbgang ist hier wahrscheinlich autosomal unregelmäßig dominant.

Erbliche Dentinhypoplasie. Klinisch wird diese auch als „Dentinogenesis imperfecta" bezeichnete, allein das Dentin betreffende Strukturanomalie oft mit der vorstehend beschriebenen Schmelzhypoplasie verwechselt, weil auch hier der ursprünglich normal ausgebildete Schmelz frühzeitig vom mangelhaft und meist verkürzt ausgebildeten Dentinkern abspringt. Der verbleibende Zahnstumpf verfärbt sich schnell braun und nutzt sich unter der Funktion bald ab (s. Abb. 220). Im Röntgenbild fallen neben der relativ massigen Schmelzbedeckung der Krone sehr dünne und kurze, bei den Molaren nur wenig gespreizte Wurzeln auf. Feingeweblich weicht die Dentinstruktur mit atypischen, irregulär und gespreizt verlaufenden Dentinkanälchen auffällig vom normalen Dentin ab.

Das histologische Bild der erblichen Dentinhypoplasie entspricht (wie die Anomalie an sich) nicht ähnlichen Strukturveränderungen im Dentin der Zähne, die sich als Symptom der *Osteogenesis imperfecta* beobachten lassen. Typisch für dieses Krankheitsbild sind im Bereiche des Dentins Schichten gestörter Mineralisation im Verlaufe der Owenschen Konturlinien, die durch periodisch unterschiedliche Funktion der Odontoblasten zustandekommen.

Zur *Vererbung* der Dentinhypoplasie deuten die Untersuchungen von SCHULZE wie auch von RÖDERER auf autosomal regelmäßig dominanten Erbgang hin.

Erworbene Strukturanomalien. Im Gegensatz zu den vorstehend beschriebenen erblichen Anomalien treten relativ häufig solche Strukturstörungen der Zahnhartsubstanzen in Erscheinung, die durch äußere Einwirkungen während der Zahnentwicklung verursacht werden. Die kritische Zeit der Schädigung kann demnach pränatal, wie auch im Säuglings- oder Kindesalter, liegen. Unterscheiden lassen sich zunächst *systematische*, d. h. an allen Zähnen gleicher Entwicklungsstufe auftretende Strukturstörungen von *singulären Hartsubstanzhypoplasien*, die stets nur einzelne Zähne betreffen.

Systematische Hypoplasien der Zahnhartsubstanzen. Allgemein bekannter Typ systematischer Hypoplasien sind die sog. *rachitischen Hypoplasien* der Zähne, die als Folge dieser schwerwiegenden Störung des Calcium-Phosphor-Stoffwechsels zumeist auf dem Boden einer dispositionellen Anfälligkeit irreparable Marken an denjenigen Stellen bestimmter Zähne hinterläßt, die zum Zeitpunkt der Erkrankung gerade mineralisiert wurden. Dem typischen Erkrankungsalter der *Rachitis* entspricht daher die bevorzugte Lokalisation hypoplastischer Defekte („äußere Hypoplasien") an den bleibenden Frontzähnen und auf der Kaufläche der Sechsjahresmolaren (s. Abb. 221 und 240).

Die gleichen Mineralisationsstörungen wirken sich im Dentin als schlecht mineralisierte Zone im Verlaufe der Owenschen Konturlinien aus, die auch nach ausgeheilter Rachitis im histologischen Bilde als Interglobulardentinzonen erscheinen und für die Ausbreitung einer Caries von verhängnisvoller Bedeutung sein können.

Es darf an dieser Stelle hinzugefügt werden, daß als Folge einer *Säuglingsrachitis* eine Reihe weiterer typischer Erscheinungen innerhalb des Kauorgans mehr oder weniger regelmäßig zu beobachten sind: Verzögerter Zahndurchbruch und Zahnwechsel, Stellungsanomalien der Zähne infolge Schmalkiefer- und Spitzgaumenbildung sowie durch starke Einwärtskippung der horizontalen Unterkieferkörper, geradlinige Anordnung der unteren Frontzähne von Eckzahn bis Eckzahn (sog. Schmidt-Gussenbauersche Linie), rachitisch offener Biß (vgl. S. 419).

Hervorzuheben ist, daß die Existenz äußerer Hypoplasien typischer Lokalisation keineswegs pathognostisch für eine überstandene Rachitis ist. In morphologisch völlig gleichartiger Weise wirken sich naturgemäß alle andersgearteten Krankheiten und Störungen aus, die den Calcium-Phosphorstoffwechsel unmittelbar oder auch mittelbar nachhaltig beeinflussen (KRESHOVER, WEINMANN und SICHER). In erster Linie kommen hier für Störungen der Nebenschilddrüsenfunktion und die „renale Rachitis", weiterhin aber auch alle hochfieberhaften Erkrankungen des Säuglings, Störungen im Bereich des Magendarmtraktes sowie primäre Kalkmangelzustände in Betracht (HAASE, KRÖNCKE und UEBEL). Für das Zustandekommen hypoplastischer Schmelzdefekte, die abgeschwächt auch als weiße opake Schmelzflecken *(„innere Hypoplasien")* in Erscheinung treten können (Abb. 222), ist offenbar eine gewisse erbliche Disposition, weniger die Intensität der eigentlichen Störung mitbestimmend (JENKINS, REBEL, THOMA).

Im Milchgebiß sind Hypoplasien aufgrund von Störungen des Calcium-Phosphorstoffwechsels seltener und nur in Notzeiten beobachtet worden (MELLANBY). Gehäuft wurden Hypoplasien der Milchzähne dagegen bei Frühgeborenen beob-

achtet (BOUISSOU, FABIAN, RING, WEGENER). — Folge dieser systematischen Zahnhartsubstanzdefekte ist eine gesteigerte Cariesanfälligkeit des Milchgebisses wie auch der betroffenen bleibenden Zähne, wie FABIAN kürzlich sehr eindrucksvoll zeigen konnte.

Systematische *Hypoplasien* der Zähne sind weiterhin nach *Diphtherie* und *Skorbut* bekannt geworden (REBEL, THOMA). Die Erfahrungstatsache, daß sie durch hohe Dosen Vitamin C wäh-

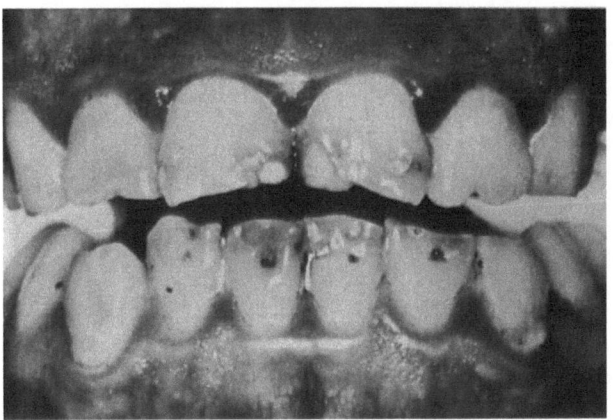

Abb. 221. Systematische Hypoplasien nach Rachitis. 11jähriges Mädchen (vgl. auch Abb. 240b). Rötung und Ödem der Interdentalpapillen und des Zahnfleischrandes (akute Gingivitis)

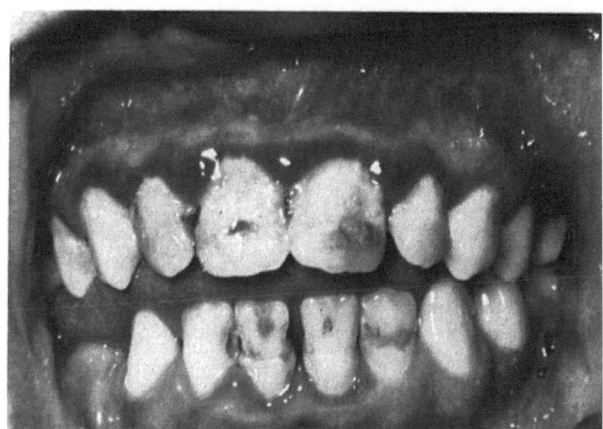

Abb. 222. Systematische innere Schmelzhypoplasien unbekannter Genese mit cariösen Defekten bei einem 11jährigen Jungen. Besonders im Oberkiefer besteht gleichzeitig eine subakute marginale Gingivitis und vermehrte Belagbildung im Zahnhalsbereich

rend der Erkrankung vermieden werden können, spricht für die Vermutung, daß hier Störungen der mesenchymalen Grundsubstanzbildung im Vordergrund stehen.

Strukturanomalien vornehmlich des Schmelzes als Folge toxischer Wirkungen sind unter den Bedingungen hoher *Fluor*-Konzentration in Trinkwasser und Nahrung (Fluorose) als gefleckte Zähne ("mottled enamel") bekannt. Sie kommen

in Deutschland mit Ausnahme eines engbegrenz-
ten Bezirkes um Berggießhübel (Sachsen) praktisch nicht vor (Hoffmann-Axthelm). Die Histogenese dieser zunächst weißlichen Flecken, die
sich mit der Zeit bräunlich-schwarz einfärben, ist

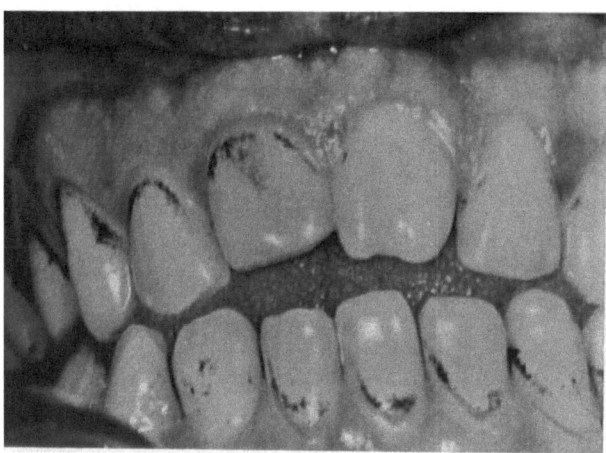

Abb. 223. Hutchinsonsche Zähne bei kongenitaler Lues. Die
dysplastische Schneidekante des 1+ ist durch Fraktur verlorengegangen. (18jähriger ♂, W. St.)

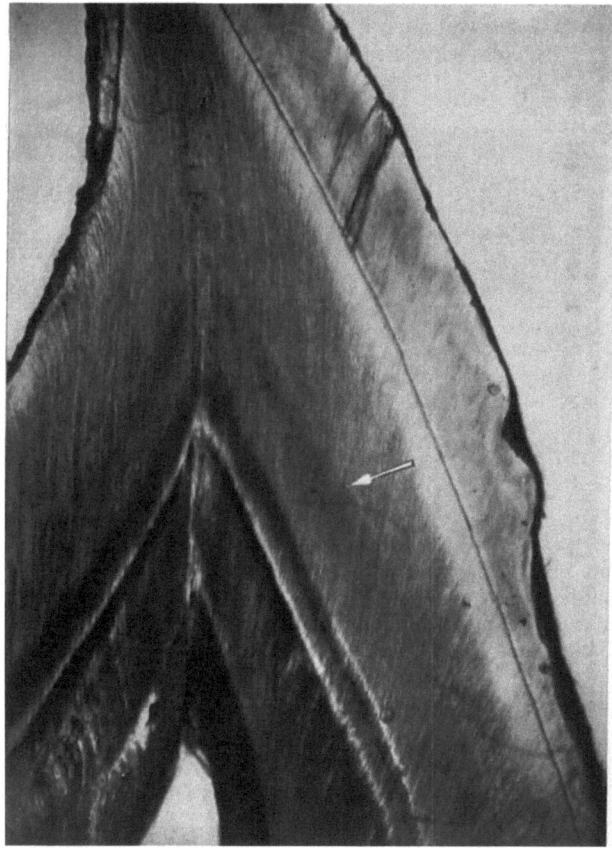

Abb. 224. Dens neonatalis +I (unentkalkter Schliff) mit ausgeprägten Hypoplasien infolge einer Erythroblastose. Im un-
gefärbten Präparat ist eine goldgelbe Linie erkennbar (↑), die
durch Einlagerung von Tetracyclin entstanden ist

nach Untersuchungen von Baume ähnlich wie bei
tierexperimentellem Magnesiummangel durch unvollständige Schmelzreifung und enzymatische
Störung der Mineralisation charakterisiert. Auch
im Dentin treten Störungen auf.

Unter den *Embryopathien* bilden die
Rubeolae der Mutter während des 2. bis
3. Schwangerschaftsmonats bekanntlich
einen schwerwiegenden ursächlichen Fak-
tor für Mißbildungen. Im Bereiche des
Kauorgans finden sich Hypoplasien der
Zahnhartsubstanzen und Dentitio tarda
(Bergmann, Rebel).

Eine Sonderform hypoplastischer Defektbildung stellt schließlich der *Hutchin-
son-Zahn* bei *konnataler Lues* dar (s. Abbildung 223). Im eigentlichen Sinne liegt
hier mehr eine Formveränderung als eine
Störung der Zahnhartsubstanzstruktur
vor, die mit gewisser Wahrscheinlichkeit
auf eine Reduktion des mittleren Kanten-
höckers der bleibenden oberen mittleren
Schneidezähne zurückgeführt wird (Euler, Meyer).

Dadurch entsteht die charakteristische Schraubenzieher- oder Tonnenform
dieser Zähne, die durch eine halbmond-
förmig eingekerbte Schneidekante mitunter noch verstärkt wird. Der größte Durchmesser der Schneidezahnkrone befindet
sich nicht mehr wie normal im incisalen,
sondern im cervicalen Drittel. Die gleiche
Veränderung findet sich am 1. bleibenden
Molaren und verleiht ihm die typische
Knospenform. Die ausschließliche Prädilektion dieser beiden Zähne findet ihre
Erklärung in den zeitlich gleichen Entwicklungsstadien und in der Infektions-
zeit (2. Schwangerschaftshälfte). Einzelheiten der Genese sind jedoch bis jetzt
noch ungeklärt. Insbesondere ließen sich
in uns vorliegendem, umfangreichem
histologischen Material keine Hinweise
für die Deutung von Gottron finden,
nach der eine Endarteriitis obliterans
luica maßgebend bei dieser typischen
Formvariation beteiligt sei.

Mehr oder weniger ausgeprägte Hypoplasien des Schmelzes, verbunden mit
Grünfärbungen, sind im Milchgebiß als
Folge eines Icterus neonatorum im Rahmen einer *Erythroblastose* bekannt (Abbildung 224). Untersuchungen von Ritter
konnten kürzlich nachweisen, daß sich
diese Erscheinungen im Gebißsystem je
nach dem Schweregrad der Erkrankung
unterschiedlich manifestieren, und daß
das Gebiß vor allem durch frühzeitige
Austauschtransfusionen vor Schäden weitgehend bewahrt werden kann. Klinisch
besonders auffallend ist die oft intensive Grünfärbung der Milchzähne durch
eingelagertes Biliverdin, die sich mit zunehmendem Lebensalter des Kindes über
gelbliche Farbtöne langsam verliert.

Gelbliche bis bräunliche Verfärbungen der Milchzähne wurden neuerdings recht häufig als Folge langfristiger Applikation von Tetracyclin oder dessen Abkömmlingen beobachtet und beschrieben (WALLMAN und HILTON). Die Affinität dieser Antibiotica zu den Hartsubstanzen ist bekannt (GÖSSNER). Wie bei der Vitalfärbung (z. B. Alizarinrot-S) wird Tetracyclin bei Mineralisationsprozessen im Knochen oder Zähnen eingebaut. Auf Zahnschliffen bleibt es im Dentin als goldgelbe Linie oder breiteres Band entlang der Owenschen Anlagerungszone erkennbar (vgl. Abb. 224). Der zugehörige Abschnitt der Schmelzbedeckung ist in der Regel diffus gelblich bis bräunlich verfärbt. Je nach Zeitpunkt und -dauer der Einwirkung sind nur Teile oder die gesamte Zahnkrone verfärbt.

Singuläre Strukturanomalien. Störungen der Struktur des Schmelzes und des Dentins an einzelnen Zähnen sind stets durch lokal wirkende Ursachen (Trauma oder Zahnkeimschädigung durch entzündliche Prozesse) bedingt. Voraussetzung ist, daß die Schädigung zu einem Zeitpunkt erfolgt, in dem sich der betroffene Zahn noch in der Entwicklung befindet (MEYER).

Singuläre Strukturanomalien durch *Trauma* finden sich naturgemäß vorwiegend im Frontzahnbereich (s. Abb. 225). Meist, wie auch in dem abgebildeten Falle, ist die Ursache in einer traumatischen Intrusion eines Milchschneidezahnes im frühen Kindesalter zu suchen, bei der der palatinal in Gegend der Wurzelspitze liegende Keim des Ersatzzahnes an seiner Labialfläche gestaucht wird (EULER). Entzündliche Prozesse in der Umgebung eines Zahnkeimes treten bei *apikaler Parodontitis* als Folge einer Milchzahncaries und nach purulentem Zerfall des Zahnmarkes auf (vgl. S. 449). In der Regel kommt die notwendige zeitliche Übereinstimmung zwischen frühzeitiger apikaler Parodontitis und noch in der Entwicklung befindlichem Zahnkeim nur beim 2. Milchmolaren bzw. beim Keim des 2. Prämolaren (also im 6. oder 7. Lebensjahre) zustande. Dabei ist eine Beeinflussung und Schädigung des betroffenen Zahnkeims offenbar auch nur unter besonders ungünstigen Umständen, vor allem bei wiederholten

akuten oder subakuten Schüben des chronisch entzündlichen Prozesses zu erwarten. Als Folge dieser Schädigung erscheint nach dem Zahnwechsel ein mehr oder weniger stark hypoplastisch veränderter 2. Prämolar *(Turner-Zahn)* (s. Abb. 226). Wie bei den umweltbedingten systematischen Hypoplasien erstrecken sich die Strukturstörungen auch hier auf Schmelz und Dentin,

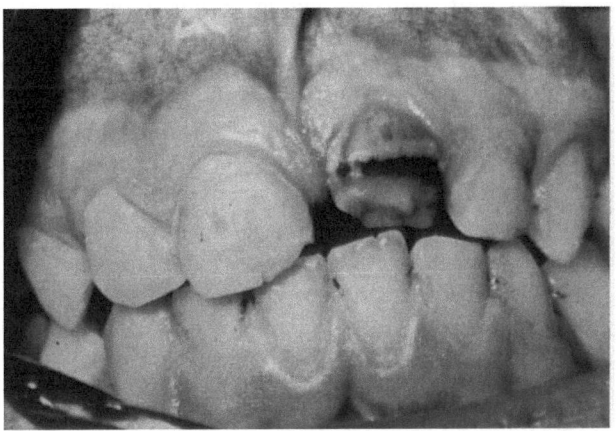

Abb. 225. Linker oberer mittlerer Schneidezahn eines 9jährigen Jungen mit ausgedehnten Hypoplasien des Schmelzes und des Dentins. Der Zahnkeim wurde durch Trauma im Alter von etwa 2 Jahren (Sturz und Intrusion des Zahnes +I) geschädigt

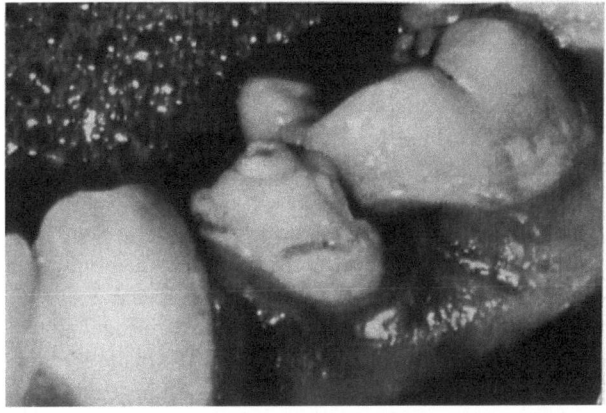

Abb. 226. Turner-Zahn, 2. unterer Prämolar mit hypoplastischen Defekten im Schmelz und Dentin nach Zahnkeimschädigung durch apikale Parodontitis des Milchzahnvorgängers

was sich in der Anfälligkeit und Ausbreitung einer Caries oft verhängnisvoll auswirkt.

Störungen des Zahndurchbruchs und des Zahnwechsels

Von A. Kröncke, Erlangen

Der normale Zahndurchbruch und Zahnwechsel wurden auf S. 332 behandelt. Danach brechen die Milchzähne bemerkenswert konstant und mit verhältnismäßig geringen zeitlichen Variationen durch (s. Tab. 14, S. 332). Dagegen sind geschlechtsgebundene Unterschiede und der noch als physiologisch anzusprechende Zeitraum beim Zahnwechsel und Durchbruch der bleibenden Zähne wesentlich größer, wie aus den Tab. 16 und 17 hervorgeht (s. S. 335). Erst wenn die dort ersichtlichen zeitlichen Grenzen unter- oder überschritten werden, kann man von *Störungen* des Zahndurchbruchs *in zeitlicher Hinsicht* sprechen (Dentitio praecox bzw. Dentitio tarda). Auch die Persistenz von Milchzähnen gehört naturgemäß zu diesen zeitlichen Durchbruchsstörungen.

In zweiter Linie sind solche *Dentitionsstörungen* zu berücksichtigen, die als lokale krankhafte Prozesse im Durchbruchsgebiet (Dentitio difficilis) oder durch Beeinträchtigung des Allgemeinzustandes („Zahnfieber") in Erscheinung treten.

Angeborene Zähne (Dentes natales)

Unter durchschnittlich etwa 10000 Neugeborenen findet sich in Mitteleuropa eines mit angeborenen zahnähnlichen Gebilden, die vorwiegend in der Gegend der unteren Schneidezähne lokalisiert sind. Wie Schneider und Moral bereits feststellten, sind die Hartsubstanzen dieser Zähne meist dünn und mangelhaft ausgebildet. Ähnlich wie bei Reptilienzähnen fehlt die Wurzel. Die Zähnchen sind deshalb meist sehr beweglich und lösen sich mitunter von selbst (Aspirationsgefahr!). Sie stören als scharfkantige Gebilde beim Sauggeschäft und können zu Verletzungen der Mamilla wie auch zu Dekubitalgeschwüren in der Mundhöhle des Säuglings führen.

In der Regel ist damit die Indikation zur Entfernung gegeben. Sie bereitet wegen der geringen Verheftung mit dem Parodontium kaum Schwierigkeiten, sollte aber mit Rücksicht auf den erhöhten Mangel an Prothrombin und Faktor VII während der ersten Lebenstage und wegen der damit verbundenen Verzögerung der Blutgerinnung erst in der zweiten Lebenwoche ausgeführt werden.

Nach Extraktion oder Ausfall der Dentes natales folgt meist zur normalen Zeit die reguläre 1. Dentition. Daraus geht eindeutig hervor, daß es sich bei angeborenen Zähnen stets um *überzählige Zahngebilde* (s. S. 400) handelt, die wahrscheinlich aus einer oberflächlich angelegten prälactealen Zahnleiste entstehen (Meyer, Rebel). Über Beobachtungen gehäuften Auftretens bei erblicher Pachyonychia wurde auf S. 400 bereits berichtet. Einzelbefunde sprechen weiterhin dafür, daß diese Anomalie erblich fixiert sein dürfte (Oberreich).

Nicht verwechselt werden dürfen angeborene Zähne mit solchen Milchzähnen, die verfrüht und mitunter bereits während der ersten Lebenswochen (ebenfalls vorwiegend im unteren Frontzahnbereich) durchbrechen: sog. *Dentes neonatales* (vgl. Dentitio praecox).

Dentitio praecox

Unter diesem Begriff faßt man üblicherweise alle Erscheinungen echt verfrühten Zahndurchbruchs zusammen. Im *Milchgebiß* ist die Dentitio praecox an und für sich selten zu beobachten (Falkner) und betrifft wiederum besonders die unteren mittleren Schneidezähne. Brechen sie bereits während der ersten Lebenswochen durch, so werden sie als *Dentes neonatales* bezeichnet. Mit zunehmendem Zahndurchbruch entwickelt sich auch die Wurzel dieser Milchzähne (vgl. S. 342, Abb. 173). Die Zahnkronen gewinnen daher im Gegensatz zu den angeborenen Zähnen an Festigkeit, können aber beim Stillen in gleicher Weise hinderlich sein. Sie aus diesem Grunde zu extrahieren, kann als Kunstfehler angesehen werden und sollte auf jeden Fall vermieden werden, um die normale Entwicklung und Funktion des Milchgebisses nicht zu beeinträchtigen (Meyer).

Den frühzeitig durchbrechenden unteren mittleren Incisivi folgen gewöhnlich auch die übrigen Milchschneidezähne vorzeitig, seltener dagegen die Eckzähne und Milchmolaren. Als *Ursachen* kommen einerseits lokale wachstums- und stoffwechselbeschleunigende Prozesse, z. B. Angiome (Schulze) in Betracht. Andererseits werden als allgemeine Ursachen Überfunktion inkretorischer Drüsen (besonders der Thyreoidea und des Thymus) oder auch langzeitige Vitamin D-Überdosierung vermutet (Rebel). Sicheres ist über diesen ätiologischen Fragenkomplex jedoch bis heute nicht bekannt.

Für den vorzeitigen Durchbruch einzelner *bleibender Zähne* kommen außerdem unter gewissen Umständen die apikale Parodontitis sowie der frühzeitige Verlust des Milchzahnvorgängers als lokale Ursache in Betracht. Wir neigen jedoch zu der Auffassung, diese nur auf einzelne Zähne beschränkte Durchbruchsbeschleunigung innerhalb eines sonst normal durchbrechenden und wechselnden Gebisses nicht in den Begriff der Dentitio praecox einzubeziehen.

Gleiches gilt auch für die in neuerer Zeit im mitteleuropäischen Raum beobachtete Erscheinung, daß sich mit der Beschleunigung der körperlichen Reifung und dem Anwachsen der Körpergröße auch eine *Acceleration der Dentitionen* einstellt (ADLER, MANSBRIDGE, THOLUK). Nach den Befunden von ADLER ist diese Acceleration vorwiegend bei Stadtkindern zu beobachten und besonders im bleibenden Gebiß nachweisbar. Die Urbanisation ist jedoch sicher nicht der einzige ursächlich wirksame Faktor. — Auch dieses Phänomen der Acceleration kann nicht in den Begriff der Dentitio praecox einbezogen werden, es wird deshalb in der Tab. 17 (S. 335) im Rahmen der praktisch auftretenden Variationen der Durchbruchszeit bleibender Zähne bereits berücksichtigt.

Die *klinische Bedeutung* der Dentitio praecox ist sowohl für das Milch- als auch für das bleibende Gebiß gering, wenn sich die Zahnreihen regelrecht einstellen. Aufgrund empirischer Erfahrungswerte gilt jedoch die Regel, daß frühzeitig durchbrechende Zähne in erhöhtem Maße cariesanfällig seien. Auch die statistischen Untersuchungen von MANSBRIDGE bei 1730 Kindern im Alter zwischen 5 und 17 Jahren deuten hierauf hin.

Dentitio tarda

Häufiger als eine verfrühte Dentition und oft mit schwerwiegenderen klinischen Folgen verbunden ist die Durchbruchsverzögerung der Milch- und der bleibenden Zähne. Sofern für mehrere oder alle Zähne die aus den Tab. 16 und 17 (S. 335) ersichtlichen Toleranzen überschritten werden, ist die Diagnose „dentitio tarda" gerechtfertigt.

Im Milchgebiß kommt diese Anomalie im Zusammenhang mit verschiedenen eindeutig faßbaren Krankheitsbildern (s. unten), mitunter aber auch ohne irgendeinen sonstigen klinischen Befund vor (Abb. 227).

Hereditäre Momente können womöglich vereinzelt beteiligt sein; da verläßliche Untersuchungen über diesen Fragenkomplex bisher fehlen und anamnestische Angaben über Dentitionsanomalien früherer Generationen im Einzelfall nur selten erhältlich und vertrauenswürdig sind, bleibt man in diesem Punkte vorläufig auf Vermutungen angewiesen. — Während die spätere Zahnentwicklung weitgehend mit anderen Reifungszeichen korreliert (ADLER), zeigen neuere Untersuchungen von FALKNER für die Milchgebiß-Dentition keinen statistisch nachweisbaren Zusammenhang mit dem Verhalten anderer Differenzierungszentren. Dagegen war die 1. Dentition derjenigen von ihm untersuchten Kleinkinder deutlich verzögert, die sich längere Zeit in Krankenhausbehandlung befunden hatten.

Die Dentitio tarda des Milchgebisses und der bleibenden Zähne ist nahezu regelmäßig bei der Dysostosis cleido-cranialis zu beobachten (ANDRÄ, WEYERS). Das klinische Bild wird in diesen Fällen auch durch verminderte Resorption der Milchzahnwurzeln und Persistenz der Milchzähne, durch Retention und Verlagerung von Zähnen und Zahnkeimen sowie durch überzählige Zahnanlagen beherrscht. — Weiterhin kann der verzögerte Zahndurchbruch als Symptom generalisierter Ossifikationsstörungen auftreten. Unter den exogen bedingten Stoffwechselerkrankungen ist in diesem Zusammenhang die Rachitis besonders hervorzuheben (MEYER). Die typische Hemmung der enchondralen Ossifikation bei Schild-

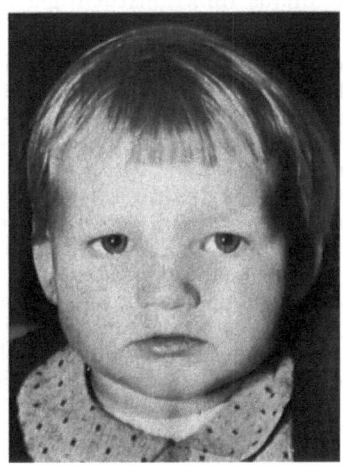

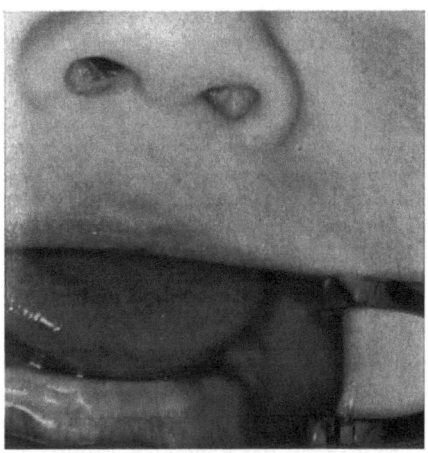

Abb. 227a u. b. a Gesundes Mädchen (B. W.), 1³/₄ Jahre alt, mit verzögertem Milchzahndurchbruch (Dentitio tarda). Keine faßbaren Allgemeinerkrankungen. b Mundbefund

drüsenunterfunktion wird regelmäßig auch von verlangsamter und unregelmäßiger Dentition begleitet (Heyden). Darüber hinaus werden chronische Infektionskrankheiten (Lues connata) und chronische Dystrophien für die anomale Verzögerung des Zahndurchbruches und des Zahnwechsels verantwortlich gemacht (Rebel). Bei Frühgeborenen wird die Dentition gewöhnlich dem Reifungsgrad entsprechend normal, dem postnatalen Lebensalter nach jedoch verspätet auftreten.

Der verzögerte Durchbruch einzelner Zähne kann durch Spätanlage verursacht werden. Hotz und

nahmen erforderlich. Der Zahnarzt wird seinerseits ein Kind mit erheblichen Zahndurchbruchsverzögerungen zur pädiatrischen Untersuchung überweisen, um nach möglichen internen Ursachen (s. oben) zu suchen.

Persistenz von Milchzähnen

Das Verbleiben eines Milchzahnes in der Zahnreihe über die Zeit des Zahnwechsels hinaus kommt aus verschiedenen Gründen vor.

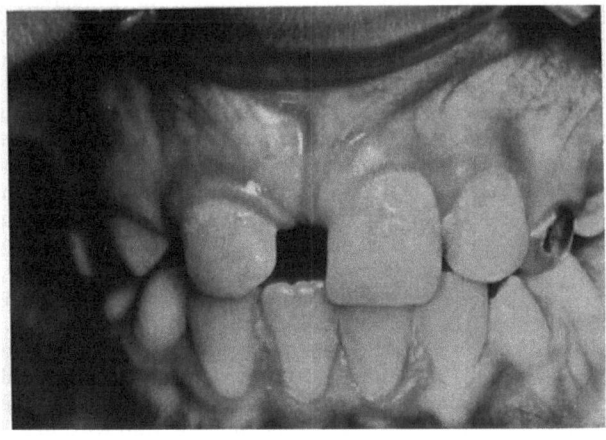
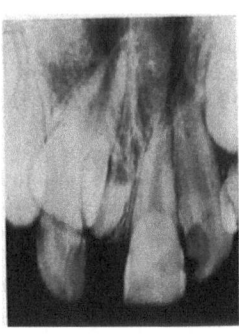

a   b

Abb. 228a u. b. a Lückenbildung und verzögerter Durchbruch des Zahnes 1+ durch verlagerten Mesiodens (9jähriger Junge, R. W.). b Röntgenbild

Kimmel beobachteten mehrfach, daß Zahnkeime oberer zweiter Prämolaren erst im Lebensalter von 9 Jahren (also etwa 4 Jahre später als gewöhnlich) durch die Mineralisation der Grundsubstanzen im Röntgenbild sichtbar wurden, während die unteren 2. Prämolaren bereits kurz vor dem Durchbruch standen. Diese bemerkenswerte Abweichung scheint nur den 2. oberen Prämolaren zu betreffen, wenn man von den variationsreichen Unregelmäßigkeiten des Weisheitszahndruchbruchs absieht. — Einzelne Zähne können wegen Keimverlagerung oder Anomalien der Form (insbes. Mehrfachgebilde) verspätet durchbrechen (Abb. 228). Schließlich können auch längere Zeit bestehende subakute, von einem Milchzahn oder einer Milchzahnwurzel ausgehende entzündliche Prozesse für den verzögerten Durchbruch des nachfolgenden Ersatzzahnes verantwortlich sein.

Von klinischer Bedeutung wird die Dentitio tarda dann, wenn der erheblich verzögerte, unregelmäßige oder teilweise ganz ausbleibende Zahndurchbruch zu Anomalien der Zahnstellung und zu Störungen der normalen Funktion des Kauorgans führt. In diesem Falle sind oft recht umfangreiche kieferorthopädische oder zahnärztlich-chirurgische und prothetische Maß-

Ursache kann einerseits *Nichtanlage* der sie regulär ersetzenden bleibenden Zähne sein (s. Abb. 214). Vielfach werden die Wurzeln dieser persistierenden Milchzähne dennoch im Laufe der Zeit resorbiert, so daß ein über das 20. Lebensjahr hinaus funktionstüchtiger Milchzahn zu den Seltenheiten gehört.

In zweiter Linie können Resorptionsstörungen der Milchzahnwurzeln Anlaß für die meist zeitlich begrenzte Milchzahnpersistenz sein. Als generalisiert auftretendes Symptom wurde diese Erscheinung bereits oben bei der *Dysostosis cleido-cranialis* erwähnt. Lokale Resorptionsstörungen werden nach *gangränösem Zerfall der Wurzelpulpa* (vgl. S. 447) beobachtet (Harndt). Selten wird der Durchbruch des bleibenden Zahnes hierdurch erheblich aufgehalten, mitunter jedoch abgelenkt, so daß Milchzähne oder ihre Wurzeln noch mehrere Jahre persistieren können, während der bleibende Nachfolger unter begrenzten Raumverhältnissen oder seitlich der Zahnreihe bereits durchgebrochen ist.

Verlagerung und Retention

Unter Verlagerung (Aberration) eines Zahnes oder Zahnkeimes versteht man das Verbleiben im Kiefer in abgeirrter Lage oder Richtung. Der Begriff der Retention eines Zahnes ist dagegen als Verharren im Kiefer in topographisch richtiger Situation definiert (MEYER). Beide Vorgänge sind mit entsprechenden Durchbruchsstörungen verbunden und in der Praxis oft nur schwer zu trennen. Sie betreffen zumeist die bleibenden Zähne, unter ihnen am häufigsten die oberen Eckzähne und die Weisheitszähne. Echte Retention von Milchzähnen gehört zu den größten Seltenheiten (ELMERING). Sie kann praktisch erst nach dem Durchbruch der Sechsjahresmolaren und des den retinierten Milchzahn ersetzenden bleibenden Zahnes mit Sicherheit festgestellt werden (DE JONGE, HOGEBOOM).

Retention einzelner Zähne wird oft durch Raummangel und Stellungsanomalien innerhalb der Zahnreihen verursacht. Für die Verlagerung wird zusätzlich oder allein eine anomale Lage des Zahnkeims verantwortlich gemacht werden müssen. *Multiple Verlagerung und Retention* von Zähnen wird bei Dysostosis cleido-cranialis, darüber hinaus aber auch bei sonst klinisch völlig befundfreien Patienten gefunden (Abb. 229).

Einzelne verlagerte oder retinierte Zähne können jahrzehntelang ohne klinische Symptome und sonstige Nachteile im Kiefer verbleiben. Unter der Wirkung chronischer Reize entarten jedoch die der Zahnkrone aufliegenden epithelialen Reste des Zahnfollikels (vgl. S. 340) zu cystischen Gebilden *(Follikel-Cysten)*, die in der Regel die chirurgische Entfernung des verlagerten Zahnes erfordern. — Bei multipler Verlagerung und Retention wie im Falle der Abb. 229 wird sich die zahnärztliche Therapie auf die operative Freilegung und Bewegung der verlagerten Zähne konzentrieren. Oft können mit anschließender kieferorthopädischer Nachbehandlung funktionell und ästhetisch befriedigende Resultate erzielt werden.

Dentitionskrankheiten

Dentitio difficilis. Beim Durchbruch eines Zahnes treten normalerweise lokalisiert Hyperämie und geringe entzündliche Reaktionen auf, die das Kind kaum belästigen. Bei schlechter allgemeiner Reaktionslage oder ungünstigen zusätzlichen lokalen Reizen (Verletzung, Infektion) können sich die entzündlichen Erscheinungen jedoch auf den gesamten, die durchbrechende Zahnkrone umgebenden Follikel und

seine Umgebung ausbreiten. Schwellung, starke Rötung (Abb. 230) und mitunter Absceßbildung zwingen zu zahnärztlichem Eingreifen. Das Allgemeinbefinden kann erheblich beeinflußt werden. Diese Form erschwerten Zahndurchbruches ist bei Milchzähnen und den blei-

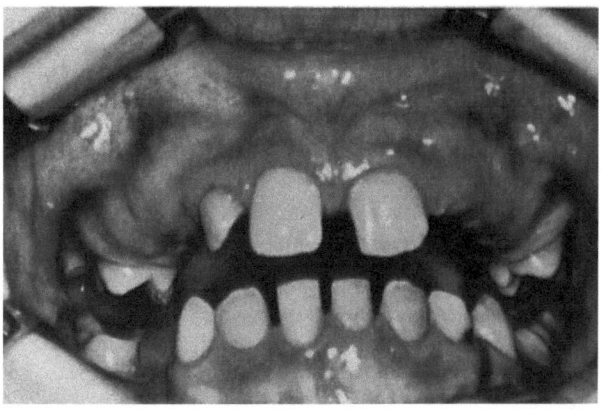

Abb. 229. Multiple Retention der Zähne 543 + 2345 und 5 4 3 — 3 5. Die Milchzähne III — III persistieren. Die Ursache ist in diesem Fall nicht bekannt. Der zugehörige Röntgenstatus läßt erkennen, daß das Wurzelwachstum der retinierten Zähne abgeschlossen ist (R. H., 16 J.)

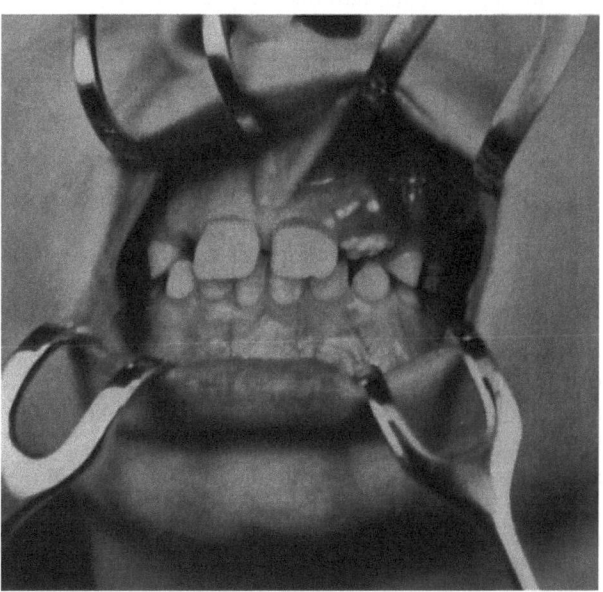

Abb. 230. Dentitio difficilis beim Durchbruch des +2 (6¹/₂-jähriger Junge). Der entzündliche Prozeß geht vom Follikel der durchbrechenden Zahnkrone aus. Die Weichgewebe in seiner Umgebung sind gerötet und geschwollen. Das Allgemeinbefinden kann beeinträchtigt sein

benden Frontzähnen nur selten, häufiger dagegen beim Durchbruch der 2. bleibenden Molaren und später vor allem bei den unteren Weisheitszähnen zu beobachten.

„Zahnfieber". Von den oben beschriebenen Begleiterscheinungen einer Dentitio difficilis abgesehen, sind die Meinungen noch keineswegs darüber einheitlich, ob bei der normalen Dentition fieberhafte Zustände und Krampfbereitschaft vermehrt auftreten. Während Harndt derartige Störungen beim Durchbruch der Milch- wie auch der bleibenden Zähne aus umfangreicher klinischer Erfahrung und Schrifttumskenntnis heraus ablehnt, hält es Rebel für durchaus möglich, daß schwächliche oder kranke Kinder in Ausnahmefällen in ihrem Allgemeinbefinden beeinträchtigt werden. Als leichte Reaktionen werden Unlustgefühle, Schlaf- und Appetitlosigkeit sowie Unruhe beschrieben.

Nicht selten ist beim Durchbruch der Milchzähne auch bei absolut gesunden Kindern eine scharf umschriebene Rötung auf der Wange in dem dem betreffenden Kieferabschnitt zugeordneten Segment zu beobachten, die nur wenige Tage bestehen bleibt. Diese Erscheinung läßt sich als vasomotorische Reaktion auf Reize deuten, die mit dem Durchtritt der Zahnkrone durch die Kieferschleimhaut zusammenhängen. Während dieser Zeit ist auch der Speichelfluß verstärkt. Es besteht kein Zweifel, daß diese vegetativen Reizzustände für den gesunden kindlichen Organismus ohne Belang sind. Rebel räumt jedoch die Möglichkeit ein, daß gewisse latente Krankheits-zustände durch diese Reize ausgelöst werden könnten (z. B. Tetanie). Diese Vorstellungen werden durch die Untersuchungen von Breitenbach unterstützt, der bei kranken und mit Diathesen behafteten Kindern mit überzufälliger Häufigkeit Zusammenhänge zwischen Zahnung und fieberhaften Zuständen fand. Dem widersprechen jedoch wiederum Befunde, die Giertmühlen aus reicher pädiatrischer Beobachtung berichtete. Danach ergab sich bei regelmäßiger täglicher Temperaturmessung kein Anhaltspunkt für das sog. „Zahnfieber". Verschiedentlich sah er verstärkte lokale entzündliche Erscheinungen, die er als Dentitionsstomatitis bezeichnete und die sekundär fiebrige Zustände nach sich zogen. Auch Mathis und Herrmann fanden während des Zahndurchbruchs und Zahnwechsels gehäuft aphthöse Stomatitiden, die als Komplikationen des normalen Zahndurchtritts mit Fieber und erheblicher Beeinträchtigung des Allgemeinbefindens einhergingen.

Insgesamt gesehen lassen sich gewisse vasomotorische Reaktionen im Zusammenhang mit dem Zahndurchbruch nicht übersehen, eine stärkere Beeinträchtigung des Allgemeinzustandes muß jedoch im allgemeinen auf lokale Störungen des Durchbruchs im Sinne der Dentitio difficilis (vgl. Abb. 230) zurückgeführt werden. Die praktische Erfahrung zeigt daher auch, daß solche Störungen, die sich meist in gesteigerter Unruhe, Unleidlichkeit und Schlaflosigkeit äußern, gut durch lokale Anwendung von Salben mit anaesthesierender und antiphlogistischer Wirkung beherrscht werden können.

Stellungsanomalien der Zähne und Kiefer (Dysgnathien)

Von A. Kröncke, Erlangen

Voraussetzungen für die Einstellung eugnather Bißverhältnisse (vgl. S. 336) sind der ungestörte, regelrechte Zahndurchbruch sowie harmonische Beziehungen der Zahnformen und der Zahn- und Kiefergröße. Praktisch finden sich jedoch meist mehr oder weniger große Abweichungen von dieser Norm, wobei die Grenze zwischen eugnather und dysgnather Zahn- und Kieferstellung kaum eindeutig festgelegt werden kann. Ein recht eindrucksvolles Bild über die Häufigkeit einiger Gebißanomalien vermitteln die Angaben von Mansbach aus einer im Jahre 1936 durchgeführten Untersuchung an 2500 Schulkindern in Zürich (Tab. 18). Hinzugefügt werden darf, daß zu den in der Praxis häufigsten Anomalien der Schmalkiefer gehört.

Das morphologische Bild der vorkommenden Gebißanomalien ist sehr vielfältig. Zahlreiche Bemühungen galten dem Ziel, die verschiedenen Erscheinungsformen allein nach diesem Gesichtspunkt zu ordnen. In diesem Rahmen erlangte die Klassifikation von Angle die größte Bedeutung und Verbreitung. Für die kausal orientierte moderne kieferorthopädische Diagnostik und Therapie bedeutete jedoch der Versuch, Ätiologie und

Tab. 18. *Häufigkeit einiger Bißanomalien (nach* Mansbach). *Die Summe der Prozentzahlen übersteigt 100 %, weil einige Dysgnathien kombiniert auftraten und unter verschiedenen Gesichtspunkten gezählt wurden (aus* Hotz)

Bißanomalien	Anteil in %
„Normale", sehr gute Okklusion . .	8
Unbedeutende Abweichungen von der Norm	22
Tiefer Biß (davon extreme Fälle: 4 %)	56
Engstand (davon extreme Fälle: 8 %)	31
Offener Biß } Im Frontzahnbereich { .	6
Kreuzbiß }	9

Genese als ordnendes Prinzip einzubeziehen, einen wesentlichen Fortschritt. KANTOROWICZ, KORKHAUS und SCHWARZ gebührt in besonderem Maße das Verdienst, brauchbare Einteilungen entwickelt zu haben.

Auch der Kinderarzt sollte grobe Anomalien der Zahn- und Kieferstellung erkennen können. In dem hier gebotenen Rahmen scheint es zweckmäßig zu sein, die Normabweichungen trotz der oben angedeuteten Entwicklung der Einteilungssysteme nach vorwiegend morphologischen Gesichtspunkten darzustellen. Die wesentlichsten ätiologischen Faktoren werden anschließend zusammengefaßt beschrieben.

Abweichung der Bißlage des Unterkiefers

Bei regelrechter Verzahnung stehen die unteren Backenzähne um die Breite eines halben Prämolaren vor den oberen (vgl. S. 336).

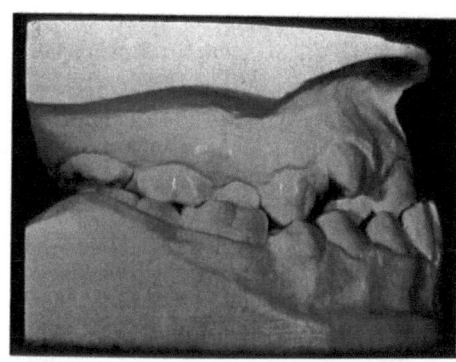

Abb. 231. Mesiallage des Unterkiefers und Progenie (M. E. ♀, 13 J.). Der untere 1. Molar steht um eine ganze Prämolarenbreite vor dem oberen. Kreuzbißstellung einzelner Molaren

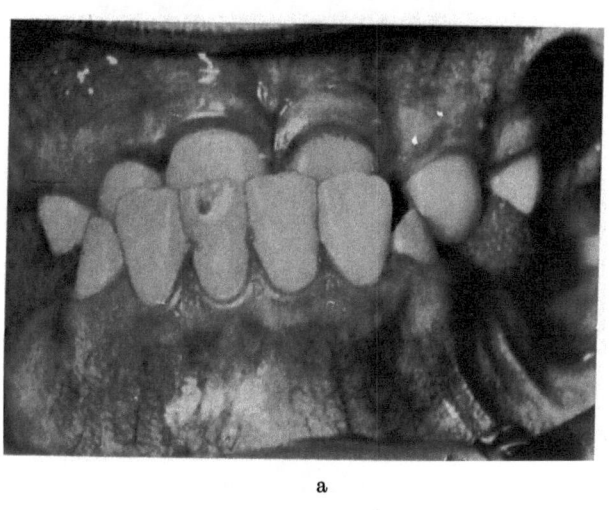

a

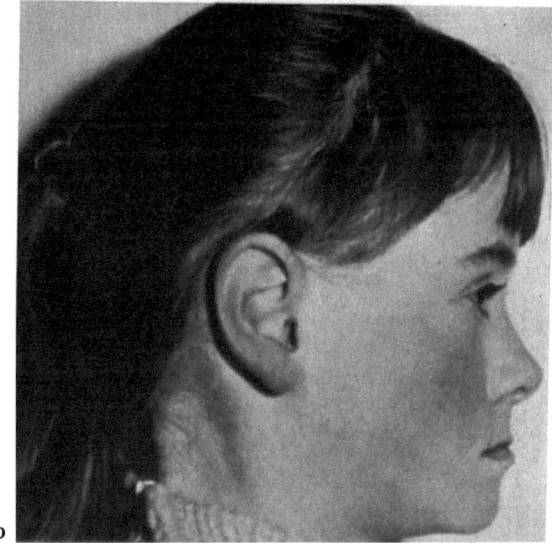

b

d   c →

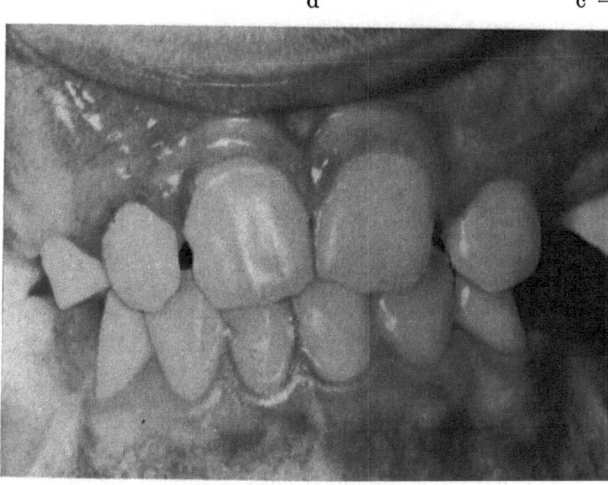

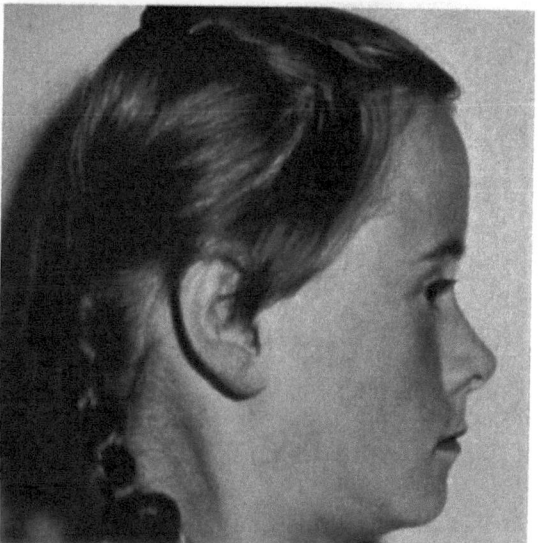

Abb. 232a—d. a Progener Zwangsbiß bei einem 8jährigen Mädchen (H. B.). b Profilbild. c Dasselbe Mädchen (H. B.) 2 Jahre später und nach Kieferorthopädischer Behandlung (schiefe Ebene). Der Unterkiefer ist in die Neutrallage zurückverlagert. d Mundaufnahme zu Abb. c. Regulärer Frontzahnüberbiß nach Beseitigung des progenen Zwangsbisses

Diese normale Situation wird als *Neutralbiß* bezeichnet. Ist die Unterkieferzahnreihe demgegenüber in der Schlußbißstellung (Okklusion) nach mesial verschoben, so spricht man vom *Mesialbiß* (Vorbiß), bei Verschiebung aus der neutralen Situation nach distal entsprechend vom *Distalbiß* (Rückbiß).

Beide dysgnathen Bißlagen treten kaum als isolierte Bißanomalien auf. Nach Angaben von

reihen erkennen. Die unteren Backenzähne stehen weiter mesial, als es dem Regelbiß entspricht. Meist hat dies einen progenen, unteren Frontzahnvorbiß zur Folge, d. h. die Schneidekanten der unteren Incisivi stehen in Okklusionsstellung vor den oberen Schneidezähnen (Abb. 231). Andererseits kann die Mesialbißlage auch mit fächerförmig vorstehenden oberen Frontzähnen (Protrusion) (vgl. Abb. 238) oder mit echtem offenen Biß kombiniert sein. Nicht selten stellt sich bei der Vorbißlage des Unterkiefers ein Kreuzbiß im Seitenzahnbereich ein, d. h. die buccalen Höcker der

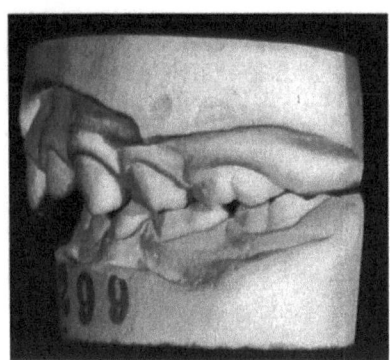

a

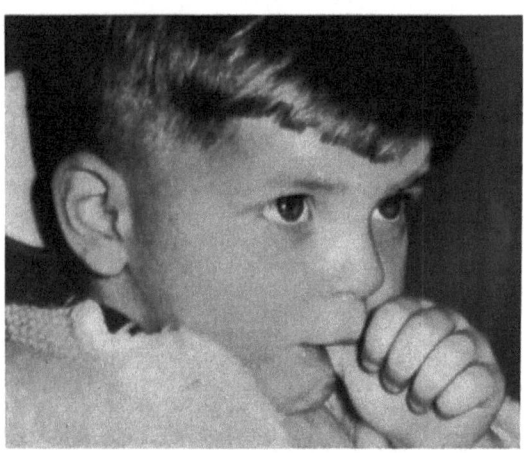

b

Abb. 233a u. b. a Distallage des Unterkiefers und Verformung der Oberkieferzahnreihe durch Lutschen bei einem 4jährigen Jungen (W. H.). b Derselbe Junge mit typischer Lutschhaltung

ANGLE, der den Mesial- und Distalbiß als Grundlage seiner Klassifikation wählte, zeichnen sich etwa 30% aller Dysgnathien durch Vor- oder Rückbiß aus. Der restliche, weitaus größere Teil entfällt auf Dysgnathien bei regelrechter, neutraler Verzahnung. Auch HOTZ macht nach den Züricher Erhebungen ähnliche Angaben, wobei die sagittalen Abweichungen noch weitere Unterteilung in Mesialbiß-Fälle (etwa 2%) und solche mit Distalbiß (etwa 25%) erkennen lassen.

Mesialbiß (Vorbiß). Diese anomale Bißlage läßt sich in der Schlußbiß-Stellung der Zahn-

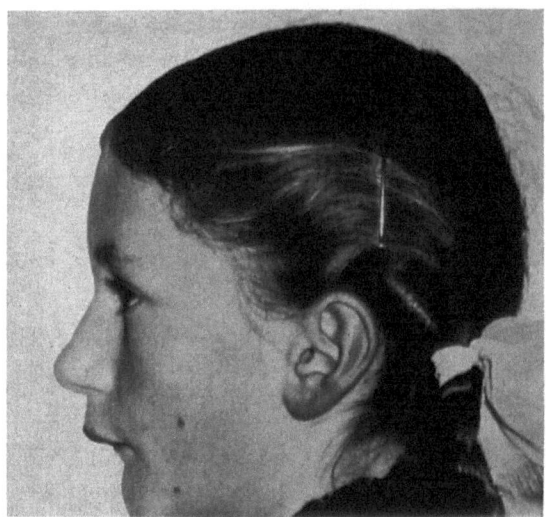

a

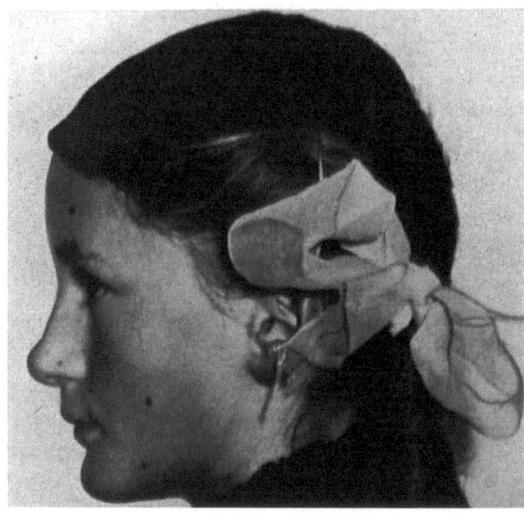

b

Abb. 234a u. b. Profilbild eines 9jährigen Mädchens (M. H.) mit Distallage des Unterkiefers. b Dasselbe Mädchen nach Vorverlagerung des Unterkiefers in die neutrale Stellung durch ein Funktionskieferorthopädisches Gerät

unteren Molaren greifen regelwidrig über die oberen (vgl. Abb. 242).

Der Vorbiß kann durch eine Größendiskrepanz zwischen Ober- und Unterkiefer bedingt sein. Überentwicklung des Unterkiefers ist dabei Ursache der *echten Progenie*. Bei vermindertem Größenwachstum des Oberkiefers resultiert oft ein ähnliches Bild progener Zahnstellung, die *Pseudoprogenie*. Beide Anomalien unterscheiden sich durch im Kiefergelenk begründete fehlende Rückbißmöglichkeit vom *progenen Zwangsbiß*, der gewöhnlich durch örtliche Okklusionsstörungen verursacht wird (Abb. 232).

Distalbiß (Rückbiß). Hier überragen die oberen Molaren regelwidrig ihre unteren Antagonisten um eine halbe Prämolarenbreite oder mehr, weil die gesamte untere Zahnreihe, einschließlich Unterkieferkörper, ein- oder beidseitig nach distal verschoben ist (Abb. 233). (Über den physiologischen Rückbiß des Neugeborenen-Unterkiefers vgl. S. 331.) Diagnostischer Bezugspunkt ist auch hier stets der obere und untere 1. Molar, obwohl sich diese Anomalie meist gleichartig, z. B. bei den Eckzähnen, auswirkt, wo der untere jetzt ebenfalls hinter dem oberen steht. Kombinationen dieser dysgnathen Bißlage kommen vor allem mit frontalem Engstand, Deckbiß und offenem Biß vor.

Die ätiologischen Momente können sehr verschiedenartig und selten eindeutig zu klären sein. In Frage kommen Zwangsbißsituationen durch Okklusionsstörungen oder Lutschen (Abb. 233) [distaler Zwangsbiß (HOTZ)] sowie Fehlentwicklungen oder Wachstumsstörungen, die sowohl im Unter- als auch im Oberkiefer gelegen sein können. Bei ausgeprägter Distallage des Unterkiefers verändert sich das Gesichtsprofil in charakteristischer Weise (Abb. 234).

Formveränderungen der Zahnbögen

Unabhängig von den oben beschriebenen dysgnathen Bißlagen und mit jeder dieser Formen kombiniert vorkommend sind typische Formabweichungen der Zahnbögen zu beobachten. Zu diesen gehört vor allem der *Schmalkiefer* mit hohem Gaumen, bei dem Kieferkörper und Zahnreihen zu nahe an der Medianlinie liegen (Abb. 235). Diese mangelhafte Breitenentwicklung des Oberkiefers, auch als *Kompression* bezeichnet, scheint in bemerkenswert hohem Maße an erbliche und konstitutionelle Faktoren gebunden zu sein (KORKHAUS). Um-

welteinflüsse, insbesondere Mundatmung als Folge adenoider Beeinträchtigung der Nasenatmung, Deformationen der Kieferkörper durch Lutschen oder als typische Folge einer Rachitis (vgl. S. 407 und Abb. 240) können dazu bei-

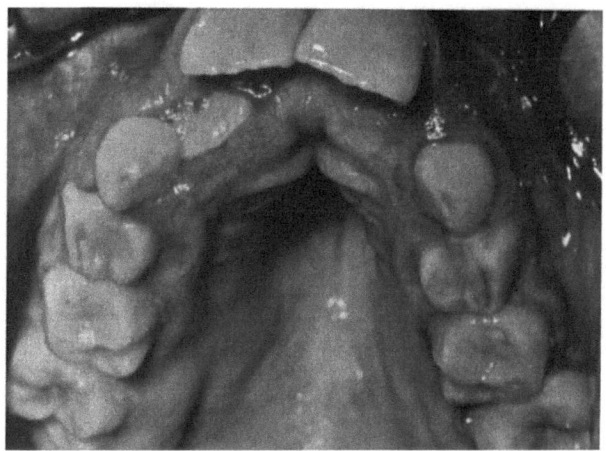

Abb. 235. Schmalkiefer mit frontalem Engstand und hohem Gaumen (8 jähriges Mädchen, H. M.)

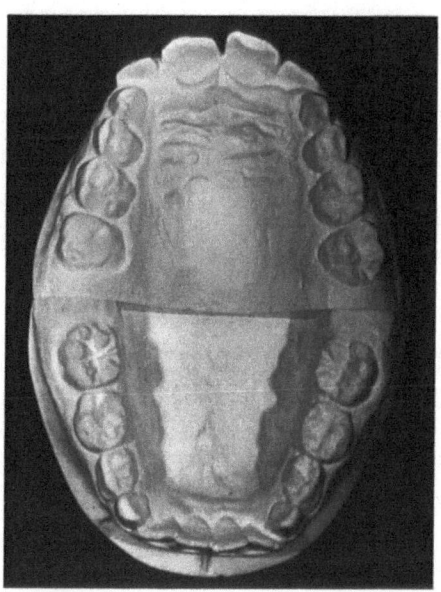

Abb. 236. Frontaler Engstand durch Größenmißverhältnis zwischen bleibenden Zähnen und Milchzähnen [7 jähriges Mädchen (M. L. H.)]

tragen, die Schmalkieferanlage voll zu entwickeln oder zu verstärken (SCHWARZ).

Mit dem Schmalkiefer ergeben sich raumbeengte Verhältnisse im Frontzahngebiet. Sie führen zum Engstand der Frontzähne (Abb. 235), die mit gestaffelter oder gedrehter Stellung der Zähne verbunden sein kann. Auch ein anderer typischer örtlicher Falschstand der Zähne, der

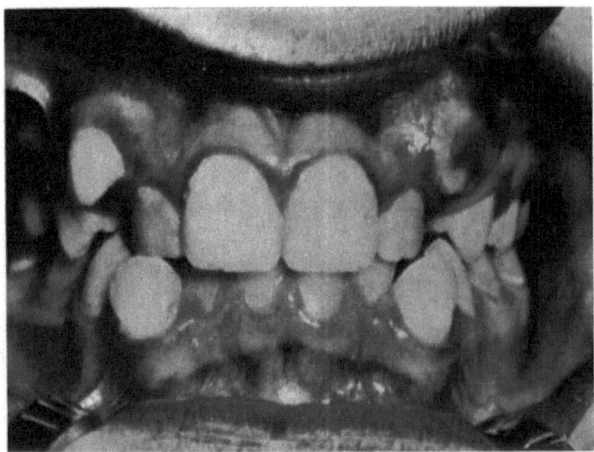

Abb. 237. Eckzahnaußenstand nach vorzeitigem Milchzahnverlust, 11 jähriges Mädchen (M. Sch.) Gingivitis. Geröteter
Zahnfleischrand im Oberkiefer (akute Gingivitis)

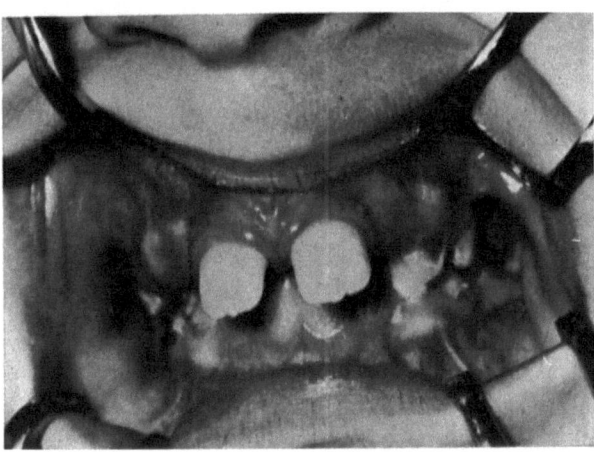

a

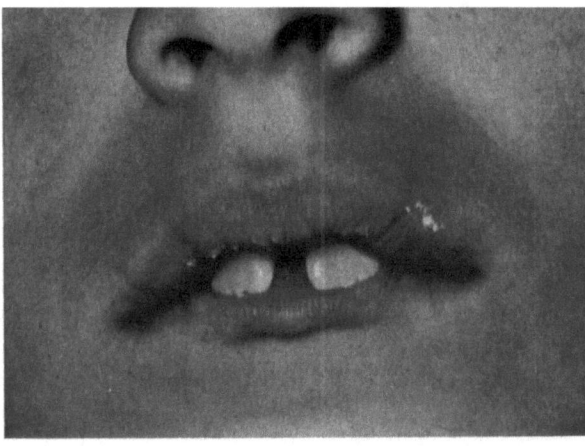

b

Abb. 238 a u. b. a Tiefbiß, Schmalkiefer und lückige Protrusion der oberen mittleren Schneidezähne durch Lippen-
beißen [6 jähriges Mädchen (A. K.)]. b Typische
Lippenbißhaltung bei demselben Mädchen

Eckzahnaußenstand (Abb., 237), wird unter diesen Umständen oft angetroffen. Andererseits kann der Schmalkiefer mit einer vorstehenden Frontzahnreihe (Protrusion) (Abb. 238) kombiniert sein, die das typische Bild in diesem Zahnbereich als Spitzfront abschließt.

In der Regel ist die Kompression besonders im Oberkiefer ausgeprägt. Aber auch im Unterkiefer kommt die gleiche Anomalie vor, wobei sich ebenfalls Raumschwierigkeiten und örtliche Okklusionsstörungen im Frontzahngebiet (Engstand, Staffelung, Drehung und Kippungen der Zähne) ergeben.

Örtliche Okklusionsstörungen und Falschstand der Zähne

Abgesehen von einzelnen innerhalb einer harmonischen Zahnreihe gedreht, gekippt oder gedrängt stehenden Zähnen (vgl. Abb. 243) ist in dieser Gruppe vor allem der Falschstand ganzer Zahngruppen zu berücksichtigen. Als erbbedingte Anomalie ist hier der *Deckbiß* zu erwähnen, der meist mit einem tiefen Biß (s. unten) vergesellschaftet ist (Abb. 239). Eigenart dieser Dysgnathie ist die abnorm steile Stellung der Frontzähne und zumeist auch der Molaren bei sehr breitem Kieferkörper (apikale Basis). Die unteren Schneidezähne werden unter diesen Umständen flächenhaft von den oberen bedeckt.

Greifen die oberen Schneidezähne weiter als normal (2—3 mm) über die unteren hinweg, so bezeichnet man diese Dysgnathie als *Tiefbiß*. Diese Anomalie kann so stark ausgeprägt sein, daß die unteren Schneidezähne bei geschlossenen Zahnreihen von den oberen vollständig bedeckt werden (Abb. 238 und 239). Obwohl meist durch übermäßiges vertikales Wachstum der Frontzähne verursacht, leitet sich diese Bezeichnung von der Tatsache ab, daß die Zahnreihen beim Abbeißen abnorm tief ineinander greifen. Der Tiefbiß darf nicht mit dem Deckbiß verwechselt werden, obwohl beide oft miteinander vergesellschaftet sind (s. oben).

Eine andere Gebißanomalie durch örtlichen Falschstand der Zähne stellt der sog. *offene Biß* dar. Auch er kommt vorwiegend im Frontzahngebiet vor. Während die Seitenzähne sich in der Schluß-

bißstellung berühren, klaffen die Frontzahn-
reihen (Abb. 240).

An der Entstehung dieser Okklusionsstörung
können sowohl die oberen als auch die unteren
Frontzähne beteiligt sein. Genetisch kann der
echte offene Biß vom sog. *lutsch-offenen Biß*
unterschieden werden (KORKHAUS). Dabei wird der echte offene Biß meist als
Folgeerscheinung einer Rachitis auf erblich dispositioneller Grundlage gedeutet
(BAY) (s. auch S. 407). In erster Linie
führen Belastungsdeformierungen bei dieser Ossifikationsstörung im Oberkiefer
zur vertikalen Aufbiegung der Front und
zur Steilstellung der seitlichen Alveolarfortsätze mit Kompression. Im Unterkiefer wirken Verbiegungen des Kieferkörpers im Frontgebiet und am Kieferwinkel sowie eine steile Kompensations-
kurve beim Zustandekommen des offenen
Bisses mit (vgl. Abb. 240).

Der *lutsch-offene Biß* findet sich alters-
entsprechend vorwiegend im Milchgebiß
und je nach typischer Lutschgewohnheit
symmetrisch oder asymmetrisch. Er kann
durch Beibehalten dieser habituellen Un-
art während des Zahnwechsels auch im
bleibenden Gebiß auftreten (Abb. 241).
Oft ist diese Anomalie von Verformungen
des Oberkieferkörpers und von einer Protrusion
der Frontzähne im betroffenen Gebiet begleitet
(vgl. Abb. 238).

Als Falschstand ganzer Zahngruppen ist
schließlich der *Kreuzbiß* im Seitenzahnbereich
anzusprechen. Hierbei greifen die unteren
Zähne regelwidrig über die oberen. Diese Anomalie tritt mit den verschiedenen Bißlagen, insbesondere auch mit dem Neutralbiß kombiniert

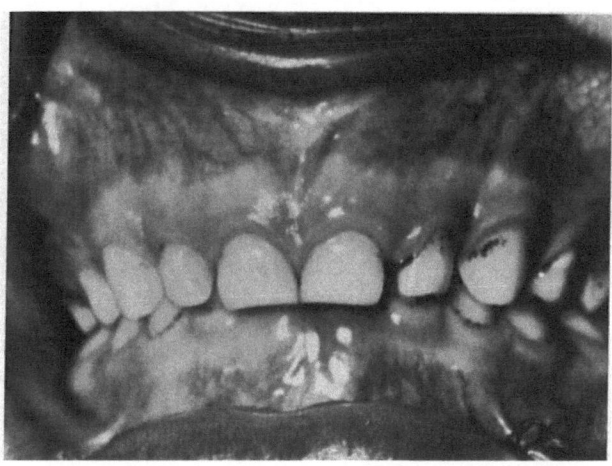

Abb. 239. Deckbiß mit tiefem Biß im Milchgebiß [5jähri-
ges Mädchen (C. B.)]. Frontzähne und Milchmolaren stehen
steil, die Kieferkörper (apikale Basis) sind sehr breit

auf (Abb. 242). Die Ursache wird hier meist in
Unregelmäßigkeiten des Zahndurchbruches
durch Kippungen der Zahnkeime zu suchen
sein, die auch zum isolierten Kreuzbiß eines einzelnen Zahnes führen können (Abb. 243).

Ein örtlich gleichartig aussehendes Bild kann
durch (im Kiefergelenk oder in Okklusionshinder-
nissen begründete) seitliche Zwangsstellung des
gesamten Unterkieferkörpers nach einer Seite hin
verursacht sein (*articulärer Kreuzbiß*, vgl. S. 417,
Abb. 232).

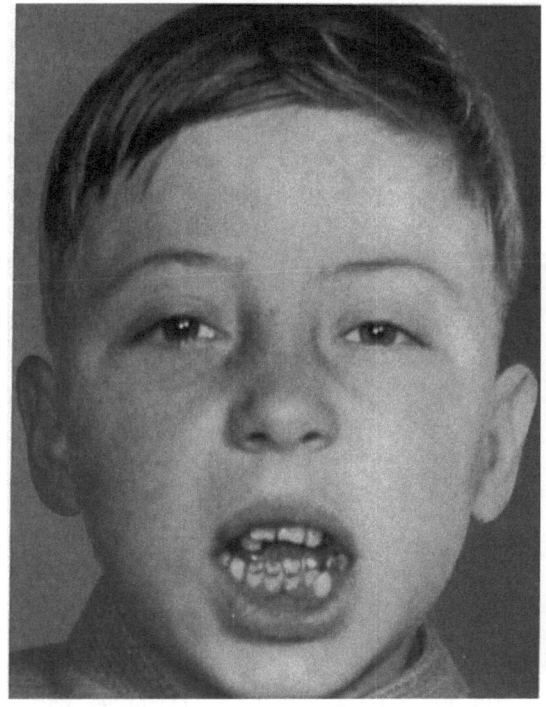

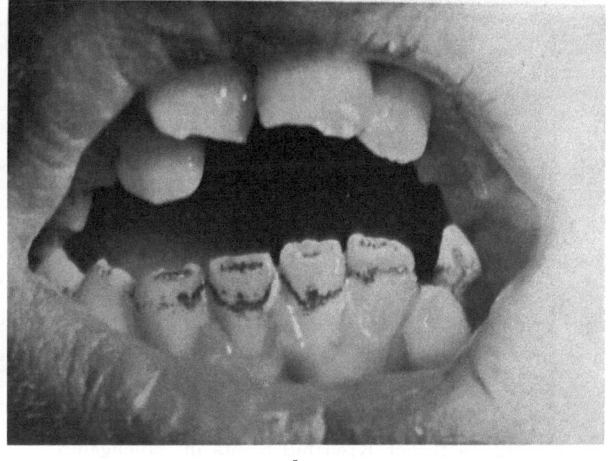

a   b

Abb. 240a u. b. Rachitisch-offener Biß und frontaler Engstand, systematische Schmelzhypoplasien bei einem
10jährigen Jungen (J. S.)

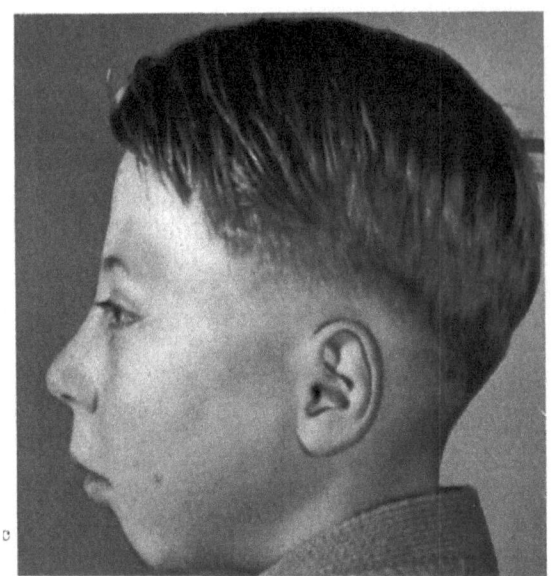

c

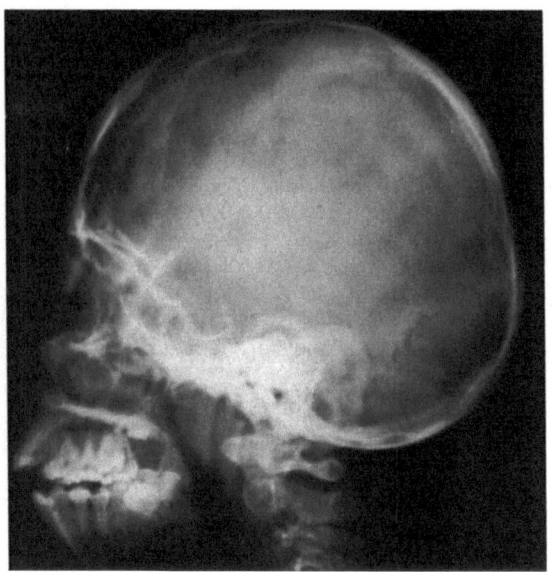

d

Abb. 240 c u. d. Profilbild und Fernröntgenaufnahme desselben Falles (J. S.) lassen weitere typische Folgen der Rachitis am Kopfskelet, insbesondere die Unterentwicklung des Unterkiefers mit weitem Gonionwinkel und die kurze Schädelbasis erkennen

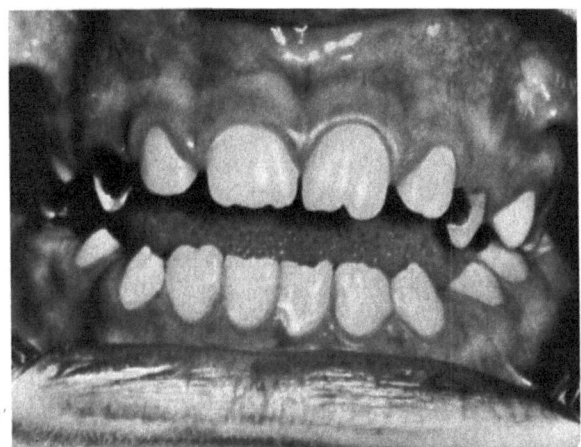

a

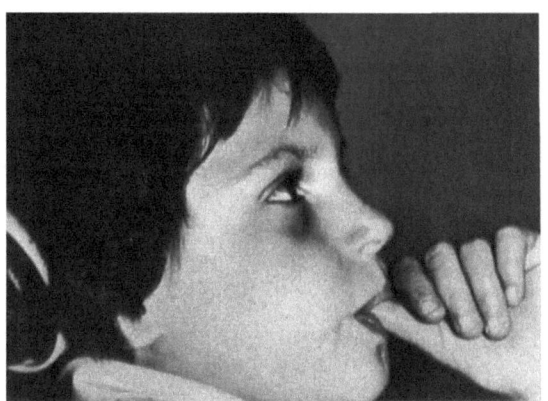

b

Abb. 241 a u. b. a Lutsch-offener Biß, 10 jähriges Mädchen (M. P.). (Caries an III + III). b Typische Lutschstellung desselben Mädchens

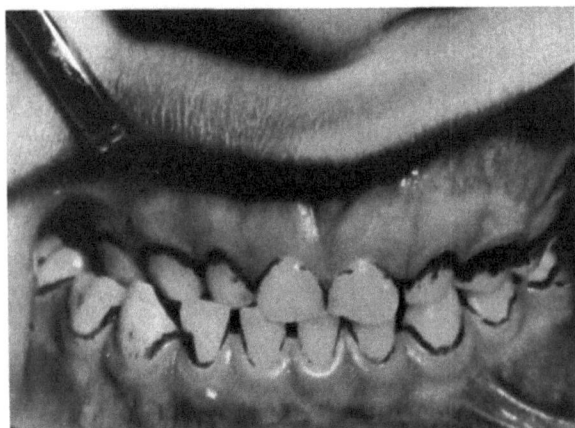

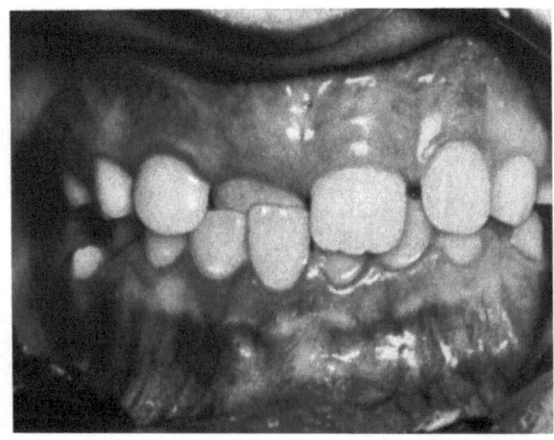

Abb. 242. Seitlicher Kreuzbiß rechts im Milchgebiß, 5 jähriges Mädchen (A. R.). Nebenbefund: schwarze Beläge

Abb. 243. Frontaler Kreuzbiß 1 +, 11 jähriges Mädchen (I. E.). Die Entzündung des Zahnfleischrandes im Kreuzbißgebiet (akute Gingivitis) wird wahrscheinlich durch funktionelle Störungen begünstigt (vgl. S. 456)

Schließlich gehört zu den örtlichen Okklusionsstörungen durch Falschstand der Zähne, der oben bereits erwähnte *Engstand* (Abb. 235, 237, 244), der auch durch Größenmißverhältnis zwischen Milch- und bleibenden Zähnen verursacht sein kann (Abb. 236). Unter dem Bild raumbeengter Verhältnisse innerhalb der Zahnreihe (Schmalkiefer, vorzeitiger Milchzahnverlust) oder durch anomale Lage der Zahnkeime bedingt ist der *Eckzahnaußenstand* (Abb. 237) eine recht häufig zu beobachtende Anomalie.

Dysgnathien und Gesichtsausdruck

Wie die vorhergehenden Abschnitte zeigen, beschränken sich die Stellungsanomalien der Zähne nicht etwa allein auf die Zahnreihen. Vielmehr sind in jedem Falle die Kieferknochen und damit mehr oder weniger ausgeprägt das gesamte Gesichtsskelet in die Normabweichungen einbezogen. Wenn man unterstellen darf, daß harmonische Proportionen des Gesichtsskeletes die Grundlage gefälliger Gesichtszüge sind, so sind diese Bedingungen — speziell auf das Kauorgan übertragen — identisch mit eugnather Zahnstellung bei neutraler Bißlage. Insofern prägen Dysgnathien nicht selten Form und Ausdruck des Gesichtes in charakteristischer Weise, wie die Abb. 232, 234, 238, 240a u. 240c als Beispiele erkennen lassen. Auch umgekehrt lassen solche typischen Abweichungen der Gesichtsform oft auf Anomalien der Zahn- und Kieferstellung schließen. In vielen Fällen wird sich daher die kieferorthopädische Behandlung vorteilhaft auf die Physiognomie auswirken (vgl. Abb. 232c und 234b).

Zur Bedeutung der Dysgnathien für Erkrankungen der oberen Atemwege, der Zähne und des Parodontiums

Die oben beschriebene Mitbeteiligung des Gesichtsskeletes bei den Kieferdeformitäten hat speziell bei der Kompression des Oberkiefers (Schmalkiefer) nachteilige Folgen für die oberen Atemwege, die sich in Atembehinderungen und bevorzugter Mundatmung auswirken können. Welche von diesen beiden Erscheinungen dabei primär wirksam ist und die andere nach sich zieht, ist auch bei Vorhandensein massiver adenoider Wucherungen nicht immer zu entscheiden. Zu berücksichtigen ist dabei jedoch, daß die Anlage zum Schmalkiefer erblich ist und daß sie besonders in diesen Fällen durch primär behinderte Nasenatmung verstärkt wird.

Mit der *Mundatmung* ergeben sich unphysiologische Bedingungen für die Mundschleimhäute, die der adäquaten Aufgabe der Nasenschleimhaut

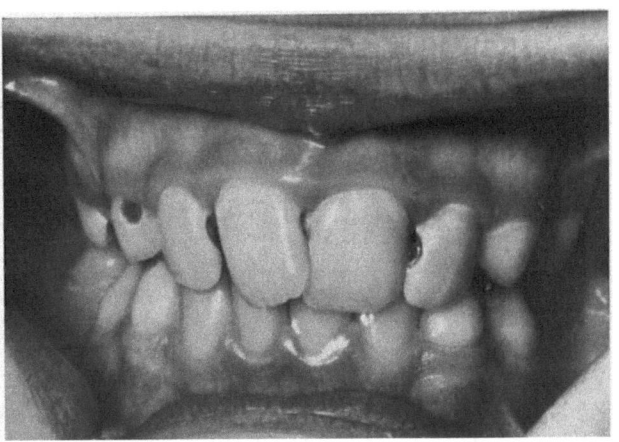

Abb. 244. 10jähriger Junge (M. C.) mit Approximalcaries an den bleibenden Frontzähnen durch Engstand

zur Befeuchtung der Atemluft nur unzureichend nachkommen können und damit besonders im Frontzahnbereich zum Austrocknen neigen. Diese Erscheinung bietet in vielen Fällen die Grundlage für entzündliche Prozesse am Zahnfleischrand (Gingivitiden). Zugleich wird unter diesen Umständen die Haftung von Belägen an den Zähnen begünstigt, die für die Entstehung kariöser Prozesse von Bedeutung sind.

Auch der Falschstand der Zähne, insbesondere Engstand und Drehung bei raumbeengten Dysgnathien (Kompression), begünstigt die *Ansammlung von Belägen* (Plaques) zwischen den Zähnen und an den Zahnhälsen, die sich als konditionale Faktoren im Rahmen der Genese der Zahncaries wie auch der marginalen Parodontopathien nachteilig auswirken können (vgl. S. 443 und 456). Die künstliche wie auch die natürliche Mundreinigung ist zudem beim Engstand der Zähne erschwert (Abb. 244).

Schließlich bilden Anomalien der Zahnstellung und der Kieferform Anlaß zu Störungen der normalen Kaufunktion, die sich in Überbelastung oder Unterfunktion einzelner Parodontien (Okklusions- und Artikulationsstörungen, traumatische Okklusion) auswirken und damit einen weiteren kausalen Faktor für spätere Zahnbetterkrankungen darstellen können (vgl. S. 456).

Insofern leistet die kieferorthopädische Therapie nicht selten Bedeutendes für die Prophylaxe und Prävention dieser Erkrankungen.

Ätiologische Faktoren

Die ätiologischen Faktoren, die am Zustandekommen von Dysgnathien mitwirken, sind vielgestaltig. Ein von Hotz entwickeltes Schema verschafft hierüber einen recht guten Überblick:

und Verlagerung von Zähnen, bimaxilläre Protrusion, Deckbiß, Progenie, Kreuzbiß der Seitenzähne, echter offener Biß, Unterentwicklung des Unterkiefers, Besonderheiten der Größe, Zahl und Stellung der Zahnkeime und der Zähne, wie auch der Kiefergröße.

Störungen der Gebißentwicklung durch Umwelteinflüsse. Bereits in utero kann der Keimling

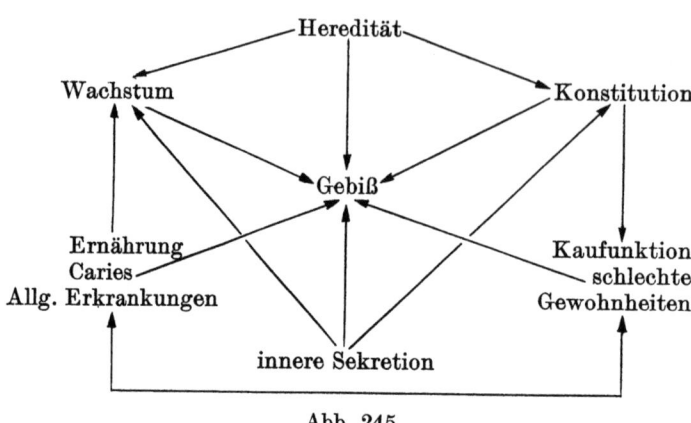

Abb. 245

Einige dieser hier aufgezeigten Faktoren sind in den vorhergehenden Abschnitten bereits angedeutet worden. Meist sind mehrere Momente zugleich wirksam. Eine zusammenfassende Übersicht über die Ergebnisse zahlreicher Untersuchungen auf diesem Gebiete (Bay, Häupl, Hotz, Korkhaus, Schwarz u. a.) wird die Vererbung von Dysgnathien von den Störungen der Gebißentwicklung durch Umwelteinflüsse aus systematischen Gründen trennen müssen.

Vererbung von Dysgnathien. Weitgehenden Einblick in die Fragen nach der Heredität der Gebißanomalien hat besonders die Zwillingsforschung ermöglicht (Korkhaus, Schroeder). Danach läßt sich zusammenfassen, daß die Gebißform weitgehend erbgebunden ist. Weiterhin sind Größe und Form der Zähne, der Zeitpunkt des Zahndurchbruchs und des Zahnwechsels sowie Stellungsanomalien einzelner Zähne und Zahngruppen in hohem Maße erblich. Milchgebiß und bleibendes Gebiß werden dabei offenbar von verschiedenen Genen bestimmt (Hotz).

Abgesehen von diesen erbbedingten Eigenheiten muß man auch solche hereditären Einwirkungen auf das Gebiß berücksichtigen, wie sie über Konstitution, Wachstum, innere Sekretion und Disposition zu Krankheiten (z. B. Rachitis) wirksam werden können. Insofern ist es nicht verwunderlich, daß die wichtigsten Gebißanomalien familiär gehäuft beobachtet werden und somit die Wahrscheinlichkeit einer wesentlich erblich beeinflußten Genese gegeben ist. Nach den Angaben von Bay, Hotz, Korkhaus und Salzmann betrifft dies vor allem folgende Stellungs- und Bißanomalien: Schmalkiefer, Engstand, Drehung

Umwelteinflüssen ausgesetzt sein, die sich u. a. in Schäden am Gebißsystem äußern (s. S. 408) und die die regelrechte Gebißentwicklung stören können. Unter der Geburt ist mitunter die *Schädigung* der *Kiefergelenke* durch *Trauma* von verhängnisvoller Bedeutung für das Wachstum des Unterkiefers (vgl. S. 346 und 425 sowie Abb. 248). So fand Lanfranchi Gebißanomalien in erhöhter Anzahl nach Zangengeburten (Bay).

Schon mit dem Säuglingsalter beginnt wirkt die *Funktion des Kauorgans* modellierend auf die angeborene Gebißform ein. Auf Seite 331 wurde bereits beschrieben, daß sich der Unterkiefer des Neugeborenen zunächst in ausgeprägter Distallage befindet und sich unter dem Einfluß der normalen Saugfunktion an der Brust soweit nach mesial entwickelt, daß die durchbrechenden Milchschneidezähne schließlich in normale Überbißstellung gelangen. Es gilt als erwiesen, daß der funktionelle Reiz bei der Flaschenernährung in vielen Fällen nicht ausreicht, so daß zu diesem Zeitpunkt schon eine Rückbißlage verbleiben kann.

Unter den funktionellen Faktoren, die die Gebißentwicklung beeinflussen, spielen vor allem auch *Fehlfunktionen* eine Rolle, die gemeinhin als *üble Angewohnheiten* bezeichnet werden. Obwohl sie verschiedentlich in ihrer Bedeutung für die Entwicklung von Dysgnathien überschätzt wurden, sind ungünstige Wirkungen keineswegs von der Hand zu weisen. Lutschen, Lippen- und Zungenbeißen sowie Mundatmen gehören zu diesen habituellen Dysfunktionen, die besonders im wachsenden und sich entwickelnden Kauorgan zu Formabweichungen führen (lutschoffener Biß, verstärkter Schmalkiefer, Distalbiß) (vgl. Abb. 233, 235, 241). Auch eine ungewöhnliche *Schlaflage* des Kindes mit extrem dorsal oder ventral geneigtem Kopf wird für die Begünstigung distaler bzw. mesialer Bißabweichungen verantwortlich gemacht (HOTZ, SCHWARZ).

Die *Ernährung* kann indirekt über die Funktion des Kauorgans Einfluß auf die Gebißentwicklung nehmen. Direkte Wirkungsmöglichkeiten über Mangel bestimmter Nahrungsfaktoren wurden bereits erwähnt (s. S. 407).

Von großer praktischer Bedeutung unter den Umwelteinflüssen ist schließlich der *frühzeitige Zahnverlust* durch Caries oder Trauma während der Gebißentwicklung (vgl. Abb. 267). Einerseits halten die Milchmolaren bis zum Zahnwechsel den Platz für die nachfolgenden bleibenden Zähne. Andererseits wird Entwicklung und Wachstum der Kiefer, wie BAUME nachweisen konnte, nachhaltig durch den Durchbruch und Wechsel der Zähne aktiviert. Gehen Zähne in dieser Zeit des Kieferwachstums vorzeitig verloren, so ergeben sich aus der Mesialwanderung und -kippung der Molaren und aus vermindertem Kieferwachstum Raumschwierigkeiten für die nachfolgenden Zähne mit Engstand, Kippungen und Verlagerungen. Ist in Einzelfällen dennoch eine frühzeitige Zahnentfernung im Milchgebiß oder im jugendlichen bleibenden Gebiß notwendig, so ist im allgemeinen eine kieferorthopädische Nachsorge erforderlich, um schwerwiegende Schäden im Kauorgan zu vermeiden.

Bemerkungen zur kieferorthopädischen Therapie

Die kieferorthopädische Therapie bedient sich verschiedenartiger festsitzender oder herausnehmbarer Hilfsmittel. In Mitteleuropa haben vor allem die funktionskieferorthopädischen Apparate große Verbreitung und wissenschaftliche Untermauerung gefunden.

Außer bei den in diesem Abschnitt beschriebenen Dysgnathien ist es praktisch stets notwendig, nach Operation von Kiefer-Gaumenspalten kieferorthopädisch zu behandeln (vgl. S. 390). Ein funktionell befriedigender Behandlungserfolg ist in der Regel nur durch Kombination beider Behandlungen zu erreichen.

Für den Pädiater ist die Kenntnis der geeignetsten *Behandlungszeit* wichtig und interessant. Wenn auch über bestimmte Einzelheiten nicht immer einheitliche Meinungen existieren, so kann man doch allgemeingültig sagen, daß die kieferorthopädische Therapie in einzelnen Fällen bereits im Milchgebiß, also im Alter von 5—6 Jahren einsetzen kann. Der günstigste Zeitraum ist die Zeit des Zahnwechsels zwischen dem 7. und 10. Lebensjahr, weil hier Zahndurchbruch und Kieferwachstum besonders intensiv im Gange sind und deshalb am besten gelenkt werden können. Auch bis zum 11. Lebensjahr mit einer kieferorthopädischen Behandlung zu beginnen, kommt in vielen Fällen noch in Frage. Da die eigentliche Behandlung in der Regel 1—2 Jahre dauert und außerdem Zeit für die Nachsorge und Kontrolle benötigt wird, sollte ein Kind stets frühzeitig überwiesen werden.

Mit zunehmendem Alter wird die kieferorthopädische Behandlung schwieriger und der Erfolg fraglich. Nach Abschluß der Wachstumsvorgänge im Kauorgan kommen unter Umständen auch chirurgische Verfahren zur Behebung schwerer Kieferdeformitäten in Betracht (SCHUCHARDT).

Entwicklungs- und Wachstumsstörungen der Kiefergelenke*

Von A. KRÖNCKE, Erlangen

Auf S. 344 wurde die normale Entwicklung der Kiefergelenke beschrieben und besonders darauf hingewiesen, daß die epiphysäre Knorpeldecke der Gelenkfortsätze wesentlich am Längenwachstum des Unterkiefers mitwirkt. Dies zeigen stets aufs neue auch die klinischen Erfahrungen bei den an dieser Stelle zu besprechenden Entwicklungsstörungen der Kiefergelenke. Tierexperimentelle Beweise stammen von SCHMIDHUBER. Danach unterbleibt die weitere Entwicklung des Unterkiefers, wenn die epiphysäre Knorpelbedeckung des Processus articularis fehlt oder zerstört wird.

Die Ursachen können verschiedenartig sein. In erster Linie sind kongenitale Dysplasien von postnatalen, exogenen Einwirkungen und deren Folgen zu trennen. Von diesen letzteren spielen

besonders beim Kinde traumatische und entzündliche Affektionen der Kiefergelenke verschiedener Ätiologie und Genese eine Rolle. Deformierende Arthropathien als Folge verminderter funktioneller Anpassungsfähigkeit im Kiefergelenk sind dagegen vornehmlich auf das Erwachsenenalter beschränkt (SCHALLOCK). Sie werden hier nicht näher besprochen, obwohl histologisch ähnliche Gelenkveränderungen gelegentlich nach chronischer Fehlbelastung beobachtet wurden. Wenn sie auch klinisch im Kindesalter kaum in Erscheinung treten, bilden sie möglicherweise doch die Grundlage zur späteren Entwicklung einer Arthropathia deformans. Eine umfassende Übersicht über das gesamte Gebiet hat STEINHARDT geliefert.

Die Folgen von Entwicklungsstörungen der Kiefergelenke sind trotz unterschiedlicher Ätiologie weitgehend gleichartig und in ihrem Erscheinungsbild vor allem vom Ausmaß und vom Zeitpunkt der Störung bestimmt. Einerseits imponieren beim Kinde und Jugendlichen die *Wachstumsstörungen* des Unterkiefers, die bei

---

* Mit Anhang: Akute und chronische Arthritis.

einseitiger Gelenkaffektion zur Asymmetrie und Seitenabweichung nach der erkrankten Seite (s. Abb. 248), bei beidseitiger Störung zur auffälligen Unterentwicklung des Unterkiefers und zum typischen „Vogelgesicht" (s. Abb. 246) führen. Nach entzündlich bedingter Destruktion des Kiefergelenke wird das klinische Bild weiterhin oft durch *Bewegungseinschränkungen* bis zur völligen *Ankylose* erschwert.

Kongenitale Entwicklungsstörungen

Bezüglich der Kiefergelenke spielen Dysplasien des 1. Kiemenbogens, vor allem die

STEINHARDT veröffentlicht. Danach ist das charakteristische Bild des mangelhaften Unterkieferwachstums (s. Abb. 246) durch Hypo- oder Aplasie der epiphysären Knorpelkappe und des Diskus zu erklären. — Mehr oder weniger ausgeprägt finden sich außerdem Mißbildungen des inneren und äußeren Ohres sowie Hypoplasie der Jochbeine mit entsprechenden antimongoloiden Lidspalten (Abb. 246).

Aufgrund experimenteller, kausal-analytischer Forschungen ist BAUTZMANN der Ansicht, daß nicht nur genetische Faktoren für diese Abwegig-

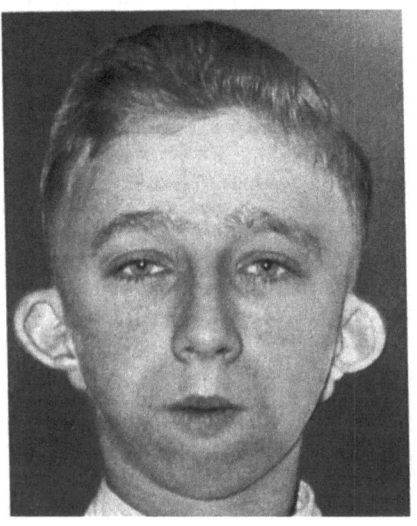 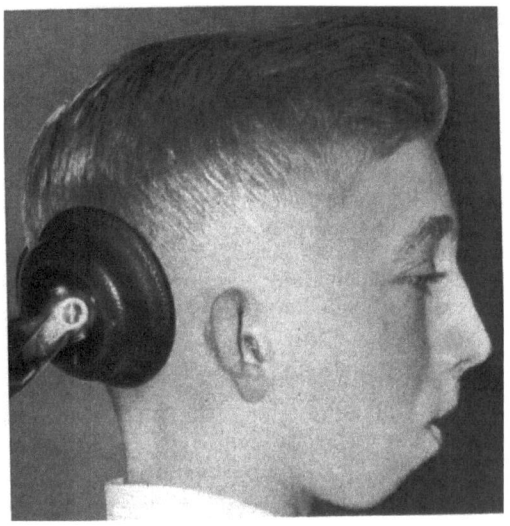

a   b

Abb. 246a u. b. Dysostosis mandibulo-facialis (FRANCESCHETTI), 16jähriger Junge (E. L.). Hypoplasie der Kiefergelenke mit Unterentwicklung des Unterkiefers (Mikrogenie). Weiterhin: Dysplasie der Ohrmuscheln und Hypoplasie der Jochbeine mit antimongoloidem Abfall der äußeren Augenwinkel

Dysostosis mandibulo-facialis (FRANCESCHETTI) eine Rolle. Diese erst vor wenigen Jahren (1944) (FRANCESCHETTI u. KLEIN) klar umrissene Entwicklungsanomalie wurde in der Zwischenzeit verschiedentlich beobachtet und beschrieben (WEYERS, TRAUNER u. WIRTH). Bis 1956 konnte SAYOC 121 Fälle aus dem Schrifttum zusammenstellen.

Feingewebliche Untersuchungen über die Natur der mit dem Franceschetti-Syndrom verbundenen Störungen im Kiefergelenk hat

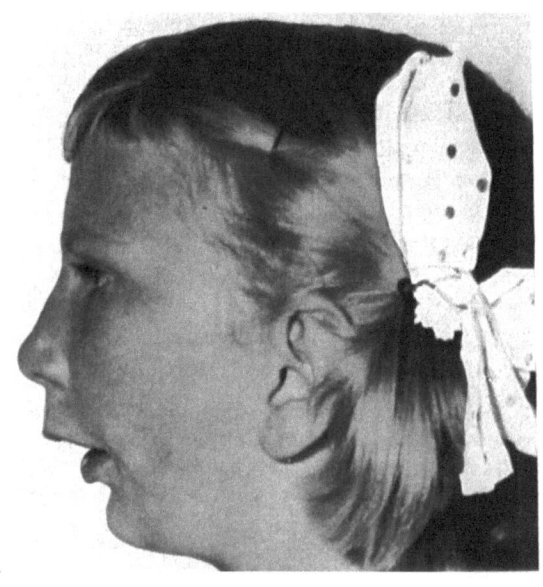

Abb. 247. Kiefergelenkbedingte Unterentwicklung des Unterkiefers (Mikrogenie) als Nebensymptom eines Klippel-Feil-Syndroms bei einem 11jährigen Mädchen (A. S.). (Als weiteres Symptom der zusätzlichen Störung im Bereich der 1. Visceralfurche bestand eine quere Mundspalte, die operativ behoben wurde)

keiten der Entwicklung im Kiefer und Gesichtsbereich verantwortlich gemacht werden können. Wo ein einwandfreier Sippenbeweis nicht gegeben sei, kämen eher Ursachen aus mütterlicher Umwelt und aus ihr selbst stammende Noxen infektiöser oder toxischer Natur infrage, die die normale Entwicklung der Neuralleiste stören. Die zeitliche Gefährdungsspitze liegt demnach sehr früh, wahrscheinlich in den ersten beiden Schwangerschaftsmonaten.

In ähnlicher Weise können die Kiefergelenke auch bei anderen kranio-mandibulo-facialen Dysmorphien beteiligt oder z. B. mit dem Klippel-Feil-Syndrom kombiniert geschädigt sein (s. Abb. 247).

Eine *angeborene Kiefergelenksankylose* ist im Symptomenkomplex der Arthrogryposis multiplex congenita (STERN) beschrieben worden (TRAUNER und WIRTH).

Bemerkenswert ist schließlich, daß sich die *fetale Chondrodystrophie* mit ihren typischen, auch das Kopfskelet betreffenden Folgen (vermindertes Wachstum der Schädelbasis) nicht am Kiefergelenksknorpel auswirkt. Dem unterentwickelten Mittelgesicht steht in der Regel ein normal dimensionierter Unterkiefer in pseudoprogener Stellung gegenüber. Der Grund ist nach berechtigter Auffassung von WEINMANN und SICHER darin zu sehen, daß der Unterkiefer durch ungestörte Knorpelapposition am Gelenkköpfchen wächst, während die interstitielle Proliferation in den diaphysären Knorpelzonen und in den Suturen der Schädelbasis ausbleibt.

Postnatale Entwicklungs- und Wachstumsstörungen

Schädigungen der epiphysären Knorpelzonen der Kiefergelenkköpfchen und damit Wachstums- und Entwicklungsstörungen können im postnatalen Leben des Kindes verschiedenartiger Natur und Genese sein. In diesem Rahmen sind *traumatische Einflüsse* auf das Kiefergelenk (Collumfraktur und Luxation) zu berücksichtigen (Abb. 248).

Ernährungs- und stoffwechselbedingte Entwicklungsstörungen der Gelenke sind — zumindest vorübergehend — während einer *Rachitis* vorhanden (WEINMANN und SICHER). Ähnlich wie in den Extremitätendiaphysen ist die enchondrale Ossifikation an den Kiefergelenkköpfchen nachhaltig gestört und die epiphysäre Knorpelzone erheblich verdickt. Das Unterkieferwachstum wird deshalb mehr als andere Teile des Gesichtsskelets beeinträchtigt. Als bleibende Folge ist ein charakteristisch weiter Winkel zwischen horizontalem und aufsteigendem Unterkieferast zu beobachten (vgl. Abb. 240c u. d). Die Funktion der Kiefergelenke und wahrscheinlich auch spätere Wachstumsvorgänge werden dagegen nicht durch die Rachitis beeinträchtigt. — Auch der in neuerer Zeit wieder häufiger beobachtete *akute Skorbut* des Säuglings führt zwangsläufig zur Störung der Knorpelproliferation im Bereich der Kiefergelenkköpfchen. Klinische Folgen, vergleichbar mit denen nach Rachitis, sind bisher nicht bekannt geworden.

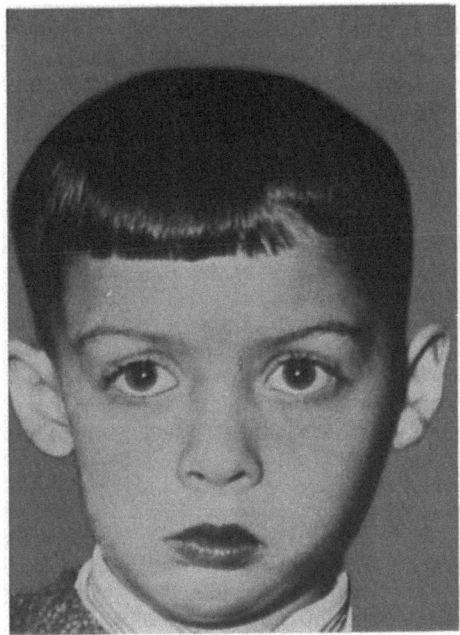

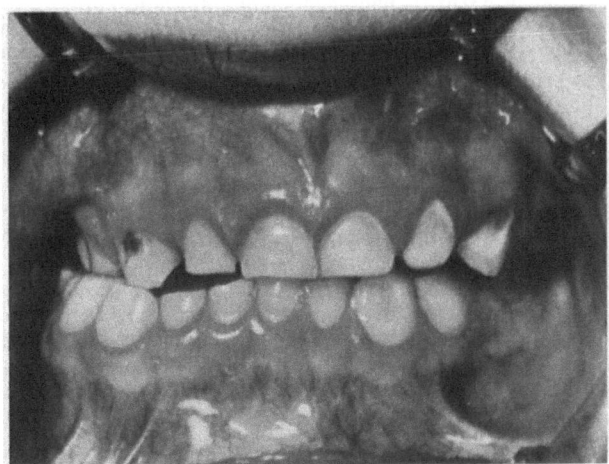

a   b

Abb. 248a u. b. a Dysplasie des rechten Kiefergelenks und einseitige Wachstumsverzögerung bei einem 5jährigen Jungen (A. H.) nach Trauma unter der Geburt. b Mundbefund. Abweichung des Unterkiefers durch rechtsseitige Wachstumseinschränkung. Beläge an III + III cervicale Caries und Gingivitis

Von wesentlicher klinischer Bedeutung sind die *entzündlichen Erkrankungen des Kiefergelenks* beim Kinde. Je nach Art und Umfang der Erkrankung, oft auch durch die Nachbehandlung beeinflußt, ergeben sich mit der Zerstörung der artikulären Knorpelzonen Bewegungseinschränkungen bis zur vollständigen Ankylose und Wachstumshemmung des Unterkieferkörpers. Die praktische Bedeutung wie auch die verschiedenartige Genese dieser entzündlichen Gelenkaffektionen erfordert ihre Besprechung an dieser Stelle.

Anhang:

Die akute und chronische Arthritis des Kiefergelenks

Akute pyogene Arthritiden der Kiefergelenke können durch *Fortleitung eitriger Prozesse aus der Nachbarschaft* auftreten (Reichenbach). Als primäre Erkrankung ist die Otitis media vor allem dann häufig verantwortlich zu machen, wenn sie unzweckmäßig konservativ behandelt und verschleppt wurde (Wassmund). Den topographischen Lagebeziehungen zwischen Mittelohr und Kiefergelenk entsprechend sind Ausbreitungsmöglichkeiten durch die Fissura petrotympanica (Glasersche Spalte) (s. Abb. 178) gegeben. Weiterhin spielen in dieser Hinsicht eine bei Kindern und Jugendlichen meist vorhandene Knochenlücke in der Pars tympanica des Schläfenbeins und die Haversschen Kanäle dieser stets sehr dünnen Knochendecke im dorsalen Abschnitt der Fossa articularis eine Rolle (Voss). Obwohl diese Ausbreitungswege stets zunächst im extrakapsulären Bereich des Kiefergelenks münden, wird das Innengelenk offenbar bald beteiligt.

Als weitere primäre Erkrankungen, die eine pyogene Arthritis nach sich ziehen können, kommen Furunkel und traumatogene Osteomyelitis im Bereich der vorderen Gehörgangswand (Denecke), Parotitiden (Reichenbach) und schließlich die Osteomyelitis des Unterkiefers (Axhausen) in Betracht.

Die *hämatogene Form* der akuten pyogenen Arthritis (Axhausen) wird mitunter als Teilbild einer pyogenen Allgemeininfektion (z. B. Typhus, Scharlach, Masern) oder als einfache Metastasierung, z. B. im Verlauf einer Tonsillitis, beobachtet. Axhausen weist ausdrücklich darauf hin, daß der Entstehungsmodus pyogener Arthritiden zuweilen nicht aufklärbar ist. Oft liegt die Annahme am nächsten, daß sie auf embolischen Ausstreuungen versteckter Herkunft beruhten.

Die *klassischen Symptome* der akuten Kiefergelenksarthritis sind Rötung und Schwellung der Haut mit Zentrum über dem Kiefergelenkspalt, Schmerzhaftigkeit bei Druck an dieser Stelle und bei Bewegungsversuchen sowie Behinderung der Kieferöffnung bis zur Kieferklemme. Durch Er-

guß innerhalb des Gelenkes wird das Gelenkköpfchen aus seiner tiefsten Stellung in der Fossa articularis nach ventral verdrängt, was klinisch als Artikulationsstörung der Zahnreihen und Abweichung des Unterkiefers nach der gesunden Seite hin (Bonnetsche Stellung) erkennbar ist. Im Röntgenbild fällt der entsprechend weite Gelenkspalt auf (Clementschitsch). Allgemein sind alle Zeichen akuter pyogener Prozesse, insbesondere hohe Temperaturen vorhanden. — Differentialdiagnostisch müssen die Parotitis epidemica, pyogene Prozesse im Spatium pterygomandibulare oder parapharyngeum sowie die Otitis media abgegrenzt werden. In der Regel fehlt bei diesen Prozessen die Bonnetsche Stellung des Unterkiefers. Pus-Abfluß aus dem äußeren Gehörgang kann jedoch auch durch Spontanperforation vom Kiefergelenk her bedingt sein.

Bei der großen Ähnlichkeit der lokalen Symptome scheint es nicht so selten vorzukommen, daß die Mitbeteiligung eines Kiefergelenkes bei pyogenen Prozessen im Mittelohr verkannt wird. Wegen der möglichen schwerwiegenden Folgen (Ankylose durch entzündlichen Umbau, Wachstumshemmung des Unterkieferkörpers) ist stets besondere diagnostische Sorgfalt angezeigt (Schlußbißstellung der Zahnreihen, articuläre Abweichungen beobachten!). — Im Rahmen fachärztlicher Therapie kommen neben Antibiotica anfangs Injektion von Rivanol (1°/₀₀) oder von Cortisonpräparaten, in schweren Fällen breite Eröffnung des Gelenkes und Drainage in Betracht.

Die gonorrhoische Arthritis des Kiefergelenks tritt nach Axhausen fast gesetzmäßig nur einseitig und vorwiegend als akute seröse Entzündung auf. Bei schweren Erkrankungsformen ist auch hier mit Gelenkdestruktion und Ankylosierung zu rechnen. Wassmund bestreitet jedoch aufgrund langjähriger Erfahrungen Bedeutung und Häufigkeit der gonorrhoischen Arthritis im Kiefergelenk.

Die akute rheumatische Arthritis der Kiefergelenke darf im Kindesalter als seltene Erkrankung bezeichnet werden, die im Rahmen einer rheumatischen Polyarthritis auftreten kann (Küster). Es handelt sich stets um eine seröse Entzündung, die symptomatisch im allgemeinen gut beeinflußt werden kann. Nach Übergang in die *chronische Form* werden Bewegungseinschränkungen, nicht jedoch Deformierung und Ankylose beobachtet (Reichenbach).

Unter den **chronischen Kiefergelenkerkrankungen** kann beim Kinde die sekundär-chronische Form nach einer akuten serösen Arthritis (vor allem rheumatischer Genese, s. oben) beobachtet werden (Axhausen). Die narbige Schrumpfung der Gelenkkapsel nach Umwandlung des Granulationsgewebes kann zu erheblicher Beeinträchtigung der Gelenkbeweglichkeit führen.

Spezifische chronische Arthritiden der Kiefergelenke (Lues, Tbc.) sind an sich schon selten (Reichenbach). Sie dürften im Kindesalter im wesentlichen von differentialdiagnostischer Bedeutung sein.

Bemerkungen zur Therapie

In Anbetracht der oben beschriebenen schwerwiegenden Folgen traumatogener oder entzündlicher Arthropathien für das Kauorgan und seine regelrechte Entwicklung ist grundsätzlich die Überweisung in fachärztliche oder fachklinische Behandlung angezeigt. Chirurgische Maßnahmen sind vor allem bei bestimmten Formen von Gelenkbrüchen, bei schweren pyogenen Arthritiden und bei Ankylosierung notwendig. Von wesentlicher Bedeutung ist aber auch eine zweckmäßige Funktionelle Behandlung, die je nach Art und Umfang der Gelenkerkrankung oder im Anschluß an die lokale Therapie von aktiven oder passiven Bewegungsübungen (WASSMUND) bis zum Einsatz funktionskieferorthopädischer Apparate (NEUMANN) reicht.

Literatur

ADLER, P.: Die „Akzeleration" des Zahnwechsels. Arch. Kinderheilk. **157**, 23 (1958).

ANDRÄ, A.: Ein Beitrag zum Krankheitsbild der Dysostosis cleido-cranialis. Dtsch. zahnärztl. Z. **15**, 1313 (1960).

ANGLE, E. H.: Behandlung der Occlusionsanomalien der Zähne. 1. Dtsch. Aufl. Berlin: Meusser 1908.

AXHAUSEN, G.: Allgemeine Chirurgie in der Zahn-, Mund- und Kieferheilkunde. 4. Aufl., S. 414 ff. München: Carl Hanser 1949.

BAUME, L. J.: Auswirkung der Extraktion von Zähnen auf das deforme Gebiß. Schweiz. Mschr. Zahnheilk. **49**, 295 (1939).

— Über Wirksamkeit und Mechanismus lokaler Fluortherapie. Schweiz. Mschr. Zahnheilk. **63**, 541 (1953).

BAUTZMANN, H.: Entwicklungsphysiologische Grundlagen zum Verständnis der normalen und abnormalen Entwicklung des Gesichts- und Kauschädels. In: SCHUCHARDT, K., loc. cit. S. 1—15.

BAY, R.: Ätiologie und Genese der Dysgnathien. In: HÄUPL-MEYER-SCHUCHARDT: loc. cit. Bd. V, S. 102.

BERGMANN, G., R. LUNDSTRÖM, and L. LENNERT: Rubella during pregnancy. II. Studies on the dental development in the foetus. Acta path. scand. **43**, 41 (1958).

BOUISSOU, H., M. BOUISSOU et S. TEULIÉ: Pathologie néonatale de l'odontogénèse. Ann. Anat. Path., N. S. **2**, 483 (1957).

BREDY, E., u. H. HERRMANN: Form und Häufigkeit der Anomalie der Zahnzahl. Dtsch. zahnärztl. Z. **16**, 929 (1961).

BREITENBACH, B.: Beziehungen zwischen Zahnung und fieberhaften Erkrankungen ausgedrückt durch den syntropischen Index. Paradentium **5**, 104 (1933).

BRÜCKL, H.: Neuere Erfahrungen mit der kieferorthopädischen Prophylaxe und Frühbehandlung. Berlin: VEB 1961.

CLEMENTSCHITSCH, F.: Über die Röntgenologie des Kiefergelenkes. In: SCHUCHARDT, K., loc. cit. S. 46—63.

DENECKE, H. J.: Mitbeteiligung des Kiefergelenkes bei otogenen Erkrankungen. In: SCHUCHARDT, K. loc. cit. S. 175—177.

ELMERING, G.: Retention und Reinclusion der Milchzähne. Zahnärztl. Welt **59**, 595 (1958).

EULER, H.: Die Anomalien, Fehlbildungen und Verstümmelungen der menschlichen Zähne. München-Berlin: J. F. Lehmann 1939.

FABIAN, H.: Rachitis-Zahnkaries. Dtsch. Zahnärztebl. **15**, 450 (1961).

FALKNER, F.: Deciduous tooth eruption. Arch. Dis. Childh. **32**, 368 (1957).

FEUCHTER, G.: Familiäre multiple Unterzahl von Zähnen mit Dentitio tarda bei erblicher Ektodermschädigung. Med. Diss. Tübingen 1948.

FRANCESCHETTI, A., and D. KLEIN: The mandibulo-facial Dysostosis. A new hereditary Syndrome. Acta ophthal. (Kbh.) **27**, 144 (1949).

GIERTMÜHLEN, F.: Begleiterscheinungen der ersten Dentition. Arch. Kinderheilk. **90**, 196 (1930).

GÖSSNER, W.: Nebenwirkungen der modernen Chemotherapeutica vom Standpunkt des Pathologen. II. Int. Symp. Chemotherapie, S. 285—300, Neapel 1961. Basel-New York: S. Karger Verlag 1963.

HAASE, H., A. KRÖNCKE u. H. UEBEL: Tierexperimentelle Untersuchungen zur Prophylaxe von Verkalkungsstörungen der Zahnhartsubstanzen. Arzneimittel-Forsch. **11**, 362 u. 476 (1961).

HÄUPL, K.: Eugnathie, Dysgnathie und ihre Erscheinungsformen. In: HÄUPL-MEYER-SCHUCHARDT: loc. cit. Bd. V, S. 10 ff.

— W. MEYER u. K. SCHUCHARDT: Die Zahn-, Mund- und Kieferheilkunde. München-Berlin: Urban & Schwarzenberg 1955—1959.

HARNDT, E.: Milchzahnstudien. Dtsch. Zahn-, Mund- u. Kieferheilk. **11**, 12 u. 97 (1948); **16**, 8 (1952).

— Die Störungen beim Durchbruch der Milchzähne. Berl. Med., Jubiläumsausgabe 28(1958).

HEYDEN, P.: Schilddrüseninsuffizienz und Zähne. Dtsch. zahnärztl. Z. **15**, 1038 (1960).

HOFFMANN-AXTHELM, W.: Untersuchungen zum Fluorproblem. Leipzig: J. A. Barth 1959.

HOGEBOOM, F. E.: Practical Pedodontia. 5. edit. St. Louis: C. V. Mosby 1946.

HOTZ, R.: Orthodontie in der täglichen Praxis, S. 14 ff. Bern-Stuttgart: Hans Huber 1854.

—, u. F. KIMMEL: Über Spätanlagen bleibender Zähne. Zahnärztl. Rdsch. **63**, 651 (1954).

JACKSON, A. D.: Pachyonychia congenita: a report of six cases in one family. Ann Eugen. **16**, 142 (1951).

Jenkins, G. N.: The physiology of the mouth. 2. Aufl. Oxford: Blackwell 1960.

Jonge, Th. de: Primäre Zahnretention im Milchgebiß und im bleibenden Gebiß. Dtsch. zahnärztl. Z. 15, 1223 (1960).

Kantorowicz, A.: Klinische Zahnheilkunde, 3. Aufl. Berlin: Meusser 1924.

Korkhaus, G.: Biomechanische Gebiß- und Kieferorthopädie. In: Bruhn: Handbuch der Zahnheilkunde Bd. IV. S. 140 ff. München: J. F. Bergmann 1939.

— (Herausg.): Zahn-, Mund- und Kieferheilkunde in Vorträgen, Heft 6. München: Carl Hanser 1951.

Kreshover, S. J.: Metabolic disturbances in tooth formation. Ann. N. Y. Acad. Sci. 85, 161 (1960).

Küster, F.: Rheumatosen. In: Opitz/deRudder: Pädiatrie, S. 378. Berlin-Göttingen-Heidelberg: Springer 1957.

Mansbach, H.: Die Häufigkeit von Gebißanomalien bei Schulkindern. Med. Diss. Zürich 1938.

Mansbridge, J. N.: The prevalence of dental caries in relation to maturity. Arch. Dis. Childh. 33, 455 (1958).

Mathis, H., u. D. Herrmann: Beitrag zur Morphogenese der Aphthen: Dtsch. zahnärztl. Z. 17, 134 (1962).

Mellanby, M., and J. D. King: Vitamins and dental caries. In: Mellanby und Ruzicka: Ergebnisse der Vitamin- und Hormonforschung, S. 31. Leipzig 1939.

Meyer, W.: Die Einwirkung örtlicher Schädigungen auf die Keime der bleibenden Zähne. Dtsch. Mschr. Zahnheilk. 45, 462 (1927).

— Pathologie der Zähne und des Gebisses. In: Häupl-Meyer-Schuchardt: loc. cit. Bd. I, S. 667 ff.

Murray, F. A.: Hereditary hypertrophy of the nail bed associated with a history of erupted teeth at birth. Brit. J. Derm. Syph. 33, 409 (1921).

Neumann, D.: Die Kiefergelenkerkrankungen in ihrer Beziehung zur Prothetik und Kieferorthopädie. In: Korkhaus, G., loc. cit. S. 81—104.

Oberreich, L.: Dens natalis. Zahnärztl. Prax. 11, 218 (1960).

Porth, Th.: Leontiasis ossea. Korresp. bl. Zahnärzte 33, 193 (1904).

Rebel, H. H.: Klinische Zahnheilkunde, S. 112 ff. München: Carl Hanser 1954.

Reichenbach, E.: Die Erkrankungen des Kiefergelenks. In: Korkhaus, G., loc. cit. S. 44.

—, u. H. Brückl: Kieferorthopädische Klinik und Therapie. 4. Aufl., S. 62. Leipzig: J. A. Barth 1957.

Ring, A.: Über die Häufigkeit von Hypoplasien an Milchzähnen. Dtsch. zahnärztl. Z. 12, 334—335 (1957).

Ritter, S.: Veränderungen der Zahnstruktur und -farbe bei Erythroblastose-Kindern. Med. Diss. Mainz 1958.

Röderer, M.: Ein Beitrag zur Frage der erblichen Dentinhypoplasie. Med. Diss. Tübingen 1959.

Salzmann, J. A.: Principles of orthodontics, 3. Aufl. Philadelphia: J. B. Lippincott 1950.

Sayoc, B. T.: Mandibulofacial dysostosis. Amer. J. Ophthal. 46, 885 (1958).

Schaefer, H.: Über das Vorkommen des "Dens in dente". Schweiz. Mschr. Zahnheilk. 63, 779 (1953).

Schallock, G.: Über die kausale und formale Genese der Osteoarthrosen. In: Schuchardt, K., loc. cit. S. 40—45.

Schmidhuber, K. F.: Experimentelle Untersuchungen über den Anteil der Zähne und des Kiefergelenkköpfchens am Längenwachstum des Unterkiefers des Hundes. Dtsch. Mschr. Zahnheilk. 48, 1025 u. 1105 (1930).

Schröder, A.: Demonstration von Gebissen ein- und zweieiiger Zwillinge an Hand von Diapositiven. In: Die zahnärztliche Behandlung des Kindes, S. 142 ff. Sammelband der SSO, Zürich: Berichthaus 1953.

Schroeder, H., u. H. Moral: Über angeborene Zähne. Dtsch. Mschr. Zahnheilk. 36, 97 (1918).

Schuchardt, K.: Zur Behandlung von Kieferdeformitäten (Progenie, Prognathie und offener Biß). Langenbecks Arch. Klin. Chir. 287, 733 (1957).

— (Herausg.): Fortschritte der Kiefer und Gesichtschirugie, Bd. IV, Stuttgart: Thieme 1960.

Schulze, Chr.: Durchbruchsbeschleunigungen und Vergrößerungen von Zähnen bei Angiomen im Bereich des Gesichts. Dtsch. Zahn-, Mund- u. Kieferheilk. 17, 97 (1952).

— Erbbedingte Strukturanomalien menschlicher Zähne. München-Berlin: Urban & Schwarzenberg 1956.

— Die Vererbung der Anomalien der Zahnzahl, der Zahnform und der Zahnstruktur. In: Häupl-Meyer-Schuchardt: loc. cit. Bd. I, S. 721 ff.

Schwarz, A. M.: Lehrgang der Gebißregelung. Bd. I, 2. Aufl. Wien-Innsbruck: Urban & Schwarzenberg 1951.

Schwenzer, N.: Zur Klinik und Histologie des Dens in Dente. Dtsch. zahnärztl. Z. 12, 1233 (1957).

Steinhardt, G.: Kiefergelenkerkrankungen. In: Häupl-Meyer-Schuchardt: loc. cit. Bd. III, S. 517 ff.

— Die Bedeutung funktioneller Einflüsse für das jugendliche Kiefergelenk. Fortschr. Kieferorthop. 18, 296 (1957).

Thoma, K. H.: Oral pathology, S. 146. 2. Aufl., St. Louis: C. V. Mosby 1944.

Trauner, R., u. F. Wirth: Therapie der Kiefergelenksankylose. In: Schuchardt, K., loc. cit. S. 154—159.

Voss, H.: Zur Anatomie und Mechanik des Kiefergelenks. In: Korkhaus, G., loc. cit. S. 11—19.

Wallman, I. S., and H. B. Hilton: Teeth pigmented by Tetracycline. Lancet 282/I, 827 (1962).

Wassmund, M.: Zur Chirurgie des Kiefergelenkes. In: Kokhaus, G., loc. cit. S. 68—80.

Wegener, H.: Über den Kariesbefall der Zähne bei zu früh geborenen Kindern. Dtsch. zahnärztl. Z. 16, 294 (1961).

Weinmann, J. P., and H. Sicher: Bone and Bones. Fundamentals of bone biology, S. 164. 2. Aufl. St. Louis: C. V. Mosby 1955.

Weyers, H.: Dysostosis mandibulo-facialis, ein erbliches Syndrom kongenitaler Dystrophie. Dtsch. Zahn-, Mund- u. Kieferheilk. 13, 437 (1950).

— Zähne und Zahnkrankheiten im Kindesalter. In: Opitz-De Rudder: Pädiatrie, S. 666. Berlin-Göttingen-Heidelberg: Springer 1957.

Wunderer, H.: Die kieferorthopädische Diagnose. In: Häupl-Meyer-Schuchardt: loc. cit. Bd. V, S. 183ff.

Der Einfluß des Endokriniums auf Zähne, Kiefer und Gesichtsschädel

Von K. Kristen, Köln

Der Entschluß, dem Kapitel über die angeborenen und erworbenen Fehlbildungen im Zahn-, Mund- und Kieferbereich eine geraffte Darstellung der Einflüsse des Endokriniums auf diese Region anzufügen, bedarf der kurzen Interpretation: Nur wenige Gebiete der Inneren Medizin (Pädiatrie) haben sich in den letzten Jahren so umfassend entwickelt wie die Endokrinologie (Jores). Eine Überprüfung der bisherigen Kenntnisse vom Einfluß der Inneren Sekretion auf Gebiß und Kiefer sowie eine gewisse Neuorientierung erscheint daher berechtigt und notwendig.

Die Thematik — 1959 und 1961 Hauptverhandlungsthema zahnärztlicher Kongresse — ist seit dem Anfang dieses Jahrhunderts Gegenstand zahlreicher experimenteller und klinischer Arbeiten gewesen. Die Forschung begann 1906 mit Erdheim, dem die Zahnheilkunde die Kenntnis gewisser Dentinveränderungen des Nagetierschneidezahnes nach Entfernung der Epithelkörperchen verdankt. Wesentliche Impulse empfing das Fach auf diesem Gebiete durch die Arbeiten von P. P. Kranz, der 1913 und in den folgenden Jahren die Innere Sekretion bei der Entwicklung der Zähne und Kiefer untersucht hat. Seither haben zahlreiche Arbeiten die Kenntnisse von den endokrinen Ursachen in der dentofacialen Pathologie erweitert; entsprechende Übersichten stammen von Bargmann (1950); Bosen (1954); Gelinet u. Guenel (1956); Rozeik, Wolf (1957). Eine Synopsis vom Stande der Forschung bis zum Jahre 1957 hat Rebel gegeben.

Richtiges Erkennen und Verstehen von Zusammenhängen zwischen Endokrinium und dem oro-facialen Funktionskreis sind schwierig, da auf Zähne, Gebiß und Kiefer zu viele heterogene Einflüsse einwirken, sich überschneiden oder überlagern (nach Bargmann). Auch ist es nur selten möglich, eine hormonelle Störung solitär zu sehen, meist handelt es sich um pluriglanduläre Effekte. Eine andere Schwierigkeit besteht im Erfassen eines größeren Krankengutes, dessen Auswertung Aussagen zulassen würde, die außerhalb statistischer Fehlerbreiten liegen. Nur eine enge Zusammenarbeit zwischen den entsprechenden Fachgebieten (Pädiatrie, Innere Medizin, Zahnheilkunde) kann diagnostische Irrtümer verhüten und vor voreiligen, spekulativen Schlüssen bewahren; dies gilt auch für die Übertragung der im Tierexperiment gewonnenen Ergebnisse auf den Menschen.

Man kann *allgemein* sagen, daß Zähne und Kiefer, als Teil des Gesamtkörpers, endokrine Störungen genauso wiederspiegeln, wie andere Organe und Gewebe auch (Massler u. Schour). Dabei muß aber die grundlegend verschiedene Situation berücksichtigt werden, in welcher sich das Zahnsystem auf der einen und das Knochensystem auf der anderen Seite gegenüber dem Endokrinium befinden: Während Veränderungen hormoneller Genese an den Kieferknochen zeitlebens möglich sind, ist die Entwicklung von hormonell induzierten Zahnveränderungen weitgehend in die Embryonalzeit und Kindheit zu verlegen; sie sind damit „Reminiszenzen aus der Zeit der Zahnentwicklung" (Parade). Im *speziellen* wird man für die Beurteilung eines möglichen endokrinen Einflusses auf die Zähne folgende Faktoren berücksichtigen müssen: Die Zahnentwicklung, wobei in diesem Rahmen im wesentlichen die *Morphogenese* berücksichtigt werden kann, während die Histodifferenzierung keine Besprechung erfährt; der *Zahndurchbruch*, von

BAUME als Topogenese bezeichnet, und schließlich der *Zahnhalteapparat*, das marginale Parodontium. Die Kenntnis von Zahnentwicklung (MEYER, ORBAN) und Osteogenese (CLARA) wird so zum Schlüssel für die Deutung etwaiger Einflüsse der Endokrinopathien auf den Kiefer-Gesichtsbereich.

Im folgenden wird nur auf die spezielle dentale und cranio-faciale Symptomatik bekannter endokriner Krankheitsbilder eingegangen; hinsichtlich allgemein-klinischer und pathobiologischer Daten der innensekretorischen Störungen muß auf andere Teile dieses Handbuches verwiesen werden.

Hypophyse

Hypopituitarismus. Bekanntlich werden hypophysäre Zwerge dank des protektiven Hormonschutzes der Mutter mit normaler Körpergröße und regelrechtem Gewicht geboren; erst im Alter von 2—4 Jahren bleiben sie im Wachstum zurück. Der Beginn des Hormonausfalles liegt demnach in einer Zeit, in der nicht nur alle Milchzähne durchgebrochen, sondern auch die Kronen der bleibenden Zähne (mit Ausnahme der Weisheitszähne) fast völlig gebildet und mineralisiert sind

hypophysären Zwergwuchs (h.Z.) ist demnach ebensowenig signifikant wie die Beobachtung ,,ausgesprochen großer Incisivi'' (STAHLER). STAFNE hat das so formuliert: ,,Zwerge haben keine Zwergenzähne, Riesen keine Riesenzähne''. Immer ist es notwendig die Relation zu den Gesamtproportionen zu sehen, wie sie beispielsweise für Zahn- und Kiefergröße durch die Indexzahlen von PONT gegeben sind.

Anders liegen die Verhältnisse beim *Zahndurchbruch*, der Topogenese; hierbei zeigt das fehlende Wachstumshormon sehr wesentliche Folgen. In allen klinischen Untersuchungen ist die ausgesprochene Verzögerung des Zahnwechsels zwischen erster und zweiter Dentition und der verzögerte Durchbruch der bleibenden Zähne (Dentitio tarda) festgehalten (Abb. 249). Die Persistenz der Milchzähne bei röntgenologisch festgestellter Anlage der bleibenden Zähne läßt vermuten, daß für den Zahndurchbruch die vis a tergo fehlt, oder — wie es WEYERS formulierte — der Impuls zum Zahndurchbruch. Es ist also in Analogie zum verzögerten Knochenalter beim h. Z. auch das Zahnalter verzögert (ADLER u. VEGH, KRISTEN, 1963).

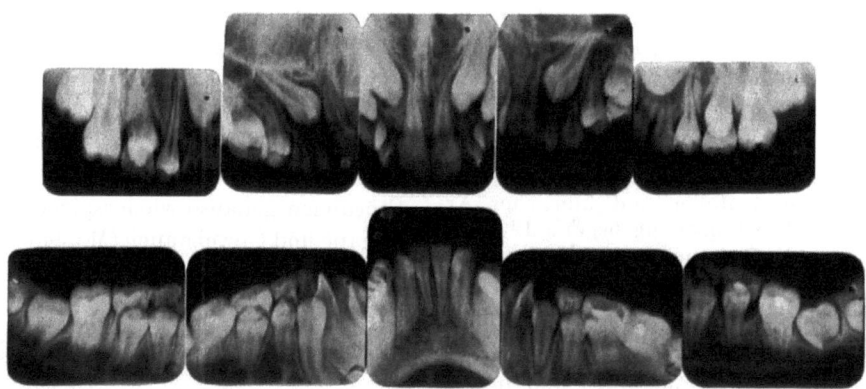

Abb. 249. Röntgenstatus der Zähne eines 12¹/₂jährigen Mädchens mit hypophysärem Zwergwuchs. Persistenz von neun Milchzähnen. Zahnalter etwa 10 Jahre

(MASSLER u. SCHOUR). Nach annähernd übereinstimmender Meinung aller Untersucher bleibt der Ausfall des hypophysären Wuchshormones (STH) ohne Einfluß auf die gestaltliche Differenzierung (Morphogenese) der Zähne (COHEN u. WAGNER, ADLER u. VEGH, EICHLER, KRISTEN, 1963). Selbst die Histiodifferenzierung im Aufbau von Schmelz, Dentin und Zement zeigte an extrahierten unteren Frontzähnen keine Abnormität (COHEN u. WAGNER). Das Vorkommen von ,,kleinen Zähnen'' beim

Hinsichtlich der Befunde am *Zahnhalteapparat* hat nur EICHLER auf häufige entzündliche Veränderungen am marginalen Parodontium bei den von ihm untersuchten Fällen mit h. Z. hingewiesen.

Eine für den h. Z. pathognomonische Zahnstellungsanomalie scheint nicht zu existieren, obwohl Malocclusion (MARKUS), distale Bißlage (EICHLER) und Tendenz zu tiefem Überbiß (SALZMANN) beschrieben sind. Hierbei wird man jedoch die allgemeine Häufigkeit der

Gebißanomalien berücksichtigen müssen, die etwa bei 50% aller Jugendlichen liegt (HAUSSER 1952).

Craniofaciale Entwicklung. Entsprechend der allgemeinen Reduktion des Knochenwachstums beim h. Z. entwickeln sich auch Schädel und Gesicht langsamer (SALZMANN) und gleichen dem eines Kindes mit weit niedrigerem chronologischen Alter. Der Gesichtsausdruck ist kindlich, puppenhaft; durch die in späteren Lebensabschnitten auftretenden Falten verbindet sich

sichtsschädels mit einer der Durchschnittsnorm entsprechenden Einlagerung des Gebißes in denselben auf; es bestand achtmal Neutralocclusion (KRISTEN, 1961) (Abb. 250).

Gigantismus und Akromegalie. Die grundsätzlichen Unterschiede zwischen der Wirkung einer abnormen STH-Ausschüttung beim Erwachsenen (Akromegalie) und im Jugend- und Wachstumsalter, dem hypophysären Riesenwuchs, sind geläufig; PRADER hält letzteren für ausgesprochen selten.

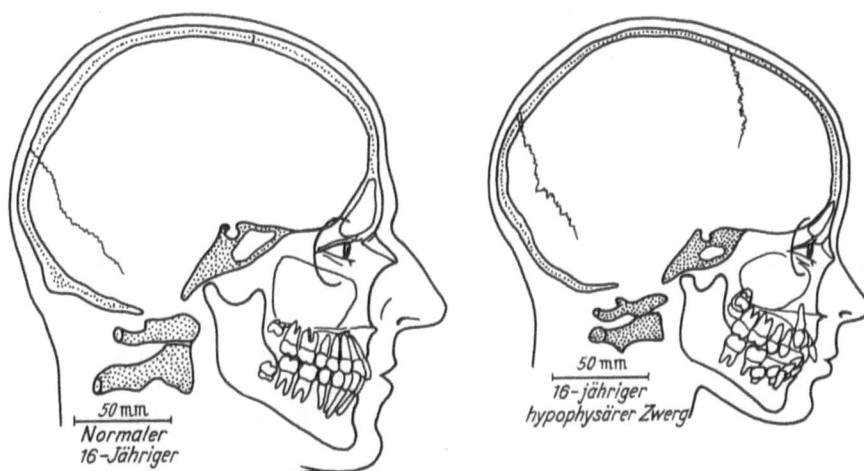

Abb. 250. Durchzeichnung von Fernröntgenseitenbildern des Kopfes zweier 16jähriger, links gesundes Individuum, rechts hypophysärer Zwerg mit proportioniert verkleinertem Kopf und Zahnalter von 11 Jahren. (MASSLER and SCHOUR)

der „Eindruck des kindlichen mit dem des vorzeitigen Alters" (SCHWENK). Neuere Untersuchungen (MARKUS, THOMAS, EICHLER, KRISTEN, 1961) versuchten mit Hilfe des Fernröntgenseitenbildes des Kopfes (FRS) (BROADBENT, HOFRATH) Einblicke in den Aufbau des Kiefer-Gesichtsbereiches beim h. Z. zu erhalten. Die Ergebnisse sind dabei uneinheitlich. SCHOUR u. MASSLER sowie COHEN u. WAGNER sprechen von einer Tendenz des Unterkiefers zum Rück- (Distal-) Biß, die mit einer verminderten Aktivität der das sagittale Unterkieferlängenwachstum steuernden epiphysären Wachstumszentren im Unterkiefergelenkkopf erklärt wird. Auch JORES u. NOWAKOWSKI sprachen jüngst von einer Mandibula, die beim h. Z. die jugendliche Form beibehält. Hingegen wiesen 8 der 9 Fälle des Verfassers sowohl auf Grund vergleichender Längen- und Winkelmessungen eine regelrechte, wenn auch proportioniert verkleinerte Ausbildung des Ge-

Der Einfluß des STH-Überschusses auf die *craniofaciale Entwicklung* ist vom Lebensalter bei Erkrankungsbeginn und von der Dauer der Krankheit abhängig. Daraus resultieren phänomenologisch gewisse Unterschiede der Schädelform bei STH-Überproduktion im Wachstumsalter, wo ein generalisiertes Wachstum ohne Bevorzugung besonderer Zentren stattfindet und die kindlichen Proportionen beibehalten werden. (Abb. 251). Hinzu treten bei Pubertätsbeginn (PRADER) oder bei späterem Einsetzen der Krankheit akromegale Akzenturierungen der Gesichtszüge. Die echte Akromegalie schließlich ist, wie erwähnt, eine Erkrankung der Erwachsenen.

Bei der kieferärztlichen Analyse (Fernröntgenseitenbild) zweier Fälle des seltenen hypophysären Riesenwuchses fand der Verf. einen deutlichen, teilweise auch meßbaren Effekt der STH-Überproduktion auf die Kiefer, der in direkter Beziehung zur Vergrößerung des allgemeinen Skeletwachstums steht (Abb. 252).

Die Veränderungen an den *Zähnen* beim Hyperpituitarismus werden von Massler u. Schour als gegensätzlich denen bei Hypo-

sich zeitlebens Appositionsvorgänge abspielen können. So haben Korkhaus sowie Pape Zementhyperplasien (Hyperzementosen) im

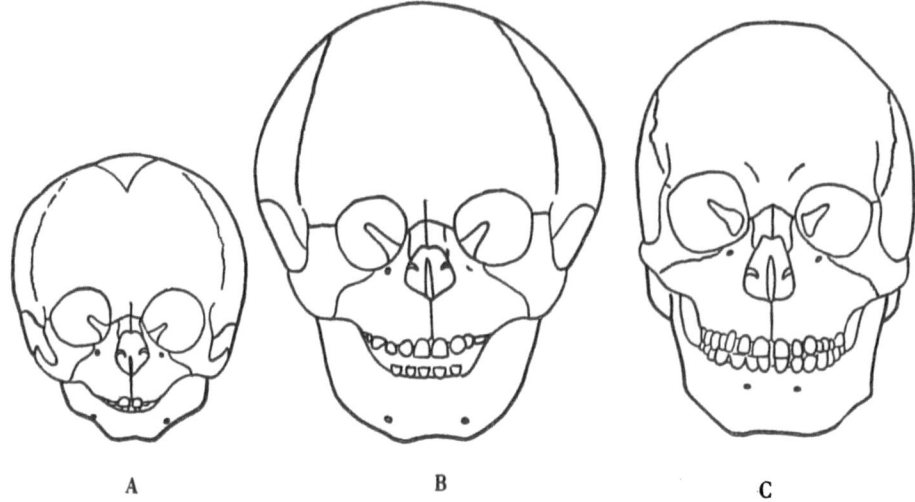

Abb. 251. Vergleich des Schädelwachstums eines Einjährigen (*A*), eines 18jährigen mit generalisierter Wachstumstendenz unter Beibehaltung infantiler Proportionen (*B*) und eines gesunden 18jährigen (*C*). (Massler and Schour)

physenunterfunktion angegeben; dies trifft besonders den Zahndurchbruch, der von den beiden Autoren als beschleunigt angegeben wird. Hingegen sind Kronengröße und Struktur von Schmelz und Dentin nicht beeinflußt (Wolf, Stafne). Nicht eindeutig liegen die Verhältnisse beim Zement der Zahnwurzel, an welchem

Wurzelbereich bei akromegalen Patienten sehen können, während Ulrich und auch Kristen in ihren Fällen diese Beobachtung

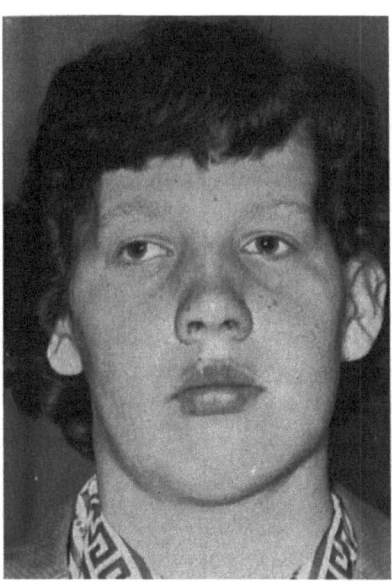

Abb. 252. 14jähriges Mädchen mit hypophysärem Riesenwuchs und akromegalen Zügen. (Univ. Kinderklinik Heidelberg)

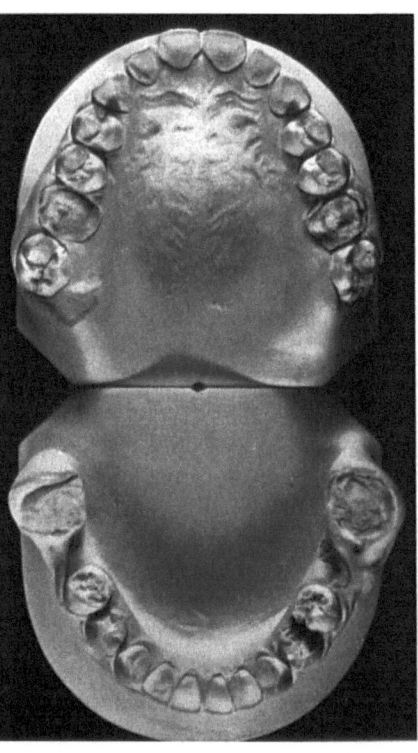

Abb. 253. Gebißbefund des Falles aus Abb. 252. Erhebliche Ausweitung der Zahnbögen

nicht machen konnten. Ausführliche Beschreibungen der Gebiß,- Kiefer- und Gesichtsbefunde der die Pädiatrie weniger berührenden Akromegalie stammen von KORKHAUS, 1955; KRANZ, 1957; ULRICH, 1962; KRISTEN, 1963a).

In den beiden Fällen des Verf. (jugendlicher hypophysärer Gigantismus) waren die Zähne normal geformt und ohne Besonderheiten der Hartsubstanzen. Sie standen in lückiger Position zueinander, ein Befund den BERBLINGER bei der Akromegalie als „Diastematodontie" bezeichnet hatte. Auf den Zahnröntgenaufnahmen war die Alveoleninnencorticalis (Lamina dura) sehr deutlich abgezeichnet. Dies könnte, neben der direkten Hormonwirkung, auch auf vermehrte funktionelle Reize der unter dem STH-Einfluß stark vergrößerten Zunge auf die Zähne zurückgeführt werden. Die Gebißmodelle (Abb. 253) ließen eine erhebliche Ausweitung beider Zahnbögen (Expansion) erkennen.

Schilddrüse

Von der Klinik der hormonellen Schilddrüsenstörungen sind hier vornehmlich die Einwirkungen der *Hypothyreose* (Athyreose) im Kindesalter auf Zähne und Kiefer zu besprechen. Entgegen früheren Gepflogenheiten sollen die Verhältnisse beim Kretinismus ausgeklammert werden, da die Endokrinologie ihn heute als besonderes Krankheitsbild von der juvenilen Hypothyreose abgrenzt; hier handelt es sich um eine pränatale Entwicklungsstörung mit irreversibler Schädigung von Schilddrüse und Organismus, besonders des Gehirns (LABHART, PRADER).

Als charakteristischer Befund im Kieferbereich kann bei fehlender oder ungenügender Schilddrüsenfunktion in der Kindheit die *verlangsamte und unregelmäßige Zahnung* (Dentitio tarda) gewertet werden. Der Milchzahndurchbruch beginnt nicht vor dem 2. oder 3. Lebensjahr und zieht sich stark in die Länge. Später persistieren die Milchzähne, während sich die bleibenden Zähne häufig erst ab dem 10. oder 12. Lebensjahr zum Durchbruch anschicken (MATHIS). So ist, wie das Knochenalter, auch das Zahnalter bei der Hypothyreose wesentlich verzögert (KRISTEN, 1963), was instruktiv im seitlichen Röntgenbild des Unterkiefers deutlich wird (Abb. 254). WEYERS spricht in diesem Zusammenhang vom fehlenden Maturationshormon der Zahnbildung bei der Hypothyreose.

Trotz gegenteiliger tierexperimenteller Feststellungen scheint der *Aufbau der Zähne* in Form und Struktur, also die Morphogenese von

Schmelz, Dentin und Zement, nicht gestört zu sein; wohl aber ist die zeitliche Entwicklung gehemmt (MASSLER u. SCHOUR, STAFNE, HAUSSER, 1960). WILKINS hält die verlangsamte Ausbildung der Zahnkeime für röntgenologisch signifikanter als die Verzögerung des Zahndurchbruches. Die verzögerte Zahnentwicklung wird von ihm in direkte Beziehung zu der bei der Hypothyreose verzögerten enchondralen Ossifikation gesetzt.

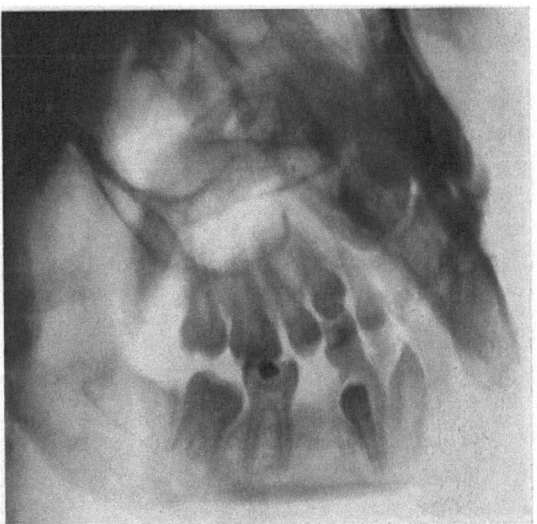

Abb. 254. Transversale Unterkieferaufnahme eines 19jährigen Mädchens mit schwerer Hypothyreose. Persistenz von acht Milchzähnen, Retention von neun und Nichtanlage von sieben bleibenden Zähnen. Zahnalter etwa 11 Jahre

In seinem großen Krankengut an Hypothyreotikern und Myxödemkranken war BANSI stets das „außerordentlich schlechte Gebiß" und eine „ungemein ungepflegte Mundschleimhaut" aufgefallen. JORES und NOWAKOWSKI sahen die Frontzähne durch den Druck der vergrößerten Zunge nach außen, lippenwärts, gerichtet stehen. Eine spezielle, für die juvenile Hypothyreose pathognomonische Gebißanomalie wird jedoch übereinstimmend nicht angenommen (KORKHAUS u. MÜLLER).

Die gestörten Wachstumsverhältnisse bei juveniler Hypothyreose lassen sich auch an der *craniofacialen Entwicklung erkennen;* im allgemeinen ist der Kopf im Verhältnis zum Körper zu groß, seine Form behält infantile Ausmaße (PRADER). In extremen Fällen manifestiert sich das gestörte Wachstum im Bereich der Synchondrosis spheno-occipitalis der Schädelbasis: Bei einer ungestörten Entwicklung der Beleg-

knochen kommt es dann zu einer Verkürzung
der Schädelbasis, die von einer Brachycephalie
gefolgt ist (SCHMID). Auch die Einziehung der
Nasenwurzel und die Steilstellung des Nasen-
beins sind darauf zurückzuführen (LORENZ u.
LOEPP). Nach Ansicht von KORKHAUS (1958)
steht die Wachstumshemmung an der Schädelbasis in kausalem Zusammenhang mit einer
ausgesprochenen Hypoplasie des Mittelge-

Jugendliche *Hyperthyreosen* sind selten
(SCHWENK, SCHMID). BIEDL und später PARADE
waren die besonders gut ausgebildeten Zähne
derartiger Patienten aufgefallen. KUPFER sowie
PAPE stellten — allerdings bei Erwachsenen —
Zementhyperplasien an den Zahnwurzeln fest.
In Umkehrung der Beobachtung bei Schild-
drüsenunterfunktion fanden STAFNE, MASSLER
u. SCHOUR eine Beschleunigung des Zahnalters
bei der Hyperthyreose. Im Fall von
WELTI betrug bei einem 5jährigen
hyperthyreotischen Kind das Knochenalter 10—12 Jahre, das Zahnalter
9 Jahre. Bei der noch allgemeinen Un-
klarheit der Parodontose-Entstehung
wird man etwaige ursächliche Zusammenhänge zwischen Hypo- und Hyperthyreose und profunder Zahnhalte-
apparaterkrankung noch nicht ab-
schliessend beurteilen können.

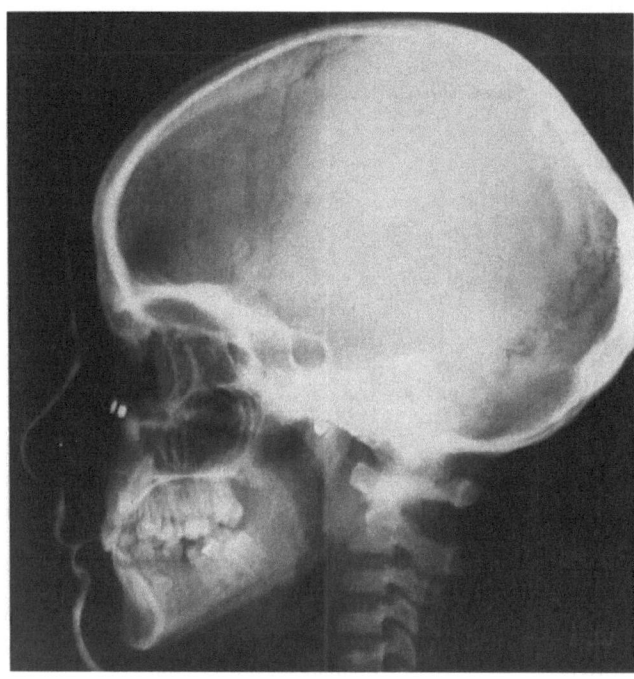

Abb. 255. Fernröntgenseitenbild des Kopfes einer 18jährigen
Patientin mit congenitaler Hypothyreose. Verkürzung der aufsteigenden Unterkieferäste infolge epiphysärer Wachstumshemmung. (Allgemeine Körpergröße 126 cm)

Gonaden und Nebennierenrinde

Störungen der endokrinen Keim-
drüsenfunktion führen bei beiden Geschlechtern zu typischen Krankheitsbildern, die hinsichtlich ihrer Ätiologie, Klinik und Therapie innerhalb
der letzten Jahre intensiv bearbeitet
worden sind (Übersichten bei JORES,
TONUTTI, OVERZIER). Die Verhältnisse
im Kiefer-Gesichtsbereich haben dabei längere Zeit keine besondere Beachtung erfahren.

Hypogonadismus. Für das Studium älterer Literatur über *Zahn-
und Gebißveränderungen* beim Hypogonadismus ist eine kritische und
zurückhaltende Einstellung zu fordern. Der
immer wiederkehrende Hinweis auf die beim
Hypogonadismus angeblich verkleinerten seitlichen Schneidezähne dürfte auf KRANZ zurückgehen, der tierexperimentell eine Wachstumshemmung des Gebißes und eine Verkleinerung der Zähne nach Kastration beobachtet hatte. Demgegenüber fanden ENGEL-
BACH, TALBOT eine Überentwicklung der
mittleren Schneidezähne beim gleichen Krankheitsbild, während LEVY sowie LANKFORT
fehlende seitliche Schneidezähne als pathognomonisch für den Hypogonadismus ansahen.
Bei allen Zusammenhangsfragen muß jedoch
der *Zeitfaktor* berücksichtigt werden. Der Beginn der endokrinen Aktivität der Gonaden

sichtes, für die KLATT den Begriff der „Stauchung des Mittelgesichtes" geprägt hat. Durch
die Analyse von FRS-Bildern des Kopfes
(Abb. 255) werden diese Verhältnisse besonders
deutlich. THOMAS war in ihren Fällen eine Rücklage des Unterkiefers im Sinne einer Rückge-
sichtigkeit aufgefallen. Der bei der Hypothyreose als „klein" und „im Wachstum zurückgeblieben" bezeichnete Unterkiefer (STAFNE)
konnte in sechs von sieben Fällen des Verf. auch
quantitativ verkleinert ermittelt werden; der
mandibuläre Wachstumsrückstand basierte
hierbei in einer Verkürzung der aufsteigenden
Unterkieferäste, was auf eine Beeinträchtigung
des sagittalen Unterkieferwachstums im epiphysären Wachstumszentrum hindeutet.

hinsichtlich ihrer somatischen Wirkung dürfte mit dem Einsetzen der Pubertät zusammenfallen, oder, anders ausgedrückt, „die Physiologie der Pubertät ist zum größten Teil die Physiologie der Androgenwirkung" (TONUTTI). Zu diesem Zeitpunkt aber ist die Zahnentwicklung im wesentlichen abgeschlossen. Endokrine Einflüsse der Gonaden sind damit kaum mehr auf die Morphogenese der Zähne zu erwarten. ENGELBACH hat zwar auf eine Hypomineralisation der Zähne beim Hypogonadismus hingewiesen und sie mit dem Einfluß der Gonaden auf den Calciumstoffwechsel erklärt. Neben dem schon erwähnten Zeitfaktor muß hier darauf verwiesen werden, daß zwischen Knochen und Zähnen hinsichtlich des Calciumstoffwechsels grundlegende Unterschiede bestehen: Eine Entkalkung des Schmelzes auf dem Wege des Stoffwechsels ist beim durchgebrochenen Zahn nicht mehr möglich (KRONFELD).

Korrelationen zwischen Gonadenfunktion und Gebiß bestehen jedoch sicher bezüglich des *Zahndurchbruches* (Topogenese).

Zwischen Jungen und Mädchen besteht eine Differenz des Durchbruches der bleibenden Zähne, wobei die Mädchen eine Beschleunigung zeigen (ADLER). Eigenartigerweise bezieht sich der allgemeine Entwicklungsvorsprung, der von den Mädchen gegenüber den Jungen bekannt ist, nicht auf den Durchbruch der Milchzähne; hier sind die Jungen voran. Die Gründe hierfür sind noch nicht bekannt (TANNER). Verschiedene biologische Untersuchungen haben klar erkennen lassen, daß Individuen mit einem beschleunigten Zahnalter in den unmittelbar präpuberalen Jahren im allgemeinen auch einen frühen puberale Wachstumsspurt (BOAS, SHUTTLEWORTH), eine frühe Menarche (SHUTTLEWORTH, 1937) und ein frühes Auftreten der sekundären Geschlechtsmerkmale (CLEMENTS) aufweisen. Von deutscher Seite hat REICHENBACH darauf hingewiesen, daß die Zahnentwicklung ein sehr frühes und zuverlässiges Reifezeichen ist, gemessen am Durchbruch der Zwölfjahrmolaren, wodurch ein deutlicher Zusammenhang zwischen Zahn- und Allgemeinentwicklung erwiesen ist. Fragen der Auswirkung der Acceleration auf die Zahnung hat neuerdings MICKEL untersucht.

Die bisherigen Kenntnisse von der *craniofacialen Entwicklung* beim männlichen Hypogonadismus basieren im wesentlichen auf den Untersuchungen von TANDLER u. GROSZ (1909), GARFUNKEL (1924), WAGENSEIL (1927/33) und LANGE (1934).

Die Schädel der Kastraten waren als auffällig klein beschrieben worden, wobei die „mächtige Entwicklung des Kieferapparates (TANDLER u.

GROSZ) kennzeichnend wäre. Als auffällig sind weiter die vergrößerten Supraorbitalwülste festgehalten. Eine dolichozephale Schädelform der Kastraten war bereits BECKER 1899 aufgefallen, der auch in Analogie zu den erhaltenen Epiphysenlinien der Röhrenknochen auf eine mangelhafte Synostierung des Schädels hingewiesen hat. Dolichocephalie und „Nahtpersistenz" an der Schädelkalotte fand auch GARFUNKEL. BIEDL sah die mächtige Entwicklung der Kiefergelenke für den Eunuchenschädel als kennzeichnend. Die kritische Würdigung dieser Mitteilung aus den ersten drei Jahrzehnten nach 1900 muß indessen auf die Besonderheiten rassischer Gesichtspunkte eingehen, da es sich z. T. bei den Untersuchten um Dinkaneger bzw. um chinesische Eunuchen gehandelt hat.

Eigene Untersuchungen an 30 Patienten mit puberalem Hypogonadismus (p.H.) eröffneten neue Einblicke in den craniofacialen Aufbau beim Androgenmangelsyndrom. Dabei war der Vermessung des FRS-Bildes des Kopfes wesentliche Bedeutung zugekommen. Allgemein auffällig war der unregelmäßige und unproportionierte Aufbau des Gesichtsschädels. Werden die Ergebnisse der Längenmessungen am FRS-Bild beim puberalen Hypogonadismus in Beziehung gesetzt zur Körpergröße und zum Lebensalter der Patienten, so wird erkennbar, daß sich die Auswirkungen eines fehlenden pubertalen Wachstumschubes beim Hypogonadismus deutlich auch auf den Gesichtsschädel projizieren: In der Zeit bis etwa zum 20. Lebensjahr ist beim p.H. das Wachstum in der Sagittalen verzögert, was besonders deutlich im Bereich des aufsteigenden Unterkieferastes zum Ausdruck kommt, der dem epiphysären Zentrum für das Längenwachstum des Unterkiefers im Unterkiefergelenkfortsatz am nächsten liegt. Mit zunehmendem Alter holt der Organismus jedoch das Defizit wieder auf, das Wachstum scheint — in Analogie zum allgemeinen Körperwachstum beim Eunuchoidismus — auch im Gesichts- und Kieferbereich, namentlich aber am aufsteigenden Unterkieferast, wegen des fehlenden Testosterons noch längere Zeit als beim Gesunden anzuhalten (KRISTEN, 1962).

Hypergonadismus. Unter diesem Sammelbegriff sollen im folgenden die bisher bekannten stomatologischen Befunde des adrenogenitalen Syndroms (AGS), des AGS mit Pseudopubertas praecox und der echten Pubertas praecox aufgezeigt und discutiert werden. SECKEL nennt die Literatur über die Fragen der Beziehung

28*

zwischen Bezahnung und Zahndurchbruch bei vorzeitigem, pathologischen Einsatz der Pubertät „dürftig und verwirrend". Denjenigen

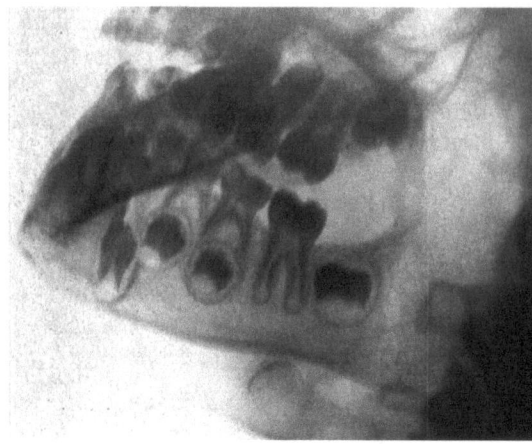

Abb. 256. Seitliche Unterkieferaufnahme eines 5³/₁₂ Jahre alten Mädchens mit idiopathischer Pubertas praecox. Zahnalter etwa 7 Jahre

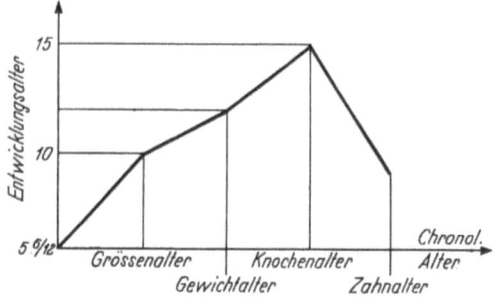

Abb. 257. Beziehung zwischen Größen-, Gewicht-, Knochen- u. Zahnalter bei einem 5¹/₂ Jahre alten Jungen mit Pubertas praecox bei einer hyperplastischen Mißbildung des Hypothalamus (Fall von Hann)

Autoren, die bei der Androgenüberschwemmung des jugendlichen Organismus keine Beeinflussung von Zahnentwicklung und Zahndurchbruch beobachtet haben (Seckel, Prader u. Maassen, Tonutti), sind die Ergebnisse jener Untersucher gegenüberzustellen, die bei derartigen endokrinen Krankheitsbildern eine Beschleunigung des Zahnalters sicher festgestellt hatten (Erben, Driggs u. Spatz, Bronstein, Schour u. Massler, Zeisel). Bei eigenen Untersuchungen von 9 Patienten (6 AGS, 3 echte Pubertas praecox) hatte sich ergeben, daß die vorzeitige und excessive Androgenwirkung offensichtlich keinen morphogenetischen Effekt auf Form und Struktur der Zähne entfaltet hatte, daß aber eine Korrelation zwischen Androgenüberschuß und Zahndurchbruch in dem Sinne besteht, daß beim Hypergonadismus eine Beschleunigung des Zahnalters vorliegt (Abb. 256). Diese Zahndurchbruchsbeschleunigung hat zwar nicht das Ausmaß des genitalen und somatischen Entwicklungsvorsprunges, ist diesen aber dem Wesen nach zuzuordnen (Kristen, 1961) (Abb. 257).

Cephalometrische Daten über die *craniofaciale Entwicklung* beim Hypergonadismus lagen bisher nicht vor. In den eigenen Fällen ist die Differenzierung spezieller androgenbedingter Veränderungen im wachsenden Gesichtsschädel im Alter von 1—10 Jahren schwierig, da sich die Proportionen hier innerhalb kurzer Zeitabschnitte bereits unter biologischen Verhältnissen ändern und dabei starken individuellen Schwankungen unterworfen sind. Sicher aber wird man die bei unseren erwachsenen Patienten mit AGS beobachtete Vergrößerung der sagittalen Längen von

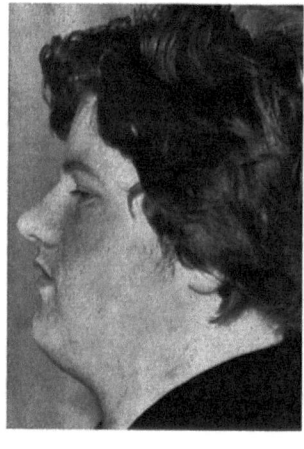
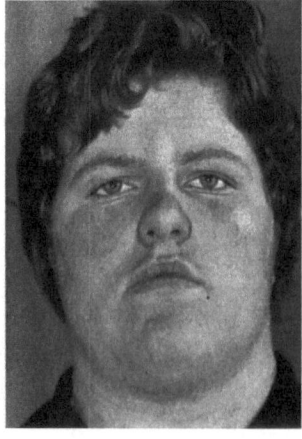
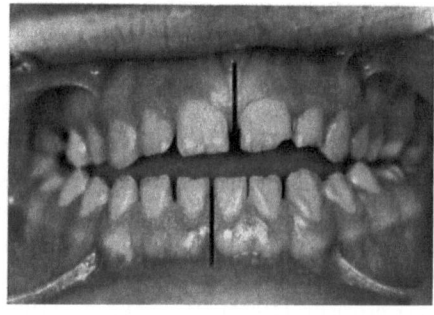

a   b   c

Abb. 258a—c. 16jährige Patientin mit adrenogenitalem Syndrom. Virile Züge des geraden Vorgesichtes, Bartwuchs, Vorbiß des Unterkiefers, offener Biß und lückige Stellung der Zähne mit Mittellinienverschiebung nach rechts (c)

Ober- und Unterkiefer, vor allem aber der aufsteigenden Unterkieferäste, als endokrin stimuliert bezeichnen können; sie beruht auf der anabolen Wirkung der vermehrten Androgene auf das epiphysäre Wachstumszentrum im Kiefergelenkfortsatz (Abb. 258a—c).

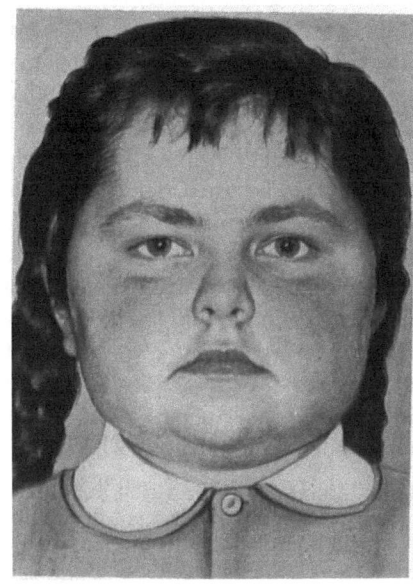

Abb. 259. 12jähriges Mädchen mit *Cushing*-Syndrom infolge Nebennierenrindentumor. Körpergröße 137 cm (Univ. Kinderklinik Heidelberg)

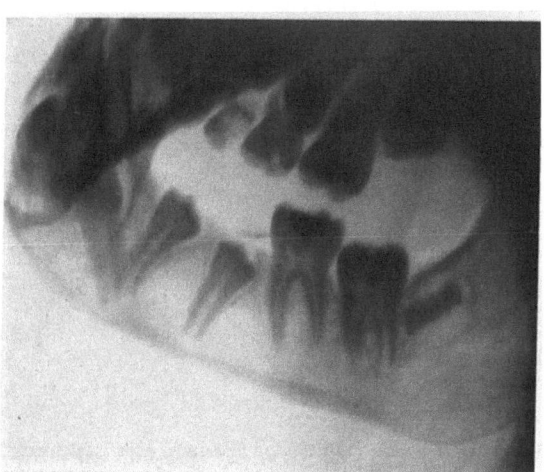

Abb. 260. Die transversale Unterkieferaufnahme der Patientin der Abb. 259 zeigt die Verzögerung des Zahndurchbruches

Die zweite Form des Hyperkortizismus, das Cushing-Syndrom, ist bei Kindern sehr selten (LABHART, WILKINS), wobei ursächlich der Nebennierenrindentumor die Hauptrolle spielt. Als Ausdruck der antianabolen Stoffwechsellage kommt es zum obligaten Symptom des

Wachstumsrückstandes. Durch das Vollmond-(Puppen-)Gesicht bieten alle Cushing-Patienten eine einmalige charakteristische Symptomatik (LABHART), wodurch sie sich auch alle ähneln (Abb. 259).

In einer eigenen Beobachtung, einem 12-jährigen Mädchen mit NNR-Tumor, war kieferärztlich eine mäßige Verzögerung des Zahndurchbruches aufgefallen, an den Eckzähnen bestand eine Tendenz zur Verlagerung (Abbildung 260).

Diabetes mellitus

Klinische Hinweise auf orale Begleiterscheinungen des Diabetes mellitus (D. m.) sind seit Jahren im Schrifttum niedergelegt; die Symptome beziehen sich dabei vornehmlich auf die Gingiva und die weiteren Anteile des Zahnhalteapparates (PARMA, MATHIS, HEYDEN, BOENHEIM). Doch sind die Zusammenhangsfragen noch keinesfalls endgültig beantwortet.

Nachdem fortgeschrittene Erkrankungen des Zahnhalteapparates (Parodontose, Parodontitis marginalis progressiva profunda) bei Jugendlichen relativ selten sind, kommt der Untersuchung jugendlicher Diabetiker zur Klärung der Syntropiefrage wesentliche Bedeutung zu. ULRICH (1962a), (Klinik KATSCH) konnte bei Vergleich von 269 stationären jugendlichen Diabetikern mit einer gesunden Gruppe zeigen, daß Zuckerkranke einen stärkeren Befall an Gingivitis (48,3% gegenüber 36,3%) und marginaler Parodontopathie (7,4% gegenüber 0,9%) aufweisen. Die Ursache hierfür wird aber nicht einfach in der Kohlehydratstoffwechselstörung gesehen (diabetische Angiopathie), sondern in einem komplexen Geschehen bei dem Konstitutionstyp, Hormon- und Vitaminhaushalt eine wesentliche Rolle spielen. Interessanterweise fand sich bei Jugendlichen auch eine Koinzidenz zwischen Kataraktbildung und Parodontose (ULRICH, 1962a). BRAUER fand bei der stomatologischen Untersuchung von 188 jugendlichen Diabetikern im Alter von 15 Monaten bis 16 Jahren weder charakteristische Zahnveränderungen noch eine signifikante Erhöhung der Cariesfrequenz gegenüber Gesunden; jedoch zeigten 25% der 188 Untersuchten mäßige bis schwere Veränderungen am knöchernen Anteil des Zahnhalteapparates. Bei der Untersuchung von 64 jugendlichen Diabetikern durch CHAPUZ u. Mitarb. war eine gewisse Cariesrestistenz bei ausgesprochener

Neigung zur marginalen Parodontitis aufgefallen. Zur Aufdeckung stoffwechselregulatorischer Beziehungen zwischen D. m. und menschlicher Mundschleimhaut haben Fasske u. Morgenroth ausgedehnte Forschungen angestrengt und 1161 Diabetiker, darunter viele Jugendliche untersucht.

Epithelkörperchen

Den Abschluß dieses Kapitels möge die kurzgefaßte Besprechung der dentalen Symptomatik bei Störungen der Epithelkörperchen- (E.K.-) Funktion bilden; hier nämlich begegnen wir beim (angeborenen) Hypoparathyreoidismus erstmals einem echten, hormonell induzierten morphogenetischen Effekt auf die Zahnhartsubstanzen, während den bisher beschriebenen endokrinen Störungen im wesentlichen nur eine Beeinflussung des Zahndurchbruches (Topogenese) eigen war.

Schon eingangs waren die Forschungsergebnisse des Pathologen Erdheim (1906) angedeutet worden, welche die Zusammenhänge zwischen tierexperimenteller parathyreopriver Tetanie und Verkalkungsstörung des Dentins aufgezeigt hatten; Toyofuku hat diese Erkenntnisse ergänzt, während durch Spreter v. Kreudenstein die unabdingbare Abhängigkeit der Dentinverkalkung

dieses endokrinen Organes ist mit einer verschlechterten Dentinverkalkung im Sinne der Bildung einer unverkalkten Dentinoidzone, und von einer Hypomineralisation des Schmelzes gefolgt.

Am Beispiel der Zahnveränderungen beim jugendlichen *Hypoparathyreoidismus* erweisen sich die aufgezeigten Gesetzmäßigkeiten sehr eindrucksvoll. Mit Abschluß der Zahnentwicklung, spätestens also bei Pubertätsbeginn, vermag die Unterfunktion der E.K. dem Zahn an sich nichts mehr anzuhaben, auch wenn Parathormondeficit und Hypocalcämie noch so schwer sind. Das ist auch der Grund, weshalb man bei den Hypoparathyreoidismusfällen der Erwachsenen trotz massiver tetanischer Anfälle vergeblich nach Zahnveränderungen suchen wird (Parade). Anders jedoch im Kindesalter: Nach Lage und Ausdehnung der Stigmata am Schmelz des durchgebrochenen Zahnes lassen sich Beginn und Dauer der Erkrankung geradezu kaleidoskopisch verfolgen (Abb. 261—263).

Bei der Zahnanlage kann sich auch der Zahnkeim der allgemeinen Stoffwechselstörung nicht entziehen; dementsprechend findet man histologisch auch Veränderungen an Pulpa, Dentin und Zement des menschlichen Zahnes. Die Störungen im Schmelz jedoch sind irreparabel

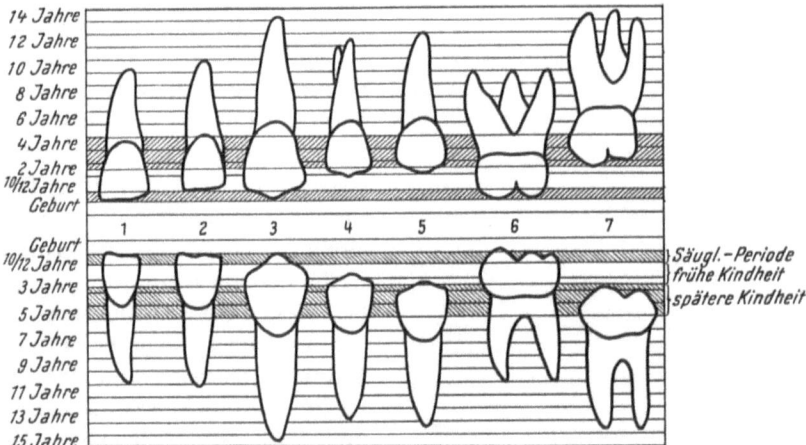

Abb. 261. *Schema* der röntgenologisch feststellbaren Mineralisation der bleibenden Zähne (Aus Labhart)

von der Nebenschilddrüsenhormonzufuhr im Dentintest am Rattenzahn geradezu meßbar dargestellt worden ist. Fleischmann hat dann auch für die bei Menschen vorkommenden Schmelzhypoplasien eine frühkindliche, parathyreoprive Tetanie verantwortlich gemacht.

Diese Forschungen beweisen, daß der Zahn zu seiner optimalen Entwicklung der ausgewogenen Zufuhr des Parathormones, d. h. intakter Nebenschilddrüsen, bedarf; jede Störung der Funktion

und daher zeitlebens erkennbar. Die besondere Anfälligkeit des Schmelzes hängt offenbar damit zusammen, daß die Ameloblasten wegen ihrer hohen Ausdifferenzierung jeglicher Störung gegenüber besonders empfindlich sind (Kronfeld).

Vom klinischen Aspekt her (Abb. 264) sind die Hypoplasien, (Rillenbildungen) bei E.K.- Unterfunktion nicht von denen bei der Rachitis zu unterscheiden. Ebensowenig aber, wie es typische „rachitische" Zähne gibt, können alle hypoplastischen Zahnveränderungen auf das Versagen der Epithelkörperchen zurückgeführt werden (KRANZ).

Eine Zusammenstellung der Literatur über die Zahnveränderungen beim Hypoparathyreoidismus hat 1956 HINRICHS gegeben und 5 eigene Fälle analysiert; ihm war dabei auch eine mäßige Verzögerung des Zahndurchbruches beim idiopathischen Hypoparathyreoidismus aufgefallen.

Der von M. SCHMUZIGER (1960) mitgeteilte Fall eines echten idiopathischen chronischen Hypoparathyreoidismus (11½jähriges Mädchen) hatte neben der deutlichen Verkalkungsstörung der Zähne auch intracerebrale, symmetrische, perivasculäre Verkalkungen aufgewiesen, wie sie nach FANCONI bei Kindern außerordentlich selten sind.

Neben der Krone des Zahnes kann auch die Wurzelbildung durch den Parathormonmangel beeinflußt werden; STAFNE fand infolge Dentinhypoplasie unterentwickelte Wurzeln, WEYERS spricht vom Wurzelschwund infolge osteoporotischer Auflockerung des Kieferknochens, wenn die Fehlleistung der Nebenschilddrüsen nach dem Aufbau der Zahnkronen wirksam wird.

Die gesamte *craniofaciale Entwicklung* bei E.K.-Störung wird von MASSLER u. SCHOUR als annähernd normal bezeichnet.

geläufig; auch die Kiefer sind von den „osteoporotischen" und cystischen Veränderungen und vom Vorkommen von Riesenzelltumoren nicht ausgenommen (STROCK, NÄGELE), während die morphologische Struktur der Zähne

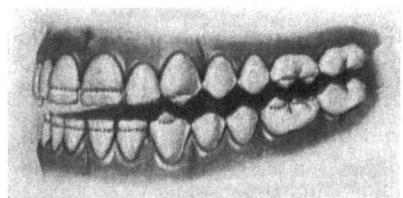

Abb. 262. Charakteristische Schmelzhypoplasie akuter Art, die um den 10. Lebensmonat entstanden ist

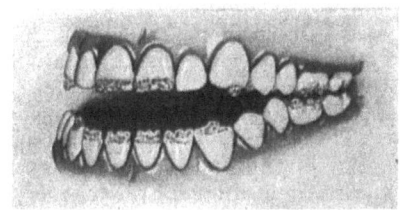

Abb. 263. Chronische Schmelzhypoplasie, entstanden zwischen Geburt und 10. Lebensmonat

erhalten bleibt (BOENHEIM, ALBRIGHT u. a.). Ein bekanntes röntgenologisches Symptom der Erkrankung, das Fehlen der Zeichnung der Zahnalveoleninnencorticalis (Lamina dura),

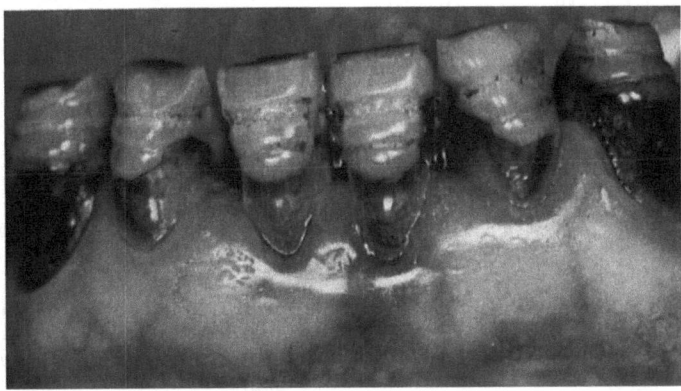

Abb. 264. Typische Rillenzähne infolge idiopathischen Hypoparathyreoidismus (älterer Patient)

Veränderungen im Zahn- und Kieferbereich beim *Pseudo-Hypoparathyreoidismus* haben HEYDEN u. LIEDKE untersucht und einen Fall beschrieben.

Obwohl für die Pädiatrie von geringerer Bedeutung, sind die charakteristischen Skeletveränderungen beim *Hyperparathyreoidismus*

hat nach der neuesten Forschung nicht die pathognomonische Bedeutung, welche ihm bisher stets in den Lehrbüchern eingeräumt worden ist (GORDAN u. a.). Eine umfangreiche Bearbeitung der Befunde im Kieferbereich beim Hyperparathyreoidismus verdanken wir SILVERMAN (1962).

Literatur

ADLER, P.: Der Geschlechtsunterschied im Zahnwechsel. Dtsch. Zahn-, Mund- u. Kieferheilk. **31**, 20 (1959).

— u. P. VEGH: Über Zähne und Gebiß von Jugendlichen mit hypophysären Störungen. Dtsch. zahnärztl. Z. **5**, 67 (1950).

ALBRIGHT, F., J. C. AUB, and W. BAUER: Hyperparathyreoidism, a Common and Polymorphic Condition as Illustrated by 17 Proved Cases from One Clinic. J. Amer. med. Ass. **102**, 1276 (1934).

BANSI, H. W.: Die Erkrankungen der Schilddrüse unter besonderer Berücksichtigung der Auswirkung auf Mundhöhle und Zahnsystem. Dtsch. zahnärztl. Z. **17**, 205 (1962).

BARGMANN, W.: Inkretorisches System, Zahnentwicklung und Zahnstruktur. Dtsch. zahnärztl. Z. **5**, 525 (1950).

BAUME, L. J.: Die hormonale Steuerung des Zahndurchbruchs. Schweiz. med. Wschr. **83**, 560 (1953).

— Einfluß der Funktion auf die Topogenese der Zähne. Fortschr. Kieferorthop. **16**, 310 (1955).

BECKER, PH. F.: Über das Knochengerüst eines Castraten. Arch. Anat. Physiol. **1899**, 83.

BERBLINGER, W.: Die Bedeutung der Hormone und der Vitamine für die Stomatologie. Schweiz. Mschr. Zahnhk. **49**, 1163 (1939).

BETHMANN, W.: Hormone und Mundhöhle. Berlin: Volk und Gesundheit 1961.

BIEDL, A.: Zahnsystem und Innere Sekretion. Korresp.-Bl. Zahnärzte **55**, 99 (1931).

BOAS, F.: Studies in Growth II. Hum. Biol. **5**, 429 (1933).

BOENHEIM, F.: In: Textbook of Periodontia. Miller S. C. Philadelphia/Toronto: Blakiston 1950.

BOSEN, A.: Innersekretorische Störung in ihren Beziehungen zum Zahnsystem. Med. Diss. Düsseldorf 1954.

BRAUER, J. C.: Systemic and local factors in periodontic problems of the child's mouth. J. Amer. dent. Ass. **30**, 45 (1943).

BROADBENT, B. H.: A new X-ray technique and its application to orthodontia. Angle Orthodont. **1**, 45 (1931).

CHAPUT, A., J. BARA, S. CORONEL, J. ROUOT et G. GABOLY: Signes buccodentaires du diabète juvénile. Rev. Stomat. (Paris) **1951** (4).

CLARA, M.: Entwicklungsgeschichte des Menschen. Heidelberg: Quelle & Meyer 1949.

CLEMENTS, E. M. B., E. DAVIES-THOMAS, E., and K. G. PICKETT: Time of eruption of permanent teeth in Bristol children in 1947—48. Brit. med. J. **1953**, 1421.

COHEN, M. M., and R. WAGNER: Dental Development in pituitary Dwarfism. J. dent. Res. **27**, 445 (1948).

DRIGGS, M. u. H. SPATZ: Pubertas präcox bei einer hyperplastischen Mißbildung des Tuber cinereum. Virchows Arch. path. Anat. **305**, 567 (1939).

EICHLER, R.: Befunde im Kiefer- Gesichtsbereich bei hypophysärem Zwergwuchs. Fortschr. Kieferorthop. **21**, 190 (1960).

ENGELBACH, W.: Endocrine Medicine Voll. III. Springfild: Thomas 1932.

ERBEN, F.: Genuine konstitutionelle Frühreife. Z. Kinderheilk. **53**, 716 (1932).

ERDHEIM, J.: Tetania parathyreopriva. Mitt. Grenzgeb. Med. Chir. **16**, 632 (1906).

— Zur Kenntnis der parathyreopriven Dentinverkalkung. Frankfurt. Z. Path. **7**, 175 (1911).

FASSKE, E., u. K. MORGENROTH: Histologische und histochemische Untersuchungen der menschlichen Mundschleimhaut beim Diabetes mellitus. Ärztl. Forsch. **13**, 73 (1959).

FLEISCHMANN, L.: Die Ursache der Schmelzhypoplasien. Vjschr. Zahnheilk. **25**, 868 (1909).

GARFUNKEL, B.: Zum Krankheitsbild des Eunuchoidismus. Beitr. path. Anat. **72**, 475 (1924)

GELINET, M., et J. GUENEL: Dents et glands endocrines. Inform. dent. (Paris). **38**, 12 (1956).

GORDAN, S. G., E. EISENBERG, H. F. LOKEN, B. GARDNER, and T. HAYASHIDA: Clinical Endocrinology of Parathyroid Hormone Excess. XVII. Rec. progr. in Hormon Res. New York: Academic Press 1962.

HANN, J.: Pubertas praecox bei hyperplastischer Mißbildung des Hypothalamus. Nervenarzt **30**, 19 (1959).

HAUSSER, E.: Ätiologie und Genese der Gebißanomalien. Fortschr. Kieferorthop. **13**, 37 (1952).

— Schilddrüse, Nebenschilddrüse, Hypophyse und Kauorgan. Fortschr. Kieferorthop. **21**, 175 (1960).

HEYDEN, P.: Das Paradentium beim Diabetes mellitus. Dtsch. Zahn-, Mund- u. Kieferheilk. **23**, 203 (1955).

— Schilddrüseninsuffizienz und Zähne. Dtsch. zahnärztl. Z. **15**, 1038 (1960).

— u. E. LIEDKE: Veränderungen im Zahn-, Mund-, Kieferbereich bei kryptogenetischer Nebenschilddrüseninsuffizienz. Zahnärztl. Rdsch. **69**, 279 (1960).

HINRICHS, H.: Dental Changes in Idiopathic Juvenil Hypoparathyreoidism. Oral Surg. **9**, 1102 (1956).

HOFRATH, H.: Die Bedeutung der Röntgenfern- und Abstandsaufnahme für die Diagnostik der Kieferanomalien. Fortschr. Orthodont. **1931**, 232.

JORES, A.: Die Keimdrüsen und ihre Krankheiten. In Handbuch der Inneren Medizin, 4. Aufl. 7/1, Berlin-Göttingen-Heidelberg: Springer 1955.

— u. H. NOWAKOWSKI: Praktische Endokrinologie. Stuttgart: Thieme 1960.

KLATT, B.: Kreuzungen an extremen Rassetypen des Hundes. Z. menschl. Vererb. u. Konstit.-Lehre **27**, 283 (1943).

KORKHAUS, G.: Über Anbau- und Abbauvorgänge an Zahnwurzeln bei Akromegalie. Zahnärztl. Welt **10**, 286 (1955).

KORKHAUS G.: Über die Veränderungen im Gebiß und Gesichtsschädel bei der Akromegalie. Dtsch. Zahn-, Mund- u. Kieferheilk. 22, 93 (1955).
— Entwicklungsstörungen des Oberkiefers und des Mittelgesichtes. Fortschr. Kieferorthop. 18, 29 (1957).
— Die Entwicklung des Gesichtsschädels und ihre Störungen. Fortschr. Kiefer- Gesichtschir. Bd. IV, Stuttgart: Thieme 1958.
— u. G. MÜLLER: Innere Sekretion und Gebißanomalien. Fortschr. Kieferorthop. 21, 148 (1960).
KRANZ, P. P.: Innere Sekretion, Kieferbildung und Dentition. Zahnärztl. Rdsch. 22, 1075 (1913).
— Die innere Sekretion als biologischer Faktor bei der Entwicklung des Skelets, speziell der Zähne der Säugetiere. Dtsch. Mschr. Zahnheilk. 34, 493 (1916).
— Klinische Zahnheilkunde und ihre Grenzgebiete. 3 Auflage. München: Hanser 1946.
— Zu dem Kapitel Akromegalie der Erwachsenen Dtsch. Zahn-, Mund- u. Kieferheilk. 27, 98 (1957).
KREUDENSTEIN, SPRETER V.: Experimentelle Untersuchungen über den Rattenzahn als Testobjekt für die Wirkung des Epithelkörperchenhormones. Dtsch. Zahn-, Mund- u. Kieferheilk. 3, 318 (1936).
KRISTEN, K.: Endokrine Erkrankungen und Gebißsystem. Fortschr. Kieferorthop. 21, 183 (1960).
— Klinische und tierexperimentelle Untersuchungen über den Einfluß des Endokriniums auf Gebiß, Kiefer, und Gesichtsschädel unter besonderer Berücksichtigung der Androgene. Habil. Schr. Heidelberg 1961.
— Befunde im Kiefer- Gesichtsbereich bei Hypo- und Hypergonadismus. Dtsch. zahnärztl. Zschr. 17, 225 (1962).
— Veränderungen im Kiefer- Gesichtsbereich bei der Akromegalie. Fortschr. Med. 81, 183 (1963a).
— Über hormonelle Einflüsse auf das sog. Zahnalter. Zahnärztl. Welt/Reform. 64, 82 (1963).
KRONFELD, R.: Histopathology of the teeth. Philadelphia: Lea & Febiger 1945.
LABHART, A.: Klinik der Inneren Sekretion. Berlin-Göttingen-Heidelberg: Springer 1957.
LANGE, J.: Die Folgen der Entmannung Erwachsener. Leipzig: Thieme 1934.
LANKFORT: zit. nach BOSEN, s. d.
LOEPP, W., u. R. LORENZ: Röntgendiagnostik des Schädels. Stuttgart: Thieme 1954.
MARKUS, M., B. et. al.: Facial Development in Hypopituitary Dwarfism. Amer. J. Orthodont. 28, 334 (1942).
MASSLER, M., and I. SCHOUR: In Dentistry for Children. III Edit. New York-Toronto-London: Mc. Graw-Hill 1952.
MATHIS, H., u. W. WINKLER: Zahnheilkunde und Innere Medizin. Leipzig: Barth 1940.
MEYER, W.: Normale Histologie und Entwicklungsgeschichte der Zähne des Menschen. München: Hanser 1951.

MICKEL, J. M.: Die Auswirkung der Akzeleration auf die II. Dentition. Öff. Gesundh.-Dienst 24, 281 (1962).
NÄGELE, E.: Der primäre und der secundäre Hyperparathyreoidismus. Dtsch. med. Wschr. 80, 1400 (1955).
ORBAN, B.: Oral Histology and Embryology. 5. Edit. by H. SICHER. Saint Louis: Mosby 1962.
OVERZIER, C.: Die Intersexualität. Stuttgart: Thieme 1961.
PAPE, K.: Zur Systematik hyperplastischer Zementveränderungen. Zahnärztl. Welt/Reform. 62, 605 (1961).
PARADE, G. W.: Über die Beziehungen zwischen Mundhöhle und dem gesamten hormonellen System. Dtsch. zahnärztl. Z. 17, 194 (1962).
PARMA, Č.: Parodontopathien. Leipzig: Barth 1960.
Pontscher Index: In SIEBERTH, P.: Tabellen für die Kieferorthopädische Behandlung. 5. Aufl. Leipzig: Barth 1960.
PRADER, A.: Hypogonadismus beim Knaben Schweiz. med. Wschr. 85, 737 (1955).
— Pubertas praecox in LABHART, S. 51, s. d.
— Hypophysärer Zwergwuchs in LABHART, S. 117, s. d.
— Der hypophysäre Riesenwuchs in LABHART, S. 125, s. d.
— Die Hypothyreose im Kindesalter in LABHART, S. 174, s. d.
— Das adrenogenitale Syndrom in LABHART, S. 359, s. d.
—, u. A. P. MAASSEN: Die Wirkung der androgenen Hormone auf das Skelett. Helv. paediat. Acta. 8, 137 (1953).
—, u. F. PERABO: Körperwachstum, Knochen- und Zahnentwicklung bei den endokrinen Erkrankungen im Kindesalter. Helv. paediat. Acta. 7, 517 (1952).
REBEL, H. H.: Endokrine Ursachen in der dentofacialen Pathologie. Dtsch. zahnärztl. Z. 12, 59 (1957).
REICHENBACH, E.: Zahnentwicklung und sexuelle Reifezeichen. In Entwicklungsstörungen beim Zahnwechsel. München: Hanser 1952.
ROZEIK, F.: Über den Einfluß endogener Faktoren auf das Zahnsystem. Zahnärztl. Welt/Reform. 58, 181 (1957).
SALZMANN, J. A.: Dental correlation in pituitary dwarfism. Amer. J. Orthod. 38, 674 (1952).
SCHMID, F., u. G. WEBER: Röntgendiagnostik im Kindesalter. München: Bergmann 1955.
SCHMUZIGER, M.: Ein Fall von echtem, idiopathischem, chronischem Hypoparathyreoidismus. Fortschr. Kieferorthodont. 21, 203 (1960).
SCHOUR, K., and M. MASSLER: Chronology of the development of the dentition. J. Amer. dent. Ass. 28, 1153 (1941).
SCHWENK, A.: Erkrankungen des endokrinen Systems. In: OPITZ-de RUDDER: Pädiatrie. Berlin-Göttingen-Heidelberg: Springer 1957.
SECKEL, H.-P. G.: Frühnormale Geschlechtsentwicklung und Pubertas praecox. Mschr. Kinderheilk. 104, 165 (1956).

SECKEL, H.P.: Six examples of precocious sexual development. Amer. J. Dis. Child. 79, 278 (1950).

SHUTTLEWORTH, F. K.: Sexual maturation and the physical growth of girls age six to nineteen. Monogr. Soc. Res. Child. Develop. 2, 253 (1937).

— The physical and mental growth of girls and boys age six to nineteen in relation to age at maximum growth. Monogr. Soc. Res. Child. Develop. 4, Nr. 3 (1939).

SILVERMAN, Sol. et. al.: The dental structures in primary hyperparathyreoidism. Oral Surg. 15, 426 (1962).

STAFNE, E. C.: Dental Roentgenologic Manifestations of Systemic Diseases. Radiology. 58, 9 (1952).

STAHLER, O.: Endokrine Störungen und Zahnveränderungen. Ärztl. Prax. 12, 572 (1960).

STROLK, M. S.: Mouth in hyperparathyreoidism. New Engl. J. Med. 224, 1019 (1941).

TALBOT, P.: zit. nach BOSEN, A s. d.

TANDLER, J., u. S. GROSZ: Über den Einfluß der Kastration auf den Organismus. Arch. Mech. Org. Entwickl. 27, 35 (1909).

TANNER, J. M.: Growth at adolescence. Oxford: Blackwell 1955.

THOMAS, D.: Innere Sekretion und Gebißanomalien Fortschr. Kieferorthop. 21, 210 (1960).

TONUTTI, E., O. WELLER, E. SCHUCHARDT u. E. HEINKE: Die männliche Keimdrüse. Stuttgart: Thieme 1960.

TOYOFUKU, T.: Über die parathyreopriven Veränderungen des Rattennagezahnes. Frankfurt. Z. Path. 7, 249 (1911).

ULRICH, K. H.: Zur Frage der Veränderungen im Mund-, Kieferbereich bei Akromegalie. Dtsch. zahnärztl. Z. 17, 252 (1962).

— Über Vorkommen und Ursachen von Parodontopathien bei jugendlichem Diabetes mellitus. Dtsch. zahnärztl. Z. 17, 221 (1962a).

WAGENSEIL, F.: Beiträge zur Kenntnis der Kastrationsfolgen und des Eunuchoidismus beim Mann. Z. Morph. Anthrop. 26, 264 (1927).

WELTI: zit. nach MASSLER and SCHOUR. s. d.

WEYERS, H.: Zähne und Zahnkrankheiten im Kindesalter. In: OPITZ-de RUDDER. Pädiatrie. Berlin-Göttingen-Heidelberg: Springer 1957.

WIESEL, J.: Nebennieren. In Handbuch der norm. und path. Physiol. 16, 553 (1930).

WILKINS, L.: The diagnosis and treatment of endocrine disorders in childhood and adolescence. 2nd. Ed. Oxford: Blackwell 1957.

WOLF, W.: Oral manifestationes of metabolic and endocrine dysfunction. In: MILLER. Oral Diagnosis and Treatment. New York-Toronto-London: Mc. Graw-Hill 1957.

ZEISEL, H.: Die Wirkung der Sexualhormone auf das Skelett des Kindes. In: Stoffwechselwirkungen der Steroidhormone. Berlin-Göttingen-Heidelberg: Springer 1954.

Erkrankungen der Zähne, der Kiefer und des Zahnhalteapparates

Von A. KRÖNCKE, Erlangen

Die Zahncaries

Als Zahncaries wird der mit Erweichung und Auflösung einhergehende Zerfall der Zahnhartsubstanzen bezeichnet. Fast die gesamte zivilisierte Menschheit ist von dieser Erkrankung befallen. Nächst den banalen Infektionen der Atemwege gilt sie daher als verbreitetste Krankheit mit dem wesentlichen Merkmal, daß einmal durch Caries zerstörte Hartgewebspartien irreversible Substanzdefekte darstellen, die nur durch körperfremde Materialien gedeckt werden können. Durch fortschreitende und neue Caries summieren sich die Gebißschäden, bis Folgeerkrankungen auftreten und bis früher oder später die Funktionsfähigkeit des Kauorgans beeinträchtigt wird oder ganz verlorengeht. Für die Behandlung der Zahncaries und ihrer Folgeerscheinungen wurden in Westdeutschland 1961 allein von den gesetzlichen Krankenkassen rund 650 Millionen DM und insgesamt schätzungsweise 1 Milliarde DM jährlich aufgewandt (FRANKE).

Häufigkeit: Auch Kinder bleiben von der Zahncaries nur selten verschont. Wie früh und zugleich wie schwer der Cariesbefall bereits im Milchgebiß zu beobachten ist, geht z. B. aus kürzlich von HÜLSMANN u. LAGARIE veröffentlichten Untersuchungsbefunden an 3—5jährigen Kindern aus Essener Kindergärten hervor. Diese Zahlen (Tab. 19) treffen auch nach unseren Beobachtungen zumindest für Großstadtverhältnisse in Westdeutschland zu; in den skandinavischen Ländern z. B. werden sie noch übertroffen. (Siehe im übrigen auch bei GEDICKE, Bd. II dieses Handbuches).

Mit dem Zahnwechsel werden auch die cariösen Milchzähne durch bleibende und zunächst gesunde Zähne ersetzt. *Die Cariesfrequenz* (% cariöse Zähne) sinkt damit meist vor-

Tabelle 19. *Cariesbefall von 3—5jährigen Kindern aus Essener Kindergärten (1959) (nach* HÜLSMANN *und* LAGARIE*). Angaben in % der untersuchten Kinder*

Altersgruppe	3 jährige	4 jährige	5 jährige
Anzahl untersuchter Kd.	1056	1841	2050
Caries im Milchgebiß	51,5%	67%	79%
davon nicht mehr sanierbar	4,5%	10%	20,4%

übergehend ab. Nach dem jährlichen Carieszuwachs gemessen, ergibt sich eine *Altersdisposition*, die in die Zeit nach Abschluß der Pubertät fällt. Eine Geschlechtsdisposition scheint im Kindesalter nicht vorzuliegen, während nach der Pubertät Frauen häufiger von Caries befallen werden als Männer (EULER).

Auf wichtige Zusammenhänge der Zahncaries mit der Ernährung weist die Tatsache hin, daß die Cariesfrequenz bei Schulkindern während der Weltkriege und in den darauf folgenden Notzeiten erheblich absank (TOVERUD, SOGNNAES, ROOS, DIERLAMM, SPRETER V. KREUDENSTEIN). Mit dem Einsetzen „normaler" Ernährungsbedingungen, in der Bundesrepublik etwa seit 1950, stieg auch die Cariesfrequenz um etwa 2 Jahre nachhinkend wieder auf die heutige Werte an. Identische Beobachtungen wurden in den meisten Ländern gemacht, die kriegsbedingt von erheblichen Restriktionen auf dem Ernährungssektor betroffen wurden. Gleichzeitig mit der Cariesverminderung wurde sowohl in Deutschland als auch in Norwegen eine durchschnittliche Verringerung von Größe und Gewicht der Schulkinder sowie eine Verzögerung des Zahnwechsels und der allgemeinen Entwicklung beobachtet (TOVERUD, LAMMERS u. HAFER).

Pathobiologie: Trotz umfangreicher Forschungen auf diesem Gebiet während der letzten Jahrzehnte ist die Ätiologie der Zahncaries bis heute nicht eindeutig geklärt. Große Wahrscheinlichkeit besitzt immer noch die älteste als wissenschaftlich gut untermauert zu bezeichnende Cariestheorie von MILLER, nach der durch Vergärung von Kohlenhydraten entstehende Milchsäure die Auflösung der Apatite des Schmelzes und damit die erste Cariesläsion bewirkt. Die auf diese Weise freigelegte organische Matrix unterliegt dann der Fäulnis. Eine wesentliche Ergänzung hat diese Theorie neuerdings durch die Untersuchungen und Hypothese von SCHATZ und MARTIN erhalten, wonach der gleiche Vorgang der initialen Zerstörung der Apatitstrukturen auch im neutralen Milieu durch Wirksamkeit von

Chelatoren möglich zu sein scheint. Andererseits deuten verschiedene morphologische Befunde ernsthaft auf die Möglichkeit hin, daß sich die ersten zur Caries führenden Veränderungen an der organischen Grundsubstanz des Zahnschmelzes und des Dentins abspielen (GOTTLIEB, DARLING).

Zur *Pathogenese* der Zahncaries kann zusammenfassend bemerkt werden, daß diese Erkrankung stets an der Oberfläche des Zahnes und vorzugsweise an solchen Stellen beginnt, die aufgrund ihrer Form oder Lage (Fissuren, Grübchen,

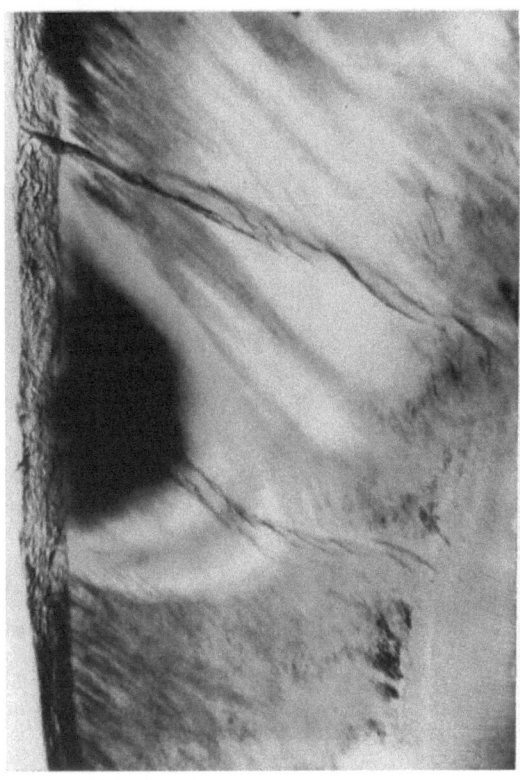

Abb. 265. Ungefärbter Schliff durch eine beginnende Schmelzcaries im Approximalbereich eines 2. oberen Milchmolaren (Vergr. etwa 75×). Die Schmelzoberfläche ist über dem Defekt zunächst noch erhalten. Es zeichnen sich mehrere Zonen ab, die durch Lösungs- und Umkristallisationsprozesse im cariös veränderten Schmelzbezirk zustandekommen

Approximalräume, Zahnhälse) zur Verschmutzung und Auflagerung von Belägen neigen (habituell unsaubere Zonen). Als experimentell gesichert können auch folgende Bedingungen bezeichnet werden:

a) Ohne Kohlenhydrate keine Caries.
b) Ohne Kontakt der Nahrung mit den Zähnen keine Caries.
c) Ohne Bakterien keine Caries.

Zur näheren Begründung darf vor allem auf SOGNNAES (1956) verwiesen werden. Über diese Grundsätze hinaus sind seit längerem verschiedene *konditionale Faktoren* (EULER) gut bekannt, deren größerer Teil sich auf einen gemeinsamen Nenner bringen läßt. Sie wirken dann cariesbegünstigend, wenn sie so geartet oder beschaffen sind, daß weiche Beläge (Plaques) an der Zahnoberfläche entstehen und festhaften (vgl. Abb. 219 u. 222). Für die Therapie und Prophylaxe der Zahncaries ergeben sich hieraus wichtige Ansatzpunkte.

Pathologisch-anatomisch gesehen, beginnt die Caries an der Schmelzoberfläche und breitet sich zunächst im Schmelz aus. Die Oberfläche bleibt relativ lange erhalten, während in der Tiefe bereits Lösungs- und Umkristallisationsprozesse ablaufen, die im histologischen Bild gelegentlich verschiedene Zonen erkennen lassen (Gustafson, Balle) (Abb. 965). Im fortgeschrittenen Stadium bricht die zunächst erhaltene Oberflächenschicht ein; der eigentlich cariöse Substanzdefekt ist entstanden.

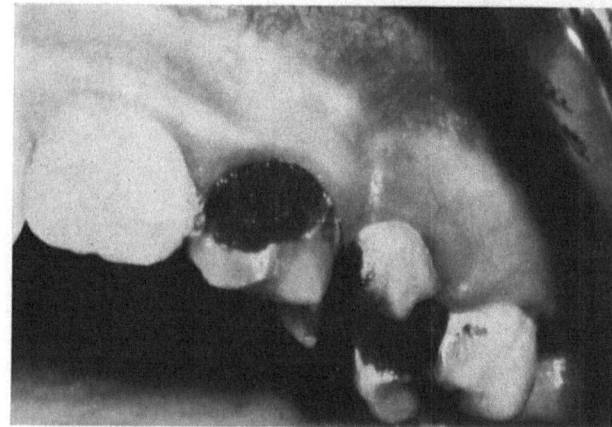

Abb. 266. Fortgeschrittene cariöse Defekte an den Zähnen +II III IV eines 9jährigen Jungen (H. B.). Die schwärzlichbraun verfärbte Dentincaries unterminiert die zunächst noch erhaltenen Schmelzwände, bis diese einbrechen und den Defekt sichtbar vergrößern

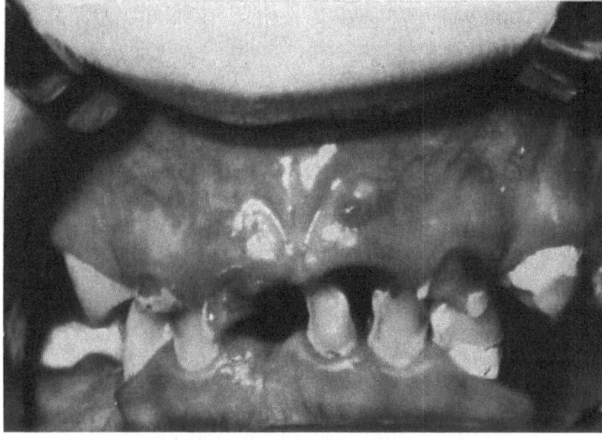

Abb. 267. Fortgeschrittene Zerstörung und Verlust von Milchzähnen durch Caries bei einem 6½jährigen Mädchen (A. W.) mit Morbus Hand-Schüller-Christian. Auch die Sechsjahrmolaren sind — auf dem Bilde nicht sichtbar — bereits weitgehend zerstört. Über +I Fistelmaul einer chronisch apikalen Parodontitis

Erreicht der cariöse Prozeß die Schmelz-Dentingrenze, so breitet er sich dort schneller aus als im Schmelz. Er unterminiert die noch unversehrten Schmelzränder, bis sie einbrechen und den Substanzdefekt auch zur Oberfläche hin vergrößern. Neben der vollständigen Erweichung sind auch im Dentin verschiedene Zonen histologisch und teilweise auch klinisch unterscheidbar, die für die zahnärztliche Therapie von Bedeutung sind.

Klinik: Die Zahncaries verläuft an sich symptomlos und ist durch den Defekt in den Zahnhartsubstanzen erkennbar. In den Anfangsstadien (Schmelzcaries) deutet das kalkigweiße Aussehen und die Rauhigkeit der Oberfläche auf diesen Prozeß hin. Nach Einbruch in das Dentin ist eine meist schwarzbraune Verfärbung charakteristisch, die auch durch noch nicht eingebrochene Schmelzpartien hindurchschimmert (vgl. Abb. 266, 268).

Über den cariösen Prozeß im Dentin kommt es nicht selten zu Reizungen der Odontoblastenfortsätze und damit des Zahnmarks durch süße oder saure Substanzen, die eindringlich auf die Existenz der Caries hinweisen. In fortgeschrittenen Fällen verursachen die von dem cariösen Prozeß ausgehenden Reize Entzündungen der Pulpa mit entsprechender Symptomatologie (s. S. 447). In der Regel entwickelt sich jeder cariöse Prozeß fortschreitend weiter, wenn ihm nicht durch zahnärztliche Maßnahmen Einhalt geboten wird. Nur unter seltenen günstigen Umständen stellt sich ein über lange Zeit stationärer Zustand ein (Caries sicca).

Verstärkter Cariesbefall wird im Zusammenhang mit einigen *Allgemeinerkrankungen* beobachtet. So gehört die frühzeitige, im Molarenbereich beginnende cariöse Zerstörung der Zähne zu den klassischen Symptomen des Hand-Schüller-Christian-Syndroms (Abb. 267). Andererseits bilden Mikro- und Makrohypoplasien der Zahnhartsubstanzen als Folge nutritiv oder inner- sekretorisch bedingter Mineralisationsstörungen die morphologische Grundlage eines erhöhten Cariesbefalls (Held, Harndt, Haase u. a.). Tierexperimentelle Untersuchungen weisen zudem darauf hin, daß Störungen des endokrinen Systems den Cariesbefall beeinflussen können (Nederveen-Fenenga). Im Gegensatz zu früheren Vermutungen konnte Ulrich jedoch kürzlich zeigen, daß jugendliche Diabetiker schon im Milchgebiß einen durchschnittlich geringeren Cariesbefall aufweisen als vergleichbare Gruppen gesunder Kinder. Da es sich bei den 375 untersuchten Diabetikern fast ausschließlich um solche handelt, die bereits seit längerer Zeit ärztlich überwacht wurden, vermutet ULRICH wahrscheinlich zu Recht, daß die auffallende Cariesarmut auf den günstigen Einfluß der spezifischen Diätvorschriften zurückzuführen sei (vgl. Cariesprophylaxe, unten).

Therapie: Sie erstreckt sich sowohl bei Milch- als auch bei bleibenden Zähnen auf die vollständige Ausräumung der cariös erweichten Substanzen und Ersatz durch geeignete Füllungsmaterialien. Eine befriedigende und fachgerechte Versorgung ausgedehnterer Defekte im Milchgebiß ist aus verschiedenen Gründen oft problematisch und schwierig. Es ist deshalb besonders bei Kindern wichtig, sie so frühzeitig wie möglich zur zahnärztlichen Behandlung zu überweisen, um jeden kleinsten Defekt auszuräumen und zu füllen. Später sind Komplikationen durch Pulpaerkrankungen (vgl. S. 446) oder durch frühzeitigen Zahnverlust (vgl. S. 423) nur schwer zu vermeiden.

Prophylaxe: Von spezifisch zahnärztlichen Maßnahmen der Cariesprophylaxe abgesehen, die einer weiteren Ausbreitung der Caries entgegenwirken können und eine möglichst frühzeitige Überweisung rechtfertigen, bieten vor allem Fragen der *Ernährung* wie auch der *Mundhygiene* allgemeine und wirksame Ansatzpunkte. Ihre Kenntnis dürfte auch für den Pädiater von besonderem praktischem Interesse sein.

Unbestritten und klinisch-experimentell vielfach belegt ist die Erkenntnis, daß ein morphologisch gut entwickelter Zahn eine der Voraussetzungen für Cariesresistenz darstellt. Von hereditären Faktoren abgesehen, ist diese Voraussetzung vor allem an eine den Bedürfnissen des wachsenden Organismus optimal angeglichene *Ernährung* gebunden, die — speziell die Zahngesundheit betreffend — zunächst für die gesamte Zeit der Zahnentwicklung notwendig ist. Wie aus dem Kapitel S. 337 dieses Beitrages hervorgeht, beginnt die Entwicklung der Milchzähne und einiger bleibender Zähne bereits während des fetalen Lebens. An eine adäquate Ernährung muß deshalb bereits während der Schwangerschaft gedacht werden. Bezüglich der Nahrungskomponenten stehen neben ausreichendem Mineral- und Vitamingehalt anorganisches und organisches Phosphat im Vordergrund (SOBEL, HAASE u. a.). Von besonderer praktischer Bedeutung scheinen jedoch sowohl bei der Schwangeren als auch beim Kinde und Jugendlichen Ernährungsstörungen zu sein, die auf Aversion gegen bestimmte Nahrungsmittel oder habituelle Einseitigkeiten zurückzuführen sind. Auch intestinale Resorp-

tionsstörungen kommen ursächlich in Betracht. Hier können richtige Ernährungsratschläge oder Ergänzung der Kost durch geeignete Vitamin-Knochenmehlkombinationen nicht nur zur Resistenzsteigerung der Zahnhartsubstanzen angewandt werden, sondern auch für eine gute Reaktionslage des Gesamtorganismus von Bedeutung sein (WEYERS).

Neben diesen endogenen Wirkungsbeziehungen der *Nahrung* auf Zähne und Zahncaries ist die *lokale Wirkung* in der Mundhöhle von Wichtigkeit

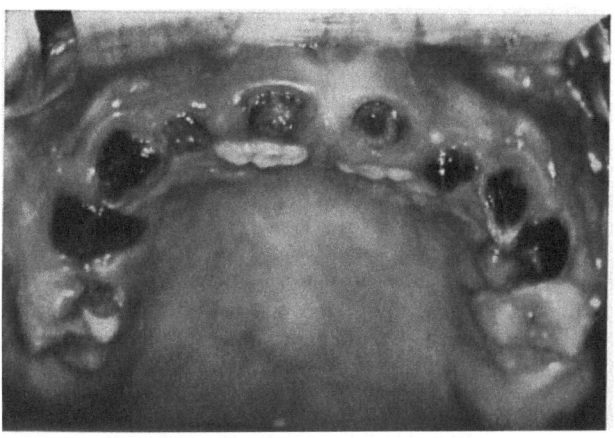

Abb. 268. Vollständige Zerstörung sämtlicher Milchzähne durch Caries bei einem 5½jährigen Mädchen (W. H.) nach mehrjährigem Gebrauch eines Honigschnullers. Beginnender Durchbruch der bleibenden Frontzähne 1+1

für cariesprophylaktische Maßnahmen: Bezüglich der Nahrungszusammensetzung steht hier die Einschränkung verfeinerter Kohlenhydrate und die Vermeidung kohlenhydratreicher „Zwischenmahlzeiten" im Vordergrund (GUSTAFSSON, KRÖNCKE u. a.). Besonders deletär wirken Süßigkeiten, die Kindern zur Beruhigung und zum Einschlafen gegeben werden, weil sie dann außerordentlich lange an den Zähnen haften bleiben. So ist die sog. „Honigschnuller-Caries" (Abb. 268) in manchen Gegenden Deutschlands noch häufig zu beobachten. Charakteristisch ist die frühzeitige vollständige Zerstörung der Milchzähne durch Caries auch an den labialen und palatinalen Glattflächen. — Mit einer Einschränkung verfeinerter Kohlenhydrate in der Nahrung ergeben sich auch meist kräftigere und gröbere Kostformen, die zum intensiveren Kauen zwingen und zugleich einer Verschmutzung der Zahnreihen durch Auflagerung von Belägen (Plaques) entgegenwirken. Auch dieser Effekt trägt erheblich zur Verhütung der Zahncaries bei.

Gesondert ist unter den Nahrungsfaktoren schließlich das *Fluor* zu besprechen. Es ist erwiesen, daß die Gegenwart dieses Elementes in Nahrung und Trinkwasser eine durchschnittlich erhöhte Cariesresistenz verursacht (SOGNNAES). Dabei kommt die beste Wirkung zustande, wenn ausreichende Fluor-Konzentrationen in Nahrung und Trinkwasser (Dosis s. unten) während der gesamten Zeit der Zahnentwicklung vorhanden sind.

Unter diesen Umständen bildet sich in den Hartgeweben anstelle von Hydroxylapatit Fluorapatit (vgl. S. 342), der schwerer löslich ist und auf diese Weise die klinisch beobachtete erhöhte Cariesresistenz erklärt (Jenkins). Wie Knappwost nachweisen konnte, finden aber auch in den Hartsubstanzen fertig ausgebildeter und in die Mundhöhle durchgebrochener Zähne Jonenaustauschvorgänge statt, die einen ähnlichen Effekt bewirken. Schließlich ist die beschleunigende Wirkung physiologischer, niedriger Fluormengen auf den Kohlenhydratabbau im Speichel (Bramstedt u. a., Kröncke) und die antibakterielle Wirkung innerhalb der Plaques auftretender Fluormengen (Jenkins) gut untersucht. Diese Vorgänge dürften bei der nachweisbaren cariesprophylaktischen Wirksamkeit verschiedenartiger Fluoranwendungen besonders nach Abschluß der Zahnentwicklung eine Rolle spielen. —

Diese Kenntnisse haben in den letzten Jahren zu verschiedenen Bemühungen geführt, *Fluor zur Cariesprophylaxe* einzusetzen. Eine der erprobten Möglichkeiten ist die Anreicherung des *Trinkwassers* mit Fluorid. Die übliche Konzentration beträgt 1 mg/l. Gute Übersichten über Problematik und Schrifttum zu diesen Fragen sind bei Jansen wie auch bei Schützmannsky zu finden. — Zufriedenstellende Resultate wurden in der Schweiz nach Verabreichung fluoridierten *Speisesalzes* (Marthaler) bzw. fluoridierter *Milch* (Ziegler) erzielt. — Ein anderer Modus gezielter Fluorprophylaxe ist durch Verabreichung von *Fluortabletten* gegeben, die in verschiedenartigster Form und Kombination erhältlich sind und den Vorteil individueller Dosierbarkeit besitzen. In der Regel wird Schwangeren 1 mg, Säuglingen 0,25 mg, Kleinkindern 0,5 mg und Schulkindern wiederum 1 mg täglich verschrieben. Die Wirksamkeit ist nach den Erhebungen von Kessler trotz fehlender Kontrollmöglichkeit durchaus befriedigend. — Schließlich sind zwei Möglichkeiten *lokaler Fluorapplikation* zu erwähnen, von denen die oberflächliche Touchierung der gereinigten und getrockneten Zahnflächen nur in der zahnärztlichen Praxis durchgeführt werden kann und erhebliche Sorgfalt und Zeit erfordert (Schützmannsky). Die andere Möglichkeit lokaler Anwendung bietet sich neuerdings durch Verwendung *fluoridhaltiger Zahnpasten,* deren Wirksamkeit in begrenztem Umfange nachgewiesen werden konnte (Mühlemann und König).

Erhebliche cariesprophylaktische Wirkung besitzt nicht zuletzt auch eine gute *Mundhygiene,* die speziell darauf abzielt, mit Mikroorganismen der Mundhöhle besiedelte Ablagerungen aus Speichel und Nahrungsresten (Plaques) zu beseitigen und fernzuhalten. Der Grundsatz, daß ein sauberer Zahn nicht cariös wird, gilt nach wie vor. —

Die regelmäßige Mundpflege mit einer kleinen Kinderzahnbürste wird am besten zunächst durch die Mutter durchgeführt, sobald die Milchmolaren durchbrechen (also im Alter von $1^1/_2$ bis 2 Jahren). Später übernehmen die Kinder dieses Geschäft gerne selbst, sollten dabei jedoch stets überwacht werden. Die Verwendung einer Zahnpasta ist von untergeordneter Bedeutung, obwohl der Säuberungseffekt durch diese nachweisbar gesteigert wird. Solange das Kind die Neigung hat, die Paste herunterzuschlucken, sollte man davon absehen, sie zu verwenden.

Erkrankungen der Zahnpulpa

Im Abschnitt S. 341 wurde der morphologische Aufbau der normalen, gesunden Zahnpulpa skizziert, wie er vornehmlich für das Milchgebiß und für bleibende Zähne im jugendlichen Alter zutrifft. Es ist jedoch bekannt, daß in individuell unterschiedlichem Maße auch schon bei Jugendlichen regressive Veränderungen der Zahnpulpen angetroffen werden, ohne daß eine Ursache eindeutig erkennbar ist. Sauerwein hat deshalb versucht zu klären, ob ein Zusammenhang mit Kinderkrankheiten festzustellen sei. Etwa die Hälfte der untersuchten 133 Fälle wies keinen normalen Befund auf. Regelmäßige Beziehungen zwischen dem Zustand des Zahnmarkes und Kinderkrankheiten waren jedoch nicht zu erkennen.

Pathobiologie der Pulpaerkrankungen

Die Pulpa eines Zahnes unterliegt entzündlichen Reaktionen, sobald ein Reiz ausreichender Quantität auf sie einwirkt. In der weitaus größten Anzahl der Fälle bildet eine bis in Pulpanähe vordringende Caries mit ihren bakteriellen und chemischen Noxen den Anlaß zu entzündlichen Pulpareaktionen. Gleichartige Erscheinungen werden aber auch durch mechanische Insulte (Trauma, vgl. S. 524), thermische Schädigungen (z. B. beim Beschleifen eines Zahnstumpfes) oder durch chemische Noxen hervorgerufen.

Bezüglich ihrer Ätiologie unterscheiden sich die Pulpaerkrankungen von Milchzähnen und bleibenden Zähnen nicht. Pathologisch-anatomische Besonderheiten führen jedoch sehr häufig zu einem unterschiedlichen Ablauf der Milchzahnpulpitis gegenüber derjenigen bleibender Zähne, was nach der folgenden Beschreibung der verschiedenartigen Pulpaerkrankungen besonders hervorgehoben werden muß. (Eingehende Übersichten sind bei FRANKE, HARNDT wie auch bei SOMMER u. a. zu finden).

Erste Reaktion der Pulpa auf entzündliche Reize ist die

Hyperämie. Zunächst finden sich im histologischen Bild auf den engeren Bereich der Reizeinwirkung lokalisiert erweiterte und prall gefüllte Arteriolen und Capillaren. Als charakteristische *Symptome* werden erhöhte Reizbarkeit auf kalte und warme Reize mit kurzzeitig nachklingenden Schmerzen verzeichnet. Die Symptomatologie kann jedoch (bei allen Pulpitiden) außerordentlich wechselhaft sein, so daß allein aus ihr eine stichhaltige Pulpadiagnose nicht gestellt werden kann. — Die hyperämische Reizung der Pulpa ist in der Regel reversibel, d. h. nach Ausschaltung des verursachenden Reizes erfolgt eine restitutio ad integrum. Die zahnärztliche Therapie erstreckt sich daher im wesentlichen auf die gründliche Beseitigung des cariös erweichten Dentins und auf den Verschluß der tiefen Kavität mit einem geeigneten, reizarmen Füllmaterial.

Die coronale Pulpitis. Wirken die entzündungsverursachenden Reize weiterhin auf die Pulpa ein, so entsteht eine meist zunächst auf die Kronenpulpa beschränkte Entzündung, die sich pathohistologisch unter dem Bilde einer serösen Durchtränkung des Bindegewebes (Pulpitis coronalis serosa) oder mit zelligen Infiltraten und Absceßbildung (Pulpitis coronalis purulenta) entwickelt. Die klinischen *Symptome*, besonders die Temperaturempfindlichkeit des betreffenden Zahnes, ist gegenüber der vorhergehenden Hyperämie erheblich gesteigert. Hinzu kommen meist schon spontan auftretende und nur noch unsicher lokalisierbare, irradiierende Schmerzattacken. — Die zahnärztliche Therapie hängt weitgehend von der feineren Diagnostik ab. In Frage kommt besonders bei Kindern und Jugendlichen die Vitalamputation (MAEGLIN), die die Lebenderhaltung der Wurzelpulpa und damit die Gesunderhaltung des apikalen Parodontiums zum Ziele hat. In behandlungstechnisch ungünstigeren Fällen wird auch heute noch bei Milchzähnen die Mortalamputation durchgeführt, d. h. die Kronenpulpa wird nach Nekrotisierung ausgeräumt und der nekrotische Wurzelpulpastumpf mit geeigneten Medikamenten mumifiziert.

Die totale Pulpitis ist durch Ausbreitung der Entzündung auf die gesamte Zahnpulpa charakterisiert. Bei geschlossenem Pulpacavum entwickelt sich dieses Stadium oft innerhalb weniger Stunden aus der coronalen Pulpitis. Histologisch läßt sich auch hier die seröse Form von der purulenten Entzündung unterscheiden. Hyperämie und Exsudation führen in den meisten Fällen zu einer erheblichen Drucksteigerung innerhalb des starrwandigen Pulpacavums, die die venösen Abflußwege im Bereich des Foramen apicale quetscht und so eine Stauung und Stase im Pulpakreislauf bewirkt. Diese Strangulation führt innerhalb kurzer Zeit zur Nekrose, die bei bakterieller Infektion (z. B. über die Caries) in Gangrän über-

geht. — Typische Symptome der totalen Pulpitis sind spontan auftretende, langanhaltende, pulsierende und irradiierende Schmerzen, die oft durch Abkühlung gelindert werden können. Therapeutisch ist die vollständige Ausräumung des entzündeten oder zerfallenen Pulpagewebes und eine Wurzelkanalbehandlung und -füllung angezeigt.

Chronische Pulpitiden. Kommt es aus Gründen geringer Reizquantität oder durch anatomische Besonderheiten (z. B. offenes Pulpacavum, Kollateralkreislauf durch Markkanäle, weites Foramen apicale) nicht zur Strangulation und

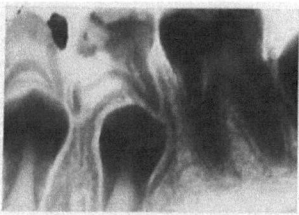

Abb. 269. Röntgenaufnahme eines 2. unteren Milchmolaren mit chronisch-ulceröserPulpitis und resorptivem Prozeß in der mesialen Wurzel (internes Granulom), der bereits in das apikale Parodontium eingebrochen ist (10jähriges Mädchen)

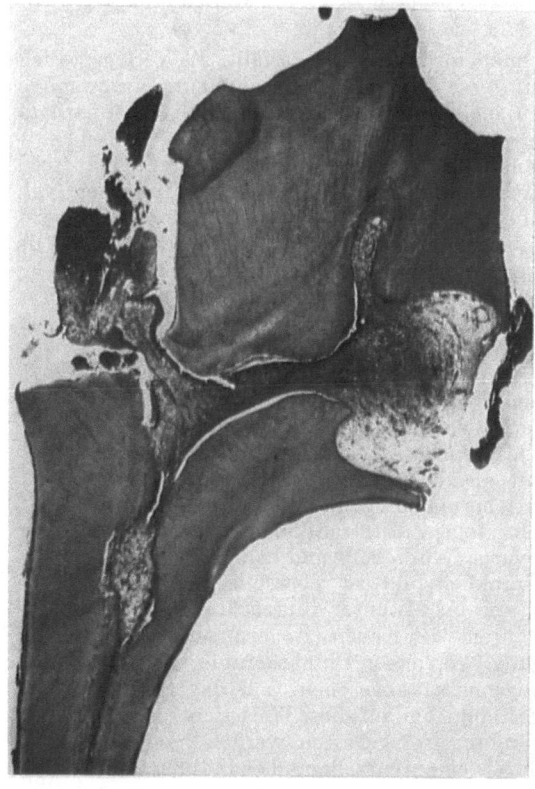

Abb. 270. Unterer 2. Milchmolar mit chronisch entzündeter Pulpa. In den Approximaldefekt (links oben) ragt ein teilweise epithelisierter Pulpapolyp hinein. Lakunäre Resorptionen im Wurzelkanal (internes Granulom). (Entkalkter Schnitt, Färbung H. C., Vergr. 8:1)

Nekrose der Pulpa, so entwickeln sich chronische Formen der Pulpaentzündung. Bei Kindern und Jugendlichen sind vornehmlich die ulceröse oder die granulomatöse Form (Pulpapolyp) anzutreffen. Im ersteren Falle bildet sich innerhalb des Pulpacavums ein Ulcus, das mit gangränösen Massen bedeckt ist und mehr oder weniger

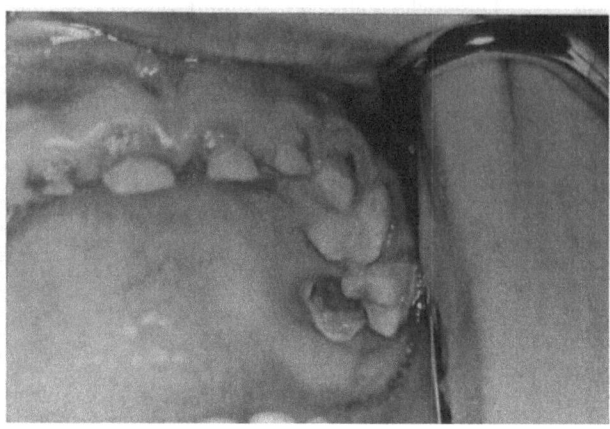

Abb. 271. Pulpapolyp im 2. oberen Milchmolaren eines 5jährigen Jungen (H. R.). Das chronisch-entzündlich proliferierende Granulationsgewebe liegt kugelig vorgewölbt in dem zentralen cariösen Defekt. — Hochgradige cariöse Zerstörung

schnell fortschreitend zerfällt. Es verlagert sich auf diese Weise fortwährend zur Wurzelspitze hin, bleibt dort aber oft noch lange Zeit innerhalb des Wurzelkanals bestehen. Der chronisch entzündliche Prozeß geht mitunter mit resorptiven Erscheinungen (internes Granulom) einher (vgl. Abb. 269 und 270). Klinische Symptome sind meist unbedeutend oder gar nicht vorhanden. — Die granulomatöse Form der chronischen Pulpitis entwickelt sich vornehmlich bei Kindern und Jugendlichen und besonders dann, wenn das Pulpacavum artefiziell oder durch Caries eröffnet wurde. Charakteristisch ist das knopf- oder pilzartig herauswuchernde Pulpagewebe (s. Abbildung 270 u. 271). Verwechslungen sind mit gleichartig gestielten proliferativen Wucherungen des Zahnfleisches oder mit dem sogen. Interradikulärpolypen möglich (s. Abb. 272 und 273). — Dieses Krankheitsbild ist ebenfalls sehr symptomarm. Mitunter führen Kontusionen während des Kauens zu geringer Belästigung. Von einer Pulpatherapie wird im allgemeinen abgesehen, weil das apikale Parodontium auf diese Weise sicherer entzündungsfrei gehalten werden kann als durch eine Wurzelkanalbehandlung und weil der Zahnwechsel diesen Zustand in mehr oder weniger kurzer Frist behebt.

Besonderheiten der Milchzahnpulpitis

Meist erkrankt die Pulpa eines Milchzahnes, während seine Wurzeln

bereits wieder resorbiert werden und ein enges Foramen apicale nicht mehr vorhanden ist. Es kommt daher nur selten zur Strangulation der Milchzahnpulpa und zu den akuten Formen der totalen Pulpitis. Vielmehr läuft die *Milchzahnpulpitis* in der überwiegenden Zahl der Fälle in einer der oben genannten *symptomarmen chronischen Formen* ab.

Störungen der Wurzelresorption zur Vorbereitung des Zahnwechsels treten mitunter bei gangränös infiziertem Dentin in Bereich des Wurzelkanals auf. Die Resorption ist verzögert oder stagniert vollständig. Der nachfolgende bleibende Zahn bricht verspätet und mitunter seitlich der verbleibenden gangränösen Milchzahnwurzel durch. Der regelrecht behandelte und mit einem geeigneten pastenartigen Material gefüllte Wurzelkanal beeinflußt die physiologischen Resorptionsprozesse beim Zahnwechsel dagegen nicht merklich.

Bemerkungen zur Prophylaxe und Therapie

Da die überwiegende Mehrzahl der Pulpaerkrankungen infolge einer Caries auftritt, liegen die Möglichkeiten einer wirksamen Prävention vor allem in der *frühzeitigen und fachgerechten Cariesbehandlung*. Gerade der Pädiater kann durch Beachtung kleinster cariöser Defekte und durch rechtzeitige Überweisung zur

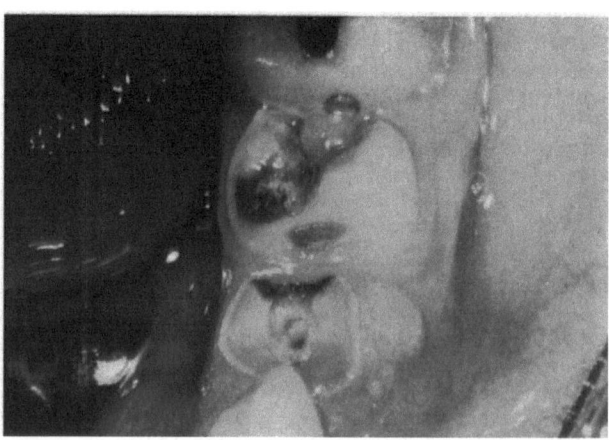

Abb. 272. Der marktote 1. untere Milchmolar dieses 9jährigen Jungen wurde durch Beschleifen gekürzt und die Wurzelkanaleingänge weit eröffnet, weil eine Wurzelbehandlung in diesem Falle nicht möglich war. Der Zahnverlust kann auf diese Weise bis zum Zahnwechsel hinausgeschoben werden. — In die distale cariöse Kavität des 2. Milchmolaren ragt ein Zahnfleischpolyp hinein

zahnärztlichen Behandlung wesentlich dazu beitragen, die oft komplizierten und nicht immer unproblematischen Pulpabehandlungen oder die möglichen Folgen eines eitrigen Zerfalls des Zahnmarks zu vermeiden.

Hinweise zur Therapie wurden oben bereits bei den verschiedenen genannten Pulpaerkrankungen eingefügt. Zu ergänzen ist lediglich, daß besonders die Wurzelkanalbehandlung nicht unerhebliche Voraussetzungen an die Behandelbarkeit und Geduld des Kindes stellt. Diese sind bekanntlich nicht immer erfüllbar. In manchen Fällen muß deshalb von der regelrechten Behandlung eines marktoten Milchzahnes abgesehen werden. Stattdessen wird oft mit Erfolg der Weg beschritten, den Wurzelkanal nach Abtragen der Zahnkrone weit zu eröffnen, so daß Sekretverhaltungen vermieden werden (s. Abb. 272). Dieses Vorgehen ist besonders in hygienischer

Hinsicht anfechtbar, im ganzen aber unproblematischer als die frühzeitige Extraktion von Milchzähnen mit ihren oft schwerwiegenden Folgen für die Stützzone und die Einstellung der bleibenden Zähne (vgl. S. 423).

Die Extraktion von marktoten Milchzähnen ist angezeigt, wenn entzündliche Prozesse auf das apikale Parodontium übergreifen und therapeutisch nicht befriedigend beherrscht werden können (vgl. S. 450). An zusätzliche kieferorthopädische Maßnahmen ist in diesen Fällen stets zu denken.

Erkrankt die Pulpa eines in Entwicklung und Durchbruch befindlichen Zahnes, während das Wurzelwachstum noch nicht abgeschlossen ist, so sind gerade hier besonders günstige Voraussetzungen für die Lebenderhaltung der Pulpa durch direkte Überkappung oder Vitalamputation gegeben, die auch den regulären Abschluß des Wurzelwachstums garantieren (KRÖNCKE, MAEGLIN).

Die entzündlichen Erkrankungen der Kieferknochen

Dieser Abschnitt befaßt sich vornehmlich mit den odontogen verursachten und fortgeleiteten entzündlichen Prozessen in den Kieferknochen. Die Osteomyelitis der Kieferknochen erfordert ihrer Häufigkeit und Bedeutung im Säuglings- und Kindesalter entsprechend auch eine eingehendere Besprechung der nicht odontogen verursachten, klinisch aber gleichartigen Formen. Im Anhang wird zu der Möglichkeit dentogen verursachter Fernerkrankungen des kindlichen Organismus (Fokalerkrankungen) Stellung genommen.

Die apikale Parodontitis

Erreichen entzündliche Reize nach Erkrankung oder gangränösem Zerfall der Zahnpulpa das apikale Parodontium, so entwickeln sich dort entzündliche Reaktionen, die sehr bald das Periodontium, den umgebenden Alveolarknochen und das Knochenmark im Sinne einer umschriebenen Osteomyelitis erfassen.

Aufgrund des im apikalen Parodontium sehr ausgeprägten und funktionsfähigen Blut- und Lymphgefäßsystems entwickeln sich die entzündlichen Reaktionen in der Regel bereits primär als *chronische apikale Parodontitis* (MEYER). Zunächst findet sich nach purulentem Zerfall der Pulpa ein Ulcus im Übergangsbereich zwischen Pulpa und Parodontium. Erweiterte Gefäße und massive kleinzellige Infiltrate gehen mit einem Umbau des parodontalen Fasersystems einher, das sich kapselartig um den Entzündungsherd orientiert. Mit der Umwandlung in Granulationsgewebe entwickeln sich auch abszeßartige Einschmelzungen. Die Geschwürsfläche wird in das Parodontium verlagert. In der Peripherie des chronisch entzündlichen Prozesses werden Alveolarknochen und mitunter auch Zement und

Dentin der Wurzel resorbiert. Der Periodontalspalt wird auf diese Weise — auch im Röntgenbild sichtbar — erweitert. Im Sinne der Rickerschen Stufenregel findet sich in weiter peripher gelegenen Zonen reaktive Knochenapposition (BROSCH).

Durch die chronisch entzündlichen Reize veranlaßt, proliferieren die von der Wurzelentwicklung her im Periodontium verbliebenen Mallassezschen Epithelreste (vgl. S. 342) und durchziehen das Granulationsgewebe bald band- und netzförmig. Sie wirken bei der Entstehung radikulärer Cysten mit.

Nach Resorption der (meist buccalen) Kompakta des Alveolarfortsatzes durchbricht das Granulationsgewebe mitunter das Periost und das submuköse Bindegewebe. Auf der Schleimhautoberfläche bildet sich dann in der Gegend der Wurzelspitze (bei Milchzähnen in typischer Weise mehr zum Zahnfleischrand hin) ein dunkelrotes Knötchen, das sich zunehmend mit Pus füllt und schließlich zum Fistelmaul entwickelt (vgl. Abb. 273). *Klinisch* verläuft die chronisch-apikale Parodontitis praktisch symptomlos.

Die *primär akute apikale Parodontitis* tritt nur sehr selten unter dem Bilde des akuten Knochenmarksabscesses auf. Die zugleich bestehende hochgradige Periodontitis läßt den betroffenen Zahn verlängert und stark berührungsempfindlich erscheinen. Der akute purulente Prozeß im apikalen Parodontium verursacht unerträgliche, pulsierende Schmerzen. Nach Eröffnung durch den Wurzelkanal des beteiligten Zahnes (Trepanation) oder durch Schleimhaut und Kompakta des Alveolarfortsatzes in der apikalen Region (Schrödersche Lüftung) entleeren sich erhebliche Mengen Pus. In der Regel stellt sich nach dieser Entlastung bald der Zustand der chronischen apikalen Parodontitis ein.

Besonderheiten der apikalen Parodontitis bei Milchzähnen: Die apikale Milchzahnparodontitis breitet sich vorwiegend nach interradikulär und marginal hin aus (vgl. Abb. 269). Ursache dürfte die anatomische Lage des nachfolgenden Ersatzzahnkeimes sein. Fistelöffnungen wie auch Abscesse infolge einer akuten Exacerbation sind deshalb auffällig nah am Zahnfleischrand gelegen (Abb. 273).

Kommt es sehr frühzeitig zur apikalen Parodontitis, während die Krone des nachfolgenden

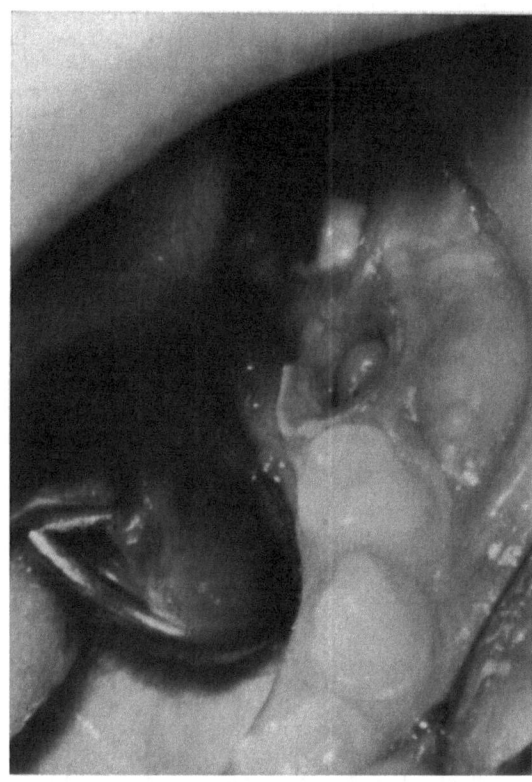

Abb. 273. Submuköser Absceß von -V ausgehend bei einem 7jährigen Jungen (E. B.). Ein in die Kavität hineinragender Zahnfleischpolyp verlegt die Eingänge zu den gangränösen Wurzelkanäle und begünstigt durch Sekretstauung die Entwicklung dieses akuten eitrigen Prozesses

Ersatzzahnes noch in der Entwicklung und Mineralisation begriffen ist, so können besonders rezidivierende akute oder subakute entzündliche Schübe Ernährungsstörungen dieses Zahnkeims verursachen. Als Folge verbleiben dann hypoplastische Defekte im Schmelz und Dentin des später durchbrechenden Ersatzzahnes (vgl. Abb. 226).

Bemerkungen zur Therapie der chronisch apikalen Parodontitis. Mit der Ausstoßung der Wurzel beim Zahnwechsel heilt die chronisch-apikale Parodontitis eines Milchzahnes von selbst aus. Eine konservative Behandlung durch Wurzelfüllung wie bei bleibenden Zähnen wird nur in Ausnahmefällen möglich und durchführbar sein.

Häufig genügt die Abtragung der Zahnkrone und breite Eröffnung der Wurzelkanäle, um einen tragbaren Zustand bis zum Zahnwechsel herbeizuführen (vgl. Abb. 272). Rezidivieren dagegen akute Schübe (s. unten) und ist vor allem die Entwicklung des nachfolgenden Ersatzzahnes dadurch gefährdet, so ist die Extraktion des Milchzahnes angezeigt. Gleichartige Erwägungen sind notwendig, wenn der begründete Verdacht besteht, daß der chronisch-entzündliche Prozeß im apikalen Parodontium Fernerkrankungen im kindlichen Organismus zur Folge hat (vgl. Anhang). — Nach einer frühzeitigen Milchzahnextraktion muß sich die kieferorthopädische Nachsorge auf die Offenhaltung der Lücke bis zum Durchbruch des Ersatzzahnes und evtl. auch auf die Erhaltung der Stützzonen konzentrieren.

Bei bleibenden Zähnen mit chronisch-apikaler Parodontitis wird man im allgemeinen versuchen, den Zahn durch konservative Wurzelbehandlung oder mit Hilfe chirurgischer Methoden (Wurzelspitzenamputation) zu erhalten. Bei mehrwurzeligen Molaren sind die Möglichkeiten beider Verfahren aus anatomischen Gründen sehr begrenzt.

Die akute Exacerbation der chronisch-apikalen Parodontitis (Absceß, Parulis)

Durch Änderung der Resistenzlage oder akute Verstärkung der entzündungsverursachenden Reize (z. B. auch durch Verlegung eröffneter Wurzelkanäle, s. Abb. 273) kann es zur akuten Exacerbation des chronisch-entzündlichen Prozesses im apikalen Parodontium kommen. Dies ist um so leichter und häufiger der Fall, wenn weder durch den Wurzelkanal noch durch eine Fistel Abflußmöglichkeiten für entzündliche Sekrete bestehen. Unter den Begleiterscheinungen eines oft erheblichen kollateralen Ödems entwickelt sich zunächst ein Infiltrat und nachfolgend ein subperiostal gelegener Absceß, der erhebliche Schmerzen verursacht. Der Mundvorhof ist in charakteristischer Weise verstrichen. Spontan erfolgt nach kurzer Zeit (1—2 Tage) unter Nachlassen der schmerzhaften Symptome der Durchbruch in das submuköse Bindegewebe. Die Mundschleimhaut wird halbkugelförmig angehoben (Abb. 273). Der Palpationsbefund läßt die Pusansammlung erkennen (Fluktuation). Ohne weitere Therapie entleert sich der Absceß nach einiger Zeit spontan in die Mundhöhle, die kollateralen Schwellungen klingen ab. Reifung und Durchbruch des submukösen Abscesses können durch Wärmeapplikation beschleunigt werden.

Im subperiostalen Stadium können febrile Temperaturen und vermindertes Allgemeinbefinden auftreten. Sobald eine Pusansammlung subperiostal bemerkbar ist, können die schmerzhaften Symptome durch breite Incision und Drainage wesentlich vermindert werden. Der gesamte oben dargestellte Prozeß verläuft dann stark abgekürzt (AXHAUSEN). Nachfolgend ist eine Behandlung der chronischen apikalen Parodontitis erforderlich. Antibiotika sind nur dann angezeigt, wenn eine phlegmonöse Ausbreitung mit septischen Temperaturen zu befürchten ist. Breitet sich der fortgeleitete pyogene Prozeß in einen der verschiedenen durch Muskelplatten und Fascien gebildeten tieferen Spalträume des Kiefer- und Halsbereiches aus, so ist stets eine stationäre kieferchirurgische Behandlung erforderlich (Näh. siehe vor allem bei WASSMUND).

Odontogene Cysten der Kieferknochen

Die radikuläre Cyste. Die verstreut im Periodontium vorhandenen Mallassezschen Epithelreste der Hertwigschen Scheide proliferieren unter dem Einfluß chronisch entzündlicher Reize und entwickeln dabei die Tendenz, das apikale Ulcus zu umhüllen. Kommt auf diese Weise eine kontinuierliche epitheliale Umscheidung des Absceßraumes zustande, so ist eine echte Cyste, d. h. ein mit Epithel ausgekleideter Hohlraum entstanden. Im Inneren findet sich ein breiiger bis klar-flüssiger, cholesterinhaltiger Inhalt. Durch Transsudation von Gewebsflüssigkeit in das Cystenlumen hinein steigert sich der Innendruck, dem der Cystenbalg durch fortschreitende Vergrößerung und Resorption des umgebenden Knochens nachgibt (BROSCH).

Klinisch ist auch diese Folgeerscheinung einer chronisch-apikalen Parodontitis zunächst symptomlos, wenn nicht eine Infektion zu akut entzündlichen Erscheinungen mit Schmerzen und kollateralem Ödem Anlaß gibt. Im Röntgenbild ist das Cystenlumen meist charakteristisch scharf begrenzt. Nach fortgeschrittener Ausdehnung ist die alveoläre Knochendecke oft nur noch hauchdünn und gelegentlich vorgewölbt. Bei der Palpation gibt diese Vorwölbung fühlbar nach und läßt mitunter ein „Pergamentknittern" vernehmen. —

An *Milchzähnen sind radikuläre Cysten sehr selten*, wahrscheinlich deshalb, weil die Zeit zwischen dem Zustandekommen einer chronisch-apikalen Parodontitis und dem Zahnwechsel im allgemeinen zu kurz für die Entwicklung einer Cyste ist. An bleibenden Zähnen wird die Cyste operativ unter gleichzeitiger Versorgung des Wurzelkanals des ursächlich beteiligten Zahnes (Wurzelspitzenamputation) beseitigt und der Knochendefekt je nach Größe primär verschlossen oder zur Nebenhöhle der Mundhöhle umgestaltet.

Die follikuläre Cyste. Sie entwickelt sich unter Einwirkung chronischer Reize aus dem Epithel der Zahnanlage eines im Durchbruch befindlichen oder verlagerten Zahnes. Charakteristisch ist deshalb der Ansatz des mit Epithel des ursprünglichen Schmelzorgans (vgl. S. 339) ausgekleideten Cystenbalgs an der Schmelz-Zement-Grenze und die kapuzenförmige Überdachung der gesamten Zahnkrone. Für die gelegentliche Situation der follikulären Cyste zwischen einem Milchzahn und seinem nachfolgenden Ersatzzahn wurde vielfach auch der synonyme Begriff „*Milchzahncyste*" verwendet, der heute nicht mehr gebräuchlich ist. Naturgemäß wird diese Erscheinung erst vom 8.—10. Lebensjahr ab beobachtet.

Beim regulären Durchbruch des Zahnes heilt die follikuläre Cyste von selbst aus. Durch sekundäre pyogene Infektion können akut-entzündliche Symptome ähnlich wie bei der radikulären Cyste auftreten, die zu chirurgischem Eingreifen zwingen. Bei follikulären Cysten an verlagerten Zähnen ist die operative Entfernung des gesamten Zahnes oder seine Freilegung und Einstellung in die Zahnreihe zu erwägen.

Die Osteomyelitis der Kieferknochen

Als Osteomyelitis wird die eitrige Entzündung des gefäßführenden Fett- und Zellmarkes des Knochens bezeichnet, die in den späteren Verlaufsstadien durch Knochennekrosen und Sequestrierung gekennzeichnet ist. Pathologisch-anatomisch unterscheidet sich diese Erkrankung z. B. der Extremitätenknochen nicht grundsätzlich von der Osteomyelitis der Kieferknochen, wenn letztere auch aufgrund besonderer Eigenarten verschiedentlich abweichend bezeichnet wurde. Früher benützte Synonyma sind: *odontogene Panostitis*, *generalisierte* bzw. *diffuse Ostitis*, *Markphlegmone*. Für die Kieferosteomyelitis des Säuglings und Kleinkindes galt auch der Begriff: *sequestrierende Zahnkeimentzündung*, der wohl auf ZARFL zurückgeht und ähnlich ein hervortretendes Symptom beschreibt wie die **Bezeichnung:** *Folliculitis expulsiva, gangränöse Zahnkeimentzündung* oder *Osteogingivitis gangraenosa neonatorum* (TRÜEB, WEYERS).

Häufigkeit: Die an und für sich nicht häufig auftretende Krankheit ist bei Säuglingen und Kleinkindern vorzugsweise im Frontbereich des Oberkiefers lokalisiert. Die Erkrankungshäufigkeit Oberkiefer : Unterkiefer verhält sich etwa wie 6:1. Im späteren Kindesalter, bei Jugendlichen und schließlich bei Erwachsenen wird dagegen der Unterkiefer (Seitenzahnbereich und aufsteigender Ast) als Sitz der Erkrankung bevorzugt. Das Erkrankungsverhältnis Oberkiefer : Unterkiefer beträgt nun etwa 1:4 (Schneider, Gerke u. Lepp).

Pathobiologie: In der Regel entsteht die Kieferosteomyelitis auf dem Boden einer unspezifischen Infektion, an der vorwiegend der Staphylococcus pyogenes (nach Schneider in über 60% der Fälle) beteiligt ist. Darüber hinaus kommen Mischinfektionen mit Anaerobiern der Mundhöhle (Berger) vor. Differentialdiagnostisch sind spezifische Infektionen durch Actinomyceten, Tuberkelbacillen oder Spirochaeta pallida zu beachten, die vorwiegend chronisch-entzündliche Prozesse in den Kieferknochen mit ähnlicher Symptomatik verursachen oder unterhalten können (Axhausen, Rotter und Lapp.)

Die *Infektionswege* sind verschiedenartig. Bei Säuglingen und Kleinkindern spielt die *hämatogene Infektion* eine wesentliche Rolle. Als Ausgangserkrankungen kommen in Betracht: Furunkel, pyogene Nabelschnurprozesse, Otitis media, Extremitätenosteomyelitis, später auch allgemeine Infektionskrankheiten wie Masern, Scharlach oder Typhus. In zweiter Linie entsteht die Kieferosteomyelitis durch *fortgeleitete Nachbarschaftserkrankungen*. In dieser Hinsicht sind beim Säugling und Kleinkind Verletzungen der Mundschleimhaut wie auch der rhinogene Infektionsmodus, insbesondere Sinusitiden und Affektionen der Tränenwege von Bedeutung, deren ursächliche Beteiligung allerdings unterschiedlich bewertet wird (Gollmitz, Jarmer, Schlegel und Gabka, Terracol). Bei Kindern im Schulalter und bei Jugendlichen wird der odontogene Infektionsweg über den purulenten Zerfall der Zahnpulpa und Ausbreitung des entzündlichen Prozesses im apikalen Parodontium häufiger.

Klinik

Die Kieferosteomyelitis des Säuglings wird hier zunächst getrennt von der des heranwachsenden Kindes und Jugendlichen betrachtet, obwohl sich Symptomatik und Grundzüge der Therapie nicht wesentlich unterscheiden.

Das akute Initialstadium beginnt gewöhnlich mit stark gestörtem Allgemeinbefinden und hohen Temperaturen. Schmerzen im betroffenen Gebiet stehen nicht von Anfang an im Vordergrund, steigern sich aber sehr bald zu heftigen neuralgiformen Beschwerden durch toxische Reizung der Nervenäste im erkrankten Gebiet. Wange und Augenlider sind frühzeitig geschwollen und gerötet. Der Bulbus zeigt oft Verdrängungserscheinungen durch ein Ödem in der Orbita (s. Abb. 274a). Die regionären Lymphdrüsen sind vergrößert und druck-

schmerzhaft. Intraoral finden sich Rötung und Schwellung der den Alveolarfortsatz bedeckenden Schleimhaut (Abb. 274b). Das Blutbild zeigt eine erhebliche Leukocytose mit Linksverschiebung, in schwersten Fällen auch eine ausgesprochene Leukopenie. Die Blutsenkung ist stark erhöht. Röntgenologisch läßt sich in

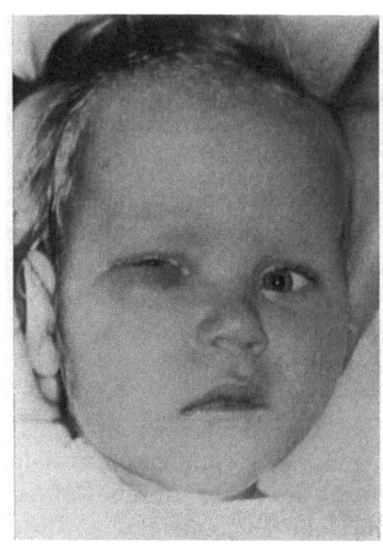

a

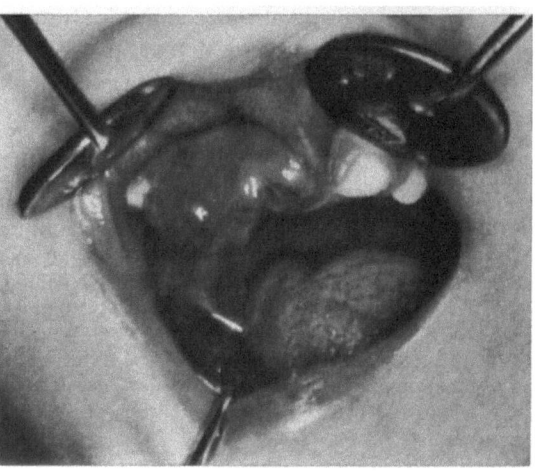

b

Abb. 274a u. b. Sequestrierende Oberkieferosteomyelitis bei einem 1½jährigen Jungen (U. D.). a Äußerlich stehen noch die kollateralen Symptome (Wangenödem, Schwellung und Rötung des unteren Augenlides, Verdrängung des rechten Bulbus) im Vordergrund. b Intraoraler Befund. Entzündliche Schwellung und Rötung der den Alveolarfortsatz bedeckenden Schleimhaut. Distal ein sequestrierender Zahnkeim. (Die Abb. 274 bis 279 stammen aus der Zahn-, Mund- und Kieferklinik Halle; Wiedergabe mit frdl. Genehmigung von G. Schneider).

diesem Anfangsstadium noch kein Befund erheben.

Differentialdiagnostische Schwierigkeiten können die primär zur chronischen Verlaufsform neigenden Knochenmarkserkrankungen machen (Abb. 275a und b). In Verbindung mit der Entwicklung typischer schlaffer Granulationen in der

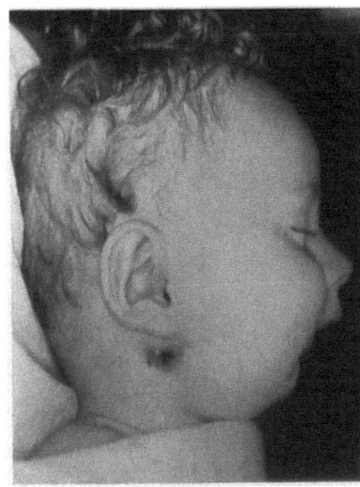

a

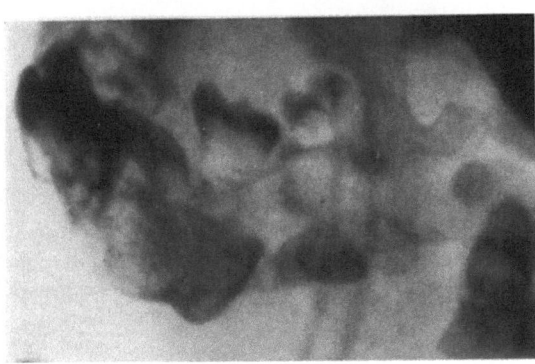

b

Abb. 275a u. b. Chronische, sequestrierende Unterkieferosteomyelitis mit Entwicklung einer Fistel am rechten Kieferwinkel bei einem 9 Monate alten Jungen (W. K.). Das Röntgenbild zeigt eine Spontanfraktur und die sequestrierenden Anlagen des 1. und 2. Milchmolaren. (G. Schneider/Halle)

Umgebung von Fisteln ist vor allem an die Möglichkeit der an sich seltenen tuberkulösen Osteomyelitis zu denken, die durch klinische und bakteriologische Kontrolle zu überprüfen ist. Auch mit dem Krankheitsbild des Caffey-Silvermann-Syndroms können Verwechslungen vorkommen. Die Ätiologie dieser infantilen kortikalen Hyperostose, die im ersten Lebenshalbjahr mit wechselndem Fieber und ödematösen Gesichtsschwellungen auftritt, ist noch unbekannt. Typisch scheint jedoch die Mitbeteiligung des Unterkiefers bei der Entwicklung der periostalen Auftreibungen im Kiefer- und Gesichtsbereich zu sein.

Klinischer Verlauf: Einige Tage oder Wochen nach Beginn der akuten Symptome der Osteomyelitis reifen Abscesse aus, die sich je nach Lokalisation zur Orbita, Wange, Nase, Kieferhöhle oder in die Mundhöhle entleeren (Abb. 276). Häufig treten multiple Abscesse und Fistelöffnungen auf, die für das Krankheitsbild charakteristisch sind. Mit der Eröffnung geht die Kieferosteomyelitis in das subakute oder chronische Stadium über, das durch mehr oder weniger ausgedehnte Weichteil- und Knochennekrosen und Sequestrierung von Zahnkeimen aus dem erkrankten Gebiet charakterisiert ist. Im Unterkiefer entsteht die

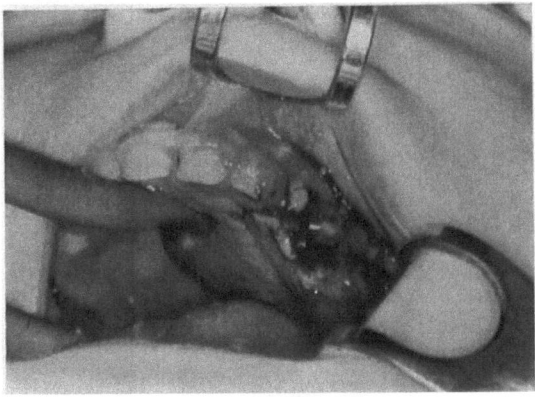

Abb. 276. Palatinaler Absceßdurchbruch bei einem 1³/₄ Jahre alten Kinde mit Oberkieferosteomyelitis im subakuten Stadium (G. Schneider/Halle)

Gefahr der Spontanfraktur und die Neigung zur Bildung von Hautfisteln, die Narbenstrikturen und zusätzliche Gesichtsdeformitäten hinterlassen (Abb. 277a und b). Ist die Osteomyelitis im Bereich des Kieferwinkels und des aufsteigenden Astes lokalisiert, so resultieren mitunter empfindliche Wachstumsstörungen. Wird das Kiefergelenk mit in die Erkrankung einbezogen, so besteht außerdem die Gefahr der Ankylosierung (vgl. S. 423).

Verlauf und Prognose der Erkrankung hängen weitgehend vom Zeitpunkt und von der Art der Therapie ab. Bevor Antibiotika eingesetzt werden konnten, verliefen etwa 40% der Fälle letal (Gerke u. Lepp). Auch jetzt noch können Schwierigkeiten der Nahrungsaufnahme und entsprechend verschlechterte allgemeine Widerstandsfähigkeit sowie auch Aspiration der sich in Mund und Rachen entleerenden eitrigen Sekrete akute Gefahren herbeiführen. — Mit der Resorption oder Sequestrierung der nekrotischen Knochenabschnitte und der Totenladenbildung setzt schließlich der Heilungsprozeß ein, der wie bei der Extremitätenosteomyelitis über lange Zeit verläuft.

Die *Therapie* muß möglichst frühzeitig einsetzen. Deshalb ist die Frühdiagnose von entscheidender Bedeutung für den Verlauf der Kieferosteomyelitis und für die Vermeidung der beschriebenen Folgen eines langdauernden chronischen Stadiums mit ausgedehnten Sequestrierungen. Die stets erforderliche stationäre Behandlung konzentriert sich auf eine Kombination

Erkrankung chirurgisch angegangen (Sequestrotomie), um ausreichende Zeit für die notwendige Demarkation und für den reaktiven Knochenumbau (Totenladenbildung) zu gewähren.

Bei der Osteomyelitis des Unterkiefers ist der Kiefer möglichst ohne Behinderung der Nahrungsaufnahme mit einfachen Mitteln ruhigzustellen, bis die Frakturgefahr vorüber ist. Besteht die Möglichkeit einer Ankylosierung (bei Ausbreitung der Osteomyelitis in die Gelenkregion), so sind rechtzeitig eingeleitete Bewegungsübungen wichtig. Die sich mit dem Ablauf einer Osteomyelitis ergebenden mehr oder weniger ausgeprägten

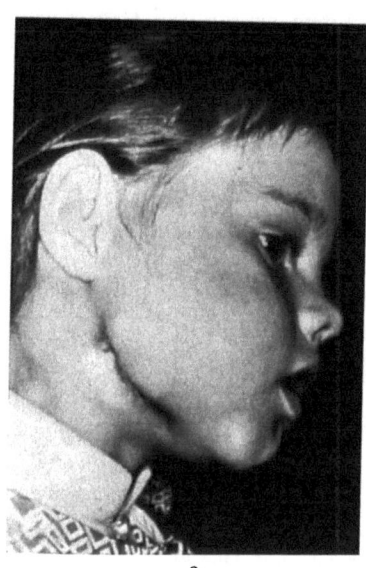
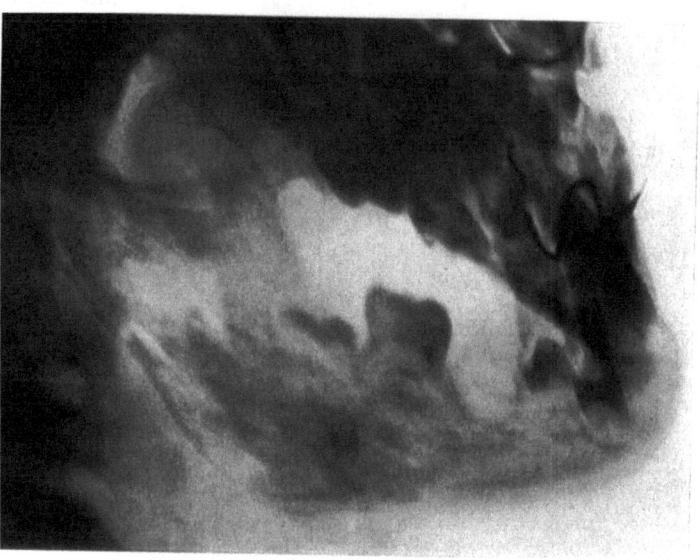

a   b

Abb. 277a u. b. 7jähriges Mädchen (U. K.) mit sekundär-chronischer Unterkieferosteomyelitis. Die Fisteln am Unterkieferrand und Kieferwinkel haben zu ausgedehnten narbigen Einziehungen geführt. Das dazugehörige Röntgenbild (b) zeigt die verwaschene Zeichnung der Knochenstruktur bis weit in den aufsteigenden Ast hinaufreichend. Der Zahnkeim des 2. Prämolaren wurde kurz zuvor als Sequester abgestoßen
(G. Schneider/Halle)

konservativer und zurückhaltend chirurgischer Maßnahmen. Im Initialstadium und während der akuten und subakuten Phase sind hohe Dosen geeigneter Breitspektrumantibiotika angezeigt. Im ersten Lebensjahr ist zusätzlich an eine Verabreichung von γ-Globulin (0,4 ccm/kg) zu denken (Schlegel und Gabka). Nur in sehr schweren Fällen kommt außerdem Prednisolon (2 mg/kg) in Betracht, wobei die Anfangsdosis 40 mg/pro die nicht überschreiten soll und an den folgenden Tagen langsam reduziert wird (Schneider).

Setzt die Abscedierung ein, so sind Erregertestkontrollen zur Beurteilung der Wirksamkeit der antibiotischen Maßnahmen empfehlenswert, um keine Chance einer möglichst frühzeitigen und entscheidenden Beeinflussung des pyogenen Knochenmarksprozesses zu versäumen. In fortgeschrittenen Fällen kommt die breite Inzision und Drainage der Abscesse in Frage. Sequester und eventuelle nekrotische Zahnkeime werden jedoch nicht vor Ablauf von 3 Monaten nach Beginn der

Wachstumsstörungen begründen eine langzeitige kieferorthopädische Nachsorge.

Die Kieferosteomyelitis im Kindesalter. Nach dem 2. Lebensjahr erlangen Störungen des Zahndurchbruchs, traumatische Läsionen und später vor allem durch Caries zerstörte, gangränöse Zähne (Abb. 277 und 278) zunehmend Bedeutung als Infektionswege. Der hämatogene Infektionsmodus tritt dagegen in den Hintergrund. Vorwiegend wird nun der Unterkiefer befallen.

Klinik: Die klinischen Erscheinungsbilder weichen von den oben für die Säuglings-Kieferosteomyelitis beschriebenen nicht grundsätzlich ab. Besonders zu berücksichtigen sind nun aber die Anlagen der Ersatzzähne sowie die bereits durchgebrochenen bleibenden Zähne im osteomyelitisch erkrankten Gebiet. Im Gegensatz zu früheren Ansichten sieht man heute grundsätzlich von der chirurgischen Revision der in osteomyelitisch erkrankten Kieferabschnitten liegenden Zahnkeime ab, da diese keineswegs regelmäßig, sondern nur in Einzelfällen der Nekrose unterliegen. Ist dies der Fall,

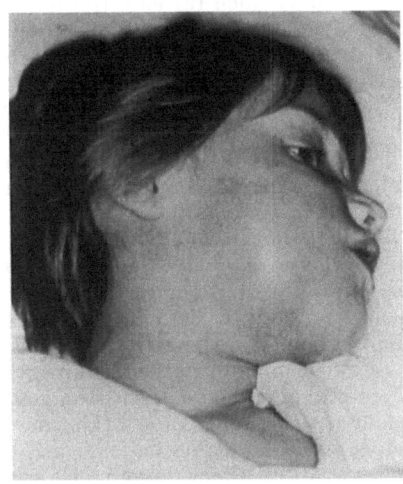

a

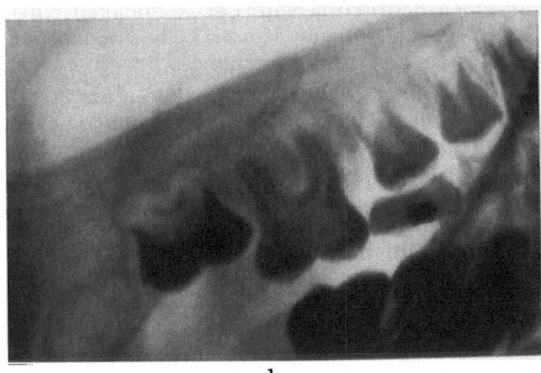

b

Abb. 278a u. b. Rechtsseitige Unterkieferosteomyelitis bei einem 9jährigen Mädchen (M. K.). Wange und submandibuläre Region sind in diesem akuten Stadium durch ein mächtiges kollaterales Ödem gespannt. Wie das Röntgenbild (b) erkennen läßt, geht dieser Prozeß von dem marktoten unteren 1. Molaren mit apikaler Parodontitis aus (G. SCHNEIDER/Halle)

so ist der sequestrierende Zahnkeim zu gegebener Zeit durch seine Tendenz, sich abzustoßen, zu erkennen und auf einfache Weise mit einem scharfen Löffel zu entfernen. In extrem chronisch verlaufenden Fällen sind stetige Röntgenkontrollen erforderlich, um die eventuell stagnierende Entwicklung und Mineralisation des Zahnkeims als Indiz für die Nekrose zu erkennen. Durch diese abwartende Haltung

und durch möglichst frühzeitig eingeleitete und langanhaltende antibiotische Therapie kann der größere Teil der Ersatzzahnkeime erhalten werden (AXHAUSEN, WASSMUND). Mitunter beobachtet man zwar verkümmerte Wurzelformen als Folge einer Störung der Wurzelentwicklung während der osteomyelitischen Erkrankung, die spätere Funktionsfähigkeit dieser Zähne wird dadurch aber nicht wesentlich eingeschränkt.

Bereits durchgebrochene Zähne im osteomyelitisch erkrankten Kieferknochen werden ihres knöchernen Zahnhalteapparates beraubt und entsprechend locker. Nach dem klinischen Eindruck schwimmen sie förmlich im Eiter. Milchzähne können während des chronischen Stadiums vorsichtig entfernt werden, vor allem wenn der Verdacht ihrer kausalen Beteiligung begründet ist. Gesunde bleibende Zähne sind dagegen auf jeden Fall zu erhalten und gegebenenfalls vorübergehend durch eine Schiene zu fixieren. Mit der Ausheilung der Osteomyelitis regeneriert auch das Alveolarfach und die parodontale Verankerung. Die Vitalität der Pulpa bleibt in vielen Fällen erhalten, sie ist später auf jeden Fall nachzuprüfen.

Das klinische Bild der Unterkieferosteomyelitis ist sehr vielgestaltig. Dies betrifft vor allem

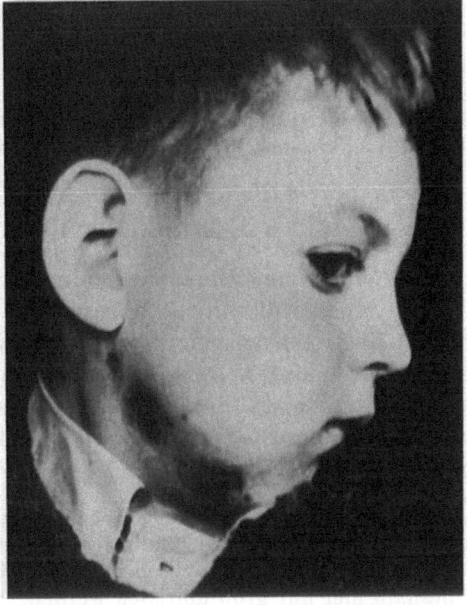

Abb. 279. Mischinfizierte spezifisch tuberkulöse Osteomyelitis des Unterkiefers bei einem 7jährigen Jungen. Die submandibulär gelegenen Hautfisteln sind von charakteristisch schlaffen Granulationen umgeben. (G. SCHNEIDER/Halle).

die *chronischen Verlaufsformen* (Axhausen). Eine stark abgeschwächte Form stellt jene dar, bei der klinisch keine Eiterung mehr wahrnehmbar ist. Lediglich die Auftreibung des Knochens und das Röntgenbild mit der typischen diffus-wabigen Zeichnung der Knochenstruktur weist auf osteomyelitische Vorgänge hin, die, von einzelnen blanden entzündlichen Nachschüben gelegentlich unterbrochen, extrem chronischen Charakter besitzt. Diese „*sklerosierende Osteomyelitis*" ist klinisch der Osteodystrophia fibrosa Paget sehr ähnlich, weshalb sie auch verschiedentlich als „*Pseudopaget*" bezeichnet wird. Im Gegensatz zur echten Paget-Erkrankung heilt sie im Verlaufe von Jahren spontan und unter Rückbildung des periostalen Knochenüberschusses aus (Axhausen).

Differentialdiagnostisch sind auch hier wiederum die bereits oben genannten spezifischen Infektionskrankheiten zu berücksichtigen. Dabei befallen die tuberkulöse Osteomyelitis wie auch die Aktinomykose vorwiegend die Region des Kieferwinkels (Abb. 279).

Anhang: Der marktote Zahn im jugendlichen Organismus

Es ist hier die Frage zu beantworten, ob und in welchem Umfange marktote Zähne im kindlichen und jugendlichen Organismus Fernwirkungen im Sinne der Herderkrankungen hervorrufen können. Nicht näher darzulegen ist deshalb an dieser Stelle die eigentliche Problematik der Herdlehre, die zur Zeit noch in vielen Punkten umstritten ist und einer weiteren Erforschung bedarf. Eine kritische Übersicht vermittelt die Monographie von Lautenbach.

Geht man von den durchaus reichen klinischen Erfahrungen auf dem Gebiet der Herderkrankungen bei Erwachsenen aus, so ist zunächst zweierlei festzustellen: a) Es besteht kein Zweifel, daß Erkrankungen (vornehmlich des rheumatischen Formenkreises) durch einen Primärherd

verursacht werden können. b) Im Gebiet der Zähne, des Mundes und der Kiefer sind es vor allem marktote Zähne mit chronisch-entzündlichen Prozessen im apikalen Parodontium, die — wie der mitunter schlagartige Therapieerfolg beweist — als Primärherde in Betracht kommen (Rotter und Lapp).

Insofern liegt die Annahme nahe, daß auch ein marktoter Milchzahn mit chronisch-apikaler Parodontitis ursächlich für eine Herderkrankung verantwortlich sein kann. Über die tatsächliche Existenz und Häufigkeit solcher pathischen Beziehungen sind jedoch die Ansichten sowohl von pädiatrischer als auch von zahnärztlicher Seite her sehr zurückhaltend. So bezeichnet Wissler diejenigen Arbeiten als unbestimmt und schlecht begründet, „welche der Herdinfektion eine große Bedeutung beimessen und sie zu einer eigentlichen ‚Lehre' erheben wollen". Danach sind eindeutige Berichte über Herderkrankungen bei Kindern in der pädiatrischen Literatur ausgesprochene Raritäten (Lust u. Spanier, Perabo). Auf zahnärztlicher Seite betont vor allem Harndt, daß er in einem umfangreichen Krankengut bisher keinen Fall eines eindeutigen Herdgeschehens bei Kindern erlebt habe. Eine Erklärung hierfür ist womöglich in der Tatsache zu sehen, daß die faulige Nekrose der Milchzahnpulpa bis zum Apex und die abgeschlossene apikale Parodontitis recht selten sind (vgl. S. 449). Auch im neueren amerikanischen Schrifttum wird der Möglichkeit eines Herdgeschehens beim Kinde keine Bedeutung beigemessen (Cohen, Sommer u. a.).

Demnach erscheint heute der Standpunkt berechtigt, das Herdgeschehen im jugendlichen Organismus als Seltenheit aufzufassen. Es kann nur eindringlich vor der Bequemlichkeitsdiagnose „Herderkrankung" gewarnt werden. Erst bei dringender Indikation und sorgfältig begründetem Verdacht sollte erwogen werden, marktote Milchzähne als potentielle Primärherde vorzeitig zu entfernen.

Erkrankungen des marginalen Parodontiums

Diese Gruppe von Munderkrankungen umfaßt die oberflächlichen Zahnfleischentzündungen (Gingivitiden) und die tiefgreifenden Zahnbetterkrankungen (progressive Parodontitis); Erkrankungen der Mundschleimhaut werden an anderer Stelle des Handbuches behandelt (s. S. 286).

Die oberflächlichen Zahnfleischentzündungen treten beim Kinde nicht so häufig wie während der Pubertät und beim Erwachsenen auf, sie können deshalb hier nur grob umrissen werden. Allgemeinverbindliche Zahlenangaben über die Häufigkeit von Gingivitiden scheinen nicht möglich zu sein, weil sie örtlich stark variiert. — Die echte progressive Parodontitis ist im Kindesalter sehr selten (Müller).

Pathobiologie: Ätiologisch müssen für alle Erkrankungen des marginalen Parodontiums lokale, funktionelle und interne Faktorengruppen beachtet werden (ätiologische Trias der Parodontopathien).

Während die lokalen und funktionellen Ursachen Gegenstand zahnärztlicher Behandlung sind, fallen die internen kausalen Faktoren in den engeren Arbeitsbereich des Pädiaters. Mit Auswirkungen auf Mundschleimhaut und Parodontium sind insofern von Bedeutung: Organische Kreislaufstörungen, Erkrankungen des hämatopoetischen Systems, Stoffwechselkrankheiten als Vitaminmangelsyndrome oder auf der Basis innersekretorischer Störungen, chronische Erkrankungen des Magen-Darm-Traktes, allergische Diathesen.

Die bakterielle Besiedlung der entzündeten Schleimhautbezirke wird heute im Gegensatz zu verschiedenen früher geäußerten Auffassungen nicht als ursächlicher Faktor sondern als sekundäre, aggravierende Erscheinung aufgefaßt (HARNDT). Sie spielt aber beispielsweise bei der ulcerösen Gingivitis eine erhebliche Rolle, der bei der Therapie Rechnung getragen werden muß (s. unten).

Zur Pathogenese der progressiven marginalen Parodontitis ist noch zu bemerken, daß diese bei Erwachsenen häufige Zahnbetterkrankung bemerkenswert oft von chronischen Zahnfleischerkrankungen im Kindesalter auszugehen scheint. Durch ödematöse Schwellung der entzündeten Gingiva (s. z. B. Abb. 219 und 222) bildet sich eine klinisch vertiefte Zahnfleischtasche. Durch Sezernation der bedeckenden entzündeten Gingiva kommt es auf der Grundlage organischer Kristallisationszentren zur Ablagerung sehr harter, dunkelbrauner bis schwarzer Konkremente, die ihrerseits Reize auf das umgebende Weichgewebe ausüben. Dieser circulus vitiosus unterhält und verstärkt damit die entzündlichen Reaktionen, die sich zunehmend in die tiefergelegenen Abschnitte des Parodontiums ausbreiten. Morphologisch faßbare *Symptome* dieser marginalen progressiven Parodontitis sind: Tiefenwucherung des Epithels, Ausbildung eines Ulcus an der der Wurzeloberfläche zugewandten Tascheninnenwand, entzündliche Resorption der parodontalen Knochenabschnitte. Hieraus ergibt sich, daß die frühzeitige und gründliche Behandlung von Zahnfleischerkrankungen im Kindesalter von wesentlicher prophylaktischer Bedeutung sein kann.

Klinik

Akute Gingivitiden. Als erstes Zeichen einer *akuten katarrhalischen Gingivitis* fällt ein schmaler, hochroter Saum auf, der sich am äußersten Zahnfleischrand entlang zieht (Abb. 221 und 237). Mitunter ist diese Erscheinung auch zunächst nur auf einzelne Interdentalpapillen beschränkt (Papillitis). Das Zahnfleisch ist bei Berührung sehr schmerzempfindlich und blutet leicht. Auf den benachbarten Zahnhälsen finden sich vermehrt weiche und weiße Beläge (Plaques, vgl. S. 444), die vor allem auch durch Desquamation und Sezernation der entzündeten Gingiva zustande kommen. Ihre Bildung wird durch verminderte Reinigungsmöglichkeit dieser Bezirke unterstützt. Subjektiv ist das Kauen grober Nahrungsbestandteile durch Schmerzen erschwert. Mitunter wird auch ein brennendes Gefühl an den entzündeten Zahnfleischbezirken empfunden.

Unbehandelt geht die Entzündung früher oder später in ein chronisches Stadium über, das durch akute Rezidive unterbrochen werden kann. Therapeutisch kommt in erster Linie die sorgfältige Entfernung lokaler Reizfaktoren durch den Zahnarzt und eventuell die Touchierung mit milden, baktericid wirkenden Farbstoffen (z. B. Trypaflavin 1—2%) in Betracht. Von besonderer Wichtigkeit ist die unterstützende und zweckmäßige häusliche Mundpflege. — Spricht die Zahnfleischentzündung nicht auf die lokale Therapie an, so ist an eine mögliche Beteiligung interner Faktoren (s. oben) zu denken. Pädiater und Zahnarzt finden hier ein Feld fruchtbarer Zusammenarbeit.

Eine Sonderform der akuten Gingivitis ist die *ulceröse Gingivitis*. Sie beginnt typisch an den Spitzen der Interdentalpapillen mit ulcerierenden, weißlich-grau bedeckten Geschwüren, die von einem hochrot entzündeten Hof umgeben sind. Der Prozeß ist meist hochgradig berührungsschmerzhaft und kann bei stärkerer Ausbreitung zu erheblicher Beeinträchtigung des Allgemeinbefindens und zu febrilen Temperaturen führen.

Therapeutisch steht auch hier die zahnärztliche Lokalbehandlung im Vordergrund, wenn nicht erhebliche Allgemeinerscheinungen zugleich eine energische parenterale Antibiotika-Applikation gebieten. Ziel ist die möglichst schnelle Kupierung des ulcerösen Prozesses, da die durch geschwürigen Zerfall verlorengehenden Zahnfleischbezirke nicht wieder regenerieren. Hierfür haben sich Zahnfleischverbände oder die Applikation einer Aureomycin-haltigen Paste bewährt. Ohne sofort nachfolgende instrumentelle Lokalbehandlung sind diese Mittel jedoch nur vorübergehend wirksam. — Auch hier können wiederum interne Faktoren beim Zustandekommen der ulcerösen Gingivitis beteiligt sein und den Therapieversuch beeinträchtigen. Bemerkenswert häufig wurden Resorptionsstörungen im Magen-Darm-Trakt infolge einer Sub- oder Anacidität des Magensaftes gefunden (SCHULTE).

Chronische Gingivitiden. Chronische Formen der Gingivitis entwickeln sich zumeist aus akuten Zahnfleischentzündungen. Der Berührungsschmerz tritt in den Hintergrund, die Blutungsneigung ist nach wie vor groß. Charakteristisch ist die meist dunkelrote bis bläulich-livide Farbe der oft ödematös aufgequollenen Zahnfleischränder (Abb. 219). Bei längerem Bestehen können sich hyperplastische Formen entwickeln.

Chronisch-hyperplastische Gingivitiden finden sich häufig auch auf der Grundlage schwerer *Allgemeinerkrankungen*. Fast regelmäßig sind sie bei Leukämie und Diabetes mellitus anzutreffen. — Eine gesonderte Rolle spielen hyperplastische chronisch-entzündliche Erscheinungen am Zahnfleischrand, die während der Pubertät auftreten und bei guter Mundhygiene nach einiger Zeit spontan remittieren (Pubertätsgingivitis).

Die zahnärztliche Therapie bemüht sich, die kausalen Faktoren zu erfassen und zielt auf die Wiederherstellung eines entzündungsfreien Zustandes hin. Bei hyperplastischen Formen können die lokalen Maßnahmen mitunter durch eine Gingivektomie ergänzt werden.

Primär entzündungsfreie Hyperplasien der Gingiva. Eine erbliche Fibromatose der ginivalen Weichgewebe ist sehr selten zu beobachten, dann

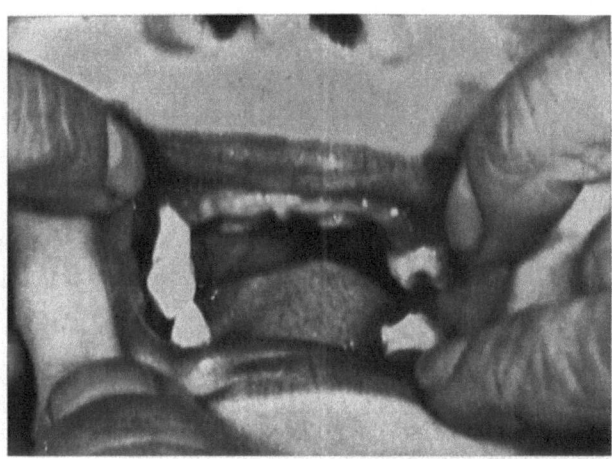

Abb. 280. 4¹/₂ jähriger Junge (G. L.) mit vorzeitigem Verlust aller Milchzähne außer III + V und III—V durch entzündlich-progressiven Abbau des Zahnhalteapparates. Die noch vorhandenen Milchzähne sind hochgradig gelockert und weisen tiefe Zahnfleischtaschen auf. Die Wurzel des rechten oberen Eckzahnes ist weitgehend entblößt. Die Ursache dieser marginalen progressiven Parodontitis blieb unbekannt. Eine gründliche pädiatrische Untersuchung verlief ohne Befund

jedoch bereits im Kindesalter erkennbar (MCIN-DOE und SMITH). — Unter der Wirkung von Hydantoin-Präparaten (Zentropil) kommt es in einem Teil der Fälle, meist jedoch erst im Pubertätsalter, zu mächtigen Hyperplasien des Zahnfleisches, die die Zahnkrone teilweise oder völlig verdecken. Als Therapie kommt die chirurgische Abtragung (Gingivektomie) in Betracht. Es ist stets zu erwägen, ob das Hydantoinpräparat abgesetzt oder durch ein anderes Pharmakon ersetzt werden kann.

Die progressive marginale Parodontitis. Die pathologisch-anatomischen Eigenheiten dieses Krankheitsbildes wurden oben bereits beschrieben. Klinisch stehen neben Entzündungen des Zahnfleischrandes vertiefte Zahnfleischtaschen im Vordergrund, aus denen sich bei Druck auf das Zahnfach Pus entleert. Mit fortschreitendem entzündlichen Abbau des Parodontiums wird die Lockerung des Zahnes größer, bis er abgestoßen wird. Röntgenologisch ist der Höhen- und Seitenabbau des Alveolarknochens frühzeitig zu erkennen.

Wie bereits bemerkt, ist die Erkrankung im Kindesalter selten. Sie kommt jedoch vereinzelt auch im Milchgebiß vor (Abb. 280). Mitunter lassen sich, wie in dem abgebildeten Falle, keine Hinweise für die kausale Beteiligung einer Allgemeinerkrankung finden. Bekannt ist dieser Modus des frühzeitigen Zahnverlustes als Nebensymptom der Akrodynie (COHEN) und bei Keratoma palmare et plantare (WEYERS).

Die Prognose ist besonders bei Kindern und Jugendlichen sehr ungünstig. Die Therapie muß sich darum bemühen, die kausalen Momente innerhalb der oben beschriebenen drei Faktorengruppen so weit wie möglich auszuschalten (therapeutische Trias). — Für die progressive marginale Parodontitis des Erwachsenen ist die frühzeitige und gründliche Beseitigung oberflächlicher Zahnfleischentzündungen im Kindesalter von wesentlicher präventiver Wirksamkeit.

Literatur

AXHAUSEN, G.: Allgemeine Chirurgie in der Zahn-, Mund- und Kieferheilkunde, 3. Aufl., München Carl Hanser 1947.

BALLE, D.: Mikrohärteprüfungen im gesunden und kariösen Schmelz von Milchzähnen. Med. Diss. Tübingen 1962.

BERGER, U.: Mikrobiologie der Mundhöhle. München-Berlin: Urban & Schwarzenberg 1955.

BRAMSTEDT, F., A. KRÖNCKE u. R. NAUJOKS: Über die Aktivierung des Kohlenhydratab-

baus im Speichel durch niedrige Fluorkonzentrationen. Naturwissenschaften 44, 331 (1957).

BROSCH, F.: Die histopathologische Grundlage der Symptome der Kieferosteomyelitis. Dtsch. zahnärztl. Z. 9, 827/983 (1954).

— Die Cysten des Kieferknochens. In: HÄUPL-MEYER-SCHUCHARDT, loc. cit. Bd. III/1, S. 412 ff.

COHEN, M. M.: Pediatric dentistry. St. Louis: C. V. Mosby 1957.

COOLIDGE, E. D., and M. K. HINE: Periodontology. 3. Edit. London: H. Kimpton 1958.

DIERLAMM, A.: Kariesbefall bei Jugendlichen. Zahnärztl. Mitt. 40, 275 (1952).

EULER, H.: Die Karies-Ätiologie. München: Carl Hanser 1948.

FRANKE, J.: Die Wurzelbehandlung im Milchgebiß. Dtsch. zahnärztl. Z. 12, 1628 (1957).

FRANKE, M.: Sozialhygiene und Kariesprophylaxe, S. 10. Bonn: Bouvier & Co. 1961.

GERKE, J., u. H. LEPP: Studien zum Krankheitsbild der Kieferosteomyelitis. Dtsch. Zahn-, Mund- u. Kieferheilk. 4, 489/617 (1937).

GOLLMITZ, H.: Die Oberkieferosteomyelitis der Säuglinge und Kleinkinder. Hals-, Nas. u. Ohren-Wegweis. 6, 289 (1958).

GOTTLIEB, B.: Dental caries. Philadelphia: Lea & Febiger 1947.

GUSTAFSON, G.: The histopathology of caries of human dental enamel. Acta odont. scand. 15, 13 (1957).

GUSTAFSSON, B. E., C. E. QUENSEL, L. SWENANDER-LANKE, C. LUNDQVIST, H. GRAHNÉN, B. E. BONOW u. B. KRASSE: Vipeholms undersökningarna. Svensk tandläk.-T. Suppl. 45, (1952).

HAASE, H., A. KRÖNCKE u. H. UEBEL: Tierexperimentelle Untersuchungen zur Prophylaxe von Verkalkungsstörungen der Zahnhartsubstanzen. Arzneimittel-Forsch. 11, 362/476 (1961).

HÄUPL, K., W. MEYER u. K. SCHUCHARDT: Die Zahn-, Mund- und Kieferheilkunde. Ein Handbuch für die zahnärztliche Praxis. Bd. I—V, München-Berlin: Urban & Schwarzenberg 1955/1960.

HARNDT, E.: Paradentitis und Paradentose. München: Carl Hanser 1950.

— Histologische Untersuchungen als Grundlage zur Milchzahnbehandlung. In: Die zahnärztliche Behandlung des Kindes. Sammelband der SSO, S. 88. Zürich: Berichthaus 1953.

— Kariesprophylaxe unter dem Gesichtspunkt der Schmelzstruktur. Internat. Z. Vitaminforsch. (Bern), Beiheft Nr. 7, 52 (1956).

HELD, A. J.: Caries dentaires et médecine générale. Verhandlungsbericht 5. ORCA-Kongreß Brüssel, Sonderheft J. dent. Belge 15 (1958).

HÜLSMANN, H., u. G. LAGARIE: Ein Weg zu echter Jugendzahnpflege. Zahnärztl. Mitt. 52, 101 (1962).

JANSEN, B. C. P. (Editor): Nutrition and caries. Darmstadt: D. Steinkopff 1961.

JARMER, K.: Die Säuglings- und Zahnkeimosteomyelitis. Med. Mschr. 12, 802 (1958).

JENKINS, G. N.: Physiology of the mouth. 2. edit., Oxford: Blackwell 1960.

— Anticaries mechanisms of fluorides in dentifrices. In: Caries symposium Zürich, p. 104. Bern-Stuttgart: H. Huber 1961.

KESSLER, W., u. K. SOLTH: Ergebnisse der Zahnkariesprophylaxe durch interne Fluor-Gaben. Stoma (Heidelb.) 11, 14 (1958).

KNAPPWOST, A.: Radiochemische Studien über den Fluor-Silikat-Ionenaustausch am Hydroxylapatit. Odont. Revy Suppl. 8, 30, (1957).

KRÖNCKE, A.: Weitere Erfahrungen bei der Vitalerhaltung der Pulpa mit Calcium-Hydroxyd-Präparaten. Dtsch. zahnärztl. Z. 9, 725 (1954).

— Die Bedeutung des Nahrungszuckers für die Genese der Zahnkaries. Dtsch. Zahnärztebl. 10, 321 (1956).

— Grundzüge des Belastungsausgleichs durch Einschleifen. Dtsch. Zahnärztebl. 15, 367/401 (1961).

— Freie Zucker im menschlichen Nüchternspeichel. Leipzig: J. A. Barth 1959.

LAMMERS, TH., u. H. HAFER: Biologie der Zahnkaries. Heidelberg: Hüthig 1956.

LAUTENBACH, E.: Das dentogene Herdgeschehen unter besonderer Berücksichtigung des nervalen Anteils. München: Carl Hanser 1962.

LUST, F., u. F. SPANIER: Dentale Infektion und rheumatische Erkrankungen im Kindesalter. Dtsch. med. Wschr. 56, 1038 (1930).

MAEGLIN, B.: Die Pulpa- und Wurzelbehandlung an Zähnen mit nicht abgeschlossenem Wurzelwachstum. In: Die zahnärztliche Behandlung des Kindes. Sammelband der SSO., S. 112. Zürich: Berichthaus 1953.

MARTHALER, TH. M.: Kariesstatische Resultate der Trinkwasserfluoridierung im bleibenden Gebiß und was sie von der Salzfluoridierung erwarten lassen. Schweiz. Mschr. Zahnheilk. 70, 315 (1960).

— u. C. SCHENARDI: Inhibition of caries in children after $5^1/_2$ years use of fluoridated table salt. Helv. odont. Acta 6, 1 (1962).

McINDOE, A., and B. O. SMITH: Congenital familial fibromatosis of the gums with the teeth as a probable aetiological factor: report of an effected family. Brit. J. plast. Surg. 11, 62 (1958).

MEYER, W.: Pathologie der Zähne und des Gebisses. In: HÄUPL-MEYER-SCHUCHARDT, loc. cit. Bd. I, S. 586.

MILLER, W. D.: Die Mikroorganismen der Mundhöhle, Leipzig: G. Thieme 1889.

MÜHLEMANN, H. R., and C. KÖNIG: Caries symposium Zürich. The present status of caries prevention by fluorine-containing dentifrices. Bern-Stuttgart: H. Huber 1961.

MÜLLER, R.: Jugendzahnpflege. In: HÄUPL-MEYER-SCHUCHARDT: loc. cit. Bd. II, S. 616.

OLMSTEDT, R. W.: Dermal fistulas of dental origin in children. J. Pediat. 53, 221 (1958).

ROOS, A.: Die Kriegsernährung in ihrer Bedeutung für die Entwicklung der Zahnkaries in der Schweiz. Zürich: Berichthaus 1950

ROTTER, W., u. H. LAPP: Pathologische Anatomie des Mundhöhlenbereiches. In: HÄUPL-MEYER-SCHUCHARDT, loc. cit. Bd. I. S. 755.

SAUERWEIN, E.: Bestehen Beziehungen zwischen Kinderkrankheiten und Zustand des Zahnmarkorganes? Dtsch. zahnärztl. Z. 13, 581 (1958).

SCHATZ, A., and J. J. MARTIN: Some historical reflections on dental research. A composion of the septic and proteolysis-chelation theories of caries. J. dent. Med. 15, 127 (1960).

Schlegel, D., u. J. Gabka: Immunbiologische Therapie der rhinogenen Säuglingsosteomyelitis. Med. Mschr. 11, 651 (1957).

Schneider, G.: Ostitis und Osteomyelitis. Dtsch. Zahnärztekalender 20, 7 (1961).

Schönbauer, F.: Histologische Befunde bei der Kieferosteomyelitis. Z. Stomat. 12, 820 (1937).

Schützmannsky, G.: Zur Frage der Kariesprophylaxe mit Fluor. Kinderärztl. Prax. Sonderheft 215 (1957).

Schulte, W.: Marginale Parodontitis und Magensekretion — weitere Ergebnisse. Dtsch. zahnärztl. Z. 16, 739 (1961).

Sognnaes, R. F.: Caries conducive effect of a purified diet when fed to rodents during tooth development. J. Amer. dent. Ass. 37, 676 (1948).

— Effect of ingested sugars and other carbohydrates on the resistance of teeth to caries. J. Amer. dent. Ass. 51, 270 (1955).

— (Editor) Advances in experimental caries research. Washington: Amer. Ass. adv. Sci. 1955.

Sommer, R. F., F. D. Ostrander, and M. C. Crowley: Clinical endodontics. Philadelphia-London: W. B. Saunders 1956.

Spreter v. Kreudenstein, Th.: Zuckerverbrauch, Mund-Zucker-Clearance und Kariesverbreitung. Dtsch. zahnärztl. Z. 7, 1021 (1952).

Terracol, J.: Pénicilline et osteomylite du maxillaire supérior de l'enfant. Montpellier méd. 101, 246 (1958).

Toverud, G.: Decrease in caries frequency in norwegian children during world war II. J. Amer. dent. Ass. 39, 127 (1949).

Trüeb, O.: Kieferosteomyelitis und sequestrierende Zahnkeimentzündung im Säuglingsalter (Med. Diss. Zürich) Winterthur: P. G. Keller 1958.

Ulrich, K. H.: Zahnkaries bei kindlichen und jugendlichen Diabetikern. Dtsch. zahnärztl. Z. 13, 62 (1958).

— Zahnkaries bei kindlichen und jugendlichen Diabetikern. Dtsch. zahnärztl. Z. 13, 62 (1958).

Wannenmacher, E.: Fragen und Aufgaben der Kariesprophylaxe. Leipzig: H. Meusser 1937.

Wassmund, M.: Lehrbuch der praktischen Chirurgie des Mundes und der Kiefer. Bd. I, Leipzig: H. Meusser 1935.

Weyers, H.: Über eine seltene Verlaufsform der sequestrierenden Zahnkeimentzündung im Säuglingsalter. Dtsch. Zahn-, Mund- u. Kieferheilk. 12, 318 (1949).

— Neues zur sequestrierenden Zahnkeimentzündung im Säuglingsalter. Kinderärztl. Prax. 19, 82 (1951).

— Zähne und Zahnkrankheiten im Kindesalter. In: Opitz-deRudder: Pädiatrie. Berlin-Göttingen-Heidelberg: Springer 1957, S. 665.

— Die Kariesprophylaxe durch physiologisch wirksame Kalk- und Phosphorverbindungen, Vitamine und Spurenelemente. Dtsch. zahnärztl. Z. 14, 2 (1958).

Wissler, H.: Dentale Herdinfektion beim Kinde. In: Die zahnärztliche Behandlung des Kindes. Sammelband der SSO, S. 169. Zürich: Berichthaus 1953.

Zarfl, M.: Sequestrierende Zahnkeimentzündung im frühesten Säuglingsalter. Z. Kinderheilk. 25, 266 (1960).

Ziegler, E.: Grundlagen der Milchfluoridierung in Winterthur. Schweiz. Mschr. Zahnheilk. 69, 111 (1959).

Verletzungen des Gesichtes, des Gesichtsschädels, der Mundhöhle und der Zähne

Von A. Kröncke, Erlangen, und G. Pfeifer, Hamburg

Die Erkennung und Behandlung von Verletzungen im Bereiche des Gesichtsschädels hat sich in den letzten Jahrzehnten innerhalb der allgemeinen Traumatologie zu einem Spezialgebiet entwickelt, das sowohl unfallchirurgische als auch kieferorthopädische und zahnärztliche Fachkenntnisse erfordert. Damit war eine Konzentration gesichtsverletzter Patienten in Zahn-, Mund- und Kieferkliniken verbunden. Diese Entwicklung erfolgte einmal aus behandlungstechnischen Gründen, weil sich die Zähne in hervorragendem Maße als Ankerelemente für Schienenverbände nicht nur bei traumatogenen Zahnschäden sondern auch bei Kieferbrüchen eignen und zum anderen, weil im Hinblick auf eine Dauerversorgung schon bei der Erstbehandlung orthopädische und manchmal prothetische Aspekte eine große Rolle spielen. Aber auch bei der Therapie von alleinigen oder zusätzlichen Weichteilverletzungen sind funktionelle Eigenheiten der Augen-, Ohr-, Nasen und Mundregion sowie auch ästhetische Forderungen in viel stärkerem Maße zu berücksichtigen, als bei extrafacialen Oberflächenschäden.

Gegenüber Verletzungen im Erwachsenenalter ist in vielen Lehrbüchern und Handbuchbeiträgen die Traumatologie der Gesichtsregion im Kindesalter sehr kurz gefaßt und auf Kieferbrüche und Zahnschäden beschränkt. Infolge dieser Einengung kommen oft Characteristica von Unfallmechanismen und -befunden nicht gebührend zum Ausdruck; manchmal sind auch therapeutische und prognostische Vorstellungen der altersabhängig variablen anatomischen Situation des Kindergesichts nur unvollkommen angepaßt.

Eine zusammenfassende Darstellung typischer Verletzungen der Gesichtsweichteile, des Gesichtsskeletes, der Mundhöhle und der Zähne fehlt schließlich auch deshalb, weil sich erst an Hand eines größeren, nur an wenigen Orten anzutreffenden Krankengutes abzeichnet, welche Verletzungen häufiger vorkommen und damit als typisch für das Kindesalter gelten können.

Da aber die Erfahrung lehrt, daß gerade der Kinderarzt oft infolge seines engen Kontaktes mit dem Elternhaus unfallgeschädigter Kinder zuerst konsultiert wird, sollte er in der Lage sein, die Art und Schwere der Verletzung zu erkennen, sinnvolle Erstmaßnahmen zu treffen, gegebenenfalls ohne Umwege weitere zweckdienliche Schritte zu veranlassen und die Auswirkungen des Schadens in wachstumsprognostischer Hinsicht abzuschätzen. Eng damit verbunden ist auch die Nützlichkeit von Kenntnissen über die Nachbehandlung und über Termine für Nachuntersuchungen zur Prophylaxe von Spätschäden.

Auf diese mehr praktischen Aspekte ist der folgende Beitrag abgestimmt. Einzelheiten der fachklinischen Behandlung werden nur in ihren Grundzügen und soweit sie für das Verständnis des Therapieplanes wesentlich sind, besprochen.

Weichteilverletzungen, Frakturen und Luxationen im Mund-Kiefer-Gesichtsbereich

Von G. Pfeifer, Hamburg

Systematik: *Unfallschäden an den Weichteilen des Gesichtes und des Mundes* (1) sind entweder *mechanisch, thermisch* oder *chemisch* bedingt.

Mechanisch (a) entstehen Quetsch-, Riß-, Schnitt-, Platz-, Schürf- und Bißwunden sowie nach stumpfen Traumen subcutan oder submukös gelegene Ergüsse. Dazu gehören weiter Ablederungen der Gesichtshaut und — in der Mundhöhle—des Zahnfleisches und der Gaumendecke. Häufig sind im Kindesalter auch Zungenwunden.

Unter thermischen Verletzungen (b) werden Verbrennungen durch Flammen oder elektrischen Strom zusammengefaßt; anschließend folgen Verätzungen (c) und als Anhang Röntgenschäden.

Verletzungen des Gesichtsschädels (2) werden in Brüche der Alveolarfortsätze im Ober- bzw. Unterkiefer (a), in Mittelgesichtsfrakturen (b) und in Unterkieferluxationen sowie -frakturen (c) unterteilt. Gesondert berücksichtigt werden Knochenbrüche in Kombination mit Verletzungen der Gesichtsweichteile (d) und cerebrale sowie extracapitale Begleitverletzungen (e).

Neben dem Unfallmechanismus und der Häufigkeit wird auf die Diagnose der Schädigung eingegangen und in Abhängigkeit vom Lebensalter auf Characteristica der Therapie (Schienenverbände, Infektionsprophylaxe) und Komplikationen hingewiesen. Die Prognose von Gesichtsschädelverletzungen wird in Anlehnung an wachstumsphysiologische Vorgänge erläutert (f).

Maßnahmen der ersten Hilfe und Notversorgung bei kiefer- und gesichtsverletzten Kindern (3) unter praxisnahen Verhältnissen werden abschließend in Übersichtsform zusammengestellt[1].

Unfallschäden an den Weichteilen des Gesichtes und des Mundes

Mechanische Verletzungen

Ätiologie und Disposition: Die Unfallursachen spiegeln die Wandlungen des kindlichen Lebensmilieus wider. Im Säuglingsalter sind Gesichts- und Mundverletzungen sehr selten. Mit den ersten Gehversuchen werden sie häufig. Vorwiegend sind Kinn- und Lippenregion durch Stürze betroffen (Riß-, Platzwunden); das vordere Zungendrittel weist dabei oft blutunterlaufene Einbißnarben nach Quetschung durch die hochgeschlagenen Unterkieferzähne auf.

In der Mitte des Vorschulalters dominieren im Munde *Pfählungsverletzungen* in Form von Ablederungen oder Perforationen (Abb. 281).

Für den Unfallhergang sind zwei Modi charakteristisch: wenn die Kinder auf einen zwischen den Lippen oder in dem Mund gehaltenen Gegenstand (Löffel, Flöte, Quirl, Stricknadel. Holzstab, Gabel u. a.) stürzen oder mit ihm gegen einen Widerstand (Tischkante, Tür, Wand) rennen: Bei zusammengebissenen Zähnen wird die Schleimhaut des Mundvorhofes oder Kieferkammes abgehobelt; bei geöffnetem Mund werden am harten Gaumen infolge des tangentialen Auftreffens auf Knochenwiderstand Schleimhaut und Periost abgeledert (Abb. 281 a). Dringt der Gegenstand mehr horizontal in die Mundhöhle ein, werden der

---

[1] Der Darstellung liegen Erfahrungen an dem großen Krankengut unfallgeschädigter Kinder zugrunde, die in der Nordwestdeutschen Kieferklinik des Universitäts-Krankenhauses Hamburg-Eppendorf (Direktor: Prof. Dr. Dr. Dr. h. c. K. Schuchardt) behandelt und regelmäßig nachuntersucht worden sind. Meinem Lehrer Schuchardt bin ich für wertvolle Hinweise und die Erlaubnis, für diesen Beitrag die Abbildungen (285, 286 b, 287, 289, 290) der von ihm operierten Kinder verwenden zu können, zu Dank verpflichtet.

weiche Gaumen (Abb. 281b) oder die Zunge (Abb. 281c) aufgerissen bzw. durchbohrt.

Um die Zeit des Schulbeginnes ist neben den Knien als Sturzfläche die Gesichtsmitte bevorzugt (Stirn, Nase, Mund). Wirkt eine Gewalt tangential auf die Gesichtsoberfläche ein (Wange, Schläfe) oder umgekehrt, schleift

Schnittwunden kommen oft bei Autounfällen durch Katapultflüge im Wageninneren vom Rücksitz gegen die vordere Windschutzscheibe zustande.

Mit der Schulzeit werden die Schadenseinflüsse mannigfaltiger durch Sportverletzungen, landwirtschaftliche Unfälle und Folgen der

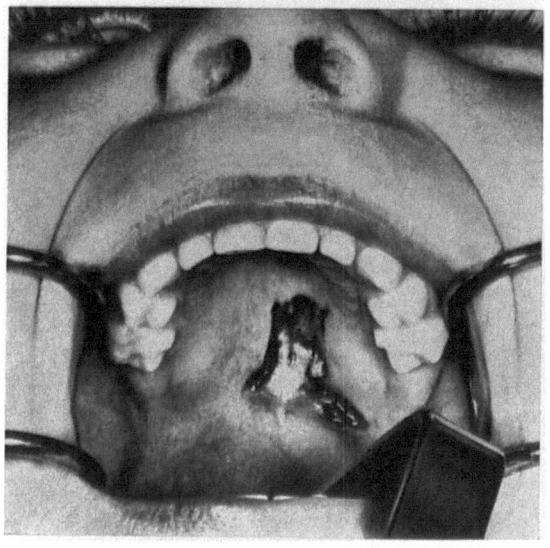

a

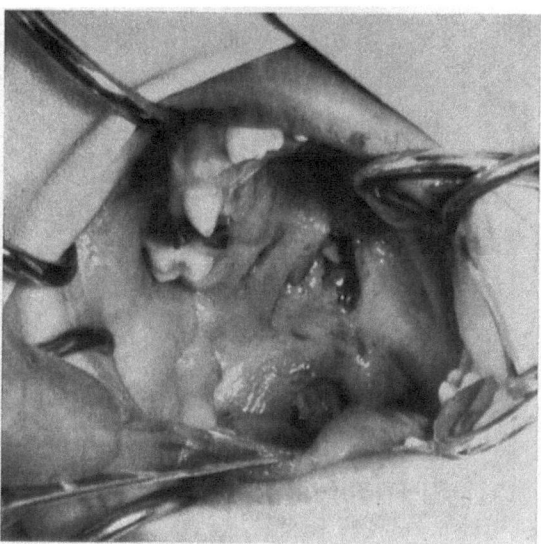

b

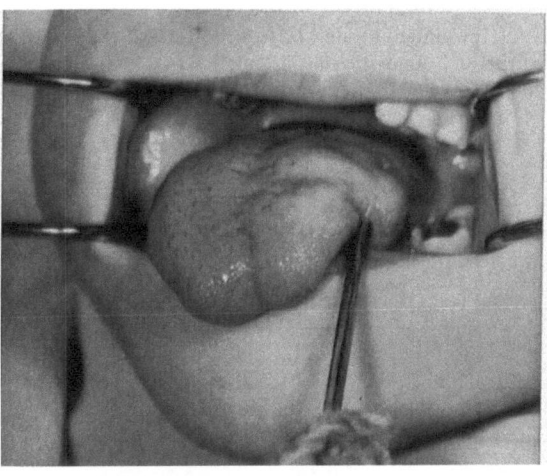

c

Abb. 281a—c. Typische *Pfählungsverletzungen* in der Mundhöhle: a Ablederung der Schleimhautperiostdecke des harten Gaumens. Der Gaumenknochen liegt frei, der links gestielte, abgeklappte Lappen zeigt mit der Wundfläche nach unten. Der Junge hatte beim Sturz einen Zucker am Holzstiel (sog. „Lolli") im Mund. b Perforation des weichen Gaumens mit eingeschlagenen Wundlefzen und Uvulaödem. Das 5 Jahre alte Mädchen war von der Schaukel mit offenem Mund auf eine Eisenstange gefallen. c Perforation der linken Zungenseite, die infolge Hämatombildung angeschwollen ist. Der 4 Jahre alte Junge war mit der Stricknadel der Mutter im Munde gegen eine Tischkante gerannt

diese an einer rauhen Fläche, so entstehen *Abschürfungen* mit typischen Schleifspuren bzw. bei heftiger Kollision *Ablederungen*, insbesondere nach Roller- und Fahrradstürzen.

Rauflust. Damit nimmt auch der Schweregrad zu, so daß häufig zusätzlich in ursächlichem Zusammenhang Zahnschäden oder Kieferbrüche auftreten.

Tierbißverletzungen sind unter dem Kranken-gut der Nordwestdeutschen Kieferklinik über alle Altersgruppen gleichmäßig verteilt. Bis auf eine Ausnahme (Affe) waren Hunde die Übeltäter. Bevorzugte Bißstellen waren gut faßbare, pro-minente Regionen (Ohrläppchen, Nasenspitze bzw. -flügel, Lippe) oder nachgiebige Flächen (Wangen- und Unterkinnhaut).

Klinik: Nach Lokalisation, Eigenart und Ausdehnung lassen sich 3 Schweregrade mit unterschiedlicher Behandlungsweise abgrenzen:

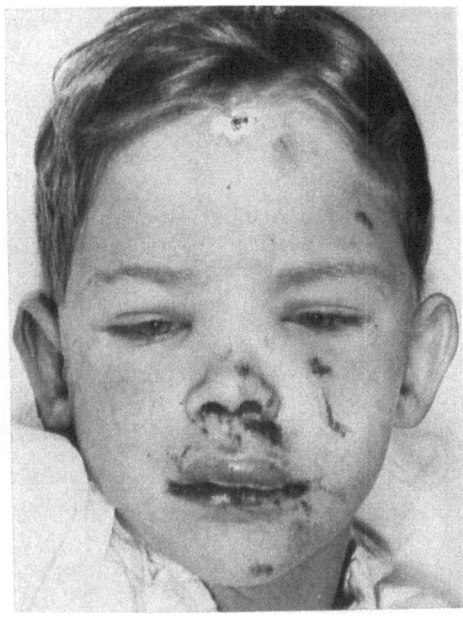 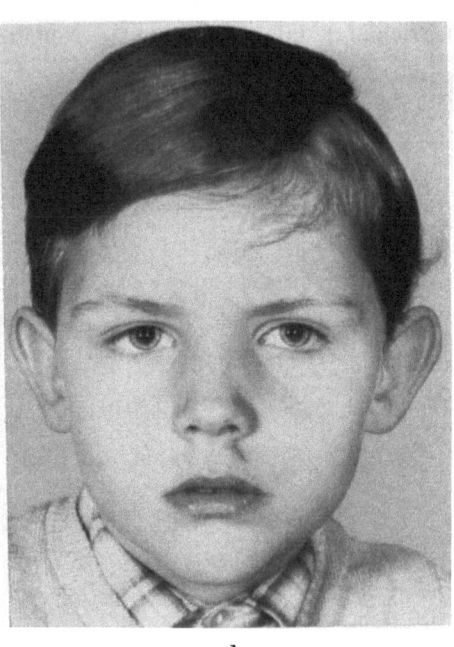

a   b

Abb. 282a u. b. Schürf- und Platzwunden in der *Gesichtsmitte* und rüsselförmiges Oberlippenödem, ohne Knochenverletzung. Der 7 Jahre alte Junge war gegen einen Radfahrer gelaufen. b 4 Wochen nach dem Un-fall besteht nur noch eine hyperplastische Narbe unterhalb des linken Naseneinganges (genähte Platzwunde)

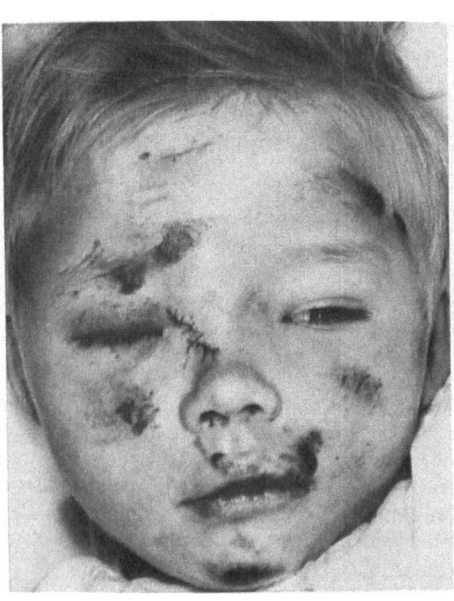 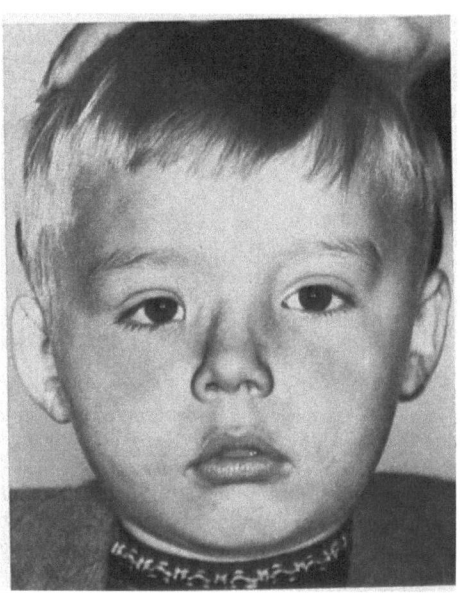

a   b

Abb. 283a u. b. a Schürf- und Platzwunden im *seitlichen Gesicht*. Der 5 Jahre alte Junge war von einem Auto angefahren worden. Die tangentiale Kollision führte zu Verletzungen und massiver Schwellung der rechten Gesichtshälfte mit Lidödem. Durch den anschließenden Sturz auf die Straße wurden Kinn, linke Oberlippe und Wange abgeschürft. b Narbenfreie Heilung, Zustand ½ Jahr nach dem Unfall

Verletzungen ohne Zusammenhangstrennung der Epidermis oder Mucosa (α), Hautwunden bis in die Subcutis bzw. Submucosa oder Muskulatur (β) und Weichteil*defekte* (γ).

α) *Verletzungen ohne Zusammenhangstrennung* der Deckgewebe sind prognostisch dadurch charakterisiert, daß eine restitutio ad integrum eintritt.

Stumpfe Traumen bewirken Ödeme oder Hämatome nach subcutanen Gewebs- und Gefäßrissen. Die Schwellung kann infolge der Elastizität und Nachgiebigkeit des kindlichen Tegumentes sehr stark sein. Die Lippen wulsten sich dann rüsselförmig vor (Abb. 282). Gewebsergüsse nach Wangen- und Kinnprellungen haben die Tendenz, in die Submandibular- bzw. Submentalregion abzurutschen (Abb. 283).

Differentialdiagnostisch sind entzündliche odontogene Prozesse oder allergische Reaktionen auszuschließen.

Traumatische Ödeme erreichen das Maximum ihrer Ausdehnung zwischen 24 und 48 Std nach dem Unfall und bilden sich im Verlaufe der folgenden 2—3 Tage völlig zurück. Eine Therapie ist nicht erforderlich. Tanderil verringert die Ödembildung und scheint die Entstehung von Restinfiltraten zu verhindern. Oft gewechselte feucht-kalte Auflagen (Leitungswasser) vermindern das Spannungsgefühl.

Bei *Hämatomen* verschwindet die Begleitschwellung meist in der gleichen Zeit, die Resorption des abgebauten Blutfarbstoffes dauert allerdings noch länger. Eine Woche nach dem Unfall ist in der Regel erst das Stadium einer satten Gelbfärbung erreicht.

Gelegentlich bleiben infolge Organisation von Hämatomen derbe *Restinfiltrate* zurück. Sie verlieren sich bei Kindern im Verlaufe eines halben Jahres. Der Vorgang wird durch Jontophoresebehandlung oder andere physikalischchemische Verfahren der Gewebsauflockerung beschleunigt.

Oberflächliche Schürfwunden der Gesichtshaut heilen meist spontan unter trockener Schorfbildung ab. Nach der Abstoßung der Borken besteht noch längere Zeit eine *Pigmentdifferenz* im betroffenen Areal.

Aufmerksamkeit ist aber geboten, wenn Schürfwunden verdreckt und *Schmutzpartikel* durch feine Einrisse in das Corium gedrungen sind. Ohne Behandlung werden sie inkorporiert und stören ästhetisch. Ihre spätere Beseitigung ist mühsam und zeitraubend und kann nur durch tiefes Hautschleifen mit einem schnell rotieren-

den Carborundumstein oder durch Excision beseitigt werden.

Weniger aufwendig ist die Entfernung des gesamten Schmutzes schon bei der *primären Wundtoilette*. Oft genügt bereits die mechanische Säuberung und Ausschwemmung durch eine gleichzeitig blutstillende 1—3% Wasserstoffsuperoxydlösung oder Abbürsten mit Seifenlösung (unter Anästhesie). Eine Nachkontrolle unter Benutzung einer Lupenbrille und gegebenenfalls die Entfernung von Restpartikeln hat sich bei klinischer Behandlung bewährt. Die Schürfwunden werden dann mit einer sekretdurchlässigen und mit Peruvaseline getränkten Gittergaze und einem trockenen Verband darüber abgedeckt. Dadurch werden Verklebungen vermieden, und die Epithelisierung wird begünstigt. Die gründliche Primärbehandlung ist gleichzeitig eine gute Tetanusprophylaxe.

β) Prädilektionsstellen für *Verletzungen mit Trennung* des *Haut- oder Schleimhautzusammenhanges* (Riß-, Platz- und Schnittwunden) sind Stirn, Wange, Kinn und Lippen. Bagatellschäden verheilen spontan. Klaffende Wunden bedürfen der Naht zur Sicherung eines niveaugleichen Gewebsanschlusses.

Die gute Durchblutung der Gesichtsweichteile und die vorzügliche Heilungstendenz bei Kindern gestatten die großzügige Auslegung von bewährten Regeln der traditionellen Therapie mit dem Gebot einer möglichst *sparsamen Wundtoilette*. Insbesondere im Bereich der Lider, Nase und Lippen ist jeder Millimeter erhaltener Haut ein Gewinn; deshalb ist eine Hautexcision nach gründlicher mechanischer Säuberung bei Schnitt- und Platzwunden mit glatten Wundlefzen weder zweckmäßig noch erforderlich. Bei Rißwunden mit gezackten Rändern erfolgt sie im Hinblick auf eine Verkürzung des Narbenverlaufes so sparsam wie möglich.

Auch die *Nahttechnik* ist aus ästhetischen Gründen gegenüber Verletzungen am Stamm oder an den Extremitäten verfeinert. Muskelnähte mit dünnem Catgut sind nur bei grober Verlagerung angezeigt. Meist läßt sich das subcutane Gewebe allein durch dicht und knapp neben den Haurändern eingeführte, zarte Kunststoffäden gut adaptieren. Sie werden früh entfernt (5. bis 7. Tag). Anschließendes abendliches leichtes Einreiben der Nahtstelle mit 1% Hydrocortisonsalbe soll eine unauffälligere Narbe zur Folge haben.

Nur selten ist eine Drainage erforderlich. Sie empfiehlt sich bei perforierenden Verletzungen und Trümmerwunden.

Ein nahtloser Wunderverschluß mit porösen Klebestreifen ist infolge der kindlichen mimischen Aktivität problematisch. Die Gefahr

einer Dehiszenz gegenüber nur kurzfristig sichtbaren Stichkanälen feiner Nähte ist zu bedenken. Als *Maßnahme der ersten Hilfe* für den
Transport ist dagegen die Adaptation von
klaffenden Gesichtswunden durch Pflasterstreifen vorzüglich geeignet, wenn unmittelbar

anschließend die definitive Versorgung erfolgen
kann.

Nach Lippendurchtrennung ist Wert darauf zu legen, daß die *erste Naht* am *Übergang
vom Lippenrot ins Lippenweiß* gesetzt wird, da
andernfalls ästhetisch störende Stufenbildungen
nicht mehr auszugleichen sind.

Funktionelle Aspekte stehen dagegen im
Vordergrund, wenn tiefe Wunden lateral der
Mundwinkel die Ausbreitungsrichtung des
Nervus facialis kreuzen. Da die Zartheit der pe-
ripheren Nervenäste in unübersichtlichem
Wundgrund meist ihr Auffinden und ihre Naht
unmöglich machen, bleibt gelegentlich eine
Facialisschwäche als Dauerschaden bestehen
(Abb. 284).

Verletzungen in der Mundhöhle erfordern in
den Mundvorhöfen, an der Zunge und im
Gaumen eine sorgfältige Adaptation der Wundlefzen, andernfalls sind Verziehungen oder im
Bereich der Zungenspitze Empfindungsstörun-
gen bei höckeriger Oberfläche die Folge. Bei
rachenwärts lokalisierten Zerreißungen (Zungengrund, weicher Gaumen) ist mit ödem- oder
hämatombedingten Schluckstörungen zu rechnen, die 2—4 Tage anhalten. Seidennähte
werden subjektiv angenehmer empfunden als
die weniger anschmiegsamen, starren und
außerdem schwerer sichtbaren Kunstfaser-
fäden. Oberflächliche Catgutnähte gehen in der
Mundhöhle oft früher als erwünscht auf (feuchtes Milieu und erschwerte Ruhigstellung) und
führen dann zur Sekundärheilung.

Als Kost — dies empfiehlt sich nach allen
Mundverletzungen — hat sich für die ersten
zwei Tage klare Flüssigkeit (Tee, süße Säfte,
Brühe) bewährt. Milch und legierte Suppen
bilden, mit Wundsekret durchsetzt, die Nähte
überziehende, fest haftende Beläge. Sie stellen
einen vermeidbaren idealen Bakteriennährboden dar. Vom 3. Tag an, nach der Verklebung der Wundränder, kann die Kost — zunächst breiförmig und auch mit Milch zubereitet — normalisiert werden.

Prognose: Nach ungestörter Wundheilung
sind an der Gesichts*oberfläche* auch bei sorgfältiger Nahttechnik Narben noch für die
Dauer von 6—12 Monaten deutlich sichtbar.
Dann blassen sie — parallel zum Verschwinden
der Narbenhärte — langsam ab. Dieses definitive Stadium sollte deshalb auch abgewartet
werden, wenn die Erstversorgung unbefriedigend geblieben ist; denn die besten Resultate

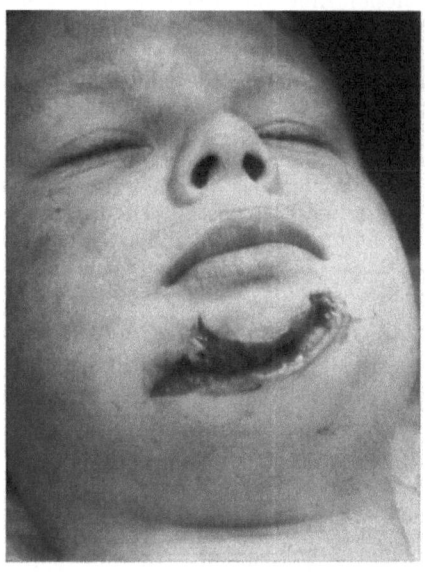

a

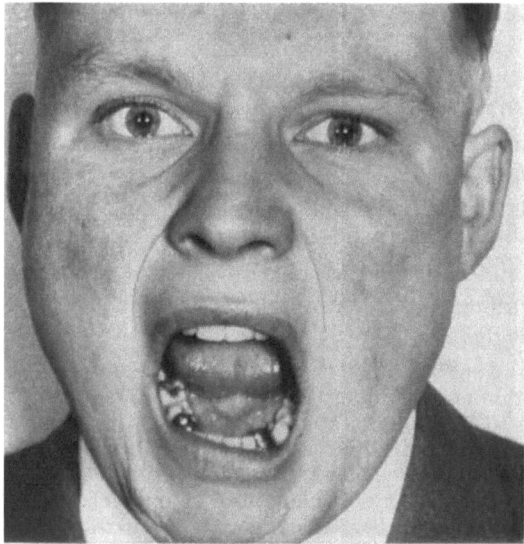

b

Abb. 284a u. b. a Tiefe *Kinnschnittwunde* bis in den
Mundvorhof mit Durchtrennung des rechten Unter-
kieferzweiges des N. facialis sowie Alveolarfortsatzfraktur im frontalen Unterkiefer (s. Abb. 297b). Der
14 Jahre alte Junge war vom Schiff herunter auf eine
Stahlkante gefallen. b Bleibende Schwäche der motorischen Unterlippennervierung bei maximaler Mundöffnung, 6 Jahre nach der operativen Versorgung und
primären Wundheilung

von Narbenkorrekturen sind zu erwarten, wenn das vorgeschädigte Gewebe *mindestens ein Jahr in Ruhe gelassen* wurde. Bestehen dann nach früheren Schnittwunden noch — manchmal schmerzhafte — isolierte Verhärtungen, können eingeheilte *Glassplitter* die Ursache sein. Sie sind röntgennegativ und auch bei operativer Revision oft schwer zu finden.

Ein optimales Ergebnis der Behandlung ist erreicht, wenn die Narbe im Oberflächenniveau ohne Einziehung liegt und nur als feiner Strich

im Kindesalter die baldige Versorgung *offener Wundflächen* geboten. Bleiben sie bestehen, sind im Verlaufe der Vernarbung *Kontrakturen* mit Verziehungen, Funktionsbehinderungen und nach längerer Einwirkung auch Störungen des Skeletwachstums die Folge.

Wenn bei Ablederungen noch Teile der Haut erhalten geblieben sind, werden sie nach gründlicher Säuberung und antibiotischer Vorbehandlung zurückgelagert und durch Nähte fixiert. Verbliebene Restwundflächen wie über-

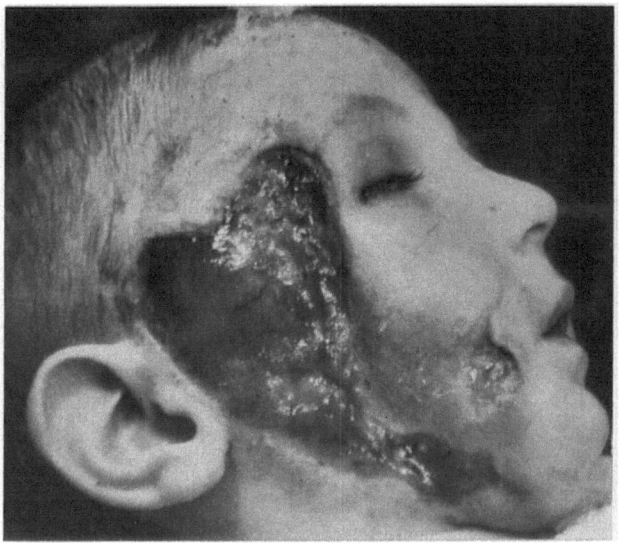 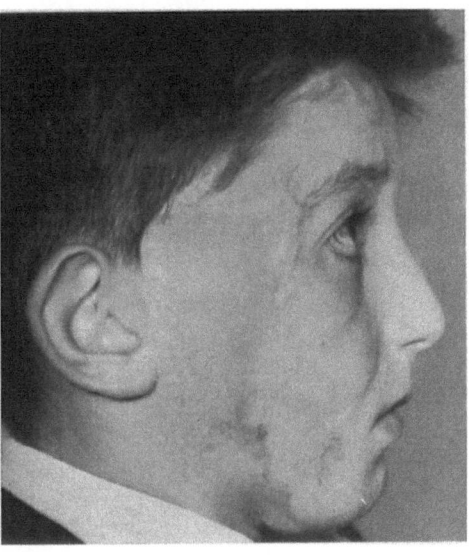

a   b

Abb. 285a u. b. a *Schläfen-Wangendefekt* nach Abscherung der rechten Gesichtsoberfläche im Stadium der Sekundärheilung (eingezogene und bereits epithelisierte Wundränder) 4 Wochen nach dem andernorts zunächst konservativ versorgten Unfall. Der 4 Jahre alte Junge war gegen einen fahrenden Lieferwagen gelaufen. Die Wundfläche wurde mit einem Spalthautlappen vom rechten Oberschenkel gedeckt. b Ungehinderte Mundöffnung und ungestörtes Wachstum des Gesichtsschädels 6 Jahre nach dem Unfall. Die Übergänge vom Transplantat in die gesunde Haut sind fließend

bestehen bleibt. Er wird später um so unauffälliger, je früher dem Lebensalter nach die Verletzung erfolgt ist, da Narben nur in beschränktem Umfange mitwachsen. Im Lippenrot bleiben sie lediglich nach Sekundärheilung als weißliche Streifen sichtbar.

γ) *Defektbildungen der Gesichtsoberfläche* treten nach Ablederung, Abriß von Wundlefzen und Abbiß ein. Befriedigende Behandlungsergebnisse sind meist nur durch plastisch-chirurgische Maßnahmen zu erreichen (SCHUCHARDT, 1959) und die völlige Wiederherstellung des prätraumatischen Zustandes bleibt oft ein unerfüllbarer Wunsch.

Neben der *Infektionsprophylaxe* (Antibiotica, Impfschutz gegen *Tetanus*, vgl. S. 519) ist

haupt alle Oberflächendefekte ohne gleichzeitige Zerstörung oder Fehlen des Unterhautgewebes (siehe auch Abschnitt Verbrennungen) lassen sich für die Dauer mit Hilfe von frei überpflanzten autologen *Vollhaut-* oder *Spalthautlappen* abdecken (Abb. 285, 286).

Vollhautlappen (WOLFE-KRAUSE) werden vorzugsweise vom Unterbauch unter sorgfältiger Ablösung des subcutanen Fettes entnommen. Sie sind hinsichtlich ihrer funktionellen Eigenschaften vollwertiger Ersatz für die verloren gegangene Haut und im Kindesalter besonders gut geeignet, weil sie trotz ihrer Dicke, die im Erwachsenenalter für die Entscheidung zwischen Voll- oder Spalthaut eine Rolle spielt, zuverlässig anheilen und nicht schrumpfen. Allerdings ist die Beständigkeit des Colorites — ein wesentliches Problem nach allen freien Hauttransplantationen —

30*

nicht vorhersehbar. Oft treten unerwünschte Pigmentierungen ein. Wegen ihrer Farbgleichheit mit der Gesichtshaut eignen sich für kleinere Oberflächendefekte vorzüglich retroauriculär entnommene Vollhautlappen.

entnommen. Mit diesen von Hand oder elektrisch betriebenen Geräten können in unterschiedlicher Breite beliebig dicke Hautstreifen von Epidermis- bis Vollhautstärke abgelöst werden. Die Entnahmestelle epithelisiert sich von verbliebenen

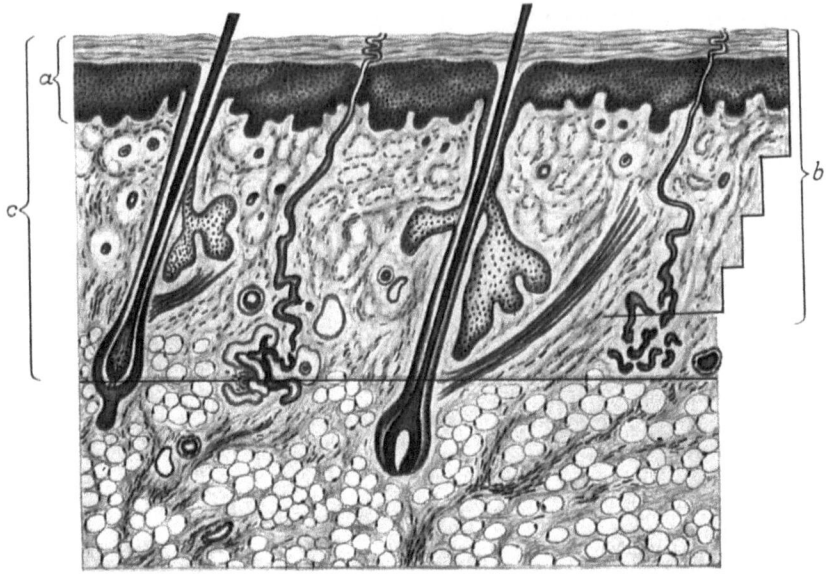

a

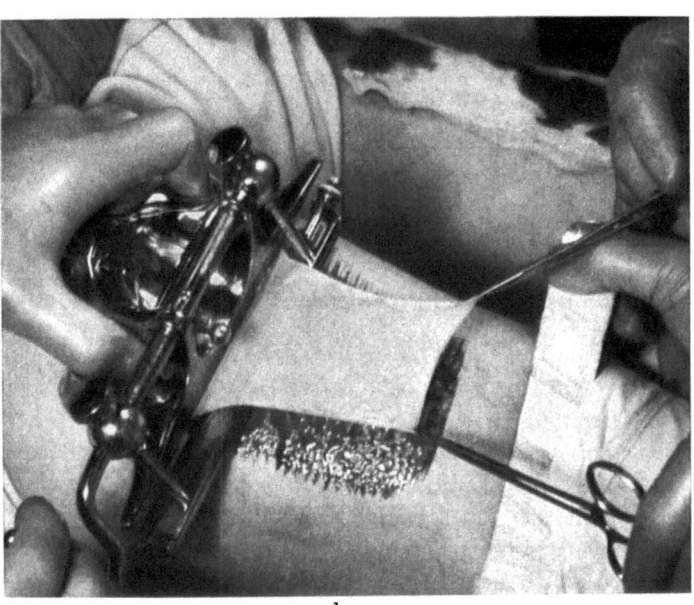

b

Abb. 286a u. b. a Unterschiede der Entnahmetiefe von Hauttransplantaten (schematisch) *a* Epidermislappen (Thiersch) *b* Spalthautlappen verschiedener Dicke (Gohrbandt, Blair-Brown) *c* Vollhautlappen (Wolfe-Krause), Umzeichnung nach Schuchardt, 1959. b Entnahmetechnik für Spalthautlappen. Mit dem verstellbaren Dermatom nach Schuchardt lassen sich Hautstreifen von verschiedener Breite, Dicke und Länge ablösen. Bevorzugte Entnahmestelle ist, wie im Bild, der Oberschenkel

Spalthautlappen (Gohrbandt, Blair-Brown) haben eine größere Schrumpfungstendenz. Sie werden vorzugsweise am Oberschenkel mit Hilfe von Dermatomen (Schuchardt, 1954) Abb. 286b

Inseln des Papillarkörpers bzw. den mit Deckgewebe ausgekleideten Schläuchen der Hautanhangsgebilde aus. Bei Vollhautlappen hingegen muß die Entnahmestelle durch Zusammenziehen der Wundränder oder bei größerer Ausdehnung durch einen für diesen Zweck beschafften Spalthautlappen geschlossen werden.

Voraussetzung für die Lappenanheilung ist allerdings eine ausreichende Ernährungsbasis. Ist sie — wie bei freiliegendem Knochen — nicht vorhanden, so sollte erst die Granulationsbildung an diesen Stellen abgewartet werden. Kleine, briefmarkenähnlich zusammengesetzte Epidermisläppchen nach Art des Verfahrens von REVERDIN sind für die Gesichtsregion aus ästhetischen Gründen ungeeignet.

Tiefreichende Weichteildefekte können oft durch eine Nahlappenplastik (Verschiebung, Schwenkung, Rotation) für die Dauer verschlossen werden. Manchmal sind aber rekonstruktive Aufgaben nur mittels Fernlappen zu lösen (vgl. SCHUCHARDT 1944, 1954, 1966). Wenn jedoch aus Gründen der Beschaffung von Ersatzgewebe aus anderen Körperregionen (Rundstiellappen) der Heilplan nur in Etappen durchgeführt werden kann, dann ist es sinnvoll, Oberflächendefekte *temporär* mit frei überpflanzten Spalthautlappen abzudecken. Dadurch kann in kompliziert geformten Regionen, wie beispielsweise an der Nasenspitze, nach Ablederung der freiliegende Knorpel abgedeckt und einer Schrumpfung und Wachstumsbehinderung vorgebeugt werden (Epithelverband). Für eine definitive plastisch-chirurgische Versorgung ist Zeit gewonnen. Nasenflügeldefekte oder Lidektropien lassen sich mit einem aus der Ohrmuschel in einem Stück entnommenen und frei überpflanzten Ohrknorpel-Hauttransplantat dauerhaft ausfüllen.

Voraussetzung für eine *ungestörte Anheilung* von Hauttransplantaten ist die *postoperative Ruhigstellung der Wundregion*. Befindet sie sich über dem beweglichen Unterkiefer, so wird dieser am Oberkiefer mit Hilfe von präoperativ enoral eingebundenen Schienenverbänden (Abb. 307b) starr fixiert. Ist zusätzlich oder allein die Halsregion betroffen, läßt sich eine Ruhigstellung nur durch eine Kopf-Rücken-Liegeschale aus Gips erreichen.

Prognose: Der zunächst angestrebte wesentliche Effekt des Hautersatzes, die Entspannung der Oberfläche zugunsten eines ungestörten Knochenwachstums, ist im Kindesalter mit der zuverlässigen Anheilung erreicht. Nebenprobleme sind einmal die bereits angedeutete

Variabilität der Pigmentierung und das *Verhalten der Narben.*

Besorgte Eltern drängen nach Oberflächenverletzungen im Gesicht mit überschüssiger Narbenbildung trotz primärer Wundheilung auf eine baldige Korrektur dieser *Hyperplasien des Ersatzgewebes.* Sie sind keine echten Keloide im Sinne der beständigen Narbenplatten nach flächenhafter Granulation (Abb. 288), sondern bilden sich im Verlaufe von 1—2 Jahren meist spontan ins Hautniveau zurück. Eine hyperplastische Wulstbildung scheint begünstigt zu werden, wenn Nähte unter Spannung stehen (Wundheilungsprobleme vgl. BLOCK, BROSCH 1957, REICHENBACH 1957).

Eine überschüssige Reaktion des Narbengewebes läßt sich prophylaktisch durch eine fraktioniert gegebene Oberflächendosis von Röntgenstrahlen oder mit Hilfe der Isotope eines Beta-Strahlers abfangen, wenn infolge früherer Verletzungen bekannt ist, daß eine Tendenz zur Bildung von „wildem Fleisch" besteht. Meist aber ist diese individuell variable Reaktionsweise unbekannt. Dann rechtfertigen Alter und Lokalisation eine Radioprophylaxe, wenn über die Gefahren von strahlenbedingten Wachstumsstörungen Klarheit besteht. Falls die optimale Zeitspanne radiogener Sensibilität verstrichen ist, sollte zunächst vor einem erneuten Eingriff das maximale Rückbildungsstadium der Narbenhyperplasie abgewartet werden. Dann liefert auch die Vorgeschichte hinreichend Anhaltspunkte für die Frage der zweckmäßigen Narbenbehandlung. Medikamentös hat Hydrocortisonsalbe 1% günstigen Einfluß auf den Verlauf der Vernarbung.

Diese Hinweise gelten nur für Wunden ohne Substanzverlust. Anders verhält es sich bei Flächennarben auf Grund von Defekten mit starker *Keloidbildung* wie nach Verbrennungen.

Verbrennungen

Im Kindesalter sind im Gesichts-Mundbereich zwei Arten von thermischen Verletzungen häufig: *Verbrennungen der Oberfläche* durch *offene Flammeneinwirkung* (α) und tiefgehende, aber auf die *Lippen-Mundregion* beschränkte *Schädigungen* durch *Starkstrom* (β). Weitere Unfälle kommen durch Kontakte mit heißen Körpern oder Flüssigkeiten (Verbrühungen) zustande.

Oft sind außer dem Gesicht noch zusätzliche Regionen des Stammes bzw. der Extremitäten von der Verbrennung betroffen. Schon bei weniger ausgedehnten Schäden kann das klinische Bild einer schweren Allgemeinerkrankung, der *Verbrennungskrankheit* entstehen, die durch Intoxikation und Infektion den gesamten Organismus betrifft (Zinck, Wallace, Bürkle de la Camp, Rehn, Allgöwer u. Sigrist, Koslowski, Kaloud). Ihre Behandlung wird in mehreren Ländern in speziell eingerichteten Verbrennungszentren durchgeführt.

Verbrennungsunfälle sind im Zeitalter der Technik von großer sozialer Bedeutung. In den USA werden jährlich 70000 Verbrennungskranke klinisch behandelt (Mortalität 10%). 70% sind Haushaltsunfälle, von denen Kinder den hohen Anteil von 30—50% stellen (Heister).

Nach schweren Brandunfällen steht zunächst die Bekämpfung des Schockes als lebenserhaltende Maßnahme im Vordergrund (Verhinderung eines Hirnödems, Verminderung des Plasma-Eiweißverlustes, Vorbeugung oder Ausgleichung einer Oligämie, Stabilisierung des Elektrolythaushaltes und Aufrechterhaltung der Nierenfunktion). Diesem Zweck dienen auch frühzeitig durchgeführte Hauttransplantationen zur Verringerung sezernierender Oberflächen in Verbindung mit einer hochwirksamen Infektionsprophylaxe bzw. -therapie.

Ausführlichen Darstellungen über moderne Therapieaspekte bei Verbrennungskrankheiten zufolge (Wallace, Blocker u. a., Grob, Bürkle de la Camp, Allgöwer u. Sigrist, Rehn, Koslowski, Morger u. Nicole, Kaloud) wird als Anhalt für substituierende Maßnahmen die Berücksichtigung des prozentualen Anteils der verbrannten Körperoberfläche empfohlen. Nach einem von Wallace (1949) für Erwachsene angegebenen sogenannten „Neuner"-Schema (weil alle Prozentzahlen in einer teilbaren Beziehung zur Zahl 9 stehen) beträgt die Hautoberfläche des Kopfes 9% der gesamten Hautdecke. Bei Kindern verschiebt sich aber diese Relation in Abhängigkeit vom Lebensalter wesentlich, denn beim Neugeborenen stellt die Kopfhaut noch 21% der Gesamtoberfläche (Rehn). Ausgedehnte Gesichtsverbrennungen in den ersten Lebensjahren müssen deshalb als Allgemeinerkrankung angesehen und bei Überwachung aller Körperfunktionen auch entsprechend behandelt werden.

α) *Oberflächenverbrennungen des Kindergesichtes* sind fast immer auf Spielunfälle zurückzuführen. Ausdehnung und Tiefe der Verletzung hängen von der Temperatur sowie von der Richtung und Zeitdauer der Flammeneinwirkung ab. Häufig sind die von der Kleidung ausgesparten Regionen (Hals, Hände) mitbetroffen.

Nach eigenen Erhebungen über den Unfallhergang bei 34 stationär behandelten schweren Gesichtsverbrennungen im Kindesalter (Pfeifer u. Vetter) — ausschließlich Spielunfälle — ergaben sich enge Beziehungen zwischen Entstehung und Lokalisation der Schädigung sowie dem Lebensalter.

Über die Hälfte dieser Verbrennungen erfolgte in der Vorschulzeit. Bei Kleinkindern waren umgekippte Heizgeräte sowie Bettbrände oder entflammte Nylonkleidung nach Spielen mit Streichhölzern oder Kerzen die Ursache. Die gleichen Entzündungsquellen waren auch im Schulalter dominierend (Unachtsamkeit mit angeklebten Wattebärten nach der Verkleidung als Weihnachtsmann, Benzinexplosionen und Spielen mit Phosphormunition).

Kleidungs- und Bettbrände hatten meistens eine Verbrennung der Untergesichts-Halsregion und Nasenspitze zur Folge, bei Explosionen war das ganze Gesicht betroffen.

Klinik: Der chirurgischen Überlieferung, dem pathologischen Substrat und auch experimentell histochemischen Studien (Converse u. a.) entsprechend werden vier Verbrennungsgrade unterschieden:

Erythem (I), *Blasenbildung* (II), Nekrose mit *Schorfbildung* (III) und *Verkohlung* (IV). Schon an glatten Flächen an Stamm und Extremitäten ist bei Kindern eine Abgrenzung kurze Zeit nach dem Unfall erschwert (Koslowski). Im Gesicht bestehen dazu auf engem Raum erhebliche Niveaudifferenzen der Oberfläche. Prominente Areale (Nase, Kinn) sind intensiver der Flammeneinwirkung ausgesetzt als Senken des Gesichtsreliefs. Außerdem spielen Hautdicke und Beschaffenheit der Unterlage (subcutanes Polster der Wange, aber spärliches Unterhautgewebe über den Knorpelschichten von Ohrmuscheln, Lidern und Nasenflügeln) bezüglich der örtlichen Reaktionsfähigkeit auf die Schädigung eine wesentliche Rolle.

Flächenhafte Gesichtsverbrennungen lassen deshalb zunächst noch keine klare Aussage über die Zerstörungstiefe und damit die prognostisch bedeutungsvolle Frage zu, ob und wo nur ein I. oder oberflächlich II. Grad der Verbrennung vorliegt und eine restitutio ad integrum zu erwarten ist, oder an welchen Stellen Oberflächendefekte auftreten werden. Diese Abgrenzung ist vielmehr erst im Verlaufe einer ein- bis dreiwöchigen Beobachtungszeit möglich.

Therapie: *Leichtere* Verbrennungsschäden bis zum vergleichbaren Bild eines schweren

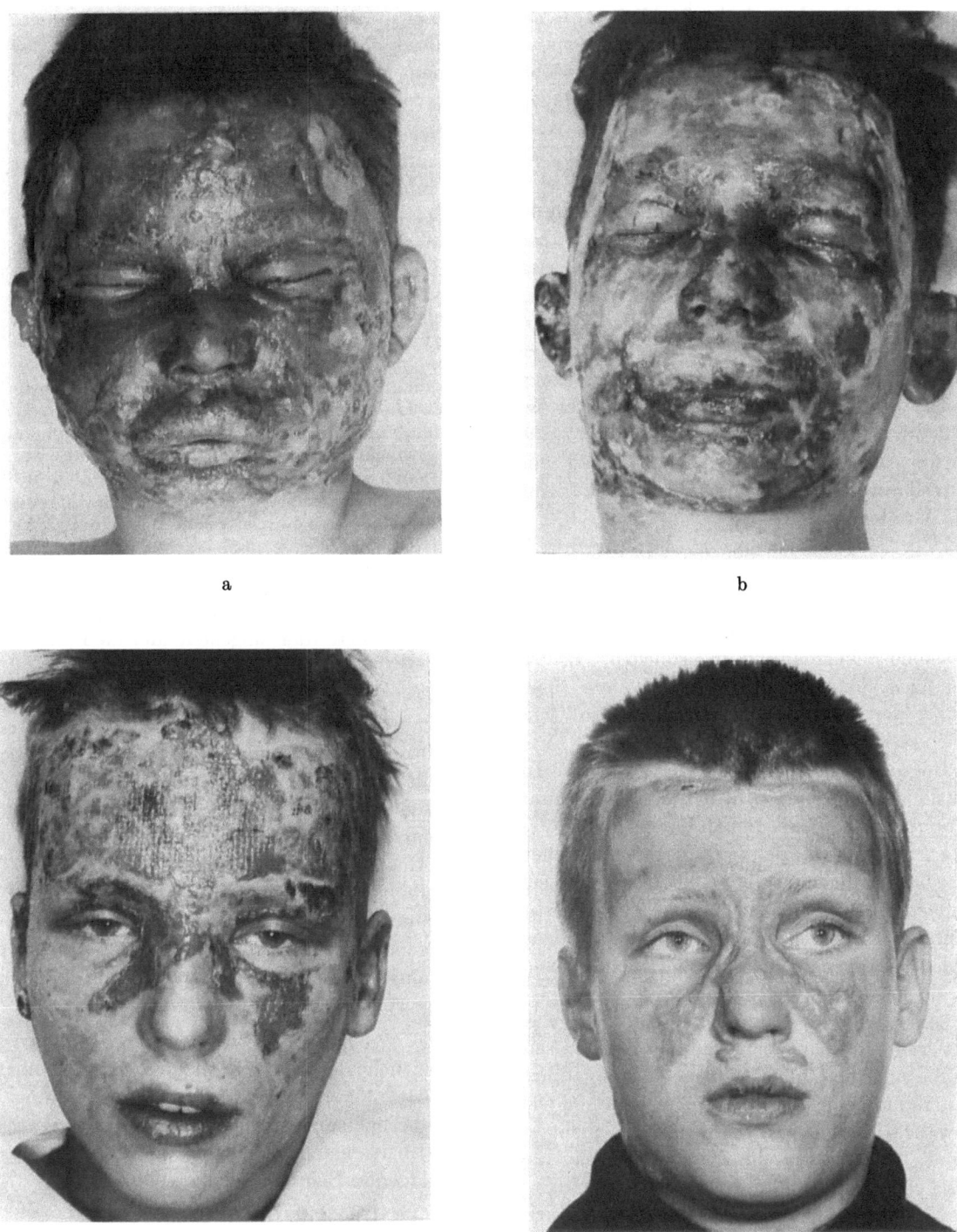

Abb. 287a—d. Totale *Gesichtsverbrennung* nach Benzinexplosion (Spielunfall). 12 Jahre alter Junge. Stadien des posttraumatischen Verlaufes: a Ausgeprägtes Gesichtsödem mit Verkrustung und Blasenbildung der Oberfläche einen Tag nach der Verletzung. b Rückgang des Ödems am dritten Tag. Die Chemosis beiderseits verhindert noch die Öffnung der Augenlider. c Erst 2—3 Wochen nach dem Unfall und der Lösung der Schorfe haben sich deutlich die Grenzen zwischen Verbrennungsregionen III. Grades (Oberflächendefekte) und II. Grades (Epithelregeneration) markiert. Damit ist die Flächenausdehnung für den Hautersatz vorgezeichnet. d Zustand 5 Monate nach dem Unfall und 4 Monate nach dem Stirnhautersatz mit einem Spalthautlappen. Die flächenhaften Narbenkeloide in der Gesichtsmitte bedürfen noch der plastisch-chirurgischen Behandlung

Sonnenbrandes (I. und oberflächlich II. Grad) bedürfen nur selten der stationären Behandlung (Schmerzlinderung, trocknende und kühlende, fettarme Salben bzw. Pastenauflagen, eventuell Corticosteroide und weitere antiödematöse Medikamente, GROB empfiehlt Mercurochrom).

Schwerere Gesichtsverbrennungen imponieren in den ersten Tagen durch pralle Ödeme (Abb. 287), die Physiognomie ist verwischt, auch die Oberfläche ist aufgedunsen; die mimische Aktivität ist erstarrt. Die Lider sind unförmig dick, die rüsselförmig angeschwollenen Lippen stehen halb offen. Da nach Explosionen meist die Oberfläche stark verschmutzt ist, fällt die Abgrenzung von Verkohlungsbezirken schwer. An schmutzfreien Stellen weist eine porzellanweiße Epidermis auf eine Zerstörung III. Grades hin.

Über *Allgemeintherapie* s. Literaturhinweise S. 470.

Die *lokale* Behandlung der ersten Tage ist darauf ausgerichtet, möglichst rasch eine trockene Schorfbildung zu erreichen, (Prinzip der „geschlossenen Wunde", WALLACE 1964). Außer der Verringerung der Exsudation wird eine rasche Demarkierung angestrebt. Vorbedingungen dafür sind eine intensive Infektionsbekämpfung (Antibiotica und Tetanusprophylaxe), offene Behandlung (keine Verbände) sowie zentrale (Sedativa) und periphere (Sondenernährung) Ruhigstellung und Schmerzlinderung. Dringend geboten ist in den ersten Stunden trotz verklebter und verschwollener Lider der augenärztliche Befund, ob die Cornea intakt geblieben oder mitverletzt wurde.

Als rationelles und zweckmäßiges Vorgehen hat sich lokal *ohne* vorherige mechanische Säuberung die täglich mehrfach durchgeführte Auftragung eines antiinfektiös wirksamen Gels bewährt. Blasen wurden im Gesicht nicht eröffnet, sie trocknen ein. Die kritische Zeit der trockenen Schorfbildung sind die ersten 48 Std. Am 3. bzw. 4. Tag tritt langsam die individuelle Gesichtskontur wieder hervor (Abb. 287b). Wenn die Schorfe fest haften bleiben, ist die Infektionsgefahr zunächst eingedämmt. Die Borken lösen sich mitsamt dem Schmutz in der zweiten Woche. Dann sind auch klar die Grenzen zwischen regeneriertem glatten Epithel und Oberflächendefekten markiert, in denen aber noch erhalten gebliebene oder inzwischen schon neu aus der Tiefe der Hautanhangsge-

bilde gesprossene Epithelinseln liegen können. In dieser Periode ist es zweckmäßig, von der offenen zur geschlossenen Wundbehandlung überzugehen.

Bei Infektionen lösen sich Schorfe früher. Sie sind von putridem Sekret unterschwemmt und müssen deshalb entfernt werden.

Mit dem Wechsel der Wundbehandlung wird die Vorbereitung für operative Maßnahmen eingeleitet, weil nun nach der Bildung eines kräftigen Granulationsrasens die Defektdeckung nach den Regeln der plastischen Chirurgie (WALLACE 1964, SANVENERO-ROSSELLI, SCHUCHARDT 1964, GEORGIADE et al.,) zu erfolgen hat. Für diesen Zweck wird mehrmals täglich die Wunde feucht (isotonische Lösungen mit antibiotischem Zusatz) verbunden, um optimale Anheilungsbedingungen für autologe Hauttransplantate (Vollhaut oder Spalthaut) zu schaffen (Abb. 287d), nachdem das gefäßreiche Granulationsgewebe angefrischt und der Unterkiefer (Schienenverband) bzw. der ganze Kopf (Gipsliegeschale) bei starker Sedierung in der postoperativen Phase ruhiggestellt worden ist. Mit Hilfe der *frühzeitigen chirurgischen* Behandlung kann bereits 4 Wochen nach dem Unfall die überpflanzte Haut angeheilt und die Epitheldecke wieder geschlossen sein.

Wird jedoch dieser Behandlungsplan nicht eingehalten und eine ausgedehnte Oberflächenzerstörung über Monate oder Jahre ihrem Schicksal überlassen (Abb. 288), so stellen sich unaufhaltsam massive Kontrakturen und flächenhafte Narbenkeloide ein. Dann erfordert auch die chirurgische Behandlung einen viel größeren Aufwand an Zeit und Mühe (Fernlappenplastik) bei einem ästhetisch weniger befriedigenden Eeffekt, weil die in der Zwischenzeit eingetretenen Wachstumsstörungen der Hartgewebe irreversibel geworden sind.

Die *Prognose nach Gesichtsverbrennungen* hinsichtlich des *Skeletwachstums* hängt vom Alter des Kindes, von Sitz und Ausdehnung der Oberflächenzerstörung, von der seit dem Unfall verstrichenen Zeit und der Art der eingeschlagenen Behandlung ab.

Nach frühzeitigem autologen Hautersatz wächst der Gesichtsschädel ungestört. Behinderungen treten aber ein, wenn Defekte granulieren und mit unelastischen Narbenplatten, -schalen und -strängen überzogen werden, die häufig ulcerieren, weil sie keiner mechanischen Beanspruchung standhalten. Dann entstehen Bilder einer „Brandmarkung" in des Wortes ursprünglicher, schrecklicher und mitleiderregender Bedeutung.

Durch dermatogene Kontrakturen sind am meisten Skeletteile gefährdet, welche noch, wie der Unterkiefer, den größten Wachstumsweg zurückzulegen haben (Abb. 311). Flächenhafte Keloide der Untergesichts-Halsregion mit Fixierung des Kinnes an der Brust (Abb. 288) führen schon in wenigen Jahren zu einem offenen Biß

der Ohrmuschel nach Verbrennungsdefekten höchst selten bis zur ästhetischen Unauffälligkeit. Der ärztlichen Kunst sind hier oft Grenzen gesetzt, die auch nach Abschluß des regionalen Wachstums noch deutlich bleiben. Die Beseitigung flächenhafter thermischer Dauerschäden im Gesicht gehört deshalb zu den

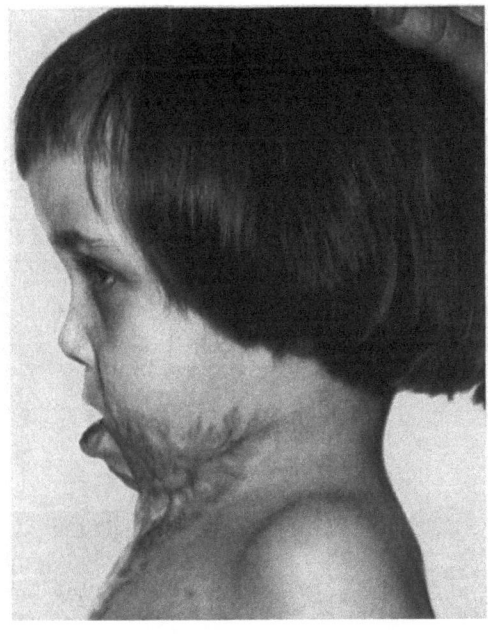
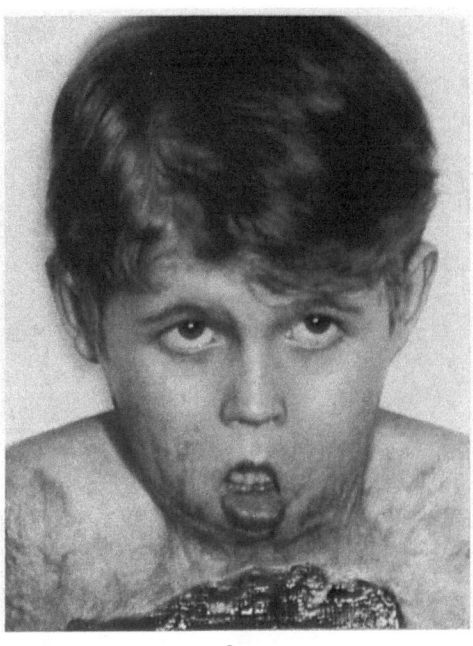

a   b

Abb. 288a u. b. *Funktions- und Wachstumsstörungen* nach konservativer Behandlung von Verbrennungen III. Grades im Untergesicht. a Profilansicht eines 5 Jahre alten Mädchens mit Fixation des Kinnes an die Brust durch Narbenplatten und Unterlippenektropium. (Bettbrand nach Spielen mit Streichhölzern im Alter von 3¹/₂ Jahren). b Frontalansicht eines 7 Jahre alten Jungen (Benzinexplosion, Spielunfall): Narbenplatte zwischen Lippe und Brust, Kinnprominenz eingeebnet, Mundschluß unmöglich

mit *Labialkippung* der unteren Frontzähne und einer bleibenden Hyperplasie der Unterkiefermitte.

Liegen im Bereiche des M. orbicularis oris Narbenbänder *ohne* Umfassung der Kinnprominenz, so kann durch stetigen Druck eine *Lingualkippung* der Zähne während des Zahnwechsels eintreten (PFEIFER u. VETTER).

Auch das Knorpelwachstum im Bereich der Sinnespforten wird durch Brandschäden gehemmt, wenn der Hautüberzug an den Rändern der Ohrmuscheln oder Nasenflügel zerstört wurde und das Perichondrium mit dem Narbengewebe zusammenhängt. Durch Lidektropien ergeben sich Gefahren für das Auge. Während aber das Problem der Wiederherstellung des Lidschlusses chirurgisch zu lösen ist, gelingt die plastische Rekonstruktion der Nasenflügel oder

schwersten, aber auch dankbarsten Aufgaben der Gesichtschirurgie.

β) Starkstromverbrennungen der Lippen-Mundregion sind als Spielunfälle charakteristische Verletzungen der ersten drei Lebensjahre. *Niederspannungsunfälle* kommen zustande, wenn Geräte, Stecker oder unisolierte Kabel unter elektrischem Strom stehen und in Kontakt mit der *feuchten Mundschleimhaut* geraten. Dadurch wird ein *Kurzschluß* hervorgerufen, dem das zwischen den Polen liegende Gewebe durch Verkochung (Joulsche Wärme) zum Opfer fällt. *Hochspannungsunfälle* (über 1000 V) sind dagegen bei Kindern selten.

Die „Strommarken" (JELLINEK) dieser dritt- und viertgradigen Verbrennungen sind bevorzugt in der Unterlippe lokalisiert (JELLINEK, LEMPKE, SCHUCHARDT 1958), können aber auch auf Oberlippe, frontale Kieferregion, Zunge und Nasenflügel ausgedehnt sein (Na-DOLECZNY, LINDEMANN 1938; OPPIKOFER, GABKA).

Dem Typ nach unterscheiden sich Strom-marken — entgegen der häufig geäußerten An-

sicht einer Spezifität elektrischer Verbrennungen — weder makro- noch mikroskopisch von Haut-verletzungen durch Flammen (KOEPPEN u. GERSTNER, SCHRADER). Als Stromdurchschlag-stelle gilt das Stratum corneum der Epidermis. Sobald der relativ große Widerstand der trockenen Haut überwunden ist, setzen Subcutis und Mus-

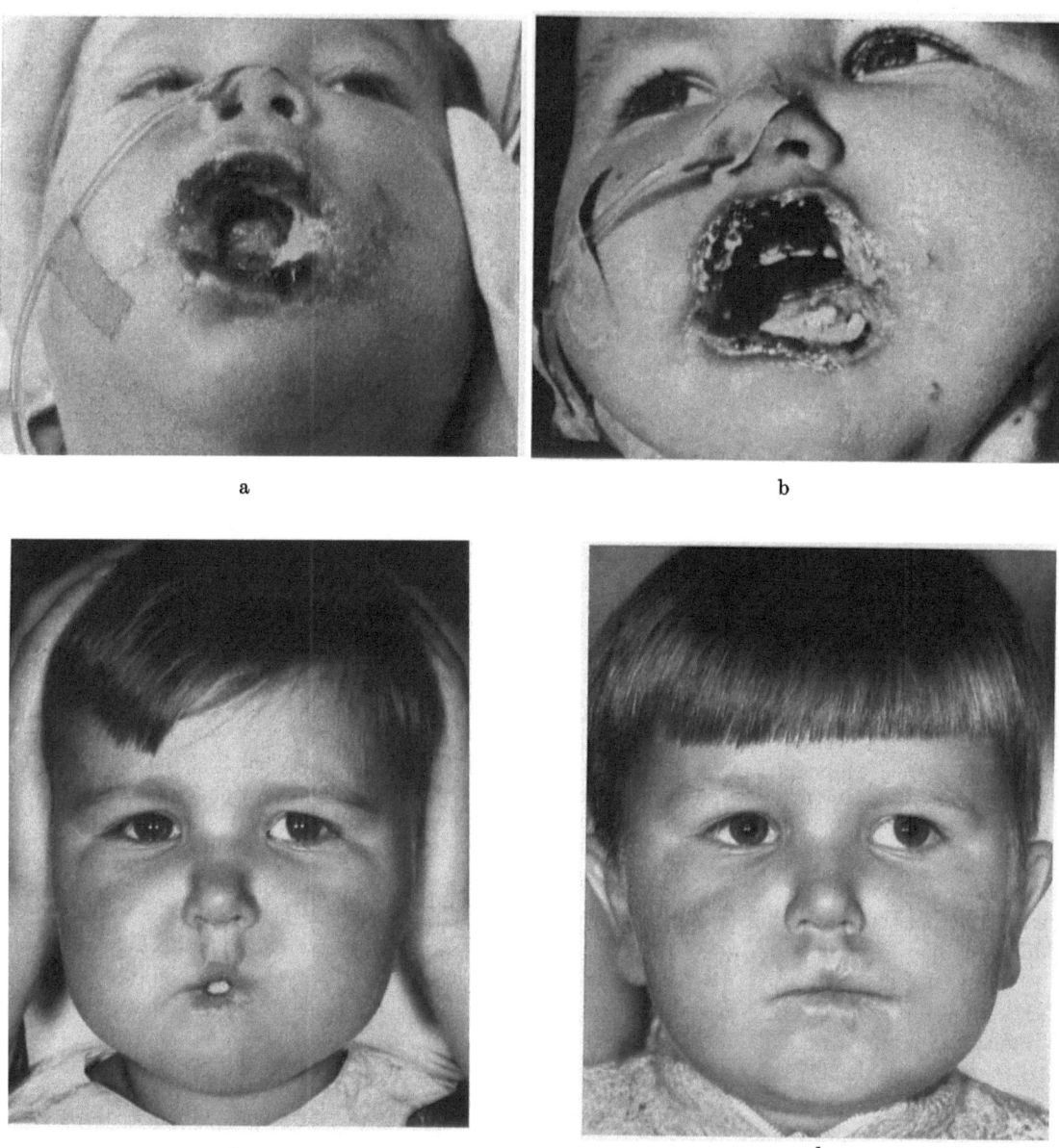

a   b

c   d

Abb. 289a—d. *Starkstromverbrennung* der *Ober- und Unterlippe sowie der Zungenspitze.* Der 18 Monate alte Junge hatte beim Spielen mit einer Leitungsschnur einen defekten Stecker im Mund, als ein Geschwister-kind den Netzkontakt herstellte. a Verkochung der Mundwinkel und der Lippenränder mit starker Ödem-bildung einen Tag nach dem Unfall. b Demarkierung der Koagulationsnekrosen 2 Wochen später. Ringförmige Anordnung der Oberflächendefekte des Lippenrotes. c *Zirkuläre Narbenstenose* der Mundspalte 3 Monate nach dem Unfall. d Im Alter von 3 Jahren ist nach zweimaliger plastischer Operation (Mundspaltenerweiterung) die Mundöffnung nur noch geringgradig eingeschränkt

kulatur der elektrischen Energie nur noch relativ geringen Innenwiderstand entgegen.

Feuchte Oberflächen (Schleimhäute) vermindern jedoch den äußeren Widerstand. Er erhöht sich aber mit der Verschorfung der interpolar befindlichen Gewebes. (Über Unterschiede des dielektrischen Schutzwertes von Haut und Schleimhaut sowie transcutane Teilwiderstände siehe FREIBERGER).

sener beschrieb den Moment der Steckerverbrennung, „als werde ihm das Gehirn zerrissen" (JELLINEK). Dauerschäden oder Todesfälle kommen vor. Erheblich ernster wäre die Prognose, wenn ein Kind die zum Mund geführten Steckerpole noch mit beiden nassen Händen berührt hätte. Dann verläuft der

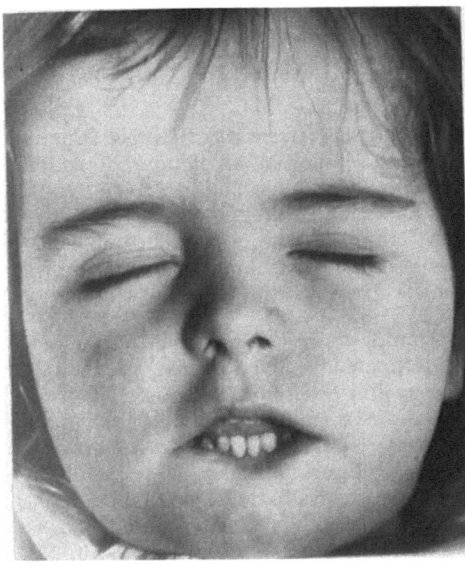 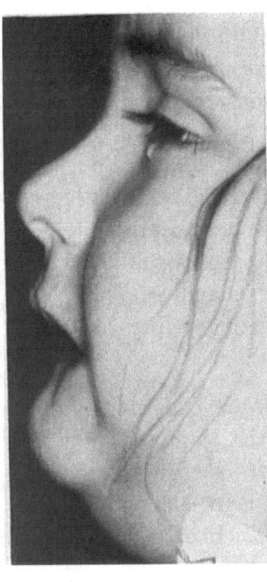 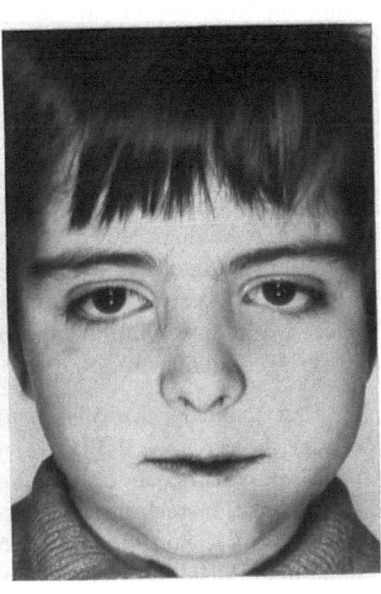

a   b   c

Abb. 290a—c. *Starkstromverletzung der Unterlippe.* Das 2 Jahre alte Mädchen hatte den Stecker einer unter elektrischer Spannung stehenden Bügelschnur in den Mund genommen. a *Defekt in der Unterlippenmitte* 6 Monate nach dem Unfall; infolge behinderten Lippenschlusses bestand Speichelinkontinenz. b Fließender Übergang der Kinnhaut in das Zahnfleisch; im Defektbereich fehlt der Mundvorhof. c Zwangloser Mundschluß im Alter von 5 Jahren nach mehreren vorausgegangenen plastischen Operationen mit Rekonstruktion des Vestibulum oris

Da fast alle Niederspannungsunfälle der Mundregion bei konstanter Spannung (220 V Wechselstrom) erfolgen, ist nach dem Ohmschen Gesetz in Abhängigkeit von Widerstand die Stromstärke die andere Variable. Weiterhin sind mitentscheidend für die Prognose der Stromweg und individuell bedingte, altersabhängige Toleranzschwankungen (JELLINEK).

Da Kinder meistens während dieser Unfälle im Bett sitzen oder auf dem trockenen Fußboden spielen, liegt bei Steckerverbrennungen das Potentialgefälle im wesentlichen peripher. Mit zunehmendem Widerstand (Verkochung) dringen aber auch Impulse zentripetal. Die Anamnese mehrerer Kinder weist deshalb eine kurzfristige Bewußtlosigkeit auf. Ein Erwach-

Hauptstromweg durch den oberen Thorax und kann zum Herzkammerflimmern bzw. Asystolie und Exitus letalis führen (vgl. KRUSE, R., Bd. VI dieses Handbuches).

Klinik: *Steckerverbrennungen* können oberflächliche Spuren (Kerben) hinterlassen oder aber alle Schichten der Lippe bzw. Zunge durchsetzen. Dann resultieren erhebliche Substanzverluste. Sie führen entweder bei zirkulärer Lokalisation (Abb. 289) zu einer *Stenose der Mundspalte*, die bis auf Bleistiftdurchgängigkeit verkleinert sein kann und die Lippenöffnung mit allen sich daraus ergebenden funktionsstörenden Konsequenzen behindert (Nahrungsaufnahme, Sprache, Zahnpflege); oder aber der Lippenschluß wird unmöglich, wenn der *Mittelteil der Unterlippe fehlt* (Abb. 290). Die Kinnhaut geht dann ohne Mundvorhof in das Zahnfleisch des Alveolarfortsatzes über. Infolge des unterbrochenen Mundringmuskels besteht eine *Speichelinkontinenz.*

Therapeutisch erfordern frische Verletzungen, *allgemein* EKG- und Elektrolytkontrollen; *lokal* empfiehlt sich bis zur Demarkierung der Nekrosen ein abwartendes Verhalten. Übereinstimmend wird über gute Wundheilung berichtet (Elektrokoagulation). Das anfänglich starke Ödem bleibt auf die Schadensstelle beschränkt und verschwindet nach 3—4 Tagen. Neben der örtlichen Wundpflege, Rücksichtnahme in der Ernährung und Schmerzlinderung dürften in Analogie zur modernen Behandlung von Verätzungen des oberen Verdauungstraktes (S. 476) Corticosteroide den Vernarbungsprozeß günstig beeinflussen. Erfahrungen hierüber liegen nicht vor.

Erst nach der Epithelisierung der Defektränder, besser noch 6 Monate später, kommen plastisch-chirurgische Maßnahmen in Frage. Die Operationstechnik (Lempke, Lindemann 1938, Gabka, Schuchardt 1958) richtet sich nach dem Ausmaß des Schadens. Sie wird von der Überlegung bestimmt, die *Funktionstüchtigkeit des Mundringmuskels wiederherzustellen* und damit den Speichelfluß zu beseitigen bzw. bei Stenosen die *Mundspalte* durch Lateralverlagerung der Mundwinkel *zu erweitern* (Abb. 289d). Nach Möglichkeit werden ästhetische Aspekte berücksichtigt. Manchmal sind mehrere Eingriffe erforderlich, wenn die Gefahr eines stärkeren Druckes auf die Frontzähne (Lingualkippung) besteht. Sie kann auch durch kieferorthopädische Mithilfe verringert werden.

Verätzungen

Chemische Verletzungen stehen bezüglich der Reaktionsweise der geschädigten Haut oder Schleimhaut den Verbrennungen nahe.

Im Vorschulalter sind Verätzungen der Mundhöhle häufig. Da scharfe Lösungen von Kindern nur selten im Munde behalten oder ausgespuckt, sondern meistens vor Schreck geschluckt werden, muß bis zum endoskopischen Nachweis einer intakt gebliebenen Speiseröhrenwand jeder *Unfall dieser Art als mögliche Oesophagusverätzung angesehen werden.*

Die Verletzung gehört damit in die Zuständigkeit der Hals-Nasen-Ohrenheilkunde, ist aber für den Kinderarzt von großer praktischer Bedeutung, weil er oft zuerst gerufen wird und sich über die Dringlichkeit von Sofortmaßnahmen zunächst nur am Bild der Lippen und der Mundschleimhaut unter Berücksichtigung der Konzentration der schädigenden Agentien orientieren kann. Häufige Klagen über verspätete fachärztliche Behandlung sind Veranlassung, auch hier die *Verschlechterung der Prognose* bei Verätzungen des oberen Verdauungsweges mit jedem ungenutzten Tag nach dem Unfall zu betonen (Zippel, Leimsner u. Kühne, Burian, Rosenau, Sauer).

Häufigkeit und Altersverteilung: Nach Zippel waren unter 125 Patienten 91 Kinder betroffen (7,5% Säuglinge, 67% Kleinkinder, 25,5% Schulkinder), von denen 63% Laugen- und 32% Säureverätzungen (Hauptvertreter: unsachgemäß aufbewahrte alkalische Waschmittel bzw. Essigessenzen) sowie 5% Verbrühungen aufwiesen.

Basische und *saure* Ätzgifte unterscheiden sich in ihrer pathochemischen Wirkung (Hamperl): *Säuren, Carbol und Sublimat* koagulieren Eiweiß und führen zur *Schorfbildung. Laugen und auch Lysol* erweichen hingegen die devitalisierte Schleimhaut (Kolliquationsnekrosen) und lösen sie auf. Tierexperimentell stießen sich bei Katzen (Burian, Kup) nach 5 Tagen Oberflächennekrosen ab, anschließend erfolgte starke Granulationsbildung.

Zur Verzögerung der Vernarbung sind neben den herkömmlichen Verfahren der *Frühbougierung* oder *Dauersondenbehandlung* in den letzten 10 Jahren *Corticosteroide* angewandt worden (Burian, Rosenau, Sauer). Die Behandlungsergebnisse deuten darauf hin, daß nach entsprechend hoher und langdauernder Dosierung, Infusionstherapie und unter antibiotischer Abschirmung sowie endoskopischer Kontrolle die mechanischen Verfahren — allerdings nicht unwidersprochen — zweitrangig werden.

Neutralisierungsversuche sind von geringem Einfluß auf den bereits manifesten Schaden. Vorteilhaft kann sich die *Verdünnung* konzentrierter Lösungen und eventuell Spülung nur im *unmittelbaren Anschluß an die Schädigung* auswirken. Bei Verätzungen mit Sublimat oder Lysol ist das Absaugen des Mageninhaltes mit einem weichen Schlauch zweckmäßig (Rosenau). Diagnostisch sind *Flecken- oder Streifenbildungen* in der *Mundumgebung* (Ätzbahnen) oder im *Lippenrot* von Bedeutung. Sie haben, ebenso wie Veränderungen der Mundschleimhaut, als Begleitverletzung im Gegensatz zur Speiseröhrenverätzung selbst (Faltzustand bedingt Verklebung) eine bessere Prognose

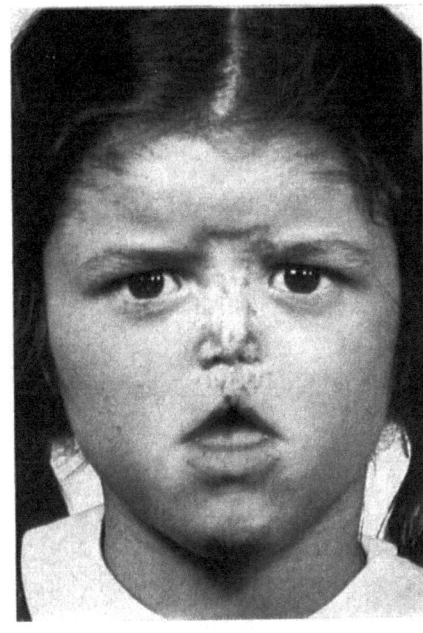

a

Abb. 291 a—d. *Röntgenschäden* nach Ober-
flächenbestrahlungen im Kleinkindesalter:
a 6 Jahre altes Mädchen mit Wachstumsstillstand des *Mittelgesichts* und *Nasenske-*
letes, verkürzter Oberlippe und verkümmerten bleibenden Frontzähnen nach Radiotherapie eines Hämangioms an der
Nasenwurzel im Alter von 5 Monaten.

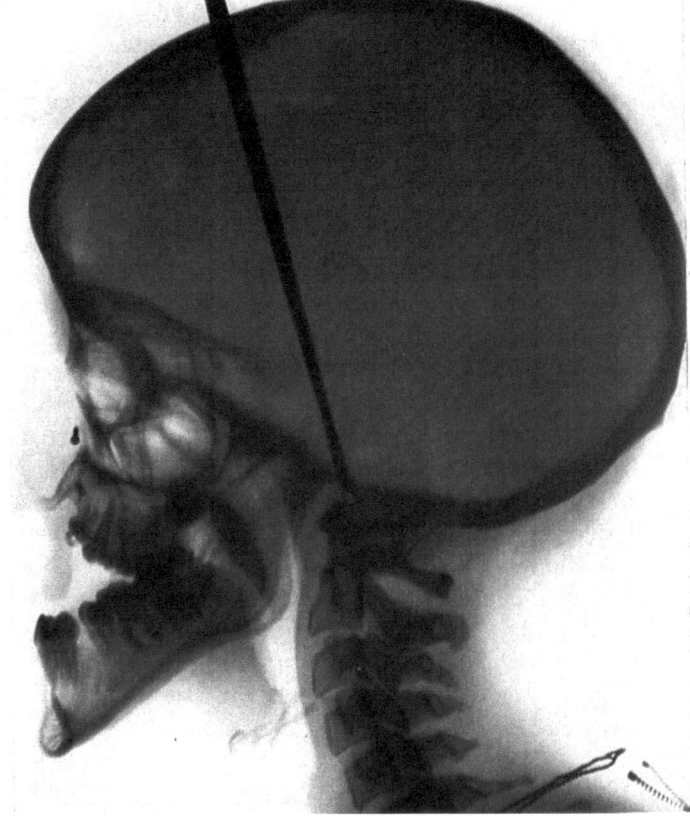

b

b Fernröntgenbild zu a) im Alter von 14 Jahren: Stirn- und Nasenbeinabflachung, Restlumina der Nasennebenhöhlen, Oberkieferaufbiegung und Verkürzung, Bißkontakt nur im Molarenbereich. c 15 Jahre alter Junge mit hochgradiger Wachstumshemmung des *Unterkiefers* (Mikrogenie) nach Radiotherapie eines Naevus flammeus im Areal
der beiden 3. Trigeminusäste im 1. Lebensjahr. Der Schaden ist auf die Strahlenempfindlichkeit beider Epiphysen-
zonen an den Kiefergelenkköpfchen und der Zahnkeimgewebe zurückzuführen. d Fernröntgenbild zu c. Verkürzung
und Verkleinerung des Unterkiefers und aller
unteren bleibenden Zähne. Infolge der erhöhten Cariesanfälligkeit sind von mehreren
Seitenzähnen nur noch die Wurzelreste
vorhanden

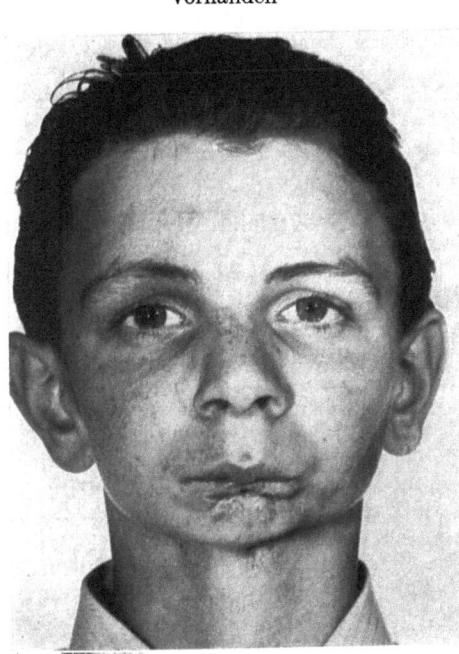

c

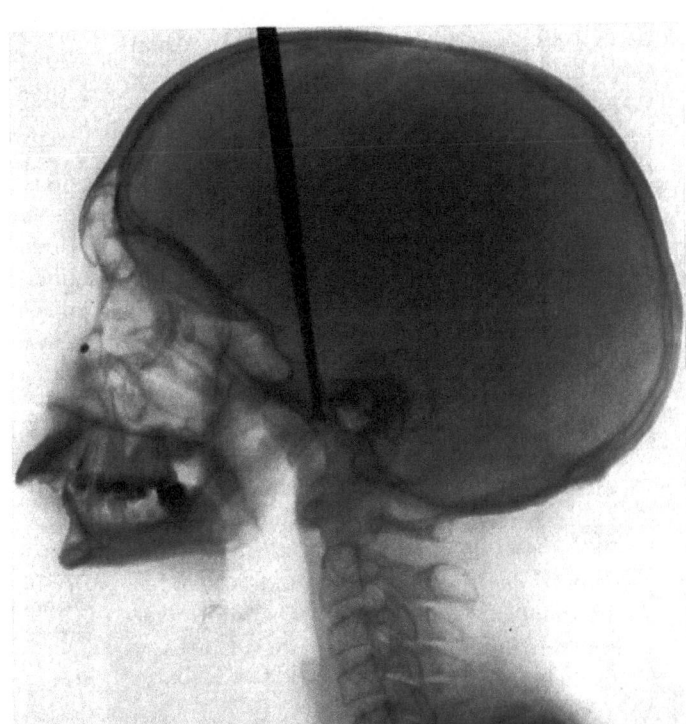

d

infolge der kurzen Verweildauer der Lösung im Munde und der freibleibenden Oberfläche. Vorwiegend sind Zunge und Gaumen betroffen.

Stark *konzentrierte Säuren* können die *Zahnhartsubstanzen* angreifen, so daß rasche mechanische Säuberung mit anschließender chemischer Neutralisation und im bleibenden Gebiß später durch einen erfahrenen Zahnarzt die *Touchierung* des *Zahnschmelzes* mit einem Fluorpräparat zur Oberflächenhärtung zweckmäßig sind.

Verätzungen der Gesichtshaut kommen im Kindesalter selten vor (Jarmer). Die Behandlung entspricht bei Schädigungen III. Grades derjenigen von Verbrennungen (S. 472). Neben dem Hautersatz kann bei spritzerförmigen Verätzungen manchmal schon nach der Keloidexcision die Wunde durch Vereinigung der Ränder ästhetisch vorteilhafter verschlossen werden, wenn keine Verziehungen zu befürchten sind.

Anhang Röntgenschäden

Schleichende Verletzungen der Gesichtsregion können nach Röntgenbestrahlungen im Kindesalter auftreten. Beobachtungen von Wachstumshemmungen an 43 Patienten (Pfeifer u. Günther), bei denen dieser radiologischerseits häufig unbekannte und deshalb unerwartete Zeitzündereffekt meist in einem krassen Mißverhältnis zum radiotherapeutischen Anlaß stand — ganz abgesehen von der Fragwürdigkeit der Indikation bei wenig sensiblen Pigmentflecken, Naevi flammei und Hämangiomen überhaupt —, ermahnen zur besonderen Vorsicht. Die Wachstumszonen des Gesichtsschädels (Abb. 311) und auch die Zahnkeimgewebe reagieren infolge ihres Mitosenreichtums äußerst empfindlich auf aktinische Insulte. Erst im Laufe von Jahren machen sich deren Auswirkungen auf die Oberkiefer-Nasenbasis bzw. Unterkiefergelenkregion in verhängnisvoller Weise bemerkbar (Abb. 291). Sie lassen sich vermeiden, wenn gutartige Anomalien der Hautgefäße oder Pigmentnaevi nach *sorgfältiger Abwägung aller chirurgischen und strahlentherapeutischen Möglichkeiten und Risiken* im *Hinblick auf Spätfolgen für das Wachstum* behandelt werden. Andernfalls kann der Wiederaufbau eines verkrüppelten Gesichtes zu einem kaum lösbaren Problem werden.

Verletzungen des Gesichtsschädels

Häufigkeit: Kopfverletzungen stehen in Unfallstatistiken aus technisierten Ländern an erster Stelle (46,5%), erst mit Abstand folgen untere (33,4) und obere (18,8) Extremitäten. Alle anderen Körperregionen sind unter 10% betroffen (Gögler). Bei Kindern liegen die Verhältnisse ähnlich (Damje, Blount, Ehalt).

Da im statistisch ausgewerteten Krankengut von Unfallkrankenhäusern meistens Patienten aus Fachkliniken (Neurochir. Abtgn, HNO- und ZMK-Kliniken) mit alleinigen Traumafolgen im Kopfbereich nicht erfaßt sind, liegt in Wirklichkeit der Anteil von Kopfverletzungen sogar noch höher. Dieser alarmierende Frequenzanstieg betrifft auch Verletzungen des Gesichtsschädels im Kindesalter.

Vor dem Kriege waren Kinder bis zum 10. Lebensjahr in Kieferbruchstatistiken unter 1% vertreten (Reichenbach 1954). Nach dem Krieg betrug der Anteil der gleichen Altersgruppe am Krankengut der Zahn-Mund- und Kieferklinik in Halle von 1303 Patienten mit Gesichtsschädelfrakturen (1948—1961) nahezu 5% (Müller 1963), in Kiel war er noch höher (Hoppe u. a.). In der Münchener Fachklinik war bei 480 Unfallverletzten (1946—1953) das erste Lebensjahrzehnt mit 3,9% vertreten (Reither). Zwischen diesen Prozentzahlen liegt mit 4,4% der Anteil der bis zu 10 Jahre alten Kinder am Krankengut von 3033 Unfallpatienten der Nordwestdeutschen Kieferklinik Hamburg (Tab. 20).

Groß ist die Differenz in der Häufigkeit von Gesichtsschädelfrakturen zwischen dem ersten Lebensjahrzehnt und der nächsthöheren Altersgruppe, den mit 20,6% vertretenen 11—20jährigen (Schuchardt u. a., 1966). Zusammengefaßt waren 25% aller Unfallpatienten Kinder und Jugendliche. Ähnlich hoch war deren prozentualer Anteil am Krankengut der Mainzer Kieferklinik mit 23,1% (Herrmann u. a.)[1].

Ätiologie: Die Unfallursachen sind im Kindesalter in Abhängigkeit von Umweltsveränderungen mannigfaltig. In den ersten Lebensjahren dominieren Stürze aus Kinderwagen, Bett oder Wohnungsfenster und Spielunfälle

---

[1] Statistische Angaben aus Fachkliniken sind als Grundlage für die Beurteilung einer allgemeinen Häufigkeitszunahme der Gesichtsschädelfrakturen nur unter Vorbehalt zu bewerten. Viele sogenannte Bagatellschäden mit Knochenbeteiligung bleiben außerhalb einer statistischen Erfaßbarkeit, obwohl sie für die Feststellung einer absoluten Zunahme der Unfallfrequenz unentbehrlich wären. Aus neueren Klinikstatistiken geht aber im Vergleich zu älteren Erhebungen eindeutig eine Zunahme des Schweregrades von Gesichtsverletzungen hervor.

infolge einer kindlichen Unbeholfenheit oder auch infolge der Unachtsamkeit aufsichtführender Personen (Abb. 292). Mit der Ausweitung des Aktionsradius treten Verkehrsunfälle in den Vordergrund. Ihre relative Spitze liegt um die Zeit des Schuleintrittes. Die Gefährdung auf dem Schulweg ist jedoch nicht alleinige Ursache, sondern es kommen mehrere

Sportunfall ist manchmal schwer zu finden. Schulunfälle sind spärlich vertreten. Weitere, seltener gewordene Verletzungen (Abb. 292) kommen aus dem landwirtschaftlichen Bereich: Hufschlag, Fall vom Wagen, Umgang mit Maschinen.

Jenseits des 14. Lebensjahres kommen infolge des Beginns der Lehrzeit und des Inter-

Tabelle. 20. *Absolute und relative Häufigkeit von Gesichtsschädelverletzungen bei Kindern und Jugendlichen in Beziehung zum gesamten Krankengut von Unfallpatienten der Nordwestdeutschen Kieferklinik Hamburg von 1945—1963.*

Altersgruppe	Mittelgesichts-Brüche	Unterkiefer-Brüche	kombinierte MG-UK-Brüche	zusammen	%
0—10 Jahre	24 ♂ = 28 4 ♀	70 ♂ = 100 30 ♀	5	133	4,4
11—20 Jahre	99 ♂ = 127 28 ♀	296 ♂ = 346 50 ♀	20	493	20,6
0—20 Jahre	155	446	25	626	25
0—80 Jahre	930	1947	156	3033	100

Verhaltenseigenarten zusammen, die insbesondere Jungen betreffen (Tab. 20). Rollerfahrer erreichen um das 6. Lebensjahr ihre Höchstgeschwindigkeiten oder sind im Begriffe, das Fahrradfahren zu erlernen oder unbekannte Stadtteile (und Straßenkreuzungen) zu

esses für Motorfahrzeuge, insbesondere Mopeds, weitere ätiologische Faktoren in Betracht.

Terminologie der Gesichtsschädelbrüche, Prädilektionsstellen bei Kindern und Frakturmechanismen (Abb. 293): Gesichtsschädelverletzungen sind auf erhebliche Gewalteinwir-

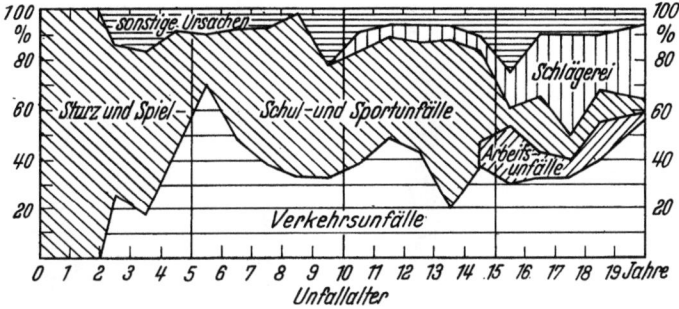

Abb. 292. *Prozentuale ätiologische Aufteilung von Brüchen des Gesichtsschädels bei Kindern und Jugendlichen nach dem Lebensalter (Zusammenstellung nach Unfallprotokollen der Nordwestdeutschen Kieferklinik Hamburg)*

entdecken. Beteiligt sind Kinder auch oft bei Autounfällen, weil sie auf dem Schoß des (meist nicht angeschnallten) Beifahrers mit dem Gesicht der Windschutzscheibe am nächsten sitzen oder bei Zusammenstößen wie vom Katapult abgefeuert vom Rücksitz nach vorn fliegen.

Um das 10. Lebensjahr haben oft Raufereien ernstere Folgen; die Grenze zum Spiel- oder

kungen zurückzuführen, die von *unten*, von der *Seite* oder von *vorn* auftreffen. Am meisten gefährdet ist die Kinnregion. *Unterkieferbrüche* sind deshalb sowohl im ersten als auch im zweiten Lebensjahrzehnt *dreimal häufiger* als *Mittelgesichtsfrakturen* (Tab. 20).

Direkte Brüche entstehen in der Peripherie; gegen die Schädelbasis zu erfolgen sie meistens *indirekt*. Häufig kommen Doppelfrakturen vor,

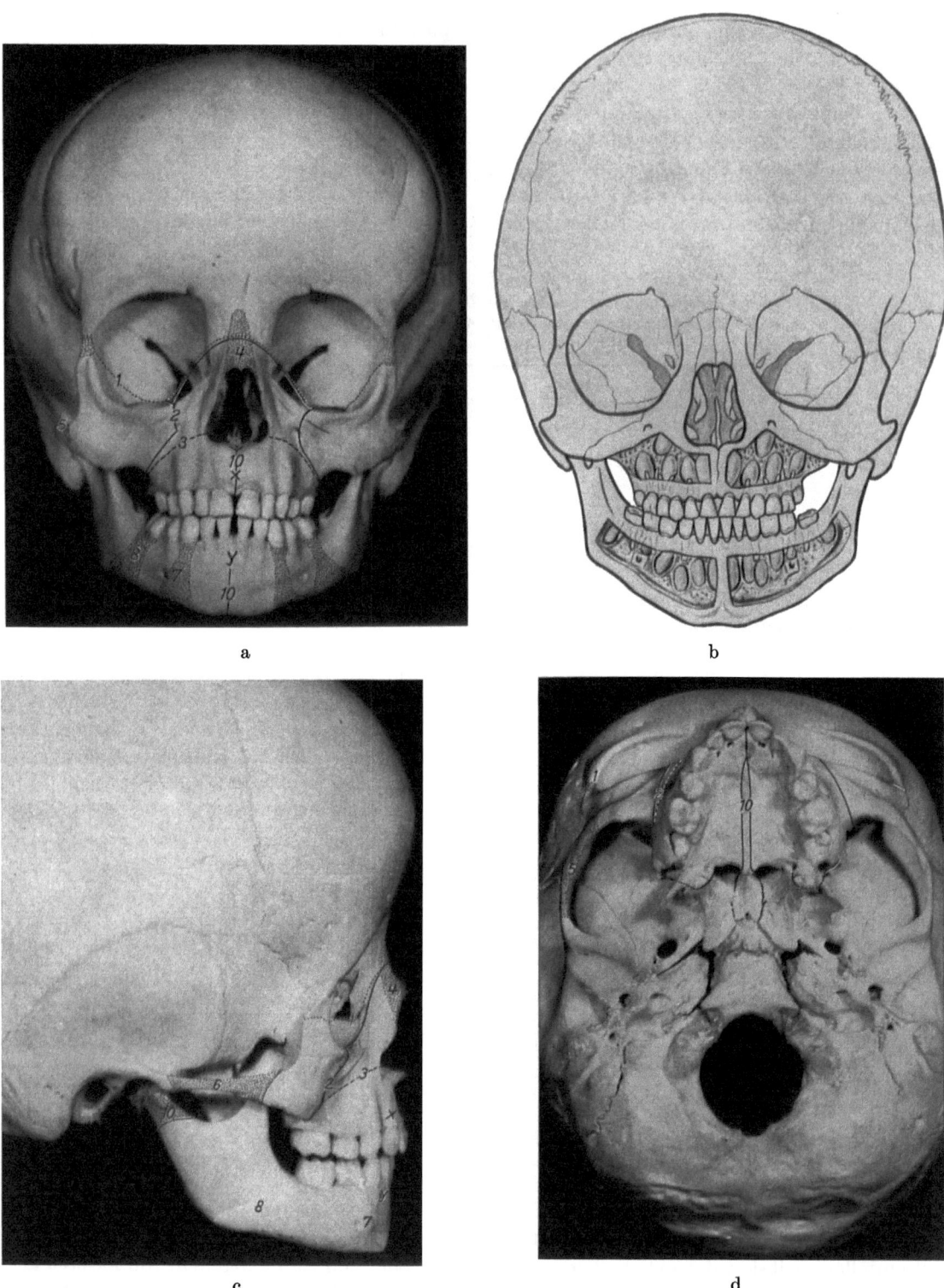

a b

c d

Abb. 293a—d. *Prädilektionszonen kindlicher Gesichtsskeletfrakturen* (Schädel eines 4 Jahre alt gewesenen Kindes): a Frontalansicht. b halbschematische Darstellung der topografischen Beziehung zwischen Milch- und bleibenden Zähnen. Unter- und Oberkieferkörper sind fast vollständig mit Zahnkeimen ausgefüllt. c Seitenansicht. d Aufsicht auf das Mittelgesichtsskelet: *1* Oberkieferbasis (punktiert). *2* Oberkiefermitte (pyramidenförmig verlaufende durchgezogene Frakturlinie). *3* Oberkieferboden (gestrichelt). *4* Nasenbein (punktiert). *5* Jochbogen (punktiert). *6* frontaler Alveolarfortsatz (punktiert), x Oberkiefer, y Unterkiefer. *7* Unterkiefer-Eckzahnregion (punktiert). *8* Kieferwinkel (punktiert). *9* Kiefergelenk (punktiert). *10* Mediansagittalebene, Gaumennaht

von denen die eine direkt im Kinn- oder Eckzahnbereich und die andere fortgeleitet am Kieferwinkel oder -gelenk eintritt. Indirekt kann auch der Oberkiefer betroffen sein, wenn der Unterkiefer gegen ihn geschlagen wurde.

Die schwersten Verletzungen sind *Trümmerbrüche* und *multiple Frakturen* des Mittelgesichts und/oder Unterkiefers. Sie sind die Folge eines massiven Traumas mit hoher Initialwucht, die weder durch die Biegsamkeit der Halswirbelsäule noch durch die Entspannung der Muskulatur bei ahnungslosen Kindern abgeschwächt werden kann. Kombinationen von Kieferbrüchen mit Alveolarfortsatz- oder Zahnverletzungen sind häufig.

Die Unterscheidung zwischen *komplizierten* und *unkomplizierten Brüchen* bezieht sich auf die Mitverletzung von Haut und Schleimhaut. Gedeckte Kieferfrakturen werden als unkompliziert bezeichnet, auch wenn der Kieferknochen mehrfach durchtrennt ist. Durch die Verbindung eines Bruches mit der Gesichtsoberfläche, der Nasenhöhle und ihrer Nebenhöhlen, der Mundhöhle oder dem Gehörgang wird die Knochenverletzung zur komplizierten Fraktur.

Mittelgesichtsbrüche: Die überlieferte Einteilung von Oberkieferbrüchen nach den Typen Le Fort I—III und Zwischenstufen nach WASSMUND (1927) beruht auf der Festlegung des *geometrischen Mittels* aus häufiger aufgetretenen Frakturlinien *bei Erwachsenen* durch mechanisch anfällige, anatomisch-topografisch und trajektoriell charakterisierte Regionen des oberen Kauschädels. Da sich herausgestellt hat, daß in der Mehrzahl der Fälle der Bruchverlauf nicht den anatomischen Knochengrenzen entspricht (KÖHLER 1951, REICHENBACH 1956) und *behandlungstechnische Aspekte* bei einer *Klassifikation der Frakturen vor anatomischen Begriffsbestimmungen* den Vorrang verdienen, wird in zunehmendem Maße entsprechend anglo-amerikanischen und skandinavischen Gepflogenheiten (THOMA, ROWE u. KILLEY, HOGEMANN), auch in der deutschsprachigen Literatur vom Komplex der Mittelgesichtsfrakturen (REICHENBACH 1956, SCHUCHARDT u. a., 1966) gesprochen, der in *atypische* und *typische* Formen aufgeteilt wird.

Als *atypische Frakturen* gelten Trümmerbrüche oder asymmetrische Zerlegungen des Mittelgesichtsskeletes. Die Bruchmechanismen sind hierbei Ausdruck der Vielfalt traumatogener Einwirkungen.

Die aufgelockerte Klassifikation kommt insbesondere der Kennzeichnung von „*typischen*" *Frakturen* im ersten Lebensjahrzehnt zugute, weil in Abhängigkeit von der Entwicklung der Nasennebenhöhlen und von dem Dentitionsstadium die *Schwachpunkte* des *wachsenden oberen Kauschädels* und damit die *Prädilektionszonen* für Frakturen *wechseln*. So tritt die *tiefe transversale Oberkieferabsprengung* als Bruchtyp erst nach dem Durchbruch der bleibenden Frontzähne häufiger in Erscheinung. Aber auch eine *hohe transversale* oder *pyramidenförmige* Mittelgesichtsfraktur ist im ersten Lebensjahrzehnt selten, weil der Abstand zwischen Alveolarkamm und Schädelbasis recht kurz ist und der Knochen infolge seiner weitmaschigen spongiösen Struktur und dünnen Cortikalisschicht eine hohe Elastizität aufweist. Da der Oberkiefer anfangs bis unter den Augenboden mit Zahnkeimen angefüllt ist (Abb. 293b), gleicht er in der Architektur einer Bienenwabe, die bei mechanischer Beanspruchung auch nicht am Rande sondern nahe der Mitte bricht.

Schwere alleinige Traumata des Mittelgesichtes im Vorschulalter wirken sich deshalb vorwiegend in Form einer Zertrümmerung des Zahnkeimlagers und nur selten als Totalabsprengung aus, weil diese Region mit der noch kleinen Nase bei flächenhaften frontalen Kollisionen relativ geschützt ist. Zunächst werden die Stirnwölbung und die Scheitelregion des Oberkieferfrontzahnbogens tangiert.

Der *Jochbogen* ist im Vorschulalter besonders gefährdet, da er noch dünn ist (Abb. 293d). Wenn die Elastizitätsgrenze überschritten wird, ist der charakteristische Bruchtyp die Impressionsfraktur. Infolge der lamellären Form geht der Knochenkontakt schnell verloren. Die gefährdete Region ist weniger das massive, fest mit Oberkiefer und Stirnbein verbundene Os zygomaticum als vielmehr der schmale hauptsächlich den Joch*bogen* bildende processus zygomaticus des Schläfenbeines und seine Naht zum Jochbein. Jede typische hohe oder pyramidenförmige *Mittelgesichtsfraktur* ist zwangsläufig mit einem *Bruch des Nasenskeletes*, meistens im Bereich der Nasenwurzel, verbunden.

Wesentliche topografische, den BruchlinienVerlauf beeinflussende Unterschiede zwischen kindlichem und erwachsenem Skelet betreffen die fast an den medialen Orbitarändern gelegenen canales und foramina infraorbitalia (Abb. 293a, b, d). Sie liegen noch am Rande der durch die Entwicklung der bleibenden Eckzähne bedingten Knochenauftreibungen, sind aber nach der 2. Dentition weiter lateral zu finden. Als Prädilektionsstellen für Brüche haben sie wegen der häufigen Verletzung des infraorbitären Nerven-Gefäßstranges Bedeutung. Von hier gehen viele Orbitalhämatome und Sensibilitätsströungen der Wange und Oberlippe aus.

Der *Bruchverlauf in der Tiefe der Orbita* ist unübersichtlicher. Die noch breit offenen Fissuren (Abb. 293a, b) gestatten ein stärkeres Ausweichen der Bulbi. Der beim Erwachsenen gefürchtete Einbruch des hinteren Orbitabodens (blow out fractures) mit Verlagerung des Augapfels und damit der optischen Achse (Doppelbilder) ist im Kindesalter selten, weil auch die Trennwand zur Kieferhöhle voluminöser und elastischer ist. Die Stanzwirkung eines in die Orbita getriebenen Bulbus führt nicht gleich zu einer Aufhebung des Bruchflächenkontaktes und damit zu einem Absinken des Augapfels.

Auch im *Bereich der Flügelfortsätze* sind die Möglichkeiten des Frakturlinienverlaufes mannigfaltig. Infolge vieler Kanten und Knochenplatten treten leicht Verhakungen ein. Durch Rupturen im Plexus pterygoideus können Blutungen in die Orbita und Fossa infratemporalis erfolgen.

Der Bruch im Verlaufe der Gaumennaht (Sagittalfraktur, Abb. 293d, Typ 10) ist in den ersten 10 Lebensjahren ebenfalls selten. Die Gründe dafür sind wiederum die Kürze und die Elastizität von Septum und Gaumenplatten, aber auch die weniger feste Verankerung der Milchzähne bzw. die Lückenhaftigkeit des Wechselgebisses. Sie federn ein starkes Trauma auf den Zahnbogen ab und brechen dessen Kraft. Erst nach vollendetem Durchbruch der bleibenden Zähne ist die Verankerung der Zähne so fest und die Stabilität der Seitenkiefer so groß, daß bei einer starken frontal auftreffenden Gewalt die Gaumensutur reißen kann. Die Fraktur verläuft dann zwar median, das Septum bleibt aber meistens links oder rechts im Zusammenhang mit einer Gaumenplatte.

Unterkieferbrüche: Frakturen des Unterkiefers lassen sich übersichtlicher gliedern als jene des Mittelgesichtsskeletes. Wie bei Erwachsenen sind in der Reihenfolge der Häufigkeit Kiefergelenke Eckzahnregion, Kieferwinkel und Kinnmitte als Prädilektionsstellen betroffen.

Der Exposition und Parabelform des gelenkig mit dem Schädel verbundenen Unterkiefers entsprechend kommen von bekannten Arten der Entstehung von Knochenverletzungen Biegungsbrüche häufig, Abscherungs- und Kompressionsbrüche selten, jedoch Torsions- sowie Rißbrüche im Kindesalter nicht vor (Ausnahme: Geburtsverletzungen s. Abb. 304). (Der Abriß des Proc. muscularis wurde bisher nur bei Jugendlichen und Erwachsenen beobachtet; vielleicht aus dem Grunde, weil der Muskelfortsatz erst im zweiten Lebensjahrzehnt länger ausgebildet ist und damit bruchanfälliger wird).

Unterschiede der Lokalisation und Häufigkeitsverteilung von Unterkieferbrüchen bei Kindern und Erwachsenen bestehen auf Grund des *Dentitionstadiums* und der Knochenfestigkeit sowie der *Bauart der Kiefergelenke.*

Wie auch am Oberkiefer lassen sich die Prädilektionszonen des Unterkiefers aus dem altersentsprechenden Entwicklungsstadium der Milch- und Ersatzzähne ableiten.

Während beim Jugendlichen und Erwachsenen die Weisheitszahn- und Eckzahnregion infolge der langen Wurzeln oder tiefen Lage besonders frakturanfällig sind, verschieben sich diese Prädilektionszonen beispielsweise im 4.—5. Lebensjahr in die Prämolaren- und Schneidezahnregion oder im 10.—12. Lebensjahr an die Stelle des zweiten Molaren (Abb. 310), weil um diese Zeit jene Zähne die Stabilität des Kieferbogens am meisten schwächen.

Die *Kiefergelenkregion* besteht im Kindesalter auf beiden Seiten aus einer muldenförmigen Gelenkpfanne und einem flachen Gelenkhöcker sowie einem mehr schildförmigen Gelenkkopf auf einem kurzen Gelenkhals (Abb. 293c). Der Diskus, die Gelenkkapsel und die Bänder sind elastisch.

Die Nachgiebigkeit der kindlichen Kiefergelenke und ihre Konstruktion (bilaterale Doppelgelenke) hat zur Folge, daß Luxationen mit bleibender Verhakung des Gelenkkopfes *vor* dem Gelenkhöcker praktisch nie auftreten. Entweder gleitet der Gelenkkopf von allein wieder in die Pfanne zurück, oder aber er wird nach erheblichem Trauma wegen einer zusätzlichen intra- oder extracapsulären Knochenverletzung daran gehindert (Luxationsfraktur). Das Gelenkfragment liegt dann nach vorn und/oder medial luxiert und kann je nach dem Grad der Abknickung bis zum Verlust des Kontaktes mit dem Gelenkhals disloziert sein (Abb. 306).

Die Luxationsfrakturen der Kiefergelenke von Kindern verdienen besondere Aufmerksamkeit unter den Gesichtsschädelbrüchen, weil sie häufig vorkommen, versteckt liegen und prognostisch für das Unterkieferwachstum von großer Bedeutung sind (s. S. 509). Ein- oder doppelseitige Gelenkfortsatzfrakturen entstehen meistens durch ein vom Kinn her fortgeleitetes Trauma (indirekte Brüche).

Alveolarfortsatzbrüche: Als Frakturen der Alveolarfortsätze sowohl des *Ober-* als auch des *Unterkiefers* werden Verletzungen zusammengefaßt, bei denen die Basis des tragenden Kieferknochens intakt geblieben ist. Das Trauma hat sich nur im Bereich der Zahnalveolen ausgewirkt. Dem Schweregrad nach sind deshalb Alveolarfortsatzbrüche den Mittelgesichts- und Unterkieferfrakturen untergeordnet. Zu ihnen gehören Knochenverletzungen vom Einriß einer Alveolenwand an (Infraktur) bis zur blockförmigen Aussprengung ganzer Alveolarfortsatzteile. Die Gewalt trifft meistens auf die Frontzähne, von deren Form, Festigkeit und Verankerung es abhängt, ob die Zähne brechen oder der Knochen mitverletzt wird.

Da die anatomischen Grenzen der Alveolarfortsätze zur Kieferbasis bis über das 10. Lebensjahr hinaus unscharf und variabel sind, können sich terminologische Unklarheiten ergeben, ob noch ein Alveolarfortsatzbruch oder schon ein Kieferbruch besteht.

Klinik der Brüche des Gesichtsschädels

Leitsymptome bei Knochenverletzungen am Gesichtsskelet sind in wechselnder Auffälligkeit die *Störung der Funktion* beim Kauen oder Schlucken, eine *abnorme Beweglichkeit* von Zähnen, Kieferteilen oder Knochenfragmenten außerhalb bezahnter Abschnitte (Jochbogen, Nasenbein), der *Schmerz* (Spontan- und Druckschmerz) und eine *Begleitschwellung* (traumatisches Ödem, Hämatom) ohne oder mit *Deformation* der Skeletkontur. Der Nachweis eines Knochenreibens (Crepitation) gelingt nur selten und ist als diagnostisches Kriterium entbehrlich. Der Verdacht einer Fraktur wird durch die erstgenannten 4 Symptome ausreichend bekräftigt.

Untersuchungen: Wesentliche Anhaltspunkte über den Unfallhergang, die Schwere des Traumas und die Möglichkeit von Begleitverletzungen liefert die *Anamnese*. Sie bleibt bei Kindern aber häufig unvollständig, wenn

kein Erwachsener dieses Ereignis beobachtet hat. Besonders dann sind Fragen nach dem Verhalten des Kindes in der Zwischenzeit im Hinblick auf eine cerebrale Störung notwendig (Benommenheit, Bewußtlosigkeit, Erbrechen). Eine temporäre Erinnerungslücke (retrograde Amnesie) ist bei Kindern oft schwer oder gar nicht zu ermitteln, wenn sie den Sinn der Frage noch nicht erfassen können.

Am zuverlässigsten geben der sorgfältig erhobene *Inspektions-* und *Palpationsbefund* über das Ausmaß der Verletzung Aufschluß (Abbildung 294). Dabei bewährt sich die Einhaltung eines Untersuchungsschemas:

Äußerlich sind Seitendifferenzen der Oberfläche und eine Schonstellung des Unterkiefers wahrnehmbar. Die bimanuelle Prüfung der Kiefergelenkfunktion vor dem Ohrtragus und durch Eingehen beider kleiner Finger in die Gehörgänge, der Druck auf Kinnspitze, beide Jochbögen und Nasenwurzel und das Abtasten des Unterkieferrandes können Hinweise auf gedeckte Knochenverletzungen geben.

Bei der *Inspektion der Mundhöhle* wird in der Reihenfolge Mundvorhöfe, Alveolarkämme sowie Gaumen, Mundboden, Okklusion und Zähne auf traumatogene Veränderungen geachtet. Weitere Klärung bringt die *Palpation*. Schleimhautwunden und Zahnschäden fallen sofort ins Auge, während bei fehlender Dislokation oder Okklusionsstörung verdächtige, im Knochen gelegene Veränderungen erst mit Hilfe des Röntgenbefundes verifiziert werden können.

Fast jeder praktizierende Zahnarzt verfügt über ein Röntgengerät und ist in der Lage, Zahnfilm sowie Ober- oder Unterkieferübersichtsaufnahmen anzufertigen. In einer Fachklinik können diese Bilder durch Schädelübersichtsaufnahmen (sagittaler, seitlicher, halbaxialer bzw. axialer Strahlendurchgang) oder in diagnostisch schwierigen Fällen (Schädelbasis, Orbitaboden, Kiefergelenke) durch Schichtaufnahmen ergänzt werden.

Prinzipien der Behandlung: Die Behandlung von Verletzungen des Gesichtsskeletes hat die Wiederherstellung der vor dem Unfall bestehenden Verhältnisse oder eine optimale Annäherung an diese zum Ziel. Der Behandlungsplan muß daher bei Kindern und Jugendlichen alle Disziplinen der Zahn-Mund-Kieferheilkunde berücksichtigen und nach einem *sinnvollen Abwägen* von *chirurgischen, kieferorthopädischen, konservierenden* und auch *prothetischen* Maßnahmen und deren eventuelle Kombination aufgestellt werden.

Diese Aspekte spielen schon vor der Erstversorgung eine Rolle, wenn über die Erhaltungsnotwendigkeit bzw. -würdigkeit von Zähnen im Bruchbereich entschieden wird.

Die *Frakturbehandlung* soll so *schnell wie möglich* durchgeführt werden. Sie besteht in der *Reposition* dislozierter Zähne oder Fragmente und der *Ruhigstellung* des Bruches mit Hilfe von *extraoral angebrachten* oder *enoral zahngetragenen Schienenverbänden.* Durch die schnelle Ruhig-

kung der Wurzeln von Frontzähnen, wenn deren Kronen horizontal angeschlagen wurden. An der *Stellung der Zahnkrone(n)* läßt sich das *Ausmaß der Knochenverletzung* abschätzen, insbesondere dann, wenn nur eine Kieferhälfte betroffen ist und Abweichungen der Zahnstellung mit der unverletzten Seite verglichen werden können (Abb. 295).

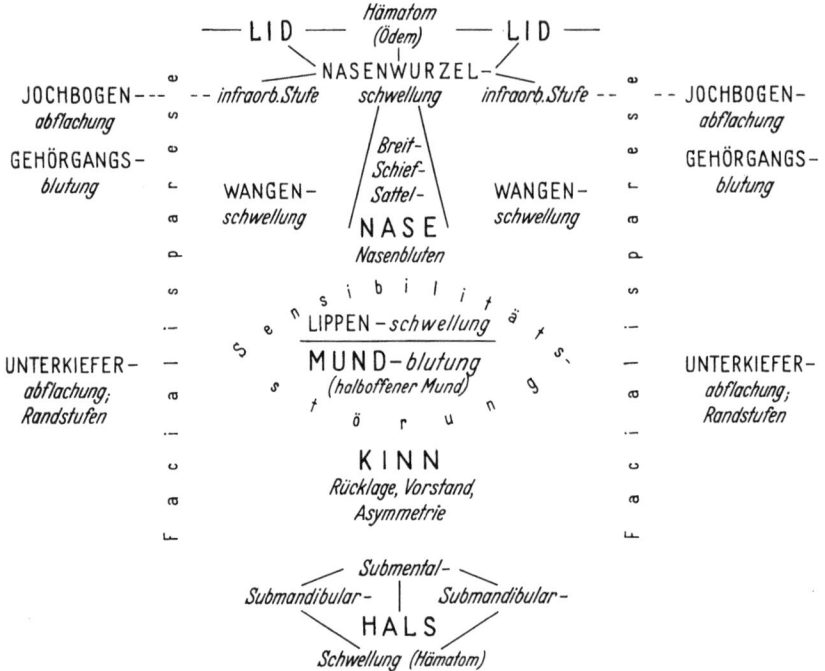

Abb. 294. Übersicht über die Leitsymptome nach Brüchen des Gesichtsschädels bei Oberflächenbetrachtung und Palpation

stellung wird der *Frakturschmerz beseitigt,* eine *Blutung zum Stillstand* gebracht, die *Gefahr von Komplikationen verringert* und die *Heilung begünstigt.*

Erkennung und Behandlung von Frakturen des Alveolarfortsatzes (Abb. 295—300)

Alleinige Verletzungen des Alveolarfortsatzes treten erst mit dem Erscheinen der Milchfrontzähne auf, da im ersten Lebenshalbjahr Kieferkamm und Kieferkörper noch einheitlich sind.

Im *Vorschulalter* sind im Zusammenhang mit Zahnluxationen (s. S. 524) zwei Arten von Knochenverletzungen häufig: *Frakturen der Wände* (α) oder des *Fundus* (β) von Zahnfächern.

α) Risse oder Brüche der Alveolenwände entstehen meistens indirekt durch Hebelwir-

Eine leichte Kippung der Zahnkronen gegen die Mundhöhle wird häufig durch einen Blutsaum am Zahnfleischrand betont (Abb. 296a). Jede beständige Dislokation ist ein Zeichen eines Alveolenwandbruches und der Behandlungsbedürftigkeit. Wäre das Zahnfach unverletzt geblieben und nur gedehnt worden, so hätte der gelockerte Zahn seine Normalstellung beibehalten und wieder fest werden können.

Wenn Zahnkronen nach Ausschluß einer Wurzelfraktur in einem Winkel von mehr als 20° zur Achse unverletzt gebliebener Nachbarzähne stehen (Abb. 295b), so ist damit zu rechnen, daß die labiale Knochenwand abgesprengt ist und daß die Wurzelspitze ihr Lager verlassen hat. Der Kieferkamm ist dann vorgewölbt. Falls die Fehlstellung nicht korrigiert wird, bleibt ein Knochenhöcker in Mundvorhof bis zum Zahnwechsel bestehen. Der Abriß der Zahnpulpa führt zur Devitalisierung des Zahnes.

Während bei Horizontalkippungen zur Mundhöhle ein Zusammenbiß möglich ist, stören herausgeschlagene Zähne die Okklusion, wenn sie *über* die Schneidekantenlinie ragen (Abb. 295c). Häufig hängt dann ein Teil des

Kindern, falls trotz Zusammentreffens der Seitenzähne ein stufenförmig abgegrenzter „offener Biß" besteht (Abb. 296b). Er weist auf eine Reihenintrusion hin. Sie kommt im Unterkiefer sehr selten vor; die Zahnwurzeln gleiten

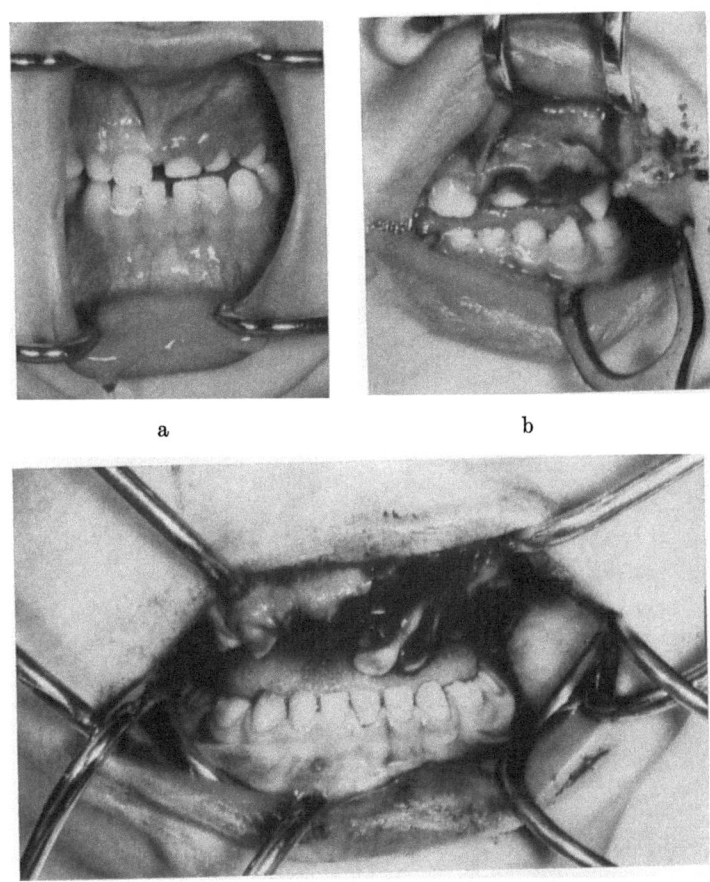

a   b

c

Abb. 295a—c. *Seitliche Zahnfachfrakturen* unterschiedlichen Ausmaßes infolge Milchzahnluxationen nach *horizontal* aufgetroffenem Trauma: a Alveolenwandinfraktur +I, II nach Spielunfall (3 Jahre alter Junge). Beide Zähne sind gaumenwärts geneigt und stehen nicht wie ihre rechten Nachbarn im physiologischen Überbiß, sondern hinter den unteren Antagonisten. b Alveolenwandsplitterung +I, II nach Sturz auf den Roller (3 Jahre altes Mädchen). Neigung der total luxierten Milchzähne um 45° gaumenwärts; Blutkoagula auf dem Zahnfleischrand. c Defekt der Alveolenvorderwand +I, II nach frontalem Autozusammenstoß und Aufprall auf das Armaturenbrett (2½ Jahre altes Mädchen). Verlust der Zähne II, I + III und Totalluxation der herunterhängenden Zähne +I, II, an denen der labiale Zahnfachknochen haftet.

Zahnfaches an der Zahnwurzel. Das Zahnfleisch ist zerfetzt und das Wundgebiet durch stärkere Blutungen unübersichtlich.

β) *Brüche des Alveolenfundus* treten ein, wenn Milchschneidezähne durch das Trauma in Richtung der Zahnachse in den Kiefer getrieben werden (zentrale Luxation oder Intrusion, s. S. 525). Die Diagnose kann im ersten Lebensjahr schwierig sein, falls der Zahndurchbruch noch nicht beendet war (Abb. 296a). Klarer wird das Verletzungsbild bei älteren

dann dem geringsten Widerstand folgend kinn- und nicht zungenwärts.

Im Oberkiefer bewegen sich eingekeilte Zähne gegen den Nasenboden und schieben sich an den Keimen der bleibenden Schneidezähne vorbei. Gelegentlich heilt ein zentral luxierter Zahn auch unbemerkt ein und bricht später in falscher Richtung, z. B. als Nasen- oder Gaumenzahn, durch. Er kann sekundär infolge seiner Lage oder der früheren Verletzung bleibender Zahnkeime deren Durchbruchszeit und -richtung ungünstig beeinflussen (Abbildung 296 c).

Blockfrakturen des frontalen Alveolarfortsatzes mit Absprengung eines bezahnten Knochenfragmentes sind im Vorschulalter selten (Abb. 297 a). Dieser Verletzungstyp kommt häufiger nach dem Durchbruch der bleibenden Zähne vor (Abb. 297 b). Manchmal bestehen Verhakungen des Fragmentes durch lange Wurzeln. Die Zahnkronen können zur Mundhöhle oder zur Lippe geneigt stehen. Das Überragen der Bißebene durch Schneidekanten ist ein Zeichen der Totalabsprengung eines Fragmentes.

Die Behandlung von Alveolarfortsatzbrüchen ist mit der Frage der Erhaltungswürdigkeit der dislozierten Zähne verbunden. Sie wird bei Blockfrakturen immer zu bejahen sein, weil mit der geglückten Anheilung des Fragmentes die Entstehung eines Knochendefektes verhindert werden kann, selbst wenn die Zähne später verlorengehen sollten.

Die Ansichten über die notwendige *Verweildauer von Milchzähnen als Platzhalter für ihre Nachfolger* sind geteilt (Reichenbach 1954, Borgmann, Hotz, Eschler). Nach Verletzungen des Zahnhalteapparates hängt die Art der

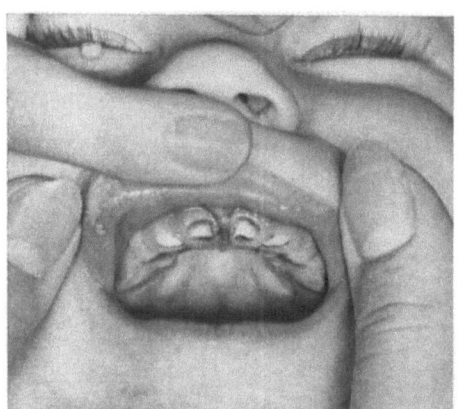

a

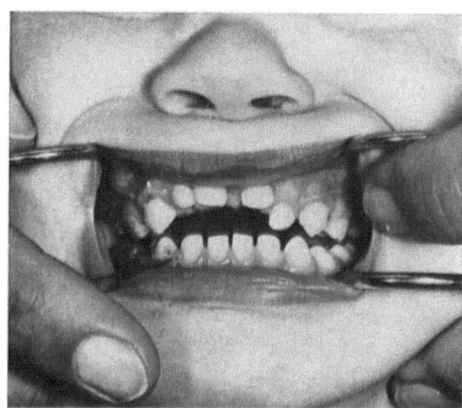

b

c

Abb. 296 a—c. *Basale Zahnfachfrakturen* im Oberkiefer infolge zentraler Milchzahnluxationen nach *vertikal* aufgetroffenem Trauma. a Die Zahnkronen I + I sind zur Hälfte in ihren Alveolen verschwunden, nur die zirkulären Blutsäume verraten das Trauma (Spielunfall eines 14 Monate alten Jungen durch Sturz auf die Betonkante des Sandkastens). b Die Zähne II, I + I stehen mit ihren Schneidekanten 4 mm über der Bißebene (Sturz eines 2 Jahre alten Jungens aus dem Wohnungsfenster). c Nasenzahn rechts bei einem 7 Jahre alten Jungen; 4 Jahre zuvor war nach einem Sturz der Milchzahn I + „verschwunden". Nach zentraler Luxation tief in den Alveolarfortsatz hinein hat er sich in die Nasenhöhle vorgeschoben und dabei eine Durchbruchsverzögerung des bleibenden mittleren Schneidezahnes 1 + verursacht

Behandlung außer vom Lebensalter (Wurzellänge) auch von der Ausdehnung der Alveolenschädigung ab. Unzweckmäßig wäre es, luxierte Milchzähne mit weitgehend resorbierter Wurzel kurz vor dem Zahnwechsel zu reponieren. Auch herausgeschlagene und nur noch lose an der Schleimhaut hängende Milchzähne (Abb. 295c) heilen schlecht ein, wenn ein Teil des Zahn-

heilen zwar bei Unversehrtheit des Zahnfaches gut ein, die Wurzeln werden aber bei Kindern in kürzerer Zeit resorbiert. Dabei kann die Wachstumsperiode verstreichen, in der ein *kieferorthopädischer Lückenschluß* (apparative Anregung der Nachbarzähne zur Wanderung in die Lücke) möglich und für die Dauer besser wäre.

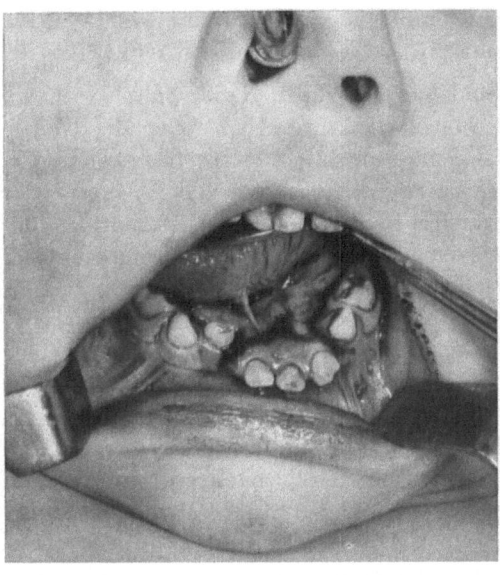
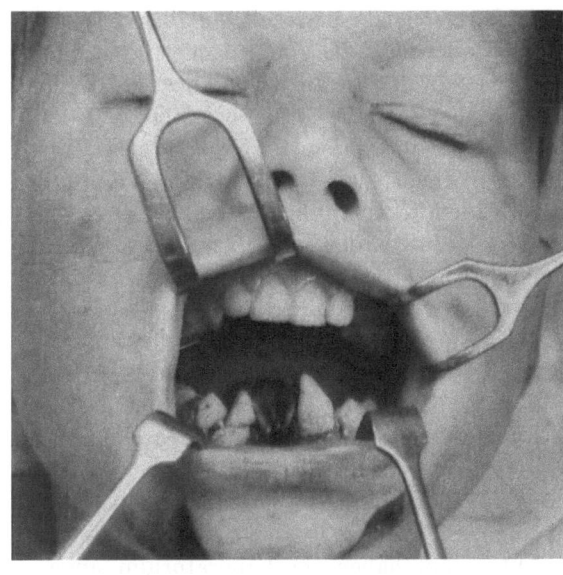

a   b

Abb. 297a u. b. *Alveolarfortsatzbrüche* (Blockfrakturen): a Dislokation des zahntragenden Fragmentes I—I, II nach *außen in labialer Richtung* durch Sturz von der Treppe (20 Monate alter Junge). b Dislokation des zahntragenden Fragmentes 21—1 nach *innen in lingualer Richtung* (zu Abb. 284 gehörig)

faches fehlt. Bleibt es vollständig, (geringe Dislokation von Zahnkronen) so ist die Prognose günstiger. Wurzeltote Zähne werden nach den Regeln der konservierenden Zahnheilkunde versorgt.

Nach Intrusionen von Milchfrontzähnen kann unter regelmäßiger Kontrolle abgewartet werden, weil ein zweiter Durchbruch möglich ist. Wenn sich allerdings entzündliche Folgesymptome einstellen (Absceßbildung), sind zentral luxierte Zähne zu entfernen. Rückpflanzungen kommen bei herausgeschlagenen *Milch*zähnen nicht in Frage.

Bei *bleibenden Frontzähnen* ist der Versuch einer Erhaltung angezeigt, wenn noch ein Gewebszusammenhang besteht, da nach der Einheilung und Festigung auch bei devitalen Zähnen durch eine konservative oder chirurgische Wurzelfüllung eine Versorgung für die Dauer möglich ist. Zeitlich begrenzt hingegen ist die Haltbarkeit von *replantierten Zähnen.* Sie

Schienenverbände: Sowohl nach Zahnluxationen als auch nach Alveolarfortsatz- und Kieferbrüchen ist allen therapeutischen Maßnahmen der Reposition von Zähnen oder Kieferfragmenten erst Erfolg beschieden, wenn es gelingt, die Zahnstellung zu sichern und den Bruch bis zur Heilung ruhigzustellen. Diesem Zweck dienen Schienenverbände, die entweder in einem zahntechnischen Laboratorium an individuell angefertigten Kiefermodellen vorbereitet oder aber direkt im Munde des Patienten angelegt werden (sog. freihändige Schienung).

Die gegenwärtig gebräuchlichen Schienenverbände bestehen aus verschiedenartigen Werkstoffen in unterschiedlicher Verarbeitung. Metalle werden als Guß oder Draht verwendet, Kunststoffe lassen sich im Laboratorium in Gipsformen der Zahn- und Kieferoberfläche angepaßt pressen oder als Autopolimerisate freihändig modellieren.

Nach der Art der Verletzung und dem Bezahnungszustand werden *kiefergetragene, zahngetragene* und *zahn-kiefer-getragene* Verbände unterschieden, die entweder festsitzen oder abnehmbar sind. Auf Grund unterschiedlicher klinischer Erfahrungen in der Schienungstechnik sind viele Modifikationen von Schienenverbänden als zweckmäßig empfohlen worden. Sie lassen sich in drei Gruppen zusammenfassen:

α) *Festsitzende Schienenverbände*, die *Kauflächen* und *Schneidekanten freilassen*, haben sich aus der ältesten Schienenart, dem Sauerschen Notverband entwickelt: ein dicker Draht verläuft quer über alle Vorderflächen der Zähne eines Kiefers und ist an jedem einzelnen Zahn mit dünnem Ligaturendraht befestigt. Mit der Form einer fortlaufenden Schlinge (Hauptmeyer) erhielt diese Schienenart Verankerungen für intermaxilläre Ligaturen.

Durch Versteifung mit einem selbsthärtenden Acrylat (Drahtbogenkunststoffschiene nach Schuchardt 1956) wird ihr Halt verbessert und ein Abrutschen gegen das Zahnfleisch entlang der konischen Zahnkronen vermieden. Diesem Zweck dienen auch Drahtschienen, die an vorgefertigten Metallbändern um Zähne befestigt sind (Herrmann).

Ähnlichkeit mit der fortlaufenden Umschlingung der Zähne in Form einer Drahtkette (Obwegeser) haben im Laboratorium angefertigte dickere Galerieschienen aus Metall oder Kunststoff (Schrudde), die mit Zement an den Zähnen befestigt werden müssen.

β) *Kappenschienen* aus Metall (Bruhn, Meyer, Hillerström) oder Kunststoff (Pfeifer, 1959) überziehen Kauflächen und Schneidekanten, lassen das Zahnfleisch frei, verschleiern aber die individuelle Okklusion der Zähne.

γ) *Prothesen- bzw. Lingualschienen* (Peter, Pichler, Brosch 1944, Reichenbach 1954; Trauner, Cassardelli) liegen sowohl den Zähnen als auch dem Kieferkamm an. Sie können im Sinne kieferorthopädischer Platten durch Klammern oder auch durch Scharnierbügel gehalten, durch Drähte interdental fixiert (Wirth oder durch Schrauben (Neuner) festgezogen werden. Ebenso wie Metall-Kappenschienen müssen sie im Laboratorium angefertigt werden. Die Okklusion wird nicht beeinträchtigt.

Bei geringer oder fehlender Bezahnung werden Kunststoffschalen der Kieferform angepaßt und mit Drähten um den Unterkieferknochen befestigt oder an einer Kinnschale (Kjellgren) durch percutane Drahtnähte fixiert.

Zusätzliche Maßnahmen der Schienung können erforderlich werden, wenn die Verankerungsbasis im Kieferbereich nicht stabil ist (Oberkieferabriß, Brüche außerhalb der Zahnreihen, Zahnknappheit). Die Ruhigstellung erfolgt dann von *Stützverbänden am Schädel* aus (Kopfgipskappe) über ein straff-elastisches (Gummizüge) oder starres Verbindungssystem (Gipsstege, Metallstäbe) zum Schienenverband der Kiefer (extraorale Verbände; Ganzer, 1916; Krohn, Reichenbach 1958; Kapovits).

Schienungstechnik: Nach Zahnluxationen und Alveolarfrakturen, bei denen die Kieferbasis nicht unterbrochen ist, beschränkt sich die Schienung auf den betroffenen Unter- oder Oberkiefer. Bei Brüchen des Kieferkörpers hingegen werden beide Zahnreihen geschient. Der unverletzte Kiefer trägt eine *Hilfsschiene*, an der der verletzte Kiefer bei ausreichender Bezahnung ruhiggestellt wird. Im Falle einer Unterkieferfraktur erfolgt die Fixation am Oberkiefer. Bei einer Absprengung des Oberkiefers wird dieser durch den unverletzten Unterkiefer adaptiert, nachdem er zuvor an einem extraoralen Stützverband befestigt worden ist. Das gleiche Prinzip gilt, wenn sowohl Oberkiefer als auch Unterkiefer gebrochen sind. Bei Trümmerbrüchen oder zum Zwecke der allmählichen Reposition kann es geboten sein, geteilte Schienen-Verbände anzulegen und später zu vereinigen (Wassmund 1927, Holler, Reichenbach 1935, Ritter 1951, Brosch 1954).

Die in der Erwachsenenbehandlung üblichen Verfahren lassen sich nicht ohne weiteres auf das Kindesalter übertragen. Schwierigkeiten allgemeiner Art ergeben sich durch die häufige Uneinsichtigkeit, lokal sind sie durch die Anzahl und Form der durchgebrochenen Zähne bedingt. Die Wahl der Schienenart richtet sich deshalb nicht nur nach dem Verletzungstyp, sondern auch in Abhängigkeit vom Lebensalter nach den Möglichkeiten ihrer Befestigung.

Bei der Behandlung von *luxierten Zähnen* und *Alveolarfortsatzbrüchen* ist für die Schienenbefestigung Voraussetzung, daß genügend unverletzte Pfeilerelemente im gleichen Kiefer zur Verfügung stehen.

Im Säuglingsalter sind diese Vorbedingungen aber gerade oft nicht erfüllt. Da die Milchschneidezähne kurz nach ihrem Durchbruch isoliert stehen und durch Seitenzähne noch nicht geschützt sind, werden sie häufig alle zusammen geschädigt. Bei leichter Lockerung und unveränderter Stellung ist eine Schienung nicht erforderlich, auch wenn eine Blutung erfolgt sein sollte. Die Zähne werden im Verlaufe von 2—3 Wochen von selbst wieder fest, allerdings ist dafür Sorge zu tragen, daß während dieser Zeit bei der Fütterung der Löffel möglichst nicht an den verletzten Zähnen abgestrichen wird.

Nach Luxationen mit Dislokation der Milchschneidezähne ist eine relative Ruhigstellung durch einen *Kunststoffverband* möglich, der alle Zähne in einem Block verbindet.

dirigiert und eine Okklusionsstörung vermieden. Auch im Wechselgebiß bei spärlicher Bezahnung gelingt die gegenseitige Abstützung verletzter Zähne mit Hilfe der Kunststoffschiene gut. Sie stört nicht beim Essen und irritiert nicht das Zahnfleisch.

Bei älteren Kindern mit geschlossener Frontzahnreihe hat sich ein Drahtschienen-Palavitverband (SCHUCHARDT) vorzüglich bewährt (Abbildung 298b,c,299b). Die Schiene verläuft in Höhe der Zahnkronenmitte und damit fern vom Zahnfleischrand. Die Zähne werden an ihrer labialen bzw. buccalen Seite schalenförmig vom Kunststoff umfaßt und dadurch an einer Drehung in der Alveole gehindert. Im Milchgebiß sitzt diese Schiene fester als eine Kunststoff-Kappenschiene; sie findet deshalb auch bei Kieferfrakturen Verwendung. In-

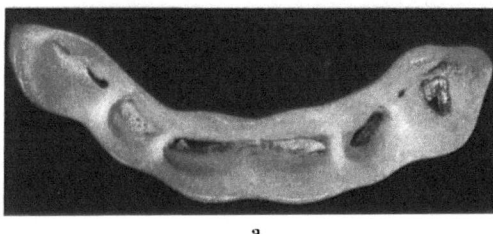 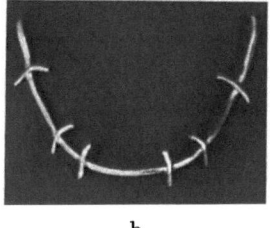 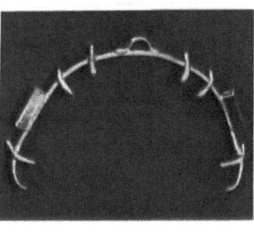

a   b   c

Abb. 298a—c. *Schienenarten* zur Befestung an den Zähnen: a Freihändig geformte Kunststoffschiene (PFEIFER). In der Tiefe der Eindrücke der Zahnkronen schimmern die Bißkontaktstellen durch. b Drahtbogenschiene aus Stahl oder Messing (Randolf) mit aufgelöteten Querstreben (SCHUCHARDT). c Zusätzlich sind an der Drahtbogenschiene seitlich Steckkanülen für extraorale Bügel und in der Mitte eine Öse zum Einsetzen eines Zughakens (Abb. 302e) angebracht

Die Prognose für eine Festigung ist besonders dann gut, wenn wenigstens ein Zahn gar nicht oder nur leicht gelockert war. Je älter die Kinder sind, um so besser gelingt die Ruhigstellung durch den Halt an gesunden Nachbarzähnen.

Die vielfach bewährten Kappenschienen aus Kunststoff (Abb. 298a, 299a) haben den Vorteil, daß die Arbeit in der Mundhöhle auf ein Minimum an Zeit beschränkt werden kann. Eine zentrale oder lokale Anaesthesie ist bei den kleinen Patienten meistens nicht erforderlich.

Der Kunststoff wird in plastischer Form den Zähnen nach ihrer Reposition aufgedrückt, während des Erhärtens wieder abgenommen und nach der völligen Polymerisation außerhalb des Mundes bearbeitet und poliert. Da die gesamte durchgebrochene Schmelzoberfläche aller Zähne zum Halt herangezogen wird, ist nach dem Einsetzen der Schiene mit Zement ein Maximum an Festigkeit gewährleistet.

Bei kleinen Kindern wird aus Sicherheitsgründen das Schienchen mit einem Faden in der Jochbogenregion fixiert. Je mehr Zähne durchgebrochen sind und je günstiger die Kronenform ist, umso mehr kann diese Kappenschiene der Form einer Galerieschiene angeglichen werden. Durch ausgemuldete Kontaktstellen wird der Biß

folge der geringen Kronenhöhe ist allerdings zur Vermeidung einer Okklusionsstörung ein dünner Schienungsdraht erforderlich, dessen Anlegen am Milchgebiß am zweckmäßigsten während einer nasalen Intubationsnarkose erfolgt. Diese Art der Schmerzausschaltung ist besonders bei kleinen Kindern mit stark dislozierten Alveolarfortsatzfrakturen angezeigt (Abb. 300); die manuelle Reposition dieser Fragmente ist manchmal mit Schwierigkeiten verbunden, da während ihrer Rückverlagerung der noch bestehende Gewebszusammenhang zur Vorbeugung von Zirkulationsstörungen erhalten werden muß. Die gelegentlich geübte allmähliche Reposition solcher Fragmente bringt keine Vorteile; sie führt bei Kindern nur selten zum Ziele.

Durch gute Schmerzausschaltung, rasche Ordnung des Wundgebietes und anschließende Ruhigstellung sind die Aussichten auf eine ungestörte Heilung am größten.

Sowohl Kunststoff-Kappenschienen als auch Drahtpalavitverbände bleiben je nach Ausmaß des Schadens zwischen 3 bis 6 Wochen liegen. Vor der Entfernung ist eine Röntgenkontrollaufnahme notwendig. Die Entfernung dieser Schienenverbände bereitet keine Schwierigkeiten.

Wenn länger dauernde Schienungen erforderlich sind (Zahnwurzelfrakturen, stark geschädigte Zahnfächer), können gegossene Galerieschienen verwendet werden (Abb. 299c). Sie sind hygienisch einwandfrei, der Zahnform angepaßt, ihre Ausdehnung ist auf das Verletzungsgebiet und die unmittelbare Nachbarschaft beschränkt.

Bei frühzeitigem Verlust von Milchzähnen verdient auch von kinderärztlicher Seite die

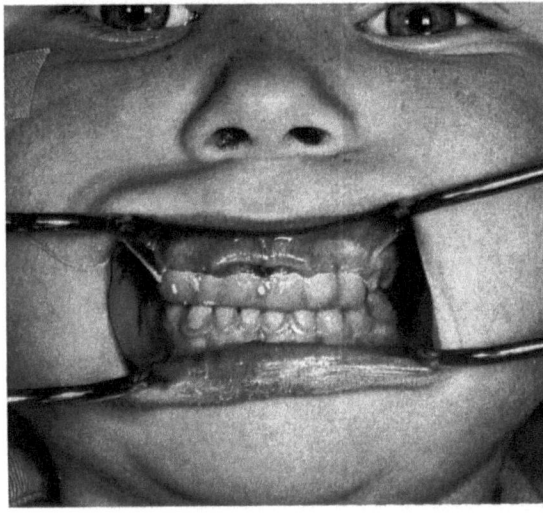 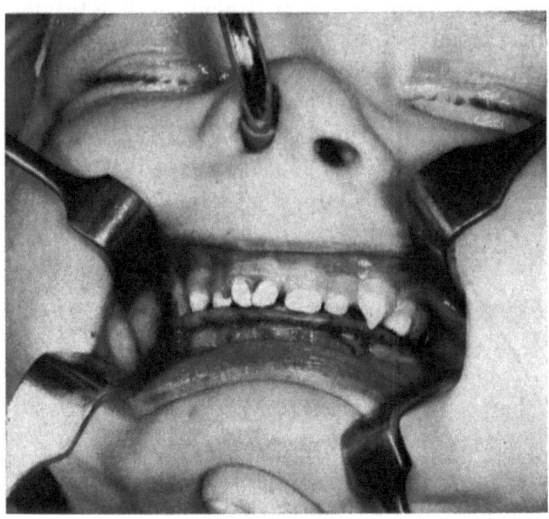

a   b

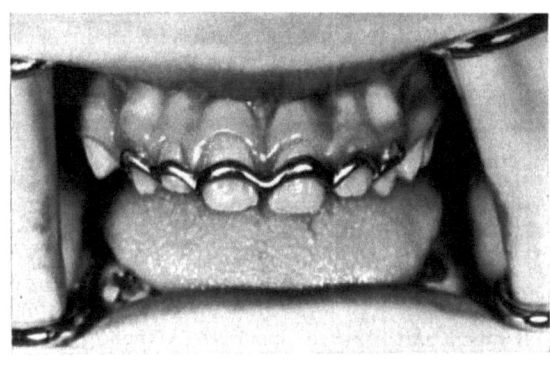

c

Abb. 299 a—c. Schienenverbände nach der Befestigung an den Zähnen: a Kunststoffschiene über den Frontzähnen des Oberkiefers zur Ruhigstellung der luxierten Milchzähne II, I+I (3½ Jahre altes Mädchen, Spielunfall). Der Zahnfleischrand liegt frei, der Biß ist nicht gestört. Seitlich ist als Sicherung gegen Verschlucken ein Haltefaden angebracht, falls sich die mit Zahnzement eingesetzte Schiene ausnahmsweise vorzeitig lockern sollte. b Drahtbogenkunststoffverband an den Unterkieferzähnen zur Ruhigstellung der Alveolarfortsatzfraktur des Kindes der Abb. 297a nach manueller Reposition. Die Schiene liegt oberhalb des Zahnfleischrandes, die Zahnokklusion ist nicht behindert. c Gegossene und mit Zement eingesetzte Metallschiene zur Ruhigstellung beider bleibender Schneidezähne 1+1 bei Überempfindlichkeit gegen Kunststoff (8 Jahre altes Mädchen). Diese Schienenart wird nach einem Gipsmodell in einem zahntechnischen Laboratorium zunächst in Wachs modelliert, dann in einer feuerfesten Form mit geschmolzenem Metall ausgegossen und nach dem Erstarren poliert

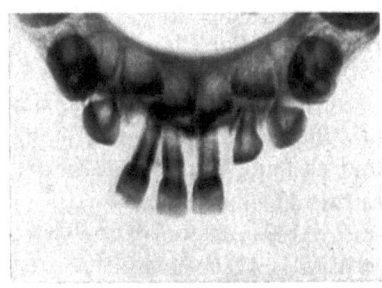 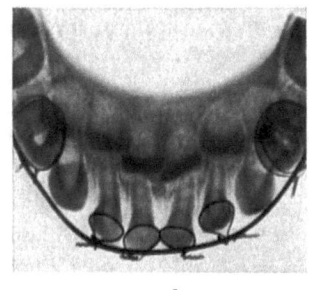

a   b

Abb. 300a u. b. Röntgenbilder a vor und b nach der Reposition und Ruhigstellung der Alveolarfortsatzfraktur der Abb. 297a und 299b. Die Schiene ist mit Drahtligaturen an den Zahnkronen befestigt. Der Kunststoffüberzug ist röntgennegativ

entstandene Lücke Aufmerksamkeit. Um eine Kompression des Kieferbogens zu vermeiden, wird die Eingliederung von „*Lückenhaltern*" empfohlen (ASCHER, BORGMANN, HOTZ, REICHENBACH, 1954). Diese festsitzenden oder herausnehmbaren Apparate verhindern die Wanderung der Nachbarzähne in die Lücke. Sind hingegen bleibende Zähne nicht mehr zu erhalten, so wird im Wachstumsalter von kieferorthopädischer Seite der gegenteilige Effekt angestrebt, nämlich der Verschluß der Lücke durch das Einwandernlassen der Nachbarzähne (s. S. 410).

Mittelgesichtsfrakturen

Erkennung: Der Verdacht einer Mittelgesichtsfraktur liegt nahe, wenn Kinder in unmittelbarem Zusammenhang mit einem schweren Trauma Gesichtsschwellungen, Orbitahämatome oder Ödeme und Störungen der Zahnokklusion am Oberkiefer aufweisen.

Die *tiefe transversale Mittelgesichtsfraktur* ist aus anatomischen Gründen (wachstumsabhängige Gliederung des kompakten Oberkiefermassives in Trennwände der lufthaltigen Nasennebenhöhlen und Alveolarfortsatz) erst nach dem 10. Lebensjahr zu erwarten. Auch *hohe transversale* oder *pyramidenförmige Oberkieferabsprengungen* sind vor dem 6. Lebensjahr selten. Ein äußerlich erkennbares Zeichen dafür ist ein *knisterndes Wangen- und/oder Lidemphysem*, weil Kinder oft durch Schnauben Blut aus der Nase entfernen möchten und dabei Luft durch Nebenhöhlen und Frakturspalten in die Weichteile pressen.

Wesentliche Anhaltspunkte liefert die *Palpation des Mittelgesichts*. Außer der *Druckschmerzhaftigkeit* sind *Stufenbildungen* beim Abtasten des Jochbogens und der Infraorbitalränder sowie eine Nachgiebigkeit der Knochenlamellen im Bereich der Nasenwurzel frakturverdächtig.

Eine *Rücklage des Oberkieferkörpers* kann anfänglich durch eine Schwellung verschleiert werden. Wenn durch Befragen der Angehörigen ausgeschlossen werden kann, daß bereits vor dem Unfall ein Vorbiß des Unterkiefers bestanden hat (Progenie), ist das sicherste Zeichen für eine Rücklage des Oberkiefers bei Frischverletzten die Bißstörung. Die oberen Frontzähne treffen nicht auf die Antagonisten (offener Biß) und der Kauflächenkontakt der Backenzähne ist lose. Meistens ist der Ober-

kiefer als Ganzes beweglich. Dieses Zeichen ist aber unsicher, da eine Festigkeit durch Verhakungen vorgetäuscht sein kann. Regelmäßige Begleiterscheinungen sind Blutungen aus Nase und Mund. Röntgenbilder lassen neben den charakteristischen Stufenbildungen Verschattungen der Nebenhöhlen durch Hämatome erkennen.

Auf eine *Sagittalfraktur* weist ein abnorm breiter Abstand zwischen beiden mittleren Schneidezähnen oder eine Höhendifferenz zwischen beiden Kieferhälften im Frontzahnbereich hin. Sie ist meistens von einem Schleimhautriß in der Mitte des harten Gaumens begleitet. Eine abnorme Beweglichkeit ist selten, weil oft die Fragmente verhakt sind und sich dadurch gegenseitig den Weg in ihre ursprüngliche Lage versperren. Diese Verhakungen lassen sich erst lösen, wenn die Kieferhälften zunächst noch weiter auseinandergedehnt und dann in gleicher Höhe zusammen gebracht werden.

Differentialdiagnostische Schwierigkeiten können bei der Abgrenzung von *Schädelbasisfrakturen*, hohen *Mittelgesichtsfrakturen* und *isolierten Jochbeinfrakturen* bestehen (Abb. 301). Neben der tastbaren Stufenbildung fällt eine Jochbogen-Impressionsfraktur nach Abklingen der Schwellung durch die Abflachung des Backenknochens auf. Außerdem besteht fast immer eine Bewegungseinschränkung des Unterkiefers, weil das imprimierte Fragment gegen den Proc. muscularis des aufsteigenden Unterkieferastes drückt und die Mundöffnung erschwert. Sie bessert sich mit dem Rückgang der Schwellung. Schließlich ist jede Jochbeinfraktur von einem Monokelhämatom begleitet (Abb. 301a), das aber nur selten über die Nasenwurzel hinweg und dann in geringerer Ausdehnung auf die kontralaterale Orbita übergreift (Abb. 301b). Typisch für die einseitige Jochbeinfraktur ist das *Monokel-* oder *asymmetrische Brillenhämatom*.

Im Unterschied dazu tritt bei *Oberkieferabsprengungen* (Abb. 301c, 302) ein *Brillenhämatom seitengleich* auf. Die Lider sind — als Zeichen der Verletzung des periorbitären Knochens — stark geschwollen. Sowohl das Ödem als auch die Blutung — meist aus den Infraorbitalarterien — entwickeln sich aus der Tiefe heraus. Nur selten fehlen beim Bruchverlauf durch die unteren Augenhöhlenränder Sensibilitätsstörungen in Wange und Oberlippe.

Das Brillenhämatom kann auch von oben durch eine Fraktur der Schädelbasis zustande kommen. Bei jedem Verdacht auf eine Mittelgesichtsfraktur muß deshalb diese Möglichkeit

noch eine Woche nach dem Unfall gelingt die Reposition ohne Schwierigkeiten.

Therapie: Die Behandlung der *Mittelgesichtsfrakturen* kann auf *konservative Weise*

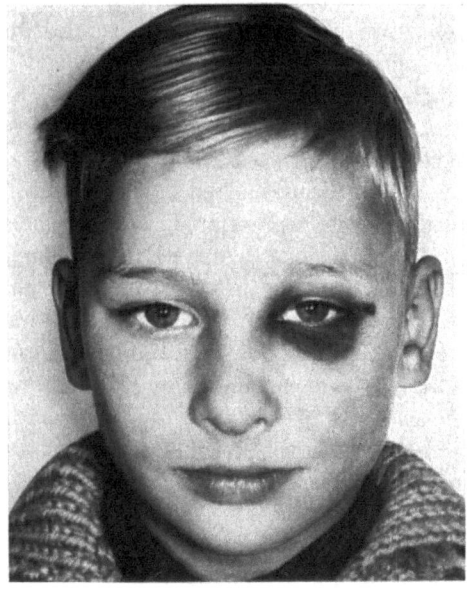

a

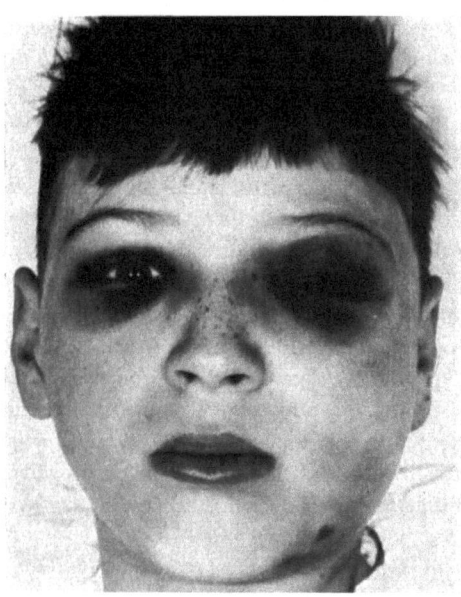

b

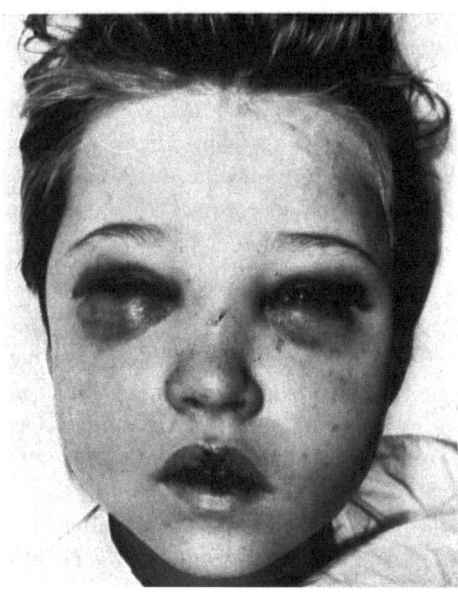

c

Abb. 301a—c. Differentialdiagnose traumatogener *Orbitahämatome:* a Monokelhämatom links ohne Ödem nach Spielunfall. Die mäßige Blutung kam durch eine Jochbeinfraktur links ohne Dislokation zustande (Abb. 293, Typ 5) und hat sich vorwiegend im Unterlid ausgebreitet (10 Jahre alter Junge). b Asymmetrisches Brillenhämatom mit Ödem nach linksseitiger Jochbogen-Impressionsfraktur. Die Blutung hat die Nasenwurzel überschritten und sich auch in der rechten, vom Unfall gar nicht betroffenen Orbita ausgebreitet. Es bestand zwar eine Commotio cerebri aber keine Schädelfraktur. Der 11 Jahre alte Junge war vom Außenspiegel eines vorbeifahrenden Autos getroffen worden. c Symmetrisches Brillenhämatom mit bilateral starkem Ödem infolge pyramidenförmiger Mittelgesichts-Nasenbein-Fraktur und Dislokation des Oberkiefers nach hinten (vgl. Abb. 293, Typ 2). Das Brillenhämatom ist nicht auf eine Schädelbasisfraktur, sondern auf den Oberkieferabriß mit Fraktur beider Orbitaböden zurückzuführen. Das 12 Jahre alte Mädchen war im Auto beim Auffahren auf einen unbeleuchteten Lastwagen vom Hintersitz gegen die Rücklehne des Vordersitzes geprallt

ausgeschlossen werden (s. S. 504), Während Oberkieferfrakturen bald nach der Verletzung reponiert und ruhiggestellt werden sollen, ist bei zusätzlichen Schädelbasisfrakturen ein besonders behutsames Vorgehen mit einer Wartezeit von mehreren Tagen bis zum Abklingen des posttraumatischen Ödems angezeigt. Auch

oder durch *chirurgische Maßnahmen* erfolgen. Für Kinder kommen nur ausnahmsweise operative Verfahren in Betracht (Jochbogenimpressionsfraktur ohne Kontakt der Bruchflächen, komplizierte Nasenbein- und -septumfrakturen, Doppelbilder infolge Absinken des Bulbus). Die in der Erwachsenenbehandlung in letzter Zeit stark in den Vordergrund gerückte chirurgische Frakturversorgung (Aufhängung des geschienten Oberkiefers durch percutan verlaufende Drahtzüge an einem Kopfgips (ROWE u. KILLEY, POTTER, OBWEGESER) oder durch subcu-

Wiederherstellung der prätraumatischen Bißlage. Dazu ist zunächst die Schienung des Unter- und Oberkiefers erforderlich (Abb. 302), Durch die Ausdehnung des Schienenverbandes auf den Gaumen wird der Oberkiefer zu

Abb. 302a—g. Unfallversorgung einer pyramidenförmigen Mittelgesichtsfraktur (s. Abb. 293, Typ 2) bei einem 13 Jahre alten Jungen, der beim Spielen von einem abstürzenden Betonrohr getroffen worden war:

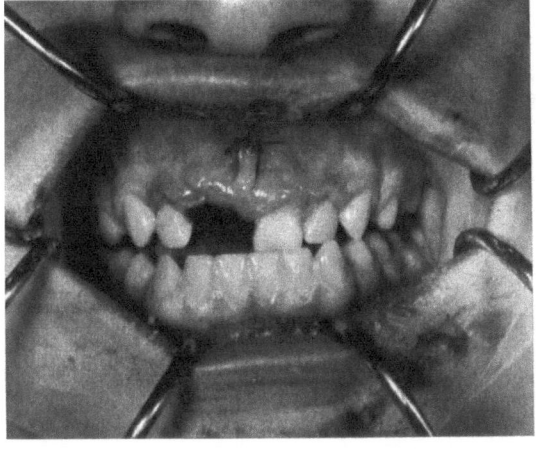

Abb. 302a. Okklusionsstörung infolge Rücklage des mobilen Oberkiefers. Die Frontzähne 21+ waren herausgeschlagen worden und verloren gegangen

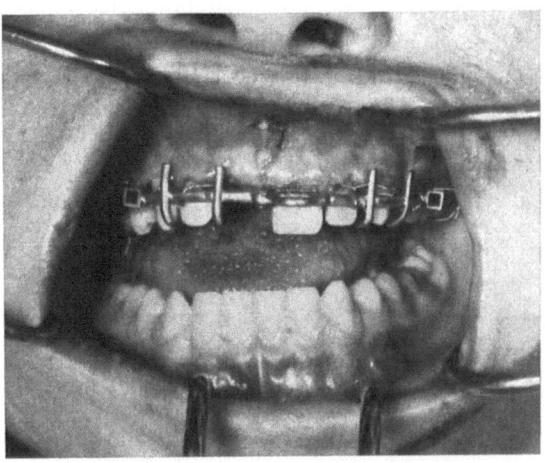

Abb. 302b. Drahtbogenkunststoffverband im Oberkiefer mit seitlichen Steckkanülen (vgl. Abb. 298c)

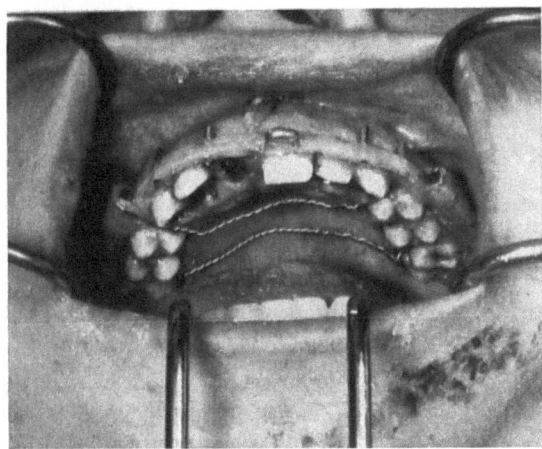

Abb. 302c. Der Gaumenwölbung angepaßt verlaufen 2 transversale Drähte zur Molarenregion beiderseits. An ihnen findet später der Kunststoff Halt, mit dem die Schiene bereits überzogen worden ist

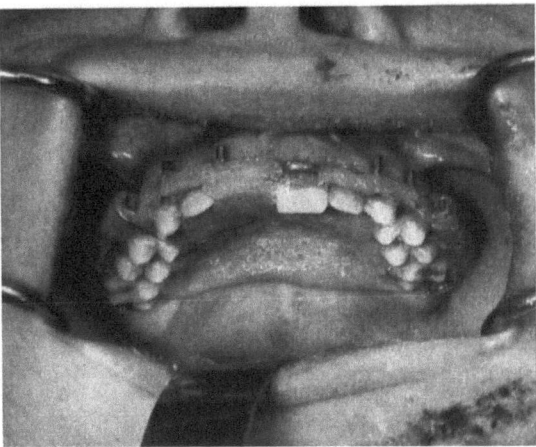

Abb. 302d. Die im Gaumen quer verlaufenden Drähte sind zur Stabilisierung des Schienenverbandes ebenfalls mit Kunststoff überzogen worden

tane Drahtnähte am Jochbogen (THOMA, HOGEMANN, SCHUCHARDT, SPIESSL 1966, GÜNTHER u. PFEIFER) ist bei Kindern infolge der guten Heilungstendenz von Knochenwunden trotz schmaler Kontaktflächen am Oberkieferskelet weniger in Betracht zu ziehen.

Im Verlaufe der konservativen Behandlung von *Oberkieferabsprengungen* ist das Nahziel die

einem gut faßbaren Block (Abb. 302d). Nach diesem Prinzip werden auch Sagittalfrakturen durch den Gaumen ruhiggestellt und die Fragmente gegen eine Verschiebung gesichert.

Wenn der Oberkiefer nicht manuell nach vorn gebracht und eingestellt werden kann, wird an einer Öse in der Schienenmitte über eine Rollenextension (SCHUCHARDT 1942) der abgesprengte Block gefaßt und allmählich nach vorn gezogen (Abb. 302e). Hat er seine Normalstellung gegenüber dem Unterkiefer erreicht, so wird die Hakenextension durch eine starre Fixation an einer Kopfgipskappe ersetzt. Mit Hilfe dieser starren Verbindung ist nun der Oberkiefer in der Lage, zusätzlich den Unterkiefer zu tragen, der wiederum durch den Kauflächenkontakt die Feineinstellung des Oberkiefers sichert. Ein weiterer unterstützender Druck gegen die Schädelbasis kann durch ein elastisch aufgehängtes Kinnschild erreicht werden (Abb. 302f).

Die Ruhigstellung des abgesprengten Oberkiefers durch Schienenverbände nimmt in der Regel eine Zeit von 4—6 Wochen in Anspruch. Dann wird zunächst der Unterkiefer gelöst und später der Oberkieferverband entfernt. Die Ernährung erfolgt in hochwertiger calorienreicher flüssiger Form während der ersten Zeit durch eine Nasensonde und später aus einer Schnabeltasse.

Frakturen durch Jochbogen, Orbita, Nasenskelet- und Flügelfortsätze sind nach 4—6 Wochen konsolidiert (Abb. 302g). Bei Brüchen durch die Foramina infraorbitalia ist vielfach

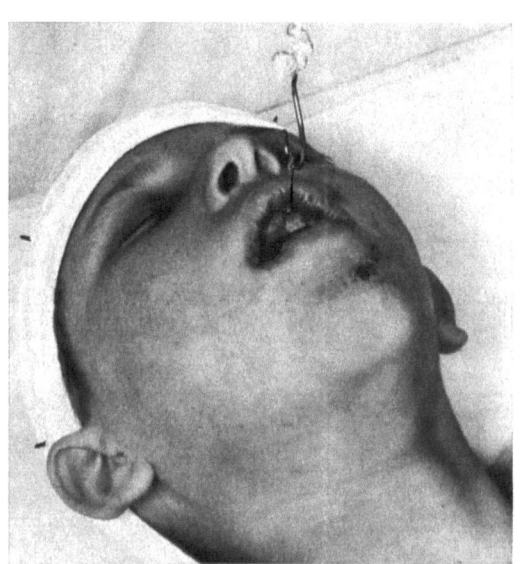

Abb. 302e. Der Oberkieferblock wird an einem Haken, der mit der Öse in der Schienenmitte verbunden ist, über eine Rollenextension nach vorn gezogen, bis der Überbiß wieder erreicht ist

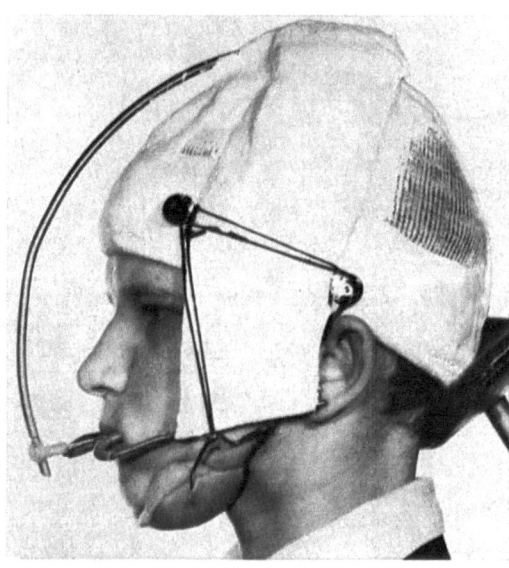

Abb. 302f. Starre Fixierung des Oberkiefers in der Normalstellung an einer Kopfgipskappe. Der Rollenzug ist durch einen Bügel vor der Gesichtsmitte ersetzt worden (vgl. auch Abb. 308a). Die seitlichen Gipslonguetten sind durch U-förmige Bügel fest mit den Steckkanülen der Oberkieferschiene verbunden. Durch ein schaumgummigepolstertes Kinnschild an elastischen Zügen wird der unverletzte Unterkiefer mit Schneidekanten und Kauflächen gegen die Antagonisten des Oberkiefers gedrückt

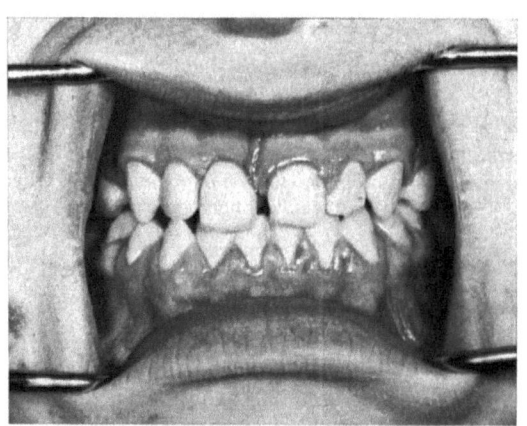

Abb. 302g. 2 Monate nach dem Unfall und der Eingliederung eines herausnehmbaren Zahnersatzes bei 21+ ist der Zusammenbiß ungestört und der Oberkiefer nicht mehr beweglich

noch bis zu einem Jahr eine nur allmählich abklingende Hypaesthesie im Ausbreitungsgebiet der Nervi infraorbitales (Oberlippe, Wange) nachweisbar.

Jochbogenfrakturen werden durch Hakenextension reponiert. Zuerst ist ein festsitzender Kopfgips mit einer Vorrichtung für ein Gestänge anzulegen (Abb. 303). Dann wird in Kurznarkose mit einem durch die Haut gestochenen Hakeninstrument das Fragment gehoben. Die gewünschte Lage sichert ein kleiner

Stahlhaken (ein- oder zweizinkig), der an dem Gestänge der Kopfgipskappe befestigt wird.

Da es auch aus ästhetischen Gründen darauf ankommt, das Fragment im anatomischen Sinne zu reponieren, empfiehlt sich eine Wartezeit von mehreren Tagen bis zum Abklingen der Schwellung, bevor die Einrichtung des Bruches durchgeführt wird. Haltevorrichtung und Haken werden 10—14 Tage nach dem Eingriff entfernt.

Die operative Einrichtung von Jochbogenfrakturen von der Gesichtsoberfläche (Schnittführung parallel zum Verlauf der Fasern des N. facialis) oder der Mundhöhle aus kommt erst bei älteren Kindern in Betracht.

Nasenbeinfrakturen im Kindesalter erfordern besondere Sorgfalt in der Behandlung. Die lamellären Knochen der Nasenbeine verschieben sich sehr leicht und sind im Zusammenhang mit Septumfrakturen nach dislozierter Verheilung die Ursache von Höcker- und Breitnasen oder von Schief- und Sattelnasen.

Die Einrichtung von Brüchen des Nasenskeletes muß vor und nach der Reposition röntgenologisch kontrolliert werden. Einer erneuten Verschiebung der Fragmente kann intranasal durch eine kurzfristig liegende Tamponade und extranasal durch einen Nasenformverband aus Gips oder Stents vorgebeugt werden.

Nach einer hohen transversalen oder pyramidenförmigen Mittelgesichtsfraktur ist die Einrichtung des gleichzeitig bestehenden Bruches des Nasenskeletes erst sinnvoll, wenn der mobile Oberkiefer durch einen starren Schienenverband am Schädel fixiert ist. Die Konsultation eines in der Traumatologie des Gesichtsschädels erfahrenen Neurologen, Augenarztes und HNO-Arztes ist bei allen schweren Mittelgesichtsverletzungen unerläßlich.

Ein *Wangenemphysem* bedarf keiner besonderen Behandlung. Es bildet sich im Verlaufe weniger Tage von selbst zurück, wenn bei ruhiggestelltem Bruch die Fragmente wieder Kontakt haben und ein Schnaubverbot eingehalten wird.

Unterkieferbrüche

Erkennung: Bei *Neugeborenen und Säuglingen* bestehen die Leitsymptome für *Frakturen des horizontalen Unterkieferastes* in einer äußerlich wahrnehmbaren Schwellung und einem Druckschmerz am Unterkieferrand.

Relativ oft kommen Verletzungen vom Typ der *Grünholzfraktur* oder *Infraktur* vor. Da hierbei keine Dislokation besteht, werden sie vielfach

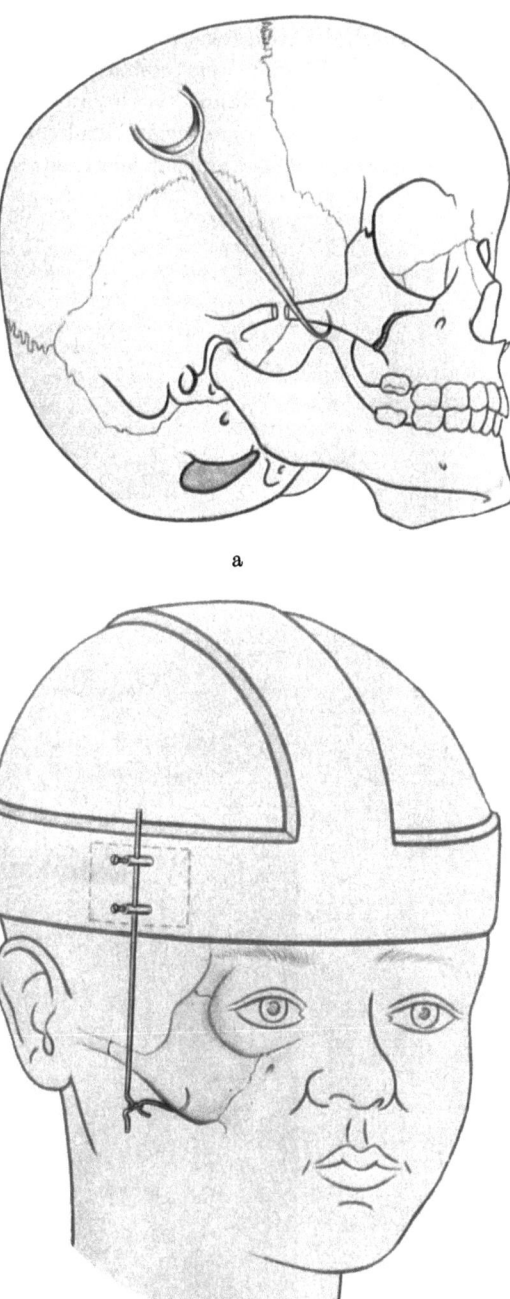

a

b

Abb. 303a u. b. Einrichtung und Sicherung eines Jochbogenbruchstückes nach Impressionsfraktur. a Prinzip der Hakenextension: Durch Zug eines Hakens nach außen wird das Bruchstück in seine frühere Lage gebracht. b Der Haken wird mit einer Strebe verbunden, die an einer Kopfgipskappe mit Schrauben befestigt ist. Sobald die Lage des Fragmentes gesichert ist, wird die Haltevorrichtung entfernt

als Einbrüche oder Risse gar nicht erkannt und verheilen spontan. Manche werden erst im Verlauf von Wundinfektionen klinisch auffällig. Auch *komplette Frakturen*, die durch den Periostmantel des Unterkiefers zusammengehalten werden, können symptomarm bleiben, wenn noch keine Zähne vorhanden sind (Abb. 304) oder wenn eine zweite Fraktur die Aufmerksamkeit stärker auf sich zieht, wie z. B.

ein Bruch des dann verkürzten Gelenkfortsatzes mit einer Verschiebung des Unterkiefers zur geschädigten Seite. Dieser Frakturtyp kann durch ein *Geburtstrauma* zustande kommen (Zangenentbindung, Veit-Smelliescher Handgriff).

Der Verdacht auf eine Gelenkfortsatzfraktur nach manuellen Hilfsmaßnahmen während der Geburt liegt nahe, wenn das Kind

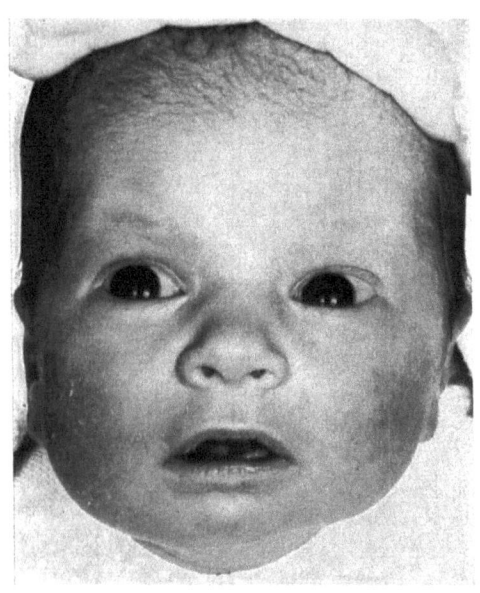

a

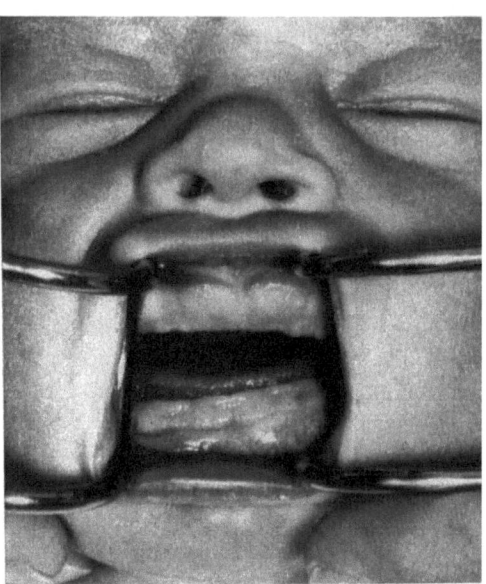

b

c

Abb. 304a—c. a 10 Tage alter Säugling mit Gesichtsasymmetrie. Abflachung des linken Unterkieferrandes infolge Gelenkfortsatzfraktur und Bruch des horizontalen Unterkieferastes zwischen —I, II nach Anwendung des Veit-Smellieschen Handgriffes während der Entbindung. b behinderte Mundöffnung, die Distanz zwischen oberem und unterem Alveolarkamm ist am rechten Mundwinkel größer als links. c Röntgendarstellung des linken Unterkiefers: Frakturlinie zwischen —I, II

anschließend unlustig trinkt oder die Brust verweigert, weil es den Unterkiefer nicht vorschieben und schlecht saugen kann. Diese Funktionsbehinderung läßt sich objektivieren. Steckt man dem Säugling einen Finger in den Mund und löst damit den Saugreflex aus, so wird die Kraftlosigkeit des Unterkiefers spürbar.

Einseitige Gelenkfortsatzfrakturen fallen bei Neugeborenen durch die Abweichung des Unterkieferkammes von der Horizontallinie auf. Der Abstand zum Oberkieferkamm ist nicht mehr seitengleich (Abb. 304 b). Schwieriger ist die Erkennung einer *doppelseitigen Gelenkfortsatzfraktur*, weil die Seitenabweichung fehlt oder nur gering sein kann und der Unterkiefer bei Neugeborenen sich häufig noch in einer physiologischen Rücklage befindet.

Geburtsverletzungen dieser Art können für das weitere Wachstum des Unterkiefers folgenschwer sein (Abb. 312 c, d).

Vom *Kleinkindesalter* ab machen sich fast alle Frakturen des Unterkiefers neben den äußerlich feststellbaren Symptomen des Druckschmerzes, der Schwellung und der Schonstellung noch durch eine *Okklusionsstörung* bemerkbar. Stärkere Stufenbildungen im horizontalen Ast (Abb. 305) weisen auf eine Doppelfraktur hin; die ursprüngliche Dislokation als Folge des Traumas kann durch die Änderung des Zusammenspieles der Mundboden- und Kaumuskulatur zunehmen. Kinnfragmente folgen dem Zug nach hinten und unten, die Schneidezähne stehen dann tiefer. Bei Brüchen vor dem Ansatz der Schlinge der Mm. masseter und pterygoideus medialis wird der aufsteigende Unterkieferast nach oben gezogen.

Die Festigkeit des Unterkiefers bei Frakturverdacht läßt sich durch mehrere Handgriffe prüfen. Zunächst wird beiderseits der vermuteten Frakturstelle durch Auflegen der Finger auf die Zähne und Abstützung beider Daumen am Unterkieferrand festgestellt, ob eine Verschieblichkeit besteht. Wird die Fraktur im Bereich des Kieferwinkels vermutet, so bestätigt eine Abfederung des zahntragenden Knochens den Verdacht, wenn der gestreckte Zeigefinger gegen den aufsteigenden Ast drückt und die mit der anderen Hand bewegte Zahnreihe nachgibt (Schuchardtsches Zeichen). Eine flache Delle beiderseits vor dem Kieferwinkel ist physiologisch (Beginn des Ansatzes der Kaumuskulatur) und nicht mit einer Stufenbildung zu verwechseln.

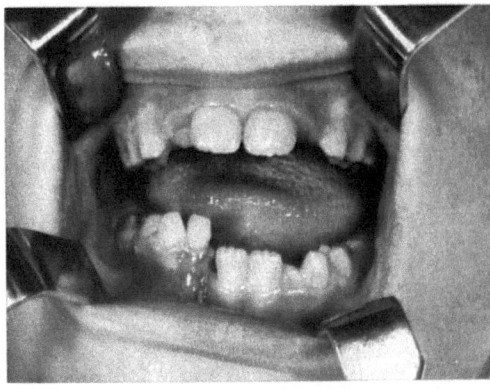

a

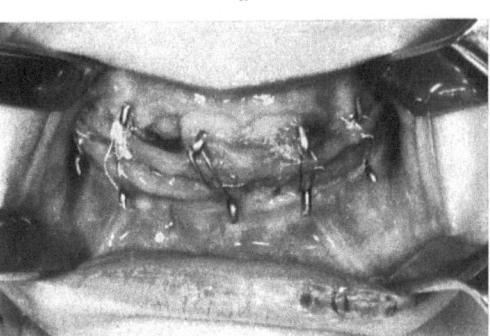

b

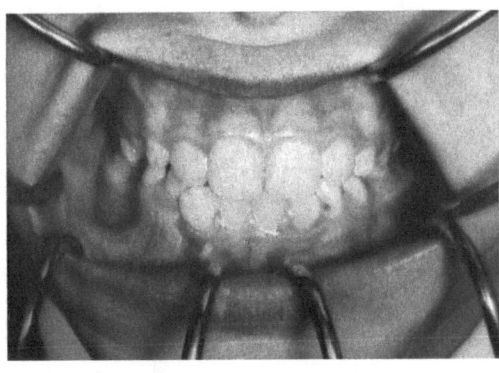

c

Abb. 305a—c. Zweifacher Bruch des horizontalen Unterkieferastes und seine Behandlung. Der 8 Jahre alte Junge war von einem Motorradfahrer erfaßt worden. Neben einer Commotio cerebri bestand als Begleitverletzung eine Oberschenkelfraktur. a Stufenbildung zwischen den Zähnen II— und 1—, Durchriß von Schleimhaut und Periost (komplizierte Fraktur). Die zweite Fraktur lag hinter dem ersten Molaren —6. b Nach der Reposition und Schienung Ruhigstellung des Unterkiefers am Oberkiefer durch intermaxilläre Drahtligaturen zwischen den Drahtbogen-Kunststoffverbänden. Die noch nicht durchgebrochenen Zähne 3, 2—7 (altersentsprechende Prädilektionsstelle für Frakturen) wurden trotz ihrer engen Beziehung zu den Bruchspalten belassen. Ungestörte Heilung unter antibiotischem Schutz. c 18 Monate nach dem Unfall hat der Zahn 2+ an der vorderen früheren Frakturstelle die Bißebene erreicht. Der Zusammenbiß ist nicht gestört

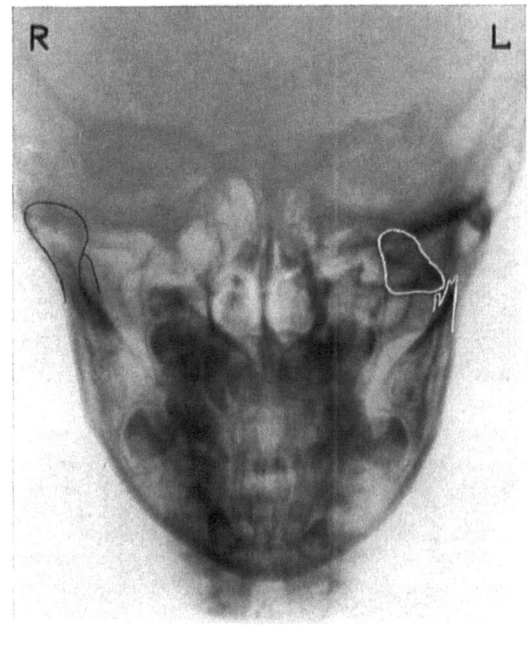

a

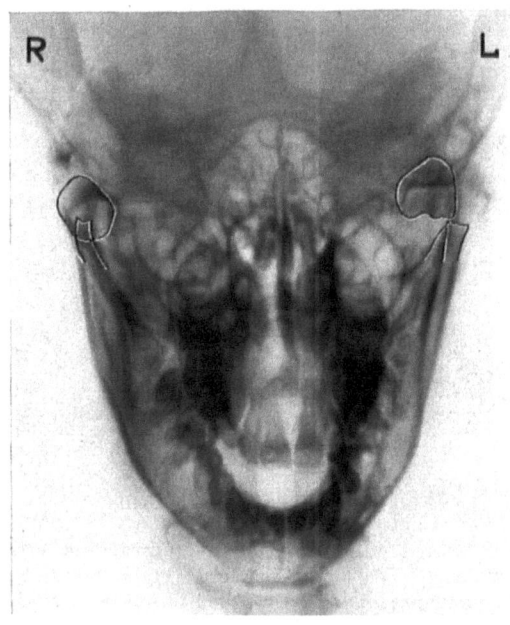

b

Abb. 306a u. b. Occipito-frontale Röntgenaufnahmen des Gesichtsschädels bei *einseitigem und doppelseitigem Gelenkfortsatzbruch des Unterkiefers.* a Abknickung des linken Gelenkköpfchens um 90° nach medial bei Bruchflächenkontakt; einseitige Luxationsfraktur nach Sturz eines 4 Jahre alten Mädchens aus dem Fahrradkorb aufs Kinn. b Verlagerung beider Gelenkköpfchen nach medialventral ohne Bruchflächenkontakt; doppelseitige Luxationsfraktur nach Sturz eines 10 Jahre alten Mädchens von den Ringen aufs Kinn (Sportunfall, vgl. Abb. 313, 314)

Frakturen im horizontalen Unterkieferast mit stärkerer Stufenbildung sind immer komplizierte Brüche. Im Milch- und Wechselgebiß entstehen dadurch besondere Gefahren für Zahnkeime (s. S. 507). Der Blutverlust kann erheblich sein, weil bei Frakturen dieser Art die Arterie verletzt wird. Sie kann in dem engen Knochenkanal des Mandibularkörpers nicht ausweichen. Außerdem ist nach ihrer Ruptur der Spontanverschluß der Gefäßlumina erschwert, weil frisch gebildete Koagula mit der Verschiebung der Fragmente immer wieder abgelöst werden. Dies führt zu erneuten Blutungen, die erst mit der Ruhigstellung des Unterkiefers aufhören.

Gelenkfortsatzfrakturen haben eine behinderte Vorschub- und Rotationsbewegung zur Folge. Durch Druck gegen das Kinn läßt sich im Gelenkbereich ein Stauchungsschmerz auslösen. Die Zahnreihe ist verschoben und dadurch der Biß gestört.

Da Gelenkfortsatzbrüche versteckt liegen, kommt es häufiger vor, daß Kinder erst nach mehreren Tagen zum Arzt oder Zahnarzt gebracht werden. In dieser Zeit kann eine Schwellung schon zurückgegangen und die Unterkieferbeweglichkeit besser geworden sein. Diese Besserung darf nicht dazu verleiten, auf die Ermittlung der Ursachen der Beweglichkeitsstörung zu verzichten. Erst an Hand des Röntgenbefundes kann entschieden werden, ob nur eine Gelenkkontusion oder eine Fraktur mit geringer Dislokation des Gelenkfortsatzes besteht (Abb. 306).

Bei erheblichen Verletzungen der Kiefergelenkregion kommt es manchmal zu Blutungen aus dem Gehörgang, weil die knöcherne Trennwand außerordentlich dünn und die Gelenkregion gefäßreich ist. Anzeichen dafür sind Verkrustungen des Ohreinganges oder Schorfbildungen an der vorderen Gehörgangswand. Das Trommelfell ist meistens unversehrt.

Differentialdiagnostisch unterscheidet sich davon eine fortdauernde posttraumatische Ohrsekretion von schwachrot gefärbter oder klarer Flüssigkeit (Liquor ohne oder mit Blutbeimischung). Sie weist auf eine Schädelbasisfraktur hin. Das Trommelfell ist verletzt und manchmal besteht eine Facialisparese (Felsenbeinfraktur).

Therapie: Infrakturen, Längsfissuren des aufsteigenden Unterkieferastes, die durch das

Abb. 307 a—f. Rechtsseitiger Bruch des Kiefergelenkfortsatzes und seine Behandlung. Das 5 Jahre alte Mädchen war vom Fahrrad aufs Kinn gestürzt

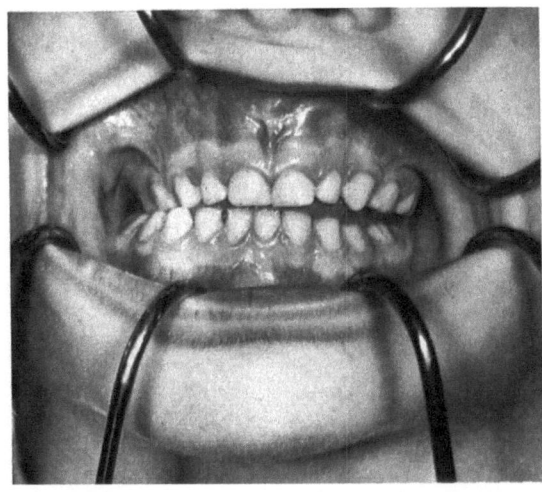

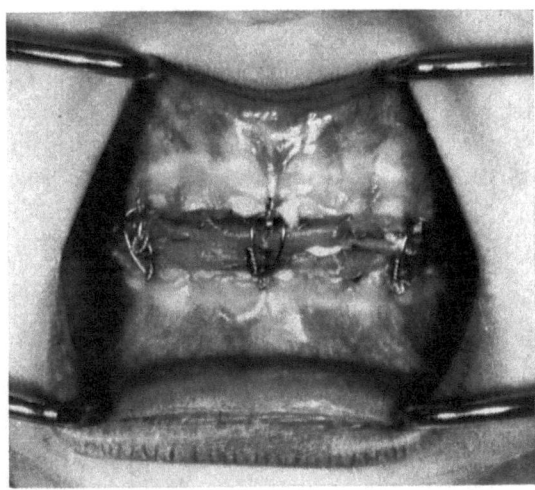

Abb. 307 a. Zusammenbiß gestört, Unterkieferabweichung nach rechts (Verschiebung der Mittellinie um eine halbe Schneidezahnbreite nach rechts)

Abb. 307 b. Ruhigstellung des Unterkiefers durch intermaxilläre Verschnürung der vorher eingebundenen Drahtschienen-Kunststoffverbände

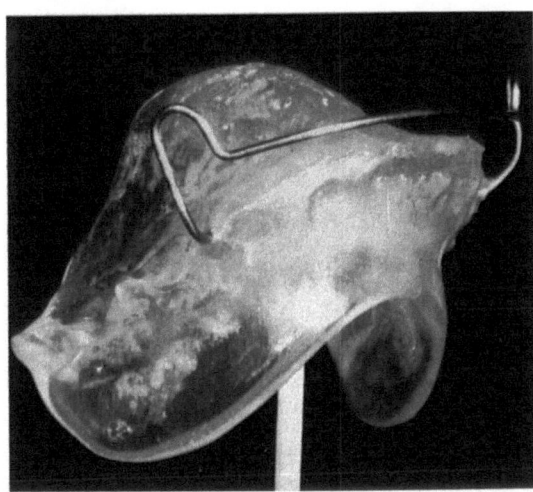

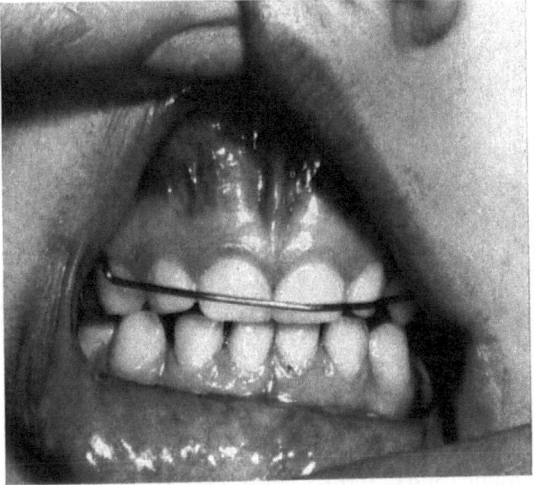

Abb. 307 c. Kieferorthopädischer Apparat (sog. Aktivator bzw. Monoblock), der 4 Wochen nach dem Unfall und 2 Wochen nach dem Ersatz der festen Verschnürung durch Gummizüge eingesetzt wurde. Der Monoblock ist herausnehmbar. Er liegt dem Gaumen nach den Seiten unverrückbar auf und zwingt beim Zusammenbiß die lingualen Zahnflächen des Unterkiefers in die (am Gipsmodell festgelegte) Idealokklusion

Abb. 307 d. Monoblock eingesetzt. Das Gerät wurde rechts leicht erhöht (Hypomochlion), um die Gelenkregion zu expandieren

Periost und die Kieferschließmuskulatur zusammengehalten werden sowie nicht dislozierte Gelenkfortsatzbrüche bedürfen keiner Behandlung.

Bei allen anderen durch eine Okklusionsstörung auffälligen Frakturen ist die Ruhigstellung durch Schienenverbände erforderlich.

Der Oberkiefer trägt die mit Häkchen versehene Hilfsschiene. An ihr kann der reponierte und ebenfalls geschiente Unterkiefer fixiert werden. Für 2—4 Wochen — abhängig vom Schweregrad der Verletzung und vom Lebensalter — stellen Drahtligaturen eine feste intermaxilläre Verbindung her. Anschließend werden diese Ligaturen durch Gummizüge ersetzt, da die Bruchheilung durch funktionelle Einflüsse so früh wie möglich gefördert werden soll.

Für die Behandlungsweise von Gelenkfortsatzfrakturen ist die Art der Dislokation des

32*

Gelenkfragmentes maßgebend (Röntgenbild-
befund). Bei leichter Abknickung und Bruchflächenkontakt genügt die Eingliederung eines
kieferorthopädischen Apparates zur Bißführung
(Monoblock Aufbißschiene). Ist die Abknickung
stärker (Abb. 307), empfiehlt sich zunächst eine
Ruhigstellung durch einen Schienenverband
und anschließend die Nachbehandlung mit

ihre Berechtigung (Abb. 310), wenn eine Konsolidierung der Fragmente durch konservative
Maßnahmen nicht erreicht werden kann. Dann
wird von einem kleinen submandibulären
Schnitt aus der Kieferrand freigelegt und durch
eine Drahtnaht die feste Verbindung der Bruchenden hergestellt. Die Naht muß sorgfältig gelegt werden, da die Zahnkeime im Unterkiefer-

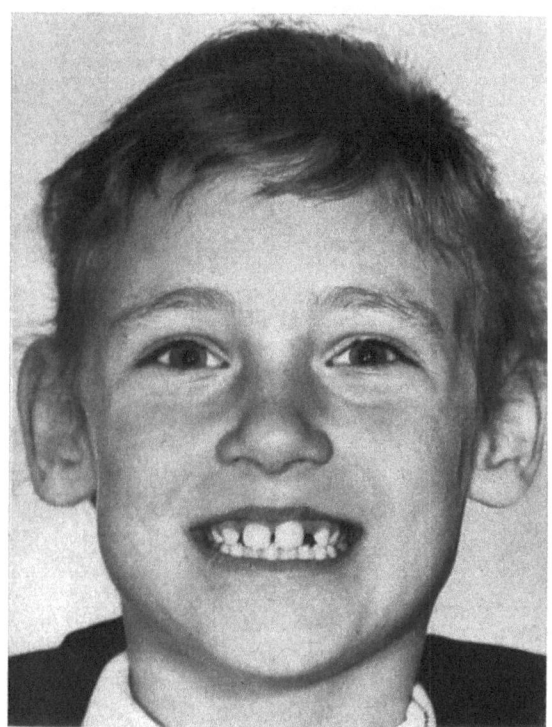

Abb. 307e. Gesicherter Biß 2 Jahre nach dem Unfall

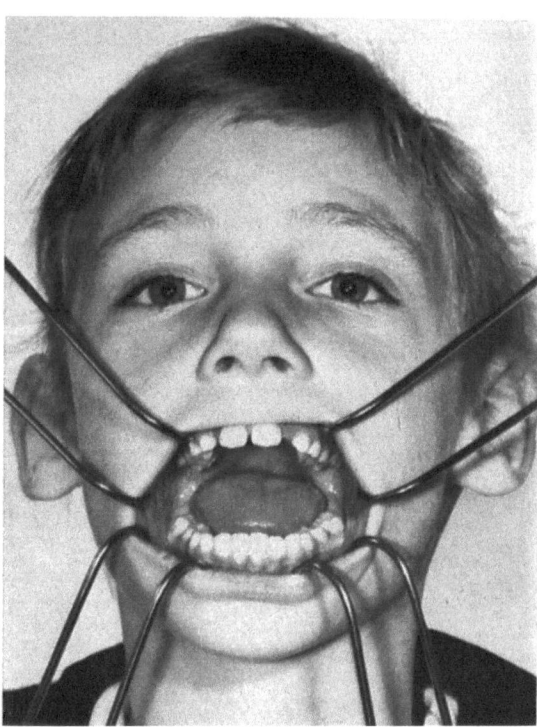

Abb. 307f Ungestörte Mundöffnung 2 Jahre nach
dem Unfall

einem Monoblock (Häupl) oder einer Aufbißschiene (Schuchardt, Abb. 309). Besteht hingegen bei ein- oder doppelseitigen Luxationsfrakturen eine Verkürzung im Bereich der Gelenkfortsätze, so werden nach dem Einbinden von
Schienen auf den letzten Backenzahn ein- bzw.
beidseitig Kunststoffkappen aufgesetzt, die als
Drehpunkt eines Hebels wirken. Wenn vorn
die Schneidezähne zusammengebracht werden,
wird die Gelenkregion entlastet. Man erhofft
sich dadurch eine Wiedereinstellung der Fragmente. Auch hier ist nach Entfernung der
Schienen eine Nachbehandlung mit einem
kieferorthopädischen Apparat angebracht.

Operative Verfahren der Reposition von
Kiefergelenkfragmenten kommen im Kindesalter nicht in Frage. Die chirurgische Behandlung hat bei Frakturen hinter der Zahnreihe

körper nicht berührt werden dürfen. Der Draht
heilt reaktionslos ein, seine spätere Entfernung
ist nicht unbedingt erforderlich aber zweckmäßig.

Die in der Behandlung von Unterkieferbrüchen bei Erwachsenen gelegentlich verwendeten, durch die Haut gebohrten Knochen-
schrauben, die untereinander durch Kunststoff
verbunden werden, kommen aus dem gleichen
Grunde der Vermeidung von Schäden an Zahnkeimen bei Kindern nicht in Betracht.

Kombinierte *konservativ-chirurgische Behandlungsverfahren* können angezeigt sein,
wenn im Unterkiefer das Einbinden einer
Schiene an *Zähnen* nicht möglich ist. Bei
kleinen Kindern mit Gelenkfortsatzfrakturen
wird deshalb eine Kappenschiene durch Drahtnähte befestigt, die um den Unterkieferknochen

geführt werden (Abb. 308), dann kann der Verband an einer Drahtschlinge gefaßt, nach vorn gebracht und in dieser Stellung an einem Kopfgipsbügel gehalten werden. Da der Unterkiefer für 2—3 Wochen in dieser Lage ruhiggestellt bleiben muß, erfolgt die Ernährung durch eine Nasensonde. Eine Befestigung des Drahtes an wenigen durchgebrochenen Zähnen würde zu deren Überlastung führen. Abzulehnen ist die Durchbohrung der Milchzahnkronen (CHAPUT u. a.) zur Befestigung von Schienenverbänden, da die Zahnpulpa zerstört wird.

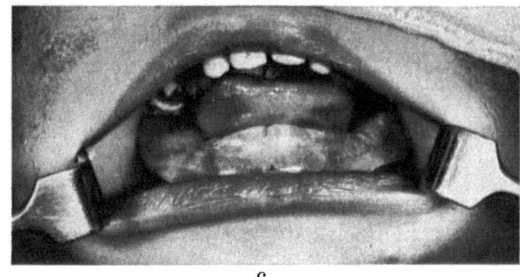

c

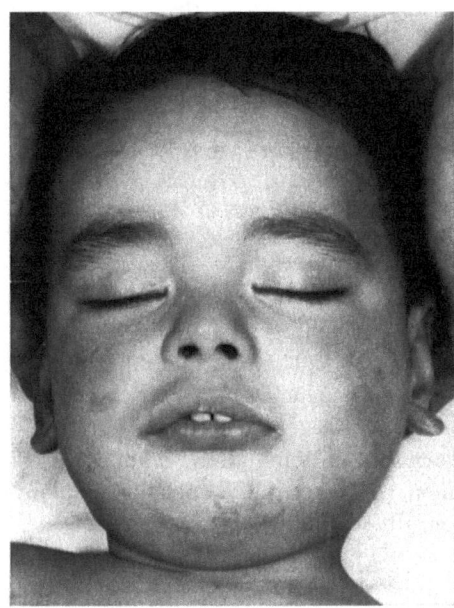

a

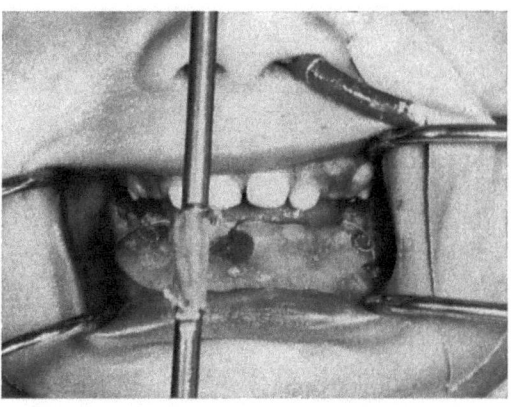

d

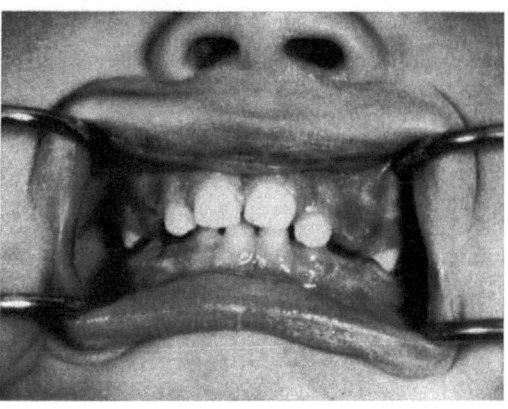

e

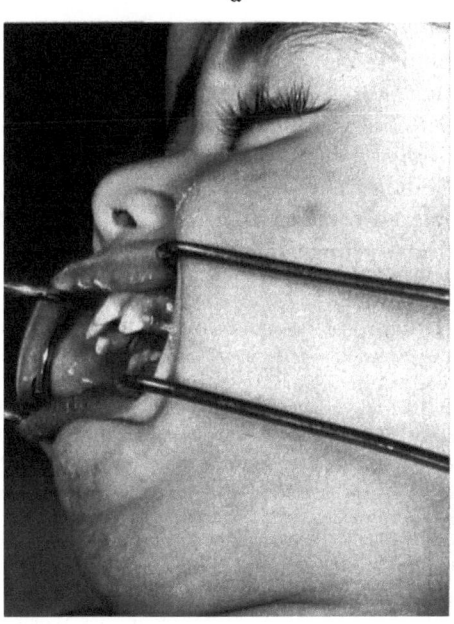

b

Abb. 308a—e. Doppelseitiger Bruch der Kiefergelenkfortsätze und seine Behandlung bei spärlicher Bezahnung. Dem 10 Monate alten Säugling war ein Schaukelbrett gegen das Kinn geflogen. a Stauchung der Unterlippe bei zwanglosem Mundschluß infolge Rücklage des Unterkiefers. b 12 mm Abstand zwischen den Schneidekanten der Ober- und Unterkieferfrontzähne. c Einprobe einer vorbereiteten, vom Alveolarkamm aufliegenden und über die Unterkieferzähne hinwegreichenden Kunststoffplatte. d Nach der operativen Befestigung der Platte mit bilateralen Drahtschlingen um den Unterkieferknochen ist die Extension mit einem Drahtzug erfolgt, der an einem Kopfgipsbügel (vgl. Abb. 302e) befestigt wurde. Das Kind wird während der Zeit der Ruhigstellung durch eine Nasensonde ernährt. e Normale Bißlage 2 Monate nach dem Unfall

502 G. PFEIFER:

Trümmerbrüche kommen auch bei Kindern im Bereich der exponierten Kinnregion vor. Hier ist die Behandlung darauf ausgerichtet, möglichst alle Knochenteile zu erhalten und die seitlichen Fragmente in der prätraumatischen Okklusionsstellung am Oberkiefer für die Zeit

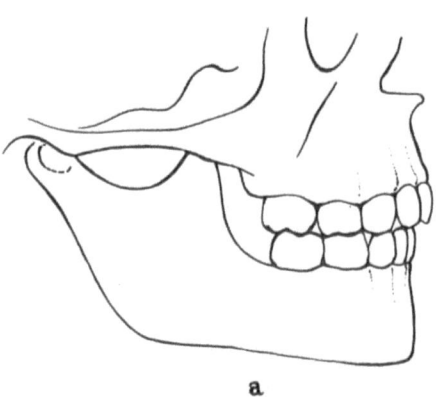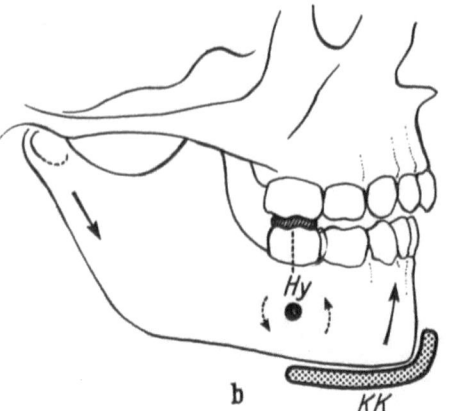

Abb. 309a u. b. *Wirkungsprinzip einer Aufbißschiene zur Kiefergelenkentlastung:* a Ruhelage des Unterkiefers; b leichte Bißsperre durch Schiene mit flacher Kunststoffscheibe zwischen den letzten Milchmolaren = Hypomochlion (*Hy*). Beim Zubiß (Aufwärtspfeil) wird das Gelenkköpfchen nach unten gezogen (Abwärtspfeil). Verstärkte Wirkung bei zusätzlicher Kinnkappe (*KK*)

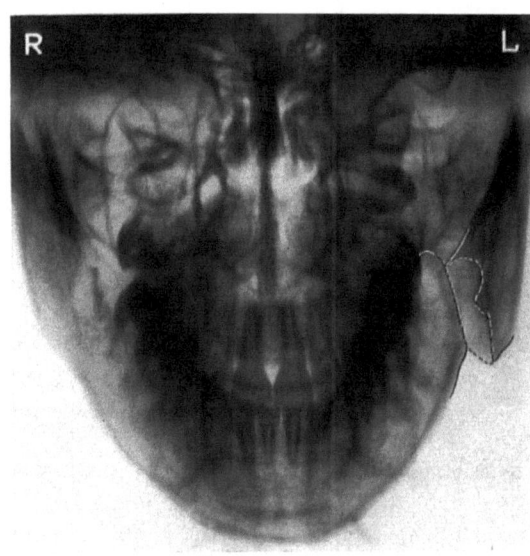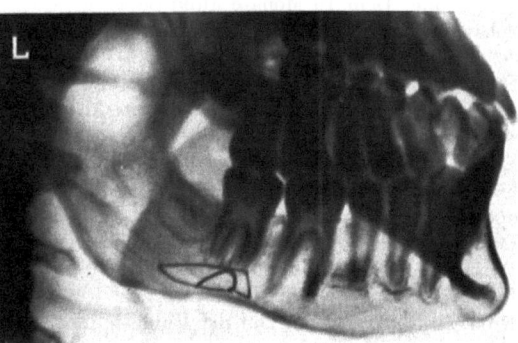

der Frakturheilung zu fixieren. Dadurch wird ihr Zusammenrücken und eine Verkürzung des Unterkieferbogens vermieden. Lose Knochenteile werden, gegebenenfalls kettenartig, durch Drahtnähte miteinander verbunden. Defekte können später durch Knochentransplantation ausgefüllt werden.

Therapie der komplizierten Gesichtsschädelbrüche

Die Reihenfolge der Wundversorgung bei kombinierten Weichteil-Knochenverletzungen richtet sich nach der Lokalisation und dem Ausmaß des Schadens. Allgemein gilt der Grundsatz, daß erst das Gesichtsskelet in seiner Form wiederhergestellt wird und Fragmente ruhiggestellt sein müssen, bevor die getrennten Weichteile durch Nähte verschlossen werden

Abb. 310a u. b. Röntgenbildvergleich vor und nach der *operativen Kieferbruchbehandlung* durch Drahtnaht bei ungünstiger Fragmentstellung außerhalb der Zahnreihe des Unterkiefers. 11 Jahre alter Junge, Autounfall. a Breiter Bruchspalt am linken Kieferwinkel. Das zentrale Fragment (aufsteigender Unterkieferast) ist nach außen und oben verzogen. b Von einem submandibulären Schnitt aus ist die Bruchstelle freigelegt worden. Beide Fragmente werden durch eine schlingenförmige Drahtnaht zusammengehalten, die nach 3 bis 6 Monaten in einem zweiten Eingriff entfernt wird. Vom Zahnkeim des Weisheitszahnes ist erst die Kaufläche mineralisiert

(GANZER 1943; PICHLER, WASSMUND 1927; REICHENBACH 1954; SCHUCHARDT 1966).

Das Vorgehen von *innen* nach *außen* ist eine Umkehrung des Prinzips der unfallchirurgischen Versorgung komplizierter Extremitätenbrüche (zuerst Weichteilverschluß, dann Ruhigstellung). Es liegt darin begründet, daß die Reposition und Schienung von komplizierten Kieferbrüchen bei unbehindertem oder erweitertem Zugang zur Mundhöhle erleichtert wird.

Die Behandlung der Knochenverletzungen in einem Zuge ist aber erschwert, wenn anstelle einer Not- oder Behelfsversorgung (s. S. 515) Haut und Schleimhaut über den Brüchen fest vernäht worden sind. Wenn die Fragmenteinstellung manuell nicht mehr möglich ist, muß zwischen Wiederauftrennung und abwartendem Verhalten entschieden werden. Eine Wiederauftrennung bedeutet eine zusätzliche Traumatisierung, ein abwartendes Verhalten verlängert die Behandlungszeit und die Heilung. Beide Umwege sind vermeidbar, wenn das Prinzip der *Versorgung von innen nach außen* von Anfang an beachtet wird.

Die spätere Einstellung zusammengeschobener Bruchenden während der Vernarbung der Weichteile — manchmal kommen Kinder überhaupt erst in diesem Stadium in fachärztliche Behandlung — gelingt zwar meistens mit Hilfe einer Dehnungsbehandlung. Dieses Verfahren ist aber im Vergleich zur sofortigen Therapie mühsam und im Vorschulalter schwierig. Der Widerstand vernarbender Weichteile gegen die Maßnahmen zur Wiederherstellung der symmetrischen Bogenform des Unterkiefers kann so erheblich sein, daß bei mangelhafter Bezahnung anstelle von kieferorthopädischen Apparaten feste Schienenverbände mit Expansionsschrauben oder auch eine operative Dehnung in Betracht gezogen werden müssen.

Die Forderung, bei komplizierten Kieferbrüchen die Weichteile *nach* der Ruhigstellung der Fraktur zu nähen, bezieht sich nicht nur auf Lippen- und Mundhöhlenwunden. Sie gilt auch für benachbarte Gesichtsverletzungen.

Sowohl der unfallbedingt offene Zugang zur Kinnregion als auch zum Nasenskelet oder zum Jochbogen erleichtert unter Sicht die Fragmenteinstellung.

Extrafaciale Begleitverletzungen

Häufig bestehen im Zusammenhang mit Gesichtsverletzungen Unfallfolgen am Hirnschädel, weniger oft sind zugleich die Extremitäten betroffen; relativ selten ist der Stamm beteiligt. Die Behandlungsfolge von Gesichts- und Begleitverletzungen variiert nach der Dringlichkeit lebenserhaltender Maßnahmen. Im Vordergrund des Therapieplanes steht die Erkennung oder der Ausschluß eines Schädeltraumas.

Verletzungen am Hirnschädel

Commotio cerebri: Funktionelle Störungen ohne Dauerfolgen nach einer Hirnerschütterung sind im Kindesalter häufige Begleiterscheinungen von Kieferbrüchen. Blässe und Benommenheit, manchmal auch eine motorische Unruhe sowie Übelkeit, Erbrechen, Schwindel und, soweit dies angegeben werden kann, eine retrograde Amnesie oder Kopfschmerzen weisen auf das zusätzliche Schädeltrauma hin. Wenn Herdsymptome fehlen und nach dem Röntgenbild keine Fraktur der Schädelkapsel besteht, kann bei Kindern mit dem völligen Abklingen des Symptomenkomplexes einer Commotio cerebri in wenigen Tagen gerechnet werden. Die notwendige Bettruhe wegen der Verletzungen des Gesichtsskeletes erübrigt eine spezielle Behandlung. Characteristica der Rekonvaleszens nach einer Hirnerschütterung sind eine rasche Aufhellung des Bewußtseins und die stetige Besserung des Allgemeinbefindens mit der Normalisierung von Kreislauf, Atmung und Motorik. Trotzdem ist ein Hirnödem auch bei einer Hirnerschütterung möglich.

Bei gleichbleibend schlechter Bewußtseinslage oder Trübung des Sensoriums ist die sofortige Konsultation eines Neurologen oder Kinderchirurgen geboten, da die Entscheidung eines zunächst abwartenden Verhaltens bei einer Hirnquetschung oder des chirurgischen Vorgehens bei dem Verdacht auf eine intrakranielle Blutung und Hämatombildung rasch getroffen werden muß (GROB, BUSHE, LECHTENBERG, WERKGARTNER, KLINGLER, FROWEIN, WENKER).

Contusio cerebri: Die Hirnquetschung äußert sich klinisch außer den auch im Gefolge einer Commotio auftretenden Zeichen einer Erschütterung vegetativer Zentren durch *Herdsymptome*. Als Reizungen oder auch zentrale Lähmungen entstehen sie entweder direkt durch die Gewalteinwirkung oder indirekt am entgegengesetzten Schädelpol (contre-coup

Wirkung). Der Quetschungsbezirk kann nach
Einriß der Piavenen durch ein subarachnoidales
Hämatom komprimiert und blutig imbibiert
sein.

Die Kontusion mit substantieller Schädigung
ist anfänglich immer von einem Ödemhof begleitet, so daß neben Herdsymptomen auch
Anzeichen einer intrakraniellen Drucksteigerung
bestehen können (Stauungspapille als bedrohliches Symptom bei Kindern, Temperaturerhöhung, Anstieg der Pulsfrequenz durch frühzeitige Vagusirritation oder -lähmung als kindliches Äquivalent des bei Erwachsenen feststellbaren Druckpulses, Grob).

Die Therapie der Hirnkontusion bei Fehlen
von Knochenverletzungen ist konservativ. Sie
ist auf die Beseitigung des Begleitödemes ausgerichtet (Dehydrierung, Hibernisation), ohne
die reparativen Vorgänge (narbige Ausheilung)
im Zentrum der Schädigung beeinflussen zu
können. Die Prognose nach intrakraniellen
Blutungen dagegen hängt entscheidend von der
frühzeitigen operativen Revision mit Druckentlastung und Unterbindung der rupturierten
Gefäße ab.

Epidurale Hämatome entstehen entweder
durch eine Verletzung der Arteria meningea
media im Bereich der Schläfenbeinschuppe
bzw. des Hinterhauptbeines oder auch bei Säuglingen und Kleinkindern durch Veneneinrisse.
Das arterielle Hämatom entwickelt sich schneller als das venöse; beide können durch Koagula-
tionstamponade spontan zum Stehen kommen.

Subdurale Hämatome treten nach Ruptur
der Brückenvenen zwischen Hirnrinde und
Blutleitern oft doppelseitig auf. Sie kommen bei
Neugeborenen und Säuglingen häufiger als epidurale Hämatome vor und sind schwerer zu erkennen. Die Herdzeichen können gering sein,
Stauungspapille und Drucksymptome können
fehlen. Die Diagnose läßt sich erst durch Punktion des subduralen Raumes, Röntgenbefund
(Abdrängung der Hirnsubstanz) und EEG
(Verminderung der Aktivität) sichern. Die neurochirurgische Therapie (Entfernung des Hämatoms und der Membranen) gilt der Vorsorge
einer ungestörten Gehirnentwicklung.

Brüche des Hirnschädels: Erschütterungen,
Quetschungen und intracranielle Hämatome
treten im Kindesalter oft ohne nachweisbare
Frakturen der Schädelknochen auf. Andererseits kommen typische Kalottenbrüche (Naht-
sprengungen, Berstungs- und Impressionsfrak-

turen) ohne wesentliche Beeinträchtigung cere-
braler Funktionen vor. Diese Inkongruenz von
Knochen- und Hirnverletzungen erschwert die
Diagnose und die Prognose.

Von den Brüchen der Schädelkapsel erfordern nur schwere Impressionsfrakturen ein
chirurgisches Eingreifen. Rißbrüche heilen konservativ aus (Grob, Klingler).

Verletzungen der *Schädelbasis* müssen nur
an Hand der klinischen Symptome oft eine
Verdachtsdiagnose bleiben, wenn die Auswertung der Röntgenbilder unergiebig ist. Diese
unübersichtliche Region verdient bei Oberkieferabsprengungen jenseits des 10. Lebensjahres besondere Aufmerksamkeit. Äußere
Zeichen einer Verletzung der vorderen und
mittleren Schädelgrube sind Liquorabfluß aus
der Nase oder zum Rachen, Störung des Ge-
ruchssinnes oder Brillenhämatome (s. Abb. 301).
Eine periphere Facialisparese weist auf eine
Felsenbeinfraktur hin. Die Behandlung — ob
konservativ oder chirurgisch — richtet sich
nach dem Ausmaß von Ausfallserscheinungen
und der Zugänglichkeit des Verletzungsgebietes
auch im Hinblick auf den Allgemeinzustand.
Davon hängt auch der Zeitpunkt der Stabilisierung des basal gebrochenen Oberkiefers ab.

Charakteristische *Kombinationen* von *Frakturen der Schädelkapsel* und des *Gesichtsskeletes*
nach flächenhafter Gewalteinwirkung sind einmal Stirnbein-Nasen-Oberkieferbrüche und zum
anderen Schläfenbein-Jochbogen-Unterkiefer-
brüche nach seitlich aufgetroffenem Trauma.
Oft sind dabei die Schädelknochen in Nähten
gesprengt oder äußerlich davon geborsten, aber
nicht imprimiert. Wenn keine Anzeichen einer
cerebralen Verletzung vorliegen, ist die Behandlung auf die Vorbeugung einer Meningitis und
Bekämpfung des Hirnödems ausgerichtet (Bettruhe, Antibiotica, Dehydration).

Extrakapitale Begleitverletzungen: Während
zusätzliche Verletzungen der Extremitäten und
des Thorax nur selten diagnostische Schwierigkeiten machen, sind bedrohliche Folgen stum-
pfer Bauchtraumen schwerer abzugrenzen.
Ätiologisch kommen Verkehrs- und Sportunfäl-
fälle (Rodeln als „Bauchlieger") in Betracht,
nach denen eine auffällige Blässe nicht nur cerebral bedingt (Schock), sondern auch durch
innere Blutungen (Milzruptur) bervorgerufen
sein kann, die *unverzüglich* noch vor Behandlung der Gesichtsverletzungen gestillt werden
müssen. Ebenso ist die Kontrolle der Nieren-

funktion (renale Blutung) nach unklarem Unfallhergang in kurzen Abständen erforderlich.

Normale und gestörte Heilung von Brüchen des kindlichen Gesichtsskeletes

Normale Frakturheilung: Ruhiggestellte Knochenfragmente mit Flächenkontakt verheilen schneller als bei Erwachsenen. Die Heilungsdauer verhält sich proportional zum Lebensalter; sie wird verkürzt, wenn nach der Phase der Ruhigstellung funktionelle Reize auf die Frakturstelle einwirken können, sie dauert länger, wenn der Bruch am Rande oder außerhalb funktioneller Einflußmöglichkeiten liegt.

Der experimentell (histologisch, biochemisch) sowie klinisch-röntgenologisch bekannte Ablauf der Knochenbruchheilung setzt mit der Organisation des Bruchspalthämatoms von Seiten aller mesenchymaler Gewebe ein (Periost Knochenmark, Gefäße, Muskulatur). Sie scheiden eine elastische, gelatineartige Masse aus (bindegewebiger Callus), die bereits am 3.—4. Tage nach der Verletzung die Fragmente zu verbinden beginnt und zunehmend dicker und dichter wird.

Nebeneinander laufen am Ende der 1. Woche produktive und regressive Veränderungen ab. Durch Ausbildung von spongiösen Lamellen wird der Callus zum Osteoidgewebe, dessen Verkalkung im Verlaufe der Heilung immer intensiver wird und schließlich zur strukturell-trajektoriellen Angleichung an die Umgebung führt. Parallel dazu verläuft unter Anregung durch das saure Milieu der Frakturzone (aseptische Randnekrose) der Knochenabbau (lakunäre Resorption und Halisterese).

Mit der röntgenologisch gut kontrollierbaren Verdichtung des Callusmantels gewinnt die Bruchstelle an Festigkeit. Die früheren Fragmente lassen sich am Unterkiefer manchmal noch leicht federnd gegeneinander bewegen. Diese Phase weicht aber bei Kindern bald der definitiven Konsolidierung, mit der die prätraumatische Knochenfestigkeit erreicht wird. Der Callusüberschuß verschwindet allmählich im Zuge der funktionellen Angleichung.

Nach Frakturen des Gesichtsskeletes bei Kindern besteht bei ungestörtem Heilverlauf und altersgemäß angepaßter Therapie ein Gefälle der Schnelligkeit reparativer Vorgänge. Es hängt von der Lokalisation der Verletzung, der regenerativen Potenz und der *funktionellen* Inanspruchnahme ab (WUSTROW).

Brüche des horizontalen Unterkieferastes bei Säuglingen und Kleinkindern heilen am schnellsten, Nasenbein- und Jochbeinbrüche sind erst nach 4—6 Wochen fest und Frakturen der Schädelknochen brauchen die längste Zeit oder verheilen überhaupt nicht knöchern und bedürfen der osteoplastischen Überbrückung. Mit zunehmendem Alter dauern die Heilungsperioden länger. Der Heilverlauf von Kieferbrüchen wird entscheidend durch eine frühzeitig beginnende *funktionelle Nachbehandlung* gefördert.

Gestörte Frakturheilung: Verzögerungen oder Komplikationen der Bruchheilung sind im Kindesalter auf Wundinfektionen zurückzuführen. Die Erreger stammen bei komplizierten Frakturen von äußeren Oberflächen oder von der Nasen- und Mundschleimhaut. Mit dem Nasensekret bzw. Speichel werden sie in die Verletzung eingeschwemmt.

An Bruchstellen der Kiefer kommen *Zähne oder Zahnkeime* als Keimdepots bzw. -übermittler in Betracht. Die Infektionswege verlaufen anfangs im *Zahnmark* und/oder *Zahnbett*.

Der Weg im Wurzelkanal wird durch Verletzungen der Pulpa nach Zahnluxationen oder Kronen- und Wurzelfrakturen eröffnet. Das zerfallene Zahnmark infiziert sich (Gangrän) und streut Erreger aus der Wurzelspitze in den Alveolenfundus und den anschließenden Bruchspalt.

Manchmal verläuft die Fraktur durch die Basis eines Zahnfaches, dessen Zahn schon vor dem Unfall devital war. Dann kann sich ein bereits vorhandenes Keimdepot schneller und ohne den Widerstand einer Abwehrreaktion in die Tiefe entleeren.

Der andere Weg — durch das Zahnbett — ist bei komplizierten Frakturen offen. Entzündungserreger dringen im gerissenen Parodontium entlang der geborstenen Alveole vor. Dem weiteren Bruchspaltverlauf folgend setzen sie sich in der Spongiosa fest und können auch sekundär die Wurzelpulpa des noch vital gewesenen Zahnes infizieren.

Da bei vielen Kieferfrakturen angrenzende Zähne kombinierte Verletzungen der Pulpa und des Parodontiums aufweisen, sind die klinisch unauffälligen Anfänge einer *Bruchspaltostitis* häufig nicht zu rekonstruieren. Mit der Ausdehnung des Prozesses werden die ätiologischen Spuren verwischt. Vielfach bleiben sie auch unerkannt, wenn die immunbiologische Abwehrlage gut ist, der Bruch ruhiggestellt wird und die Keimquelle eliminiert werden kann. Dann heilt der lokalisierte Prozeß aus.

Mit dem *Verlauf von Kieferfrakturen in Zahnkeimnähe* werden die Komplikationsmöglichkeiten erweitert. Das germinale Gewebe ist erstaunlich widerstandsfähig. Trotz teilweiser oder völliger Lösung vom Knochen kann es wieder Anschluß an die Umgebung finden. Dieser günstige Ausgang ist umso eher zu erwarten, je unvollkommener der Zahnkeim entwickelt war. Mit der Zunahme der Mineralisation der Zahnkrone wächst die Gefahr von Verletzungen der dünnen Epiteltapete des Schmelzorgans. Infektionserreger finden dann gute Schlupfwinkel in diesen Verzweigungen des Bruchspaltes, weil sich der bereits gebildete Zahnschmelz gegenüber dem Eindringen von Keimen passiv verhält.

Die Wahrscheinlichkeit einer germinalen Bruchspaltostitis hängt demnach vom Entwicklungsstadium des Zahnkeimes und seiner topografischen Beziehung zum Bruchspalt ab, nämlich, ob er dessen Lager streift oder durchsetzt. Außer dem aktuellen Röntgenbefund geben später nach dem Durchbruch Kronen- und Wurzelform sowie Zahnstellung über Termin und Ausdehnung des Traumas Auskunft (s. S. 507).

Ungünstige Bedingungen bestehen in einem Zertrümmerungsfeld mit Zähnen oder Zahnkeimen, die aus dem Gewebezusammenhang gerissen und in die Weichteile verlagert worden sind. Ohne Hilfe von außen ist schon aus mechanischen Gründen eine komplikationslose Heilung nicht zu erwarten.

Als *Bruchspaltosteomyelitis* wird die ausgedehntere, akut und chronisch auftretende Verlaufsform bezeichnet. Sie unterscheidet sich von der Ostitis nur graduell. Der Übergang ist fließend, da eine Infektion schnell die dünne Corticalisschranke eines verletzten kindlichen Zahnfaches in Richtung der Spongiosa überschreitet. Die frakturmechanischen Vorbedingungen sind mit jedem kompletten Kieferbruch durch eine Zahnalveole gegeben. Von außen her trägt die Ablösung des Periostes wesentlich zur Abwehrschwäche des Knochens der Bruchränder bei. Damit entsteht ein locus minoris resistentiae, aus dem der Entzündungsprozeß unterhalten wird (Fieber, Schmerzen, Weichteilschwellung). Auch auf dem *Röntgenbild* zeichnet sich bereits nach 2—3 Wochen eine Heilungsstörung ab. Die Wurzelspitze eines durchgebrochenen Zahnes, der darunter gelegene Zahnkeim und die Bruchspaltränder

können darauf schon zu einem größeren Infektionsbezirk vereinigt sein.

Die odontogene Bruchspaltostitis ist eine Komplikation des Unterkiefers. Sie kommt im Oberkiefer kaum vor, weil dessen Knochen weniger massiv ist und der Sekretabfluß nach unten bei Schleimhautwunden anfänglich gewährleistet ist.

Mit Ausdehnung der Pneumatisation kann sich allerdings bei engen räumlichen Beziehungen zwischen der Wurzel des bleibenden Eckzahnes und der Kieferhöhle an ein Trauma eine *fortgeleitete Sinusitis maxillaris* anschließen; aus den gleichen topografischen Gründen ist eine *Affektion der Nasenhöhle* von Wurzeln mittlerer Schneidezähne aus möglich. Diese Komplikationen treten höchstens sekundär und im Kindesalter selten auf; sie spielen sich in der dünnen Knochenschicht zwischen Wurzelspitze und Höhlenboden ab.

Im kompakten Unterkiefer hingegen staut sich das Exsudat im Bruchspalt wie in einem Senkschacht. Erst unter Druck entleert es sich nach oben. Dieser Druck kommt zustande, wenn die Fragmente bewegt werden (ausgebliebene Ruhigstellung) oder eine entzündliche Reaktion stattfindet; beides sind heilungshemmende Faktoren.

Die *akute* Bruchspaltostitis oder -osteomyelitis neigt zur Abscedierung mit Spontanperforation in die Mundhöhle oder nach außen, falls nicht vorher am Ort der Wahl incidiert worden ist. Anschließend bilden sich eine oder mehrere Fisteln. Mit dem freien Sekretabfluß entwickelt sich über ein subakutes Stadium die gut abgegrenzte *chronische* Bruchspaltostitis. Ihr Zentrum kann häufig durch den Fistelgang sondiert werden. Das Instrument gleitet dann an eine gangränöse Wurzelspitze, einen Knochensequester oder einen nekrotisch gewordenen Zahnkeim.

Dem *zeitlichen Ablauf* nach können Komplikationen der Frakturheilung bereits im Stadium des Bruchspalthämatoms als besonders geeignetem mikrobiellem Nährboden beginnen. Dieses Ereignis ist im Kindesalter sehr selten. Öfter klingt erst das posttraumatische Ödem ab und es vergeht vorwiegend bei unversorgten und nicht ruhiggestellten Brüchen eine Latenzzeit bis zur Ausprägung allgemeiner und örtlicher Symptome (Fieber, Schmerzen, Weichteilschwellung). In welchem Umfange eine allergisch-hypergische Komponente (Spiessl

1959) die Entstehung und den Verlauf einer traumatogenen Ostitis bei Kindern mitbestimmt, ist noch ungewiß. Klinisch fällt hierzu auf, daß manche für Komplikationen prädestinierte Verletzungen ohne Störungen abheilen, während andere, weniger ausgedehnte Frakturen den prognostischen Erwartungen nicht entsprechen. Die Abwehrlage kann weiterhin durch einen circulus vitiosus vermindert werden, der durch Schmerzen bei der Nahrungsaufnahme, Eßunlust, Verschlechterung des Allgemeinzustandes und der Heilungstendenz charakterisiert ist.

Trotz dieser im Frakturbereich schwelenden, gelegentlich durch Exazerbationen komplizierten ostitischen Prozesse werden im Kindesalter Kieferbrüche fest und verheilen knöchern, sobald die Ursache der Störung eliminiert und der Keimnachschub unterbunden worden ist (Zahnextraktion, Sequestrotomie). Pseudarthrosen des Unterkiefers — als Ausdruck einer konstitutionell oder durch die Erkrankungsdauer begründeten Regenerationsschwäche bei Erwachsenen gefürchtet — treten vor dem 15. Lebensjahr praktisch nie auf. In Beziehung zur Gesamtzahl kindlicher Kieferfrakturen sind odontogene Heilungsstörungen relativ selten.

Schicksal traumatisch betroffener Zähne und Zahnkeime bei Kieferbrüchen

Da Komplikationen nach Frakturen vorwiegend im Alveolarfortsatz ihren Ausgang haben, ist vor der Behandlung zu klären, unter welchen Umständen Zähne und Zahnkeime in der Frakturzone erhalten werden können oder vorbeugend extrahiert werden sollten. Diese Entscheidung hängt vom Bruchlinienverlauf und dem Ausmaß der Zahn- oder Zahnkeimschädigungen sowie von der Zeitdauer zwischen Unfall und Behandlungsbeginn ab. Daneben spielen Unterschiede der ästhetischen, kaufunktionellen und wachstumsmechanischen Wertigkeit zwischen Zähnen der ersten und zweiten Dentition sowie die prätraumatische Bißlage eine Rolle.

Die Einschätzung der Gefahr von odontogenen Heilungsstörungen hat sich im Zeitalter der Antibiotica gewandelt. Bereits im Rahmen der primären Wundversorgung ist bei ausreichend hoher und langdauernder Dosierung der Infektionsschutz verbessert (MÜLLER 1964).

Aber auch später nach bewußt eingegangenem Risiko der Zahnerhaltung lassen sich Komplikationen in ihren Anfängen wirksam beeinflussen. Wenn allerdings Zahngewebe keinen organischen Anschluß mehr finden kann und zum Fremdkörper wird (dislozierte Zähne oder Zahnkeime, Wurzelfragmente, Zerstörung des Zahnkeimlagers), hat seine Belassung auch unter antibiotischem Schutz ihren Sinn verloren.

Zähne in der Frakturzone: Gelockerte Zähne mit intakter Wurzel werden stehen gelassen, wenn nach der Weite des Foramen apicale sowie dem Verlauf des Bruchspaltes mit ihrer Festigung im Schienenverband und ihrem Vitalbleiben gerechnet werden kann. Stellt sich trotzdem während oder nach der Heilung des Knochenbruches eine irreversible Schädigung der Pulpa heraus, so ist eine konservative Wurzelfüllung zu vertreten, falls bis dahin keine Anzeichen einer Infektion bestehen.

Für *bleibende* Frontzähne und Prämolaren kann nach einem Pulpenabriß (ausbleibende Reaktion nach mehrmaliger thermischer oder faradischer Vitalitätsprüfung) eine chirurgische Wurzelfüllung (SCHUCHARDT) erwogen werden. Dieser auch als „Wurzelspitzenresektion" bezeichnete Eingriff kommt in Frage, wenn nach der Konsolidierung des Knochenbruches festsitzende oder wieder festgewordene Zähne dauerhaft zu versorgen sind, weil dabei das suspekte periapikale Gewebe beseitigt werden kann. Auch Zähne, deren Wurzel im basalen Drittel schräg oder quer durchtrennt war, können nach Entfernung des Spitzenfragmentes auf diese Weise erhalten werden.

Locker gebliebene Zähne und solche mit ungünstig gelegenen Frakturen im mittleren Wurzeldrittel sowie alle mehrwurzeligen Backenzähne beider Dentitionen mit Wurzelfrakturen sind als präsumptive Infektionsquellen anzusehen und deshalb zu entfernen.

Zahnkeime in der Frakturzone: Früher schwankte die Ansicht zwischen prophylaktischer Entfernung von Zahnkeimen, falls nicht klinisch und röntgenologisch mit Sicherheit eine Verletzung des Zahnsäckchens ausgeschlossen werden konnte (ASCHER, UTECHT) und abwartendem Verhalten (WASSMUND, SCHLAMPP, REICHENBACH 1957, SCHUCHARDT).

Die konservative Einstellung als Behandlungsprinzip (SCHUCHARDT, REICHENBACH) auch bei infizierten und komplizierten Kiefer-

brüchen im Kindesalter fand schon in der vorantibiotischen Ära auf Grund von Kontroll-
untersuchungen ihre Rechtfertigung (Francksen, Taatz). Weitere Erfahrungen haben gezeigt (Fuhr u. Setz, Peiffer 1962), daß prophylaktisch Zahnkeime nur dann entfernt
werden sollten, wenn sie ihr Lager verlassen
haben und versprengt worden sind oder wenn
sie sich im Verlaufe der Bruchheilung sowohl
klinisch als auch röntgenologisch einwandfrei
als nekrotisch erwiesen haben. Traumatogene
Stellungsabweichungen nach dem Durchbruch
lassen sich kieferorthopädisch korrigieren,
Schmelzläsionen können durch Füllungen ausgeglichen oder später mit Kronen überzogen
werden.

Die allgemeine Regel des konservativen
Verhaltens gegenüber Zahnkeimen in Fraktur-
zonen ist nicht ohne Ausnahme. Bei Kiefer-
winkelfrakturen gegen Ende des Schulalters
kann es zweckmäßiger sein, den vom Bruchspalt durchzogenen Weisheitszahnkeim zu entfernen, da in dieser Region das Risiko einer
Heilungsstörung höher als der voraussichtliche
spätere kaufunktionelle Nutzen dieses Zahnes
veranschlagt werden muß.

Prognose der Gesichtsschädelverletzungen

Frakturen des Kauschädels wirken sich auf
das Wachstum umso nachhaltiger aus, je
früher und stärker maßgebliche Zentren für die
expansive Steuerung geschädigt worden sind.
Diese liegen in der Gesichtsmitte und in bilateraler Anordnung in der Schädelbasis und im
seitlichen Kauschädel. Die Kenntnis ihres
physiologischen Verhaltens gestattet Rückschlüsse auf Abweichungen nach Verletzungen.

Wachstumsmechanik des Kauschädels: Das
Gesicht wächst mit unterschiedlicher Geschwindigkeit in Abhängigkeit von der Ausdehnung der Schädelbasis und vom Dentitions-
rhythmus. Das *Mittelgesicht* nimmt an Höhe,
Tiefe und Breite hauptsächlich durch die Aktivität der Synchondrosen der vorderen Schädelbasis und der Verbindungsnähte zum Jochbein
und Oberkiefer zu (Sutt. zygomatico-tempo-
rales und zygomatico-maxillares, Abb. 311a).
Das *Breitenwachstum* erfolgt außerdem noch
durch Dehnung von der Mitte aus (Gaumennaht) und durch Knochenapposition. Korrespondierende Abbauvorgänge finden in funktionell weniger beanspruchten Regionen statt.

Das *Unterkieferwachstum* wird von beiden
Gelenkfortsätzen dirigiert. Die basale Zellschicht der Gelenkknorpeldecke ist die wachs-
tumspotientiell hochwertige Zone, ein epiphysärer Spalt fehlt (Steinhardt 1956). In der
Peripherie spielt sich die Verlängerung des
Unterkieferbogens und die relativ gemeinte
Versetzung des aufsteigenden Unterkieferastes
nach rückwärts (Abb. 311b) wie am Oberkiefer
durch Knochenanbau- und -abbauvorgänge ab.

Alle bilateralen Suturen sind schräg mit
frontaler Konvergenz angeordnet. Sie treiben
das Gesichtsskelet nach vorn und unten. Bezogen auf den relativ lagestabilen Türkensattel
hat die Kinnspitze den weitesten und das
Kiefergelenk beiderseits den kürzesten Wachstumsweg zurückzulegen.

Die erste Wachstumsphase erstreckt sich
in abnehmender Geschwindigkeit von der Geburt bis zum 6. Lebensjahr. Ihr folgt eine Verlangsamung. Mit dem Beginn des 2. Wachs-
tumsschubes in der Pubertät werden zunehmend
stärker und mit großen zeitlichen Schwankungen
die individuellen Formenmerkmale der Gesichtskontur ausgeprägt. In dieser Phase steht
eine Zunahme der Gesichtshöhe im Vordergrund, während das Breiten- und Tiefenwachstum nach dem Durchbruch der zweiten Molaren
praktisch aufhört. Prozentual am stärksten
nimmt zwischen 10. und 15. Lebensjahr die
Nase an Größe zu. Das Ende des Gesichts-
schädelwachstums liegt jenseits des 20. Lebensjahres (Pfeifer 1958).

Posttraumatische Wachstumsstörungen können nach Verletzungen des Mittelgesichtsskeletes (α), des Unterkiefers (β) oder nach
Zahn- und Zahnkeimschäden in Verbindung
mit Kieferbrüchen (γ) auftreten. *Praktische Bedeutung* haben im Mittelgesicht die Folgen von
Nasenskelet- und Oberkieferfrakturen, im Unterkiefer die Auswirkung von *Gelenkfortsatzbrüchen*
und in beiden Bögen der Alveolarfortsätze Verkürzungen durch *Zahnverlust, Stellungsabweichungen der durchgebrochenen Zähne, traumatogene Cysten* und *Formfehler an Krone und
Wurzel*.

α) *Mittelgesicht:* Nach disloziert Verheilung entstehen im Oberkiefer im Anschluß an
hohe transversale oder pyramidenförmige Frakturen Stufen, die sich wegen der lamellären
Knochenarchitektur nicht mehr spontan aus-
gleichen. Die Stufen runden sich zwar ab, sind
aber bis zum Ende des Wachstumsalters nach-

weisbar. Nach Totalabsprengungen kann die *Rücklage des Oberkiefers* als sogenanntes Schüsselgesicht (dish-face) bestehen bleiben: im Verhältnis zur Stirn und Kinn ist die Wangen-Nasenregion eingedellt. Die Augen scheinen vorzuquellen; die Tieflage der Nasenbasis mit breiter Sattel- bzw. Schiefnase verstärkt die äußere Entstellung. *Korrespondierende Funktionsstörungen* sind im Naseninnern die Ein-

β) Unterkiefer: Wachstumshemmungen nach Gelenkverletzungen sind in der Unterbrechung des Zusammenhanges von Gelenkknorpel und aufsteigendem Unterkieferast begründet. Diese Verbindung und ihr Übergang in eine „Knorpelzellstraße bis zum Kieferwinkel" als Restzustand enchondraler Ossifikation (STEINHARDT 1957) ist die Voraussetzung für eine ungestörte Übermittlung von Wachstumsimpulsen. Je früher und intensiver die basale Schicht des Gelenkknorpels gequetscht oder abgelöst und verlagert wurde (Kontusion, intrakapsuläre Fraktur), umso eher sind Verkürzungen des Unterkiefers

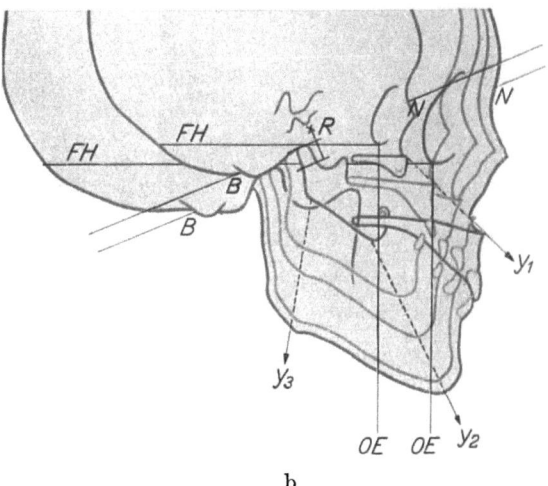

a

b

Abb. 311a u. b. a Wachstumszonen des kindlichen Schädels. Punktiert = Knochenanbau und suturales Wachstum in den verstärkt gezeichneten Knochennähten, o = appositionelles Wachstum, schraffiert = Knochenabbau (nach BAUME). b Höhen- und Tiefenwachstum des Gesichtsschädels: Durchzeichnungen von 5 Fernröntgenprofilbildern verschiedener Altersstufen decken sich im lagestabilen Punkt *R* unterhalb des Türkensattels; die Orientierungslinien von drei Schädelebenen sind parallel zueinander angeordnet: Bolton-Nasion-Ebene *(BN)*, Frankfurter Horizontalebene *(FH)*, Orbitalebene *(OE)*; [Bolton-Punkt *(B)* = Senke hinter den Condyli occipitales]. Umrißfolge von innen nach außen: Neugeborener, 3¹/₂Jähriger, 7Jähriger, 14Jähriger und Erwachsener. Die unterschiedliche vertikal-sagittale Ausdehnung des Gesichtsschädels ist durch drei Wachstumsachsen angedeutet: y_1 (Spina nasalis anterior), y_2 (Gnathion), y_3 (Gonion); (Umzeichnung nach BROADBENT)

engung der Luftpassage und in der Mundhöhle Bißanomalien (offener Biß, Stufen im Zahnbogen, Abb. 312, a, b).

Wachstumsstörungen nach isolierten Frakturen des Nasenskeletes prägen sich erst im Verlaufe der pubertären Gesichtsstreckung definitiv aus. Vorher fallen sie wegen der physiologischen Abflachung des kindlichen Nasenrückens kaum auf. Manche Anomalie der Nasenform bei Erwachsenen findet ihre Erklärung in zunächst als harmlos angesehenen und schon lange Zeit zurückliegenden Nasenverletzungen durch Spielunfälle.

zu erwarten. Bleibt jedoch, wie häufig bei älteren Kindern mit einem Bruch durch die Basis des Processus articularis, das Gelenkinnere intakt (extrakapsuläre Fraktur), so funktioniert bei günstiger Fragmentstellung schon wenige Wochen nach dem Trauma wieder die natürliche Leitschiene für Wachstumsimpulse in die Peripherie des Unterkieferbogens.

Das *Ausmaß der Spätschäden* hängt demnach von *frakturmechanischen Faktoren* (uni- oder bilaterale Lokalisation, Sitz, Ausdehnung und Dislokation) und *altersbedingten Umständen* ab (Anatomie des Gelenkes, ausstehende Wachstumsleistung). Mildernd können sich spontane oder therapeutisch veranlaßte funktionelle Umbauvorgänge während und nach der Bruchheilung auswirken.

Gelenkverletzungen bei Neugeborenen und Säuglingen sind am *folgenschwersten*. Die Kürze des Processus alveolaris einerseits und die Dicke des Knorpelüberzuges andererseits prädestinieren zur *Lösung der Knorpel-Knochengrenze*, die nach typischen Traumata, wie der Zangenentbindung und dem Sturz aufs Kinn, durch *Abscherung* zustandekommt. Der Knorpelüberzug rutscht vom Knochenstumpf des Gelenkhalses nach vorn und/oder medial ab.

Wenn der Knorpel unverletzter Gelenkflächen bald wieder Anschluß findet, tritt nach

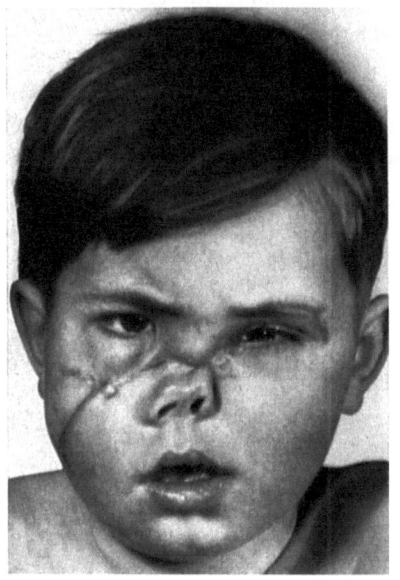

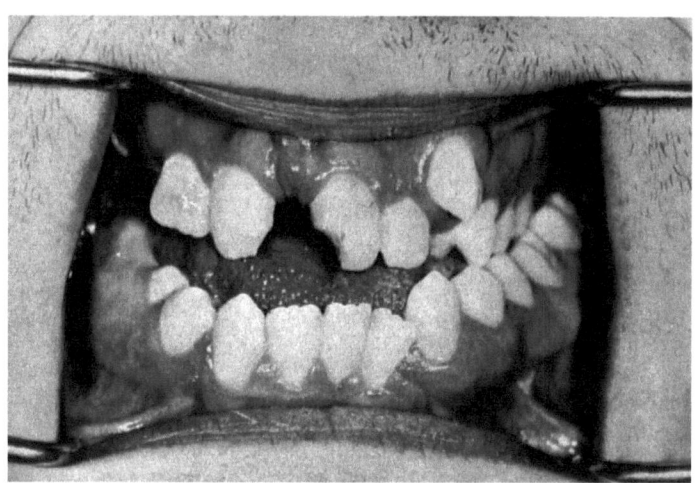

a   b

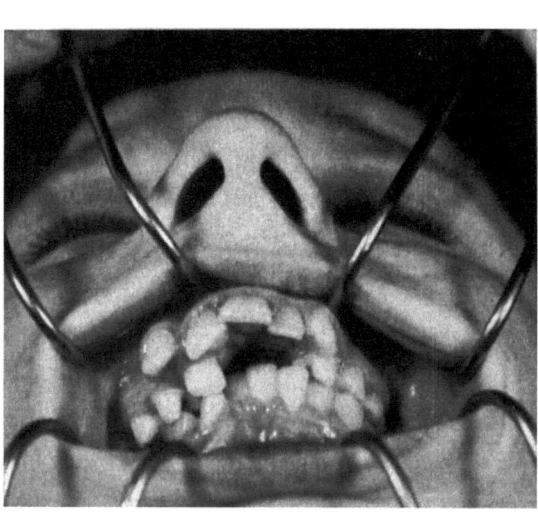

c   d

Abb. 312a—d. Folgezustände nach unzweckmäßiger oder unterbliebener Frakturbehandlung. a Folgen einer Mittelgesichtszertrümmerung im 7. Lebensjahr durch die Türklinke eines anfahrenden Autos: Nasenbeindefekt mit Verziehung der Weichteilnase. b Im Alter von 16 Jahren Stufenbildung im Oberkiefer, offener Biß und Pseudoprogenie. Diastema zwischen den Oberkieferfrontzähnen, die beide Kronendefekte aufweisen (Zustand nach früherer Sagittalfraktur). c 15 Jahre alter Junge mit Mikrogenie (Vogelgesicht) nach doppelseitiger Kiefergelenkfraktur infolge Geburtstrauma durch Forceps. Totale Kieferklemme wegen breiter Ankylose beiderseits. d Sekundäre Auswirkung der Mikrogenie auf dem Oberkiefer (Kompression, Zahnverschachtelung, Deckbiß). Die Ernährung erfolgte durch die Frontzahnlücke

tierexperimentellen Untersuchungen (STEIN-HARDT 1942, KUSEN) zwar zunächst eine *Wachstumsverhaltung* ein, die aber mit dem funktionellen Umbau *aufgeholt* werden kann.

Ist jedoch der *Gelenkknorpel* teilweise oder ganz *zerstört* worden, so wird der für den Unterkiefer vorgesehene Wachstumsknochen zügellos in Form breiter Brücken und Vorsprünge zwischen Jochbein und Gelenkstumpf gebildet und es entstehen *Ankylosen;* manchmal sind noch bindegewebig ausgefüllte Gelenkspalten angedeutet, die aber ebenfalls zur Verknöcherung tendieren.

Die frühzeitige Zerstörung des Gelenkknorpels führt unaufhaltsam, weil therapeutisch kaum beeinflußbar, zur Verkürzung des Unterkiefers (Mikrogenie).

Nach *einseitiger Verletzung* entsteht die *Mikrogenie asymmetrisch.* Die Wachstumshemmung des aufsteigenden und horizontalen Unterkieferastes wird nur zum geringen Teil in der Gesichtsmitte durch die Verschiebung des Kinnes mit der Expansion der unversehrten Kieferhälfte ausgeglichen, deren Gelenk sich normal entwickelt. (Die verschont gebliebene Seite wird schnell funktionstüchtig, sobald die kontralaterale Ankylose operativ beseitigt ist).

Die einseitig traumatogene Mikrogenie entspricht wachstumsmechanisch den Folgen frühkindlicher Gelenkinfektionen (Osteomyelitis, durchgebrochene Otitis). Neben der Entstellung und der Kieferklemme ist ihnen gemeinsam, daß die Verkürzung der betroffenen Unterkieferhälfte die Zahnstellung derselben Oberkieferseite im Sinne einer Kompression zur Mitte verändert.

Die *symmetrische Mikrogenie* nach *doppelseitiger Gelenkverletzung* wird als *Vogelgesicht* bezeichnet (Abb. 312c). Die Nase ragt vor, das Kinn liegt zurück. Zu diesem krassen Mißverhältnis trägt der Oberkiefer bei, dessen Seitenzähne zur Wahrung des Bißkontaktes vom kurzen Unterkiefer zur Mitte gedrängt werden (bilaterale Kompression). Die oberen Frontzähne weichen nach vorn aus (Protrusion) und die Oberlippe kann nicht mehr mit der Unterlippe zusammentreffen. Infolge der offenen Mundspalte, der anormalen Zahnstellung und der Kieferklemme (erschwerte Mundhygiene) droht ein frühzeitiger Gebißverfall.

Im späteren Kindesalter treten mit der Verkleinerung des bei Neugeborenen noch fast gestreckten Kieferwinkels (sog. Aufrichtung des aufsteigenden Astes) und der Streckung des Gelenkfortsatzes extrakapsuläre Brüche häufiger

auf. Auch sie haben wachstumsprognostische Bedeutung.

Eine Hemmung bleibt aus, wenn der Bruchflächenkontakt für eine Konsolidierung ausreicht. Bei *Verheilung in Knickstellung* vor dem 10.—12. Lebensjahr ist im Verlaufe von 1—2 Jahren eine kau- und wachstumsfunktionell bedingte Aufrichtung zu beobachten (Abb. 313). Gegen das Erwachsenenalter zu läßt diese Tendenz aber nach (WASSMUND 1927, REICHENBACH 1948, KÖHLER 1951, STEINHARDT 1962, PFEIFER 1966).

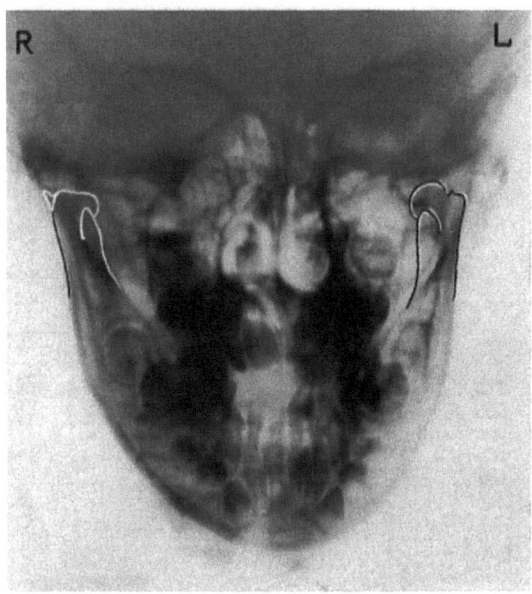

Abb. 313. Röntgenbefund der *Aufrichtung* des linken Gelenkfortsatzes nach Fraktur bei Bruchflächenkontakt (Ausgangsbefund Abb. 306a) im Verlaufe von einem Jahr Beobachtungszeit)

In Fällen von *Luxationsfrakturen mit Aufhebung des Kontaktes der Fragmente* ist das Verhalten des dislozierten Gelenkkopfes unterschiedlich. Er kann trotz der Verlagerung wieder Anschluß finden und sich aufrichten. Es ist aber auch möglich, daß er atrophiert und am Stumpf des Processus articularis eineNearthrose entsteht (BORNEMANN, KÖLE, WÖHLERT, KRISTEN).

Bei verschiedenen Altersgruppen von Kindern mit Gelenkfortsatzbrüchen haben vergleichende Untersuchungen (PFEIFER 1966) vor Behandlungsbeginn und bis zu 10 Jahren danach ergeben, daß neben Wiederaufrichtungen oder der Bildung von Ersatzgelenkflächen in unmittelbarer Nachbarschaft von disloziert gebliebenen hypoplastischen Gelenkfragmenten (Abb. 314.) auch noch *nach* dem ersten Lebensjahr traumatogene Kieferklemmen vorkommen. Sie weisen auf Doppel-

schäden hin, die Kombination von intrakapsu-
lärer Knorpelläsion und extrakapsulärem Gelenk-
halsbruch.

Der vorzüglichen Gefäßversorgung des
Kiefergelenkes bei Kindern entsprechen er-

staunliche *reparative Leistungen.* Gelenkhals-
stümpfe können sich unter funktionellen Einfluß zu langen Fortsätzen ausdehnen, so daß
der bilaterale Gelenksynergismus wieder ins
Gleichgewicht kommt und Wachstumsstö-

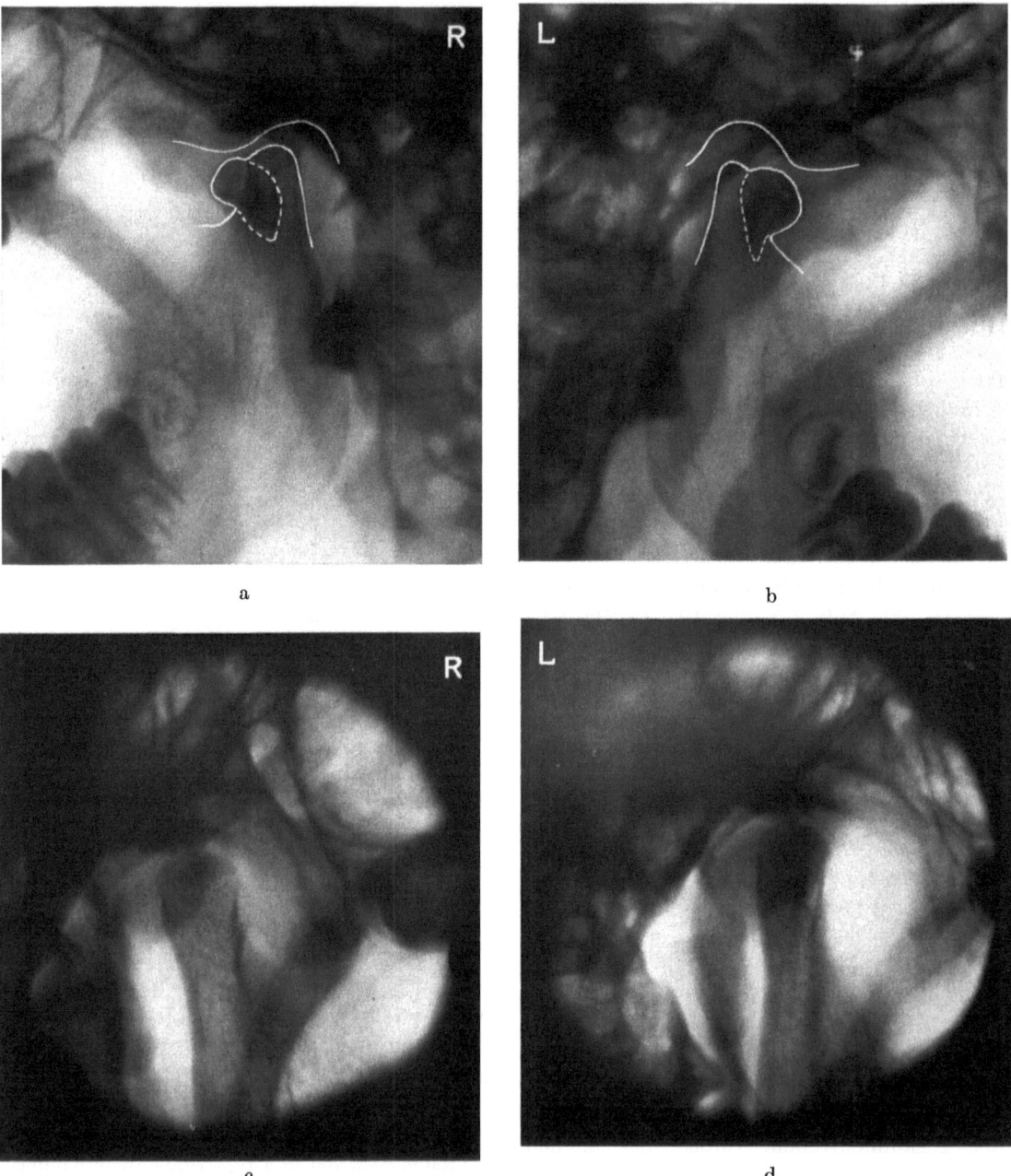

a   b

c   d

314a—d. *Funktions- und wachstumsbedingter Umbau* beider Kiefergelenke nach Totalluxation der Gelenkköpfchen (Ausgangsbefund Abb. 306b, p.-a.-Schädelaufnahme). Beobachtungszeitraum 3 Jahre. a *Rechtes
Kiefergelenk:* Frische Fraktur; die Bruchfläche des Gelenkhalses ragt in die Gelenkpfanne, das Gelenkköpfchen liegt unterhalb und medial davon. c 3 Jahre später: Abrundung des Gelenkhalsstumpfes, der bei
maximaler Mundöffnung auf dem Tuberculum articulare steht. Vorsprünge am Vorderrand des Gelenkhalses
weisen auf den noch nicht völlig abgeschlossenen Umbau hin. *Linkes Kiefergelenk:* b Unfallbefund wie rechts.
d 3 Jahre später: Schlanker, aber etwas verkürzter Gelenkhals mit glatter Abrundung der Gelenkflächen. Bei
maximaler Mundöffnung Stellung wie rechts. Frakturlinie nicht mehr nachweisbar

rungen an der Grenze der Unauffälligkeit bleiben.

Leider stehen bei kindlichen Gelenkfortsatzbrüchen die therapeutischen Einflußmöglichkeiten zur Verbesserung der Wachstumsprognose im umgekehrten Verhältnis zum Schweregrad der Schadensfolgen. Die frühe Versteifung ist nicht aufzuhalten. Späterhin,

wenn wirksame Behandlungsverfahren zur Verfügung stehen, sind auch die Chancen eines Spontanausgleiches viel größer.

Gegenüber Wachstumsauswirkungen nach Gelenkverletzungen treten mit Ausnahme von Defektfrakturen die Folgen von *Brüchen im horizontalen Unterkieferast* an Bedeutung zurück. Falls keine Knochensubstanz verloren-

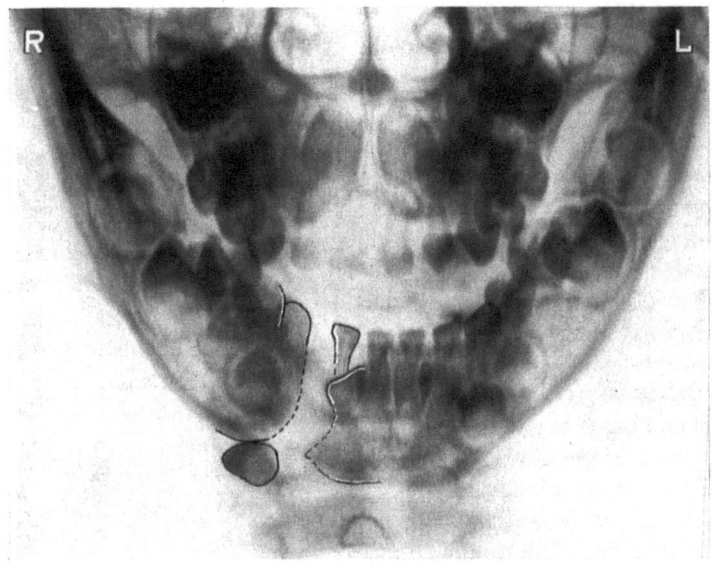

a

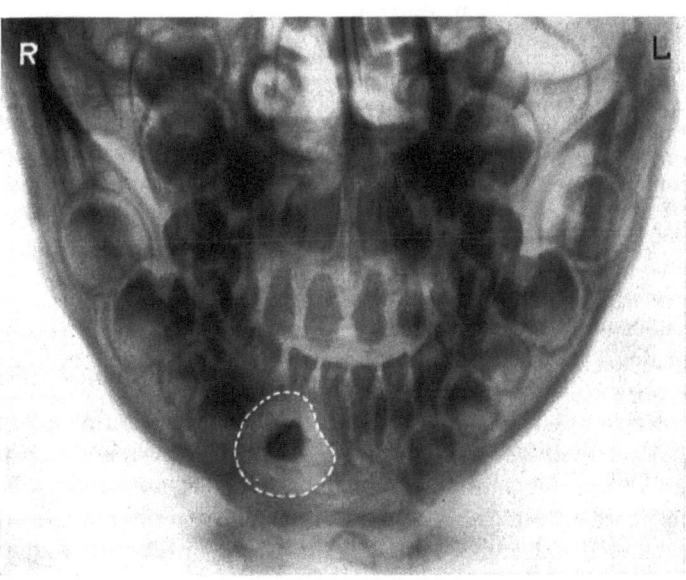

b

Abb. 315a u. b. Traumatogene Zystenbildung als Komplikation nach Unterkieferbruch. Der 3¹/₂ Jahre alte Junge war von einem Auto erfaßt worden (Röntgenbilder). a Breiter Bruchspalt zwischen III- und II-, der Zahnkeim 3- ist nach unten luxiert worden und liegt außerhalb des Kieferknochens unter der Kinnhaut. Er mußte entfernt werden. b 7 Monate nach dem Unfall hat sich das Zahnsäckchen des ebenfalls vom Bruchspalt berührten Zahnkeimes 2- zu einer ausgedehnten follikulären Zyste erweitert (routinemäßig erhobener Nachuntersuchungsbefund, keine Beschwerden). Ober- und unterhalb davon ist der Knochen fest verheilt

gegangen ist, gleichen sich sogar Stufenbildungen nach dislozierter Verheilung aus. Die
Funktion erhält die Struktur und überbrückt
trajektoriell modellierend die Unterbrechung
des Unterkiefers.

γ) *Alveolarfortsätze:* Leichtere Wachstumsstörungen treten nach traumatogenem *Zahnverlust* auf. Die Nachbarzähne kippen mit ihren
Kronen in die Lücke. Sie verkleinert sich auf
Kosten der Zahnbogenlänge.

Verletzungen von *Zahnkeimen* bei Kieferbrüchen können durch *Anomalien der Zahnstellung* und *Zahnform* (SCHINDLER, HOTZ,
ESCHLER) und die Bildung von *Cysten* das
Wachstum ungünstig beeinflussen.

Stellungsanomalien kommen zustande, wenn
die Durchbruchsachse des Zahnkeimes durch
das Trauma verändert wurde oder falls der darüber gelegene Zahn verlorengegangen und der
Platz für den Nachfolger durch die zusammen-
gerückten Nachbarzähne versperrt war.

*Anomalien der Zahnform an Wurzel oder
Krone* (s. S. 525) geben Hinweise auf den Termin
der Verletzung im Entwicklungsstadium. Atypische Schmelzkonturen sind auf eine Schädigung
während der Mineralisation der Zahnkrone zurückzuführen. Atypische Wurzelbildungen entstehen nach Verletzungen des Schmelzorganes
oder aber in der Phase des späteren Wurzelwachstums.

Am häufigsten sind untere Eckzahnkeime betroffen. Bei 49 bis zu 10 Jahre alten Kindern
tangierten oder durchliefen 65 mal Frakturlinien
Anlagen von bleibenden Zähnen, 30 davon wurden
in der Eckzahnregion festgestellt (PFEIFER 1966).
Nachuntersuchungen ergaben aber, daß Durchbruchsstörungen eher bei Backen- als bei Eckzähnen vorkommen.

Als Ursache einer *Zahnretention* kann in
örtlichem und zeitlichem Zusammenhang mit
einer Kieferfraktur das Trauma bereits gelten,
wenn der physiologische Durchbruchstermin
erheblich überschritten worden ist.

Falls der fertige Zahn die Bißebene erreicht,
ist eine Wurzelverbildung ohne kaufunktionelle Bedeutung. Eine rechtwinklig abgebogene
Wurzel verhindert aber den Durchbruch; der
Zahn bleibt dann im Kieferknochen stecken.
Er kann durch Druck Schmerzen verursachen
oder auch symptomlos bleiben. Gelingt der Versuch einer chirurgisch-orthopädischen Einstellung nicht, sollte der Zahn entfernt werden.

Traumatogene Kiefercysten sind bei Kindern
vorwiegend *follikulärer* Natur. Sie entstehen

durch Erweiterung des Zahnsäckchens (Abbildung 315). Ihr Kennzeichen auf dem Röntgenbild ist die in den *Hohlraum ragende Zahnkrone*, klinisch besteht oft eine Auftreibung des
Kieferknochens.

Radikuläre, von Epithelnestern des Zahn-
bettes ausgehende Cysten kommen nach Unfällen häufiger bei Erwachsenen als bei Kindern
vor.

Sogenannte *traumatische* Cysten — Vacuolen
mit bindegewebiger Auskleidung nach einem
Hämatom im Knochen und ohne Zusammenhang
mit Zähnen — sind im kindlichen Kiefer sehr
selten.

Die *Gefahr der Cystenbildung* liegt in ihrer
lange Zeit symptomlosen Expansion in Verbindung mit einer Druckatrophie des umge-
gebenden Knochens. Benachbarte Zahnwurzeln
werden zur Seite gedrängt. Das Wachstum
einer Knochencyste kann dann erstaunlich
rasch vor sich gehen, wenn eine fertig entwickelte Zahnkrone ihr Lager verlassen und das verbliebene Zahnsäckchen Anschluß an einen
Nachbarkeim gewonnen hat (Abb. 315b). Neben
der Verletzung als Reiz für die Bildung einer
follikulären Cyste kann auch eine Infektion des
Zahnkeimes durch eine darüber gelegene geschädigte Zahnwurzel die Expansion anregen.

Die *Behandlung traumatogener Cysten* be-
steht in der Abtragung des Cystendeckels und
der Schaffung einer breiten Verbindung zur
Mundhöhle. Mit der Druckentlastung tritt eine
Verkleinerung des Cystenlumens und eine
Regeneration des atrophierten Knochens ein.
Damit kommt auch der Zahn näher an die
Oberfläche. Die kaufunktionell befriedigende
Einstellung eines retinierten Zahnes aus der
Tiefe einer follikulären Cyste heraus gelingt
allerdings nicht immer.

Nachgehende Unfallfürsorge

Im Anschluß an Verletzungen des kindlichen
Gesichtsschädels sind *langfristige Überwachungs-
maßnahmen* notwendig. Sie verhelfen zu weiteren Erkenntnissen über Zusammenhänge
zwischen Frakturschädigung, Bruchheilung und
Wachstumsauswirkung. Eine regelmäßig be-
triebene nachgehende Unfallfürsorge steht aber
auch im Dienste der *Vorbeugung oder Milderung
von traumatogenen Spätfolgen*, denn bei früh erkannter Abweichung gestattet ein größerer
*Behandlungsspielraum die therapeutische Aus-
nutzung von Wachstumskräften*.

Organisatorisch sind Nachuntersuchungen in Jahresabständen zweckmässig. Unabhängig vom Unfalltermin werden die Kinder im *Geburtsmonat* eingeladen. Dieser Turnus sorgt für ein *Gleichmaß der Kontrollabstände*; er wird schnell von allen Eltern begriffen und im Gedächtnis behalten.

Mit der Sammlung von Röntgenbildern, Kiefermodellen und Befundberichten stehen Dokumentationsunterlagen für Reihenuntersuchungen zur Verfügung, aus denen sich retrospektiv Hinweise auf Varianten posttraumatischer Wachstumsabläufe ergeben, auch wenn klinisch und röntgenologisch die Ausgangsbefunde scheinbar übereinstimmen.

Beispielsweise zeigt ein Vergleich von Gruppen mit identischen frakturmechanischen Merkmalen während längerer Kontrollzeiträume, daß nicht nur durch unterschiedliche Behandlungsverfahren sondern auch durch individuell — familiär bedingte Abweichungen der Gesichtsformprägung Wachstumsdifferenzen zustande kommen können (PFEIFER 1966).

Derselbe Verletzungstyp einer doppelseitigen Gelenksfortsatzfraktur kann nach Jahren an einem Langschädel zu einer leichten Kinnrücklage führen, die aesthetisch vorteilhaft wirkt und deshalb nicht als Schadensfolge auffällt, während an einem Rundschädel mit anlagemäßig wenig profiliertem Kinn eine zusätzliche traumatogene Abflachung den Eindruck eines umfangreicheren Schadens vermittelt. Auch nach Frakturen des Nasenskeletes lassen sich erst durch vergleichende und auf die physiologischen Variationsbreite bezogene Untersuchungen konstitutionelle und unfallbedingte Faktoren abgrenzen.

Besondere Bedeutung hat eine organisierte Unfallfürsorge für den *Therapieplan* in *Fällen von Wachstumsstörungen* (BLOUNT).

Wie die Erfahrung lehrt, wünschen Jugendliche oder Erwachsene nach Gesichtsverletzungen im Kindesalter oft erst Abhilfe, nachdem eine Entstellung eingetreten und ihnen auf Grund zwischenmenschlicher Reaktionen bewußt geworden ist. Hierfür sind oft umfangreiche chirurgische Maßnahmen erforderlich.

Wenn hingegen regelmäßige Nachuntersuchungen stattfinden, lassen sich bereits im Anfangsstadium von Wachstumsabweichungen Gegenkräfte mobilisieren.

Infolge der *stabilen Angriffsflächen an Zähnen* und der *Aktivierbarkeit der Kaumuskulatur* sind die Möglichkeiten einer konservativen Beeinflussung vielseitig.

Einer zunehmenden Kieferklemme mit der Gefahr einer Ankylose nach Gelenkfortsatzfrak-

turen kann mit einer langfristigen *Spreizbehandlung* (SCHUCHARDT 1942, STEINHARDT 1962) begegnet werden. Die Kieferbogenform läßt sich sowohl aktiv als auch passiv durch *Dehnplatten und Aktivatoren* beeinflussen (HÄUPL, DERICHSWEILER, HAUSSER). Ihre Anwendung hängt vom Bezahnungszustand ab. Die günstigste Einwirkungszeit ist die Periode der 2. Dentition, aber auch nach dem 12. Lebensjahr reagiert der Kieferknochen noch elastisch auf apparative Reize. Die Regulierung einer sich anbahnenden Bißstörung nach Zahnverlust kann durch *gezielte Extraktionen* im Gegenkiefer erleichtert werden.

Diese Hinweise lassen erkennen, daß bei traumatogenen Wachstumsstörungen einer frühzeitig einsetzenden funktionellen Therapie entschieden der Vorzug gegeben wird. Chirurgisch-korrektive Maßnahmen sind erst indiziert, wenn alle konservativen Möglichkeiten erschöpft sind und eine Operation keine negativen Auswirkungen haben kann. Gerade an schweren Deformitäten (Abb. 312) zeigt sich die Problematik des optimalen Termines von Eingriffen am wachsenden Schädel. Oft müssen entstellende Schadensfolgen für längere Zeit in Kauf genommen werden, bevor durch plastisch-chirurgische Maßnahmen Aussehen und Funktion gebessert werden können.

Das Abwägen der Vor- und Nachteile von *Zuwarten, konservativer oder operativer Behandlung* kompliziert den Therapieplan. Die günstigste Lösung muß fallweise gesucht werden. Wegen dieser Schwierigkeiten ist dem Kinderarzt zu empfehlen, bei mandibulären, maxillären oder odontogenen Wachstumsabweichungen nach einer Unfallanamnese im Hinblick auf die möglichen Spätfolgen frühzeitig die Zusammenarbeit mit gesichts- und kieferorthopädisch erfahrenen Ärzten und Zahnärzten aufzunehmen.

Erste Hilfe und Notversorgung bei gesichts- und kieferverletzten Kindern

Ärztliche Behelfsmaßnahmen nach Verletzungen der äußeren Gesichts*weichteile* am *Unfallort* oder unter *praxisnahen Umständen* wurden bereits in Zusammenhang mit den Eigenarten mechanischer, thermischer oder chemischer Schäden angegeben. Wenn nur die Gesichtshaut betroffen ist, sind meistens die Wundverhältnisse übersichtlich und auch in Fällen klinischer Behandlungsbedürftigkeit für den Transport keine Komplikationen zu befürchten.

33*

Schon bei alleinigen enoralen Weichteil-schäden (Pfählungsverletzung, Verätzung) können aber innerhalb von Stunden *raum-fordernde Folgezustände* (Hämatom, Ödem) den Rachen einengen. Diese Gefahr nimmt bei Knochenverletzungen zu und kann bei einer gleichzeitig bestehenden Bewußtlosigkeit zur akuten Lebensbedrohung werden (Spiessl 1961 Stellmach, Scheunemann u. Selle).

Die Hauptsorgen nach Kieferfrakturen gelten deshalb zunächst der *Sicherung des Atem-weges* und unter dem Aspekt einer Lebens-gefahr der Milderung cerebraler Schockfolgen sowie der Stabilisierung des Kreislaufes. Sind die Auswirkungen des Traumas übersehbar, die Vitalfunktionen unter Kontrolle oder über-haupt von Anfang an Befürchtungen hinsicht-lich einer Lebensgefahr unbegründet, so rücken für den Transport *Lokalbehandlung* und *Schmerz-linderung* sowie auch die *Infektionsprophy-laxe* in den Vordergrund der Notversorgung.

Die anschließende Zusammenstellung be-schränkt sich auf die *Reihenfolge der Dringlichkeit von Hilfsmaßnahmen* und ihre Begründung bei *gesichtsverletzten Kindern;* zusätzliche und teil-weise vorrangig versorgungsbedürftige Hirn-schädel-, Stamm- und Extremitätenverletzungen bleiben unter Hinweis auf die ausführliche kinder- und allgemein-unfallchirurgische Literatur der letzten Jahre (Grob, Matzner, Bürkle De la Camp u. Schwaiger, Gögler, Orbach, Blount, Ehalt, Klingler) hier unberücksichtigt.

Als Kurzinformation wurde der *Leitfaden für „Erste ärztliche Hilfe am Unfallort"* von der Bundesärztekammer (Dtsch. Ärzte-Verlag, 1965) herausgegeben. Er enthält in Wort und Bild Hin-weise für *Bergen, Blutstillung, Lagerung, Wieder-belebung, Thoraxverletzung, Gliedmaßenfrakturen, Transport* sowie die Mindestanforderung an die *Ausrüstung eines Unfallkoffers* für die ärzt-liche Hilfe[1]. Vergleiche auch Orbach 3. Aufl.

Die Ausstattung des Unfallkoffers ist auf die im Leitfaden angeführten Maßnahmen abge-stimmt und aus Gründen des Anschaffungspreises knapp bemessen; sie kann aber nach Bedarf er-weitert werden (Kreienberg, Orbach).

Diese Ergänzung ist im Hinblick auf Gesichts-schädelverletzungen und die Beseitigung mecha-

---

[1] Als Kofferinhalt sind vorgesehen: 2mal 500 ml Plasmaexpander mit Infusionsbestecken, 3 Stück Dreiecktuch, 3 Verbandpäckchen (evtl. sogen. Metallin-Verbandpäckchen), 1 kräftiges Messer (Klingenlänge mindestens 25 cm), 1 Päck-chen große Sicherheitsnadeln, 2 Flügelkanülen mit Fingerlingen armiert, 1 Rolle Heftpflaster (5 cm breit), 1 Tubus, 1 Patentspritze (Einmal-spritze), mindestens 5 ccm, 1 Ampulle eines stark wirkenden Analgeticums nach Wahl, 1 Warn-leuchtstab, 1 Holzspatel.

nischer Atemhindernisse, die lediglich unter dem Thema „Wiederbelebung" mit dem Merksatz „Atemwege freimachen, gegebenenfalls Fremd-körper oder Prothesen entfernen" unter der Vor-aussetzung einer unverletzten Mundhöhle er-wähnt werden, sehr zu empfehlen, denn hier liegt nach Frakturen des Kauschädels das wesentliche Gefahrenmoment bei bedrohlichen Situationen. Um ihnen wirksam begegnen zu können, sollte der Unfallkoffer noch zusätzlich enthalten:

Mundsperrer (notfalls Mullbinde zwischen die Seitenzähne klemmen), *stumpfe* und/oder *spitze Zungenzange,* *Nasopharyngealtubus* (weicher Schlauch mit verstellbarer Gummischeibe am Naseneingang, der in situ bis kurz vor die Glottis reicht), *transparenter Kunststoffschlauch* (Behelf: Magenschlauch zum Absaugen von Mundhöhle und Rachen bei Bewußtlosen durch den Arzt (in-folge der Dicke und Länge des Schlauches kann eine große Menge Blut bzw. Schleim auf einmal mit dem Munde angesogen und anschließend ab-geblasen werden) und eine *Taschenlampe* zum Ausleuchten von Mund und Rachen. Wünschens-wert sind weiterhin *mehrere Holzspatel, eine ge-bogene Kornzange* (vielseitige Verwendbarkeit, z. B. Entfernung von mobilen Teilen aus der Tiefe des Mundes) und *Ligaturendraht.* Besonders ge-eignet ist auch für die Untersuchung der Mund-höhle als Kombination von Zungenspatel und Lampe ein *Intubationsbesteck.* Ein Oro-tubus ist bei kieferverletzten Kindern mit Vorsicht zu verwenden!

Da die Ausstattung jedes Arztes mit einem Unfallkoffer erst allmählich erfolgt und auch in einer Praxis instrumentelle Unzulänglichkeiten bestehen können, sind die folgenden Hinweise als Hilfsmaßnahmen mit einfachsten Mitteln bei ge-sichtsverletzten Kindern aufzufassen. Jedes der oben aufgeführten Hilfsmittel erleichtert die Not-behandlung.

Akute mechanisch bedingte Atmungsbedrohung

Drei Gefahrenquellen für die Atmung kommen bei mundverletzten Kindern in Be-tracht:

Aspiration (Blut, Speichel; a) *Verlegung der Glottis durch mobile Teile* (Zähne, Fremdkörper; b) und *Kompression des Kehlkopfeinganges* in-folge Schwellung oder Zurücksinken des rück-wärtigen Mundbodens (Unterkieferbruch, Pfäh-lung; c).

Über das Ausmaß und die Ursache der Ver-legung orientieren der Allgemeinzustand, die Form der Gesichtsoberfläche und die *auf jeden Fall vorzunehmende Inspektion der Mundhöhle* und des Rachens.

a) Auf eine *Aspiration* weisen *Röchelatmung* und *Trachealrasseln* bei vorausgegangener oder noch bestehender Bewußtlosigkeit hin. Die blutende Wunde kann geringfügig erscheinen und versteckt liegen (Sickerung neben der Zunge oder von der Nase aus über das Gaumensegel entlang der seitlichen Rachenwand). Mit der Wiederkehr des Hustenreflexes läßt die Gefahr der Aspiration nach.

b) Die *Verlegung der Stimmritze durch mobile Teile* verursacht einen *inspiratorischen Stridor*. Erbrochene Speisereste, Zähne oder Blutcoagula liegen der Glottis auf und verringern die Luftzufuhr. Beim Ausatmen dagegen werden sie wie ein Ventildeckel angehoben. Atmungshindernisse dieser Art können an *bewußtlosen Kindern* leicht übersehen werden. Bei Lippen- und/oder Mundhöhlenwunden sind deshalb die *Zahnreihen auf Vollständigkeit zu überprüfen;* dies gilt vornehmlich für die Periode des Wechsels der Frontzähne. Schon vom 4. Lebensjahr ab sind die Milchschneidezähne weniger fest verankert (Wurzelresorption) und bis zum 10. Lebensjahr die bleibenden Schneidezähne stärker luxationsgefährdet (unabgeschlossene Wurzelentwicklung). Kleine wurzellose Milchzahnkronen lassen sich in der Tiefe schwer finden und fassen. Sie können leicht durch die Stimmritze gleiten. Ihr Fehlen wird nicht immer bemerkt, weil ihr Abriß kaum Wundflächen zurückläßt.

Bei *erhaltenem Bewußtsein* ist nach dem Unfall eine Verlegung der Glottis durch kleine mobile Teile kaum zu befürchten. Sie werden ausgehustet oder verschluckt. Gelegentlich geraten sie aber zwischen die *Verbindungsfalten von Zungengrund und Epiglottis* (Plicae epiglotticae med. et. lat.). An dieses auch von kleinen Fischgräten bevorzugte anatomische Versteck ist zu denken, wenn ein verletztes Kind bei scheinbar freiem Luftweg von einem hartnäckigen Würgereiz geplagt wird. Schließlich kann bei leerem Standort oder offener Alveole der Zahn ausgespuckt, unter die Schleimhaut gerutscht bzw. in den Kiefer getrieben worden sein (zentrale Luxation, Frakturspalt). Erst mit der Aufklärung der Verbleibes von luxierten Zähnen schwindet ärztlicherseits die Befürchtung vor akuten Komplikationen. Für die Klinik ist es deshalb eine große Unterstützung, wenn der *Überweisungszettel vom Ort der ersten Hilfe einen Vermerk über verloren gegangene Zähne* enthält.

c) Die *Kompression des Kehlkopfeinganges* vom Mundboden-Zungengrund aus führt zu einem *in- und exspiratorischen* Stridor. Sie kommt vor nach schweren Mundbodenver-

letzungen (Ödem und Zungenhämatom) und nach Stück- oder Trümmerfrakturen des Unterkieferbogens, wenn der Kinnansatz der Mundbodenmuskulatur zurückgesunken ist. Auch nach doppelseitigen Gelenkfortsatzbrüchen kann der Mundboden rachenwärts gestaucht werden.

Kombinationen dieser Arten von peripheren traumatogenen Atmungshindernissen sind möglich. Bei Bewußtlosigkeit ist differentialdiagnostisch außerdem immer an eine zentrale Atemstörung zu denken.

Reihenfolge der Sofortmaßnahmen zur Freihaltung der Atemwege bei bewußtlosen gesichtsverletzten Kindern

Kopf-Thoraxtieflage oder *Kopfhängelage* zur Trachealentleerung (Epipharynx tiefer als Kehlkopf!).

Mundhöhle nur lippenwärts auswischen, Übersicht verschaffen Blutungsstellen suchen und mit dem Finger abdrücken, Frontzähne auf Vollständigkeit überprüfen. Im Zweifelsfall (Wechselgebiß) auf blutende Zahnlücken achten.

Zunge vorholen, wenn sicher ist, daß kein Blut aus Nase oder Mund nach hinten abfließt; Zweck: Aufrichtung der Epiglottis; *direkt:* Zungenspitze mit trockenem Tuch (Mull, Taschentuch) zwischen Daumen und Zeigefinger fassen und nach vorn ziehen oder Zeige- und Mittelfinger über den Zungenrücken legen, so daß beide Fingerspitzen den Zungengrund nach vorn drücken können (nicht nach unten drücken, sonst gegenteiliger Effekt!); *indirekt:* von außen beide Kieferwinkel nach vorn schieben (v. Esmarchscher Handgriff) oder von innen den Zeigefinger hinter den Frontzähnen verhaken und Kinn nach vorn holen bzw. bei frontalem Unterkieferbruch mit beiden Händen von den Mundwinkeln aus (Zeigefinger auf die Backenzähne, Daumen außen auf den Unterkieferrand) die Fragmente nach vorn ziehen.

Auch für alle Arten von Wiederbelebungsversuchen (bei Mund-zu-Mund-beatmung Nase zuhalten! bei Mund-zu-Nase-beatmung Mund zuhalten! oder Thoraxkompression nach SYLVESTER) ist die unbehinderte Luftzufuhr Voraussetzung. Die *mechanische Freihaltung der Atemwege rangiert vor jeder medikamentösen Behandlung.* Sie muß auch für den *Transport* von Gesichtsverletzten gewährleistet sein.

Notversorgung von Kieferbrüchen und Herstellung der Transportfähigkeit

Oberkieferabsprengung: Ruhigstellung mit einem quer in der Mundspalte liegenden Holzspatel, der an Schlaufen über dem Scheitel befestigt wird und die obere Zahnreihe gegen die

auch durch den unverletzten Unterkiefer mit einer Kopfbinde angedrückt werden.

Unterkieferbrüche: Frakturen innerhalb der Zahnreihen können von außen für den Transport durch straffe, dachziegelartig übereinanderliegende Leukoplaststreifen im Verlaufe

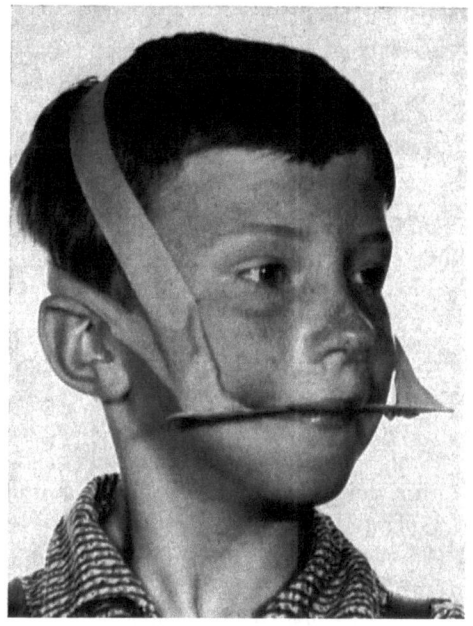

a

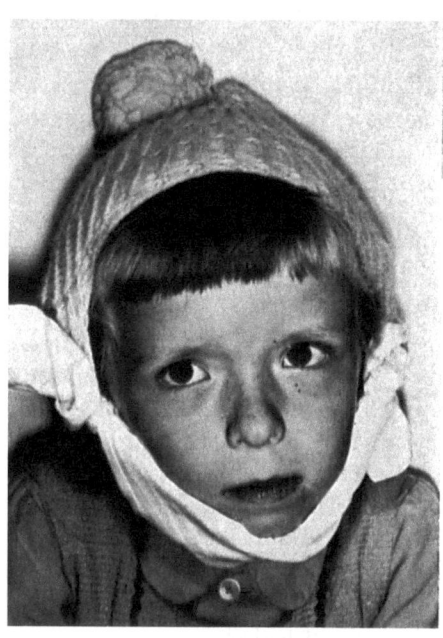

c

Abb. 316a—c. Notversorgung bei Kieferbrüchen. a Adaptation des mobilen Oberkiefers gegen die Schädelbasis durch einen quer in der Mundspalte liegenden Holzspatel, der durch Heftpflasterzüge nach oben und hinten gegen die Backenzähne drückt. b Ruhigstellung des Unterkiefers durch Heftpflasterzüge. c Ruhigstellung des Unterkiefers durch zusammengerolltes Taschentuch mit Verknotung an einer Zipfelmütze

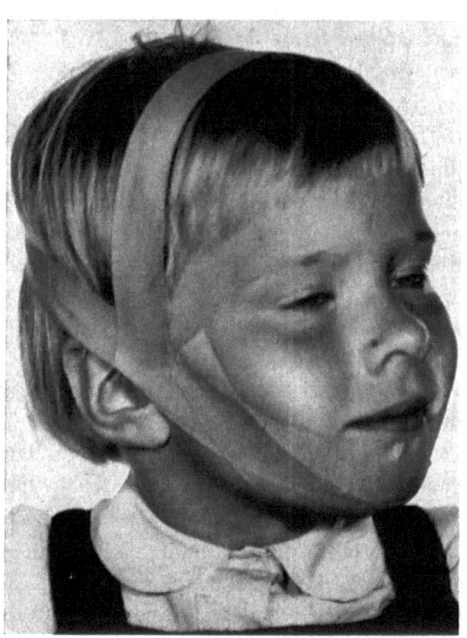

b

Schädelbasis preßt (REICHENBACH 1957). Der Spatel muß weit hinten liegen, sonst wird der Oberkiefer abgehebelt (Abb. 316a). Er kann

des Unterkieferbogens ruhiggestellt werden (Abb. 316b). Wenn Ligaturendraht zur Verfügung steht, sollten mindestens 2 Zähne beiderseits der Bruchstelle als Halt für eine provisorische Adaptation herangezogen werden. Bei Kindern im Vorschulalter ist allerdings die intermaxilläre Ruhigstellung problematisch (kurze Milchzähne). Eine Einschränkung der Mundöffnung kann aber durch eine provisorische Kinnschleuder erreicht werden (Abb. 316c).

Die Notwendigkeit der *Ruhigstellung des Unterkiefers am Oberkiefer* richtet sich nach der Frakturart und dem Allgemeinzustand des Verletzten. Sie wird durch Drahtschlaufen um je zwei gegenüberliegende Seitenzähne erreicht (Ernstsche Häkchen, Abb. 317), die entweder durch Gummizüge *(elastische Immobilisation)* oder durch Draht *(starre Immobilisation)* verbunden werden (REICHENBACH, RITTER, BROSCH).

Elastische Züge gestatten eine schnelle Überprüfung der Mundhöhle bei komplizierten Frakturen; eine Drahtschlinge müßte erst durchtrennt werden; sie kommt deshalb für unkomplizierte Brüche in Frage. Die Vorteile beider Arten der Immobilisation verbinden mehrere straff angelegte Gummiringe; sie sichern die Lage des Unterkiefers und sind schnell abzunehmen. Zur *Ruhigstellung einer einseitigen Gelenkfortsatzfraktur* (Lateralabweichung des Unterkiefers nach der geschädigten Seite) reicht eine straff gewickelte elastische Binde oder eine Kopf-Kinn-Gummischleuder bereits aus.

Nach *doppelseitigen Gelenkfortsatzfrakturen* empfiehlt sich bei zurückgesunkenem Unterkiefer die straff-elastische Immobilisation am Oberkiefer. Dadurch wird auch die Atmung gesichert. Wenn zusätzlich Frakturen des horizontalen Unterkieferkörpers oder Trümmerfrakturen im Kinnbereich bestehen, ist die Freihaltung der Atemwege vordringlich. Die Zunge kann nur für kurze Zeit festgehalten werden. Reichen indirekte Handgriffe am Unterkiefer nicht aus, so kann bei Bewußtlosen eine scharfe Zungenzange hängenbleiben. Falls diese nicht greifbar ist, läßt sich mit einer großen Sicherheitsnadel entweder das vordere Zungendrittel quer durchstechen und an einem Faden halten oder in sagittaler Richtung an der Unterlippe festhaken.

Die Notversorgung soll einfach, aber sinnvoll sein; häufig erfüllen gut durchdachte Improvisationen besser ihren Zweck als schulgerechte aber unpassend angewendete Verfahren. Ihr Sinn besteht darin, die *Atemwege freizuhalten* und *mobile Fragmente ruhigzustellen.* Damit wird der *Schmerz gelindert,* der hauptsächlich infolge der Verschiebung der Bruchflächen gegeneinander entsteht. Außerdem fällt die sonst fortdauernde *Traumatisierung der umgebenden Weichteile* weg und schließlich wird durch die Ruhigstellung die Lösung von Blutkoagula an rupturierten Gefäßen und damit die *Gefahr eines* zunehmenden *Blutverlustes* vermieden. *Extraorale feuchtkalte Auflagen* verringern den schwellungsbedingten Wundschmerz in den Weichteilen. *Äußere Wunden werden provisorisch* durch *Pflasterstreifen* zusammengehalten. Damit ist die *Transportfähigkeit* hergestellt.

Der *Transport* gesichtsverletzter Kinder im Sitzen ist vorzuziehen. Sie können dann leichter ausspucken. Soll aus Gründen von Begleitschäden im Liegen transportiert werden — dies gilt speziell für Bewußtlose — so muß die viel-

leicht bei der Inspektion oder bei Wiederbelebungsversuchen zweckmäßige *Rückenlage vermieden* werden. Unterkiefer und Zunge sollen nach vorn oder höchstens seitlich, aber nicht nach hinten sinken. Am besten bewähren sich dafür *Seitenlagerungen* (Nato-Lage; Rautek Lage, vgl. ORBACH). Eine Polsterung des Kopfes ist vorteilhaft.

Bei erhaltenem Bewußtsein bewähren sich für den Transport außer einem ruhigstellenden

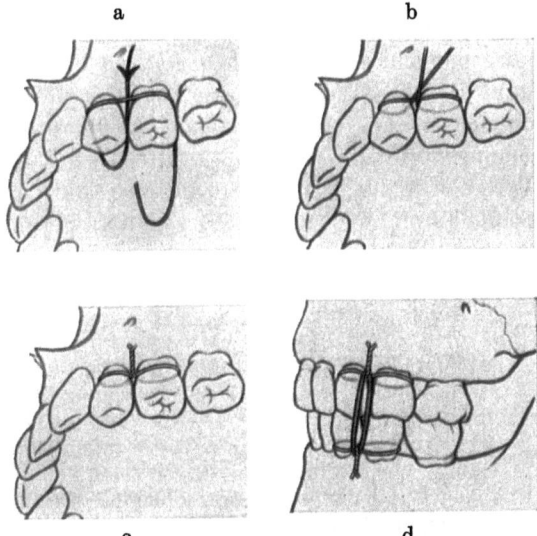

Abb. 317a—d. Intermaxilläre Ruhigstellung des Unterkiefers als Behelfsmaßnahme bis zur definitiven Schienung. a Umschlingung von 2 Zähnen des Oberkiefers mit weichem, nicht rostendem Stahldraht (Durchmesser 0,25—0,3 mm); Beginn in Pfeilrichtung vom Mundvorhof zum Gaumen durch den Interdentalraum. b Zu- und abführender Draht umfassen die horizontale Schlinge. c Zusammengedrehte Drahtenden gekürzt und um Haken herumgebogen. d Nach Anbringung eines zweiten Drahthakens (Herstellung wie a—c) an den gegenüberliegenden Unterkieferzähnen Ruhigstellung durch Gummiring(e)

Verband *Analgetica,* eventuell in Kombination mit *Sedativa;* am Unfallort keine Phenothiazine geben. Der Blutverlust ist infolge der Speichelbeimengung geringer als es dem häufigen Ausspucken nach den Anschein hat.

Infektionsprophylaxe

Bei Hautwunden ohne oder mit Knochenverletzungen des Gesichtsschädels ist eine *Tetanusprophylaxe* angebracht (ECKMANN, LEUTERER). Sie wird bei *Ungeimpften* nach dem 1966 von der Deutschen Gesellschaft für Chirurgie herausgegebenen Merkblatt „Richtlinien zur Tetanus-Prophylaxe" außer der Wundversorgung und Chemoprophylaxe durch eine *aktive Schnellimpfung* oder *Simultanimpfung* angestrebt.

Bei der *aktiven Schnell*immunisierung werden 4—5mal in Abständen von 48 Std je 0,5 ml Tetanus-Adsorbat-Impfstoff injiziert.

Bei der *Simultan*impfung werden gleichzeitig aber örtlich getrennt 0,5 ml Tetanus-Adsorbat-Impfstoff und 3000 IE Tetanus-Antitoxin eingespritzt (2malige Wiederholung der aktiven Immunisierung in 4 Wochen-Abständen aber *ohne* Serumgabe). Nach einer vorausgegangenen vollständigen *aktiven* Schutzimpfung ist 3 Jahre lang keine Injektion nötig; danach genügt eine einmalige Wiederauffrischungsimpfung. Bei Angeimpften wird im Verletzungsfalle die volle Serie der aktiven Schnellimpfung für notwendig gehalten. Serum ist im Rahmen der aktiven Schnellimpfung kontraindiziert.

Während Vorbeugungsmaßnahmen gegen Wundstarrkrampf nicht früh genug erfolgen können, sind *Antibiotica* erst angezeigt, wenn das Ausmaß des Schadens und die Art der Behandlung feststehen. Dann kann das erfahrungsgemäß optimal wirksame Medikament eingesetzt werden, das bei Kieferfrakturen nach der Schienung mindestens 1 Woche lang erforderlich ist. Am Unfallort ist bei Kindern, abgesehen von Schwierigkeiten der Applikation diese Frage zweitrangig.

Die *beste Infektionsprophylaxe bei Verletzungen im Zahn-, Mund- und Kieferbereich gegen Heilungsstörungen* ist die *rasche Ruhigstellung mobiler Anteile und die baldige klinische Fortsetzung der Behandlung.*

Literatur

Allgöwer, M., u. J. Siegrist: Verbrennungen. Berlin-Göttingen-Heidelberg: Springer 1957.

Ascher, F.: Folgen nach Unfällen während der Kleinkinderzeit. Entwicklungsstörungen beim Zahnwechsel. München: Hanser 1952.

Block, W.: Wundheilungsprobleme. Berlin-Göttingen-Heidelberg: Springer 1959.

Blocker, T. G. Jr., V. Blocker u. P. Matter: Überblick über die Entwicklung der Verbrennungskrankheit. In Jahrb. Fortschr. d. Kiefer- u. Ges.-chir., Bd. IX, 1. Stuttgart: Thieme 1964.

Blount, W. P.: Knochenbrüche bei Kindern. Stuttgart: Thieme 1957.

Borgmann, H.: Das akute Trauma im Milchgebiß. Dtsch. zahnärztl. Z. 14, 325 (1959).

Bornemann, G.: Ergebnisse der konservativen Behandlung bei Luxationsfrakturen des Kiefergelenkes. In Jahrb. Fortschr. d. Kiefer- u. Ges.-chir., Bd. II, 20. Stuttgart: Thieme 1956.

Brosch, F.: Zur Vereinfachung der Kieferschienung. Z. Stomat. 42, 348 (1944).

— Die Kieferbruchbehandlung. In: Bier-Braun-Kümmell, chirurgische Operationslehre Bd. II 7. Aufl.. Leipzig: Barth 1954.

— Die Wundlehre in Handbuch: Die Zahn-, Mund- und Kieferheilkunde, Bd. III, 1. Teil. München/Berlin: Urban & Schwarzenberg 1957.

Bruhn, Ch.: Die gegenwärtigen Behandlungswege der Kieferschußverletzungen. Wiesbaden: Bergmann 1916.

Bürkle de la Camp, H.: Die Verbrennungskrankheiten. Koblenz: Verlag Gasschutz und Luftschutz 1956.

— u. M. Schwaiger: Handbuch der ges. Unfallheilkunde, Bd. 1 begründet von F. König und G. Magnus. Stuttgart: Enke-Verlag 1963.

Burian, K.: Über die Behandlung akuter Verätzungen der Speiseröhre mit Cortison. Z. Laryng. Rhinol. 32, 487 (1953).

Bushe, K.-A.: Die subduralen Blutungen und Ergüsse im Säuglingsalter. Dtsch. med. Wschr. 6, 192 (1956).

Cassardelli, H.: Schienung von Frontzahnluxationen. Dtsch. Stomat. 7, 432 (1957).

Chaput, A., G. Marg, G. Gaboly, D. Debry et E. Neu: Un cas de fracture de la mandibule chez un enfant de six ans traité par ligatures transcoronaires. Rev. Stomat. (Paris) 58, 528 (1957).

Converse, J. M., J. M. Platt, and D. L. Ballantyne: Histochemical Study of Burns: A Preliminary Investigation. In Jahrb. Fortschr. d. Kiefer- u. Ges.-chir., Bd. IX, 24. Stuttgart: Thieme 1964.

Damje, N. G.: Grundlagen der Traumatologie des Kindesalters. Berlin: VEB Volk und Gesundheit 1955.

Derichsweiler, H.: Die Kieferbrüche. In: Oberniedermayr, A. Lehrbuch der Chirurgie u. Orthopädie des Kindesalters, Bd. II, Spez. Teil II, 1014. Berlin-Göttingen-Heidelberg: Springer 1959.

Eckmann, L.: Tetanus, Prophylaxe und Therapie. Stuttgart-Basel: Schwabe 1960.

Ehalt, W.: Verletzungen bei Kindern und Jugendlichen. Stuttgart: Enke 1961.

Ernst, F.: Die Schienenverbände bei Unter- und Oberkieferbrüchen. In: Handbuch der Zahnheilkunde, 1. Bd., S. 115, 4. Aufl. München: Bergmann 1932.

Eschler, J.: Die traumatischen Verletzungen der Frontzähne bei Jugendlichen. Heidelberg: Dr. Hüthig 1963.

FRANCKSEN, U.: Zahnkeime im Bruchspalt bei Frakturen der Kiefer im Kindesalter. Med. Diss. Hamburg 1950.

FREIBERGER, H.: Der elektrische Widerstand des menschlichen Körpers gegen technischen Gleich- und Wechselstrom. Berlin: Springer 1934.

FROWEIN, R.: Neurochirurgie. In: LINDENSCHMIDT-CARSTENSEN, Kompendium der prä- und postoperativen Therapie, S. 306. Stuttgart: Thieme 1966.

FUHR, K., u. D. SETZ: Über die Folgen von Zahnkeimschädigungen durch Kieferfrakturen. Dtsch. zahnärztl. Z. 18, 482 (1963).

GABKA, J.: Verletzungen durch elektrische Unfälle im Kiefer-Gesichtsbereich und ihre plastische Versorgung.Dtsch.zahnärztl.Z.10,1165(1955).

GANZER, H.: Die Kriegsverletzungen des Gesichts und Gesichtsschädels. Leipzig: Barth 1943.

— Die Kopfkinnkappe aus Gipsbinde. Dtsch. Mschr. Zahnheilk. 34, 24 (1916).

GEORGIADE, N. G., G. E. MATTON, and F. KESSEL: Facial Burns. Plastic reconstr. Surg. 29, 648 (1962).

GÖGLER, E.: Unfallopfer im Straßenverkehr. Ser. chirg. Basel: Geigy 1962.

GROB, M.: Lehrbuch der Kinderchirurgie. Stuttgart: Thieme 1957.

GÜNTHER, H., u. G. PFEIFER: Gesichtsverletzungen, Kieferbrüche, Zahnschäden. In: LINDENSCHMIDT-CARSTENSEN, Kompendium der prä- und postoperativen Therapie, S. 257. Stuttgart: Thieme 1966.

HÄUPL, K.: Grundsätzliches zur kieferorthopädischen Therapie. In Handbuch: Die Zahn-, Mund- und Kieferheilkunde, Bd. V. München-Berlin: Urban & Schwarzenberg 1957.

HAMPERL, H.: Lehrbuch der allgemeinen Pathologie und der pathologischen Anatomie. 24./25. Aufl. Berlin-Göttingen-Heidelberg: Springer 1960.

HAUPTMEYER, F.: Über einfache Schienenverbände aus nichtrostendem Stahl. Dtsch. zahnärztl. Wschr. 28, 5 u. 59 (1935).

HAUSSER, E.: Aktuelle kieferorthopädische Probleme. Dtsch. Zahnärztebl. 11, 707 (1957).

HEISTER, R.: Zit. nach REHN (s. d.).

HERRMANN, M., H.-H. GRASSER u. I. BLEISIEGEL: Die Kieferbrüche an der Zahn-, Mund- und Kieferklinik in Mainz von 1949—1959. Dtsch. zahnärztl. Z. 15, 657 (1960).

HILLERSTRÖM, K.: Die Anwendung der Kappenschienen bei Kieferbrüchen. Dtsch. zahnärztl. Z. 17, 1191 (1962).

HOGEMANN, K. E.: Die Behandlung von Oberkieferfrakturen ohne extraorale Stützverbände Im Jahrb. Fortschr. d. Kiefer- u. Ges.-chirur., Bd. II, 49. Stuttgart: Thieme 1956.

HOLLER, W.: Über die Anwendung geteilter Verbände in der Kieferbruchbehandlung. Dtsch. Zahn-, Mund- u. Kieferheilk. 1, 293 (1934).

HOPPE, W., W. HELM u. R. HERCHENRÖDER: Ein Beitrag zur Kieferbruchstatistik. Stoma 17, 283 (1964).

HOTZ, R.: Die Bedeutung, Beurteilung und Behandlung bei Traumen im Frontzahngebiet vom Standpunkt des Kieferorthopäden. Dtsch. zahnärztl. Z. 13, 46 u. 401 (1958).

JARMER, K.: Verätzungen und Verbrennungen in Mund und Gesicht. Zahnärztl. Prax. 12, 169 (1961).

JELLINEK, ST.: Elektrische Verletzungen. Leipzig: Barth 1932.

KAPOVITS, M.: Die Behandlung von Oberkieferfrakturen durch Fixierung mit Drahtpalavitverbänden, Kopfgips und Verschraubungen. In Jahrb. Fortschr. d. Kiefer- u. Ges.-chirur., Bd. V, 323. Stuttgart: Thieme 1959.

KALOUD, H.: Die Verbrennungskrankheit. In: EHALT, W. (s. d.) S. 220.

KLINGLER, M.: Das Schädelhirntrauma. Stuttgart: Thieme 1961.

KJELLGREN, H.: Zit. nach REICHENBACH 1957.

KÖHLER, J. A.: Diagnostik und Therapie der Kieferfrakturen. Heidelberg: Hüthig 1951.

— Die Kieferbrüche der Kinder und Jugendlichen. In Jahrb. Fortschr. d. Kiefer- u. Ges.-chir., Bd. II, 87. Stuttgart: Thieme 1956.

— Die Behandlung der Luxationsfrakturen des Unterkiefers im wachsenden und ausgewachsenen Kiefer sowie ihre Ergebnisse. Dtsch. Stomat. 6, 577 (1956).

KÖLE, H.: Ergebnisse von Kieferbruchkontrollen im Zeitraum von 1948—1954. In Jahrb. Fortschr. d. Kiefer- u. Ges.-chir., Bd. II, 115. Stuttgart: Thieme 1956.

KOEPPEN, S., u. H. GERSTNER: Untersuchungen über „elektrische Strommarken" im Vergleich zu experimentell erzeugten Wärmeverletzungen der Haut. Virchows Arch. path. Anat. 295, 679 u. 691 (1935).

—, — Der elektrische Unfall und seine Folgen. Med. Klin. 49, 97 u. 133 (1954).

KOSLOWSKI, L.: Verbrennungen bei Kindern. Zschr. Kinderchir. 2, 3 (1965).

KREIENBERG, W.: „Erste Hilfe" am Unfallort. Dtsch. Zahnärztebl. 61, 1999 (1964).

KRISTEN, K.: Zur Prognose der Luxationsfrakturen des Processus articularis im Wachstumsalter. In Jahrb. Fortschr. d. Kiefer- u. Ges.-chir., Bd. XI. 47 Stuttgart: Thieme 1966.

KROHN, C.: Die Behandlung von Frakturen colli mandibulae besonders bei Kindern und die Resultate von einigen Fällen. Dtsch. Zahn-, Mund- u. Kieferheilk. 1, 16 (1934).

KRUSE, R.: Der elektrische Unfall im Kindesalter. Fortschr. Med. 84, 160 (1966).

KUP, W.: Vergleichende Untersuchungen über mechanische Behandlungsverfahren bei frischen Speiseröhrenverätzungen im Tierexperiment. Arch. Ohr-, Nas.-u. Kehlk.-Heilk. 172, 57 (1957).

KUSEN, G. F.: Frakturen von de Prozessus condylaris mandibulae. Utrecht: Smits 1960.

LECHTENBERG, H. W.: Das gedeckte Schädelhirntrauma und seine Therapie. Chirurg 34, 241 (1963).

Leimsner, K., u. H. Kühne: Verätzungen an Oesophagus und Magen, Früh- und Spätschäden. Vortr. prakt. chir., Stuttgart: Enke-Verlag 1960.

Lempke, H.: Bericht über 4 Verbrennungen durch elektrischen Strom bei Kleinkindern und ihre chirurgisch-plastische Versorgung. Dtsch. Z. Chir. 251, 331 (1938).

Leuterer, W.: Die Tetanuserkrankung und ihre Behandlung beim Kind. Zschr. Kinderchir. 3, 300 (1966).

Lindemann, A.: In Leitfaden der Chirurgie und Orthopädie des Mundes und der Kiefer. Leipzig: Ambrosius Barth 1938—1954.

Matzner, R.: Chirurgische Erkrankungen im Bereich des Bewegungsapparates, in Oberniedermayer, A.: Lehrbuch der Chirurgie und Orthopädie des Kindesalters, Bd. II. Berlin-Göttingen-Heidelberg: Springer 1959.

Meyer, W.: Zahnärztliche Operationslehre. München-Berlin: Urban & Schwarzenberg 1963.

Morger, R., R. Nicole u. W. Gayer: Verbrennungsbehandlung im Kindesalter. Ann. paediat. 199, 141 (1962).

— — Erfahrungen mit mütterlichen und väterlichen Spaltlappen bei kindlichen Verbrennungen. Langenb. Arch. klin. Chir. 308, 1005 (1964).

Müller, W.: Die Frakturen des Gesichtsschädels. Dtsch. Zahn-, Mund- u. Kieferheilk. 39, 115 (1963).

— Zur Frage der Versuchs der Erhaltung der im Bruchspalt stehenden Zähne unter antibiotischem Schutz. Dtsch. Zahn-, Mund- u. Kieferheilk. 41, 360 (1964).

Nadoleczny, M.: Über Verbrennungen in der Mundhöhle. Arch. Ohr-, Nas.- u. Kehlk.-Heilk. 133, 283 (1932).

Neuner, O.: Vereinfachte Schienungstechnik der Behandlung von Unterkieferfrakturen. Dtsch. zahnärztl. Z. 12, 726 (1957).

Obwegeser, H.: Über eine einfache Methode der freihändigen Drahtverschienung von Kieferbrüchen. Z. Stomat. 49, 652 (1952).

Oppikofer, E.: Elektrische Verletzungen der Mundhöhle. Schweiz. med. Wschr. 69, 1197 (1939).

Orbach, H.: Erstversorgung am Unfallort. Stuttgart: Thieme-Verlag 3. Aufl. 1966.

Peter, K. K.: Unterkieferbrüche bei Kindern. Z. Stomat. 35, 1371 (1937).

Pfeifer, G.: Die relativen Maßverhältnisse des wachsenden Gesichtes im Hinblick auf die zeitliche Indikation zu operativen Eingriffen. In Jahrb. Fortschr. d. Kiefer- u. Ges.-chir., Bd. IV, 67. Stuttgart: Thieme 1958.

— Freihändige Kunststoffschienung bei Alveolarfortsatzfrakturen und Luxationen im Milchgebiß. In Jahrb. Fortschr. d. Kiefer- u. Ges.-chir., Bd. V, 328. Stuttgart: Thieme 1959.

— Chirurgische Maßnahmen bei Kindern und Jugendlichen nach Unfallschäden an Zähnen und Kiefern. Öff. Gesundh.-Dienst 24, 510 (1962).

Pfeifer, G.: Kieferbrüche im Kindesalter und ihre Auswirkungen auf das Wachstum. In Jahrb. Fortschr. d. Kiefer- u. Ges.-chir., Bd. XI, 43 Stuttgart: Thieme 1966.

— u. H. Günther: Beobachtungen über Strahlenschäden des Gesichtes und der Kiefer. In Jahrb. Fortschr. d. Kiefer- u. Ges.-chir., Bd. VIII, 29. Stuttgart: Thieme 1962.

— u. C. Vetter: Funktions- und Wachstumsstörungen nach Gesichtsverbrennungen. In Jahrb. Fortschr. d. Kiefer- u. Ges.-chir., Bd. IX 85. Stuttgart: Thieme 1964.

Pichler, G., u. R. Trauner: Kieferbrüche. In Kiefer- u. Gesichtschirurgie, Bd. I, 4. Aufl., 298. München-Berlin: Urban & Schwarzenberg 1959.

Potter, J. M.: The practical Management of head injuries. London: Lloyd Luice 1961.

Rehn, J.: Die Verbrennungskrankheit. In Jahrb. Fortschr. d. Kiefer- u. Ges.-chir., Bd. IX, 8. Stuttgart: Thieme 1964.

Reichenbach, E.: Leitfaden der Kieferbruchbehandlung. 1. u. 6. Aufl. Leipzig: Barth 1935 u. 1954.

— Unfallverletzungen im Kindesalter. Dtsch. Stomat. 4, 33 (1954).

— Die Brüche des Oberkiefers. In Jahrb. Fortschr. d. Kiefer- u. Ges.-chir., Bd. II, 32. Stuttgart: Thieme 1956.

— Verletzungen der Kiefer- u. Gesichtsknochen und der benachbarten Weichteile. In Handbuch: Die Zahn-, Mund- u. Kieferheilkunde, Bd. III, 1. Teil, S. 639 München-Berlin: Urban & Schwarzenberg 1957.

— Probleme der Frakturbehandlung beim wachsenden Schädel. In Jahrb. Fortschr. d. Kiefer- u. Ges.-chir., Bd. IV. 213. Stuttgart: Thieme 1958.

— Kritik einiger Neuerungen auf dem Gebiete der Kieferbruchbehandlung. In Jahrb. Fortschr. d. Kiefer- u. Ges.-chir., Bd. V, 317. Stuttgart: Thieme 1959.

Reither, W.: Statistische Untersuchungen an Hand des Kieferbruch-Krankengutes der Klinik für Zahn-, Mund- u. Kieferkrankheiten der Universität München aus den Jahren 1945—1953. Dtsch. zahnärztl. Z. 11, 384 (1956).

Ritter, R.: Die Behandlung der Kieferfrakturen. In: Port-Euler, Lehrbuch der Zahnheilkunde. S. 694, 6. Aufl. München: Bergmann 1951.

— Behandlung der Kieferbrüche. In: Kirschner, M.: Allgem. u. spez. Op.lehre, 2. Aufl., Bd. IV, 101. Berlin-Göttingen-Heidelberg: Springer 1956.

Rosenau, H. J.: Medikamentöse Therapie der Ösophagusverätzungen. Dtsch. Gesundh.-Wes. 16, 53 (1961).

Rowe, N. L., and H. C. Killey: Fractures of the facial skeleton. Edinburg-London: Livingstone 1955.

Sanvenero-Rosselli, G.: Richtlinien für die Narbenkorrektur nach Gesichtsverbrennungen. In Jahrb. Fortschr. d. Kiefer- u. Ges.-chir. Bd. IX, 54. Stuttgart: Thieme 1964.

SAUER, H.: Narbenstenosen der Speiseröhre im Kindesalter. Münch. Med. Wschr. 108, 1256 (1966)

SCHEUNEMANN, H., u. G. SELLE: Erste Hilfe am Unfallort. In Jahrb. Fortschr. d. Kiefer- u. Ges.-chir., Bd. XI, 7. Stuttgart: Thieme 1966.

SCHINDLER, J.: Über traumatische Schädigungen des Zahnkeimes und ihre Folgen. Schweiz. Mschr. Zahnheilk. 53, 697 (1943).

SCHLAMPP, H.: Die Kieferbrüche und ihre Behandlung mit der Profilschiene. Berlin: Berlinische Verlagsanstalt 1941.

SCHRADER, G.: Experimentelle Untersuchungen zur Histologie elektrischer Hautschädigungen durch niedergespannten Gleich- u. Wechselstrom. Jena: Fischer 1932.

SCHRUDDE, J.: Die Behandlung von Kieferbrüchen mit Schienenverbänden aus Palavit. Zahnärztl. Welt 8, 424 (1953).

SCHUCHARDT, K.: Ein Beitrag zur chirurgischen Kieferorthopädie unter Berücksichtigung ihrer Bedeutung für die Behandlung angeborener und erworbener Kieferdeformitäten bei Soldaten. Dtsch. Zahn-, Mund- u. Kieferheilk. 9, 73 (1942).

— Der Rundstiellappen in der Wiederherstellungschirurgie des Gesichts-Kieferbereiches. Leipzig: Thieme 1944.

— Die Operationen im Gesicht und im Kieferbereich. In: BIER-BRAUN-KÜMMELL, Chirurgische Operationslehre, Bd. II, 7. Aufl. Leipzig: Barth 1954.

— Ein Vorschlag zur Verbesserung der Drahtschienenverbände. Dtsch. Zahn-, Mund- u. Kieferheilk. 24, 39 (1956).

— Starkstromverletzungen der Lippe im Kindesalter. In Jahrb. Fortschr. d. Kiefer- u. Ges.-chir. Bd. IV, 190. Stuttgart: Thieme 1958.

— Plastische Operationen im Mund-Kiefer-Bereich. In Handbuch: Die Zahn-, Mund- u. Kieferheilkunde Bd. III, 2. Teil, S. 1287. München-Berlin: Urban & Schwarzenberg. 1959.

— Zur Spalthaut- u. Vollhaut-Transplantation bei frischen Verbrennungen des Gesichtes. In Jahrb. Fortschr. d. Kiefer- u. Ges.-chir., Bd. IX, 38. Stuttgart: Thieme 1964.

— Grundsätzliches zur Versorgung von kombinierten Weichteil-Knochenverletzungen im Kiefer-Gesichtsbereich. In Jahrb. Fortschr. d. Kiefer- u. Ges.-chir., Bd. XI, 25. Stuttgart: Thieme 1966.

— N. SCHWENZER, B. ROTTKE u. J. LENTRODT: Ursachen, Lokalisation und Häufigkeit der Verletzungen des Gesichtsschädels. In Fortschr. d. Kiefer- u. Ges.-chir., Bd. XI, 1. Stuttgart: Thieme 1966.

SPIESSL, B.: Osteomyelitis der Kieferknochen. In Handbuch: Die Zahn-, Mund- u. Kieferheilk. Bd. III, 2. Teil, S. 1047. München-Berlin: Urban & Schwarzenberg 1959.

— Fragen der Ersten Hilfe am Unfallort in moderner Sicht. Dtsch. Stomat. 11, 649 (1961).

— Indikation und Technik der operativen Kieferbruchbehandlung. In Jahrb. Fortschr. d. Kiefer- u. Ges.-chir., Bd. XI, 129. Stuttgart: Thieme 1966.

STEINHARDT, G.: Die Bedeutung funktioneller Einflüsse für die Entwicklung und Formung der Kiefergelenke. Dtsch. Zahn-, Mund- u. Kieferheilk. 1, 711 (1935).

— Traumatische Schädigungen in ihren Beziehungen zur Ankylosebildung (Experimentelle Untersuchungen an den Kiefergelenken junger Hunde). Paradentium 14, 4 (1942).

— Diagnostik und Therapie der Kiefergelenkbrüche. In Jahrb. Fortschr. d. Kiefer- u. Ges.-chir., Bd. II, 7. Stuttgart: Thieme 1956.

— Die Bedeutung funktioneller Einflüsse auf das jugendliche Kiefergelenk. Fortschr. Kieferorthop. 18, 296 (1957).

— Kiefergelenkerkrankungen. In Handbuch: Die Zahn-, Mund- u. Kieferheilkunde. Bd. III, 1. Teil, S. 517. München-Berlin: Urban & Schwarzenberg 1957.

— Zur Behandlung der Kieferfrakturen und deren Folgezustände im Kindesalter. Dtsch. zahnärztl. Z. 17, 930 (1962).

STELLMACH, R.: Die Beseitigung peripherer Atemstörungen bei Kiefer-Gesichtsverletzten. In Jahrb. Fortschr. d. Kiefer- u. Ges.-chir., Bd. IX, 11. Stuttgart: Thieme 1966.

TAATZ, H.: Spätschäden nach Kieferbrüchen im Kindesalter. Fortschr. Kieferorthop. 15, 174 (1954).

THOMA, K. H.: Oral Surgery, 3. Aufl. London: Kimpton 1958.

TRAUNER, R.: siehe PICHLER-TRAUNER.

UTECHT, U.: Zahnkeime im Bruchspalt als Komplikationen bei Kieferfrakturen. Zahnärztl. Rdsch. 58, 333 (1949).

WALLACE, A. B.: Treatment of Bruns: A Return to Basic Principles. Brit. J. Plast. Surg. 2, 232 (1949).

— About the Principles of Treatment in Fresh Burns of the Face. In Jahrb. Fortschr. d. Kiefer- u. Ges.-chir., Bd. IX, 32. Stuttgart: Thieme 1964.

WASSMUND, M.: Frakturen und Luxationen des Gesichtsschädels. Berlin: Meusser 1927.

— Verletzungen der Weichteile, der Nebenhöhlen und den Brüchen des Gesichtsskeletes. In Jahrb. Fortschr. d. Kiefer- u. Ges.-chir., Bd. II. 62. Stuttgart: Thieme 1956.

WENKER, H.: Metatraumatische intrakranielle raumfordernde Hämatome bei Kindern und Jugendlichen. Zschr. Kinderchir. 1, 47 (1964).

WERKGARTNER, F.: Intrakranielle Verletzungen. In: EHALT, W. (s. d.) S. 251.

WIRTH, F.: Eine kombinierte Kunststoff-Draht-Kieferbruchschiene. Zahnärztl. Rdsch. 64, 425 (1955).

WÖHLERT, U.: Kieferbrüche im Kindesalter mit besonderer Berücksichtigung der Frage nach Spätschäden. Med. Diss. Halle 1950.

WUSTROW, P.: Zur funktionellen Kieferbruchbehandlung. Z. Stomat. 36, 1171 (1938).

ZINCK, H.: Pathologische Anatomie der Verbrennung. Jena: Fischer 1940.

ZIPPEL, R.: Speiseröhrenverätzungen im Kleinkindalter und ihre Behandlung. HNO-Wegweis. fachärztl. Prax. 6, 293 (1956/58).

Frakturen und Luxationen der Zähne

Von A. Kröncke, Erlangen

Je nach Richtung, Gewalt und Einwirkungsort des traumatischen Insultes können die verursachten Schäden allein auf die Zähne bzw. auf ihre Verankerung im Alveolarfach beschränkt sein. Typische Folgen eines solchen Traumas sind Frakturen der Zähne im Bereiche ihrer Wurzel oder ihrer Krone. Außerdem kommen Luxationen verschiedenen Ausmaßes vor.

Praktisch gehört auch die traumatisch bedingte Pulpanekrose hierher, die ohne nennenswerte Luxationserscheinungen oder Hartsubstanzfrakturen zustandekommen kann. Allerdings ist dieses Ereignis selten und klinisch nur unsicher zu erfassen. Meist wird der Verdacht rückwirkend auf diese Möglichkeit gelenkt.

Die akuten traumatischen Schäden der Zähne werden nachfolgend aus klinischen Gründen systematisch nach Luxationen, Wurzelfrakturen und Kronenfrakturen unterteilt besprochen. Soweit sich Besonderheiten für Milchzähne ergeben, werden sie in dem jeweiligen Zusammenhang hervorgehoben.

Disposition: Der Exposition entsprechend werden die weitaus meisten traumatischen Schäden (etwa 75%) an den oberen mittleren Frontzähnen gefunden. Es folgen mit je etwa 10% die seitlichen oberen und die mittleren unteren Incisivi. Die restlichen 5% der Fälle nehmen die seitlichen unteren Schneidezähne und schließlich die Eckzähne ein (Gutherz, Kröncke).

An bleibenden Zähnen von Kindern und Jugendlichen finden sich etwa 10mal häufiger traumatische Schäden als an Milchzähnen. Dies geht aus einer Statistik von Gutherz aus der Basler Klinik über die Altersdisposition hervor, die weitgehend mit unseren Beobachtungen übereinstimmt. Danach steigt die Anzahl der beobachteten und behandelten Fälle zwischen dem 7. und 14. Lebensjahr rapide auf das ungefähr 10fache der Traumahäufigkeit im Milchgebiß an und erreicht im 10. Lebensjahr mit dem etwa 20fachen das Maximum. In allen Altersstufen werden Knaben um etwa die Hälfte häufiger betroffen als Mädchen. Zusammenhänge dieser Häufigkeitsverteilung mit Sport und Spiel sind offensichtlich.

Luxation der Zähne

Pathobiologie: Die Gewalteinwirkung führt zur mehr oder weniger ausgeprägten Lösung des Zahnes aus seiner parodontalen Verankerung im Zahnfach. Sofern er nicht vollständig luxiert wird, sind die Chancen für die Wieder-

befestigung durch Reorganisation der parodontalen Strukturen gut. Verliert der Zahn dagegen für längere Zeit seine Verbindung mit der Alveole, so ist die Erhaltung von Wurzelhaut und Zement dafür maßgebend, ob die Einheilung des replantierten Zahnes über reguläre parodontale Strukturen oder nur vorübergehend und mit Resorption der nekrobiotischen Zahnhartsubstanzen erfolgt.

Das Schicksal der durch das Foramen apicis hindurchziehenden Blutgefäße und Nervenfasern hängt vom Grade der Luxation und von der Weite des Wurzelloches ab. Bei der unterschiedlichen Dehnbarkeit von Gefäßen und Nervenfasern kommt es mitunter vor, daß letztere bereits unterbrochen sind, während der Blutkreislauf in der Pulpa noch erhalten ist.

Klinik: Der luxierte Zahn ist gelockert und häufig aus seiner ursprünglichen Lage verdrängt. Am Zahnfleischrand können unmittelbar nach dem Trauma Blutungen auftreten,

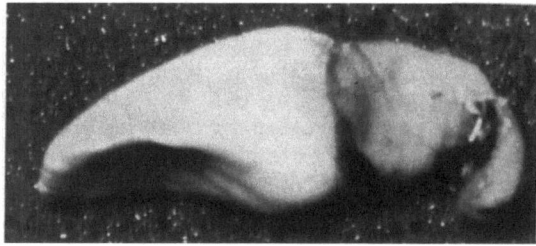

Abb. 318. Nach traumatischer Intrusion eines oberen mittleren Milchschneidezahnes entstand diese abnorme Krümmung der Wurzel des bleibenden Schneidezahnes. Er wurde schließlich operativ entfernt, weil der reguläre Durchbruch nicht zustandekam.

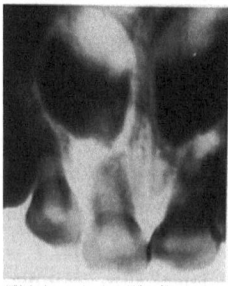

Abb. 319. Röntgenaufnahme vom Frontzahnbereich eines 2jährigen Mädchens (A. S.). ½ Jahr nach traumatischer Intrusion hat sich am I+ ein ostitischer Prozeß gebildet, der zur Zeit der Aufnahme akut exazerbiert war. Der Milchfrontzahn mußte entfernt werden, um mögliche Schäden für den Keim des I+ zu vermeiden

die bald stagnieren. Spontanschmerzen sind im allgemeinen gering. Dagegen kann eine gesteigerte Aufbißempfindlichkeit einige Wochen lang bestehen, bis die traumatisch bedingte Entzündung abgeklungen ist. Röntgenologisch ist die Lage der Wurzel im Zahnfach verändert. Differentialdiagnostisch ist die Möglichkeit einer Wurzelfraktur auszuschalten (s. unten). Verlauf und Prognose sind im allgemeinen günstig, Komplikationen können durch sekundäre Infektion eintreten, die jedoch selten ist.

Im *Milchgebiß* kommt nicht selten eine Luxation der oberen Frontzähne in axialer Richtung vor *(Intrusion)*. Die palatinal liegenden Keime der Ersatzzähne können auf diese Weise mechanisch gestaucht und geschädigt werden. Die Folge sind Störungen der Hartsubstanzentwicklung, die den später durchbrechenden Zahn als verbleibende isolierte Hypoplasien verunstalten (vgl. Abb. 225) oder durch abnorme Wurzelkrümmungen den Zahndurchbruch erschweren (Abb. 318). Der intrudierte Milchfrontzahn wächst bemerkenswerterweise meist ohne weitere Maßnahmen wieder hervor und stellt sich erneut in die Zahnreihe ein (LOSCH u. BOYERS). Treten nachfolgend jedoch eitrige Prozesse in der apikalen Region des intrudierten Zahnes auf, so ist seine Entfernung angezeigt (Abb. 319).

Die *Therapie* erfordert je nach Umfang und Art der Luxation eine manuelle Reposition sowie eventuell eine Schienung für 6—8 Wochen. Gegebenenfalls sind die Bißverhältnisse durch Schleifkorrekturen störungsfrei zu gestalten. Die Vitalität der Pulpa muß nachgeprüft werden.

Wurzelfrakturen

Bei Milchzähnen wie auch bei bleibenden Zähnen mit unvollendetem Wurzelwachstum sind Frakturen im Wurzelbereich äußerst selten. Die überwiegende Mehrzahl betrifft bleibende Frontzähne, deren Durchbruch in die Mundhöhle und funktionelle Orientierung des parodontalen Halteapparates abgeschlossen ist.

Pathobiologie: Grundsätzlich ist eine Bruchheilung möglich. Sie hängt ab a) von der Lokalisation des Bruches und den entsprechenden klinischen Umständen (spez. Beweglichkeit des peripheren Fragments) sowie b) von der Vitalität des Zahnmarkes. Wie ENGELHARDT und HAMMER sowie auch kürzlich BROSCH zeigten, kann die Bruchheilung durch Apposition von Osteozement im Bruchspalt erfolgen. Ständige Reize durch Bewegung des peripheren Fragments führen lediglich zu einer bindegewebigen Umwandlung des den Bruchspalt zunächst ausfüllenden Keimgewebes (bindegewebige Bruchheilung). Auch sie ist in der Regel funktionell befriedigend. — Je

weiter der Bruchspalt nach marginal gelegen ist, um so geringer wird die Chance einer solchen Heilung. Durch entsprechend stärkere chronische Reize kommt es zu Resorptionserscheinungen an den Zahnhartsubstanzen (Abb. 320), bis das periphere Fragment durch „Knochenabbruch" verlorengeht (NAUJOKS). Ist die Pulpa des Zahnes nicht mehr vital oder bestehen Zahnfleischtaschen bis in die Nachbarschaft des Bruchspaltes, so kommt es über die Ausbildung chronisch-entzündlichen Granulationsgewebes stets zur Resorption und ebenfalls zum Zahnverlust.

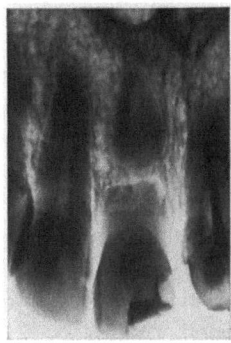

Abb. 320. Zustand 23 Jahre nach Querfraktur der Wurzel eines mittleren Schneidezahnes im Alter von 12 Jahren. Die Pulpahöhle ist in beiden Fragmenten durch Osteozement ausgefüllt und röntgenologisch nicht mehr erkennbar. Wegen der ungünstigen Lage der Fraktur und der ständigen funktionellen Reize ist es nicht zu einer stabilen Heilung gekommen. Das periphere Fragment wird von der Bruchfläche her weiter resorbiert und schließlich durch „Knochenabbruch" verlorengehen

Klinik: Der wurzelfrakturierte Zahn ist in seinem peripheren Anteil zunächst gelockert. Die Art der Kippbewegung um eine oft deutlich verkürzte Achse läßt häufig die Wurzelfraktur von der Luxation unterscheiden. Das Röntgenbild gibt weiteren differentialdiagnostischen Aufschluß.

Verlauf und Therapie hängen, wie oben bereits betont, von der Lage des Bruchspaltes und der Vitalität der Pulpa ab. Liegt die Fraktur im apikalen Wurzeldrittel, so ist bei lebendem Zahnmark mit der Bruchheilung zu rechnen. Gegebenenfalls muß das periphere Fragment vorübergehend geschient werden. Ist die Pulpa nekrotisch oder infiziert, so kommt die chirurgische Versorgung des Wurzelkanales (Wurzelspitzenamputation) in Betracht. — Je weiter kronenwärts der Bruchspalt liegt, um so ungünstiger ist die Prognose für eine funktionell befriedigende Ausheilung. Bei lebend erhaltenem Zahnmark kann der Versuch einer Schienung des Zahnes unternommen werden, um die Heilungsvorgänge zu unterstützen. Nach Pulpanekrose kommt eventuell die Aufbereitung der in beiden Fragmenten liegenden Wurzelkanalabschnitte und die Vereinigung durch einen beide Teile verbindenden

Goldplatinstift in Frage (Naujoks). — Bei kronennaher Lage der Fraktur ist die Zahnkrone in der Regel nicht mehr zu erhalten. Unter günstigen Umständen kann eine Stiftkrone eingegliedert werden (Kirsten).

Eine Sonderform der Wurzelfraktur stellt die an sich sehr seltene Längsfraktur dar. Möglichkeiten der Zahnerhaltung sind in diesem Falle nicht gegeben.

Frakturen der Zahnkrone

Pathobiologie: Führt das Trauma zu einer Fraktur im Bereich der Zahnkrone, so sind diese Fälle grundsätzlich danach zu unterscheiden, ob die Pulpa eröffnet wurde oder nicht. Im ersteren Falle geht das Zahnmark unbehandelt auf dem Wege einer chronischen, ulcerösen Pulpitis zugrunde. Aber auch nach breiter Freilegung des Dentins (ohne direkte Eröffnung des Pulpakavums) ist die Vitalität des Zahnmarks erfahrungsgemäß gefährdet, weil die Odontoblastenfortsätze in erheblichem

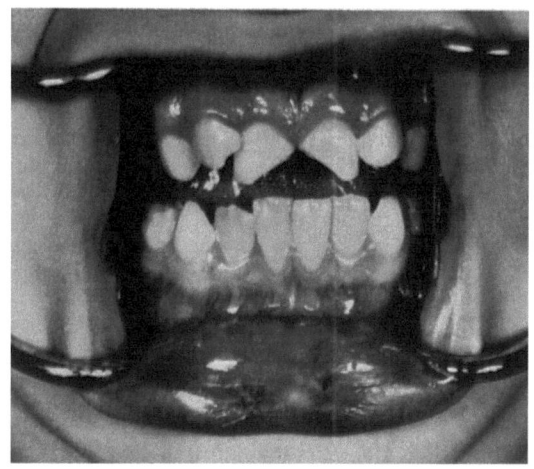

Abb. 321. Schräge Kronenfrakturen an den Zähnen 21+1 bei einem 7jährigen Jungen (J. A.). Die Pulpahöhlen der beiden mittleren Schneidezähne waren eröffnet und wurden durch Vitalamputation lebend erhalten

Umfange und unter pathologisch-anatomisch andersartigen Bedingungen als bei einer cariösen Kavität freiliegen. Sowohl bei bleibenden Zähnen als auch bei Milchzähnen kommt deshalb eine bakterielle Nekrose der Pulpa auch noch längere Zeit nach erfolgtem Trauma vor (Krönke).

Klinik: Die Kronenfrakturen sind leicht an der veränderten Form der Zahnkrone und an der scharfkantigen Bruchfläche zu erkennen (Abb. 321). Gleichzeitige Luxation der Zähne ist nur selten. Defekte kleinsten Ausmaßes, bei denen das Dentin gerade strichförmig freiliegt, benötigen zunächst keine besondere Behandlung. Störende Kanten können durch einfaches Beschleifen korrigiert werden. Liegt das Dentin breit (1—2 mm) frei, so ist die Pulpa für längere Zeit auf eine wirksame Weise zu schützen. In Betracht kommt die vorübergehende Bedeckung der Bruchfläche durch eine Kappe oder Krone (Kirsten), die in verschiedener Hinsicht problematisch sein kann und später durch eine endgültige Stufenkrone ersetzt werden muß. Wir ziehen in solchen Fällen im allgemeinen die Vitalamputation der Kronenpulpa vor, die die Lebenderhaltung der jugendlichen Pulpa und den eventuell noch ausstehenden Abschluß des Wurzelwachstums gewährleistet (Krönke). — In allen Fällen mit eröffneter Pulpa ist die Vitalamputation das Mittel der Wahl. — Der Frakturdefekt an der Krone kann zunächst mit einfachen Mitteln wiederhergestellt werden. Eine Jacketkrone als endgültige Lösung wird möglichst nicht vor dem 20. Lebensjahr eingegliedert. Sind bleibende Zähne nach traumatischem Insult nicht mehr zu erhalten, so kommt der Lückenschluß der Frontzahnreihe durch kieferorthopädische Maßnahmen in Betracht (Hotz).

Bei Kronenfrakturen von Milchzähnen sind die oben genannten Maßnahmen nur in Einzelfällen durchführbar. Tritt eine Pulpanekrose mit nachfolgender akuter apikaler Parodontitis auf, so steht einer vorzeitigen Extraktion nichts im Wege. Störungen der regulären Einstellung der später durchbrechenden Ersatzzähne sind hier im Gegensatz zum vorzeitigen Verlust von Milchmolaren nicht zu erwarten.

Literatur

Brosch, F.: Über die Anwendbarkeit der Gesetze der traumatischen Entzündung auf die Vorgänge nach dem Zahnwurzelbruch. Dtsch. Zahn-, Mund- u. Kieferheilk. **36**, 169 (1961).

Engelhardt, H. G., u. H. Hammer: Pathologie und Therapie der Zahnwurzelfrakturen. Dtsch. zahnärztl. Z. **14**, 1287 (1959).

Gutherz, M.: Zahnfrakturen und Luxationen bei Jugendlichen. In: Die zahnärztliche Behandlung des Kindes. Sammelband der SSO. Zürich: Berichthaus 1953.

Hotz, R.: Beurteilung und Behandlung beim Trauma in Frontzahngebiet vom Standpunkt des Kieferorthopäden. Dtsch. zahnärztl. Z. **13**, 42/401 (1958).

Kirsten, H.: Kronen- und Brückenersatz. Leipzig: J. A. Barth 1950.

Krönke, A.: Über die Vitalerhaltung der gefährdeten Pulpa nach Fraktur von Frontzähnen. Dtsch. Zahnärztebl. **11**, 333 (1957).

— Zahnerhaltung bei Frontzahnfrakturen. Dtsch. Zahnärztekalender **20**, 69 (1961).

Losch, P. K., and Ch. L. Boyers: Dentistry in children. Summary of a round table. Pediatrics **21**, 148 (1958).

Naujoks, R.: Zahnfrakturen und ihre Therapie. Dtsch. Zahnärztebl. **11**, 408 (1957).

Tumoren der Kiefer und der Mundhöhle*

Von E. Krüger, Bonn

Obgleich Geschwülste des Mundhöhlen- und Kieferbereiches im Säuglings- und Kindesalter ziemlich selten sind, gibt es kaum eine Tumorart, die nicht auch bei Kindern schon beobachtet worden ist. Da die Geschwülste der Kiefer- und Mundhöhlenregion in diagnostischer und therapeutischer Hinsicht gegenüber den Tumoren anderer Lokalisation einige Besonderheiten aufweisen, rechtfertigt sich ihre gesonderte Besprechung innerhalb des zahnärztlichen Handbuchbeitrages.

Hyperplasien und Granulome

Die Grenze zwischen einfachen Hyperplasien und echten Tumoren ist vielfach nicht scharf zu ziehen. Die in den Formenkreis der Epulis gehörigen granulomatösen und fibromatösen Gewebshyperplasien werden daher zusammen mit den echten Tumoren dieser Reihe abgehandelt.

Das eosinophile Granulom wird im Kieferbereich gelegentlich beobachtet; der Unterkiefer ist etwas häufiger befallen als der Oberkiefer. Die zentral im Knochen gelegenen Granulomherde bewirken mit zunehmendem Wachstum eine Auftreibung des Knochens, wobei die Zähne gelockert oder auch aus dem Zahnbogen verdrängt werden können. Nach Zahnextraktionen ist die Heilungstendenz der Extraktionswunden oft verzögert. Bei ausgedehntem Befall des Unterkiefers sind Spontanfrakturen möglich. Das Röntgenbild zeigt meist wenig scharfe und oft unregelmäßig begrenzte solitäre oder polycystische Aufhellungen (Abb. 322). Die Verifizierung der Diagnose ist nur durch Probeexcision möglich. Differentialdiagnostisch kommen eine Osteomyelitis, die Hand-Schüller-Christiansche Krankheit sowie alle Knochentumoren in Betracht. Bei scharfer Begrenzung der Aufhellung im Röntgenbild ist auch eine Verwechslung mit einer Cyste möglich. Die Granulomherde neigen zur Spontanheilung, die durch Röntgenbestrahlung begünstigt wird.

Die Hand-Schüller-Christiansche Krankheit ist relativ häufig von Veränderungen im Be-

reich der Mundhöhle begleitet. Die Granulome kommen im Ober- und Unterkiefer vor; bevorzugte Lokalisation ist der Wurzelspitzenbereich der Zähne. Beim Wachstum der Herde werden die Zähne gelockert, verdrängt oder sogar aus dem Kiefer eliminiert. Das Zahnfleisch kann knotig oder diffus verdickt sein; vielfach finden

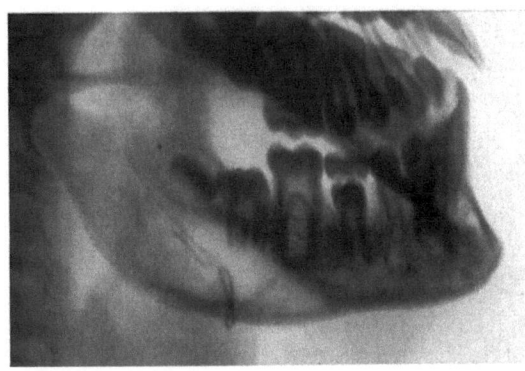

Abb. 322. Eosinophiles Granulom im linken Unterkiefer bei einem 12jährigen Jungen. Im Röntgenbild eine mäßig scharf begrenzte Aufhellung in der Kieferwinkelgegend

sich Nekrosen und Ulzerationen mit Blutungsneigung. Ähnliche Veränderungen werden auch an der übrigen Mundschleimhaut beobachtet. Im Röntgenbild erkennt man rundliche, ovale oder unregelmäßig gestaltete Aufhellungen mit meist scharfer Begrenzung, die hauptsächlich im Bereich der Zahnwurzeln gelegen sind. Die Diagnose muß durch eine Probeexzision gesichert werden. Differentialdiagnostisch sind Cysten, apikale Granulome, das eosinophile Granulom und echte Tumoren abzugrenzen.

Geschwülste

Geschwülste des Binde- und Stützgewebes

Fibrome der Mundschleimhaut sind im Kindesalter wesentlich seltener als bei Erwachsenen. Sie kommen als breitbasig der Oberfläche aufsitzende oder gestielte rundliche Tumoren mit glatter spiegelnder Oberfläche im Bereich der ganzen Mundschleimhaut vor. Bei mechanischen Läsionen, z. B. Bißverletzungen, kann es zu Ulcerationen kommen.

Symmetrische Fibrome sind symmetrisch angeordnete fibromatöse Überschußbildungen am

* Herrn Prof. Dr. Dr. K. Schuchardt danke ich für die Überlassung von Fällen der Nordwestdeutschen Kieferklinik Hamburg.

Alveolarfortsatz des Ober- und Unterkiefers. Sie kommen am häufigsten im Bereich des Tuber maxillare vor. Bei der *Fibromatosis gingivae* ist der gesamte Gingivalsaum befallen. Beide Formen gehen vielfach mit endokrinen Störungen einher. Möglicherweise handelt es sich um ein Narbenstadium einer chronisch hyperplastischen Gingivitis.

Die sogenannte *Epulis fibromatosa* tritt in Form halbkugeliger oder pilzförmiger Gebilde im Bereich des Gingivalsaumes auf (Abb. 323).

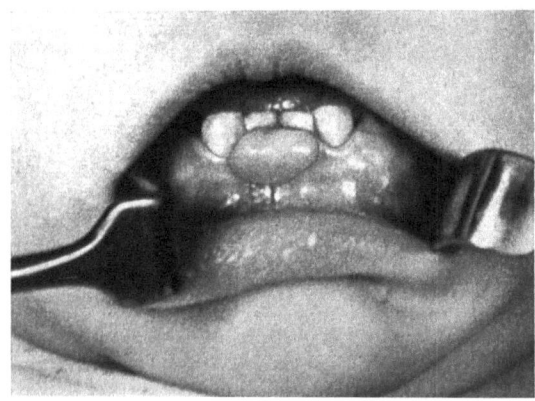

Abb. 323. Epulis fibromatosa an den unteren Schneidezähnen bei einem 2 jährigen Mädchen. Am Zahnfleischsaum gestielter ovaler Tumor mit glatter Oberfläche

Sie ist als ein Narbenstadium der Epulis granulomatosa, einer chronisch entzündlichen Hyperplasie, die von Entzündungen des marginalen Parodontiums ausgeht und ebenfalls von endokrinen Einflüssen abhängig sein kann, aufzufassen.

Die Beseitigung von Schleimhautfibromen geschieht durch Excision der befallenen Schleimhautpartien.

Zentrale Fibrome des Kieferknochens entstehen innerhalb des Knochens. Sie werden klinisch erst manifest, wenn eine gewisse Größe erreicht ist und der Knochen aufgetrieben wird. Die Zähne können dabei verdrängt und gelockert werden. Im Röntgenbild sieht man eine meist scharf begrenzte Aufhellung. Histologisch handelt es sich nicht immer um reine Fibrome; vielfach findet man osteoides Gewebe oder richtige Knochenbälkchen (ossifizierendes Fibrom). Die Übergänge zum Osteom sind fließend. Geht die Geschwulst vom zahnbildenden Gewebe aus, so enthält sie oftmals zement- oder dentinartige Substanz. Auch hier gibt es fließende Übergänge zu den Odontomen.

Differentialdiagnostisch kommen Cysten, Granulome und andere Tumoren in Betracht. Da die zentralen Fibrome bei unvollständiger Entfernung rezidivieren, gelegentlich auch sarkomatös entarten können, ist in den meisten Fällen eine partielle Resektion einer Kieferseite notwendig, wobei im Oberkiefer ein Defekt zur Nasenhöhle entsteht, während im Unterkiefer eine Kontinuitätsdurchtrennung nur selten zu vermeiden ist. Sehr langsam wachsende Tumoren kann man auch zunächst beobachten und den operativen Eingriff gegebenenfalls hinausschieben, bis das Kieferwachstum einen gewissen Abschluß erreicht hat.

Lipome sind in der Mundhöhle seltener als Fibrome, sie unterscheiden sich von diesen durch ihre weichere Konsistenz. Therapeutisch ist die Excision angezeigt.

Chondrome kommen im Unterkiefer und in der Zunge vor, wo sie sich möglicherweise aus Resten des Meckelschen Knorpels entwickeln. Chondrome im Bereich der Gelenkfortsätze leiten sich entweder vom Gelenk- oder vom Epiphysenknorpel ab. Daneben gibt es auch — allerdings seltener — Chondrome im bindegewebig angelegten Oberkiefer. Die vielfach multipel auftretenden Chondrome wölben den Kieferknochen vor und zeigen im Röntgenbild rundliche, scharf begrenzte Aufhellungen der Knochenstruktur. Neben echten Chondromen gibt es im Kieferbereich auch cartilaginäre Exostosen. Bei der Differentialdiagnose der Kieferchondrome sind Cysten und andere Tumoren in Erwägung zu ziehen. Therapeutisch kommt die Ausschälung der gut abgegrenzten Chondromknoten und nur in Ausnahmefällen eine partielle Kieferresektion in Betracht.

Osteome der Kieferknochen sind klinisch oft schwer von zentralen Fibromen und Chondromen zu unterscheiden; sie treiben genau wie diese den Knochen auf und verdrängen die Zähne. Röntgenologisch findet man allerdings bei eburnisierten Osteomen eine massive Verschattung durch Verdichtung der Knochenstruktur. Werden im Bereich eines Osteoms Zahnextraktionen vorgenommen, so kann es von den Extraktionswunden her leicht zu einer Infektion mit Osteomyelitis des wenig abwehrfähigen Tumorgewebes kommen.

Exostosen werden sowohl am Oberkiefer als auch am Unterkiefer gelegentlich beobachtet. Als *Torus palatinus* bezeichnet man eine knöcherne Vorwölbung in der Mitte des harten

Gaumens; möglicherweise handelt es sich um eine Wachstumsstörung bei der Vereinigung der Gaumenfortsätze. Der *Torus mandibulae* ist seltener und kommt meist symmetrisch an der lingualen Seite des Unterkiefers vor.

Bei der Differentialdiagnose des Osteoms ist an alle Knochentumoren mit Hartsubstanzbildung wie Osteofibrome, Odontome und osteoplastische Sarkome zu denken. Daneben sind Verwechslungen mit der fibrösen Osteodysplasie und dem Morbus Paget sowie mit einer sklerosierenden produktiven Osteomyelitis möglich. Als Therapie kommt nur die Resektion des tumortragenden Kieferabschnitts in Frage.

Hämangiome kommen im Bereich der Gingiva, der Lippen-, Wangen- und Gaumenschleimhaut sowie an der Zunge und an den Tonsillen nicht so häufig vor wie im Bereich der Gesichts- und Halshaut. Bei den tiefer reichenden Hämangiomen durchsetzt die Geschwulst oft Wangen, Lippen, Zunge und Mundboden, so daß Haut und Schleimhaut in gleichem Maße befallen sind. Oft ist es schwierig, die genaue Abgrenzung des Tumors in den tiefen Weichteilschichten durch klinische Untersuchung vorzunehmen. Bei der Operation zeigt es sich manchmal, daß die Ausdehnung der Geschwulst in der Tiefe größer ist, als nach dem klinischen Befund zu erwarten war. Neben den Blutschwammtumoren der Weichteile gibt es auch zentrale Hämangiome der Kieferknochen, die sich klinisch durch Auftreibung des Knochens und Lockerung der Zähne bemerkbar machen können; ferner sind Arrosionen der Zahnwurzeln möglich. Nach Zahnextraktionen im Tumorbereich treten gelegentlich bedrohliche Nachblutungen auf.

Differentialdiagnostisch sind Lymphangiome abzugrenzen, bei den zentralen Hämangiomen auch Knochentumoren, Granulome und osteomyelitische Prozesse. Da bei den meisten Hämangiomen das Wachstum bereits im Kleinkindesalter zum Stillstand kommt, kann man sich mit der Therapie im allgemeinen Zeit lassen. Ganz oberflächlich gelegene Naevi flammei können radiologisch angegangen werden. Tiefer reichende Hämangiome sollte man nur bestrahlen, wenn sie sich zunehmend vergrößern. Als Bestrahlungsfolgen treten dann meist Wachstumsstörungen der Kieferknochen auf, so daß nach Abschluß des Wachstums ausgeprägte Gesichtsasymmetrien und Kiefer-

deformitäten zurückbleiben. Umschriebene Hämangiome bis Handtellergröße und Naevi flammei können bereits im Kleinkindesalter mit gutem kosmetischem Erfolg operiert werden. Die operative Beseitigung umfangreicher Hämangiome im Kiefer- und Gesichtsbereich

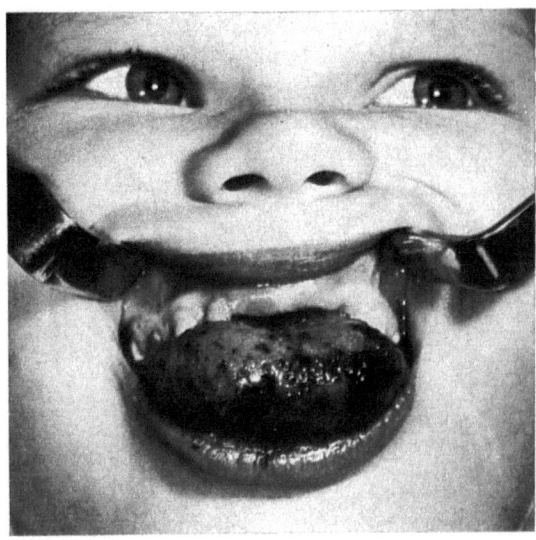

Abb. 324. Lymphangiom der Zunge bei einem 7 jährigen Mädchen

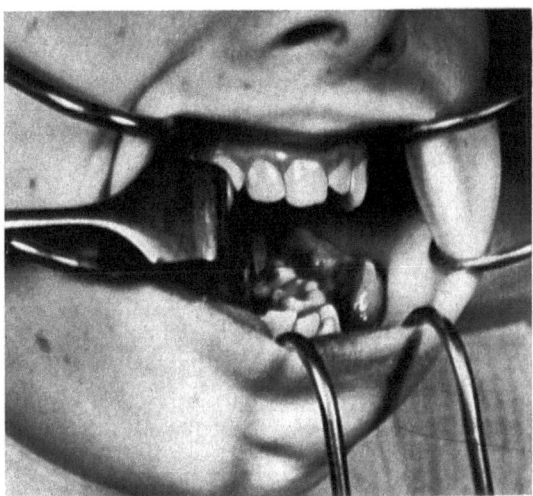

Abb. 325. Riesenzellepulis am Gingivalsaum des linken Unterkiefers bei einem 13 jährigen Mädchen

muß stets mit plastisch-chirurgischen Maßnahmen (Fernlappen, freie Hauttransplantation) kombiniert werden und ist daher erst nach einem gewissen Abschluß des Wachstums, also im allgemeinen erst nach dem 16.—18. Lebensjahr, indiziert. Bei Kavernomen führt gelegentlich eine mehrfach wiederholte Injektion von

33%iger Kochsalzlösung in die kavernösen Bluträume zum Erfolg.

Lymphangiome sind seltener als Hämangiome, sie unterscheiden sich bezüglich Lokalisation im Kiefer-Gesichtsbereich und Therapie nicht wesentlich von den Hämangiomen.

Riesenzellgeschwülste bzw. Riesenzellgranulome kommen im Kieferbereich relativ häufig vor.

Die *Riesenzellepulis* ist eine Geschwulst des Alveolarfortsatzes; sie findet sich in der Nähe der Zähne und sitzt der Gingiva halbkugelig oder pilzförmig, oft auch gestielt auf. Der

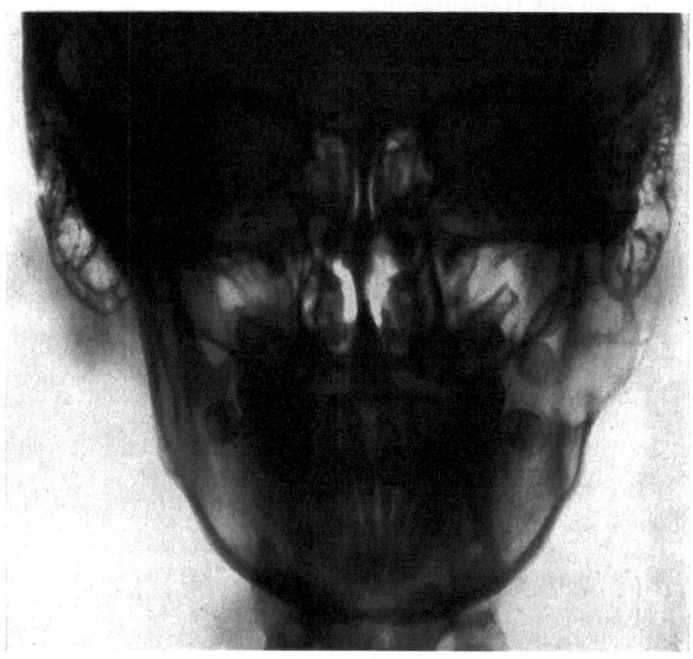

a

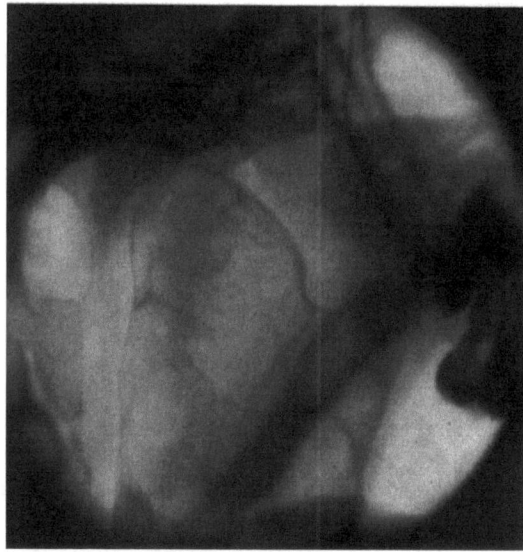

b

Abb. 326a u. b. Zentrale Riesenzellgeschwulst im aufsteigenden Ast des linken Unterkiefers bei einem 14jährigen Mädchen. a Röntgenbild des Schädels. Deutliche Auftreibung des linken aufsteigenden Astes mit Aufhellung der Knochenstruktur. b Röntgenbild des Kiefergelenks. Unförmige Auftreibung des Gelenkfortsatzes durch den Tumor

Tumor zeigt histologisch den Aufbau der braunen Tumoren. Er wird an der Oberfläche von einem normalen Mundschleimhautepithel überzogen und reicht im allgemeinen bis zum Periost, kann aber auch zerstörend in den Kieferknochen eindringen. Wenn fibröse Partien und Knochenbälkchen fehlen, ist die Konsistenz weich. Die Farbe ist dunkelrot, manchmal blaurot. Die Riesenzellepulis findet sich meist labial oder bukkal am Zahnfleischrand und wird bohnen- bis haselnußgroß, manchmal auch größer (Abbildung 325). Sie entsteht am Boden einer Zahnfleischtasche, wo sie entweder von der Wurzelhaut oder vom Periost ausgeht. Oft erstreckt sich die Geschwulst über mehrere benachbarte Zähne, gelegentlich reicht sie auch bis auf die linguale oder palatinale Seite, so daß die Zähne zirkulär eingefaßt werden. Tiefer reichende Tumoren führen zu einem Abbau des Knochens, dabei können die Zähne stark gelockert werden. Ist der Tumor mechanischen Läsionen ausgesetzt, so kommt es zu Ulcerationen. Die Geschwulst, bei der es sich vermutlich nicht um einen echten Tumor, sondern um eine „Granulationsgeschwulst" handelt, wächst langsam, sie neigt manchmal zu spontaner Rückbildung, dabei kann sich ein fibröses Narbenstadium bilden, die sogenannte *Epulis fibromatosa*. Differentialdiagnostisch ist bei der Riesenzellepulis an eine hyperplastische Gingivitis und an andere Tumoren des Alveolarfortsatzes zu denken. Therapeutisch ist die operative Beseitigung angezeigt, wobei die Zähne im Tumorbereich sowie die unter der Geschwulst gelegene Knochensubstanz entfernt werden müssen, wenn es nicht zu einem Rezidiv kommen soll.

Die *Epulis granulomatosa* ist ebenfalls eine Granulationsgeschwulst. Klinisch besteht kaum ein Unterschied gegenüber der Riesenzellepulis. Histologisch handelt es sich um eine entzündliche Hyperplasie, die aus Granulationsgewebe besteht.

Die *zentrale Riesenzellgeschwulst*[1] der Kieferknochen entspricht den braunen Tumoren der Röhrenknochen. Der Unterkiefer wird häufiger befallen als der Oberkiefer. Der Knochen wird durch den Tumor im Inneren zerstört und peripher aufgetrieben; die Zähne können verdrängt und gelockert werden (Abb. 327 u. 328). Bei weitgehender Auflösung des Knochens ist eine Spontanfraktur möglich. Das Röntgenbild zeigt eine meist scharf begrenzte Aufhellung, deren Ränder vielfach gelappt sind (Abb. 326a u. b). Bei der Differentialdiagnostik müssen alle Knochentumoren ohne Hartsubstanzbildung, insbesondere Adamantinome, abgegrenzt werden. Verwechslungen mit Cysten, eosinophilen Granulomen und der Hand-Schüller-Christianschen Erkrankung sind ebenfalls denkbar. Als

[1] Der Ausdruck „zentrale Riesenzellepulis" ist irreführend und sollte vermieden werden, da die Bezeichnung „Epulis" sich auf das Zahnfleisch bezieht.

Abb. 328a u. b. a Zentrale Riesenzellgeschwulst im rechten Oberkiefer bei einem 10jährigen Mädchen. Auftreibung des Kiefers. b Operationspräparat nach partieller Resektion des rechten Oberkiefers. Vorwölbung des Tumors in die Kieferhöhle

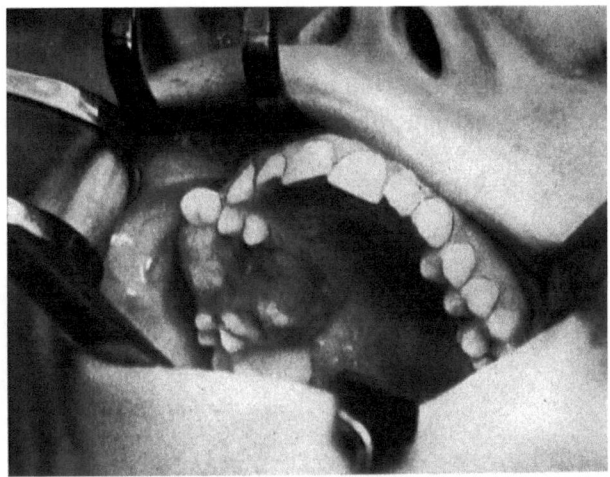

Abb. 327. Zentrale Riesenzellgeschwulst im rechten Oberkiefer bei einem 13jährigen Mädchen. Verdrängung der Zähne durch den Tumor

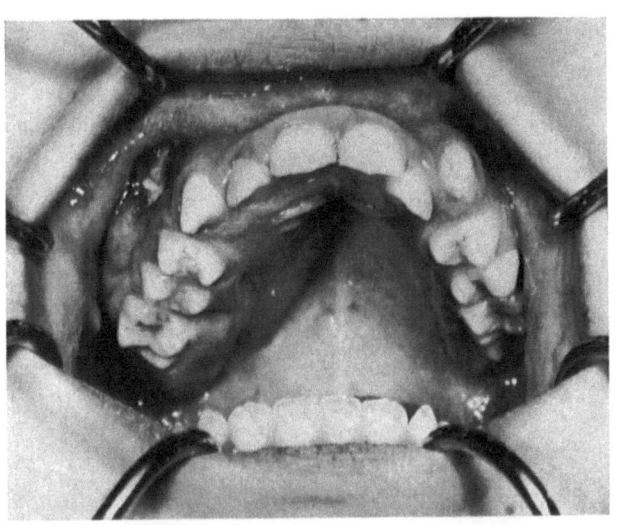

a

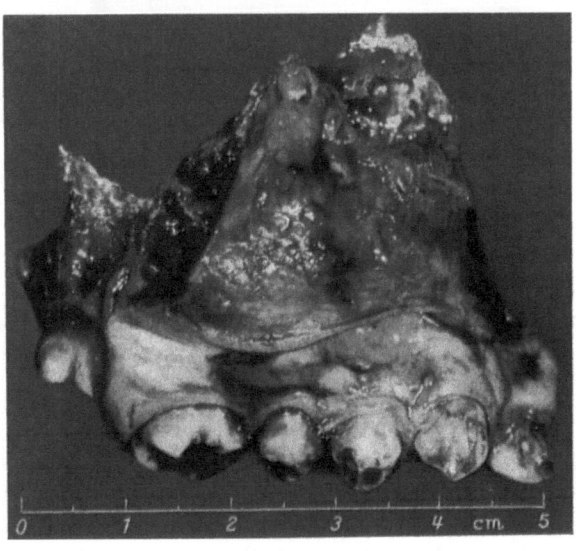

b

34*

Therapie kommt die operative Entfernung des tumortragenden Kieferabschnitts in Frage. Bei ausgedehntem Tumorbefall kann man sich auch zunächst mit einer sorgfältigen Auslöffe-

Riesenzelltumoren sind beschrieben worden. Da andererseits immer die Gefahr einer malignen Entartung besteht, müssen die Patienten laufend im nachgehenden Krankenhilfsdienst kontrolliert werden.

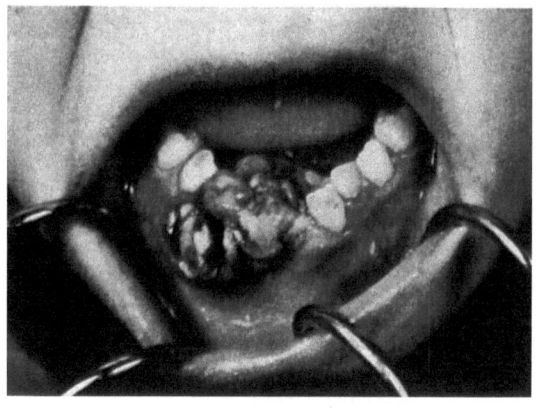 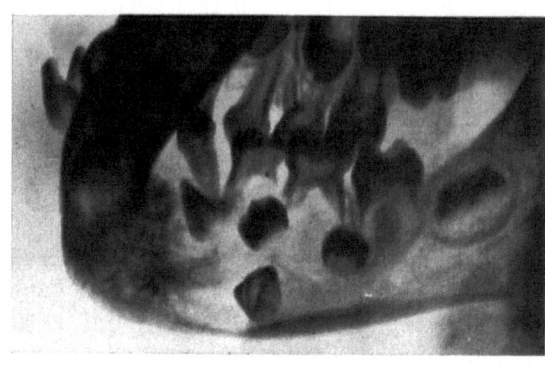

a   b

Abb. 329a u. b. a Retothelsarkom im rechten Unterkiefer bei einem 4 jährigen Mädchen. Ulzerierter zerklüfteter Tumor. b Röntgenbild des rechten Unterkiefers. Unscharf begrenzte Aufhellung der Knochenstruktur. Verdrängung der Zahnkeime durch den Tumor

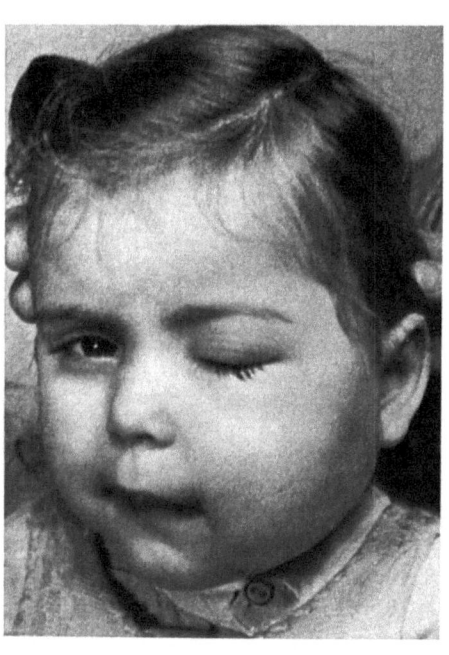 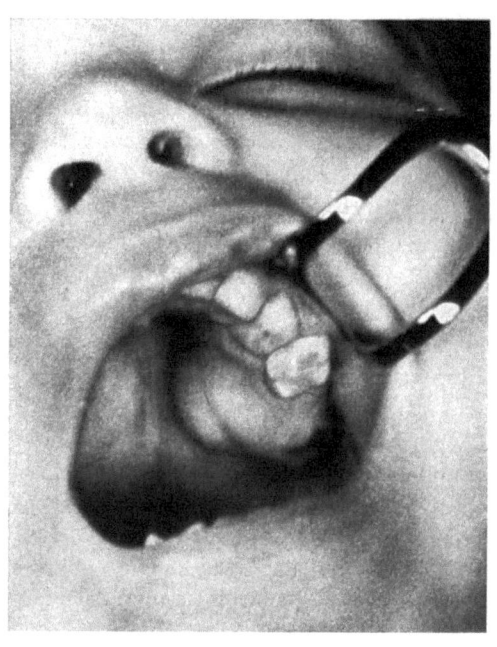

a   b

Abb. 330a u. b. a Entdifferenziertes Sarkom im linken Oberkiefer bei einem 2 jährigen Mädchen, zunächst als Mumps fehldiagnostiziert. b Auftreibung des Oberkiefers durch den Tumor

lung des Geschwulstgewebes ohne Kieferresektion begnügen. In einer Reihe von Fällen kommt es danach zu einer Abheilung, so daß ein verstümmelnder Eingriff vermieden werden kann. Auch Spontanheilungen zentraler

Sarkome sind im Bereich der Mundhöhle, verglichen mit anderen Lokalisationen, relativ selten. Im Kieferknochen kommen hauptsächlich osteoplastische, osteolytische und Ewing-Sarkome vor, während Spindelzellsarkome meist im Bereich des Periostes entstehen. Der von der Geschwulst befallene Knochen wird zerstört, wobei die Zähne gelockert werden. Die Auflösung der Knochensubstanz ist oft von stärkeren Schmerzen begleitet, ferner können erhöhte Temperaturen auftreten, was vielfach Anlaß zu einer Verwechselung mit einer Osteomyelitis oder einer abszedierenden Entzündung gibt. In fortgeschrittenen Stadien kommt es zur Ulzeration der Schleimhaut (Abb. 329a). Die osteolytischen Sarkome zeigen im Röntgenbild eine unscharf begrenzte Aufhellung, während die osteoplastischen Sarkome innerhalb der Aufhellung unregelmäßige Knochenstrukturen erkennen lassen, bei radiärer Anordnung der Tumorbälkchen entsteht ein als „Sonnenstrahleneffekt" bezeichnetes Phänomen. Differentialdiagnostisch müssen neben gutartigen Tumoren hauptsächlich entzündliche Erkrankungen, wie Osteomyelitiden und dentogene chronisch granulierende Entzündungen, abgegrenzt werden. Die Verwechslung eines Sarkoms mit einer entzündlichen Erkrankung, die leider ziemlich häufig vorkommt, ist für den Patienten oft verhängnisvoll, weil die eingeleiteten therapeutischen Maßnahmen, wie Incisionen und Zahnextraktionen, den Mundbakterien den Zutritt zum Tumorgewebe ermöglichen und so zu einer Superinfektion mit völliger Verschleierung des Tumorleidens führen können. Die Therapie des Mundhöhlen- und Kiefersarkoms kann eine operative oder eine strahlentherapeutische sein. Vielfach werden auch beide Behandlungsmöglichkeiten miteinander kombiniert. Gelingt es, dem Patienten das Leben zu retten, so bleibt in jedem Fall ein Defekt zurück. Das Wachstum des Kiefers und des Gesichtes ist darüber hinaus erheblich gestört, so daß hochgradige Asymmetrien und Deformitäten entstehen. Die Defektdeckung kann auf prothetischem Wege vorgenommen werden. Eine operative Wiederherstellung durch Rundstiellappenplastik und Knochentransplantation ist erst nach Abschluß des Wachstums sinnvoll.

Schleimhautgeschwülste

Papillome der Mundschleimhaut kommen bei Kindern nur sehr selten vor; sie sind leicht zu diagnostizieren und können durch Excision beseitigt werden.

Geschwülste des Ductus thyreoglossus werden gelegentlich am Zungengrund im Bereich des Foramen caecum beobachtet. Es handelt sich um dysontogenetische Geschwülste, die sich von Resten des Ductus thyreoglossus ableiten. Histologisch zeigen sie den Aufbau von Adenomen oder Kolloidstrumen, wie sie auch in der

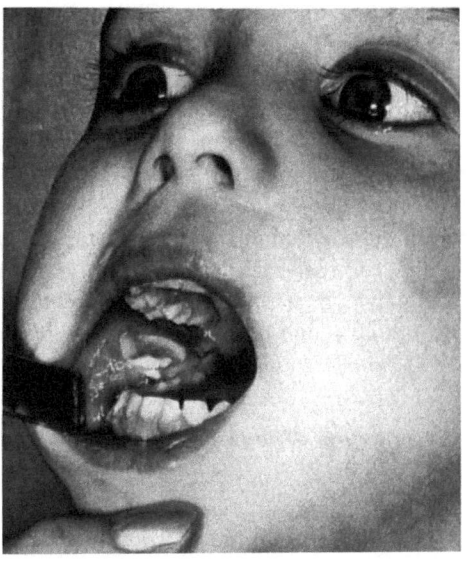

a

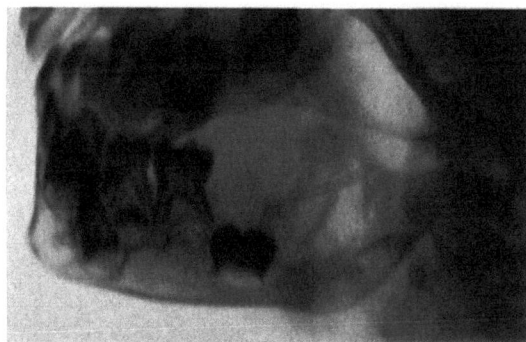

b

Abb. 331a u. b. a Entdifferenziertes Karzinom im rechten Unterkiefer bei einem 3jährigen Mädchen. b Röntgenbild des rechten Unterkiefers. Unscharf begrenzte Aufhellung im aufsteigenden Ast und im Processus muscularis

Schilddrüse vorkommen. Die oft nur erbsengroßen Geschwülste können durch Excision beseitigt werden.

Carcinome der Mundschleimhaut kommen bei Kindern nur ganz vereinzelt vor. Die frühzeitige Ulceration läßt bald den Verdacht einer malignen Geschwulst aufkommen (Abb. 331a). Wird der Kieferknochen befallen, so findet man im Röntgenbild eine unscharf begrenzte Aufhellung der Knochenstruktur (Abb. 331b). Die

Carcinome der Mundhöhle metastasieren zuerst in die submandibulären und submentalen
Lymphknoten und etwas später in die der Vena
jugularis benachbarten Lymphknotengruppen.
Die Therapie besteht in der Radikaloperation
des Tumors, die vielfach durch eine prä- oder
postoperative radiologische Behandlung ergänzt werden muß. Ist der Tumor mit dem
Knochen verbacken, so ist in den meisten Fällen
eine Halbseitenresektion des Ober- bzw. Unterkiefers notwendig. Bei Vergrößerung der regionären Lymphknoten muß zusätzlich eine sogenannte neck dissection, d. h. die Ausräumung
der Hals- und submandibulären Lymphknoten
von der Supraclaviculargrube bis zur Sub-
mandibularloge en bloc erfolgen, wobei die
Vena jugularis und der Musculus sternocleidomastoideus mit reseziert werden.

Geschwülste der zahnbildenden Gewebe

Adamantinome sind dysontogenetische Tumoren des Zahnleistenepithels, die bei Kindern
nur sehr selten vorkommen. In der Weltliteratur sind bisher bei Kindern unter 9 Jahren

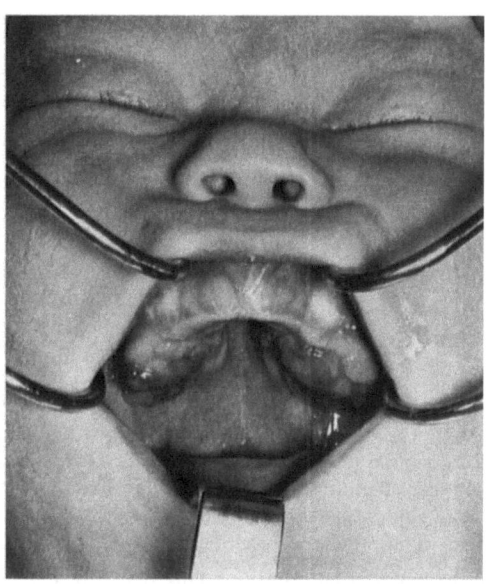

Abb. 332. Weiches Odontom (Ameloblastofibrom) im
Bereich des ganzen Oberkiefers bei einem 5 Monate
alten Säugling. Mächtige Auftreibung des Kiefers
durch den Tumor

31 Fälle beschrieben worden. Histologisch besteht eine gewisse Ähnlichkeit mit den Basaliomen der Haut. Die epithelialen Zellstränge
ahmen die embryonale Anlage des Schmelz-

organs nach. Vielfach bilden sich in den Epithel-
balken cystische Hohlräume, die an follikuläre
Cysten erinnern und auch so groß wie diese
werden können.

Adamantinome entstehen im Kieferknochen, sie wachsen langsam und sind gutartig,
neigen aber zu Rezidiven. Bevorzugte Lokalisationen sind die Kieferwinkelgegend und der
aufsteigende Ast des Unterkiefers; im übrigen
Bereich des Unterkiefers und im Oberkiefer
sind sie seltener. Da der Tumor sehr langsam
wächst, wird er im allgemeinen erst sehr spät,
also meist erst im Erwachsenenalter, bemerkt.
Bei der klinischen Untersuchung findet man
eine Auftreibung des Knochens, evtl. mit Verdrängung und Lockerung der benachbarten
Zähne. Im Unterkiefer können bei größerer
Ausdehnung Spontanfrakturen eintreten. Das
Röntgenbild zeigt eine scharf begrenzte rundliche oder ovale Aufhellung, die manchmal ge-
kammert ist; gelegentlich findet man auch
eine polyzystische Zeichnung. Differentialdiagnostisch sind Adamantinome und Cysten
klinisch und röntgenologisch meist nicht voneinander abzugrenzen, so daß die Diagnose nur
bei der Operation, oft auch erst durch histologische Untersuchung des Operationsmaterials,
gestellt werden kann. Die Therapie besteht in
der Resektion des vom Tumor befallenen
Kieferabschnitts. Im Unterkiefer muß oft der
aufsteigende Ast reseziert werden.

Odontome sind dysontogenetische Geschwülste der Zahnanlage, die sich meist aus epithelialen und mesenchymalen Anteilen zusammensetzen. Sie werden bei Kindern etwas häufiger
beobachtet als Adamantinome.

Das *weiche Odontom (Ameloblastofibrom)*
besteht aus soliden Adamantinomsträngen, die
in ein zellreiches Stroma vom Typ des embryonalen Pulpabindegewebes eingebettet sind.
Hartsubstanzen werden nicht gebildet. Das
Wachstum ist verdrängend, der Kiefer wird
dabei aufgetrieben (Abb. 332). Röntgenologisch
findet man eine scharf begrenzte Aufhellung im
Knochen. Bei der Differentialdiagnose muß an
ein zentrales Fibrom, eine zentrale Riesenzellgeschwulst, evtl. auch an ein Adamantinom gedacht werden. Therapeutisch ist wie bei den
zentralen Fibromen die Resektion des tumortragenden Kieferabschnitts notwendig. In seltenen Fällen kann es zu einer malignen Entartung des bindegewebigen Anteils eines

weichen Odontoms kommen *(ameloblastisches Sarkom)*.

Das *harte Odontom* enthält in wechselnder Zusammensetzung und Anordnung Schmelz, Dentin und Zement. Dazwischen findet sich ein pulpaähnliches Bindegewebe. Der Tumor ist durch eine bindegewebige Kapsel scharf gegen den Knochen abgegrenzt. Die Übergänge von harten Odontomen zu einfachen Zahnmißbildungen sind fließend. Das Wachstum ist begrenzt. Manchmal wird die Schleimhaut wie

Kindern hauptsächlich Mischtumoren vor, während Adenome, Cylindrome, Zystadenolymphome und Mucoepidermoidtumoren im allgemeinen erst im Erwachsenenalter auftreten.

Mischgeschwülste finden sich am häufigsten in der Parotis und in den kleinen Speicheldrüsen des Gaumens, seltener im Bereich der übrigen Speicheldrüsen und ganz selten als zentrale Geschwülste der Kieferknochen. Der Tumor ist im allgemeinen gut abgerundet und glatt. In der Parotis sitzt er meist im ober-

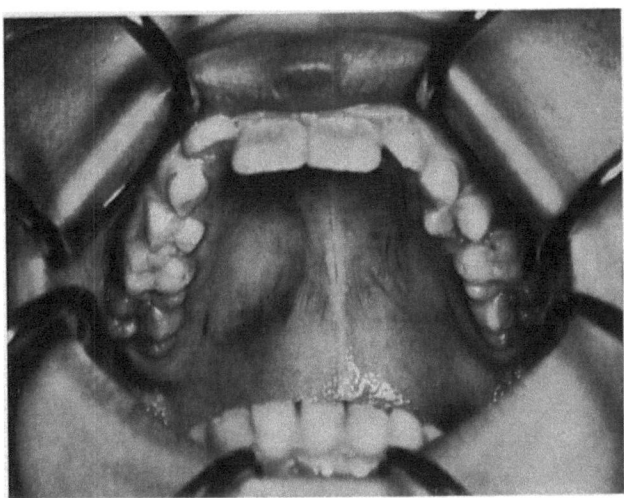

Abb. 333. Mischtumor am rechten Gaumen bei einem 9 jährigen Mädchen. Rundliche Vorwölbung der Gaumenschleimhaut

bei der normalen Dentition durchbrochen. Es kommt dann vielfach zu einer Infektion mit Sequestrierung des Odontoms. Das Röntgenbild zeigt eine scharf begrenzte Verschattung, eine Ähnlichkeit mit verlagerten und mißgebildeten Zähnen ist oft unverkennbar. Als Therapie genügt die Ausschälung des Tumors.

Das *Zementodontom* besteht aus einem zell- und faserreichen Bindegewebe, das zementartige Substanz in Form plumper Bälkchen ablagert. Röntgenologisch sieht man eine rundliche bis ovale scharf begrenzte Aufhellung mit fleckiger Zeichnung. Differentialdiagnostisch ist ein ossifizierendes Fibrom auszuschließen, das meist nicht ganz so scharf abgegrenzt ist. Der Tumor muß radikal mit dem angrenzenden Knochen entfernt werden, sonst besteht die Gefahr eines Rezidivs.

Geschwülste der Speicheldrüsen

Von den Tumoren der großen und kleinen Speicheldrüsen der Mundhöhle kommen bei

flächlichen Anteil der Drüse. Am Gaumen findet man eine halbkugelige Vorwölbung (Abb. 333). Differentialdiagnostisch müssen am Gaumen Fibrome, Riesenzelltumoren und andere Geschwülste, in der Parotis hauptsächlich entzündlich veränderte Lymphknoten und Cysten abgegrenzt werden. Die Diagnose ist nur histologisch zu stellen. Als Therapie kommt bei Gaumentumoren die Excision, bei Parotistumoren die konservative Parotidektomie unter Schonung des Nervus facialis in Frage.

Geschwülste der peripheren Nerven

Neurinome und Neurofibrome sind in der Mundhöhle äußerst selten.

Das granuläre Neurom (Myoblastenmyom, Epulis congenita) besteht aus großen polygonalen Zellen mit kleinen Kernen und hellem Cytoplasma, das eine eosinophile Granulierung aufweist. Die Geschwulst kommt als breitbasiger polypöser Tumor am Alveolarfortsatz, besonders des Oberkiefers, ferner an der Zunge und an den Lippen vor und tritt oft schon bei Neugeborenen auf (Abb. 334). Mädchen werden häufiger befallen als Knaben. Die meisten Autoren leiten die Geschwulst von den peripheren Nerven ab; nach einer anderen Theorie soll sie sich auch aus Skeletmuskulatur entwickeln. Verwechslungen der Geschwulst mit einem Fibrom und einer Epulis sind möglich. Die Diagnose muß durch histologische Untersuchung des excidierten Tumors gesichert werden. Die Behandlung besteht in der Excision der Geschwulst.

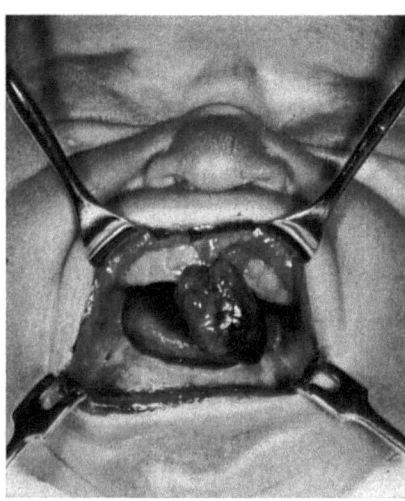

Abb. 334. Granuläres Neurom (Myoblastenmyom, kongenitale Epulis) am Alveolarfortsatz des Oberkiefers bei einem Neugeborenen. Gestielter Tumor mit glatter Oberfläche

Allgemeine Bemerkungen zur Therapie der Geschwülste des Mundhöhlen- und Kieferbereiches

Nach der Beseitigung von Geschwülsten der Kiefer- und der Mundhöhle bleibt in vielen Fällen ein Defekt zurück, der einer plastisch-chirurgischen Versorgung bedarf. Hinzu kommt vielfach noch eine Wachstumsstörung der Kiefer und des Gesichts, die fast jeder größere operative oder strahlentherapeutische Eingriff im Kindes- oder Säuglingsalter mit sich bringt (Abb. 335). Es gilt daher als Regel, daß im Kindesalter von den gutartigen Geschwülsten nur solche beseitigt werden sollen, die ohne Defektsetzung entfernt werden können, wie z. B. Fibrome, Lipome und Papillome der Mundschleimhaut sowie Riesenzellepuliden, oder die wegen eines ständig zunehmenden Wachstums eine Gefahr für den Patienten darstellen. Sehr langsam wachsende Geschwülste

soll man dagegen beobachten und die Behandlung solange wie möglich hinausschieben. Je länger ein Eingriff verschoben werden kann, um so geringer wird die Schädigung durch Beeinträchtigung des Schädel- und Gesichtswachstums sein. Zuwarten kann man z. B. bei den meisten Hämangiomen. Gerade bei diesen nicht so selten vorkommenden Tumoren wird durch zu frühzeitiges Eingreifen — meist handelt es sich um eine radiologische Behandlung — viel Schaden angerichtet.

Bei manchen Kiefertumoren, wie z. B. Odontomen oder Osteomen, kann man auch zunächst Teile des Tumors entfernen und die radikale Beseitigung hinausschieben. Die Patienten müssen in solchen Fällen aber ständig kontrolliert werden, damit bei stärkerem Wachstum der Geschwulst oder beginnender maligner Entartung sofort eingegriffen werden kann. Die Behandlung und Überwachung dieser Patienten ist eine sehr verantwortungsvolle Aufgabe, die einem in der Tumorchirurgie erfahrenen Kieferchirurgen überlassen werden sollte.

Ist ein Eingriff mit Setzung eines größeren Defektes nicht zu vermeiden, was bei malignen Geschwülsten und gutartigen, sich aber ständig vergrößernden Tumoren der Fall ist, so muß man postoperativ mit prothetischen und kieferorthopädischen Mitteln dafür sorgen, daß die resultierenden Wachstumsstörungen sich so wenig wie möglich auswirken können. Resektionshöhlen nach Entfernung einer Oberkieferhälfte neigen zu narbiger Schrumpfung mit Einziehung der Wangenhaut, bei fehlendem Orbitalboden auch zur Verziehung des Bulbus. Durch eine Resektionsprothese, die an den Zähnen des Restgebisses befestigt wird und die mit fortschreitendem Kieferwachstum laufend geändert werden muß, kann die Wachstumshemmung durch die Vernarbung reduziert werden. Nach Resektion einer Unterkieferseite sind Bewegungsübungen des Unterkieferstumpfes notwendig, damit nicht eine Verziehung zur Narbenseite stattfindet.

Die Defektdeckung durch plastisch-chirurgische Maßnahmen ist frühestens im Alter von 16—18 Jahren, besser noch nach vollständigem Abschluß des Gesichts- und Kieferwachstums vorzunehmen. Bei einer Defektplastik im Kindesalter würde der wiederhergestellte Bezirk nicht mitwachsen, so daß im Erwachsenenalter letztlich doch eine Gesichtsasymmetrie und Okklusionsstörungen auftreten würden. Bei der Wiederherstellung wird der Weichteildefekt meist durch Rotationslappen oder gestielte Lappen aus der Umgebung des Defekts verschlossen. Bei ausgedehnten Gewebsdefekten kommt eine Rundstiellappenplastik in

Die Behandlung von Tumoren der Kiefer und der Mundhöhle beinhaltet kieferchirurgische, plastisch-chirurgische und zahnärztliche Probleme. Es ist erstrebenswert, wenn der behandelnde Arzt auf allen drei Gebieten die notwendigen Erfahrungen besitzt, damit operative Besei-

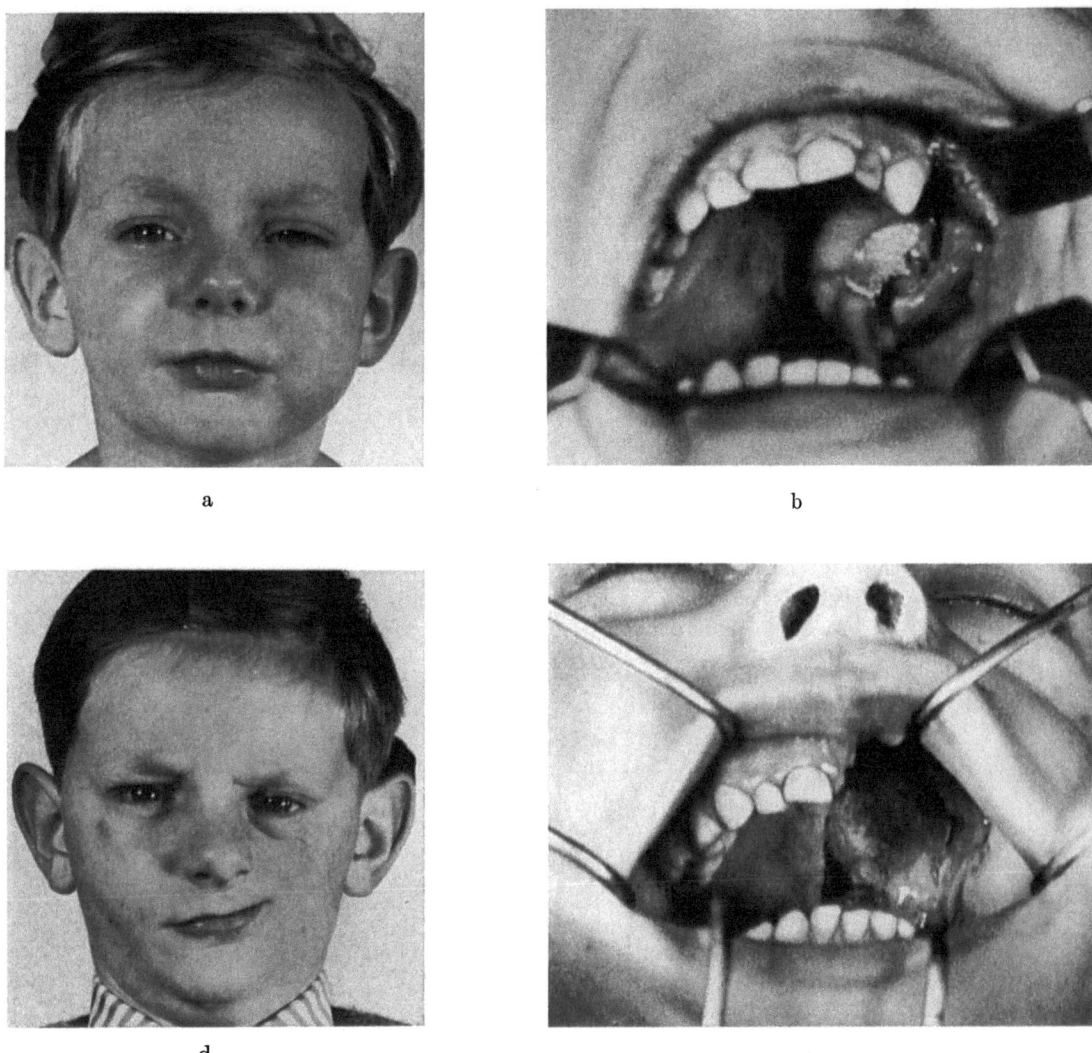

a b

d c

Abb. 335 a—d. Spindelzellsarkom im linken Oberkiefer bei einem 4 jährigen Jungen. a Zustand vor der Operation. b Auftreibung des Kiefers durch den Tumor mit Ulceration der Schleimhaut. c Zustand nach Oberkieferresektion. Resektionshöhle mit Schleimhaut ausgekleidet. d Zustand 6 Jahre nach der Operation. Deutliche Wachstumsstörung im Bereich der linken Gesichtshälfte

Frage. Der fehlende Knochen kann sowohl im Unterkiefer als auch im Oberkiefer durch eine Osteoplastik ersetzt werden. Auf diese Weise lassen sich auch größere Defekte soweit wiederherstellen, daß eine normale Zahnprothese getragen werden kann.

tigung des Tumors, zahnärztlich-prothetische Versorgung und Defektplastik in einer Hand bleiben. Zusätzlich ist oft eine enge Zusammenarbeit mit dem Strahlentherapeuten notwendig, damit bei der Ausrottung der Geschwulst alle Möglichkeiten voll ausgeschöpft werden können.

Literatur[1]

Axhausen, G.: Allgemeine Chirurgie in der Zahn-, Mund -und Kieferheilkunde. München: Hanser 1947.

Häupl, K.: Lehrbuch der Zahnheilkunde. Wien: Urban & Schwarzenberg 1953.

Kranz, P. P.: Klinische Zahnheilkunde und ihre Grenzgebiete. München: Hanser 1946.

Langer, E.: Histopathologie der Tumoren der Kiefer und der Mundhöhle. Stuttgart: Thieme 1958.

Lindemann, A., u. O. Lorenz: Die Geschwülste der Mundhöhle der Kiefer und des Gesichtes. Stuttgart: Wiss. Verlagsgesellschaft 1950.

Mathis, H.: Die gutartigen Gewächse der Mundhöhle. Leipzig: Barth 1953.

_____

[1] Das Literaturverzeichnis enthält lediglich einige Hand- und Lehrbücher. Auf spezielle Literaturangaben mußte im Rahmen dieses Beitrages verzichtet werden. Diesbezüglich wird auf das allgemeine Tumorkapitel verwiesen.

Pichler, H., u. R. Trauner: Mund- und Kieferchirurgie, Bd. II/1. Wien: Urban & Schwarzenberg 1948.

Rehrmann, A.: Die Klinik der Tumoren der Kiefer und der umgebenden Weichteile, in Häupl-Meyer-Schuchardt: Die Zahn-, Mund- und Kieferheilkunde, Bd. III. München Berlin: Urban & Schwarzenberg 1959.

Rotter, W., u. H. Lapp: Pathologische Anatomie des Mundhöhlenbereiches, in Häupl-Meyer-Schuchardt: Die Zahn-, Mund- und Kieferheilkunde, Bd. I. München-Berlin: Urban & Schwarzenberg 1958.

Schuchardt, K.: Fortschritte der Kiefer- und Gesichtschirurgie, Bd. III. Stuttgart: Thieme 1957.

Sharp, G. S., W. K. Bullock, u. J. W. Hazlet: Oral cancer and tumors of the jaws. New York-Toronto-London: McGraw-Hill 1953.

Thoma, K. H., u. H. M. Goldman: Oral Pathology. St. Louis: Mosby 1960.

Ward, G. E., u. J. W. Hendrick: Tumors of the head and neck. Baltimore: Williams & Wilkins 1950

Hautkrankheiten

Allgemeiner Teil

Entwicklungsmorphologie der Haut im Kindesalter

Von **M. Kantner**, Heidelberg

Die Haut als Grenzfläche des Individuums gegen seine Umgebung erfüllt viele und verschiedenartige Aufgaben, die alle eines gemeinsam haben: *sie regeln die Wechselwirkungen des Körpers mit der Außenwelt.*

Der *Epidermis (Oberhaut)* und dem *Corium (Lederhaut)*, welche als *Cutis* zusammengefaßt werden, folgt die meist Fettgewebe enthaltende *Subcutis.* Sie stellt eine Verbindung der Cutis mit den Organen der Tiefe dar. Eine scharfe Trennung zwischen Cutis und Subcutis ist nicht durchführbar.

Die *Epidermis*, aus Ektoderm entstanden, zeigt sich zunächst als einfache Lage niedriger Zellen. Zu Beginn des zweiten Embryonalmonats wird die Decke zweischichtig und bleibt es an den meisten Körperstellen bis zum vierten Monat. An Orten, die besondere Einrichtungen ausbilden (Milchleisten, Haare), entwickeln sich schon früher mehrere Zellagen. Nach dem fünften Embryonalmonat ist die gesamte Hautoberfläche verhornt. Sie ist überzogen von *vernix caseosa*, die sich aus Talgdrüsensekret, abgestoßenen Zellen der Oberhaut und aus Haaren zusammensetzt. Am reichlichsten ist die vernix im Gesicht, in der Mitte des Rückens und in der Leistengegend anzutreffen. Von der Mitte der Schwangerschaft an ist die Epidermis reizempfindlich; da aber Reflexleitungen noch nicht ausgebildet sind, springen Erregungsimpulse auf große Haut- und Muskelgebiete über.

Corium und Subcutis, beide mesenchymaler Abkunft, entstammen teils der Haut-Cutis-Platte der Ursegmente, teils den parietalen Seitenplatten. Die segmentale Anordnung der Mesenchymmassen aus den Ursegmenten geht bald verloren, da benachbarte Dermatome miteinander verschmelzen. Jedoch läßt sich auch noch beim Erwachsenen die ursprünglich segmentale Anordnung in der Ausbreitungsform

sensibler Hautareale am Rumpf deutlich erkennen. Die ersten *collagenen Fasern* treten im dritten Embryonalmonat, die ersten *elastischen* im siebenten bis achten Monat auf. Die Fasern ordnen sich zu parallelen Bündeln, welche ringförmig um Rumpf und Extremitäten verlaufen. Die Hautleisten, welche an der vola manus und der planta pedis eine besondere Rolle spielen, entwickeln sich an den Tastballen als epidermale längsgestellte Einsenkungen in die Cutis. Die Oberfläche der Epidermis ist zunächst glatt; erst im fünften Embryonalmonat treten, den Cutisleisten entsprechend, an der Oberfläche *Epidermisleisten* auf. Diese Leisten besitzen bereits das gleiche Muster wie die des Erwachsenen. In der zweiten Hälfte des Embryonallebens sind sie fertig ausgebildet.

Die *Dicke der Haut* wechselt je nach Körperregion. Besondere Dicke weisen die Hohlhand und die Fußsohle auf; dort ist die Epidermis stark ausgeprägt. Rücken- und Gesäßhaut verdanken ihre Stärke dem ausgedehnten Corium. Weniger beanspruchte Stellen, wie die Haut der Beugeseiten der Extremitäten, die Bauchhaut, die Gesichtshaut (Augenlid!) sind im ganzen dünner und schwächer verhornt. Ein Vergleich verschiedener Altersstufen (Horstmann 1957) ergibt aufsteigend eine geringe Dickenzunahme der Epidermis. Die höchsten Werte wurden an 5—6jährigen Kindern gemessen. Die Cutis ist bei ihnen verhältnismäßig dünn. Nur bis zu diesem Alter läßt sich eine Proportionalität von Epithel- und Cutisausmaßen nachweisen. Die angegebenen Epithelmasse schwanken zwischen 30 μ und 4 mm.

Die Oberfläche der Haut ist von Furchen durchzogen, welche eine *Felderung* hervorrufen. In den Furchen stehen die Haare. An unbehaarten Stellen werden niedrige Leisten von parallelen Furchen begrenzt; auf den Leisten münden die Schweißdrüsen. Die sog. *Felderhaut* bedeckt den größten Teil der Körperoberfläche, die *Leistenhaut* nur wenige unbehaarte Stellen (Abb. 336).

Die Unterseite des Epithels stellt ein schwammähnliches buchtenreiches Gefüge dar, in welches der verschiedengestaltige *Papillarkörper* des Coriums eingepaßt ist. Die Formunterschiede stehen in enger Beziehung zur örtlichen mechanischen Beanspruchung der Haut (HORSTMANN 1957).

Die nächste Schicht, das *stratum granulosum* umfaßt bis zu fünf Lagen abgeplatteter Zellen, welche bereits Anzeichen der Degeneration aufweisen. Ihren Namen hat die Schicht von den gut färbbaren Ceratohyalinkörnchen des Zelleibes. In dem daraufliegenden *stratum lucidum* sind Cytoplasma- und Kernreste in eine stark lichtbrechende homogene Masse umgewandelt. Das plastische Lucidum stellt möglicherweise eine Verschiebeschicht zwischen dem weichen Germinativum und dem starren

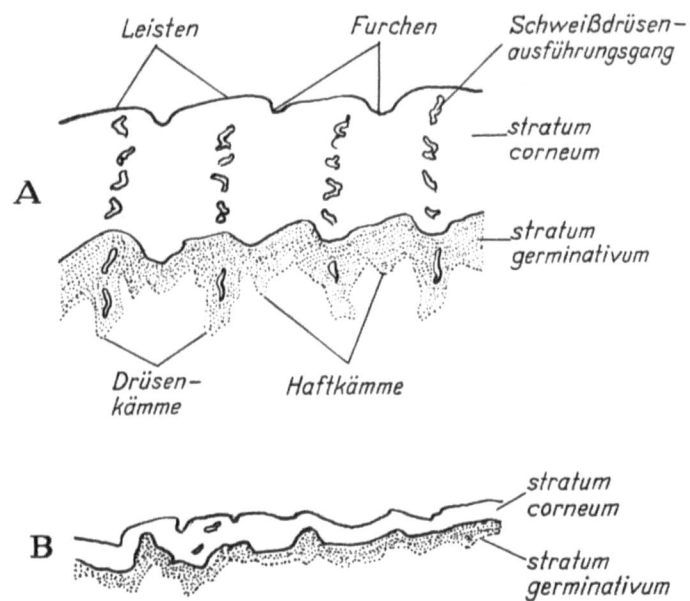

Abb. 336. Vergleich von Leistenhaut (A) und Felderhaut (B) (n. O. BUCHER)

Die Schichtung der Epidermis ist am weitesten bei der stark verhornten Haut differenziert. Die unterste Schicht, das *stratum basale* oder *cylindricum* ist mit Wurzelfüßchen im bindgewebigen Faserfilz der Basalmembran verhaftet. Neben der kräftigen Verankerung bietet diese Anordnung eine größere Berührungsfläche mit den Gefäßen des Bindegewebes. Auf die Basalschicht folgen mehrere Lagen polyedrischer Zellen, die durch Intercellularbrücken miteinander verbunden sind. Ihr stacheliges Aussehen im fixierten Präparat hat der Schicht den Namen *stratum spinosum* eingetragen. In beiden Schichten können sich die Zellen teilen und Ersatz für die abgeschilferten Lagen der Oberfläche liefern. Mitosen verteilen sich nicht gleichmäßig auf den Tag; die meisten laufen zwischen Mitternacht und morgens vier Uhr ab, so daß ein am Tage entnommenes Gewebe Mitosearmut vortäuscht.

stratum corneum dar. Dieses wechselt örtlich in seiner Dicke wie das gesamte Epithel. Während des Verhornungsprozesses sterben die Zellen ab; der pyknotische Kern verschwindet, die kernnahen, hohl gewordenen Bezirke enthalten Fetteinschlüsse und andere, bröckelige Einlagerungen, im Inneren der Schüppchen sind kleine Gerinnsel (Abb. 337). Die abschilfernden Hornschichten werden mit 6 bis 14 g pro Tag angegeben. Eine stärkere Schuppung zeigt normalerweise die Kopfhaut. Der physiologische Ablauf der Verhornung ist an das Vitamin A gebunden. Bei Vitaminmangel tritt Hyperceratose auf. Das Ausmaß der Verhornung hängt von inneren und äußeren Faktoren ab, ebenso wie die Geschwindigkeit des Bausteinwechsels. Man rechnet im Durchschnitt mit einem Zeitraum von 30 Tagen, bis eine Zelle aus der oberen Lage der Keimschicht die Oberfläche der Hornschicht erreicht. Die

Verhornung erhöht wesentlich die Schutzwirkung des Plattenepithels. Das Corneum erlaubt eine geringe Permeabilität, genügt aber andrerseits, um das Austrocknen des darunterliegenden Gewebes zu verhindern.

Die *Hautfarbe* rührt vor allem von *Melanineinlagerungen* in die Basalschicht her; bei farbigen Rassen läßt sich in allen Schichten der Epidermis Pigment nachweisen. In der Lederhaut liegen einzelne pigmentierte Bindegewebszellen; diese sind an dunkler getönten Hautstellen vermehrt.

stellen elastische Netze wieder her. Beim Einstechen einer runden Nadel in die Haut entsteht kein rundes Loch, sondern ein Spalt und zwar in Richtung der geringsten Dehnbarkeit der Haut. Dem Corium schließt sich die Subcutis als lockeres, lamellär gebautes Bindegewebe an. Nicht selten wird das eingelagerte Fettgewebe durch Septen in druckelastische Kammern abgeteilt, so an der Ferse und in der Gesäßgegend.

Der Schichtung der Haut entspricht ein stufenförmiger Aufbau der Gefäße. An der

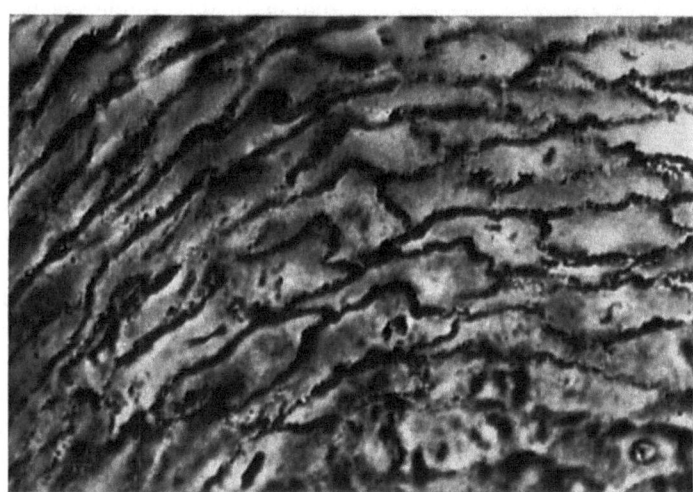

Abb. 337. Hornschuppen des stratum corneum. Goldner-Färbung, Obj. 40 ×

Pigment tritt im vierten Embryonalmonat in der Matrix der Haare auf, in der übrigen Epidermis erst nach der Geburt. Im Bindegewebe der Haut findet man um die Mitte der Embryonalzeit in einzelnen Zellen Pigment.

Außer dem *Pigment* spielen für die Hautfarbe der *Carotingehalt* der Epidermis, ihre Dicke, das Verhalten der Coriumgefäße sowie die Beschaffenheit des Blutes eine Rolle.

An die Epidermis grenzt das weiche, feinfaserige *stratum papillare* des Coriums. Es ist reich an Blutcapillaren, die aus einem subepithelialen Gefäßnetz entspringen. Die Capillaren bilden Schlingen in den Papillen und ernähren die Epidermis, welche selbst gefäßlos ist. Darunter breitet sich das derbe, grobfaserige *stratum reticulare* aus. Seinen kräftigen, sich vielfach durchflechtenden Kollagenfaserbündeln sind in erster Linie die mechanischen Eigenschaften der Haut zuzuschreiben. Wird die Haut gedehnt, dann strecken sich die gewellten Kollagenfaserbündel, die Ausgangslage

Corium-Subcutisgrenze, in der Gefäßdrüsenschicht, liegt ein weitmaschiges *Gefäßnetz* von Venen und Arterien. Dieses verbindet sich mit einem engmaschigen *subpapillären Netz*. Von ihm aus ziehen capilläre Schlingen in den *Papillarkörper*. Der venöse Teil des oberflächlichen engmaschigen Netzes gilt als „Kühler" des menschlichen Körpers (PETERSEN 1935); man nennt ihn auch das venöse Hauptnetz. Im Dienste der Wärmeregulation sollen ferner die an den Akren vorkommenden arteriovenösen Anastomosen stehen. Ihr Zustrom kommt aus den Arterien, welche die Papillen versorgen, Kurzschlüsse werden durch Verbindungen zum venösen Hauptnetz hergestellt. Unter dem genannten und in der Subcutis liegen Lymphgefäße, in den Papillen sind sie nicht anzutreffen.

Die Innervation der Haut erfährt am Ende des Beitrages eine gesonderte Betrachtung.

Haare. Die Haare treten bereits am Ende des dritten oder Anfang des vierten Embryonalmonats als Lanugohaare in der Augenbraue auf. Im siebenten Monat besitzt der Keimling ein zusammenhängendes *Wollhaarkleid*, welches bis zum neunten Monat weiterwächst; von diesem Zeitpunkt an beginnen die Haare wieder auszufallen. Wenn der Mensch geboren

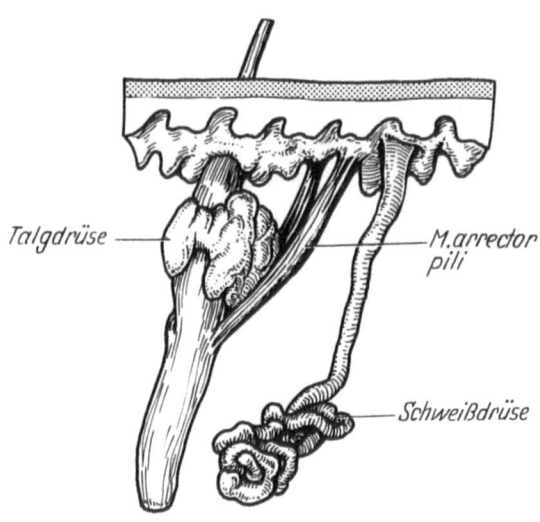

Abb. 338. Plastische Rekonstruktion eines Haarbalges (n. BENNINGHOFF)

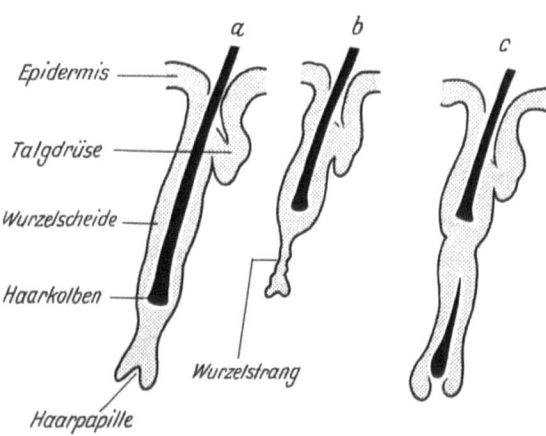

Abb. 339. Schema des Haarwechsels. *a* = Kolbenhaar, *b* = Ausbildung des Wurzelstrangs, *c* = Bildung eines neuen Papillenhaares

wird, ist der *Haarwechsel* bereits im Gange. Die neugebildeten Haare, im Gegensatz zu den „primitiven" als „Sekundärhaare" bezeichnet, besitzen mancherorts die Merkmale von Wollhaaren, so im Gesicht, am Hals und Rumpf und in der Ellenbeuge und der Kniekehle. Hingegen entstehen an Augenbrauen, Augenwimpern und auf der Haut des Schädeldaches längere, stärkere Haare, die zusammen mit den

erhaltenen Wollhaaren das *Kinderhaar* oder „erstes Terminalhaar" darstellen. Während der Pubertät treten stärker gefärbte Haare in der Schamgegend und in der Achselhöhle auf, beim männlichen Geschlecht auch am Rumpf und im Gesicht. Man nennt sie *mittleres Haarkleid* oder „zweites Terminalhaar". Die Ausbildung der Terminalhaare steht in enger Beziehung zur Tätigkeit endokriner Drüsen, insbesondere der Keimdrüsen.

Feingeweblich beginnt die Haarentwicklung mit einer Wucherung von Epidermiszellen, den *Haarkeimen*. Diese wachsen als *Haarzapfen* schräg in das Bindegewebe ein. Unter ihnen bilden sich die *Haarpapillen* aus, die dann ihrerseits von den *Haarzwiebeln* glockenartig umfaßt werden. Noch ehe dies geschieht, treten an einer Seite der Haaranlage zwei Epithelhöcker auf, die Anlagen der Talgdrüse und des M. erector pili. Später kommt eine dritte Verdickung, die Anlage von apokrinen Drüsen, an manchen Stellen hinzu. Im Inneren des Haarzapfens bildet sich ein Haarkegel, die Zellen seiner Umgebung werden zu *Wurzelscheiden*. Über dem Haarkegel erfahren die Zellen eine Verhornung, das Haar wächst in einen mit der Hautoberfläche parallel verlaufenden Kanal und durchbohrt schließlich die Epidermis. Die Farbe der Haare ist durch Einlagerung körnigen Pigments sowie durch unterschiedlichen Luftgehalt bedingt. An den bindegewebigen Haarbälgen inserieren die glatten Mm. arrectores pilorum (Abb. 338). Bei ihrer Kontraktion wird ein Druck auf die anliegenden Talgdrüsen ausgeübt. Die Muskeln fehlen an den Augenwimpern und Augenbrauen, den Vibrissae des Naseneingangs und an den Gesichtshaaren.

Jedes Haar hat nur begrenzte Lebensdauer, die von der Tätigkeit der Matrixzellen abhängt. Augenwimpern leben drei bis fünf Monate, Kopfhaare drei bis fünf Jahre. Wenn die Tätigkeit der Matrixzellen sistiert, löst sich das nicht weiterwachsende Haar von der Papille ab (Abb. 339), die Haarzwiebel verschmächtigt sich zu einer kolbenartigen Anschwellung und zwischen Kolben und Papille bildet sich ein Strang aus. Dieser *Wurzelstrang* verkürzt sich und läßt damit die Haarpapille gleich dem Kolbenhaar aufwärts rücken. Auf der alten oder einer neuen Papille entsteht dann ein *Ersatzhaar*. Diese schiebt das alte Haar bis zum Ausfallen vor sich her. Neue Haare bilden sich in späteren Jahren nur, wenn Haarpapillen vorhanden sind, also nicht mehr aus der Epidermis. Die verschiedene Stellung der Haare führt zu Wirbeln und Haarströmen, deren Ausbildung möglicherweise mit der Wachstumsrichtung von

Hautstellen zusammenhängt; zur Hautspaltbarkeit bestehen keine Beziehungen. Neben ihrer Aufgabe als Mittel des Wärmeschutzes sind die Haare Teile von Receptoren (s. d.!).

Nägel. Ein weiteres Organ, das durch Verhornung der Oberfläche entsteht, ist der Nagel. Die *primären Nagelfelder*, als verdickte Epidermisbezirke über den Endphalangen in der zweiten Hälfte des dritten Embryonalmonats entstanden, wachsen langsamer als ihre Umgebung und werden hinten und seitlich von der

ihrer Tonofibrillen lassen sich drei Schichten erkennen, eine oberflächliche und eine tiefe Längsfaserschicht sowie eine mittlere Querfaserschicht; diese Anordnung entspricht dem Konstruktionsprinzip des Sperrholzes. Die rötliche Färbung des Nagels wird durch Capillarschlingen in den Bindegewebsleisten des Nagelbettes hervorgerufen. Dank ihrer Konsistenz, ihrer Lage und bindegewebigen Verankerung am Periost schützen sie die Endphalangen und stellen ein Widerlager der Tastballen dar.

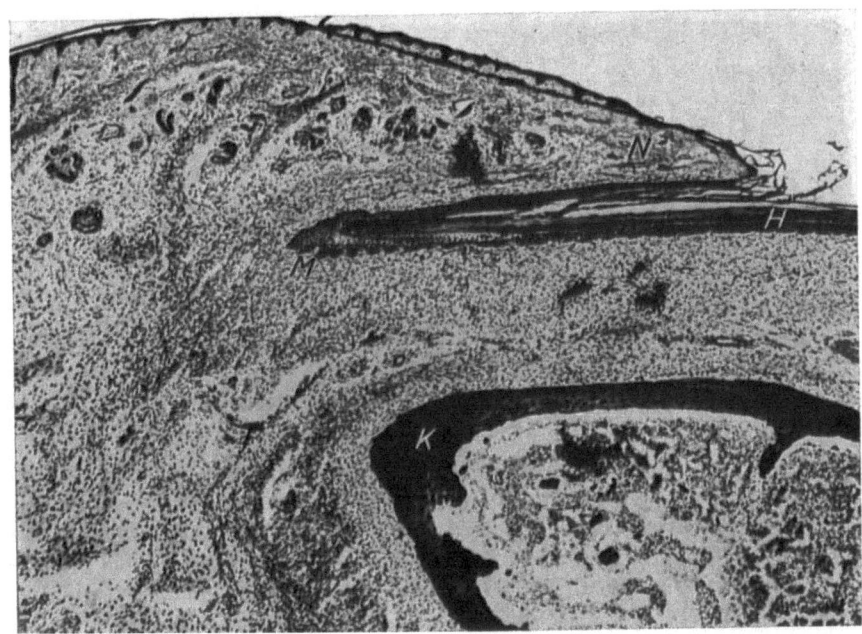

Abb. 340. Fingerendglied eines Neugeborenen. Hämatox.-Eos., Übersicht. *K* = Knochen der Endphalanx, *M* = Matrix, *H* = Hornplatte, *N* = Nagelwall

Haut wallartig überwuchert. Zunächst verdickt sich das Nagelfeldepithel zu einem Vornagel mit einer Hornlamelle. Der endgültige Nagel entsteht durch eine Einwucherung des Nagelfeldepithels (Wurzelblatt) unter den hinteren *Nagelwall*. Dort entsteht die *Nageltasche*, die sich nach allen Seiten hin fortsetzt. In ihrer Tiefe liegt die *Matrix*, welche vorne durch die *Lunula* begrenzt wird. Anfang des fünften Monats verhornt das Epithel des Wurzelblattes. Bis zum siebenten Monat ist die Nagelplatte von einer dünnen Epidermis überzogen, die darauf bis auf einen schmalen Saum am Wallrand abgestoßen wird. Zugleich beginnt die Nagelplatte über ihre Unterlage vorzuragen, ihr überstehender Randteil stößt sich nach der Geburt ab (Abb. 340). Die Substanz der Nagelplatte besteht aus polygonalen kernhaltigen Epithelschüppchen; nach dem Verlauf

Schweißdrüsen. Die ekkrinen Schweißdrüsen (glandulae sudoriferae minores, Abb. 341, 342) entstehen aus der Epidermis von haarlosen und behaarten Hautstellen. Sie entwickeln sich zuerst an unbehaarten Stellen von den Leisten der Epidermisunterfläche aus. An der behaarten Haut gruppieren sie sich um eine Haaranlage herum. Später wuchern solide Sprossen ins Bindegewebe und rollen sich knäuelförmig auf. Das selten zu beobachtende Fehlen von Schweißdrüsen ist keine alleinstehende Erscheinung; vielmehr geht es mit einer Aplasie der Talgdrüsen einher sowie mit Lanugobehaarung am ganzen Körper und mit Störungen der Zahnbildung. Im siebenten Embryonalmonat erhalten die Sprossen eine Lichtung. Die tubulösen unverzweigten Epithelschläuche sind mit unterschiedlicher individueller und lokaler Häufigkeit an der ganzen

Körperoberfläche anzutreffen; Ausnahmen bilden das Lippenrot und das innere Blatt des Präputiums. Am dichtesten stehen sie an Handteller und Fußsohle. An der Oberfläche

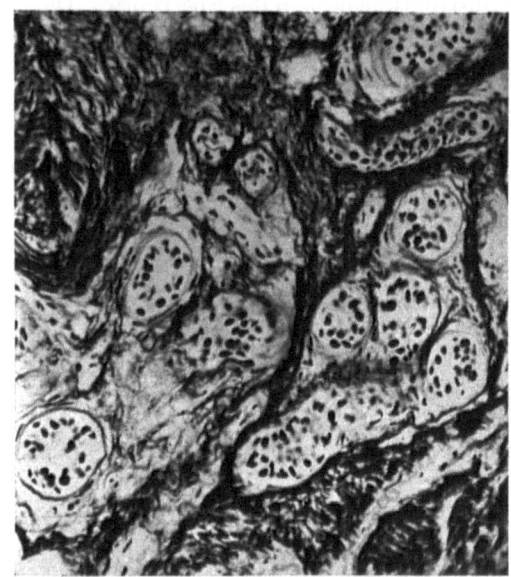

Abb. 341. Endstück einer Schweißdrüse eines Neugeborenen. Goldner-Färbung, Obj. 15x

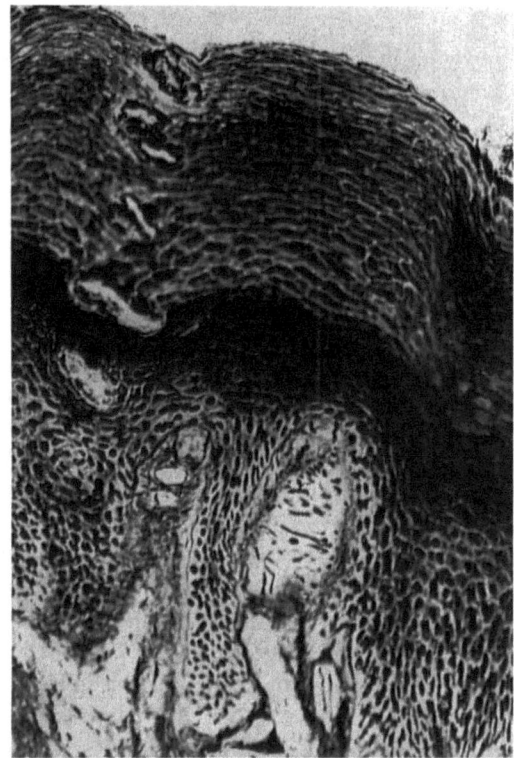

Abb. 342. Längsschnitt durch die Fingerbeere eines Neugeborenen. Färb. u. Vergr. wie Abb. 341. Rechts Schweißdrüsengang, links intrapapilläres Körperchen

des zweischichtigen Schlauchepithels der Gänge schützt eine fibrilläre Plasmaverdickung vor der mazerierenden Wirkung des Schweißes. Im Corneum, das von korkzieherartigen Windungen durchbrochen ist, fehlt dem Ausführungsgang eine eigene Wandung. Die einschichtigen Endstücke sind von Myoepithelzellen in steilen Spiralen umgeben. Die Leistung der Schweißdrüsen ist vorwiegend in der Wärmeregulation und in der Ausscheidung zu sehen (vgl. S. 548).

Talgdrüsen. Die holokrinen Talgdrüsen (glandulae sebaceae) sind meist Anhangsgebilde der Haare (Abb. 343). Zuerst besitzt die Talgdrüsenanlage Kolbenform, dann sprossen aus dem ersten weitere Kolben aus. Ihre Zellen lagern Fetttropfen ein, ein Vorgang, den man als *Vertalgung* bezeichnet. Die Zellen der Peripherie bleiben unvertalgt und dienen dem Nachschub. Mancherorts entwickeln sich Talgdrüsen unabhängig von Haaren aus Epithelzapfen, so im oberen Augenlid, im Lippenrot, am Naseneingang, in der Saumgegend der Wange, in der Haut der Brustwarze, in den äußeren Genitalien und in der pars analis recti. Die freien Talgdrüsen entstehen später als die haargebundenen, vielfach erst nach der Geburt. Sie fehlen überhaupt an der Leistenhaut der palma manus und der planta pedis. Diese Regionen werden bei längerem Aufenthalt in Wasser leicht durchweicht, während in den obengenannten Gegenden die Wasserdurchlässigkeit herabgesetzt ist; denn das Sekret überzieht nicht nur die Haut mit einem dünnen Fettfilm, sondern durchtränkt auch die obersten Schichten der Epidermis. Im einzelnen wird bei der Sekretbereitung der Zellkern allmählich aufgelöst, ebenso wandelt sich das Cytoplasma in Sekret um. Die Zelle ist also nur einer einmaligen Absonderung fähig. Bei Kindern sind die Talgdrüsen kleiner als bei Erwachsenen, die Steuerung ihrer Aktivität geschieht durch Sexual- und Nebennierenhormone (STRAUSS u. POCHI 1963).

Duftdrüsen. Die apokrinen Duftdrüsen (glandulae sudoriferae maiores) entstehen immer als Anhangsgebilde der Haaranlagen. Es entwickelt sich ein langer Schlauch mit kolbig verdicktem Ende von einem Orte oberhalb der Talgdrüsenanlage aus. Er zeigt bereits am Ende des fünften Monats eine Lichtung. Zwar ist der Entwicklungsvorgang erst nach der Geburt beendet, doch nimmt CLARA (1949) eine mögliche Tätigkeit der Drüsen schon in den letzten Embryonalmonaten an. Andere, so BUCHER (1965), nehmen die Pubertät als Zeitpunkt der beginnenden Sekretion. Hierbei wird ein Teil des Zelleibes, der in das Lumen

burt wird der Boden des Drüsenfeldes bis in die Ebene der Brustoberfläche gehoben. Später erhebt sich das Feld zur Brustwarze an. Bei Hemmung dieses Vorganges entsteht eine Hohlwarze. Vom Warzenhof aus wachsen im

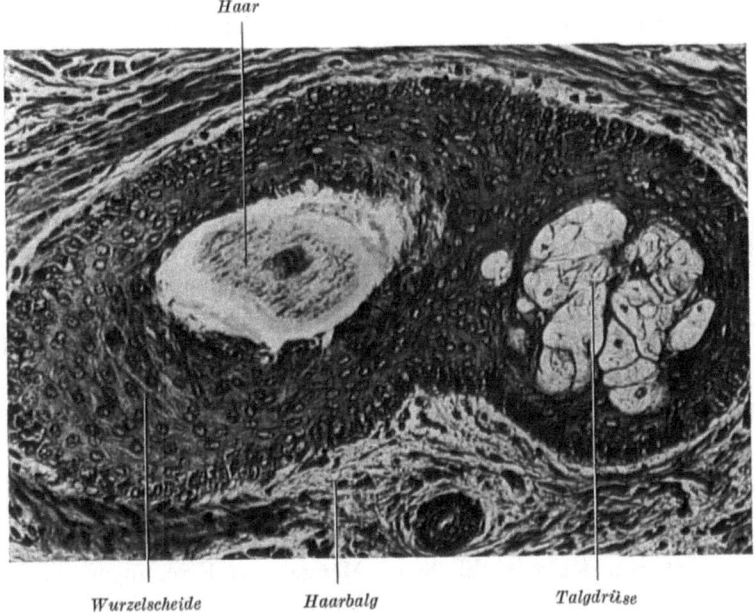

Haar

Wurzelscheide   *Haarbalg*   *Talgdrüse*

Abb. 343. Querschnitt durch Haar und Talgdrüse eines Jugendlichen. Färb. wie Abb. 341. Übersicht

ragt, abgestoßen. Das Vorkommen der Duftdrüsen beschränkt sich auf Augenlid, Achselhöhle, Brustwarze, Bauchhaut unterhalb des Nabels, Genital- und Aftergegend. Überall, wo diese Drüsen vorhanden sind, findet man auch Schichten von glatten Hautmuskeln.

Milchdrüse. Die apokrine Milchdrüse entsteht aus einem verdickten Epithelstreifen, der im zweiten Monat zur Milchleiste wird; diese liegt zwischen den Abgangsstellen der oberen und unteren Extremität. Im dritten Monat reduzieren sich die Anlagen im Brustabschnitt auf eine einzige, die übrige Milchleiste verschwindet. Eine linsenförmige Verdickung, der Milchhügel, senkt sich ins Mesenchym ein und wächst zapfenförmig in die Tiefe, umgeben von einem blutgefäßreichen Mesenchymwall. Aus dem Zapfen sprossen keulenartige Fortsätze, die sich verzweigen, an der Oberfläche entsteht eine Eindellung (Abb. 344). Aus den Enden werden die Läppchen der Milchdrüse. Die abführenden Wege erhalten im siebenten bis achten Monat ihre Lichtung. Die Zellen im Inneren der Anlage verhornen und fallen aus; gleichzeitig brechen die Lichtungen der Drüsensprossen nach oben durch. Zur Zeit der Ge-

fünften bis sechsten Embryonalmonat Epithelsprossen ins Bindegewebe und liefern Haare, Talg- und Duftdrüsen. Die *glandulae areolares*, apokrine Drüsen im zentralen Feld gelegen, sind zur Zeit der Geburt fähig zu sezernieren. Bei Neugeborenen beider Geschlechter sind die Milchdrüsen gleich ausgebildet. Die Mamille ist

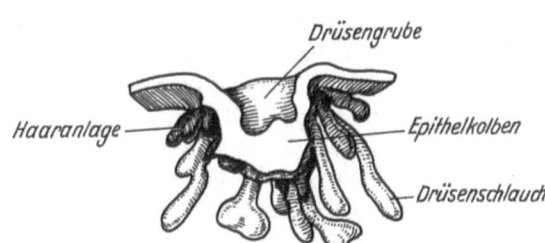

Drüsengrube

Haaranlage   *Epithelkolben*

Drüsenschlauch

Abb. 344. Modell der Milchdrüsenanlage eines 13,5 cm langen weiblichen Keimlings (n. SPULER)

abgeplattet, die ausführenden Gänge sind zunächst eng und erweitern sich dann zu den *sinus lactiferi*. Bei der Hyperämie der Milchdrüse kann es zu Blutaustritten kommen. Mit der starken Blutfülle hängt es auch zusammen, daß bald nach der Geburt die Produktion von „*Hexenmilch*" einsetzt. Die Entwicklung der Milchdrüse während der ersten Kinderjahre

35*

kennzeichnet sich durch eine weitere Verzweigung des Drüsenparenchyms. Bei Knaben kommt sie in der Pubertät zum Stillstand. Bei Mädchen wölbt sich zwischen neun und elf Jahren der Warzenhof mit der Brustwarze leicht vor. Unter weiterem Wachstum des Drüsenkörpers und Ausbildung von Fettgewebe sitzt der Warzenhof zunächst der kugeligen Brust kuppelförmig auf. Später wird der Hof in die Wölbung der Brust mit einbezogen. Wenn die Reife erreicht ist, erscheint die Brustwarze als knopfartige Vorragung auf dem flachen Warzenhof. Die volle Entwicklung der Brustdrüse tritt erst während der Schwangerschaft ein.

Überzählige Brustwarzen können bei beiden Geschlechtern vorkommen. Vereinzelt findet man sie auch an Körperstellen, die keine Beziehung zur Milchleiste haben.

Die Haut als Sinnesorgan

Die Tätigkeiten der Haut als des größten und ausgedehntesten Organs des menschlichen Körpers hatten wir anfangs auf den Nenner gebracht: sie regeln die Wechselwirkungen des Körpers mit der Außenwelt. An erster Stelle wird häufig summarisch die *Schutzfunktion der Haut* gegenüber mechanischen, thermischen und chemischen Reizen genannt. Es folgt die regulative Aufgabe der Haut bei der *Stabilisierung des Wasserhaushaltes;* der Körper wird gegen Austrocknung geschützt, doch läßt die Haut andrerseits eine gewisse physiologische Wasserverdunstung (perspiratio insensibilis) zu. Sie dient weiterhin der *Temperaturregelung,* indem sie durch Verengung der Blutgefäße eine zu starke Wärmeabgabe vermeidet, durch Erweiterung derselben und Schweißsekretion Wärme abgibt. Die *Schweißdrüsen* unterstützen geringgradig auch die Nierentätigkeit, indem sie neben Wasser schädliche Stoffe aus dem Körper entfernen. Sie bilden zudem um die Oberfläche einen Säuremantel, der einer Ansiedlung von Bakterien entgegenwirkt. Das Produkt der Talgdrüsen verhindert ein Aufweichen durch benetzende Flüssigkeiten. Des weiteren gehen von der Haut humorale Wirkungen auf den Gesamtorganismus aus, der Mesodermanteil gilt als Aufnahme- und Speicherorgan — insbesondere als Fett- und Wasserspeicher — und schließlich ist die Haut des Embryos Blutbildungsstätte.

Trotz der großen Bedeutung der hier beispielhaft genannten Funktionen spielt im menschlichen Bewußtsein nur eine einzige die beherrschende Rolle, nämlich die *Sinnesfunktion der Haut.* Die ganze Haut ist, wenn auch in unterschiedlicher Weise, empfindlich. Es muß freilich betont werden, daß die Vermittlung von Empfindungen nur *eine* der Aufgaben sensibler Empfangsapparate (Receptoren) ist; denn nicht alles, was empfangen wird, wird empfunden.

Der menschliche Körper, ständig einer Fülle von äußeren und inneren Reizen ausgesetzt, läßt vielmehr nur einen Teil davon ins Bewußtsein gelangen, also zum Sinneseindruck werden. Die Erregung vieler Receptoren erschöpft sich unterhalb der Wahrnehmungssphäre (Hensel 1961). Dies gilt nicht nur für Erregungsempfänger, bei denen es nie zu einer Empfindung kommt, sondern auch für solche, die erst dann eine Empfindung herbeiführen, wenn sie eine erhebliche Zahl von Impulsen pro Zeiteinheit zum Gehirn führen. Eine große Menge von Erregungen wird also durch unbewußt tätige, private Meßinstrumente gegenreguliert. Wie ein *Receptor* gebaut ist, wie ein *receptorisches Feld* definiert werden kann, ist vorerst noch unbekannt. Ohne Zweifel gehören zu ihm nicht nur Nervenfasern, sondern auch Epithel, Bindegewebe und Blutgefäße, welche alle eine optimale Aufnahme und Umwandlung eines Reizes ermöglichen. Daß das Schwergewicht dabei auf Seiten der Nerven liegt, wird damit nicht bestritten.

Hautnerven. Die *Entwicklung der Hautnerven* wurde in jüngerer Zeit hauptsächlich von Jalowy (1939) an Finger- und Zehenbeeren studiert. Nach seinen Untersuchungen beginnt der Entwicklungsprozeß aller Nervenformationen gleichzeitig und läuft auch gleichzeitig fort. Ihr Differenzierungsprozeß hingegen dauert verschieden lang. Beim dreimonatigen Embryo lassen sich lediglich an manchen Stellen am Ende von efeuartig verzweigten Nervenfasern intraepitheliale Ausläufer erkennen. Am Ende des vierten Monats, wenn die Epithelleisten breiter und länger werden und die Schweißdrüsen sich entwickeln, sind intraepitheliale Nervenfasern vermehrt zu beobachten. Außerdem erkennt man die Anlagen schlingenförmiger Nervenkörperchen (Typus Meissner) sowie die Anlagen von Lamellenkörperchen. Oberflächenwärts zeigen sich einfache Körperchen (Typus Merkel) in Entwicklung. Diese liegen im ausgebildeten Zustand als flache Fibrillenkörbe in der Epidermis, wobei sie Kerne großer Epithelzellen umfassen.

Um die Mitte des fünften Monats tritt eine starke Vermehrung intraepithelialer Fasern auf. Ihre Anzahl nimmt bis zum Ende des siebenten Monats zu, gegen Ende des Monats tritt eine Reduzierung ein. Sie ist darauf zurückzuführen, daß erstens keine neuen Elemente mehr auswachsen, zweitens, daß die vorhandenen durch das Wachstum der Haut und die damit verbundene Vermehrung der Papillen sich auf eine größere Fläche verteilen und endlich dadurch, daß ein Teil degeneriert.

Mit dem siebenten Embryonalmonat ist der Entwicklungsprozeß der einfachen Körperchen abgeschlossen, neue werden nicht mehr gebildet.

Am Ende des achten Monats zeigen Lamellenkörperchen eine Struktur, die auch bei Neugeborenen und Kindern anzutreffen ist (Abb. 345). Die Nervenfasergeflechte ordnen sich während der Ausdifferenzierung der Papillen neu an, ihre Aufzweigungen lagern sich parallel zur Hautoberfläche. Am längsten dauert die Reifung der Nervenkörperchen nach MEISSNER. Sie wird erst im 12. und 13. Lebensmonat abgeschlossen. Während der ganzen Entwicklung „hinkt" die Zehenbeere hinter der Fingerbeere nach. Am Ende des vierten Embryonalmonats treten erst intraepitheliale Fasern auf und der Differenzierungsgrad einer Zehenbeere im sechsten Embryonalmonat entspricht dem einer Fingerbeere von viereinhalb bis fünf Monaten.

Ein endgültiges und unwandelbares Bild der cutanen Nervenversorgung gibt es nicht;

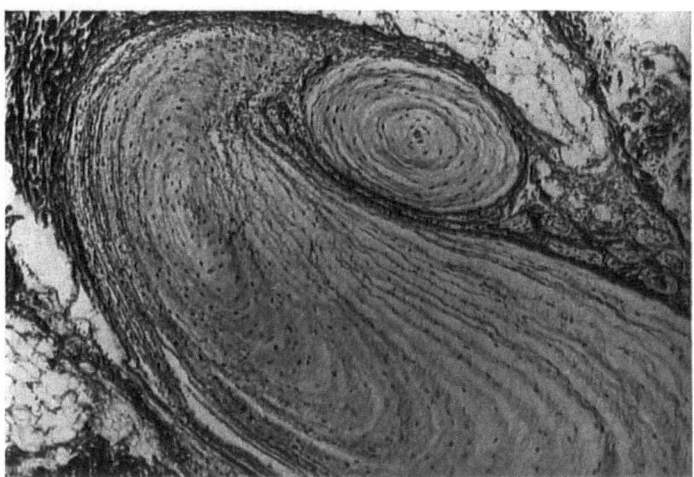

Abb. 345. Lamellenkörperchen aus dem Daumen eines Neugeborenen. Silberfärbung, Obj. 6,3

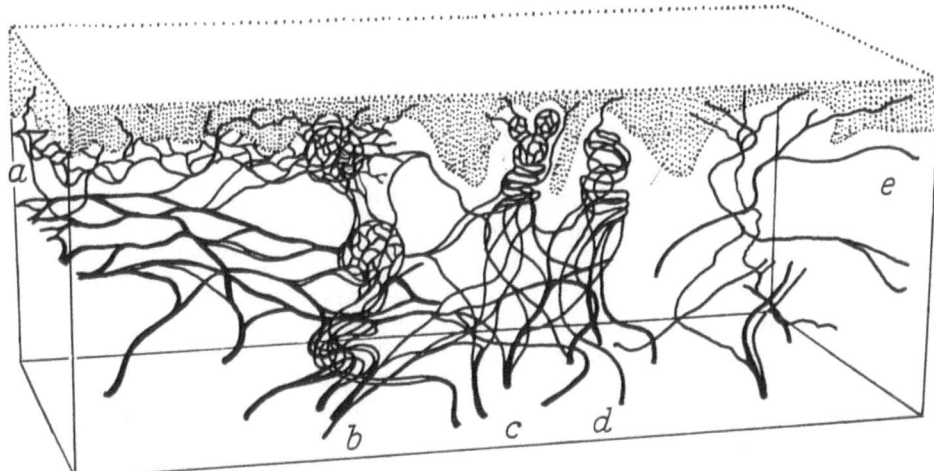

Abb. 346. Schema der Nervenfaserausbreitung in der unbehaarten Haut und in den Schleimhäuten der Körperöffnungen (KANTNER). Die kernhaltige Schicht des Epithels (punktiert) ist durch einen Horizontalschnitt gekappt. Die Ausbildung der Nervenformationen wechselt nach Körperregionen. a) Zwei Flächennetze, b und c) Hintereinanderschaltung von Schlingenkörperchen und Netzkörperchen, d) Hintereinanderschaltung von zwei Schlingenkörperchen, e) Fasern, welche in körperchenfreien Regionen epithelwärts ziehen

vielmehr gestalten sich die Ausbreitungsformen das ganze Leben über in stärkerem oder geringeren Grade um (KANTNER 1964). Bei Kindern und Jugendlichen liegt ein großer Teil der Nervenkörperchen in den Papillen, ein geringerer subpapillär. Später kehrt sich das Verhältnis um. Ferner sind beim Kind die Corpuskeln lockerer gefügt, über eine größere

dichtungszonen. Dies zeigt sich deutlich in der behaarten Haut. Dort bilden Nervenfäserchen unterhalb der Mündung der Talgdrüse eine dichte Nervenmanschette aus longitudinal und zirkulär verlaufenden Teilen um das Haar. Die Manschette liegt an der Stelle, welche bei der Berührung des Hornfadens die stärkste Verschiebung nach der Seite erfährt, also am optimalen Punkt, um Druck registrieren zu können. Weitere in Haut gelegene Nervenformationen sind Nervenkörperchen, flä-

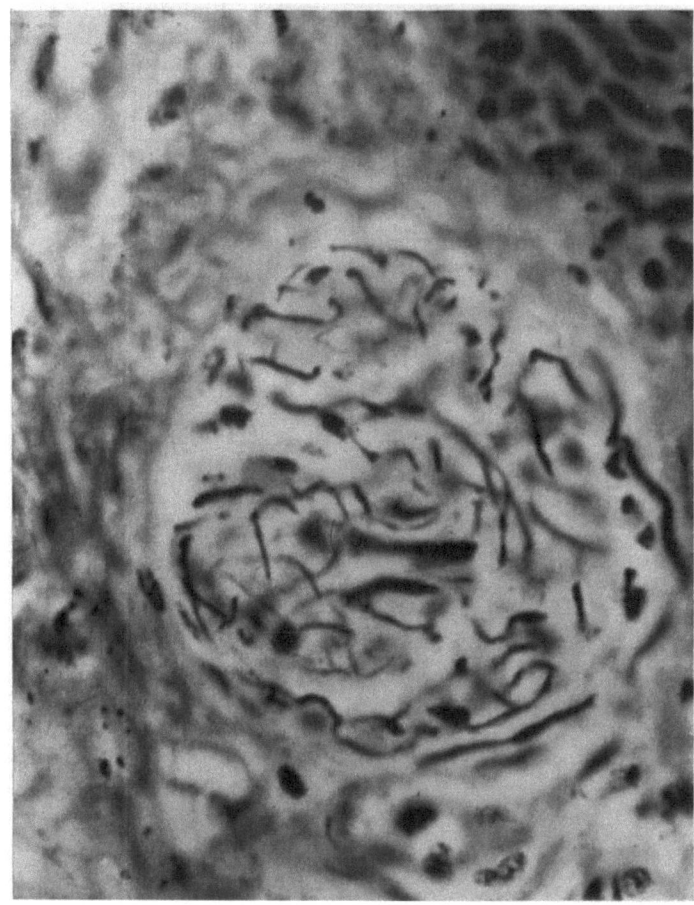

Abb. 347. Rundes Netzkörperchen aus der Lippe eines Jugendlichen. Silberfärbung, Obj. 40×

Fläche ausgebreitet, oft ohne Bindegewebskapsel oder nur von einer sehr dünnen umgeben, während sie beim Erwachsenen kondensiert sind und häufig von dichten bindegewebigen Hüllen umgeben werden. Unabhängig von den genannten Varianten läßt sich folgendes *Grundschema der Nervenausbreitungen* aufstellen:

In Subcutis, Corium und Epithel bauen Nervenfasern verschiedenen Markgehaltes ein Gefüge auf, das man als einziges großes Geflecht begreifen kann (Abb. 346). In ihm erleiden die Nerven keine gleichmäßige, allmähliche Aufsplitterung und Verteilung, sondern es kommt zu regionalen Ver-

chenhafte Netze parallel zur Epitheloberfläche und freie Endigungen. Die größten Nervenkörperchen sind die Lamellenkörperchen. Ihre Lage ist konstant, ihre Struktur eindeutig. Um einen langgestreckten nervenhaltigen Innenkolben ordnen sich zwiebelschalenartig Lamellen an, welche durch eine dazwischen befindliche Flüssigkeit prall gespannt werden. Die Körperchen liegen in der Subcutis. Die Tätigkeit der offensichtlich schon beim Embryo funktionsfähigen Gebilde ist noch nicht hinreichend geklärt. Wahrscheinlich handelt es sich um Meßinstrumente von Gewebsdruck und Fibrationsreizen. Alle anderen, im Corium der unbehaarten Haut gelegenen Corpuskeln von *bandartiger Gestalt (Schlingenkörperchen)* oder durch starke Verzweigung der Fäserchen ausgezeichnet (*Netzkörperchen*, Abb. 347), sind unter verschiedenen Eigennamen im Schrifttum bekannt (z. B. KRAUSE, MEISSNER, RUFFINI). Beide Körperchenarten stehen untereinander und mit Flächennetzen in Verbindung und senden Antennen ins Epithel (Abb. 346, 348). Dort

ist. An ein und derselben Hautfläche können wir gleichzeitig verschiedene Qualitäten erleben. Demgegenüber ist die übliche Aufteilung der Hautsensibilität in *Drucksinn, Temperatursinn* und *Schmerzsinn* mehr oder weniger eine

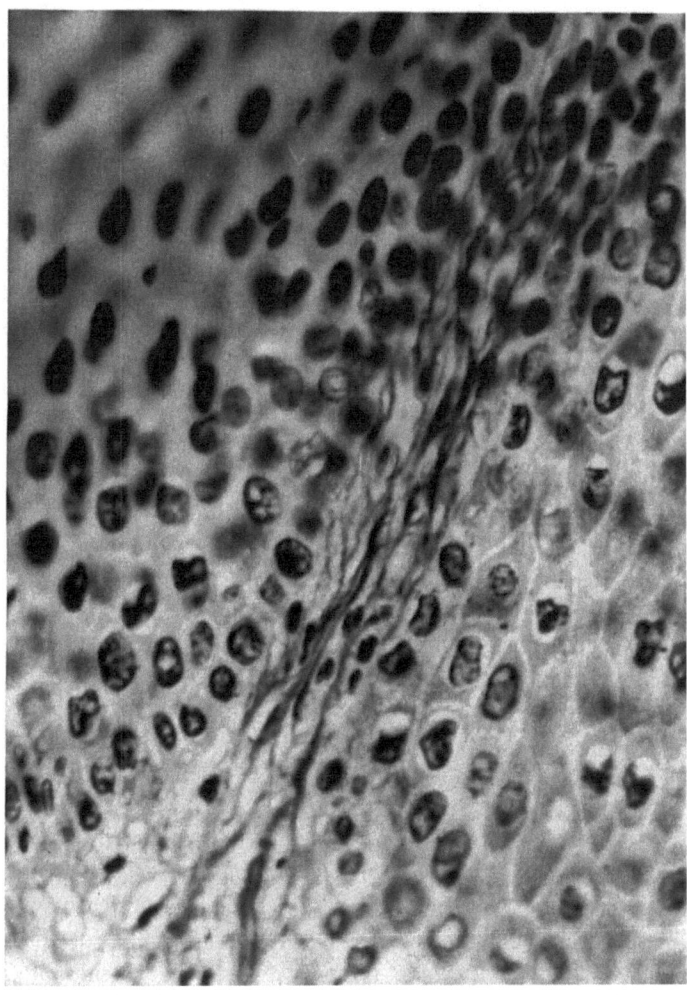

Abb. 348. Intraepitheliale Nervenfaserästchen aus derselben Gegend, Färbung und Vergr. wie Abb. 347

können sie sich einer Zelle als Fibrillenkörbe oder als Endösen anlagern.

Die Frage nach der *Spezifität der Sinne* läßt sich folgendermaßen beantworten. Es erscheint in mancher Hinsicht als sinnvoll, die von der Haut auslösbaren Empfindungen als einen *geschlossenen Modalbereich* zu behandeln, den man als cutane Sensibilität bezeichnet. Dies wird durch die Tatsache gerechtfertigt, daß die Mannigfaltigkeit der Empfindungsqualitäten wie Druck, Berührung, Fibration, Kitzel, Jucken, Kälte, Wärme, Hitze und Schmerz durch die Dimension der Lokalität verbunden

Frage der Konvention (HENSEL 1966). Sie lassen sich nicht mit der Gliederung der Sinnesmannigfaltigkeit in die großen Modalbezirke gleichsetzen. Die herkömmliche Einteilung nach spezifischen Receptoren (Wärmekörperchen, Kältekörperchen usw.) ist unhaltbar (KANTNER 1957).

Uns scheint es naheliegend, in den Körperchen Regulatoren der empfangenen Erregungen zu erblicken; in Einzelfällen ist ihre Verstärkertätigkeit offenkundig.

Zur Natur der Nervenfasern läßt sich feststellen, daß für die Morphologie bislang keine sichere Trennung nach somatosensiblen und vegetativen Leitungsbahnen durchzuführen ist. Zwar wird man die Nervenaufzweigungen an den Drüsen und den Mm. arrectores pilorum als autonome ansprechen, man kann sie aber nicht weiter verfolgen.

Literatur

BARGMANN, W.: Histologie und mikroskopische Anatomie des Menschen. Stuttgart: Thieme 1964.

BUCHER, O.: Histologie und mikroskopische Anatomie des Menschen. Bern: Huber 1965.

CLARA, M.: Entwicklungsgeschichte des Menschen. Heidelberg: Quelle und Meyer 1949.

GÖPFERT, H.: Allgemeine Physiologie der Haut. In: GOTTRON-SCHÖNFELD. Dermatol. u. Venerol. Bd. I/1, S. 130—192. Stuttgart: Thieme 1961.

HENSEL, H.: Spezifische und unspezifische Rezeptorfunktion peripherer Nervenendigungen. Pflügers Arch. ges. Physiol. **273**, 543—561 (1961); — Allgemeine Sinnesphysiologie. Berlin, Göttingen, Heidelberg: Springer 1966.

HORSTMANN, E.: Haut und Sinnesorgane. In: MÖLLENDORFF. Handb. d. Anat. d. Menschen. Erg.-Bd. zu III/3. Berlin, Göttingen, Heidelberg: Springer 1957.

JALOWY, B.: Über die Entwicklung der Nervenendigungen in der Haut der Menschen. Z. Anat. Entwickl.-Gesch. **109**, 344—359 (1939).

KADANOFF, D.: Die Innervation der Haare des Menschen. Act. neuroveg. **18**, 159—168 (1958).

KANTNER, M.: Neue Morphologische Ergebnisse der peripherischen Nervenausbreitungen und ihre Deutung. Acta Anat. **31**, 397—425 (1957); — La morphologie des récepteurs dans la peau. Acta Anat. **60**, 463—478 (1965).

PETERSEN, H.: Histologie und mikroskopische Anatomie. München: Bergmann 1935.

STRAUSS, J. S., and P. E. POCHI: The human sebaceous gland. Rec. Progr. Hormone Res. **19** (1963), zit. n. BARGMANN.

Pathoanatomie und Pathophysiologie der Haut

Von H. GARTMANN, Köln

Das umfassende Gebiet der allgemeinen Pathologie und pathologischen Physiologie der Haut kann im vorliegenden Rahmen nur stichwortartig skizziert werden. Wer sich über Einzelfragen näher orientieren will, muß daher auf die im Literaturverzeichnis angegebenen speziellen Werke hingewiesen werden.

Bei den meisten Krankheitszuständen der Haut spielen sich die pathologischen Veränderungen sowohl in der Epidermis (Oberhaut) als auch in der Cutis (Corium, Lederhaut) ab. In der *Epidermis*, die im Gegensatz zur Cutis fast ausschließlich aus epithelialen Bestandteilen besteht, können einzelne oder alle Schichten befallen sein.

Eine *Hyperkeratose* stellt eine Verbreiterung der für die jeweilige Lokalisation üblichen Hornschicht (Stratum corneum) dar. Unter pathologischen Verhältnissen kann das Stratum corneum die Hornschicht anderer Körperregionen und der Schleimhäute auch mehr oder minder vollkommen nachahmen (STEIGLEDER). Zur Hyperkeratose kommt es durch vermehrte Keratinbildung, während sich die Hornlagen normal oder nicht entsprechend der beschleunigten Hornbildung abstoßen. Schließlich kann eine verminderte Abstoßung bei normaler Hornproduktion zur Hyperkeratose führen. Als *Parakeratose*, die z. B. bei der Psoriasis vulgaris mit einer Hyperkeratose vergesellschaftet sein kann, bezeichnet man eine Hornschicht, in deren Hornzellen Kerne erhalten geblieben sind und die mehr oder weniger unvollständig verhornt. Die Körnerschicht (Stratum granulosum), deren Verbreiterung (z. B. beim Lichen ruber) man als *Granulose* bezeichnet, fehlt weitgehend im Bereich einer Parakeratose.

Unter *Dyskeratose* versteht man eine verfrühte partielle Keratinisierung von Epidermiszellen, die durch das Auftreten von eigenartigen Zellen in der Horn-, Körner- und Stachelzellenschicht (Stratum spinosum), die als "Corps ronds" und "Grains" bezeichnet werden, gekennzeichnet ist. Bei ersteren handelt es sich um runde, scheinbar von einer doppelbrechenden Membran umgebene, stark glänzende Körper, die meist größer sind als die Kerne der umliegenden Epidermiszellen (GANS und STEIGLEDER). In den tieferen Epithellagen sind in diesen Gebilden noch deutlich Kernreste nachweisbar, die jedoch gegenüber den normalen Kernen erhebliche Umwandlungen erfahren haben. Sind in den akantholytischen Zellen in der Hornschicht Kernreste vorhanden, so werden diese als „Grains" bezeichnet. Krankhafte Verhornung spielt sich auch in der Öffnung des Haarfollikels ab, wo sich Keratinmaterial dreierlei Herkunft findet:

1. das des Haares, 2. das der äußeren Wurzelschicht und 3. das der benachbarten Epidermis.

Akanthose bedeutet eine Vermehrung der Zellagen des Rete Malpighi (Stratum spinosum und Stratum basale) mit mehr oder minder starker Verlängerung der interpapillären Epithelleisten und ist ein wesentliches Symptom bei zahlreichen Krankheitszuständen der Haut. Fehlen die Epithelleisten, liegt keine Akanthose vor. Die akanthotische Epithelleiste zeichnet sich durch verschiedene histochemische Reaktionen aus. Manche Befunde sprechen dafür, daß die Akanthose unter bestimmten Bedingungen eine Anpassung an einen Sauerstoffmangel darstellt (STEIGLEDER). Kommt es zu einer umschriebenen Erweiterung der Intercellularräume zwischen den Stachelzellen, so spricht man vom *intercellulären Ödem* (Spongiose), während das *intracelluläre Ödem* (altération cavitaire) ein Ödem innerhalb der Stachelzellen darstellt. Intra- und intercelluläres Ödem können gemeinsam auftreten.

Eine Trennung der Zusammenhänge der Epidermiszellen beobachtet man bei den Bläschen, Blasen und Pusteln. Das *spongiotische Bläschen* ist Ausdruck einer schweren Entzündung im Bereich der Epidermis. Es beginnt mit der Spongiose und schließlich verlieren die Stachelzellen ihren Zusammenhang. In einem solchen Hohlraum befindet sich anfangs ein rein seröses Exsudat, das später fibrinös werden kann. Weiterhin gibt es Bläschen mit ballonierender und reticulärer Degeneration. Beide Vorgänge können in verschiedenen Schichten der Epidermis nebeneinander vorkommen.

Bei der *ballonierenden Degeneration* schwellen die Epithelien primär weniger stark an als bei der reticulären. Die Zellfortsätze schwinden, die Zelle rundet sich ab und wird aus dem Zellverband gelöst. Die „akantholytischen Zellen" ohne Stacheln sind im Ausstrich von anderen Epithelien gut zu unterscheiden. Ballonierende Degeneration ist charakteristisch für virusbedingte Bläschen. Bei der *reticulären Degeneration* tritt in der Zelle ein erhebliches Ödem mit schaumiger Umwandlung des Plasmas auf. Schließlich kommt es zur Vacuolenbildung innerhalb, aber auch außerhalb der Zellen, die schnell ihre Kontur verlieren. Ballonierende und reticuläre Degeneration sind möglicherweise beide nichts anderes als eine mehr oder weniger stark verlaufende Kolliquationsnekrose. Die reticuläre Degeneration, die ebenfalls bei Viruserkrankungen vorkommt (z. B. Herpes simplex) ist wahrscheinlich ein Stadium zwischen ballonierender Degeneration und der Nekrose (STEIGLEDER).

Klinisch wird vom Bläschen (vesicula) die Blase (bulla) allein durch ihre Größe unterschieden. Die im folgenden geschilderten Blasenformen (Spaltblase, akantholytische Blase) können daher klinisch ohne weiteres als Bläschen imponieren. Die *Spaltblase* liegt zwischen Hornschicht und Epidermis (subcorneal), innerhalb der Epidermis (intraepidermal) oder zwischen Epidermis und Cutis (subepidermal). Spaltblasenbildung kommt bei zahlreichen Hautkrankheiten recht unterschiedlicher Genese vor (Ekzem, Dermatitis herpetiformis, Epidermolysis bullosa, Erythema exsudativum multiforme, Pyodermie, Verbrennung, Vergiftungen mit Barbitursäure enthaltenden Arzneien, sonstige Irritationen der Haut). Über das Zustandekommen derartiger Blasen besteht noch keine Klarheit. Eine wichtige Rolle spielt wahrscheinlich das Ödem im Papillarkörper, wenngleich es keineswegs immer zur Blasenbildung führt.

Eine besondere Stellung nimmt die stets intraepidermale, *akantholytische*, d. h. durch Akantholyse bedingte *Blase* ein, die vor allem beim Pemphigus vulgaris angetroffen wird. Es kommt hierbei zu einer Lösung der Epithelien voneinander wie bei der ballonierenden Degeneration. Akantholytische Zellen sind im Blasenausstrich leicht erkennbar und liegen, sofern sie noch nicht degeneriert sind, auf dem Boden der Blase. Akantholyse findet man aber auch bei der Dyskeratosis follikularis (Morbus Darier) und bei der Dyskeratosis hereditaria bullosa (Morbus Hailey-Hailey).

Als *Pustel* wird eine Ansammlung von Leukocyten innerhalb der Epidermis bezeichnet. Eine Unterscheidung zwischen primär mit Leukocyten gefüllten und sekundär infizierten Bläschen ist oft kaum möglich. Keineswegs ist jede Pustel Folge einer mikrobiellen Infektion. Sterile Pusteln treten z. B. nach Einwirkung von Chemikalien auf die Haut, beim "pustular bacterid" Andrew, bei der Psoriasis vulgaris, Impetigo herpetiformis, Acrodermatitis continua suppurativa Hallopeau und der subcornealen pustulösen Dermatose Sneddon und Wilkinson auf.

Verschiedene Vorgänge in der Lederhaut können zur *Atrophie* der Epidermis führen, jedoch kann gleichzeitig eine Hyperkeratose bestehen. Die interpapillären Epithelfortsätze sind stark verschmälert oder ganz geschwunden. Der Papillarkörper ist entsprechend abgeflacht bis verstrichen. Die Epidermiszellen selbst sind aber nicht nur vermindert, sondern auch qualitativ verändert.

Die tiefste Schicht der Epidermis ist das *Stratum basale* (Basalschicht, Keimschicht, Stratum germinativum), in welcher aus farblosen Vorstufen unter Einwirkung von Fermenten infolge Oxydation das *Melanin*, der Hautfarbstoff gebildet wird. Die dazu befähigten Zellen heißen Melanocyten (dopapositive Dendritenzellen, ,,helle" Zellen, cellules claires) und sind Abkömmlinge der Neuralleiste, von der sie mit hoher Wahrscheinlichkeit im Fetalleben in die Cutis und schließlich in die Epidermis einwandern.

In der Oberhaut können unter pathologischen Bedingungen Substanzen beobachtet werden, die normalerweise dort nicht oder nicht in dieser Menge sichtbar sind, z. B. neutrale und saure Mucopolysaccharide, Glykogen, kohlenhydrathaltige Eiweißkörper, Fette. Amyloid tritt nur sehr selten in der Epidermis auf. Schließlich ist auf das Vorkommen von Einschlußkörperchen in der Epidermis bei Viruskrankheiten hinzuweisen. Diese bestehen sowohl aus Viruskolonien als auch aus einem von der Epithelzelle gebildeten Reaktionsprodukt und geben meist eine positive Feulgen-Reaktion, wodurch eine Unterscheidung von unspezifischen Einschlüssen, insbesondere cytoplasmatischen, möglich ist.

In der *Cutis* (Lederhaut, Corium) können bei Hautkrankheiten Veränderungen entzündlicher, ödematöser, degenerativer, atrophischer und neoplastischer Natur auftreten. Die Art der akut und chronisch entzündlichen Infiltrate ist jeweils durch die daran beteiligten Zellen charakterisiert (Lymphocyten, polynucleäre Leukocyten, Eosinophile, Plasmazellen, Epitheloide, Mastzellen, verschiedene Arten von Riesenzellen, Histiocyten, Reticulumzellen). Bei gut- und bösartigen Geschwülsten finden sich entsprechende Tumorzellen.

Mit Silber imprägnierbare *Reticulumfasern* kommen vor allem in den oberen Hautschichten vor. Sie sind ein Attribut der normalen Cutis und Subcutis sowie der chronischen Entzündung mit Ansammlung histiocytärer Zellen und ihrer Abkömmlinge sowie verschiedener, keineswegs immer bösartiger Tumoren (z. B. Hämangiom). Die *elastischen Fasern* sind in entzündlichen Infiltraten meistens reduziert oder zerstört, ohne daß dieser Tatsache eine besondere Bedeutung beizumessen ist.

Degenerative Veränderungen treten vorwiegend an den kollagenen und elastischen Fasern auf. Die Atrophie kann unter Umständen alle Bestandteile der Haut befallen. Ferner kommen Einlagerungen (Amyloid, Paramyloid, Lipoide, Cholesterin, Schleim, Blut, Melanin, metachromatische Substanzen, Fremdkörper, Kalk) vor, die spezielle Gewebsreaktionen hervorrufen. Haarfollikel, Talgdrüsen, ekkrine und apokrine Schweißdrüsen, Gefäße, Nerven und Muskeln sind je nach Art des Krankheitsprozesses in diese pathologischen Vorgänge mehr oder weniger stark einbezogen.

Wahrscheinlich bestimmen die *Gefäße* der *Haut*, welcher Abschnitt der Lederhaut erkrankt (z. B. Tuberkulose, allergische Reaktion). Für die mannigfachen Aufgaben des Hautorgans ist das Gefäßsystem von entscheidender Bedeutung, und funktionelle Gefäßveränderungen spielen in der Pathogenese der Hautkrankheiten eine wichtige Rolle.

Krankheitszustände der *Subcutis* (Unterhaut, Unterhautfettgewebe) können allein oder im Zusammenhang mit Krankheitszuständen der übrigen Haut auftreten, wobei es sich vorwiegend um pathologische Veränderungen am Fettgewebe, seinen bindegewebigen Septen und Gefäßen handelt.

Die verschiedenen *physiologischen Funktionen* des Hautorgans können bei lokalen Krankheitszuständen, aber auch bei System- und Organkrankheiten, einzeln oder gemeinsam mehr oder weniger deutlich geschädigt oder ganz aufgehoben sein. Im einzelnen handelt es sich dabei um Störungen der mechanischen und thermischen Schutzfunktionen, einschließlich Lichtabsorption und Lichtschutz, der elektrischen Potentiale und Ströme, der chemischen Eigenschaften (Hornsubstanz, Hornfett, Säureschutzmantel, percutane Resorption), des Energie- und Baustoffwechsels, der Ausscheidung (Talg, Schweiß), der Durchblutung, der Sinnesfunktionen und möglicherweise auch der innersekretorischen Funktion.

Die mannigfaltigen und komplizierten physiologischen Vorgänge, die sich in der Haut abspielen, können also bei pathologischen Prozessen erhebliche Änderungen erfahren. Auf Einzelheiten kann hier nicht näher eingegangen werden, weshalb auf die entsprechenden Kapitel über die verschiedenen Dermatosen verwiesen wird.

Literatur

Gans, O., u. G. K. Steigleder: Histologie der Hautkrankheiten, Bd. I u. II. Berlin, Göttingen, Heidelberg: Springer 1955 u. 1957.

Göpfert, H.: Allgemeine Physiologie der Haut. In: Dermatologie und Venerologie, hrsg. von H. A. Gottron u. W. Schönfeld. Bd. I/1, S. 130—192. Stuttgart: G. Thieme 1961.

Steigleder, G. K.: Allgemeine Pathologie der Haut. In: Dermatologie und Venerologie, hrsg. von H. A. Gottron u. W. Schönfeld, Bd. I/1, S. 253—338. Stuttgart: G. Thieme 1961.

—, u. O. Gans: Pathologische Reaktionen in der Epidermis und an den epithelialen Anhangsgebilden. In: Handbuch der Haut- und Geschlechtskrankheiten, hrsg. von J. Jadassohn, Erg.-Werk, Bd. I/2, S. 178—298. Berlin, Göttingen, Heidelberg: Springer 1964.

Stüttgen, G.: Die normale und pathologische Physiologie der Haut. Stuttgart: G. Fischer 1965.

Häufigkeit und Bedeutung der Hautkrankheiten im pädiatrischen Krankengut

Von W. Kiessling, Pforzheim/Heidelberg

Über die Häufigkeit der Hautkrankheiten einschließlich der zugehörigen Fehl- und Neubildungen im Kindesalter können heute noch keine verwertbaren Schlüsse gezogen werden. Alle vorliegenden Zahlenangaben sind nach unterschiedlichen Kriterien ermittelt, vergleichbare Krankenkollektive wurden nicht ausgewertet. Der Anteil der Hautkranken im pädiatrischen Krankengut wird von 7,5% eines bestimmten Jahrganges einer Kinderklinik (Lupp) bis etwa 20% in einem heterogenen Krankengut mit Einschluß ambulanter Fälle (Perlman) angegeben.

Bei einem so hohen Anteil dermatologischer Fälle im pädiatrischen Krankengut muß eine Mitzählung von Krankheiten angenommen werden, die nicht im eigentlichen Sinne Hautkrankheiten sind, wie z. B. venerische Affektionen, infektiöse Exantheme u. ä. Der durchschnittliche Anteil dermatologischer Fälle im Kindesalter wird etwa bei 10—12% liegen.

Um in der Zukunft zur Ermittlung vergleichbarer Unterlagen zu kommen, schlug Kiessling 1965 die Beachtung einer Reihe von Gesichtspunkten vor, die gleichzeitig die Vielschichtigkeit des Problems zeigen.

Alle Erfahrungen lassen erhebliche Unterschiede in der Häufigkeit und Zusammensetzung der Hautkrankheiten im Kindesalter erkennen, je nach der *Herkunft* der Beobachtungsfälle aus einer Kinderklinik, Hautklinik, Säuglingsheimen, Wochenstationen, Infektionsabteilungen oder gar Kinder-, Haut- oder Allgemeinpraxen. Dabei spielen die *Altersgruppen* der Kinder eine wesentliche Rolle. Neugeborene, Säuglinge, Kleinkinder, Schulkinder und Kinder im Präpubertäts- und Pubertätsalter sind in sehr unterschiedlicher Art und Häufigkeit von Hautkrankheiten befallen.

Während für die Neugeborenen- und Säuglingsperiode Leiner schon 1930 postulierte, daß es direkt als eine Ausnahme bezeichnet werden müsse, wenn ein Kind in dieser Zeit von einem Hautleiden verschont bleibe, nähern sich die heranwachsenden Jugendlichen in ihrer Hautreaktionsweise immer mehr dem Erwachsenenalter an. Für das Krankenmaterial einer Kinderklinik zeigt sich dieser Wandel deutlich an der Altersverteilung der hautkranken Kinder, wie das Lupp an den Fällen der Heidelberger Kinderklinik zeigen konnte (Abb. 349).

Aus diesen Zahlen geht der eigentliche Anteil an Kinderdermatosen in bezug auf die Gesamtbevölkerung nicht hervor, vielmehr müssen wir annehmen, daß z. B. in einer Hautklinik eine andere Altersverteilung vorherrscht (Kutscher). Je älter das Kind wird und je mehr sich seine Hautaffektionen dem Erwachsenenalter angleichen, um so mehr muß damit gerechnet werden, daß es vom Pädiater zum Dermatologen übergeht. Das gilt insbesondere für die verschiedenen Formen der Acne, eine ganze Reihe von Mykosen, Ekzemen, Pyodermien, Warzen, Epizoonosen, die Psoriasis vulgaris und andere weniger häufige dermatologische Krankheitsbilder wie das Erythema exsudativum multiforme, die Pityriasis rosea, den Lichen ruber planus, den Zoster usw.

Unter Berücksichtigung des Vorkommens im Kindes- und Erwachsenenalter haben wir an Hand eigener Untersuchungen (Kiessling, Kutscher, Lupp) und der Literaturangaben die im Kindesalter zu beobachtenden Hautkrankheiten in 4 Gruppen eingeteilt, die eine gewisse Orientierung bei differentialdiagnostischen Erwägungen erlauben:

I. Hautkrankheiten, die ausschließlich im Säuglings- und Kindesalter vorkommen, bei Erwachsenen nie:
1. Dermatitis exfoliativa Ritter von Rittershain.
2. Erythrodermia desquamativa Leiner.
3. Dermatitis ammoniacalis sive glutaealis.
4. Naevoxantho-Endotheliom.
5. Gianotti-Crosti-Syndrom (Acrodermatitis papulosa eruptiva infantilis).

6. Erythema nodosum.
7. Granuloma anulare
8. Endogenes Ekzem (Neurodermitis atopica).
9. Kontaktekzem.
10. Arzneimittelexantheme.
11. Erbkrankheiten der Haut.
12. Herpes simplex.
13. Circumscripte Sclerodermie.

IV. Hautkrankheiten, die bei Kindern selten oder nur unter besonderen Bedingungen vorkommen:
1. Gut- und bösartige Neubildungen der Haut (Histiocytome, Dermatofibrome, Keratoaka-

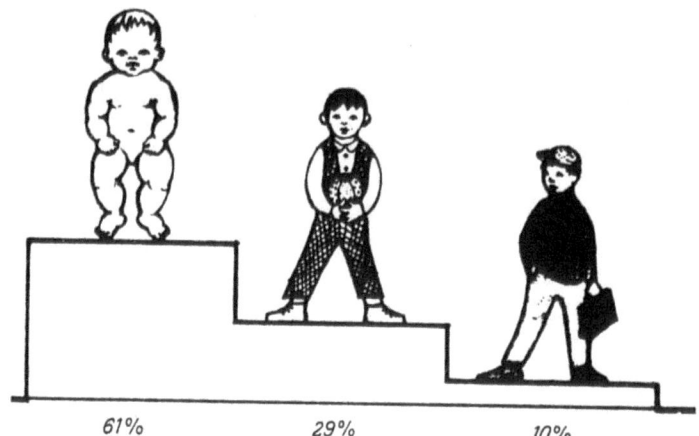

Abb. 349. Verteilung der Kinder-Dermatosen im pädiatrischen Krankenbestand auf 3 Altersgruppen

II. Hautkrankheiten und Fehlbildungen, die im Kindesalter und Erwachsenenalter vorkommen, aber bei Kindern häufiger, unter einem anderen klinisch-morphologischen Bild, mit einem anderen Sitz oder einem anderen Verlauf:
1. Hämangiome, Lymphangiome und Naevi.
2. Pyodermien (bullöse Staphylodermie, Impetigo contagiosa).
3. Pityriasis sicca, Pityriasis alba.
4. Warzen (Verrucae vulgares, Verrucae plantares, Verrucae planae juveniles).
5. Mollusca contagiosa.
6. Dermatitis herpetiformis Duhring (bullöse Verlaufsformen).
7. Bestimmte Ekzeme.
8. Trichophytie und Mikrosporie des behaarten Kopfes.
9. Verschiedene Hauttuberkulose-Formen (Lichen scrofulosorum, Tuberculosis cutis colliquativa).
10. Juveniles Melanom.
11. Strophulus.
12. Urticaria pigmentosa.

III. Hautkrankheiten, die ohne derartige Unterschiede bei Kindern und Erwachsenen gleichermaßen vorkommen können:
1. Psoriasis vulgaris.
2. Pityriasis rosea.
3. Alopecieformen.
4. Epidermophytien der Hände und Füße.
5. Erythema exsudativum multiforme.

thome, Basaliome, Carcinome, Sarkome,
2. Melanome).
Progressive Form der Sklerodermie.
3. Lichen ruber planus.
4. Pemphigus vulgaris.
5. Acne vulgaris (Beginn in der Pubertät).
6. Chlor- und Ölacne.
7. Rosacea, Rhinophym.
8. Erythrodermien, z. B. bei Psoriasis oder Ekzem.
9. Atherome.
10. Chronischer Erythematodes.
11. Akuter Erythematodes.
12. Zoster.
13. Lichen sklerosus et atrophicus, Kraurosis vulvae.
14. Parapsoriasis.

Da eine grundsätzliche Definition des Begriffes „Hautkrankheit" auf Schwierigkeiten stößt, ist die verschiedene Auslegung durch eine Reihe von Autoren nicht verwunderlich. Von Fall zu Fall sollte aber die Auslegung präzisiert werden. Nach eigener Auffassung gibt es über die Abtrennung der venerischen Krankheiten und infektiösen Exantheme — wobei allerdings einschränkend gesagt werden muß, daß sich möglicherweise unter bisher ungeklärten Hautaffektionen, wie z. B. dem Gianotti-Crosti-

Syndrom Infektionskrankheiten verbergen können – keine Diskussion, wohl aber beispielsweise über Hauterscheinungen bei inneren
Krankheiten, wie Leukämien, Reticulosen,
Purpuraformen, bei chronischen Infektionskrankheiten, wie Tuberkulose, Lepra, über
Epizoonosen, auch über Fehl- und Neubildungen verschiedener Art.

Aus allen diesbezüglichen Beobachtungen
geht hervor, wie erheblich sich insbesondere
exogene Faktoren auf die Häufigkeit und Zusammensetzung des dermatologischen Krankenbe-
standes innerhalb der Kinderkrankheiten auswirken könne. Bei uns in Deutschland waren
die Nachkriegsjahre mit ihren ungünstigen
sozial-hygienischen Verhältnissen dafür kennzeichnend. Beim Vergleich der Jahrgänge 1947,
1960 und 1961 der Heidelberger Kinderklinik
konnten darüber genaue Unterlagen gewonnen
werden, die in der Tab. 21 zusammengestellt
sind. Diese Untersuchungen stützten sich auf
1105 stationär behandelte hautkranke Kinder
bei einer Gesamtkrankenzahl von 12 549 in
3 Jahrgängen. Der prozentuale Anteil der Hautkranken war 7,2% bis 12,7%.

Tabelle 21. *Die 6 häufigsten Hautkrankheitsgruppen der Heidelberger Kinderklinik im Jahre 1947,
verglichen mit 1960 und 1961*

	1947 %	1960 %	1961 %
1. Durch Eitererreger her-vorgerufene Erkrankun-gen (Furunkel, Ab-scesse, „Pyodermien", Pemphigoide, Phlegmo-nen, Impetigo, Erysipel, Ekthyma simplex)	52,4	24,8	17,6
2. Scabies	9,6	0,3	0
3. Dermatitis seborrhoides	6,0	10,0	9,1
4. Ekzem	5,9	7,5	9,1
5. Hämangiome und Naevi	4,4	12,1	12,7
6. Mykosen und Soor	4,2	6,5	5,1
Anteil an den Hautkrank-heiten der Kinder	82,5	61,2	53,6

Während 1947 die durch Eitererreger hervorgerufenen Hauterkrankungen 52,4% aus-
machten, waren es 1961 nur noch 17,6%, die
Scabies nahm von 9,6% auf 0% ab (LUPP).

Zu den exogenen Faktoren muß auch das Auftreten von Epidemien gerechnet werden, wie
z. B. von Mikrosporie des behaarten Kopfes in
Schulen, Kinderheimen und Kindergärten (s.
dazu das Kapitel „Mykosen"). Auch Warzen,
insbesondere an den Fußsohlen, treten in den
letzten Jahren epidemieartig auf (s. Virus-
kapitel).

Eine besondere Rolle spielen in dieser Hinsicht *geographische* Unterschiede (Tropen, Kü-
sten, Gebirge usw.), die *soziale Schichtung* der
Bevölkerung des Einzugsgebietes einer Klinik
(Großstadt, Landbevölkerung, Armenviertel,
„Entwicklungsländer" „Wohlstandsstaaten"
usw.), alles Faktoren, die bei der Beurteilung
der Häufigkeit von Hautkrankheiten bei Kindern nicht vernachlässigt werden dürfen.

Zwei weitere Gesichtspunkte haben sich bei
den eigenen Untersuchungen als wesentlich
herausgestellt und durch das Literaturstudium
bestätigt:

Die persönliche Auffassung eines Autors,
hinsichtlich Benennung und Einordnung eines
bestimmten Krankheitsbildes spielt gerade in
der „Kinderdermatologie" eine besondere Rolle.
Klassisches Beispiel dafür ist die *Ekzemgruppe*,
an der sich wohl immer die Meinungen teilen
werden. Da gerade das „Ekzem" oder die „Dermatitis" unabhängig von den genannten exogenen Faktoren immer zu den häufigsten Hautkrankheiten im Kindesalter gehören, wie wir
noch belegen werden, soll – ohne dem Ekzemkapitel vorgreifen zu wollen – der Versuch
einer neuzeitlichen Einteilung der Ekzeme

Tabelle 22. *Einteilung der Ekzeme* (nach MILSCHER
und STORK, modifiziert von SCHNYDER)

I. *Kontaktekzem*
  a) allergisch
  b) toxisch (incl. chron. degenerativer Abnüt-
    zungsdermatose)
  c) allergisch-toxisch⎫ Versuch dynamischer
  d) toxisch-allergisch⎭ Ausdrucksweise
II. *Seborrhoisches Ekzem* (Dermatitis seborrhoides)
  incl. Dermatitis seborrhoides infantum; pity-
    riasiforme oder psoriasiforme Morpholo-
    gie (bis 3. Lebensmonat)
III. *Stauungsekzem* (bei varicösem und analem
  Symptomenkomplex)
IV. „*Mikrobielles*" *Ekzem* (Bakteriotoxisches Ekzem)
V. *Kryptogenetisches Ekzem* (Ekzem unbekannter Genese)
VI. *Neurodermitis atopica*
  a) frühkindliche Form (bis 2. Lebensjahr):
    Eczema infantum constitutionale, früh-
    exsudatives Ekzematoid (ROST).
  b) adoleszente Form: Neurodermitis atopica
    i. e. S. Atopic dermatitis, Prurigo Besnier,
    endogenes Ekzem (Gottronschule), spät-
    exsudatives Ekzematoid (ROST).
  Neurodermitis circumscripta (Lichen Vidal)
  Neurodermitis diffusa (BROCQ-JAQUET)

zitiert werden, wie er an der Züricher und Heidelberger Hautklinik erarbeitet wurde (Tab. 22).

Eine erhebliche Fehlerquelle bei Zahlenangaben hinsichtlich der dermatologischen Krankheitsbilder im Kinderkrankengut kann die Beobachtung sein, daß zahlreiche Fehl- und Neubildungen, Warzen, Molluscen, Pyodermien Ekzeme, Psoriasis, Mykosen, Soor usw. im Rahmen einer kinderklinischen Behandlung Nebenbefunde darstellen, die mit der stationären oder ambulanten Behandlung in keinem ursächlichen Zusammenhang stehen und deshalb oft kaum oder ungenügend dokumentiert werden. Umgekehrt könnte natürlich auch die Bedeutung der Hautaffektionen durch eine fehlerhafte Dokumentation in einem falschen Lichte erscheinen.

Ungeachtet der oben genannten Auswertungs-Gesichtspunkte zeigen die einschlägigen Mitteilungen der letzten Jahre aus aller Welt (Farkas und Kapu, Ungarn, Park, Neuseeland, Perlman, USA, Polyakova und Travin, Rußland) das Überwiegen folgender Hautkrankheitsgruppen im Kindesalter:

1. Hauterkrankungen durch Eitererreger,

Tabelle 23. *Anzahl und Geschlechtsverteilung der untersuchten hautkranken Kinder*

	Kinderklinik 3 Jahrgänge	Hautklinik 14 Jahrgänge
Gesamtkrankenzahl	12 549	79 000
Hautkranke Mädchen	553	4 541
Hautkranke Knaben	597	3 776
Anzahl der hautkranken Kinder	1 150	8 317
Prozentualer Anteil in d. einzeln. Jahrg.	7,2—12,7 %	9—13 %

Gesamtzahl der untersuchten hautkranken
  Kinder: 9 467

2. Ekzemgruppe einschließlich Dermatitis (alle sog. Atopien und Allergodermien) und sog. „Dermatitis seborrhoides",
3. Mykosen,
4. Viruserkrankungen, insbesondere Warzen und Mollusken,
5. Zoonosen bzw. Epizoonosen,
6. (nicht von allen Autoren berücksichtigt) Hämangiome und Naevi,
7. Psoriasis.

Kutscher und Lupp haben die Krankheitsgeschichten von 3 Jahrgängen der Heidelberger

Tabelle 24. *Dermatologische Krankheitsbilder im Heidelberger pädiatrischen Krankengut, nach der Häufigkeit geordnet*

1947	1960/61
1. Hauterkrankungen durch Eitererreger	Hauterkrankungen durch Eitererreger
2. Zoonosen bzw. Epizoonosen	Angiome
3. Dermatitis seborrhoides und Dermatitis glutaealis	Dermatitis seborrhoides und Dermatitis glutaealis
4. Eczema infantum	Exantheme *ohne* Infektionskrankheiten
5. Angiome	Stomatitis
6. Mykosen	Eczema infantum
7. Exantheme *ohne* Infektionskrankheiten	Mykosen
8. Stomatitis	Purpura
9. Erythrodermia desquamativa Leiner	Erytheme (E. exsud. multiforme, E. nodos., E. anulare)
10. *Erythrodermien anderer Herkunft*	Urticaria
11. Dermatitis exfoliativa „Ritter von Rittershain"	Ichthyosis
12. Hauttuberkulose	Hauttuberkulose
13. Erytheme (E. exsud. multiforme, E. nodosum)	Zoonosen bzw. Epizoonosen
14. Urticaria	Alopecie
15. Ichthyosis	Endogenes Ekzem
16. Purpura	Psoriasis vulgaris
17. Endogenes Ekzem	Erythrodermia desquamativa Leiner
18. *Atherome*	*Herpes labialis*
19. *Epidermolysis bullosa*	*Acne neonatorum*
20. Psoriasis vulgaris	*Zoster*
21. —	Dermatitis exfoliativa Ritter von Rittershain
22. —	*Molluscum contagiosum*
23. —	*Pityriasis rosea*
24. —	*Warzen*
25. —	*Hidroa vacciniformia*

Kinderklinik (1947, 1960/61) und 14 Jahrgängen der Heidelberger Hautklinik (1947—1961) auf das Vorliegen und die Art von Hautkrankheiten bei Kindern untersucht. Die Geschlechtsverteilung der insgesamt 9467 hautkranken Kinder geht aus der Tab. 23 hervor.

Im Krankenbestand der Pädiatrie fand LUPP 1947 nur 20 verschiedene dermatologische Krankheitsbegriffe, 1960/61 25 (Tab. 24), insgesamt mit denjenigen, die nur in einem der Kollektive vorkamen (kursiv gedruckte Begriffe) 28. Über die Auslegung der Begriffe „Eczema infantum" und „endogenes Ekzem" konnte nachträglich keine Klarheit gewonnen werden, deshalb mußten diese Fälle kommentarlos übernommen werden.

Im Krankenbestand der Dermatologie fand KUTSCHER 75 verschiedene dermatologische Krankheitsbegriffe bei Kindern. Dieser Unterschied ist sicher im wesentlichen mit der verschiedenen Altersschichtung der hautkranken Kinder beider Kliniken zu erklären (s. oben und Abb. 349). Die weit überwiegende Mehrzahl (90%) aller Hautkrankheiten bei Kindern werden auch in der Dermatologie von 10 Krankheitsbegriffen eingenommen (Tab. 25).

Mit 10 weiteren Krankheitsgruppen (Tab. 26) stellen sie insgesamt 95,9% der Hautkrankheiten bei Kindern.

Alle übrigen Krankheitsbegriffe sind Einzelbeobachtungen, die zahlenmäßig kaum eine Rolle spielen, aber im Einzelfall wegen besonderer Aspekte ätiologischer, genetischer oder pathogenetischer Art Beachtung verdienen. Die *Incontinentia pigmenti* Bloch-Sulzberger und das Gianotti-Crosti-Syndrom (Acrodermatitis papulosa eruptiva infantilis) sind nur 2 Beispiele für die Erkennung ursprünglich rein dermatologischer Krankheitsbilder als Allgemeinerkrankungen bzw. genetische Störungen (BRAUN-FALCO und RUPEC, SCHUHMACHER).

Tabelle 25. *Häufigste Krankheitsgruppen des Kindesalters im Krankenbestand der Hautklinik Heidelberg*

	%
1. Ekzeme	24
2. Hämangiome und Naevi	24
3. Erkrankungen durch Eitererreger	15
4. Warzen	7
5. Epizoonosen und Zoonosen	7
6. Mykosen	5
7. Strophulus	3
8. Psoriasis vulgaris	2
9. Alopecien	2
10. Pityriasis rosea	1
Anteil an der Gesamtzahl	90

Tabelle 26. *10 weitere häufige Krankheitsgruppen*

	%
1. Acne vulgaris	0,9
2. Erytheme	0,9
3. Verbrennungen	0,8
4. Ichthyosis vulgaris	0,7
5. Urticaria pigmentosa	0,6
6. Herpes simplex	0,6
7. Keloide	0,4
8. Molluscum contagiosum	0,4
9. Granuloma anulare	0,3
10. Ichthyosis congenitalis	0,3
Anteil an der Gesamtzahl:	5,9

Zusammen mit den 10 häufigsten Krankheitsgruppen 95,9% der Gesamtzahl

Literatur

BRAUN-FALCO, O., u. M. RUPEC: Über das Gianotti-Crosti-Syndrom (Acrodermatitis papulosa eruptiva infantilis). Med. Klin. **59**, 210 (1964).

FARKAS, L., u. E. KAPU: Erfahrungen, die sich aus dem 10jährigen Krankengut der Kinderhautkrankenabteilung des Heim-Pál-Kinderspitals ergeben. Börgyögy. vener. Szle Budapest **42**, 167 (1966).

KIESSLING, W.: Häufigkeit und Verteilung dermatologischer Krankheiten im Kindesalter. 91. Tagung Südwestdeutsch. Dermatologen-Vereinig. 20. und 21. 3. 1965 Marburg/Lahn. Derm. Wschr. (im Druck).

KUTSCHER, U.: Hautkrankheiten bei Kindern bis zum 14. Lebensjahr in einer dermatologischen Klinik. Inaug. Diss. Heidelberg 1964.

LEINER, C.: Hautkrankheiten im Säuglingsalter. In: JADASSOHN, Hdb. Haut- u. Geschlechtskrankh. Bd. XIV, 1. Berlin: Springer 1930.

LUPP, H.: Häufigkeit und Zusammensetzung dermatologischer Krankheitsbilder im pädiatrischen Krankengut. Inaug. Diss. Heidelberg 1963.

PARK, R. G.: Common skin dieases in the school child. N. Z. Med. J. **52**, 265 (1953).

PERLMAN, H. H.: Pediatric Dermatology. Chicago: The Yearbook Publishers 1960.

POLYAKOVA, Z. P., u. G. YA. TRAVIN: Registrierung, Statistik und Nachbeobachtung von Kindern mit Hautkrankheiten. Vestn. Derm. Vener. **40**, 60 (1966).

SCHNYDER, U. W., u. S. BORELLI: Neurodermitis constitutionalis sive atopica. J. JADASSOHN, Handb. Haut- und Geschlechtskrankheiten. Ergänzungswerk Bd. II/1. Berlin-Göttingen-Heidelberg: 1962.

SCHUHMACHER, P.: Beitrag zum Bloch-Sulzberger-Syndrom. Z. Kinderheilk. **7**, 53 (1963).

Spezieller Teil

Angeborene Fehlbildungen der Haut
(Aplasien, Pterygien, Hautanhänge, Fisteln usw.)

Von J. Lewke, Ludwigshafen

Die Fehlbildungen der Haut, ihre Varianten und möglichen Kombinationen mit anderen angeborenen oder erworbenen Fehlbildungszuständen sind sehr vielfältig. Es ist hier nicht annähernd möglich, ihre Genese ausreichend zu beleuchten. Vieles kann bei Schwalbe nachgelesen werden. In vielen Fällen, wo die Zusammenhänge bis heute unklar geblieben sind, muß sich die Darstellung ohnehin im Deskriptiven erschöpfen. Der Versuch einer Abgrenzung der Fehlbildungen vom Krankhaften hat zur Folge, daß einzelne Erscheinungsformen an anderer Stelle dieses Handbuches abgehandelt werden. Ganz allgemein sollte man sich zum Grundsatz machen, beim Vorhandensein einer Fehlbildung nach anderen weiteren Fehlbildungen zu suchen, da Kombinationen sehr häufig sind. Letzte zusammenfassende Darstellungen finden sich bei G. Weber; G. W. Korting sowie F. Vogel und H. Dorn, wo auch die Literatur zusammengetragen ist. Besonders aus der letztgenannten Arbeit kann man auch ersehen, wie umfangreich das ganze Kapitel in Wirklichkeit ist und wie weit sich seine Grenzen dehnen.

Kongenitale Hautdefekte[1], auch als kongenitale Narben, amniogene Hautdefekte, Hypoplasia cutis, Atrophia cutis congenita oder *Aplasia cutis* bezeichnet, sind relativ selten. Nach Gross, Lindemayr und Pospisil ist bisher über 183 Fälle berichtet worden. Es handelt sich um Defekte ganz unterschiedlicher Größe und mit variablem Sitz (in 60—70% der Fälle am Kopf), die von zarten atrophischen Narben bis zu tiefreichenden Substanzdefekten der ganzen Dicke des Hautorgans variieren können und sich sogar auf die Muskulatur und auf das Skelet ausdehnen können. Meist stellen diese Defekte steilwandige, wie gestanzt aussehende

Ulcerationen dar oder sie machen den Eindruck einer Brandwunde. Auch Inseln oder Streifen normaler Haut in der Defektmitte sind beschrieben worden. Einmal wurden ein membranartiger Überzug und mehrmals eine Kombination solcher Defekte mit Blasen beobachtet. Die Abgrenzung solcher Fälle von der Epidermolysis bullosa hereditaria ist dadurch gegeben, daß bei Aplasien an anderen Hautstellen keine Blasen auf mechanischem Wege erzeugt werden können. Obwohl ein familiäres Vorkommen derartiger Fehlbildungen nicht selten ist, ist nach Korting eine Störung des Keimplasmas generell nicht anzunehmen. In vielen Fällen gibt die histologische Untersuchung Aufschluß über den Entstehungsmechanismus, besonders dann, wenn ein Geburtstrauma, ein geburtshilflicher Kunstfehler oder ein krimineller Eingriff ausgeschlossen werden müssen, da im Bereich der Aplasie und deren nächster Umgebung die elastischen Fasern und Hautanhangsgebilde stark vermindert sind oder ganz fehlen.

Die Behandlung richtet sich nach der Größe und Tiefe des Defektes. Sie ist dann erforderlich, wenn der Defekt einer bedrohlichen Keiminvasion Vorschub leistet oder die Gefahr einer Verblutung (z. B. aus dem Sinus sagittalis superior) besteht. Atemstörungen, Asphyxie und Pneumonie haben bei der Aplasia cutis schon zum Exitus geführt. In den meisten Fällen jedoch haben die Defekte eine sehr gute Selbstheilungstendenz.

Neben diesen Aplasien kommen auch angeborene Dystrophien vor, die entweder zur Atrophie, die dann meist bei der Geburt schon vorhanden ist, oder zur Hypertrophie führen können. Hierher gehören:

Der greisenhafte Zwergwuchs (Progerie, Hutchinson-Gilford-Syndrom), bei dem eine hochgradige Atrophie des gesamten Hautorgans

---

[1] Alle genetisch fixierten Hautdefekte am Schädel kommen nur bei Trisomie D$_1$ vor.

besteht. Letzte zusammenfassende Darstellung siehe bei WIEDEMANN. Kardinalsymptom ist ein greisenhafter Gesichtsausdruck, der entweder schon beim Neugeborenen vorhanden ist oder sich in den ersten Lebensjahren einstellt. Die Haut ist welk, faltig und trocken. Das Kopfhaar ist schütter oder fehlt ganz. Dazu kommt noch eine Verkümmerung oder Aplasie der Nägel. Das subcutane Fett fehlt, so daß auch tieferliegende Gefäße deutlich durchschimmern. Schon in den ersten Lebensjahren macht sich eine Wachstumsverlangsamung bemerkbar, woraus ein Gesamtdefizit der Körpergröße von 17—33% resultiert. Die Prognose ist schlecht. Die Patienten überleben meist nicht das zweite Lebensjahrzehnt.

Als fakultative Merkmale werden noch genannt: Genitalhypoplasie, Coxae valgae, Osteoporose, Spontanfrakturen, verzögerte Dentition, Akromikrie, konatale Augenveränderungen (Glaukom, Hornhauttrübung), Ohrmuschelmißbildungen, Akroerytheme, hydrocephalide Schädelform, emotional gesteigerte Schweißsekretion. Die erstmals 1941 von GOTTRON beobachtete *Akrogerie* wird von diesem für eine lokalisierte Form der Progerie gehalten. Die ausgesprochene Hautatrophie beschränkt sich auf Hände und Füße und greift nur wenig auf Unterarme und Unterschenkel über. Dort ist die Haut von rötlicher Farbe und macht durch fleckförmige Pigmentierungen einen buntgescheckten Eindruck. Bänder, Gelenke und Gefäße zeichnen sich sehr deutlich ab. Das Nagelwachstum ist jedoch normal.

Eine *allgemeine angeborene Hautatrophie* wurde bisher nur in wenigen Fällen bei Frühgeburten beobachtet. Sie soll hier nur erwähnt werden, da die bisherigen Befunde sehr spärlich sind.

Das *Trophödem Nonne-Milroy-Meige* (chronisch hereditäres Trophödem, Elephantiasis congenita hereditaria), zuletzt beschrieben von PATZER, stellt ein symmetrisch oder asymmetrisch sich langsam entwickelndes und dann persistierendes plastisches Ödem dar, das meist an den unteren Extremitäten, aber auch an den Armen, im Gesicht, ja selbst an der Zunge beobachtet wurde. Die Haut ist prall und aufgetrieben. Fingerdruck erzeugt keine Dellenbildung. Es besteht absolute Schmerzlosigkeit. Die Patienten äußern auch sonst kaum Beschwerden. Die befallenen Extremitäten sind säulenartig verdickt. Der Übergang in unveränderte Haut ist allmählich. Eine Kombination mit anderen Fehlbildungen (Spinabifida occulta, Kyphose, Genua valga, Brachydaktylie, Minderwuchs, Adipositas, Schwachsinn) ist häufig. Eine Therapie war bisher nicht erfolgreich.

Histologisch findet sich eine um das Vielfache verbreiterte Cutis mit Vermehrung der kollagenen und elastischen Fasern, oft auch eine erhebliche Erweiterung der Lymphgefäße großer Bezirke. Es finden sich Fälle, bei denen einmal mehr die Lymphstauung, einmal mehr die fibröse Wucherung im Vordergrund stehen.

Beim *kongenitalen, partiellen Riesenwuchs*, der sich auf eine Gesichtshälfte, eine Extremität, einen Fuß oder auch nur auf eine einzelne Zehe beschränken kann, ist oft auch an der befallenen Stelle ein plastisches Ödem des Coriums vorhanden. Hypogenitalismus und Syndaktylien können gleichzeitig vorhanden sein. Andere Kombinationen und Imbezillität kommen vor. Literatur und Fallbeschreibung bei SCHÖNENBERG.

Die Kardinalsymptome des *Ascher-Syndroms* sind Blepharochalasis, Doppellippe und Struma. Unter Blepharochalasis versteht man eine, infolge hochgradiger Atrophie beutelartige Ausweitung der Haut des Oberlides, die bis zu den Wimpern herabhängt. Die Doppellippe ist in unserem Falle eine Mundschleimhautfalte, die vor der Gingiva liegt und sich eindeutig von der kongenitalen Doppellippe unterscheidet, bei der ja die Falte im Lippensaum verläuft. Die Struma weist unterschiedlich starke Ausprägung auf; sie macht keine Basedowsymptome. Die Therapie besteht in chirurgischer Korrektur der Lider und Lippe und in Regulierung evtl. vorhandener endokriner Störungen. Schrifttum und Fallbeschreibungen bei SCHIMPF.

Bei den *Pterygien* oder Flughautbildungen handelt es sich um segelförmige Hautduplikaturen, die zwischen Hals und Schulter (Pterygium colli), im Nacken, zwischen Kinn und Sternum, in Gelenkbeugen (z. B. Pterygium axillae) oder zwischen den Fingern und Zehen (Schwimmhäute resp. cutane Syndaktylien) ausgespannt sind. Diese Fehlbildungen gehören zu den *vorwiegend mesodermalen Dysplasien*. Beschränkt sich die Veränderung lediglich auf die Haut, dann ist operative Abhilfe leicht. Treffen wir sie jedoch im Komplex mit anderen, manchmal schweren Fehlbildungen, zu Syndromen vereinigt an, dann sind dem ärztlichen Handeln oft enge Grenzen gesetzt.

Das bis vor kurzem noch als *Ullrich-Bonnevie-Syndrom* (Pterygium-Syndrom, Status Bonnevie-Ullrich) bezeichnete Bild ist ein Sammelbegriff, der neben dem symmetrisch vorhandenen Pterygium colli, das immer eine Kurzhalsigkeit vortäuscht, eine Hypoplasie der Mamillen, einen regelmäßig nachweisbaren Minderwuchs und eine verzögerte Geschlechtsreife beschreibt. Oft ist eine Cutis laxa vorhanden, seltener ein Pterygium axillae. Sehr häufig sind Schwimmhautbildungen an Fingern und Zehen wenigstens angedeutet. Skeletveränderungen (Hohlgaumen, Hüftgelenksluxationen, Klumpfuß), Epicanthus und motorische Störungen des III., IV., VII. und XII. Hirnnerven sind beschrieben. Auffallend ist oft eine Hyperflexibilität der Ellenbogengelenke.

Die asymmetrische Variante des Bonnevie-Ullrich-Syndroms bezeichnete man als *Ullrich-Syndrom* und bei der nur schwer abgrenzbaren *Dystrophia brevicollis congenita* (Nielsen-Syndrom) beschreibt man einen abnorm kurzen, in den Seitwärtsbewegungen stark eingeschränkten Hals (Froschhals), einen faßförmigen Thorax, partielle Mandeldysplasien und manchmal auch eine Syndaktylie. Der *pterygonuchale Infantilismus* (Ullrich-Turner-Syndrom, Morgagni-Turner-Syndrom, Gonadendysgenesie) wurde als eine Kombination des Bonnevie-Ullrich-Syndroms mit einer Gonadendys- bzw. -agenesie angesehen. Neben Fehlbildungszuständen des Genitales wurden gefunden: primäre Amenorrhoe, Minderwuchs, sexueller Infantilismus, mangelnde, bzw. sehr schwache Scham- und Axillarbehaarung, Cubitus valgus, Genu valgum, Pterygium colli, tiefer Haaransatz im Nacken, tiefsitzende Ohren, Fischmund, Epicanthus, Schwimmhäute zwischen Fingern und Zehen, Cutis laxa, Maskengesicht, Fehlen der äußeren Incisivi, Mikrogenie, Hohlgaumen, Schildbrust, Fehlen der Brustentwicklung, weit auseinanderstehende hypoplastische Mamillen, Augenmuskelparesen (Schielen), Ptosis, Katarakt, Taubheit, Rot-Grün-Blindheit, Nagelmißbildungen, Naevi, Neurofibromatosis v. Recklinghausen, Mißbildungen der Mesenterialgefäße, Aortenisthmusstenose, angeborene Herzfehler, Hypertonie, Defekte der Nieren, Hufeisenniere, gekreuzte Dystopie der Ureteren, starke Erweiterung der Nierenbecken, kleine Sella turcica, Spina bifida, Skoliose, flache Hüftgelenkspfanne mit Subluxation, persistierende Randleiste am Becken, Deformierungen an Fingern und Zehen, später Epiphysenschluß, Osteoporose, Intelligenzdefekte, Laurence-Moon-Biedl-Syndrom und Pelger-Huetsche Kernanomalie.

Da man in den letzten Jahren das *Ullrich-Turner-Syndrom* eindeutig auf eine Chromosomenanomalie zurückführen konnte und dieses Syndrom mit den Leitsymptomen Gonadendysgenesie, Infantilismus, vermehrte Gonadotropinausscheidung, Minderwuchs und einigen fakultativen Anomalien, von denen das doppelseitige Pterygium colli am charakteristischsten ist, aus dem Sammeltopf des Status Bonnevie-Ullrich herausgenommen hat, sollte die letzte Bezeichnung heute besser ganz verlassen werden. Das klassische Ullrich-Turner-Syndrom kann als der XO-Zustand beim Menschen definiert werden. In allen untersuchten typischen Fällen hat man bisher immer 45 anstatt 46 Chromosomen gefunden. Da der Chromatinbefund des Zellkerns offenbar von der Ein- oder Zweizahl der X-Chromosomen abhängt, ist zunächst ungeklärt, warum bei der Chromatinanalyse nicht alle Fälle chromatinnegativ waren. Vielleicht erklärt sich dies hiermit, daß ein Teil von ihnen Mosaikstruktur hat, daß sich also die XO-Konstitution nur in einem Teil der somatischen Zellen findet. Im Gegensatz zum Mongolismus und zum Klinefelter-Syndrom scheint die Chromosomenstörung vorwiegend in den männlichen Keimzellen lokalisiert zu sein. Das Ullrich-Turner-Syndrom bei äußerlich immer weiblichen Patientinnen kann also durch den negativen Chromatinbefund mit großer Wahrscheinlichkeit, durch Chromosomenstudien aber mit Sicherheit abgegrenzt werden. Eine ebenso klare Abgrenzung des sog. Turner-Syndroms beim Mann ist nicht möglich. Die Häufigkeit ist wesentlich geringer als der XO-Zustand. Eine XO-Natur des Turner-Syndroms beim Mann ist ausgeschlossen. Siehe Kosenow, W. Lenz (1959 u. 1961) und Polani.

Beim *Ehlers-Danlosschen-Syndrom* (Fibrodysplasia elastica generalisata, Dystrophia mesodermalis congenita, Cutis elastica, angeborene multiple Gelenkschlaffheit) findet sich schon in früher Kindheit eine auffallende Neigung zur Bildung großer, sich langsam resorbierender Hämatome, besonders an den Körperstellen, wo die Haut den Knochen relativ dicht aufliegt (Ellenbogen, Knie, Knöchel). Die Hämatome treten schon nach geringen Traumen auf und können als beulenartige Tumoren imponieren, die je nach dem Stadium des Hämoglobinabbaues die bekannten Farbänderungen zeigen. Sie werden als molluscoide Pseudotumoren, cystenartige Pseudotumoren, subcutane Knotenbildungen, Hämangiome oder Lipome diagnostiziert. Nicht selten können die tumorösen Hämatome ulcerieren. Die erhöhte Blutungsneigung ist nicht durch pathologische Abweichungen der Blutzusammensetzung oder eine Blutgerinnungsstörung bedingt. Man hält sie vielmehr für eine Folge der starken Gefäßbeanspruchung in der sehr dehnbaren Haut und einer erhöhten Gefäßfragilität selbst. Ursächlich liegt der Affektion nach Jansen eine abnorme strukturelle Anordnung der kollagenen Faserbündel zugrunde. Die Dehnbarkeit der Haut ist oft so stark, daß man eine am Finger abgehobene Hautfalte fast um die Hälfte des Fingers herumwickeln kann. Besonders stark ist die Abhebbarkeit der Haut am Hals, an den Wangen und den Knöcheln. Nach dem Loslassen kehrt die Haut elastisch in ihre ursprüngliche Lage zurück. Der bloße Aspekt läßt nichts von ihrer abnormen Eigenschaft erkennen, so daß ein klarer Unterschied zur Dermatochalasis besteht, die nach eingetretener Erschlaffung in Falten herabhängen bleibt. Nähte in der merkwürdig weichen, samtartigen Haut schneiden leicht durch, so daß Heftpflasterverbände zur Adaptation und zum Verschluß von Wunden oft nur allein möglich sind. Die danach zurückbleibenden Narben und atrophischen Bezirke sind meist in wabenartiger Anordnung zigarettenpapierartig gefältelt. Niemals finden sich feste Narben. Man hat vielmehr bei der Betastung den Eindruck anetodermieartiger Gewebslücken. Andererseits können auch schwammige Pseudotumoren im Narbengebiet vorhanden sein. Die Farbe ist teilweise bräunlich, rötlich, bläulich gescheckt oder depigmentiert. Histologisch findet man eine Verminderung der kollagenen Fasern mit Hyalinisierung oder scholligem Zerfall. Durch die Atrophie der kollagenen Fasern wird eine mengenmäßige Vermehrung der elastischen Fasern vorgetäuscht. Die genannten Veränderungen sind nicht auf die Haut beschränkt, sondern bedingen auch eine Minderwertigkeit des Bandapparates, so daß z. B. einzelne Gelenke bei Erschlaffung des Muskeltonus um Zentimeter gedehnt werden können (Gummi-, Schlangenmenschen). So erklärt sich auch, daß die befallenen Kinder spät laufen lernen und später sehr leicht Spontanluxationen und Subluxationen bei ihnen auftreten. Das Ehlers-Danlos-Syndrom kann mit anderen Fehlbildungen, z. B. mit Fallotscher Tetralogie, Aortenatresie, Akrocyanose, Löffelnägeln, Hyperpigmentierungen, Keratoconus, Blaufärbung der Skleren, Linsenluxationen oder auch mit regelrechten Erkrankungen, z. B. Tuberkulose, kombiniert sein. Nur sehr selten manifestiert sich das Syndrom erst im Erwachsenenalter. Es wurde mit wenigen Ausnahmen bisher nur bei Europäern und Personen europäischer Abstammung beobachtet. Ein fakultativ dominanter Erbgang wird angenommen. Eine besondere Geschlechtsdisposition gibt es nicht. Zusammenfassende Darstellung und Literatur bei McKusick.

Differentialdiagnostisch sind wegen der Fehlbildungszustände von den vorgenannten Syndromen noch das *Marfan-Syndrom* (Arachnodaktylie, Dolichostenomelie, Dystrophia mesodermalis congenita, Hyperchondroplasie, Akrochondrohyperplasie) und das von Rotter und Erb beschriebene, sehr seltene *Mesodermalsyndrom* abzugrenzen.

Die *Cutis verticis gyrata* (Cutis capitis gyrata, Pachydermie occipital vorticelle, Cutis verticis plicata, Pachydermie plicaturée) ist ein Teilsyndrom multipler Abartungen, hauptsächlich der *Pachydermoperiostosis*, deren Ätiologie unbekannt ist und die immer mit Skeletveränderungen (Langgliedrigkeit, Verdickung der langen Röhrenknochen, Trommelschlegelfinger- und -zehen, Kurzfingrigkeit, kugelartige Verdickung der Kniegelenke, Verdickung der Lidknorpel) einhergeht. Es handelt sich ganz allgemein um eine Verdickung und Furchung der behaarten Kopfhaut. Die Falten verlaufen vorwiegend in der Scheitelrichtung und am Hinterkopf. Sie können aber auch im Gesicht, der Schulter-Hals-Region oder halbseitig am Hinterkopf angeordnet sein. Selten wurden sie auch an Palmae und Plantae und einmal bei einem Neugeborenen an der Bauchhaut gesehen. Außer dem Vorkommen bei der Pachydermoperiostosis kennt man noch eine idiopathische Form und solche als Folge entzündlicher Prozesse (seborrhoische Kopfekzeme, Folliculitis und Perifolliculitis capillitii, Erysipel), Tumoren (naevogener, leukämischer und neurofibromatöser Entstehung) und endokriner Dysregulationen.

Bei der *Dermatochalasis* (Dermatolysis, Chalazodermie, Cutis laxa, Dermatomegalie) ist die Haut zu weit. Die Falten lassen sich verformen und in jeder Richtung verschieben. Nach dem Loslassen sinken die Falten schlaff zurück. Zu einem völligen Verstreichen kommt es nicht, da der Haut die Elastizität fehlt. Eine eindrucksvolle Fallbeschreibung findet sich bei Siemens und Eindhoven. Die Ätiologie ist unbekannt. Eine Kombination mit anderen Fehlbildungen ist sehr selten.

Die *Akrocephalosyndaktylie* (Apert-Syndrom, Akrosphenosyndaktylie) ist die schwerste Form der Syndaktylie. Mehrere oder sämtliche Finger und Zehen können befallen sein, so daß ihre Konturen nur angedeutet, wie von einem Strumpf überzogen erscheinen. Bei einer ossären Syndaktylie können gelegentlich Radius und Ulna, ja selbst größere Gelenke beteiligt sein. Zuweilen finden sich Kombinationen mit Atresia ani, Minderwuchs und Intelligenzdefekten. Fast immer ist ein auffallend weiter Augenabstand mit Exophthalmus vorhanden. Offenbar handelt es sich um eine dominant autosomal erbliche, komplexe Hemmungsmißbildung. Hervorgehoben wird das oft hohe Alter eines oder beider Elternteile sowie das Vorliegen eines Hydramnions. Es liegt also wohl eine Neumutation vor, bei der äußere Faktoren Manifestation und klassische Ausbildung des Syndroms begünstigen (Degenhardt).

Eine Hypotrichose und dysplastische Nagelveränderungen sind die Leitsymptome vorwiegend ektodermaler Dysplasien, bei denen zwei Fehlbildungszustände, die Anhidrosis hypotrichotica mit Hypodontie und die hidrotische ektodermale Dysplasie zu beschreiben wären. Bei der *Anhidrosis hypotrichotica mit Hypodontie* (Syndrom der kongenitalen anhidrotischen Dysplasie, Polydysplasie ectodermique, Anhidrosis congenita, anhidrotic hereditary ectodermal dysplasia, congenital ectodermal dysplasia oder auch «complexe majeure») findet man meistens nur wenige Zentimeter lange, sehr weiche Kopfhaare. Nur selten greifen die Haarveränderungen auch auf Cilien und Brauen über. Am übrigen Körper fehlen Terminal- und Lanugohaar vollständig oder ihre Follikel sind deutlich atrophisch. Die Haut ist auffallend trocken, da die Talgdrüsen vermindert sind und histologisch atrophisch oder rudimentär erscheinen. Eine Schweißdrüsensekretion fehlt vollständig. Daher kommt es schon bei geringer körperlicher Anstrengung oder dem Ansteigen der Außentemperatur über 20° C zur Erhöhung der Körpertemperatur, Abgeschlagenheit, Schwindelanfällen und Cephalgien. Durch Abkühlung können alle Erscheinungen schnell beseitigt werden. Ein abwechslungsreiches Bild bieten die Zahnveränderungen, die als Anodontie und Hypodontie auftreten. Oft sind nur 2 Schneidezähne und 2 Prämolaren im Oberkiefer vorhanden, die fehlgebildet sind. Bei Anodontie lassen sich jedoch manchmal röntgenologisch Zahnanlagen nachweisen. Inkonstant sind das gleichzeitige Vorkommen einer Sattelnase und einer Ozaena, vorstehende Brauenwülste mit Brachycephalie, Satyrohr, dystrophische Keratitis, plantare und palmare Keratosen. Auch über Dysphonie, Dysphagie und Intelligenzdefekte ist berichtet worden. Die Nagelveränderungen imponieren

im Sinne einer Onychogryphose oder Onycholyse. Häufig finden sich Depigmentierungen im Nacken und der Genitalgegend. Im Gesicht und in den Achselhöhlen kommen zahlreiche punktförmige Adenomata sebacea vor. Die Anhidrosis hypotrichotica mit Hypodontie kommt vorwiegend beim männlichen Geschlecht vor. Es wird ein recessiv, geschlechtsgebundener Erbgang angenommen. Beschreibung einiger typischer Fälle bei Braun-Falco und Gürtler sowie Greither u. Tritsch.

Bei der *hidrotischen ektodermalen Dysplasie* auch «complexe mineure» genannt, ist als wichtigstes Unterscheidungsmerkmal zum vorgenannten Erscheinungsbild die Schweißdrüsenfunktion intakt. Das Kopfhaar ist ebenfalls kurz und trocken. Es bricht leicht. Wimpern, Brauen, Scham- und Achselbehaarung können fehlen oder die Brauen nur im nasalen Bereich nachweisbar sein. Die Fingernägel können löffelförmig gedellt, die Fußnägel verkümmert sein. Die Nagelränder splittern auf oder werden leicht rissig. Es wird eine heterozygote, dominante Vererbung angenommen. Eindrucksvolle Fallbeschreibung bei Götz und Azulay.

Unter dem Leitsymptom der Polydaktylie und des Klein- oder Zwergwuchses wäre noch das seltene Bild der *Chondroectodermaldysplasie* zu erwähnen, bei dem gewöhnlich auch die Nägel mißgestaltet sind. Mikrocheilie, die auf den Mittelbereich der Oberlippe beschränkt ist, läßt sich schon beim Neugeborenen nachweisen. Weiterhin kommen multiple Exostosen, kongenitale Herzfehler und sexueller Infantilismus vor.

Hypotrichose und Pigmentierungsstörungen findet man auch bei der seltenen *Dysplasia oculodento-digitalis*, deren Kardinalsymptome doppelseitiger Mikrophthalmus mit Glaukom, Irisanomalien, Hypodontie der Incisivi und Prämolaren sowie generalisierte Schmelzdysplasien sind. Wiederholt wurden Schwimmhautbildungen und Skeletveränderungen an den Phalangen nachgewiesen.

Fisteln und Fehlbildungen der Form finden sich vorzugsweise im Bereich der Kiemenbögen, wo sie durch unvollständige Vereinigung derselben oder unterschiedliche Ausbildung der mandibularen und maxillaren Ohrhöckerreihe zustande kommen. Auch rudimentäre Zacken am Helixrand, wie die *Darwinsche Spitze* finden so ihre Erklärung. Teilweise Obliteration von Fistelgängen führt zur Cystenbildung. Wenn der hintere obere Helixteil stark vergrößert und nach vorne umgekippt erscheint, spricht man vom *Katzenohr*. Verlagerungen der Ohrmuschel nach vorn sind beschrieben. Die Fehlbildungen eines solchen *Wangenohres* oder *Melotus* können ganz beträchtlich sein. Partielle Defekte finden sich meist am Ohrläppchen, das gespalten, gedoppelt oder von Höckern durchsetzt sein kann. *Auricularanhänge* befinden sich entweder direkt am Ohr oder vor ihm wangenwärts. Nach ihrer geweblichen Zusammensetzung spricht man von *branchiogenen* Knorpelnaevi. Bei Lokalisation entlang dem M. sternocleidomastoideus können solche Auricularanhänge Halsfisteln vortäuschen. Als *branchiogene Ohrfisteln* kommen enge Gänge in der Umgebung der Ohrmuschel vor. Sie sind meist nur ganz kurz (1—1,5 cm tief) und bilden oft nur ein flaches Grübchen. Andererseits haben sie aber auch das Aussehen eines kraterförmigen Ulcus oder lupoider Veränderungen.

Bei der seltenen *Dysostosis mandibulo-facialis* (Treacher-Collins-Syndrom, Franceschetti-Zwahlen-Syndrom) findet man neben den beschriebenen Ohrmuschelveränderungen häufig eine komplette Atresie der Gehörgänge mit verschiedengradiger Taubheit. Die Augenspalten sind schräg nach lateral abwärts gestellt. Der Stirn-Nasenwinkel fehlt, die Kiefer sind hypoplastisch, die Mundspalte ist meist ungewöhnlich breit. Die Augenlider können Kolobombildungen aufweisen. Die Summe der Veränderungen bewirkt eine „Fisch-maulphysionomie". Fisteln, die auf dem Nasenrücken und am Lippensaum, besonders der Unterlippe, vorkommen, sind teratogenetisch nicht vollständig geklärt. Bei Lippenfisteln wurde ein dominanter Erbgang über mehrere Generationen beobachtet. Sie sind oft mit Spaltbildungen im Oberkiefer und Lippenbereich kombiniert.

Klare genetische Verhältnisse liegen dagegen bei den *Halsfisteln* (Kiemengangsreste, Persistieren des Ductus thymopharyngicus bzw. Ductus thyreoglossus) vor, bei denen man laterale und mediale unterscheidet. Sie enden teilweise blind oder haben, je nach Sitz, Verbindungen mit der Mundhöhle, den Gaumenmandeln oder dem Rachen. Ihr Verlauf ist röntgenologisch durch Füllung leicht nachweisbar. Laterale Halsfisteln öffnen sich längs des M. sternocleidomastoideus. Sie können ein Skrofuloderm vortäuschen. Mediale Halsfisteln enden entweder im Periost des Zungenbeines oder können gleichfalls bis zur Rachenschleimhaut durchgehen. In ihrem Verlauf können Schilddrüsenläppchen gefunden werden.

Kongenitale Kanäle können außerdem noch im Bereich der Raphe perinealis resp. -scrotalis, seltener in der Sacralregion, manchmal sogar mit dem Subarachnoidalraum in Verbindung stehend, vorkommen. Auch in der Occipitalregion sind Fisteln beschrieben.

Literatur

BRAUN-FALCO, O., u. W. GÜRTLER: Klinische und histologische Besonderheiten bei einem sporadischen Fall von ektodermaler Dysplasie mit Anhidrosis. Derm. Wschr. **133**, 289 (1956).

DEGENHARDT, K.-H.: Mißbildungen des Kopfes und der Wirbelsäule. In: Humangenetik. Hrsg. von P. E. BECKER. Band II. Stuttgart: Georg Thieme 1964.

GÖTZ, H., u. R. D. AZULAY: Ein Beitrag zur hidrotischen-ektodermalen Dysplasie. Hautarzt **6**, 71 (1955).

GOTTRON, H.: Familiäre Akrogerie. Arch. Derm. Syph. (Berl.) **181**, 571 (1941).

GREITHER, A., u. H. TRITSCH: Über einen Fall von anhidrotischer ektodermaler Dysplasie mit nahezu vollständiger Alopecie, transgredienten Palmar-Plantar-Keratosen, Macula-Degeneration sowie anderer Augenstörungen, Zahnanomalien und einem Pseudo-Klinefelter-Syndrom. Arch. klin. exp. Derm. **216**, 50(1963).

GROSS, H., W. LINDEMAYR u. G. POSPISIL: Zur Kenntnis der Aplasia cutis. Neue öst. Z. Kinderheilk. 2, 94 u. 198 (1957).

JANSEN, L. H.: The structure of the connective tissue, an explanation of the symptoms of the Ehlers-Danlos-Syndrome. Dermatologica (Basel) **110**, 108 (1955).

KORTING, G. W.: Fehlbildungen der Haut und Hautveränderungen bei Fehlbildungssyndromen. In: Handbuch der Haut- und Geschlechtskrankheiten. Hrsg. von J. JADASSOHN. Ergänzungswerk Band III, 1. Berlin, Göttingen, Heidelberg: Springer 1963.

KOSENOW, W.: Abweichende Ergebnisse bei der Geschlechtsbestimmung an Leukozyten- und Mundepithel-Kernen. Klin. Wschr. **35**, 75 (1957).

LENZ, W.: Der Einfluß des Alterns der Eltern und der Geburtsnummer auf angeborene pathologische Zustände beim Kind. Acta genet. (Basel) 9, 249 (1959).

— Krankheiten des Urogenitalsystems. In: Humangenetik. Hrsg. von P. E. BECKER. Band III, 1. Stuttgart: Georg Thieme 1964.

MC KUSICK, V. A.: Vererbbare Störungen des Bindegewebes. Stuttgart: Georg Thieme 1959.

PATZER, H.: Zum chronischen Trophoedem (Nonne-Milroy-Meige-Syndrom) im Kindesalter. Z. Kinderheilk. **75**, 596 (1954).

POLANI, P. E.: Turner's syndrome and allied conditions. Clinical features and chromosome anomalies. Brit. med. Bull. **17**, 200 (1961).

Rotter, W., u. W. Erb: Über eine Systemerkrakung des Mesenchyms mit multiplen Luxationen aus angeborener Gelenkschlaffheit und über Wirbelbogenspalten. Virchows Arch. path. Anat. **316**, 233 (1948).

Schimpf, A.: Das Ascher-Syndrom. Derm. Wschr. **132**, 1077 (1955).

Schönenberg, H.: Über die Beziehungen des Klippel-Trenaunay-Weber-Syndroms zum umschriebenen Riesenwuchs. Z. Kinderheilk. **77**, 636 (1956).

Schwalbe, E.: Die Morphologie der Mißbildungen des Menschen und der Tiere. Jena: Fischer 1913.

Siemens, H. W., u. C. A. Eindhoven: Über Chalasis cutis universalis congenita und über sekundäre Chalasis cutis bei Cutis elastica. Arch. Derm. Syph. (Berl.) **183**, 135 (1942/43).

Turner, H. H.: A syndrome of infantilism: congenital webbed neck and cubitus valgus. Endocrinology **23**, 566 (1938).

Ullrich, O.: Über typische Kombinationsbilder multipler Abartungen. Z. Kinderheilk. **49**, 271 (1930).

— Neue Einblicke in die Entwicklungsmechanik multipler Abartungen und Fehlbildungen. Klin. Wschr. **17**, 185 (1938).

— Der Status Bonnevie-Ullrich im Rahmen anderer Dyscranio-Dysphalangien. Ergebn. inn. Med. Kinderheilk. **2**, 412 (1951).

Vogel, F., u. H. Dorn: Krankheiten der Haut und ihrer Anhangsgebilde. In: Humangenetik. Hrsg. von P. E. Becker. Band IV. Stuttgart: Georg Thieme 1964.

Weber, G.: Fehlbildungen. In: Dermatologie und Venerologie. Hrsg. von H. A. Gottron u. W. Schönfeld. Band IV, 127. Stuttgart: Georg Thieme 1960.

Wiedemann, H. R.: Über Greisenhaftigkeit im Kindesalter, insbesondere die Gilfordsche Progerie. Z. Kinderheilk. **65**, 670 (1948).

Erbkrankheiten der Haut

Von C. Schirren, Hamburg

Störungen der Verhornung

Einleitung: Die Darstellung der dermatologischen Erbkrankheiten im Rahmen eines Handbuches der Kinderheilkunde hat sich weitgehend auf die Erkrankungen zu beschränken, die bereits im Kindesalter zur Beobachtung gelangen. Es ist darüber hinaus eine gewisse Auslese zu treffen, da nur die wichtigsten Krankheitsbilder in dem zur Verfügung stehenden Platz ausreichend besprochen werden können. Erbkrankheiten der Haut sind nicht so häufig. Das bedeutet jedoch nicht, daß sie deswegen bedeutungslos seien. Sie sind nicht nur bedeutungsvoll für den jeweils Betroffenen, den sie gerade bei Hauterkrankungen außerordentlich belasten können, sondern sie sind auch sehr bedeutsam für seine Nachkommen, falls das Leiden selbst nicht eine Herabsetzung der Fortpflanzungsfähigkeit bedingt. Von daher gewinnt die Eugenik ein besonderes Gewicht auch für den Pädiater, an den sicher Fragen besorgter Eltern wegen des zu erwartenden Befalls weiterer Kinder, z. B. bei Epidermolysis bullosa hereditaria dystrophica gestellt werden. Die theoretisch zu errechnende Erkrankungswahrscheinlichkeit von 25% für jedes weitere Kind kann nur eine Zahl sein, die keine Auskunft über die tatsächlich eintretenden Gegebenheiten zu geben vermag. Dessen sollte man sich bewußt sein, da hinter der Frage immer ein Elternpaar in banger Sorge steht. Es

wird daher auch diesen Gesichtspunkten Beachtung zu schenken sein.

Hinsichtlich weiterer Studien sei auf die ausführlichen Arbeiten im Jadassohnschen Handbuch der Haut- und Geschlechtskrankheiten-Erg.-Werk Bd. VII, sowie auf das Handbuch „Dermatologie und Venerologie" von Gottron/Schönfeld und den Beitrag von Vogel und Dorn im Lehrbuch der Humangenetik von Becker verwiesen. Der interessierte Leser wird dort sehr viele spezielle Auskünfte erhalten, die im eigenen Beitrag z. T. nur skizziert werden können. Dagegen ist ganz bewußt ausführlich vom Bildmaterial der Hamburger Dermatologischen Universitäts-Klinik Gebrauch gemacht worden: eine Abbildung vermag in vielen Fällen große Textabschnitte sehr viel besser darzustellen und sogar zu ersetzen.

Ichthyosis

Unter dem Begriff „Ichthyosis" verbirgt sich in der Literatur sehr häufig eine Vielzahl spezieller Diagnosen, so daß eine genaue Klassifizierung der Schrifttumsarbeiten oft nur auf Grund eines Studiums von Einzelangaben möglich ist. Im Rahmen dieses Beitrages werden unter Ichthyosis in Anlehnung an Greither (1964) zusammengefaßt dargestellt:

1. Ichthyosis congenita

2. Ichthyosis vulgaris

3. Erythrodermie congénitale ichthyosiforme.

Es sollen damit lediglich die diesen Krankheiten gemeinsamen Symptome: trockene Haut, extreme Hyperkeratosenbildung herausgestellt werden. Daneben ist jedoch eine getrennte Besprechung jeder einzelnen Erkrankung aus klinischen Gegebenheiten (Lokalisation, Manifestationsalter, Prognose, assoziierte Symptome) und wegen des unterschiedlichen Erbganges dringendes Gebot, wenn man den modernen Erkenntnissen der Genetik Rechnung tragen will (SCHNYDER, 1966).

Ichthyosis congenita

Synonyma: Keratosis congenita. Universales diffuses kongenitales Keratom. Keratoma intrauterinum. Congenital xerodermia. Ichthyosis neonatorum. Cutis testacea. Kollodiumhaut.

Historische Daten: Erstbeschreibung durch MACHIN an dem Stammvater der Familie LAMBERT (geb. 1710). Die Erkrankung muß vornehmlich unter dem Gesichtspunkt der einheitlichen Betrachtung aller Ichthyosisformen in früheren Jahren gesehen werden. Es ist das besondere Verdienst von E. RIECKE, erstmalig eine zusammenfassende Darstellung unter besonderer Berücksichtigung von Klinik und Prognose gegeben zu haben. RIECKE unterschied 3 Formen: I. gravis, II. mitis = larvata, III. tarda (1900). Entscheidende Beiträge zur Genetik lieferte SIEMENS (1929).

Genetik: Der Erbgang ist autosomal-recessiv. Wichtigster eugenischer Beitrag ist die Vermeidung von Verwandtenehen (GOTTRON, 1935).

Klinik: In der Regel sind Kinder mit Ichthyosis congenita Frühgeburten; je milder die Erkrankung auftritt, desto seltener werden die Frühgeburten. Die Ichthyosis congenita tarda tritt kongenital nur sehr geringgradig ausgeprägt auf und nimmt in den weiteren Lebensmonaten an Intensität erheblich zu. Morphologisch bietet sich eine extreme Hyperkeratose am ganzen Körper mit Einschluß der Gelenkbeugen dar. Die Haut ist grau/schwärzlich bis braun/rötlich, faltig mit zahlreichen Rhagaden, verrukösen Auflagerungen und Haar-Nagel-Anomalien. Auch die Lippen, Augenlider und Genitalschleimhaut sind befallen; das Aussehen der Patienten wird dadurch bizarr und außerordentlich uniform (vgl. Abb. 350). Der Schweregrad der Erkrankung ist für die einzelnen Körperpartien sehr different. So können ganze Bezirke ausgespart sein, es kann zu umschriebenen Rötungen im Bereich hyperkeratotischer Areale kommen. Es gibt eine ganze Reihe von assoziierten Symptomen (Hypotrichie, Hypogonadismus, Minderwuchs, Herzfehler, Taubstummheit u. a.), die im Zusammenhang mit der Ichthyosis congenita auftreten können.

Differentialdiagnostisch ist auf Grund des Befalls der Gelenkbeugen die Abtrennung von

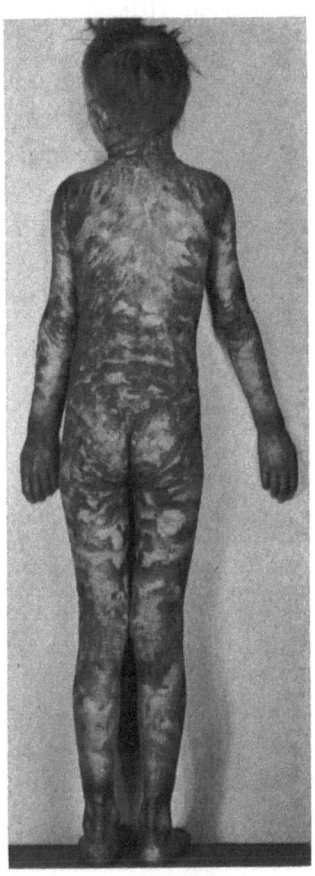

Abb. 350. Ichthyosis congenita tarda. Rückenansicht eines 6jährigen Mädchens. Man beachte den Befall der Kniekehlen und die groblamellöse Schuppung

der Ichthyosis vulgaris einfach. Schwierigkeiten können sich gegenüber der Erythrodermie congénitale ichthyosiforme in späteren Jahren ergeben; hier entscheidet die Histologie. Die *Prognose* ist im ersten Lebensjahr sehr ernst. Durch die NNR-Hormone ist hier ein Wandel eingetreten. In späteren Jahren ist die Prognose nicht mehr so dubiös zu stellen.

Therapie: Bei der Behandlung steht die Allgemeinbehandlung im ersten Lebensjahr im Vordergrund, wozu NNR-Hormone heranzuziehen sind. Später ist Vitamin A indiziert. Lokale Hautpflege mit Salben und Kochsalzbädern sowie Seeaufenthalte tragen zur Besserung des Hautbefundes bei.

Ichthyosis vulgaris

Synonyma: Fischschuppenkrankheit. Ichthyosis verrucosa cornea acuminata. Keratosis diffusa epidermica extrauterina.

Historische Daten: Erstbeschreibung 1792 durch RICHTER; erst 1820 wurde eine weitere Beobachtung mitgeteilt (HINTZE).

Das charakteristische Merkmal der Ichthyosis ist eine allgemeine Trockenheit der Haut mit starker Hyperkeratosenbildung bei Freibleiben der Gelenkbeugen (Abb. 352). Die Hyperkeratose neigt gerade bei der Ichthyosis zu einer großen Variationsbreite in der Intensität, so daß man folgende Varianten unterscheiden kann:

a) *Xerodermie* (trockene Haut).

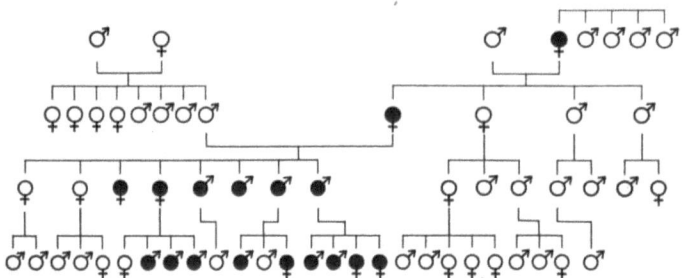

Abb. 351. Stammbaum einer Familie mit Ichthyosis vulgaris

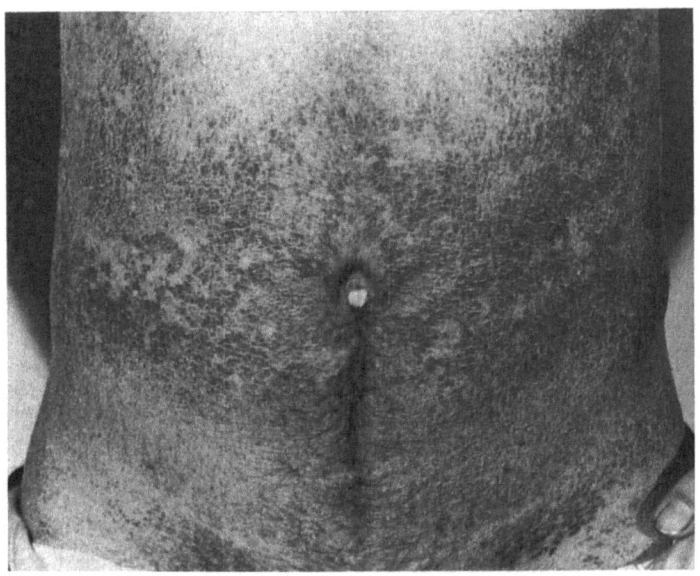

Abb. 352. Ichthyosis vulgaris. Detailansicht der Gürtellinie mit extremer Schuppenbildung

Genetik: Die Erkrankung ist autosomal-dominant und recessiv-x-chromosomal erblich. Die Penetranz des Erbfaktors ist vermindert; die Expressivität der Erbfaktoren kann so gering sein, daß keinerlei Hautveränderungen auftreten. In eigenen Untersuchungen mit BINDEWALD ergab sich bei 51 Probanden mit Ichthyosis vulgaris 45 mal der Nachweis einer familiären Beteiligung (vgl. Abb. 351).

Klinik: Die Erkrankung tritt etwa vom 6. Lebensmonat bis zu einem Alter von 1½ Jahren auf. Vor der Reifezeit wird der Höhepunkt der Erkrankung erreicht; später bleibt die Krankheit weitgehend stationär.

b) *Ichthyosis simplex* (umschriebene Schuppung, an anderen Stellen nur feine Fältelung).

c) *Ichthyosis nitida* (Schuppung mit aufgeworfenen Rändern und Furchenbildung entlang den Spaltlinien).

d) *Ichthyosis serpentinea* (dicke Schuppen mit tiefen Furchen dazwischen).

e) *Ichthyosis hystrix* (Schuppen mit dicken Auflagerungen aus Stacheln und Körnchen).

In der Regel bestehen einzelne dieser Varianten nebeneinander, wenn man den Patienten ganz untersucht. Auch die Handteller und Fußsohlen sind befallen; differentialdiagnostisch können hier Schwierigkeiten gegenüber der Keratosis palmo-plantaris bestehen, die jedoch stets eine Hyperhidrosis und einen erythematösen Randsaum bei Fehlen von Hautveränderungen am übrigen Körper aufweist.

Wichtigste *Komplikationen* der Ichthyosis vulgaris sind die fehlende Perspiratio insensibilis und die Neigung zu Ekzemen. Gerade letzteres bedingt eine ständige, intensive Hautpflege. Die Schweißdrüsenunterfunktion kann zu Hitzestauungen führen; daher Vorsicht bei fieberhaften Erkrankungen und plötzlichen Wärmeeinbrüchen.

Therapie: Kochsalzbäder 2—3mal wöchentlich (200 g Kochsalz auf 50 l Wasser) oder Meerwasserbäder (Nordsee, Mittelmeer, Atlantik) führen eine intensive Geschmeidigkeit der Haut herbei. Vitamin A-Salben leisten in manchen Fällen befriedigende Resultate. 10% Kochsalzvaseline eignet sich ebenfalls sehr gut zur Hautpflege. Vitamin A innerlich sollte in Intervallen gegeben werden, um Überdosierung zu vermeiden.

Prognostisch läßt sich folgende Aussage machen: Bis zum Eintritt in die Pubertät verläuft die Ichthyosis im allgemeinen progredient, um dann in ein stationäres Stadium einzutreten.

Erythrodermie congénitale ichthyosiforme

Synonyma: Congenital keratosis with bullae. Hyperkeratosis ichthyosiformis congenita. Erythrokeratodermia ichthyosiformis cum hyperepidermotrophia et hyperkeratosis. Erythrodermia congenitalis ichthyosiformis.

Historische Daten: Erstbeschreibung durch BROCQ auf Grund von zwei eigenen Beobachtungen (1902).

Genetik: Der Erbgang ist offenbar autosomaldominant. Keine Geschlechtsgebundenheit.

Klinik: Die Erkrankung tritt mit der Geburt auf; sie hat in diesem Stadium dazu geführt, daß man von dem „verbrühten Kind" spricht. Sie befällt vornehmlich die Beugeseiten der Extremitäten, den Stamm und das Gesicht sowie den behaarten Kopf. Das Erythem im Anfangsstadium der Krankheit kann streng lokalisiert sein oder auch konfiguriert auftreten. Mit fortschreitendem Lebensalter geht das Erythem zurück, das Ektropium verschwindet. In etwa 25% werden Blasenschübe beobachtet, die in späteren Jahren ebenfalls abklingen. Eine

Abgrenzung von der Ichthyosis congenita ist in den Spätstadien ausgesprochen schwierig; man ist stets auf den histologischen Nachweis der sog. granulären Degeneration angewiesen, der für die Erythrodermie congénitale ichthyosiforme charakteristisch ist. Möglicherweise wird die spezielle Neigung zur Blasenbildung gesondert vererbt.

Therapie: Im Anfangsstadium kann es bei der schweren Beeinträchtigung des Allgemeinbefindens (Blasenschübe-Eiweißverlust) erforderlich werden, mit NNR-Steroiden die Lebensrettung des erkrankten Kindes herbeizuführen. Daneben Vitamin A innerlich und Salicylsalben (1%) bzw. 10% Kochsalzsalben zur lokalen Hautpflege.

Erythrokeratodermia figurata variabilis

(MENDES DA COSTA)

Synonyma: Erythrodermia variabilis. Erythroderma congenitum symmetricum progressivum. Erythrokératodermie familiale. Typus Mendes da Costa.

Historische Daten: Erstbeschreibung 1909 durch NICOLAS-JAMBON — allerdings unter der Diagnose Erythrodermie ichthyosiforme congénitale. MENDES DA COSTA (1925) gab dann zum ersten Male eine Beschreibung der besonderen Stellung dieses Krankheitsbildes.

Genetik: Der Erbgang ist offenbar autosomaldominant. Hinsichtlich der Lokalisation und Expressivität unterliegt die Erkrankung erheblichen Schwankungen innerhalb der einzelnen Familien.

Klinik: Die Erkrankung ist in der Regel kongenital, bzw. tritt in den ersten Lebensjahren auf. Befallen sind vor allem die Extremitäten, Stamm, Hals, Gesicht. Morphologisch imponieren großflächige, gyrierte, landkartenähnliche, gerötete Herde, denen in den ersten Jahren der hyperkeratotische Charakter völlig fehlt (vgl. Abb. 353). Mit zunehmendem Lebensalter treten dann neben den erythrodermischen Herden gleichzeitig auch hyperkeratotische Bezirke auf. Es gehört zum besonderen Ausdrucksbild dieser „variablen" Erkrankung, daß die erythrodermisch-figurierten Herde innerhalb kurzer Zeit auftreten und innerhalb weniger Stunden verschwinden, um dann an anderen Stellen zu erscheinen; das Auftreten dieser Erscheinungen kann von einem allgemeinen Gefühl der Niedergeschlagenheit begleitet sein.

Therapie: Vitamin A-Gaben erweisen sich als vorteilhaft. Daneben lokale Hautpflege mit Kochsalzbädern, Kochsalzsalben und Salicylsalben.

kommen. Es erscheint daher statthaft, wenn alle Formen gemeinsam besprochen werden. Die einzelnen Unterschiede werden in den ge-

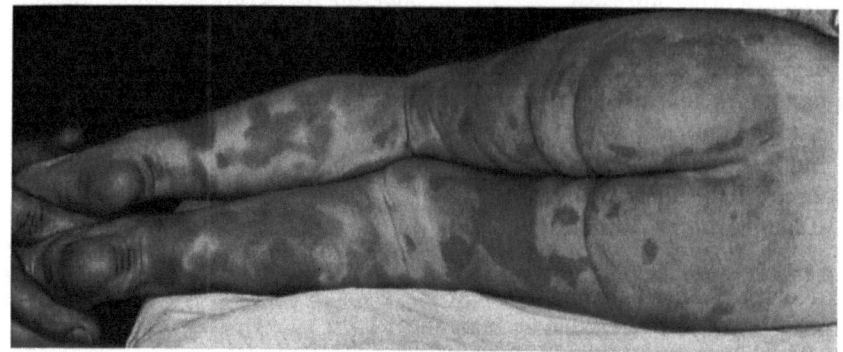

Abb. 353. Erythrokeratodermia figurata variabilis (Mendes da Costa). (Mädchen 1 Jahr alt). Landkartenähnliche scharf begrenzte, rötlich/braune Herde. Lokalisationswechsel innerhalb weniger Stunden. Noch keine Hyperkeratosenbildung

Keratosis hereditaria palmo-plantaris

Synonyma: Keratoma hereditarium palmare et plantare. Keratoma hereditarium dissipatum. Tylosis palmae et plantae. Ichthyosis palmaris et plantaris. Keratodermia hereditarium palmoplantaris.

Man unterscheidet verschiedene Palmo-Plantar-Keratosen, wobei das klinische Bild bei allen Formen charakterisiert ist durch den

zeigten Abbildungen sehr deutlich. Im einzelnen unterscheidet man:

a) Keratosis hereditaria palmo-plantaris diffusa (Unna-Thost).

b) Keratosis hereditaria palmo-plantaris varians (Wachters).

α) Keratosis striata s. linearis,

β) Keratosis areata,

γ) Keratosis atypica.

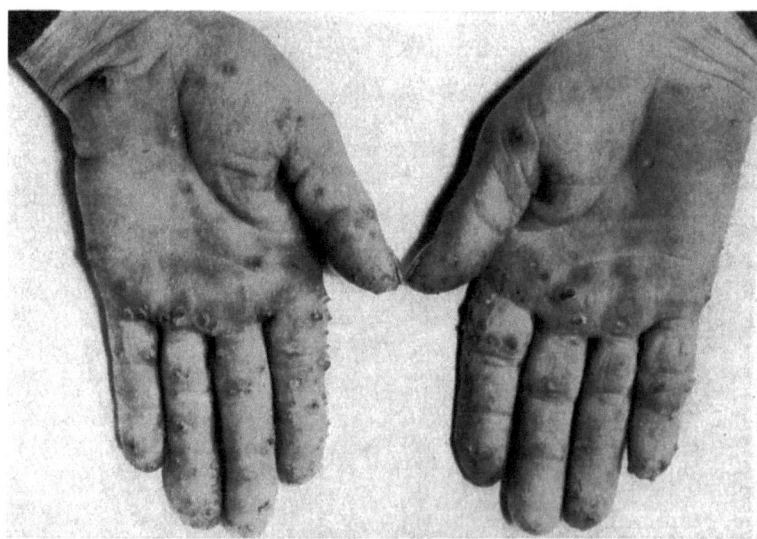

Abb. 354. Keratosis hereditaria palmo-plantaris papulosa. Befall der Handteller

gleichen Befall der gleichen Hautpartien an Händen und Füßen. Im Ausprägungsgrad und im Erscheinungsbild bestehen Differenzen, die in der Namengebung weitgehend zum Ausdruck

c) Keratosis hereditaria palmo-plantaris papulosa s. maculosa (Siemens).

d) Keratosis hereditarium extremitatum progrediens.

α) recessiv — Mal de Meleda,

β) dominant (Greither).

e) Keratosis hereditaria palmo-plantaris mutilans.

Daneben gibt es noch einige weitere Formen, deren Darstellung hier zu weit führen würde. Es sei daher auf die entsprechenden Beiträge im Erg.-Werk zum Jadassohnschen Handbuch der Haut-

dominant. In einigen wenigen Fällen konnte bei eigenen Beobachtungen ein unregelmäßig-dominanter Erbgang ermittelt werden (SCHIRREN u. DINGER), wobei es sich dann um klinisch weniger charakteristische Fälle handelte (BRÜNAUER; DELBOS; MELKI u. HARTER). Eine geschlechtsgebundene Vererbung besteht nicht.

Beim Mal de Meleda handelt es sich um ein durch zahlreiche Verwandtenehen begünstigtes,

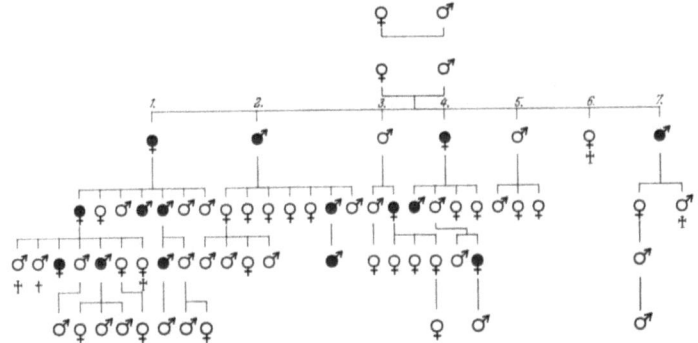

Abb. 355. Stammbaum bei Keratosis hereditaria palmo-plantaris papulosa

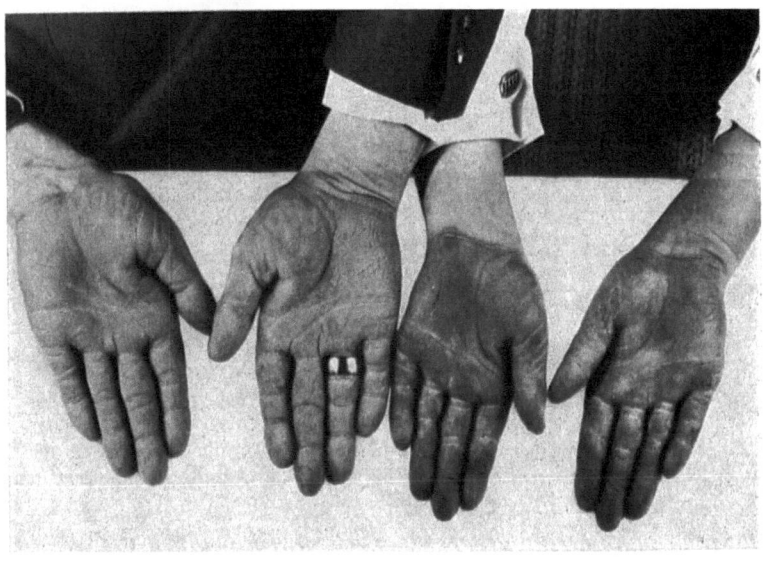

Abb. 356. Keratosis hereditaria palmo-plantaris diffusa. Vater und Sohn. Man erkennt den sehr viel stärkeren Befall der Handflächen des Sohnes. Im übrigen intrafamiliär Auftreten des gleichen Typs der Palmoplantar-Keratose

und Geschlechtskrankheiten (Bd. VII), im GOTTRON/SCHÖNFELD und auf VOGEL u. DORN verwiesen.

Historische Daten: Erstbeschreibung einer erblichen Palmo-Plantar-Ichthyosis durch THOST (1880); UNNA (1883) bewies an Hand der Befunde, daß es keine Ichthyosis sei, er prägte den Begriff des „Keratoma palmare et plantare hereditarium" Beschreibung des Mal de Meleda durch HOVARKA 1896. Erstmitteilung der papulösen Keratosis durch BUSCHKE und FISCHER (1910), sowie durch BRAUER (1913).

Genetik: Der Erbgang der Keratosis hereditaria palmo-plantaris ist fast immer regelmäßig-

recessives Erbleiden. Beim Typ Greither liegt ein dominanter Erbgang vor.

Klinik: Befallen sind stets die Handteller und Fußsohlen einschließlich der Finger- und Zehen-Volarflächen. Entsprechend der oben gegebenen Einteilung ist der Befall mehr papulös (papulosa) (vgl. Abb. 354 u. 355) oder mehr flächenhaft (diffusa) (vgl. Abb. 356—358/359). Unter dem Begriff der Keratosis hereditaria palmoplantaris varians faßt WACHTERS eine Gruppe zusammen, die sich durch eine starke Variabilität

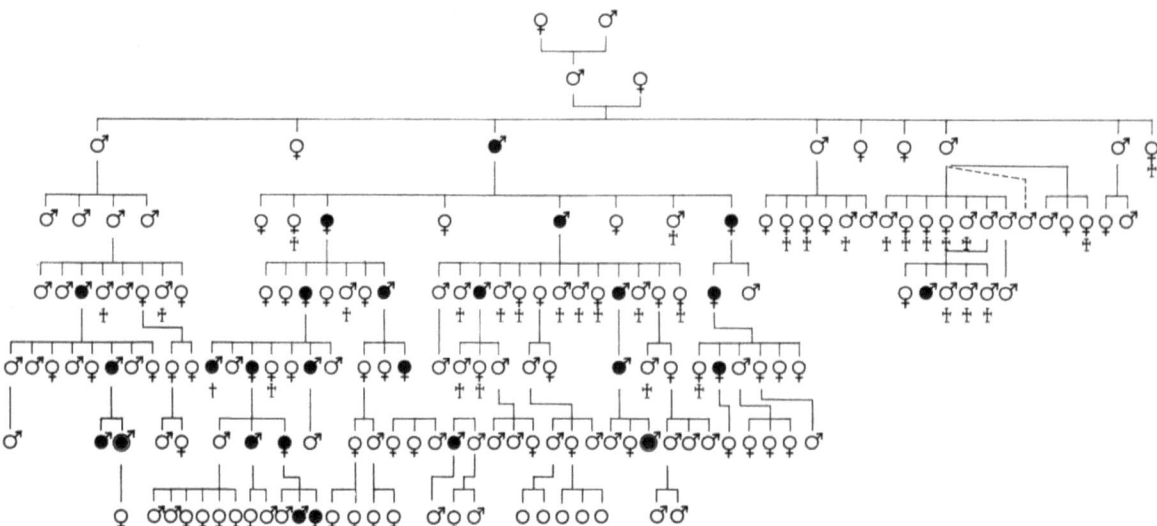

⊚ = Proband; ● = befallen; ⊗ = geringgradiger Befall; ○ = Geschlecht nicht zu ermitteln; nicht untersucht, da in Übersee lebend ohne Kontakt zur Familie; ✚ = im Kindesalter verstorben; † = gefallen oder verunglückt

Abb. 357. Stammbaum bei Keratosis hereditaria palmo-plantaris diffusa (Familie der Abb. 356)

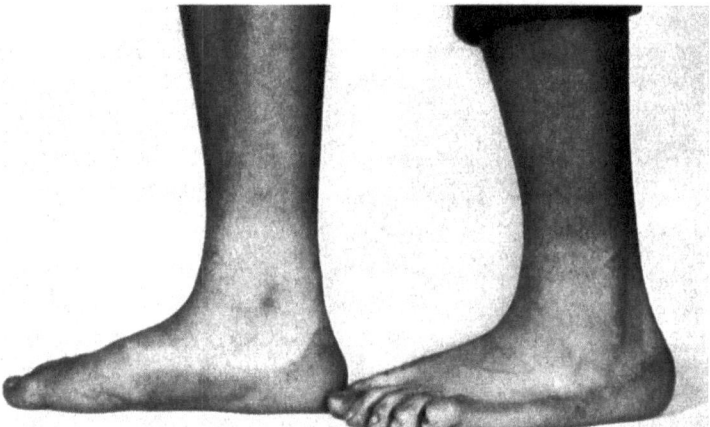

Abb. 358. Keratosis hereditaria palmo-plantaris diffusa. Sandalenförmiger Übergang der Keratosis auf den medialen und lateralen Fußrand mit Fersenzipfel bis zum Ansatz der Achillessehne. Erythematöser Randsaum

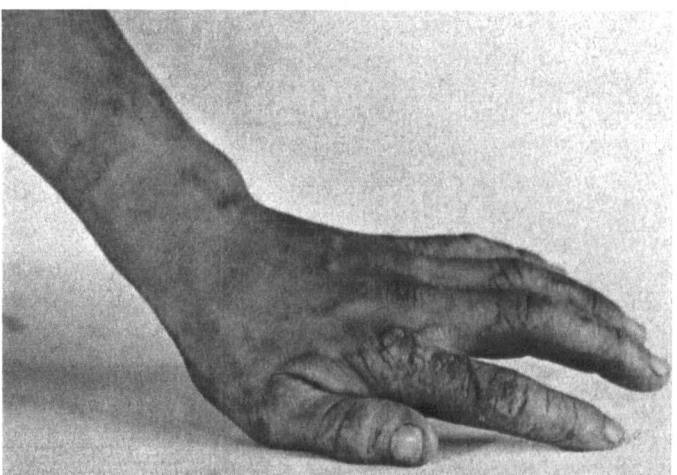

Abb. 359. Keratosis hereditaria palmo-plantaris diffusa. Übergang von der Palma der li. Hand auf die Interdigitalräume und die Fingerstreckseiten mit wallartigem Randsaum

bei den einzelnen Patienten aus der gleichen Familie auszeichnet; die Palmarkeratose entspricht einer häutchen- oder papierartigen Keratosis membranacea, während die Keratosis plantaris meistens als Keratosis areata aber unverändert während des ganzen Lebens bestehen. Die Prognose ist quoad vitam günstig.

Therapie: Die behafteten Patienten sind gehalten, eine ständige Hautpflege ihrer Handteller und Fußsohlen auszuüben. Manche ent-

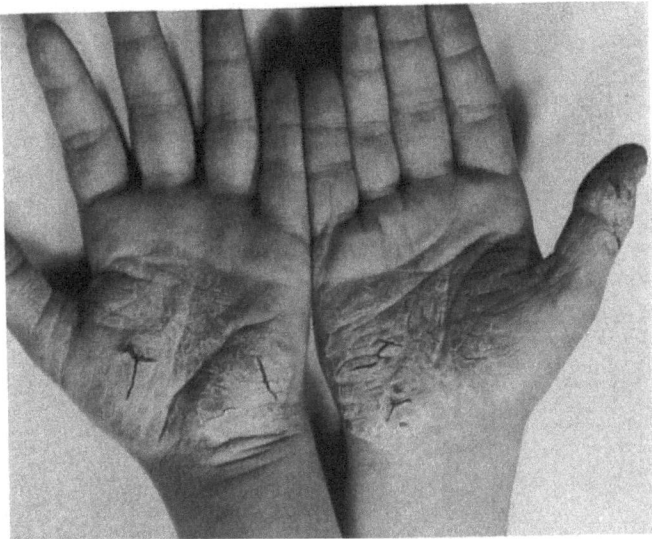

Abb. 360. Keratosis hereditaria palmo-plantaris areata. Befall der Handteller. Verwechslungsmöglichkeit mit „Ekzem" gegeben. Klinisch spricht u. a. der gleichartige Befall der Fußsohlen dagegen (vgl. Abb. 356)

imponiert. Begleitsymptome mit Nagelwachstumsstörungen, Haaranomalien, Zahnanomalien, Spitzgaumen u. ä. werden nur sehr selten beobachtet. Beim Mal de Meleda finden sich diese assoziierten Symptome dagegen häufig.

Die von GREITHER beschriebene Keratosis hereditaria extremitatum progrediens (dominant) unterscheidet sich vom Mal de Meleda vor allem durch den dominanten Erbgang, Spätmanifestation im 3.—8. Lebensjahr und Neigung zur Spontaninvolution im Alter.

Bei entsprechend starker beruflicher Exposition werden die Erscheinungen progredienter und können dann sehr hinderlich sein. Sehr häufig findet man in den Familien nur sog. „Solitärfälle", die sich bei genauer, persönlicher Untersuchung der „gesunden" Familienmitglieder regelmäßig als familiäre Fälle herausstellen (HEIERLI-FORRER).

Die Erscheinungen beginnen z. T. in früher Kindheit, u. U. sind sie schon bei der Geburt vorhanden (diffusa-Form); bei der papulösen Form überwiegt nach den eigenen Ermittlungen die Spätmanifestation. Sehr häufig liegt eine Hyperhidrosis vor. Gelegentlich wird eine Besserung des Hautbefundes im Alter beschrieben. In der Regel bleiben die Erscheinungen

wickeln darin ungewöhnliche Fertigkeit, z. B. bei der Benutzung eines Hobels zur oberflächlichen Abtragung der Hornpfröpfe an den Füßen.

Lokale Salbenpflege mit 5—10% Salicylvaseline führt zu einer Erweichung der u. U. sehr harten Flächen. Röntgenbestrahlung kann

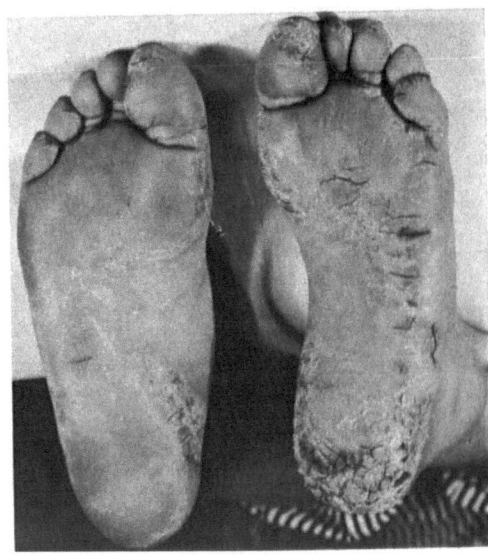

Abb. 361. Keratosis hereditaria palmo-plantaris areata. Befall der Fußsohlen

vorübergehend zur Erscheinungsfreiheit führen; es müssen allerdings sehr hohe Dosen gegeben werden, worunter sich die Haut in toto ablöst. Nach einigen Monaten stellt sich das Rezidiv jedoch wieder ein. Daher sollte man von Röntgenstrahlen abraten.

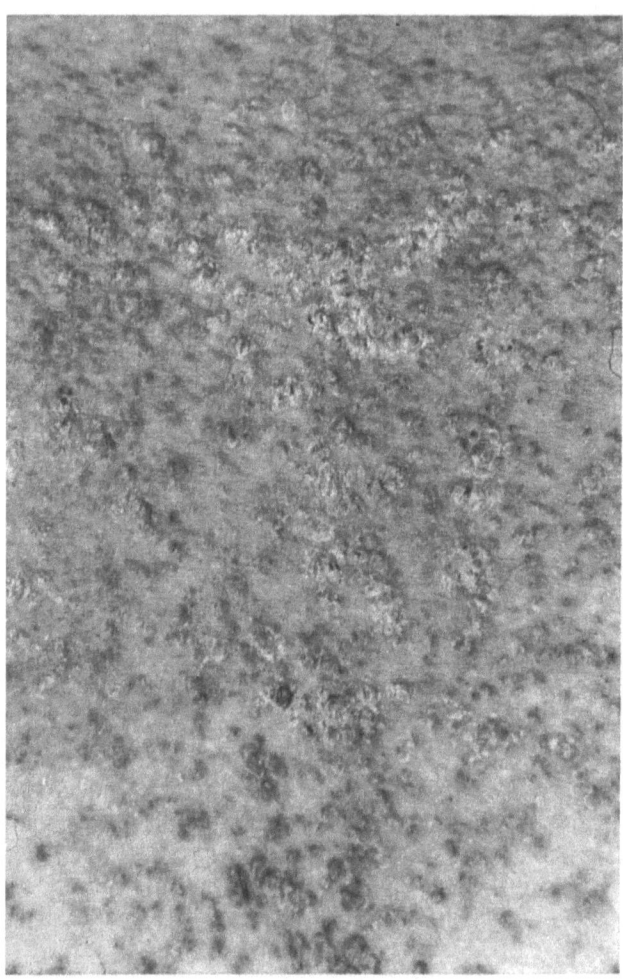

Abb. 362. Morbus Darier. Knötchenbildung mit zentraler Schuppung. Folliculäre Anordnung. Lokalisation entsprechend dem Verteilungsprinzip des seborrhoischen Ekzems

Morbus Darier

Synonyma: Psorospermosis. Dyskeratosis follikularis vegetans. Keratosis follikularis. Keratosis vegetans. Psorospermose folliculaire végétante.

Historische Daten: Erstbeschreibung 1889 durch Darier.

Genetik: Der Erbgang der Krankheit ist unregelmäßig-dominant. Das Geschlechtsverhältnis weist eine leichte Verschiebung zu Gunsten der Männer auf.

Klinik: Die Erkrankung tritt vor allem an den Körperpartien auf, die auch vom seborrhoischen Ekzem befallen werden: behaarter Kopf, Retroauriculärgegend, vordere und hintere Schweißrinne, Inguinalgegend. Auch Befall der Schleimhäute bis in die Speiseröhre ist möglich. Bei starkem Schwitzen der Patienten kommt es sehr leicht zum Auftreten von Foetor, der sich unangenehm für die Umgebung bemerkbar macht und nach „Mäuseharn" riecht. Die Einzelefflorescenz besteht aus follikulär gebundenen graubraunen bis braunrötlichen Knötchen, die über das Niveau der umgebenden Haut erhaben sind und einen zentralen Hornpfropf besitzen. Die Einzelknötchen konfluieren oft zu größeren Plaques (vgl. Abb. 362). An Handtellern und Fußsohlen weisen die Darier-Patienten eine Unterbrechung in den Papillarlinien der Haut auf, die außerordentlich typisch für dieses Krankheitsbild sind (Abb. 363). Im Fingerabdruck fallen diese Unterbrechungen als dunkle Punkte auf.

Differentialdiagnostisch können sich Schwierigkeiten ergeben bei Befall der Arme gegen die Ichthyosis und bei Befall der Handteller und Fußsohlen gegen die Palmo-plantar-Keratosis.

Die Dariersche Erkrankung tritt in der Regel nicht mit der Geburt auf, sondern erst im Kindesalter bzw. in den Reifejahren. Sie ist in ihrem Verlauf gutartig, d. h. sie bedroht nicht das Leben des Patienten. Sie ist aber auch sehr hartnäckig, zeigt gelegentlich eine Neigung zu Spontanremissionen und ist dadurch sehr schwierig hinsichtlich einer Beeinflussung durch therapeutische Maßnahmen zu beurteilen.

Die von vielen Autoren gezeigten Zusammenhänge mit einer Störung des Vitamin A-Haushaltes lassen sich nicht in jedem Einzelfalle nachweisen. So haben wir bei einem Patienten im Blutserum herabgesetzte Vitamin A-Werte bei gleichzeitig verminderten Carotin-Werten gefunden; nach Zufuhr von Carotinen durch mehrtägige reichliche Karottenmahlzeiten gelang es, den Carotin-Spiegel erheblich ansteigen zu lassen, während die Vitamin A-Werte weitgehend unbeeinflußt blieben. Auch die exogene Vitamin A-Zufuhr änderte an den Befunden nichts, so daß hier offensichtlich eine Vitamin A-Resorptions- und -synthesestörung vorliegt. Dementsprechend waren die Hauterscheinungen unbeeinflußbar. In anderen Fällen lagen ebenfalls herabgesetzte Vitamin A-Werte vor, die auf exogene Zufuhr anstiegen; die Hauterscheinungen besserten sich.

Zusätzlich zu den Hautsymptomen liegen beim Morbus Darier in etwa 10% (GOTTRON) psychische Störungen und Intelligenzdefekte vor. Oft wird erst auf Grund der ins Auge fallenden Intelligenzminderung gegenüber Gleichaltrigen die dermatologische Diagnose gestellt.

Therapie: Alle therapeutischen Bemühungen werden immer nur Teilerfolge und diese meistens auch nur vorübergehend sein können. Die Vitamin A-Behandlung wird unterschiedlich beurteilt, was ganz offensichtlich auf die vorstehend geschilderten möglichen Zusammenhänge zwischen Vitamin A und DARIER zurückzuführen sein dürfte (vgl. HOEDE, 1960). Es ist daher wünschenswert, daß man nach Bestimmung des Vitamin A *vor* Einleitung der Vitaminbehandlung auch *unter* der Therapie entsprechende Serumkontrollen durchführt. Die Dosierung von Vitamin A im Kindesalter sollte 50000—100000 E. pro Tag nicht überschreiten. Besondere Beachtung ist der ständigen ärztlichen Überwachung der behandelten Patienten zu schenken, um Überdosierung zu vermeiden. Die Dauer der Vitamin-Zufuhr muß von dem eingetretenen Behandlungserfolg abhängig gemacht werden. MARCHIONINI u. NASEMANN (1955) sprechen von einer „sehr befriedigenden Heilwirkung" der Vitamin A-Zufuhr, wenn diese nur einige Wochen oder Monate sichtbare Erfolge zeigt.

Die Röntgenbestrahlung stellt für nur umschriebene Hautherde eine zuverlässige Behandlungsmethode dar, die aber auch nur vorübergehend wirksam ist.

Porokeratosis Mibelli

Synonyma: Dermatitis circumscripta herpetiformis (Neumann). Parakeratosis centrifugata atrophicans. Parakeratosis annularis.

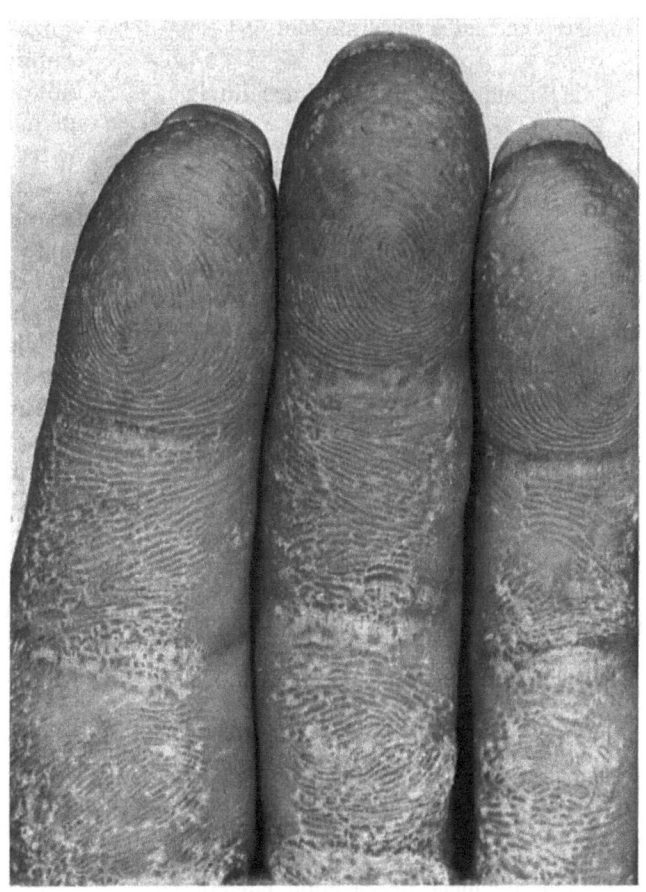

Abb. 363. Morbus Darier. Volarflächen der Finger mit Unterbrechung des Papillarmusters

Historische Daten: Erstbeschreibung durch NEUMANN (1875). MIBELLI (1893) gab der Erkrankung den Namen „Porokeratosis".

Genetik: Die Erkrankung wird im allgemeinen regelmäßig-autosomal-dominant vererbt; es finden sich jedoch erhebliche Manifestationsschwankungen. Das männliche Geschlecht wird etwa doppelt so häufig wie das weibliche Geschlecht befallen.

Klinik: Die außerordentlich seltene Erkrankung beginnt in der Kindheit oder erst mit der Reifezeit. Morphologisch imponieren rundliche Herde, die einen erhabenen Randwall mit einer festhaftenden Hornkuppe besitzen. Das Zentrum der Herde ist atrophisch und mit Schuppen bedeckt. Die Diagnose ergibt sich durch die histologische Untersuchung.

Therapie: Die Erkrankung neigt zu Spontanremissionen. Alle angegebenen Behandlungsformen sind daher mit Vorsicht zu beurteilen. Excisionen (ausreichend tief) kleinerer Herde können erfolgreich sein. Sonst wird man sich auf Salicylsalben zur Abweichung des Hornkuppenrandes beschränken.

Epidermolysis bullosa hereditaria

Bei der Epidermolysis bullosa hereditaria handelt es sich um eine Gruppe von Krankheitsbildern, denen die Neigung zur Blasenbildung auf geringste mechanische Alterationen gemeinsam ist. Außerdem kommt in dem Adjektiv „hereditaria" zum Ausdruck, daß alle Formen sich vererben. Unterschiede bestehen hinsichtlich des Erbganges und der speziell dermatologischen Kriterien: Narbenbildung bzw. Fehlen derselben. Man unterscheidet heute mit Cockayne (1933) folgende Formen:

Epidermolysis bullosa hereditaria simplex.

Epidermolysis bullosa hereditaria dystrophica (dominant).

Epidermolysis bullosa hereditaria dystrophica (recessiv).

Epidermolysis bullosa hereditaria simplex

Synonyma: Akantholysis bullosa. Pemphigus hereditarius. Pemphigus traumatique. Keratolysis bullosa hereditaria.

Historische Daten: Erstbeschreibung durch Goldscheider (1892). Köbner (1896) hat die heute gebräuchliche Bezeichnung eingeführt.

Genetik: Die simplex-Form ist die häufigste unter den Epidermolysiserkrankungen. Schnyder nimmt an, daß für die Krankheit ein autosomal-dominantes Gen verantwortlich zu machen ist, das im heterozygoten Zustand eine herabgesetzte Bindungsfähigkeit zwischen Stratum basale und den Malpighischen Zellen verursacht; hierauf beruht bei den Trägern derartiger Eigenschaften die Neigung zur Blasenbildung bei geringgradigen exogenen Einwirkungen. Die Erkrankung ist autosomal-dominant vererbbar. Es muß damit gerechnet werden, daß ein an Epidermolysis bullosa hereditaria simplex erkrankter Mensch in 50% kranke Kinder bekommen wird. Gesunde Glieder einer kranken Familie haben dagegen keine kranken Nachkommen zu erwarten.

Klinik: Prädilektionsstellen sind die Streckseiten der Finger- und Zehen-Gelenke, sowie alle anderen Acren vor allem der Extremitäten. Das Kennzeichen ist die Neigung zur Blasenbildung, wobei für das Auftreten einer Blase stets der tangentiale Druck (Höcker) erforderlich ist. Der Druck allein ist also nicht ausreichend. Die Blasen heilen ohne Narbenbildung ab. Bei Kindern und Jugendlichen kann sich diese Erkrankung außerordentlich störend und lästig bemerkbar machen, da ein Kind die Vorsicht erst lernen muß und von allen Spaziergängen, Spielen usw. stets mit neuen Blaseneruptionen zurückkehrt. Die Epidermolysis bullosa hereditaria simplex zeigt mit zunehmendem Alter eine Neigung zur Involution; es ist allerdings unklar, ob diese „scheinbare Besserung" allein darauf zurückgeht, daß der Erwachsene sich mehr vorsieht oder ob eine echte Abnahme der Blasen-Neigung vorliegt. Von einigen Autoren wird Besserung mit Einsetzen der Pubertät mitgeteilt (vgl. Valentin).

Therapie: Die vorübergehende Behandlung mit NNR-Hormonen ist in manchen schweren Fällen zur subjektiven Linderung sicher angezeigt. Braun-Falco empfiehlt vor allem das Triamcinolon. Eine bleibende Besserung ist allerdings von keinem Medikament zu erwarten. Außerdem sollten derartige Patienten keine langen Fußmärsche unternehmen, da es dann zu vermehrter Blasenbildung kommt. Die Zurückstellung vom Militärdienst ist daher zu empfehlen.

Epidermolysis bullosa hereditaria dystrophica (dominant)

Synonyma: Epidermolysis bullosa hereditaria dystrophica s. hyperplastica Cockayne-Touraine. Dystrophia bullosa congenita.

Historische Daten: Cockayne (1933) gebührt das Verdienst, diese Erkrankung aus dem Formenkreis der Epidermolysis bullosa hereditaria dystrophica als Sonderform herausgenommen zu haben, entsprechend dem beobachteten dominanten Erbgang.

Genetik: Diese Form der Epidermolysis bullosa unterliegt einem regelmäßig-dominanten Erbgang, nachdem von Schnyder und Eichhoff eine gleiche Übertragungshäufigkeit auf die Nachkommenschaft von Vater und Mutter nachgewiesen wurde.

Klinik: Die Erkrankung tritt in der Regel bereits bei der Geburt oder kurz danach auf. Die Blasen sind an den Extremitäten und an der Stirn lokalisiert und lassen sich durch traumatische Alterationen der Haut provozieren. Die Abheilung erfolgt unter Narbenbildung, die z. T. eine ausgesprochene Keloidneigung besitzt. Ein Befall der Bindehäute und der Hornhaut tritt nicht auf; dadurch unterscheidet sie sich sehr wesentlich von der recessiven Form der Epidermolysis bullosa hereditaria dystrophica. Die Narbenbildung weist zusätzlich das Vorhandensein von Milien auf. Nagelwachstumsstörungen lassen sich in etwa 90% feststellen.

Therapie: In schweren Fällen können fluorierte NNR-Steroide (Triamcinolon) eine vorübergehende Besserung herbeiführen.

Epidermolysis bullosa hereditaria dystrophica (recessiv)

Synonyma: Dystrophia bullosa congenita. Bullosis mechanica hereditaria recessiva (SIEMENS). Epidermolysis bullosa cum dystrophia unguium.

Historische Daten: Erstbeschreibung durch FOX (1879). HALLOPEAU (1890) führte eine Abtrennung der dystrophischen von der simplex-Form durch. SIEMENS (1923) erkannte den recessiven Erbgang.

Genetik: Diese Form der Epidermolysis bullosa hereditaria dystrophica besitzt einen autosomal-recessiven Erbgang, der sie von der dominanten Form unterscheidet. Außerdem bestehen klinisch erhebliche Differenzen, die weiter unten besprochen werden. SCHNYDER vertritt die Auffassung, daß eine eugenische Beratung erst möglich sei, wenn Eltern bereits ein krankes Kind haben; dann liegt zu 25% die Wahrscheinlichkeit auf ein weiteres krankes Kind vor. Wir konnten eine Familie beobachten, bei der 3 von 4 Kindern erkrankt

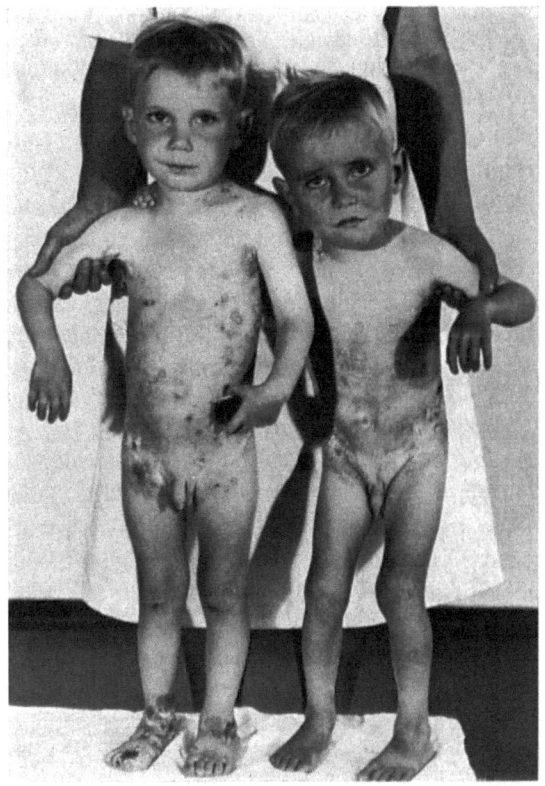

Abb. 364. Epidermolysis bullosa hereditaria dystrophica (recessiv). Geschwister (re.: geb. 1962; li.: geb. 1961). Der ältere Bruder ist in der Entwicklung deutlich zurückgeblieben. Beide stammen aus einer Familie, deren Eltern wahrscheinlich blutsverwandt sind. Der älteste Bruder (geb. 1951) ist erscheinungsfrei, wie auch die Eltern. Der zweite Bruder (geb. 1953) starb mit 8 Jahren an den Folgen seiner Erkrankung

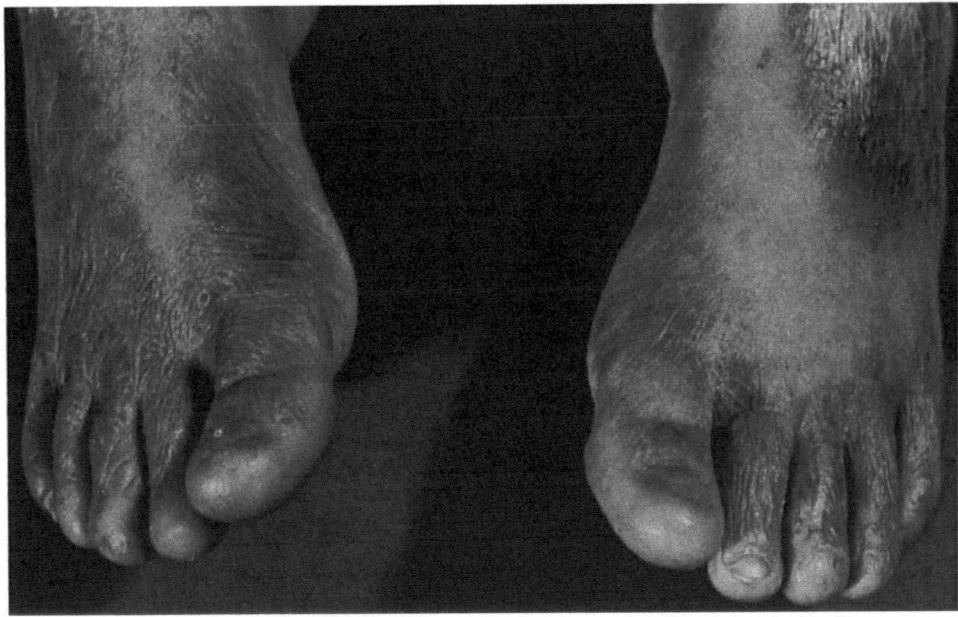

Abb. 365. Epidermolysis bullosa hereditaria dystrophica (recessiv). Mutilationen und Narbenbildung an den Zehen mit teilweisem Verlust der Nägel (li. geb. 1961)

waren; das zweite Kind kam im Alter von 9 Jahren bereits ad exitum. Nach Gottron handelt es sich um eine idiotypische Reizempfindlichkeit des Gefäßnervensystems.

Klinik: Die Erkrankung besteht seit der Geburt. Prädilektionsstellen sind Hände, Füße, Knie und Ellenbogen; die Blasen entstehen jedoch auch an allen anderen Körperpartien. Auslösendes Moment ist in den meisten Fällen das auch bei den anderen Formen der Epidermolysis bullosa geschilderte Trauma; zusätzlich treten die Blasen jedoch offenbar auch spontan auf, wobei als Prodrome Juckreiz an den entsprechenden Stellen herrschen kann. Die Abheilung geht im wesentlichen unter Narbenbildung vor sich (vgl. Abb. 364 u. 365). Dabei sind in die Narben sehr oft Milien eingestreut. Die Conjunctiva und die Cornea können Blasenbildung aufweisen, die dann ebenfalls unter Narbenbildung abheilt; hierbei kommt es zu den bekannten Folgeerscheinungen wie Symblepharon, Ektropium, Hornhauttrübungen. Die Blasenbildung macht auch vor den Schleimhäuten nicht halt, wo es u. U. ernste Komplikationen geben kann (z. B. Oesophagus-Stenosen — vgl. Korting, 1957). Nagelwachstumsstörungen kommen sehr häufig vor und sind gewissermaßen als Leitsymptom anzusehen.

Therapie: Gelegentlich kann man mit Heparin-Medikation eine Besserung der Blasenschübe erzielen (Jung). Von den NNR-Hormonen sind nach Braun-Falco die fluorierten Steroide (Triamcinolon) geeignet, in niedriger Dosierung die traumatische Blasenbildung zu unterdrücken. Braun-Falco spricht von einem sog. *epidermotropen Effekt* dieser Hormone.

Haar- und Nagel-Anomalien

Aus der großen Gruppe von erblichen Haar- und Nagelanomalien werden jene herausgegriffen, die für die Belange des Pädiaters von Interesse und von einer gewissen Bedeutung sind. Ihre Darstellung kann nur skizzenhaft erfolgen. Eine ausführliche Abhandlung findet sich bei Šalamon (1965) und bei Friederich (1960).

Pili torti

Synonyma: Trichokinesis. Trichotortuosis. Twisted hairs.

Historische Daten: Erstbeschreibung als selbständige Anomalie durch Ronchese sowie Galewsky (1932).

Genetik: Mädchen werden etwa doppelt so häufig wie Knaben befallen. Eine Aussage über den Erbgang ist bisher nicht möglich.

Klinik: In der Regel sind nur die Kopfhaare ergriffen. Die Kinder werden haarlos geboren und weisen erst im 1.—2. Lebensjahr kurze, brüchige Haare auf, die glanzlos und brüchig sind, sowie um die Längsachse eine Drehung von 180° machen. Assoziierte Symptome treten bei den Pili torti veri nicht auf. In der Pubertät verschwindet diese Anomalie gewöhnlich.

Pili annulati

Synonyma: Ringelhaare. Trichonosis versicolor. Leukotrichia. Ringed hairs.

Historische Daten: Erstbeschreibung durch Karsch (1854).

Genetik: Der Erbgang ist offenbar regelmäßig- bzw. unregelmäßig-dominant. Die Erkrankung befällt beide Geschlechter gleichmäßig.

Klinik: Die Erkrankung tritt kongenital auf. Vor allem die Kopfhaare sind befallen. Man findet hier eine streckenweise, in regelmäßigen Abständen auftretende Hellverfärbung der Haare, die mit der normalen, dunklen Färbung abwechselt. Die Graufärbung besteht bereits in den Haarfollikeln. Mikroskopisch keine Kaliberschwankungen.

Pathogenetisch spielen möglicherweise Störungen der zentralnervösen, erblichbedingten Regulation der Haartrophik eine Rolle (Šalamon).

Therapie: Nicht möglich.

Monilethrix

Synonyma: Aplasia moniliformis. Spindelhaare. Nodose or baded hair. Cheveux moniliformes.

Historische Daten: Erstbeschreibung durch Luce sowie Smith im Jahre 1879.

Genetik: Der Erbgang erfolgt offensichtlich autosomal-dominant, wobei das Monilethrix-Gen intrafamiliär bestimmten Expressivitätsschwankungen unterliegt (Heydt).

Klinik: Die Diagnosestellung ist nur mikroskopisch möglich. Man findet dabei in mehr oder weniger regelmäßigen Abständen Einschnürungen und Anschwellungen. In der Regel sind die Kopfhaare befallen; seltener Augenbrauen, Wimpern, Achsel- und Schambehaarung. Vorwiegend dunkelhaarige Personen werden vom 1. Lebensjahr ab betroffen. Die Haare sind außerdem dünn, kurz, glanzlos, brüchig und trocken; sie brechen im Bereich einer Einschnürungsstelle unmittelbar über der Kopfhaut ab, so daß die Patienten einen nur spärlich mit Haaren besetzten Kopf aufweisen. Weitere wichtige Symptome, die zur Monilethrix gehören sind: Keratosis follicularis, Koilonychie. Pubertät, Schwangerschaft und Alter wirken sich oft günstig auf die Monilethrix aus.

Therapie: Eine Behandlung ist nicht möglich. Gegebenenfalls ist die Verordnung einer Perücke ratsam, wenn es sich um Mädchen handelt. Es wird bei dem auszustellenden ärztlichen Attest darauf ankommen, die Monilethrix als echte Krankheit darzustellen, deren Auswirkungen auf die Psyche fatal werden können.

Hypotrichosis congenita hereditaria
(ohne assoziierte Symptome). Typus Marie Unna

Synonym: Hypotrichoses pures.

Historische Daten: Erstbeschreibung durch MARIE UNNA (1925). LUDWIG (1953) und BORELLI (1954) konnten weitere Mitglieder dieser Sippe untersuchen und den Erbgang bestätigen.
Genetik: Der Erbgang ist autosomal-dominant.

Klinik: Es handelt sich bei dieser Störung um ein mangelhaftes Nachwachsen der Haare nach Ausfallen der Primärhaare. Wollhaare, Wimpern, Augenbrauen fallen bald nach der Geburt aus; die Kopfhaare wachsen zunächst nach und zwar können sie bereits primär sehr spärlich sein, um mit der Pubertät vollständig zu verschwinden oder sie wachsen rasch und dicht nach, um nach der Pubertät ebenfalls auszufallen. Es resultiert also in jedem Falle Kahlheit.

Die Haare selbst sind hart, trocken, dick, mit feinwelliger Kräuselung.
Therapie: Nicht möglich. Perücke bei Mädchen.

Kräuselhaare mit Keratosis follicularis lichenoides

Historische Daten: Bisher nur von SCHIRREN (1963) mitgeteilt auf Grund einer Beobachtung

bei Vater und Sohn. Die Erkrankung muß von den Pili torti abgetrennt werden, da die echten Pili torti niemals mit dermatologischen Symptomen auftreten und in der Pubertät spontan verschwinden.
Genetik: Der Erbgang ist bisher unbekannt.

Klinik: Es handelt sich um follikuläre Knötchen an der Haut der Arme, Schultern, Brust, Bauch und Gesäß von etwa Stecknadelgröße. Auf dem behaarten Kopf, im Gesicht, am Hals und am Nacken keine Hauterscheinungen. Wenn man die Knötchen aufkratzt, tritt aus der Tiefe ein gekräuseltes Haar hervor. Diese gekräuselten Haare finden sich am Stamm und an den Extremitäten sowie auf dem Kopf. Mikroskopisch betrachtet sind die Haare von der Wurzel bis zur Spitze um ihre Längsachse gedreht.
Therapie: Vitamin A gegen die Keratosis follicularis lichenoides. Die Kräuselhaare sind nicht zu beeinflussen.

Pachyonychia congenita

Synonyma: Hereditary dystrophy of the nails.

Historische Daten: SIEMENS hat sich sehr intensiv mit der Genetik der Erkrankung auseinander gesetzt.
Genetik: Der Erbgang ist offensichtlich autosomal-dominant.

Klinik: Die Nägel sind außerordentlich dick, weisen eine gelbe bis braune Farbe auf, sind glanzlos, sehr hart und haben eine unebene Oberfläche. Die Anomalie beruht auf einer Anhäufung des keratotischen Nagelmaterials im Bereich der distalen Nagelanteile. Assoziiertes Vorkommen mit Erkrankungen der Haut, Mundschleimhaut, Haare und Hornhaut möglich.
Therapie: Nicht möglich.

Nagel-Patella-Syndrom

Synonyma: Nail-patella-syndrome. Turner-Kieser-Syndrom. Onychoarthroosteodysplasie. Hereditary onycho-meso-dysplasia.

Historische Daten: Erstbeschreibung durch LITTLE (1887).
Genetik: Der Erbgang ist regelmäßig autosomal-dominant.

Klinik: Die Erkrankung ist bei der Geburt vorhanden. Es handelt sich um ein Syndrom mit Onychodystrophie vor allem der Daumennägel und Neigung zur Patelluxation. Daneben Fuß-Schulter-Arm-Hand-Dysplasie und

37*

Ellbogendysplasie möglich. Bei dystrophischen Nagelaffektionen sollte man daher stets eine gründliche Untersuchung des Kindes veranlassen, um die Knochendysplasien erfassen zu können.

Therapie: Nicht möglich.

Koilonychie

Synonyma: Löffelnägel. Spoon nails. Unguis excavatus. Ongles en cuiller.

Genetik: Der Erbgang ist autosomal-dominant.

Klinik: Die Erkrankung ist bereits bei der Geburt oder in den ersten Lebensjahren vorhanden. Es handelt sich um eine schüsselartige Hohlwölbung des gesamten Nagels, bzw. großer Teile desselben. Die Nägel selbst sind sehr dünn, brüchig, weisen eine normale Farbe auf und reißen an den Enden sehr leicht ein. Die Oberfläche der Nägel ist häufig leicht geriffelt in der Längsrichtung.

Therapie: Nicht möglich.

Leukonychie

Synonyma: Canities unguium. Flowers. Gift spots. Selene.

Genetik: Nach Siemens ist die der Leukonychie zugrunde liegende Disposition hereditär bedingt. Die Leukonychia striata ist autosomal-dominant vererbbar.

Klinik: Es handelt sich um eine partielle oder totale Weißverfärbung der Nägel von Händen und Füßen. Man unterscheidet: Leukonychia punctata, striata und totalis. Die Ursache der Weißfärbung ist unbekannt.

Therapie: Nicht möglich. Gegebenenfalls Nagellack.

Auf Lichtempfindlichkeit beruhende Dermatosen
Xeroderma pigmentosum

Synonyma: Lichtschrumpfhaut. Epitheliomatosis pigmentosa. Carcinomatosis multiplex hereditaria. Atrophia actinica epitheliomatosa. Melanosis lenticularis progressiva Pick. Atrophoderma pigmentosum. Senilitas cutis praecox.

Historische Daten: Erstbeschreibung 1870 durch Kaposi, der für das Auftreten der Erkrankung eine vererbbare Disposition ohne exogene Einflüsse verantwortlich machte. Bereits in den Jahren danach wurde von vielen Autoren der Zusammenhang zwischen den typischen Hautveränderungen und dem Sonnenlicht erkannt (Vidal, Thibierge, Rille).

Genetik: In der Mehrzahl der Fälle liegt eine autosomal-recessive Vererbung vor; selten handelt es sich um eine autosomal-dominante Form. Eine Geschlechtsgebundenheit bei der Vererbung besteht nicht (Siemens). Das Xeroderma pigmentosum gehört zu den Letalfaktoren; die Befallenen sterben entsprechend vor Erreichung des fortpflanzungsfähigen Alters.

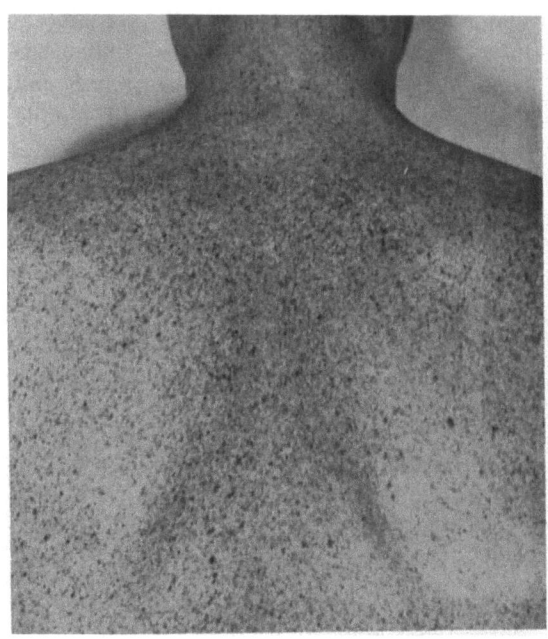

Abb. 366. Xeroderma pigmentosum. Rückenansicht. Man erkennt die diffus verteilte Pigmentverschiebung mit unterschiedlicher Farbintensität der einzelnen Flecken

Klinik: Die Erkrankung tritt bereits in der frühen Kindheit auf, wobei der Beginn oft im Anschluß an starke Sonnenexposition gesehen wird. In diesem Anfangsstadium weist die Haut nur eine Dermatitis im Bereich der belichteten Hautpartien mit nachfolgender braunschwarzer Pigmentierung von fleckartiger Verteilung auf (Abb. 366). In der Folge kommen Gefäßreiser, Schuppung und Atrophien hinzu, so daß die jugendlichen Patienten sehr „buntscheckig" (Hoede) aussehen. Später treten dann bereits Hyperkeratosen auf, die einen präblastomatösen Charakter besitzen und eine Neigung zu geschwürigem Zerfall aufweisen. Im letzten Stadium (Hoede unterscheidet 4 Stadien) beobachtet man multizentrische Carcinom- und Sarkombildungen (Abb. 367).

Voraussetzung für das Auftreten des Xeroderma pigmentosum ist die Vererbung einer hochgradigen Empfindlichkeit der Haut, deren oberste Hautschichten nicht in der Lage sind, das Sonnenlicht anzuschirmen.

Therapie: Excision der auftretenden Carcinome. Lichtschutzsalben und Vermeidung starker Sonnenexpositionen. Die Prognose quad vitam ist ausgesprochen schlecht.

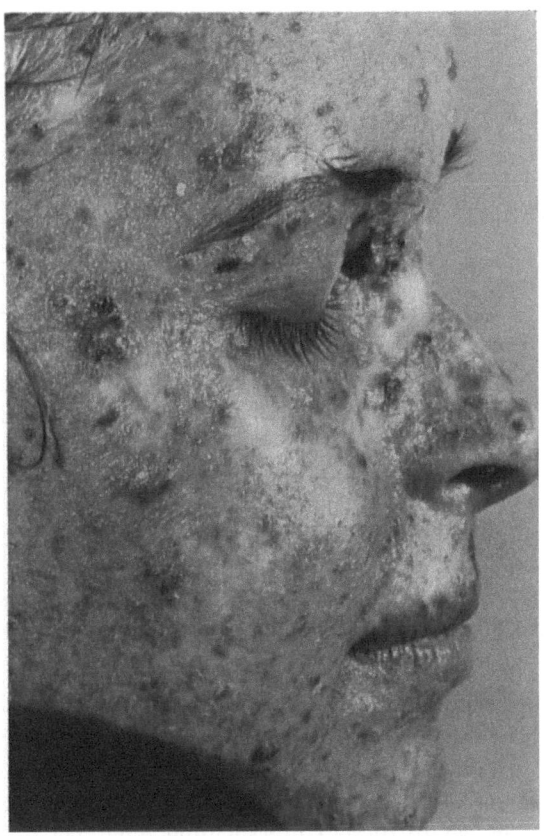

Abb. 367. Xeroderma pigmentosum. 19j. Mädchen. Neben der Pigmentverschiebung zahlreiche kleine und im re. Augenwinkel größere Tumoren (spinocelluläre Carcinome)

Hydroa vacciniforme

Synonyma: Porphyria erythropoetica congenita Günther. Kongenitale Porphyrie. Hydroa aestivale bei Porphyrinuria congenita.

Historische Daten: Erstbeschreibung durch GÜNTHER im Jahre 1911.

Genetik: Der Erbgang ist eindeutig recessiv. Das Krankheitsbild entsteht nur bei Homozygotie. Aufklärung dieser Gegebenheiten von HEILMEYER et al. (1963); danach handelt es sich offenbar bei der Güntherschen Porphyrie um eine Hemmung eines Repressors für die am Anfang der

Porphyrinsynthese stehenden Fermente. Die Häufigkeit beträgt $< 1\%$ aller Porphyriekranken.

Klinik: Bei der Geburt sind die Patienten an der Haut erscheinungsfrei. Sie weisen dann aber bereits die charakteristische burgunderrote Farbe des Urins auf. Erste Hautveränderungen in den ersten Lebensjahren mit Auftreten von Blasen an den belichteten Körperpartien nach intensiven Sonnenbestrahlungen und Abheilung mit extremer Schorfbildung und Krusten sowie Narben. Mutilationen und allmähliches Fortschreiten der Erkrankung (vgl. Abb. 368 u. 369). Die Narbenbildung auf dem behaarten Kopfe bedingt eine irreversible, narbige Atrophie. Die Zähne weisen eine Rotfärbung auf und fluorescieren ebenso wie das

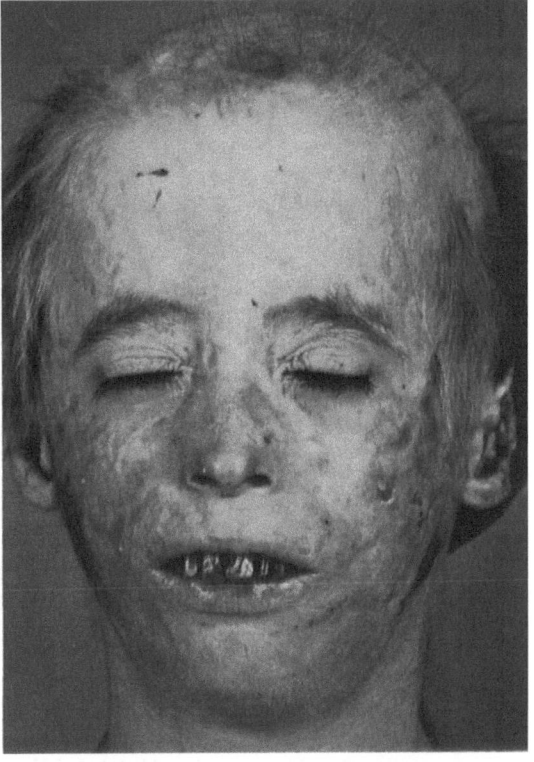

Abb. 368. Hydroa vacciniforme. Kongenitale erythropoetische Porphyrie. Extreme Narbenbildung im Gesicht und auf dem behaarten Kopf, die zu einer erheblichen Einschränkung des Haarwachstums geführt hat. Man beachte die dunkle (rote) Verfärbung der Zähne und die „abgegriffenen" Ohren

Knochenmark und die Erythrocyten orangerot. Bei Untersuchung des Porphyrinstoffwechsels findet man im Knochenmark, in den Erythrocyten, im Stuhl und im Urin eine starke Vermehrung von Uroporphyrin I und Kopro-

porphyrin I. Protoporphyrin ist in den Erythrocyten und im Urin stark vermehrt. Die
Prognose der Erkrankung ist dubiös und abhängig von den Möglichkeiten und Erfolgen der
Therapie.

Therapie: In leichteren Fällen kann eine
symptomatische Behandlung mit Lichtschutzsalben vorübergehend wirksam sein. Die von

mäßige Dominanz vor. Hinzu kommt, daß der
Schweregrad bei den einzelnen Familienmitgliedern außerordentlich variieren kann (vgl. Abb.
370).

Der Geschlechtsquotient beträgt 0,4—0,5,
was einem doppelt so häufigen Befall des männlichen Geschlechtes entspricht.

Klinik: Die Erkrankung kann zu Veränderungen an der Haut, am Skelet, am Nerven-

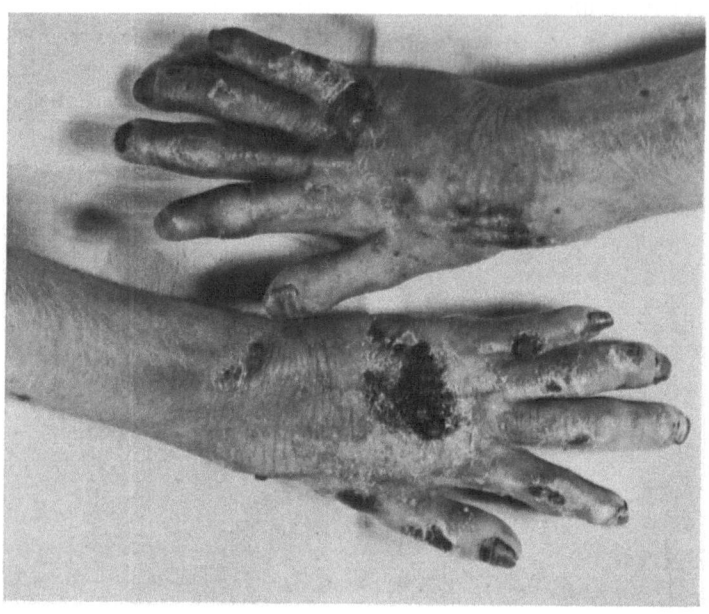

Abb. 369. Hydroa vacciniforme. Kongenitale erythro-poetische Porphyrie. Starke Mutilationen der Finger
mit teilweisem Verlust der Nägel. Blasen- und Schorfbildung auf den Dorsalflächen der Finger und Hände

HEILMEYER et al. erneut aufgegriffene Splenek-
tomie bedingt eine Besserung des Allgemeinbefindens, eine Normalisierung der ^{51}Cr-Ery-
throcytenüberlebenszeit, sowie einen Rückgang
der Uro- und Koproporphyrinwerte, während
bei Protoporphyrin die Werte ansteigen können.

Morbus Recklinghausen

Synonyma: Neurofibromatosis von RECK-
LINGHAUSEN. Neurinomatosis. Multiple Neurinome. Phakomatose. Neurogliomatose. Molluscum fibrosum. Neurolemmacymatose.

Historische Daten: Erstbeschreibung durch
SILESIUS im Jahre 1793. RUDOLF VIRCHOW 1863.
RECKLINGHAUSEN erkannte den inneren Zusam-
menhang zwischen den Hautaffektionen und dem
Nervensystem.

Genetik: An der Erblichkeit dieser Erkrankung
besteht keinerlei Zweifel, wie auch durch Zwillingsuntersuchungen festgestellt werden kann
(GROHMANN; LEERS; NIERMANN). Über den Erbgang kann eine sichere Aussage jedoch nicht gemacht werden. Im allgemeinen liegt unregel-

system, an den Augen und an den inneren
Organen führen. Daher ist stets eine sehr
gründliche Allgemeinuntersuchung der befallenen Patienten erforderlich. Soweit irgend möglich, sollte diese Untersuchung auch bei den
Familienmitgliedern z. B. auf Skeletveränderungen vorgenommen werden, die keine Hautveränderungen aufweisen (HOEDE).

Die *Hauterscheinungen* teilt man am zweckmäßigsten ein in Pigmentierungen und Geschwulstbildungen. Die Pigmentierungen imponieren als mehr oder weniger große, rundliche,
scharf begrenzte sog. Café au lait-Flecke
unterschiedlicher Färbung, die allgemein in
große und kleine Flecke unterschieden werden.
In der Regel weisen diese Café au lait-Flecke
den Arzt auf die Diagnose einer Neurofibromatosis hin. Sehr oft kommen Verwechslungen mit
Epheliden vor, die allerdings vorwiegend an
belichteten Körperpartien auftreten und an
den Extremitäten die Streckseiten bevorzugen.

Die *Geschwulstbildungen* treten klinisch als Fibrome in Erscheinung, die sowohl das Klingelknopf-Phänomen aufweisen können, wenn sie als harte bzw. weiche Fibrome sich bei der Palpation in die Haut versenken lassen und anschließend spontan wieder hervorspringen; demgegenüber stehen die Pendel-Fibrome (Fibroma pendulans), die eine sehr unterschiedliche Größe aufweisen können und nur durch eine kleine Gewebsbrücke mit dem Organismus verbunden sind; sie können bis zu faustgroß, ja kinderkopfgroß werden und stören dann erheblich. Daneben kommen auch elephantiastische Lappenbildungen im Sinne einer Dermatolysis Alibert vor (SCHIRREN u. BUHL).

Skeletveränderungen lassen sich nach KORTING und BREHM in 7% aller Fälle nachweisen. In der Regel handelt es sich dann um Veränderungen der mittleren Brust- und der unteren Lendenwirbelsäule mit Kyphoskoliose(COCCHI). Man findet Hypo- und Hyperplasien mit Auswirkungen auf das Längenwachstum, Druckusuren sowie Osteoporose und Osteomalacie.

Da die Recklinghausensche Neurofibromatosis auf Grund der pathologisch-anatomischen Untersuchungen aus dem Nervengewebe hervorgegangen ist, nehmen auch die *Störungen des Nervensystems* einen besonderen Platz ein. Man findet Läsionen sowohl im Zentralnervensystem als auch im peripheren Nervensystem, die klinisch in einer Minderung der Intelligenz bis zu völligem Schwachsinn bestehen.

An den *Sinnesorganen* ist vornehmlich das Auge mit der sog. Wärzcheniris und mit Optikusgliomen beteiligt. In der Pubertät spielen die Gehörnerven-Neurinome eine Rolle.

An allen *inneren Organen* können Neurinome auftreten. Möglicherweise erfolgt diese Manifestierung über eine vasculäre Neurofibromatosis. Immer wieder wird beim Morbus Recklinghausen auch über das gemeinsame Auftreten mit endokrinen Störungen berichtet (vgl. SCHIRREN u. BUHL). Es handelt sich dabei u. a. um Akromegalie, Dystrophia adiposogenitalis, Pubertas praecox, Turner-Syndrom und Kleinwuchs bei Hypopituitarismus. Inwieweit hier eine echte Zusammengehörigkeit im Sinne einer Kausalität besteht, muß noch offenbleiben. HOEDE spricht sich gegen derartige Zusammenhänge aus und führt als Begründung hierfür an, daß die „Bilder endokriner Störungen wie z. B. der Akromegalie bei der Reckling-

hausenschen Krankheit immer nur abortiv und nie voll ausgeprägt" seien; auch das Versagen der Hormonbehandlung soll zu bedenken sein. Man wird diesen Gedankengängen nicht unbedingt folgen können. So muß man z. B. bei dem gleichzeitigen Auftreten von Turner-Syndrom und Morbus Recklinghausen die Gonadendysgenesie als ein Teilsymptom einer embryonalen Entwicklungsstörung ansehen, die mehrere Keimblätter betrifft.

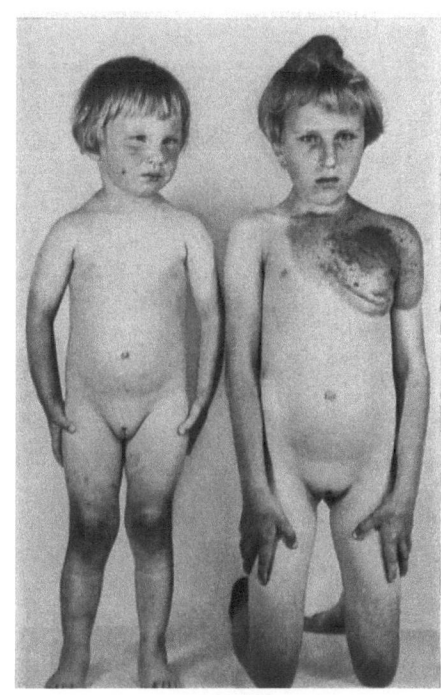

Abb. 370. Morbus Recklinghausen bei Geschwistern (li. 3 J., re. 11 J.). Die ältere Schwester weist darüber hinaus eine Dermatolysis Alibert im Bereich des li. Thorax auf

Die Prognose der Erkrankung ist für die Hautveränderungen quoad vitam günstig. Sehr viel ernster wirkt sich der Befall der Knochen sowie anderer Organe aus, da von hier aus die Möglichkeiten von Blutungen bei raumfordernden Prozessen in Gehirn und Rückenmark usw. bestehen.

Therapie: Bei störenden Geschwülsten der Haut kann nur die operative Entfernung in Betracht kommen. Ein operatives Vorgehen ist ebenfalls bei Lokalisation der Neurinome in unmittelbarer Nähe von lebenswichtigen Organen (z. B. Gehirn, Rückenmark, Sehnerv) angeraten. Die schwammige Lappenbildung der Dermatolysis Alibert wird oft jedenfalls aus kosmetischen Gründen zu resezieren sein. Der

Erfolg ist jedoch nur von kurzer Dauer, da die Haut hier die Neigung besitzt, eine erneute Lappenbildung auszulösen. Allgemeinbehandlungsverfahren sind nicht möglich.

Morbus Bourneville-Pringle

Synonyma: Adenoma sebaceum. Multiple symmetrische Gesichtsnaevi. Naevus sebaceus angiofibromatosus. Pringle-Bourneville-Syndrom. Phakomatosis Bourneville. Epiloia. Tuberöse Hirnsklerose.

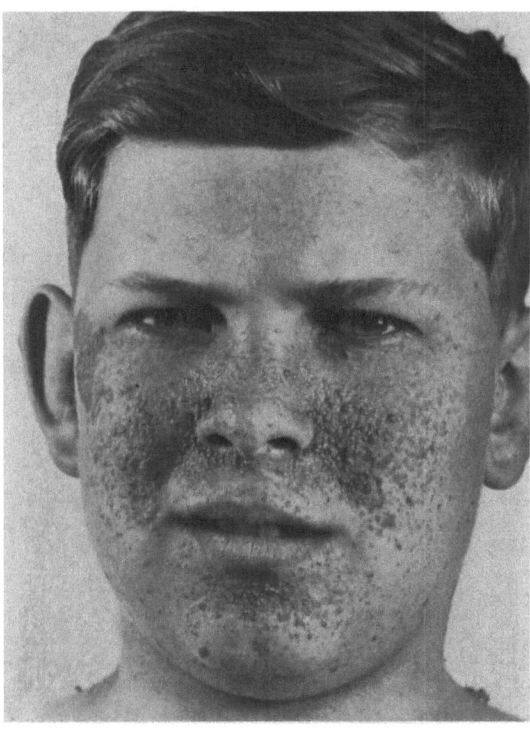

Abb. 371. Morbus Bourneville-Pringle. Disseminierte Knotenbildung im Gesicht von rötlich/gelber Farbe

Historische Daten: Beschreibung durch BOURNEVILLE (1880) als tuberöse Hirnsklerose mit Idiotie und hemiplegischer Epilepsie sowie durch PRINGLE (1890) als kongenitales Adenoma sebaceum.

Genetik: Die Erkrankung ist als Merkmal der tuberösen Hirnsklerose aufzufassen und besitzt von daher Erblichkeit. Der Erbgang ist dominant mit erheblichen Manifestationsschwankungen. Das weibliche Geschlecht ist im allgemeinen häufiger befallen als das männliche Geschlecht.

Klinik: Die Hauterscheinungen beschränken sich auf das Gesicht, die Mundschleimhaut (11%), die Nägel und das Kreuzbein. Im Gesicht fällt ein seitengleicher Befall auf der Nase, den seitlichen Nasenpartien, der Stirn und des Kinns auf. Man findet hier stecknadelkopf- bis linsengroße gelblich/rote Knötchen, die das Niveau der umgebenden Haut überragen und in der Regel zu größeren Plaques zusammengeflossen sind (Abb. 371). Zwischen diesen Herden befinden sich stets einige kleine oberflächlich liegende Gefäße.

An der Mundschleimhaut ist vor allem das Zahnfleisch der Oberkiefermitte von kleinen grau- bis gelblich/roten Knötchen bedeckt.

An den Nägeln der Hände und Füße fallen die sog. Koenenschen Tumoren im Nagelbett sowie subungual auf, die bis zu erbsgroß werden können und histologisch gefäßreiche Fibrome sind.

Über dem Kreuzbein befindet sich der sog. „Lumbosakralnaevus", bei dem es sich um einen meistens flächenhaften Bezirk unterschiedlicher Größe handelt, der aus stecknadelkopf- bis linsengroßen grau/gelb bis hautfarbenen Knötchen besteht. Von verschiedenen Seiten wird dieser Befund als Symptom der Gesamtkrankheit aufgefaßt (GOTTRON). Die Erscheinungen treten bereits mit der Geburt auf, sind dann allerdings oft so unterschwellig vorhanden, daß sie leicht übersehen werden können. Mit Eintritt in die Reifezeit werden die Hauterscheinungen dann sehr viel charakteristischer. Die Patienten fallen vor allem durch ihre geistige Retardierung auf; die Schulbildung wird meistens auf der Sonderschule — und auch dort nur unter Schwierigkeiten — erworben. Im Kindesalter treten Augenhintergrundsveränderungen, Skelet- und Lungenbefunde sowie Herzgeschwulstbildungen in den Vordergrund, während beim Erwachsenen Anfallsleiden, Debilität und Hauterscheinungen vorherrschend sind.

Differentialdiagnostisch bestehen für den Ungeübten gewisse Schwierigkeiten einer Abgrenzung gegen den Morbus Recklinghausen. Beim Adenoma sebaceum fehlen die Geschwulstbildungen der peripheren Nerven, die für den Recklinghausen typisch sind. Das Adenoma sebaceum weist dagegen Geschwulstbildungen an Herz und Nieren auf, die bei der Recklinghausenschen Erkrankung nicht vorhanden sind. Vom rein dermatologischen Aspekt betrachtet, bestehen keine Unterscheidungsschwierigkeiten.

Die Prognose ist infaust. Ein Drittel der Patienten stirbt vor dem 10. Lebensjahre; die meisten Patienten sind vor dem 30. Lebensjahre verstorben.

Therapie: Die Behandlung kann entsprechend der Natur des Leidens nur symptomatisch sein. Das gilt sowohl für die Hauterscheinungen, bei denen unter bestimmten Umständen eine chirurgisch-kaustische Entfernung größerer, entstellender Herde erforderlich werden kann. Daneben steht die medikamentöse Behandlung des Anfallsleidens im Vordergrund.

Morbus Osler

Synonyma: Rendu-Osler-Syndrom. Teleangiectasia hereditaria haemorrhagica. Heredofamiliäre Angiomatosis. Angioma haemorrhagicum. Hemorrhagic familiary angiomatosis.

Historische Daten: Erstbeschreibung durch BABINGTON (1865), später durch CHIARI (1887), RENDU (1896). Bekannt wurde die Erkrankung vor allem durch die Arbeiten von OSLER (1907).
Genetik: Der Erbgang ist autosomal-dominant.

Klinik: In der Regel zeigt sich die Erkrankung erst in späteren Jahren. Die Möglichkeit des Auftretens in den ersten Lebensjahren nach der Geburt besteht jedoch. Kardinalsymptom ist das unstillbare „Nasenbluten". Mit dem Lebensalter steigt die Neigung zu Blutungen; Anämien treten daher auf, die einer sorgfältigen Beobachtung bedürfen.

Nach GOTTRON und KORTING handelt es sich bei den Gefäßektasien um arterio-venöse Sperrgefäße. Morphologisch beobachtet man solitär bzw. in Gruppen angeordnete Angiome unterschiedlicher Größe mit kleinen Gefäßreisern, die auf Glasspateldruck abblassen und ihren Sitz vor allem im Gesicht und an den Lippen haben. Aber auch der Stamm und die Extremitäten sind nicht frei. Derartige Angiektasien finden sich auch an den Schleimhäuten des Magen-Darm-Traktes und an den inneren Organen. Die Ektasien reagieren nicht auf Adrenalin.

Therapie: Nur symptomatisch möglich, um den Blutverlust aufzufangen.

Incontinentia pigmenti

Synonyma: Bloch-Sulzberger-Syndrom. Melanosis corii degenerativa. Siemens-Bloch-Pigmentdermatose. Herpetiforme Dermatitis im frühen Kindesalter.

Historische Daten: Erstmitteilung einer derartigen Beobachtung von GARROD (1906). BLOCH (1925) beschrieb das Krankheitsbild in seiner Symptomatik und seinen Zusammenhängen dann erstmalig. SULZBERGER (1928) berichtete über die von BLOCH beobachteten Patienten später erneut.

Genetik: Die Erkrankung befällt fast ausschließlich das weibliche Geschlecht. In den meisten Fällen, in denen mehr als eine Generation befallen ist, fanden sich Erscheinungen bei Mutter oder Großmutter (OLLENDORFF-CURTH). Der Erbgang ist unklar. PFEIFFER vertritt die Hypothese, daß die Incontinentia pigmenti auf einem autosomalen-dominanten Gen beruhen würde, das in seiner Expressivität auf das weibliche Geschlecht begrenzt ist. LENZ nimmt demgegenüber an, daß der Erbgang auf ein x-gekoppeltes Gen zurückgeht, das sich bei dem weiblichen Geschlecht dominant und beim männlichen Geschlecht letal verhält.

Klinik: Der Beginn der Erkrankung liegt innerhalb der ersten beiden Lebensjahre. Viele Patienten werden mit dem ersten Stadium bereits geboren, so daß man an eine Frühmanifestation in utero denkt. Die Hauterscheinungen — charakteristisch für die Erkrankung — sind nicht die einzigen Symptome; es findet sich außerdem eine Beteiligung vieler anderer Organe.

Man unterscheidet folgende Stadien: 1. Entzündungsstadium. Es kann Wochen und Monate bestehen bleiben. Bluteosinophilie. Morphologisch findet man Knötchen, Bläschen und Eytheme. 2. Abheilung im Pigmentierungsstadium mit Narbenbildung und schiefergraubraunschwarzer, hirschgeweihartiger Verfärbung der Haut. 3. Narbenstadium im Erwachsenenalter. Die Pigmentierungen sind außerordentlich bizarr und asymmetrisch verteilt.

Augenstörungen finden sich in etwa 26%; Zahnanomalien sind ebenfalls häufig; weiterhin kann man bei derartigen Patienten Veränderungen am Skeletsystem, am Nervensystem, Mißbildungen und Entwicklungsstörungen beobachten (vgl. OLLENDORFF-CURTH, 1965).

Therapie: Eine Behandlung ist nicht möglich. Sie ist auch nicht erforderlich, da die Erkrankung im Erwachsenenalter nur noch zu diagnostizieren ist, wenn Befunde aus der Kindheit vorliegen.

Dispositionskrankheiten

Im Rahmen dieses Beitrages sollen auch die zu den erblichen Dispositionskrankheiten gehörende *Psoriasis vulgaris* und die *Neurodermitis* Berücksichtigung finden. Es gibt zwar eine ganze Reihe weiterer erblicher Dispositionskrankheiten; die genannten sind jedoch so häufig, daß von daher ihre Nennung berechtigt ist. Der erbliche Charakter beider Erkrankungen ist erwiesen. Nach Siemens versteht man unter idiodispositionellen Krankheiten (erbliche Dispositionskrankheiten) solche, bei denen erbliche und nichterbliche Faktoren von wesentlicher Bedeutung sind (vgl. hierzu auch Niermann, 1965).

Neurodermitis

Synonyma: Atopic dermatitis. Endogenes Ekzem. Prurigo Besnier. Hayfever eccema. Prurigo diathésique.

Historische Daten: Angaben über das familiäre Auftreten der Neurodermitis verdanken wir vor allem Rost und Marchionini, Korting, Schnyder.

Genetik: Nach Schnyder liegt bei der Neurodermitis ein autosomal-dominantes Gen zugrunde, das fakultativ zur Manifestation führt, wodurch es phänotypisch zu einem unregelmäßig-dominanten Erbgang kommt. Vogel vertritt demgegenüber die multifaktorielle Vererbung mit Schwellenwert. Auf Grund der klinischen Beobachtung, daß Neurodermitis, Milchschorf, Asthma bronchiale und Heufieber familiär bei Neurodermitis-Patienten vorkommen (Rost und Marchionini, 30%; Korting, 71,8%; Schnyder, 67%), vertritt Schnyder nach Untersuchung von 361 Neurodermitis-Familien die Auffassung, daß diese Erkrankungen genetisch wahrscheinlich zusammengehören.

Klinik: Im Vordergrund steht ein ausgesprochen phasenhafter Ablauf der Erkrankung. Die häufig in Kombination mit Asthma bronchiale auftretende Neurodermitis bessert sich mit Verschlechterung des Asthmas und verschlechtert sich mit Rückgang der asthmatischen Beschwerden.

Es ist sehr wichtig, die Neurodermitis im frühen Kindesalter von der des älteren Kindes und des Erwachsenen zu trennen, da bereits morphologisch erhebliche Unterschiede bestehen können. Während im 1. Lebensjahr bei etwa 80% der Kinder das Gesicht und der behaarte Kopf befallen sind (man diagnostiziert den sog. ,,Milchschorf" mit Lokalsitation auf den seitlichen Gesichtspartien, im Gegensatz zum seborrhoischen Ekzem, das die mittleren Partien bevorzugt), ist diese alleinige Lokalisation später seltener. Für das frühe Kindesalter kann man an Stelle der lichenifizierten Plaques auch gerötete, unregelmäßig begrenzte, schuppende Herde finden, die in der Regel sehr zerkratzt sind. Die Haut des Kindes ist in diesem Lebensalter durch eine Neigung

zu stärkerer Exsudation charakterisiert, so daß die Lichenifizierung noch nicht zur Ausbildung kommen kann (Bandmann, 1962). Als Komplikation sind die sekundäre Ekzematisation und die sekundäre Infektion zu nennen. Auf dieses Stadium folgt ein fließender Übergang in die sog. 2. Phase, bei der vor allem die Gelenkbeugen befallen sind. Auch hier ist der Juckreiz das beherrschende Moment, so daß die Patienten häufig längere Zeit in der Schule oder in der Lehre und am Arbeitsplatz ausfallen, falls es ihnen nicht gelingt, ,,mit der Neurodermitis zu leben" und sie auf diese Weise zu überwinden. Die Haut weist eine chagrin-lederartige Qualität auf und besteht aus kleinen Papeln, die zu größeren Plaques zusammengeflossen sein können. Man spricht bei sehr starker Lichenifizierung auch von der Elefantenhaut.

Differentialdiagnostisch bestehen im frühen Kindesalter gewisse Schwierigkeiten. Hier ist eine Abgrenzung vor allem gegen das seborrhoische Ekzem notwendig, wobei besonders die Erstlokalisation das wichtigste Kriterium darstellt (s. o.).

Testungen sind mit Vorsicht durchzuführen, weil immer wieder einmal von anaphylaktischen Schocks bei Intracutan-Tests berichtet wird. Man sollte daher lieber zunächst den Cutan-Test verwenden.

Hinsichtlich der Prognose verweist Bandmann darauf, daß bei ausgedehnter frühkindlicher Neurodermitis Dauer und Schwerebild der Erkrankung ungünstig zu beurteilen sind. Dem ist aus der eigenen Erfahrung hinzuzufügen, daß für den Verlauf der Krankheit im späteren Leben die Einstellung des Neurodermitis-Patienten zu seiner Erkrankung von außerordentlich großer Bedeutung ist.

Therapie: Man muß zwischen lokaler und allgemeiner Therapie unterscheiden. Für die Lokalbehandlung haben sich gegenwärtig die Corticosteroidsalben sehr durchgesetzt. Sie vermögen relativ schnell ein akutes Stadium zu bessern, für Dauererfolge wird man allerdings ohne die bewährte Teerbehandlung kaum auskommen können (vgl. Beitrag Wiskemann, S. 413, Bd. II/2 dieses Handbuch). Gerade im Kindesalter ist die Benutzung von Wasser u. U. von einem weiteren Rezidiv gefolgt; man vermeide es daher und setze nach Abklingen der akut entzündlichen Erscheinungen Kleie, Balneum Hermal o. ä. dem Bad zu.

Bei der Allgemeinbehandlung haben die Nebennierenrindenhormone zur Abwendung eines akuten Schubes in Form der sog. Kurzzeit-

hat. Es ist allerdings sicher, daß eine einmal gefundene günstige Reaktion beispielsweise an der Nordsee sich auch bei wiederholten Kuren

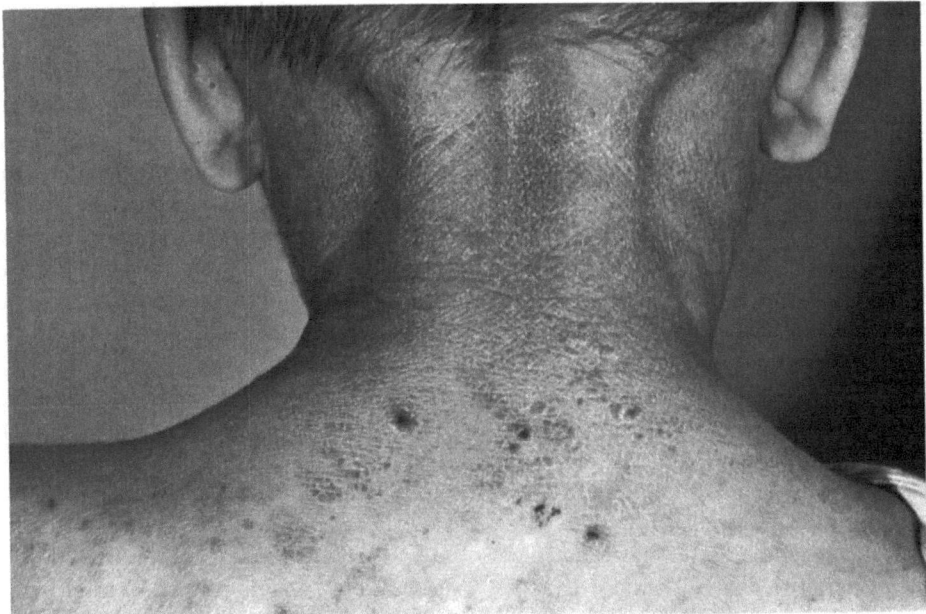

Abb. 372. Neurodermitis. Nackenansicht. Chagrin-Leder-Haut

therapie ihre Berechtigung. Für eine Dauertherapie sollte man jedoch einer allgemeinen Umstimmung den Vorzug geben. Hierzu eignen sich Klimakuren und diätetische Maßnahmen.

Die **Klimatherapie** sollte entsprechend der Vorstellung von HARTUNG nicht als Konkurrenz anderer Behandlungsverfahren, sondern als wertvolle Ergänzung der ärztlichen Maßnahmen angesehen werden. Unter dieser Voraussetzung vermag sie sehr günstige Resultate zu zeitigen. Die Auswahl des Klimas ist allerdings außerordentlich schwierig. MARCHIONINI und seine Schule haben die Ansicht vertreten, daß Neurodermitispatienten aus dem Norden am besten im Hochgebirge und solche aus Süddeutschland am besten an der Nordsee aufgehoben seien; sie haben sich damit jedoch nicht durchgesetzt. HARTUNG meint, daß „das praktische Ausprobieren die zweckmäßigste Methode" sei; er hat hiermit vor allem insofern recht, als darin die nicht zu unterschätzende Eigenbeobachtung des Patienten mitberücksichtigt wird. Das individuelle Ansprechen des Patienten auf das jeweilige Klima (Hochgebirge bzw. Nordsee) kann nicht mit letzter Sicherheit vorausberechnet werden, wie sich auch bei den Patienten der Hamburger Dermatologischen Univ. Klinik immer wieder ergeben

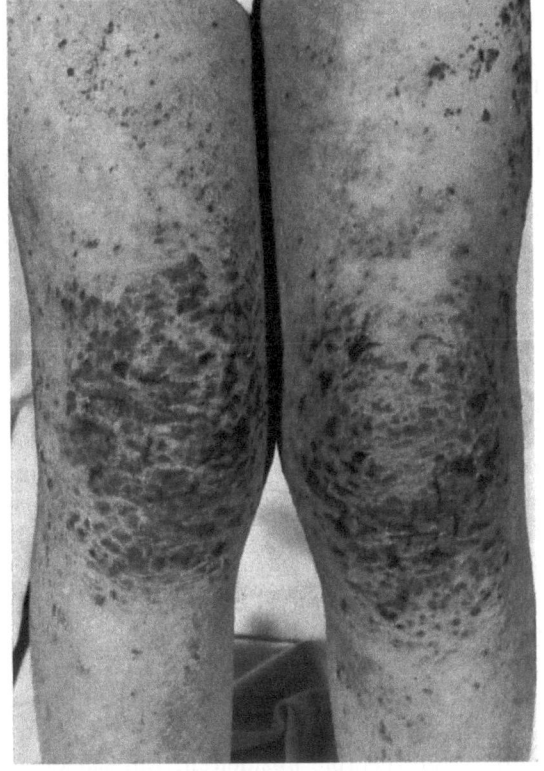

Abb. 373. Neurodermitis bei 5jährigem Mädchen. Hier Befall der Knie und angrenzenden Hautpartien. Im Vordergrund steht eine Lichenifizierung der Haut mit Sekundärinfektion (Krusten- und Borkenbildung) und Exsudation

ergeben wird. Voraussetzung für einen Dauererfolg der klimatischen Behandlung des Neurodermitispatienten ist die ausreichend lange
durchgeführte Klimakur. Es kommen nur
Kuren in Betracht, deren Dauer mindestens
8 Wochen beträgt. Man muß hierzu berücksichtigen, daß beispielsweise die Nordsee als
ausgesprochenes Reizklima in den ersten Wochen u. U. zu einer Verschlechterung des dermatologischen Befundes führen kann; hieran
schließt sich dann eine Erholungsphase an, die
bei einer etwa 4wöchigen Kur kaum 1 Woche
betragen würde. Es leuchtet ein, daß dieser
Zeitraum für eine Klimakur einfach zu kurz ist.
Daher müssen unbedingt wenigstens 2—3 Monate veranschlagt werden, wenn man einen
Dauererfolg erzielen will. Bei entsprechenden
Voraussetzungen kann es gelegentlich sogar
ratsam sein, die Klimabehandlung bis zu einem
Jahr auszudehnen. Die hier gerade im Kindesalter auftretenden Schwierigkeiten werden nicht
verkannt. Es darf für den Arzt allerdings ausschließlich die Gesundheit des Kindes im Vordergrund stehen. Viele sog. Mißerfolge klimati-
scher Kuren gehen u. a. darauf zurück, daß die
Kur nicht ausreichend lange durchgeführt und
daß oft das falsche Klima ausgewählt wurde.
Im allgemeinen haben sich Kuren an der Ostsee nicht bewährt; nach K. Linser soll nur die
Gegend um Hiddensee in gewisser Weise geeignet sein. Die Erfolge an der Nordsee sind in
jedem Falle unvergleichlich günstiger. Man
muß auch bei der Klimakur das Rezidiv immer
einkalkulieren, um von ihm nicht überrascht zu
werden. Gelegentlich stellt der Rückfall sich
auch bei der Rückkehr in das häusliche Milieu
ein, *ohne* daß dort ein allergischer Störfaktor zu
finden wäre. Darüber wird sehr häufig von
Ärzten und Patienten berichtet. In derartigen
Fällen wirkt eine stationäre Klinikaufnahme
etwa nur 100 m von der Wohnung des Patienten entfernt so intensiv, daß bereits innerhalb
von 1—2 Tagen eine schlagartige Besserung der
Erkrankung eingetreten ist. Auch diese Gegebenheiten sollten Berücksichtigung finden,
um die Besserung nicht auf das u. U. gleichzeitig gegebene Prednison o. ä. zurückzuführen
und von daher die Berechtigung für eine Pred-
nison-Dauertherapie abzuleiten. Entscheidend
ist vielmehr bei der Behandlung der Neurodermitis, daß ein in sehr vielen Fällen vorhandener
Circulus vitiosus durchbrochen — die Beobachtungen mit nachgewiesener Allergie sind

hiervon selbstverständlich ausgenommen —
und daß der Patient, gegebenenfalls auch die
Familie (z. B. bei Kindern die Mutter) durch
den Arzt „geführt" wird. Damit ist für den
Arzt eine erhebliche Mehrbelastung verbunden,
die sich aber gerade beim Kind noch sehr
segensreich auswirken kann. Die Durchbrechung des Circulus vitiosus kann kurzfristig
auch durch eine Nebennierenrindenhormonbe-
handlung erfolgen; sie kann nach den eigenen
Erfahrungen auch durch eine diätetische Behandlung erreicht werden, wobei ich mir darüber klar bin, daß dieser Effekt vor allem im
Sinne einer Umstimmung des gesamten Organismus gedeutet werden muß. Etwas Gleich-
artiges wird auch für die Klimakur-Erfolge vorliegen. Gemeinsam mit Drangmeister habe
ich bei 18 Patienten mit einer Neurodermitis
eine Maiskeimöldiät (Mazola) ohne lokale oder
innerliche Gaben von Corticosteroiden allein
mit blander Lokalbehandlung durchgeführt
und dabei nur 2mal ein Versagen dieser Behandlung beobachtet. Die kleine Zahl ergibt
sich daraus, daß die spezielle Maiskeimöldiät
mit fortlaufender Kontrolle der Serumfettwerte
erfolgte. Bemerkenswert war, daß die Aus-
gangscholesterinwerte nur bei 3 Patienten
erhöht waren; unter der Therapie (Gesamtfett-
menge 75—80 g, davon 30 g Maiskeimöl, 30 g
Streichfett in Form von hochwertiger Pflanzen-
margarine, 20 g verborgenes Fett) fielen die
Cholesterinwerte der 3 Patienten ab, während
bei den anderen Fällen keinerlei Änderung der
vorher normalen Werte eintrat. Trotzdem kam
es gerade bei ihnen zu einer entscheidenden
Besserung der Neurodermitis, die auch nach
der Krankenhausentlassung viele Monate an-
gehalten hat, so lange die Patienten sich streng
an die ihnen verordnete Diät gehalten haben.
Da der Umstimmungseffekt so eindeutig war,
halten wir die Maiskeimöldiät bei der Neurodermitis auf Grund ihres hohen Nährwertes für
absolut berechtigt.

Der konstitutionelle Charakter der Neurodermitis wird dem behandelnden Arzt bei allen
therapeutischen Bemühungen immer wieder
erneut vor Augen treten und ihn u. U. veranlassen, nach neuen Behandlungsverfahren zu
suchen. Da keine eindeutige Ätiopathogenese der Neurodermitis bekannt geworden ist,
muß die Therapie einer Vielzahl von ätiologischen Faktoren gerecht zu werden versuchen.

Psoriasis vulgaris

Synonym: Schuppenflechte.

Historische Daten: Den ersten Hinweis auf die Bedeutung genetischer Faktoren bei der Psoriasis vulgaris gab ROBERT WILLAN (1801) in seiner berühmten Schrift "The description and treatment of cutaneous diseases"; seine Systematik der Hautkrankheiten wurde beispielgebend für spätere Generationen. HOEDE, STEINBERG, NIERMANN sowie LOMHOLT haben sich weiterhin mit dem Problem der familiären Häufung und Erblichkeitsverhältnissen beschäftigt.

Genetik: Der maßgebende Einfluß von genetischen Faktoren für Auftreten und Ablauf der Psoriasis kann heute als gesichert angesehen werden. Der Erbgang wird von einigen Autoren (HOEDE) mit unregelmäßig-dominant, von anderen (LOMHOLT) mit unregelmäßig-dominant bzw. doppelt-recessiv angegeben. VOGEL zieht dagegen als Erklärung die multifaktorielle Vererbung mit Schwellenwert heran. Er versteht darunter am Beispiel der Psoriasis: Der Grad der Disposition zur Psoriasis wird durch eine größere Anzahl von Erbanlagen bedingt. Überschreitet dieser Dispositionsgrad einen bestimmten Schwellenwert, dann tritt eine Psoriasis auf; bleibt der Dispositionsgrad dagegen unterhalb des Schwellenwertes, dann ist der Mensch gesund.

Klinik: Die Erkrankung kann in jedem Lebensalter auftreten. Im Kindesalter und um die Pubertät kommt es oft nach Mandelentzündungen zu einem akuten Schub. Man unterscheidet je nach Ausdehnung und Gestalt der Einzelherde folgende Formen der Psoriasis vulgaris:

a) Psoriasis punctata
b) Psoriasis guttata
c) Psoriasis nummularis
d) Psoriasis figurata
e) Psoriasis geographica.

Die Einzelefflorescenz besteht aus unterschiedlich großen, geröteten, scharf begrenzten, etwas erhabenen Herden, die auf ihrer Oberfläche eine feinlammellöse Schuppung tragen. Streicht man darüber, dann tritt das sog. Kerzenfleckphänomen auf. Beim Abkratzen der Schuppung kommt es zum sog. Phänomen des blutigen Taus auf Grund einer Blutung aus dem verletzten Papillarkörper. In etwa 9—10% findet man Nagelveränderungen in Gestalt der Tüpfelnägel. Prädilektionsstellen sind die Streckseiten der Extremitäten, das Gesicht, der behaarte Kopf (vgl. Abb. 374). Der Verlauf ist absolut chronisch, so daß die Erkrankung den Patienten durch das ganze Leben begleitet.

Akute Exacerbationen nach reichlichen Fettmahlzeiten werden immer wieder mitgeteilt (LOMHOLT).

Von Bedeutung kann die eugenische Beratung bei Psoriasiskranken sein. VOGEL und DORN erheben gegen die Ehe eines Psoriasispatienten mit einem gesunden Partner keine Einwände, raten bei Befall beider Eheleute jedoch zu einer Einschränkung der Kinderzahl.

Therapie: Die Behandlung beschränkt sich vor allem auf eine lokale Beeinflussung (vgl. Beitrag WISKEMANN, S. 413, Bd. II/2 dieses Handbuch). An Allgemeinmaßnahmen haben sich Höhensonnenbestrahlungen, Seeaufent-

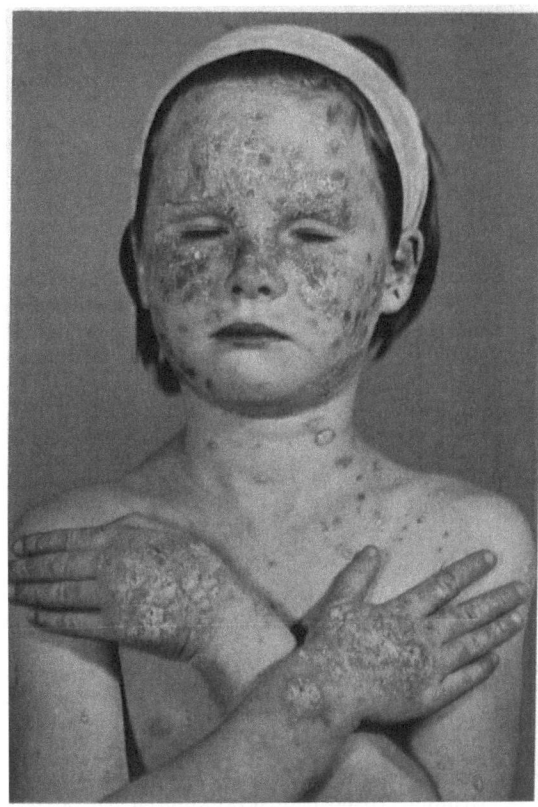

Abb. 374. Psoriasis vulgaris. Vornehmlicher Befall des Gesichtes und der Hände bei 5jährigem Mädchen. Familiäres Auftreten

halte und gewisse diätetische Einschränkungen mit Vermeidung von Talg und Schweineschmalz bei reichlicher Zufuhr von ungesättigten Fettsäuren (Maiskeimöl) bewährt (SCHIRREN u. DRANGMEISTER). Eine allgemeinverbindliche Aussage über die Ursache der Psoriasis ist aus diesem Hinweis allerdings nicht abzuleiten.

Literatur

Monographien und zusammenfassende Darstellungen

Bandmann, H. J.: Ekzeme und ekzematöse Dermatitiden im frühen Kindesalter. In: Jadassohns Handbuch der Haut- und Geschlechtskrankheiten, Erg.-Werk. Bd. II/1. Berlin-Göttingen-Heidelberg: Springer 1962.

Brünauer, St. R.: Follikuläre Hyperkeratosen. In: Handbuch der Haut- und Geschlechtskrankheiten von J. Jadassohn. Bd. VIII/2. Berlin: Springer 1930.

Cockayne, E. A.: Inherited abnormalities of the skin and its appendages. London: Oxford Univ. Press, Humphrey Milford 1933.

Friederich, H. C.: Erkrankungen der Haare und des Haarbodens. In: Gottron/Schönfeld, Dermatologie und Venerologie. Bd. III/2. Stuttgart: Thieme 1959.

Gahlen, W.: Keratosen. In: Gottron/Schönfeld, Dermatologie und Venerologie. Bd. IV. Stuttgart: Thieme 1960.

Hartung, J.: Klimatherapie: In: Dermatologie und Venerologie von H. A. Gottron u. W. Schönfeld. Bd. II/1. Stuttgart: Thieme 1958.

Hoede, K.: Erbkrankheiten mit Ausnahme von Ichthyosis und Keratosen. In: Gottron/Schönfeld, Dermatologie und Venerologie. Bd. IV. Stuttgart: Thieme 1960.

Jordan, P.: Hautkrankheiten. In: Lehrbuch der Kinderheilkunde, Augen-, Hals-, Nasen-Ohren- und Hautkrankheiten von H. Mai, W. Meissner, H. Loebell u. P. Jordan. München: Lehmann 1956.

Korn-Heydt, E. G.: Erbliche Aplasien, Hyperplasien und Tumoren. In: Jadassohns Handbuch der Haut- und Geschlechtskrankheiten. Erg.-Werk. Bd. VII. Berlin-Heidelberg-New York: Springer 1966.

Lomholt, G.: Psoriasis. Kopenhagen: S. E. C. Gad 1963.

Moncorps, C.: Generalisierte (diffuse), regionäre (flächenhafte) und circumscripte (solitär, gruppiert oder disseminiert auftretende) Keratosen. In: Handbuch der Haut- und Geschlechtskrankheiten von J. Jadassohn. Bd. VIII/2. Berlin: Springer 1929.

Niermann, H.: Zwillingsdermatologie. Berlin-Göttingen-Heidelberg: Springer 1964.

— Erbliche Dispositionskrankheiten. In: Jadassohns Handbuch der Haut- und Geschlechtskrankheiten. Erg.-Werk. Bd. VII. Berlin-Heidelberg-New York: Springer 1966.

Ollendorff-Curth, H.: Genetik der mit Pigmentstörungen einhergehenden Dermatosen. In: Jadassons Handbuch der Haut- und Geschlechtskrankheiten. Erg.-Werk. Bd. VII. Berlin-Heidelberg-New York: Springer 1966.

Riecke, E.: Lehrbuch der Haut- und Geschlechtskrankheiten. 9. Aufl. Hrsg. von H. Bode u. G. W. Korting. Stuttgart: Fischer 1962.

Rudder, B. de: Krankheitsbereitschaft, Krankheitsgefährdung und Lebensbedrohung im Kindesalter: In: Opitz-de Rudder, Pädiatrie. Berlin-Göttingen-Heidelberg: Springer 1957.

Šalamon, T.: Vererbung von Haar- und Nagelkrankheiten. In: Jadassohns Handbuch der Haut- und Geschlechtskrankheiten. Erg.-Werk. Bd. VII. Berlin-Heidelberg-New York: Springer 1966.

Schnyder, U. W.: Neurodermitis, Asthma, Rhinitis. Basel: Karger 1960.

— Die hereditären Epidermolysen. In: Jadassohns Handbuch der Haut- und Geschlechtskrankheiten. Erg.-Werk. Bd. VII. Berlin-Heidelberg-New York: Springer 1966.

—, u. S. Borelli: Neurodermitis constitutionalis sive atopica. In: Jadassons Handbuch der Haut- und Geschlechtskrankheiten. Erg.-Werk. Bd. II/1. Berlin-Göttingen-Heidelberg: Springer 1962.

—, u. W. Klunker: Erbliche Verhornungsstörungen. In: Jadassohns Handbuch der Haut- und Geschlechtskrankheiten. Erg.-Werk. Bd. VII. Berlin-Heidelberg-New York: Springer 1966.

Siemens, H. W.: Vererbung in der Ätiologie der Hautkrankheiten. In: Handbuch der Haut- und Geschlechtskrankheiten von J. Jadassohn. Bd. III. Berlin: Springer 1929.

Vogel, F., u. H. Dorn: Erbliche Hautkrankheiten. In: Humangenetik. Ein kurzes Handbuch, Bd. IV. Stuttgart: Thieme 1964.

Einzelarbeiten

Bohnstedt, R. M.: Pringle-Bournevillescher Symptomenkomplex. l. c. E. Riecke.

Borelli, S.: Hypotrichosis congenita hereditaria Unna. Hautarzt 5, 18 (1954).

Braun-Falco, O.: Disk.-Bemerkung. Arch. klin. exp. Derm. 219, 950 (1964).

Cocchi, U.: Erbschäden mit Knochenveränderungen. In: Lehrbuch der Röntgendiagnostik von H. R. Schinz, E. Baensch, E. Friedl u. E. Uhlinger. Bd. II/1. Stuttgart: Thieme 1952.

Delbos, M.: Keratodermie symétrique héréditaire Bull. Soc. franç. Derm. Syph. 63, 302 (1956).

Franceschetti, A., u. U. W. Schnyder: Versuch einer klinisch-genetischen Klassifikation der hereditären Palmoplantarkeratosen unter Berücksichtigung assoziierter Symptome. Dermatologica (Basel) 120, 154 (1960).

Friederich, H. C.: Krankheiten der Haare. l. c. E. Riecke.

Goldschneider, A.: Hereditäre Neigung zur Blasenbildung. Mh. Derm. 1, 163 (1882).

Gottron, H. A.: Hautkrankheiten unter dem Gesichtspunkt der Vererblichkeit. In: Wer ist erbgesund und wer ist erbkrank? Jena: Fischer 1935.

Greither, A.: Morbus Recklinghausen. l. c. E. Riecke.

— Zur Klassifikation der Ichthyosis-Gruppe. Dermatologica (Basel) 128, 464 (1964).

GROHMANN, H.: Zur Erbpathologie der Recklinghausenschen Krankheit. Erbarzt **1939**, 20.

HEIERLI-FORRER, E.: Zur Klinik und Genetik der hereditären papulösenPalmoplantarkeratosen. Dermatologica (Basel) **119**, 309 (1959).

HEILMEYER, L., R. CLOTTEN, L. KERP, H. MERKER, C. A. PARAU. H. P. WETZEL: Porphyria erythropoetica Günther. Dtsch. med. Wschr. **88**, 2449 (1963).

HEYDT, E. G.: Intrafamiliäre Expressivitätsschwankungen des Monilethrix-Gens. Arch. klin. exp. Derm. **219**, 415 (1963).

HÖCKER, H.: Untersuchungen über die Epidermolysis bullosa hereditaria. Arch. Dermat. Syph. **193**, 406 (1951).

HOECKSTRA, G.: Über familiäre Neurofibromatosis mit Untersuchungen über die Heredität und Malignität bei der Recklinghausenschen Krankheit. Virchows Arch. path. Anat. **237**, 79 (1922).

HOEDE, K.: Umwelt und Erblichkeit bei der Entstehung der Schuppenflechte. Würzburger Abh. **27**, 211 (1931).

— Zur Frage der Erblichkeit der Psoriasis. Hautarzt 8, 433 (1957).

JUNG, E. G.: Arch. klin. exp. Derm. **219**, 947 (1964).

KNOTH, W., u. W. MEYHÖFER: Zur Nosologie des Adenoma sebaceum Typ Balzer, der Koenenschen Tumoren und des Morbus Bourneville-Pringle. Hautarzt 8, 359 (1957).

KÖBNER, H.: Bemerkungen zur neuen Literatur über Epidermolysis bullosa hereditaria. Arch. Derm. Syph. (Berl.) 70, 125 (1904).

KOGOJ, F.: Formenkreis der ichthyosiformen und keratotischen Hauterkrankungen. l. c. E. RIECKE.

KORTING, G. W.: Formenkreis der Ekzemkrankheiten. l. c. E. RIECKE.

— Zur Pathogenese des endogenen Ekzems. Stuttgart: Thieme 1954.

— Über Oesophagusstenosen bei Epidermolysis bullosa. Z. Haut- u. Geschl.-Kr. **22**, 282 (1957).

—, u. G. BREHM: Über partielle Hyperostosen und Periostosen bei Neurofibromatosis und Cutis laxa. Arch. Derm. Syph. (Berl.) **199**, 183 (1955).

LEERS, H.: Recklinghausensche Krankheit und cerebrales Syndrom bei einem höchstwahrscheinlich eineiigen Zwillingspaar. Z. menschl. Vererb. u. Konstit.-Lehre **19**, 721 (1936).

LENZ, W.: Zur Genetik der Incontinentia pigmenti. Ann. paediat. (Basel) **196**, 149 (1961).

LEVER, W. F.: Histopathologie der Haut. Stuttgart: Fischer 1958.

LINSER, K.: Die verschiedenen Klimate und ihr Einfluß auf die Ekzematosen. Derm. Wschr. **133**, 538 (1956).

LUDWIG, E.: Hypotrichosis congenita hereditaria Typ Marie Unna. Arch. Derm. Syph. (Berl.) **196**, 261 (1953).

MARCHIONINI, A., u. TH. NASEMANN: In: Fortschritte der praktischen Dermatologie und Venerologie. Bd. II. Berlin-Göttingen-Heidelberg: Springer 1955.

MELKI, G. R., et P. HARTER: Kératodermie palmaire á dominance cubitale bloquant le petit doigt en flexion. Bull. Soc. franç. Derm. Syph. **63**, 388 (1956).

PFEIFFER, R. A.: Zur Frage d. Vererbung d. Incontinentia pigmenti, Bloch-Siemens. Z. menschl. Vererb.- u. Konstit.-Lehre **35**, 469 (1960).

RILLE, J.: Demonstration. Wien. klin. Wschr. **12**, 552 (1898).

ROST, G. A., u. A. MARCHIONINI: Asthma-Ekzem, Asthma-Prurigo und Neurodermitis als allergische Hautkrankheiten. Leipzig: Curt Kabitzsch 1932.

SCHIRREN, C.: Gemeinsames Auftreten von Kräuselhaaren und Keratosis follikularis lichenoides bei Vater und Sohn. Arch. klin. exp. Derm. **216**, 186 (1963).

—, u. I. BUHL: Dermatolysis Alibert bei Morbus Recklinghausen und Kleinwuchs. Hautarzt **10**, 65 (1959).

—, u. R. DINGER: Untersuchungen bei Keratosis hereditaria palmo-plantaris diffusa. Arch. klin. exp. Derm. **220**, 266 (1964).

— — Untersuchungen bei Keratosis palmo-plantaris papulosa. Arch. klin. exp. Derm. **221**, 481 (1965).

—, u. E. DRANGMEISTER: Die diätetische Beeinflussung von Hautkrankheiten mit ungesättigten Fettsäuren (Maiskeimöl). Med. Welt **1965**, 2641.

SCHNYDER, U. W.: Erbliche Hautkrankheiten. Dermatologica (Basel) **122**, 137 (1961).

—, u. D. EICHHOFF: Zur Klinik und Genetik der dominant-dystrophischen Epidermolysis bullosa hereditaria. Arch. klin. exp. Derm. **218**, 62 (1964).

SIEMENS, H. W.: Zwillingspathologie. Berlin: Springer 1924.

STEINBERG, A. G., S. W. BECKER, T. B. FITZPATRICK, and R. R. KIERLAND: A genetic and statistical study of psoriasis. Amer. J. hum. genet. **3**, 267 (1951).

SULZBERGER, M. B.: Über eine bisher nicht beschriebene congenitale Pigmentanomalie (Bloch-Sulzberger). Arch. Derm. Syph. (Berl.) **154**, 19 (1928).

THIBIERGE: Demonstration. J. cut. Dis. 7, 433 (1899).

UNNA, M.: Über Hypotrichosis congenita hereditaria. Derm. Wschr. **81**, 1167 (1925).

VALENTIN, A.: Zur Kasuistik der Epidermolysis bullosa hereditaria. Arch. Derm. Syph. (Berl.) **78**, 87 (1906).

VIDAL, E.: De la dermatose de Kaposi. Xeroderma pigmentosum. Ann. Derm. Syph. (Paris) 4, 621 (1883).

VOGEL, F.: Erbe und Krankheit. Arch. klin. exp. Derm. **219**, 342 (1964).

WACHTERS, D. H. J.: Over de verschillende morphologische Vormen van de Keratosis palmoplantaris, in het bijzonder over de „Keratosis palmo-plantaris varians". Inaug. Diss. Leiden 1963.

WINKLE, TH.: Über Keratodermia hereditarium palmare et plantare. Inaug. Diss. München 1925.

Hautkrankheiten der Neugeborenen- und Säuglingsperiode

Von W. Kiessling, Pforzheim/Heidelberg

Einleitung. Die besondere Empfindlichkeit der Haut des Neugeborenen gegenüber vielen äußeren und inneren Einflüssen ist allgemein bekannt. Sie hat ihre Ursache in den diesem Lebensalter eigentümlichen anatomischen und physiologischen Besonderheiten des Hautorganes (Ewerbeck, Gans und Steigleder, Perlman, Riehl, Hekele und Lofferer, Stüttgen).

Die wichtigsten gesicherten Befunde sollen hier zusammengefaßt werden:

1. Fehlen der Hornschicht (Stratum corneum einschließlich Stratum lucidum) in den ersten Lebenstagen.
2. Ungenügende Ausbildung der Körner-, Stachelzell- und Keimschicht (Stratum granulosum, spinosum, basale bzw. germinativum).
3. Intercellularbrücken mangelhaft.
4. Im Corium fehlt das faserreiche Bindegewebe (Lederhaut), es ist locker, kernreich. Elastische und kollagene Fasern sind nicht voll entwickelt.
5. Das subcutane Fettgewebe ist gut ausgebildet, Talg- und Schweißdrüsen ausreichend vorhanden. Das Talgdrüsengesamtvolumen des Neugeborenen soll 6—50mal größer als das des älteren Kindes sein [(Taniguchi und Koibuchi (zit. Spang 1935), zit. bei Bandmann 1962)]. Verantwortlich dafür sollen die von der Mutter übermittelten Androgene und Oestrogene sein («Puberté en miniature»). Apokrine Drüsen sind nur spärlich im Bereich der Axillen und des Genitale nachweisbar.
6. Behaarung im Stadium des Haarwechsels.
7. Nervöser Endapparat nicht voll entwickelt.
8. Hoher Wassergehalt und fast fehlender Säuremantel der Haut, abnorme Durchlässigkeit für gelöste und kolloidale Stoffe.
9. Unfähigkeit zur leukocytären Abwehr.

Bereits beim Neugeborenen zeigen sich große individuelle Unterschiede in der Reaktionsweise der Haut (personaler Faktor im Sinne Gottrons), die aber meist nichts mit Allergie zu tun haben, wie überhaupt echte allergische Reaktionen in diesem Alter seltener sind, als es von vielen Autoren angenommen wird. Darüber hinaus spielt in diesem Alter die Hautpflege eine überragende Rolle, wobei der Neugeborene und Säugling wie in keinem späteren Lebensalter auf seine Umgebung angewiesen ist. Einem Maximum an „Hilflosigkeit" steht ein Minimum an Widerstandskraft der Haut gegenüber. Infektionen mit relativ banalen — vom Standpunkt der Hautpathologie aus — Eitererregern (Staphylokokken, Streptokokken) können deletäre Folgen haben, wie z. B. bei der Dermatitis exfoliativa vor der Antibiotica-Ära.

Auch chemische und physikalische Reize treffen in diesem Alter die Haut schwerer als später. Leiner (1930) bezeichnete es geradezu als Ausnahme, wenn ein Neugeborenes völlig von einer Hautkrankheit oder Hautreaktion verschont bleibe.

Auch Bandmann (1962) ist der Meinung, daß es kaum ein Kind gibt, das nicht gelegentlich abortiv oder stärker von einer Dermatitis glutaealis befallen wird.

Wie wir im Kapitel „Häufigkeit und Bedeutung der Hautkrankheiten im pädiatrischen Krankengut" zeigen, betrafen 61% der in der Heidelberger Kinderklinik behandelten Hautkranken Neugeborene und Säuglinge.

Im folgenden Kapitel werden ausschließlich diejenigen Hautkrankheiten besprochen, die gewissermaßen spezifisch für das Neugeborenen- und Säuglingsalter sind, entweder weil sie nur in diesem Alter vorkommen oder weil ihr klinisches Bild in diesem Alter eine besondere Note aufweist.

Unberührt davon bleibt die Tatsache, daß schon in diesem Alter, wenn auch selten, Dermatosen der späteren Lebensjahre beobachtet werden können, wie eine Dermatitis herpetiformis Duhring (Y. Bureau, Barrière, Litoux und L. Bureau), eine Parapsoriasis (Richard, Achten und Craps) oder ein akuter Erythematodes (Meyer zum Büschenfelde und Springmann). Nicht besprochen werden auch die Erbkrankheiten der Haut, die sich teilweise bereits bei der Geburt oder bald danach manifestiert haben können (s. einschlägiges Kapitel).

Dermatitis glutaealis

Die gewählte Bezeichnung berücksichtigt, daß es sich bei diesem Krankheitsbild weder um ein echtes Ekzem — obwohl gelegentlich ein „Säuglingsekzem" oder ein seborrhoisches Ekzem mit dieser Lokalisation beginnen können oder die Dermatitis ekzematisieren kann —, noch um ein „Erythem" handelt, wie manchen Synonymen zu entnehmen wäre.

Synonyma sind Windelausschlag, Erythema glutaeale infantum, Intertrigo glutaealis, Dermatitis ammoniacalis, Erythema papulosum posterosivum, Dermatitis pseudosyphilitica papulosa glutaealis, Dermatite syphiloide postérosive, Dermitis infantiles JACQUET, *Diaper Dermatitis* (s. PERLMAN), *Erythema of* JACQUET, *Napkin Erythema* u. a. PERLMAN trennt von der Dermatitis glutaealis noch eine „*Perianale Dermatitis*", die nichts mit Ammoniak zu tun haben und nur in den ersten Lebenstagen bestehen soll, während die Dermatitis glutaealis nach seiner Meinung erst nach dem 3. Lebensmonat auftritt.

Historische Daten. Als einer der ersten Autoren wies PARROT 1877 auf ein wesentliches Merkmal, die typische Lokalisation im Genito-Analbereich und dessen Umgebung, hin (LEINER). Er unterschied ein papulöses und vesiculöses „Erythema glutaeale", hielt das vesiculöse für harmlos, das papulöse für syphilitisch. Erst JACQUET (1905), HALLOPEAU, SEVESTRE beseitigten diese Vorstellung (zit. LEINER).

Disposition. Die *Häufigkeit* der Dermatitis glutaealis ist schwer zu erfassen, weil ein großer Teil der Fälle niemals in ärztliche Beobachtung oder Behandlung gelangt, eine stationäre Aufnahme in der Regel nicht erforderlich wird und weil sie in Kinderheimen und Kliniken wegen der fachgerechten Säuglingspflege wesentlich seltener als im häuslichen Milieu vorkommt. Wenn es auch nicht für alle Fälle zutrifft — weil die Empfindlichkeit der Haut gegen die ursächlich auslösenden Noxen hochgradig sein kann — so kann man ganz allgemein die Dermatitis glutaealis in ihrem Auftreten und Verlauf als einen Gradmesser für die richtige und gründliche Hautpflege des Säuglings bezeichnen. Sie ist vorwiegend eine Hauterkrankung des ersten Lebensjahres, kann aber bei falscher Erziehung, ungenügender Pflege und Entwicklungsstörungen (Schwachsinn, cerebraler Schaden, Bettnässer u. ä.) noch darüber hinaus bestehen, solange eben keine Erziehung zur Kontrolle von Stuhl- und Urinabgang möglich oder gelungen ist.

Über eine *Geschlechtsdisposition* ist nichts bekannt, eine *konstitutionelle Disposition* kann zwar nicht für die Auslösung der Dermatitis, wohl aber für ihren Schweregrad und den Verlauf insofern angenommen werden, als bei Säuglingen mit Neigung zu seborrhoischen oder endogenen Ekzemen eher eine Ekzematisation erfolgen oder schwerere Verlaufsformen auftreten können. Die Jahreszeit spielt eine untergeordnete Rolle.

Ätiologie. Die Dermatitis glutaealis wird zunächst toxisch durch Einwirkung von alkalischem Stuhl und Urin, verstärkt durch unzweckmäßiges Windeln (Gummihosen u. ä.) ausgelöst. Dazu kann die Besiedlung mit Keimen aus dem Stuhl oder der Umgebung (Staphylokokken, Streptokokken, Soor) kommen, weiter die irritierende Wirkung von Wasch- und Reinigungsmitteln oder ungeeigneten Externa und schließlich auch eine sensibilisierende Wirkung bestimmter Stoffe, die dann zur Ekzematisation führt. Eine von FONZO 1954 (zit. bei RIEHL, HEKELE und LOFFERER) vermutete Virusätiologie bei gewissen Fällen halten wir für unwahrscheinlich.

Klinisches Bild. Sitz der Erkrankung sind zunächst die Ano-Genitalregion, die Inguinalgegend, die Innenseiten der Oberschenkel, das Gesäß. Häufig kommt es zu einer Ausdehnung auf Rücken und Unterbauch, auch die Unterschenkel können befallen werden. In leichten Fällen besteht nur eine flächenhafte Rötung (Intertrigo), bei anderen kommt es zu Nässen, Krustenbildung, Aufschießen von zum Teil erodierten, linsengroßen und größeren Papeln und Pusteln, so daß ein dem syphilitischen Exanthem ähnliches Bild entsteht (Abb. 375). Auch flächenhafte Impetiginasition, Geschwürsbildung, Nekrosen, Vegetationen kommen in schwereren Fällen vor. Die hautnahen Lymphknoten in der Leistenbeuge können anschwellen. In manchen Fällen kann es zur Generalisation mit Ausdehnung der Herde auf fast alle Körperstellen („Streuherde") und Ekzematisation kommen.

Diagnose. Die Erkennung stützt sich auf die Vorgeschichte, das Alter der Patienten, den Sitz und die Morphologie der Erscheinungen, die Harnreaktion. *Differentialdiagnostisch* sind in seltenen Fällen eine angeborene oder erworbene Lues (Spirochätennachweis, Seroreaktionen im Blut, Handteller und Fußsohlen meist mitbefallen!), ein seborrhoisches Ekzem und eine Soormykose in Erwägung zu ziehen.

Verlauf. Bei sachgemäßer Behandlung und Pflege gelingt in der Regel eine rasche Abheilung, bei starker Sekundärinfektion ist auf die Nierenfunktion zu achten, andere Komplikationen sind kaum zu erwarten.

Therapie. In erster Linie sind die auslösenden Ursachen zu beseitigen, die Windeln besonders häufig zu wechseln und nach dem Waschen gründlich zu spülen, der Säugling leicht und luftdurchlässig einzupacken. Neben täglichen Bädern (Zusätze: Balneum Hermal,

stehen (Hals, Nacken, Achseln, Oberschenkel), die Reibungsflächen ergeben.

Intertrigo ist eine entzündliche Rötung der Haut, die vorwiegend durch mechanische Faktoren — Reibung — im Bereich sich eng berührender Hautflächen entsteht (sog. Wolf im Analbereich bei Erwachsenen). Schweißbildung, Rückstände von Seifen und anderen

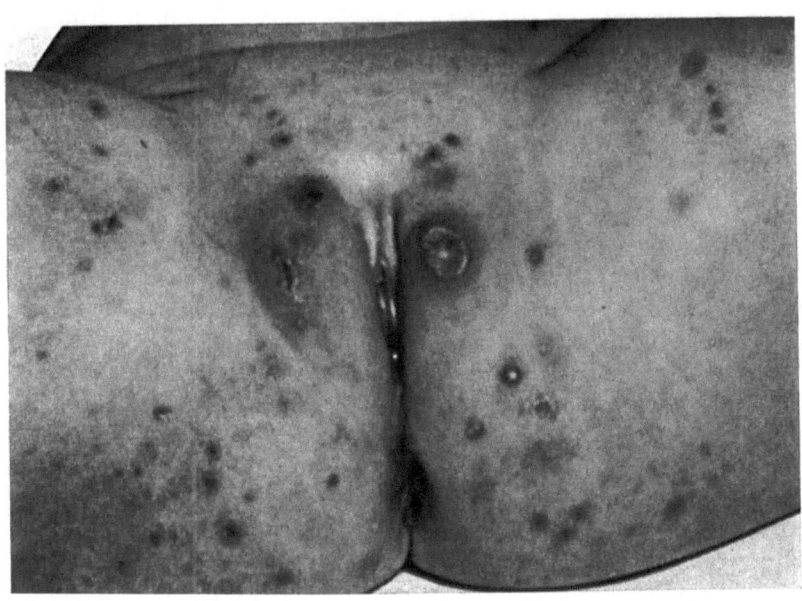

Abb. 375. Dermatitis glutaealis, papulöses Stadium 1jähr. ♀ (Univ.-Hautklinik Heidelberg)

Ichtho-Bad, Töpfers Kinderbad) sind austrocknende Maßnahmen angezeigt. Den Salben überlegen sind Puder (Zinktalkpuder, Fissani-Puder), Zinköl (Rp. Zinc, oxydat., Ol. olivar ā̄ā.), Schüttelmixturen und vor allem Pasten wie Pasta zinc. mollis oder — weil Titandioxyd oft besser verträglich als Zinkoxyd ist — Pasta Cordes zum Abdecken der erkrankten Partien. Gegen die Impetiginisation können örtlich zeit- und stellenweise Anilinfarbstoffe wie Gentianaviolett oder Brillantgrün angewendet werden, möglichst kein Penicillin, Streptomycin oder Neomycin wegen der Gefahr einer Sensibilisierung.

Dermatitis intertriginosa (Intertrigo)

Die Dermatitis intertriginosa (Intertrigo) gehört insofern hierher, als sie — obwohl in jedem Lebensalter vorkommend — bei Neugeborenen und Säuglingen besonders häufig ist. Disponiert sind vor allem dicke, pastöse Säuglinge, bei denen besonders viel Hautfalten be-

Reinigungsmitteln oder von Hautpflegemitteln sowie ungeeignete Kleidungsstücke können beim Säugling eine begünstigende Rolle spielen.

Es bestehen Beziehungen zur Dermatitis glutaealis, weil diese meist mit einer Dermatitis intertriginosa im Windelbereich beginnt.

Die Dermatitis intertriginosa kann einerseits ekzematisieren und andererseits der Beginn einer *Dermatitis seborrhoides* sein (s. u.). Sie darf aber auch in ihrer ekzematisierten Form nicht einfach der Dermatitis seborrhoides zugeordnet werden. Nach Bandmann sind 2 wesentliche Unterschiede darin zu sehen, daß die Dermatitis intertriginosa streng lokalisationsgebunden auftritt und keine Begrenzung bezüglich des Lebensalters zeigt.

Die Dermatitis intertriginosa hat einen absolut günstigen Verlauf und läßt sich mit einfachen therapeutischen und pflegerischen Maßnahmen (s. unter Dermatitis glutaealis) mühelos beherrschen.

Dermatitis seborrhoides (Moro)

Synonyma. Seborrhoisches Ekzem (Unna), Dermatitis seborrhoica (s. a. Text).

Die Dermatitis seborrhoides nimmt im Rahmen der frühkindlichen ekzematoiden Dermatitiden ohne Zweifel eine Sonderstellung ein und kann — wenn es auch zahlreiche Übergangsformen gibt — durch klinische und anamnestische Kriterien aus der Gruppe des „Säuglingsekzems" herausgehoben werden. Andererseits ist sie heute seltener als andere Ekzemformen im Säuglingsalter, insbesondere die Neurodermitis oder Dermatitis atopica, das sog. endogene Ekzem (Bandmann, Heite, Korting, Schnyder). Tachau, ein besonderer Kenner der Materie, ist sogar der Meinung, das Vorkommen einer Dermatitis seborrhoides im frühen Kindesalter sei außergewöhnlich, auch die ekzematoiden Dermatitiden im Gesicht und auf dem behaarten Kopf seien mit wenigen Ausnahmen als Manifestation einer Dermatitis atopica aufzufassen.

Die Dermatitis seborrhoides ist dadurch gekennzeichnet, daß sie meist als *Gneis (,,cradle cap")* auf dem Kopf beginnt und sich — nicht so gesetzmäßig wie beim Erwachsenen — über vordere und hintere Schweißrinne und die intertriginösen Stellen ausbreitet. Sie hat im Gegensatz zur Dermatitis atopica eine günstige Spätprognose (Heite) und beginnt fast stets im ersten Trimenon. Diese Tatsache kann aber nur mit Einschränkung und oft erst in späteren Lebensmonaten differentialdiagnostisch ausgewertet werden, weil wir heute entgegen früherer Auffassung wissen, daß auch bei einem großen Teil der Fälle von Dermatitis atopica die Manifestation bereits im ersten Trimenon beginnen kann (Bandmann, Heite, Korting). Umgekehrt sind aber nach Bandmann Erkrankungen, die nach dem ersten Trimenon beginnen, nur selten eine Dermatitis seborrhoides.

Andere, für bestimmte Formen der Dermatitis seborrhoides in den früheren Handbüchern zitierten Begriffe, wie *Psoriasoid* Jadassohn-Tachau, *Eczématides* Darier, *Seborrhéides* Brocq, *Erythème seborrhéique* Lebard-Moussous, *Dermatitis dysseborrhoica* Belisario, (bei Finkelstein oder Leiner) haben sich im deutschen Sprachraum nicht durchgesetzt und sind für die Klinik entbehrlich. Sie komplizieren nur die ohnehin schon schwierige Nomenklaturfrage des Dermatitis-Ekzem-Problems. Fälle von Dermatitis seborrhoides, die psoriasiforme Herde aufweisen, kommen nicht selten vor. Sie können bereits Erstmanifestationen einer Posiasis vulgaris sein, müssen es aber nicht. Eine Entscheidung bringt oft erst der weitere Verlauf. Die punktförmige Blutung nach Abkratzen der Schuppen mit der Brocqschen Cürette (,,Crattage méthodique") muß nicht beweisend für die Psoriasis sein, sondern kann auch bei seborrhoischem Ekzem und der Dermatitis seborrhoides vorkommen.

Historische Daten. Das vorliegende Krankheitsbild wurde von Unna (1887) (s. bei Winkler und Unna 1927) für Säuglinge und Erwachsene als *Eczema seborrhoicum* beschrieben. Deshalb bevorzugen nach wie vor viele Autoren diese Bezeichnung auch für die später von Moro (1932) bis zu einem gewissen Grade abgegrenzte Dermatitis seborrhoides der Säuglinge. Einer vollständigen Abgrenzung dieses Krankheitsbildes (Moro 1948) von den Dermatosen des seborrhoischen Formenkreises kann man allerdings nicht zustimmen (s. auch Nikolowski 1953 und Bandmann 1962). Auf die Nomenklaturfrage wollen wir uns hier nicht näher einlassen, aber darauf hinweisen, daß Gross und McCarthy für ihr Handbuchkapitel 1965 auch für die Erwachsenendermatose die Bezeichnung ,,Dermatitis seborrhoides" gewählt haben.

Disposition. *Häufigkeit:* Die wirkliche Häufigkeit der Dermatitis seborrhoides ist kaum zu erfassen, weil leichte Fälle im allgemeinen ohne ärztliche Hilfe verlaufen. Die zugrunde liegende Seborrhoe ist im Säuglingsalter nicht selten. Eine ausgesprochene *Geschlechtsdisposition* ist nicht bekannt, Knaben sollen an allen Ekzemformen des Säuglingsalters etwas häufiger als Mädchen erkranken (Bandmann, Korting, Moro). Jahreszeitliche Schwankungen spielen keine nennenswerte Rolle (Harnack und Raube), wenn auch manche Autoren, wie Nikolowski 1953 eine Saisongebundenheit, andere einen Frühjahrs-, Herbst- oder Wintergipfel beobachtet haben (Rosselot und Burdach, zit. bei Bandmann).

Familienanamnestische Hinweise fehlen im Gegensatz zur Neurodermitis atopica.

Ätiologie und Pathogenese. Außer der Vorbedingung einer *seborrhoischen Konstitution*, die aber bekanntlich wesentlich weiter verbreitet ist, um allein die Entstehung einer Dermatitis seborrhoides zu erklären, sind alle anderen bisher diskutierten Krankheitsursachen hypothetisch oder spekulativ. Das gilt auch für die Bedeutung der Milch (Muttermilch oder Kuhmilch), obwohl Besserungen nach Umstellung der Milch oder überhaupt der Nahrung beobachtet werden können, für das sogenannte Vitamin H (Biotin) und andere Vitamine der B-Gruppe, wenn auch wiederholt Besserungen und Heilungen nach Biotingaben gesehen wurden (Gautier, Gautier und Thelin, Kiessling, Kokil).

Zweifellos steht die Talgdrüsenüberfunktion gerade auch in diesem Lebensalter in irgend einer Form mit innersekretorischen Faktoren in einem Zusammenhang. In keinem anderen Lebensalter soll z. B. die Talgsekretion für die Flächeneinheit so groß sein wie beim Neugeborenen auf der Stirn (Emanuel 1936, zit. bei Bandmann 1962). Möglicherweise ist dafür die Wirkung der mütterlichen Hormone (vor allem Androgene und Oestrogene) verantwortlich. Mehr ist darüber bisher noch nicht bekannt bzw. gesichert.

Hilfsursachen bei Verschlimmerungen und Ekzematisation sind exogene Reizungen, insbesondere an intertriginösen Stellen und eine bakterielle Besiedlung der Hautherde unter den fettigen Schuppen oder auf nässenden Stellen. Hierher gehört auch die Auffassung einer mikrobiell-parasitär-allergischen Genese (s. Bandmann 1962), während eine rein infektiöse Genese im Sinne französischer Autoren nicht anerkannt werden kann.

Klinik und Verlauf. Erste Symptome sind meistens ein „Gneis" auf dem Kopf mit fettigen, gelblichen, braunen oder schmutziggrauen, stellenweise ziemlich festhaftenden Schuppen, unter denen die Haut anfangs nur schwach gerötet, glänzend und feucht sein kann. Auch von intertriginösen Körperstellen kann die Dermatitis seborrhoides mit einer zunächst nur leichten flächenhaften Rötung (Intertrigo) ihren Ausgang nehmen. Im weiteren Verlauf, insbesondere bei ungeeigneter oder mangelnder Pflege oder Behandlung, kann die Schuppung an Stärke und Ausdehnung zunehmen, die Haut darunter sich stärker röten. Neue umschriebene, numuläre oder flächenhafte, gegen die gesunde Haut nicht sehr scharf begrenzte Herde kommen hinzu. Sie brauchen nicht auf die intertriginösen Hautfalten beschränkt zu bleiben, sondern können auch an anderen Körperstellen, besonders am Rumpf, auftreten. Die einzigen morphologischen Kriterien sind anfangs — bei leichten Fällen während des ganzen, oft nur kurzen Verlaufes — eine mehr oder minder intensive Rötung und die kennzeichnende fettige Schuppung. Ohne eine Gesetzmäßigkeit kann die Krankheit in einem solchen Stadium ausheilen oder sich weiter entwickeln. Die Herde können nässen, krusten, sich impetiginisieren und ekzematisieren. Zum Teil werden dafür die Erreger verantwortlich gemacht, die sich unter den Schuppen und auf nässenden Herden leicht vermehren und zu einer Sensibilisierung Anlaß geben können. Bei Impetiginisierung der Herde und Entstehung von Pyodermien sowie Rhagadenbildung können die regionären Lymphknoten anschwellen (Nacken, Hals, Achselhöhlen, Leistengegend).

Eine Unterscheidung zwischen einer ekzematisierten Dermatitis seborrhoides und einer Neurodermitis atopica bei Status seborrhoicus kann große Schwierigkeiten bereiten und gelegentlich zeitweise unmöglich sein.

Eine erhebliche Komplikation ist die Entstehung einer Erythrodermie, die aber nicht mit der Erythrodermia desquamativa Leiner identisch sein muß (s. folgendes Kapitel).

Der Allgemeinzustand der Neugeborenen und Säuglinge mit Dermatitis seborrhoides kann zunächst ungestört sein, wird aber bei schweren Fällen reduziert. Dann kann gelegentlich eine Hypalbuminämie und/oder eine leichte Eosinophilie im Blut festgestellt werden. Andere kennzeichnende Laboratoriumsbefunde sind nicht zu erwarten. Juckreiz besteht anfangs kaum, kommt aber bei der Ekzematisation hinzu.

Diagnose und Differentialdiagnose. Die Erkennung der Dermatitis seborrhoides stützt sich auf das Alter der Patienten, den Sitz und die Morphologie der Erscheinungen sowie den Verlauf und die Ansprechbarkeit auf eine blande Therapie. Reine, unkomplizierte Formen im ersten Trimenon ohne Juckreiz machen keine diagnostischen Schwierigkeiten, wohl aber die ekzematisierten Fälle jenseits dieser Altersstufe. Hier kommt differential-diagnostisch in erster Linie die Neurodermitis atopica in Frage, bei vorzugsweisem Befall der Hautfalten ein intertriginöses Ekzem oder eine Soormykose. Eine Abgrenzung von einer frühkindlichen Psoriasis oder Parapsoriasis kann oft unmöglich sein. Auf einer histologischen Untersuchung der Haut wird man nur im Ausnahmefall bestehen.

Verlauf und Prognose. Der Verlauf wird bestimmt durch das Auftreten oder Ausbleiben von Komplikationen, insbesondere Ekzematisation und Impetiginisierung. Bei unkompliziertem Verlauf gelingt mit einfachen therapeutischen Methoden eine rasche und vollständige Heilung. Die Prognose ist günstig, es muß aber — hierin zeigt sich die pathogenetische Zusammengehörigkeit — in oder nach der Pubertät mit einem Wiederauftreten als seborrhoisches Ekzem gerechnet werden.

OEHME und LINNEWEH untersuchten in einer Fragebogenaktion die Prognose von 79 Fällen mit einer Dermatitis seborrhoides und 8 mit einem seborrhoischen Ekzem 6—38 Jahre, nachdem sie in der Marburger Kinderklinik behandelt worden waren. Das Manifestationsalter zeigte bei diesen Fällen einen Gipfel um den 2. Lebensmonat. 80% der 79 ersten Fälle heilten um das 1. Lebensjahr, der Rest (18) um das 2. und 3. Lebensjahr. Je 2 Patienten hatten später Asthma und Urticaria, wobei die Autoren ausdrücklich die Frage offenlassen, ob bei jenen Fällen in Wirklichkeit ein Ekzem (bzw. Neurodermitis atopica) vorgelegen hatte. Von den 8 Kindern, die in einem Alter zwischen 14 Monaten und 8 Jahren wegen eines „seborrhoischen Ekzems" behandelt worden waren, litten 2 noch an ihrer Krankheit.

Therapie. In der ersten Behandlungsphase soll die Ablösung der Schuppen und Krusten erreicht werden. Auf dem behaarten Kopf kann das durch Anlegen einer Ölhaube mit Salicylzusatz (höchstens 5% für kurze Zeit) beschleunigt werden, wenn ein einfaches Reinigen („abölen") mit Olivenöl und nachfolgende Kopfwäsche mit Praecutan, Dermido, Stephalen-Waschgel, Selsun, Ichtho-Cadmin, oder Criniton (sofort wieder abwaschen!) nicht ausreicht. Schuppen und Krusten am übrigen Körper lassen sich am besten nach kurzfristiger Keratolyse mit Salicyl-Salben (Öl in Wasseremulsionen sind einer Vaselinegrundlage vorzuziehen, Salicyl darf nicht höher als 1—2%ig, nur für kurze Zeit und nicht am ganzen Körper gleichzeitig wegen der Gefahr einer Salicyl-Intoxikation angewendet werden) und Bädern wie Balneum Hermal, Ichtho-Bad, Töpfers Kinderbad ablösen.

Danach tritt in der zweiten Behandlungsphase die antiphlogistische, antiseborrhoische und antibakterielle Wirkungsweise der Therapeutica in den Vordergrund. Dazu sind heute die Corticosteroide und Oberflächenantibiotica geeignet, von den letzteren am besten diejenigen, die erfahrungsgemäß seltener als Penicillin, Neomycin und Streptomycin zur Sensibilisierung führen (Fucidine, Tyrothricin, Xanthocillin).

Entscheidend für die weitere Behandlung sind nicht nur die diese Zusätze, sondern die angewendete Applikationsform, die sich stets nach dem jeweiligen Hautzustand zu richten hat (HÄMEL und KIESSLING). Auf nässende Stellen können vorübergehend feuchte Umschläge gemacht werden, z. B. mit Zusatz von 0,5⁰/₀₀ Chinosol (das beliebte Rivanol sensibilisiert nicht selten!). Heute kann man aber schneller als früher unter Steroidzusatz auf Lotionen, Salben (Polyäthylenglykole, Silicone, Serole) übergehen (Einzelheiten bei HÄMEL und KIESSLING sowie WISKEMANN, ds. Handbuch). Bei stärkerer Ekzematisation kommen die Ichthyolpräparate und Teere zu ihrem Recht.

Prophylaxe. Eine spezielle Prophylaxe gibt es bei der Dermatitis seborrhoides nicht, entscheidend für den Verlauf kann die rechtzeitige Erkennung und fachgerechte Behandlung sein. Die Krankheit ist heute in Deutschland seltener als in den Nachkriegsjahren.

Erythrodermia desquamativa Leiner

Die Erythrodermia desquamativa LEINER wird von der überwiegenden Mehrzahl der pädiatrischen und dermatologischen Autoren als „Höhetypus", „Superlativ", „Maximalvariante", „Gravis-Form" der Dermatitis seborrhoides angesehen (BANDMANN, DIETEL, HARNACK und RAUBE, HILBER, KORTING, MORO, TACHAU, bei diesen Autoren weitere Literaturhinweise). LEINER selbst und sein Schüler KUNDRATITZ nehmen dagegen ein eigenes Krankheitsbild an. Allerdings räumt KUNDRATITZ (1962) ein, sie sei auch als eigenes Krankheitsbild „wohl verwandt mit der Dermatitis seborrhoides" und gehöre mit ihr zur seborrhoisch-desquamativen Diathese. Damit sei auch erklärlich, daß bei dem erst zweimal beschriebenen Vorkommen von einem Zwillingspaar der eine eine Erythrodermia desquamativa LEINER und der andere eine Dermatitis seborrhoides hatte.

Ein Widerspruch dagegen, die Erythrodermia desquamativa, unabhängig von ihrer Einordnung, als besonderes und bis zu einem gewissen Grade auch eigenes Krankheitsbild zu behandeln, hat sich ohnehin — soweit wir sehen — noch nicht erhoben und so bleibt zunächst die gegensätzliche Auffassung der „Unitarier" und „Dualisten", solange wir nicht mehr über die Ätiologie der beiden Hautkrankheiten wissen, mehr ein akademisches als ein praktisches Problem. Jedenfalls wird in allen Lehr- und Handbüchern die Erythrodermia desquamativa LEINER in eigenen Kapitel abgehandelt. Synonyma haben sich nicht herausgestellt.

Historische Daten: Die erste Beschreibung stammt von CARL LEINER 1908 im Archiv für Dermatologie. Offenbar war damals diese Erkrankung wesentlich häufiger, denn er konnte über zahlreiche Fälle berichten.

Entschiedene Verfechter einer Zusammengehörigkeit mit der Dermatitis seborrhoides waren MORO, FINKELSTEIN und TACHAU.

Disposition. *Häufigkeit:* Die Erythrodermia desquamativa LEINER ist heute ausgesprochen selten. HILL (1952) beobachtete unter 4000 hautkranken Kindern nur noch 6 Fälle, nach BANDMANN (1962) kam in den letzten 8 Jahren in der Münchener Hautklinik kein einziger Fall zur Beobachtung. In der Heidelberger Kinderklinik fand LUPP 1947 9 Fälle, davon 7 Brustkinder, ein früh abgestilltes und 1 nichtgestilltes Kind, 1960 1 Fall (früh abgestillt) und 1961 ebenfalls 1 Fall (früh abgestillt). Weitere Zahlenangaben siehe vorhergehendes Kapitel. In der Heidelberger Hautklinik wurde in den letzten 10 Jahren kein Fall von Erythrodermia desquamativa LEINER beobachtet. Es ist demnach der Unterschied in der Zusammensetzung des Krankengutes zwischen Kinder- und Hautkliniken zu beachten (s. oben).

Altersdisposition. Die Erythrodermia desquamativa ist eine ausgesprochene Säuglingsdermatose. Das Manifestationsalter soll zwischen dem Ende des ersten bis zum vierten Lebensmonat liegen. Mädchen sollen häufiger als Knaben befallen werden, eine familiäre Disposition ist möglich, aber bei der geringen Anzahl der Fälle wohl heute schwer beweisbar. Über eine jahreszeitliche Disposition ist nichts bekannt.

Ätiologie und Pathogenese. Für die Ätiologie und Pathogenese der Erythrodermia desquamativa trifft das gleiche wie für die Dermatitis seborrhoides zu. Gesichert ist nur ein Zusammenhang mit der „seborrhoisch-desquamativen Diathese" und ein Überwiegen der Brust-

kinder. Diskutiert werden hier vor allem ein Vitaminmangel (polyavitaminotischer Zustand), wobei das Fehlen des sog. Vitamin H (Biotin) nach KUNDRATITZ am ehesten bewiesen sei. In diesem Zusammenhang hebt er die Beobachtung hervor, wonach nach beiden Weltkriegen, besonders aber nach dem ersten, eine Zunahme der Leinerschen Erythrodermie, aber nicht der Dermatitis seborrhoides vorgekommen sei.

In Tierversuchen von IVADY, KOLTAG und EBREY (zit. bei BANDMANN 1962) wurden 1955 junge Ratten mit der Milch von Müttern ernährt, deren Säuglinge an einer Erythrodermia desquamativa litten. Sie zeigten im Gegensatz zu Kontrolltieren Dermatitis und Haarausfall. Die Verff. ließen offen, ob es sich um ein toxisches Agens in der Muttermilch oder den Mangel an irgendeinem Hautfaktor handele.

HORVÁTH (1964) konnte bei 8 von 9 Säuglingen mit Erythrodermia desquamativa von der Haut und aus dem Stuhl Candida albicans züchten. Er erzielte befriedigende Behandlungserfolge mit Trichomycin örtlich und/oder innerlich, nur der Candida-negative Säugling sprach nicht an und starb. HORVÁTH schließt aus seinen Ergebnissen, daß es sich nicht um einen monokausalen Pathomechanismus handeln könne, sondern, daß bei der Auslösung der Erythrodermia desquamativa verschiedene äußere und innere pathogenetische Faktoren eine Rolle spielen. Diese und andere Mitteilungen vom Nachweis bakterieller und mykotischer Infektionen, insbesondere mit Soorerregern müssen besonders kritisch betrachtet werden, weil Sekundärbesiedlungen häufig sind, nicht unbedingt eine pathogene Bedeutung haben müssen und eine Hautsoorerkrankung eben auch als Erythrodermie verlaufen kann (Lit. bei BANDMANN 1962).

Klinik. Ein kennzeichnendes Kriterium für die Erythrodermia desquamativa ist ihre außerordentlich rasche Ausbreitung auf das gesamte Integument, die schon innerhalb von 24 Std beobachtet werden kann. Sie kann — wie die Dermatitis seborrhoides — vom Kopf oder intertriginösen Stellen ausgehen (Abb. 376) oder als maculopapulöses Exanthem beginnen (LEINER 1930). Die voll ausgeprägte Erythrodermie zeigt intensive Rötung am ganzen Körper und großlamellöse Schuppung, die an den Streckseiten im allgemeinen überwiegt (Abb. 377). Die Schuppen sind gelblich-weiß, fettig bis trocken, manchmal serös durchtränkt. Sie stoßen sich spontan ab und erneuern sich schnell, sind auch leicht abziehbar (Histologisch: Parakeratose und Erweiterung der

Juckreiz besteht offenbar nicht oder nur mäßig, das Zeichen von NIKOLSKIJ ist negativ. Die hautnahen Lymphknoten schwellen kaum an. Das Allgemeinbefinden kann erheblich be-

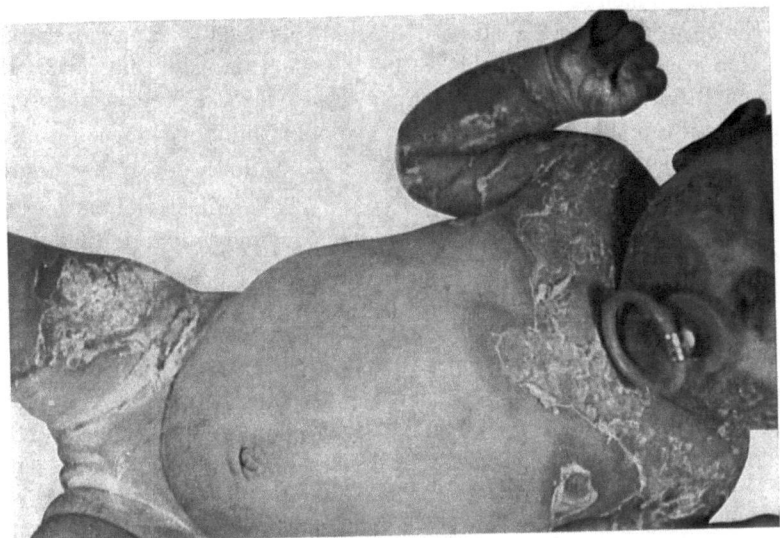

Abb. 376. Erythrodermia desquamativa Leiner (Univ.-Hautklinik Heidelberg)

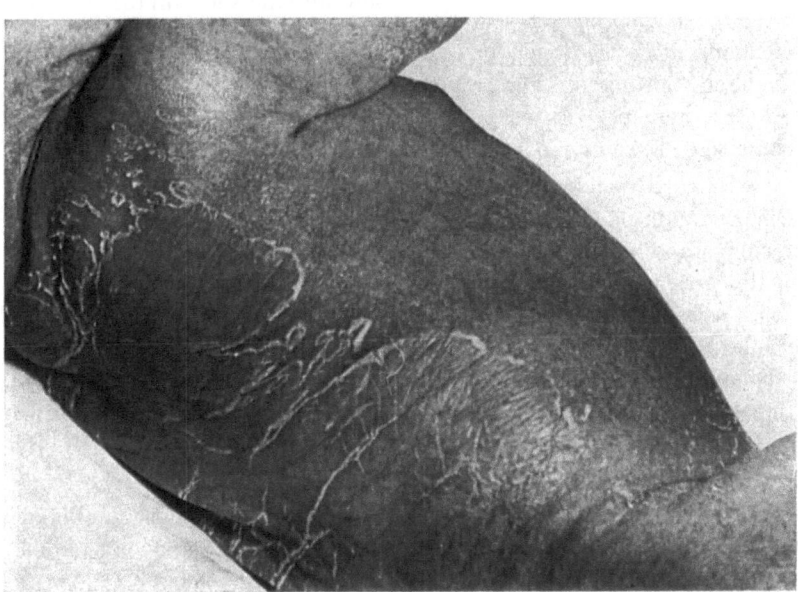

Abb. 377. Erythrodermia desquamativa Leiner (Univ.-Hautklinik Heidelberg)

Papillargefäße). Die Haut unter den Schuppen ist trocken, glänzend, z. T. feingefältelt. An Handtellern und Fußsohlen sieht man fleckige Erytheme und feinlamellöse Schuppung. Die Fuß- und Fingernägel können sich abheben und abfallen oder Trübung, Leisten und Grübchen zeigen (BANDMANN).

einträchtigt sein, häufig kommt es zu Störungen von Seiten des Magen-Darm-Traktes: Erbrechen ähnlich wie bei einem Pylorospasmus, dünnflüssige Durchfälle. Im Blutbild kommt es zur Anämie (Hb bis zu 20%) und Leukocytose bis 20 000/mm³. Damit können Serumeiweißveränderungen (Hypalbuminämie), Abnahme der Pankreasfermente, Leberschwellungen und Kreislaufstörungen einhergehen. Mester, Radek und Kadas fanden 1952 bei tödlich verlaufenden Fällen fast stets einen totalen Fermentausfall (zit. bei Bandmann).

Weitere Komplikationen sind Otitis media, Pneumonie, Endokarditis, Perikarditis, Nephritis und Meningitis.

Diagnose und Differentialdiagnose. Die Erkennung stützt sich auf das Lebensalter, die Morphologie der klinischen Erscheinungen, die Vorgeschichte und den Verlauf. Differentialdiagnostisch sind Erythrodermien anderer Herkunft, insbesondere solche mit bekannten Erregern (Staphylokokken = Dermatitis exfoliativa Ritter von Rittershain, Candida albicans = Hautsoor, Spirochäten = Lues), die vom ersten Lebenstag an bestehende Erythrodermie ichthyosiforme kongenitale, Erythrodermien, die sich aus anderen frühkindlichen Dermatosen (Ekzem, Intertrigo) entwickeln und die Erythrodermia atopica Hill auszuschließen bzw. zu berücksichtigen. Letztere gehört wohl zum Formenkreis der Neurodermitis atopica.

Verlauf. Die Letalität betrug früher über 30% (Leiner 1930), ist aber durch die Behandlungsmöglichkeit mit Corticosteroiden und Antibiotica erheblich gesunken. Die Spätprognose ist absolut günstig. Entscheidend bleibt die rechtzeitige Erkennung und Behandlung.

Therapie. Die Behandlung hat den Haut- und den Allgemeinzustand zu berücksichtigen. Örtlich können die gleichen Maßnahmen wie bei der Dermatitis seborrhoides wirksam sein mit der Einschränkung, daß die Erythrodermie noch blander behandelt werden sollte. Bei Salicylzubereitungen muß zu größter Vorsicht geraten werden. — Die unterstützende Behandlung besteht in diätetischen Maßnahmen (Abstillen wird empfohlen), Bluttransfusionen oder anderem Flüssigkeits- und Eiweißersatz, Gaben von Antibiotica und Corticosteroiden sowie Kreislaufmitteln. Empfohlen werden auch Vitamingaben, insbesondere „Vitamin H" (Biotin) und Vitamin B 12.

Neurodermitis constitutionalis sive atopica (Neurodermitis constitutionalis infantum)

Das sog. konstitutionelle Säuglings- oder Kinderekzem gehört nach dem heutigen Wissen als erste Phase zum Formenkreis der Neuro-dermitis atopica bzw. des endogenen Ekzems der Gottronschen Schule. Nach Schnyder und Borelli unterscheidet Sulzberger folgende 3 Phasen dieses Formenkreises, zu dem im Sinne der „Atopie" Asthma bronchiale und Heuschnupfen bzw. Rhinitis vasomotorica (allergica, atopica) gehören:

1. Infantile phase (2. Lebensmonat bis Ende des 2. Lebensjahres).

2. Childhood phase (3. bis 10. Lebensjahr).

3. Adolescent and young adult phase.

Die Manifestationen der Atopie, bei denen es sich um familiär gebundene, genetisch fixierte Krankheitszustände handelt, die einzeln, zusammen oder alternierend auftreten können, pflegen zwar mit zunehmendem Alter nachzulassen, können aber auch in höherem Alter noch bestehen. Man kann heute nicht mehr das „Kinderekzem" als eigenes Krankheitsbild auffassen und der Dermatitis seborrhoides gegenüberstellen. Deshalb gehört die Neurodermitis atopica nicht in dieses Kapitel der Neugeborenen- und Säuglingsdermatosen, sondern wird im Ekzemkapitel abgehandelt. An dieser Stelle soll nur eine Vielzahl (51) von Synonyma zitiert werden (Einzelheiten bei Bandmann, Korting sowie Schnyder und Borelli), weil sie gleichzeitig einen Einblick in die verschiedenen Auffassungen geben:

Asthma-Prurigo
Asthma-Ekzem
Atopic dermatitis
Atopic-eczema
Chronisches Ekzem
Chronisch konstitutionelles Ekzematoid
Dermatitis atopica
Dermatitis lichenoides Besnier
Dermatitis lichenoides chronica pruriens
Dermatitis lichenoides pruriens
Dermatopathia eczematoides in statu exsudativo
Eczema callosum
Eczema pruriginosum allergicum
Ekzemkrankheit
Endogenes Ekzem
Exsudatives Ekzem
Exsudatives Ekzematoid, früh- bzw. spät-
Exsudativ-eosinophile Diathese
Flexural eccema
Hayfever eccema
Konstitutionelles Ekzem
Konstitutionelles Prurigo-Ekzem
Lichen chronicus Vidal
Mycosis flexuarum
Neurodermitis
Neurodermie
Neurodermitis atopica

Neurodermitis Brocq-Jaquet
Neurodermitis circumscripta
Neurodermitis constitutionalis sive atopica
Neurodermitis diffusa
Neurodermitis disseminata
Neurodermitis eczematoides
Neurodermitis generalisata
Neurodermitis localisata
Neurodermitischer Ekzemtyp
Neurodermitisches Ekzematoid
Neurogene Dermatose
Neuropathisches Ekzem
Névrodermite diffuse à forme objective
   eczématolichénienne
Prurigo à forme eccemato-lichénienne
Prurigo Besnier
Prurigo diathésique
Prurigo diathésique à forme objective
   eczématolichénienne
Prurigo-Ekzem
Prurigo formicans
Prurigo simplex chronica
Pruritus with lichenification
Seasonal dermatitis
Syndrom von BESNIER-BROCQ
Vagotone Gruppe der Ekzematiker.

Für die erste Phase der Neurodermitis atopica bzw. des endogenen Ekzems nennt KORTING folgende Synonyma, die zu einem großen Teil auf die beliebte, aber falsche Bezeichnung „Milchschorf" zurückgehen:

Ansprung
Craddle-cap
Croute laiteuse
Crusta lactea
Freisam
Gneis
Lactumina
Milk scatl
Sägesprünge
Sahafati
Tâches de lait
Tetter
Vierziger.

Neben der Neurodermitis atopica gibt es im Neugeborenen- und Säuglingsalter sicherlich noch eine begrenzte Anzahl anderer Ekzemformen, z. B. Kontaktekzeme, die sich aber nicht von den Ekzemen in anderen Lebensaltern unterscheiden und deshalb ebenfalls nicht gesondert besprochen werden müssen.

Staphylodermien

Hauterkrankungen durch Infektion mit Staphylococcus aureus sind in allen Altersstufen häufig (s. Kapitel: Bakterielle Hauterkrankungen) und verlaufen unter den verschiedensten klinischen Bildern (Impetigo,

Folliculitis, Furunkel, Absceß). Im Neugeborenen- und Säuglingsalter werden durch diese Erreger 3 für diese Altersperiode typische Krankheitsbilder hervorgerufen, wobei die Ursache für den von anderen Lebensaltern abweichenden Verlauf nicht in der Natur des Erregers, sondern den Besonderheiten der Anatomie und Physiologie der Neugeborenen- und Säuglingshaut zu suchen ist. Alle Ursachen dieser Verlaufsformen sind heute noch nicht bekannt, trotzdem ist es möglich, eine exakte klinische Abgrenzung durchzuführen.

Multiple Schweißdrüsenabscesse der Säuglinge

Synonyma. Staphylodermia sudoripara suppurativa disseminata, Hidrosadenitis multiplex.

Die multiplen Schweißdrüsenabscesse der Säuglinge — nicht selten falsch als Furunkel bezeichnet — unterscheiden sich von den Schweißdrüsenabscessen der Erwachsenen grundsätzlich dadurch, daß sie von den *ekkrinen* Schweißdrüsen ausgehen. Wie eingangs hervorgehoben, sind ekkrine Schweißdrüsen — über den ganzen Körper verteilt mit Ausnahme der Glans penis, des inneren Vorhautblattes und der Innenseiten der kleinen Schamlippen, mit eigenem Ausführungsgang unabhängig vom Haarfollikel — schon in diesem Alter reichlich vorhanden. Im Gegensatz dazu sind *apokrine* Schweißdrüsen, von denen die Abscesse der Erwachsenen und älteren Kinder ausgehen — Hauptsitz: Achselhöhlen, Brustwarzenhof, Genitocruralgegend, Mündung wie die Talgdrüsen in die Haarfollikel — bei Säuglingen noch selten.

Warum bei Säuglingen nur die ekkrinen Schweißdrüsen und nicht die Haarfollikel und bei Kindern und Erwachsenen ausschließlich die apokrinen Schweißdrüsen mit den Haarfollikeln befallen werden, ist bis heute nach RÖCKL noch nicht bekannt.

Historische Daten. Die Aufklärung der 2 Formen von Schweißdrüsenabscessen geht auf die Untersuchungen von LEWANDOWSKY (1906) zurück, zwischen apokrinen und ekkrinen Schweißdrüsen unterschied zuerst SCHIFFERDECKER (1921) (Lit. bei RÖCKL).

Disposition. Über die Häufigkeit des Vorkommens liegen keine genauen Zahlen vor. Wie alle Pyodermieformen waren die multiplen Schweißdrüsenabscesse in den Jahren nach dem zweiten Weltkrieg bei uns in Deutschland wesentlich häufiger als gegenwärtig (s. Kapitel

„Häufigkeit und Bedeutung der Hautkrankheiten im pädiatrischen Krankengut"). Nach Mopper, Pinkus und Jacobell (zit. bei Röckl) können auch Kinder jenseits der Säuglingsperiode befallen werden, doch ist das die Ausnahme. In der Regel kommen die multiplen Schweißdrüsenabscesse nur bei Säuglingen nach der Neugeborenenperiode vor.

Über eine *Geschlechtsdisposition* fanden wir keine Unterlagen im Gegensatz zu den Schweißdrüsenabscessen der Erwachsenen, bei denen nach Korting das weibliche Geschlecht überwiegen soll.

Vornehmlich werden dystropische, allgemein reduzierte (Dyspepsie) oder hautvorgeschädigte (Dermatitis, Ekzem) Säuglinge befallen, doch sollen auch einmal Säuglinge in normalem Allgemein- und Ernährungszustand erkranken können. Sicher treten sie in der heißen Jahreszeit und bei sonstigen Wärmestauungen (überheizte Räume, unzweckmäßige Verpackung, Gummiunterlagen) häufiger als bei normaler Temperatur und zweckmäßiger Säuglingspflege auf.

Ätiologie und Pathogenese. Als Erreger der multiplen Schweißdrüsenabscesse ist der Staphylococcus aureus gesichert. In seltenen Fällen sollen hämolysierende Streptokokken, Escherichia coli, Proteus vulgaris, Pseudomonas pyocyanea gefunden worden sein, doch wurden derartige Befunde angezweifelt. *Pathogenetisch* handelt es sich wohl um ein Eindringen der Staphylokokken von der Hautoberfläche her in die Schweißdrüsenausführungsgänge. In Einzelfällen wurde auch eine hämatogene Entstehung von Primärherden (z. B. Kieferhöhlenempyem) aus angenommen (zit. bei Röckl).

Klinik. Lieblingslokalisationen sind die aufliegenden Körperstellen (Hinterkopf, Nacken, Rücken, Gesäß), aber auch am gesamten Stamm, besonders in der Nabelgegend und den Extremitäten können Schweißdrüsenabscesse vorkommen. Sie beginnen mit stecknadelkopfgroßen, rot umsäumten Pusteln („Miliaria pustulosa", „Periporitis") und entwickeln sich bald zu erbs- bis kirsch- oder haselnußgroßen rotblauen Knoten von weicher Konsistenz. Diese können spontan zentral erweichen, aufbrechen und einen fadenziehenden blutigen Eiter entleeren. Confluenz mehrerer Abscesse ist möglich. Entwicklung von Nekrosen, Phlegmonen und Sepsis kommt heute kaum noch vor. Nach Herzberg ist die narbenlose Abheilung im Stadium der „Periporitis" häufiger als eine Weiterentwicklung zum Schweißdrüsenabsceß.

Außer einer Leukocytose und gelegentlich einer Anämie sowie Serumeiweißverschiebungen sind — abgesehen von Komplikationen seitens der Nieren oder anderer innerer Organe — keine besonderen Laboratoriumsbefunde zu erwarten. Die Erreger sollten stets kulturell gezüchtet und auf ihre Empfindlichkeit gegen Chematherapeutica und Antibiotica getestet werden.

Diagnose und Differentialdiagnose. Alter der Patienten, klinisches Bild und Erregernachweis werden die Diagnose immer ermöglichen. Furunkulose gibt es bei Säuglingen noch nicht. Bei einzelnen Knoten kommt differentialdiagnostisch eine Tuberculosis cutis colliquativa in Frage, sonst eine miliare Tuberkulose, Miliaria alba, connatal-syphilitische Gummen, Pyämide (nach Herzberg).

Verlauf. Die Prognose ist im Zeitalter der Chemotherapie und Antibiotica durchaus günstig, rechtzeitige und richtige Behandlung vorausgesetzt. Früher war der letale Ausgang eher das Gewöhnliche (Herzberg). Eine Allgemeinuntersuchung ist stets erforderlich, weil die Schweißdrüsenabscesse im Gefolge anderer Erkrankungen mit Reduzierung des Allgemeinzustandes auftreten können.

Therapie. Die Behandlung hat 4 Ziele:

1. Entleerung und Sanierung der Abscesse durch Incision und Desinfektion, z. B. mit Nebacetin-Styli, Ichthyol-Watteverband, Bäder mit Kaliumpermanganat (starke Verdünnung beachten, Verätzung durch nicht aufgelöste Kristalle kommen immer wieder vor!) oder anderen desinfizierenden Zusätzen, 1% Vioform-Schüttelmixturen, Abtupfen mit Salicyl-Glycerin-Spiritus 1 : 8 : 100,0.

2. Innerlich Chemotherapeutica oder Antibiotica nach Testergebnis.

3. Hebung des Allgemeinzustandes durch roborierende und diätetische Maßnahmen, Bluttransfusionen, γ-Globuline.

4. Sachgemäße Hautpflege (s. bei Dermatitis glutaealis).

Staphylodermia superficialis bullosa neonatorum

Synonyma. Pemphigoid der Säuglinge, Schälblase, Pemphigus acutus (contagiosus, epidemicus, simplex, benignus neonatorum).

Die hier gewählte, in der dermatologischen Literatur mehr und mehr verwendete Bezeichnung berücksichtigt Ätiologie und Anatomie der Erkrankung und ist daher allen anderen Bezeichnungen vorzuziehen.

Schon 1912 wurde von J. JADASOHN die irreführende Benennung „Pemphigus acutus" durch „Pemphigoid der Säuglinge" ersetzt, aber auch diese ist entbehrlich und führt zur Verwechslung mit anderen Pemphigoiden, die es in diesem Lebensalter ebensowenig wie den wirklichen Pemphigus vulgaris mit seinen Sonderformen gibt. Es ist nicht einzusehen, daß bei ätiologisch bekannten Dermatosen überholte Begriffe nur aus historischen Gründen immer mitgeschleppt werden sollen.

Disposition. Einzelfälle und Epidemien von Staphylodermia superficialis bullosa neonatorum treten auch heute noch vorwiegend in Kliniken, Entbindungs- und Kinderheimen durch Übertragung von Seiten des Pflegepersonals auf. Nach neueren Untersuchungen soll die Infektion weniger von Pyodermien des Pflegepersonals (Panaritien bei Ärzten, Hebammen und Schwestern usw.) als von Bakterienträgern innerhalb dieses Personenkreises und anderen Personen der Umgebung des Säuglings ausgehen. Bei Vergleichsuntersuchungen fand man im Nasen-Rachenabstrich und/oder an den Händen des Personals in einem hohen Prozentsatz penicillinresistente Staphylokokken (Einzelheiten bei RÖCKL).

Daneben kommen als Infektionsquellen Staphylokokkeninfektionen des Kindes selbst (Schnupfen, Nabelinfektion) oder der Mutter (Mastitis, Pyodermien) in Frage.

Das bevorzugte *Lebensalter* sind die ersten 6—8 Wochen, doch können bullöse Staphylodermien in Einzelfällen auch bei älteren Kindern auftreten. Das Lebensalter allein entscheidet also nicht die Diagnose, sondern der Erregernachweis und das Vorhandensein einer *subcornealen* Blasenbildung.

Über eine Geschlechtsdisposition ist wenig bekannt. Bei den 25 Fällen von TAPPEIMER in Wien überwogen die Mädchen (zit. bei RÖCKL). Eine *konstitutionelle* Disposition dürfte keine ausschlaggebende Rolle spielen.

Zweifellos muß aber mit einer Häufung in der heißen Jahreszeit gerechnet werden, in der alle Pyodermieformen häufiger vorkommen.

Ätiologie und Pathogenese. Es gilt heute als „absolut gesicherte Tatsache" (RÖCKL), daß der Staphylococcus aureus einziger Erreger der Staphylodermia superficialis bullosa ist. Andere diskutierte Erreger, besonders Streptokokken, konnten nicht mit ausreichender Sicherheit bestätigt werden.

Histo-Pathologisch handelt es sich um eine subcorneale Blasenbildung. Die Infektion mit den Staphylokokken erfolgt auf exogenem Wege, eine hämatogene (diaplacentare) Infektionsmöglichkeit ist noch unbewiesen.

Klinik. Innerhalb kurzer Zeit treten an den verschiedensten Körperstellen ohne eigentliche Prädilektion, oft an gegenüberliegenden Körperpartien (Autoinoculation) auf normaler oder leicht geröteter Haut derbe bis prall gespannte oder auch schlaffe Blasen auf, deren Inhalt zunächst serös, bald eitrig erscheint. Die Blasen können sich durch peripheres Wachstum oder Confluens vergrößern und ausgedehntere Hautgebiete bedecken. Der Verlauf ist in der Regel schubweise, so daß neben frischen meist geplatzte Blasen und Erosionen mit flottierendem Randsaum erkennbar sind. Der Blasengrund ist entzündlich gerötet, oft nässend, manchmal auch schnell eintrocknend. Die Handinnenflächen und Fußsohlen bleiben verschont, das Zeichen von NIKOLSKIJ ist im Gegensatz zur Dermatitis exfoliativa Ritter von Rittershain (Staphylodermia superficialis diffusa exfoliativa) negativ (s. auch blasenbildende Dermatosen). Das *Allgemeinbefinden* ist in der Regel nicht wesentlich gestört, Fieber und Lymphknotenschwellungen kommen vor, im Blutbild kann eine Leukocytose und gelegentlich eine Anämie festgestellt werden.

Diagnose und Differentialdiagnose: Die Erkennung stützt sich auf das Alter der Kinder, die Blasenbildung und den Erregernachweis. Differentialdiagnostisch muß beim Neugeborenen an eine connatale Lues („syphilitisches Pemphigoid") gedacht werden. Anamnese, Seroreaktionen, Befund der Mutter und Beteiligung der Handteller und Fußsohlen lassen diese Diagnose rasch stellen. Weiter kommen als seltene Vorkommnisse beim Neugeborenen und Säugling ein Erythema exsudativum multiforme, bullöse Arzneimittelexantheme, eine Epidermolysis bullosa hereditaria und eine Erythrodermie ichthyosiforme congénitale, eine bullöse Urticaria pigmentosa und eine Dermatitis herpetiformis Duhring in Frage.

Y. BUREAU, BARRIÈRE, LITOUX und L. BUREAU beobachteten 1964 eine bullöse Verlaufsform der Dermatitis herpetiformis bereits im ersten Lebensjahr. Schöfinius fand unter den 80 Fällen der Heidelberger Hautklinik von 1950 bis 1965 keinen Fall vor dem 2. Lebensjahr.

Verlauf. Trotz normalerweise gutartigem Verlauf muß doch mit einer Reihe von Komplikationen gerechnet werden. Dazu gehören die meist harmlosen anderen Staphylokokken-Manifestationen wie Schweißdrüsenabscesse, Nabeleiterungen, Bindehautentzündungen oder Überlagerungen mit anderen Erregern, z. B. Soor der Mundschleimhaut. Ernst ist der Übergang in eine exfoliative Staphylodermie Ritter von Rittershain zu beurteilen (s. unten). Schließlich können andere Organe von den Staphylokokken befallen werden, wie die Lunge oder das Knochenmark (Lungenabscesse, Pleuraempyem, Osteomyelitis). Auch Staphylokokken-Sepsis kommt vor.

Therapie. Bei leichten Fällen genügt eine örtliche Behandlung, sonst müssen unterstützend Sulfonamide und Antibiotica unter Berücksichtigung der Resistenzbestimmung des Erregers hinzukommen. Die Blasen sind sorgfältig abzutragen, Krusten zu entfernen (5% Salicyl-Vaseline, nicht zu große Flächen wegen der Gefahr einer Salicylintoxikation!), der Blasengrund auszutrocknen und zu desinfizieren. Dazu sind noch immer die Anilinfarbstoffe (z. B. 2% wäßrige Gentianaviolettlösung) gut geeignet, verträglich und nicht sensibilisierend. Natürlich stehen auch zahlreiche Oberflächenantibiotica zur Verfügung (Fucidine, Refobacin, Nebacetin), die den Penicillinen vorzuziehen sind. Tägliche Bäder mit stark verdünnter Kaliumpermanganatlösung (hellrosa Farbton!) oder Ichtho-Bad desinfizieren auch die noch nicht befallene Haut.

Zu den wichtigsten prophylatischen Maßnahmen gehören die sorgfältige Pflege des Säuglings, peinliche Sauberkeit und Desinfektion seiner Umgebung [Pflegepersonal, Räume, Bettwäsche, Windeln, Geschirr, Schnuller (!)].

Staphylodermia superficialis diffusa exfoliativa (Ritter von Rittershain)

Die frühere Dermatitis exfoliativa Ritter von Rittershain gehört zweifellos, ebenfalls in die Gruppe der superficiellen Staphylodermien, wenn sie auch durch ein besonderes klinisches Bild und einen schweren Verlauf gekennzeichnet ist. Eine Virusätiologie konnte niemals bewiesen werden. Andererseits ist nicht

geklärt, warum bei manchen Neugeborenen die bullöse Staphylodermie entweder von vornherein oder im Verlauf eine derartige Entwicklung nimmt. Es müssen nicht immer vorgeschädigte Kinder sein, die Dystrophie ist nach Herzberg kein prädisponierendes Moment. Ebenso können völlig gesunde Brustkinder erkranken.

Die wichtigsten Unterschiede zur Staphylodermia superficialis bullosa neonatorum sind nach Tappeiner (zit. bei Röckl):

1. Beginn meist in der 2. Lebenswoche. Die Staphylodermia superficialis exfoliativa ist viel mehr als die einfache Verlaufsform auf die ersten Lebenswochen beschränkt, im späteren Alter kommt sie niemals vor.

2. Blasenbildung auf primärem Erythem und Ödem. Meist beginnt die Krankheit mit fleckförmigen Erythemen perioral und im Gesicht, während die einfache Form kaum Prädilektionsstellen kennt und die Blasen auf normaler Haut entstehen.

3. Rasche Exfoliation und dunkelroter, nässender Blasengrund.

4. Nikolskij positiv. Nach Herzberg besteht nicht nur eine subcorneale, sondern auch Übergang in intraepidermale Blasenbildung.

5. Handteller und Fußsohlen mitbefallen.

6. Manchmal Verdauungsstörungen.

7. Prognose zweifelhaft.

Der Verlauf dieser heute seltenen Staphylodermie war früher meist foudroyant, die Letalität betrug 60—68%, oft trat der Tod schon nach wenigen Tagen ein. Innerhalb kurzer Zeit breitete sich die Blasenbildung flächenhaft auf die gesamte Körperhaut aus. Durch das Aufreißen und Platzen der riesigen Blasen entstand ein Bild, das an eine schwere Verbrühung erinnerte. Auch die Schleimhäute des Auges, Mundes und der Nase konnten mitbefallen sein.

Trotzdem war die Abheilung narbenlos, weil der Papillarkörper unverletzt blieb.

Neben den schon erwähnten Komplikationen kann es hier zu Fieber, Erbrechen, Durchfällen und wegen des Flüssigkeitsverlustes schweren Stoffwechselstörungen bis zum Koma kommen.

Differentialdiagnostisch kommen neben den zitierten blasenbildenden Dermatosen die Erythrodermia desquamativa Leiner, andere Erythrodermieformen und heute vor allem die Epidermolysis acuta combustiformis Lyell in

Frage (Braun-Falco und Geissler, Jung und
Storck).

Die Prognose ist nicht nur durch den Einsatz von Antibiotica peroral (besser als intramuskulär wegen Absceß- und Phlegmone-
gefahr) günstiger als früher, sondern auch wegen der Möglichkeiten, Corticosteroide einzusetzen und Blut- oder Plasma-Transfusionen
und Infusionen durchzuführen. Die örtliche
Behandlung ist die gleiche wie bei einfacher
bullöser Staphylodermie.

Anhang

Der Vollständigkeit halber müssen in diesem Kapitel noch 3 Affektionen des Neugeborenen erwähnt werden, die — im ganzen selten
vorkommend — gelegentlich untereinander
oder mit einer Sklerodermie verwechselt werden. Es handelt sich um sklerodermieähnliche
Erkrankungen des Gefäß-Bindegewebssystems
bzw. Unterhautfettgewebes.

a) Adiponecrosis subcutanea neonatorum

Synonyma. Umschriebene Fettnekrose, Symmetrische Fettsklerose, Subcutane Fettgewebs-
nekrose, „Skleroderma", „Säuglingsskleroder-
mie".

2 Tage bis 3 Wochen nach der Geburt treten
bei sonst gesunden, reifen Neugeborenen schubweise sich entwickelnde Knoten und plattenartige Infiltrate im Unterhautfettgewebe auf.
Sie lassen sich von der gesunden Umgebung
gut abgrenzen, sind auf der Unterlage leicht
verschieblich, aber mit der meist rötlich — livid
verfärbten darüberliegenden Haut fest verbacken (sog. Apfelsinenschalenphänomen).

Bevorzugter Sitz der Infiltrate sind die beim
Geburtsakt am stärksten mechanisch beanspruchten Körperstellen: Schultern, Rücken,
Gesäß, Zangendruckstellen. Kälteeinwirkung,
z. B. Lagerung auf kalter Unterlage und
asphyktische Zustände spielen eine begünstigende Rolle.

Wegen der Einlagerung von Fettsäure-
kristallen und gelegentlichen Kalkablagerungen kann ein röntgenologischer Nachweis möglich sein. Im Verlauf kann es zur sterilen Verflüssigung und spontanen Entleerung von kä-
sigen, amorphen Fettmassen kommen, wonach
Narben zurückbleiben.

Histologisch sind nach Keining und Braun-
Falco die Fettzellen alteriert, das Fett um-

gewandelt, es finden sich doppelbrechende
Kristalle. Die Folge ist ein Fremdkörpergranulom. Wesensmäßig besteht eine Verwandtschaft mit dem traumatogenen Lipo-
granulom.

Ätiologisch werden Geburtsraumen, Kälte-
einflüsse und die relative Ölsäurearmut des
Neugeborenenfettes angeschuldigt (Keining
und Braun-Falco).

Das Allgemeinbefinden der Neugeborenen
bleibt unverändert, die Prognose ist gut. Innerhalb von Wochen bis Monaten bilden sich die
Infiltrate ohne Therapie zurück. Abzuraten ist
von einer chirurgischen Intervention bzw.
Incision (Ewerbeck).

b) Sklerema oedematosum neonatorum

Synonymum. Sklerödem der Neugeborenen.

Hier handelt es sich um den Ausdruck einer
schweren Erkrankung mit ernster Prognose.
Befallen werden vorwiegend Frühgeborene und
schwächliche, schwerkranke, dystrophische
Neugeborene, z. B. auch mit Infektionskrankheiten wie Lues connata.

Vom 2. Lebenstag bis zur 3. Lebenswoche
entwickelt sich, von den Unterschenkeln nach
oben aufsteigend, trotz immer vorhandener
Exsiccose eine lokale Wasseransammlung der
Haut- und Unterhautschichten.

Die teigig-ödematöse diffuse Verhärtung
der Haut und Unterhaut fühlt sich feucht-kalt
an und gibt dem Fingerdruck nur schwer nach.
Einmal erzielte Dellen bleiben aber immer länger bestehen. Es kann der ganze Körper einschließlich des Kopfes mit Ausnahme von
Scrotum, Fußknöcheln und Augenlidern befallen sein. Durch die starre Beschaffenheit des
Sklerödems machen die Extremitäten fast
einen hölzernen Eindruck (Ewerbeck). Die
Hautfarbe ist livid-rot bis gelblich, „leichen-
artig". Der Allgemeinzustand ist schlecht, es
bestehen Untertemperaturen, Atemfunktion
und Kreislauf sind gestört. Hinzukommende
Krämpfe und Somnolenz sind prognostisch ungünstig, Rückbildungen kommen selten vor.

Pathologisch-anatomisch werden Störungen
an den interfibrillären Grundsubstanzen angenommen, *histologisch* ist das Fettgewebe nicht
erkennbar pathologisch verändert (Keining
und Braun-Falco).

Nach Ewerbeck ist eine Ausheilung durch
rechtzeitige Behandlung möglich: Bekämpfung
des Grundleidens, Beseitigung der Exsiccose

und schnelle Wiedererwärmung des Körpers (Bäder, Couveuse). Keining und Braun-Falco schreiben Corticosteroiden in Kombination mit Antibiotica eine lebensrettende Wirkung zu.

c) Sclerema adiposum neonatorum

Synonymum. Fettsklerem der Neugeborenen.

Das Fettsklerem der Neugeborenen wurde nach Keining und Braun-Falco wahrscheinlich schon 1718 von dem Ulmer Arzt J. A. Usenberg richtig beschrieben, später aber lange mit dem Sklerödem der Neugeborenen zusammengeworfen. Fettsklerem kann schon bei der Geburt vorhanden sein, in der Regel entsteht es zwischen dem 2. und 10. Lebenstag. Hier handelt es sich im Gegensatz zum Sklerödem um eine charakteristische Verhärtung des Unterhautfettgewebes *ohne* gleichzeitige Wassereinlagerung. An den befallenen Stellen spannt sich die kalte, schlecht durchblutete Haut derb über die verhärteten, wachsartigen Fettpartien. Die Haut ist nicht abhebbar, Dellenbildung nicht möglich. Die Krankheit kann lokalisiert (Gesicht, Gesäß, Waden, Rükken) auftreten, sich aber auch schnell auf den ganzen Körper ausbreiten. Nur Fußsohlen und Handteller bleiben verschont. Übergang in Sklerödem ist nach Ewerbeck möglich, als Spätfolge wurde Spontangangrän beschrieben. Die Beweglichkeit der Gelenke ist durch das Sklerem beeinträchtigt, das Gesicht maskenartig starr.

Ätiologisch spielen Dystrophie, Dysplasie, Flüssigkeitsverlust, Intoxikation, Frühgeburt, Infekte und Auskühlung eine Rolle.

Pathogenetisch nimmt man eine kreislaufbedingte Stoffwechselstörung des Mesenchyms an, wobei die besondere Zusammensetzung des Fettgewebes im Säuglingsalter (höherer Schmelzpunkt, geringerer Ölsäuregehalt) mit entscheidend ist.

Histologisch kann man nach Keining und Braun-Falco gut die kristalline Umwandlung des Fettes in den Fettzellen nachweisen. Das Fettgewebe wirkt wie eine weißliche, stearinharte Masse mit stark angereicherten, doppeltbrechenden Kristallen. Die Fettläppchen sind von einem mäßigen granulomatösen Infiltrat umgeben. Der kristallinen Umwandlung des Fettes soll eine Spaltung der Neutralfette mit nachfolgender Ausfällung der Fettsäuren in (polymerisierter?) kristalliner Form zugrunde liegen.

Differentialdiagnostisch kommen das Sklerödem der Neugeborenen und die Adiponecrosis subcutanea in Frage.

Die *Behandlung* hat besonders eine rasche Wiedererwärmung, Normalisierung des Kreislaufes und Beseitigung der Stoffwechselstörung zu berücksichtigen. Neben Infusionen und Sondenernährung haben sich Corticosteroide und Antibiotica bewährt. Die *Prognose* ist bei großer Ausdehnung stets dubiös, entscheidend für den Ausgang der Allgemeinzustand.

Literatur

Bandmann, H.-J.: Ekzeme und ekzemähnliche Krankheiten im frühen Kindesalter, ihre Erkennung und die Grundzüge ihrer Behandlung. In: Fortschr. prakt. Dermat. u. Venerol. 3. Bd., S. 34. Berlin, Göttingen, Heidelberg: Springer 1960.
— Ekzeme und ekzematoide Dermatitiden im frühen Kindesalter. In: Handbuch der Haut- und Geschlechtskrankheiten. (Hrsg. J. Jadassohn.) Erg.-Werk Bd. II/1. Berlin, Göttingen, Heidelberg: Springer 1962.
— Zum Formenkreis der Eczema infantum. Hautarzt 17, 55 (1966).
Berlinghoff, W.: Die Prognose des Säuglingsekzems. Dtsch. Gesundh.-Wes. 16, 110 (1961).
Bolgert, M.: Les eczémas. Paris: Dr. Jean Garnier 1965.
Bureau, Y., Barrière, Litoux et L. Bureau: A propos de quatre maladies de Duhring du jeune enfant. Bull. Soc. franc. Derm. Syph. 71, 227 (1964).
Braun-Falco, O., u. H. Geissler: Zur Epidermolysis acuta combustiformis (Syndrom der ver-
brühten Haut). Med. Welt (Stuttg.) 1962, 1737.
Dietel, Kl.: Über die Dermatitis seborrhoides des Säuglings und ihre Beziehungen zur exsudativen Diathese. Med. Mschr. 19, 458 (1965).
Ewerbeck, H.: Der Säugling. Physiologie, Pathologie und Therapie im ersten Lebensjahr. Berlin, Göttingen, Heidelberg: Springer 1962.
Finkelstein, H.: Ekzem und ekzemähnliche Dermatosen. In: Handbuch Kinderheilk. von M. v. Pfaundler u. A. Schlossmann. Bd. 10. S. 464—565. Berlin: F. C. W. Vogel 1935.
Gans, O., u. G. K. Steigleder: Histologie der Hautkrankheiten. I. Band. Normale Anatomie und Entwicklungsgeschichte, Leichenerscheinungen. Dermatopathien, Dermatitiden I. 2. Aufl. Berlin, Göttingen, Heidelberg: Springer 1955.
Gautier, P., A. Gautier et F. Thelin: Dermatite séborrhoide et biotine. Internat. Z. Vitaminforschg. 28, 61—64 (1957).

Gross, P., and J. T. McCarthy: Dermatitis seborrhoides. In: Handb. der Haut- und Geschlechtskrankheiten. (Hrsg. J. Jadassohn). Erg.-Werk. Bd. II/2. Berlin, Heidelberg, New York: Springer 1965.

Hämel, J., u. W. Kiessling: Neue Wege in der Behandlung von Hautkrankheiten. I. Die Nebennierenrindenhormone, ihre innere und äußere Anwendung. Med. Klin. **56**, 838 (1961). II. Die Durchführung der örtlichen Behandlung von Hautkrankheiten auf Grund neuer Erkenntnisse. Med. Klin. **56**, 1113 (1961).

Harnack, K., u. D. Raube: Zur Frage der Zusammengehörigkeit von seborrhoischem Ekzem der Säuglinge und der Erythrodermia desquamativa (Leiner). Pädiatrie u. Grenzgeb. **3**, 269 (1964).

Heite, H. J.: Katamnestische Erhebungen, klinische Untersuchungen und Testungen zur Spätprognose des Eczema infantum. Arch. klin. exp. Derm. **213**, 460 (1961).

Herzberg, J. J.: Akute Infektionskrankheiten der Haut. In: Lehrbuch der Haut- und Geschlechtskrankheiten. Von E. Riecke, H. G. Bode u. G. W. Korting. 9. Aufl. Stuttgart: G. Fischer 1962.

— Erythrodermien. In: Dermatologie und Venerologie. Von H. A. Gottron u. W. Schönfeld. Bd. II/1. Stuttgart: Thieme 1958.

Hilber, H.: Differentialdiagnose der Hautausschläge beim Säugling. Med. Klin. **56**, 1533 (1961).

Hill, L. W.: Nomenclature, classification and pathogenesis of "Eczema" in infancy. Arch. Derm. Syph. (Chic.) **66**, 212 (1952).

Horvath, G.: Beiträge und klinische Beobachtungen zur Ätiopathogenese und Therapie der Leinerschen Krankheit. Hautarzt **15**, 188 (1964).

Jung, E. G., u. H. Storck: Lyell-Syndrom. Schweiz. med. Wschr. **94**, 1790 (1964).

Keining, E., u. O. Braun-Falco: Dermatologie und Venerologie. München: J. F. Lehmann 1961.

Kiessling, W.: Klinische Erfahrungen mit innerlichen und intramuskulären Biotingaben. Derm. Wschr. **124**, 1246 (1951).

Kokil, S.: Über die Anaemie bei Dermatitis seborrhoides und ihre Beeinflussung durch Biotin. Ann. paediat. (Basel) **186**, 79 (1956).

Korting, G.: Zur Pathogenese des endogenen Ekzems. Stuttgart: Georg Thieme 1954.

Korting, G. W.: Das endogene Ekzem. In: Dermatologie und Venerologie. Von H. A. Gottron u. W. Schönfeld. Bd. III/1. S. 549. Stuttgart: Thieme 1959.

— Formenkreis der Ekzemkrankheiten. Von E. Riecke, H. G. Bode u. G. W. Korting. In: Lehrbuch der Haut- und Geschlechtskrankheiten. 9. Aufl. Stuttgart: G. Fischer 1962.

— Funktionsstörungen und Krankheiten der Schweiß- und Talgdrüsen. In: Lehrbuch der Haut- und Geschlechtskrankheiten. Von E. Riecke, H. G. Bode u. G. W. Korting. 9. Aufl. Stuttgart: G. Fischer 1962.

Kundratitz, K.: Zur Frage des Zusammenhanges der Erythrodermia desquamativa Leiner mit der Dermatitis seborrhoides. Hautarzt **13**, 81 (1962).

— Kritische Bemerkungen zu drei Dermatosen des Kindesalter: Erythema anulare. Erythema nodosum und Erythrodermia desquamativa Leiner. Arch. Kinderheilk. **174**, 171 (1966).

Leiner, C.: Über Erythrodermia desquamativa, eine eigenartige universelle Dermatose der Brustkinder. Arch. Derm. Syph. (Berl.) **89**, 65, 163 (1908).

— Hautkrankheiten im Säuglingsalter. In: Handb. Haut- u. Geschlechtskrankheiten. (Hrsg. v. J. Jadassohn.) Bd. 14/I. S. 459. Berlin: Springer 1930.

Lupp, H.: Häufigkeit und Zusammensetzung dermatologischer Krankheitsbilder im pädiatrischen Krankengut. Inaug.-Diss. Heidelberg 1963.

Meyer zum Büschenfelde, K., u. L. Springmann: Beitrag zur Ätiologie u. Pathogenese des Erythematodes acutus an Hand einer Beobachtung bei einem 4 Monate alten Säugling. Arch. klin. exp. Derm. **216**, 101 (1963).

Miescher, G.: Ekzem. Histopathologie, Morphologie, Nosologie. In: Handb. Haut- u. Geschlechtskrankheiten. (Hrsg. v. J. Jadassohn.) Erg.-Werk, Bd. II/1 (G. Miescher u. H. Storck). Berlin, Göttingen, Heidelberg: Springer 1962.

Moro, E.: Eczem infantum und Dermatitis seborrhoides. Berlin: Springer 1932.

Nikolowski, W.: Über die differentielle Morphogenese des sogenannten seborrhoischen Ekzems. Arch. Derm. Syph. (Berl.) **186**, 581 (1953).

Oehme, J., u. F. Linneweh: Über das Schicksal ekzemkranker Kinder. Ther. Umsch. **17**, 115 (1960).

Perlman, H. H.: Pediatric Dermatology. Chicago: The Yearbook Publishers 1960.

Pfaundler, M. v., u. A. Schlossmann: Die Hautkrankheiten des Kindesalters. In: Handbuch der Kinderheilkunde, IV. Auflage. X. Band. Berlin: F. C. W. Vogel 1935.

Richard, J., G. Achten et L. Craps: Parapsoriasis en gouttes: première observation chez un nouveau-né. Arch. franc. Pédiat. **20**, 230 (1963).

Riehl, G., K. Hekele, u. O. Lofferer: Säuglingsdermatosen. In: Dermatologie und Venerologie. Von H. A. Gottron u. W. Schönfeld. Bd. V/1 Stuttgart: Thieme 1960.

Röckl, H.: Pyodermien. In: Handb. der Haut- u. Geschlechtskrankheiten. (Hrsg. v. J. Jadassohn.) Erg.-Werk, Bd. IV/1 A, S. 79. Berlin, Heidelberg, New York: Springer 1965.

Schnyder, U. W.: Neurodermitis, Asthma, Rhinitis. Habil.-Schr. Zürich 1960. Suppl. Int. Arch. Allergy **17** (1960).

—, u. S. Borelli: Neurodermitis constitutionalis sive atopica. In: Handb. der Haut- und Geschlechtskrankheiten. (Hrsg. v. J. Jadassohn.) Erg.-Werk, Bd. II/1. Berlin, Göttingen, Heidelberg: Springer 1962.

Schoefinius, H. H.: Klinische und katamnestische Untersuchungen bei Dermatitis herpetitormis Duhering. 80 Fälle der Universitäts-Hautklinik Heidelberg von 1950 bis 1965. Inaugur.-Diss. Heidelberg 1967.

Stüttgen, G.: Die normale und pathologische Physiologie d. Haut. Stuttgart: G. Fischer 1965.

Tachau, P.: Problemes of so-called infantile eczema II. Atopic dermatitis. Acta derm.-venereol. (Stockh.) 20, 42 (1939). III. Seborrhoic dermatitis. 20, 232 (1939).

Tachau, P.: Zur Frage der ekzematoiden Dermatitiden im Säuglings- und Kleinkindesalter. Hautarzt 16, 212 (1965).

Winkler, F., u. P. G. Unna: Das seborrhoische Ekzem. In: Handb. der Haut- u. Geschlechtskrankheiten. (Hrsg. v. J. Jadassohn.) Bd. VI/1. Berlin: Springer 1927.

Wiskemann, A.: Externe Dermatotherapeutica. In: Handb. Kinderheilkunde. (Hrsg. v. H. Opitz u. F. Schmid.) Bd. II/2. Berlin, Heidelberg, New York: Springer 1966.

Naevi einschließlich juveniles Melanom (Spitz); Angiome einschließlich Granuloma teleangiectaticum; Naevoxanthoendotheliom

Von H. Gartmann, Köln

Naevi

Naevi (Muttermäler) sind angeborene Fehlbildungen der Haut, die zu verschiedenen Zeiten des Lebens in Erscheinung treten können. Angeboren bezieht sich in diesem Zusammenhang nicht nur auf vorgeburtliches Erscheinen, sondern auf die Anlage im Sinne einer latent vorhandenen, vererbten Fehlbildung. Unter dem Naevusbegriff werden ferner gutartige Geschwülste zusammengefaßt, die aus bestimmten Zellen (z. B. Pigmentbildungszellen), Zellkomplexen oder anderen Bestandteilen der Haut erst nach der Geburt entstehen.

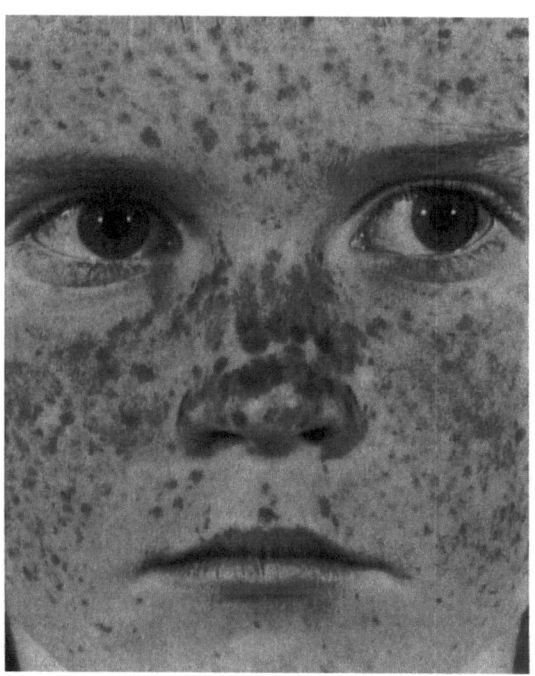

Abb. 378. Epheliden bei 7 jähr. Jungen

Naevi pigmentosi

Pigmentnaevi im eigentlichen Sinne sind umschriebene Hyperpigmentierungen naevoiden Charakters (Pigmenthyperplasien). Zu ihnen gehören die Epheliden und Naevi spili.

Epheliden (Sommersprossen) treten meist erst im Kleinkindesalter auf und werden nach Sonnenlichteinwirkung manifest. Sie kommen als stecknadelkopf- bis linsengroße, unregelmäßig geformte, gelb- bis rotbraune Flecken im Gesicht, an den Armen und Händen vor. Hell- und rotblonde Menschen zeigen manchmal eine besonders starke Ausprägung (Abb. 378). Im Schulter- und Rückengebiet finden sich neben den Epheliden oft auch größere, zackig und unregelmäßig begrenzte Pigmentflecken, die den Naevi spili zugerechnet werden.

Naevi spili sind hell- bis dunkelbraune, linsen- bis handtellergroße, rundliche, ovaläre, unregelmäßig oder zackig begrenzte Flecken, ohne sicht- und tastbare Verdickung der Haut. Sie kommen meist allein, seltener in der Mehrzahl — z. B. beim Morbus Recklinghausen oder beim Syndrom von Albright — vor. Häufig sind sie schon bei der Geburt vorhanden oder entwickeln sich in den ersten Lebensjahren. Gewöhnlich erreichen sie noch vor der Pubertät den Höhepunkt ihrer Entwicklung. Lieblingslokalisation ist der Rumpf, gelegentlich sind auch die Extremitäten befallen. Hell- und gelbbraune Naevi werden wegen ihrer Farbe auch als Milchkaffee-Flecken bezeichnet (café au lait-Naevi).

Epheliden und Naevi spili können auf dem Lippenrot auftreten. Meist handelt es sich um dunkel- bis schwarzbraune, oft rassisch bedingte Pigmentflecken (sog. Zigeunerflecken). Auf den Lippen und der Mundschleimhaut lokalisierte Pigmentflecken kommen auch beim Peutz-Syndrom (Syndrom von Peutz-Touraine-Jeghers, Pigmentflecken-Polypose Klostermann, Melanoplakia et Polyposis intestinalis) vor, wobei sie sich von den echten Epheliden durch ihre Unabhängigkeit von Lichteinflüssen unterscheiden. Epheliden und ähnliche Pigmentflecken nach Sonnenlichteinwirkung können in den ersten Lebensjahren die ersten Symptome eines Xeroderma pigmentosum sein.

Ferner kommen fleckförmige Hyperpigmentierungen der Finger-, seltener der Zehenrücken, vorwiegend der Endphalangen bei Kindern mit dunkler Hautfarbe im ersten bis vierten Lebensjahr als *Akropigmentatio* (Spitzenpigment) vor. Diese verstärkte Pigmentierung wird als ein in Rückgang begriffenes phylogenetisch bedingtes Kennzeichen angesehen, das sich nach dem sechsten Lebensjahr zurückbildet.

Schließlich ist auf die seltene Akropigmentatio symmetrica Dohi, Koyama hinzuweisen, bei der vorwiegend die Extremitäten von netzartig angeordneten, konfluierenden, ephelidenartigen Pigmentflecken bedeckt sind. Die fast nur bei Japanern, in Deutschland einmal von Gartmann (1951) beobachtete Pigmentdystrophie weist familiäre Häufung bei Beginn in früher Kindheit auf.

Histologisch findet man bei allen Pigmentflecken eine umschriebene Vermehrung des Melanins in der Epidermis, vor allem im Stratum basale, aber auch im oberen Corium.

Naevi depigmentosi

Hierbei handelt es sich um einen umschriebenen angeborenen Defekt der Pigmentbildung in kleineren oder größeren Hautarealen. Naevi depigmentosis im Bereich des behaarten Kopfes, der Augenbrauen oder Wimpern führen zu weißer Haarbildung. Besonders auffallend sind solche weißen Flecken bei Angehörigen dunkler Rassen. Nicht zu verwechseln sind derartige weiße Flecken mit dem als Vitiligo bezeichneten Krankheitszustand der Haut und mit dem Naevus anaemicus, welcher im Gegensatz zu den Depigmentierungen sich auf Reibung hin nicht rötet.

Naevuszellnaevi

Als Naevuszellnaevi oder auch Pigmentzellnaevi werden gutartige Hautgeschwülste bezeichnet, die sich aus den sog. Naevuszellen zusammensetzen. Naevuszellen sind gutartige Abkömmlinge der epidermisständigen neurogenen Melanocyten. Bei den Naevuszellnaevi handelt es sich um scharf begrenzte, rundliche, ovaläre oder unregelmäßige, hell- bis dunkelbraune oder auch schwarzbraune, einfarbige oder verschieden getönte Tumoren, die außerordentlich häufig sind und vereinzelt oder in der Mehrzahl an jeder Stelle des Körpers vorkommen. Sie sind stecknadelkopf- bis fünfmarkstückgroß, vielfach noch größer und können unter Umständen große Partien des Haut-

organs einnehmen. Während kleine Naevuszellnaevi meist nur als Flecken oder flache bis halbkugelige Knötchen imponieren, erscheinen die größeren auch als breitbasig oder gestielt aufsitzende Knoten mit glatter, zerfurchter, höckeriger, wulstiger, papillomatöser oder warziger Oberfläche, die vielfach mit einem oder

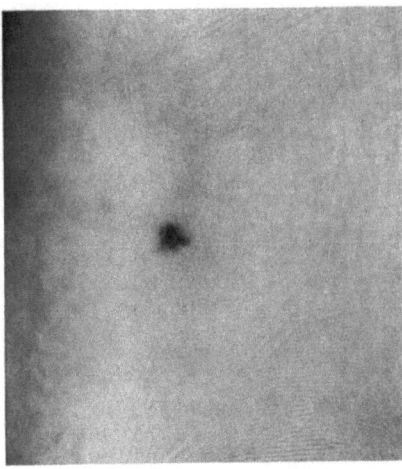

Abb. 379. Naevuszellnaevus der Fußsohle bei 10jähr. Mädchen

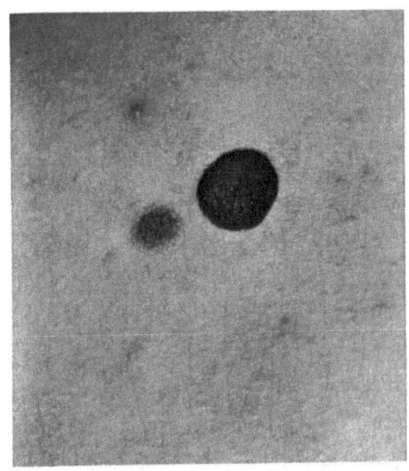

Abb. 380. Naevuszellnaevi am Rücken eines 13jähr. Mädchens

mehreren Haaren bedeckt ist (Abb. 379—384). Flächenhafte Naevuszellnaevi können bei stärkerer Behaarung an ein Tierfell (sog. Tierfellnaevi), bei großknotiger und wulstartiger Oberflächenbeschaffenheit an Hirnwindungen (sog. cerebriformer Naevus) erinnern (Abb. 385 u. 386).

Naevuszellnaevi sind häufig schon bei der Geburt sichtbar, erscheinen aber auch gleich oft in der Kindheit, in der Pubertät oder im

Erwachsenenalter, wobei sie sich mit zunehmendem Alter vergrößern können, ohne daß dies ein Zeichen maligner Umwandlung bedeuten muß. Tierfellnaevi sind so gut wie stets

tät und ein noch intraepidermaler Naevuszellnaevus als Junktions-Naevus bezeichnet. Wandern die Naevuszellen schließlich ins Corium ein, was möglicherweise durch saure Mucopolysaccharide gefördert wird, so haben wir es mit einem epi-

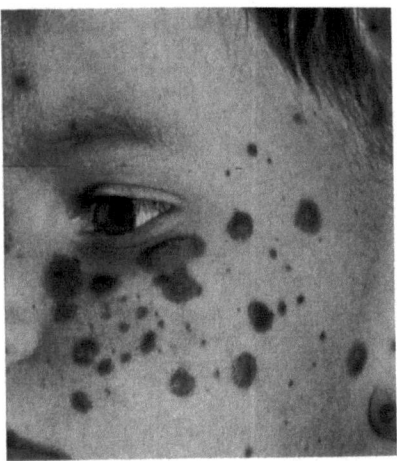

Abb. 381. Multiple Naevuszellnaevi, halbseitig angeordnet bei 3 jähr. Jungen

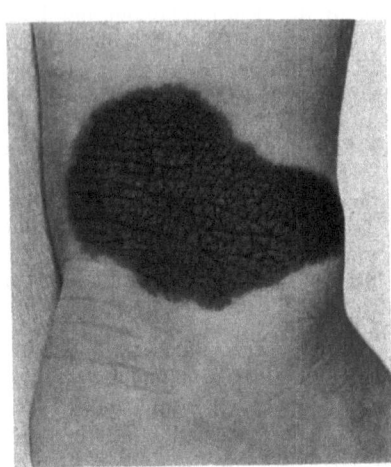

Abb. 382. Naevuszellnaevus am re. Unterschenkel eines 2 jähr. Mädchens

schon bei der Geburt vorhanden. Mit zunehmendem Lebensalter kann auch eine Aufhellung des Farbtones erfolgen.

Das feingewebliche Substrat bilden die Naevuszellen, die sich unter Einwirkung gewisser,

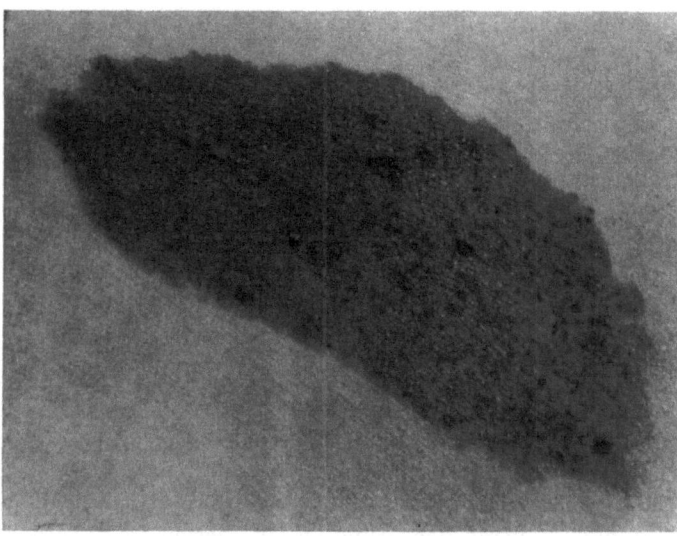

Abb. 383. Naevus spilus mit multiplen kleinknotigen Naevuszellnaevi am Rumpf eines 9 jähr. Jungen mit Morbus Recklinghausen

meist noch unbekannter Faktoren aus stimulierten und proliferierten Melanocyten innerhalb der Epidermis entwickeln, wobei das Bild der Dishärenz (pseudo-akantholytische Segregation) auftritt. Dieser Vorgang wird als junktionale Aktivi-

dermocutanen oder Compound-Naevus zu tun. Erlischt schließlich die epidermale Aktivität und liegen bei Entwicklung eines bindegewebigen Stromas nur noch im Corium Naevuszellen, so liegt der ruhende, inaktive, cutane oder intradermale Naevuszellnaevus vor. Die junktionale Aktivität kann in manchen Pigmentzellnaevi aber auch über Jahrzehnte erhalten bleiben oder später erneut einsetzen. Bei Tierfellnaevi können — möglicherweise als Folge eines Mangels an Stromabildung — Naevuszellen ein exzessives, aber gutartiges Wachstum zeigen.

Unter *Lentigo* werden bis linsengroße, aber auch größere Flecke von dunkelbrauner bis schwarzbrauner Farbe verstanden, deren Oberfläche im allgemeinen glatt ist. Ein Cutisinfiltrat fehlt, jedoch gibt es Übergänge zu flachpapulösen Gebilden. Die histologische Untersuchung klinisch als Lentigo angesprochener Veränderungen ergab entweder eine mehr oder minder ausgeprägte Epithelhyperplasie mit starker Pigmentierung ohne Naevuszellen (Pigmentnaevus i. e. S.) oder einen Naevuszellnaevus in der Junktion-, Kompound- oder intradermalen Phase oder eine Melanosis circumscripta praeblastomatosa. Da dem klinischen Bild der Lentigo verschiedene feingewebliche Befunde zugrunde liegen, sollte auf diese Bezeichnung verzichtet werden.

Die Behandlung, insofern eine solche von den Eltern gewünscht wird, besteht in chirurgischer Entfernung, die bei größeren Pigmentzellnaevi in mehreren Teilresektionen erfolgen muß. Bei ausgedehnten Tierfellnaevi ist eine

MANN 1963). Die Beseitigung eines Naevuszellnaevus mit Röntgenstrahlen wird nur mit schwerer Zerstörung der Haut und der darunterliegenden Gewebe erkauft und kann daher in keiner Weise mehr verantwortet werden.

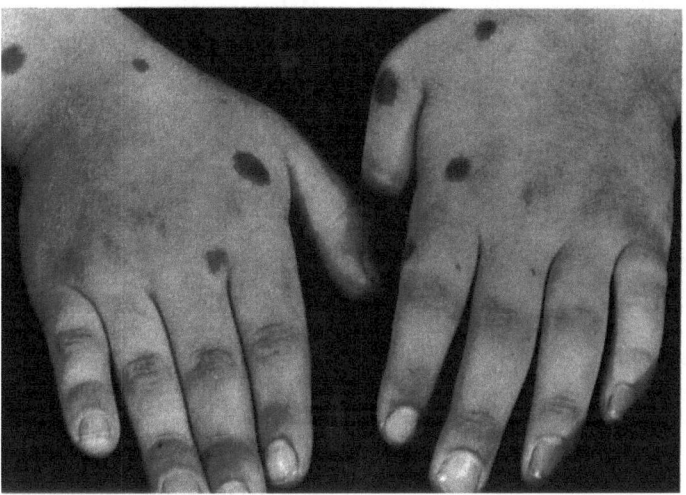

Abb. 384. Multiple Naevuszellnaevi auf den Handrücken eines 9jähr. Jungen mit Morbus Recklinghausen

Entfernung meist nicht möglich. Über den Wert des Abschleifens mit hochtourigem Fräsen gehen die Ansichten sehr auseinander. Gegebenenfalls kommen plastische Operationen in Frage. Vor der Röntgenbestrahlung eines Naevuszellnaevus ist ernstlich zu warnen, da sich Naevuszellen absolut refraktär gegen Röntgenstrahlen verhalten (GART-

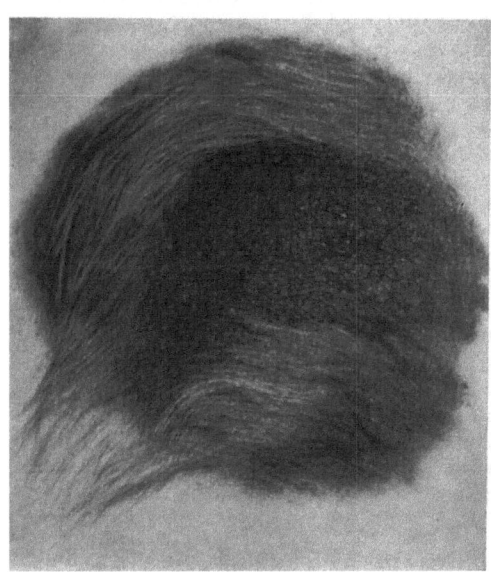

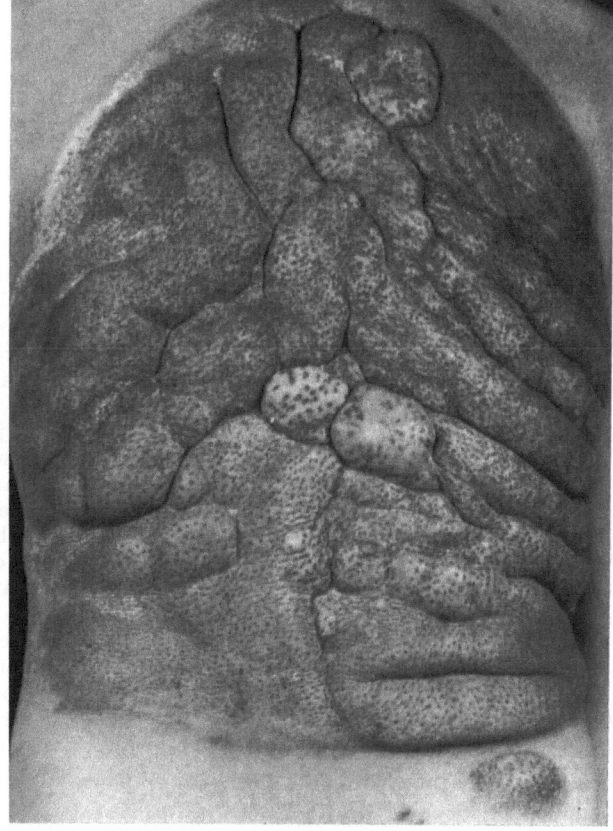

Abb. 385   Abb. 386

Abb. 385. Stark behaarter Naevuszellnaevus (Tierfellnaevus) am Rücken eines 6 Monate alten Jungen

Abb. 386. Naevus naevocellularis cerebriformis permagnus am Rücken eines 10jähr. Jungen

39*

Juveniles Melanom (SPITZ)

Mit dem Naevuszellnaevus eng verbunden ist das juvenile Melanom, das weniger klinisch als histologisch an ein malignes Melanom erinnert und 1948 von der amerikanischen Pathologin SOPHIE SPITZ erstmalig aus den übrigen Pigmentzellgeschwülsten herausgestellt wurde.

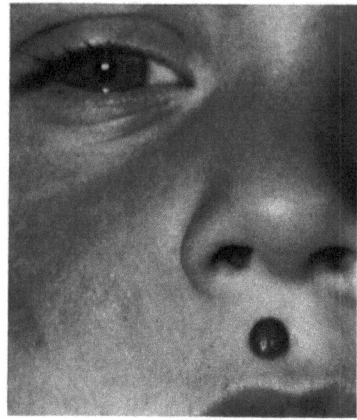

Abb. 387. Lupoides juveniles Melanom bei 3jähr. Jungen

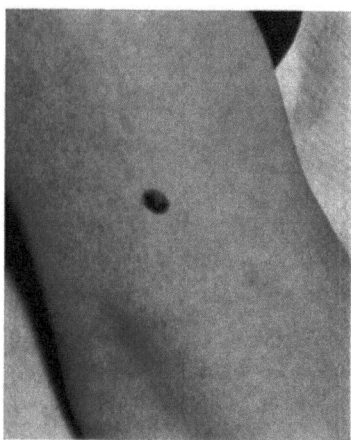

Abb. 388. Schwarzblaues juveniles Melanom bei 2jähr. Mädchen (Kniekehle)

Das klinische Bild ist variabel, weshalb Fehldeutungen leicht möglich und verständlich sind. Es handelt sich um glasstecknadelkopf- bis talergroße Knötchen, Knoten oder flache Infiltrate, deren Farbe zwischen hautfarben, rosa, rötlich, gelbbraun, rotbraun, braun, graubraun, braun-schwarz oder blau-schwarz schwankt, wobei der rötliche oder braunrote, lupusartige Farbton (STEIGLEDER u. WELLMER) am häufigsten zur Beobachtung gelangt (Abb. 387 und 388). Die Gebilde sind rundlich, ovalär oder unregelmäßig, vielfach derb und unbehaart, ihre Oberfläche meist glatt, ge-

legentlich aber auch uneben, höckerig oder warzig und wird nicht selten von mehr oder weniger deutlich ausgeprägten Teleangiektasien durchzogen. Vereinzelt konnte GARTMANN (1962) im Zentrum eines sonst flachen juvenilen Melanoms eine kurze spitz- oder stumpfkegelige Erhebung beobachten. Nässen, Blutung oder Ulceration ist äußerst selten, jedoch bei starker Verdünnung des Deckepithels oder nach Kratzen möglich. Am häufigsten ist das Gesicht befallen, aber auch Rumpf, Extremitäten sowie die Conjunctiva bulbi (GARTMANN u. THURM) können Sitz eines juvenilen Melanoms sein. Beide Geschlechter sind ohne Unterschied betroffen. Multiples Vorkommen ist außerordentlich selten. Die Entwicklung des Tumors kann sehr schnell, aber auch nur allmählich erfolgen (McWHORTER u. WOOLNER).

Die Vielfalt des klinischen Erscheinungsbildes weist eindeutig darauf hin, daß der klinischen Diagnose nur nachgeordnete Bedeutung zukommt, wenngleich der Kenner auf Grund seiner Erfahrung nicht selten die richtige Diagnose vermutet. Erschwert wird die Diagnostik durch die Tatsache, daß das juvenile Melanom — nach ALLEN (1960) in etwa 15% — auch beim Erwachsenen vorkommt, was auf die Unzulänglichkeit des Beiwortes „juvenil" hinweist. Die Mehrzahl unserer bisher über 100 eigenen Beobachtungen stammte von Klein- und Schulkindern.

Das für die Diagnose entscheidende feingewebliche Bild wird durch spindelige oder polygonal-epitheloide Zellelemente bestimmt, die teils an Naevuszellen, teils an Melanomzellen erinnern, teilweise aber auch eine Eigenstellung einnehmen (KERNEN u. ACKERMAN). Die Entwicklungsstadien entsprechen denen des Naevuszellnaevus. Das juvenile Melanom ist kein maligner Tumor, ihm wohnt lediglich die gleiche Potenz zu maligner Entartung inne wie dem Naevuszellnaevus, keine größere, keine geringere. SCHUHMACHERS-BRENDLER hat kürzlich den Standpunkt vertreten, daß man das juvenile Melanom als gutartige Melanomvariante oder als melanomähnliche Zellnaevusvariante ansehen und als eigenständigen Naevusprozeß weder in die Zellnaevus- noch in die Melanomgruppe einordnen sollte. Nach eigenen Beobachtungen scheinen freilich enge Beziehungen zwischen juvenilem Melanom und Naevuszellnaevus zu bestehen (GARTMANN, 1964; JAKUBOWICZ).

Die Therapie besteht ausschließlich in vollständiger chirurgischer Entfernung. Ausgedehnte Operationen — wie beim malignen Melanom — sind nicht notwendig. Von elektrochirurgischer Zerstörung oder Fräsung ist abzuraten, da sie die notwendige histologische Untersuchung unmöglich machen. Röntgenbestrahlungen sind zwecklos, da sich die Zellen des juvenilen Melanoms wie die Naevuszellen völlig refraktär gegen Röntgenstrahlen verhalten.

Blauer Naevus

Es handelt sich um eine Wucherung cutan gelegener Melanocyten, die eine neurogene Zellart repräsentieren, die während der fetalen Entwicklung in der Cutis aufhörte, ihre Wanderung bis zur Epidermis fortzusetzen. Der *einfache* blaue Naevus (Abb. 389) tritt als stecknadelkopf- bis erbgroßer, rundlicher bis ovalärer, schiefergrauer bis blau-schwarzer Fleck oder als flaches Knötchen in Erscheinung, über dem die Haut straff gespannt ist und in dessen Oberfläche gelegentlich bräunlich-schwärzliche oder weißlich-gelbliche Stippchen erkennbar sind.

Der *zellreiche* blaue Naevus (Neuronaevus bleu Masson — cellular blue nevus ALLEN, 1948) ist etwa pfennig- bis markstückgroß, manchmal auch größer, von rundlicher, ovalärer oder unregelmäßiger Form und derber Konsistenz, hellblau-grau bis schwarzblau verfärbt und zeigt eine glatte, gepunzte, höckerige oder gefelderte Oberfläche (Abb. 390). Gelegentlich finden sich kleinknotige, weißliche bis gelbliche Einlagerungen oder eine breite graugelbliche Randzone, so daß der Tumor eine kokardenförmige Oberfläche aufweist (GARTMANN 1965).

Histologisch findet man neben einer Wucherung korialer Melanocyten fibromatöse und neurinomatöse, gelegentlich auch sarkomartige Strukturen sowie zahlreiche pigmentbeladene Melanophagen (GARTMANN 1965, CRAMER 1966).

Sowohl der einfache als auch der zellreiche blaue Naevus kommt bei beiden Geschlechtern schon in der Kindheit vor und zwar hauptsächlich im Kopfbereich und an den Extremitäten, selten am Rumpf. Die Behandlung besteht in einfacher chirurgischer Entfernung.

Der *Mongolenfleck* ist eine verwaschene blaßbläuliche Verfärbung in der Kreuzbeingegend, die vorwiegend bei mongolischen Rassen, seltener bei Europäern, bald nach der Geburt in Erscheinung tritt. Sie hat mit der Trisomie 21 („Mongolismus") ursächlich nichts zu tun.
Der *hellblaue* Naevus (YAMAMOTO) ist hellblau bis blaugrau, größer als der Mongolenfleck, unregelmäßig begrenzt und sitzt meist an irgendeiner Stelle des Rumpfes.

Der Naevus *fusco-coeruleus ophthalmo-maxillaris* (OTA) tritt vorwiegend bei Japanern, selten bei Europäern als graublauer bis graubrauner Fleck, meist halbseitig im Gesicht, im Bereich der Versorgungsgebiete der Trigeminusäste auf, wobei die Bindehaut und Lederhaut des gleichzeitigen Auges mit betroffen sein können. Die Erscheinungen sind schon bei der Geburt vorhanden, manchmal werden sie aber auch erst später manifest.

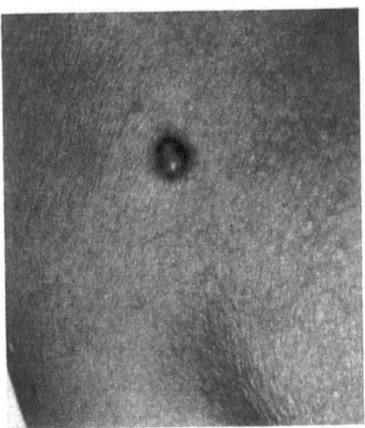

Abb. 389. Blauer Naevus am Handrücken eines 12jähr. Mädchens

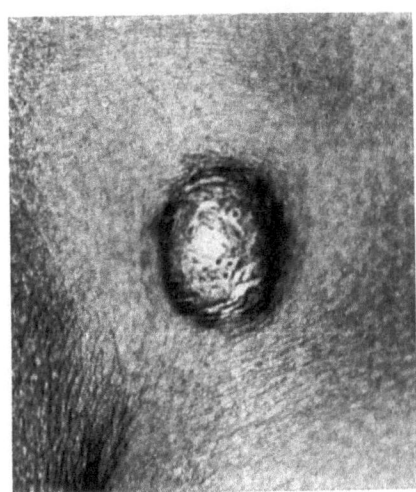

Abb. 390. Zellreicher blauer Naevus oberhalb der Rima ani bei 8jähr. Jungen

Der Naevus *fusco-coeruleus acromiodeltoideus* (ITO) zeigt gleiche oder ähnliche Veränderungen im Bereich der Schulter-Rückenpartie und wurde bei Japanerinnen und Negerinnen beobachtet (MISHIMA und MEVORAH).

Oberhautnaevi

Diese Naevi treten meist in der Kindheit in systematisierten, linearen wie auch einfachen umschriebenen Varianten auf und werden als Naevus verrucosus, keratoticus, papillaris, ichthyosiformis oder linearis bezeichnet. Es handelt sich dabei um angeborene Anlage-anomalien, die in bestimmten Hautarealen

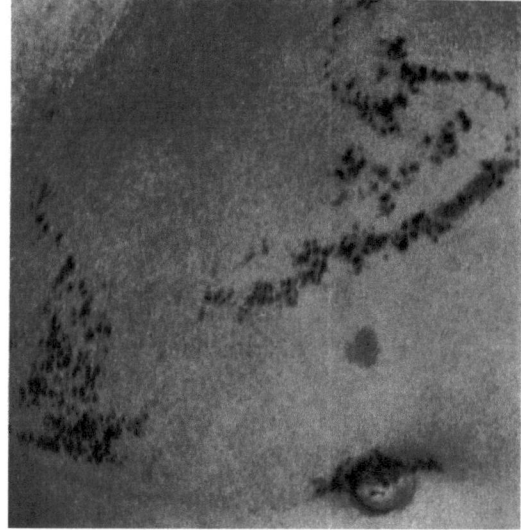

Abb. 391. Gyrierter Oberhautnaevus am Bauch eines 8jähr. Jungen

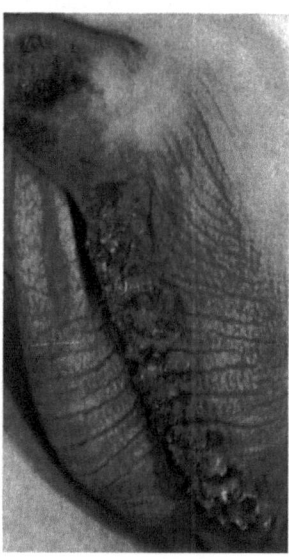

Abb. 392. Striärer Oberhautnaevus am Oberschenkel eines 9jähr. Mädchens

(Dermatom, fetaler Spaltenschluß, Ausbreitungsgebiete von Hautnerven und deren Grenzen) symmetrisch oder rein halbseitig in eigenartigen leisten-, schleifen- oder girlandenförmigen Gebilden erscheinen (Abb. 391—393). Bevorzugt sind die seitlichen Anteile des Rumpfes, wo ·häufig eine zosterartige Anordnung beobachtet wird.

Die Oberfläche dieser Naevi ist glatt, warzig-papillomatös, stachelartig oder völlig zer-

klüftet, die Farbe variiert zwischen hellgelb und schwarzbraun. Die Konsistenz ist meist hart, gelegentlich aber auch weich bis lappig. Kombinationen mit anderen Fehlbildungen kommen vor. Histologisch handelt es sich um hyperkeratotische, akanthotische und/oder papillomatöse Epithelveränderungen (GREITHER u. TRITSCH). Zur Entfernung ist der Versuch des Abschleifens mit der hochtourigen Fräse angezeigt.

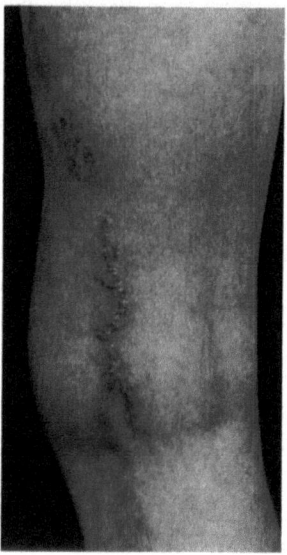

Abb. 393. Striärer Oberhautnaevus am Scrotum und Penis eines 12jähr. Jungen

Naevus pilosus (Haarnaevus)

Hierbei handelt es sich um mehr oder weniger ausgedehnte, umschriebene, meist mit stärkerer Pigmentierung einhergehende Ansammlungen kräftiger Haare auf sonst glatter, lanugobehaarter Haut. Feingeweblich finden sich keine Naevuszellen wie beim Tierfellnaevus.

Eine seltene Sonderform ist der *Kräuselhaarnaevus*, bei dem in einem umschriebenen Bezirk des sonst glatten Kopfhaares die Haare heller, dünner und auffallend spiralig gekräuselt sind.

Haarfollikelnaevus

Sehr seltene, bei Kindern und Erwachsenen im Kopfbereich vorkommende tumorartige Fehlbildung, die nur histologisch diagnostiziert werden kann. Klinisch handelt es sich um hautfarbene bis rötlich-bräunliche Knötchen, histologisch um zahlreiche Haarfollikel verschiedener Entwicklungsstufen mit mehr oder minder deutlicher Ausprägung talgig differenzierter Zonen in den Wandungen (GARTMANN und KIESSLING).

Naevus comedonicus

Band- oder flächenförmige, halbseitige, umschriebene Ansammlungen folliculärer, comedonenartiger Horncysten, die schließlich zur Atrophie der Haut führen. Nach Ausfallen der Hornpfröpfe sieht die betroffene Haut wurmstichig aus. Diese Veränderungen können bereits bei der Geburt vorhanden sein oder sich erst später entwickeln.

Naevus sebaceus

Umschriebener, streifenartiger oder plattenförmiger, halbseitiger, hellgelber bis gelbroter Tumor, der nur wenige Millimeter über die Haut

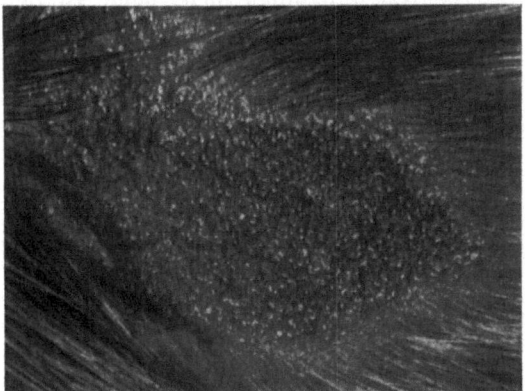

Abb. 394. Naevus sebaceus des behaarten Kopfes bei 11jähr. Jungen

emporragt und aus einzelnen traubenförmigen Knötchen zusammengesetzt ist. Der behaarte Kopf und Hals werden bevorzugt befallen (Abb. 394).

Histologisch findet man zahlreiche, vergrößerte, dicht nebeneinander liegende Talgdrüsen, die das ganze Corium durchsetzen.

Da der Naevus sebaceus meist beim Haarekämmen verletzt wird, empfiehlt sich seine operative Entfernung.

Schweißdrüsennaevus

Das Syringocystadenoma papilliferum wird deswegen häufig als Naevus syringocystadenomatosus papilliferus bezeichnet, weil es schon von Geburt an besteht, obwohl es richtiger in die Gruppe der gutartigen, von den Schweißdrüsen der Haut ausgehenden Geschwülste einzureihen wäre. Es handelt sich dabei um verschieden große, flach aufsitzende oder gestielte, weiche bis derbe, rosa- oder fleischfarbene bis braunrote, feucht glänzende oder mit Borken bedeckte, oft gelappte Geschwülste mit warzigpapillärer Oberfläche (Abb. 395), die auf dem Kopf, am Hals, in den Axillen, auf der Brust, dem Bauch, den Oberschenkeln und in der

Analregion lokalisiert sein können. Kombination mit Talgdrüsenhyperplasie kommt vor.

Feingeweblich handelt es sich um umfangreiche Wucherungen apokriner Schweißdrüsen, wobei die Lumina oft erheblich cystisch erweitert sind und als Auskleidung ein meist zweischichtiges, kubisches Epithel zeigen. Die Ausführungsgänge sind über den adenomatösen Bezirken deutlich verbreitet, cystisch ausgeweitet und lassen daneben plumpe papilläre Wucherungen erkennen, die in die Cyste hineinragen, wobei auch

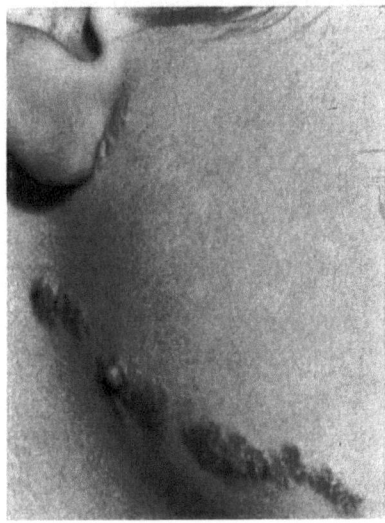

Abb. 395. Naevus syringocystadenomatosus papilliferus an der rechten Wange eines 12jähr. Mädchens

das Oberflächenepithel an der Wucherung beteiligt ist.

Als Behandlung kommt nur chirurgische Entfernung in Betracht.

Bindegewebsnaevus

Dieser besteht aus weißlichen oder gelblichen, runden oder polygonalen, dicht stehenden, leicht prominenten, glänzenden Knötchen mit glatter Oberfläche, die umschrieben oder systematisiert streifenförmig an verschiedenen Stellen des Körpers auftreten können.

Je nach dem feingeweblichen Substrat wird ein Bindegewebsnaevus mit vorwiegend Veränderungen am elastischen Gewebe (Naevus elasticus Lewandowsky) und ein solcher mit vorwiegend Veränderungen am kollagenen Gewebe (Pflastersteinnaevus Lipschütz) unterschieden.

Naevus lipomatodes cutaneus superficalis

Sehr seltene Geschwulst, bei welcher systematisiert angeordnete, gelblich gefärbte Knötchen zu kleineren und größeren Gruppen vereinigt sind. Histologisch handelt es sich um Fettläppchen vom Typ des subcutanen Fettgewebes, die mehr oder

weniger reichlich im Corium bis zum Papillarkörper reichen (GREITHER und TRITSCH).

Naevus flammeus (teleangiectaticus)

Es handelt sich dabei um schon bei der Geburt vorhandene oder bald danach auftretende
halbseitige, mediane oder symmetrische Feuermale (Abb. 396 u. 397). Ihre Vergrößerung hält

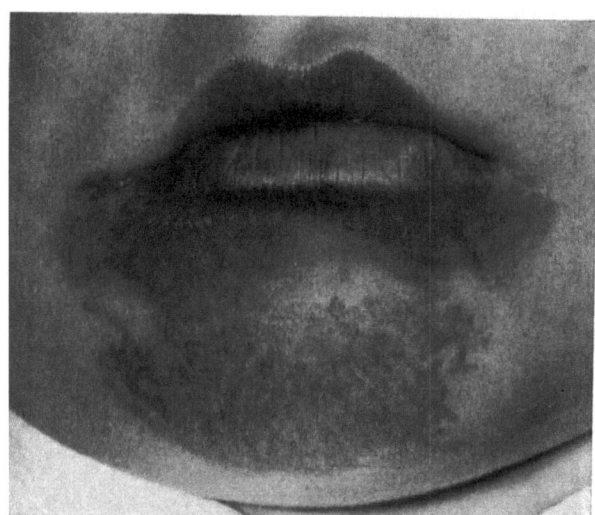

Abb. 396. Medianer Naevus flammeus bei 4jähr. Jungen

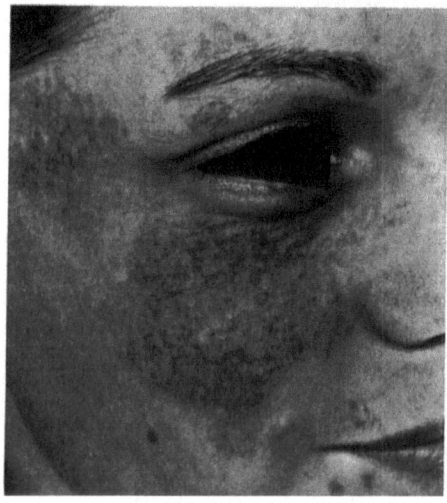

Abb. 397. Halbseitiger Naevus flammeus bei 18jähr.
Mädchen

Schritt mit dem Wachstum der befallenen Körperteile und erst nach längerem Bestand werden die halbseitigen Feuermale dunkler. Die
Oberfläche ist glatt und liegt im Hautniveau,
nur selten entwickeln sich schon in den ersten
Lebenswochen stecknadelkopf- bis kirschkerngroße, bläuliche weiche Vorwölbungen (NÖDL

1960), während sich im allgemeinen solche Veränderungen erst im mittleren Erwachsenenalter
einstellen. Gesicht und Extremitäten sind häufiger betroffen als der Stamm. Die segmentär
angeordneten Naevi flammei können größere
Flächen einnehmen.

Die rote Farbe kommt durch eine Hyperplasie und stärkere Dilatation der Hautgefäße
zustande, während Proliferationserschei-
nungen an den Gefäßen fehlen, weshalb
die Naevi flammei nicht mehr zu den
Hämangiomen zu rechnen sind (SCHNY-
DER, 1954, 1955, 1957, 1963, 1966). Nach
NÖDL (1960) unterscheidet sich das Gewebe histologisch bis zum 10. Lebensjahr nicht von der normalen Umgebung.
Erst später kommt es zur Ektasie subpa-
pillärer und cutansubcutaner Capillaren
und um das 50. Lebensjahr zur Ausbildung größerer Kavernen.

Die medianen oder symmetrischen
Naevi teleangiectatici findet man nahezu
bei der Hälfte aller Neugeborenen, wo
bei vorwiegend Befall des Nackens, der
Stirn-Nasenwurzelregion, der Stirnmitte,
der Oberlider, der Nasenlippenpartie und
der Kreuzbeingegend zu beobachten ist.
Am häufigsten ist der Naevus flammeus im
Nacken (Naevus Unna), der bis zum 2. Lebensjahr verschwinden oder aber während des ganzen Lebens erhalten bleiben kann.

Man neigt heute dazu, die Entstehung der
medianen Feuermäler mit dem Verschluß des
Neuralrohres in Verbindung zu bringen. Nach
BLAICH sind sie als geburtstraumatisch ausge-
löstes vasodilatatorisches Phänomen anzusehen.

Mit dem Naevus telangiectaticus lateralis sind
öfters assoziiert andere Entwicklungsstörungen
(Weichteil- und Knochenhypertrophie, Angiomatose der Hirnhäute, Angiomatose der Retina,
arterio-venöse Aneurysmen mit Glaukom). Häufige Kombinationen sind:

a) Syndrom von KLIPPEL-TRÉNAUNAY (Naevus varicosus osteohypertrophicus): Im Prinzip
soll dieses Syndrom aus einem oberflächlichen
Naevus teleangiectaticus der Extremitäten, unila-
teraler Knochenhypertrophie und Varicosis bestehen.

b) Syndrom von PARKES WEBER (Haeman-
giectasia hypertrophicans): Gleiches Krankheitsbild wie beim Syndrom Klippel-Trénaunay, jedoch
zusätzlich arteriovenöse Mißbildungen. Die meisten Autoren fassen heute beide Syndrome als zu-
sammengehörend auf und sprechen von Klippel-
Trénaunay-Weber-Syndrom, zumal eine Über-

schneidung dieser Syndrome keineswegs selten ist (Schnyder 1963, 1966).

Die erkrankte Extremität ist stets länger und meist auch umfangreicher als die andere. Sehr selten kommen Fälle mit Atrophie der Muskulatur und der Knochen vor. Sekundärfolgen sind Störungen der Hauttrophik, der Schweiß- und Talgdrüsensekretion, Drosselung der Abflußgefäße, Ödeme, Deformierungen von Knochen und Gelenken mit entsprechenden Funktionseinschränkungen. Von dem kompletten Syndrom lassen sich "formes frustes", d. h. bi- und monosymptomatische Formen (anaeviformer Typ, osteohypertrophischer Typ, avariköser Typ) abgrenzen. Gelegentlich treten auch dissoziierte, gekreuzte Formen auf, d. h. Angiom an einem und Hypertrophie und Varikosis am anderen Bein. Weitere gleichzeitige Mißbildungen sind möglich.

c) Syndrom von Sturge, Weber und Krabbe (Angiomatosis encephalofacialis): Der kongenitale Naevus teleangiectaticus liegt meist im Bereich des zweiten Trigeminusastes, seltener im Bereich des ersten, ausgesprochen selten im Bereich des dritten. Die gleichseitigen Augensymptome (Glaukom, Hydrophthalmus, Buphthalmus) treten erst im Verlauf des Lebens in Erscheinung. Infolge Hyperplasie und Verkalkung von Hirngefäßen stehen cerebrale Symptome, insbesondere eine dem Naevus kontralaterale Epilepsie (75—85% nach Schnyder, 1963, 1966), meistens vom Jackson-Typ, seltener in Form generalisierter Anfälle oder Äquivalente im Vordergrund. Hinzu kommen homonyme Hemianopsie und Hemiparesen mit Hypo- oder Hypertrophie des paretischen Gliedes. Auch psychische Fehlentwicklung im Sinne eines geistigen Rückstandes wird öfters beobachtet. Bi- und oligosymptomatische Formen kommen relativ häufig vor (oculo-cutane Angiomatosis, encephalo-trigeminale Angiomatosis, oculo-encephale Angiomatosis). Problematisch ist die Zuordnung der monosymptomatischen cutanen, oculären und encephalen Formen. Kombinationen zwischen den genannten Symptomen sind beobachtet worden.

Die Prognose des Naevus flammeus ist gut. Befriedigende Behandlungsergebnisse sind weder mit Grenzstrahlen (Weichstrahlen) noch mit Thorium x-Präparaten, noch mit Strontium[90]-Yttrium[90], noch mit Kohlensäureschnee zu erzielen. Bei schwereren kosmetischen Störungen hat sich die operative Entfernung entweder in mehreren Sitzungen oder mit plastischer Deckung bewährt. Ist ein solcher Eingriff nicht möglich, so empfiehlt sich die tägliche Anwendung von Covermark zur Maskierung und Verdeckung der betroffenen Hautpartien, wodurch fast völlige Angleichung an die umgebende Haut erzielt wird.

Bei den erwähnten Syndromen ist eine befriedigende Therapie nicht möglich.

Naevus anaemicus

Dieser besteht von Geburt an aus einem oder mehreren, pfennig- bis überhandflächengroßen, unregelmäßig gezackten, scharf begrenzten weißen Flecken. Die Umgebung ist normal gefärbt oder diffus gerötet. Brust, Nacken und Rücken werden als häufigste Lokalisation bezeichnet.

Histologisch liegt entgegen allen früheren Angaben weder eine Veränderung der Struktur der einzelnen Gewebe, noch eine zahlenmäßige Verminderung der Capillaren oder eine mangelhafte Pigmentierung vor (Nödl 1960). Durch Reiben tritt der Naevus besonders hervor, da die Umgebung hyperämisch wird, während er selbst seine weiße Farbe behält.

Nach allgemeiner Ansicht soll es sich um eine angeborene Funktionsanomalie bestimmter Gefäßwandzellen handeln. Sie findet sich häufiger bei ausgedehnten Feuermälern, gelegentlich auch beim Morbus Recklinghausen. Eine Behandlung erübrigt sich.

Angiome (Angioblastome)

Hämangiome

Es handelt sich dabei um Gefäßmäler, denen pathologisch-anatomisch primär eine Sprossung von Blutgefäßen oder ihrer Wandelemente zugrunde liegt. Die überwiegende Anzahl der plano-tuberösen und tubero-nodösen (kavernösen) Hämangiome kommt beim Säugling und Kleinkind vor. In der Regel sind sie bei der Geburt noch nicht oder lediglich angedeutet ausgebildet, am häufigsten entstehen sie im Laufe der ersten drei Lebensmonate.

Die Angiome treten solitär oder multipel als stecknadelkopfgroße rote Papeln auf, welche sich allmählich zu feinhöckerigen Knoten umwandeln. Der größere Teil bleibt auf der plano-tuberösen Entwicklungsstufe stehen, während ein kleiner Teil weiterwächst und tuberös oder tuberonodös wird. Spielt sich der Prozeß in der Subcutis ab, so findet man ein subcutanes Angiom. Übergänge zwischen allen drei Formen kommen öfters vor. Fast 70% der Befallenen sind Mädchen und als Lieblingslokalisation gelten Kopf und Stamm. Bei halbseitiger Lokalisation kann das fleckförmige Frühstadium der plano-tuberösen Form einen Naevus flammeus vortäuschen (Nödl 1960).

Plano-tuberöse Hämangiome sind linsen- bis fünfmarkstückgroße, oft noch wesentlich größere, scharf begrenzte, flach gewölbte, feinhöckerige, rotviolette bis tiefblaurote, elastische, eindrückbare Geschwülste (Abb. 398, 400, 401). Gelegentlich wird nur die Peripherie höckerig.

Die selteneren *tubero-nodösen* Hämangiome (Abb. 399) imponieren als scharf begrenzte,

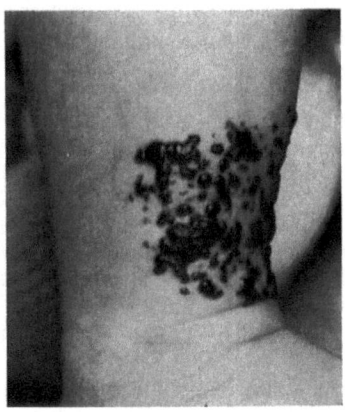

Abb. 398. Plano-tuberöses Hämangiom am rechten Unterschenkel eines 4 Monate alten Mädchens

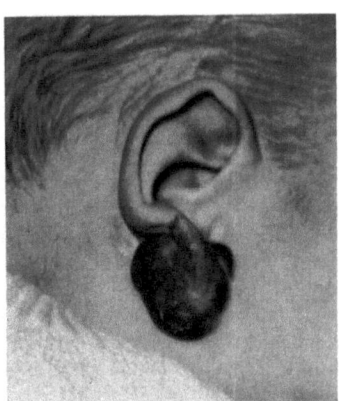

Abb. 399. Tubero-nodöses Hämangiom bei 5 Monate altem Mädchen

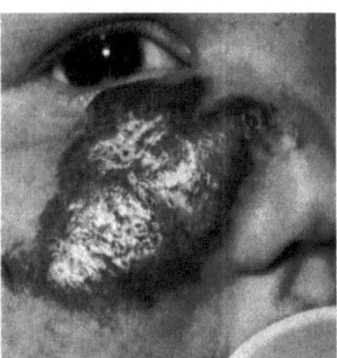

Abb. 400. Cutan-subcutanes Hämangiom, die Nase verdrängend; 3 Monate altes Mädchen

schwammige Knoten („Blutschwamm") von blaßvioletter bis dunkelblauroter Farbe je nach Tiefe ihres Sitzes in der Haut. Sie sitzen breit-

basig, pilzförmig mit überhängenden Randwülsten oder gestielt auf ihrer Unterlage, können bis mannsfaustgroß und größer werden und haben eine meist höckerig-knollige Oberfläche.

Die *subcutanen* Hämangiome sind unscharf abgegrenzte, halbkugelförmige oder stumpfkegelige Vorwölbungen, die graurötlich oder

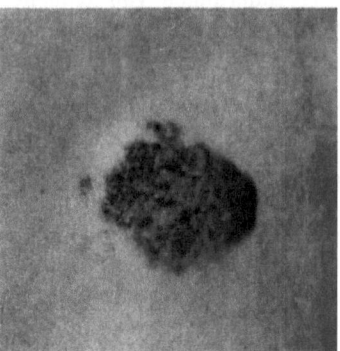

Abb. 401. Plano-tuberöses Hämangiom am Rücken eines 6 Monate alten Jungen mit Rückbildungstendenz

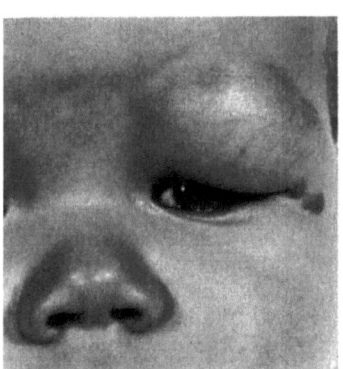

Abb. 402a. Subcutanes Hämangiom bei 8 Monate alten Jungen

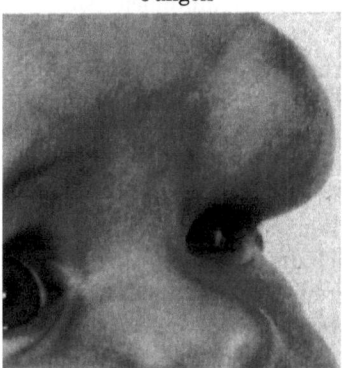

Abb. 402b. Subcutanes Hämangiom bei 8 Monate alten Jungen

graubläulich durch die Haut schimmern (Abb. 402a, b). Diese Geschwülste fühlen sich prall, fluktuierend oder schwammig weich an.

Histologisch handelt es sich um stark ausgeweitete subpapilläre und cutane Gefäße, welche aus den Capillaren durch Längenwachstum und Schlingenbildung hervorgehen. Daneben erkennt man Capillarsprossen und Ansammlungen undifferenzierter Endothelzellen.

Die Hämangiome werden auf kongenitale Geschwulstanlagen zurückgeführt, die nach der Geburt aus unerklärlichen Gründen in Wucherung geraten, was diese Tumoren den Fehlbildungen mit geschwulstiger Entfaltung naherückt.

Die Diagnose bereitet im allgemeinen keine Schwierigkeiten, die Prognose ist meist gut, da auch Ulcerationen ohne Zwischenfälle abzuheilen pflegen. Hämangiome, die über Knorpelgewebe wachsen (z. B. Ohrmuschel), können dieses zum Schwinden bringen; solche, die gegen den Larynx vorwachsen, führen ernste Komplikationen herbei.

Die *Therapie* muß im Hinblick auf ihre Bedeutung für den Säugling oder das Kleinkind eingehend erörtert werden.

Während in früheren Jahren die Hämangiome in großem Umfange und häufig auch recht intensiv bestrahlt worden sind, mehren sich seit einiger Zeit die Stimmen, die zur Zurückhaltung raten, eine Strahlenbehandlung nicht mehr für notwendig erachten oder gar als unerwünscht ablehnen (PROPPE).

Dies ist darauf zurückzuführen, daß Spätfolgen der vor Jahren oder Jahrzehnten wegen eines Hämangioms durchgeführten Röntgenbestrahlungen beobachtet wurden, die eine chirurgische Korrektur erforderten oder gar zu Wachstumsstörungen des darunterliegenden Gewebes geführt hatten. Andererseits pflegt man heute die Neigung des Hämangioms, sich von selbst zurückzubilden, mehr als bisher in den Vordergrund therapeutischer Überlegungen zu stellen.

Diskutiert werden heute drei therapeutische Möglichkeiten. Entweder man entfernt das Hämangiom chirurgisch oder man bestrahlt es mit Röntgenstrahlen oder radioaktiven Isotopen, oder man unterläßt beides in der Erwartung, daß sich die Geschwulst spontan zurückbildet.

Entschließt man sich zu aktivem Vorgehen, so soll man möglichst frühzeitig damit beginnen. Die chirurgische Entfernung wird erfahrungsgemäß weniger durchgeführt, da die überwiegende Mehrzahl der Eltern einem operativen Eingriff an ihrem Säugling oder Kleinkind ablehnend gegenüberzustehen pflegen. Die operative Behandlung des Hämangioms erzielt aber sehr gute und auch kosmetisch einwandfreie Resultate. In besonders gelagerten Fällen (bestimmte Größe und Lokalisation) wird sogar eine Excision des Hämangioms vorzuziehen sein.

Entscheidet man sich für die Röntgenbestrahlung, so kann die Frage nach einer späteren Strah-

lenschädigung dann mit Recht verneint werden, wenn der Strahlentherapeut eine dem heutigen Stand unseres Wissens entsprechende und für die Behandlung des Hämangioms geeignete Strahlenqualität und -dosis verabfolgt. Je nach Beschaffenheit, Lokalisation und Ausdehnung des Hämangioms verwenden wir heute das künstlich radioaktive Isotop Strontium[90]-Yttrium[90] oder Röntgen-Weichstrahlen (Dermopan). Dabei ist die Bestrahlungstechnik so durchzuführen, daß unerwünschte Nebenwirkungen so gut wie ausgeschlossen sind, was heute in der Regel ohne weiteres möglich ist. Als bestes Bestrahlungsverfahren gilt die Methode, die mit niedrigster Herddosis auskommt und das unterhalb des Hämangioms gelegene, beim Säugling oft besonders strahlenempfindliche Gewebe am meisten schont.

Bei der Weichstrahlenbehandlung sollte man nach dem Vorschlag von SCHIRREN (1959) eine Strahlenqualität wählen, bei der die geschätzte Tiefenausdehnung des Hämangioms mit der GHWT der verwendeten Strahlung übereinstimmt. Eine Ausnahme bilden Hämangiome über strahlenempfindlichem und -gefährdetem Gewebe. Eine Einzeldosis von 200 r wird im allgemeinen nicht überschritten und in mindestens 4 wöchigen Abständen höchstens vier- oder fünfmal wiederholt („minimale Optimaldosis"). Für großflächige Hämangiome gelten besondere Richtlinien hinsichtlich der Einzel- und Gesamtdosis sowie der Fraktionierung, worauf in diesem Rahmen aber nicht näher eingegangen werden kann. Je rascher sich ein Hämangiom vergrößert, um so geringer wird im allgemeinen die gesamte benötigte Röntgendosis sein. Bei langsam wachsenden Hämangiomen wird man andererseits zurückhaltender mit der Strahlentherapie sein können. Bereits ulcerierte Hämangiome benötigen nur sehr kleine Einzel- (50 r) und Gesamtdosen (200—300 r).

Hämangiome über Knochenwachstumszonen (Abb. 403a, b) sind — wenn notwendig — besonders vorsichtig zu bestrahlen, solche über den Fontanellen oder im Bereich der kindlichen Mamma überhaupt nicht. Die sich entwickelnden Brustdrüsen sind äußerst strahlensensibel. Wird ein Augenlid oder in Augennähe bestrahlt, so müssen stets Bleischalen angelegt werden.

Den notwendigen strahlenschutztechnischen Problemen ist bei Kindern wegen der wesentlich engeren Lagebeziehungen jeder Bestrahlungslokalisation zu den Gonaden erhöhte Aufmerksamkeit zu widmen (SCHIRREN 1961). Hämangiome im Bereich der Vulva, der Analgegend und des Scrotums werden wegen der Möglichkeit der Gefährdung von Ovarien bzw. Testes nicht bestrahlt. Bei Bestrahlung von Hämangiomen in der Gegend zwischen Nabel und Kniegelenken sind β-Strahlen (Strontium[90]-Yttrium[90]) wegen ihrer geringeren Reichweite vorzuziehen.

Bei den β-Strahlern kommt lediglich die harte β-Strahlung des Yttrium[90] zur Wirkung, deren Intensität mit der langen Halbwertzeit seiner Muttersubstanz Strontium[90] abklingt (HWZ etwa 28 Jahre). Die therapeutische Aktivität beträgt 5, 10, 20 oder 50 mC. Die Eindringungstiefe ins Gewebe ist größer als bei Grenzstrahlen und Thorium-X, jedoch besteht ein steilerer Dosisabfall im Gewebe als bei einer Röntgenstrahlung von 30—50 KV. Der Indikationsbereich entspricht etwa dem der Stufe II des Dermopan.

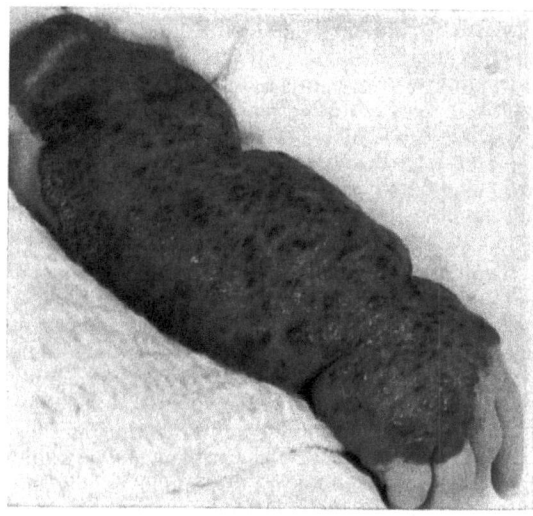

Abb. 403a. Plano-tuberöses Hämangiom am rechten Unterarm eines 2 Monate alten Mädchens

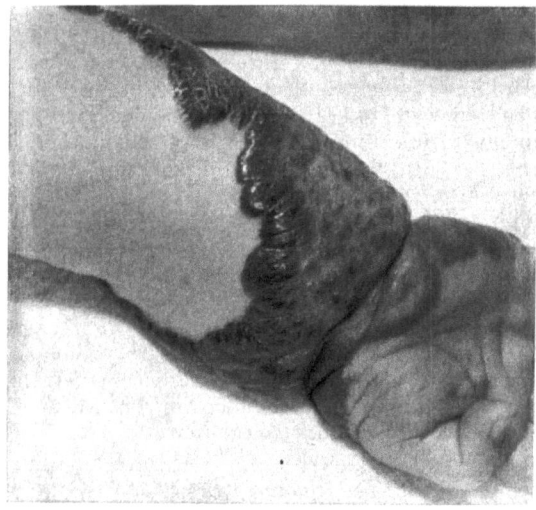

Abb. 403b. Plano-tuberöses Hämangiom am rechten Unterarm eines 2 Monate alten Mädchens

Soll man nun ein Hämangiom überhaupt behandeln? Nicht bezweifelt werden kann, daß die Hämangiome beim Erwachsenen selten vorkommen und sich der überwiegende Teil von ihnen beim Kind im Laufe von Monaten und Jahren spontan zurückbilden und danach abheilen kann. Dennoch hat eine jahrelange und umfangreiche Erfahrung gezeigt, daß ein Abwarten in jedem Falle nicht zu vertreten ist.

Folgende Gesichtspunkte veranlassen zu diesem Standpunkt (Gartmann 1964).

1. Bei rasch wachsenden Geschwülsten ist ein Zuwarten nicht zu empfehlen, weil große Hämangiome infolge ihrer Ausdehnung und ihrer Druckwirkung zur Wachstumshemmung der in ihrem Bereich liegenden Weich- und Skeletteile führen können. Ferner tritt meist eine sich später ungünstig auswirkende Überdehnung der das Hämangiom bedeckenden Haut auf.

2. Die erwartete Rückbildung eines Hämangioms nimmt nicht selten ihren Weg über einen spontanen oder traumatisch bedingten geschwürigen Zerfall, der meist zu einer kosmetisch recht störenden Narbe führt.

3. Nur selten gelingt es, die Eltern der Kinder bei größeren Hämangiomen vom Zuwarten zu überzeugen. Lehnt man aber eine Behandlung ab, so suchen die Eltern mit hoher Wahrscheinlichkeit andere Möglichkeiten, um eine Therapie zu erzwingen.

4. Durch Abwarten wird unter Umständen der günstigste Zeitpunkt für eine Strahlentherapie verpaßt, wenn die erhoffte spontane Rückbildung nicht eingetreten ist, weil ältere kavernöse Hämangiome im allgemeinen weniger strahlenempfindlich sind als jüngere. Die besten Erfolge erzielt die Strahlentherapie, die innerhalb der ersten sechs Lebensmonate einsetzt.

5. Die Möglichkeit spontaner Involution oder Ulceration ist in keinem Falle vorauszusehen. Eine ständige Überwachung des Kindes stößt erfahrungsgemäß bei den Eltern häufig aus persönlichen Gründen auf erhebliche Schwierigkeiten.

6. Schließlich gibt es noch lebensbedrohende, große Hämangiome (sog. Riesenhämangiome) (Abb. 404a, b), in denen die Thrombocyten zerstört und das Fibrin des Blutes aufgefangen wird, was Afribrinogenämie, Thrombocytopenie und toxische Schädigung der Megakaryocyten zur Folge hat (Kasabach-Meritt-Syndrom). In diesen Fällen muß unverzüglich mit der Strahlentherapie und/oder mit chirurgischen Eingriffen begonnen werden, um Lebensgefahr abzuwenden.

Daß die Strahlentherapie die Spontanheilung verzögert oder gar verhindert, widerspricht den eigenen Erfahrungen (Gartmann). In diesem Zusammenhang darf auf die Beobachtungen von Schuermann und Woeber sowie von Niko-

LOWSKI hingewiesen werden, die ebenfalls keine Hemmung der Rückbildung beobachten konnten.

Wir stehen mit BORN (1959, 1962), KLOSTER-MANN, NIKOLOWSKI, NÖDL (1960), SCHIRREN (1959, 1961), SCHUERMANN und WOEBER, THORMANN u.

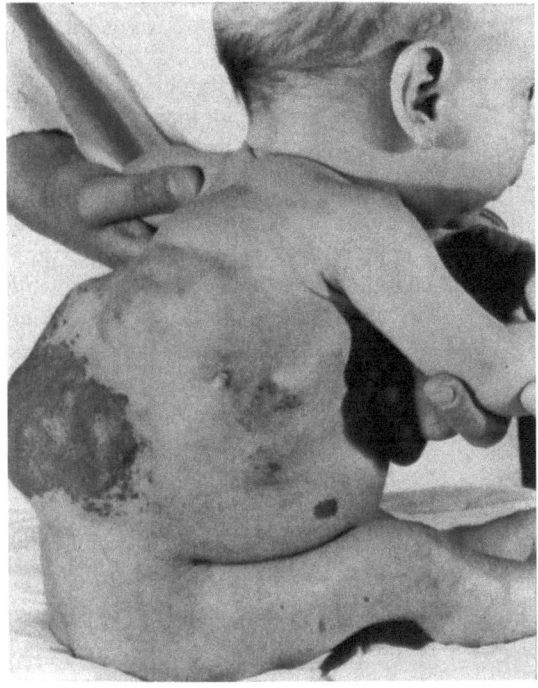

Abb. 404a. Cutan-subcutanes Riesenhämangiom bei 6 Monate alten Jungen

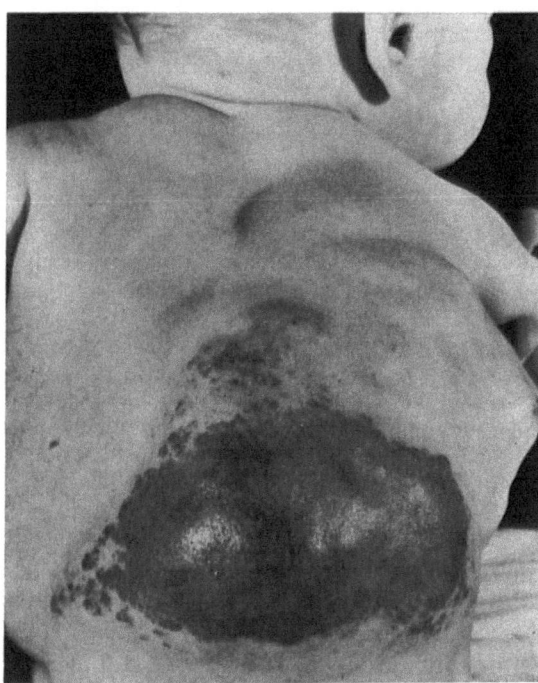

Abb. 404b. Cutan-subcutanes Riesenhämangiom bei 6 Monate alten Jungen

WEIDAUER u. a. auf dem Standpunkt, daß man Hämangiome zwar bestrahlen, die Spontanheilungstendenz jedoch sinnvoll in den Therapieplan einbeziehen soll. In besonders gelagerten Fällen empfehlen wir chirurgisches Vorgehen. Wenn es sich um kleine und unauffällige Hämangiome handelt und bereits deutliche Zeichen spontaner Rückbildung erkennbar sind, soll man abwarten. Eine individuelle Beurteilung des Einzelfalles ist stets notwendig.

Man soll nicht grundsätzlich ablehnen, ein Hämangiom zu bestrahlen oder zu operieren, andererseits aber auch nicht generell verurteilen, wenn eine abwartende Haltung eingenommen wird.

Angiokeratome

Angiokeratoma Mibelli. Das Angiokeratoma digitorum acroasphycticum läßt tiefrote bis blauschwarze, stecknadelkopf- bis linsengroße Flecken erkennen, die allmählich in Knötchen mit warziger Oberfläche übergehen. Der Beginn der Erkrankung fällt fast immer in die Jahre der Pubertät, wobei in symmetrischer Anordnung die Acren, nur selten der ganze Körper befallen werden. Betroffen werden so gut wie stets nur Personen, deren Hautdurchblutung auf Grund einer angeborenen Gefäßlabilität oder durch Frostschäden gestört ist.

Feingeweblich erkennt man durch ektatische Capillaren kolbig aufgetriebene Papillen, die von kurzen Epithelzapfen getrennt werden. Auch im oberen Corium finden sich — wenn auch geringer — erweiterte Gefäße. Die verschmälerte Oberhaut ist von der Gefäßektasie durch einen schmalen Bindegewebsraum getrennt. Thrombenbildung und Blutaustritte kommen vor.

Die Prognose ist gut. Eine Beseitigung der Erscheinungen ist nur dann sinnvoll, wenn zugleich auch die Durchblutungsstörungen behoben werden.

Angiokeratoma scroti. Kommt nur bei Erwachsenen vor und wird als Spielart des Angiokeratoma acroasphycticum angesehen.

Angiokeratoma corporis circumscriptum naeviforme. Besteht meist von Geburt an und wächst mit dem betroffenen Körperteil, am häufigsten an den Extremitäten (Abb. 405). Zunächst treten rote Flecken auf, die sich später teilweise in blaurote Knoten mit horniger Oberfläche umwandeln. Die Hautveränderungen sind fast immer halbseitig angeordnet und bestehen schließlich aus bis handtellergroßen lividroten Flecken, die z. T. netzartig miteinander verbunden sind und auf denen scharf begrenzte, mit teilweise mächtigen Hyperkeratosen und Krusten bedeckte dunkelblaurote Knoten breitbasig aufsitzen.

Feingeweblich bestehen hochgradige Capillarektasien im Papillarkörper sowie oberen Corium, ferner wurden Gefäßknäuel in der Subcutis beobachtet (Nödl). Die Epidermis ist teils verdünnt, teils verdickt und von einer wechselnd breiten Hornschicht bedeckt.

Für einen systematisierten keratotischen Naevus der Gefäße sprechen Bestand seit Geburt, Vergrößerung mit dem Körperwachstum sowie halbseitige Anordnung.

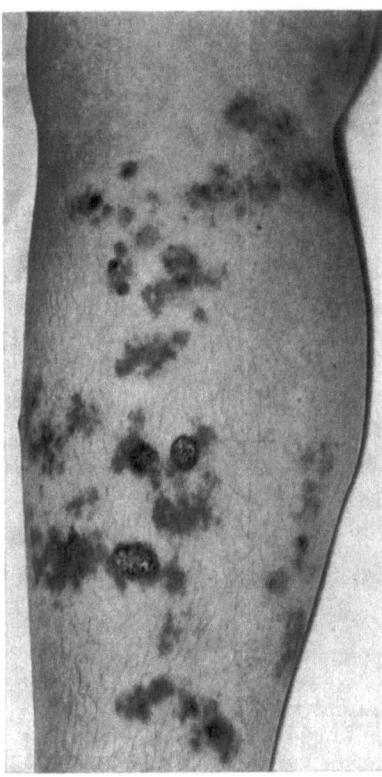

Abb. 405. Angiokeratoma circumscriptum naeviforme bei 17 jähr. Mädchen

Rankenangiome und Phlebarteriektasien. Das arterielle und venöse Rankenangiom sowie die genuine diffuse Phlebektasie und Phlebarteriektasie sind nicht sicher voneinander abzugrenzen. Wahrscheinlich handelt es sich nur um verschiedene Varianten einer Gefäßfehlbildung, nicht einer echten Geschwulst, in deren Mittelpunkt einfache, überwiegend muskuläre arteriovenöse Anastomosen stehen dürften (Clara). Rankenangiome finden sich vorwiegend im Schädelbereich und in der Mundhöhle, Phlebarteriektasien an den Armen, von wo sie auf den Rumpf übergehen können.

Die fast ausschließlich halbseitig angeordneten, stark geschlängelten, manchmal pulsierenden, meist deutlich vorspringenden livid-blauen Gefäße bilden umschriebene oder strangförmige, schwammige Konvolute, die die Gesichtshälfte oder ganze Extremität bedecken können. Im Gegensatz zu Varicen sind sie schon bei Geburt vorhanden. Öfters klagen die Patienten über Schwere-

gefühl in der betroffenen Extremität. Im weiteren Verlauf können sich erhebliche Schwellungen mit Bewegungsbehinderung und Knochenveränderungen einstellen. Klinisch und röntgenologisch sind nicht selten Phlebolithen nachweisbar. Andere Fehlbildungen können gleichzeitig bestehen. Für die Behandlung kommen nur chirurgische Eingriffe in Betracht.

Naevus araneus. Die spinnenartigen Gefäßnaevi sind im Kindesalter häufig. Es handelt sich um stecknadelkopf- bis schrotkorngroße, rote bis lividrote halbkugelige Knötchen, die mit dem Leib einer Spinne verglichen werden und von denen spinnenbeinähnlich eine unterschiedliche Zahl feiner, meist radiär angeordneter rötlicher Capillarektasien in die Umgebung ausstrahlt (Abb. 406). Manchmal ist ein schmaler anämischer Saum um das Zentralgefäß vorhanden. Besonders häufig treten Naevi aranei

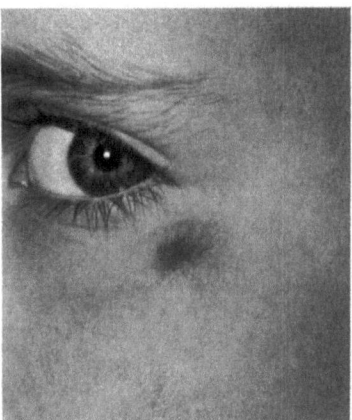

Abb. 406. Naevus araneus bei 4 jähr. Mädchen

im Gesicht, am Hals und Nacken auf. Spontane Rückbildung ist nicht selten. Beim Erwachsenen ist der Naevus araneus als Naevus tardus zu betrachten.

Klinisch und histologisch sind davon die sog. Gefäßspinnen Leberkranker oder auch gravider Frauen („eruptive Angiome") kaum zu unterscheiden. Feingeweblich handelt es sich sowohl beim Naevus araneus als auch bei der Gefäßspinne um eine Ektasie präformierter, dysplastischer oder sekundär veränderter Gefäße, aber nicht um Hämangiome. Auch die zum Teil pulsierenden Ektasien des Morbus Osler dürfen nicht als Angiome aufgefaßt werden (Nödl 1960).

Die Behandlung besteht in elektrischer Verkochung des Zentralgefäßes. Rezidive treten ein, wenn nur unvollständige Zerstörung erfolgte.

Venektasien. Die kugelförmigen, bläulich livibis blauschwarzen, weichen Knötchen kommen an den Lippen, der Zunge und den Ohren fast nur älterer Erwachsener vor. Es handelt sich dabei um eine Vene mit örtlicher Endothelproliferation sowie Wandverdickung.

Granuloma pyogenicum s. teleangiectaticum s. pediculatum.

Es handelt sich um einen schnell wachsenden, etwa erbsen- bis haselnußgroßen,

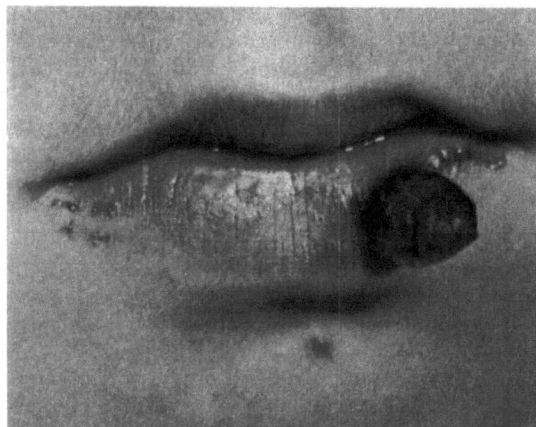

Abb. 407. Granuloma pediculatum bei 6 jähr. Mädchen

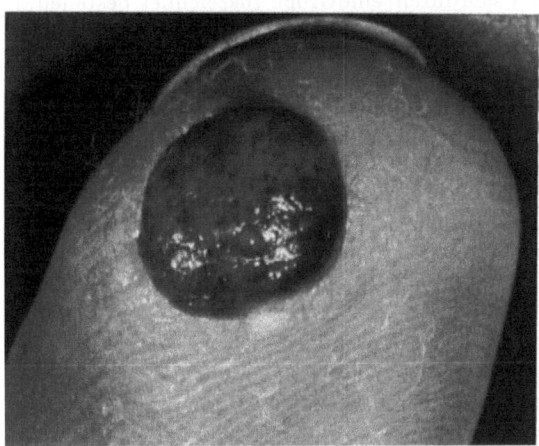

Abb. 408. Granuloma pediculatum bei 13 jähr. Jungen (rechter Mittelfinger)

fast immer gestielt aufsitzenden (Abb. 407), pilzartigen, vom Epithel entblößten (Abb. 408), leicht blutenden, grauroten bis lividroten, derb-weichen Knoten, der vorwiegend an Händen, Füßen, Lippen und Mundschleimhaut beobachtet wird, aber auch an jeder anderen Stelle des Körpers auftreten kann. Nach neuerer Auffassung (NÖDL 1955, 1960; KNOTH und EHLERS, OEHLSCHLAEGEL und MÜLLER) handelt es sich in der überwiegenden Mehrzahl der Fälle um ein exophytisch und rasch wachsendes, proliferierendes Capillarhämangiom, auf dem sich

nach Verletzung und Besiedlung mit Bakterien erst sekundär ein Granulom entwickelt.

Das echte pyogene Granulom, das nach KNOTH und EHLERS als „Granuloma pyogenicum teleangiektaticum" zu bezeichnen ist, hat keinen Stiel oder Fuß, sondern stellt ein mehr- oder ein-höckeriges, halbkugeliges, breitbasig aufsitzendes entzündliches Granulom dar, dessen epitheliale Bedeckung entweder teilweise defekt ist oder völlig fehlt. Wegen der prall gefüllten und erweiterten, neu gebildeten und leicht verletzbaren Capillaren besteht die gleiche Blutungsneigung wie beim exophytischen Angiom. Feingeweblich fehlen angiomatöse oder angio-endotheliomatöse Strukturen.

Die Behandlung besteht in vollständiger Excision, wobei zu beachten ist, daß auch die in der tieferen Cutis gelegenen Angiomanteile mit entfernt werden, weil es sonst zu Rezidiven kommt.

Lymphangiome

kommen seltener vor als Hämangiome. Sie sind entweder bei der Geburt vorhanden oder treten — gleich häufig bei beiden Geschlechtern — in früher Jugend auf. Das Wachstum erfolgt langsam.

Lymphangioma circumscriptum. Diese häufigste Lymphgefäßgeschwulst besteht aus steck-nadelkopf- bis erbsengroßen, gelblichen bis rosafarbenen, bläschenförmigen Hohlräumen und Knötchen, die gruppiert oder in streifen-förmigen Bändern angeordnet sind. Gesicht, Hals und Schultergürtel sind bevorzugt befallen, der Stamm seltener. In größeren Bläschen können tieferliegende Capillaren durchschim-mern. Blauschwärzliche Einlagerungen oder dunkle Krusten sind Reste von Blutungen aus derartigen Gefäßen. Reißt die Bläschendecke ein, so kommt es zur Lymphorrhoe, die gelegentlich lange Zeit bestehen kann. Die Ober-fläche ist meist glatt, hin und wieder aber auch rauh bis warzig.

Bei umschriebenem (Abb. 409) oder diffusem Befall der Zunge kommt es zur Makroglossie, bei Befall der Lippen zur Makrocheilie. Hier entstehen durch mechanische Verletzungen (Biß) oft Erosionen, die erhebliche Beschwerden verursachen und die Nahrungsaufnahme behindern können. Kommt es zur Sekretstauung, so vergrößert sich die Geschwulst. Diffuses Lymphangiom der Zunge kann beim Kinde zur Deformierung des Unterkiefers führen.

Feingeweblich handelt es sich um ein Netz von anastomosierenden, endothelbekleideten Lymph-räumen und Lymphcapillaren unterschiedlicher

Weite. Hieraus gehen kavernöse Hohlräume hervor, die den Papillarkörper und das obere Corium einnehmen und die durch Druck verdünnte Epidermis über das Hautniveau emporwölben. Zwischen die cystischen Hohlräume schieben sich

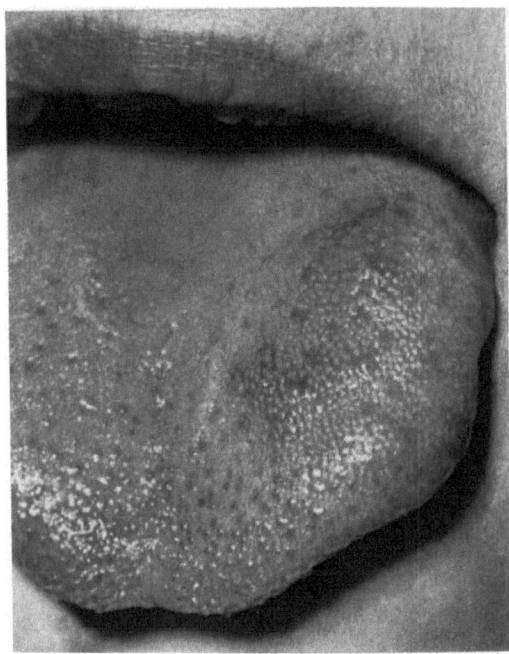

Abb. 409. Lymphangioma circumscriptum der linken Zungenhälfte eines 11jähr. Jungen

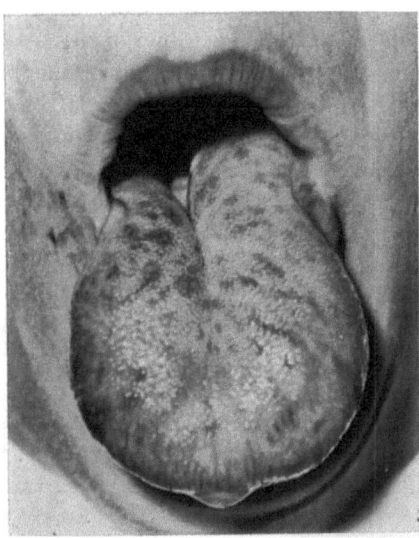

Abb. 410. Hämolymphangiom der Zunge (Makroglossie) eines 14jähr. Jungen mit medianem Naevus flammeus des Unterkiefers

schmale, lang ausgezogene Epithelfortsätze. Einzelne Hohlräume können Erythrocyten enthalten.

Lymphangioma cavernosum. Diese Geschwulst tritt meist multipel am Stamm oder den distalen Extremitätenabschnitten sowie in der Genitalgegend in Form von hautfarbenen, rötlichen oder blaßbläulichen, eindrückbaren, weichen Knoten auf. Vorkommen an Zunge oder Lippen ist möglich.

Histologisch handelt es sich um ein Konvolut aus unterschiedlich weiten Lymphgefäßen mit verschieden dicken Wänden. Die dadurch gebildeten Hohlräume befinden sich in der Cutis und/oder Subcutis. Proliferation der Wandelemente ist hin und wieder zu beobachten.

Hämangiolymphangiom. Klinisch ist diese Geschwulst vom Lymphangioma circumscriptum oft nicht zu unterscheiden (Abb. 410). Histologisch finden sich dicht neben cystisch erweiterten Lymphcapillaren mit Erythrocyten gefüllte Hohlräume, die mit Blutgefäßen verbunden sind (Gans und Steigleder).

Lymphangioma cysticum. Es handelt sich um eine seltene kongenitale, generalisierte geschwulstartige Fehlbildung, deren Ausmaß meist erst bei der Sektion erfaßt wird (Nödl 1960). Vornehmlich sitzen die wechselnd großen Tumoren am Hals, Nacken und in den Axillen, während sie seltener am Stamm im Sacralbereich oder an den Extremitäten vorkommen. Neben einem Tumor, der sich durch seine Größe auszeichnet, bestehen an vielen Hautpartien Wucherungen des Lymphgefäßsystems, aus welchem sich varicöse Ektasien bilden können, die mitunter auch auf die Muskulatur übergreifen. Feingeweblich fallen die besonders dicken Wände der erweiterten Lymphräume auf, die aber weder elastische Fasern noch Muskelzellen enthalten.

Lymphangiokeratoma circumscriptum naeviforme. Es handelt sich um eine systematisierte naevoide Fehlbildung wie die gleichnamige Blutgefäßanomalie.

Für die Behandlung der circumscripten wie kavernösen Lymphangiome und Lymphangiokeratome kommt bei geeigneter Lokalisation operative Entfernung in Frage. Die Röntgenstrahlentherapie hat weniger gute Ergebnisse gezeigt. Beim großen Lymphangiom der Zunge und der Submandibulargegend ist Resektion eines großen Teils des erkrankten Zungengewebes notwendig (Beck).

Anhang: Naevoxanthoendotheliom

Es handelt sich nicht um eine naevoide Fehlbildung, sondern um gutartige, vom Bindegewebe ausgehende, klinisch als Geschwülste imponierende Hautveränderungen, die im Schrifttum auch als Xanthoma juvenile, Xanthogranuloma juvenile, Histiocytoma juvenile, xanthomisiertes Fibrohistiocytom bezeichnet oder als Sarkom, Reticulose, Fremdkörpergranulom usw. fehlgedeutet worden sind.

Das Naevoxanthoendotheliom tritt — bei beiden Geschlechtern gleich — klinisch entweder als solitäres Knötchen bzw. Knoten (Abb. 411—413) oder disseminiert (Abb. 414) in

Efflorescenzen Myoblastenmyome und Mastocytome, eigentliche Reticulose der Haut und in Ausnahmefällen die Hand-Schüller-Christiansche Krankheit in Frage.

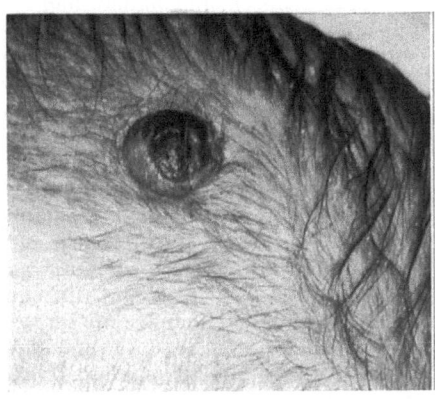

Abb. 411

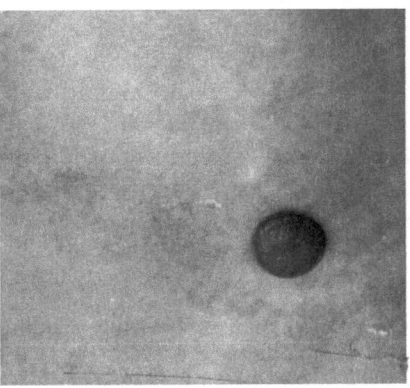

Abb. 412

Abb. 411. Solitäres Naevoxanthoendotheliom auf dem behaarten Kopf eines 10 Wochen alten Säuglings

Abb. 412. Solitäres Naevoxanthoendotheliom auf dem rechten Oberbauch eines 4 Monate alten Mädchens

Erscheinung und kommt vorwiegend bei Säuglingen, Kleinkindern und Jugendlichen vor, selten einmal auch bei Erwachsenen (GARTMANN und TRITSCH).

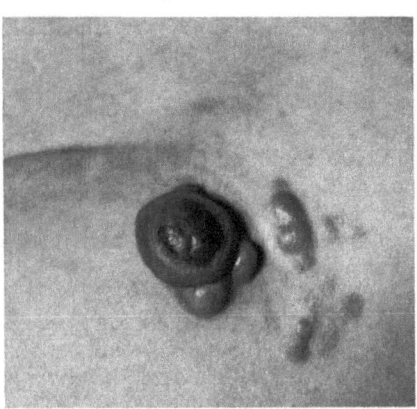

Abb. 413. Solitäres Naevoxanthoendotheliom mit peritumoralen Satelliten auf dem Oberschenkel eines 5 Monate alten Mädchens

Differentialdiagnostisch kommen bei der disseminierten, aus mehr oder minder zahlreichen, rundlichen bis ovalären, rötlichen, bräunlichen und/oder gelblichen Knötchen, Knoten und Infiltraten wechselnder Größe bestehenden Form (Abb. 414) die juvenile hyperlipidämische Xanthomatose, multiple kleinknotige Lymphocytome im Sinne des Sarkoids Spiegler-Fendt (sog. Sarcomatosis cutis Gertler und Schimpf), die Urticaria pigmentosa xanthelasmoidea, bei vorwiegend großknotigen

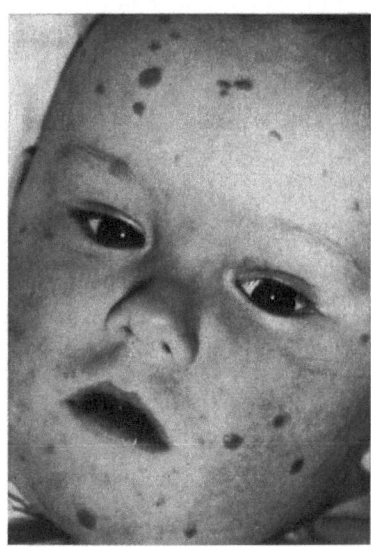

Abb. 414. Disseminierte klein- und großknotige Naevoxanthoendotheliome bei 7 Monate alten Jungen

Großknotige Naevoxanthoendotheliome treten mitunter systematisiert unter Einbeziehung von Lunge, Hoden und Omentum in Erscheinung. Auch sie bilden sich in der Regel ohne Therapie zurück (NÖDL 1960).

Bei den isolierten, meist rundlichen, derben, rötlich-braunen bis gelbroten, erbs- bis walnußgroßen Knoten (Abb. 411—413), die gelegentlich ein zartes Randerythem und im Randwall einzelne Teleangiektasien aufweisen, bereitet dem weniger Erfahrenen die Abgrenzung vom Histiocytom, vom Dermatofibrosarkoma protuberans, von einer knotigen Reticulose und wegen der zentralen Eindellung mit zentraler Schuppenkruste vom molluskoiden Keratoakanthom mitunter Schwierigkeiten. Die sehr selten zu beobachtenden gestielten Formen können mit einem Granuloma telangiectaticum verwechselt werden. Erhebliche Schwierigkeiten bereitet die klinische Unterscheidung vom Reticulohistiocytom. Schließlich wird die Erkennung durch sekundäre erosive, ulceröse oder ekzematoide Veränderungen erschwert.

Die Veränderungen können an jeder Stelle des Körpers auftreten. Entscheidend für die Diagnose ist immer der feingewebliche Befund.

Das im Corium gelegene Infiltrat besteht im wesentlichen aus Histiocyten, Fibroblasten, Reticulumzellen, Schaumzellen und Riesenzellen teils vom Fremdkörper-, teils vom Touton-Typ. Bei den Schaumzellen handelt es sich um Histiocyten mit wabig-schaumig umgewandeltem Protoplasma. Bei frischen Efflorescenzen fiel Gartmann und Tritsch eine stärkere lympho-histiocytäre Entzündung auf, teilweise kombiniert mit reichlich Eosinophilen und Fremdkörperriesenzellen. Lipideinlagerungen sind nicht generell vorhanden.

Gegen die Tumornatur spricht sowohl der klinische Verlauf als auch das feingewebliche

Substrat. Die einzelnen Efflorescenzen pflegen sich im allgemeinen unter Schrumpfungserscheinungen und schließlich unter Hinterlassung zarter unauffälliger Narben zurückzubilden.

Blutchemisch und hämatologisch finden sich im allgemeinen normale Werte, manchmal eine Bluteosinophilie. Internistische bzw. pädiatrische Untersuchungen der betroffenen Kinder deckten bislang keine wesentlichen Besonderheiten auf. Das Naevoxanthoendotheliom dürfte weder dem Xanthom (xanthomatöse Lipidose), noch der Reticulose der Haut im Sinne einer irreversibel-proliferativen Hämoblastose zuzurechnen sein. Gartmann und Tritsch sehen auf Grund des klinischen, feingeweblichen und topohistochemischen Verhaltens darin eine Entzündung unbekannter Ursache, die im Laufe ihres Bestehens zu verschiedenartigen histomorphologischen Bildern führen kann, deren Erkennung vom Zeitpunkt der Untersuchung abhängig ist. Eine solche Auffassung ist mit der Beobachtung sowohl entzündlicher als auch granulomatöser Stadien, wie auch proliferativ-hyperplastischer Erscheinungen von seiten des reticulo-histiocytären Gewebes im Naevoxanthoendotheliom vereinbar (Gartmann u. Tritsch).

Eine besondere Therapie ist abgesehen von der Excision störender Knoten nicht erforderlich.

Literatur

Allen, A. C.: Survey of pathologic studies of cutaneous diseases during world war II. Arch. Derm. Syph. (Chic.) 57, 19 (1948).
— Juvenile melanomas of children and adults and melanocarcinomas of children. Arch. Derm. Syph. (Chic.) 82, 325 (1960).
Beck, Ch.: Lymphangiom der Zunge. Z. Laryng. Rhinol. 44, 598 (1965).
Blaich, W.: Zur Pathogenese des Naevus Unna der Nackengegend und des Feuermals der Stirn. Hautarzt 9, 406 (1958).
Born, W.: Klinische Anwendung radioaktiver Substanzen. In: Handbuch der Haut- und Geschl.Krkh. von J. Jadassohn; Erg.-Werk, hrsg. von A. Macchionini, Bd. V/2, S. 795. Berlin-Göttingen-Heidelberg: Springer 1959.
—, u. R. Beckmann: Die heutige Strahlenbehandlung des Haemangioms. Münch. med. Wschr. 104, 1560 (1962).
Clara, M.: Die arterio-venösen Anastomosen. Wien: Springer 1956.
Cramer, H. J.: Über den „Neuro-Nevus bleu" (Masson). Hautarzt 17, 16 (1966).
Gans, O., u. G. K. Steigleder: Histologie der Hautkrankheiten, Bd. II. Berlin-Göttingen-Heidelberg: Springer 1957.
Gartmann, H.: Akropigmentatio symmetrica Dohi. Derm. Wschr. 125, 534 (1951).
— Das sog. juvenile Melanom. Münch. med. Wschr. 104, 587, 633 (1962).

Gartmann, H.: Pigmentzellgeschwülste der Haut. Fortschr. Med. 81, 365, 395 (1963).
—— Zur Frage der Behandlung des Haemangioms vom Standpunkt des Dermatologen. Therapiewoche 14, 575 (1964).
— Juveniles Melanom (Spitz) und Naevuszellnaevus. Aesthet. Med. 13, 369 (1964).
— Neuronaevus bleu Masson — cellular blue nevus Allen. Arch. klin. exp. Derm. 221, 109 (1965).
—, u. W. Kiessling: Haarfollikelnaevus. Arch. klin. exp. Derm. 216, 211 (1963).
—, u. K. Thurm: Juveniles Melanom der Augenbindehaut. Derm. Wschr. 142, 805 (1960).
—, u. H. Tritsch: Klein- und großknotiges Naevoxanthoendotheliom. Arch. klin. exp. Derm. 215, 409 (1963).
Greither, A., u. H. Tritsch: Die Geschwülste der Haut. Stuttgart: G. Thieme 1957.
Jakubowicz, K.: Über die Zugehörigkeit des sog. juvenilen Melanoms zur Gruppe des aktiven Naevuszellnaevus. Hautarzt 16, 411 (1965).
Kernen, J. A., and L. V. Ackerman: Spindle cell nevi and epitheloid-cell nevi (so-called juvenile melanomas) in children and adults. Cancer. 13, 612 (1960).
Klostermann, G. F., u. J. Just: Untersuchungen an unbehandelten Haemangiomen. Strahlentherapie 125, 10 (1964).

Knoth, W., u. G. Ehlers: Zur Frage der Existenz des Granuloma pyogenicum teleangiectaticum unter besonderer Berücksichtigung seiner Beziehungen zum Haemangiom und Haemangioendotheliom. Arch. klin. exp. Derm. **214**, 394 (1962).

Masson, P.: Neuronaevus bleu. Ann. Anat. Path. **3**, 417, 657 (1926).

McWhorter, H. E., and L. B. Woolner: Pigmented nevi, juvenile melanomas, and malignant melanomas in children. Cancer **7**, 564 (1954).

Mishima, Y., and B. Mevorah: Nevus Ota and nevus Ito in american negroes. J. invest. Derm. **36**, 133 (1961).

Nikolowski, W.: Zur Frage der Behandlung von Gefäßfehl- und -neubildungen. Strahlentherapie **115**, 548 (1961).

Nödl, F.: Das „sogenannte" Granuloma teleangiektaticum. Z. Haut- u. Geschl.-Kr. **19**, 163 (1955).

— Gutartige Neubildungen der Haut. In: Dermatologie und Venerologie, hrsg. von H. A. Gottron u. W. Schönfeld, Bd. IV, S. 205. Stuttgart: G. Thieme 1960.

Oehlschlaegel, G., u. E. Müller: Zum Granuloma pyogenicum sive teleangiectaticum als Sonderfall des capillaren Haemangioms und über dessen Beziehung zu anderen Angiomen und gefäßgebundenen Naevi. Arch. klin. exp. Derm. **218**, 126 (1964).

Proppe, A.: Spezielle Röntgenbestrahlung der gutartigen Hautkrankheiten. In: Dermatologie und Venerologie. hrsg. von H. A. Gottron u. W. Schönfeld, Bd. II/1, S. 81. Stuttgart: G. Thieme 1958.

Schirren, C. G.: Röntgentherapie gutartiger Geschwülste der Haut. In: Handbuch der Haut- und Geschl.Krkh. von J. Jadassohn; Erg.-Werk, hrsg. von A. Marchionini, Bd. V/2, S. 302. Berlin-Göttingen-Heidelberg: Springer 1959.

— Die genetische Strahlenbelastung des Patienten in der Dermato-Röntgentherapie. Arch. klin. exp. Derm. **213**, 32 (1961).

— Ist die Anwendung von Thorium X-Lack in der dermatologischen Praxis noch vertretbar? Hautarzt **12**, 65 (1961).

Schnyder, U. W.: Zur Klinik und Histologie der Angiome (I.—IV. Mitteilung). Arch. Derm. Syph. (Berl.) **198**, 51, 333 (1954); **200**, 483 (1955); **204**, 457 (1957).

— Haemangiome. In: Handbuch der Haut- und Geschl.-Krkh. von J. Jadassohn; Erg.-Werk, hrsg. von A. Marchionini, Bd. III/1, S. 494. Berlin-Göttingen-Heidelberg: Springer 1963.

— Erbliche Gefäßmäler, Teleangiektasien und Lymphoedeme. In: Handbuch der Haut- und Geschl.-Krkh. von J. Jadassohn; Erg.-Werk, hrsg. von A. Marchionini, Bd. VII, S. 695. Berlin-Heidelberg-New York: Springer 1966.

Schuermann, H., u. Kh. Woeber: Sollen kavernöse Haemangiome bestrahlt werden? Strahlentherapie **112**, 229 (1960).

Schuhmachers-Brendler, R.: Beitrag zur Klinik und Histologie der Naevi naevocellulares sowie des juvenilen Melanoms. Arch. klin. exp. Derm. **217**, 600 (1963).

Spitz, S.: Melanomas of childhood. Amer. J. Path. **24**, 591 (1948).

Steigleder, G. K., u. K. Wellmer: Zur Abtrennung des sog. juvenilen Melanoms. Arch. klin. exp. Derm. **202**, 556 (1956).

Thormann, Th., u. S. Weidauer: Zur Klinik und Therapie der kutanen kindlichen Haemangiome. Strahlentherapie **125**, 20 (1964).

Gutartige Neubildungen*

Von B. Rohde, Hamburg

Geschwülste der Bindesubstanz

Fibrome. Abgesehen davon, daß sich die weichen und harten Fibrome in der Regel erst beim Erwachsenen ausbilden, begegnet man gelegentlich harten Fibromen auch beim Kind.

Klinik: Es handelt sich dann um kleine bis etwa linsengroße Geschwülste, die zumeist flach in der Haut der Gliedmaßen (Laugier, 1956) oder als abgeflachte Knötchen in der Zunge liegen (Abb. 415). Ihr Farbton ist unauffällig bis graubraun bei glatter Oberfläche. Subjektive Beschwerden fehlen bis auf

---

* Die teilweisen Überschneidungen der Kapitel Gartmann und Rohde (S. 608—648) gehen auf Wunsch der Herausgeber zurück, diese Gebiete — auf denen hinsichtlich der Pathogenese und der Therapie nicht unwesentliche Auffassungsunterschiede bestehen — von 2 Autoren unabhängig voneinander behandeln zu lassen.

das störende Fremdkörpergefühl bei Zungenfibromen.

Histogenese: Fibrome sollen sich nach kleinen Verletzungen entwickeln. Sie wären darin den hypertrophischen Narben verwandt. Eine wichtige Rolle kommt wahrscheinlich der Gefäßadventitia zu.

Histologie: Die sich im Corium bildende Zellwucherung setzt sich aus spindeligen Fibrocyten, Fibroblasten und wenigen Histiocyten zusammen. Das kollagene wie auch elastische Gewebe und die Hautanhangsorgane werden von dem wachsenden Tumor verdrängt. Zur Ausbildung einer abgrenzenden Kapsel kommt es nicht. Ähnlich wie beim Histiocytom schieben sich neben stark verdünnten Epidermisanteilen basaliomähnliche Formationen der Epidermis vor.

Therapie: Die einzige erfolgversprechende Therapie ist die Excision.

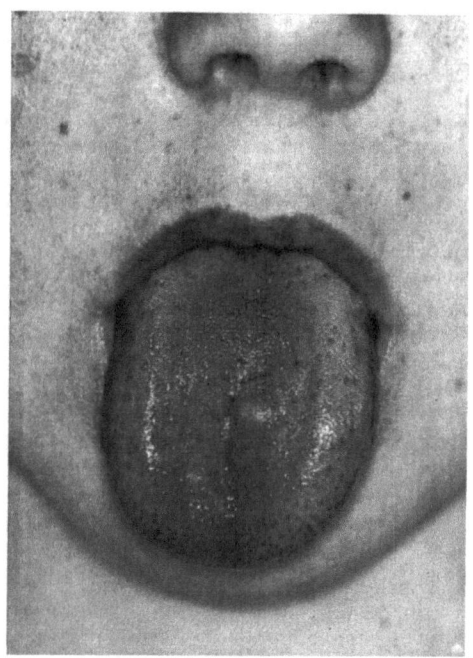

Abb. 415. Fibrom der Zunge, Pat. S. W. ♂ 12 Jahre

Literatur

LAUGIER, P.: Fibrome cutané digital. Bull. Soc. franç. Derm. Syph. **63**, 66 (1956).

Histiocytome. Bei den selten schon seit der Geburt bestehenden Histiocytomen (ROUX, 1951) handelt es sich um kleine knotenförmige Tumoren, die sowohl solitär wie auch in disseminierter Aussaat in Erscheinung treten.

Klinik: Es sind zunächst mehr hellrote linsen- und gelegentlich erbsgroße Papeln, die später einen rotgelben bis hautfarbenen Ton annehmen. Sie überragen die umgebende Haut als halbkugelige Gebilde mit leichter Ab-

flachung. Ihre Konsistenz kann als derb und manchmal als ausgesprochen hart angesprochen werden. Einzelne benachbarte Papeln können konfluieren.

Sitz: Bevorzugter Ansiedlungsort sind die unteren Extremitäten, doch findet man sie auch am Stamm, im Gesicht und selten am Kopf.

Histologie: Die gutartige Geschwulst baut sich aus schmalen Fibroblasten und plasmareichen Histiocyten auf. Aus den nicht scharf abgegrenzten Infiltraten ragen gebündelte Histiocyten als Ausläufer in die Umgebung. Riesenzellen vom Touton-Typ mit ringförmigem Kern sind oft in größerer Anzahl anzutreffen. Die eigentümliche Epithelwucherung über und in der Nähe der Histiocytome kann mit den lang und breit angesetzten Epithelzapfen basaliomähnlich sein. STEIGLEDER et al. (1962) fanden eine erhöhte Aktivität von Aminopeptidase in den Capillarwänden, die der epidermalen Wucherung vorauszugehen scheint. Blutpigment und Lipoide können gespeichert werden: hämosiderotische bzw. lipoidhaltige Histiocytome.

Nach jahrelangem Bestand zeigt das Histiocytom Tendenz kleiner zu werden.

Therapie: Die Entfernung erfolgt am besten durch Excision.

Literatur

ROUX, J.: Histiocytomes multiples, disséminés, existant à la naissance et évoluant spontanément vers une cicatrice pigmentaire. Bull. Soc. franç. Derm. Syph. **58**, 421 (1951).
STEIGLEDER, G. K., H. NICKLAS u. Y. KAMEI: Die Epithelveränderungen beim Histiozytom, ihre Genese und ihr Erscheinungsbild. Derm. Wschr. **146**, 457 (1962).

Naevoxanthoendotheliome. Diese nicht gerade häufig diagnostizierte Geschwulst kann schon innerhalb der ersten Lebenswochen sichtbar werden. Gern entwickelt sich das Naevoxanthoendotheliom erst im Laufe der ersten Lebensjahre.

Klinik: Aus kleinen, zunächst zartroten Infiltraten erheben sich flache Neubildungen, die selten mehr als einige Millimeter das Hautniveau überragen. Sie nehmen mit der Größenzunahme einen gelbbraunen Farbton an. Die unterschiedlich großen Gebilde bleiben als weiche bis linsengroße Infiltrate über unbestimmte Zeit konstant. Vom leicht eingedellten Zentrum hebt sich der Rand vor allem bei schräger Aufsicht gering ab. Die Oberfläche

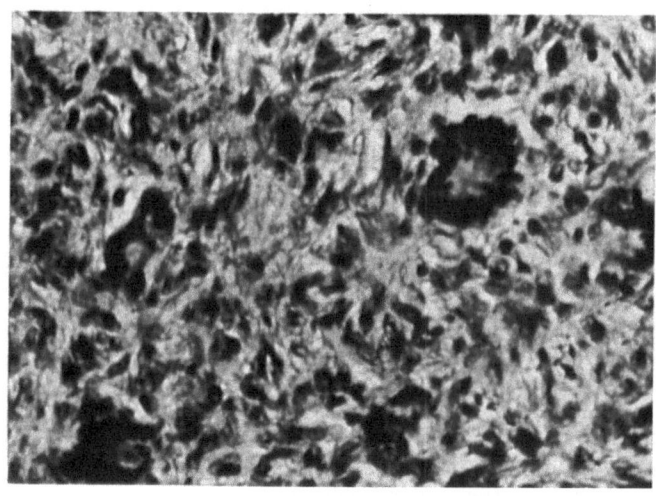

Abb. 416. Histiocytom mit Riesenzellen (Touton-Typ) Histol.
Nr. 22611

kann neben unregelmäßiger Hautfelderung Krustenbildung zeigen. Im Blutbild fällt oft eine Eosinophilie auf.

Sitz: Bevorzugte Lokalisation der Naevoxanthoendotheliome ist der Stamm, die

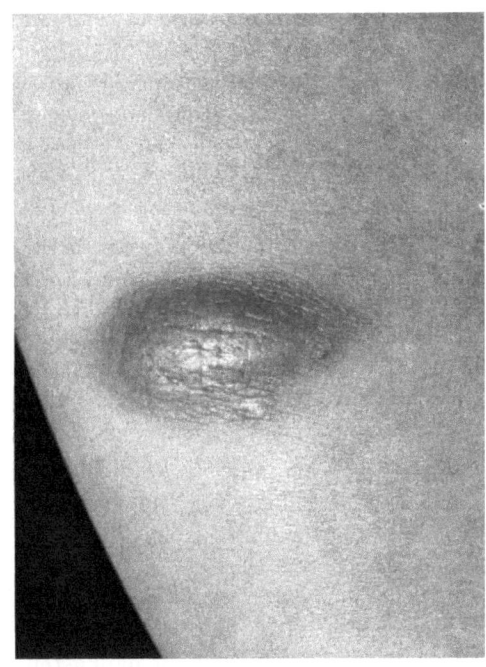

Abb. 417. Naevoxanthoendotheliom, Pat. R. G. ♂ 1¹/₂ Jahre

Extremitäten, selten der behaarte Kopf. Ungewöhnlich sind großknotige Formen (Nödl, 1959; Gartmann und Tritsch, 1963). Bei systematisiertem Auftreten können auch die Lungen und andere Organe betroffen sein.

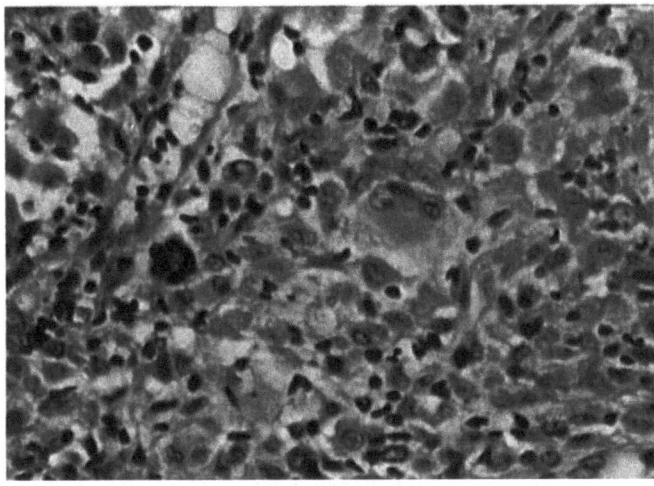

Abb. 418. Histologie eines Naevoxanthoendothelioms Histol. Nr. 21682

Pathogenese: Die Ursache der Infiltrate ist unbekannt. Die Deutung der Ansammlung speichernder Zellelemente als Reticulose, wie sie in Analogie zur Urticaria pigmentosa von Woringer und Stiegler (1956) diskutiert wurde, ist auf Widerspruch gestoßen. Degos et al. (1962) stellen den Begriff Naevoxanthoendotheliom auf Grund des klinischen und histologischen Verhaltens in Frage und sprechen von histocytose éruptive bénigne.

Histologie: Histiocyten und Fibrocyten beherrschen das Bild. Unter den Histiocyten fallen jene mit schaumig-wabigem Plasma und z. T. doppeltbrechenden Lipoiden ins Auge. Von den Xanthomzellen lassen sich die kleineren Schaumzellen unterscheiden; sie sind aber größer als unveränderte Fibroblasten. Hier und da entdeckt man Riesenzellen vom Fremdkörper- und Touton-Typ. Stellenweise ist eine Schwellung des Capillarendothels zu erkennen, außerdem liegt zwischen Infiltrat und den oft stark pigmentierten Basalzellen ein schmaler Bindegewebssaum.

Therapie: Naevoxanthoendotheliome können sich spontan zurückbilden (Nödl, 1959), persistierende werden excidiert.

Differentialdiagnose: Juvenile Xanthome lassen sich durch die Hypercholesterinämie abgrenzen. Die Letterer-Siwe-Erkrankung muß ausgeschlossen werden.

Literatur

Degos, R., J. Civatte et J. Guilaine: A propos du naevo-xantho-endohéliome (Histiocytose éruptive bénigne). Bull. Soc. franç. Derm. Syph. **69**, 269 (1962).

Gartmann, H., u. H. Tritsch: Klein- und großknotiges Naevoxanthoendotheliom. Arch. klin. exper. Derm. **215**, 409 (1963).

Nödl, F.: Systematisierte großknotige Naevoxanthoendotheliome. Arch. Derm. Syph. (Berl.) **208**, 601 (1959).

Woringer, F., et J. P. Stiegler: Naevo-xanthome de MacDonagh. Bull. Soc. franç. Derm. Syph. **63**, 267 (1956).

Bindegewebsnaevi. Hierunter verstehen wir eine seltene Geschwulst, die sich in früher Kindheit bis etwa zum 10. Lebensjahr entwickelt. Die Veränderungen sind als mesodermale Hamartome aufzufassen und histologisch mit dem Pseudoxanthoma elasticum verwandt (Blaich, 1947).

Klinik: Die sich farblich nur wenig von der übrigen Haut abgrenzenden Knoten stehen als einzelne oder multiple Hautveränderungen mit unregelmäßiger Oberfläche, die die angrenzende Haut nur wenig überragt, in unveränderter Umgebung. Der einzelne Knoten kann rund oder polygonal, weich bis mäßig derb sein.

Sitz: Die Papeln bilden sich gern in der Haut des Stammes, multiple Efflorescenzen treten gruppiert auf. Weniger häufig ist eine disseminierte Ausbreitung, und nur selten kommen Bindegewebsnaevi symmetrisch in Anlehnung an die Spaltlinien der Haut vor.

Histologie: Der Naevus baut sich aus kollagenem und elastischem Gewebe auf, bei dem ein umschriebener Umbau charakteristisch ist (ROCHA und WINKELMANN, 1962). Kollagene und argyrophile Fasern, wie sie WEYHBRECHT (1952) beschrieben hat, zeigen, daß auch frühe Bindegewebsstufen beteiligt sein können.

Im Lumbosacralbereich trifft man auf isolierte chagrinlederartige *Pflasterstein-Naevi*, die in der Regel ein Symptom der tuberösen Sklerose sind. In anderer Form treten sie als multiple *subunguale Fibrome* beim Morbus Pringle auf (GOTTRON, 1943; BLAICH, 1947; WALTHER, 1951).

Echte *Fingerknöchelpolster* (knuckle pads) als dysplastische Veränderungen treten gelegentlich familiär gehäuft auf. Der Beginn der Veränderungen setzt meist in der Pubertät ein.

Eine Neigung der Bindegewebsnaevi zur malignen Entartung ist nicht bekannt.

Therapie: Sie können daher, wenn sie den Träger stören, excidiert werden (SCHULTZ, 1949).

Literatur

BLAICH, W.: Zur Histo- und Pathogenese der Bindegewebsnaevi. Derm. Wschr. **119**, 133 (1947/48).

GOTTRON, H.: Morbus Pringle mit Pflasterstein-Naevus am Rücken. Zbl. Haut- u. Geschl.-Kr. **69**, 618 (1943).

ROCHA, G., and R. K. WINKELMANN: Connective tissue nevus. Arch. Derm. **85**,722 (1962).

SCHULTZ, H.: Das Krankheitsbild der Fingerknöchelpolster (knuckle pads) mit besonderer Berücksichtigung ihrer Ätiologie. Dtsch. med. Wschr. **74**, 1325 (1949).

WALTHER, H.: Pflastersteinartiger Naevus der Lumbosakralgegend bei Morbus Pringle. Derm. Wschr. **124**, 940 (1951).

WEYHBRECHT, H.: Solitäre Bindegewebsnaevi. Derm. Wschr. **126**, 1137 (1952).

Keloide

Ohne ersichtlichen äußeren Anlaß, nach narbiger Wundheilung und im Verlauf der Narbenbildung reagiert das Bindegewebe zuweilen mit einer Proliferation von Zellen, woraus ähnliche klinische Bilder resultieren können

(NIKOLOWSKI, 1961; CIVATTE, 1963). Man spricht je nach dem Entstehungsmodus, bzw. dem klinischen und histologischen Bild von einem Spontankeloid, Narbenkeloid oder einer hypertrophischen Narbe.

Das Spontankeloid erhebt sich als scharf abgegrenzte derbe Platte aus unveränderter Haut. Die oft stark prominente Neubildung läuft zu den Rändern hin auf das Hautniveau aus und greift mit mehr oder weniger ausgezogenen Ausläufern in die gesunde Umgebung hinein. Die Oberflächenhaut ist gespannt, ihre Farbe daher zunächst heller als hautfarben oder rosarot. Ältere Herde nehmen einen braunroten oder gelbweißen Farbton an. Solange sie an Größe zunehmen, können sie von Juckreiz und Kribbeln begleitet sein. In ihrem Bereich treten gelegentlich Komedonen und Lanugohaare auf.

Sitz: Hautbezirke, die ihrer Unterlage fester anliegen, wie z. B. über Knorpel und Knochen sind bevorzugt. Außer bei Kindern können Spontankeloide in jedem Lebensalter auftreten und zwar häufiger bei Frauen als bei Männern.

Narbenkeloide sind die Regel nach Verbrühungen und Verbrennungen. Zwischen dem 1. und 6. Lebensjahr werden die häufigsten derartigen Verletzungen gesehen, wobei das Maximum gegen Ende des 1. Lebensjahres als Häufung der Küchenunfälle liegt. Knaben verbrühen sich nach unseren Erfahrungen doppelt so oft als Mädchen.

Klinik: Keloide können einzelne Bezirke einer Narbe verschonen, andere verändern. Außer den erwähnten Unfallnarben werden auch Keloide nach Verätzungen und chronischen Entzündungen gesehen.

Sitz: Außerdem kann die Lokalisation auf bestimmte Traumen hinweisen, z. B. Impfkeloide, Transplantatkeloide. Auch hier gilt, daß am ehesten dort mit einer Keloidbildung zu rechnen ist, wo die Haut unter besonderer Spannung steht, z. B. über dem Sternum.

Histologie: Spontan- und Narbenkeloide zeigen im Corium die gleichen Veränderungen. Die Epidermis und der untere Anteil des Papillarkörpers flachen durch das Vordrängen der lappigen Neubildung ab. Im Aufbau des Keloids entsteht wohl zuerst ein zellreiches kollagenes Gewebe, das serös aufgelockert ist. Um die Capillaren ordnen sich die Zellen wirbelartig an. Nach Abbau treten kollagene Fasern an ihre Stelle, die vorhandenen Arterien und Venen sind starkwandig. Frische Keloide sind reich an Mastzellen, Lymphocyten sind selten.

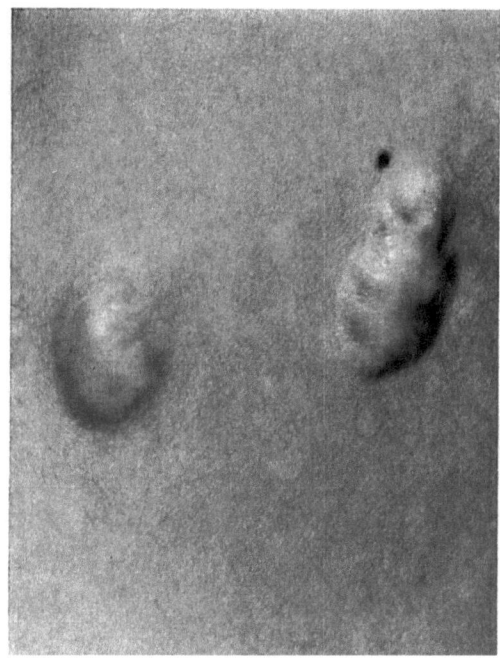

Abb. 419. Narbenkeloid nach Pockenschutzimpfung.
Pat. B. K. ♂ 13 Jahre

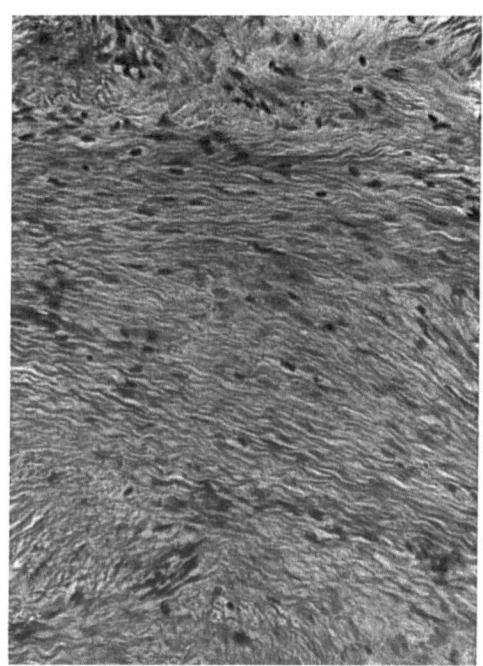

Abb. 421. Spontankeloid, Histol. Nr. 21439

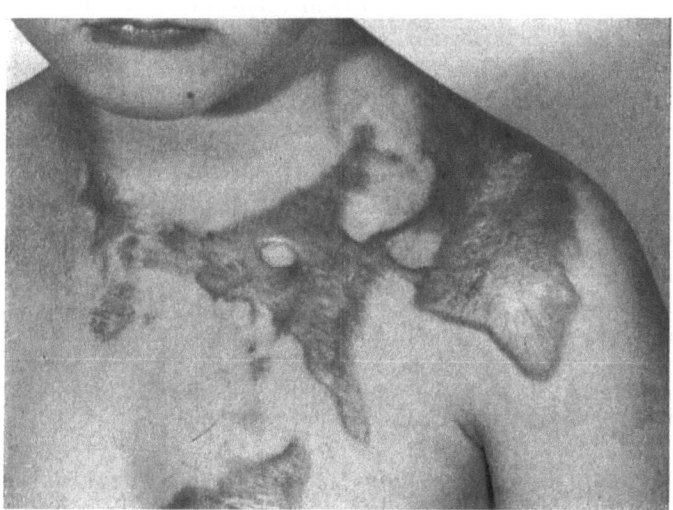

Abb. 420. Narbenkeloid nach Verbrühung, Pat. L. B. ♀ 7 Jahre

Hyaluronsäure ist im Zwischengewebe vermehrt. In älteren Keloiden sind Nerven, Gitterfasern und elastische Fasern verdrängt, es herrschen hier homogene hyaline Faserbündel vor, die fast parallel zur Oberfläche laufen und von einer Bindegewebshülle kapselartig abgegrenzt werden. Die Anhangsgebilde der Haut verschwinden.

Die hypertrophische Narbe. Gegenüber den erwähnten Keloidformen wächst die hypertrophische Narbe schneller. In ihrem sonstigen klinischen Bild wie Oberfläche und Färbung sind sie sich gleich. Die Hypertrophie bleibt jedoch auf die Narbe beschränkt, so daß ihre Ränder steil zur gesunden Haut abfallen. Dazu rezidiviert die hypertrophische Narbe nach ihrer Entfernung nicht. Die Spontan- und Narbenkeloide zeigen dagegen eine ausgesprochene Rezidivneigung.

Histologie: Ein zellreiches Granulationsgewebe steht im Vordergrund. Eine kapselartige und damit mehr oder weniger scharfe Abgrenzung zur Umgebung sowie der Übergang zum derben Bindegewebe werden vermißt (GANS und STEIGLEDER, 1957).

Genese: Über die Entstehungsweise und deren Auslösung kann man verschiedener Auffassung sein. Es ist sogar die Frage, ob es überhaupt echte Spontankeloide gibt oder ob sie nach Mikrotraumen entstehen. Zur Disposition bestimmter Hautbezirke kommt nach GOTTRON (1939) noch eine personale Bereitschaft. WORINGER und ZIMMER (1958) fanden im Alkoholextrakt von Keloiden abweichende Peptid- und Aminosäurewerte.

Therapie: Alle therapeutischen Eingriffe stellen nur Versuche dar (WERNSDÖRFER, 1962). So hat auch die in den letzten Jahren eingeführte Unterspritzung mit Corticosteroid-Kristallsuspensionen nicht den Erwartungen entsprochen. Bei frisch sich entwickelnden Keloiden kann ein Behandlungsversuch mit corticosteroidhaltigen Salben oder die Infiltrierung von Hyaluronidase (BRAUN-FALCO und WEBER, 1951) gemacht werden. Bewährt hat sich in vielen Fällen eine Excision oder flache scharfe Abtragung der Keloide mit nachfolgender einzeitiger oder fraktionierter Röntgenbestrahlung (etwa vom 10. postoperativen Tage an). Auch die alleinige Anwendung von Röntgenweichbestrahlung ist angegeben (FISCHER, 1965).

Literatur

BRAUN-FALCO, O., u. G. WEBER: Zur Lokalbehandlung von Keloiden mit Hyaluronidase. Derm. Wschr. **124**, 796 (1951).

CIVATTE, J.: Les chéloides. Rev. Prat. (Paris) **13,** 673 (1963).

FISCHER, H.: Sollen hypertrophische Narben excidiert oder bestrahlt werden? Dtsch. med. Wschr. **90**, 1374 (1965).

GANS, O., u. G. STEIGLEDER: Keloide. In: Histologie der Hautkrankheiten. Bd. II. Berlin, Göttingen, Heidelberg: Springer 1957.

GOTTRON, H. A.: In: Individualpathologie. S. 319. Verlag C. Adam und F. Curtius 1939.

NIKOLOWSKI, W.: Pathogenese, Klinik und Therapie des Keloids. Arch. klin. exper. Derm. **212**, 550 (1961).

WERNSDÖRFER, R.: Das Keloid und seine Therapie. Med. Mschr. **16**, 659 (1962).

WORINGER, F., u. J. ZIMMER: Untersuchungen über das Keloidgewebe. Hautarzt **9,** 341 (1958).

Lipome

Naevus lipomatodes cutaneus superficialis

(HOFFMANN-ZURHELLE). Die kleinen, oft unscheinbaren Neubildungen, die schon beim Neugeborenen bestehen, zeigen nur eine geringe Wachstumstendenz.

Klinik: Die Einzelefflorescenzen sind kleine bis linsen-, gelegentlich bis erbsgroße Knötchen, welche in meist gruppenförmiger Anordnung dieses Krankheitsbild charakterisieren. Die gelben oder roten Erhebungen erinnern an Neurinome; bei Palpation lassen sie sich eindrükken, treten aber bei Nachlassen des Druckes wieder hervor.

Sitz: Als typische Lokalisation werden die Oberschenkel, die Lumbosakralregion und die Gesäßgegend angegeben. Entsprechend der Erstbeschreibung: Naevus lipomatodes cutaneus superficialis; die nicht regional gebundenen werden nur Naevus lipomatosus genannt (KNOTH, 1962).

Histologie: Die Veränderungen liegen als Fettzellhaufen im Corium und haben oft Kontakt mit der Epidermis.

Genese: Wenn auch der Aufbau des Fettgewebes in dieser Form nicht geklärt ist, so kann die Entwicklung mit degenerativen Veränderungen des umgebenden Bindegewebes in Beziehung gebracht werden. MIEDZINSKI (1963) sieht das Auftreten ektopischen Fettgewebes als ein primäres Geschehen an und schlägt die Bezeichnung „Naevus adiposocellularis", vor.

Therapie: Die Entfernung erfolgt am besten durch Excision. Malignes Wachstum auf dem Boden des Naevus ist nicht beobachtet worden.

Differentialdiagnose: Das klinische Bild des Naevus lipomatodes cutaneus superficialis hat Ähnlichkeit mit dem Bindegewebsnaevus, umschriebenen Herden eines Lymphangioms, Xanthoms und Talgdrüsennaevus (NIKOLOWSKI, 1950).

Literatur

KNOTH, W.: Über Naevus lipomatosus cutaneus superficialis Hoffmann-Zurhelle und über Naevus naevocellularis partim lipomatodes. Dermatologica (Basel) **125**, 161 (1962).

MIEDZINSKI, F.: Naevus lipomatodes superficialis. Dermatologica (Basel) **126**, 223 (1963).

NIKOLOWSKI, W.: Über Naevus lipomatodes cutaneus superficialis (HOFFMANN-ZURHELLE). Derm. Wschr. **122**, 735 (1950).

Das braune Lipom. (Hibernom) (MERKEL, 1905). Das braune (vieltropfige) Fettgewebe liegt in drüsiger Anordnung supraclaviculär, interscapular und u. a. axillar und wird mit dem Winterschlaffett der Tiere verglichen. Nach der Kindheit bleiben meist nur minimale Reste persistent, aus denen sich das seltene Hibernom entwickeln kann. BRINES und JOHNSON (1949) fanden in der Weltliteratur nur neun Berichte.

Klinik: Bei sehr langsamem Wachstum erreicht die Geschwulst Apfelgröße. Die Konsistenz entspricht den Lipomen, die überdeckende Haut ist nicht verändert.

Sitz: Entsprechend den Lagerungsorten des braunen Fettgewebes finden sich die Knoten an der Schulter, im Nacken, in der Achselhöhle und am Rücken (SUTHERLAND et al., 1952); Cox, 1954).

Histologie: Das makroskopisch braun-gelbe Fett, dessen Farbe auf Keratinoide, Xanthophyllin und Flavine zurückgeführt wird, hat histologisch einen vom regulären Fett abweichenden Aufbau. Es überwiegen die charakteristischen vieltropfigen Zellen gegenüber granulierten Zellen mit dunklem Kern und 2—3 Nucleoli. Die Granula sind Lipoide und Lipoproteide. Der drüsige Aufbau wird durch Bindegewebssepten unterstrichen. Ein reiches engmaschiges Capillarnetz durchzieht die Geschwulst. Die Frage, ob die Liposarkome vom braunen Lipom ausgehen, ist noch nicht beantwortet.

Zur *Differentialdiagnose* steht das Lipom. Die *Therapie* ist die Excision.

Literatur

BRINES, O. A., and M. H. JOHNSON: Hibernoma: A special fatty tumor. Amer. J. Path. 25, 467 (1949).

Cox, R. W.: Hibernoma: the lipoma of immature adipose tissue. J. Path. Bact. 68, 511 (1954).

MERKEL, H.: Über ein Pseudolipom der Mamma (Eigenartiger Fettzellentumor). Beitr. path. Anat. 39, 152 (1906).

SUTHERLAND, J. C., W. P. CALLAHAN, and G. L. CAMPBELL: Hibernoma: a tumor of brown fat. Cancer (Philad.) 5, 364 (1952).

Chondrome (s. Stützgewebe, Bd. VI.)

Bei den Chondromen handelt es sich um Mischtumoren, bei denen in der Regel Bindegewebe und Knochen beteiligt sind, Knorpel aber überwiegt.

Die Haut über einem derartigen Tumor, der bis zu apfelgroß und sehr derb sein kann, ist entweder ohne wesentliche Veränderung oder zeigt gelegentlich eine leichte Hyperkeratose.

Sitz: Die Scheitelbeine, die Stirn, die Ohrgegend und die Extremitäten sind die Entstehungsorte.

Osteome (s. Stützgewebe, Bd. VI.)

Osteome sind sehr seltene Neubildungen.

Klinik: Als kleine derbe Knoten oder plattenförmige Gebilde mit höckeriger Oberfläche treten sie einzeln oder in Vielzahl auf (HOPKINS, 1928; BRÜCK, 1955).

Die Haut ist gelb-weiß verfärbt, gespannt oder unverändert. Ulcerationen treten nur über größeren Tumoren auf.

Sitz: Hauptsächlich ist die Kopfhaut betroffen (TRITSCH, 1965).

Pathogenese: Man kann das primäre Osteom (NÖDL, 1960) als Geschwulst versprengter Knochenkeime oder Periostanteile von der sekundären Ossifikation als metaplastischem Vorgang unterscheiden. Die primären Osteome sind also zu den Choristomen zu rechnen (TRITSCH, 1965).

Die *Therapie* ist die Excision.

Literatur

BRÜCK, V. C.: Case of osteoma multiplex cutis. Acta derm.-venereol (Stockh.) 35, 90 (1955).

HOPKINS, J. G.: Multiple miliary osteomas of the skin. Arch. Derm. 18, 706 (1928).

NÖDL, F.: Osteom. In: GOTTRON-SCHÖNFELD: Dermatologie und Venerologie, Bd. IV, S. 224. Stuttgart: G. Thieme 1960.

TRITSCH, H.: Osteome der Kopfhaut. Arch. Derm. Syph. (Berl.) 221, 336 (1965).

Hämangiome. Planotuberöse, tuberöse und subcutane Hämangiome

Hämangiome verdanken ihre Entstehung einer autonomen Wucherung der Blutgefäße oder deren Wandelemente.

Klinik: Man unterscheidet bei diesen sich schon innerhalb der ersten Lebensmonate entwickelnden Neubildungen nach ihrem klinischen und histologischen Verhalten drei Typen.

Das planotuberöse Hämangiom, bei dem das Wachstum schon in den ersten Lebenswochen einsetzt, nimmt seinen Ausgang von einem fleckförmigen Herd. Bei voller Ausbildung stehen linsen- bis münzgroße flach erhabene, dabei scharf begrenzte blau-rote Neubildungen in gesunder Haut. Ihre Konsistenz ist prall-elastisch.

Das tuberöse Hämangiom hat dagegen eine etwas längere Anlaufzeit. Es macht sich erst innerhalb der ersten Lebensmonate bemerkbar. Bei ihm liegen die Veränderungen tiefer in der Cutis bzw. Subcutis und ragen als blaurote Tumoren über das Hautniveau. Der Haut scheinen sie dann pilzförmig oder auch breitbasig gelappt, auch schwammartig aufzusitzen.

Das tief subcutan gelegene Hämangiom imponiert als flache oder stärkere Vorwölbung und ist je nach der temporären Blutfülle blaßblau, tiefrot oder blau gefärbt.

Alle Formen, bei denen Übergänge die Regel sind, treten als solitäre Knoten oder in multipler Anzahl auf.

Geschlechtsdisposition: 70% der Kinder mit Hämangiomen sind Mädchen. Entsprechend der Wachstumstendenz der Hämangiome kommen sie während der ersten 5 Lebensjahre zur Behandlung. Die Größenzunahme hält sich entweder an das allgemeine Körperwachstum, eilt

Sitz: Hämangiome bevorzugen das Gesicht, den Stamm und die Wangenschleimhaut. Bei den schnellwachsenden Geschwülsten ist in bezug auf den weiteren Verlauf und den frühzeitigen Eingriff die Lokalisation von besonderer Bedeutung. Bei Sitz in der Orbita, an den Lidern, über flach liegendem Knorpel und Knochen, bei Befall der Zunge, an Händen und Füßen sowie am Genitale sind die Hämangiome in ihrer Entwicklung sorgfältig zu beobachten. Hier stehen nicht kosmetische

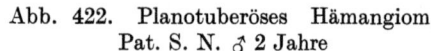

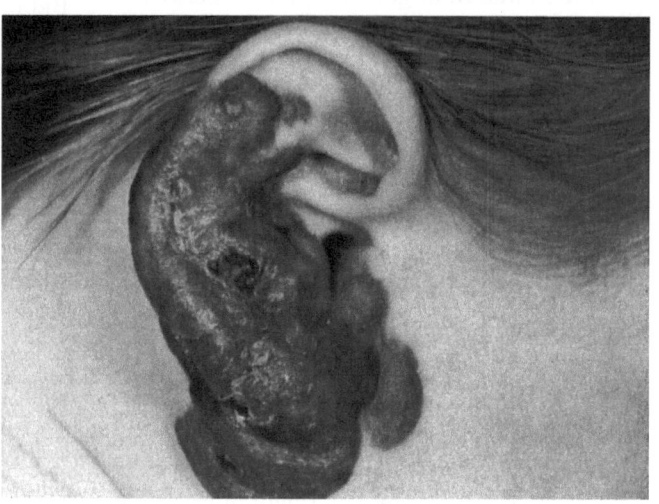

Abb. 422. Planotuberöses Hämangiom, Pat. S. N. ♂ 2 Jahre

Abb. 423. Tuberöses-kavernöses Hämangiom des Ohres, Pat. R. S. ♀ 1 Jahr

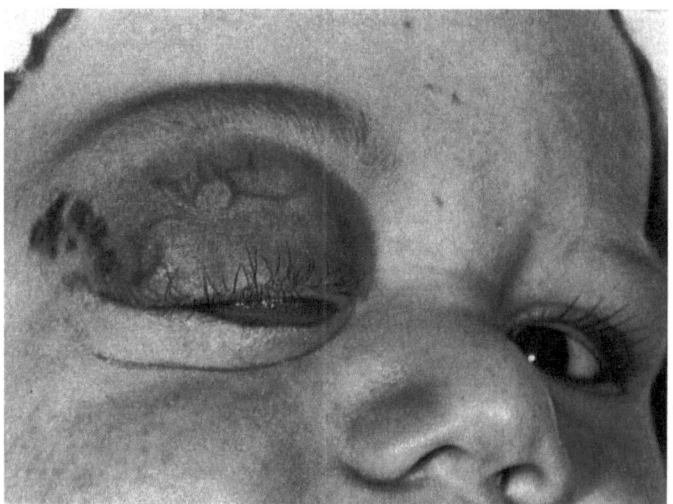

Abb. 424. Kavernöses Hämangiom des rechten Oberlides, Pat. A. T. ♀ 3 Monate

diesem voraus oder kommt spontan zum Stillstand. In der Hauptsache sind es umschriebene Veränderungen, sie können aber auch zu monströsen Verunstaltungen führen.

Überlegungen im Vordergrund, sondern die zu erwartenden Verdrängungskomplikationen wie z. B. Druckusuren.

Genese: Aus unklaren Gründen entstehen sie aus kongenitalen Geschwulstanlagen. Sie sind echte Blutgefäßgeschwülste mit begrenzter erblicher Disposition (SIEMENS, 1952).

Treten beim Neugeborenen neben dem Hämangiom Hautblutungen auf, so muß an das Kasabach-Merritt-Syndrom gedacht werden. Das Syndrom besteht in: 1. großes Hämangiom, 2. Thrombocytopenie, 3. Hämorrhagien, 4. Anämie.

Über schwere Verlaufsformen haben DE PREE sowie KEMÉNY, ADLER und NAGY (1963) berichtet.

Histologie: Hämangiome werden von stark erweiterten Capillaren und größeren Gefäßen gebildet. Durch Längenwachstum und dadurch bedingte Schlingenbildung entsteht das charakteristische histologische Bild. Capillarsprossen und undifferenzierte Endothelzellen liefern andererseits die Wandungen der prall mit Blut gefüllten Hohlräume, die zu ausgedehnten Blutseen erweitert sein können.

Hämangiome liefern fließende Übergänge von angeborenen Gefäßdysplasien zu echten Blastomen (SZODORAY, 1965).

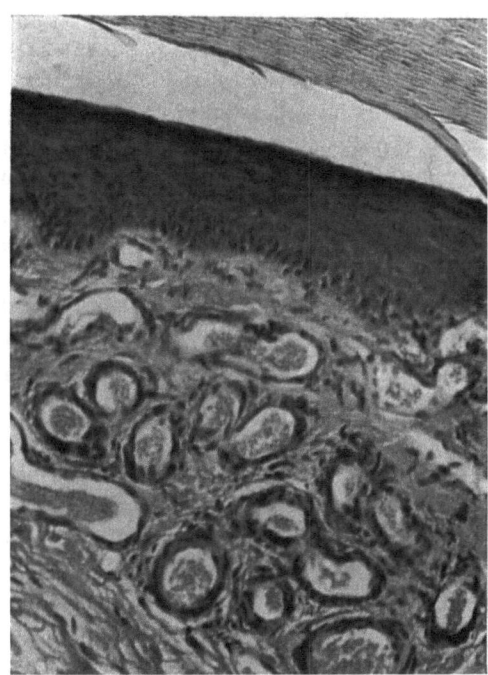

Abb. 425. Hämangiom, Histol. Nr. 16032

Therapie: Die Beobachtung eines großen Krankengutes hat ergeben, daß die Mehrzahl der frühkindlichen Hämangiome, es werden Werte zwischen 70 und 90% genannt, innerhalb der ersten fünf Lebensjahre spontan abheilen (PROPPE und HAUSS, 1963; LUGER, 1963). Dieses trifft besonders für die kavernösen (subcutanen) Hämangiome zu. Die Rückbildung ist entweder vollständig, meist jedoch unter Hinterlassung eines atrophischen, von Teleangiektasien durchzogenen Fleckes. Eine zentrale oder randständige Ulceration ist oft das erste Zeichen der beginnenden Involution.

Die Verfechter der Strahlenbehandlung weisen auf die gute Empfindlichkeit der Hämangiome im Säuglingsalter hin, die mit zunehmendem Alter abnimmt. Eingesetzt werden die Röntgennahbestrahlung, Grenzstrahlen und radioaktives Kobalt (BÖSCHE, 1962; BORN und BECKMANN, 1962; GRAU, 1950; WALTER, 1950).

Gestielte Tumoren bieten sich unter Umständen einer chirurgischen Abtragung an, wie auch ein besonderer Sitz der Geschwulst die Unterbindung der zuleitenden Gefäße fordern kann (HOLLENDER und ADLOFF, 1962; CALAS et al., 1963).

Literatur

BÖSCHE, H.: Zur Behandlung kavernöser Hämangiome mit Röntgenstrahlen. Dtsch. med. Wschr. **87**, 1716 (1962).

BORN, W., u. R. BECKMANN: Die heutige Strahlenbehandlung des Hämangioms am Beispiel des frühgeborenen Säuglings. Münch. med. Wschr. **104**, 1560 (1962).

CALAS, E., R. CLEMENT, P. JOUVE-FOURNIER, M. PIERRE, J. RANQUE et J. P. CLEMENT: État actuel du traitment des angioms cutanéo-muqueux des jeunes enfants. Pédiatrie **18**, 687 (1963).

GRAU, E.: Ergebnisse und Erfahrungen bei der Strahlenbehandlung kavernöser Hämangiome. Strahlentherapie **81**, 411 (1950).

HOLLENDER, L., et M. ADLOFF: Indication chirurgicale des hémangiomes cutanés de la première enfance. Bull. Soc. franç. Derm. Syph. **69**, 334 (1962).

KEMENY, P., T. ADLER, and L. NAGY: Fatal case of giant hemangioma with thrombocytopenia and bleedings (Kasabach-Merritt's syndrom). Report of a case and review of literature. Ann. paediat. (Basel) **200**, 257 (1963).

LUGER, A.: Spontanheilung tuberöser Hämangiome. Derm. Wschr. **147**, 74 (1963).

PREE DE, M. J.: A case of giant hemangioma with thrombocytopenia. Acta paediat. (Uppsala) **52**, 410 (1963).

PROPPE, A., u. E. HAUSS: Zur Frage der Blutschwammbehandlung. Derm. Wschr. **148**, 330 (1963).

SIEMENS, H. W.: Über die Erblichkeit der Gefäßmäler. Arch. Derm. Syph. (Berl.) **195**, 525 (1952).

SZODORAY, L.: Beitrag zur Histologie und Histochemie der Hämangiome. Derm. Wschr. **151**, 473 (1965).

WALTER, J.: Cavernous hemangioma in infants. Comparison of a treated and an untreated series. VI. Intern. Radiologenkongr. London 1950.

Gefäßnaevi

Naevus flammeus (Syn.: Naevus vinosus, Naevus teleangiectaticus, Feuermal). Bereits bei der Geburt bestehen die Feuermale, die wir je nach Lokalisation zu unterscheiden haben. So kennen wir die halbseitigen, symmetrischen und die medianen Naevi. Die letztgenannten können schon als harmlose Veränderungen nach einigen Monaten verschwinden.

Klinik: Der Naevus flammeus fällt mit seiner blaßroten, feuerroten oder auch blauroten Farbe und wegen seiner oft scharfen Begrenzung auf. Die einzelnen Flecke können sehr unterschiedlich groß werden. Ihre Ausdehnung hält sich im allgemeinen an das Wachstum der betreffenden Körperpartie. Ältere Herde sind rot-blau verfärbt.

Die Oberfläche der Feuermale bleibt im Hautniveau, selten unterbrochen von kleinen bis etwa kirschgroßen weichen Vorwölbungen, die dann von tiefblauer Farbe sind und Kinder nicht unter fünf Jahren betreffen.

Die median gelegenen Naevi haben in den ersten zwei Jahren eine starke Tendenz spontan zu verschwinden, die lateralen dagegen nicht.

Häufigkeit: Betroffen sind etwa die Hälfte aller Neugeborenen mit einzelnen oder multiplen Herden. Der Nackennaevus findet sich in einigen Familien gehäuft und dann vorwiegend bei Mädchen.

Sitz: Prädilektionsstellen sind im Gesicht Stirn und Nasenwurzel, der Bereich der großen Fontanelle und die Nackenhaargrenze (hier Storchenbiß und Naevus Unna genannt). Außerdem liegen die Naevi flammei gern an den Extremitäten und sind dann oft mit anderen Fehlbildungen vergesellschaftet: Sturge-Weber-Krabbe-Syndrom; Klippel-Trenaunay-Syndrom und Parkes-Weber-Syndrom.

Histologie: Proliferative Gefäßprozesse fehlen. Dies erklärt wohl auch die Strahlenunempfindlichkeit. Die Cutis ist von zahlreichen erweiterten Capillaren durchzogen, die sich nach längerem Bestand zu Ektasien ausbilden können. Die auffälligen Unterschiede im Hervortreten der Naevi flammei ist an die unterschiedliche Blutfülle der Capillaren gebunden.

Pathogenese: Anlagemäßig bedingt ist eine erhöhte Nachgiebigkeit der Capillaren. Die Bedeutung nervöser Einflüsse bei der Entwicklung und die posttraumatische Manifestation werden diskutiert (TUPATH-BARNISKE, 1962).

Therapie: Abgesehen von einer geringgradigen Abblassung nach Grenzstrahlen- und Thorium X-Behandlung ist für diese Naevi eine empfehlenswerte Behandlungsmethode nicht anzugeben.

Literatur

TUPATH-BARNISKE, R.: Zur Frage des posttraumatischen Naevus flammeus. Z. Haut- u. Geschl.-Kr. **33**, 379 (1962).

Naevus anaemicus VOERNER (1906). Der seit Geburt bestehende Naevus anaemicus ist unauffällig und wird dann deutlicher, wenn die umgebenden Hautbezirke besser durchblutet werden oder nach UV-Bestrahlung pigmentieren.

Klinik: Die oft nur schwer erkennbaren Veränderungen bestehen in linsen- bis münzgroßen kreisrunden hellen Flecken, welche zu größeren Herden konfluieren können und dann eine bogige Begrenzung haben. Der Rand solcher Herde ist nicht immer glatt. Der helle, manchmal auch wachsweiße Farbton ändert sich auch nicht nach mechanischer, thermischer oder aktinischer Reizung (KALZ, 1934). Auf gefäßaktive Stoffe antwortet der Naevus regelwidrig; BUTTERWORTH und WALTERS (1952) nehmen daher einen lokal gesteigerten Sympathicotonus an. Auf das Zusammentreffen eines Naevus anaemicus mit einem Morbus Recklinghausen hat SCHMIDT bereits 1929 hingewiesen; auch das gleichzeitige Vorkommen mit einem Naevus teleangiectaticus ist beobachtet.

Sitz: Die nur selten symmetrisch auftretenden Veränderungen liegen gern halbseitig in der Haut der Brust, des Nackens und des Rückens.

Pathogenese: Der angenommen angeborenen Funktionsstörung der Gefäßwandzellen liegt sicher eine erbliche Anlage zugrunde, die jedoch noch nicht genauer untersucht worden ist. Eine Verminderung der im Papillarkörper und tiefer verlaufenden Capillaren oder ein Fehlen der Pigmentbildungsfähigkeit, die den Zustand erklären ließen, liegen nicht vor.

Differentialdiagnose: Hier ist vor allem der ebenfalls kongenital auftretende Naevus depigmentosus zu erwähnen.

Therapie: Bei störendem Sitz und entsprechender Größe kann die Excision erwogen werden.

Literatur

BUTTERWORTH, T., and J. D. WALTERS: Observations on the pharmacologic responses of Voerner's nevus anemicus. Arch. Derm. **66**, 333 (1952).

KALZ, F.: Strahlenerythem und Pigmentation beim Naevus anaemicus. Dermatologica (Basel) **69**, 28 (1934).

SCHMIDT, H.: Naevus anaemicus und Morbus Recklinghausen. Derm. Z. **55**, 209 (1929).

VOERNER, H.: Über Naevus anaemicus. Arch. Derm. Syph. (Berl.) **82**, 391 (1906).

Angiokeratome

Angiokeratoma corporis circumscriptum naeviforme. (Syn.: Angioma hyperkeratoticum, Angiokeratoma naeviforme). Das Krankheitsbild des Angiokeratoma naeviforme, welches vom Angiokeratoma acroasphycticum Mibelli und dem Angiokeratoma diffusum (Typ Fabry) zu trennen ist, besteht in seiner vollen Ausbreitung bereits bei der Geburt. Die Größenzunahme entspricht dem Körperwachstum.

Klinik: Beim Säugling äußert sich die Erkrankung in noch getrennt in der Haut liegenden roten Flecken, die durch Annahme eines immer dunkler werdenden Farbtones und gleichzeitiger Ausbreitung bzw. Confluenz zuletzt dunkelblaue Herde in meist striärer Anordnung bilden. Die Oberfläche ist dann nicht mehr eben, sondern von vielen kleinen blauen Knoten durchsetzt. Zum Teil sehr starke Hyperkeratosen vervollständigen das Bild. Die warzig höckerigen, hyperkeratotischen Effloreszenzen setzen sich zur gesunden Umgebung scharf ab. Das gleichzeitige Vorkommen anderer Fehlbildungen, wie Naevus flammeus u. a. wird gelegentlich beobachtet. Gegen Verletzungen empfindlich, bluten die Veränderungen leicht. Die Weichteile und Knochen im entsprechenden Gebiet sollten auf Dysplasien untersucht werden (SCHNYDER, 1955; FISCHER und FRIEDERICH, 1965).

Sitz: Halbseitiger Befall in striärer Anordnung ist die Regel. Ansiedlungsgebiet sind die Extremitäten und selten der Stamm.

Histologie: Die Epidermis ist sekundär verdünnt, die interpapillaren Zapfen verschmälert und lang ausgezogen. Das Stratum corneum ist teils flach, teils fällt die mächtige Hyperkeratose auf. Schon in den Papillen sind die Capillaren aneurismatisch, kavernös erweitert. Hier liegen auch feinste Gefäße, die an Gefäßsprossen denken lassen (SCHAUER, 1942). Die Veränderungen, die besonders den venösen Anteil des Gefäßsystems betreffen sollen, reichen als Gefäßknäuel bis in die Subcutis hinab.

Pathogenese: Die Diskussion, ob es sich bei den Veränderungen um echte Gefäßsprossen, also um ein autonomes Wachstum handelt, hat zur Annahme einer Fehlbildung mit geschwulstartigem Charakter geführt. Es handelt sich demnach um einen systematisierten keratotischen Gefäßnaevus (NÖDL, 1960).

Prognose: Traumen können zu Blutungen führen, die Prognose ist günstig.

Therapie: Bei der operativen Abtragung, z. B. durch Elektrocoagulation, muß mit Rezidiven gerechnet werden. Eine Röntgenbestrahlung ist ohne Wert.

Literatur

FISCHER, H., u. H. C. FRIEDERICH: Angiokeratoma corporis circumscriptum naeviforme mit Venektasien und Osteohypertrophie. Derm. Wschr. **151**, 297 (1965).

NÖDL, F.: Angiokeratoma corporis circumscriptum naeviforme. Dermat. u. Venerologie. Bd. IV, S. 238. (Hrsg.: GOTTRON-SCHÖNFELD.) Stuttgart: G. Thieme 1960.

SCHAUER, L.: Angiokeratoma Mibelli und Angiokeratoma corporis naeviforme mit besonderer Berücksichtigung ihrer histologischen Unterscheidung. Arch. Derm. Syph. (Berl.) **183**, 529 (1942).

SCHNYDER, U. W.: Zur Klinik und Histologie der Angiome. Arch. Derm. Syph. (Berl.) **200**, 483 (1955).

Naevus araneus (Syn.: Spinnennaevus)

Der im Kindesalter recht häufige Spinnennaevus, bestehend aus einem kleinen prominenten Gefäßknäuel mit feinsten verästelten Ausläufern, ist klinisch und histologisch mit den "vascular spiders" Leberkranker identisch. Die meisten bilden sich bis gegen Ende des 2. Lebensjahrzehntes zurück.

Klinik: Der Naevus araneus fällt durch sein oft tiefrotes Aussehen auf. Es handelt sich um kleine etwa stecknadelkopfgroße halbkugelige Effloreszenzen, von denen sich in radiärer Anordnung feinste Gefäße spinnenbeinähnlich ausbreiten. Unter Glasspateldruck ist die Pulsation der zentralen Arterie gut zu erkennen.

Sitz: Die Haut des Gesichtes und die freigetragenen Partien der Beine sind die Prädilektionsstellen.

Histologie: Charakteristisch im histologischen Präparat ist der streckenweise gewundene Verlauf der zentralen Arterie (WEBER, 1938), welche sich als wandstarkes Gefäß, in sog. subepidermale Übergangsgefäße, fortsetzt. Diese münden in die als Spinnenbeine imponierenden arteriellen Capillaren. Die sog. Brückenanastomosen (MARTINI und STAUBESAND, 1953) liegen in der Subcutis.

Pathogenese: Da es sich um Erweiterungen dysplastischer Gefäße handelt, die sich sekundär verändern, kann man den Naevus araneus nicht als Angiom ansprechen.

Therapie: Diejenigen Spinnennaevi, welche persistieren oder kosmetisch stören, werden durch Elektrocoagulation entfernt, indem die zentrale Arterie verödet wird. Die Ausläufer verschwinden nach Abheilung der kaustisch gesetzten Nekrose. Bei öfteren Rezidiven kommt die Excision in Frage.

Differentialdiagnostisch sind multiple Naevi aranei vom Morbus Osler abzugrenzen.

Literatur

Martini, G. A., u. J. Staubesand: Zur Morphologie der Gefäßspinnen (Vascular spiders) in der Haut Leberkranker. Virchows Arch. path. Anat. 324, 147 (1953).

Weber, F. P.: Pulsating stellate naevus (nevus arachnoides). Brit. J. Derm. 50, 31 (1938).

Granuloma teleangiectaticum

Synonyma: „Sog. Granuloma teleangiectaticum", Nödl, 1955; Granuloma pediculatum; Granuloma pyogenicum; im Sonderfall: Nabelgranulom, Nabelschwamm, fungus umbilici.

Nach oft geringfügigen Verletzungen bzw. auf dem Boden einer Nabelentzündung des Neugeborenen kann sich ein eruptives Angiom entwickeln.

Klinik: Aus einer umschriebenen Erosion-Entzündung erhebt sich nach und nach ein etwa erbsgroßer Tumor, der flach aufsitzen oder als gestielter knopfartiger Polyp erscheinen kann. Von roter oder mehr blauer Farbe ist die Oberfläche glatt oder geklüftet. Die weiche Neubildung ist sehr leicht verletzbar und blutet schon bei geringer Traumatisierung, weil die schützende Epidermis nur noch als sehr dünner Überzug besteht.

Sitz: Haut- und Schleimhautpartien, welche erfahrungsgemäß Verletzungen ausgesetzt sind, wie die Lippen, der Gaumen und die Zunge sind die Orte der häufigsten Entstehung. Ein Sonderfall ist die Eruption des Tumors im Verlauf einer Nabelblenorrhoe.

Pathogenese: Außer der Folge eines Traumas kann das Granuloma teleangiectaticum als Reaktion des Gewebes aufgefaßt werden, bei der die bakterielle Besiedlung aber nur eine sekundäre Rolle spielt. Es handelt sich weniger um ein Granulom als um ein eruptives Angiom.

Histologie: Begleitet von den Zeichen einer banalen Entzündung mit Infiltraten segmentkerniger Leukocyten, Lymphocyten und Histiocyten, haben sich erweiterte Blutgefäße im oberen Coriumanteil als Basis der Geschwulst gebildet. Die erweiterten Capillaren setzen sich, von kollagenem Bindegewebe begleitet, durch einen Stiel gewucherter Epidermis in das knopfartig aufsitzende „Granulom" fort. Hier sind die zahlreichen neugebildeten und erweiterten Capillaren in einem sehr lockeren aufgequollenen ödematösen Bindegewebe eingebettet. Die abschließende Epidermis ist stark verdünnt.

Therapie: Kleinere Geschwülste können mit dem Argentum nitricum-Stift geätzt werden, oder sie trocknen unter Puder (evtl. einem antibioticahaltigen) ein. Bei Rezidiven ist die Excision dem Abtragen durch Elektrocoagulation vorzuziehen.

Literatur

Nödl, F.: Das „sogenannte" Granuloma teleangiectaticum. Z. Haut- u. Geschl.-Kr. 19, 163 (1955).

Lymphangiome

Lymphangiome bestehen meist schon bei der Geburt, oder sie entwickeln sich in frühester Jugend, ohne daß sie bei sehr langsamem Wachstum irgendwelche subjektiven Beschwerden machen.

Lymphangioma circumscriptum. Die selten größer als stecknadelkopfgroßen Bläschen nehmen ihre Entwicklung aus einem unscheinbaren, gelbscheinenden Fleck. Die gruppenförmige und striäre Anordnung führt zu dem zosteriformen Aussehen. Die Farbe der Bläschen ist hautfarben oder blaßgelb. Gelegentlich nehmen sie aber einen eigentümlichen blauen oder sogar dunkelblauen/schwarzen Farbton an. Diese Farbverschiebung rührt von den tiefer gelegenen Blutgefäßen her, aus denen es in die Lymphangiome bluten kann. Dann ist die Unterscheidung von einem Hämangiolymphangiom schwierig. Spontan oder durch Verletzung kann sich das Lymphangiom öffnen, es kommt dann zur Lymphorrhoe. Bei der Abheilung trocknen die Efflorescenzen auch einmal narbenlos ein. Besondere Bedeutung hat das Lymphangioma circumscriptum der Zunge, weil hier oft größere Bezirke verändert sind, und die Begleitentzündung deutlicher ist.

Sitz: Lymphangiome treten besonders gern in den oberen Körperpartien wie Gesicht, Zunge, Hals und Schulter auf.

Histologie: Der Veränderung zugrunde liegt ein Conglomerat gewucherter und erweiterter Lymphgefäße in den oberen uud mittleren Abschnitten des Coriums. Stärkere Erweiterung einzelner Gefäßabschnitte bilden größere und kleinere Hohlräume, die dicht gedrängt nebeneinander liegen. Die Auskleidung ist fast immer nur einschichtiges Endothel. Die Epidermis ist zu einer dünnen Schicht ausgezogen; Epidermiszapfen reichen zwischen die Hohlräume hinab. Stellenweise begegnet man Lymphocyteninfiltraten. Eigentümlich ist das Auftreten glatter Muskelbündel in der Nähe des Lymphangioms.

Lymphangioma cavernosum. Das eher am Stamm und den Extremitäten, selten an den Lippen und der Zunge lokalisierte Lymphangioma cavernosum, bildet sich aus tiefer gelegenen Lymphgefäßen. Daher bestehen weniger deutliche Bläschen, es sind vielmehr umschriebene flache Vorwölbungen der Haut.

Die meist hautfarbenen oder auch mehr blau durch die Haut durchschimmernden weichen Tumoren setzen sich

histologisch wie beim circumscripten Lymphangiom aus anastomosierenden Lymphgefäßen zusammen, deren Veränderungen in diesem Falle tiefer in der Cutis und Subcutis liegen. An einzelnen Stellen treten Proliferationen des Endothels auf.

Liegen neben den erweiterten Lymphgefäßen prall mit Blut gefüllte Gefäße und füllen sich die Lymphbahnen mit Blut, so spricht man vom Hämangio-Lymphangiom.

Lymphangioma cysticum. Diese kongenitale generalisierte Fehlbildung wird meist durch eigenartige *klinische* Veränderungen diagnostiziert (GEORGII, 1955). An vielen Stellen der Haut können sich die Wucherungen des Lymphgefäßsystems bemerkbar machen. Neben kleinen cystischen Vorwölbungen treten große, mit klarer schleimartiger Flüssigkeit gefüllte tumorartige Gebilde.

Sitz: Sie sitzen gern am Hals, in der Nacken- und Achselgegend, seltener am Stamm und den Extremitäten.

Das *Hygroma colli cysticum*, als Teilerscheinung der Systemerkrankung, erstreckt sich als weiche, cystische Tumormasse entlang der größeren Halsgefäße.

Histologisch läßt sich das Lymphangioma cysticum von den anderen Lymphangiomen durch die stärkere Wandung unterscheiden, Muskelzellen und elastische Fasern werden vermißt.

Pathogenese: Gleichzeitig vorkommende Fehlbildungen wie z. B. Neurofibrome, Hypertrichose, halbseitige Hyperhidrose oder Kryptorchismus sprechen dafür, daß die Lymphangiome ebenfalls als Fehlbildungen aufzufassen sind. Ob Traumen und andere äußere oder innere Einflüsse die Entwicklung von Lymph-

angiomen begünstigen, läßt sich schwer entscheiden. Die Anlage wird in Form von Gewebskeimen vorliegen.

Auch das seit der Geburt bestehende *Lymphangiokeratoma circumscriptum naeviforme* ist eine Fehlbildung und entspricht den gleichnamigen Blutgefäßveränderungen.

Therapie: Die Röntgen- und Radiumbestrahlung ist zu versuchen, für besondere Lokalisationen kann die operative Entfernung erwogen werden (KITLOWSKI, 1957). Auch die Vereisung durch Kohlensäureschnee kann angewendet werden. Alle Behandlungseingriffe aber können unbefriedigend sein, worauf PELLERIN (1962) bei der operativen Therapie spez. des Hämo-Lymphangioms hingewiesen hat.

Literatur
GEORGII, A.: Über ein angeborenes Lymphangiom mit seltener Lokalisation. Zbl. Path. **93**, 410 (1955).

KITLOWSKI, E. A.: Massive lymphangioma of the leg. Plast. reconstr. Surg. **19**, 246 (1957).

PELLERIN, D.: Les hémo-lymphangiomes cervicaux du nouvrisson. Ann. Chir. plast. **7**, 175 (1962).

Naevus papillomatosus
(Naevus papillomatosus verrucosus)

Der angeborene Naevus papillomatosus wird oft erst in seinem systemartigen Auftreten mit halbseitigem Befall im ersten Lebensjahr in seiner ganzen Ausdehnung deutlich.

Klinik: Die Geschwulst wird häufig mit Gebilden des Naevus pigmentosus verwechselt, weil auch hier eine Pigmentanomalie vorzuliegen scheint, die aber durch die mehr oder weniger starke Hyperkeratosenbildung und die zerklüftete Oberfläche mitbedingt wird. Der Naevus tritt gern in plaques- und Bandform in Erscheinung. Die flachen oder höckerigen, weichen oder rauhen Gebilde mit glatter oder zerklüfteter Oberfläche haben je nach Ausbildung der Hyperkeratose und der Pigmentierung der Basalzellen einen gelben oder auch bis ins dunkelbraune reichenden Farbton. Einzelne Naevi tragen grau-weiße Schuppen.

Sitz: Alle Körperregionen können Sitz der Veränderungen sein. Sie bevorzugen aber den Hals und die Extremitäten.

Histologie: Beim papillomatösen (verrukösen) Naevus erwartet man eine Papillomatose, die oft fehlt, eine Akanthose und eine Hyperkeratose.

Die fingerförmig ausgezogenen Reteleisten greifen tief hinab. Die Basalzellen sind stark pigmentiert und geben gemeinsam mit der Hyperkeratose dem Naevus den besonderen Farbton.

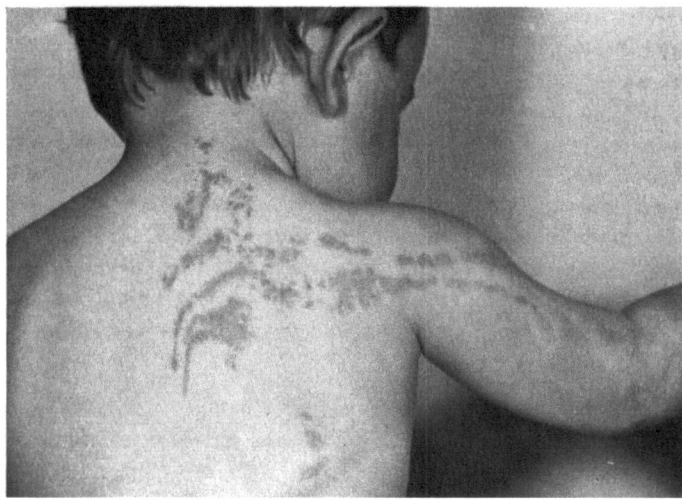

Abb. 426. Naevus papillomatosus striatus, Pat. M. C. ♂ 1 Jahr

Differentialdiagnostisch sind die Verrucae vulgares und der pigmentierte Zellnaevus abzugrenzen.

Therapie: Alle Behandlungsmethoden führen zur Narbe, sei es das hochtourige Schleifverfahren nach SCHREUS, die Abtragung mit der Diathermieschlinge oder die Pinselung mit Podophyllintinktur oder Phenolum liquefactum.

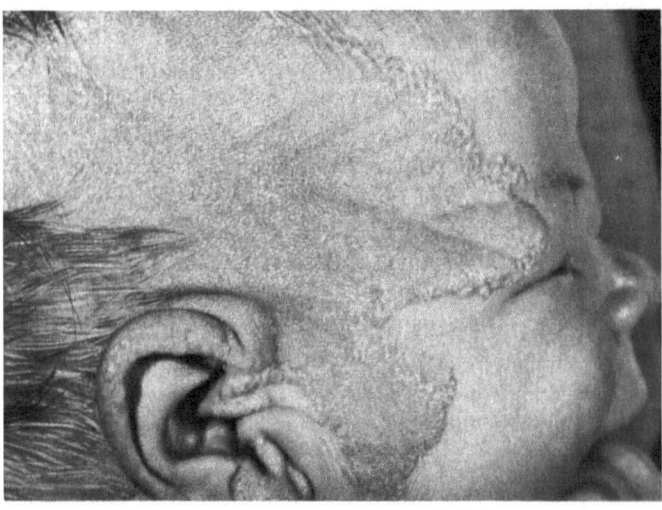

Abb. 427. Talgdrüsennaevus, Pat. S. E. ♂ 5 Tage

Adenome und Organnaevi (s. H. PINKUS, 1965)

Naevus sebaceus (Talgdrüsennaevus). Der Naevus sebaceus ist ein Haut-Hamartom, bei dem vom primären Epithelkeim ausgehend die Differenzierung auf den Follikel hin erfolgt. Davon abzuleiten sind auch die gleichzeitig vorkommenden apokrinen Drüsen und die Bevorzugung der Kopfhaut. Die Neubildung besteht schon bei der Geburt oder tritt in früher Jugend auf.

Klinik: Stecknadelkopf- bis linsengroße hautfarbene oder gelbrote Knötchen stehen eng beieinander und bilden einen relativ weichen, mitunter auch festeren papillomatösen Tumor. Die Herde sind entweder bandförmig systematisiert oder imponieren als flächige Herde. Die Oberfläche ist teils glatt, teils feinhöckerig aufgeworfen.

Beschwerden werden vom Träger nicht angegeben.

Sitz ist vorzugsweise der behaarte Kopf, hier u. a. die Scheitelbeingegend, die Umgebung der Ohren oder die Mittellinie der Stirn; selten der Genitalbereich.

Histologie: Unter der streckenweise verdünnten oder verbreiterten hyperkeratotischen Epidermis füllt das ganze Corium ein Conglomerat von vergrößerten Talgdrüsen aus. Der Papillarkörper und die Subcutis sind unverändert. Vom angrenzenden Bindegewebe ist der Naevus durch eine Membrana propria getrennt. Innerhalb der Drüsenläppchen können cystische Erweiterungen auftreten, daneben findet man tiefliegende apokrine Drüsen. JOANNIDES und SIMONSON (1964) fanden in einem Naevus sebaceus ein kleines Hidradenom.

Zur *Abgrenzung* steht der Naevus papillomatosus und das Syringocystadenom.

Auf dem Boden eines Naevus sebaceus können sich Basaliome und Talgdrüsencarcinome bilden (PARKIN, 1950; MICHALOWSKI, 1962).

Therapie: Die Behandlung der Wahl ist die Abtragung mit der Diathermieschlinge und die Excision.

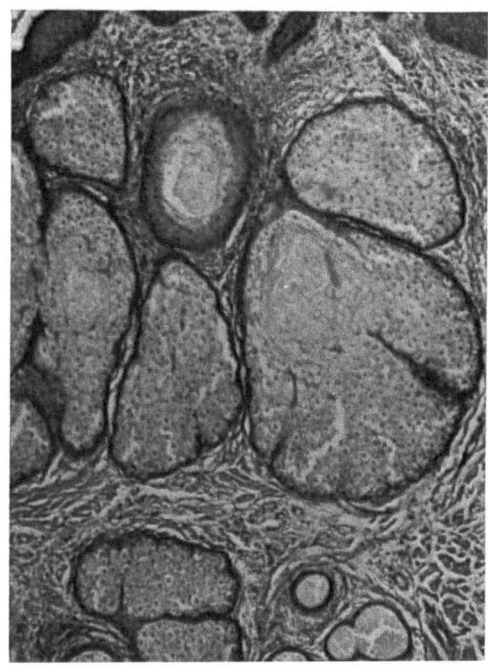

Abb. 428. Talgdrüsennaevus, Histol. Nr. 22290

Literatur

JOANNIDES, G., and L. SIMONSON: Nodular hidradenoma in nevus sebaceus of Jadassohn. Arch. Derm. **89**, 250 (1964).

MICHALOWSKI, R.: Naevus sébacé de Jadassohn un état précancéreux. Dermatologica (Basel) **124**, 326 (1962).

PARKIN, T.: Naevus sebaceus (Jadassohn) with squamous cell epithelioma. Brit. J. Derm. **62**, 167 (1950).

PINKUS, H.: Zur Begriffsbestimmung der Naevi und naevoiden Tumoren. Hautarzt **16**, 184 (1965).

Haarfollikelnaevus. Der Haarfollikelnaevus besteht ebenfalls bereits seit der Geburt, die Entwicklung in den ersten Lebensjahren kommt auch vor. Diese außerordentlich seltene Neubildung läßt sich auf Keimanlagen zurückführen, von denen Follikel und Anteile des Haares gebildet werden.

Klinik: Eine klinische Diagnose ist kaum möglich, weil die Geschwulst unter verschiedenen Formen in Erscheinung tritt. Entscheidend bleibt die histologische Untersuchung (GARTMANN und KIESSLING, 1963). Meist ist es ein breitaufsitzender hautfarbener oder graugelber flacher Tumor, der wie eine verruköse Papel aussehen kann. Follikelcysten und unschein-

bare Hauteinziehungen sind ebenso uncharakteristische Formen.

Der echte Haarnaevus, auf dessen Knötchen gelegentlich Haare stehen, ist mit dem reifen Haarfollikelnaevus (KYRLE) nicht identisch.

Sitz: Ausnahmslos findet man diesen Naevus im Gesicht oder auf dem Kopf.

Histologie: Verzweigte fingerförmig ausstrahlende Epidermiszapfen liegen in zell- und faserreicher Umgebung. Streckenweise ist die Epidermis atrophisch. Im mittleren Corium begegnet man neben Schweiß- und Talgdrüsen dicht gedrängten Haarfollikeln mit charakteristischen kolbenförmigen Auftreibungen. Die Ausreifung ist sehr unterschiedlich. Cystische Gebilde mit Hornmassen vollgestopft haben keinen Kontakt zur Oberhaut.

Therapie: Excision.

Literatur

GARTMANN, H., u. W. KIESSLING: Haarfollikelnaevus. Ein Beitrag zu den Follikelhamartomen. Arch. klin. exper. Derm. **216**, 211 (1963).

Naevus syringocystadenomatosus papilliferus (Syringadenoma papilliferum, Hidradenoma papilliferum). Das Syringadenoma papilliferum ist ein Adenom der apokrinen Schweißdrüsen und besteht bereits bei Geburt.

Klinik: Der kirschkerngroße weiche/prallelastische Tumor erhebt sich halbkugelig mit warziger, feucht glänzender Oberfläche über das Niveau der Haut. Der Farbton schwankt zwischen hautfarben und hellem Rot.

Einzelne Knoten können jucken.

Sitz: ist u. a. das Scheitelbein, bei Mädchen die großen Labien.

Histologie: Charakteristisch sind die zahlreichen stark gewundenen Drüsengänge, die entweder mit Sekret oder abgestoßenen Zellen beladen sind. Eigenartige zottenähnliche Einstülpungen und Vorsprünge werden fast regelmäßig gesehen.

Therapie: Excision.

Syringom (Hidradenom, Schweißdrüsennaevus, Syringo-hamartoma anulare, CAROL, 1925) Die Syringome wachsen sehr langsam und werden erst bei älteren Kindern manifest. Ihre Entwicklung läßt sich nach einigen Autoren mit den apokrinen, nach anderen mit ekkrinen Schweißdrüsen in Zusammenhang bringen (WORINGER und EICHLER, 1951).

Klinik: Die meist nur stecknadelkopf- bis reiskorngroßen Knötchen sind recht unscheinbar, weil sie als hautfarbene, hellrot oder hellbraune Effloreszenzen das Hautniveau nur minimal überragen. Selbst wenn sie multipel auftreten, bleiben sie als einzelne Papeln tastbar und konfluieren nie.

Ihre *Lokalisation* ist recht charakteristisch: man findet sie an der Vorderwand des Thorax in symmetrischer Aussaat, mal auch in exanthematischer Ausbreitung. Andere bevorzugen die Haut der Unterlider (DAICKER, 1964) und des Stammes.

Histologie: Bei der feingeweblichen Untersuchung fällt das Corium auf, wo die zweischichtige Drüsengangswandung stellenweise zu Cysten erweitert sein kann. Die Lumina sind partienweise mit einer hornigen Masse angefüllt, die als Produkt der apokrinen Sekretion der Wandzellen aufzufassen ist. Daneben liegen solide Zellstränge mit stark anfärbbaren Kernen. Lymphocytäre Infiltrate und seltene Fremdkörpergranulome vervollständigen das Bild.

Therapie: Excision, wenn die Herde nicht zu ausgedehnt sind.

Literatur

CAROL, W. L. L.: Syringo-hamartoma anulare. Acta derm. venereol. (Stockh.) 6, 334 (1925).

DAICKER, B.: Das Lidsyringom. Dermatologica (Basel) 128, 417 (1964).

WORINGER, FR., et A. EICHLER: Constelations et réflexions au sujet d'un cas d'hidradenomes éruptifs. Ann. dermat. syph. 78, 152 (1951).

Cysten

Epidermoidcysten. Ausgehend von während der Embryonalentwicklung in die Tiefe verlagerten Epithelkeimen, beginnen sie schon in der Kindheit auffällige Knoten zu bilden.

Klinisch handelt es sich um verschieden große, halbkugelige Knoten, die als prallelastische Tumoren unter der Haut gut verschieblich sind. Riesenformen können monströse Ausmaße annehmen.

Sitz: Orte der embryonalen Hautverschlußstellen sind der bevorzugte Sitz, so am Kopf, die Orbitalregion, Nasenwurzel, Warzenfortsatz, Fontanellenregion und Lamdanaht, der Hals und die Kreuzbeingegend.

Histologische Merkmale sind die von normaler Epidermis aufgebauten Cystenwände unter Mitbeteiligung der Hautanhangsgebilde. Daher enthalten die Cysten Epithellamellen, Haare und Talg.

Therapie: Exstirpation der unbeschädigten Cyste.

Milium (Milien, Hautgrieß). Als naevoide Hamartome sind die Milien aufzufassen, welche

schon beim Neugeborenen bestehen können, hier ohne Therapie verschwinden. Andere entstehen erst im Laufe des Lebens, besonders bekannt als Narbenmilien.

Klinik: Die kleinen sagokorngroßen halbkugeligen Knötchen von derber Konsistenz und weiß-gelber Farbe stehen als einzelne Exemplare oder gruppiert in unveränderter Umgebung. Eine wesentliche Größenzunahme ist

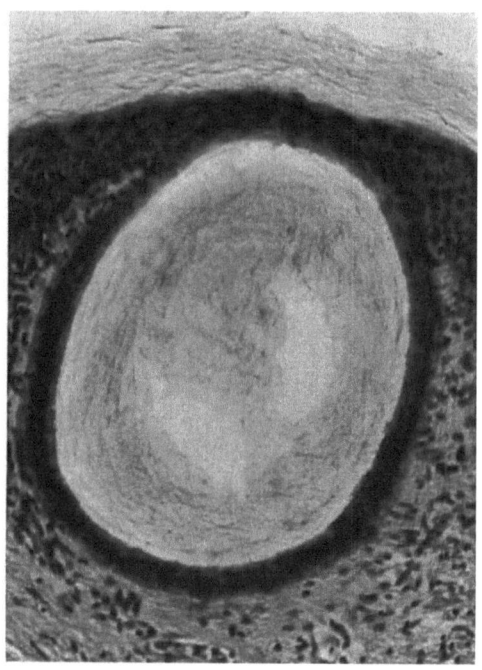

Abb. 429. Milium, Histol. Nr. 14982

nicht zu erwarten. Entzündliche Veränderungen und subjektive Beschwerden fehlen. Nach jahrelangem Bestand können sie sich abstoßen.

Sitz: Milien entwickeln sich gern in der Haut der Augenumgebung, der Wangen und in der Genitalregion. Beim Neugeborenen und Kleinkind sind sie oft nur stecknadelspitzengroß und liegen auf dem Nasenrücken, auf der Brust und dem behaarten Kopf.

Pathogenese: Primäre Milien bilden sich spontan aus versprengten embryonalen Epithelzellkeimen (EPSTEIN und KLIGMAN, 1956). Die sekundären entwickeln sich aus Epithelzellen, die später in tiefere Hautschichten gelangt sind. Das Epithel rudimentärer Talgdrüsenanlagen (MIESCHER, 1957) kann wie die Follikelwandung und Ausführungsgangepithel zur Bildung der Milien Anlaß geben. In den Narben von blasenbildenden Erkrankungen und in Verbrennungsnarben sind sie häufiger zu finden.

Histologie: Die innere Wand entspricht dem Stratum germinativum, schalenartig ausgebildete Hornlamellen füllen die Cyste aus. In der Nähe verläuft oft ein Schweißdrüsen- oder Follikelgang. Aus den tieferen Lagen des Coriums kann das Milium durch Herauswachsen abgestoßen werden. In den Milien der Neugeborenen findet man gelegentlich Fetttröpfchen, Lanugohaare und Cholesterinkristalle.

Therapie: Nach Anritzen der Epidermisdecke läßt sich das feste, kleine Kügelchen herausheben.

Literatur

EPSTEIN, W., and A. M. KLIGMAN: The pathogenesis of milia and benign tumors of the skin. J. Invest. Derm. **26**, 1 (1956).
MIESCHER, G.: Eruptive Milien und Epithelioma adenoides cysticum Brooke. Dermatologica (Basel) **115**, 712 (1957).

Schleimcysten (Ranula). Diese meist einzelstehenden Gebilde kommen an dem Schleimdrüsenausgangssystem der Mundschleimhaut vor.

Klinik: Als halbkugelige erbsgroße blasenähnliche Cysten scheinen sie durch das Schleimhautepithel durch.

Sitz: An der Innenseite der Unterlippe nahe dem Lippenrot, am Mundboden, an der Zungen- und Wangenschleimhaut sind die Prädilektionsstellen.

Die *Therapie* besteht in der Excision.

Epithelioma calcifié de Malherbe

(Syn: verkalktes Epitheliom Malherbe, Epithelioma calcificans)

MALHERBE beschrieb 1880 (1905) diese eigentümliche Geschwulst, die von manchen Autoren in eine besondere Gruppe von Geschwülsten mit Basaliomcharakter eingeordnet wird. Der Verlauf entspricht aber einer gutartigen naevoiden Neubildung.

Klinik: Plattenartig unter der Haut gelegen, wölbt sich der knochenharte Tumor senfkorn- bis hühnereigroß über das Hautniveau vor. Auf seiner Unterlage gut verschieblich, läßt er sich gut abgrenzen. Die indolente Geschwulst zeigt nur geringes Wachstum.

Sitz: Schon im Kindesalter kann sich die Geschwulst im Gesicht, am Oberkörper und den Extremitäten entwickeln (SZODORAY et al., 1957).

Pathogenese: Diskutiert werden die Naevusnatur und die Zugehörigkeit zu den Basaliomen.

Histologie: Der in eine Kapsel eingelagerte Tumor umschließt Epidermis- und Cutisanteile. In Gebieten von Zelldegenerationen treten Verkalkungs- und Ossifikationsprozesse auf.

Therapie: Totalexcision.

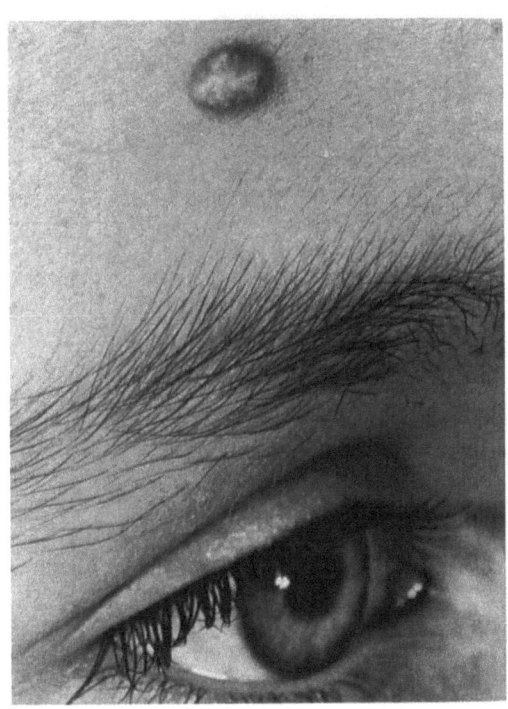

Abb. 430. Epithelioma calcifié de Malherbe, Pat. R. B. ♂ 6 Jahre

Literatur

MALHERBE, A.: L'épithéliome calcifié. Rev. Chir. **32**, 651 (1905).
SZODORAY, L., F. GERLEI u. D. FEJES: Über das Epithelioma calcificans (MALHERBE). Zbl. Path. **96**, 491 (1957).

Urticaria pigmentosa

(Syn.: „Mastzellenreticulose"; Nettleship-Krankheit)

Unter dem Bilde der Urticaria pigmentosa (Mastocytom) kann sich gelegentlich eine Mastzellenreticulose verbergen.

Neben der Form des Erwachsenenalters kennen wir die Mastocytose der Neugeborenen und Kleinkinder (KEHNSCHERPER, 1963; KLAUS und WINKELMANN, 1962; NIORDSON, 1962; NISHIWAKI, 1962), die bis zur Pubertät wieder verschwinden, aber auch persistieren kann.

Klinik: Die einzelne Veränderung ist eine papulo-maculöse Effforescenz von unscharfer Begrenzung und gelb-brauner Verfärbung. In

41*

mehr oder weniger dichter exanthematischer Aussaat liegen sie über den Körper verstreut.

Das Allgemeinbefinden ist durchweg nicht beeinträchtigt, Juckreiz läßt sich durch Reiben,

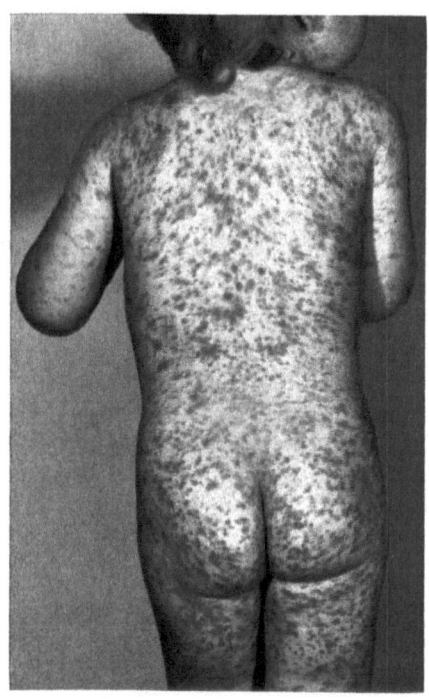

Abb. 431. Urticaria pigmentosa, exanthematische Aussaat, Pat. S. G. ♀ 17 Monate

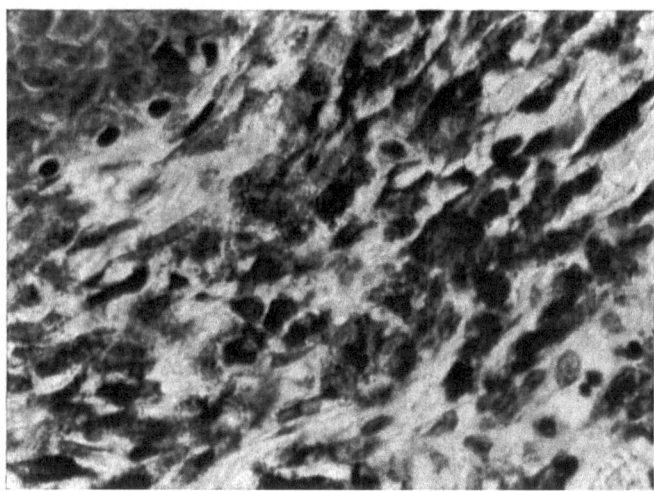

Abb. 432. Urticaria pigmentosa, Histol. Nr. 22385

dem eine Quaddelbildung folgt, provozieren. Blasenbildung auf den Infiltraten (Urticaria pigmentosa bullosa bzw. pemphigoides) ist relativ selten, wie auch eine großknotige Form (Urticaria pigmentosa xanthelasmoidea) zu den

Seltenheiten gehört. Miterkrankung innerer Organe, wie sie beim Erwachsenen vorkommen, treten im Kindesalter kaum auf. Spontane Schockzustände sind beobachtet.

Pathogenese: Als Mastocytose gehört die Urticaria pigmentosa zu den Systemerkrankungen (Fischer, 1962). Histamin, Heparin und andere Mucopolysaccharide werden in den Mastzellen gebildet. Die Histaminwerte in der Haut können extrem hoch sein.

Histologie: Im Vordergrund steht das Mastzelleninfiltrat, das im Papillarkörper und in den oberen Cutisanteilen vorherrscht.

Literatur

Fischer, H.: Zur Pathogenese der Urticaria pigmentosa. Derm. Wschr. 145, 237 (1962).

Kehnscherper, M.: Die Mastzellen der Haut im Kindesalter. Pädiat. u. Grenzgeb. 2, 162 (1963).

Klaus, N. S., and R. K. Winkelmann: Course of urticaria pigmentosa in children. Arch. Derm. (Chic.) 86, 68 (1962).

Niordson, A. M.: Urticaria pigmentosa. Age of onset and prognosis. Acta derm.-venereol. (Stockh.) 42, 433 (1962).

Nishiwaki, U.: Urticaria pigmentosa. Studies on infant type and adult type with special reference to symptoms and signs of urticaria pigmentosa. Jap. J. Derm. 72, 780 (1962).

Lymphadenosis benigna cutis Bäfverstedt (sog. Sarkomatosis cutis, Lymphocytom)

Als retikuläre Hyperplasie der Haut wurde von Bäfverstedt (1943) die sog. Sarcomatosis cutis (Spiegler, 1894; Fendt, 1900) und das Lymphocytom (Biberstein, 1923; Kaufmann-Wolf, 1921) als Lymphadenosis benigna cutis zusammengefaßt.

Klinik: Bei der sog. Sarcomatosis cutis liegen derbe flache Papeln über Rumpf und Extremitäten verteilt. Die etwa linsengroßen Knoten sind blaurot oder gelbbraun. Subjektive Beschwerden fehlen. Die Abheilung erfolgt spontan.

Histologie: Die Cutis wird von einem gefäßnahen lymphoreticulären Infiltrat eingenommen.

Die *klinischen* Veränderungen beim *Lymphocytom* sind großknotige, meist einzelstehende mehr oder weniger derbe Infiltrate mit *Sitz* im Gesicht, an den Ohren, der Mamma, Vulva und den unteren Extremitäten. Daneben gibt es eine kleinknotige Form mit gruppiert angeordneten Papeln im Gesicht und die lupoide atrophische Form.

Die hautfarbenen oder rotbraunen Knötchen finden sich auch als plattenartige Infiltrate am Skrotum. Lokale Beschwerden fehlen.

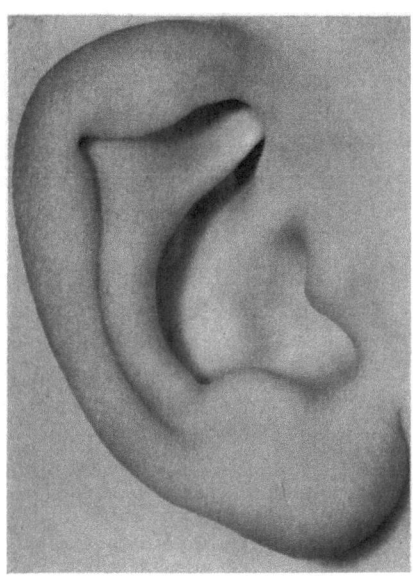

Abb. 433. Lymphocytom des Ohres, Pat. H. H. ♂ 4 Jahre

Histologie: Von subepidermal bis in die Cutis reicht ein umschriebenes perivasculäres Infiltrat, das die Hautanhangsgebilde mit einschließt. Neben lymphoreticulären Elementen sind Plasmazellen, eosinophile und neutrophile Leukocyten beteiligt. Regelmäßig treten Flemingsche Keimzentren auf.

Pathogenese: PASCHOUD (1957/58) gelang die Übertragung von Mensch zu Mensch. Als Erreger wird ein Virus diskutiert. Unterschiedliche Reize der Haut, wie Zeckenstiche, Sonnenbestrahlung, Durchstiche der Ohrläppchen für Ohrringe u. a. können von einem Lymphocytom gefolgt sein.

Therapie: Nach monatelangem oder jahrelangem Bestand verschwinden die Veränderungen spontan. Andererseits führt eine hochdosierte Penicillinbehandlung (6 Mill. E bei 500000 E/die) und eine Röntgenbestrahlung (2 ×300 R) zur Rückbildung.

Literatur

BÄFVERSTEDT, B.: Über Lymphadenosis benigna cutis. Acta derm.-venereol. (Stockh.) 24, Suppl. 11 (1943).

BIBERSTEIN, H.: Lymphocytome. Zbl. Haut- u. Geschl.-Kr. 6, 70 (1923).

FENDT, H.: Beiträge zur Kenntnis der sogenannten sarcoiden Geschwülste der Haut. Arch. Derm. Syph. (Berl.) 53, 213 (1900).

KAUFMANN-WOLF, M.: Über gutartige lymphozytäre Neubildungen der Skrotalhaut des Kindes. Arch. Derm. Syph. (Berl.) 130, 425 (1921).

PASCHOUD, J. M.: Die Lymphadenosis benigna cutis als übertragbare Infektionskrankheit. Hautarzt 8, 197 (1957); 9, 153; 263; 311 (1958).

SPIEGLER, E.: Über die sogenannte Sarkomatosis cutis. Arch. Derm. Syph. (Berl.) 27, 163 (1894).

Pigmentnaevi

Naevuszellnaevus (Zellnaevus, Naevus naevocellularis, Lentigo). Zellansammlungen von Naevuszellen liegen epidermal, cutan oder epidermo-cutan. Ohne Geschlechtsdisposition bestehen oft schon beim Neugeborenen einzelne Zellnaevi. Am Ende des ersten Lebensjahrzehntes ist kaum ein Kind frei von ihnen. Mit zunehmendem Alter werden sie deutlicher, die angeblich schubweise erfolgende Aussaat ist durch die Proliferation der angelegten Naevi bedingt (KUSKE, 1960).

Klinik: Die pigmentbildende Naevuszelle vermag je nach ihrem Melaningehalt und ihrer Häufung in den Zellnestern dem von ihr gebildeten Fleck oder erhabenen Geschwulst einen hellbraunen, braunen oder auch dunkelbraunen Farbton zu geben. Die Oberfläche kann glatt und höckerig sein, die Konsistenz ist weich. Der einzelne Herd mißt Stecknadelkopf- bis mehr als Handtellergröße. Die Verteilung über den Körper wirkt planlos, wenn auch eine gewisse Bevorzugung der Gesichtshaut besteht. Zellnaevi, die mehr Haare als die unveränderte Umgebung tragen, heißen Naevi pilosi et pigmentosi, bei starker Behaarung *Tierfellnaevus.* Eigenartig ist beim Sutton-Naevus (Morbus Sutton (1916), Leukoderma acquisitum centrifugum) die peripher fortschreitende Depigmentierung, in deren Zentrum ein pigmentierter Zellnaevus persistiert (FELDMAN und LASHINSKY, 1936). Von Interesse ist der fragliche Zusammenhang zur Vitiligo.

Histologie: Von den flachen zu den erhabenen Zellnaevi sind auch histologisch alle Übergänge faßbar. Charakteristisch ist entweder das Überwiegen der Hyperpigmentierung des Epithels oder die in der Cutis liegenden Naevuszellnester (MIESCHER, 1935). Der Ansammlung solcher Zellnester, dem Einwachsen von Epithelsepten und der Bindegewebsvermehrung entspricht die mehr oder weniger über die Haut hervorragende, gelegentlich papillomatöse Geschwulst.

Die histologischen Eigenarten des Morbus Sutton hat neuerlich BOURLOND(1964) beschrieben.

Pathogenese: Über die Entwicklung der Naevuszellen, besonders in ihrer epidermocutanen Anordnung, bestehen mehrere Theorien. Die Beziehungen zwischen Naevuszellen,

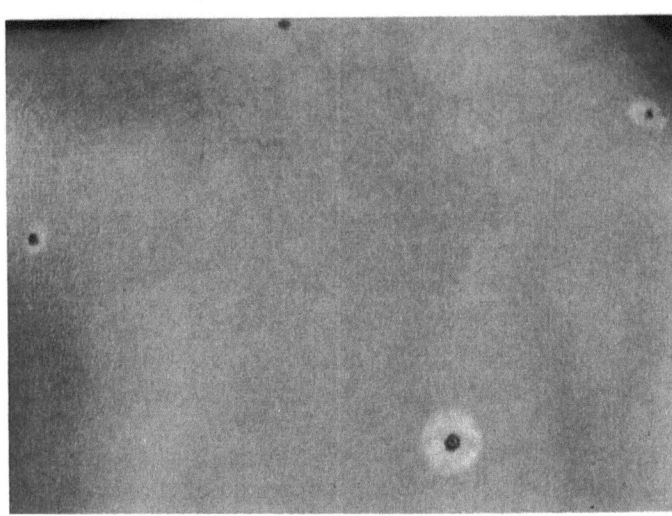

Abb. 434. Naevi Sutton, Pat. L. J. ♂ 9 Jahre

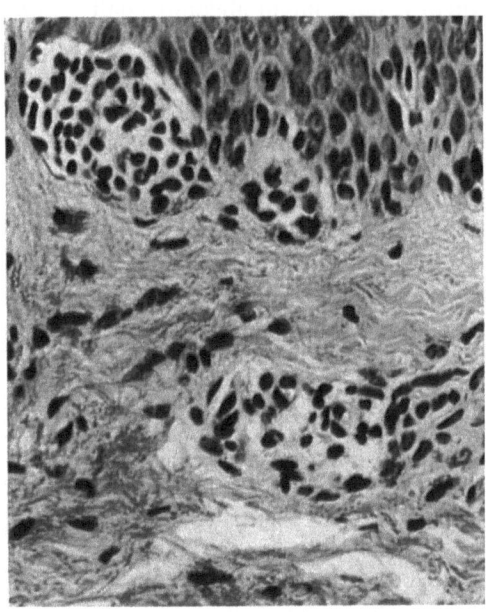

Abb. 435. Naevuszellnaevus, Histol. Nr. 21 115

Schwannschen Zellen, Melanoblasten bzw. Melanocyten sind von ISHIKAWA und KLINGMÜLLER (1964) noch einmal diskutiert. Ebenso sind die Zusammenhänge der Naevuszellnaevi mit dem malignen Melanom noch im Gespräch. Es fällt auf, daß einerseits dem malignen Melanom anamnestisch eine als Zellnaevus bezeichnete pigmentierte Hautveränderung vorausgeht und daß sich andererseits ein Zellnaevus trotz Traumatisierung durch Elektrocoagulation, hochtouriges Schleifen (SCHREUS, 1963) Excision u. a. nicht in ein Melanom umwandelt. Man kann daher die Meinung vertreten, daß ein Melanom nur aus Melanocyten entstehen kann. Für die Fälle, wo nachweislich in der Nähe eines Melanoms Naevuszellnester liegen, bleibt die Erklärung, daß hier sich das Melanom nicht aus dem Naevus, sondern in dem Zellnaevus aus präexistenten Melanocyten gebildet hat.

Therapie: Die Entfernung des Zellnaevus kann durch Excision, Elektrocoagulation (Elektrodesiccation) oder durch das Schleifverfahren erfolgen (WALTON und COX, 1963; SCHREUS,1963).

Differentialdiagnostisch kommt der blaue Naevus, die verschiedenen verrukösen Hautveränderungen und der Spitz-Tumor (sog. juveniles Melanom) in Betracht.

Literatur

BOURLOND, A.: Remarques sur l'histologie du naevus de Sutton. Arch. belg. Derm. Syph. **20**, 133 (1964).

FELDMAN, S., and J. M. LASHINSKY: Halo nevus, Leukoderma centrifugum acquisitum (SUTTON); leuko pigmentary nevus. Arch. Derm. (Chic.) **34**, 590 (1936).

ISHIKAWA, H., u. G. KLINGMÜLLER: Phosphatdarstellung nach Adenosintriphosphat-Inkubation an dentritischen Zellelementen. Arch. klin. exper. Derm. **220**, 191 (1964).

KUSKE, H.: Pigmentanomalien, einschließlich Naevuszellnaevus. Dermatologie und Venerologie. (Hrsg.: GOTTRON/SCHÖNFELD.) Bd. IV, S. 205. Stuttgart: G. Thieme 1960.

SCHREUS, H. TH.: Naevus-Zell-Naevi und ihre Beziehung zu den Melanomen. 7. Kong. Dtsch. Ges. f. Aesthet. Med. u. Grenzgeb. 1962 (Aesth. Med. (Berlin) **12**, 75 (1963).

SUTTON, R. L.: Eine ungewöhnliche Art von Vitiligo. (Leukoderma acquisitum centrifugum) J. cutan. dis. **34**, 797 (1916).

WALTON, R. G., and A. J. COX: Electrodesiccation of pigmented nevi. Arch. Derm. (Chic.) **87**, 342 (1963).

Blauer Naevus. (JADASSOHN und TIÈCHE, 1933). Wesentlich seltener als die Naevus-Zellnaevi treten die blauen Naevi als solitäre Gebilde auf.

Klinik: Von typischer tiefblauer oder schwarzer Farbe sitzen sie als flache oder kugelige linsengroße Knötchen im Gesicht, auf Hand- und Fußrücken.

Histologie: Das feingewebliche Bild ist gekennzeichnet durch spindelförmige dendritische Melanoblasten in der tiefen Cutis. Von der Epidermis ist die Zellanhäufung durch einen Saum unveränderten Gewebes getrennt.

Therapie: Excision.

Literatur

JADASSOHN, J., u. TIÈCHE: Der blaue Naevus. Hdb. der Haut- und Geschlechtskh. (Hrsg.: J. JADASSOHN.) Bd. XII/3, S. 1041. Stuttgart: Thieme 1933.

Der sog. Mongolenfleck. Bei allen Neugeborenen der mongolischen Rasse treffen wir in der Kreuzbeingegend auf eine unscharf begrenzte graue bis blaue fleckförmige Pigmentierung der Haut, die auch bei 1—3% der Neugeborenen unserer Breiten anzutreffen ist (DEGOS et al., 1949).

Diese Flecken bilden sich in den ersten Lebensjahren spontan zurück.

Histologie: Die Zellen sind die gleichen Melanoblasten des blauen Naevus, nur liegen sie diffuser in der Cutis verteilt.

Vom Mongolenfleck ausgehende maligne Geschwülste sind eine Seltenheit.

Literatur

DEGOS, R., R. LAPLANE et E. HOUSSET: Taches mongoliques multiples. Bull. Soc. franç. Derm. **56**, 37 (1949).

Spitz-Tumor (Syn.: Spindelzell-Naevus, sog. juveniles Melanom)

Der Tumor wurde 1948 von SPITZ beschrieben. Eine Geschlechtsdisposition ist nicht erkennbar. Unser jüngster Patient war ein 2 Jahre 6 Monate altes Mädchen. Neugeborene können allerdings den Tumor auch entwickelt haben.

Klinik: Kleine bis etwa erbsgroße, flach erhabene oder halbkugelige, mehr weiche rosa bis braune Knoten werden oft erst nach längerem Bestand diagnostiziert. Am Rand der Efflorescenz können Teleangiektasien liegen.

Die Oberfläche ist leicht höckerig oder glatt. Der *Sitz* ist vornehmlich das Gesicht.

Histologie: Die Epidermis-Cutisgrenze ist aufgebrochen. Die Naevuszellhaufen haben Kontakt

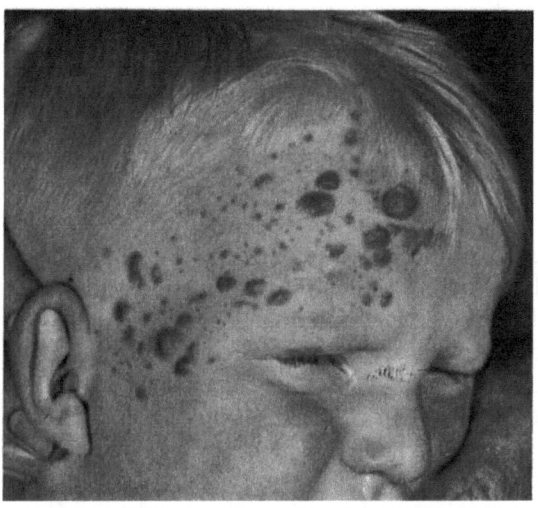

Abb. 436. Spitz-Tumor (sog. juveniles Melanom), disseminiert, Pat. B. R. ♂ 5 Jahre 5 Monate

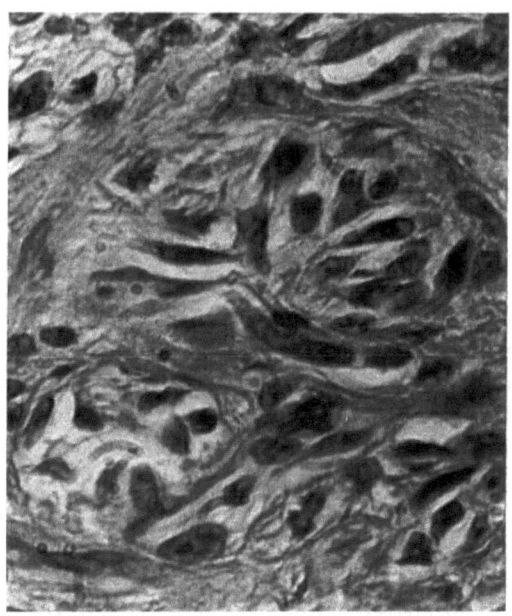

Abb. 437. Spitz-Tumor, Histol. Nr. 16244

mit dem Stratum spinosum. Zwischen den Zellnestern verlaufen langausgezogene Epidermisleisten. Melanin ist nur spärlich vorhanden. Normale Mitosen sind bei den polymorphen Naevuszellen häufig, daneben tritt ein besonderer Typ von vielkernigen Riesenzellen auf (GARTMANN, 1962).

Therapie: Die Tumoren, von denen ein Teil spontan verschwinden kann, bleiben andererseits oft über Jahre bestehen. Die Excision oder die Abtragung mit der elektrokaustischen Schlinge ist die Therapie der Wahl. Was aus den über die Pubertät hinaus persistierenden Knoten wird, läßt sich nicht klar beantworten.

Literatur

Gartmann, H.: Das sog. juvenile Melanom. Münch. med. Wschr. **104**, 587 (1962).
Spitz, S.: Cutaneous tumors of childhood. Disparity between clinical behavior and histologic appearance. J. Amer. med. Women's Ass. **6**, 209 (1951).

Die bösartigen Geschwülste der Haut

Von H. Gartmann, Köln

Bösartige, primär vom Hautorgan ausgehende Geschwülste sind im Säuglings- und Kindesalter sehr selten, während die malignen Tumoren der blutbildenden Organe, der Niere, des Nervensystems, der Knochen und des Bindegewebes weitaus häufiger vorkommen. Wolfram beobachtete im Krankengut der Universitäts-Hautklinik Greifswald von 1950—1962 unter 3582 hautkranken Kindern nur 3 mit einer primären bösartigen Geschwulst der Haut und zwar mit je einem Lymphosarkom, Spindelzellensarkom und Dermatofibrosarkom.

Präcancerosen

Unter dem Begriff „Präcancerose" verstehen wir Hautveränderungen pathologischer Art, die einer Carcinomentstehung voraus gehen und in deren Bereich es mit einer gewissen Regelmäßigkeit zur Entwicklung eines Carcinoms zu kommen pflegt.

Im Kindesalter sind Präcancerosen genau so selten wie die Carcinome. Hier sind nur als bedeutungsvoll zu nennen *Xeroderma pigmentosum* (s. d.). Folgen von *Röntgenbestrahlungen* (Röntgen-Atrophie der Haut, Röntgenulcus) und unter Umständen vielleicht auch die *Hidroa vacciniformia* (s. d.).

Zu bemerken ist ferner, daß Narben nach schweren Verbrennungen oder längere Einnahme arsenhaltiger Medikamente in der Kindheit im späteren Erwachsenenalter zur Hautkrebsbildung führen können. Eine Verordnung arsenhaltiger Präparate sollte deshalb nicht mehr erfolgen.

Intraepidermale Carcinome ("Carcinoma in situ"), von manchen Autoren noch als Präcancerose bezeichnet, wie intraepidermale Basaliome und Spinaliome, der Morbus Bowen und Morbus Paget, sind unseres Wissens bei Kindern noch nicht beobachtet worden, abgesehen von solchen, die an Xeroderma pigmentosum erkrankt waren.

Carcinome

Zu den bösartigen, vom Epithel der Haut und ihrer Anhangsgebilde ausgehenden Tumoren rechnet man die Basaliome und Spinaliome (Plattenepithelcarcinome). *Basaliome* können als hautfarbenes, grauweißliches, bräunliches oder auch braun-schwärzliches Knötchen oder Knoten mit mehr oder weniger ausgeprägter Neigung zum zentralen geschwürigen Zerfall, als flaches (Ulcus rodens) oder tiefes bis auf den Knochen übergehendes (Ulcus terebrans) Geschwür oder als vernarbender Prozeß mit typischem perlschnurartigen, wallförmigen Rand (Basalioma cicatricans), als ekzemartiger, scharf begrenzter oberflächlicher (Basalioma pagetoide) oder schließlich sklerodermieartiger morpheaähnlicher Herd (Basalioma sclerodermiforme) auftreten. Sie kommen in der Einzahl als auch multipel vor und neigen nur extrem selten zur Metastasierung. Als naevoide Mißbildung sind wohl die schon bei jüngeren Erwachsenen in größerer Anzahl im Gesicht, am Rumpf und den Extremitäten auftretenden Basaliome (Naevobasaliomatose, 5. Phakomatose) aufzufassen.

Basaliome bei Kindern sind abgesehen von der Entstehung auf Xeroderma pigmentosum sehr ungewöhnlich (Michael, Peller, Perlman). Dargeon beobachtete auf der Brust eines 5jährigen Jungen ein Basaliom 4 Jahre nach Röntgenbestrahlung der Thymusdrüse.

Spinaliome (Plattenepithelcarcinome) treten als knotige, oft keratotische oder auch ulcerierende, nackt-papilläre Geschwülste auf. Sie wachsen erheblich schneller als die Basaliome und neigen zur Ausbildung von Lymphknoten- und anderen Metastasen. Wiederum abgesehen vom Xeroderma pigmentosum treten sie bei Kindern außerordentlich selten auf. Willis berichtete über ein Peniscarcinom bei einem 14jährigen Hindujungen, Dargeon über ein

Lippencarcinom bei einem 9jährigen Mädchen.

Die Therapie der Basaliome und Spinaliome besteht in radikaler chirurgischer Entfernung.

Sarkome

Während im Erwachsenenalter die malignen Hauttumoren epithelialer Herkunft weitaus überwiegen, sind im Säuglingsalter und Kindesalter eher solche mesenchymaler Abstammung zu erwarten, wobei jedoch zu betonen ist, daß Sarkome der Haut im ganzen gesehen viel seltener vorkommen als Carcinome.

Die Tumoren dieser Gruppe treten klinisch recht ähnlich in Erscheinung und zwar als hautfarbene, rötliche, blaurote, braunrote oder livide, weiche bis derbe Knötchen, Knoten, Knollen oder plattenartige Infiltrate, die teils als Einzelherd, teils von Anfang an multipel beginnen und mehr oder weniger zu geschwürigem Zerfall neigen. Entscheidend für die Diagnose ist in jedem Fall das feingewebliche Substrat. Im einzelnen lassen sich an der Haut folgende Sarkome unterscheiden:

Rund-, Spindel- und *polymorphzellige Sarkome* können auf vorher unveränderter oder geschädigter Haut (Lupus vulgaris, chronische Röntgendermatitis, Xeroderma pigmentosum, Erythematodes chronicus) auftreten.

Fibrosarkome sind klinisch und histologisch einerseits vom Spindelzellensarkom, andererseits vom Dermatofibrosarkoma protuberans (s. d.), vom Histiocytom (s. d.) und vom zellreichen Fibrom (s. d.) sehr schwer abzugrenzen.

Das *Dermatofibrosarcoma protuberans* wird heute allgemein nur als semimaligne und örtlich destruierend wachsend angesehen. Metastasierung ist nur sehr selten beobachtet worden. Die feingewebliche Abgrenzung vom zellreichen Fibrom und speichernden Histiocytom ist oft sehr schwierig. Klinisch kommt dem Tumor sicher eine Sonderstellung zu. WOLFRAM beobachtete kürzlich einen solchen am Unterbauch eines 3 Monate alten weiblichen Säuglings.

Das *lipoplastische Sarkom* der Haut ist genau so selten wie dasjenige anderer Organe. Klinisch könnte man ein solches in Erwägung ziehen bei aus der Tiefe der Subcutis sich emporwölbenden, derb-weichen, gelappten Tumoren mit progredientem Wachstum. Abzutrennen davon ist das Liposarkom, bei dem es sich um ein lipoplastisches Retothelsarkom handelt, da ja das Fettgewebe dem retikulären Gewebe zugehörig ist (GOTTRON und NIKOLOWSKI).

Chondroplastische Sarkome kommen an der Haut praktisch nicht vor, *osteoplastische* wohl eher, wenngleich sie im allgemeinen vom Skelet ausgehen. *Leiomyosarkome* der Haut hat man vereinzelt beobachtet, während wegen Fehlens quergestreifter Muskulatur in der Haut primär *Rhabdomyosarkome* dort offenbar nicht vorkommen können.

Will man am Begriff des *Angiosarkoms* überhaupt noch festhalten, so ist zu bemerken, daß ein solches in der Haut eine ausgesprochene Rarität darstellt. Nicht darunter zu verstehen sind Tumoren, bei denen es sich um die maligne Variante des Haemangioma capillare hypertrophicum, um das *Hämangioendotheliom* (angioplastisches Reticulosarkom) handelt, das lokal rezidiviert und bei Kindern hin und wieder vorkommen kann, und Sarkome mit gefäßreichem Stroma. Eher dürfte es sich um *angioplastische Sarkome* handeln, in welchem die Gefäße zum Tumorparenchym gehören und sich aus diesem, nicht aber aus den Endothelien entwickeln. Es gibt auch sehr selten einmal *lymphangioplastische Sarkome* (GREITHER und TRITSCH).

Hiervon abzutrennen sind ferner die gelegentlich maligne entarteten *Hämangiopericytome*, die von den dem Grundhäutchen der Capillaren unmittelbar außen aufsitzenden Pericyten der kleinsten Hautgefäße abstammen und die noch selteneren malignen *Gemmangiome*.

Reticulumzellsarkome (Retothelsarkome) der Haut sind einerseits von den malignen Reticulosen, andererseits vom Lymphosarkom der Haut abzutrennen. Das reticuläre Gewebe ist im Bereich der Haut im wesentlichen perivasculär, aber auch perifolliculär und periglandulär sowie im Bereich der Interstitien des Fettgewebes proliferationsfähig, weshalb gerade ortsständig in diesen Bezirken multilokulär reticuläre Reaktionen und Tumoren entstehen und primär ihren Sitz haben können. Das Reticulumzellsarkom erstreckt sich anscheinend fast gleichmäßig über alle Lebensalter und beide Geschlechter, es kommt schon im 1. Lebensjahr und überhaupt im Kindesalter vor. Die Diagnose kann nur histologisch gesichert werden.

Der von GERTLER und SCHIMPF als sog. *Sarkomatosis cutis im Säuglingsalter* herausgestellte Krankheitszustand ist trotz des maligne imponierenden Gewebsbildes kein Sarkom der Haut, sondern als lymphoreticuläre Hyperplasie aufzufassen, die spontane Rückbildung aufweist und wohl der disseminierten Lymphadenosis cutis benigna Bäfverstedt (s. d.) entspricht.

Wenn im Sinne von Gottron und Nikolowski das *Lymphocytosarkom* (Lymphosarkom) vom Reticulumzellsarkom der Haut abgetrennt wird, dann soll dies zum Ausdruck bringen, daß entsprechend eines polyphylogenetischen Standpunktes die Reticulumzellen einerseits und die Lymphocyten andererseits nach der Geburt fest determiniert sind, und für die entsprechende Geschwulst nur die eine oder andere Zellart als Mutterzelle in Betracht kommt, und daß Übergänge zwischen Reticulumzell- und Lymphosarkom nicht möglich sind. Nach Kenntnis des Reticulumzellsarkoms hat sich das Übergewicht des Lymphosarkoms zugunsten des Reticulumzellsarkoms ganz entschieden verlagert, dennoch sollte man nicht das primäre autochthone, meist in mehreren Einzelherden auftretende Lymphosarkom der Haut völlig aufgeben. Warum im Einzelfall beim Reticulumzellsarkom oder beim Lymphocytosarkom frei gewordene Zellen ins Blut übertreten und ein subleukämisches oder leukämisches Blutbild zur Folge haben, kann noch nicht hinreichend beantwortet werden.

Das *Sarcoma idiopathicum hämorrhagicum* (Kaposi 1872) wird heute richtiger als Angiomatosis Kaposi bezeichnet. Ob es sich dabei um eine echte Geschwulst mit Ausbreitung durch Metastasierung oder um eine primär multipel auftretende geschwulstartige Systemkrankheit im Sinne der Reticulosen handelt, ist noch nicht entschieden (Greither und Tritsch). Der mehr oder minder generalisierte Krankheitszustand wird vorwiegend bei Erwachsenen etwa vom 4. Lebensjahrzehnt an beobachtet und als Folge einer Proliferation blutgefäßbildender Mesenchymzellen bei vasovegetativ-hormonalen Störungen angesehen (Nödl). Bei Kindern soll das Krankheitsbild nur selten vorkommen (Michael).

Die sog. *neurogenen Sarkome* (Sarkomentwicklung bei Morbus Recklinghausen) entwickeln sich aus der bindegewebigen Hülle des Neurinoms bzw. Neurofibroms. Ausgangspunkte derartiger Sarkome sind am häufigsten die peripheren Anteile der großen Nerven der Extremitäten, seltener die großen Nervenplexus. Diese Tumoren sind durch hohe lokale Rezidivbereitschaft gekennzeichnet, Metastasierung ist seltener. Feingeweblich ist die Unterscheidung zwischen einem benignen und malignen Neurofibrom im allgemeinen sehr schwierig. Aus diesem Grunde leitet sich wohl auch die Aufstellung der Zwischengruppe „malignes Neurom" als Übergangsglied zwischen Neurofibrom und neurogenem Sarkom (Stout) her. Bei der Differentialdiagnose zum sarkomatösen Neurinom und zur multiplen autochthonen sarkomatösen Entartung von Neurofibromen ist auf die von Gottron beschriebene *Neurinomatosis der Säuglinge* mit maligner Verlaufsform hinzuweisen.

Differentialdiagnostisch kommen bei allen Sarkomen die tumorartigen Hautveränderungen bei Leukämie und Reticulosen, die Mycosis fungoides, das Boecksche Miliarlupoid der Haut (Sarkoid Boeck), die Lepra und Lues III in Betracht.

Therapeutisch ist radikale chirurgische Beseitigung der Tumoren, gegebenenfalls in Kombination mit Röntgenstrahlen notwendig. Die Prognose richtet sich jeweils nach Art der Geschwulst.

Melanome

Neben dem gutartigen juvenilen Melanom Spitz (s. d.) kommen selten einmal auch beim Säugling und Kind bösartig verlaufende primäre Melanome vor, und zwar sowohl echte kongenitale als auch erst nach der Geburt auftretende (Gartmann). Unsere jüngste eigene Kranke mit Melanom war ein 11jähriges Mädchen mit Xeroderma pigmentosum.

Ferner wurden bei Neugeborenen Melanommetastasen beobachtet, die diaplacentar übertragen waren (Dargeron et al., Gottron und Gertler, Weber et al.). Da Frauen mit Melanom auch Kinder ohne Metastasen zur Welt bringen, ist anzunehmen, daß entweder die Melanomzellen der Mutter nicht grundsätzlich diaplacentar auf den Fetus übertragen werden oder aber übertragene oder eingebrochene Melanomzellen im kindlichen Organismus zugrunde gehen können.

Gottron und Gertler beobachteten beim Säugling einer Mutter mit Melanommetastasen Melanurie, die aufhörte, wenn das Kind nicht mehr die nachgewiesenermaßen melaninhaltige Muttermilch bekam, jedoch wieder auftrat, wenn erneut die Brust gereicht wurde. Der Säugling starb im 5. Lebensmonat, eine Sektion fand nicht statt.

Das klinische Bild des primären Melanoms der Haut ist beim Kind wie beim Erwachsenen außerordentlich wechselnd und weicht vielfach vom „schwarzen Tumor" ab, so daß Fehldiagnosen des auf diesem Gebiet weniger Erfahrenen erklärbar sind. Das Melanom kann an jeder Körperstelle auftreten und beginnt entweder spontan, auf dem Boden einer Melanosis circumscripta praeblastomatosa Dubreuilh oder eines Naevuszellnaevus und wächst teils langsam, teils rasch. Gelegentlich wird exophytisches Wachstum beobachtet, was zur Verwechslung mit dem Granuloma pediculatum s. teleangiektatikum (s. d.) oder exophytischen Naevuszellnaevus (s. d.) führen kann. Die Melanome sind rund, oval, halbmond- oder nierenförmig, klein- oder großbogig oder unregelmäßig begrenzt und ihr Farbton schwankt zwischen rosa — bei amelanotischen Tumoren — rot, blaurot, graublau, blau, blauschwarz einerseits und gelbrot, gelbbraun, braunrot, braun, graubraun, braunschwarz, grauschwarz und tiefschwarz andererseits. Selten ist die Färbung homogen, häufiger fleckig oder gesprenkelt, wobei die Peripherie meist eine schmale Zone hellerer Farbtönung aufweist. Wichtige Zeichen eines Melanoms sind bei hautfarbenen, rötlichen oder lividen Tumoren feinste, graue, spiralige oder geweihartige Linien, die manchmal recht unauffällig die Oberfläche durchziehen sowie braune oder grauschwärzliche Randstreifenbildung. Die Oberfläche ist zu Beginn der Tumorentwicklung meist glatt, wird später höckerig und uneben, gelegentlich verrukös oder sie ulceriert, zeigt schlaffe Granulationen und bedeckt sich mit Krusten.

An Stelle eines Melanoms wurden nach einer Mitteilung von GARTMANN bisher 70 verschiedene Krankheitszustände diagnostiziert, umgekehrt aber auch solche Krankheiten für ein Melanom gehalten, was die Schwierigkeiten der Melanom-Diagnose unterstreicht.

Die Therapie besteht in frühzeitiger radikaler chirurgischer Entfernung der Geschwulst, unter Umständen mit gleichzeitiger Ausräumung etwa befallener Lymphbahnen und -knoten. Gegebenenfalls ist mit Strahlenbehandlung zu kombinieren. Die Prognose ist als sehr ernst zu bezeichnen.

Die Hämoblastosen der Haut

Hämoblastosen sind Krankheiten, die durch eine ursächlich noch unbekannte, irreversible, fortschreitende Proliferation von Zellen des hämatopoetischen Systems hervorgerufen werden. Sowohl in den normalen Blutbildungsstätten als auch an anderen Stellen kann diese Proliferation erfolgen und eine Ausschwemmung der Zellen ins strömende Blut verursachen. Je nach dem, ob eine Proliferation der roten oder weißen Blutkörperchen oder ihrer Vorstufen vorliegt, spricht man von Erythroblastosen oder Leukoblastosen. Bei letzterer Gruppe unterscheidet man Myelosen (Proliferation von Zellen der myeloischen Reihe), Lymphadenosen (Proliferation von Zellen der lymphatischen Reihe) und Reticulosen (Proliferation von Zellen der reticulohistiocytären Reihe). Die Proliferation von Zellen des hämatopoetischen Systems geht öfters von der Haut aus und kann lange auf diese beschränkt bleiben. Weniger häufig stellt die Haut eine Teillokalisation einer Hämoblastose dar.

Dermatoerythroblastosen

kommen in der Haut nur ganz selten als einzelne linsen- bis münzengroße, flache, gelegentlich schuppende, rötliche Knoten vor.

Dermatoleukoblastosen

Unter den primären Leukoblastosen der Haut sind die Myelosen relativ selten, weniger selten die Lymphadenosen und relativ häufig die Reticulosen (GERTLER). Seit 1876 kennt man lymphatische (BISIADECKI), seit 1911 myeloische (BRUUSGAARD) und seit 1912 reticuläre Wucherungen der Haut (RESCHAD und SCHILLING). Die Dermatoleukoblastosen können akut, subakut und chronisch auftreten, mit Leukämie einhergehen oder aleukämisch verlaufen.

Von den spezifischen, nicht juckenden Hautveränderungen sind auf Grund feingeweblicher Untersuchung die *unspezifischen* Hautbegleiterscheinungen abzutrennen. Letztere zeigen sich bei den akuten Formen vorwiegend als Purpura, bei den chronischen auch als Pruritus, stark juckende Urticaria oder Prurigo simplex subacuta (Urticaria papulosa), als neurodermitische oder pemphigoide Hautveränderungen, die zu Hyper- und Depigmentierungen führen können. Bei chronischen Dermatoleukoblastosen wird nicht selten Generalisierung eines Zoster beobachtet.

Akute Verlaufsformen. Die akuten *Myelosen* und *Lymphadenosen* der *Haut* begegnen uns vor allem im Kindesalter. Die dabei vorkommenden Hautveränderungen entsprechen sich weitgehend. Da unspezifische und spezifische Erscheinungen auf der Haut nicht immer voneinander zu trennen sind und Übergänge vorkommen, ist stets eine histologische Untersuchung durchzuführen. Schleimhautbeteiligung ist häufig, der Verlauf kann sepsisartig sein. Besonders an den unteren Extremitäten und am Rumpf treten kleinste bis großflächige Blutungen ähnlich der Purpura Werlhof auf, in deren Bereich Ulcera und Nekrosen entstehen können. Hinzu kommen makulopapulöse und pustulöse Exantheme, die weitgehend einer Lues II entsprechen, aber einen mehr bläulich bis bläulichroten Farbton aufweisen. Die Mundschleimhaut ist ebenfalls hämorrhagisch verändert. Das fötide riechende Zahnfleisch ist hypertrophisch, blutet leicht und kann geschwürig zerfallen. Ulcera finden sich ferner an den Tonsillen, am weichen Gaumen und der Zunge. Gelegentlich treten auch Bilder auf, die an ein Erythema exsudativum multiforme, an Stomatitis Plaut-Vincent oder Diphtherie erinnern.

Die *akute Form* der *Reticulose* der *Haut*, die Gottron als sog. Reticulosarkomatosis cutis beschrieben hat, tritt erst im späteren Lebensalter auf. Es handelt sich dabei um rasch wachsende, braunrote Knoten oder flache Infiltrate, die zunächst auf das Hautorgan beschränkt sind, alsdann auch in anderen Organen des reticulären Systems entstehen. In den Herden finden sich immer wieder Punktblutungen, aber keine Teleangiektasien. Zerfallsneigung wird nicht beobachtet, die Mundschleimhaut ist nicht beteiligt.

Die akute Reticulose der Haut endet in 4 bis 6 Monaten stets tödlich. Das Blutbild ist uncharakteristisch. Differentialdiagnostisch ist außer an die akuten Myelosen und Lymphadenosen an die plattenartige Form der Mykosis fungoides zu denken.

Die von Gottron gewählte Bezeichnung berücksichtigt das histologisch stellenweise zu beachtende destruktive Wachstum der Infiltrate ohne Neigung zur Metastasenbildung.

Chronische Verlaufsformen. Die chronische *Myelose* der Haut ist selten und tritt unter dem Bilde der Myeloblasten- und Paramyeloblastenleukämie auf. Im Vordergrund der Erscheinungen stehen Knoten der Schleimhaut mit teilweise ausgeprägter hämorrhagischer Note. Die Hauterscheinungen bestehen in kleinen bis haselnußgroßen, hoch- bis braunroten Knoten, die zunächst nur in der Tiefe tastbar sind, sich später aber halbkugelförmig emporwölben und von Teleangiektasien bedeckt sind. Wie bei der akuten Leukämie kann geschwüriger Zerfall eintreten, so daß das Bild eines luischen Gummas entsteht. Gelegentlich sind nur wenige oder gar ein einzelner Knoten vorhanden. Unter dem Bilde einer generalisierten Erythrodermie tritt die Hautmyelose nur ganz selten auf.

Chronische lymphatische Leukämien gibt es beim Kinde nicht (Weicker). Häufiger kommt beim Erwachsenen die chronische *Lymphadenose* der Haut vor, hauptsächlich im Gesicht, während die Mundschleimhaut nur selten betroffen ist. Neigung zu spontaner Rückbildung oder zur Erweichung und Geschwürsbildung wird kaum beobachtet. In abnehmender Häufigkeit treten vier Erscheinungsformen auf, die allerdings am selben Kranken zugleich vorkommen können: Blau- bis braunrote, großknotige oder knollige, derbe Geschwülste (Gesicht: facies leontina), plattenartige bräunlich- bis bläulichrote lupoide Infiltrate von Linsen- bis Kinderhandtellergröße und Teleangiektasien, makulopapulöses Exanthem und schließlich dunkelbraunrote Erythrodermie. Differentialdiagnostisch sind Reticulose, Sarkoid Boeck, Lupus vulgaris, Lepra und Lues zu erwägen.

Die *Reticulose* ist die häufigste Gruppe der irreversibel-proliferativen Hämoblastosen der Haut, sie entsteht dort autochthon. Nicht hierzu zu rechnen sind die zahlreichen vielfältigen reversiblen reaktiven Hyperplasien des reticulären Gewebes, die auf toxische und infektiöse Reize sowie hormonale Einwirkungen hin in der Haut entstehen, die Speicherreticulosen (Hand-Schüller-Christiansche Krankheit, Xanthome) und die Granulomatosen (Mykosis fungoides, Lymphogranulomatose), wenngleich feingeweblich eine vorwiegende Beteiligung des reticulären Gewebes zu erkennen ist.

Da den unreifen Reticulumzellen vielfache Ausdifferenzierungsmöglichkeiten (zu Reticulumzellen i. e. S., Histiocyten, Fettzellen, Lymphocyten, Plasmazellen, Mastzellen, möglicherweise auch zu Eosinophilen) innewohnen, kann man bei den Reticulosen der Haut feingeweblich als Hauptgruppe monomorphe Formen mit rein reticulärem Aufbau von einer Nebengruppe mit Zellpolymorphie trennen, deren Zellinfiltrat nur vorwiegend reticulär gebaut ist.

Bei den chronischen *monomorphen* Reticulosen der Haut unterscheiden wir ähnlich wie bei den Lymphadenosen eine großknotige Form, bei welcher die Knoten gelegentlich subcutan liegen, plattenartige Infiltrate mit relativ unscharfer Begrenzung und mehr oder minder deutlicher Vergrößerung des Oberflächenreliefs, makulopapulöse bis kleinknotige Exantheme und eine primär progressive hyperplastische Erythrodermie, die allerdings von knotigen Erscheinungen und Punktblutungen durchsetzt sein kann. Neigung zu geschwürigem Zerfall besteht nicht. Erst im Verlauf der Krankheit tritt, wenngleich nicht regelmäßig, systemartige Mitbeteiligung innerer Organe wie Leber, Milz, Lunge, Magen-Darmtrakt und der Lymphknoten ein. Meist ist der Verlauf sub- oder aleukämisch, erst kurz vor dem Tode läßt sich vielfach eine relative „Monocytenleukämie" feststellen. Paraproteinämie ist nur hin und wieder nachzuweisen.

Die Prognose ist quod sanationem infaust, obwohl die Behandlung (Corticosteroide, Röntgenstrahlen) lebensverlängernd wirken kann.

Die chronischen *polymorphen* Reticulosen der Haut beinhalten im wesentlichen das sog.

Plasmocytom (s. d.) und sehr seltene tumorartige, mit lichenoiden Infiltraten einhergehende oder erythrodermatische Mastzelleninfiltrate der Haut. Die Urticaria pigmentosa (s. d.) ist eine gutartig verlaufende Mastzellenreticulose, die häufig schon im Säuglingsalter auftritt.

Mykosis fungoides

Der eine Tautologie darstellende Name dieser Krankheit stammt von dem französischen Dermatologen D'ALIBERT (1832). Es handelt sich dabei um eine meist erst in der 2. Lebenshälfte auftretende, mit Aktivierung des reticulohistiocytären Systems einhergehende, bisher unheilbare, chronische, granulomatöse Entzündung, die in der Regel vom Hautorgan ihren Ausgang nimmt, aber auch das Lymphknotensystem und innere Organe befallen kann. Früher wurde die Mykosis fungoides als eigenständige Erkrankung angesehen, während sie heute teils als Granulom, teils als zu den polymorphen Reticulosen gehörig betrachtet wird.

Sie verläuft über Jahre und Jahrzehnte in voneinander zwar abgrenzbaren, aber meist ineinander übergehenden Stadien: 1. polymorphes, ekzemartiges Initialstadium („Prämykose"), 2. Stadium der flachen, lichenoiden und knotigen Infiltrate, 3. Stadium der Tumoren. Die Ursache ist unbekannt. Bei Kindern wurde die Krankheit unseres Wissens bisher noch nicht beobachtet.

Die Lymphogranulomatose der Haut

Die Lymphogranulomatose Paltauf-Sternberg (s. d.) stellt eine ätiologisch unbekannte granulomatöse Entzündung der Organe des lymphoreticulären Systems dar, die meist nach monate- oder jahrelangem Bestand zum Tode führt. Lymphogranulomatose der Haut wurde erstmalig 1906 von dem Wiener Dermatologen GROSS beschrieben.

An der Haut werden häufig unspezifische Veränderungen wie Pruritus, Pyodermien, Ekzem, Erythrodermie und Prurigo (Prurigo lymphogranulomatotica) beobachtet. Ferner können hin und wieder urtikarielle, klein- und großfleckige oder gar bullöse Exantheme sowie Erythema nodosum vorkommen.

Die spezifischen Veränderungen (Lymphogranulomatosis cutis) verursachen keinen Juckreiz, können von anderen Organen in die Haut

fortgeleitet sein oder autochthon und multilokulär in der Haut entstehen, was allerdings sehr selten vorkommt. Am häufigsten finden sich teils gruppierte, teils unregelmäßig disseminierte Knötchen von Stecknadelkopf- bis Erbsengröße und livid- bis braunrotem Farbton (Lymphogranuloma papulosum disseminatum). Auch subcutan gelegene, nur tastbare Knötchen oder Knoten werden beobachtet. Geschwüriger Zerfall größerer Hautknoten ist möglich. Abheilung kann unter stärkerer Pigmentierung oder auch unter dem Bild einer Poikilodermie erfolgen. Für die Diagnose maßgeblich ist der histologische Befund, der allerdings nicht immer dem typischen Befund in den Lymphknoten entspricht, weshalb gleichzeitige Untersuchung eines Lymphknotens unbedingt notwendig ist.

Die Lymphogranulomatose ist im Säuglingsalter selten und wird erst im 3.—5. Lebensjahr häufiger (KELLER und WISKOTT, WEICKER). Therapeutisch kommen Cytostatica und Strahlen zur Anwendung.

Anhang

Die zu den Lipoidspeicherreticulosen (Reticulogranulomatose nach PINKUS et al., reticuläre Hyperplasie mit Speicherung nach GERTLER) gehörige Hand-Schüller-Christiansche Krankheit (s. d.) geht mit Hautveränderungen einher. Das kleinpapulöse gelblichrote Exanthem scheint wie die kleinfleckige Purpura auf Grund örtlicher Durchblutungsstörungen zu entstehen (GERTLER). Mehr oder minder gruppiert tritt es symmetrisch an allen Stellen der Haut, vorwiegend aber am Stamm und Kopf auf und kann zur Entwicklung flächenhafter ekzematoider Erscheinungen Anlaß geben. Die bei Säuglingen und Kleinkindern auftretende und sich von jener Erkrankung im wesentlichen durch den akuten Verlauf unterscheidende Abt-Letterer-Siwesche Krankheit (s. d.) geht ebenfalls mit rot-bräunlichen, meist stark schuppenden, teilweise auch erodierten und nässenden Papeln, seborrhoid-ekzematoiden und petechialen Hautveränderungen einher.

Literatur

DARGEON, H. W.: Tumors of childhood. A clinical treatise. New York: P. B. Hoeber, Inc. 1960.
— J. W. EVERSOLE, and V. DEL DUCA: Malignant melanoma in an infant. Cancer 3, 299 (1950).

GARTMANN, H.: Zur Klinik und Therapie der Melanome. Med. Welt 1962, 574.
— Pigmentzellgeschwülste der Haut. Fortschr. Med. 81, 365, 395 (1963).

GERTLER, W.: Haemoblastosen, Retikulosen und Retikulogranulomatosen. In: Lehrbuch der Haut- und Geschlechtskrankheiten, hrsg. v. H. G. BODE u. G. W. KORTING, S. 720. Stuttgart: G. Fischer 1962.

—, u. A. SCHIMPF: Sog. Sarcomatosis cutis im Säuglingsalter. Derm. Wschr. 131, 252 (1955).

GOTTRON, H. A.: Sarkom der Haut. Hautarzt 4, 1 (1953).

— Retikulosen der Haut: In: Dermatologie und Venerologie, hrsg. v. H. A. GOTTRON u. W. SCHÖNFELD, Bd. IV, S. 501. Stuttgart: G. Thieme 1960.

—, u. W. GERTLER: Melanurie beim Säugling einer Mutter mit Melanommetastasen. Z. Haut- u. Geschl.-Kr. 61, 323 (1939).

— — Zur Frage des Übertritts von Melanogen der Mutter auf den Säugling über die Muttermilch. Arch. Derm. Syph. (Berl.) 181, 91 (1940)

—, u. W. NIKOLOWSKI: Sarkom der Haut. In: Dermatologie und Venerologie, hrsg. v. H. A. GOTTRON u. W. SCHÖNFELD, Bd. IV, S. 407. Stuttgart: G. Thieme 1960.

GREITHER, A., u. H. TRITSCH: Die Geschwülste der Haut. Stuttgart: G. Thieme 1957.

KELLER, W., u. A. WISKOTT: Lehrbuch der Kinderkrankheiten, 2. Aufl. Stuttgart: G. Thieme 1966.

MICHAEL, P.: Tumors in infancy and childhood. Philadelphia, Montreal: J. B. Lippincott Co. 1964.

NÖDL, F.: Zur Histogenese der Angiomatosis Kaposi. Arch. Derm. Syph. (Berl.) 190, 373 (1950).

PELLER, S.: Cancer in childhood and youth. Bristol: J. Wright & Sons Ltd. 1960.

PERLMAN, H. H.: Pediatric Dermatology. Chicago: The Year Book Publ. Inc. 1960.

PINKUS, H., L. A. COPPS, S. CUSTER, and S. EPSTEIN: Retikulogranuloma. Amer. J. Dis. Child. 77, 503 (1949).

WEBER, F., E. SCHWARZ, and R. HELLENSCHMIED: Spontaneous inoculation of melanotic sarcoma from mother to fetus. Report of a case. Brit. J. med. 1930, 537.

WEICKER, H.: Tumoren des Kindesalters. In: Diagnostik der Geschwulstkrankheiten, hrsg. v. H. BARTELHEIMER u. H. J. MAURER, S. 856. Stuttgart: G. Thieme 1962.

WILLIS, R. A.: The pathology of the tumors of children. Pathologicals Monographs, Nr. 2. Edingburg and London: Oliver & Boyd 1962.

WOLFRAM, G.: Ein Beitrag zu bösartigen Hautgeschwülsten im Kindesalter. Dtsch. Gesundh.-Wes. 17, 1677 (1962).

Pyodermien*

Von E. HEINDL, Regensburg

(vorm. Universitätshautklinik Heidelberg)

Allgemeines

Die sog. Pyodermien sind durch Kokken verursachte Hauterkrankungen. Sie lassen sich in zwei große Gruppen einteilen, von denen die eine einen vorwiegend akuten, die andere einen ausgesprochen chronischen Verlauf nimmt. Innerhalb der ersten Gruppe kann man die pyodermatischen Hauterkrankungen, welche von den Hautanhangsgebilden ausgehen, von jenen trennen, die an der Epidermis selbst entstehen.

Vorwiegend akut verlaufende Pyodermien

Von der Epidermis ausgehende und/oder auf diese beschränkte pyodermatische Hauterkrankungen

Impetigo contagiosa

Der Begriff Impetigo contagiosa vereinigt von der Epidermis ausgehende Strepto- und Staphylodermien, die je nach Erregerart mit einer besonderen Morphologie einhergehen.

Historische Daten. Die Bezeichnung Impetigo leitet sich von dem lateinischen Wort impetere (angreifen) ab. Sie wurde in Konkurrenz mit der anderen lateinischen Bezeichnung Porrigo (Grind) lange Zeit für die verschiedensten mit Krusten, Blasen und Eiterungen einhergehenden Hauterkrankungen verwendet. Dabei versuchte man durch Hinzufügen nach morphologischen Gesichtspunkten gewählter Adjektiva verschiedene Arten von Impetigo zu unterscheiden. Einige Zustandsformen anderer Krankheiten, die zum Formenkreis des Ekzems, der Mykosen, usw. gehörten, wurden so als Impetigo bezeichnet. Erst TILBURY FOX unterschied 1864 die Impetigo contagiosa bewußt von den übrigen, ebenfalls als Impetigo bezeichneten Hautaffektionen und wies ihre Infektiosität durch Impfversuche nach. Die Klärung der Ätiologie erforderte jedoch noch einige Zeit. Die verschiedensten Ansichten hinsichtlich der Art des Erregers wurden geäußert bis FRANK BROCKER 1896 die Ursache der Impetigo contagiosa als erster richtig erkannte.

LEWANDOWSKY wies später nach, daß sich die durch die Infektion zustandekommenden Hautmorphen nach Art des Erregers unter-

---

* Mit Ausnahme der Pyodermien des Neugeborenen- und Säuglingsalters.

scheiden. Man kennt demnach eine Impetigo staphylogenes und eine Impetigo streptogenes.

Klinisch ist die Trennung beider Impetigoarten infolge der oft vorliegenden Mischinfektionen durch beide Erreger und wegen der Flüchtigkeit des Bläschenstadiums nicht immer möglich.

Häufigkeit, Altersdisposition, Geschlechtsdisposition, konstitutionelle Disposition, jahreszeitliche Verteilung. Die Impetigo contagiosa ist die am häufigsten vorkommende Erkrankung unter den Pyodermien des Kindesalters. Man schätzt den prozentualen Anteil zwischen 80 und 90%. So ermittelte z. B. FELDMANN bei seinen statistischen Erhebungen 88% Impetigo aus einem annähernd 2000 Fälle umfassenden Untersuchungsmaterial pyodermatischer Erkrankungen. Die streptogene Form der Impetigo überwiegt die staphylogene.

Das Angehen der Infektion (Infektiosität) bzw. die Übertragbarkeit hängt von verschiedenen Faktoren ab. Resistenzschwächung des Organismus infolge von Unterernährung oder durch andere Erkrankungen, mangelnde Hygiene sowie häufiger Kontakt mit erkrankten Kindern fördern das Entstehen der Impetigo. Ausschlaggebend scheint jedoch die Virulenz der übertragenen Kokken zu sein. Den Gegebenheiten entsprechend kann es demnach auch zu Endemien bzw. kleinen Epidemien kommen.

Impetigo ist bei Kleinkindern am häufigsten. Eine Geschlechtsdisposition besteht nicht. Die jahreszeitliche Verteilung zeigt ein Ansteigen der Erkrankung im Frühjahr und Herbst.

Ätiologie. Beim Zustandekommen der Impetigo sind entsprechende Strepto- bzw. Staphylokokkenstämme notwendig. Von einigen Autoren wird daneben dem Angriffspunkt der Erreger in der Haut eine ausschlaggebende Bedeutung zugemessen.

So führen BIZZOZERRO und LEONE Experimente an, nach denen es beim Einimpfen von Streptokokken in die oberen Hautschichten zur Impetigo oder zum Erysipel kam. Dagegen entstand ein Ecthyma sobald die Kokken in tiefere Schichten überimpft wurden. Andere Autoren bestreiten solche Möglichkeiten und sind geneigt, krankheitsspezifische Keime anzunehmen, wonach bestimmte Kokkenstämme ausschließlich Impetigo hervorrufen, obwohl bis-

her eine bakteriologische Differenzierung gegenüber anderen Stämmen nicht gelang.

Klinisches Bild

Die Impetigo streptogenes. Das Frühstadium des klinischen Erscheinungsbildes, kleine Bläschen mit entzündlich gerötetem Hof und klarem Inhalt, der sich schnell geblich trübt, wird wegen der Flüchtigkeit der Bläschen kaum beobachtet. Die Wand der Bläschen ist zu

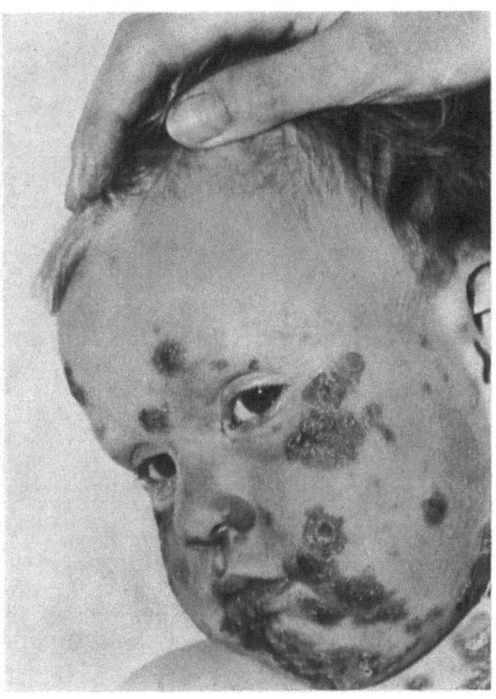

Abb. 438. Impetigo contagiosa

dünn, als daß sie den gewöhnlich vorkommenden mechanischen Beanspruchungen gewachsen wäre. Im Experiment, wenn die entstehenden Hautmorphen durch eine zweckmäßige Vorrichtung (z. B. Uhrglasverband) von äußeren Einflüssen geschützt sind, kann dieser Entwicklungsvorgang genau demonstriert werden. Durch Größe, Anordnung und Flüchtigkeit dieser zunächst entstehenden Efflorescenzen bilden sich jedoch charakteristische Herde, die eine klinische Trennung von der Impetigo staphylogenes gestatten. Es entstehen so unregelmäßig geschichtete, meist honiggelbe Krusten, wobei das Kolorit auch braun-gelblich, braun-rot und sogar rötlich-schwarz sein kann. Durch Abheben der Krusten zeigen sich nässende, entzündlich gerötete und leicht blutende, erosive Bezirke. Durch Weiterwandern entstehen oft polycyclische, gyrierte Herde mit zentraler Abheilung. Daneben kommen disseminierte Formen von kleineren Herden vor. Etwa 10 Tage nach Krankheitsbeginn fallen die Krusten ab. Zurück bleiben rötlich-bräunliche Maculae, die noch einige Wochen bestehen können. Außer diesen häufig vorkommenden Formen wurde eine seltene Art der Impetigo streptogenes beschrieben, die eine Blasenbildung von mehreren Zentimetern Durchmesser

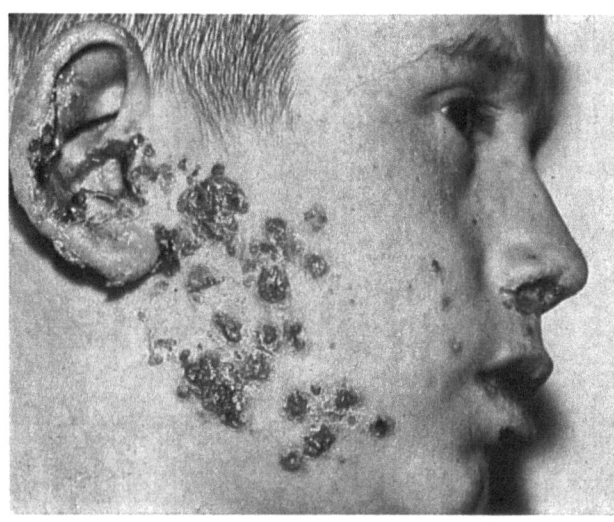

Abb. 439. Impetigo contagiosa

aufweisen kann. Die Prädilektionsstellen der Impetigo contagiosa sind das Gesicht und der behaarte Kopf.

Impetigo contagiosa staphylogenes. Die staphylogene Art der Impetigo zeigt anfänglich prall gefüllte Bläschen von etwa Erbsengröße auf sonst unveränderter Haut, deren Blasendecke im Gegensatz zur streptogenen Form relativ widerstandsfähig ist. Nach Trübung bzw. Vereiterung des Blaseninhalts hängt diese bisweilen schlaff herab, wobei die Trübung des Sekretes bereits nach wenigen Stunden eintritt. Durch das Platzen der Blasen bilden sich gelbliche, relativ dünne, krustöse Beläge. Infolge Zusammenfließens einzelner Efflorescenzen kommt es zu circinären sowie serpiginösen Erscheinungsformen. Durch Abnehmen der Krusten werden erosive Flächen freigelegt. Nach Abheilung bestehen noch einige Zeit bräunliche Makeln.

Histologie. Die histologische Untersuchung zeigt eine Bläschen- bzw. Krustenbildung unmittelbar unter der Hornschicht. Der Blasenboden wird von Zellen des Stratum granulosum

gebildet. Diese zeigen keine Keratohyalinkörper und sind ödematös verändert. Vereinzelt finden sich durchwandernde polynucleäre Leukocyten. Der Blaseninhalt besteht aus serösem Exsudat, in welchem sich, je nach Stand der Erkrankung mehr oder weniger polynucleäre Leukocyten finden und — vorwiegend am Blasenboden — abgestoßene Epidermisepithelien. Es besteht eine Gefäßerweiterung erheblichen Ausmaßes bis tief in die Cutis mit perivasculärer Zellinfiltration. Ein wesentlicher Unterschied zwischen Impetigo contagiosa staphylogenes und Impetigo contagiosa streptogenes im histologischen Bild besteht nicht.

Diagnose und Differentialdiagnose. Die Diagnose ist bei Beachtung der oben beschriebenen Kriterien relativ einfach. Die Abgrenzung gegenüber dem impetiginisierten Ekzem ist wegen der nichtvorhandenen Ekzematisation und des fehlenden Juckreizes leicht. Das gleiche gilt bei der ekzematisierten Hautdiphtherie. Lues maligna und Rupia syphilitica weisen Infiltration und Tendenz zum geschwürigen Zerfall auf. Differentialdiagnostisch kommt außerdem ein verkrusteter Herpes simplex in Frage.

Verlauf, Prognose, Komplikation. Der Verlauf ist meistens unkompliziert, die Prognose günstig. Hinsichtlich der Komplikationen ist auf Nephritiden zu achten. Das erste Anzeichen ist eine Albuminurie. Eine regelmäßige Urinkontrolle bis 2 Monate nach Krankheitsbeginn ist deshalb unerläßlich. Weitere Komplikationen sind die Stomatitis impetiginosa (Aphtöse Herde in der Mundschleimhaut), ferner eine Beteiligung der Conjunctiva bei Impetiginisation des Gesichts, Paronychien und Onychien. Bei der Impetigo contagiosa streptogenes sind von Nicolas Gangränbildungen beschrieben worden. An Epizoonosen muß bei Impetigo gedacht werden.

Therapie. Die Behandlung beschränkt sich im allgemeinen auf die Anwendung von Externa. Eventuell vorhandene Blasen werden geöffnet, die Krusten abgelöst. Für den letzteren Vorgang verwendet man am zweckmäßigsten 3%ige Salicyl-Vaseline bzw. 3%iges Salicyl-Öl. Stark entzündliche Veränderungen sollen zunächst mit feuchten Kaliumpermanganat-Umschlägen behandelt werden, wobei man eine antibiotisch wirkende Salbe unterlegen kann. Im weiteren Verlauf können antibakteriell wirkende Solutiones, wie Gentianaviolett usw. zur Anwendung gelangen oder man geht, wenn es der Zustand der Haut gestattet, sofort auf moderne Salben mit Antibioticazusätzen über. Die Anwendung von Quecksilber in Form von Präcipitat- oder Zinnobersalben ist heute nicht mehr notwendig und wegen der Toxicität der Substanz kontraindiziert. In schweren Fällen können innerlich Antibiotica oder Sulfonamide verabreicht werden.

Peinliche Sauberkeit bei der Pflege sowie Absonderung von nichterkrankten Kindern ist notwendig. Auf eine Isolierung ist besonders dann zu achten, wenn Säuglinge in der Familie sind. Für sie ist der Impetigokranke stets eine schwere Gefahr, da es bei Säuglingen durch die Infektion zu einer Dermatitis exfoliativa oder zu einem Pemphigoid kommen kann.

Streptodermia bullosa superficialis

Synonyma. Bulla repens, Bulla rodens, Tournicole streptococcique.

Als Sonderform einer (vorwiegend) streptogenen Impetigo kann die Streptodermia bullosa superficialis aufgefaßt werden. Diese Impetigoart zeigt eine andere Morphe, welche durch die besondere Lokalisation bedingt ist. An Stellen mit entsprechend dicker Hornschicht, wie an den Handinnenflächen und Fußsohlen bleiben Blasen leichter bestehen. Es handelt sich um eine meist einzeln stehende Blase, die mitunter eine erhebliche Größe annimmt und von einem roten Hof umgeben ist. Sie ist vorwiegend an den Endphalangen der Finger lokalisiert. In Nagelnähe kann Nagelfalz und Nagelbett mitergriffen werden, wobei meist eine Abhebung des Nagels eintritt.

Die *Diagnose* ist gewöhnlich einfach, die Trennung vom Panaritium bisweilen jedoch schwierig, da die Streptodermia bullosa superficialis der Ausgangspunkt zu tieferen Eiterungen sein kann. Ein Kennzeichen des Panaritiums gegenüber der Streptodermia bullosa superficialis ist der heftige Schmerz.

Therapie. Nach Abtragen der Blasen erfolgt die Behandlung wie bei der Impetigo contagiosa durch austrocknende und desinfizierende Maßnahmen.

Angulus infectiosus

Synonyma. Perleche, Pourleche, Bridon, Poissonade. Der Angulus infectiosus ist eine

unter bestimmten Bedingungen hervorgerufene rhagadiforme Pyodermie an den Mundwinkeln.

Historische Daten. Die Beschreibung dieses Krankheitsbildes erfolgte erstmalig im Jahre 1886 von LEMAÎTRE.

Die Erkrankung kommt hauptsächlich bei Kindern im Schulalter vor, oft zusammen mit Impetigo contagiosa. Auch als Komplikation einer Scharlachepidemie wurde sie beschrieben.

Ätiologie. Der Angulus infectiosus ist meist Ausdruck eines schlechten allgemeinen Ernährungszustandes mit Vitaminmangel und Eisenmangelanämie. Die Erreger sind meist Streptokokken, weniger Staphylokokken. Daneben wurden kulturell auch gramnegative und grampositive Diplokokken sowie Hefe gefunden. Bei Überimpfungsversuchen von Hefe auf Kaninchen und Menschen konnten perlecheartige Krankheitsbilder erzeugt werden (TRU). Beim Erwachsenen scheint festzustehen, daß klinisch kaum abzutrennende Krankheitsbilder durch Hefe und Candida albicans verursacht werden können.

Klinisches Bild. Einseitig oder symmetrisch ist die Haut im Mundwinkel und dessen nächste Umgebung zunächst entzündlich gerötet und schließlich gequollen. Daraufhin entstehen Erosionen. Durch die in dieser Gegend vorkommenden mechanischen Beanspruchungen entstehen meist tiefe, schmerzhafte Rhagaden, die bisweilen mit schmierigen, speckigen Belägen bedeckt sind. Bestehen mehrere Rhagaden, so sind sie fächerförmig angeordnet.

Diagnose und Differentialdiagnose. Die Diagnose ist nicht schwierig. Differentialdiagnostisch muß die syphilitische Papel des Mundwinkels in Erwägung gezogen werden, wobei auf die Infiltration zu achten ist, welche beim Angulus infectiosus fehlt. Auch das konstante Übergreifen auf die Schleimhaut bei syphilitischen Veränderungen in diesem Bereich kann differentialdiagnostisch verwertet werden. Erwähnenswert ist noch die seltene rhagadiforme Diphtherie der Mundwinkel, die meist durch Superinfektion eines echten Angulus infectiosus entsteht. Das Charakteristikum ist ein grauer, festhaftender, schleierartiger Belag neben starker Succulenz mit Exsudation. Der Nachweis von Diphtheriebacillen gelingt leicht.

Therapie. Allgemein roborierende Maßnahmen mit Beseitigung einer evtl. bestehenden Grundkrankheit (Avitaminose, Anämie, usw.). Bei Vitaminmangel stehen heute neben den

Einzelvitaminen brauchbare Multivitaminpräparate zur Verfügung, von denen einzelne zugleich die notwendigen Spurenelemente enthalten. Örtlich empfehlen sich Touschierungen mit Argentum nitricum neben Applikation von antibiotischen Salben oder 2%iger Gentianaviolett-Lösung.

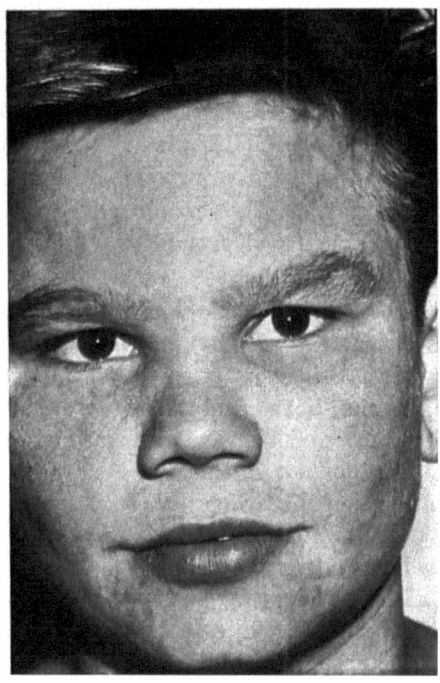

Abb. 440. Pityriasis sicca faciei

Häufigkeit, Altersdisposition, Geschlechtsdisposition, konstitutionelle Disposition, jahreszeitliche Verteilung. Die Erkrankung kommt relativ häufig bei zarten, blonden Kindern vor. Nach bisherigen Beobachtungen tritt sie im Frühjahr und im Herbst vermehrt auf. In Erwägung gezogene Witterungseinflüsse, die das Krankheitsbild mit verursachen sollen, konnten nicht bestätigt werden. Betroffen sind hauptsächlich Kinder von 3—12 Jahren. Eine Geschlechtsdisposition besteht nicht.

Ätiologie. Die Ätiologie ist bis heute nicht eindeutig geklärt. Doch spricht viel dafür, daß es sich bei der Pityriasis sicca faciei um eine streptogene Affektion handelt. So wurden von HARTMANN zwei Endemien beschrieben. In vielen Fällen wurden Streptokokken, von BRAND und TOS zusätzlich Staphylokokken nachgewiesen. Fokalinfektionen als Ursache der Erkrankung wurden diskutiert, deren Beseitigung zur Heilung führen soll.

Klinisches Bild. Vorwiegend an den Wangen und um den Mund entstehen rundliche, ovale oder auch landkartenförmige, feinlamellös schuppende Makeln, welche eine mehr oder minder scharfe Begrenzung aufweisen. Die Efflorescenzen zeigen kaum eine entzündliche Rötung. Bisweilen kann es jedoch zu einer etwas stärkeren entzündlichen Rötung kommen. Gewöhnlich treten die Flecken jedoch als

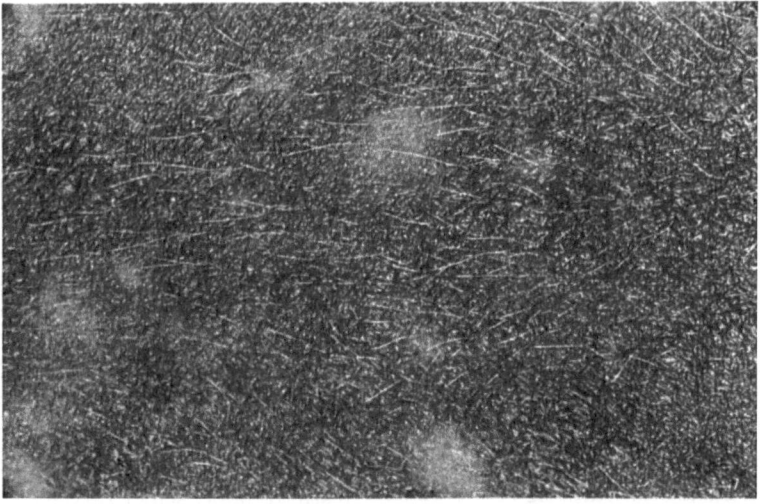

Abb. 441. Pityriasis sicca faciei

Pityriasis sicca faciei

Synonyma. Pityriasis alba faciei, Pityriasis simplex, Dartre volante.

weißlich schuppende Bezirke hervor, insbesondere wenn die gesunde Haut der Umgebung gebräunt ist.

Diagnose. Die Diagnose stützt sich auf die Lokalisation sowie auf die geringen entzündlichen Erscheinungen bei gleichzeitiger weißlicher Schuppung. Das Krankheitsbild ist nicht leicht zu verkennen.

Verlauf. Die Erscheinungen können flüchtig sein. Es kommen jedoch hartnäckige, rezidivierende Fälle vor. Die Prognose ist günstig.

Therapie. Zunächst Applikation von salicylhaltigen Salben, dann antibiotische Salben.

Ecthyma simplex

Begriff. Das Ecthyma simplex ist eine bisweilen tiefe Ulcera verursachende pyodermatische Erkrankung.

Häufigkeit, Altersdisposition, Geschlechtsdisposition, konstitutionelle Disposition, jahreszeitliche Verteilung. Das Ecthyma simplex kommt im Gegensatz zur Impetigo bei Kindern seltener vor. Meist tritt es zusammen mit anderen Erkrankungen auf. So sieht man es bei allgemeiner Unterernährung, bei Vitaminmangel, Tuberkulose, Typhus, Nephritis, Diabetes mellitus, usw. Ebenso können bei allgemein geschwächten Individuen Kratzeffekte, die infolge anderer juckender Hautkrankheiten entstanden sind, Ausgangspunkt zur Entstehung eines Ecthyma simplex werden (z. B. impetiginisiertes Ekzem, Strophulus, Epizoonosen, usw.). Da bei dieser Krankheit die Sauberkeit eine bedeutende Rolle spielt, besteht ein nicht zu übersehender Zusammenhang mit dem jeweiligen sozialen Milieu. Damit erklärt sich auch das rapide Ansteigen der Erkrankung in Kriegszeiten, wo neben dem schlechten Ernährungszustand der Menschen meist auch die hygienischen Verhältnisse nicht gut sind.

Ätiologie. Beim Ecthyma simplex handelt es sich um eine streptogene Erkrankung, was experimentell von LEWANDOWSKY im Selbstversuch bewiesen wurde. Das Krankheitsbild entsteht, wenn Streptokokken aus irgendwelchen Gründen in die tieferen Epithelschichten der Haut eindringen können. Bisweilen wurden beim Ecthyma simplex auch Staphylokokken nachgewiesen, deren ätiologische Bedeutung bis heute nicht eindeutig geklärt ist. Die meisten Autoren sind aber der Meinung, daß es sich um sekundär dazugekommene Keime handelt. Ob es ein Ecthyma simplex staphylogenes gibt, ist bis heute noch nicht entschieden.

Klinisches Bild. Zunächst entstehen flache Blasen, die sich bald zu Pusteln umwandeln, woraus sich schließlich schmutzig-gelbgraue Krusten bilden. Die Umgebung der Einzelefflorescenzen, zunächst nur einen dünnen entzündlichen Hof aufweisend, wird stärker infiltriert, die Randzone breiter. Daraus entwickeln sich schließlich „wie ausgestanzt" aussehende Ulcera, die bis in die Cutis und Subcutis reichen. Die Ausheilung erfolgt narbig unter bräunlichen Pigmentationen. Die Prädilektionsstellen sind die Unterschenkel.

Histologie. Das histologische Bild weist eine Schichtung auf. An der Oberfläche findet sich eine von Fibrinfäden durchzogene Hornschicht, wobei sich die Fibrinfäden nach unten fortsetzen und mit zerfallenen Leukocyten und Zellen die mittlere Schicht bilden. Darunter liegt Eiter als Übergang zur Nekrose des Bindegewebes, der Cutis und der Subcutis.

Diagnose und Differentialdiagnose. Ein wesentliches Charakteristikum des Ecthyma simplex ist die wie ausgestanzt aussehende, tiefe Ulceration. Differentialdiagnostisch ist abzugrenzen gegen papulo-nekrotische Tuberkulide, ulcerierte Formen eines Erythema induratum Bazin, tertiär syphilitische Ulcera, Lues maligna, Milzbrand, ecthymatöse Hautdiphtherie und Ecthyma gangränosum terebrans. Die tuberkulös-ulcerösen Veränderungen weisen meist einen unterminierten Rand auf. Bei syphilitischen Ulcerationen ist auf die derben Ränder und auf das braunrote Infiltrat zu achten. Die Hautdiphtherie bildet charakteristische membranöse Beläge. Das Ecthyma gangränosum trerebrans und der Milzbrand sind im Zweifelsfall bakteriell gut abgrenzbar.

Prognose, Verlauf, Komplikationen. Die Prognose ist im allgemeinen gut. Die Heilungsdauer richtet sich nach dem Kräftezustand des Patienten und nach der ihm zuteil werdenden Pflege. Außerdem spielt die Virulenz der Erreger eine Rolle. Als Komplikationen kommen Lymphangitiden, Lymphadenitiden, Phlebitiden und selten Abscesse vor.

Therapie. Nach Beseitigung der Krusten Austupfen des Geschwürsgrundes mit antibakteriell und austrocknend wirkenden Solutiones (z. B. Gentianaviolett). Später antibakteriell wirkende Salben. Bei tieferen Ulcerationen sind auch granulationsfördernde Öle und Salben zu empfehlen. In schwereren Fällen ist eine innerliche Verabreichung von Antibiotica bzw. Sulfonamiden zweckmäßig, wobei die Erreger hinsichtlich ihrer Resistenz getestet werden sollten. In schwersten Fällen sollten gleichzeitig Autovaccine gegeben werden. Vitaminreiche roborierende Kost und entsprechende Pflege sind unerläßlich. Die Behandlung einer evtl. bestehenden Grundkrankheit versteht sich von selbst.

Anhang. Auf das Ecthyma gangränosum terebrans, das keine Kokkenerkrankung ist, sei, da es differentialdiagnostisch eine Rolle spielt, kurz hingewiesen. Verursacht durch gramnegative Keime (z. B. Bacterium vulgare, Pseudomonas aerugenosa, etc.) sind die Ulcerationen oft über das gesamte Integument verteilt. Bei schwächeren Kindern kommt es leicht zur Sepsis.

Erysipel

Begriff. Das Erysipel ist eine akute Entzündung der Haut von meist scharfer Begrenzung mit Tendenz zum peripheren Fortschreiten.

Historische Daten. Bereits von Hippokrates beschrieben, war das Erysipel wahrscheinlich schon seinen Vorgängern bekannt. Die Erkenntnis dagegen, daß hierbei eine Infektionskrankheit vorliegt, wurde erst 1882 von Felleisen erbracht, nachdem einige Jahrzehnte vor ihm von mehreren Seiten diesbezüglich Vermutungen geäußert worden waren. Felleisen gelang die Züchtung von Erregern und die Erzeugung von Erysipelen bei Kaninchen und Menschen.

Häufigkeit, Altersdisposition, Geschlechtsdisposition, konstitutionelle Disposition, jahreszeitliche Verteilung. Beim Erysipel gibt es keine echte Altersdisposition, wenn auch festzustehen scheint, daß Kinder und Personen über 40 Jahre häufiger befallen werden. Hinsichtlich der Geschlechtsdisposition und der jahreszeitlichen Verteilung gehen die Meinungen der Autoren auseinander. Wahrscheinlich gibt es beim Erysipel weder eine Geschlechtsdisposition noch ein gehäuftes Auftreten zu irgend einer Jahreszeit. Dagegen scheint es eine individuelle Disposition zu geben, worauf bereits die Versuche von Koch und Petruschky hinwiesen. Bei diesen Impfversuchen bekam nur ein bestimmter Prozentsatz von Versuchspersonen ein Erysipel, obwohl allen verschiedene, virulente Streptokokkenstämme inokuliert worden waren. Th. Kindler gelang es trotz sorgsam durchgeführter Inoculation bei 3 kräftigen jungen Patienten nicht, ein Erysipel zu erzeugen. Beobachtungen von Schwalbes und Hegler sprechen für die Möglichkeit des Vorhandenseins einer familiären Disposition, die ver-

erbbar sein kann. Schwalbes beobachtete das Auftreten eines habituellen Erysipels in 3 Generationen. Eine erhöhte Erysipelneigung zeigen durch schwere Krankheiten widerstandslos gewordene Patienten.

Ätiologie. Das Erysipel wird durch Streptokokken (Streptococcus pyogenes) verursacht. Voraussetzung für die Entstehung eines Erysipels ist neben anderen Faktoren eine Epithelläsion der betroffenen Haut oder Schleimhaut, die so klein sein kann, daß sie oft nicht bemerkt wird. Derartige Defekte sind Eintrittspforten für die Erreger. Von dort breitet sich der Infekt aus. Solche Eintrittspforten entstehen leicht durch Maceration an den Naseneingängen bei Entzündungen der Nebenhöhlen und der Nase. In gleicher Weise entstehen solche bei Dacryocystitis, Otitis, usw. Häufig gehen Erysipele von einem Angulus infectiosus aus, andere Eintrittspforten sind Ulcera aller Art, Nabelwunden und dergleichen. Angehen und Verlauf der Infektion hängt, wie bei ähnlichen Erkrankungen, einerseits von der Virulenz der Erreger, andererseits von der örtlichen Beschaffenheit des betroffenen Gewebes und dem Allgemeinzustand des infizierten Individuums ab. Noch ungeklärt ist die Pathogenese des rezidivierenden Erysipels. Hegler nimmt an, daß trotz klinischer Abheilung abgeschwächte Erreger zurückbleiben, die bei Resistenzminderung des Individuums erneut ein Erysipel zu erzeugen imstande sind. In anderen Fällen wieder mögen die Eintrittspforten nicht ausgeschaltet worden sein.

Die umstrittene Frage, ob hämolysierende Staphylokokken ein echtes Erysipel erzeugen können, dürfte heute mit nein beantwortet werden. Viele Autoren sind jetzt nach eingehender Prüfung der Ansicht, daß das durch Staphylokokken hervorgerufene ähnliche Krankheitsbild zu den Phlegmonen gerechnet werden müsse, da es die Charakteristika des Erysipels weitgehend entbehrt.

Klinisches Bild. Nach einer Inkubationszeit von Stunden bis wenigen Tagen beginnt das Erysipel an der Eintrittsstelle der Infektion unter Erythembildung, meist begleitet von Schüttelfrost und hohem Temperaturanstieg. Dabei besteht häufig ein schweres Krankheitsgefühl mit Kopfschmerzen, Übelkeit, Erbrechen, allgemeiner Schwäche usw. Das entstandene Erythem wandelt sich in eine entzündliche Infiltration um und tritt demzufolge im weiteren

Verlauf über das gesunde Hautniveau heraus. Es erfolgt daraufhin eine relativ schnelle Ausbreitung in die Umgebung. Die Haut ist beim voll ausgebildeten Krankheitsbild prall, gespannt, entzündlich gerötet und weist dabei eine glatte, glänzende Oberfläche auf. Die Hauttemperatur ist in diesen Bezirken deutlich erhöht. Neben einem Spannungsgefühl besteht meist nur eine geringe Schmerzhaftigkeit. Als besonderes Charakteristikum des Erysipels gilt die scharfe Begrenzung des Krankheitsherdes sowie zungenförmige Ausläufer. In bindegewebsreichen Gegenden (Genitalregion, periorbitale Region, usw.) kann es zu erheblichen Schwellungen kommen. Die Lieblingslokalisation des Erysipels ist das Gesicht bzw. der Kopf. Beim Befall der behaarten Kopfhaut kommt es vorübergehend zu Haarausfall. Ein Übertreten des Erysipels von der Haut auf benachbarte Schleimhäute ist möglich. Von den Schleimhauterysipelen ist das Larynx-Erysipel besonders zu fürchten. Es führt öfters unter einem Glottisödem ad exitum.

Neben dieser häufigsten Erscheinungsform des Erysipels gibt es morphologische Abwandlungen als Erysipelas vesiculosum sive bullosum usw. Besonders schwere Krankheitsbilder bieten das Erysipelas gangraenosum und das Erysipelas phlegmonosum. Sie sind auf eine besonders hohe Pathogenität der Erreger bei gleichzeitiger Verminderung der Abwehrkraft des betroffenen Organismus zurückzuführen.

Im Blutbild findet sich beim Erysipel eine Leukocytose mit Linksverschiebung, im Urin kann eine Albuminurie und eine Cylindrurie auftreten. Die Abheilung geht vielfach vom Zentrum des Herdes aus und erfolgt unter feinlamellöser Schuppung.

Diagnose und Differentialdiagnose. Die Diagnose des Erysipels stützt sich in erster Linie auf den akuten Verlauf mit Fieber, Schüttelfrost, usw. sowie auf die relativ scharfe Begrenzung und flammende Rötung der Hautveränderungen. Ein Erysipeloid weist eine mehr blaurote Verfärbung auf bei gleichzeitig torpiderem Verlauf. Fieber stellt sich dabei nicht ein. Ferner ist abzugrenzen gegenüber einer akuten Dermatitis (unscharfe Begrenzung, randständige Papeln und Bläschen, usw.) und evtl. gegen ein Quincke-Ödem (sehr starke Schwellung, kein Fieber).

Prognose. Die Prognose ist im allgemeinen gut. Ernstzunehmen sind Gesichtserysipele

wegen einer möglichen Verschleppung der Keime über die Vena angularis ins Schädelinnere mit nachfolgender Meningitis. Ferner ist das Übergreifen auf die Mundschleimhäute wegen des drohenden Larynxerysipels mit Glottisödem eine akute Gefahr. Erysipele bei Säuglingen, gleichgültig welcher Lokalisation, sind stets eine schwere Erkrankung.

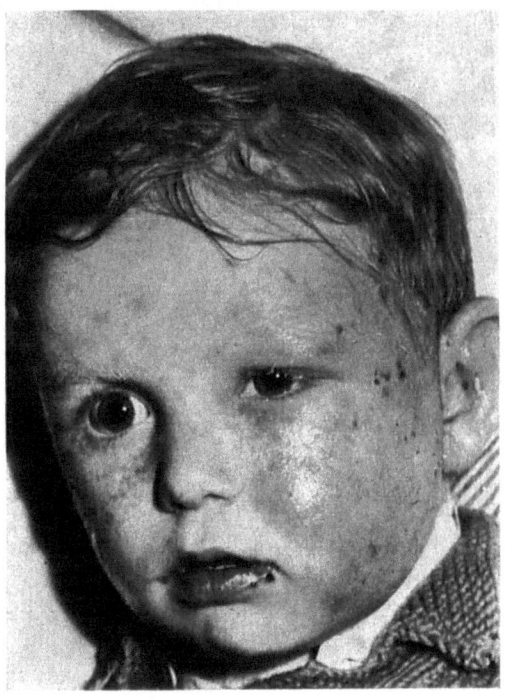

Abb. 442. Erysipel

Therapie. Die Lokalbehandlung besteht in der Anwendung von feuchten Umschlägen bei gleichzeitiger Anwendung von antibakteriell wirkenden Salben. Innerlich ist die Therapie der Wahl die Verabreichung von entsprechenden Antibiotica (Erycin, Neoerycin, Aureomycin, Terramycin, usw.) oder von Sulfonamiden (Durenat, Orisul, Dosulfin, usw.) in genügend hoher Dosierung. In bedrohlichen Fällen wird man sich immer sofort für eine massive antibiotische Therapie entscheiden. Absolute Bettruhe mit Überwachung des Kreislaufes und der Nieren (Sediment) sind unerläßlich.

Anhang: Phlegmone

Unter Phlegmone versteht man eine akute, eitrige Entzündung, die sich in die Tiefe ausbreitet und zu umfangreichen Einschmelzungen, nicht nur im subcutanen Fett- und Bindegewebe, sondern auch der Muskeln und Fascien

führen kann. Da es sich um eine Krankheit
handelt, welche fast ausschließlich eine chirurgische Intervention notwendig macht, sollen
hier lediglich die wesentlichsten Gesichtspunkte
erwähnt werden.

Das heute selten gewordene Krankheitsbild
befällt vorwiegend Patienten mit verminderter
Abwehrkraft.

Die Erreger sind Staphylokokken, aber auch
Streptokokken. Von Verletzungen, Erysipelen,
Panaritien, Operationswunden usw. ausgehend,
kommt es zu diffusen, flächenhaften Entzündungen mit ödematöser Schwellung, die weich,
aber auch bretthart sein können. Es bestehen
heftige Schmerzen. Die düsterrot verfärbte
Epidermis kann bisweilen eine Blasenbildung
aufweisen.

Alle Zeichen einer akuten Infektion sind
vorhanden. Beim Fortschreiten des Infektes in
die Tiefe entstehen umfangreiche Nekrosen.
Die sich in den tieferen Regionen bildenden
Abscesse können nach außen durchbrechen.
Beim Einbruch in die Lymph- und Blutbahn
entstehen schwere septische Bilder. Unter den
an verschiedenen Stellen des Körpers auftretenden Phlegmonen ist die Mundbodenphlegmone
besonders gefürchtet. Es kommt dabei meistens zu einer schnellen Ausbreitung ins Mediastinum mit Atem- und Schluckbeschwerden.

Die Therapie ist neben einer massiven
Applikation von Antibiotica rein chirurgisch.

Vorwiegend von den Hautanhangsgebilden ausgehende pyodermatische Hauterkrankungen

Staphylodermia Bockhart

Synonyma. Impetigo Bockhart, Folliculitis
staphylogenes, Periporitis staphylogenes, Perifolliculitis superficialis, Folliculitis staphylogenes superficialis.

Definition. Die Staphylodermia Bockhart
ist eine Staphylodermie, die mit sehr kleinen, in
der Epidermis gelegenen Pusteln einhergeht.

Ätiologie. Es handelt sich um durch Staphylokokken hervorgerufene Hautveränderungen.

Klinisches Bild. Während man früher der
Meinung war, daß die Staphylodermia Bockhart streng an Follikel- und Schweißdrüsenausführungsgänge gebunden ist, weiß man heute,
daß dies nur z. T. zutrifft. Es entstehen innerhalb kurzer Zeit wenige Millimeter große, subcorneale, flache Pusteln, die von einem schma-

len, roten Saum umgeben sind. Sie enthalten
einen dickflüssigen, gelbrahmigen Eiter. Die
Pusteldecke ist derb. Meistens stehen die Efflorescenzen in Beziehung zu den Anhangsgebilden. Sind sie um einen Haarfollikel entstanden,
so zeigt sich in der Mitte der Pustel ein Haar.
Die Pusteln stehen vorwiegend einzeln, aber
auch Gruppenbildungen kommen vor. Prädilektionsstellen sind Extremitäten, Genitale
und Gesäß. Die Abheilung erfolgt durch Ein-
trocknung und Bildung einer gelbbraunen
Kruste. Als selbständiges Krankheitsbild auf
dem behaarten Kopf kommt die Staphylodermia Bockhart nur bei Kindern vor. Sonst tritt
sie häufig zusammen mit juckenden Dermatosen (Ekzem, Prurigo, Scabies, usw.) oder in
Umgebung von Furunkeln und Karbunkeln
auf. Auch durch externe Therapeutika oder
durch chemische Schädigung der Haut (z. B.
Heftpflasterverbände, irritierende feuchte Umschläge, Teeranwendung oder Benzin, Petro-
leum, Petroläther und dergleichen) kann die
Staphylodermia Bockhart provoziert werden.

Histologie. Das Stratum corneum erscheint
durch die Ansammlung von Eiter vom Stratum
spinosum, welches abgeflacht erscheint, abgetrennt und kuppelförmig vorgewölbt. Der Blaseninhalt besteht aus zerfallenden Leukocyten. Dazwischen liegen Epithelien des Stratum spinosum,
die Strukturen einer ballonierenden Degeneration
aufweisen (Unna). An der Unterseite der Blasendecke sind gewöhnlich zahlreiche Staphylokokken
vorhanden. In der unmittelbaren Umgebung der
Pustel finden zahlreiche Mitosen statt. In der
Cutis ist meistens lediglich eine geringfügige Erweiterung der Capillaren zu erkennen.

Verlauf. Der Krankheitsverlauf erstreckt
sich gewöhnlich nur über wenige Tage. Die
Staphylodermia Bockhart des Kopfes tritt oft
in Schüben auf. Bisweilen erfolgt vor der Eruption eine schmerzhafte Anschwellung der Occi-
pital- und Nackenlymphknoten. Nach Abheilung der Efflorescenzen kann ein kleinfleckiger
multipler Haarausfall eintreten, der mit einer
restitutio ad integrum wieder abheilt.

Diagnose und Differentialdiagnose. Die Diagnose bereitet keine Schwierigkeiten. Im Gegensatz zur Staphylodermia Bockhart beginnt das
papulonekrotische Tuberkulid als Papel. Die
Entwicklung verläuft langsam. Es besteht keine
echte Eiterbildung. Aus den Efflorescenzen
lassen sich lediglich zähe, nekrotische Massen
ausdrücken. Das kleinpustulöse Syphilid beginnt ebenfalls nicht als Pustel, sondern als

Papel. Die später entstandenen Pusteln zeigen eine konische Form mit der typischen, braunroten Randzone. Nach Verschwinden der Pusteln bleiben wochenlang Knötchen zurück. Die Efflorescenzen des kleinpustulösen Syphilids sind außerdem stets zahlreich vorhanden, gruppiert und symmetrisch angeordnet. Auszuschließen ist ferner eine Candidainfektion (RÖCKL).

Prognose. Die Prognose ist gut. Als Komplikation ist lediglich die Entstehung eines Furunkels anzuführen.

Therapie. Nach Eröffnung der Pusteln mit Hilfe einer Pinzette, Austupfen mit antibakteriellen Lösungen (Jodtinktur, Solutio Castellani, evtl. auch sine colore, Gentiana-Violett usw.) oder Besprühen mit einem antibioticahaltigen Spray (z. B. Nebacetin-Spray). Sind, wie oben angeführt, chemische Stoffe die auslösende Ursache, so müssen diese vermieden werden. Eine innerliche Behandlung erübrigt sich.

Furunkel

Synonyma. Staphylodermia follicularis profunda.

Definition. Der Furunkel ist eine bakteriell verursachte, tiefgreifende Folliculitis mit Perifolliculitis, die in der Regel mit einer eitrigen Einschmelzung einhergeht.

Alters- und Geschlechtsdisposition, jahreszeitliche Verteilung. Die bei Kindern nicht allzu häufige Erkrankung tritt vor allem bei älteren Kindern und Jugendlichen auf. Eine deutliche Geschlechtsdisposition besteht nur bei Erwachsenen, wobei das männliche Geschlecht bevorzugt befallen wird. Im Sommer scheint die Morbidität am größten zu sein.

Ätiologie und Pathogenese. Die Erreger des Furunkels sind Staphylokokken, vor allem der Staphylococcus aureus. Die Keime dringen von außen entlang des Haarfollikels ein. Der hämatogene Infektionsmodus ist bis heute umstritten. Wenn bei allgemein septischen Erkrankungen furunkelartige Bilder auftreten, so sind diese als metastatische Abscesse, die von infizierten Thrombi oder Emboli ausgehen können, aufzufassen (MEYER-ROHN). Ob ein Furunkel leichter oder schwerer verläuft, oder ob eine Furunkulose entsteht, hängt einerseits von der Virulenz der Erreger, andererseits von der Resistenzmöglichkeit des betroffenen Organismus, bzw. den dort herrschenden Immunitätsverhältnissen ab. So befinden sich z. B. Patienten mit diabetischer Stoffwechsellage in besonders schlechten Abwehrverhältnissen. Während der Kriegs- und Nachkriegszeit (1943—1947) wurde als Ausdruck schlechter Ernährung und mangelnder Hygiene ein deutliches Ansteigen der Furunkel bzw. von Furunkulose beobachtet. Bei bereits vorhandenen Furunkeln bzw. beim Bestehen einer Furunkulose spielt die Schmierinfektion eine große Rolle. Besonders bei Kindern kommt dieser Infektionsmodus häufig vor. Dabei wird durch Betasten des Furunkels Eiter in andere Körperregionen verschleppt und dort mit den darin enthaltenen Erregern einmassiert, wodurch neue Furunkel entstehen können.

Klinisches Bild. Die Bildung eines Furunkels geht in der Regel folgendermaßen vor sich: zunächst erfolgt eine Entzündung des Follikels mit zunehmender perifolliculärer Infiltration, die allmählich auf Cutis und Subcutis übergreift. Es entsteht eine hochentzündliche Knotenbildung unterschiedlicher Größe mit schmerzhaftem Spannungsgefühl und geröteter Oberfläche. Allmählich erfolgt eine zentrale Einschmelzung. Schließlich kommt es zum Durchbruch nach außen mit Entleerung des eitrignekrotischen Pfropfes. Es entsteht so ein mehr oder minder großer Hohlraum. In seltenen Fällen findet keine Einschmelzung des Gewebes statt, da das entzündliche Infiltrat allmählich resorbiert wird.

Prädilektionsstellen für die Furunkelentstehung sind überall dort vorhanden, wo eine mechanische Irritation (z. B. durch Kleider, Gürtel usw.) auftritt. Außerdem finden sich Furunkel gerne im Gesicht (Lippen, Nase) und im Gehörgang. Der Gesichtsfurunkel (besonders der Oberlippen- und Nasenfurunkel) stellt wegen seiner Lokalisation eine lebensgefährliche Erkrankung dar, die besonders in der Vorantibioticaära mit einer hohen Mortalität belastet war. Auch heute ist größte Vorsicht geboten. Unter hohem Temperaturanstieg, begleitet von Schüttelfrost, kann es zum Einbruch der Keime in die Blutbahn kommen. Es entstehen häufig metastatische Abscesse in den Lungen oder es kommt via Vena angularis zur Thrombose des Sinus cavernosus mit nachfolgender bakterieller Meningitis.

Von Furunkulose spricht man, wenn sich mehrere Furunkel nebeneinander oder nacheinander bilden. Man unterscheidet die generalisierte Furunkulose, welche an den verschiedensten Körperstellen Furunkel erkennen läßt, von der regionären oder lokalisierten Form. Dabei sind Furunkel in den verschiedensten Entwicklungsstadien nebeneinander zu beobachten. In vielen Fällen liegen Grundkrankheiten vor, die das Auftreten einer Furunkulose begünstigen. Dazu gehören in erster Linie Stoffwechselkrankheiten, Nephritiden, Tonsillitiden, chronische Eiterungen, Darmstörungen, Unterernährung sowie alle kachektischen Zustände.

Beim Auftreten einer Furunkulose muß also stets an das Vorliegen anderer Leiden gedacht werden, insbesondere an einen Diabetes mellitus. Der Diabetes nimmt im Zusammenhang mit der Furunkulose insofern eine Sonderstellung ein, als zu beachten ist, daß die Toxine der Staphylokokken Insulin inaktivieren. Dieser Umstand muß bei der Einstellung des Diabetes berücksichtigt werden. Diabetiker benötigen, solange die Furunkulose besteht, mehr Insulin.

Diagnose und Differentialdiagnose. Die Diagnose stützt sich auf die perifolliculäre Abscedierung mit Ausbildung einer zentralen Nekrose. Dieses typische Bild wird nur von der furunkuloiden Form der Trichophytie und der Diphtherie nachgeahmt. Die infolge einer Trichophytie entstandenen furunkelähnlichen Knoten sind weniger schmerzhaft und weisen eine geringere entzündliche Rötung auf. Sie entleeren spärlich Eiter, worin Pilze nachweisbar sind. Die furunkuloide Diphtherie ist bisher nur in wenigen Fällen beschrieben worden. Unter den veröffentlichten Fällen befindet sich ein achtwöchiger Säugling.

Verlauf, Komplikationen und Prognose. Die Prognose des Furunkels ist in erster Linie abhängig von seiner Lokalisation. Im allgemeinen heilt ein Solitärfurunkel innerhalb von 8—14 Tagen unter langsamem Zugranulieren des entstandenen Hohlraumes ab. Furunkulosen dagegen können sehr hartnäckig sein. Die Prognose ist dabei abhängig von der Schwere evtl. bestehender zusätzlicher Leiden, welche die Furunkulose begünstigen. Zweifelhaft ist die Prognose aller Furunkel im Bereich des Gesichtes, da es hier wegen der zahlreich vorhandenen Lymph- und Blutgefäße in Verbindung mit der permanenten Bewegung der Gesichtsmuskulatur leicht zu den oben angeführten schwerwiegenden Komplikationen kommen kann.

Therapie. Die Behandlung richtet sich nach dem jeweiligen Entwicklungsstadium und dem Sitz des Furunkels. Lokal hat sich die Anwen-

dung von Ichthyol pur am besten bewährt, insofern nicht vorher durch Applikation von Wärme und feuchten Umschlägen eine Resorption des beginnenden Furunkels erreicht werden konnte. Ichthyol fördert den Einschmelzungsprozeß und damit den Durchbruch mit Entleerung des Eiters nach außen. Man appliziert es am besten mit Hilfe von Watte, wobei man die Umgebung des Furunkels mit einer antibakteriellen Paste abdeckt, um eine Infektion der Umgebung und so das Entstehen von Satellitenfurunkel zu verhindern. Gut eignet sich 2%ige Mitigal-Zinkpaste (evtl. mit antibiotischem Zusatz, z. B. Neomycinsulfat). Sobald eine deutliche Fluktuation vorhanden ist, nimmt man eine Stichincision vor und hält nach Entleerung der Eitermassen die Höhle zunächst mit Hilfe eines Jodoformstreifens oder eines Gummidrains offen. Während der ersten Tage nach der Incision ist täglicher Verbandswechsel notwendig. Spülungen der Höhle mit Jodoform-Glycerin wirken antibakteriell und regen zur Granulation an. Strikte verboten ist das Ausdrücken des Furunkels. Heftpflasterverbände sind zu vermeiden. Von manchen Autoren wird bei fortgeschrittenen Furunkeln Kauterisation in der Mitte oder Ätzen der Mitte mit Phenol. liquefact. mit Hilfe eines mit Watte umwickelten Holzstäbchens empfohlen. Liegt ein Gesichtsfurunkel vor, so ist sofortige Bettruhe, Sprechverbot, flüssige mit Hilfe eines Schlauches aufzunehmende Nahrung, angebracht. Wenn möglich, soll eine gezielte antibiotische Behandlung erfolgen. Zweckmäßigerweise leitet man auf der Stelle eine massive Behandlung mit einem breit wirksamen Antibioticum (Tetracycline, Chloramphenicol usw.) ein. Auch die Anwendung moderner Sulfonamide (z. B. Durenat, Orisul, Dosulfin) ist von Wert. Bei Gesichtsfurunkeln sind chirurgische Eingriffe zu vermeiden. Liegt eine Furunkulose vor, so ist neben einer gezielten antibiotischen Therapie und einer intensiven Lokalbehandlung die Suche und Beseitigung evtl. vorhandener Staphylokokkenreservoirs notwendig (in Bereichen von Hals, Nase, Ohren- und Zähnen).

Bestehende Begleiterkrankungen müssen zweckmäßig behandelt werden. In diesem Zusammenhang sei nochmals auf die oben angeführten Schwierigkeiten der Diabeteseinstellung hingewiesen. Von Wichtigkeit sind ferner allgemein roborierende Maßnahmen, Einnahme von Multivitaminpräparaten, Höhensonnenbestrahlung usw. Unspezifische Reizkörpertherapie wird von verschiedenen Autoren empfohlen. Auch die Anwendung von Autovaccinen leistet manchmal Gutes.

Anhang: Karbunkel

Der Karbunkel kommt selbst bei älteren Kindern selten vor. Er entsteht durch das Zusammenfließen der perifolliculären Nekrosen mehrerer in unmittelbarer Nachbarschaft liegender Furunkel. Zunächst tritt eine brettharte, hoch entzündliche, schmerzhafte Infiltration auf, die später einzuschmelzen beginnt. Dabei zeigen sich oft wabenartig mehrere Perforationsstellen nebeneinander. Verlauf und Prognose sind von der Virulenz der Erreger, der Lokalisation des Karbunkels und der Abwehrlage des Patienten abhängig.

Die *Therapie* gleicht der des Furunkels. Eine breitere Eröffnung läßt sich jedoch manchmal nicht vermeiden. Nach dem bekannten Kreuzschnitt bewährt sich Elektrokaustik mit Verschorfung der Ränder und nachfolgenden Salbenverbänden (J. MEYER-ROHN). Von amerikanischen Autoren (DALLE und HANG) wird eine lokale Penicillinapplikation propagiert. Nach Angaben der Autoren sollen sich danach chirurgische Eingriffe meistens erübrigen. Zudem soll der Heilungsverlauf beschleunigt werden. Man umspritzt bei dieser Methode über mehrere Tage den Karbunkel mit 500 000 E Penicillin (100 000 E pro. ml Lösungsmittel). Eine solche Therapie ist selbstverständlich nur dann sinnvoll, wenn gegenüber dem verwendeten Penicillin von Seiten der Erreger keine Resistenz vorliegt.

Die chronischen Pyodermien

Den mehr oder weniger akut verlaufenden Pyodermien stehen die sog. chronischen gegenüber, die neben einem torpiden Verlauf Neigung zu Vegetationen und zur Atrophisierung aufweisen. Sie erinnern dadurch an bestimmte Formen von Hauttuberkulose und an gewisse Mykosen, Bilder wie sie z. B. die Blastomykose oder die Sporotrichose bieten.

Ätiologie und Pathogenese sind bei manchen chronischen Pyodermien noch nicht eindeutig geklärt. Allen chronisch vegetierenden Pyodermien gemeinsam ist ihre ungewöhnliche Therapieresistenz, selbst bei gezielter antibiotischer Therapie.

Pyodermia chronica papillaris et exulcerans

Diese Erkrankung tritt im Kindesalter selten auf. Es sind jedoch Fälle bei Kindern beschrieben worden, darunter auch bei einem fünfjährigen Kind (PIERINI). Das männliche Geschlecht erkrankt häufiger als das weibliche.

Ätiologie und Pathogenese sind bisher nicht eindeutig geklärt. In fast allen Fällen konnten Staphylokokken gefunden werden, daneben oft auch hämolysierende Streptokokken. Außerdem wurden in manchen Fällen Staphylococcus aureus und Streptococcus pyogenes nachgewiesen. Bisweilen konnten neben Kokken auch andere Bakterien, vor allem gramnegative (Proteus vulgaris, Pseudomonas pyocyanea, Colibakterien, usw.) isoliert werden. Daß Kokken in der Ätiologie mit eine Rolle spielen, wird heute kaum in Zweifel gezogen. Trotzdem ist sicher, daß sie nicht allein das Zustandekommen dieses Krankheitsbildes verursachen, da es bisher nicht gelungen ist, durch Überimpfung auf Mensch und Tier die gleiche Pyodermieform regelmäßig zu erzeugen. Das Zusammenwirken der Kokken mit einem unbekannten Virus, Virulenzminderung der Keime, eine individuelle Reaktionsbereitschaft und besondere Terraineigenschaften der erkrankten Hautstelle und dgl. werden diskutiert. Wahrscheinlich ist jedoch das Zusammenfallen einiger dieser Faktoren.

Klinisches Bild. Der Beginn der Erkrankung wurde bisher nur selten beobachtet. Soweit dieses beurteilt werden kann, zeigt sie keinen einheitlichen Beginn und ist nicht an Anhangsgebilde gebunden. Das klinische Bild ist abhängig von Lokalisation, Stadium und Reaktionsart. Je nachdem zeigen sich Bilder von mehr verrucösem, ulcerösem, papillomatösem, granulomatösem oder pseudocancerösem Charakter. Deshalb kommt es leicht zu Verwechslungen mit einem Plattenepithelcarcinom oder einer Tuberculosis cutis verrucosa. Auch ein Kerion Celsi kann bisweilen vorgetäuscht werden. Alle diese Formen kommen nebeneinander vor. Manche Prozesse zeigen Tendenz zu zentraler Abheilung unter Atrophie bei gleichzeitigem peripheren Fortschreiten. Die Herde sind bis zu handtellergroß, die Ränder das Hautniveau überragend und relativ scharf begrenzt. Oft sind letztere auch unterminiert oder entzündlich ödematös infiltriert. Als Prädilektionsstellen gelten die Extremitäten, das Gesicht und der Hals, in erster Linie aber die dorsalen Flächen der Hände, was insbesondere zur Verwechslung mit der Tuberculosis cutis verrucosa Anlaß gibt. Prinzipiell kann jedoch das gesamte Integument befallen werden. Ausnahmen bilden nach Kumer Handinnenflächen, Fußsohlen und das Capillitium.

Histopathologie. Das histologische Bild ist nicht einheitlich. Es zeigt eine Abhängigkeit vom jeweiligen Stadium der Erkrankung und wechselt von Fall zu Fall. So können histologisch Ähnlichkeiten mit der Tuberculosis cutis verrucosa oder einem hochdifferenzierten Plattenepithelcarcinom bestehen.

Diagnose und Differentialdiagnose. Die Diagnose ist aus den oben erwähnten Gründen nicht einfach. Die differentialdiagnostisch in Frage kommenden Krankheiten lassen sich vom rein klinischen Aspekt her oft nicht abtrennen, so daß erst bakteriologische, serologische, mykologische oder histologische Untersuchungsergebnisse die Diagnose erhärten können. Gegen die Pyodermia chronica papillaris et exulcerans sind abzugrenzen: Die Tuberculosis cutis verrucosa (Histologie, Tierversuch), das tubero-ulceröse Syphilid (Seroreaktionen, Nelsontest), die Sporotrichose und Blastomykose und evtl. eine tiefe Trichophytie (Pilzbefunde, Histologie), sowie das Bromoderma und Jododerma tuberosum (Anamnese). Einige differentialdiagnostisch noch zur Frage stehende Erkrankungen scheiden in diesem Zusammenhang aus, da sie im Kindesalter nicht beobachtet werden. Zusammenfassend läßt sich sagen, daß die Diagnose Pyodermia chronica papillaris et exulcerans erst nach Ausschluß der oben angeführten Erkrankungen gestellt werden kann.

Prognose und Verlauf. Der Verlauf ist torpide, die Prognose, vor allem bei ausgedehnten Fällen, ungünstig. Abheilung unter Keloidbildung kann in Gelenknähe zu erheblichen Behinderungen des betreffenden Gelenkes führen. Desgleichen können bei ungünstiger Lokalisation Organverluste vorkommen (z. B. Auge). Die Ausbildung einer Amyloidniere wird begünstigt.

Therapie. Zuerst müssen evtl. bestehende verrucöse oder papillomatöse Veränderungen abgetragen, unterminierte Wundränder freigelegt und bestehende Hohlräume beseitigt werden. Dazu benutzt man das Skalpell, den scharfen Löffel oder die Diathermieschlinge. Dann erfolgt lokale Applikation von Farbstoffen (Gentianaviolett-Lösung usw.) oder antibiotischen Salben. Eine gezielte, innere Anwendung von Antibiotica ist bei Kindern immer angezeigt. Eventuell ist eine Umstimmungstherapie notwendig. Roborierende Maßnahmen zur Steigerung der allgemeinen Widerstandskraft verstehen sich von selbst.

Pyodermia ulceroserpiginosa

Synonyma. Pyoderma gangraenosum. Dermatitis ulcerosa. Phagédénisme cutane, bzw. géometrique. Phagedenic ulcer.

Diese meistens bei Erwachsenen vorkommende Erkrankung ist auch bei Kindern beschrieben worden, wobei der jüngste Patient 4 Jahre alt war. Es handelt sich um eine relativ seltene Krankheit. In Anbetracht der zu geringen Anzahl der Publikationen kann über Geschlechts- und Rassendisposition, jahreszeitliche Verteilung usw. nichts Verbindliches gesagt werden.

Ätiologie. Hinsichtlich der Ätiologie gilt in erhöhtem Maße das bereits oben angeführte: zwar werden regelmäßig Staphylokokken und Streptokokken gefunden, oft neben anderen Keimen wie Proteus vulgaris, Pseudomonas pyocyanea usw., die ätiologische Bedeutung dieser Bakterien ist jedoch bisher nicht klar geworden. Das gehäufte gemeinsame Vorkommen der Pyodermia ulceroserpiginosa mit Colitis ulcerosa gibt weitere Rätsel auf.

Klinisches Bild. Die Primärefflorescenzen der Pyodermia ulceroserpiginosa sind uneinheitlich und uncharakteristisch. Von verschiedenen Autoren werden Papeln, Noduli, Bläschen und Pusteln bzw. ein Nebeneinander dieser Efflorescenzen im Initialstadium angegeben. Später kommt es dann zur Ulceration. Es können auch mehrere Geschwüre nebeneinander bestehen. Dabei handelt es sich um rundliche, nierenförmige, ovaläre oder auch unregelmäßig begrenzte Ulcerationen, deren Ränder wallartig aufgeworfen, morsch, ausgefranst und teilweise unterminiert sind. Die Randzonen weisen eine rotblau bis schwärzliche Verfärbung bei ödematöser Schwellung auf. Der Geschwürsgrund besteht meist aus einem leicht blutenden

Granulationsgewebe von braunroter Farbe. Von den Zentren der Geschwüre aus erfolgt später eine narbige Abheilung bei gleichzeitiger zentrifugaler Ausbreitung, so daß jene ulceroserpiginösen Erscheinungsbilder auftreten, denen die Krankheit eine ihrer Bezeichnungen verdankt. Die Hautveränderungen können sich oft über große Körperflächen erstrecken, wobei das Allgemeinbefinden, gemessen an der Massivität der Hauterscheinungen, merkwürdigerweise wenig beeinträchtigt ist. Die regionären Lymphknoten zeigen in der Regel keine Schwellungen. Die Abheilung der Pyodermia ulceroserpiginosa erfolgt unter charakteristischer Narbenbildung (Kolben- und Hautzipfelbildung).

Diagnose und Differentialdiagnose. Im Anfangsstadium bereitet die Diagnose wegen der uncharakteristischen Erscheinungen große Schwierigkeiten. Im Geschwürstadium ist die Stellung der Diagnose leichter, insbesondere wenn die oben beschriebenen typischen serpiginösen Formen mit der charakteristischen Narbenbildung vorliegen. Abzutrennen sind das ulceroserpiginöse Syphilom (Seroreaktionen, Nelson-Test), eine Hauttuberkulose im Sinne einer Tuberculosis cutis colliquativa (Tierversuch, Histologie), sowie eine Blastomykose oder Sporotrichose. Das vor allem bei kachektischen Säuglingen und Kleinkindern vorkommende Ecthyma gangraenosum ist wegen der wie ausgestanzt aussehenden Ränder der Ulcera und des akuten Verlaufs leicht abzugrenzen.

Prognose und Verlauf. Der Verlauf der Pyodermia ulceroserpiginosa ist ausgesprochen chronisch. Er erstreckt sich über Monate bis Jahre. Das gemeinsame Vorkommen mit der Colitis ulcerosa (bei Erwachsenen zu etwa 30%) ist bisweilen auch für die Pädiatrie von praktischer Bedeutung. Komplikationen sind bisher selten beobachtet worden. Die Prognose ist zweifelhaft. Sie ist von der Konstitution und dem Allgemeinzustand des Kindes sowie den vorhandenen Pflegemöglichkeiten weitgehend abhängig.

Therapie. Die therapeutischen Angaben in der Literatur sind nicht einheitlich. Therapeutische Maßnahmen, die bei dem einen Patienten erfolgreich waren, versagten bei dem anderen Kranken völlig. Angeführt werden breit wirksame Antibiotica, Sulfonamide, Jodkali, Neosalvarsan, Wismut, Germanin, Olobintin und Multivitaminpräpraate.

Die wirksamste Maßnahme scheint die Elektrocoagulation, oder wenn möglich eine Excision (weit im Gesunden) der bestehenden Herde zu sein. Die Lokalbehandlung erfolgt ansonsten mit antibakteriellen Lösungen, Salben und Pasten. Bei einem eigenen Fall erfolgte unter Anwendung von Phenol-Quecksilbersalbe (1 : 5 : 100) eine relativ rasche Abheilung der Hautveränderungen. Es handelte sich bei der

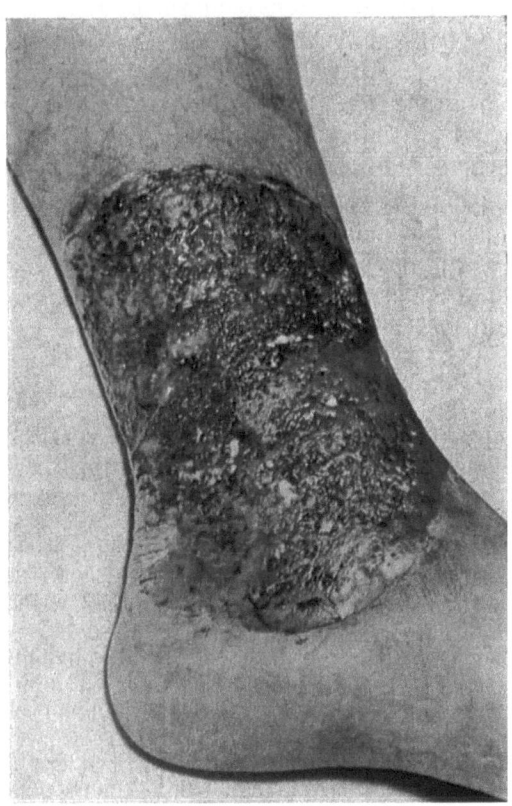

Abb. 443. Pyoderma ulceroserpiginosa

Kranken jedoch um eine 35jährige Frau. Bei Kindern ist eine längere Anwendung von Quecksilbersalben nicht zu empfehlen.

Pyodermia chancriformis

Synonyma. Pyodermite végétante préputial, Granulome vénérien bénin.

Dieses seltene Krankheitsbild wurde erstmals am Präputium kleiner Kinder beschrieben. Später wurde sie auch bei Erwachsenen an verschiedenen Körperteilen beobachtet. Jedoch scheint bei Kindern das Genitale eine bevorzugte Lokalisation zu sein. Eine Geschlechtsdisposition ist nicht bekannt.

Ätiologie. Die Ätiologie steht noch nicht eindeutig fest. Jedoch wurde in fast allen untersuchten Fällen Staphylococcus aureus gefunden. Diese Pyodermieform wird als besondere Reaktion des Gewebes auf den Erreger gedeutet.

Klinisches Bild. Morphologisch handelt es sich zunächst um eine Macula, die sich zunehmend infiltriert. Es tritt eine Bläschenbildung auf, die an einen Herpes simplex erinnern kann. Später kommt es dann zur Bildung eines flachen Ulcus, meist erbsen- bis zweipfennigstückgroß, mit erhabenen Rändern und glattem, firnisartigen Grund, der reichlich seröses Sekret absondert. Die Umgebung des Ulcus ist leicht geschwollen. Desgleichen weisen die regionären Lymphknoten in den allermeisten Fällen eine indolente Schwellung auf. Von einigen Autoren konnte das Vorkommen der Pyodermia chancriformis auch an der Mundschleimhaut beobachtet werden.

Krankheitsverlauf. Der Krankheitsverlauf beträgt 5—10 Wochen. Nach anfänglicher Sekretion kommt es zur Krustenbildung und Überhäutung mit narbiger Abheilung. Die Prognose ist gut, Komplikationen sind nicht bekannt.

Diagnose und Differentialdiagnose. Differentialdiagnostisch steht ein luetischer Primäraffekt an erster Stelle, ferner müssen ausgeschlossen werden eine Vaccinia inoculata, das Ulcus molle, eine Diphtherie, der Herpes simplex, die ulcero-glanduläre Form der Tularämie, eine Tuberkulose, der Milzbrand und die Katzenkratzkrankheit. Dazu sind die einschlägigen serologischen, virologischen, bakteriologischen bzw. histologischen Untersuchungen unerläßlich.

Therapie. Die Therapie erschöpft sich in der Anwendung von antibakteriellen Lösungen und Salben, wobei auch Antibiotica meist keine wesentliche Abkürzung der Erkrankung erzielen.

Literatur

Anderson, Th.: Erysipelas. Lancet **1939** II, 257.

Bamber, G.: Zit. nach W. B. Frain-Bell: Pyodermia chancriformis faciei. Brit. J. Derm. **69**, 19 (1957).

Bauer, E.: Rezidivierendes Erysipel. Eine infektallergische Reaktion bei latenter Kieferhöhlenentzündung. Z. Laryng. Rhinol. **32**, 509 (1953).

Behrendt, H.: Die „progrediente Staphylomykose" des Gesichts oder das sog. „Staphylokokkenerysipel" des Gesichts. Langenbecks Arch. klin. Chir. **188**, 391 (1937).

Bejarano, J.: Neuer Fall von Pyodermitis chancriformis. Acta dermo-sifil. **17**, **2**, 98(1925).

Bergamini, V. E.: Gewöhnliche Impetigo mit Glomerulonephritis. Semana méd. II, 474 (1936), ref. Zbl. Haut-Geschl.-Kr. **56**, 203.

Bingold, K.: Erysipel. Handb. inn. Med. Bd. 1, S. 1172. Berlin, Göttingen, Heidelberg: Springer: 1952.

Bizzozereo, E., u. R. Leone: Über die Pathogenese staphylogener Follikulitiden. Dermatologica (Basel) **94**, 269 (1947).

— — Über die Streptodermien. Arch. Derm. Syph. (Berl.) **176**, 16 (1937).

Bloom, D.: Chronic serpiginous ulcerative pyoderma. Arch. Derm. Syph. (Chic.) **34**, 310 (1936).

—. — Pyoderma gangraenosum. Arch. Derm. **75**, 917 (1957).

Bluefarb, S. M., H. H. Rodin, and L. Holt: Pyoderma gangrenosa. Arch. Derm. Syph. (Chic.) **71**, 750 (1955).

—, — and C. Del Busto: Pyoderma gangraenosa Arch. Derm. Syph. (Chic.) **71**, 418 (1955).

Brandt, F.: Beiträge zur Frage der Wandlung dermato-venerologischen Krankengutes an Hand einer Auswertung der Unterlagen für stationäre und poliklinische Patienten der Universitäts-Hautklinik Hamburg-Eppendorf 1952. Diss. Hamburg 1954.

Brunsting, L. A., and L. J. Underwood: Pyoderma vegetans in association with chronic ulcerative colitis. Arch. Derm. Syph. (Chic.) **60**, 161 (1949).

Burckhardt, W.: Papillomatöse, verruköse Dermatose nach Erysipelas migrans. Dtsch. Z. Chir. **244**, 391 (1935).

Caldwell, I.: Pyoderma gangrenosum. Brit. J. Derm. **67**, 315 (1955).

Callaway, J. L., and H. B. O'Rear: Pyogenic infections of skin: etiologic factor in acute glomerulonephritis of children. Arch. Derm. Syph. (Chic.) **64**, 159 (1951).

Carnevale, A.: Beitrag zur Kenntnis der Meningokokkensepsis mit ausschließlicher Lokalisation auf der Haut. Pediatria (Rio) **50**, 285 (1942); ref. Zbl. Haut- u. Geschl.-Kr. **70**, 306.

Casaubon, A., u. S. Cossy: Zwei Fälle von gangränösem Erysipel. Arch. argent. Pediat. **3**, 298 (1932) (spanisch); ref. Zbl. Haut- u. Geschl.-Kr. **44**, 191 (1933).

Covisa, J. L.: Pseudoschanker durch Staphylokokken. Acta dermosifil. (Madr.) **17**, 67 (1925) (spanisch); ref. Zbl. Haut- u. Geschl.-Kr. **17**, 448 (1925).

— u. J. Bejarano: Pathologische Anatomie der schankerartigen Pyodermatiden. Acta dermo-sifil. (Madr.) **17**, 130 (1925) (spanisch); ref. Zbl. Haut- u. Geschl.-Kr. **19**, 407(1926)

COVISA, J. L., u. J. BEJARANO: Neuer Beitrag zum Studium der schankerförmigen Pyodermatiden. Acta dermo-sifil. (Madr.) (spanisch); ref. Zbl. Haut- u. Geschl.- Kr. **49**, 343 (1935).

—, — Neuer Beitrag zum Studium der schankerförmigen Pyodermien. Diskussion. Acta dermosifil. (Madr.) (spanisch) **27**, 120 (1934); ref. Zbl. Haut- u. Geschl.-Kr. **51**, 499 (1935).

COWETT, M. P.: Pyodermia complicating ulcerative colitis. Amer. J. Surg. **38**, 364 (1937).

DALE, W. A., and C. A. HANG: Treatment of carbuncles with local penicillin injections. J. Amer. med. Ass. 527 (1952).

DEGOS, R., et A. CARTEAUD: Pyodermite végétante de Hallopeau. (Forme en casque et en demi cuirane) Ann. Derm. Syph. (Paris) **80**, 254 (1953).

DELBANCO, E., u. F. CALLOMON: Erysipel. In: J. JADASSOHNS Handbuch der Haut- und Geschlechtskrankheiten. Bd. IX/I, S. 1. Berlin: Springer 1929.

DOSTROVSKY, A., and F. RAUBITSCHEK: Recurving Erysipels of the lower extremities and its relation to tinea pedis. Dermatologica (Basel) **111**, 14 (1955).

EPSTEIN, A.: Über faule, d. i. geschwürige Mundwinkel bei Kindern. Jb. Kinderheilk. **51**, 317 (1900).

EPSTEIN, ST.: Untersuchungen über die Unterscheidung der Staphylokokkenerkrankungen der Haut. Arch. Derm. Syph. (Chic.) **42**, 840 (1940).

— Beitrag zur staphylogenen Impetigo contagiosa. Derm. Z. **70**, 328 (1935).

FALLIS, L. S., and D. H. HOOKER: Carbuncles. A review of 166 cases. Urol. cuton. Rev. **45**, 196 (1941); ref. Zbl. Haut- u. Geschl.-Kr. **86**, 23.

FEHLEISEN, F.: Die Ätiologie des Erysipels. Dtsch. Z. Chir. **16**, 391 (1882).

FELDMANN, V. J.: Pyodermien bei Kindern. Vestn. Vener. Derm. **4**, 28 (1953); ref. Zbl. Haut- u. Geschl.-Kr. **89**, 139.

FELDMANN, W.: Rôle du streptocoque dans la pathologie dex la peau. Vestn. Derm. Vener. **1**, 14 (1939); ref. Zbl. Haut- u. Geschl.-Kr. **62**, 543.

FISCHER, C.: Über einen Fall von Ecthyma simplex streptogenes mit tödlichem Ausgang. Derm, Wschr. **1935 II**, 1513.

FLENSBORG, E. WINGE: Differentialdiagnostische Schwierigkeiten bei Erysipel. Nord. Med. 2441 (1924); ref. Zbl. Haut- u. Geschl.-Kr. **70**, 168).

FREUND, R., u. E. FRIEDRICH: Über das sogenannte Staphylokokkenerysipel. Med. Welt. **1933**, 1285.

FRIEDBERG, R.: Bacteriological studies on impetigo especial the streptogenic form. Acta derm.-venereol. (Stockh.) **23**, 297 (1942).

FRITSCHI, TH.: Schankriforme Pyodermie. (Pseudoschanker.) Z. ärztl. Fortbild. **37**, 321 (1940).

GÄRTNER, H., u. K. W. KALKOFF: Immunbiologische Untersuchungen bei chronischen Pyodermien. Derm. Wschr. **1947/48**, 716

GARNIER, G.: Pyodermite ulcéreuse et végétante due à un Proteus pathogène. Bull. soc. franç. Derm. Syph. **59**, 124 (1952).

GOTTRON, H.: Der personale Faktor bei Hautkrankheiten. Sonderdruck aus Veröff. Berlin. Akad. ärztl. Fortbild. **5**, 305 (1939).

GREITHER, A.: Schankriforme Pyodermie-Primäraffekte (am rechten, bzw. linken Augennasenwinkel). Hautarzt **1**, 420 (1950).

HAARDT, W.: Über das Rachenerysipel. Wien. klin. Wschr. **1944**, 479.

HADLEY, H. G.: Erysipeleas of the child. Acta derm.-venereol. (Stockh.) **22**, 105 (1941).

HARTMANN, E.: Über endemisches Auftreten von Pityriasis sicca. Derm. Wschr. **84**, 217 (1927).

HEEP, P. et CL. LUTZ: Pyodermite serpigineuse et ulcéreuse. Bull. soc. franç. Derm. Syph. **59**, 200 (1952).

HEGLER, C.: Erysipel. In: Handbuch der inneren Medizin von MOHR und STAEHLIN. 2. Aufl. Berlin: Springer 1925.

HEILESEN, B. J.: Pyoderma chronica serpiginosa. Acta derm.-venereol. (Stockh.) **35**, 230 (1955).

HENNING, N., u. H. WÜST: Chronisch rezidivierende Hautgeschwüre als Komplikation der ulcerativen Colitis. Med. Klin. **55**, 1507 (1960).

HERZBERG, J. J.: In: Dermatologie und Venerologie (GOTTRON-SCHÖNFELD) Bd. II/1. Stuttgart: Georg Thieme 1953.

HEUK, F.: Zur Frage der Bedeutung der Staphylokokken bei der Erysipelgenese. Bruns' Beitr. klin. Chir. **183**, 59 (1951).

HOFFMANN, E.: Isolierte schankerähnliche Pyodermie der Gesichtshaut. (Pyodermia chancriformis faciei). Arch. Derm. Syph. (Berl.) **170**, 403 (1934).

HOFSTAD, T.: Pyoderma gangrenosum. A case report. Acta der.-venereol. (Stockh.) **39**, 481 (1959).

HOTTINGER, A.: Über Perlèche. (Faulecken, anguli foetidi) als Scharlachkomplikation. Ann. pediat. (Basel) **155**, 9 (1940).

HOHYNE, A. L., A. A. WOLF, and L. PRIM: Fatality rates in the treatment of 998 erysipelas patients. The influence of sulfanilamide. J. Amer. med. Ass. **113**, 2279 (1939).

JADASSOHN, W. et R. PAILLARD: Pyodermia chronica vegetans et ulcerans. Krankendemonstrationen XXXIV. Kongr. d. Schweiz. Ges. f. Derm. u. Venerol. 11. und 12. 10. 1952 in Genf. Dermatologica (Basel) **106**, 289 (1953).

JESSNER, M.: Impetigo contagiosa und Ecthyma simplex. In: J. JADASSOHNS Handbuch der Haut- und Geschlechtskrankheiten. Bd. IX/2, S. 35. Berlin: Springer 1934.

JUNIOR, R.: Eine klinische Einteilung der Pyodermien. Ann. brasil. derm. sif. **15**, 65 (1940; ref. Zbl. Haut- u. Geschl.-Kr. **69**, 20.

KIEL, V. L.: Pyoderma gangrenosum in ulcerative colitis. Report of case. Arch. Derm. Syph. (Chic.) **56**, 187 (1947).

Kimmig, J.: In welchen dermato-venereologischen Indikationen sind nach wie vor Sulfonamide zu empfehlen? Derm. Wschr. **125**, 268 (1952).
— Antibiotika. In: Ullmanns Enzyklopädie der technischen Chemie. Bd. 3. München-Berlin: Urban & Schwarzenberg 1953
— Neuzeitliche Behandlung mit Antibiotika und Sulfonamiden. Geburtsh. u. Frauenheilk. **8**, 673 (1953).
— Kritische Stellungnahme zu den modernen Behandlungsmethoden in der Dermato-Venereologie. In: Landes: Heutiger Stand der Therapie der Hautkrankheiten. S. 7. 1955.

Kindler, Th.: Zur Frage der Übertragbarkeit des Erysipels. Derm. Wschr. **88**, 7 (1928).

Kinnear, J.: The streptococcal dermatoses. With special reference to those other than impetigo. Brit. med. J. **3867**, 291 (1935).

Kozikowski, E. S.: Pyoderma gangrenosum secondary to insect bite. Arch. Derm. Syph. (Chic.) **74**, 22 (1956).

Krantz, W.: Über „Pyodermia chancriformis faciei". Derm. Wschr. **2**, 1203 (1939).

Kresbach, H.: Ein Beitrag zum Problem der sogenannten Pyodermia ulcerosa. Arch. klin. exp. Derm. **208**, 128 (1959).

Kröber, F.: Kasuistik in Bildern: Pyodermia vegetans. Derm. Wschr. **135**, 96 (1957).

La Maza, V. de: 70 Beobachtungen von Erysipel bei Kindern. Rev. chil. Pediat. **7**, 394 (1936) (spanisch); ref. Zbl. Haut- u. Geschl.-Kr. **56**, 693 (1937).

Laymon, C. W., Ch. Balogh, and A. Dixon: Chancriform Pyoderma. Amer. J. Syph. **38**, 57 (1954).

Lemierre, A, H. Rocard et H. C. Pham: Trois cas d'érysipèle gangréneux. Etude clinique et bacteriologique. Bull. Soc. med. Hop. Paris. Ser. III, **51**, 325 (1935).

Lewandowsky, F.: Über Impetigo contagiosa s. vulgaris. Arch. Derm. **94**, H. 2 u. 3 (1909).
— Zur Impetigo-Frage. 12. Kongr. dtsch. derm. Ges. Hamburg. Arch. Derm. **138**, 438 (1922).

Lewin, M. M.: Einige neue Befunde über Furunkel und Furunkulose. Derm. Z. **71**, 197 (1935).

Ludwig, E.: Rezidivierende schankriforme Pyodermie der Mundschleimhaut. Derm. Wschr. **138**, 1117 (1958).

Lutz, W.: Serpiginös-ulceröse Pyodermie. In: Lehrbuch der Haut- und Geschlechtskrankheiten. 1. Aufl. S. 434; 2. Aufl., S. 591. Basel: S. Karger 1951/1957.

Maniar, M. A.: Clinical features and treatment of Impetigo contagiosa (Tilbury Fox). Indian. J. Pediat. **2**, 169 (1935); ref. Zbl. Haut- u. Geschl.-Kr. **51**, 499.

Marchionini, A., u. W. Hausknecht: Säuremantel der Haut und Bakterienabwehr. I. Mitt.: Die regionäre Verschiedenheit der Wasserstoffionenkonzentration der Hautoberfläche. Klin. Wschr. **1**, 663 (1938).

Marchionini, A., u. H. Röckl: Antibiotika in der Dermatologie. Münch. med. Wschr. **98**, 486 (1956).
— R. Schmidt u. J. Kiefer: Säuremantel der Haut und Bakterienabwehr. II. Mitt.: Über die regionäre Verschiedenheit der Bakterienabwehr und Desinfektionskraft der Hautoberfläche. Klin. Wschr. **1**, 736 (1938).

Miescher, G, u. E. Fischer: Pyoderma ulceroserpiginosum. Dermatologica (Basel) **110**, 364 (1955).

Milian, G.: Le rôle du streptocoque dans les affections cutanées. Rec. franç. Derm. **11**, 259 (1935).

Mischke, H.: Das Erysipel im Säuglingsalter mit besonderer Berücksichtigung der Prognose und Therapie. Kinderärztl. Prax. **6**, 263 (1935).

Melczer, N.: Zur Kenntnis der chronisch vegetierenden Pyodermie elementar-körperartiger Gebilde in der Flora der Veränderungen. Hautarzt **11**, 107 (1960).

Meyer-Rohn, J.: Die Beeinflussung besonders resistenter Bakterienarten durch Farbstoffe und Borsorbit. Z. Haut- u. Geschl.-Kr. **XIV**, 10, 322 (1953).
— In: Schönfeld, W.: Lehrbuch der Haut- und Geschlechtskrankheiten. Bd. II/2. Stuttgart: Georg Thieme 1957.

Nanta, A., et A. Bazex: Formes cliniques des pyodermites végétantes. Ann. Derm. Syph. (Paris) **8**, 609 (1937).

Newman, J. L.: Impetigo contagiosa, its epidemiology and control. J. Hyg. (Lond.) **35**, 150 (1935).

Nicolas, J., J. Rousset et J. Colas: Impetigo gangréneux. Bull. Soc. franç. Derm. Syph. **43**/7, 1311 (1936).

O'Brien, J. P.: Experimental staphylococcal folliculitis. Comment on its possible relationship to acne. Arch. Derm. Syph. (Chic.) **65**, 206 (1952).

v. Oeynhausen, Rab-Arndt: Bösartige Gesichtfurunkel. Dtsch. med. Wschr. **1948**, 448.

Orsol, J. J.: Erfahrungen bei der Behandlung der Staphylokokken-Erysipelas. Wien. med. Wschr. **1941 II**, 623.

Percival, G. H.: Pyoderma gangrenosum: The histology of the primary lesion. Brit. J. Derm. **69**, 130 (1957).

Perry, H. O., and L. A. Brunsting: Pyoderma gangraenosum. Arch. Derm. **75**, 380 (1957).

Peterkin, G. A. G.: Pyodermia chronica serpiginosa superficialis ulcerativa. Brit. J. Derm. **64**, 305 (1952).

Pierard, J., J. de Bersaques et A. Kint: Apropos du „Pyodermia gangraenosum" de Brunsting, Goeckermann et O'Leary. Arch. bel. ges. Derm. **16**, 421 (1960).

Pizon, P.: Roentgenthérapie des staphylococces cutanées. Presse méd. **1955**, 114—116.

Röckl, H.: In: J. Jadassohns Handbuch der Haut- und Geschlechtskrankheiten, Ergänzungswerk Bd. IV/1 A. Berlin-Heidelberg-New York: Springer 1965.

Röckl, H. Knedel u. F. Schröpl: Über das Vorkommen von Paraproteinämie bei Pyodermia ulcerosa serpiginosa (Pyoderma gangraenosum, Dermatitis ulcerosa). Hautarzt 15, 165 (1964).

Sabourand, R.: Sur les dermatoses streptococciques. Presse méd. 1930 I, 30; ref. Zbl. Haut- u. Geschl.-Kr. 34, 824.

de Saint Phalle, M., and D. Ginsberg: Faktoren, die das rasche Verschwinden der auf normale Haut aufgebrachten Bakterien beeinflussen. J. invest. Derm. 14, 247 (1950).

Saipt, O.: Chronische Pyodermie von seltener Lokalisation. Hautarzt 1, 39 (1950).

Salarrulana, F. L.: Durch Pyodermia vegetans vorgetäuschte verruköse Tuberkulose. Acta derm.-sifil. (Madr.) 38, 633 (1947) (spanisch); ref. Zbl. Haut- u. Geschl.-Kr. 73, 388 (1949).

Salfeld, K.: Pyoderma gangraenosum und Erkrankungen an inneren Organen. Derm. Wschr. 149, 425 (1964).

Salupenko, V. N.: Der Durchlässigkeitsfaktor bei Pyodermien. Vestn. Vener. Derm. 3, 24 (1955); ref. Zbl. Haut- u. Geschl.-Kr. 93, 90.

Solta, V.: Pyoderma granulosum treated with prednisone. Čs. Derm. 36, 105 (1961).

Schirren, C.: z. B. vegetierende Pyodermie. Granulationsgewebe mit Eosinophilie. Falldemonstration. Hamburg. Derm. Ges. Frühjahrstagung 30. 4.—1. 5. 1955; Derm. Wschr. 133, 47 (1956).

Schmidt, W.: Zur Ätiologie der Pityriasis sicca faciei. Derm. Wschr. 126, 1128 (1952).

Schneider, H.: Über die Behandlung der Oberlippen- und Nasenfurunkel. Med. Welt. 1942, 313.

Schönfeld, W.: Welche ist die beste Behandlung der chronisch rezidivierenden Furunkulose? Dtsch. med. Wschr. 47, 1601 (1950).

Schultz, W.: Zur Frage der Pathogenese des Gesichtserysipels. Münch. med. Wschr. 833, 723 (1936).

Schulz, W.: Pyodermia chronica vegetans et ulcerosa. Krankendemonstration. Hamburg. Derm. Ges. Tagg. vom 8. u. 9. 11. 1952; Derm. Wschr. 128, 729 (1953).

Schwanek, R.: Pyodermien und Ekzem. Bratisl. lek. Listy 33, 735 (1953), ref. Zbl. Haut- u. Geschl.-Kr. 91, 161.

Storck, H., u. P. Rinderknecht: Über die Bedeutung der Hautbakterienflora beim Ekzem, gemessen an der therapeutischen Wirkung von Aureomycin und Chloramphenicol. Dermatologica (Basel) 101, 231 (1950).

Tachau, P.: Folliculäre Pyodermien II. In: J. Jadassohns Handbuch der Haut- und Geschlechtskrankheiten. Bd. IX/2, S. 323. Berlin: Springer 1934.

Turpin, R., J. Pillet et J. Calmels: Recherches sur l'individualisation des staphylococces Application à l'étude de l'endémie staphylococcique. Sem. Hop. Paris 1953, 3904

Ulbricht, H.: Pyoderma gangrenosum bei einer polypös-ulcerösen Colitis. Hautarzt 1, 372 (1950).

Vayre, J. et G. Cambrillat: Pyodermie végétante de Hallopeau. Bull. Soc. franç. Derm. Syph. 60, 85 (1953).

Warin, R. P.: Ulcerative colitis with pyodermia. Brit. J. Derm. 64, 476 (1952).

Watanabe, S.: Über Perlèche. Jap. J. Derm. Urol. 41, 86 (1937).

Weichardt, H.: Zur Ätiologie und Pathogenese des Erysipels in individualpathologischer Betrachtung. Pro medico 19, 439 (1950).

Wentholt, H. M. M.: Pyodermia chronoca ulcerosa. Hautarzt 6, 410 (1955).

White, S. S.: Impetigo. Arch. Derm. Syph. (Chic.) 43, 704 (1941).

Wulf, K.: Zur externen antibiotischen Therapie. Derm. Wschr. 127, 27 (1953).

Zeisler, E. P.: Pyogenic lesions of the skin associated with chronic ulcerative colitis. Arch. Derm. Syph. (Chic.) 38, 829 (1938).

Tuberkulose der Haut

Von H. Berger, Freiburg i. Br.

Die *Bezeichnung* Hauttuberkulose umschließt alle die Erkrankungen der Haut, die durch das lebende Mycobacterium tuberculosis hervorgerufen werden oder die durch Stoffwechselprodukte abgestorbener Tuberkelbakterien entstehen.

Die *Diagnose* einer Hauttuberkulose stützt sich auf die klinischen Merkmale der Hauterscheinungen. In Zweifelsfällen sind der Tuberkelbakterien-Nachweis, der histologische Befund und die Tuberkulindiagnostik wichtige Hilfsmittel.

Für das Zustandekommen der einzelnen klinisch erkennbaren und morphologisch faßbaren verschiedenen Krankheitsbilder der Hauttuberkulose sind bestimmte Hilfsursachen (Gehrels u. Kalkoff) die Voraussetzung. Das Widerspiel zwischen diesen Hilfsfaktoren einerseits (z. B. Immunitäts- und Allergielage des Organismus) und der im Morphologischen begrenzten Reaktionsweise des Hautorgans ist die Ursache für die Mannigfaltigkeit, andererseits aber auch für viele übereinstimmende Merkmale und für eine gewisse Uniformität der Hauttuberkuloseformen. Übergangsmöglichkeiten zwischen einzelnen Hauttuberkulosearten bestehen, es wird hierauf weiter unten im Einzelfalle eingegangen werden.

Als wichtige *Übersichtsdarstellungen* seien die Publikationen von Volk; Hämel u. Hoede; Kalkoff, 1950; Gottron; Wagner sowie Gehrels u. Kalkoff genannt.

Mit den *histologischen Befunden* bei der Hauttuberkulose beschäftigen sich Gans und Steigleder, außerdem sei auf Lever sowie Percival et al. verwiesen.

Die verschiedenen Formen der Hauttuberkulose werden zur Übersicht in der untenstehenden Tab. zusammengefaßt. In der gleichen Reihenfolge wird im einzelnen auf die Erkrankungen eingegangen werden.

auf — mit dem Primärherd an der Haut und dem Befall der regionären Lymphknoten.

Häufigkeit und Altersdisposition: Der relativ seltene Primärinfekt der Haut ist, entsprechend der Durchseuchung mit Tuberkulose, eine Erkrankung, die nahezu ausschließlich auf das Kindesalter beschränkt ist. Mit Zunahme des Alters tritt die primäre Hauttuberkulose immer seltener auf (Gehrels u. Kalkoff).

Lokalisation: Der tuberkulöse Primärherd der Haut entwickelt sich zumeist nur auf dem

Tabelle 27

A. Hauttuberkulose 1. Tuberkulöser Primärinfekt der Haut	Selten. Fast ausschließlich bei Kindern. Obligat exogen erworben. Lokalisation: a) Haut und Schleimhäute, b) Tonsillen
2. Tbc verrucosa cutis	Superinfektionstuberkulose der Haut — meist berufsbedingt und exogen entstanden. Bei Kindern selten
3. Tbc colliquativa cutis cutanea et subcutanea (= Scrofuloderm)	
4. Tbc cutis luposa (= Lupus vulgaris)	Entstehung: a) exogen, b) aus der Tiefe von einer subcutanen Tuberkulose fortgeleitet, c) hämatogen (bspw. Lupus v. postexanthematicus)
5. Tbc miliaris ulcerosa cutis et mucosae	Meist durch Autoinoculation. Anergie
6. Tbc cutis miliaris acuta generalisata (= akute Miliartuberkulose der Haut)	
B. Tuberkulide 1. Tbc cutis lichenoides (= Lichen scrofulosorum)	Bei vorheriger Allergisierung und hämatogener Streuung. Daher meist exanthematisch. Keine örtlich fortschreitende Form der Tuberkulose
2. Tbc cutis papulonecrotica (= papulo-nekrotisches Tuberkulid)	
3. Lupus miliaris disseminatus (faciei)	Einordnung als Tuberkulid wird neuerdings in Zweifel gezogen. Vorwiegend im Gesicht. Nicht bei Kindern
C. Erkrankungen, die eine Sonderstellung einnehmen: 1. Erythema induratum Bazin	Wohl nur in einem Teil der Fälle durch Tuberkelbakterien ausgelöst; in diesen Fällen fraglich, ob als Tuberkulid oder örtlich rezidivierende Tuberkulose aufzufassen
2. Erythema nodosum	Durch polyätiologische Faktoren hervorgerufen, auch bei Tuberkulose (Tuberkulid?)
D. Hautkomplikationen nach der BCG-Impfung	

Tuberkulöser Primärinfekt

Ätiologie und Pathogenese: Der Primärinfekt der Haut oder Schleimhaut entsteht, wenn ein tuberkulosefreier Organismus erstmals an der Haut mit Tuberkelbakterien infiziert wird. Wie bei der tuberkulösen Erstinfektion anderer Organe (Lunge, Tonsillen, Darm) tritt der tuberkulöse Primärkomplex

Boden einer vorausgegangenen Verletzung. Gesicht und Extremitäten werden, der Häufigkeit kindlicher Hautverletzungen entsprechend, bevorzugt befallen (Olia; Miller et al.; Gehrels u. Kalkoff). Infektionsquellen sind meist Familienangehörige mit offener Lungentuberkulose (Miller et al.).

Als Sonderform wurde die *Circumcisionstuberkulose*, die nach ritueller Beschneidung auftritt, in der Vergangenheit besonders herausgestellt.

Symptomatologie, Diagnose und Therapie: 1—4 Wochen nach der Infektion entstehen bräunlich-rote, anfangs uncharakteristische Hautherde, die später meist zentral exulcerieren. Die Schwellung der regionären Lymphknoten (3—4 Wochen nach der Infektion) und ihre spätere Erweichung bieten neben dem Positivwerden der Tuberkulinreaktion diagnostische Hinweise. Im Ulcus und im Lymphknotenpunktat finden sich reichlich Tuberkelbakterien.

Der Übergang in einen Lupus vulgaris ist möglich, in der Regel kommt es zu narbiger Abheilung.

Histologisch sind im fortgeschrittenen Stadium ausgedehnte käsige Nekrosen nachweisbar, die von Langhansschen Riesenzellen, Epitheloidzellen und Lymphocyten umgeben sind.

Differentialdiagnostisch kommen schleichend verlaufende *Pyodermien* mit chronischer Lymphadenitis, die *Katzenkratzkrankheit* (RUGE; MILLER et al.), *Tularämie, Sporotrichose, syphilitischer Primäraffekt* und das *Lymphogranuloma inguinale* in Frage.

Therapeutisch sind Tuberkulostatica angezeigt.

Tuberculosis verrucosa cutis

Ätiologie und Pathogenese: Die Tuberculosis verrucosa cutis entsteht bei äußerlicher Infektion (Inoculation) der Haut durch Tuberkelbakterien bei bereits vorher bestehender Tuberkulose. Es handelt sich demnach um eine Superinfektionstuberkulose der Haut. Der Infektionsmodus erklärt, daß ein Befall der regionären Lymphgefäße und Lymphknoten eintreten kann, jedoch nicht obligat zu beobachten ist.

Die Tuberculosis verrucosa cutis tritt gehäuft bei Personen auf, die durch ihren Beruf mit tuberkelbakterienhaltigem Material (von Mensch oder Tier) vermehrt an der Haut in Berührung kommen (Pathologen, Tierärzte, Melker, Metzger). Handelt es sich bei den genannten Personengruppen um eine Berufskrankheit, so besteht die Pflicht zur Meldung an die Berufsgenossenschaft (KRÖBER).

In selteneren Fällen erfolgt die Ansteckung durch Autoinoculation oder durch Fremdansteckung bei offener Lungentuberkulose. Bei *Kindern* tritt die Tuberculosis verrucosa cutis

entsprechend der Kontaktmöglichkeit unter ungünstigen äußeren Lebensverhältnissen auf: so werden in Hongkong, wo der Durchseuchungsgrad der Bevölkerung an Tuberkulose sehr erheblich ist, bei Kindern häufiger entsprechende Bilder gesehen (MITCHELL).

Altersdisposition und Lokalisation: Entsprechend der Infektionsweise treten die Herde vorzugsweise an Fingern, Handrücken und Unterarmen auf. Der Beginn der Erkrankung liegt meist im mittleren Erwachsenenalter, unter Bevorzugung des männlichen Geschlechtes.

Symptomatologie, Diagnose und Therapie: Die Tuberculosis verrucosa cutis beginnt mit einem derben bläulichen Knötchen. Durch peripheres Wachstum einzelner oder mehrerer Knötchen entstehen münzengroße rundliche oder polycyclisch begrenzte erhabene Plaques. Die Randbegrenzung der Herde ist deutlich, oft findet sich ein schmaler rötlicher Randsaum. Die Oberfläche der Herde, insbesondere zentral, ist rauh und teils von einer zerklüfteten Hyperkeratose bedeckt. Bei Druck entleeren sich Eitertropfen und Pfröpfe. Die Herde können im Verlauf von Jahren langsam peripherwärts wachsen. Bei längerem Bestehen ist eine zentrale narbige Abheilung möglich: die Herde nehmen dadurch eine serpiginöse oder rundliche Form an.

Die *Diagnose* wird durch den Befall der regionären (cubitalen, seltener axillären) Lymphknoten erleichtert. Weitere Hinweise geben der Beruf und der Lungenbefund der Patienten.

Die Abgrenzung der Tuberculosis verrucosa cutis gegen den Lupus vulgaris kann klinisch und histologisch schwierig, ja unmöglich sein. Fließende Übergänge zwischen beiden Krankheitsbildern sind möglich (KALKOFF, 1950).

Therapeutisch ist die Chemotherapie mit INH gegen lokale Behandlungsmaßnahmen (Operation mit der elektrischen Schlinge) abzuwägen (GEHRELS u. KALKOFF). Die sinnvolle Kombination beider Methoden bietet die günstigste Aussicht auf rasches Abheilen. Die auch heute noch durchgeführte unterstützende Röntgenbestrahlung der Herde (z. B. JORDAN) sollte wegen der Schädigungsmöglichkeit der Haut nicht mehr angewendet werden (KALKOFF, 1950).

Histologisch zeigt die Epidermis Acanthose, Hyperkeratose und Papillomatose. Neben den

Zeichen unspezifischer Entzündung im oberen Corium finden sich in den tieferen Lagen der Cutis tuberkuloide Strukturen mit nur geringer Neigung zur Verkäsung.

Der *Verlauf* der Krankheit kann sich ohne Therapie über Jahre erstrecken und ist zumeist gutartig. Nachfolgende Generalisation ist extrem selten (WAGNER; GEHRELS u. KALKOFF).

Wie bereits erwähnt, kann die *Differential-diagnose* gegenüber dem Lupus vulgaris schwierig sein. Bisweilen können einzeln stehende *vulgäre Warzen*, zumal wenn sie entzündet sind, ähnliche Bilder bieten. Erwähnt seien weiterhin *tubero-serpiginöse Herde bei tertiärer Lues, tiefe Mykosen, chronisch vegitierende Pyodermien* und *Fremdkörpergranulome*. Der *Lichen ruber verrucosus* ist meist wegen gleichzeitigen Schleimhautbefalls abgrenzbar, *Stachelzellcarcinome* weisen meist eine derbere Konsistenz auf.

Tuberculosis colliquativa cutis cutanea et subcutanea (= Scrofuloderm)

Ätiologie und Pathogenese: Die Tuberculosis cutis colliquativa (T.c.c.) entsteht entweder primär (durch hämatogene Absiedlung) in den tiefen Schichten der Cutis, oder sie entwickelt sich sekundär auf dem Boden einer Tuberkulose der hautnahen Organe (Lymphknoten, Knochen, Gelenke, Muskeln). Die anfangs knotigen, subcutan gelegenen Herde erweichen, brechen zur Hautoberfläche durch und führen zur Fistelbildung. Die Haut selbst ist primär nicht tuberkulös befallen, sie wird erst im weiteren Verlauf oder im Anschluß an die Erkrankung mitergriffen: als häufigste Folge der T.c.c. entsteht an der Haut der Lupus vulgaris.

Die hämatogen entstandene T.c.c. tritt bei Kindern insbesondere während der Frühgeneralisation auf (LEINER u. SPIELER), nach Infektionskrankheiten (wie Masern) und bei körperlich geschwächten Kindern und Erwachsenen in Notzeiten (GOTTRON; GEHRELS u. KALKOFF). Entsprechende Beobachtungen sind aber außerordentlich selten und es ist erstaunlich, daß in der Haut bei hämatogener Streuung so selten spezifische Krankheitsprozesse entstehen (GEHRELS u. KALKOFF).

Weitaus am häufigsten entsteht die T.c.c. auf dem Boden einer Halslymphknotentuberkulose. Die Halslymphknotentuberkulose soll zu einem großen Teil durch lymphogene Absiedlung einer vorher bestehenden Primärtuberkulose der Tonsillen entstehen (u. a. Lit.

bei P. C. SCHMID; KALKOFF, 1947; LENNERT). KALKOFF, 1947 hält es für möglich, daß es bei einer hämatogenen tuberkulösen Streuung zu einer gezielten Streuung in die Halslymphknoten kommt, und daß eine unspezifische Entzündung der Halslymphknoten den Boden für das Angehen der Infektion bietet. Die Auffassung, daß als Eintrittspforte bzw. für den vorausgehenden Primäreffekt die Tonsillen von erheblicher Bedeutung sind, stützt sich insbesondere auf bakteriologische Untersuchungen: bei Jugendlichen läßt sich nach MUTSCHLER aus dem Eiter der T.c.c. des Halses der Typus bovinus in 74% züchten, bei Erwachsenen findet sich hingegen häufiger der Typus humanus (Lit. hierzu bei P. C. SCHMID). Neueste Befunde von EHRING (1967) zeigen, daß durch die Bekämpfung der Rindertuberkulose sowohl die Häufigkeit des Vorkommens der Halslymphknotentuberkulose als auch der Anteil der durch Mycobacterium tuberculosis bovis hervorgerufenen Erkrankungen erheblich gesenkt werden konnte.

Häufigkeit und Altersverteilung: Neben dem Lupus vulgaris ist die T.c.c. die häufigste Haut-

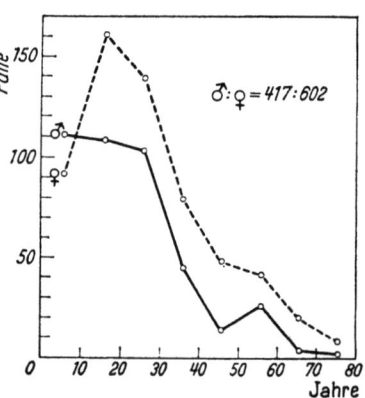

Abb. 444. Alter und Geschlecht bei Halslymphknoten-Tuberkulose. Nach 1019 Fällen, die von 1950—1962 im Pathologischen Institut Heidelberg untersucht wurden (aus LENNERT)

tuberkuloseform. Die Halslymphknotentuberkulose- und damit die T.c.c. des Halses — ist nach der Zusammenstellung von LENNERT in den letzten 10 Jahren in Deutschland zwar wesentlich seltener geworden, wird aber immer noch häufig beobachtet: nach pathologisch-anatomischen Befunden entstammen 70% (LENNERT) bis 89% (LAVAL et al.) der untersuchten Lymphknotentuberkulosen dem Halsbereich. Die Lymphknotentuberkulose der

Halsregion ist am häufigsten in den ersten drei Dezennien (Abb. 444). Die Häufigkeit der T.c.c. ist (in normalen Zeiten) entsprechend auf das Kinder- und Jugendalter beschränkt; in etwa 65% der Fälle tritt die T.c.c. vor dem 20. Lebensjahr auf (HÄMEL u. HOEDE). In Notzeiten erfolgt eine Verschiebung der Tuberkulose der Halslymphknoten und der T.c.c. des Halses in Richtung der höheren Altersklassen (LENNERT; KALKOFF, 1950; GOTTRON u. a.). Nach GEHRELS u. KALKOFF ist die Geschlechtsverteilung bei der T.c.c. etwa 1 : 1; nach LENNERT tritt die Lymphknotentuberkulose des Halses beim weiblichen Geschlecht etwas häufiger auf, das Geschlechtsverhältnis beträgt etwa 1,5 ($♀$) : 1 ($♂$).

Symptomatologie: Zu Beginn der Erkrankung entstehen subcutan gelegene knotige oder derbe, plattenartige indolente Verhärtungen. Die Haut über den Knoten ist zunächst nicht verändert. Sie wird später – bei Erweichung der Herde – bläulich-rot, dünner und verbacken mit den darunterliegenden erweichenden Lymphknoten. Schließlich bricht der Inhalt nach außen durch, und es entleert sich aus Fistelgängen dünnflüssiger gelblich-blutiger oder rahmiger Eiter. Kommunikation durch Fistelgänge kann zwischen benachbarten Knoten bestehen. Bei spontaner Abheilung, die oft erst nach Jahren erfolgt, bleiben unregelmäßig geformte, teils eingezogene oder brückenartige Narben zurück.

Die *Lokalisation* ist abhängig vom Sitz des ursprünglichen Prozesses. Die bevorzugten Lokalisationen der T.c.c. bei Kindern sind, entsprechend der häufigsten Entstehung auf dem Boden der Halslymphknotentuberkulose, die Halsseiten.

Histologisch findet sich relativ frühzeitig im Zentrum des Prozesses eine Nekrose mit verkästen Gewebsresten, Fibrin und zahlreichen Leukocyten. In der Peripherie sind tuberkuloide Strukturen mit Epitheloidzellen, Langhansschen Riesenzellen und ein Lymphocytenwall erkennbar. Im Ziehl-Neelsen-Präparat sind in der Regel säurefeste Stäbchen nachweisbar. Bezüglich der histologischen Veränderungen in den Lymphknoten bei der Halslymphknotentuberkulose sei auf LENNERT verwiesen.

Verlauf (Prognose und Komplikationen): Ohne Behandlung ist sowohl ein jahrelanger Verlauf mit der Neigung zu Rückfällen als auch eine rasche spontane Abheilung möglich. Mit zunehmendem Alter wird die Prognose der kindlichen T.c.c. immer günstiger. Bei der Abheilung können ausgedehnte Narben zurückbleiben. Als wichtigste Komplikation sei der Lupus vulgaris genannt, der nach MONCORPS (1941, 1947) in etwa 30% auf eine T.c.c. zurückgeht. Die Nachuntersuchung der Kinder ist daher erforderlich. PROPPE u. WAGNER (1953, 1956) halten eine Lupusentstehung auf dem Boden einer T.c.c. für ein wesentlich selteneres Ereignis, als allgemein angenommen wird.

Therapie: Seit Einführung der tuberkulostatischen Therapie wird die Kombination der Chemotherapie mit chirurgischen Maßnahmen (BRÜGGER, 1949, 1956; MÜLLER) zunehmend als Methode der Wahl bei der Behandlung der T.c.c. angesehen. Durch die hierdurch erzielbaren günstigen Ergebnisse ist in früheren Jahren durchgeführte Röntgenbestrahlung überholt (ROSENKRANZ). Von den meisten Autoren wird 1–4 wöchige präoperative Behandlung mit INH oder Streptomycin vorgeschlagen (z. B. RASQUIN; ROSENKRANZ; BREMOND et al.). Bei der Operation sind die befallenen Lymphknoten soweit als möglich zu excidieren (WISSLER; RITZERFELD), ein primärer Wundverschluß ist anzustreben.

Eine chemotherapeutische *Nachbehandlung* ist als Rezidivprophylaxe notwendig, sie sollte mehrere Monate durchgeführt werden (ROSENKRANZ); RITZERFELD fand bei diesem Vorgehen eine *Rezidivquote* von 8%. Außerdem wird die Behandlungsdauer abgekürzt und es werden bessere kosmetische Ergebnisse erzielt. Die Erfolge der rein tuberkulostatischen Behandlung sind wesentlich ungünstiger: LAVAL et al. konnten unter alleiniger tuberkulostatischer Therapie mit INH lediglich eine Heilung in 39% erzielen. Sie führen daher bei abgegrenzten Lymphknoten, die nach 2monatiger Behandlung keine Rückbildung zeigen, eine möglichst radikale Operation durch. In ähnlicher Weise geht auch BRÜGGER (1956) vor.

Über die Notwendigkeit routinemäßiger *Tonsillektomie* (und damit Ausschaltung der Eintrittspforte) bei Patienten mit Halslymphknotentuberkulose sind die Ansichten geteilt. GEHRELS u. KALKOFF empfehlen die Tonsillektomie nur bei deutlich veränderten Tonsillen. WISSLER läßt die Tonsillen ebenfalls nur entfernen, wenn dieses aus anderen Gründen ohnehin notwendig ist, während ROSENKRANZ bzw. KASTERT u. HOMMEL die Tonsillektomie obligat durchführen lassen (Lit. hierzu auch bei P. C. SCHMID).

Diagnose und Differentialdiagnose: Die Diagnose der Tuberculosis cutis colliquativa ist bei entsprechender Vorgeschichte und Befund leicht zu stellen. Eine Lungenbeteiligung wird — bei der durch hämatogene Streuungen entstandenen T.c.c. — wechselnd häufig gefunden. Es wird ein aktiver Lungenprozeß zwischen 60% (KAEDING) und 6,8% (KELLER und SCHILLING) angegeben.

Differentialdiagnostisch ist die T.c.c. einerseits gegenüber anderen mit Knotenbildung, Erweichung und Exulceration einhergehenden *spezifischen Prozessen* abzugrenzen (Lues, tiefe Mykosen, chronischer Rotz, Tularämie). Die Ulceration der *luischen Gummata* ist meist scharf begrenzt — wie ausgestanzt — der Rand derb infiltriert; die Narben der Lues sind glatter, flacher und regelmäßiger. Serologische Untersuchungen gestatten in der Regel die differentialdiagnostische Abgrenzung. Das Entwicklungstempo kommt bei der Abgrenzung zwischen T.c.c. und Lues weniger in Betracht, da eine T.c.c. bisweilen sehr rasch entstehen kann (KALKOFF, 1950). Von den *tiefen Mykosen* seien insbesondere die *Sporotrichose* und die *Aktinomykose* genannt. Die sporotrichotischen Gummata liegen meist oberflächlicher, die entzündlichen Erscheinungen an der Haut sind stärker ausgeprägt. Histologisch ist die Sporotrichose durch die fehlende Verkäsung und das relativ bunte Bild von der T.c.c. meist abzugrenzen. Der Erregernachweis (Kultur und Tierversuch) sichern die Diagnose. Mischinfektionen von Tuberkulose und Sporotrichose werden beobachtet (KALKOFF und GÄRTNER).

Gegenüber der T.c.c. ist bei der primären und sekundären *Aktinomykose* der Haut das Gewebe mehr flächenhaft infiltriert. Die Infiltrate sind bretthart, von wurstförmigem Aussehen, bläulich-roter Farbe und schmerzhaft; multiple Fistelbildungen sind häufig. Die differentialdiagnostische Abgrenzung läßt sich histologisch (Drusen!) und durch die mykologische Kultur erzielen. Die Gummata beim *chronischen Rotz* treten meist multizentrisch auf, die Ränder der Ulcerationen sind zerfressen, oft weist das Gumma mehrere siebartige Perforationsöffnungen auf; Abklärung bringen die Komplementbindungsreaktionen und der Tierversuch.

Konnatale Fehlbildungen in der Hals-Nakkenregion (Kiemengangs- und Zahnfisteln) können bisweilen fälschlich als T.c.c. diagnostiziert werden.

Eine *Sonderform* der T.c.c. stellt die *Tuberculosis subcutanea fistulosa* dar. Ihre Lokalisation ist nahezu ausschließlich auf die Gesäß- bzw. Genito-Anal-Region beschränkt. Sie geht aus meist symmetrisch angeordneten, tief subcutan gelegenen derben knotigen oder plattenartigen indolenten Infiltraten hervor, die von livid-bräunlicher Haut bedeckt sind. Eine Erweichung und anschließende Fistelbildung tritt im Gegensatz zur T.c.c. selten auf; der geschwürige Zerfall wird kaum beobachtet. Die Erkrankung entsteht meist jenseits des 40. Lebensjahres und kann sich in ihrem Verlauf über Jahre und Jahrzehnte erstrekken. Sie entsteht meist hämatogen (GEHRELS u. KALKOFF), kann aber auch fortgeleitet, z. B. von einer Darm-Tuberkulose (SIMON) ihren Ursprung haben. Im *histologischen Bild* überwiegend unspezifisch-entzündliche Erscheinungen gegenüber tuberkuloiden Strukturen. Differentialdiagnostisch muß die Elephantiasis genito-anorectalis, die beim Lymphogranuloma inguinale auftritt, mittels des Frei-Testes ausgeschlossen werden. Durch kombinierte Behandlung mit INH, PAS und Streptomycin können Remissionen erzielt werden (SIMON).

Tuberculosis cutis luposa (= Lupus vulgaris)

Der Lupus vulgaris ist die häufigste und soziologisch wichtigste Form der Hauttuberkulose und durch den chronischen, mit Gewebszerstörung einhergehenden Verlauf (oft über Jahrzehnte) gekennzeichnet. Da der Beginn der Erkrankung nicht selten im Kindesalter liegen kann, ist die Kenntnis des Krankheitsbildes für den Pädiater von besonderer Bedeutung.

Häufigkeit und Altersdisposition: Die Zahl der Kranken mit Lupus vulgaris ist mit Einführung der modernen Behandlung mit Tuberculostatica deutlich zurückgegangen. Es ist bei diesem Rückgang zu berücksichtigen, daß vor der Ära der Chemotherapie ein Lupuskranker stets ein Lupuskranker blieb. Das erklärt die große Zahl der Lupuskranken trotz des seltenen Auftretens eines Lupus vulgaris. Nachdem durch die modernen Behandlungsmöglichkeiten die Behandlungszeit eines Lupus vulgaris nur noch die Zeitspanne von Monaten bis zur endgültigen Ausheilung umfaßt, sind Lupuskranke sehr viel seltener geworden. Damit ist noch nicht gesagt, daß der Lupus vulgaris seltener entsteht, wenn auch unzweifelhaft infolge des allgemeinen Rückgangs der Tuberkulose es seltener zur Entwicklung eines Lupus vulgaris kommt.

Etwa 50% aller Hauttuberkulosen gehen auf Kosten des Lupus vulgaris. Der Beginn der Erkrankung soll nach zahlreichen Autoren (z. B.

STÜHMER) in einem Großteil (um 50%) in jugendlichem Alter liegen, während nach PROPPE u. WAGNER (1953, 1956) der Beginn der Erkrankung ebenso häufig in höheren Altersklassen gefunden wurde. Das weibliche Geschlecht wird vermehrt befallen (Lit. s. bei GEHRELS u. KALKOFF).

Pathogenese: Wie bei anderen extrapulmonalen Tuberkulosen wird eine floride Lungentuberkulose im allgemeinen beim Lupus vulgaris nicht gefunden. Bei hämatogener Aussaat, die am häufigsten nach Infektionskrankheiten beobachtet wird (Lupus vulgaris postexanthematicus!), genügt offenbar als streuender Herd eine klinisch nicht nachweisbare Lymphknotentuberkulose, die im Rahmen eines tuberkulösen Primärkomplexes entstanden ist. Die exogene Entwicklung eines Lupus vulgaris kommt vor, sie ist aber sehr selten. Am häufigsten entwickelt sich der Lupus vulgaris als Ablegerlupus von einer unter dem Lupusherd oder in seiner Nachbarschaft liegenden Tuberkulose peripherer Lymphknoten (insbesondere der Halsregion), der Gelenke, der Sehnenscheiden und der Tuberkulose des Tränennasenganges *(Etagenlupus* nach GOTTRON*)*. Die Fistelbildung der genannten Tuberkulosen nach außen ist keine unbedingte Voraussetzung für das Entstehen eines Ablegerlupus.

Histologie: In der Cutis, teils auch in der Subcutis finden sich Infiltrate, die aus Epitheloidzellen, Riesenzellen vom Langhans-Typ und Lymphocyten bestehen. Eine käsige Nekrose fehlt, es kann lediglich bisweilen eine zentrale Nekrobiose beobachtet werden. In der Umgebung der Herde finden sich gehäuft Lymphocyten und Plasmazellen, eine periphere Bindegewebsvermehrung tritt kaum auf. Mit der Ziehl-Neelsen-Färbung lassen sich histologisch äußerst selten Tuberkelbakterien nachweisen. SIMON und BERENCSI konnten in 75% aus Probeexcisionen Mycobacterium tuberculosis Typ R züchten. Beim *Abheilen* des Lupus vulgaris unter tuberculostatischer Behandlung (MONCORPS u. KALKOFF) kommt es, wie bei Rückbildung der Tuberkulose anderer Organe (KÖNN, GIESE) zu einem Zerfall der tuberkuloiden Strukturen und zu bindegewebiger Umwandlung. Die Bilder können dann histologisch denen eines Morbus Boeck ähneln (KALKOFF, 1964).

Symptomatologie: Die *Primäreffloreszenz* des Lupus vulgaris ist das „Lupusknötchen": zu Beginn ist lediglich ein stecknadelkopf- bis linsengroßer bräunlich-roter Fleck mit wachsartig glänzender Oberfläche sichtbar, der das Hautniveau nicht überragt. Durch Druck mit dem Glasspatel (Diaskopie) läßt sich das Blut aus den erweiterten Gefäßen ausdrücken und es bleibt der bräunlich-gelbliche, apfelgeleeartige Eigenton des Infiltrates zurück. Beim Kratzen kann eine geringe Schuppung der Epidermis gefunden werden. Beim Druck mit der Knopf-

sonde dringt diese relativ leicht in das brüchige Gewebe ein.

Das *Wachstum* erfolgt durch Apposition. Durch Konfluieren mehrerer kleiner Herde entwickeln sich größere, teils polycyclisch begrenzte Herde, die eine stärkere Oberflächenschuppung aufweisen. Je nach Wachstumsart entstehen verschiedenartige Formen (Lupus anularis, Lupus serpiginosus) mit entsprechender Ausbildung der Oberfläche (z. B. Lupus maculosus, tumidus, crustosus, ulcerosus). Bei ausgeprägter Hyperkeratose und Papillomatose der Epidermis entwickelt sich der Lupus verrucosus mit vorwiegender Lokalisation an Handrücken und Unterschenkeln; bei betonter Hyperkeratose am Rand des Herdes ähnelt das Bild dem Erythematodes (Lupus erythematoides Leloir). Der Lupus disseminatus postexanthematicus der Kinder wurde oben schon erwähnt.

Die Veränderungen, zu denen der *Lupus vulgaris* an der *Schleimhaut* führt, sind nicht einheitlich. Es entstehen hirsekorngroße, weiche Knötchen oder Herde mit sagoartiger Oberfläche neben papillomatösen Granulationen. Durch frühzeitigen Zerfall bilden sich rasch Ulcerationen, deren Rand unterminiert ist. Die flachen Ulcera, insbesondere die der Nasenschleimhaut, sind von gelblich-bräunlichen Krusten bedeckt.

Die Tuberkulinreizschwelle liegt beim Lupus vulgaris um 10^{-6} (KALKOFF und HÜCK).

Lokalisation: In $^4/_5$ aller Fälle werden das Gesicht (Stirn, Augenlider, Wangen, Lippen und — gehäuft — Nase) und die Ohren befallen. Für die überwiegende Entstehung des Lupus vulgaris im Gesicht werden Terrainfaktoren (gestörte Temperaturanpassung?) verantwortlich gemacht. Es folgt dann die Halsregion, in diesem Bereich entwickelt sich der Lupus vulgaris nicht selten auf dem Boden einer Tuberculosis cutis colliquativa. Bei der Hälfte der Patienten mit einem Lupus vulgaris der Haut erkrankt ebenfalls die Schleimhaut der Nase und der Mundhöhle (GEHRELS u. KALKOFF). Der übrige Körper wird selten ergriffen, allerdings können bei Kindern und Jugendlichen nach akuten exanthematischen Infektionskrankheiten disseminierte Herde (Lupus vulgaris postexanthematicus) an Stamm und den Extremitäten auftreten (WAGNER; GEHRELS u. KALKOFF).

Therapie: Seit Einführung der Chemotherapie des Lupus vulgaris (MONCORPS und KALKOFF) hat diese Erkrankung viel von ihrem Schrecken verloren. Das zunächst benutzte Conteben ist in der Zwischenzeit durch das

wirksamere INH abgelöst, das in einer Dosierung von täglich 5—7 mg pro kg Körpergewicht
gut wirksam ist. Die Behandlung muß über
lange Zeit durchgeführt werden und sollte min-

fältige Kontrolle des Calciumstoffwechsels und
der Nierenfunktion. Durch UV-Bestrahlung
und lokale CO_2-Schnee-Applikation läßt sich
der lokale Heilungsablauf beschleunigen (KAL-
KOFF, 1950). Kleine Herde können
excidiert werden.

**Diagnose und Differentialdia-
gnose:** Die Diagnose des Lupus vulgaris stützt sich auf das typische
Aussehen der Primärefflorescenz. Die
Lokalisation (Halsregion, Nase) gibt
Hinweise, ebenso wie die oft erhöhte
Tuberkulinreizschwelle (KALKOFF
und HÜCK). Sie läßt sich insbesondere zur differentialdiagnostischen
Abgrenzung eines *Morbus Boeck* ausnutzen. Die Röntgenaufnahme des
Thorax sollte durchgeführt werden,
da gleichzeitig beim *Lupus vulgaris* eine *Lungentuberkulose* bestehen
kann (20—25% der Patienten mit
Lupus vulgaris leiden an einer manifesten Lungentuberkulose). Bemerkenswert ist das gleichzeitige Vorkommen von Lupus vulgaris und
Augentuberkulose (ROHRSCHNEIDER).

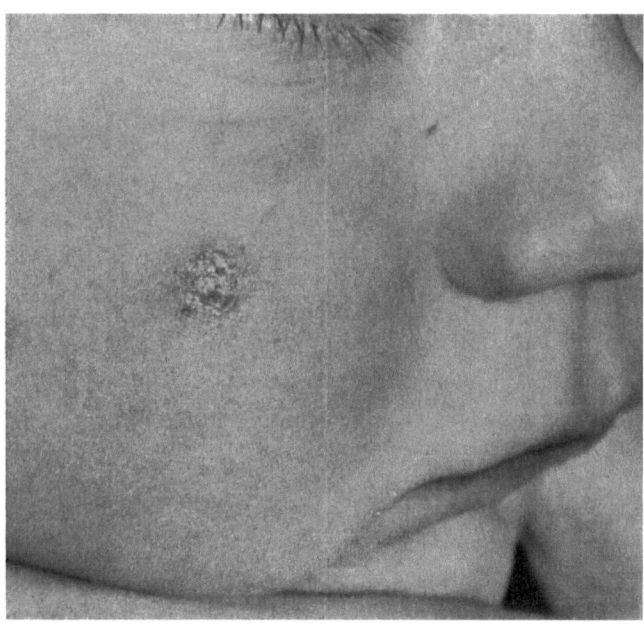

Abb. 445. Beginnender Lupus vulgaris. 2¹/₂jähriger Junge

Bei *Glasspateldruck* kann die Unterscheidung, vor allem bei einem
länger behandelten Lupus vulgaris
schwierig sein, ob noch Lupus-Infil-
trate bestehen oder ob es sich um
Pigment handelt: das *Lupusknötchen*
und auch der Bereich der gelblichen Farbtönung ist *dreidimensional*
und im Gegensatz zum flachen Pigmentfleck deshalb bei genauerer Beobachtung meist unterscheidbar.
Fortgeschrittene Lupus vulgaris-For-
men sind gegenüber *tuberoserpignösem
Syphilid* durch serologische und
histologische Untersuchungen abzugrenzen. Die klassische Lues-sero-
logische Diagnostik kann versagen;
der Nelson-Test gibt hier die endgültige Entscheidung. Die Klärung
kann unter Umständen auch die
Probebehandlung mit Penicillin br ingen. Der
Erythematodes zeigt im allgemeinen eine stärkere, mehr follikel-betonte Hyperkeratose
und Schuppung und neigt zur Verschlechterung im Sommer unter Sonneneinstrahlung:
ist eine klinische Abgrenzung nicht möglich, so
bleibt die histologische Untersuchung, die eine

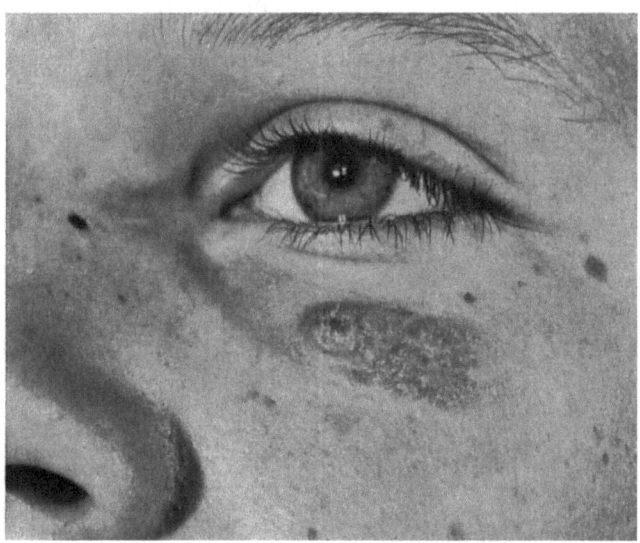

Abb. 446. Lupus vulgaris. 11 jähriger Junge

destens 3 Monate über die Erscheinungsfreiheit
hinaus fortgesetzt werden. Die Behandlung des
Lupus vulgaris mit hochdosiertem Vitamin D
sollte bei INH-resistenten Lupus vulgaris-Fällen
durchgeführt werden bzw. dort vorbehalten
sein, wo eine INH-Unverträglichkeit vorliegt.
Die Vitamin D-Behandlung verlangt eine sorg-

sichere Unterscheidung ermöglicht. Neben den genannten Erkrankungen ist die *Sarkoidose der Haut* (Tuberkulin!) zumeist durch die livide Farbe und die oft größere Zahl der Einzelherde ausgezeichnet. Von den übrigen *chronischen Granulomatosen* ist die *Lepra* (anaesthetische Bezirke!) zu erwähnen. Daneben sei auch an *tiefe Mykosen, Leishmaniase* und *Rotz* erinnert. Kleine lupöse Einzelinfiltrate können einem *Basaliom* ähneln (WAGNER), dem Basaliom fehlt bei der Diaphanoskopie jedoch die Eigenfarbe.

Verlauf und Prognose: Ohne Behandlung kann es beim Fortschreiten des Lupus vulgaris zu ausgedehnten Zerstörungen, insbesondere im Gesicht, kommen. Häufige Lupusfolge ist die Mutilation der Nase, der Ohren sowie die Narbenbildung. Das früher nicht selten unter Lupuspatienten zum Tode führende Lupuscarcinom dürfte dank moderner Behandlungsmethoden (Chemotherapie!) und Verlassen der Röntgenbestrahlung nicht mehr vorkommen. Ohne Therapie kommt es bisweilen im Zentrum größerer Herde zum Abheilen unter Narbenbildung. Die Herde können auch über Jahre Wachstumsstillstand zeigen; Spontanheilungen sollen nicht beobachtet sein (GEHRELS u. KALKOFF). Die Lebenserwartung wird durch viscerale Tuberkulosen (insbesondere der Lungen) herabgesetzt (KALKOFF, 1948).

Tuberculosis miliaris ulcerosa cutis et mucosae

Ätiologie und Pathogenese: Die Tuberculosis ulcerosa miliaris (T.m.u.) ist sehr selten geworden, da sie an das Vorhandensein einer Organtuberkulose gebunden ist und auf tuberkulostatische Therapie besonders gut anspricht. In der Gegend der Körperöffnungen kommt es bei Erliegen der Abwehrkraft des Organismus (Anergie) an Haut und Schleimhaut zum Aufschießen bald erweichender und exulcerierender miliarer Tuberkel. Durch Konfluieren einzelner Herde entstehen flächenhafte Geschwüre.

Im Gegensatz zu anderen, z. T. mit Exulceration einhergehenden Hauttuberkuloseformen (Lupus vulgaris, Erythema induratum Bazin, papulonekrotisches Tuberkulid) werden im Bereich der Ulcerationen reichlich Tuberkelbakterien gefunden. Die Kontagiosität ist entsprechend groß.

Lokalisation: In etwa 80% des Vorkommens werden der obere Respirationstrakt — entsprechend der häufigsten Entstehung durch Autoinoculation bei einer offenen Lungentuberkulose — befallen. Die Efflorescenzen finden sich an der Bronchial- und Kehlkopfschleimhaut sowie an der Schleimhaut des Rachens, des Gaumens, der Wangen und der Nase. Auch die Lippen können befallen sein. Bei Darm- und Urogenitaltuberkulose entwickeln sich durch Inoculation mit bakterienhaltigem Urin und Kot Herde in der Anal-, Perianal- und Genitalregion.

Häufigkeit und Altersdisposition: Die Erkrankung kann in allen Altersklassen auftreten, sie ist jedoch in der Lebensperiode der höchsten Lungentuberkulosesterblichkeit (etwa zwischen dem 40. und 50. Lebensjahr) am häufigsten; das männliche Geschlecht soll etwa 4fach häufiger als das weibliche erkranken (s. GEHRELS u. KALKOFF), entsprechend der Lungentuberkulosemorbidität und -mortalität.

Symptomatologie: Das wesentliche Merkmal der Erkrankung ist die Ausbildung der Geschwüre, die einzeln oder multipel auftreten. Den Ulcerationen können miliare Tuberkel und Pusteln vorausgehen, diese sind aber wegen der Flüchtigkeit selten klinisch erfaßbar. Die entstehenden schmerzhaften Ulcerationen liegen relativ oberflächlich, ihr Rand ist gezackt oder serpiginös begrenzt, zum Ulcusgrund meist stark abfallend. Der Geschwürsgrund ist zart und blutet leicht. Die Tuberkulinreaktion soll zumeist negativ ausfallen und erweist die Anergie der Patienten. Der *Verlauf* der Erkrankung wird letztlich durch das Grundleiden bestimmt.

Histologisch wiegen in der Umgebung des Ulcus unspezifische akut-entzündliche Erscheinungen vor mit starker Durchsetzung durch neutrophile Granulocyten. Im Infiltrat finden sich nur vereinzelt Epitheloid- und Riesenzellen; Nekrosen sind äußerst selten.

Diagnose und Differentialdiagnose: Die Diagnose ist auf Grund der Vorgeschichte und der klinischen Befunde relativ leicht zu stellen. Beim *ulcerierten Schleimhautlupus* sind die subjektiven Beschwerden geringer, der Verlauf ist chronischer. Sowohl bakteriologisch (durch den Bakteriengehalt) als auch histologisch ist die Abgrenzung möglich. Der *tertiäre Lues* ist serologisch (Nelson-Test), u. U. auch durch eine Probebehandlung mit Penicillin auszuschließen.

In der **Therapie** sind durch die Tuberkulostatica vorher nicht für möglich gehaltene Erfolgsaussichten gegeben. Die anfänglich

durchgeführte Lokalbehandlung mit Tuberkulostaticis ist jetzt zugunsten der innerlichen
Behandlung verlassen.

Akute Miliartuberkulose der Haut

Die Hautbeteiligung bei akuter Miliartuberkulose ist ein sehr seltenes Ereignis. F. Schmid
beobachtete einen Hautbefall unter 151 Obduk-
tionen akuter kindlicher Miliartuberkulose nur
2mal, was einer Häufigkeit von 1,3% entspricht.

Es entstehen rasch in exanthematischer
Aussaat hirsekorn- bis stecknadelkopfgroße
rötliche Efflorescenzen, zwischen denen petechiale Blutungen ausgebildet sein können. Gelegentlich bilden sich zentrale Nekrosen. Klinisch ähnelt das Bild dem abheilender Windpocken (Wagner).

Histologisch überwiegen unspezifisch-entzündliche Bilder in der oberen Cutis mit gelegentlichen
Nekrosen bei auffallendem Tuberkelbakterien-
reichtum.

Die **Diagnose** ist bei dem Grundleiden meist
nicht schwer zu stellen.

Differentialdiagnostisch sind der *Lichen
scrofulosorum*, das *papulo-nekrotische Tuberkulid* (Schmidt), der beginnende *Lupus vulgaris
postexanthematicus* und *Hauthämorrhagien bei
Sepsis* (Wagner) zu erwägen.

Tuberkulide

Ein *Tuberkulid* liegt dann vor, wenn bei
hämatogener Streuung Tuberkelbakterien in
die Haut gelangt sind und dort ihre Stoffwechselprodukte Reaktionen auslösen; vermehren
sich die Tuberkelbakterien, so liegt eine Tuberkulose vor. Die Tuberkulide zeichnen sich dadurch aus, daß die Einzelherde oft symmetrisch
auftreten, schubweise verlaufen und zu Spontanheilung neigen. Tuberkulide gehen ohne
wesentliche Störung des Allgemeinbefindens
einher.

Zu den *Tuberkuliden im engeren Sinne* werden 1. der *Lichen scrofulosorum*, 2. das *papulo-
nekrotische Tuberkulid* sowie 3. der *Lupus miliaris disseminatus (faciei)* gerechnet, während
das *Erythema induratum* Bazin und das *Erythema nodosum* eine nosologische Sonderstellung einnehmen. Die letztgenannte Krankheit
wird häufig auch durch andere Antigene als die
von Mykobakterien hervorgerufen.

Tuberculosis cutis lichenoides
(= Lichen scrofulosorum)

Der Lichen scrofulosorum ist aus unbekannter Ursache ungemein selten geworden. Er tritt
vorzugsweise bei *Kindern* und *Jugendlichen* auf
und zeigt einen gutartigen Verlauf.

Symptomatologie: Die Efflorescenzen bestehen aus einzeln oder gruppiert angeordneten,
rötlich-bräunlichen, blaß-gelblichen oder hautfarbenen flach erhabenen Knötchen. Oft sind
die Knötchen von einer feinen Hornschuppe
bedeckt, die von einem Lanugohaar durchbohrt ist. Übergänge der flachen Papeln zu
Pusteln und Bläschen sind möglich, es entsteht
hierdurch ein acneiformes Bild (Acne scrofulosorum). Formen mit ekzemähnlichen Bildern
kommen vor, sie werden als Übergang zum
papulo-nekrotischen Tuberkulid aufgefaßt.

Lokalisation: Die Veränderungen werden
vorwiegend am Stamm (vor allem an den seitlichen Rumpfpartien) gefunden und zeigen gelegentlich eine symmetrische Anordnung. Weniger oft treten sie an den Extremitäten und im
Gesicht auf; generalisierte Formen werden
beobachtet (Gehrels u. Kalkoff).

Histologisch finden sich follikulär oder perifollikulär angeordnete Infiltrate, die vorwiegend
aus Lymphocyten bestehen und in herdförmige
tuberkuloide Strukturen (mit Ausbildung von
Epitheloid- und Riesenzellen vom Langhans-Typ)
übergehen können.

Die *Häufigkeit* unter den Hauttuberkulosen
wird mit 1—2% angegeben; das männliche und
weibliche Geschlecht erkranken etwa gleich
häufig.

Verlauf und Prognose: Die Erkrankung entwickelt sich langsam, verläuft chronisch-inter-
mittierend und neigt zu spontaner Abheilung.
Narben bleiben nur ausnahmsweise — etwa bei
Übergang in das papulo-nekrotische Tuberkulid — zurück. Erstmaliges Auftreten wurde
nach Tuberkulininjektion (Gehrels u. Kalkoff) und im Anschluß an die BCG-Impfung
(Longhin und Antonescu) beobachtet. Die
Prognose ist günstig, die Überwachung der Patienten ist erforderlich. Nach einer (meist
extrapulmonalen) Organtuberkulose ist zu
fahnden.

Differentialdiagnostisch kommen der *Lichen
syphiliticus, subakute Ekzeme* und selten einmal
Neurodermitis in Betracht; die *Pityriasis rubra
pilaris* ist durch ihre bevorzugte Lokalisation

(Außenseite der Oberarme!) und durch die stärkere follikuläre Hyperkeratose abgrenzbar.

Therapie: Wie erwähnt, ist nach einer streuenden (extrapulmonalen) Organtuberkulose zu fahnden und gegebenenfalls die entsprechende Therapie durchzuführen.

Tuberculosis cutis papulonecrotica (= Papulonekrotisches Tuberkulid)

Häufigkeit und Altersdisposition: Das papulonekrotische Tuberkulid wird häufiger als der Lichen scrofulosorum beobachtet und tritt insbesondere bei *Jugendlichen* und jüngeren Erwachsenen auf. Das weibliche Geschlecht erkrankt bevorzugt.

Symptomatologie und Lokalisation: Beim papulonekrotischen Tuberkulid bilden sich stecknadelkopf- bis erbsgroße, bläulich-rote, teils einzeln oder disseminiert stehende meist oberflächlich gelegene Knoten, die zu nekrotischem Zerfall neigen und unter Narbenbildung abheilen. Die Anordnung ist meist symmetrisch, bevorzugte *Lokalisation* sind die Streckseiten der Extremitäten, vor allem die der unteren; die Erscheinungen können auch über den Gelenken und in der Glutaealgegend zu finden sein. Die Lokalisation der Hauterscheinungen fällt auffallend oft mit Bezirken zusammen, in denen die Temperatur erniedrigt ist. Derartige Beobachtungen lassen an Zusammenhänge zwischen Terrainfaktoren und Manifestation der Hauttuberkulose denken (KALKOFF, 1950). Die Tuberkulinempfindlichkeit ist gesteigert. Eine Organtuberkulose wird häufiger als bei dem Lichen scrofulosorum beobachtet. Die Erkrankung tritt bisweilen nach exanthematischen Infektionskrankheiten (WAGNER) auf. Der Verlauf ist chronisch-rezidivierend und kann sich über Jahre erstrecken. Im Herbst und Frühjahr wird Verschlechterung beobachtet.

Histologisch finden sich cutan gelegene entzündliche Infiltrate, die aus Lymphocyten, Histiocyten, Epitheloidzellen und einzelnen Riesenzellen bestehen; zentrale Nekrobiose und Nekrose wird beobachtet. An den Gefäßen sind zur Obliteration führende Intimaproliferationen und eine Verdickung der Media und Adventitia häufig.

Differentialdiagnostisch sind andere Hauttuberkuloseformen, zu denen Übergänge vorkommen, abzugrenzen: Hautherde bei *chronischer Miliartuberkulose* des Kindesalters (F. SCHMID), das *Erythema induratum Bazin* und

der *Lichen scrofulosorum*. Die *Acne necroticans* wird meist auf Grund ihrer Lokalisation im Gesicht ausgeschlossen werden können, *papulopustulöse Exantheme bei Lues II* durch entsprechende Sero-Reaktionen. Die (seltene) *Pityriasis lichenoides et varioliformis* kann differentialdiagnostische Schwierigkeiten bieten.

Die **Therapie** erfolgt in erster Linie durch Tuberculostatica in Verbindung mit den oft gut wirkenden Corticosteroiden. Vitamin D-Gaben erscheinen zweckmäßig, ohne daß eine hochdosierte Vitamin D-Behandlung, wie sie beim Lupus vulgaris durchgeführt wurde, notwendig ist.

Lupus miliaris disseminatus (faciei)

Beim Lupus miliaris disseminatus faciei handelt es sich um eine seltene Krankheit, deren morphologische Einordnung Schwierigkeiten bereitet. Befallen wird vorwiegend das Gesicht; die Altersklassen zwischen dem 20. und 40. Lebensjahr werden bevorzugt; Kinder erkranken nicht (ROHDE). Das Krankheitsbild ist vom Lupus vulgaris meist abzugrenzen, es wird zumeist den Tuberkuliden zugerechnet, allerdings ist diese Zuordnung zweifelhaft: Es gibt sichere Fälle, bei denen die Tuberkulinempfindlichkeit herabgesetzt ist. Der Tuberkelbakteriennachweis ist bisher in den Herden nicht sicher geglückt und in USA, wo die Tuberkulose sehr selten geworden ist, hat der Lupus miliaris disseminatus faciei an Häufigkeit *nicht* abgenommen.

Zwar finden sich *histologisch typische tuberkuloide Strukturen* (cutan gelegene, verkäsende Tuberkel mit breitem Epitheloidzellwall, in dem Langhanssche Riesenzellen liegen). Es mehren sich jedoch die Stimmen, die eine andere als tuberkulöse Ätiologie annehmen.

Die Ursache des bevorzugten Gesichtsbefalls ist unklar.

Symptomatologie: An Wangen, Stirn, Augenlidern, Ober- und Unterlippe schießen verhältnismäßig rasch stecknadelkopf- bis hanfkorngroß, flach erhabene, einzeln oder gruppiert stehende bräunlich-rote knötchenartige Erscheinungen auf. Es ist bei den Effloreszenzen schwer zu entscheiden, ob es sich um Pusteln oder Knötchen handelt. Bei den vermeintlichen „Pusteln" handelt es sich um den durchscheinenden Inhalt der Kolliquationsnekrose. Der Sondenversuch ist wie beim Lupus vulgaris positiv. Differentialdiagnostisch von großer Bedeutung ist das Vorkommen der Knötchen auch im Bereich der Augenlider.

Der Verlauf der Krankheit ist chronisch-rezidivierend und ausgesprochen schubweise. Hieraus ergibt sich oft ein Nebeneinander frischer, abheilender oder vernarbender Erscheinungen. Streuende Organtuberkulosen sind meist *nicht* nachzuweisen. Die *Dauer* der Erkrankung beträgt durchschnittlich 1—3 Jahre. Abheilung erfolgt unter Narbenbildung.

Differentialdiagnostisch müssen *lichenoide Formen des Morbus Boeck* (Gehrels und Kalkoff; Wagner) und kleinknotige Formen des *Lupus vulgaris* abgegrenzt werden, bei *Kindern* und *Jugendlichen* (der jedoch vorwiegend am Stamm vorkommende) *Lupus vulgaris postexanthematicus*. Differentialdiagnostisch am schwierigsten abzugrenzen ist die *tuberkuloide Rosacea*. Zur *Therapie* wird INH (z. T. in Kombination mit Corticosteroiden) empfohlen. Neuerdings werden auch Resochin und Quensyl angewendet.

Erythema induratum Bazin

Der Begriff des Erythema induratum Bazin (E.i.B.) ist nach rein klinischen Gesichtspunkten, unabhängig von ätiologischen, ursprünglich aufgestellt worden.

Später ist es üblich geworden, das E.i.B. als einen Krankheitsprozeß aufzufassen, der durch Mykobakterien ausgelöst und unterhalten wird. Ob dieser Prozeß tuberkulöser Ätiologie als Tuberkulose (Kalkoff in Gehrels u. Kalkoff; Jung) oder Tuberkulid aufzufassen ist, wird verschieden beantwortet. In neuerer Zeit mehren sich aber die Stimmen, die in dem durch Mykobakterien hervorgerufenen E.i.B. einen Sonderfall der Vasculitis allergica erblicken und das E.i.B. als *polyätiologisches Syndrom* auffassen, das am häufigsten durch bakterielle Foci hervorgerufen wird (Eberhartinger).

Ätiologie, Pathogenese, Disposition: Bei der Entstehung des Krankheitsbildes besitzen periphere Durchblutungsstörungen und Temperaturanpassungsstörungen als Hilfsursache eine entscheidende Bedeutung: die niedrige Hauttemperatur der Extremitäten begünstigt die Entwicklung und häufig finden sich gleichzeitig eine Akrocyanose, eine Erythrocyanosis crurum puellarum und Pernionen.

Alters- und Geschlechtsdisposition: Die Krankheit wird fast nur beim weiblichen Geschlecht beobachtet und tritt bevorzugt zwischen dem 15. und 30. Lebensjahr auf, bei einer Häufung nach der Pubertät. Kinder werden nicht befallen (Kalkoff). Das E.i.B. ist häufiger als die vorher genannten Tuberkulide.

Symptomatologie: Vorzugsweise an den Außen- und Beugeseiten der Unterschenkeln treten einzelne oder mehrere in der Cutis-Subcutisgrenze bzw. in der Subcutis gelegene meist schmerzhafte Infiltrate auf, die zu knotigen oder plattenartigen unscharf begrenzten livid-rötlichen Herden anwachsen. Bei längerem Bestehen und Erweichung bilden sich Haut-Ulcera, die von einer serösen oder derben Kruste bedeckt sind. Die Herde treten meist, entsprechend dem Venenverlauf, in streifiger Anordnung auf. Arme und Oberschenkel werden nur gelegentlich befallen. Die Tuberkulinempfindlichkeit ist stark erhöht.

Der *Verlauf* ist chronisch bei oft jahrelanger Dauer einzelner Herde. Schubweise Verschlechterungen zu Zeiten wechselnder Außentemperatur (Frühjahr und Herbst) sind häufig. Beim Abheilen entstehen flach eingezogene pigmentierte Narben. Die Prognose ist — trotz des chronischen Verlaufes — günstig.

Nicht selten tritt das E.i.B. kombiniert mit einer Halslymphknotentuberkulose, einer Tuberculosis cutis colliquativa und auch Tuberkuliden (Lichen scrofulosorum, papulonekrotisches Tuberkulid) auf. Aktive Organtuberkulosen der inneren Organe sind in der Regel nicht nachweisbar.

Histologisch finden sich vorwiegend im subcutanen Fettgewebe tuberkuloide Infiltrate bei gleichzeitig bestehenden erheblichen Gefäßwandveränderungen (insbesondere Infiltrate in der Gefäßwand bzw. Endothelproliferation bis zur Obliteration der Lichtung und Thrombosierung).

Differentialdiagnose: Das *Erythema nodosum* ist durch seinen akuten Beginn, das stärkere Krankheitsgefühl und den rascheren Verlauf meist abzugrenzen. Im Gegensatz zum E.i.B. befällt das Erythema nodosum vorzugsweise die Streckseiten und wird häufiger von Blutungen durchsetzt. Die *Pernionen* und die *Erythrocyanosis crurum puellarum* befallen meist den gleichen Konstitutionstyp, der am Erythema induratum erkrankt. Beide Erkrankungen lassen sich meist abgrenzen. Bei Kindern und Jugendlichen sei die *Lipogranulomatosis subcutanea Rothmann-Makai* differentialdiagnostisch erwähnt, deren in der Kindheit auftretende Form von Makai 1928 erstmals abgegrenzt wurde. Auch an *tiefe Mykosen* und *Lues III* sollte gedacht werden.

Therapeutisch haben sich Corticosteroide unter INH-Schutz bewährt (KALKOFF, 1959). Die Krankheitsveränderungen werden durch Besserung der Zirkulationsverhältnisse — besonders durch Bettwärme — (KALKOFF, 1950; JORDAN) günstig beeinflußt. Von französischen Autoren werden Vitamin C- und Vitamin D-Gaben empfohlen.

Erythema nodosum

Das Erythema nodosum kann durch verschiedene Ursachen hervorgerufen werden. Als häufigste auslösende Antigene gelten insbesondere bei Kindern und Jugendlichen (die von der Erkrankung gehäuft befallen werden) die Erreger der Tuberkulose und hämolysierende Streptokokken. Bei Kindern unter 5 Jahren fand sich die Tuberkulose als häufigster ätiologischer Faktor, während in späteren Lebensjahren Streptokokkeninfekte die häufigste Ursache bilden (in: LANCET; SANDBERG und ADAMS).

Das Erythema nodosum tritt bei Kindern und Jugendlichen etwa 3—7 Wochen nach tuberkulöser Erstinfektion auf und ist insofern als mögliches Frühsymptom der Tuberkulose von Bedeutung. Die Antistreptolysin-Reaktion und die Bestimmung der Anti-Streptokokken-DPN-ase und die Tuberkulosediagnostik können zumeist Klarheit über die Ursache bringen; nach Foci ist zu fahnden.

Ein Erythema nodosum kann beim Morbus Boeck des Stadiums I bei gleichzeitiger negativer oder mäßig starker Tuberkulinreaktion (LÖFGREN-Syndrom) vorkommen (STUCKI). Verschiedene Autoren (u. a. EHRING) betonen den leichteren Verlauf einer Sarkoidose beim Vorliegen eines Erythema nodosum. Als weitere Ursachen für das Erythema nodosum gelten zahlreiche andere *Infektionskrankheiten* (z. B. Grippe, Scharlach, Typhus, Lepra, Lues) und *Pharmaka* (Jod- und Bromsalze, Antipyrin, Salicylate, Sulfonamide — insbesondere das Sulfathiazol).

Symptomatologie: Zumeist an den Streckseiten der Unterschenkel tritt ein anfangs münzgroßes hellrotes Erythem mit darunterliegender schmerzhafter Infiltration auf. Es kann zu Blutungen in die Herde kommen; ihre Farbe wird hierdurch violett, später bräunlich und dann gelblich-grün (Erythema contusiforme). Das Erythema nodosum tritt weitgehend symmetrisch auf und nicht ganz selten wird es auch an den Unterarmen (Streckseiten!) beobachtet.

Die Herde verschwinden allgemein nach 1 bis 3 Wochen, schubweise können jedoch neue Herde auftreten. Chronische Formen werden gelegentlich beobachtet. Das Allgemeinbefinden ist oft beeinträchtigt, die Temperatur ist erhöht und es bestehen Kopf-, Gelenk- und Muskelschmerzen. Die BKS ist meist beschleunigt, es findet sich eine Leukocytose und eine Linksverschiebung im Differentialblutbild.

Das *histologische Bild* wird vor allem durch radiär angeordnete Histiocyten-Infiltrate an der Grenze von Cutis und Subcutis sowie durch Endothelproliferationen der Gefäße geprägt.

Differentialdiagnostisch ist das Erythema induratum Bazin zu erwägen, das jedoch vorwiegend an den *Beugeseiten* auftritt, weniger schmerzhaft ist und zur Exulceration neigt. Die Abgrenzung gegenüber der *Periarteriitis nodosa* kann schwierig sein (BOHNSTEDT), im Zweifelsfall sollte die histologische Untersuchung durchgeführt werden.

Die **Therapie** kann sich zumeist auf symptomatische Maßnahmen beschränken. Die Fokalsanierung sollte — u. U. neben Antibioticagaben — bei einem Erythema nodosum durchgeführt werden, wenn ein Streptokokkeninfekt zugrunde liegt. TELEGDI et al. behandelten beim Erythema nodosum tuberculosum mit gutem Erfolg mit INH in einer Dosis von 10 mg/kg Körpergewicht. Der Erfolg mit Corticosteroiden ist sehr eindrucksvoll.

Hautkomplikationen nach der BCG-Impfung

Dermatologische Komplikationen nach BCG-Impfung sind ein seltenes Ereignis, sie beschränken sich grundsätzlich auf den Impfling selbst (WEBER und RIESE). *Neben unspezifischen Folgen* — Urticaria, Erythema exsudativum multiforme, Granuloma anulare, Erythema nodosum (z. B. MONCORPS, 1951; KLEINSCHMIDT; DOSTOVSKY und SAGHER; MERCIER et POULI-PATÉRAKI) — die zumeist als Überempfindlichkeitsreaktion auf die Impfung gedeutet werden, können am Impfort als spezifische Folgen Impfulcera, lokale Abscesse und *lupus-vulgaris-ähnliche Impfreaktionen* (KALKOFF, 1950); auftreten. Die am Impfort entstehenden Hauterscheinungen bei der lupus-vulgaris-ähnlichen Impfreaktion gleichen makroskopisch und mikroskopisch einem

Lupus vulgaris. Nach Kalkoff (1950) erscheint jedoch die Bezeichnung als Lupus vulgaris nicht gerechtfertigt; der Lupus vulgaris wird durch pathogene Tuberkelbakterien hervorgerufen und schreitet im allgemeinen fort; die lupus-ähnliche Impfreaktion hingegen wird durch einen Erreger erzeugt, der unter natürlichen Bedingungen nicht vorkommt und beim Menschen in der Regel keine fortschreitende Tuberkulose erzeugt (Kalkoff, 1950; Gehrels und Kalkoff); außerdem ist die Rückbildungstendenz ausgeprägter als beim Lupus vulgaris.

Die Häufigkeit der lupus-vulgaris-ähnlichen Impfreaktion wird mit 1 auf 150000 Impfungen angegeben und schwankt je nach dem Land der Untersuchung (z. B. Wagner; Mercier et Pouli-Patéraki).

Lymphadenitiden mit Verkäsung und nachfolgend entstehenden Scrofuloderm-ähnlichen Bildern sind ein sehr seltenes Ereignis (z. B. Dostovsky and Sagher; Gehrels und Kalkoff;) Osteomyelitiden im Bereich des Femur als lokale Folgen der BCG-Impfung wurden einige Male beschrieben (z. B. Virtanen and Lindgren; Felländer).

Vgl. zu diesem Thema: Spiess, H. (dieses Hdb., Bd. V) und Vogt.

Literatur

Bohnstedt, R. M.: Erythema nodosum und Erythema exsudativum multiforme. In: Rieckes Lehrbuch der Haut- und Geschlechtskrankheiten. 9. Aufl., hrsg. von H. G. Bode u. G. W. Korting. Stuttgart: G. Fischer 1962.

Bremond, G., P. Nourrit et G. Oddo: Le traitement des adénites cervicales tuberculeuses chez l'enfant. J. franç. Oto-rhino-laryng. 13, 487 (1964).

Brügger, H.: Die elektrochirurgische Behandlung der Tuberkulose. Stuttgart: Thieme 1949.

— Die Chemotherapie der Tuberkulose peripherer Lymphknoten. Ergebn. ges. Tuber- u. Lung.-Forsch. 13, 411 (1956).

Dostrovsky, A., and F. Sagher: Dermatological complications of B.C.G. vaccination. Brit. J. Derm. 75, 181 (1963).

Eberhartinger, Chr.: Das Problem des Erythema induratum Bazin. Ein Beitrag zur Kenntnis der rezidivierenden, subakuten nodösen Gefäßprozesse am Unterschenkel. Arch. klin. exp. Derm. 217, 196 (1963).

Ehring, F.: Die Sarkoidose der Haut. In: Sarkoidose. Bericht über d. Tagung d. Rhein.-Westf.-Tuberkulose-Vereinigung (Düsseldorf 14. 3. 1964). Hrsg. R. Hoppe. Stuttgart: F. K. Schattauer 1965.

— Wandlungen in der Klinik und Bakteriologie der Halslymphknotentuberkulose. Dtsch. med. Wschr. 92, 62 (1967).

Felländer, M.: Tuberculous osteitis following B.C.G. vaccination. Acta orthop. scand. 33, 116 (1963).

Gans, O., u. G. K. Steigleder: Histologie der Hautkrankheiten. Bd. II, 2. Aufl. Berlin, Göttingen, Heidelberg: Springer 1957.

Gehrels, P.-E., u. K. W. Kalkoff: Hauttuberkulose. In: Handbuch der Tuberkulose, Bd. IV. Stuttgart: Thieme 1964.

Giese, W.: Die Tuberkulose unter dem Einfluß der Chemotherapie. Ther. Ber. 30, 330 (1958).

— Einfluß der Chemotherapie [auf die Lungentuberkulose]. In: Lehrbuch der speziellen pathologischen Anatomie. Hrsg.: E. Kaufmann u. M. Staemmler. Bd. II, Teil 3; Seite 1830. Berlin: de Gruyter 1960.

Gottron, H. A.: Hauttuberkulose. In: Die Tuberkulose. Ihre Erkennung und Behandlung. Hrsg.: H. Deist u. H. Krauss. Stuttgart: F. Enke 1951.

Hämel, J., u. K. Hoede: Die Tuberkulose der Haut. In: Lehrbuch und Atlas der Haut- und Geschlechtskrankheiten. 3. Aufl. hrsg. von K. Zieler. Bd. 3, Teil 2 Berlin, Wien: Urban & Schwarzenberg 1934.

Jordan, P.: Hautkrankheiten. In: Mai-Rohrschneider-Loebell-Jordan: Kurzes Lehrbuch der Kinderheilkunde, Augen-, Hals-, Nasen-, Ohren- und Hautkrankheiten. 2. Aufl. München: J. F. Lehmann 1962.

Jung, H. D.: Das Erythema induratum Bazin — eine echte Sonderform der Hauttuberkulose. Mschr. Tuberk.-Bekämpf. 7, 133 (1964).

Kaeding, A.: Poliklinische Erfahrungen bei Halsdrüsentuberkulose. Dtsch. Gesundh.-Wes. 4, 1176 (1949).

Kalkoff, K. W.: Zur Entstehung der Halslymphdrüsentuberkulose. Beitr. Klin. Tuberk. 101, 22 (1947).

— Die Lungentuberkulosesterblichkeit bei Lupuskranken im Vergleich zu Hautgesunden. Arch. Derm. Syph. (Berl.) 186, 144 (1948).

— Die Tuberkulose der Haut. Klinik, Pathogenese, Stellung zur allgemeinen Tuberkulose, Therapie, Bekämpfung. Stuttgart: Thieme 1950.

— Lupus vulgaris oder lupusähnliche Reaktion nach BCG. Hautarzt 1, 366 (1950).

— Der Effekt von ACTH und Cortisonderivaten auf die Hauttuberkulose. Beitr. Klin. Tuberk. 121, 230 (1959).

— In: Gehrels, P.-E., u. K. W. Kalkoff: Hauttuberkulose (1964) loc. cit.

—, u. H. Gärtner: Über gleichzeitige Vorkommen von Sporotrichonpilzen und Tuberkelbacillen in klinisch gleichartigen Krankheitserscheinungen. Arch. Derm. Syph. (Berl.) 183, 347 (1942/43).

—, u. I. Hück: Die Tuberkulinreizschwelle verschiedener Hauttuberkuloseformen einschließlich der Boeckschen Krankheit. Arch. Derm. Syph. (Berl.) 186, 374 (1948).

KASTERT, J., u. D. HOMMEL: Zur Frage der Entstehung und Behandlung der Halslymphknotentuberkulose im Kindesalter. Kinderärztl. Prax. **18**, 409 (1950).

KELLER, P., u. SCHILLING: Über die Beziehungen der Lungentuberkulose zur Hauttuberkulose. Klin. Wschr. **8**, 603 (1929).

KLEINSCHMIDT, H.: Die Tuberkulose-Schutzimpfung. Ihre Grundlagen, Notwendigkeit, Komplikationen und Erfolge. Behringwerke-Mitt., Marburg, Heft **27**, 50 (1953).

KÖNN, G.: Wandlungen des morphologischen Bildes der menschlichen Tuberkulose unter der Chemotherapie. Ergebn. ges. Tuberk.- u. Lung.-Forsch. **13**, 1 (1956).

KRÖBER, F.: Beruflich bedingte Haut-Tuberkulosen. (Monographie zur Zeitschrift „Berufsdermatosen", Bd. 2.) Aulendorf: Editio Cantor 1958.

— Lancet **1961**, II, 14: Aetiology of erythema nodosum in children. A study by a group of paediatricians. Ref.: Zbl. ges. Kinderheilk. **82**, 189 (1961).

LAVAL, P., H. BONNEAU et G. CASTEL: Adénites tuberculeuses périphériques. Indications thérapeutiques et résultats. 80 observations. Rev. Tuberc. (Paris) **25**, 1 (1961).

LEINER, C., u. F. SPIELER: Über disseminierte Hauttuberkulosen im Kindesalter. Erg. inn. Med. **7**, 59 (1911).

LENNERT, K.: Pathologie der Halslymphknoten. Ein Abriß für Pathologen, Kliniker und praktizierende Ärzte. Berlin, Göttingen, Heidelberg: Springer 1964.

LEVER, W. F.: Histopathology of the skin. 3rd Edition. London: Pitman Medical Publ. Co.; Philadelphia: J. B. Lippincott Co. 1961.

LÖFGREN, S.: Erythema nodosum. Studies on etiology and pathogenesis in 185 adult cases. Stockholm: P. A. Norstedt & Söner 1946.

LONGHIN, S., u. ST. ANTONESCU: [Hautveränderungen als Folge von BCG-Impfung.] Derm.-Vener. (Buc.) **6**, 295 (1961). Ref.: Zbl. ges. Kinderheilk. **85**, 265 (1962).

MAKAI, E.: Über Lipogranulomatosis subcutanea. Klin. Wschr. **7**, 2343 (1928).

MERCIER, P., et E. POULI-PATÉRAKI: Complications consécutives à la vaccination par le B.C.G. Arch. Inst. Pasteur hellén. **5**, 147 (1959). Ref.: Zbl. ges. Kinderheilk. **79**, 49 (1961).

MILLER, F. J. W., R. M. E. SEAL, and M. D. TAYLOR: Tuberculosis in children. Evolution—Control-Treatment. London: J. & A. Churchill 1963.

MITCHELL, P. C.: Tuberculosis verrucosa cutis among Chinese in Hong Kong. Brit. J. Derm. **66**, 444 (1954).

MONCORPS, C.: Über die Bedeutung der Drüsentuberkulose für die Früherfassung des Lupus vulgaris. Münch. med. Wschr. **88**, 1203 (1941).

— Grundsätzliches zur Drüsentuberkulose und ihre Bedeutung für die Lupusprophylaxe. Derm. Wschr. **119**, 552 (1947).

MONCORPS, C.: Hauterscheinungen nach BCG-Impfung (Diskussionsbemerkung). Hautarzt **2**, 43 (1951).

—, u. K. W. KALKOFF: Vorläufige Ergebnisse einer Chemotherapie der Hauttuberkulose. Med. Klin. **42**, 812 (1947).

MÜLLER, R. W.: Über die Tuberkulose der Halslymphknoten bei Erwachsenen. Beitr. Klin. Tuberk. **101**, 666 (1949).

MUTSCHLER, P.: Ein Beitrag zur Bedeutung der bovinen Tuberkuloseinfektion im Allgäu. Dtsch. med. Wschr. **77**, 916 (1952).

OLIA, A.: Considerazioni su due casi di complesso primario tubercolare cutaneo. Clin. pediat. (Bologna) **43**, 811 (1961).

PERCIVAL, G. H., G. L. MONTGOMERY, and T. C. DODDS: Atlas of Histopathology of the Skin. Edinburgh and London: E. & S. Livingstone Ltd. 1962.

PROPPE, A., u. G. WAGNER: Die Altersdisposition beim Lupus vulgaris. Z. Haut- u. Geschl.-Kr. **14**, 376 (1953).

— — Die derzeitige Altersverteilung der Lupuskranken in Schleswig-Holstein. Z. Haut- u. Geschl.-Kr. **21**, 1 (1956).

RASQUIN, P.: Exérèse des adénites cervicales tuberculeuses. Acta oto-rhino-laryng. belg. **13**, 427 (1959).

RITZERFELD, B.: Die Halslymphknotentuberkulose im Einzugsgebiet der Universitäts-Hals-Nasen-Ohrenklinik Homburg/Saar. Kinderärztl. Prax. **29**, 499 (1961).

ROHDE, K.: Zur Nosologie des Lupus miliaris disseminatus faciei und des rosaceaförmigen Tuberkulids. Med. Inaugural-Diss. Freiburg i. Br. 1964.

ROHRSCHNEIDER, W.: Augenveränderungen bei Hauttuberkulose. Derm. Wschr. **120**, 640 (1949).

ROSENKRANZ, H.: Zur Behandlung der Tbc cutis colliquativa cutanea et subcutanea. Z. ärztl. Fortbild. **58**, 977 (1964).

RUGE, H.: Die Katzenkratzkrankheit. [Gutartige Virus(kratz)lymphadenitis.] Zbl. Haut- u. Geschl.-Kr. **87**, 177 (1954).

SANDBERG, D. H., and J. M. ADAMS: Erythema induratum and streptococcosis. J. Pediat. **61**, 880 (1962).

SCHMID, F.: Die generalisierten Tuberkulosen. Stuttgart: Thieme 1951.

SCHMID, P. C.: Die Tuberkulose der Halslymphknoten bei Kindern. Entstehung — Diagnose — Behandlung. (42. Beih. zum Arch. Kinderheilk.) Stuttgart: F. Enke 1960.

SCHMIDT, P. W.: Studien über Tuberkulide bei Kindern. Arch. Derm. Syph. (Berl.) **181**, 357 (1941).

SIMON, N.: Über die Pathogenese und Behandlung der Tbc. subcutanea fistulosa. Derm. Wschr. **137**, 146 (1958).

SIMON, N. u. G. BERENCSI: Beiträge zu den biologischen Eigenschaften des Mycobacterium tuberculosis auf Grund der Empfindlichkeit der Lupus-Stämme. Arch. klin. exp. Derm. **225**, 123 (1966).

STÜHMER, A.: Lupusbekämpfung durch plan-
    mäßige Behandlung und Überwachung. Arch.
    Derm. Syph. (Berl.) **168**, 258 (1933).
STUCKI, P.: Über das Erythema nodosum und
    das Löfgren-Syndrom. Praxis **50**, 271
    (1961).
TELEGDI, I., J. BÁLINT, L. GOROVE, G. MATUSKA,
    G. PINTÉR, G. STRÉBELY u. K. SZENICZEY:
    Bemerkungen zum Erythema nodosum tuber-
    culosum in Kindesalter. Z. Tuberk. **116**, 185
    (1961).
VIRTANEN, S., and I. LINDGREN: Osteomyelitis of
    the femur caused by BCG. Acta tuberc.
    scand. **41**, 260 (1962).
VOGT, D.: Die Tuberkuloseschutzimpfung. In:
    Handbuch der Schutzimpfungen. Hrsg.: A.

HERRLICH. Berlin-Heidelberg-New   York:
    Springer 1965.
VOLK, R.: Tuberkulose der Haut. In: Handbuch
    der Haut- und Geschlechtskrankheiten. Hrsg.:
    J. JADASSOHN Bd. X, Teil 1. Berlin: Springer
    1931.
WAGNER, G.: Chronische Infektionskrankheiten
    der Haut. Hauttuberkulose. In: RIECKES
    Lehrbuch der Haut- und Geschlechtskrank-
    heiten. 9. Aufl. hrsg. von H. G. BODE u. G. W.
    KORTING. Stuttgart: G. Fischer 1962.
WEBER, G., u. W. RIESE: Hauterscheinungen
    nach Schutzimpfungen. Dtsch. med. Wschr.
    88, 1878 (1963).
WISSLER, H.: Aktuelle Probleme der Kindertuber-
    kulose. Stuttgart: Thieme 1958.

Sarkoidose der Haut

Von H. BERGER, Freiburg i. Br.

Die *Diagnose* der Sarkoidose — auch der Sarkoidose der Haut — ist in erster Linie eine klinische und gründet sich auf den Nachweis, daß es sich um eine systematisierte Krankheit handelt. Bei nachweisbaren Krankheitserscheinungen *nur eines Organes* sollte man, bei wahrscheinlicher Zugehörigkeit zur Sarkoidose, von *isolierter Organsarkoidose* sprechen, um dabei den Unsicherheitsfaktor der Diagnose Sarkoidose zum Ausdruck zu bringen (KALKOFF, 1963 u. 1965); die Diagnose einer Sarkoidose erscheint gesichert, wenn mindestens 3 charakteristische morphologische oder immunologische Befunde vorliegen. Von dieser systematisierten (genuinen) Sarkoidose ist die *Sarkoide Reaktion* — bspw. nach Fremdkörpern — als nicht der Sarkoidose zugehörig zu unterscheiden (vgl. MOHR). Der histologische Befund ist nur ein Baustein der Diagnose, auf ihn allein kann sich die Diagnose nicht stützen (z. B. LENNERT).

Historische Daten: HUTCHINSON bzw. BESNIER und später BOECK beschrieben zu Ende des 19. Jahrhunderts als erste die Hautveränderungen, die bei der Sarkoidose beobachtet werden: Lupus pernio (BESNIER); Sarkoid bzw. Miliarlupoid (BOECK). **Übersichtsdarstellungen** zur Sarkoidose der Haut wurden in neuerer Zeit von STÜHMER; KALKOFF, 1955; JORDAN und EHRING; FUNK; WAGNER sowie EHRING gegeben. Als Übersichten zur *pathologischen Anatomie* der Sarkoidose seien die Arbeiten von UEHLINGER; LENNERT; GIESE und MOHR genannt. Bezüglich spezieller Fragen wird auf die *Literaturzusammenstellung* von MANDEL et al. verwiesen.

Häufigkeit, Alters- und Geschlechtsdisposition: Die Sarkoidose ist bei Kindern eine seltene Er-

krankung (GOTTRON; DOOSE und BENDERLI; McGOVERN and MERRIT; KENDIG; GLANDNER), sie tritt mit zunehmendem Alter häufiger auf (SCHMID; JÖRGENSEN). JÖRGENSEN sah unter 1270 Sarkoidosen 80 (= 6,3%), die bis zum 15. Lebensjahr aufgetreten waren (s. Tabelle) und KALKOFF (1955) bezweifelt, daß es gesicherte Beobachtungen gibt, nach denen Sarkoidose im Säuglingsalter überhaupt vorgekommen ist. Eine Geschlechtsdisposition besteht nicht (SCHMID, 1949, 1951; JÖRGENSEN).

Eine *Hautsarkoidose* wird bei Kindern — entsprechend der Seltenheit der Erkrankung in dieser Altersgruppe — nur hin und wieder einmal beobachtet werden können. JÖRGENSEN fand unter 651 Hautsarkoidosen nur 2, die bis zum 15. Lebensjahr aufgetreten waren.

Hautherde werden bei Sarkoidosen in etwa 20—30% beobachtet (JÖRGENSEN; HEILMEYER et al.; ISRAEL and SONES). Ebenso wie beim Erythema nodosum überwiegt bei den *Haut*sarkoidosen das weibliche Geschlecht (JÖRGENSEN).

Tabelle

Kindliche Sarkoidosen unter 1270 Fällen (nach JÖRGENSEN).

Alter in Jahren	—4	5—9	10—14
Anzahl	2 (0,2%)	10 (0,8%)	68 (5,3%)

Ätiologie, Pathogenese s. Bd. V, S. 842.

Symptomatologie und Diagnose: Die Diagnose einer Hautsarkoidose wird in der Regel klinisch gestellt, vor allem durch die Beobachtung von Hauterscheinungen bei einer allgemeinen Sarkoidose. Auf die Erkrankungen der übrigen Organe, auf die allgemeine Symptomatologie der Sarkoidose und auf besondere diagnostische Maßnahmen (z. B. Tuberkulinreizschwelle, Kveim-Test) kann in diesem Rahmen nicht eingegangen werden.

Die *Primäreffloreszenz* der Sarkoidose an der Haut besteht in einem bräunlich-rötlichen, linsengroßen Fleck oder Knötchen; eine Schuppung kann bestehen. Beim Druck mit dem Glasspatel bleibt (nach Auspressen des Blutes aus den Gefäßen) eine hell-bräunliche Eigenfarbe zurück, die auf intracytoplasmatische Einlagerung von Lipopigment in den Sarkoidoseknötchen beruht (HOLTZ und KALKOFF).

Bei der Hautsarkoidose unterschied schon BOECK verschiedene klinische Bilder:

1. kleinknotige Form
2. großknotige Form
3. diffus infiltrierende Form.

Bei der *kleinknotigen Form* entstehen multiple, stecknadelkopf- bis erbsgroße Herde von bräunlich-roter Farbe, die relativ rasch und schubweise auftreten. Das Allgemeinbefinden ist nicht gestört. Prädilektionsstellen sind das Gesicht und die Streckseiten der oberen Extremitäten. Bei peripherem Wachstum können landkartenartige Bilder entstehen. Die Herde neigen zu spontaner Abheilung, die meist im Zentrum erfolgt: es entstehen hierdurch anuläre, serpiginöse und girlandenartige Formen. Im Gegensatz zum Lupus vulgaris besteht keine Neigung zu Ulcerationen.

Bei der histologischen Untersuchung finden sich die Granulome in der Cutis.

Bei der *großknotigen Form* liegt der Schwerpunkt der pathologischen Veränderungen im Corium; sie reichen aber bis in die Subcutis. Die Krankheitserscheinungen sind vor allem im Gesicht und an den Extremitäten lokalisiert. Es bestehen einzelne oder mehrere, gut abgrenzbare, verschiebliche Knoten von derber Konsistenz und Erbs- bis Walnußgröße. Die Haut über den Knoten ist zunächst rötlich, später bräunlich und kann — im fortgeschrittenen Stadium — mit den Knoten verlöten. Oberflächlich sind über den Knoten bisweilen zarte Blutgefäße erkennbar. Beim Abheilen bleiben flach eingesunkene, teils stärker bräunlich pigmentierte oder auch weißliche Narben zurück. An den Narbenrändern können sich Rezidive entwickeln.

Bei den *flächenhaft-infiltrierenden Formen* liegen die Veränderungen in Cutis und Subcutis. Die Herde sind palpatorisch nicht sicher abzugrenzen, sie sind derb, plattenartig ausgedehnt und wölben sich über das Hautniveau

vor. Sie besitzt im Bereich der Herde eine bläulich-rötliche Farbe und wirkt gespannt. Die Veränderungen können Pernionen gleichen, und BESNIER bezeichnete diese Form der Sarkoidose an der Nase als Lupus pernio. Die Krankheitserscheinungen finden sich bevorzugt im Gesicht, an den Handrücken und den Fingern. Auch die Zehen können befallen sein. Bei Abheilung bilden sich eingesunkene, teils de-, teils bräunlich pigmentierte Narben.

Zwischen der flächenhaft-infiltrierenden und der großknotigen Form der Hautsarkoidose können Übergänge bestehen.

Außer den genannten 3 Formen sind *lichenoide Formen* (z. B. THAL) zu erwähnen. Im Sarkoidose-Schrifttum hat sich außerdem die Bezeichnung *erythrodermische Form* eingebürgert, ohne daß es sich hierbei um Erscheinungen im Sinne einer Erythrodermie handelt. Unter dieser unglücklichen Bezeichnung verbergen sich umfangreiche erythematöse Herdbildungen. *Anuläre Herdbildungen* können das Bild beherrschen.

Die Regeln, denen das Auftreten von Hautmanifestationen folgt, sind noch weitgehend unbekannt. Bei der Sarkoidose besteht offensichtlich ein Zusammenhang zwischen Manifestation der Krankheitserscheinungen und *Hautregionen mit niedriger Temperatur* (Streckseiten der Extremitäten, Nase und ganz allgemein Hautbezirke, deren blaurote Verfärbung die Erniedrigung der Temperatur anzeigt). Außerdem sind Narben ein Schrittmacher der Sarkoidose-Manifestation (Bedeutung von Einsprengungen?).

Die *Hautmanifestationen* der Sarkoidose sind in der Regel Erscheinungen, die in einem *späteren Stadium* der Sarkoidose auftreten und noch vorhanden sein können, wenn die im ersten Stadium der Sarkoidose auftretenden Hiluslymphknotenveränderungen längst abgeheilt sind.

Auf das bei der Sarkoidose vorkommende *Erythema nodosum* wurde die besondere Aufmerksamkeit gelenkt, als durch die systematischen Röntgenuntersuchungen der Stockholmer Bevölkerung die häufige *Kombination* der *beginnenden Sarkoidose* (bilaterales Hiluslymphknotensyndrom nach LÖFGREN) mit dem *Erythema nodosum* bekannt wurde.

Von einigen Autoren wird beim Auftreten eines Erythema nodosum die Prognose einer Sarkoidose günstiger gestellt (z. B. EHRING).

Histologisch weist die *Sarkoidose der Haut* keine Besonderheit gegenüber der anderer Organe auf. Das Granulom ist aus Epitheloidzellen aufgebaut und relativ scharf begrenzt; Lymphocyten finden sich spärlich. Langhanssche Riesenzellen kommen in wechselnder Zahl vor. Sie enthalten oft konzentrisch geschichtete Kalkschollen (Schaumann-Körper), seltener auch sternförmige asteroide Einschlüsse. Nekrosen werden nicht beobachtet (Einzelheiten s. bei GIESE; MOHR; LENNERT; UEHLINGER).

Differentialdiagnostisch sind an der Haut *Granulomatosen* anderer Ursache (Lupus vulgaris, Lues, Lepra), *Histoplasmose* und die *Brucellose* zu erwähnen, ferner das *eosinophile Granulom* und die *Lymphadenosis cutis* sowie der *Erythematodes. Fremdkörpergranulome* verschiedener Art, z. B. durch Silicate, Talkum, Beryllium (z. B. ARZT; MOHR) und sarkoide Bilder bei *Nematodeninfektionen* (JAQUES) müssen abgegrenzt werden. Bei Kindern sei insbesondere an Fremdkörpergranulome infolge Wundverschmutzung durch Sand und Staub erinnert. Auch in *Impfnarben* können sarkoide Strukturen entstehen, z. B. nach der Pertussisimpfung (MOHR).

Prognose und Therapie: Die Neigung zur spontanen Ausheilung der Sarkoidose ist nur gering. Die Krankheitserscheinungen können über viele Jahre hinaus mehr oder weniger stationär bleiben. Vor der jetzt wohl allgemein üblichen *Therapie* mit Corticosteroiden wurde ähnlich wie beim Lupus vulgaris behandelt, bspw. mit lokaler UV-Bestrahlung (KROMAYER, FINSEN), mit CO_2-Vereisungen und auch mit hochdosierter Vitamin D-Therapie. Die Gefahren der Vitamin D-Therapie bei der Sarkoidose sind aber erheblich (KALKOFF und STEIN), wenn auch gute Behandlungserfolge erzielt sind (JORDAN und EHRING). Resochin hat sich in Einzelfällen wirksam erwiesen, es muß über lange Zeit gegeben werden. Wegen der Schädigungsmöglichkeiten sind $^1/_4$jährliche Nachuntersuchungen erforderlich, vor allem Visuskontrollen, da Resochin in der Retina eingelagert wird. Die *Methode der Wahl* ist die Corticosteroidbehandlung, die an der Haut auch durch lokale Injektionen von Corticosteroidsuspensionen durchgeführt werden kann. Die Indikation zur Corticosteroidtherapie wird vom Umfang und der Lokalisation der Hauterscheinungen sowie vom Grad der kosmetischen Störung abhängen und nicht generell durchgeführt werden. Corticosteroide per os sollten nach EHRING nur gegeben werden, wenn wegen interner Sarkoidose hierzu eine Indikation besteht.

Literatur

ARZT, L.: Foreign body granulomas and Boeck's sarcoid. J. invest. Derm. 24, 155 (1955).

DOOSE, H., u. C. BENDERLI: Beitrag zur Kenntnis der Boeckschen Erkrankung im Kindesalter. Mschr. Kinderheilk. 107, 218 (1959).

EHRING, F.: Die Sarkoidose der Haut. In: Sarkoidose. Bericht über d. Tagung d. Rhein.-Westf.-Tuberkulose-Vereinigung (Düsseldorf 14. 3. 1964) Hrsg.: R. HOPPE. Stuttgart: F. K. Schattauer 1965.

FUNK, C. F.: Morbus Besnier-Boeck-Schaumann. Die Sarcoidose. In: Dermatologie und Venerologie. Hrsg.: H. A. GOTTRON u. W. SCHÖNFELD. Bd. 5. Teil 2. Stuttgart: Thieme 1958.

GIESE, W.: Die Boeck'sche Krankheit (Morbus Boeck) [der Atemorgane]. In: Lehrbuch der speziellen pathologischen Anatomie. Hrsg.: E. KAUFMANN u. M. STAEMMLER. Bd. II, Teil 3. Seite 1837. Berlin: de Gruyter 1960.

GLANDNER, F.: Zur Frage des Morbus Besnier-Boeck-Schaumann im Kindesalter. Mschr. Kinderheilk. 102, 267 (1954).

GOTTRON, H. A.: Hauttuberkulose. In: Die Tuberkulose. Ihre Erkennung und Behandlung. Hrsg.: H. DEIST u. H. KRAUSS. Stuttgart: Enke 1951.

HEILMEYER, L., K. WURM u. H. REINDELL: Der Morbus Boeck von Lunge und Mediastinum. Münch. med. Wschr. 98, 145 (1956).

HOLTZ, K. H., u. K. W. KALKOFF: Intracytoplasmatische Einschlüsse von Lipopigment bei Sarkoidose. Klin. Wschr. 40, 337 (1962).

ISRAEL, H. L., and M. SONES: Sarcoidosis. Clinical observation on hundred sixty cases. Arch. intern. Med. 102, 766 (1958).

JAQUES, W. E.: Sarcoidosis. A review and a proposed etiologic concept. Arch. Path. 53, 558 (1952).

JÖRGENSEN, G.: Untersuchungen zur Genetik der Sarkoidose. (Theoretische und klinische Medizin in Einzeldarstellungen, Bd. 22). Heidelberg: Dr. A. Hüthing 1965.

JORDAN, P., u. F. EHRING: Klinik, Ätiologie und Therapie des Morbus Boeck. In: Fortschr. prakt. Dermat. u. Venerol. Bd. 3. Berlin, Göttingen, Heidelberg: Springer 1960.

KALKOFF, K. W.: Zur Ätiologie des Morbus Boeck. Beitr. klin. Tuberk. 114, 3 (1955).

— Zur Problematik der Sarkoidose. Derm. Wschr. 147, 593 (1963).

— Diskuss.-Bemerkung zu: MOHR, H.-J.: Pathologie der Sarkoidose. loc. cit.

—, u. B. STEIN: Vitamin-D-Therapie und Kalziumstoffwechsel bei Sarkoidose. Derm.Wschr. 146, 665 (1962).

KENDIG, E. L.: Sarcoidosis among children. J. Pediat. 61, 269 (1962).

Lennert, K.: Pathologie der Halslymphknoten. Ein Abriß für Pathologen, Kliniker und praktizierende Ärzte. Berlin, Göttingen, Heidelberg: Springer 1964.

Löfgren, S.: Erythema nodosum. Studies on etiology and pathogenesis in 185 adult cases. Stockholm: P. A. Norstedt & Söner 1946.

Mandel, W., J. H. Thomas, Ch. T. Carman, and J. P. McGovern: Bibliography on Sarcoidosis 1878—1963. U.S. Dept. of Health, Education and Welfare. Publ. Health Service 1964.

McGovern, J. P., and D. H. Merritt: Sarcoidosis in Childhood. Advanc. Pediat. 8, 97 (1956).

Mohr, H.-J.: Pathologie der Sarkoidose (Morbus Boeck). In: Sarkoidose. Bericht über d. Tagung d. Rhein.-Westf.-Tuberkulose-Vereinigung (Düsseldorf 14. 3. 1964). Hrsg.: R. Hoppe. Stuttgart: F. K. Schattauer 1965.

Schmid, F.: Tuberkulöse Retikuloendotheliosen. Mschr. Kinderheilk. 98, 500 (1949).

Schmid, F.: Die generalisierten Tuberkulosen. Stuttgart: Thieme 1951.

Stühmer, A.: Benignes Miliarlupoid Boeck, Lupus pernio, Lichen nitidus, Granuloma annulare, Erythematodes. In: Lehrbuch und Atlas der Haut- und Geschlechtskrankheiten. 3. Aufl. Hrsg. von K. Zieler. Bd. 3, Teil 2. Berlin, Wien: Urban & Schwarzenberg 1934.

Thal, M.: Zur Klinik der lichenoiden Form des Boeck'schen Sarcoids. Dermatologica (Basel) 111, 87 (1955).

Uehlinger, E.: Die pathologische Anatomie des Morbus Boeck. Beitr. klin. Tuberk. 114, 17 (1955).

Wagner, G.: Sarkoidose (Morbus Besnier-Boeck-Schaumann). In: E. Riecke's Lehrbuch der Haut- und Geschlechtskrankheiten. 9. Aufl. Hrsg. von H. G. Bode u. G. W. Korting. Stuttgart: G. Fischer 1962.

Das Granuloma anulare

Von H. Tritsch, Köln

Die Bezeichnung Granuloma anulare (Gr. a.) hat sich für eine Hautaffektion durchgesetzt, die u. a. als Lichen anularis (Galloway), Néoplasie circinée et nodulaire (Brocq), Ringed eruption (Fox), Sarcoid tumor (Rasch) und Tumores benigni sarcoidei cutis (Galewski) im älteren Schrifttum aufgeführt ist.

Unter dem Begriff Granuloma anulare wird ein harmloser, vorwiegend an den Acren der Extremitäten lokalisierter, meist ohne subjektive Beschwerden einhergehender, chronischer Knötchenausschlag verstanden. Es handelt sich um ein reines Hautleiden unbekannter Ätiologie mit nicht geklärtem Pathomechanismus (Gottron).

Historische Daten. Die heutige Bezeichnung Granuloma anulare dieser erstmalig 1895 von C. T. Fox als Ringed eruption beschriebenen Hautkrankheit prägte R. H. Crocker (1902). Aus philologischen Gründen ist die Schreibweise „anulare" der im anglo-amerikanischen Schrifttum üblichen (annulare) vorzuziehen.

Disposition. Das Gr. a. tritt am häufigsten im Kindesalter auf und wird mit zunehmendem Alter seltener. Das Maximum der Altersverteilung liegt bei beiden Geschlechtern im 1. Lebensjahrzehnt, speziell um das 5. und 10. Lebensjahr. Eine relative Erkrankungsabnahme ist um die Pubertät festzustellen. Nach Gleitz u. Heite ist in jeder Lebensperiode das weibliche Geschlecht bevorzugt befallen (etwa 2 : 1).

Über ein familiäres Vorkommen liegen 2 Berichte vor (Jacobi sowie Rubin u. Lynch). Akrocyanose soll das Auftreten des Gr. a. fördern. Frühjahr und Herbst begünstigen sowohl Ersterkrankungen als auch Rezidive.

Pathobiologie. Auf Grund des Gewebsbildes wurde das Gr. a früher als ein Tuberkulid angesehen, eine Auffassung, die als unwahrscheinlich und nicht hinreichend bewiesen fallen gelassen worden ist. Möglicherweise sind die Hauterscheinungen Ausdruck einer Reaktion auf verschiedene Agentien oder Toxine. Moyer konnte bei 3 Kindern mit disseminierten Hauterscheinungen des Gr. a. Insektenstiche (Culcoides furans = Sandfloh) mit einer gewissen Wahrscheinlichkeit als auslösende Ursache sichern. Auch physikalische Einwirkungen (z. B. Sonnenbrand) werden als Agens erwogen (Tolmach).

Durch das an rheumatoide Granulome erinnernde Gewebsbild wird eine morphologische Beziehung zum rheumatischen Formenkreis hergestellt. Möglicherweise handelt es sich um ein Äquivalent zum monosymptomatischen Rheumatismus nodosus (Hornstein). Relative Abnahme um die Pubertät, Erkrankungsgipfel im Kindesalter, gelenknahe Akrolokalisation der Erscheinungen deuten möglicherweise auf eine rheumatoide Genese hin.

Das Gewebsbild des Gr. a. ist in den meisten Fällen als charakteristisch zu bezeichnen. Am Anfang steht die Alteration des Bindegewebes, erst sekundär entwickelt sich durch die zellige Reaktion daraus das Granulom (Hornstein). Vornehmlich im oberen Corium finden sich unterschiedlich große Bezirke, in deren Bereich es zur Schädigung des Kollagens gekommen ist. Eine tiefer gelegene Lokalisation der Veränderungen ist selten. Die Schädigung kann von der Nekrobiose bis zur fibrinoiden Nekrose reichen.

Nach GOTTRON ist der Grad des degenerativen Gewebsschadens beim Gr. a. abhängig von der Bestandsdauer. Der fibrinoiden Nekrose sollen Kreislaufstörungen mit nachfolgenden Permeabilitätsstörungen im Capillarbereich zugrunde liegen. Sie kann auch als Ausdruck einer allergischen Reaktion gedeutet werden.

Zwischen den veränderten Kollagenfasern sind bei beiden Degenerationsstufen histochemisch Mucin, selten zusätzlich Lipide nachweisbar. Foci mit inkompletter Kollagendegeneration werden von entzündlichen Infiltraten umgeben, von wo aus Leukocyten, Histiocyten und Fibroblasten in den Schädigungsbezirk vordringen. Bei kompletter Degeneration werden die Herde von einem histiocytären Randwall mit Radiärstellung seiner Zellen umgeben (Abb. 447). Darüber hinaus finden

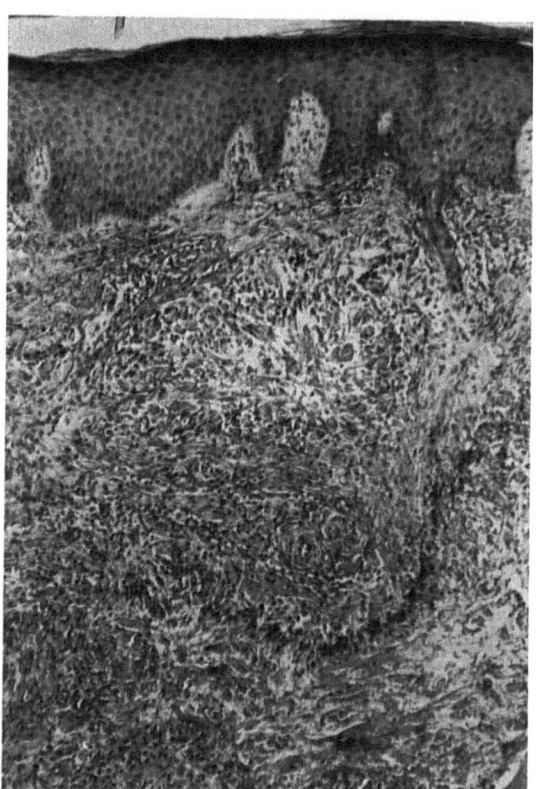

Abb. 447. Histologie Granuloma anulare, Nekrose im oberen Corium mit histiocytärem Randwall. H. E., 0.6,3

sich in der Umgebung perivasculäre Infiltrate aus Lymphocyten und Plasmazellen neben proliferierenden Fibroblasten. Gefäßwandveränderungen gehören im allgemeinen nicht zum Bild des G. a. Endo- und perivasculäre Veränderungen bewirken mitunter eine völlige Obliteration der Gefäßlumina. Mehrkernige Riesenzellen vom Fremdkörpertyp kommen bei ausgedehnter Kollagenschädigung vor. Das Gewebsbild des subcutanen

Gr. a. unterscheidet sich von der cutanen Form lediglich durch die Etage seiner Lokalisation.

Differentialdiagnostisch muß vor allem der Rheumatismus nodosus erwogen werden. Nach GANS u. STEIGLEDER unterscheiden sich die subcutan gelegenen Knoten des Rheumatismus nodosus — abgesehen von ihrer Lokalisation — durch ihre einförmigere Gewebsreaktion vom Gr. a. Statt des Infiltrates aus Lymphocyten, Granulocyten, Plasmazellen u. a. finden sich hier hauptsächlich Fibroblasten. Elektronenoptisch fanden v. ALBERTINI u. VOGEL eine Übereinstimmung zwischen der degenerativen Primärläsion des kollagenen Bindegewebes des Gr. a. und der des Rheumatismus nodosus. Darüber hinaus können auch die Necrobiosis lipoidica, die Granulomatosis disciformis sowie die Necrobiosis maculosa differentialdia gnostische Schwierigkeiten bereiten (SCHUPPLI; GARTMANN u. KIESSLING).

Klinisches Bild

Die Primär-Efflorescenz des Gr. a. ist ein koriales, hanfkorn- bis kleinerbsgroßes, halbkugelig prominentes, derbes, häufig zentral eingedelltes Knötchen mit glatter Oberfläche und weißlich-gelbem oder hautfarbenem Kolorit. Die Einzelmorphen entstehen binnen einiger Tage. Mitunter geht ihnen ein erythematöses Stadium voraus. Sie können in Form von Ringen oder Kreissegmenten angeordnet sein und Neigung zu peripherem Weiterschreiten haben. Bei eingehender Betrachtung fällt dann ein solider Rand auf, der sich aus harten, festen Knötchen zusammensetzt und etwas erhaben über die Oberfläche der Umgebung ist. Gelegentlich ist der Rand auch in Segmente geteilt, zwischen denen normale Haut liegt. Nach dem Zentrum hin erscheint die Efflorescenz eingesunken. Die Haut ist in diesem Bereich entweder atrophisch oder normal. Ihre Farbe reicht vom regelrechten Kolorit bis zu rosaviolett oder gelb. Durch Zusammenfließen mehrerer Ringe können polycyclische Figuren entstehen. Innerhalb oder außerhalb, meist jedoch in enger Beziehung zu diesen Gebilden kommen auch solide Papeln vor.

Das Gr. a. kann an allen Stellen des Integuments auftreten. Über die Beteiligung der Mundschleimhaut liegt bislang nur ein Bericht von einer 40jährigen Frau vor (ZANGEL). Die seltene subcutane Form des Gr. a. kommt hauptsächlich bei Kindern vor. Es handelt sich dabei um teigige Knoten im Bereich der Handteller, Gesäßbacken, Unterschenkel, Kniescheiben, Ellbogen und des behaarten Kopfes. Sie kommen sowohl allein, als auch in Verbindung mit den kennzeichnenden cutanen Erscheinungen vor (RUBIN u. LYNCH).

Wegen Anordnung, Anzahl, Ausbildung und Lokalisation der Erscheinungen lassen sich im wesentlichen 2 klinische Formen des Gr. a. unterscheiden:

1. *Ringförmige* Erscheinungen mit festem knotigem Rand, in der Ein- oder Mehrzahl vor-

zentrale Einsenkung erkennen. Selten nehmen sie deutliche Ringform an. Die relativ seltene, vorzugsweise bei Kindern zu beobachtende exanthematische Ausbreitungsform wird auch als *Granuloma anulare microgyratum* bezeichnet.

Als seltene Variante ist das *Granuloma anulare giganteum* (LEINBROCK) zu nennen, das wir dreimal in der Nacken-Schulterregion bei

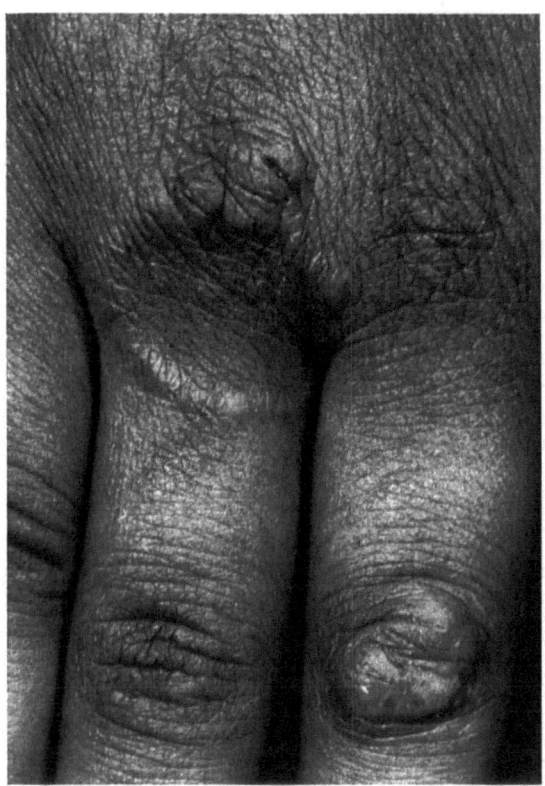

Abb. 448. Ring- und knotenförmige Efflorescenzen, Knabe 12 Jahre

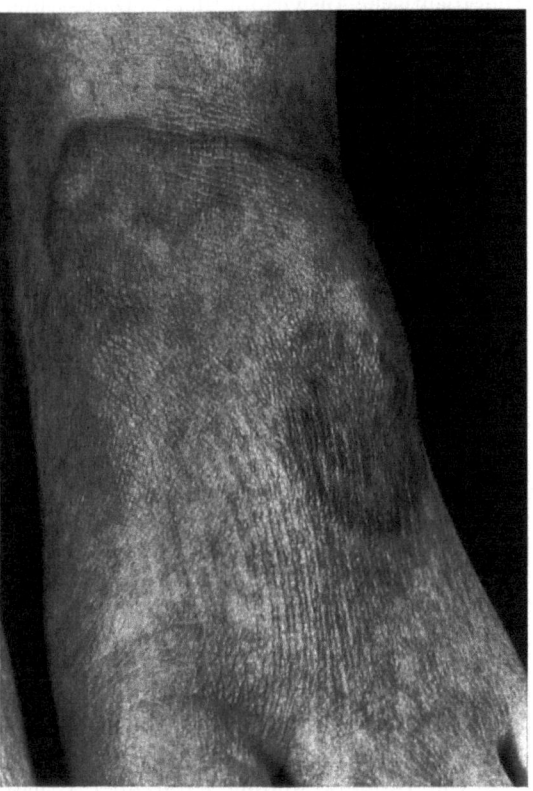

Abb. 449. Großflächiges Granuloma anulare, Fußrücken, Mädchen 3 Jahre

kommend, mit bevorzugter Lokalisation an Hand- und Fußrücken.

2. *Disseminierte* derbe Knoten, in der Vielzahl vorkommend, mit bevorzugter Lokalisation an den Streckseiten der Extremitäten.

Die ringförmigen diskoiden Efflorescenzen bevorzugen für ihr Auftreten neben Hand- und Fußrücken die lateralen Fingeranteile und die Ohrumgebung (Abb. 448). Gelegentlich sind Unterarme, Knie und Gesäßbacken befallen.

Bei der disseminierten (generalisierten) Erscheinungsform sind die Efflorescenzen diskret und fest. Die Infiltration reicht weit in das Corium. Die Farbe ist entweder die der normalen Haut oder bläulich-violett. Die Erscheinungen werden bis erbsgroß und lassen oft eine

Erwachsenen beobachten konnten. Es handelt sich dabei um über handgroße Gebilde mit gyrierten Rändern (Abb. 449).

Nach PINKUS handelt es sich bei den sog. *atypischen Formen* von Granuloma anulare um papulonekrotische Tuberkulide.

Insgesamt läßt das Gr. a. hinsichtlich der Lokalisation seiner Efflorescenzen eine Bevorzugung der Acren der Extremitäten erkennen. In fallender Häufigkeit sind Handrücken, Fingerstreckseiten, Handgelenke, Ellbogen, Knie, Knöchel und Fußrücken betroffen.

Laboratoriumsdaten. Abgesehen von einer gelegentlich zu beobachtenden geringgradigen Eosinophilie zeigt das celluläre Blutbild keine auffallenden Veränderungen. Die Tuberkulin-Reak-

44*

tion fällt fast ausnahmslos negativ aus. Der Tuberkelbacillen-Nachweis im Gewebe konnte nicht überzeugend erbracht werden. Untersuchungen über den Ausfall der Rheumaproben bei einem größeren Krankengut liegen bislang noch nicht vor.

Diagnose. Die Diagnose ergibt sich aus dem meist typischen klinischen Bild. Sie sollte jedoch, schon im Hinblick auf die günstige therapeutische Auswirkung der Probeausschneidung, durch die feingewebliche Untersuchung gesichert werden.

Differentialdiagnostisch kommen vor allem der Lichen planus anularis und die Tinea circinata in Frage. Der Lichen planus anularis unterscheidet sich durch seine kennzeichnenden polygonalen Papeln. Darüber hinaus verursacht er Juckreiz. Die Tinea circinata hat im Randbereich oft Bläschen. Auch kann der Pilznachweis Aufschluß über die Veränderung geben. Das Erythema elevatum et diutinum, das von manchen Autoren als Variante des Gr. a. aufgefaßt wird, weist Papeln mit Neigung zur Akuität (hämorrhagische Blasenbildung) auf. Sie können auch ulcerieren. Auch histologisch unterscheiden sich beide Krankheiten (Heite u. Scharwenka). Knoten und Knötchen des Rheumatismus nodosus, die meist zusammen mit der primär chronischen Polyarthritis und ihren Folgen vorkommen, weisen kaum gruppierte Anordnung, insbesondere keine ringförmigen Figuren auf.

Verlauf. Das Gr. a. verläuft komplikationslos. Die Hauterkrankung kann über Monate und Jahre bestehen. Bei 80% der Fälle liegt die Krankheitsdauer zwischen 5 Monaten und 6 Jahren. Nicht selten kommt es zur spontanen Involution einzelner oder auch aller Efflorescenzen. Die Abheilung älterer Herde kann mit dem Auftreten neuer Erscheinungen verbunden sein. Die Rezidivquote liegt nach Gottron bei 39%. Die abgeheilten Efflorescenzen hinterlassen gelegentlich zart-atrophische Narben.

Therapie. Da trotz eingehender Untersuchungen nichts über eine infektiöse oder kontagiöse Natur der Hauterscheinungen bekannt wurde, gilt wegen der guten Behandlungsresultate die Unterspritzung der Hauterscheinungen mit Corticosteroid-Kristallsuspensionen (z. B. Urbason) als Therapie der Wahl. Bewährt hat sich ihre Vermischung mit gleichen Teilen von Procain-Lösung (z. B. Novocain). Weiterhin eignen sich Trockeneis-Kompressionen (10—40 sec). Vitamin E (150—300 mg p. d.) soll innerhalb von 5—9 Wochen zur Abheilung der Efflorescenzen führen. Umstritten in ihrer Wirkung sind Penicillin und INH. Bei älteren Kindern können Wismut-Salicylat in Öl (0,25—0,5 ml i. m., einmal wöchentlich) angewandt werden. Einfache Behandlungsverfahren wie Heftpflaster-Kompressionsverbände oder Probeausschneidungen sollten bei Vorhandensein nur weniger Herde nicht unversucht bleiben. Die von manchen Autoren empfohlene Vit. D2-Behandlung (10—20 Tropfen täglich = 2500—5000 E) über mehrere Wochen, muß mit der Überwachung des Blut-Calciumspiegels und der Kalkausscheidung im Urin verbunden sein. Auf die Anwendung von Grenzstrahlen (600—1000 r) kann verzichtet werden.

Literatur

Albertini, A. v., u. A. Vogel: Über wirkliche Kollagenosen. Dtsch. med. Wschr. 86, 1421 (1961).

Crocker, H. R.: Granuloma annulare. Brit. J. Derm. 14, 1 (1902).

Fox, T. C.: Ringed eruptions. Brit. J. Derm. 7, 91 (1895).

Gans, O., u. G. K. Steigleder: Histologie der Hautkrankheiten. 2. Aufl., Bd. I, S. 592. Berlin, Göttingen, Heidelberg: Springer 1955.

Gartmann, H., u. W. Kiessling: Necrobiosis maculosa Miescher. Arch. klin. exp. Derm. 218, 21 (1964).

Gleitz, T., u. H. J. Heite: Das Krankheitsbild des Granuloma anulare in häufigkeitsanalytischer Betrachtungsweise. Arch. Derm. Syph. (Berlin) 199, 92 (1954).

Gottron, H. A.: Granuloma anulare. In: Gottron-Schönfeld, Dermatologie u. Venerologie, Bd. V/1, S. 295. Stuttgart: Thieme 1962.

Heite, H. J., u. H. H. Scharwenka: Erythema elevatum diutinum, Granuloma anulare, Necrobiosis lipoidica Granulomatosis disciformis Gottron-Miescher. Eine vergleichende häufigkeitsanalytische Studie. Arch. klin. exp. Derm. 208, 260 (1959).

Hornstein, O.: Monosymptomatischer Rheumatismus nodosus (und das Problem des Granuloma anulare). In: Jadassohns Handb. Haut- u. Geschlechtskr., Erg.-Werk Bd. II/2, S. 224. Berlin-Heidelberg-New York: Springer 1965.

Jacobi, F.: Granuloma anulare. In: Jadassohns Handb. Haut- u. Geschlechtskr. Bd. 10, S. 796. Berlin: Springer 1931.

Leinbrock, A.: Granuloma anulare giganteum. Hautarzt 6, 447 (1955).

Moyer, D. G.: Papular granuloma annulare. Arch. Derm. 89, 41 (1964).

Pinkus, H.: Über atypische Tuberkulide, zugleich ein Beitrag zur Ätiologie des Granuloma anulare. Arch. Derm. Syph. (Berlin) 170, 194 (1934).

Rubin, R., and F. W. Lynch: Subcutaneous granuloma annulare. Arch. Derm. 93, 416 (1966).

Schuppli, R.: Granuloma anulare. In: Jadassohns Handb. Haut- u. Geschlechtskr., Erg.-Werk Bd. II/2, S. 141. Berlin-Heidelberg-New York: Springer 1965.

Tolmach, J. A.: Disseminated granuloma annulare (atypical). Arch. Derm. 84, 167 (1961).

Zangel, V.: Granuloma anulare der Mundschleimhaut. Derm. Wschr. 148, 581 (1963).

Viruserkrankungen der Haut

Warzen und spitze Condylome

Von E. Heindl-Preissler, Heidelberg

Begriff: Verrucae vulgares, Verrucae plantares, Verrucae planae juveniles und Condylomata acuminata sind durch Viren hervorgerufene, infektiöse, autoinoculierbare Wucherungen an Haut und Schleimhäuten. Sie sind keine echten Geschwülste, sondern entzündliche Hyperplasien. Da sich die Gewebsvermehrung vorwiegend auf das Epithel bezieht, werden die Warzen auch als benigne infektiöse Epitheliome (Jadassohn) oder infektiöse Akanthome (Unna, Lipschütz) bezeichnet.

Häufigkeit: Nach der Statistik der Universitäts-Haut-Klinik Heidelberg waren in den Jahren 1947—1961 unter 8317 hautkranken Kindern insgesamt 566 Warzenträger. Davon hatten 414 Kinder vulgäre und 152 Kinder plane juvenile Warzen. Das ergibt eine Häufigkeit von 6,8%, wobei 4,97% auf die vulgären und 1,83% auf die planen juvenilen Warzen entfallen. F. Woringer gibt für 1955 eine Häufigkeit von 7,1%, für 1958 eine Häufigkeit von 14,9% an (die Zahlen beziehen sich auf das dermatologische Gesamtkrankengut der Hautklinik Straßburg). Ältere Statistiken nennen übereinstimmend niedrigere Zahlen (Wien 1,36%, Oslo 2,3%, Toulouse 0,4%, Prag 0,4%, London 0,3%, Nordamerika 1%), wobei vulgäre und plane juvenile Warzen zusammengefaßt sind. Eine echte Zunahme der Häufigkeit kann aus diesem Zahlenmaterial nicht gefolgert werden. Es dürfte vielmehr so sein, daß Warzenträger sich heute ungleich häufiger in ärztliche Behandlung begeben als früher. — Für die Plantarwarzen gelten dieselben Gesichtspunkte. — Die Häufigkeit der Condylomata acuminata wird in Europa durchschnittlich mit 1% der Dermatosen beziffert (Kiel 1,037%, Breslau 1,299%, Wien 0,72%), in Amerika mit 0,09—0,15%.

Altersdisposition: Vulgäre Warzen sind in den ersten Lebensjahren noch ziemlich selten, nehmen vom vierten Lebensjahr an ständig zu und lassen nach Überschreiten des 13.—14. Lebensjahres in der Häufigkeit wieder nach.

Plantarwarzen bevorzugen das Schulalter (Rasmussen), plane juvenile Warzen befallen vor allem Kinder um das Pubertätsalter und jugendliche Erwachsene. Condylomata acuminata findet man in der Regel nur bei Erwachsenen, sie kommen bei Kindern nur sehr selten vor.

Geschlechtsdisposition: Während im Kindesalter das weibliche und männliche Geschlecht etwa gleich häufig an vulgären Warzen erkranken, überwiegen im Erwachsenenalter die Frauen. Bei den planen juvenilen Warzen ist eine Bevorzugung des weiblichen Geschlechts eindeutig. Auch Plantarwarzen findet man bei Mädchen häufiger als bei Jungen. Die seltenen Fälle von Feigwarzen im Kindesalter konzentrieren sich vorwiegend auf Jugendliche im geschlechtsreifen Alter. Spitzer beobachtete Condylomata acuminata bei einem 11 monatigen und einem 17 monatigen Mädchen.

Konstitutionelle Disposition: Für das Vorkommen von Warzen besteht im jugendlichen Alter eine eindeutig erhöhte Disposition. Ob diese in der anatomischen Gegebenheit der kindlichen und jugendlichen Haut zu suchen ist, ist noch umstritten. Als gesichert gilt, daß eine vermehrte Durchfeuchtung der Haut (z. B. durch Schweiß) das Angehen von Warzen fördert. Freudenthal und Spitzer halten eine regionäre Disposition für gegeben, da Warzen vorzugsweise an unbedeckten Körperstellen auftreten. Darüber hinaus ist nach ihrer Ansicht eine spezielle regionäre Disposition vorhanden, nach welcher die verschiedenen Arten von Warzen bestimmte Regionen bevorzugen: so haben vulgäre Warzen ihren Lieblingssitz im Bereich der Hände, die planen juvenilen im Bereich von Gesicht und Händen. Filiforme Warzen sitzen im Gesicht, insbesondere an den Augenlidern, den Ohrmuscheln und im Bereich des Unterkiefers. Die Lokalisation prägt so gewissermaßen den Efflorescenz-Typ. Feigwarzen entwickeln sich in dem durch besondere physiologische Verhältnisse gekennzeichneten Genitalbereich (feuchtes Milieu, Smegma, Schweißbildung, mechanisches Reiben), ferner bei Fluor aller Art und Phimose.

Jahreszeitliche Disposition: Eine jahreszeitliche Häufung der Warzen wird nicht beobachtet.

Ätiologie: Es wird heute angenommen, daß alle vier Warzenarten durch identische oder zumindest eng verwandte Stämme einer Virusart hervorgerufen werden, und daß das Terrain die morphologischen und klinischen Unterschiede bedingt.

Die ersten experimentellen Übertragungsversuche führten Variot 1893 und De Finelicht 1894 durch. Auch eine Autoinoculation ist möglich; für das Angehen ist eine bestimmte Disposition notwendig. Die Überimpfung von Condylomata acuminata gelang Kranz bereits 1866. Das histologische Bild von überimpften Condylomata acuminata auf die Unterarmhaut glich mehr dem Bild der Verruca vulgaris (Goldschmidt und Kligman). Das Virus konnte in Zellkulturen von Affennierenepithel von Medelson und Kligman (1961) gezüchtet werden.

Das Warzenvirus ist von Mensch zu Mensch übertragbar. Die Angaben über die Inkubationszeit schwanken zwischen 4 Wochen und 20 Monaten. Eine Übertragungsmöglichkeit des Virus durch direkten (Friseure, Masseure, Pflegerinnen usw.) und indirekten Kontakt (Dusch- und Umkleidekabinen, Schulen, öffentliche Bäder usw.), insbesondere hinsichtlich der plantaren Warzen, wird heute allgemein angenommen. Condylomata acuminata können durch den Geschlechtsverkehr übertragen werden. Autoinoculation spielt besonders bei Kindern eine große Rolle; durch Beißen an den Warzen können diese auf die Mundschleimhaut, durch Kratzen auf andere Körperregionen verschleppt werden. Kleine Epidemien in Schulen, Kinderheimen oder auch Familien werden gelegentlich beobachtet.

Pathogenese: Die Prädilektionsstellen für das Eindringen des Warzenvirus sind hauptsächlich unbedeckte Körperbezirke.

Über das Vorhandensein und die Ausbildung von Antikörpern liegen bisher keine einheitlichen Meinungen vor. Maderna berichtete 1934 über positive Komplementbindungsreaktionen mit wäßrigem Warzenextrakt. Er konnte sogar analog der Freischen Reaktion positive Intracutantests bei Warzenträgern feststellen. Diese Ergebnisse sind jedoch von anderen Autoren nicht bestätigt worden. Eine Warzenimmunität, wenn eine solche überhaupt erworben werden kann, müßte von kurzer Dauer sein, da Warzenrezidive sehr häufig sind.

Verrucae vulgares

Synonyma: Verruca dura, Myrmecia, gewöhnliche Warze, common wart, skin-papilloma, Verrue, Verruga.

Geschichtliches: Warzen sind von Celsus schon im Altertum beschrieben worden. Der sichere Nachweis der Infektiosität wurde 1896 von Jadassohn erbracht. Die Virusätiologie konnte erstmals 1907 von Ciuffo bewiesen werden.

Klinik: Die Verruca vulgaris ist eine runde, ovale oder polygonale, scharf umschriebene, stecknadelkopf- bis erbsengroße Erhebung von meist grauem Farbton. Die Oberfläche ist hart, rauh, zerklüftet und unregelmäßig; größere Warzen können eine blumenkohlartige Oberfläche aufweisen. Die Warzen sitzen im allgemeinen an der Basis breit auf, sie können aber gelegentlich auch schmale Basen mit einem Stiel besitzen. Kleinere vulgäre Warzen sind den juvenilen Warzen nach Größe und glatter Oberfläche manchmal ähnlich. Die vulgären Warzen kommen auch zusammen mit planen juvenilen bei ein und demselben Patienten vor. Der Befall von Schleimhäuten (Lippen, Zunge, Gaumenbögen) ist möglich. Spontane Abheilung sieht man häufig.

Lieblingssitz der vulgären Warzen sind Hand- und Fingerrücken. Häufig sind Nagelwall und Nagelbett mitbefallen, so daß es zu Druckatrophie der Nagelmatrix kommen kann. Weiterhin werden sie an den Knien, im Bereich des Gesichts und der Handinnenflächen angetroffen; darüber hinaus können sie prinzipiell an jeder Hautstelle vorkommen. Sie werden einzeln, öfter aber in der Vielzahl, manchmal sogar in Gestalt ganzer zusammengeflossener Beete beobachtet. Selten erscheinen sie in exanthematischer Ausbreitung über größere Körperbezirke. Kinder beißen gerne ihre an den Händen lokalisierten Warzen ab und übertragen sie so auf Gesicht, Lippen und Mundschleimhaut.

Die Gestalt der Warzen wird mit durch ihren Sitz beeinflußt: Die Verruca digitata (gezähnelte Warze) ist auf dem Kopf, im Gesicht und im Bereich der seitlichen Nackenpartien lokalisiert und sitzt auf schmaler Basis gestielt mit gezähnelter Oberfläche auf, die Verruca filiformis ist ihr ähnlich, nur insgesamt kleiner beschaffen; ihr Lieblingssitz ist das Gesicht. Die plantaren Warzen (Dornwarzen) imponieren, durch ihre Lokalisation bedingt, als Hornplatten verschiedener Größe. Schleimhautwarzen sind weißlich und sitzen gewöhnlich schmalbasig auf, zuweilen sind auch sie gestielt.

Die Erkennung ist bei gewöhnlichem Sitz und Aussehen leicht. Basaliome, senile Hyperkeratosen, Cornua cutanea und seborrhoische Warzen, die differentialdiagnostisch in Erwägung gezogen werden könnten und vom Laien immer als „Warzen" bezeichnet werden, sind Neubildungen der zweiten Lebenshälfte. Das Molluscum contagiosum hat im Gegensatz zur Warze eine glatte Oberfläche, die meist zentral gedellt ist; auf Druck entleert sich nach Anritzen der weißliche Molluscum-Brei. Eine Tuberculosis cutis verrucosa im Bereich der Hände hat häufig einen rotvioletten Randsaum. Differentialdiagnostisch können ferner in Frage kommen: Morbus Pringle, Morbus Darier, Epidermodysplasia Lewandowsky-Lutz, Akrokeratosis verruciformis Hopf, Verruca necrogenica, Keratoakanthom, Granuloma pyogenicum, Epithelioma adenoides cysticum, Fingerknöchelpolster, Papillom, Naevuszellnaevus, Fremdkörpergranulom, Fibrom. Die Syphilis papulosa palmaris et plantaris führt zu einer Verdickung der Hornschicht in Form der Clavi syphilitici oder zu warzenartig zerklüfteten Hauterscheinungen.

Eine Laboratoriumsmethode für Zweifelsfälle gibt es nicht; die Klärung müßte durch die histologische Untersuchung erbracht werden.

Histologie: Neben hyper- und parakeratotischen Veränderungen findet man eine sehr ausgeprägte Akanthose, die durch die ihr eigene Verformung des Papillarkörpers und der Retezapfen die zerklüftete Oberfläche der Warzen hervorruft. Im Stratum

spinosum, Stratum granulosum, zuweilen auch im Stratum corneum finden sich große vacuolisierte Zellen mit pyknotischen Kernen. Den vacuolisierten Zellen im Stratum spinosum fehlen

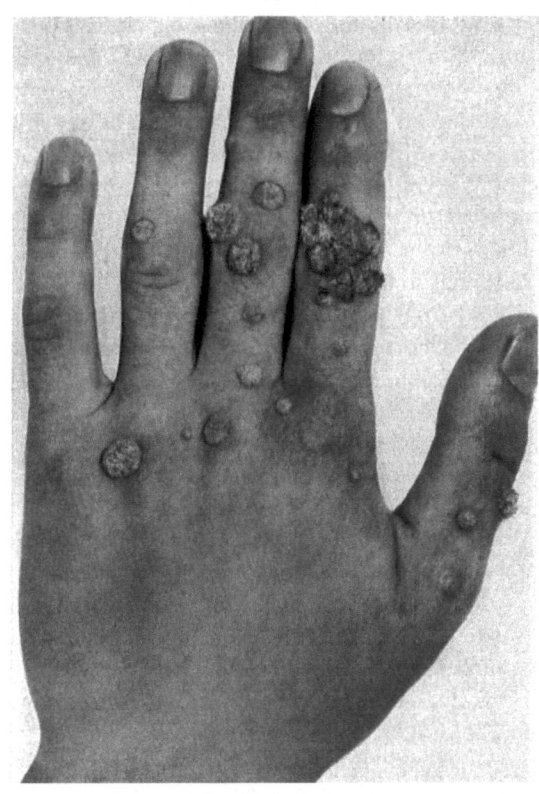

Abb. 450. Verrucae vulgares im Bereich des Handrückens

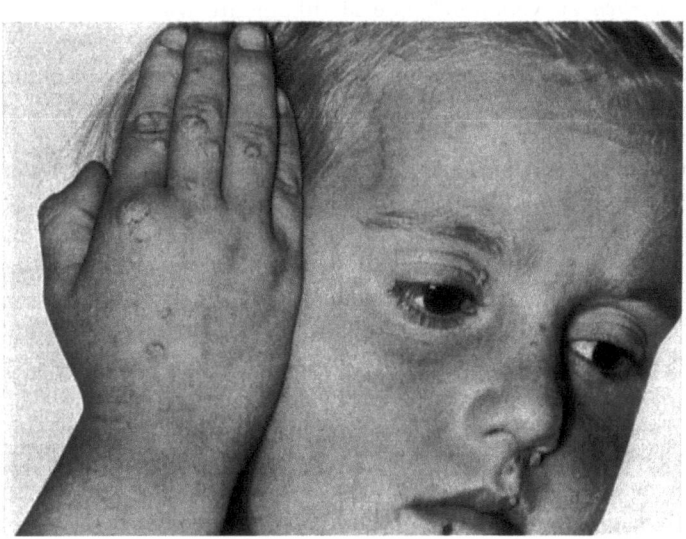

Abb. 451. Multiple Verrucae vulgares

die Intercellularbrücken. Bei jungen Warzen können in den veränderten Kernen basophile und eosinophile Einschlüsse nachgewiesen werden, die als erster LIPSCHÜTZ beschrieb. Im oberen

Bereich des Corium ist öfter eine mäßige Rund-zelleninfiltration nachweisbar.

Therapie: Bei der konkurrierenden Vielzahl der Behandlungsmethoden muß zunächst auf die nicht seltene *Spontanheilung* von Warzen hingewiesen werden. Sie soll uns warnen, Methoden anzuwenden, die mit der Warzenentfernung zu bleibenden Narben führen. Eine besondere Eigenschaft vorwiegend der juvenilen Warzen ist es, mitunter sehr gut auf *Suggestivmaßnahmen* anzusprechen. Bonjour erklärt ihren Effekt durch einen vom Zentralnervensystem ausgehenden Reflex, der über das sympathische Nervensystem die Zirkulationsverhältnisse in der erkrankten Haut beeinflußt. Auch Hämel diskutiert an Hand der Beobachtung, daß bei Patienten mit multiplen Warzen gelegentlich nach Entfernung nur einer Warze auch alle übrigen spontan verschwinden, die Frage, ob vielleicht durch die Warzenentfernung Impulse auf das Großhirn übergehen, die von hier aus via Zwischenhirn an das periphere Nervensystem weitergegeben werden und auf diese Weise das Phänomen der Spontanabheilung auslösen. Hämel bringt diese Hypothese mit der Dystrophielehre Speranskys in Einklang.

(Die gebräuchlichsten Suggestivverfahren sind unter dem Kapitel der Therapie der Verrucae planae juveniles angeführt.)

Vielfach sind zur Behandlung von Warzen *innerlich* zu verabreichende Medikamente wie Antibiotica (z. B. Aureomycin, Chloramphenicol), Methionin, verschiedene Vitaminpräparate, Eigenblutinjektionen, Magnesia, Jod-Wismutverbindungen, homöopathische Anwendungen (Thuja) und viele andere empfohlen worden. Ihre Wirkung ist unsicher, in den meisten Fällen versagen sie.

Biberstein berichtete über gute Erfolge durch Impfungen mit phenolhaltigen, hitzeinaktivierten Warzenextrakten. Blank und Rake sowie Hillemann konnten die Ergebnisse nicht bestätigen. — Sugai und Sakuane sahen Erfolge mit intracutanen Injektionen von γ-Globulin (2mal wöchentlich in beide Arme, insgesamt 12 Injektionen).

Ein altes *örtliches* Verfahren ist das Ätzen mit verschiedenen chemischen Stoffen, z. B. mit Trichloressigsäure, Salpetersäure, Formalin, Formaldehyd, Argentum nitricum, Phenol oder mit Colchicinlösung $1^0/_{00}$ig in Chloroform, wie es Schmideg 1950 angegeben hat. Canthi-

ridin (0,7%ig in Aceton und Kollodium $\bar{a}\bar{a}$) wurde 1958 von Epstein und Kligman angewendet. Mit diesen Ätzmethoden erzielt man nach unseren Erfahrungen nicht immer gute kosmetische Ergebnisse; oft bleiben unschöne Narben zurück.

Eine Reihe von Autoren plädiert für die lokale Injektionsbehandlung: Frick für Novocaininjektionen (Novocainhydrochlorid in wäßriger Lösung), Steinberg injizierte nach Anaesthesierung der Warzenbasis Vitamin A-Lösung, Nelson verabreichte 1,0 mg Colchizin in 1 cm³ physiologischer Kochsalzlösung und erzielte Abheilung in $^1/_3$ der Fälle. Trotzdem lehnt er selbst diese Methode wegen ihrer Schmerzhaftigkeit ab. Abgesehen von den starken Schmerzen kann es bei Injektionsbehandlungen, z. B. mit Varicocid, besonders an den Fingern zu tiefen Nekrosen kommen.

Hassard wandte die Kombination von einer 3%igen Vioformcreme und Ultraschall an. Der Jodbestandteil der Creme soll eine virucide Wirkung besitzen und gleichzeitig ein leitendes Medium für Ultraschallwellen darstellen, und diese wiederum sollen das Eindringungsvermögen der Creme in das Warzengewebe verstärken. Cerutti berichtet über gute Erfolge durch Einreiben einer 2%igen Chloramphenicolsalbe in die Warzen. Auch das homöopathische Mittel Thuja — örtlich in der Stammlösung angewandt — soll in einer beträchtlichen Anzahl der Fälle Erfolg gebracht haben.

Ferreira-Marques führt erfolgreich die von ihm so benannte „okklusiv-hypertonische Methode" durch. Nach dem Baden der befallenen Stellen in hypertonischer (20%iger) Kochsalzlösung wird auf die Warzen ein Wattebausch mit der gleichen Lösung aufgelegt, wasserdicht verbunden und die ganze Nacht über belassen. Der Autor sah Abheilung nach 4 Wochen.

Röntgenbestrahlungen bei Warzen führen wir nicht durch. Mit Recht haben zahlreiche Autoren immer wieder auf die Röntgenspätveränderungen und Röntgenschäden hingewiesen, insbesondere bei Patienten mit Warzenrezidiven und wiederholten Bestrahlungen. Man sollte auf Röntgentherapie deshalb möglichst verzichten, denn es stehen einfachere und gefahrlosere Mittel zur Verfügung, außerdem sprechen die infektiösen Epitheliome keineswegs besonders gut auf Röntgenstrahlen an.

Gut bewährt hat sich an unserer Klinik — besonders bei vulgären Warzen — das kryotherapeutische Verfahren mit flüssigem Stickstoff, der eine Temperatur um —195°C besitzt (ZIERZ und ENDRES). Erstmals wurde flüssiger Stickstoff in Amerika 1898 von WHITE benützt. Die Methode ist sehr einfach und nur wenig schmerzhaft, so daß auf eine Anaesthesie verzichtet werden kann: Lange Holzstäbchen, die am Ende mit Watte umwickelt sind, werden in ein Dewar-Gefäß getaucht, in welchem der flüssige Stickstoff einige Tage haltbar ist, und mit geringem Druck auf die Warze aufgepreßt. Die an den Stäbchen befindliche Watteumwicklung soll in ihrem Umfang der Größe der Warze entsprechen, damit die umgebende Haut nicht zu sehr angegriffen wird. Das Aufpressen auf die Warze wird einige Male wiederholt, bis eine weißliche Verfärbung als Ausdruck der Gefrierwirkung eintritt. Die Verfärbung erfolgt je nach Größe der Warze nach 5—20, bei sehr großen Warzen nach 60—90 sec. Nach 24 Std hat sich dann unter der Warze eine Blase mit serösem oder blutigem Inhalt gebildet, die die Warze abhebt. Man trägt die Blase samt Warze mit der Schere ab, besprüht die Wundfläche mit einer antibioticahaltigen Pudersuspension und verbindet.

Ein weiteres, sehr bewährtes und sehr einfaches Verfahren ist die Entfernung der Warzen mit dem Elektrokauter. Diese Methode empfiehlt sich besonders bei sehr großen Warzen. In lokaler Anaesthesie — wobei im Bereich von Fingern und Zehen ohne Adrenalin-Zusatz gearbeitet werden muß — wird die Warze mit der elektrischen Schlinge abgetragen und eine evtl. Blutung mit der Kugelelektrode zum Stehen gebracht. Zur Infektionsprophylaxe kann Antibiotica-Spray (Puder-Suspension), z. B. Nebacetin-Spray, Terracortril-Spray usw. angewandt werden. Ein Druckverband ist nur bei Gefahr einer Sickerblutung erforderlich. Die kosmetischen Ergebnisse sind hierbei ebenfalls sehr gut. Rezidive treten nur bei unzureichender Entfernung der Warzen auf.

Auch die Curettage mit dem scharfen Löffel nach Anaesthesierung der Warzen wird in bestimmten Fällen praktiziert, z. B. bei Plantarwarzen und periungualen Warzen, nachdem diese vorher mit Salicylguttaplast erweicht worden waren.

Wenn bei ängstlichen und unruhigen Kindern keine der angegebenen Behandlungs-

methoden praktikabel ist, so kann eine nach LINSER modifizierte „Warzensalbe" unter Abdeckung der Umgebung mit Heftpflaster oder Zinkpaste versucht werden: Phenol. liq., Ol. Thymi, Naphthol., Acid. salicyl., Resorcin, $\overline{aa}$ 4,0, Vaselin. ad 50,0. Sie muß jedoch einige Wochen lang angewandt werden. Auch bei Plantarwarzen lohnt sich ein Versuch mit ihr.

Verrucae plantares

Synonyma: Verrucae plantares, Plantarwarzen, Dornwarzen, Fußsohlenwarzen, plantar warts, papilloma of the sole.

Klinik: Die Verrucae plantares haben im Gegensatz zu den übrigen Warzenarten eine glatte, kaum vorgewölbte Oberfläche und sind durch die sich um sie bildenden flächenhaften Hyperkeratosen überlagert. Durch die statische Belastung wachsen sie in die Tiefe und schmerzen im Gegensatz zu den gewöhnlichen Warzen sehr. Erst nach Entfernung der Hornplatten wird die papilläre Struktur der eigentlichen Warzen sichtbar. Sie gleichen in manchen Fällen den von JADASSOHN so genannten Mosaikwarzen, die aus mehreren Einzelwarzen zusammengesetzt sind. Eine andere Form der Plantarwarze ist die von MELCHIOR-ROBERT beschriebene sog. Brunnenwarze: diese besitzt einen zentralen, mehrere Millimeter in die Tiefe ragenden Hornkegel, der an der Oberfläche von einem Hornring umgeben ist.

Differentialdiagnostisch kommen bei Plantarwarzen in erster Linie Clavi und Calli in Frage. Clavi sind fast immer an den Streckseiten der Zehen lokalisiert und besitzen einen mit der Spitze nach innen gerichteten Hornstachel. Calli sind meist weniger schmerzhaft als Plantarwarzen und entstehen ebenfalls an Stellen erhöhter Belastung, vorzugsweise an den Zehen- und Fersenballen. Ihre Hyperkeratosen sind jedoch flächiger. Auch ist gelegentlich eine Tuberculosis cutis verrucosa in Betracht zu ziehen. Ferner müssen die als Folge von Hämosiderinablagerungen pigmentierten Plantarwarzen gegen ein malignes Melanom abgegrenzt werden. Anderseits könnten differentialdiagnostisch auch einmal amelanotische Melanome in Betracht kommen. Selten sind die umschriebenen plantaren Hyperkeratosen vom Typus Brauer-Buschke oder Mantoux.

Histologie: Das histologische Bild stimmt weitgehend mit dem der Verruca vulgaris überein.

Zum Unterschied von ihr bleiben die Veränderungen im Hautniveau und sind Hyper- und Parakeratose stärker ausgeprägt. Coriumbeteiligung wird selten angetroffen (Greither und Tritsch).

Therapie: Grundsätzlich können die selben therapeutischen Verfahren angewandt werden wie bei den vulgären Warzen mit Ausnahme der Suggestivmaßnahmen, auf welche die plantaren Warzen im allgemeinen nicht ansprechen.

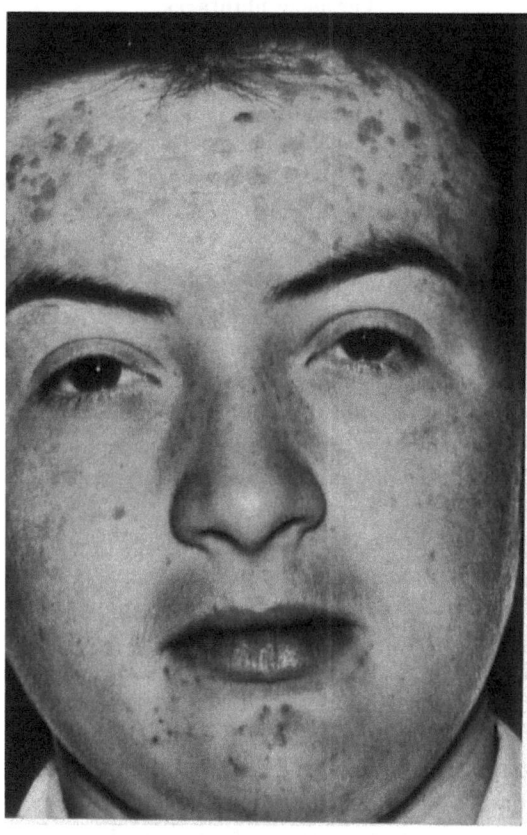

Abb. 452. Verrucae planae juveniles

Schuhmachers-Brendler, Richter, Auken und Lelievre erweichen die Warzen mit 60%igem Salicylguttaplast, tragen danach die Hornmassen mit dem scharfen Löffel ab und verschorfen das Warzenbett elektrokaustisch. Bockhorst excidiert nach Anaesthesie mit einer Kromayer-Stanze. Branson und Rhea injizieren 1%iges Novocain unter Druck in die Warzenbasis. Zierz geht kryotherapeutisch vor. Wegen der möglichen Spätschäden, vor allen Dingen der Narbenbildungen, die im Bereich der Fußsohlen ganz besonders schmerzhaft sein können, warnen Goldschmidt, Hämel, Degos u. Mitarb. sowie Robinson vor Röntgenbestrahlung.

Bei uns hat sich bei der Behandlung der Plantarwarzen ein der oben angeführten chirurgischen Methode sehr ähnlicher Behandlungsmodus am meisten bewährt: 40—60%iges Salicyl-Guttaplast wird in der Größe der Warze zugeschnitten und 3 Tage lang über der Warze fixiert. Danach wird in Novocainanaesthesie mit dem scharfen Löffel die Hornmasse und die Warze herausgehebelt. Nach Anwendung einer antibioticahaltigen Pudersuspension wird ein Druckverband angelegt. Besonders bei Kindern fanden wir diese Methode praktikabel. Im Bereich der Fußsohlen vermeiden wir nach Möglichkeit den Elektrokauter, um schmerzhafte Narben zu umgehen.

Bei kleineren und sehr ängstlichen Kindern, die instrumentell nicht behandelt werden können, sollte die Linsersche „Warzensalbe" versucht werden (s. unter Therapie der Verruca vulgaris).

Verrucae planae juveniles

Geschichtliches: In der älteren Literatur werden die planen juvenilen Warzen nicht von den vulgären unterschieden. Die erste kurze Beschreibung der Verrucae planae juveniles stammt von Besnier und Dyon in der französischen Auflage des Kaposischen Lehrbuchs.

Klinik: Die Verrucae planae juveniles sind etwa buntstecknadelkopfgroße, flache, hautfarbene, meist runde, manchmal unregelmäßig begrenzte, subepidermale Papeln von glatter Oberfläche. Ihr Lieblingssitz sind Stirn, Mundumgebung, Wangen und Handrücken. Sie sind auf andere Körperstellen übertragbar. Nach Greither und Tritsch kommen sie an der Schleimhaut nicht vor. Sie können zusammen mit vulgären Warzen am selben Patienten auftreten. Nach kürzerer oder längerer Zeit verschwinden sie spurlos.

Differentialdiagnostisch könnten evtl. ein Lichen ruber planus, ein Lichen nitidus, ein Morbus Darier und ein papulöses Ekzem in Frage kommen. Die Lichen ruber planus-Papeln sind rötlich bis livide, flacher, polygonal begrenzt und weisen häufig die Wickhamschen Streifen auf, sie jucken stark. Die Lichen nitidus-Papeln glänzen. Beim Morbus Darier findet man die Papeln ausgeprägter, in der Regel auch dichter stehend und sehr häufig im Bereich der seitlichen Hals- und oberen Stammpartien lokalisiert.

Histologie: Wiederum erkennt man wie bei der Verruca vulgaris Akanthose und Hyperkeratose, ebenso die kennzeichnenden großen vacuolisierten Zellen mit pyknotischen Kernen im Bereich des Rete Malphighi und des Stratum granulosum. Letzteres ist verbreitet, die Retezapfen sind weniger stark verbreitert und verlängert als bei der Verruca vulgaris, innerhalb der verschmälerten und verlängerten Papillen ist das Bindegewebe ödematös aufgelockert. Eine Coriumbeteiligung ist selten.

Therapie: Bei den Verrucae planae juveniles hat man mit Suggestivmaßnahmen öfter Erfolg als bei den übrigen Warzenarten. Manchmal genügen schon der Besuch beim Arzt oder das Aufpinseln harmloser Mittel wie Farbstoffe (z. B. Sol. Castellani, Carbolfuchsin, Methylenblau, Gentianaviolett, Brillantgrün), um die Warzen zum Verschwinden zu bringen. „Warzenkräuter" wie Euphorbia heliscopia, Chelidonium majus, Latex des Feigenbaums u. a. sind volkstümliche Anwendungen. Auch Scheinbestrahlungen mit großem äußerlichen Aufwand führen oft zum Erfolg. Geräte, an welchen Funken überspringen oder dergleichen, sind für Kinder ebenfalls recht eindrucksvoll. Volkstümliche Verordnungen wie das Hervorrufen eines Ekels (z. B. durch Auftragen von Schneckenschleim) oder einer Schmerzempfindung können durch psychische Beeinflussung zu einer Rückbildung der juvenilen Warzen führen.

Lokal werden Ätzungen mit Trichloressigsäure (Cave Narben!) oder Schälungen mit 5 bis 10%iger Resorcinpaste (LINSER) vorgenommen. BEHL und SINGH, GUILLOT und TELLO sahen Abheilung der Warzen nach alleiniger Anwendung von Hydrocortisonsalben. Innerliche Behandlungsmethoden [Magnesiapräparate, Vitamin A, Eigenblutinjektionen, Antibiotica, Thuja occidentalis (Lebensbaum, innerlich als oligoplex, äußerlich in der Stammlösung als Pinselung angewandt)] und viele andere mehr übertreffen in ihrer Erfolgsquote nicht die Spontanheilung und die Abheilung durch Suggestion. Röntgenstrahlen sollten bei Verrucae planae juveniles nicht angewandt werden.

Hinsichtlich chirurgischem und kryotherapeutischem Vorgehen ist besonders bei Lokalisation der juvenilen Warzen im Gesicht wegen der möglichen Narbenbildung äußerste Zurückhaltung geboten.

Epidermodysplasia verruciformis Lewandosky-Lutz

Die Epidermodysplasia verruciformis stellt klinisch eine Dermatose mit kleinen, flachen oder zu größeren Plaques konfluierenden verrukösen Papeln dar, die die Handrücken bevorzugen, aber auch das gesamte Integument befallen können. Charakteristisch sind das Auftreten der Hauterscheinungen in früher Jugend — meist vor dem 7. Lebensjahr —, die ausgesprochene Therapieresistenz und die häufige Konsanguinität in der Familie.

Feingeweblich gleichen die Hauterscheinungen weitgehend den Verrucae planae juveniles.

Das Krankheitsbild wird hier erwähnt, weil positive Inoculationsversuche (JABLONSKA und MILEWSKI) und das feingewebliche Bild (HOFFMANN) auf eine *Verrucosis generalisata* hinweisen. Die Erstbeschreiber vermuteten in der Epidermodysplasia verruciformis eine Genodermatose, während andere Autoren sich für einen epithelialen Naevus oder eine naevoide Neoplasie aussprechen.

Condylomata acuminata

Synonyma: Spitze Condylome, spitze Feigwarzen, feuchte Feigwarzen, Feuchtwarzen, „venerische Warzen", „venerische Papillome", „venerische Vegetationen", Atrici, Mori, Fici, Formicae, Papillae, Crétes de coq (franz.) u. a.

Geschichtliches: Im Altertum bringt OREIBASIOS eine Beschreibung der Feigwarzen. Im 16. Jahrhundert wurde von FALLOPIA eine Einteilung der Condylome in „gallica" und „non gallica" getroffen. 100 Jahre später erkannte FRANZ DE LE BOË-SYLVIUS, daß es Condylome gibt, „die mit der Natur und dem Wesen der Lues venerea nicht übereinstimmen". Eine klare Unterscheidung wurde jedoch nicht getroffen. FRANZ RENNER, Stadtwundarzt von Nürnberg (16. Jhdt.), unterschied morphologisch „langlechte Zapffen oder Warzen" und „breite Pergen oder Plattern", ohne jedoch ihre Ätiologie zu erkennen. KRANZ überimpfte 1866 Blut und Excisate von Condylomata acuminata erfolgreich auf tierische Vaginalschleimhaut und konnte so die Übertragungsmöglichkeit beweisen. Seine Arbeit geriet jedoch in Vergessenheit, nachdem sie von PETTERS energisch widerlegt worden war.

Klinik: Die bei Kindern seltenen Feigwarzen werden vorwiegend im geschlechtsreifen Alter angetroffen. DERVILLE beobachtete mannsfaustgroße Condylomata acuminata bei einem 13 jährigen Mädchen, WEISS kindskopfgroße Condylomata acuminata der Vulva bei einem 11 jährigen Kind. Aber auch schon bei einem 11 Monate alten Mädchen sah SPITZER mächtige circumanale Condylome. Ferner wird von einem 17 Monate alten Mädchen berichtet, das im Anschluß an eine Diarrhoe spitze Condylome bekam; bei der Mutter dieses Kindes waren während der Gravidität Feigwarzen aufgetreten, welche nach der Geburt spontan verschwanden. Grünmandel weist darauf hin, daß man bei Kindern Condylomata acuminata

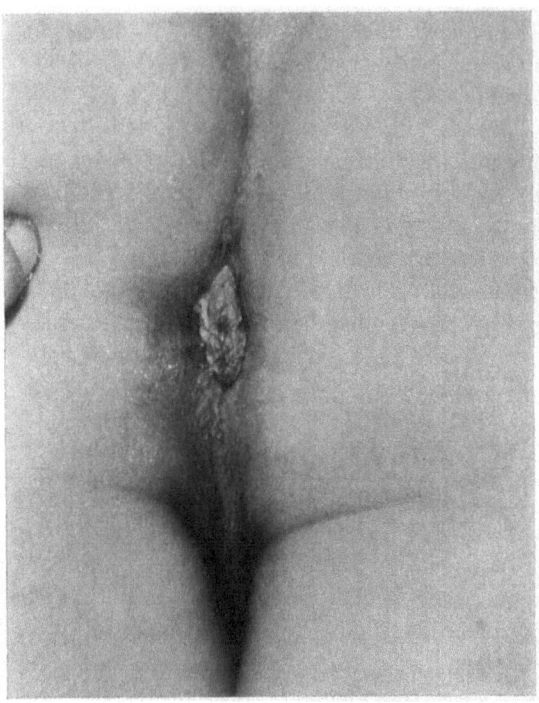

Abb. 453. Condylomata acuminata (perianal)

im Gefolge von Oxyuriasis beobachtet. Bei Analkondylomen müssen stets Rectumaffektionen ausgeschlossen werden.

Die Feigwarzen beginnen als buntstecknadelkopfgroße bis reiskorngroße, fein gezähnelte, weiche Knötchen. Wegen ihres dünnen Epithelüberzuges sind sie rosafarben bis rötlich. Sie wachsen jedoch verhältnismäßig rasch zu größeren Gebilden heran und nehmen die Gestalt von hahnenkamm- (Crétes de coq), himbeer- oder maulbeer-, trauben- und sogar blumenkohlartigen Wucherungen an. Sie können auch filiform, baumartig verästelt oder büschelförmig aussehen. An Stellen, an welchen äußerer Druck einwirkt, erscheinen sie abgeplattet, beetartig (z. B. bei Druck durch die Gesäßbacken). Den Namen spitze Condylome führen sie nicht wegen ihres spitzen Aussehens, sondern wegen ihrer spitz auf der Unterlage aufsitzenden Form. Diese Eigenschaft stellt das differentialdiagnostisch wichtigste

Kriterium gegenüber den breiten Condylomen der Syphilis dar. Ausgebreitete Beete von spitzen Condylomen können an ihrer Oberfläche gelegentlich schwärzliche, nekrotische Herde entwickeln.

Lieblingssitz ist die Umgebung der Genitalien und des Afters. Das feuchte Milieu dieser Lokalisation (Schweiß, Smegma, Fluor) begünstigen ihr Wachstum. Im einzelnen können beim männlichen Geschlecht der Vorhautsack, der Sulcus coronarius, die Glans penis, die Urethralmündung (Urethritis), seltener Penishaut und Scrotum befallen sein. Beim weiblichen Geschlecht sitzen die Feigwarzen im Bereich der Vulva, an Clitoris, kleinen Labien, Urethralmündung, Vagina, am Damm und an den Innenseiten der Oberschenkel. Sie können ferner bei beiden Geschlechtern circumanal vorkommen und die Rectumschleimhaut mitergreifen. Condylomata acuminata im Bereich der Mundhöhle, am Kehlkopf sowie an der Conjunctiva bulbi haben wir ebenfalls gesehen.

Differentialdiagnostisch müssen sie in erster Linie von den Condylomata lata der Syphilis II abgetrennt werden. Ferner kommen gelegentlich ein Pemphigus vegetans, das Granuloma venereum (bei Erwachsenen) oder Mollusca contagiosa in Betracht. Von Unerfahrenen werden oft ektopische Talgdrüsen an der corona glandis mit spitzen Condylomen verwechselt. Bei tiefem Sitz in der Urethralmündung verursachen die Feigwarzen Urethritiden. Die Diagnose muß in solchen Fällen endoskopisch gestellt werden.

Histologie: Das wichtigste feingewebliche Merkmal des Condyloma acuminatum ist eine ausgeprägte Akanthose mit starkem Längenwachstum und Verschmälerung der Papillen sowie Verbreiterung und Verlängerung der Retezapfen. Neben parakeratotischen Veränderungen sind ferner Spongiose, Zelldegeneration und als charakteristisches Merkmal wiederum große vacuolisierte Zellen vorhanden. Im oberen Corium finden sich perivasculäre Leukocyteninfiltrate. Insgesamt gesehen ist die Epidermiswucherung beim Condyloma acuminatum stärker als bei den übrigen Warzenarten (Greither und Tritsch).

Therapie: Am meisten bewährt haben sich die elektrochirurgische Entfernung und die Ätzbehandlung mit 10—20%igem Podophyllin in Polyglykol. Eine schonende und gerade bei den saftreichen und zarten spitzen Condylomen häufig doch wirksame Behandlung besteht in der örtlichen Anwendung von Pulv. Summitat sabinae, Aluminis usti $\overline{a}\overline{a}$. Die spitzen Condylome trocknen ein und verschwinden meist innerhalb weniger Tage.

Das Kehlkopfpapillom

tritt nur bei Kindern auf und sei hier im Zusammenhang erwähnt. ULLMANN konnte die Übertragbarkeit des Kehlkopfpapilloms auf Mensch und Tier beweisen. Es kann angenommen werden, daß auch das Kehlkopfpapillom vom Warzenvirus oder einem eng verwandten verursacht wird und ebenfalls eine terrainbedingte Variante der Warzen darstellt.

Literatur

AUKEN, G.: On the technique of surgial treatment of verrucae planae. Acta derm.-venereol. (Stockh.) 29, 154 (1949).

BEHL, P. N., and H. SINGH: Hydrocortisone ointment in the treatment of verruca plana. Indian J. Derm. Venereol. 21, 78 (1955).

BIBERSTEIN, H.: Immunisation therapy of warts. Arch. Derm. Syph. (Chic.) 50, 12 (1944).

BLANK, H., M. S. BUERK, and F. WEIDMAN: The nature of the inclusion body of verruca vulgaris: A histochemical study of nucleotids. J. invest. Derm. 16, 19 (1951).

—, and G. RAKE: Viral and ricksettsial diseases of the skin, eye and mucous membranes of man. Boston and Toronto: Little, Brown & Comp. 1955.

BOCKHORST, H.: Die Behandlung der plantaren Warzen. Münch. med. Wschr. 1957, 1332.

BONJOUR: A propos des verrues. Leur étiologie demonstrée par les guérisons par la suggestion. Schweiz. med. Wschr. 54, 748 (1924). Zit. W. FREUDENTHAL u. R. SPITZER: Warzen und Kondylome. In: J. JADASSOHN, Handbuch der Haut- und Geschlechtskrankheiten. Bd. XII, Teil 3, S. 33—207. Berlin: Springer 1933.

BRANSON, E. C., and R. L. RHEA: Plantar warts. Cure by injection. New Engl. J. Med. 248, 631 (1953).

BUSCHKE, A., u. G. LÖWENSTEIN: Spitze Condylome des Penis und ihre Beziehung zum Peniscarcinom. Arch. Derm. Syph. (Berl.) 168, 31 (1931).

DAUD, J., u. A. RUBIN: Podophyllin in der Behandlung der Condylome der weiblichen Genitalien. An. Clin. Ginec. Fac. Med. Univ. S. Paulo 1947, 110. Ref.: Zbl. Haut- u. Geschl.-Kr. 74, 151 (1950).

DERVILLE: Végétations vulvaires volumin. chez une jeune fille de 13 ans. Traitement par l'acide phénique pur. J. Mal. cutan. et Syph. 1893, 630. Zit. W. FREUDENTHAL u. R. SPITZER: Warzen und Condylome. In: J. JADASSOHN, Handbuch der Haut- und Geschlechtskrankheiten. Bd. XII, Teil 3, S. 33—207. Berlin: Springer 1933.

EPSTEIN, W. L., and A. M. KLIGMAN: Treatment of warts with cantharidin. Arch. Derm. Syph. (Chic.) 77, 508 (1948).

FERREIRA-MARQUES, J.: Beitrag zur Behandlung der „Virusakanthome" im allgemeinen und der Verrucae plantares im besonderen. Hautarzt 16, 264 (1965).

FREUDENTHAL, W., u. R. SPITZER: Warzen und Condylome. In: J. JADASSOHN, Handbuch der Haut- und Geschlechtskrankheiten. Bd. XII, Teil 3, S. 33—207. Berlin-Springer 1933.

FREY, E.: Zur Frage der ätiologischen Beziehungen der Warzen und spitzen Condylome. Schweiz. med. Wschr. 1924, 215.

GANS, O., u. G. K. STEIGLEDER: Warzen, Condylomata acuminata. In: Histologie der Hautkrankheiten. Bd. II, 2. Aufl., S. 114—124. Berlin-Göttingen-Heidelberg: Springer: 1957.

GJESSING, H. CHR.: Fußwarzen bei Schulkindern. Vorkommen und Behandlung. T. norske Laegeforen. 71, 307 (1951).

GOLDSCHMIDT, H., and A. M. KLIGMAN: Experimental inoculation of human with ectodermotropic viruses. J. invest. Derm. 31, 185 (1958).

GREITHER, A.: Dermatologie der Mundhöhle und der Mundumgebung. Stuttgart: Thieme 1955.

—, u. H. TRITSCH: Die Geschwülste der Haut. Stuttgart: Thieme 1957.

GRÜNMANDEL, S.: Condylomata acuminata vulvae. Schles. dermat. Ges. 6. Juli 1926. Zbl. Haut- u. Geschl.-Kr. 20, 27 (1926). Zit.: W. FREUDENTHAL u. R. SPITZER: Warzen und Condylome. In: J. JADASSOHN, Handbuch der Haut- und Geschlechtskrankheiten. Bd. XII, Teil 3, S. 33—207. Berlin: Springer 1933.

HALL, R.: Plantar wart. Recurrence after curettage under local anaesthesia. Brit. J. Derm. 69, 95 (1956).

HÄMEL, J.: Zur Behandlung der Verrucae, des Molluscum contagiosum und des Granuloma annulare. Derm. Wschr. 120, 678 (1949).

HARTMANN, E.: Über die Behandlung von Warzen und Feigwarzen mit Colchizin. Hautarzt 2, 422 (1951).

— Methionin in der Warzentherapie. J. med. Kosmet. 1953, 107.

HASSARD, G. H.: Old and new concepts in treatment of warts. Illinois med. J. 114, 212 (1958).

HERZBERG, J. J.: Die Viruskrankheiten der Haut. In: E. RIECKE, Lehrbuch der Haut- und Geschlechtskrankheiten. 9. Aufl. Stuttgart: Fischer 1962.

HOFFMANN, E.: Über d. verallgemeinte Warzenerkrankung (Verrucosis generalisata) und ihre Beziehung zur Epidermodysplasia verruciformis (LEWANDOWSKY-LUTZ). Derm. Z. 48, 241 (1926).

JABLONSKA, S., u. B. MILEWSKI: Zur Kenntnis der Epidermodysplasia verruciformis (LEWANDOWSKY-LUTZ). Dermatologica (Basel) 115, 1 (1957).

JADASSOHN, W.: Die Immunbiologie der Haut: In: J. JADASSOHN, Handbuch der Haut- und Geschlechtskrankheiten. Bd. II, S. 418. Berlin: Springer 1932.

JULIUSBERG, M.: Zur Theorie der Pathogenese der spitzen Condylome. Arch. Dermat. Syph. (Berl.) 1908, 64.

KELLER, PH.: Die Behandlung der Haut- und Geschlechtskrankheiten in der Sprechstunde. Berlin-Göttingen-Heidelberg: Springer 1952.

— Über Warzen und über die Einbildungskraft. Hautarzt 10, 1 (1959).

KRANZ: Beitrag zur Kenntnis des Schleimhautpapilloms. Dtsch. Arch. klin. Med. 1867, 2.

KUNKEL, O.: Eigentümlich konfigurierte Warzenaussaat nach Trauma. Hautarzt 6, 34 (1955).

KUTSCHER, U.: Hautkrankheiten bei Kindern bis zum 14. Lebensjahr in einer dermatologischen Klinik. Inauguraldissertation Heidelberg 1963.

LELIEVRE, J.: Le traitement des verrues plantaires. Concours méd. 79, 4985 (1957).

LEWANDOWSKY, F., u. W. LUTZ: Ein Fall einer bisher nicht beschriebenen Hautkrankheit. (Epidermodysplasia verruciformis.) Arch. Derm. Syph. (Berl.) 141, 193 (1922).

LIPSCHÜTZ, B.: Die Einschlußkrankheiten der Haut. (Das filtrierbare Virus in der Dermatologie.) In: J. JADASSOHN, Handbuch der Haut- und Geschlechtskrankheiten. Bd. II, S. 21. Berlin: Springer 1932.

— Infektiöse Akanthome (UNNA, LIPSCÜTZ) (Benigne infektiöse Epitheliome Jadassohn). In: J. JADASSOHN, Handbuch der Haut- und Geschlechtskrankheiten. Bd. II, S. 71—79. Berlin: Springer 1932.

LUPP, H.: Häufigkeit und Zusammensetzung dermatologischer Krankheiten im pädiatrischen Krankengut. Inaugural-Dissertation Heidelberg 1963.

MELNICK, J. L., H. BUNTING, W. G. BANFIELD, M. J. STRAUSS, and W. H. GAYLORD JR.: Electron microscopy of viruses of human papilloma, molluscum contagiosum and vaccinia, including observations on the formation of virus within the cell. Ann. N. Y. Acad. Sci. 54, 1214 (1952).

MENDELSON, C. G., and A. M. KLIGMAN: Isolation of wart virus in tissue culture. Successful reinoculation into humans. Arch. Derm. Syph. (Chic.) 83, 559 (1961).

NASEMANN, TH.: Diagnostik, Klinik und Therapie der Viruserkrankungen der Haut. In: Fortschritte der praktischen Dermatologie und Venerologie. Hrsg. v. A. MARCHIONINI. Bd. II, S. 244 (1955).

— Die Therapie der Viruskrankheiten der Haut. Hautarzt 6, 385 (1955).

— Die Viruskrankheiten der Haut. In: GOTTRON u. SCHÖNFELD, Dermatologie und Venerologie. Bd. II, Teil 2, S. 1338. Stuttgart: Thieme 1958.

NASEMANN, TH.: Die Viruskrankheiten der Haut. In: J. JADASSOHN, Handbuch der Haut- und Geschlechtskrankheiten. Erg.-W. Bd. IV, Teil 2, S. 413. Berlin-Göttingen-Heidelberg: Springer 1961.

— Virustatica in der Hand des Dermatologen. In: Fortschritte der praktischen Dermatologie und Venerologie. Hrsg. v. A. MARCHIONINI. Bd. V, S. 59 (1965).

NELSON, A.: Treatment of the common wart by x-ray-therapy. Med. J. Aust. 1954, 669.

NELSON, L. M.: Experimental treatment of verruca vulgaris with locally injected colchicine. J. invest. Derm. 16, 123 (1951).

PASTINSKY, ST.: Beiträge zur Epidemiologie der Sohlenwarzen. Derm. Wschr. 1958, 1014.

RASMUSSEN, K. A.: On the spontaneous cure of plantar warts. Acta derm.-venereol. (Stockh.) 34, 144 (1954).

— Verrucae plantares. Symptomatology and epidemiology. Acta derm.-venereol. (Stockh.) 38, Suppl. 39, 1—146 (1958).

RICHTER, H.: Warzen an der Fußsohle. Ärztl. Wschr. 1947, 892.

ROBINSON, D. W.: Treatment of complications of plantar warts. Arch. Surg. 66, 434 (1953).

SCHMIDEG, A.: Le rôle de la podophylloploidie et des autres polyploidies artificielles dans la thérapie des verrues et dans les récherches concernant les tumeurs. Börgyögy. vener. Szle 4, 287 (1950).

SCHÖNFELD, W.: Kurze Geschichte der Dermatologie und Venerologie und ihre kulturgeschichtliche Spiegelung. Hannover-Kirchrode: Th. Oppermann 1954.

— Viruskrankheiten in der Dermatologie. In: Lehrbuch der Haut- und Geschlechtskrankheiten. 8. Aufl., Stuttgart: Thieme 1959.

SCHRAMM, G.: Die Biochemie der Viren. Berlin-Göttingen-Heidelberg: Springer 1954.

SCHUERMANN, H.: Krankheiten der Mundschleimhaut und der Lippen. 2. Aufl. München und Berlin: Urban & Schwarzenberg 1958.

SCHUHMACHERS-BRENDLER, R.: Die Behandlung der Plantarwarzen. Aesthet. Med. 9, 152 (1960).

SPITZER, R.: Geographische Verteilung der Hautkrankheiten. In: J. JADASSOHN, Handbuch der Haut- und Geschlechtskrankheiten. Bd. XIV, Teil 2, S. 289—291. Berlin: Springer 1928.

STEINBERG, M. D.: A new treatment for resistant warts. Surgery 39, 642 (1956).

STÜHMER, A.: Die Dornwarzen der Fußsohle und ihre Behandlung. Med. Klin. 1941, 781.

SUGAI, T., and Y. SAKURANE: Gammaglobulin therapy of the virus diseases of the skin. Acta derm. (Kyoto) 54, Abstr. 12 (1959).

ULLMANN, E. V.: On the aetiology of the laryngeal papilloma. Acta oto-laryng. (Stockh.) 5, 317 (1921); Wien. klin. Wschr. 1921, 49.

WEISS: Condylomata acuminata. Ung. dermat. u. urol. Ges. Budapest, 26. Jan. 1899; Mh. Dermat. **28**, 413 (1899). Zit.: W. FREUDENTHAL u. R. SPITZER: Warzen und Condylome. In: J. JADASSOHN, Handbuch der Haut- und Geschlechtskrankheiten. Bd. XII, Teil 3, S. 33—207. Berlin: Springer 1933.
WORINGER, F.: Warzen und ihre Behandlung. In:

Fortschr. der praktischen Dermatologie und Venerologie. Hrsg. v. A. MARCHIONINI. Bd. III, S. 167 (1960).
ZIERZ, P., u. H. J. ENDRES: Flüssige Luft (Stickstoff) zur Behandlung von Warzen. Dtsch. med. Wschr. **79**, 216 (1954).
— Zur Behandlung von Fußwarzen mit flüssigem Stickstoff. Med. Klin. **50**, 710 (1955).

Zoster*

Von E. HEINDL-PREISSLER, Heidelberg

Synonyma: Herpes zoster, Zona, Gürtelrose, Gürtelkrankheit, Gürtelausschlag, Gürtelbläschen, Ignis sacer, Shingles (engl.).

Begriff: Der Zoster ist eine spezifische Viruskrankheit, bei der es sich in der Regel um einen halbseitigen Hautausschlag in den Innervationsgebieten eines oder mehrerer benachbarter Spinalganglien derselben Körperseite bzw. ihrer Homologen am Kopf handelt. Morphologische Kennzeichen sind gruppierte Bläschen auf gerötetem Grund. Die Kontagiosität ist gering. Gewöhnlich entsteht nach Ablauf der Erkrankung Immunität.

Geschichtliche Daten: Beschreibungen des „Ignis sacer" liegen schon aus der Zeit um Christi Geburt von CORNELIUS CELSUS, SCRIBONIUS LARGUS und C. PLINIUS SECUNDUS vor. 1861 äußerte FELIX VON BÄRENSPRUNG den Verdacht: „Zoster nervos periphericos non sequitur". 1863 gewann er die Überzeugung, daß der Zoster auf „einer infektionsartigen Erkrankung" der Spinalganglien beruhe. LIPSCHÜTZ (1932), PASCHEN (1933) und AMIES (1934) konnten die Virusätiologie des Zosters beweisen. RUSKA ist es 1943 erstmals gelungen, elektronenoptisch die Elementarkörperlichen des Zostervirus darzustellen. — Der Begriff Zoster ophthalmicus wurde 1860 von HUTCHINSON, der des Zoster oticus 1904 von KÖRNER eingeführt.

Häufigkeit: Nach der Statistik der Universitäts-Hautklinik Heidelberg beträgt die Häufigkeit des Zosters im Kindesalter 0,08% (7 Zosterfälle unter 8317 dermatologisch kranken Kindern in den Jahren 1947—1961). FEYRTER errechnete eine Erkrankungsquote von 0,1%. Die Statistik der Universitäts-Kinderklinik Heidelberg ergibt in bezug auf das pädiatrische Gesamtkrankengut für die Jahre 1960—1962 eine Häufigkeit von 0,06%, in bezug auf die stationären dermatologisch kranken Kinder eine solche von 0,9%.

Zostererkrankungen bei Neugeborenen sind äußerst selten. COUNTER und KORN sahen bei einem Neugeborenen 20 Std nach der durch Sectio erfolgten Geburt einen Zoster der Segmente C_3—D_3 rechts. Im Alter von 4 Monaten wurde bei diesem Mädchen eine zentrale Blindheit festgestellt, es starb mit einem Jahr. Die Mutter dieses Kindes hatte in der Schwangerschaft angeblich weder Varicellen noch Zoster durchgemacht. Zwei weitere Fälle von Zoster bei Neugeborenen beschreiben CLEISZ u. Mitarb. sowie FELDMANN. Von einer Zosterencephalitis bei einem Neugeborenen berichtete MORMONE. Bei einem frühgeborenen Mädchen beobachtete ADKISSON im Alter von 30 Std die Entwicklung zosteriformer Hauterscheinungen im Bereich der linken Wange, welchen 4 Tage später Bläscheneruptionen über der linken Schulter, im Bereich der Zunge und der linken Wangenschleimhaut folgten. Eine histologische Untersuchung bestätigte die klinische Diagnose Zoster. Bei der Mutter konnten Zoster oder Varicellen in der Gravidität nicht eruiert werden, obwohl in der Umgebung während der fraglichen Zeit Varicellenfälle vorgekommen waren. HERZBERG erwähnt einen Todesfall bei einem Neugeborenen am 8. Lebenstag, nachdem am 6. Lebenstag ein Zoster gangraenosus im Bereich des N. pudendus aufgetreten war, GAEHDE einen Todesfall bei einem 3 Wochen alten Säugling.

DUEHR verfolgte 2 Zosterfälle in der Gravidität, wobei im ersten (Zoster im 4. Schwangerschaftsmonat) das Neugeborene eine kongenitale Kataraktbildung, einen Klumpfuß und einen Intelligenzdefekt aufwies, während im zweiten (Zoster im 3. Schwangerschaftsmonat) beim Neugeborenen ein Mikrophthalmus, ein Nystagmus und eine Kerntrübung der Linse vorlagen.

Altersdisposition: Der Zoster ist in der Regel eine Erkrankung der Erwachsenen, insbesondere des höheren Lebensalters, wogegen die ihm pathobiologisch nahe stehenden Varicellen als ausgesprochene Kinderkrankheit anzusehen sind. BOHN, COMBY u. a. halten das Auftreten des Zosters im Kindesalter für nicht so selten, wie im allgemeinen angenommen wird. Nach GRENOUGH liegt das durchschnittliche Erkrankungsalter beim Zoster zwischen 10 und 15, nach EVANS zwischen 20 und 40, nach SCHÖNFELD zwischen 60 und 70 Jahren. Jüng-

* Varicellen s. Bd. V, S. 79.

sten Statistiken unserer Klinik zufolge waren im 1. und 9. Lebensjahrzehnt die wenigsten Zostererkrankungen festzustellen. Sie stiegen im 2. und 3. Dezennium langsam an und erreichten bei den 50—80jährigen ihren höchsten Anteil. Als gesichert gilt, daß die zosterische Infektion im Kindesalter leichter verläuft als im Erwachsenenalter.

Geschlechtsdisposition: Während Balla-rini eine Bevorzugung des männlichen Geschlechts (67% der Fälle) ermittelte, ergaben diesbezügliche Untersuchungen anderer Autoren das Gegenteil. An unserer Klinik waren von 566 Zosterpatienten 290 männlichen und 276 weiblichen Geschlechts.

Jahreszeitliche Verteilung: Der Zoster tritt sporadisch während des ganzen Jahres auf. Die meisten Autoren lehnen eine eindeutige jahreszeitliche Gebundenheit ab. Comby ermittelte für das Kindesalter einen Zostergipfel während der heißen Jahreszeit. An unserer Klinik war die Häufigkeitszunahme in den Sommermonaten relevant, während in der winterlichen Jahreszeit die wenigsten Zosterfälle festzustellen waren.

Pathobiologie

Ätiologie: Zoster, Varicellen und Herpes simplex werden in der „Herpesgruppe" zusammengefaßt, da sie eine Reihe von gemeinsamen Eigenschaften besitzen. Die primäre Efflorescenz ist bei allen eine Vesicula. Wegen des Auftretens intranucleärer, eosinophiler, feulgenpositiver Einschlußkörper rechnet man sie zu den sog. karyotropen Virosen. Während es gelungen ist, das Herpes simplex-Virus mikrobiologisch vom Zoster-Virus abzutrennen (Ruska 1943), ist eine Unterscheidung zwischen Zoster-Virus und Varicellen-Virus bisher nicht möglich. Nach Ansicht der meisten Autoren ist das Zostervirus mit dem Varicellenvirus verwandt oder gar identisch. Möglicherweise handelt es sich um „antigene Varianten" ein und desselben Virus. Färberisch und serologisch verhalten sie sich sehr ähnlich. Mit Rekonvaleszentenserum sind beide kreuzweise agglutinierbar. Die Elementarkörperchen sind entweder rundlich, oval, unregelmäßig polygonal oder rechteckig und kleiner als die der Pockengruppe. Die Grenzwerte der Durchmesser betragen nach Ruska bis 160 mμ, nach Farrant und O'Connor 250 ± 80 mμ. Auf Laboratoriumstiere können die Viren nicht

übertragen werden (Cornealversuch, intracerebrale Infektion von Mäusen); Eikulturen gehen ebenfalls nicht an. Nur auf menschlichem Embryonalgewebe gelingt die Züchtung (Nasemann).

Das Zostervirus ist polytrop. Wenn auch in erster Linie die ektodermalen Gewebe befallen werden, so kommt doch auch eine Affektion der inneren Organe vor (Feyrter).

Immunologie: In der Regel hinterläßt der Zoster Immunität. Erwachsene, die an einem Zoster erkranken, geben z. T. an, in ihrer Kindheit Varicellen durchgemacht zu haben. Dies legt den Schluß nahe, daß in solchen Fällen der Zoster als klinische Antwort auf eine Zweitinfektion bei nur partieller Immunität anzusehen ist. Diese Auffassung wird von Kundratitz und Lipschütz vertreten. Die genannten Autoren überimpften den Bläscheninhalt von zosterkranken Erwachsenen auf 23 Säuglinge und Kleinkinder, die noch keine Windpocken durchgemacht hatten. 8—18 Tage nach der Inoculation traten bei 17 Kindern an den Impfstellen Bläschen auf, 11 zeigten keine Reaktion. Zwei von den 17 Kindern mit positiver Reaktion bekamen danach ein Exanthem, das von Varicellen nicht zu unterscheiden war. Die Kinder erwiesen sich später gegen eine erneute Varicelleninfektion als immun. Siegel und Bruusgaard bestätigten diese Untersuchungsergebnisse.

Für die wenigen in der Literatur beschriebenen Zosterrezidive wird eine verminderte Resistenzlage (z. B. bei konsumierenden Erkrankungen) oder eine starke Reinfektion verantwortlich gemacht.

Im Gegensatz zu Varicellen sind bei Ausbruch eines Zosters stets spezifische Antikörper vorhanden. Kinder können durch passive Immunisierung mit Zosterserum vor einer Varicelleninfektion geschützt werden. Durch eine Zosterinfektion wird keine Immunität gegen Herpes simplex erworben.

Pathogenese: Nauck (1958), Murthy (1958), Downie (1955, 1959) und Jones stützen mit ihren Arbeiten folgende These: Die von den meisten Menschen im Kindesalter durchgemachten Varicellen hinterlassen eine langdauernde Immunität. Entfaltet aber das Varicellenvirus stärkere neurotrope Eigenschaften und bleibt es in larvierter Form in Nervenzellen erhalten, so kann es unter pathotropen Bedingungen (Kälteeinfluß, Trauma, Intoxikation) oder auch durch eine starke Zweitinfektion zu einer Reaktivierung des Virus und zum Zosterausbruch in dem betreffenden Segment kommen. Dabei wird die örtliche Begrenzung der Eruption durch die vorhandene Restimmunität bedingt. Tritt ein Zoster generalisatus auf, muß eine erhebliche Abwehrschwäche des Organismus oder aber ein Fehlen jeglicher Immunität, insbesondere bei Nichterkranken an Varicellen in der Kindheit, angenommen werden.

Nach BLATTNER bleibt das Zostervirus zumindest im Anfangstadium der Erkrankung lokalisiert, sofern bei früher durchgemachter Varicellenerkrankung noch eine mehr oder minder starke humorale Immunität besteht. FEYRTER dagegen ist der Ansicht, daß es zu einer Virämie kommt und sich das Virus in den befallenen Geweben und Organen stets auf hämatogenem Wege festsetzt: „Der segmentäre Zoster dermaticus ist eine Teilerscheinung im organartigen hämatogenen Befall eines Rumpfwandmetamers." Auch die ganglionären Regulationsstätten sind nach FEYRTER nur mitergriffen wie die Haut.

Der Zoster wird hinsichtlich seiner Pathogenese in zwei klinisch gleiche Formen eingeteilt: In den sog. „idiopathischen oder essentiellen Zoster" (FEYRTER) und in den „symptomatischen Zoster", der sich im Anschluß an eine Intoxikation, ein Trauma, eine metastasierende Geschwulst usw. entwickelt.

Nach FEYRTER geht eine Zosterinfektion nur dann an, wenn gerade eine „angitischphlogistische Diathese" vorhanden ist. Diese soll nach FEYRTER im Kindesalter häufiger vorliegen als im Erwachsenenalter und den Umstand erklären, daß Kinder sich viel häufiger — etwa 7mal so oft — an zosterkranken Erwachsenen infizieren (und Varicellen bekommen), als es umgekehrt der Fall ist.

Pathoanatomie und Histologie: Pathologisch-anatomisch charakterisiert SCHUERMANN den Zoster als eine Dermo(Mucoso)-Neuro-Ganglio-Radiculo-Myelitis.

Nach FEYRTER ist „das pathische Geschehen beim Zoster an allen Orten des Befalls eine Entzündung in Form einer hyperergischen Capillaritis, gegebenenfalls einer solchen vom Typus der Periarteriitis nodosa (Periarteriitis nodosa zosterica FEYRTER). Das pathische Geschehen geht in der akuten Phase der Entzündung einher mit typischen zosterischen Zellveränderungen nicht nur der Haut, sondern auch im Ganglion spinale und an den inneren Organen."

Histologisch ist der Zoster der Haut und der Schleimhaut ausgezeichnet durch das intraepidermale Bläschen (Virusblase nach LEVER), durch ballonierende Degeneration der Epithelzellen (UNNA), durch Riesenzellbildung und durch eosinophile intranucleäre Einschlußkörper (Lipschützsche Körperchen).

Im Bereich der Spinalganglien bzw. deren Umgebung oder des Rückenmarks und seiner Häute bestehen die entzündlichen Veränderungen hauptsächlich aus lymphocytären Infiltraten, die zum Zugrundegehen einzelner Ganglienzellen (sekundäre Neuronophagie) führen. Neben den rein lymphocytären kommen auch lymphocytär-plasmacelluläre Infiltrate in den Ganglien, den Wurzeln und den zugehörigen Rückenmarkssegmenten sowie große, keilförmige, hämorrhagische Nekrosen mit starkem Zerfall der Nervenfasern vor.

Klinik

Symptomatologie: Die Angaben über die Inkubationszeit schwanken zwischen 4 und 21 Tagen. Nach allgemeiner Abgeschlagenheit und Müdigkeit und nicht selten nach Hyper- und Paraesthesien sowie Brennen im später befallenen Hautbezirk kommt es zu Temperatur-

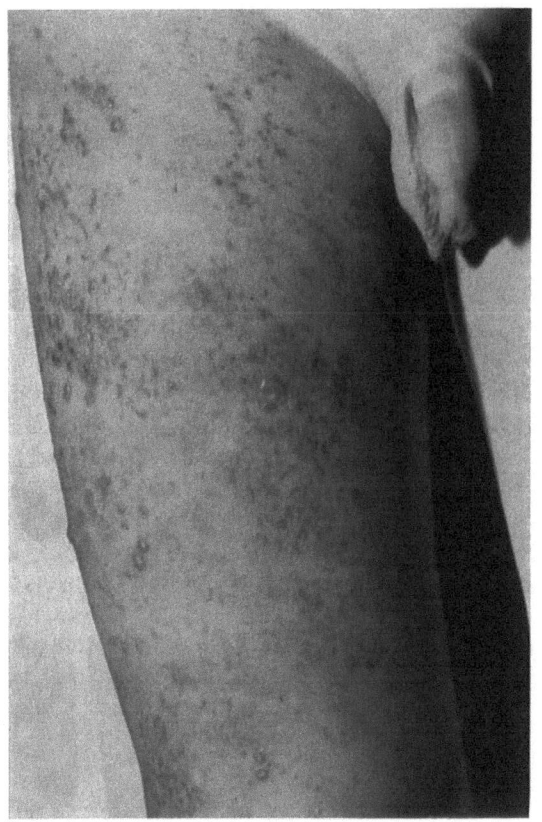

Abb. 454. Bläscheneruption eines Zoster L_{2-3} rechts bei einem 4jährigen Jungen

anstieg. Das Fieber ist in der Regel nur mäßig hoch und fällt mit Ausbruch der Hauterscheinungen wieder ab. Im Innervationsgebiet eines oder mehrerer benachbart liegender sensibler Nerven kommt es nach Rötung der Haut zum Aufschießen buntstecknadelkopfgroßer

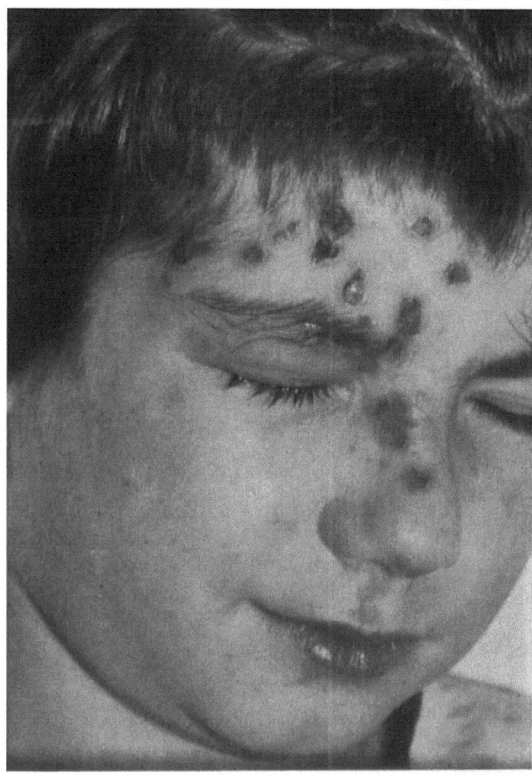

Abb. 455. Zoster im Bereich des rechten I. Trigeminusastes bei einem 8 jährigen Mädchen

bis linsengroßer, heller, einkammeriger Bläschen, die gelegentlich gedellt sind. Die regionären Lymphknoten sind meistens vergrößert. Die Hauterscheinungen jucken nicht, sie brennen. Schmerzen können vor, während und nach Ausbruch der Hauterscheinungen auftreten. Abweichend von der meist sehr erheblichen Schmerzhaftigkeit des Zosters bei älteren Menschen ist es die Regel, daß Kinder während des ganzen Verlaufs der Erkrankung schmerzlos oder zumindest doch weitgehend schmerzfrei sind. Außerdem sind bei Kindern die Prodromi meistens geringer ausgeprägt oder fehlen ganz. Auch der Verlauf ist im allgemeinen kürzer (durchschnittliche Krankheitsdauer 10—14 Tage) und weniger schwer als bei Erwachsenen. Die Hauterscheinungen sind in der Regel streng einseitig und auf das entsprechende Dermatom beschränkt, jedoch können auch — be-

sonders bei Kindern — sog. „aberrierende Bläschen" in geringer Anzahl am ganzen Integument auftreten.

Der Stamm wird am häufigsten befallen. Nach Blank und Rake liegt der bevorzugte Bereich zwischen dem 2. thorakalen und dem 2. lumbalen Segment. Dewald fand den Zoster innerhalb der Cervical- und Thorakalsegmente am häufigsten. In unserer Klinik waren bei 566 Krankheitsfällen 316 mal die Cervical- und Thorakalsegmente, 66 mal die Lumbosacralsegmente und 184 mal der Gesichtsbereich (Trigeminus) betroffen.

Von den Hirnnerven wird vorzugsweise der N. trigeminus ergriffen, von seinen Ästen meistens der I., seltener der II. oder der III. Ast. Beim Befall des ersten Trigeminusastes (Ganglion semilunare Gasseri) mit Augenbeteiligung spricht man von Zoster ophthalmicus. Bei Lokalisation der zosterischen Erkrankung im Bereich des II. und III. Trigeminusastes können Wangen- und Zungenschleimhaut mitbetroffen sein. Auch Otalgien, Facialislähmungen, Gehör- und Gleichgewichtsstörungen kommen vor, so besonders beim Zoster oticus (Ganglion geniculi). Ferner können die glossopharyngealen Ganglien, der Vagus und die cervicalen Ganglien an Zoster erkranken.

Unter Zoster duplex unilateralis versteht man den Befall mehrerer, voneinander getrennt liegender Dermatome der gleichen Körperhälfte, unter Zoster duplex bilateralis die Erkrankung gleicher oder benachbarter Dermatome an beiden Körperhälften. Diese beiden Varianten kommen jedoch nur selten vor. Fließen mehrere Bläschen zusammen, entsteht der Zoster bullosus, bei Blutung in die Bläschen der Zoster hämorrhagicus. Bei nekrotischer Veränderung des Bläschengrundes spricht man von Zoster gangraenosus oder Zoster necroticans, welcher narbig abheilt. Unter Zoster generalisatus versteht man das exanthematische Aufschießen von Zosterbläschen am ganzen Integument, wobei primäre und sekundäre Generalisation möglich ist. Eine zosterische Erkrankung ohne Hauterscheinungen bezeichnet man als einen „Zoster sine exanthemate" oder „sine herpete".

Diagnose und Differentialdiagnose: Die Erkennung stützt sich klinisch auf die segmentale, halbseitige Begrenzung der Hauterscheinungen, die gruppiert stehenden gleichgroßen Bläschen auf gerötetem Grund mit ihrer mehr oder weni-

ger bandförmigen Ausdehnung am Stamm und
der streifenförmigen Anordnung an Armen und
Beinen, ferner auf die brennenden Schmerzen
im Innervationsgebiet der befallenen Nerven.

Das Blutbild weist keine charakteristischen
Veränderungen auf. Bei fieberhaften Verläufen
können Albuminurien und Veränderungen der
Eiweißlabilitätsreaktionen vorkommen. An Li-
quorveränderungen fand CARTER eine Vermehrung der Proteine und eine Pleocytose.

Die Elementarkörperchen des Zostervirus
können im Ausstrichpräparat nach speziellen
Färbeverfahren lichtoptisch bzw. aus dem klaren Inhalt frischer Bläschen elektronenoptisch
nachgewiesen werden. Im Serum der Patienten
sind schon bei Beginn der Erkrankung spezifische Antikörper vorhanden. Auf der Chorioallantoismembran von Bruteiern geht das Zostervirus nicht an, dagegen ist es in menschlichen
embryonalen Gewebekulturen züchtbar.

Vom *Herpes simplex* kann der Zoster klinisch durch die stärker ausgeprägten örtlichen
Beschwerden, die stärkeren entzündlichen Veränderungen, die Abhängigkeit vom Versor-
gungsgebiet eines Spinalganglions und durch
das einmalige Auftreten abgegrenzt werden.
Während der Zoster für gewöhnlich nicht rezidiviert, ist dies beim Herpes simplex fast die
Regel, sowohl an verschiedener, als auch an
gleicher Stelle (Herpes simplex rezidivans in
loco). Für ein Zosterrezidiv sprechen das Vorhandensein von stärkeren Schmerzen und eine
Zellvermehrung im Liquor. Eine sichere Entscheidung kann mikrobiologisch durchgeführt
werden: Der Grütersche Cornealversuch fällt
beim Zoster negativ aus und die Eikultur geht
nicht an, dagegen gelingt die Beimpfung von
Amnionzellkulturen (vgl. Laboratoriumsdia-
gnostik!).

Wegen der morphologischen Gleichheit
der Hautveränderungen ist ferner die Abgrenzung der *Varicellen* von einem Zoster
generalisatus von Bedeutung. Die Varicellen
befallen in erster Linie Kinder. Durch schubweisen Verlauf zeigen sie ein polymorphes Bild.
Ihre Kontagiosität ist groß, sie treten daher
immer gehäuft auf. Das Exanthem beginnt
meist am Kopf und wird nur selten hämorrhagisch oder nekrotisch. Meist schwellen die
Lymphknoten nur bei stärkerer Superinfektion
an. Im Blutbild findet man eine Leukopenie.
Der Zoster generalisatus dagegen bevorzugt das
Erwachsenenalter und entwickelt sich meistens

aus einem primär segmentgebundenen Zoster.
Er tritt wohl immer nur als Einzelfall auf und
bevorzugt chronisch Erkrankte (z. B. als Kom-

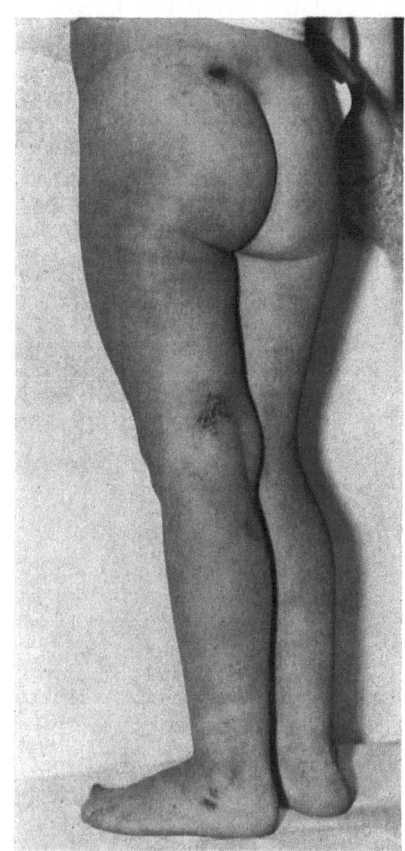

Abb. 456. Zoster im Bereich des Segmentes S_1 links
bei einem $3^3/_4$ jährigen Mädchen

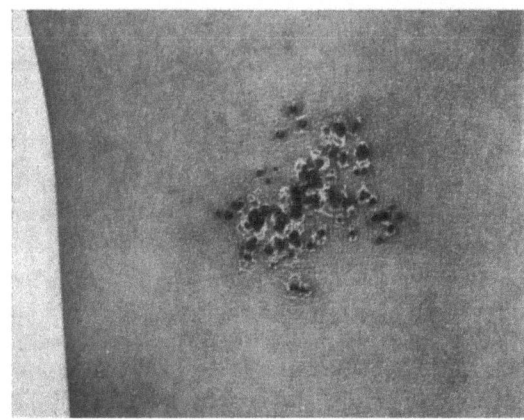

Abb. 457. Ausschnitt der Abb. 456: Krustenstadium
der Zosterefflorescenzen

plikation bei Leukämie, Lymphogranulomatose). Die Hauterscheinungen werden häufig
hämorrhagisch oder nekrotisch. Die Lymph-

45*

knoten schwellen beim Zoster generalisatus immer an. Im Blutbild sieht man häufiger eine Leukocytose als eine Leukopenie, sofern hinsichtlich der Grundkrankheit überhaupt eine Auswertung möglich ist.

Während andere vesiculäre Hauterkrankungen (Ekzeme, Erythema exsudativum multiforme, Dermatitis herpetiformis Duhring,

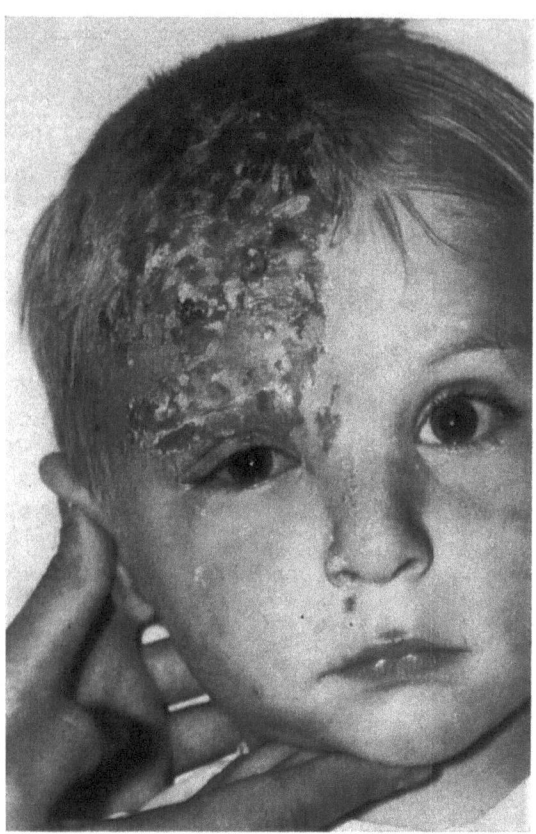

Abb. 458. Zoster opthalmicus rechts bei einem 2³/₄jährigen Jungen

Pemphigus vulgaris, Impetigo contagiosa u. a.) durch fehlende Halbseitigkeit bzw. segmentale Begrenzung relativ leicht ausgeschlossen werden können, macht möglicherweise ein *Erysipel* im Bereich des I. Trigeminusastes zunächst differentialdiagnostische Schwierigkeiten, da der zosterischen Bläscheneruption ebenfalls ein Erythem vorangeht. Die Abgrenzung wird durch das beim Erysipel vorhandene höhere Fieber mit Schüttelfrost, sein rasches Ansprechen auf Antibiotica und Sulfonamide, evtl. durch den Nachweis von Streptokokken ermöglicht. Auch ein Erysipelas bullosum könnte einmal in Betracht kommen, doch sind dessen Blasen meist größer als die des Zosters.

Arzneimittelexantheme und das *Fuchssche muco-oculo-cutane* Syndrom dürften mit ihren nicht segmentgebundenen, disseminierten oder generalisierten Veränderungen keine differentialdiagnostischen Schwierigkeiten bereiten.

Zu beachten ist, daß beim Zoster duplex bilateralis eines der wichtigsten differentialdiagnostischen Kriterien, die Halbseitigkeit, wegfällt.

Differentialdiagnostische Schwierigkeiten werden ferner immer dann auftreten, wenn die Hauterscheinungen noch oder überhaupt fehlen (Zoster sine exanthemate).

Verlauf und Komplikationen: Im allgemeinen klingt das Fieber mit der Bläscheneruption ab. 2—3 Tage nach Aufschießen der Bläschen trübt sich deren Inhalt durch Sekundärinfektion. Bei stärkerer Superinfektion — manchmal mit einer dem Hypopyon ähnlichen Spiegelbildung in den Bläschen — kann es erneut zu einem Fieberschub kommen. Auch beobachtet man gelegentlich spätere neue Bläscheneruptionen. Treten keine Komplikationen hinzu, heilt der Zoster spontan in 2—4 Wochen. Die Bläschen und Pusteln trocknen ein, die Krusten fallen unter Hinterlassung von Resterythemen ab. Später können Hyperpigmentierungen entstehen, wogegen Narben nur beim gangränösen oder stärker superinfizierten und ulcerierten Zoster aufzutreten pflegen, der jedoch bei Kindern äußerst selten ist.

Die entzündliche Erkrankung der Spinal- und Kopfganglien, die sich in die vorderen und hinteren Wurzeln und in die sympathischen Ganglien ausbreiten kann, greift mitunter ascendierend auf das Zentralnervensystem über und führt hier zum Bilde einer Zoster-Myelitis, -Meningitis oder -Encephalitis. Nach RAIMOND und LOT finden sich in etwa der Hälfte der Zosterfälle — nach den Beobachtungen SCHÖNFELDS liegt diese Zahl zu hoch — Hirn- und Rückenmarksreizerscheinungen, die sich in Sensibilitäts-, vasomotorisch-trophischen und sekretorischen Störungen, in Neuralgien und Lähmungen manifestieren können. Die wichtigste und häufigste Komplikation des Erwachsenenalters, die postzosterische Neuralgie, kommt im Kindesalter so gut wie nicht vor. LUMPKIN berichtet neuerdings von einem Fall mit wahrscheinlicher postzosterischer Neuralgie bei einem Kind. Auch der Hirnnervenbefall ist im Kindesalter seltener.

Beim Zoster ophthalmicus kann es neben der Conjunctivitis zu einer Reihe von sehr ernsthaften Komplikationen kommen: Keratitis, Iritis, Iridocyclitis, Ulcus corneae, Perforation der Cornea und Retinitis (mit Retinablutung). Als Spätfolge muß mit Leukomen, Staphylomen und sekundären Glaukomen gerechnet werden. TUCKER beobachtete den recht seltenen Fall eines Zoster ophthalmicus mit Conjunctivitis, Keratitis und Iritis bei einem 6jährigen Jungen, der 4 Jahre zuvor Varicellen durchgemacht hatte. Die Sehkraft war noch ein Jahr nach Abheilung des Zosters reduziert. Die Abb. 458—460, zeigen ebenfalls einen rechtsseitigen Zoster ophthalmicus bei einem 2³/₄jährigen Jungen aus dem Krankengut der Universitäts-Hautklinik Heidelberg. Ophthalmologisch bestanden bei ihm eine Conjunctivitis und eine Iritis.

Wesentlich seltener als der Zoster ophthalmicus ist der Zoster oticus, dem eine Entzündung des Ganglion geniculi zugrunde liegt. Dabei sind die zosterischen Efflorescenzen im Bereich der Ohrmuschel, des Gehörgangs, des Trommelfells und der Periauriculargegend, manchmal auch am weichen Gaumen und an der Zunge lokalisiert. Die präauriculen Lymphknoten sind vergrößert. Weitere Symptome sind Kopfschmerzen, Ohrensausen, Erbrechen, Schwindel, Facialisschwäche und Hypo- oder Hyperakusie. Bei Vorhandensein der Trias: Zosterefflorescenzen im Auricularbereich, homolaterale Facialisparese und einseitige Kopf- und Ohrenschmerzen spricht man von einem Ramsay-Hunt-Syndrom.

Bei Lokalisation des Zosters im Bereich des II. und III. Trigeminusastes kann es ebenfalls zu Mundschleimhautbeteiligung und Facialisparese kommen, die nach SCHUERMANN indessen sehr selten sein soll. SCHUERMANN fand in der gesamten Literatur 40 verwertbare Fälle, zusätzlich 12 eigener diesbezüglicher Beobachtungen.

Auf Grund der polytropen Eigenschaften des Zostervirus ist im Verlauf der Erkrankung eine Beteiligung innerer Organe möglich und zwar jener, die den Innervationsgebieten der jeweils befallenen Rückenmarks- und Hirnnerven entsprechen (FEYRTER, SCHIRDUAN, DIETZE). Bei gleichzeitigem Befall mehrerer Organe spricht man von einem Zoster multiplex.

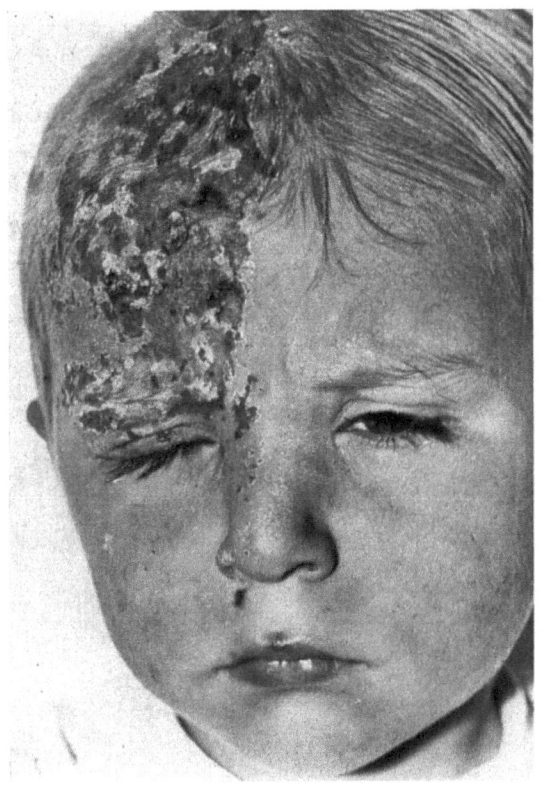

Abb. 459

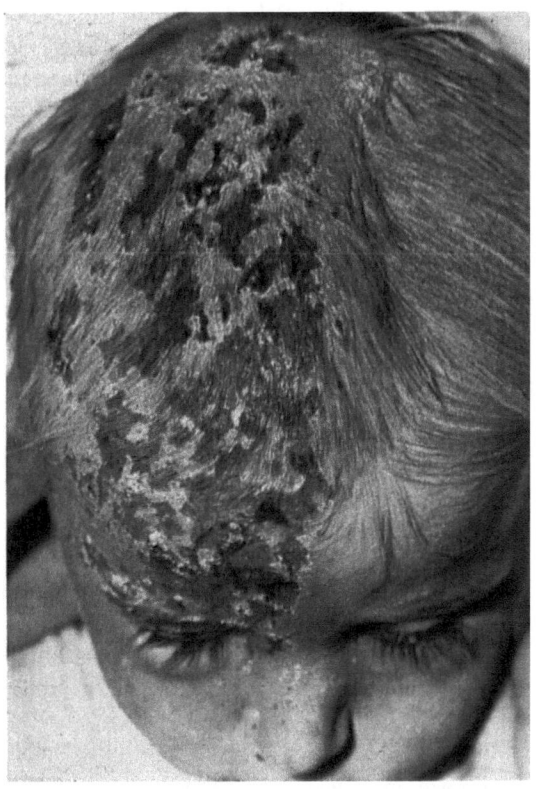

Abb. 460

Zum Zoster generalisatus kommt es in 2 bis 5% der Zostererkrankungen. Zwischen segmentärer und generalisierter Bläscheneruption liegen im allgemeinen 4—8 Tage. Gelegentlich entwickelt sich der Zoster aber auch primär generalisiert. Auf das Vorkommen des Zoster generalisatus vorwiegend bei Patienten, die an Systemerkrankungen (besonders Leukosen, Reticulosen) leiden, sei hingewiesen. Auch andere konsumierende und resistenzmindernde Krankheiten begünstigen das Auftreten eines Zosters im allgemeinen und eines Zoster generalisatus im besonderen.

Als ungewöhnliche und seltene Verlaufsform gilt der „Zoster sine exanthemate" bzw. „Zoster sine herpete", worauf hauptsächlich Feyrter, Minet, Sivard, Widal und Zolotoreff aufmerksam gemacht haben. Dabei handelt es sich um den isolierten Befall von Nervengewebe ohne Ansiedlung des Virus in der Haut.

Zusammenhänge zwischen Traumen und nachfolgendem Auftreten eines Zosters sind noch Gegenstand nicht abgeschlossener Diskussion.

Prognose: Die Prognose des Zosters, bei älteren Menschen quoad sanationem nicht selten mit irreparablen Schäden an Sinnesorganen und therapieresistenten Neuralgien belastet, ist im Kindesalter ausgesprochen gut. Mit Vorsicht zu stellen ist sie allerdings im Säuglingsalter, weil bei evtl. Mitbeteiligung des Innenauges oder der Hirnhäute schwere Dauerschäden resultieren können, ja selbst Todesfälle sind bei Säuglingen beobachtet worden (Herzberg).

Therapie: Die Vielzahl der in der Literatur angegebenen therapeutischen Maßnahmen charakterisiert deren Unzulänglichkeit. Für die praktische Pädiatrie sind im Hinblick auf den im allgemeinen leichten Zosterverlauf bei Kindern die meisten zu entbehren.

In der Mehrzahl der Fälle wird man mit einfachen Externa auskommen. Manchmal können zusätzlich Analgetica oder Antipyretica angezeigt sein. Die Lokalbehandlung richtet sich nach dem jeweiligen Stadium der Hauterkrankung. Im Initialstadium, in dem die Bläschendecken noch erhalten sind, ist austrocknende Behandlung mit einer indifferenten Lotio oder einem milden Puder angezeigt, denen zur Prophylaxe einer Sekundärinfektion ein Lokalantibioticum zugesetzt werden kann (cave Penicillin, Streptomycin wegen häufiger Sensi-

bilisierung!). Bei bereits lädierten Bläschendecken und Nässen empfiehlt sich feuchte Behandlung, z. B. mit Kaliumpermanganat-Umschlägen (1 : 10000), bei vorhandener Superinfektion evtl. unterlegt mit einer antibioticahaltigen Salbe (z. B. Nebacetinsalbe oder Aureomycinsalbe), wobei bei stärkerem Nässen solchen auf Öl/Wasser-Basis (u. a. Ecomytrin-Salbe) der Vorzug zu geben ist. Im Krustenstadium ist ebenfalls die Anwendung einer antibioticahaltigen Salbe angezeigt; sie entspannt die Haut, löst Krusten und verhindert bzw. bekämpft eine sekundäre Keimbesiedlung. Neuerdings hat man zur lokalen Zosterbehandlung auch Corticosteroidsalben — am besten solche mit Antibioticazusatz — herangezogen, um stärkere Entzündungserscheinungen schneller einzudämmen. Gegen die *lokale* Anwendung von Corticosteroiden ist im allgemeinen nichts einzuwenden. Beim Zoster ophthalmicus sollten sie als Augentropfen immer gegeben werden.

Röntgenstrahlen sind beim Zoster im Kindesalter nicht zu verantworten.

Die innerliche Verabreichung von Antibiotica oder Sulfonamiden könnte beim Vorliegen einer stärkeren Superinfektion notwendig werden; einen viruciden Effekt besitzen diese Stoffe bekanntlich nicht.

Innerlich verabreichte Corticosteroide begünstigen in den ersten Krankheitstagen eine Ausbreitung des Virus. Kluge bringt z. B. eine Encephalitis nach Zoster lumbalis mit einer Prednison-Medikation in Zusammenhang. Guimaraes de Macedo u. Mitarb. beobachteten unter Cortison-Therapie einen schweren Zoster gangraenosus, Meyer einen Zoster generalisatus mit meningoencephalitischen Symptomen. Steroide sollten demnach innerlich nur bei ernsthaften Komplikationen und nur unter antibiotischem Schutz gegeben werden. Bei einem normalen Zosterverlauf sind sie kontraindiziert.

Von guten therapeutischen Erfolgen wird nach Anwendung von γ-Globulin-Injektionen und Injektionen von Immunglobulin aus Zoster- bzw. Rekonvalescentenserum berichtet. Hochdosierte Vitamin B_{12}-Verabfolgung wird zur Zeit wohl am meisten zur innerlichen Zosterbehandlung herangezogen.

Seit etwa 10 Jahren werden sog. virostatische Mittel erprobt, nachdem in der Ophthalmologie gute Erfolge bei der Behandlung der Keratoconjunctivitis herpetica mit halogenisierten Uracilen zu verzeichnen waren. So berichten SCHERSTEN, WHEATLY und DUPERAT über abgemilderte Verläufe und Verkürzung der Krankheitsdauer bei Behandlung herpetischer Hauterkrankungen mit einem Biguanid (Flumidin, wirksame Substanz ABOB). Gleich günstige Erfahrungen mit einem Harnstoffderivat des Diphenylsulfons (CG 662, Chemie Grünenthal) machten ALEXANDER und NEUHAUS sowie NASEMANN. In unserer Klinik war bei den mit den Virostatica ABOB und CG 662 behandelten 63 Zosterfällen die Krankheitsdauer durchschnittlich um 1—3 Tage verkürzt. Ein eindeutiges Urteil über den Wert dieser Behandlungsmethode beim Zoster ist zur Zeit noch nicht möglich.

Literatur

ADKISSON, M. A.: Herpes zoster in a newborn premature infant. J. Pediat. 60, 956 (1965).

AHL, B. N., and R. P. NADBATH: Herpes zoster ophthalmicus, in which keratitis preceded the cutaneous eruption. Amer. J. Ophthal. 34, 1035 (1951).

ALEXANDER, M., u. G. HEUHAUS: Klinische Erfahrungen mit dem Virostaticum CG 662. Dtsch. med. Wschr. 33, 1598—1603 (1963).

AMIES, C. R.: The elementary bodies of zoster and their serological relationship to those of varicella. Brit. J. exp. Path. 15, 314 (1934).

ARNDT, J., u. H. BUTTENBERG: Hinweise zur segmentalen Manifestation eines latenten Herpes zoster. Münch. med. Wschr. 101, 1736 (1959).

BALARINI, M.: Klinische Untersuchungen über die Topographie des Herpes zoster. Arch. ital. Derm. 12, 3 (1936). Ref.: Zbl. Haut- u. Geschl.-Kr. 55, 464 (1937).

BARTLETT, R. E., C. S. MUMMA, and A. R. IRVINE: Herpes zoster ophthalmicus with bilateral hemorrhagic retinopathy. Amer. J. Ophthal. 34, 45 (1951).

BERGGREEN, P.: Die Lokalisation des Herpes zoster. Derm. Wschr. 106, 271 (1938).

BIELING, R.: Die zwei Typen des Herpes zoster. Dtsch. med. Wschr. 77, 1611 (1952).

— Systematische und ätiologische Untersuchungen auf dem Virusgebiet. Wien. klin. Wschr. 64, 481 (1952).

—, u. G. POETSCHKE: Allgemeine Pathogenese der Viruskrankheiten des Zentralnervensystems. In: Handbuch der speziellen patholog. Anatomie und Histologie, Bd. XIII/2. Berlin-Göttingen-Heidelberg: Springer 1958.

BJÖRK, A.: Le zona ophthalmique chez l'enfant. Acta paediat. (Stockh.) 37, 363 (1949).

BLANK, H., and G. RAKE: Viral and rickettsial diseases of the skin, eye and mucous membranes of man. Boston and Toronto: Little, Brown & Comp. 1955.

BLATTNER, R. J.: Varicella and zoster. J. Pediat. 44, 116 (1954).

BLUEFARB, S. M.: Herpes zoster associated with monocytic leukaemia. Arch. Derm. Syph. (Chic.) 57, 319 (1948).

BOHNSTEDT, R. M.: Isomorpher Reizeffekt bei Psoriasis bedingt durch Herpes zoster. Zbl. Haut- u. Geschl.-Kr. 22, 202 (1957).

BRUUSGAARD, E.: The mutual relation between zoster and varicella. Brit. J. Derm. 44, 1 (1932).

BURGOON, C. G.: Natural history of herpes zoster. J. Amer. med. Ass. 164, 265 (1957).

CAMPBELL, R.: Irgapyrin zur Behandlung von Herpes zoster. Praxis 581, (1957).

CARTER, A. B.: Investigations into the effects of aureomycin and chloramphenicol in Herpes zoster. Brit. med. J. 1951, 987.

CLEISZ, L., M. BOLGERT, M. LE SOURD, G. HABIB et P. DEVENY: Zona cervical chez un nouveau-né évolutif dès la naissance. Bull. Soc. franç. Derm. Syph. 58, 54 (1951).

COMBY, J.: Herpes zoster in children. Bull. Soc. med. Hôp. Paris 46, 992 (1922).

COUNTER, C. E., and B. I. KORN: Herpes zoster in the newborn with congenital blindness. Report of a case. Arch. Pediat. 67, 397 (1950).

DEWALD, W.: Herpes zoster. Dtsch. Gesundh.-Wes. 46, 1994—2000 (1963).

DOWNIE, A. W.: Chickenpox and zoster. Brit. med. Bull. 15, 197 (1959).

DUEHR, P. A.: Herpes zoster as a cause of congenital cataract. Amer. J. Ophth. 39, 157 (1955).

DUPERRAT, B.: Le virustat en dermatologie. Sem. Hôp. Paris 39, 686—691 (1963). Ref.: Zbl. Haut- u. Geschl.-Kr. 114, 278 (1963).

EVANS, W.: Lebensalter und Herpes zoster. Brit. med. J. 1905, No. 6. Ref.: Mh. prakt. Derm. 41, 208 (1905).

FELDMANN, G. V.: Herpes zoster in a newborn. Arch. Dis. Childh. 27, 126 (1952).

FEYRTER, F.: Zur Pathogenese des Zoster, der Varicellen und der herpetischen Erkrankungen. Öst. Z. Kinderheilk. 10, 43 (1954).

— Über das Problem des Zoster. Zbl. allg. Path. path. Anat. 91, 279 (1954).

— Über die Periarteriitis nodosa zosterica. Verh. dtsch. Ges. inn. Med. 694 (1954).

— Über den Zoster. Hautarzt 5, 391 (1954).

— Über das Wesen des Zosters. Virchows Arch. path. Anat. 325, 70 (1954).

FRANK, and E. GARRET: Herpes zoster ophthalmicus. Report of a case in a three and one-half-year-old child. Klin. Mbl. Augenheilk. Bd. 137 (1960).

GANS, O., u. G. K. STEIGLEDER: Histologie der Hautkrankheiten. 2. Aufl., Bd. II. Berlin-Göttingen-Heidelberg: Springer 1957.

Greenough: Herpes zoster. Med. record. Vol. 36, Nr. 17. Ref.: Mh. prakt. Derm. 10, 44 (1890).

Greither, A.: Dermatologie der Mundhöhle und der Mundumgebung. Stuttgart: Thieme 1955.

Grindon, J. jr.: Herpes zoster with generalized eruption. Report of three cases. Arch. Derm. Syph. (Chic.) 39, 865 (1939).

Grüter, W.: Zur Ätiologie des Zoster ophthalmicus. Ber. dtsch. ophtahlm. Ges. 29 (1952).

Guimaraes de Macedo, A., u. M. B. Da Silva Moreira: Zoster mit langer Entwicklung, kompliziert durch Hautgangrän während einer Cortisonbehandlung. Varicellen bei zwei Kindern des Patienten. Rev. bras. Med. 11, 97 (1953). Ref.: Zbl. Haut- u. Geschl.-Kr. 89, 275 (1954).

Herzberg, J. J.: Die Viruskrankheiten der Haut. In: Lehrbuch der Haut- u. Geschlechtskrankkrankheiten von E. Riekke. 9. Aufl. Stuttgart: Gustav Fischer 1962.

Janson, Ph.: Seltene Zosterverlaufsformen. Z. Haut- u. Geschl.-Kr. 26, 292 (1959).

Jones, A. Th.: Herpes zoster. Brit. J. clin. Pract. 1957, 41.

Jones, B. C.: Herpes zoster and varicella occurring simultaneously in the same case. Med. Ann. D. C. 21, 606 (1952).

Kiessling, W.: Hautkrankheiten bei Kindern. Antrittsvorlesung. Heidelberg 1961.

Kluge, K.: Zoster-Encephalitis. Derm. Wschr. 46, 542—544 (1963).

Kundratitz, K. v.: Experimentelle Übertragungen von Herpes zoster auf den Menschen und die Beziehung von Herpes zoster zu den Varicellen. Mschr. Kindreheilk. 29, 516 (1925).

Kutscher, U.: Hautkrankheiten bei Kindern bis zum 14. Lebensjahr in einer dermatologischen Klinik. Dissertation Heidelberg 1963.

Kreibig, W.: Die Zostererkrankung des Auges. Klin. Mbl. Augenheilk. 135, 1 (1959).

Lausecker, H.: Über seltene Zosterformen. Med. Klin. 1952, 149.

Lever, W. F.: Histopathologie der Haut. Stuttgart: Gustav Fischer 1958.

Lewis, G. W.: Zoster sine herpete. Brit. med. J. 1958, 418.

Lipschütz, B.: Die Einschlußkrankheiten der Haut. In: Handbuch der Haut- und Geschlechtskrankheiten von J. Jadassohn. Bd. II, S. 21—163. Berlin: Springer 1932.

—, u. K. v. Kundratitz: Über die Ätiologie des Zoster und über seine Beziehungen zu Varicellen. Wien. klin. Wschr. 38, 499 (1925).

— Die Beziehungen zwischen Zoster und Varicellen. Zbl. Haut- u. Geschl.-Kr. 21, 673 (1926).

Lumpkin, L. R.: Herpes zoster in an infant with probable postherpetic neuralgia. Arch. Derm. 83, 661 (1961).

Lupp, H.: Häufigkeit und Zusammensetzung dermatologischer Krankheitem im pädiatrischen Krankengut. Dissertation Heidelberg 1963.

Meyer, R. Z.: Encephalitis bei Zoster. Z. Haut- u. Geschl.-Kr. 22, 230 (1957).

Mormone, V.: On a case of herpes zoster observed in a newborn. (Su di un caso die herpes zoster in un neonato.) Pediatria (Napoli) 66, 250 (1958). Ref.: Excerpta med. (Amst.), Sect. XIII, 13, 163 (1959).

Murthy, V. N. K.: Zoster. Indian J. Derm. 24, 103 (1958).

Nasemann, Th.: Die Therapie der Viruskrankheiten der Haut. Hautarzt 6, 337 u. 385 (1955).

— Viruskrankheiten der Haut. In: Handbuch der Haut- u. Geschlechtskrankheiten von J. Jadassohn. Ergänzungswerk, Bd. IV, Teil 2, S. 230. Berlin-Göttingen-Heidelberg: Springer 1961.

— Über die Wirkung einer neuen virostatischen Substanz. Arch. klin. exp. Derm. 219, 541 bis 542 (1964).

—, u. H. J. Bandmann: Zur Differentialdiagnose der varioliformen Pyodermie. Hautarzt 7, 137 (1956).

Nataf, R., P. Lepine et G. Bonamour: Zusammenfassende Übersicht über den Report de la Société Francaise d'Ophthalmologie 1960. Klin. Mbl. Augenheilk. 137 (1960).

Nauck, E. G.: Der Herpes zoster. In: Die Infektionskrankheiten und ihre Erreger. Hrsg. v. A. Grumbach and W. Kikuth, Bd. II. Stuttgart: Thieme 1958.

Oerkermann, R.: Klinik und Therapie des Herpes zoster aus dem Krankengut der Universitäts-Hautklinik Heidelberg von 1950—1963. Dissertation Heidelberg 1964.

Paschen, E.: Elementarkörperchen im Bläscheninhalt bei Herpes zoster und Varicellen. Zbl. Bakt. I. Abt. Orig. 130, 190 (1933).

Rake, G., H. Blank, L. Coriell, F. P. O. Nagler, and T. F. Mc Nair-Scott: The relationship of varicella and herpes zoster: Electron microscope studies. J. Bact. 56, 293 (1948).

Renard, G., u. P. Halbron: Zum Zusammenhang zwischen Windpocken und Zoster. Arch. Ophthal. (Paris) 51, 151 (1934). Ref.: Zbl. Haut- u. Geschl.-Kr. 49, 56 (1935).

Ruska, H.: Über das Virus der Varicellen und des Zoster. Klin. Wschr. 22, 703 (1943).

— Varicellen- u. Zostervirus. In: Handbuch der Virusforschung von R. Doerr u. C. Hallauer. Ergänzungs-Bd. II, 356. Wien 1950.

Schaeffer, A. J.: Diseases of the newborn. S. 164. Philadelphia: W. B. Saunders Co. 1960.

Scheller, H.: Die Erkrankungen der peripheren Nerven. In: Handbuch der inneren Medizin, 4. Aufl., Bd. V, Teil 2. Berlin-Göttingen-Heidelberg: Springer 1953.

Schersten, B.: Herpes zoster behandlad med ABOB. Svenska Läk.-Tidn. 56, 3563 (1959).

Schirduan, M., u. H. H. Dietze: Über einen klinisch und pathologisch-anatomisch ungewöhnlichen Herpes zoster multiplex mit eigenartiger Ileitis. Arch. Derm. Syph. 194, 366 (1952).

Schönfeld, W.: Zoster. In: Handbuch der Haut- und Geschlechtskrankheiten von J. Jadassohn. Bd. VII, Teil 1, S. 1. Berlin: Springer 1932.
— Viruskrankheiten in der Dermatologie: In: Lehrbuch der Haut- und Geschlechtskrankheiten. 8. Aufl. Stuttgart: Thieme 1959.
— Kurze Geschichte der Dermatologie und Venerologie. Hannover-Kirchrode: Theodor Oppermann 1957.
Schramm, G.: Die Biochemie der Viren. Berlin-Göttingen-Heidelberg: Springer 1954.
Schuermann, H.: Krankheiten der Mundschleimhaut und der Lippen. München und Berlin: Urban und Schwarzenberg 1955.
— Differentialtherapie des Herpes zoster? Med. Klin. 1956, 2029.
Siegel, J.: Zum ätiologischen Zusammenhang von Herpes zoster und Varicellen. Münch. med. Wschr. 1927, 189.

Spitzer, R.: Die geographische Verteilung der Hautkrankheiten. In: Handbuch der Haut- und Geschlechtskrankheiten von J. Jadassohn. Bd. XIV, Teil 2. Berlin: Springer 1928.
Thomas, E. W.: Bilateral zoster. Lancet 1947 II, 25.
Touraine, A., et A. Piquart: Zona double asymétrique de la face, sans réaction meningée. Bull. Soc. franç. Derm. mat. 44, 120 (1937).
Tucker, S. M.: Herpes zoster ophthalmicus in children. Arch. Dis. Childh. 33, 437 (1948).
Wheathley, D.: A trial of Flumidin in common virus infections seen in general practice. II. Intern. Symp. Chemother. Neapel September 1961.
Winkelmann, R. K., and H. O. Perry: Herpes zoster in children. J. Amer. med. Ass. 171, 876 (1959).
Wright, Fr. J.: Glossopharyngeal zoster followed by varicella in two contacts. Lancet 1947 II, 26.

Molluscum contagiosum

Von E. Heindl-Preissler, Heidelberg

Synonyma: Molluscum atheromatosum (Jacobowicz), Acné tuberculoide (Devergie), Molluscum sebaceum (Helwag-Kaposi), Acné varioliforme (Bazin), Molluscum contagiosum (Bateman 1817), Condyloma porcellaneum (Fritze), Molluscum verrucosum (Kaposi), Epithelioma molluscum (Virchow, Geber), Colloidmilium (Auspitz), Epithelioma contagiosum (Neisser, Unna) u. a.

Definition: Das Molluscum contagiosum stellt einen contagiösen epithelialen Tumor dar. Morphologisch handelt es sich in der Regel um stecknadelkopf- bis erbsengroße, genabelte Knötchen; sie treten zu mehreren auf und befallen vorwiegend Kinder. Der Erreger dieser infektiösen Epitheliose ist ein quaderförmiges Virus.

Geschichtliches: Das Molluscum contagiosum wird in dem von Fritze 1797 herausgegebenen Handbuch mit venerischen Erkrankungen in Zusammenhang gebracht. Bateman führte 1817 den Begriff des Molluscum contagiosum ein. Kaposi faßte den Tumor als „atheromatös entartete Talgdrüse" auf. Ihm entgegen stand die Meinung, daß es sich beim Molluscum contagiosum um eine Wucherung des Epithels handelt. Hierbei wiederum war die Frage unklar, ob der Tumor vom Epithel der Oberhaut oder der Follikelausführungsgänge bzw. der Haarwurzelscheide seinen Ausgang nimmt. Die Erstbeschreiber der sog. Molluscum-Körperchen (Corps ronds) waren Henderson und Paterson (1841). Die ersten Übertragungsversuche führten Retzius, Vidal, Haab und Pick durch. Juliusberg konnte 1905 beweisen, daß der Erreger bakteriendichte Filter passiert. Die Elementar-Körperchen des Virus

wurden von Lipschütz mikroskopisch 1906 erstmals beobachtet.

Häufigkeit: Während der Jahre 1947 bis 1961 befanden sich im Krankengut der Universitäts-*Haut*-Klinik Heidelberg 34 Kinder mit Mollusca contagiosa. Bei einer Gesamtzahl von 8317 hautkranken Kindern, die wir während dieses Zeitraums sahen, betrug die Häufigkeit demnach 0,4%. An der Universitäts-*Kinder*-Klinik Heidelberg belief sich im Jahre 1960 die Häufigkeit des Molluscum contagiosum (in bezug auf hautkranke Kinder innerhalb des pädiatrischen Krankengutes) auf 0,3%. Nasemann errechnete für die Universitäts-Haut-Klinik München im Zeitraum von 1953—1955 eine Frequenz von 0,1%, bezugnehmend auf *alle* Altersstufen hautkranker Patienten. Ausländische Statistiken nennen für die Häufigkeit des Molluscum contagiosum folgende Zahlen: Japan 3,3% (Maruoka), Prag 0,2%, London 0,2%, Toulouse 0,2%, USA 0,15—0,2%.

Altersdisposition: Das Molluscum contagiosum ist ganz überwiegend eine Erkrankung des Kindes- und Jugendalters. Nach der Statistik der Universitäts-Haut-Klinik Heidelberg waren die Altersgruppen von 1—14 Jahren fast gleichmäßig beteiligt. Bei Säuglingen ist das Molluscum contagiosum jedoch selten. Nach Maruoka können Säuglinge frühestens im Alter von 2 Monaten befallen werden, in der Regel erst mit einem halben Jahr.

Geschlechtsdisposition: An der Universitäts-Haut-Klinik Heidelberg waren 52,9% der erkrankten Kinder Jungen, 47,1% Mädchen. Im Krankengut von Maruoka fanden sich 51,7% Mädchen und 48,3% Jungen; der Anteil der beiden Geschlechter dürfte also in etwa gleich sein.

Von *konstitutionellen* und *jahreszeitlichen* Faktoren ist das Auftreten des Molluscum contagiosum unabhängig, hingegen scheint es in Bevölkerungskreisen mit schlechten hygienischen Verhältnissen offenbar häufiger beobachtet zu werden.

Ätiologie: Das Molluscum contagiosum wird durch ein Virus hervorgerufen, das morphologisch wie der Erreger des Melkerknotens (sensu strictiori), der Geflügelpocken und des Ecthyma

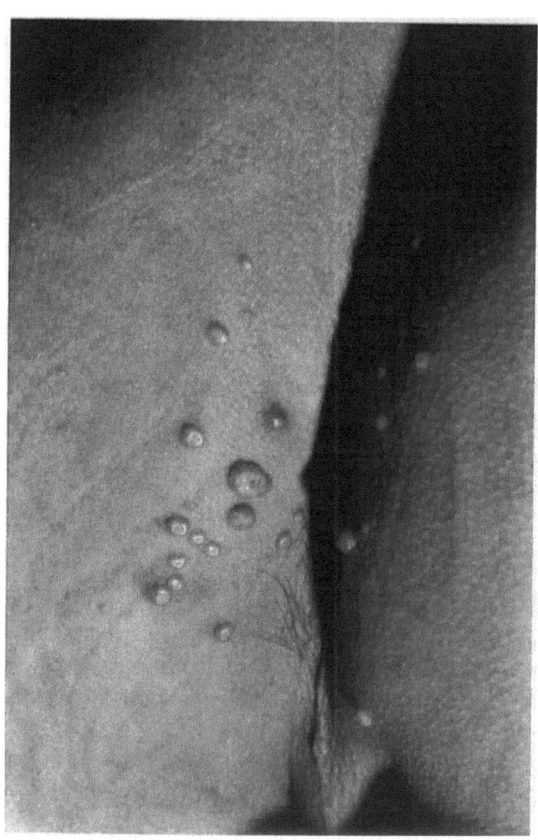

Abb. 461. Perianale Mollusca contagiosa

contagiosum zu der Pockengruppe gehört (Nasemann). Innerhalb der einschlußbildenden Viruskrankheiten ist das Molluscum contagiosum unter die Cytooikonten einzureihen. Mit entsprechenden Färbungen (nach Morosow, Paschen, Herzberg, Giemsa) lassen sich in dem aus den Mollusca stammenden Preßbrei

Elementarkörperchen lichtoptisch nachweisen. Auch im histologischen Präparat sind sie zu sehen (Giemsafärbung, Feulgenreaktion). Ebenso ist eine Darstellung im Dunkelfeld möglich (Kreibich). Nasemann und Bandmann konnten mit Hilfe des Phasenkontrastverfahrens die Brechungsindices der Molluscum-Elementarkörperchen bestimmen. Die charakteristische Quaderform der Elementarkörperchen des Molluscum contagiosum-Virus ist elektronenoptisch erkennbar.

Das Virus ist auf Laboratoriumstiere nicht übertragbar und auf der Chorioallantoismembran nicht züchtbar (Nasemann).

Übertragungen von Mensch zu Mensch sind möglich.

Pathogenese: Die Inkubationszeit schwankt zwischen 17 Tagen und 20 Monaten. Überimpfungen von Mensch zu Mensch gehen durchschnittlich in 6 Wochen an.

Das streng epidermotrope Virus dringt wahrscheinlich durch kleine Läsionen des Deckepithels in die Epidermis ein. Zu einer Virämie oder Generalisation kommt es nie. Deshalb sind im Patientenserum auch keine Antikörper nachweisbar und kann Immunität nicht erworben werden.

Cytologie: Im Stratum basale und Stratum spinosum der Epidermis finden sich eosinophile, intracytoplasmatische Einschlußkörper, die infektionstüchtige Elementarkörperchen speichern. Die basophilen Corps ronds dagegen sind ursprünglich mit eosinophilen Einschlüssen versehene Zellen des Rete Malpighi. Durch keratoide Degeneration sind sie verhornt und nicht mehr in der Lage, infektionstüchtige Elementarkörperchen zu speichern und abzugeben (Nasemann).

Histopathologie: Histologisch zeigt das Molluscum contagiosum eine radiär angeordnete Läppchenstruktur mit bindegewebigen Septen. Das Knötchen ist durch eine lockere Bindegewebshülle von der Cutis getrennt. Die Kerne der vergrößerten Zellen des Stratum basale und des Stratum spinosum sind gegen den Rand gedrängt; im oberen Stratum spinosum weisen sie nur noch sichelförmige Konfiguration auf. Im Cytoplasma dieser pathologisch veränderten Stachelzellen werden die typischen Einschlußkörper sichtbar. Diese Einschlußkörper werden von Viruselementarkörperchen nahezu ganz ausgefüllt. Die oberen Retezellen weisen keratoide Degeneration auf; es kommt zur Bildung heller, homogener, rundlicher Gebilde, der sog. Corps ronds.

Epidemiologie: Mollusca contagiosa kommen überall vor, die Häufigkeit scheint aber bei den einzelnen Rassen verschieden zu sein. In

Europa sieht man nur selten kleine Epidemien in Kinderheimen oder Schulen, während z. B. an der Elfenbeinküste und im Sudan Epidemien beschrieben wurden. Die Übertragung erfolgt

Fußsohlen angetroffen, und eine extreme Seltenheit ist ihr Auftreten am behaarten Kopf. Bei Lokalisation im Bereich der Augenlider ist nach SCHÖNFELD der bevorzugte Sitz die nasale

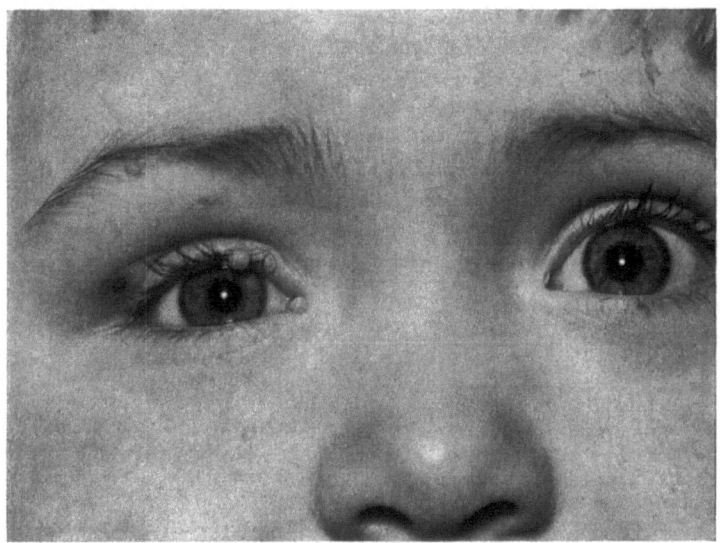

Abb. 462. Mollusca contagiosa der Lider

direkt oder durch gemeinsame Gebrauchsgegenstände, auch venerische Übertragung ist erwiesen.

Man vermutet, daß Vögel und Vogelmilben ein Reservoir für das Virus darstellen.

Klinik

Klinische Symptome und Lokalisation: Die Mollusca contagiosa stellen stecknadelkopf- bis erbsgroße, halbkugelig das Niveau der Haut überragende, hautfarbene oder weißliche, manchmal auch transparent erscheinende, relativ harte Tumoren der Haut mit einer charakteristischen zentralen Eindellung dar. Bei noch kleinen Efflorescenzen kann diese zentrale Delle fehlen. Die Mollusca können einzeln und zu mehreren, gelegentlich auch exanthematisch auftreten. Auf Druck läßt sich nach Anritzen der Knötchen ein grau-weißer Brei exprimieren.

Grundsätzlich kann jede Hautregion befallen werden, Prädilektionsstellen jedoch sind Genitale, Gesicht, Augenlider und Hals. Stamm und Extremitäten werden nach unseren Beobachtungen seltener ergriffen. MARUOKA fand eine Bevorzugung des Rückens vor Brust, Bauch, Oberschenkeln, Gesicht, Hals, Oberarmen, Genitale und Achseln. Sehr selten werden sie in der Mundhöhle, an Handtellern und

Hälfte des Lidrandes. Es sind jedoch auch Mollusca der Conjunctiva, ja sogar der Cornea beschrieben worden.

REDSLOH sah einen kleinbohnengroßen Tumor der rechten Conjunctiva bulbi in der Höhe des Lidspaltes, der sich histologisch als Molluscum contagiosum erwies. Bei einem 3jährigen Jungen beobachtete SYSI ein Molluscum contagiosum

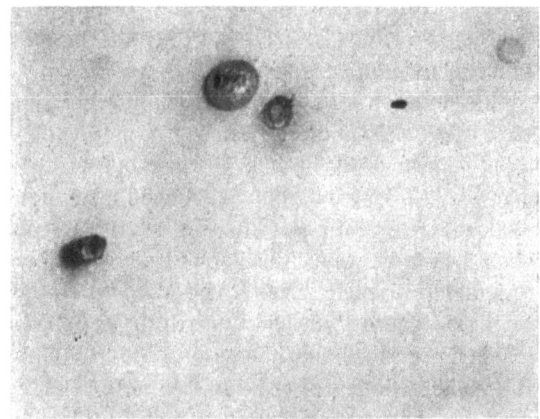

Abb. 463. Sekundär irritierte Mollusca contagiosa

corneae: an der linken Hornhaut bestand ein Infiltrat von 3—4 mm Durchmesser, das in der Mitte ein 1,5 mm breites Knötchen mit zentraler Dellung trug. Bei einem 3 Monate alten Säugling bestand auf dem Kopf ein kleiner, kugeliger, glatter, opalin aussehender Tumor von weicher Konsistenz ohne Dellenbildung. Feingeweblich ergab sich ein Molluscum contagiosum (Quattrini). Riggio berichtet von einem 13 jährigen Jungen mit einem traubenförmigen Tumor in der Nabelgegend, der sich histologisch ebenfalls als ein Molluscum contagiosum erwies.

Die Mollusca contagiosa entwickeln sich ohne besondere Beschwerden. Manchmal verursachen sie Juckreiz. Durch Kratzen können sie auf andere Körperregionen verschleppt werden oder auch strichförmig angeordnet sein. Auch Irritationen und Superinfektionen können durch das Kratzen hervorgerufen werden.

Mollusca contagiosa können monate- oder jahrelang in derselben Größe und Ausdehnung bestehen bleiben, sich aber auch rasch vergrößern und vermehren oder spontan zurückbilden.

Diagnose und Differentialdiagnose: Bei charakteristischem Aussehen der Mollusca-Knötchen dürfte die Diagnose keine Schwierigkeiten bereiten. Sie kann erschwert sein 1. durch morphologische Varianten, 2. durch starke Ausbreitung und 3. durch sekundäre Irritation.

Manche Mollusca sitzen nicht breitbasig der Haut auf, sondern zeigen eine leichte pilzartige Einschnürung an ihrer Basis. Sie sind auch nicht immer hautfarben, sondern können weißliche, gelbbraune bis rötliche oder gar schwärzliche Farbnuancen haben. Außerdem umgibt sie gelegentlich ein leukodermatischer Hof oder eine keloidartige Randzone. Stark hyperkeratotische Formen hat Casazza als Molluscum contagiosum cornoides bezeichnet. Kleine Mollusca lassen öfter die zentrale Delle vermissen und erschweren dadurch die Diagnose.

In seltenen Fällen können die Mollusca bis zu Haselnußgröße heranwachsen, es sind sogar Größen von einer halben Orange beschrieben worden. Außer einer beträchtlichen Volumenzunahme der Einzelefflorescenz kann es zu einer Dissemination über verschiedene Körperregionen kommen. Diese beiden Formen bezeichnete Riggio als circumscripte, neoplastiforme bzw. als disseminierte, miliare Mollusca. Bei Ausbreitung großer Knoten über das ganze Integument sprach Lipschütz von Molluscum contagiosum acutum giganteum et generalisatum.

Kaposi beschrieb den seltenen Fall von Molluscum contagiosum acutum generalisatum bei einem 6 Monate alten Jungen, bei welchem nahezu der ganze Körper von Knötchen bedeckt war. Nasemann sah bei einem 8 jährigen Mädchen über 400 solcher Knötchen.

Entzündungen und Superinfektionen mit evtl. nachfolgender narbiger Abheilung verwischen manchmal das klinische Bild. Die Narben — gelegentlich stärker pigmentiert — ähneln denen nach pustulöser Variola.

Selten beobachtet man im Verlauf solcher Superinfektionen Lymphknotenschwellungen, die sich histologisch als entzündliche Reaktion vom histiolymphocytären Typ erweisen. Blutbildveränderungen treten nicht auf.

Differentialdiagnostisch in Frage kommende Dermatosen sind: kleine Warzen, Milien, Papillome, nichtpigmentierte Naevuszellnaevi, Syringome und Syringocystadenome (der Lider). Ferner sind der Naevus syringocystadenomatosus papilliferus, das Keratoakanthom, syphilitische Papeln und maligne Tumoren (Sarkom, amelanotische Form des malignen Melanoms) in Betracht zu ziehen.

Vereist man die Molluscum-Knötchen mit Chloräthyl, so bildet sich um sie ein schimmernder Ring, der vielleicht in manchen Fällen diagnostisch weiterhelfen kann (Tzanck und Pautrat).

Conjunctivale Mollusca können eine Conjunctivitis follicularis, eine Conjunctivitis tuberculosa und in ausgeprägten Fällen ein Trachom vortäuschen.

Komplikationen: Entzündungen und Superinfektionen mit narbiger Abheilung sind relativ harmlose Komplikationen. Sitzen die Mollusca contagiosa im Bereich der Lider, so resultieren chronische Conjunctivitiden, die erst nach Entfernung der Knötchen zur Abheilung gebracht werden können. Keratoconjunctivitiden, Keratitiden, Phlyktänen und in schweren Fällen Iritiden können die Conjunctivitis komplizieren.

Prognose: Die Prognose ist günstig. Eine Beteiligung innerer Organe kommt nie vor. Kosmetische Schäden können durch Narben entstehen.

Therapie: Zur Entfernung der Mollusca bedient man sich am besten eines sog. „Molluscum-Bestecks", welches aus einem Starmesser und einem kleinen, napfartigen Löffelchen besteht. Nachdem man mit dem Starmesser die Haut eingeritzt hat, wird mit dem Löffelchen der Molluscum-Brei herausgehebelt und anschließend der Wund-Grund mit 10%iger Argentum nitricum-Lösung oder Jodtinktur betupft.

Manche Autoren empfehlen auch eine Kauterisierung, Röntgenstrahlen sollten dagegen nie angewandt werden.

Neuerdings wird von verschiedenen Seiten darauf hingewiesen, daß durch innerliche Gaben von Penicillin, Tetracyclin oder Sulfonamiden eine Rückbildung der Mollusca contagiosa zu erreichen ist. Diese konservative Therapie dürfte *nur* bei Vorhandensein vieler Mollusca ihre Berechtigung haben. Zur Zeit kann noch nicht gesagt werden, ob es sich hierbei um eine echte pharmakodynamische Wirkung oder um eine Suggestivwirkung handelt. Die Möglichkeit einer spontanen Rückbildung muß immer berücksichtigt werden.

Bei ausgedehntem Befall sollte man nach dem Vorschlag von HÄMEL zunächst nur *ein* Molluscum contagiosum exstirpieren, da in manchen Fällen danach eine Spontanabheilung der übrigen Mollusca zu beobachten ist (vgl. auch Suggestivmaßnahmen in der Warzenbehandlung).

Literatur

BANFIELD, W. G., H. BUNTING, M. J. STRAUSS, and J. L. MELNICK: Electronmicrographs of thin sections of molluscum contagiosum. Proc. Soc. exp. Biol. **77**, 843 (1951).

BLANK, H.: Virus induces tumors of human skin (warts, molluscum contagiosum). Ann. Acad. Sci. **54**, 1226 (1952).

—, and G. RAKE: Viral and rickettsial diseases of the skin, eye and mucous membranes of man. Boston and Toronto: Little, Brown & Comp. 1955.

CASAZZA, R.: Eine noch nicht beschriebene Abart des Molluscum contagiosum. Derm. Wschr. **98**, 260 (1934).

DOURMASHKIN, R., and W. BERNHARD: A study with the electron microscope of the skin tumour of molluscum contagiosum. J. Ultrastruct. Res. **3**, 11 (1959).

ELSCHNIG, A.: The significance of molluscum contagiosum as an aetiological factor of conjunctival and corneal disease. Arch. Ophthalm. 51 (1922).

FERREIRA-MARQUES, J., and A. TANISSA: Epidemic of molluscum contagiosum in an orphanage. Gaz. méd. part. **7**, 731 (1954). Ref.: Excerpta med. (Amst.) Sect. XIII **10**, 23 (1956).

GANS, O.: Histologie der Hautkrankheiten. Bd. II. Berlin: Springer 1928.

GOODPASTURE, E. W., and H. KING: A cytologic study of molluscum contagiosum. Amer. J. Path. **3**, 385 (1927).

GREITHER, A., u. H. TRITSCH: Die Geschwülste der Haut. Stuttgart: Thieme 1957.

HÄMEL, J.: Zur Behandlung der Verrucae, des Molluscum contagiosum und des Granuloma annulare. Derm. Wschr. **120**, 678 (1949).

HERZBERG, J. J.: Die Viruskrankheiten der Haut. In: Lehrbuch der Haut- und Geschlechtskrankheiten von E. RIECKE. 9. Aufl. Stuttgart: Gustav Fischer 1962.

HILL, W. R., and S. J. MESSINA: Molluscum contagiosum of the capillitium. Report of two cases. Arch. Derm. Syph. (Chicago) **60**, 633 (1949).

HOFMANN, H.: Die Viruserkrankungen der Bindehaut und Hornhaut und ihre Behandlung. Wien. klin. Wschr. **1958**, 1020.

IMAI, R.: Molluscum contagiosum and conjunctivitis. Chuo-Ganka-Iho **26**, 1 (1934).

JULIUSBERG, M.: Zur Kenntnis des Virus des Molluscum contagiosum des Menschen. Dtsch. med. Wschr. **1905**, 1598.

KIESSLING, W.: Hautkrankheiten bei Kindern. Antrittsvorlesung 1961.

KRANTZ, W.: Sind Mollusca contagiosa der suggestiven Behandlung zugänglich? Derm. Wschr. **120**, 311 (1949).

KREIBICH, K.: Zur Ätiologie des Molluscum contagiosum. Arch. Derm. Syph. **115**, 385 (1913).

KUTSCHER, U.: Hautkrankheiten bei Kindern bis zum 14. Lebensjahr in einer dermatologischen Klinik. Inaug. Dissertation Heidelberg 1963.

KYRLE, J.: Vorlesungen über Histobiologie der menschlichen Haut und ihre Erkrankungen. Bd. I. Wien und Berlin: Springer 1925.

LEHMANN, F.: Endemisches Auftreten von Mollusca contagiosa. Z. Haut- u. Geschl.-Kr. **15**, 224 (1953).

LIPSCHÜTZ, B.: Weitere Beiträge zur Kenntnis des Molluscum contagiosum. Arch. Derm. Syph. **107**, 387 (1911).

— Molluscum contagiosum (BATEMAN). In: Handbuch der Haut- und Geschlechtskrankheiten von J. JADASSOHN. Bd. XII, Teil 3, S. 1—32. Berlin: J. Springer 1933.

LUPP, H.: Häufigkeit und Zusammensetzung dermatologischer Krankheitsbilder im pädiatrischen Krankengut. Inaug. Dissertation Heidelberg 1963.

MARCHIONINI, A., u. TH. NASEMANN: Zur Diagnostik der durch Viren der Pockengruppe hervorgerufenen Erkrankungen des Menschen. Arch. klin. exp. Derm. **202**, 69 (1955).

MARUOKA, T.: Statistische Beobachtungen am Molluscum contagiosum. Jap. J. Derm. **39**, 91 (1936). Ref.: Zbl. Haut- u. Geschl.-Kr. **55**, 465 (1937).

MESCON, H.; M. GRAY, and G. MORETTI: Molluscum contagiosum: A histochemical study. J. invest. Derm. **23**, 293 (1954).

NASEMANN, TH.: Licht- und elektronenoptische Untersuchungen zur Morphologie des Molluscum-contagiosum-Virus und dessen Einschlußbildungen sowie Beiträge zur Klinik, Serologie, Histopathologie und Pathogenese des

Molluscum contagiosum. I. Geschichte und Klinik. Hautarzt **8**, 301 (1957); II. Virusätiologie, Übertragungsversuche und Epidemiologie. Hautarzt **8**, 352 (1957); III. Serologie, Immunitätsverhältnisse und Histologie. Hautarzt **8**, 397 (1957); IV. Histochemie, Ultrahistologie, pathogenetische Untersuchungen und Morphologie des Molluscum-contagiosum-Virus. Hautarzt **8**, 443 (1957); V. Mikromorphologie der Elementarkörper und der Corps ronds des Molluscum contagiosum. Hautarzt **9**, 29 (1958); VI. Enzymatischmorphologische Analyse des Molluscum-contagiosum-Virus sowie dessen Stellung im System der Mikroorganismen. Hautarzt **9**, 113 (1958).

— Die Viruskrankheiten der Haut. In: Dermatologie und Venerologie von H. A. GOTTRON und W. SCHÖNFELD. Bd. II, Teil 2, S. 1325. Stuttgart: Thieme 1958.

— Die Viruskrankheiten der Haut. In: Handbuch der Haut- und Geschlechtskrankheiten von J. JADASSOHN. Ergänzungswerk, Bd. IV, Teil 2, S. 208. Berlin-Göttingen-Heidelberg: Springer 1961.

NEISSER, A.: Über das Epithelioma (sive Molluscum) contagiosum. Arch. Derm. Syph. **20**, 553 (1888).

PAPOLECZY, F. v.: Über Molluscum-Conjunctivitis. Klin. Mbl. Augenheilk. **91**, 519 (1933).

RABITO, C.: Über signifikante Erfolge mit der antibiotischen Behandlung, insbesondere mit Aureomycin, beim Molluscum contagiosum. Minerva derm. (Torino) **29**, 94 (1954).

RANDAZZO, S. D.: Aspetti clinici non comuni del mollusco contagioso. (Osservazioni su due casi personali.) Arch. ital. Derm. **27**, 555 (1955).

RIGGIO, T.: Über die klinischen Anomalien des Molluscum contagiosum gelegentlich eines am Nabel lokalisierten „neoplastiformen" Falles. Arch. ital. Derm. **25**, 423 (1953). Ref.: Zbl. Haut- u. Geschl.-Kr. **88**, 254 (1954).

SCHÖNFELD, W.: Viruskrankheiten in der Dermatologie. In: Lehrbuch der Haut- und Geschlechtskrankheiten. 8. Aufl. Stuttgart: Thieme 1959.

— Kurze Geschichte der Dermatologie und Venerologie. Hannover-Kirchrode: Theodor Oppermann 1957.

— Dermatologie für Augenärzte. Stuttgart: Thieme 1947.

SCHUERMANN, H.: Krankheiten der Mundschleimhaut und der Lippen. 2. Aufl. München und Berlin: Urban & Schwarzenberg 1958.

SCHRAMM, G.: Die Biochemie der Viren. Berlin-Göttingen-Heidelberg: Springer 1954.

SKLAWUNOS, TH.: Ein Beitrag zur Histologie des Molluscum contagiosum. Virchows Arch. path. Anat. **270**, 70 (1928).

SYSI, R.: Molluscum contagiosum corneae. Acta ophthalm. **19**, 25 (1941).

SPITZER, R.: Die geographische Verteilung von Hautkrankheiten. In: Handbuch der Haut- und Geschlechtskrankheiten von J. JADASSOHN. Bd. XIV, Teil 2, S. 289. Berlin: Springer 1928.

TANISSA, A.: Molluscum contagiosum der behaarten Kopfhaut. Gaz. méd. port. **3**, 394 (1950). Ref.: Zbl. Haut- u. Geschl.-Kr. **78**, 55 (1952).

Melkerknoten

Sensu strictiori im Sinne von Kaiser und Berger

Von E. HEINDL-PREISSLER, Heidelberg

Synonyma: Paravaccineknoten, Melkerpokken, Vaccinoide, Nodulus paravaccinalis, Milker's warts, Tuberculum mulgentium u. a.

Begriff: Es handelt sich um halbkugelige, derbe, bis haselnußgroße Knoten, die vorwiegend an den Händen von Melkern auftreten und durch das Paravaccinevirus hervorgerufen werden.

Geschichtliches: JENNER unterschied 1796 in seinen "further observations" zwischen echten originären Kuhpocken und „falschen Kuhpocken" oder Euterpocken. Trotzdem wurden beide lange Zeit unter dem Sammelnamen Kuhpocken subsummiert. Heute können die echten Kuhpocken von Impfpocken, Variola vera und Paravaccinia virologisch abgetrennt werden.

Ätiologie: Die Ursache dieser Hauterscheinungen ist das Paravaccinevirus von v. PIR-QUET, welches bei Kühen, Schafen und Ziegen die Euterpocken hervorruft. BERGER bezeichnet sie — besonders zur Abgrenzung gegen den Vaccineknoten (bedingt durch den Erreger der originären Kuhpocken) — als Melkerknoten sensu strictiori.

Pathogenese: Durch die rhythmischen Bewegungen des Melkens wird das Virus in kleine Epithelläsionen einmassiert und ruft in Epidermis und Corium spezifische Veränderungen hervor.

Histopathologie: Feingeweblich sind die wichtigsten Merkmale die eosinophilen Einschlußkörper in Cytoplasma und Kernen der Zellen des Stratum basale und Stratum spinosum (LIP-SCHÜTZ) sowie die starke Gefäßneubildung im entzündlichen Infiltrat des Coriums. Ferner bestehen eine vacuolige Degeneration der Retezellen und eine beschleunigte Verhornung, die als „Infektionshyperkeratose" im Sinne von PINKUS aufzufassen ist. Epidermis und Corium sind etwa in gleichem Maße beteiligt. — Das Gewebsbild weist eine weitgehende Ähnlichkeit mit dem der Vaccine rouge auf.

Epidemiologie: Melkerknoten finden sich vor allem an Fingern und Handrücken von Melkern und anderen Personen landwirtschaftlicher Berufe, die Kontakt mit Kühen, Schafen oder Ziegen hatten, deren Euter Veränderungen im Sinne der Euterpocken aufwiesen. Daß gelegentlich auch im Kindesalter bei entsprechender Exposition mit ihrem Vorkommen gerechnet werden muß, zeigt die Beobachtung von WHEELER, der bei einem 10jährigen Kind einen Melkerknoten feststellte. Die an Euterpocken erkrankten Tiere zeigen im Gegensatz zu den an echten Kuhpocken erkrankten keine Allgemeinerscheinungen, keine Schmerzen beim Melken, keine Freßunlust, normale Milchleistung. Da die Erkrankung bei Tieren nur eine geringe oder keine Immunität hinterläßt, kann es zu langwierigen Stallseuchen kommen.

Klinik: Die Inkubationszeit beträgt 5 bis 7 Tage. Aus einer roten Macula entwickelt sich ein relativ derber, annähernd halbkugeliger, bis haselnußgroßer Knoten. Das Zentrum des Knotens erscheint dunkler, bläulich-violett oder schwärzlich. Gelegentlich beobachtet man blasige Abhebung des Zentrums oder Umwandlung in eine Pustel. Der Knoten wird häufig von einem schmalen, rötlichen Randsaum umgeben, in dessen Bereich die Haut dünner und gefältelt erscheint (Irisform). Die Melkerknoten treten solitär oder multipel auf, in der Regel beträgt ihre Zahl nicht mehr als fünf. Vorwiegend sind Handrücken, Finger- und Daumenballen, Unterarme, seltener andere Körperregionen wie Gesicht oder Kopf befallen. Die Dauer der Erkrankung beträgt 6—10 Wochen. Die Efflorescenz erreicht in der 3. oder 4. Woche den Höhepunkt ihrer Entwicklung und kann dann einen Durchmesser bis zu 2 cm aufweisen. Gelegentlich besteht Juckreiz. Nach Superinfektion mit Eitererregern können Lymphangitiden und Lymphadenitiden auftreten. Im allgemeinen erfolgt narbenlose Abheilung;

superinfizierte Knoten können jedoch Narben hinterlassen. In seltenen Fällen tritt nach der Infektion ein urticarielles, maculöses oder multiformes Exanthem auf, dessen Einzelefflorescenzen mitunter zu großflächigen Erythemen konfluieren.

Differentialdiagnostisch muß der Melkerknoten sensu strictiori in erster Linie vom Vaccineknoten abgegrenzt werden. Der Vaccineknoten ist ziemlich schmerzhaft und geht mit Störungen des Allgemeinbefindens einher. Auch sieht man beim Vaccineknoten Lymphangitiden und Lymphadenitiden häufiger als beim Paravaccineknoten, selbst wenn eine Superinfektion nicht vorhanden ist. Morphologisch sind die quaderförmigen Elementarkörperchen des Vaccinevirus und des Paravaccinevirus nicht voneinander zu unterscheiden, eine mikrobiologische Abgrenzung ist jedoch möglich: beim Paravaccineknoten ist der Paulsche Cornealversuch und die Eikultur negativ, es besteht keine Immunität gegen Vaccinevirus der Variola, und Antikörper gegen das Vaccineantigen sind im Serum der Kranken nicht vorhanden. Im Gegensatz dazu sind beim Vaccineknoten der Paulsche Cornealversuch und die Eikultur positiv, es besteht Immunität gegenüber dem Vaccinevirus der Variola, und im Serum der Reconvaleszenten sind Antikörper nachweisbar.

Ferner muß eine Abgrenzung getroffen werden gegenüber den Melkergranulationsgeschwülsten (GOTTRON), welche Fremdkörpergranulome durch eingedrungene Tierhaare darstellen, und gegenüber den Melkerschwielen, welche einfache Arbeitshyperkeratosen sind. Schließlich könnte einmal ein Granuloma teleangiektaticum, eine schankriforme Pyodermie, eine Tuberculosis cutis verrucosa und ein syphilitischer Primäraffekt dem Melkerknoten sensu strictiori ähnlich sehen. Die *Prognose* ist durchaus günstig.

Eine *Therapie* ist nur bei Superinfektion notwendig (Anwendung von Aureomycinsalbe oder evtl. Antibiotica innerlich), da Melkerknoten im allgemeinen nach Anlegen eines trockenen Schutzverbandes von selbst abheilen.

Vaccine rouge

Von E. Heindl-Preissler, Heidelberg

Synonyma: Paravaccine (v. Pirquet), Vaccinales Pseudokeloid.

Im Anschluß an die Pockenschutzimpfung — in der Regel 5 Tage danach — kann im Bereich der Impfschnitte eine kirschrote Papel mit abfallenden Rändern entstehen, die eine gewisse Ähnlichkeit mit einem Keloid besitzt (Vaccinales Pseudokeloid). Sie ist durch Inoculation des Paravaccinevirus bedingt.

Die Vaccine rouge tritt heute nur noch selten auf. Pearson — ein Zeitgenosse Jenners — berichtet, daß damals auf 20 Impfungen eine Vaccine rouge kam. Hauptsächlich aus Frankreich, Galizien, Österreich, Rußland und Nordafrika liegen solche Beobachtungen vor. Man nimmt an, daß in diesen Fällen der Impfstoff außer dem Vaccinevirus auch das Paravaccinevirus enthielt, das von Euterpocken-kranken Tieren stammte, die versehentlich zur Impfstoffgewinnung verwendet wurden. Es wurden auch Fälle beobachtet, bei welchen neben der Vaccinepustel im gleichen Impfschnitt eine Vaccine rouge sich ausbildete.

Die normale Vaccine-Reaktion und die Vaccine rouge sind durch die Farbe (die Vaccine-Efflorescenz ist nicht so kirschrot), durch den Übergang der Vaccine-Efflorescenz von einer Papel in eine Pustel und durch das Fehlen jeglicher Schmerzen und Areabildung bei der Vaccine rouge voneinander zu unterscheiden.

Nach dem Auftreten der Vaccine rouge wird keinesfalls eine Immunität gegen Vaccine oder Variola erworben.

Histologische Charakteristika sind eosinophile Einschlußbildung z. T. im Cytoplasma, z. T. in den Kernen der Zellen des Rete Malpighi (Lipschütz), und starke Gefäßneubildung sowie entzündliche Infiltration im Bereich des Corium (feingewebliche Analogie zum Melkerknoten sensu strictiori).

Die Vaccine rouge bildet sich in 3—4 Wochen spontan zurück, sie bedarf keiner Behandlung.

Literatur

Arzt, L.: Über Berufserkrankungen bei Melkern. Wien. klin. Wschr. **37**, 630 (1924).

Berger, K.: Infektionsversuche mit dem Virus des Melkerknotens. Zbl. Bakt. I. Abt. Orig. **162**, 363 (1955).

Dolgov, A., u. M. Morosov: Zur Frage der Ätiologie der Melkerknoten. Sovet. Vestn. Dermat. **9**, 338—353 u. deutsche Zusammenfassung 354 (1931).

Epstein, St.: Milker's nodules of the nose resembling granuloma pyogenicum. Arch. Derm. Syph. (Chic.) **78**, 391 (1958).

Fasquelle, R., P. de Graciansky, S. Bulle, J. Dallon et P. Agasse: Tubercule (ou nodule) des trayeurs. Bull. Soc. franç. Derm. Syph. **58**, 481 (1951).

Findley, G. H., and D. A. Haig: Milkers nodules. Growth of the virus in developing hen eggs. Brit. J. Derm. **64**, 451 (1952).

Gans, O.: Histologie der Hautkrankheiten. Bd. 2, S. 35. Berlin: Springer 1928.

Gottron, H.: Beitrag zur Ätiologie der Melkerknoten. Derm. Z. **58**, 207 (1930).

— Die Melkerberufskrankheiten der Haut unter besonderer Berücksichtigung der durch das Eindringen von Kuhhaaren in die Haut bedingten Melkergranulationsgeschwülsten. Med. Klin. **1934**, 330.

Greither, A., u. H. Tritsch: Die Geschwülste der Haut. Stuttgart: Thieme 1957.

Herzberg, J. J.: Die Viruskrankheiten der Haut. In: Lehrbuch der Haut- u. Geschlechtskrankheiten von E. Riecke. 9. Aufl. Stuttgart: Gustav Fischer 1962.

Jadassohn, W., et R. Paillard: Microbide par paravaccine. Dermatologica (Basel) **122**, 52 (1961).

Justitz: Paravaccine, eine besondere Erscheinung bei der Blatternschutzimpfung. Münch. med. Wschr. **1917**, Nr. 5.

Kaiser, M.: Die Melkerknoten als Problem. Wien. klin. Wschr. **1952**, 669.

— Vaccina und Paravaccina. Wien. klin. Wschr. **1949**, 783.

Katzenellenbogen, I.: Beitrag zur Ätiologie der Melkerknoten. Acta derm.-venereol. (Stockh.) **16**, 316 (1935).

Lipschütz, B.: Untersuchungen über Paravaccine. Arch. Derm. **1919**, 127.

— Paravaccine. In: Handbuch der Haut- u. Geschlechtskrankheiten von J. Jadassohn. Bd. 2, S. 80—84. Berlin: Springer 1932.

Lutz, W.: Melkerpocken. Dermatologica (Basel) **110**, 370 (1955).

Marchionini, A., u. Th. Nasemann: Zur Diagnostik der durch Viren der Pockengruppe hervorgerufenen Erkrankungen des Menschen. Arch. klin. exp. Derm. **202**, 69 (1955).

MÜNSTERER, H. O.: Virusforschung und Dermatologie. Zbl. Haut- u. Geschl.-Kr. **68**, 193 (1942).

NASEMANN, TH.: Die Viruskrankheiten der Haut. In: Handbuch der Haut- und Geschlechtskrankheiten von J. JADASSOHN. Ergänzungswerk Bd. IV, Teil 2, S. 184. Berlin-Göttingen-Heidelberg: Springer 1961.

— Die Viruskrankheiten der Haut: In: Dermatologie und Venerologie von H. A. GOTTRON u. W. SCHÖNFELD. Bd. II, Teil 2, S. 1322. Stuttgart: Thieme 1958.

—, u. E. BAUER: Elektronenoptische Untersuchungen am Paravaccinevirus. Klin. Wschr. **35**, 62 (1957).

—, u. B. DEUBNER: Beitrag zur Virusätiologie des Melkerknotens. Hautarzt **4**, 210 (1953).

PASCHEN, E.: Normale Vaccineentwicklung. Vaccine rouge. Paravaccine (v. PIRQUET). In:

Handbuch der Haut- u. Geschlechtskrankheiten von J. JADASSOHN. Bd. 2, S. 260. Berlin: Springer 1932.

— Melkerknoten. In: Handbuch der Haut- u. Geschlechtskrankheiten von J. JADASSOHN. Bd. 2, S. 251. Berlin: Springer 1932.

PIRQUET, CL. V.: Die Paravaccine. Z. Kinderheilk. **13**, (1916).

RICHTER, R., u. L. TAT: Melkerknoten als Schafpockenerkrankung in der Türkei. Derm. Wschr. **129**, 370 (1954).

SCHRAMM, G.: Die Biochemie der Viren. Berlin-Göttingen-Heidelberg: Springer 1954.

WHEELER, C. E., and E. P. CAWLEY: Milker's nodules. Sth. med. J. **49**, 973 (1956).

— — The etiology of milker's nodules. Arch. Derm. **75**, 249 (1957).

ZUMBUSCH, L. V.: Über Melkerknoten. Arch. Derm. **1926**, 150.

Ecthyma contagiosum

Von E. HEINDL-PREISSLER, Heidelberg

Synonyma: Orf, Paraovine. Paracaprine, atypische Schafpocken, Lippengrind der Schafe, Stomatitis pustulosa contagiosa, Impetigo labialis u. a.

Das Ecthyma contagiosum ist eine Schafe und Ziegen befallende Viruserkrankung, die auf den Menschen übertragen werden kann. Beim Tier unterscheidet man 3 Verlaufsformen: eine labiale, eine pedale und eine genitale Form. Beim Menschen entwickeln sich nach einer Inkubationszeit von 4—8 Tagen an Fingern und Händen Hautveränderungen, die weitgehend dem Melkerknoten gleichen. Atypische Lokalisationen kommen vor. Differentialdiagnostisch muß eine Abgrenzung gegenüber dem Melkerknoten sensu strictiori und den originären Kuhpocken erfolgen. Superinfektionen können das Bild im Sinne einer schankriformen Pyodermie

oder einer Impetigo contagiosa verändern; auch ein Granuloma teleangiectaticum, eine Tuberculosis cutis verrucosa, ferner Milzbrand, Tularämie und Sporotrichosis könnten differentialdiagnostisch in Betracht zu ziehen sein.

Auf Grund immunbiologischer Gegebenheiten ist der Schluß berechtigt, daß das Ecthyma contagiosum-Virus mit dem Paravaccinevirus identisch oder wenigstens nahe verwandt ist (MOROSOW). Nach NASEMANN könnte man in Analogie zum Paravaccinevirus das Ecthyma contagiosum-Virus als Paraovine- oder als Paracaprine-Virus (Schaf oder Ziege als Wirt) bezeichnen.

Eine Behandlung ist nur bei Superinfektion erforderlich; ansonsten heilen die Erscheinungen unter einem Schutzverband von selbst ab.

Literatur

ABDUSSALUM, M.: Contagious pustular dermatitis. J. comp. Path. **67**, 305 (1957).

AYNAUD, M.: La stomatite pustuleuse contagieuse des ovins. Ann. Inst. Pasteur **37**, 498 (1923).

BARRACK, B. B.: Transmission to man of infectious labial dermatitis of sheep. Aust. J. Derm. **1**, 135 (1951).

BLAKEMORE, F., M. ABDUSSALUM, and W. N. GOLDSMITH: A case of Orf: Identification of the virus. Brit. J. Derm. **60**, 404 (1948).

GREITHER, A.: Dermatologie der Mundhöhle und der Mundumgebung. Stuttgart: Thieme 1955.

LYELL, A., and J. A. R. MILES: Orf in man. Brit. med. J. **1950**, 1119.

MACCREARY, J. H., J. H. HELWIG, C. R. COLE, and K. FEISTKORN: Ecthyma contagiosum (Orf). Arch. Derm. **73**, 286 (1956).

NASEMANN, TH.: Die Viruskrankheiten der Haut. In: Handbuch der Haut- u. Geschlechtskrankheiten von J. JADASSOHN. Ergänzungswerk, Bd. IV, Teil 2, S. 203. Berlin-Göttingen-Heidelberg: Springer 1961.

— Die Viruskrankheiten der Haut. In: Dermatologie und Venerologie von H. A. GOTTRON u. W. SCHÖNFELD. Bd. II, Teil 2, S. 1325. Stuttgart: Thieme 1958.

PASK, V. M., I. M. MACKERRAS, A. K. SUTHERLAND, and G. C. SIMMONS: Transmission of contagious ecthyma from sheep to man. Med. J. Aust. **1951**, 628.

Sabatini, C.: Cutane Laesionen beim Menschen, hervorgerufen durch das Virus der Stomatitis pustulosa contagiosa der Schafe. Minerva derm. **27**, 72 (1952). Ref.: Zbl. Haut- u. Geschl.-Kr. **83**, 188 (1953).

Schuermann, H.: Krankheiten der Mundschleimhaut und der Lippen, 2. Aufl. München und Berlin: Urban & Schwarzenberg 1958.

Stümpke, G.: Das Ecthyma contagiosum beim Schaf. Zbl. Haut- u. Geschl.-Kr. **62**, 81 (1939).

Wheeler, C. E., and E. P. Cawley: The microscopic appearance of ecthyma contagiosum in sheep, rabbits, and man. Amer. J. Path. **32**, 535 (1956).

— —, and H. Hohnson: Ecthyma contagiosum (Orf). Arch. Derm. **71**, 481 (1955).

— M. Potter, and E. P. Cawley: Experimental ecthyma contagiosum (Orf). J. invest. Derm. **26**, 275 (1956).

Dermatomykosen

Von J. Meyer-Rohn, Hamburg

Definition — Historisches — Altersdisposition — Einfluß von Geographie und Jahreszeit

In den vergangenen 15 Jahren hat das Interesse für Pilze und dadurch verursachte Krankheitsbilder stark zugenommen. Hierfür gibt es mehrere Gründe:

1. Die Verwendung von Kunststoffen für die Kleidung hat den Nachteil, daß die Haut leichter schwitzt und schlechter abdunsten kann. Ein feuchtes Milieu bietet Dermatophyten optimale Lebensbedingungen.

2. Langfristige Antibioticatherapie kann zu Infektionswechsel führen, der wiederum die Ausbreitung des Pilzwachstums begünstigt.

3. Hautpathogene Pilze können durch ihre Stoffwechselprodukte den Organismus gegen zugeführtes Penicillin — selbst ein Wirkstoff aus Schimmelpilzen — vorsensibilisieren und zu Mykiden führen.

Unter Dermatomykosen — die Bezeichnung stammt von Virchow, der auch schon 1854 in den Würzburger Verhandlungen eine Onychomykose beschrieben hat — werden Krankheiten verstanden, die durch Fadenpilze, Hefen, Schimmelpilze und auch Strahlenpilze verursacht werden. Für die Haut besonders wichtig sind die zu den Fungi imperfecti gehörenden pathogenen Fadenpilzgattungen Trichophyton, Mikrosporon und Epidermophyton, die schon zu einer klinischen Einteilung in Trichophytie, Mikrosporie und Epidermophytie geführt haben. Dazu ist zu sagen, daß eine einwandfreie Unterscheidung nicht auf Grund des klinischen Bildes, sondern nur nach Identifizierung der Fadenpilze — das gleiche gilt auch für Hefepilze — möglich ist. Die klinische Bezeichnung geht so nur in wenigen Fällen mit der ätiologischen Benennung parallel. Im angelsächsischen Schrifttum hat sich aus diesem Grund die Bezeichnung *Tinea*, unter Hinzufügen der Lokalisation wie Tinea capitis oder Tinea pedis usw., durchgesetzt. Auf diese Weise wird durch die klinische Bezeichnung die ätiologische Benennung nicht präjudiziert.

Historischer Überblick (nach Polemann)

1677 Hook findet in den gelben Flecken der Rosen filamentöse Organismen.

1729 Michelli beschreibt die Gattung Aspergillus.

1837 Remak findet Pilzfäden in den Favusscutula.

1839 Schönlein erkennt die ätiologische Bedeutung der fadenförmigen Organismen für den Favus.

1840 v. Langenbeck und Berg finden den Soorerreger.

1843 Gruby beschreibt das Microsporum audouinii.

1845 Malmsten bezeichnet den in Haaren wachsenden Pilz als Trichophyton.
Remak gelingt geringes Wachstum von Trichophyton schoenleinii auf Äpfeln.
v. Langenbeck findet in vereitertem Lendenwirbel Actinomyces-Drusen.

1846 Eichstedt beschreibt das Microsporon furfur (Malassezia furfur) als Erreger der Pityriasis versicolor.

1853 Banley und Raynal finden Dermatomykosen bei Tieren.

1854 Burchardt beschreibt das Microsporon minutissimum (Nocardia minutissima), den Erreger des Erythrasma.

1856 Virchow demonstriert eine Aspergillose innerer Organe und prägt den Ausdruck Mykose.

1857—1859 Gerlach überträgt Mykosen von Tier zu Tier, Raynal vom Tier auf den Menschen.

1864 Köbner unterscheidet durch Inoculation Trichophyton von Schimmelpilzen.

1876 Bollinger beschreibt die Aktinomykose beim Rind.

1878 ISRAEL entdeckt unabhängig von LANGEN-
BECK die Aktinomykose beim Menschen.
1886 GRAVITZ züchtet Reinkulturen von Trichophyton und Achorion.
1892 SABOURAUD beginnt mit seinen mykologischen Untersuchungen.
1894 BUSSE entdeckt bei einer subperiostalen
Entzündung der Tibia eine pathogene Hefe
(Cryptococcus neoformans).
1896—1898 GILCHRIST und ROYFORD entdecken
die nordamerikanische Blastomykose.
1910 SABOURAUD veröffentlicht sein grundlegen-
des Werk "Les Teignes".

Altersdisposition. Mit Ausnahme der Mikrosporie des behaarten Kopfes gibt es streng genommen keine besonderen Mykosen des Kindesalters. Alle pathogenen Dermatophyten oder
Hefen, die von Kindern isoliert werden, können
auch bei Erwachsenen gefunden werden. Es
gibt aber bestimmte Häufungen von Krankheitsbildern, die einmal das Kindes-, einmal das
Erwachsenenalter betreffen

überwiegend Kinder	Mikrosporie, Favus, Can-didiasis
überwiegend Erwachsene	Follikuläre Trichophytie, Erythrasma, Tricho-mykosis palmellina
selten Kinder	Onychomykosen
Kinder und Erwachsene	alle übrigen Infektionen durch Faden-, Sproß- und Strahlenpilze

Pilzinfektionen bei Kindern zeigen auf die
einzelnen Altersstufen projiziert wiederum bestimmte Häufungen dieser oder jener Art. So
sieht man die meist harmlosen „Schwämmchen" der Mundhöhle oft bald nach der Geburt.
Vom Mund kann es aber bei Vorliegen bestimmter Faktoren, wie z. B. Resistenzschwäc-
che oder Infektionswechsel nach Antibioticagaben leicht zum Befall des Darmes und von da
vom Anus ausgehend zum Befall der Oberhaut

kommen. Jeder auf Haut oder Schleimhaut befindliche Candidaherd birgt die Gefahr einer
Generalisierung in sich und sollte möglichst
rasch und vollständig eliminiert werden.

Erkrankungen des Spiel- und Schulalters
sind neben der Mikrosporie vor allem die verschiedenen Formen der Trichophytie — häufig
im Umgang mit Haustieren erworben — und
die Tinea pedis. (Lattenroste in Schwimmbädern oder Duschräumen!)

Über die *Häufigkeit* von Dermatomykosen
bei Kindern liegen keine genauen vergleichbaren Angaben vor. Ob die von verschiedenen
Autoren festgestellte Zunahme echt ist, oder ob
sie auf bessere Erfassung und bessere Diagnostik zurückzuführen ist, muß noch offen
bleiben.

Wie bei anderen Infektionskrankheiten, so
spielen auch bei Pilzkrankheiten *geographische
Faktoren* eine Rolle. Die Häufung des Favus in
östlichen und südlichen Ländern muß mit den
dort oft schlechten hygienischen Verhältnissen
oder landesüblichen Lebensgewohnheiten (z. B.
Kopfbedeckung) in Verbindung gebracht werden. In tropischen Ländern bringen Feuchtigkeit und Wärme die Pilze förmlich zum Blühen.
Vor allem Sproßpilze finden im feuchtwarmen
Milieu optimale Nährbodenverhältnisse und
können zu monströsen Krankheitsbildern führen.

Die *Jahreszeiten* haben vor allem in europäischen Ländern Einfluß auf die Epidemiologie von Dermatomykosen. Bekannt sind die
Gipfel bei Epidermophytien und auch Trichophytien im Sommer. Daß auch hier Ausnahmen
möglich sind, beweist die Häufung von Tricho-
phytieinfektionen der ländlichen Bevölkerung
gerade im Winter. Das liegt daran, daß der
Trichophyton-Befall von Rindern im Winter,
wo die Tiere vorwiegend im Stall leben, besonders hoch ist.

Biologische Grundlagen

Es kann nicht Aufgabe dieses Kapitels sein,
umfassende Kenntnisse der Biologie von Dermatophyten zu vermitteln. Dafür muß auf das
einschlägige, reichhaltige Schrifttum verwiesen
werden (GÖTZ, RIETH, POLEMANN; KALKOFF u.
JANKE, CONANT u. Mitarb.; ADAM; GÖTZ u.
RIETH; SCHIRREN u. RIETH u. a.).

Im nachfolgenden können nur die für Epidemiologie, Diagnose, Klinik und Therapie not-

wendig erscheinenden Punkte berücksichtigt
werden.

Klassifizierung. Gegenwärtig existieren nach
GÖTZ mehr als 10 verschiedene Klassifizierungs-
Systeme, die sicher alle ihre Berechtigung haben, die aber den praktisch klinischen Belangen
nicht immer gerecht werden. Selbst auf die
Gefahr hin, der Simplifizierung bezichtigt zu
werden, wird hier nur das an der Universitäts-

46*

Hautklinik Hamburg-Eppendorf von Rieth angegebene Klassifizierungsschema angegeben. Es beschränkt sich auf die wesentlichen Zusammenhänge und bringt nur die Pilzgattungen, in denen menschenpathogene Arten vorkommen, in systematischer Übersicht.

Tabelle 28. *Klassifizierung der menschenpathogenen Pilze* (nach Rieth)

Klasse	Ordnung	Familie	Gattung
Phyco-mycetes	Mucora-les	Mucoraceae	Mucor
Ascomy-cetes	Endo-myce-tales	Endomyce-taceae	Saccharomyces Debaryomyces
	Euroti-ales	Coccidioi-daceae	Coccidioides Rhinosporidium
		Eurotiaceae	Allescheria
	Hemi-sphaeri-ales	Mikrothyri-aceae	Piedraia
Fungi imper-fecti	Hypho-myceta-les (Mo-niliales)	Cryptococ-caceae	Cryptococcus Torulopsis Candida Trichosporon Malassezia
		Moniliaceae	Geotrichum Cephalosporium Aspergillus Penicillium Scopulariopsis Verticillium Hemispora Sporotrichum Histoplasma Blastomyces Glenosporella Trichophyton Mikrosporon Epidermo-phyton
		Demati-aceae	Hormodendrum Phialophora Cladosporium

Morphologie. Es gibt eine Reihe von Wegen zum morphologischen Studium der Dermatophyten. Einmal das mikroskopische Direktpräparat von Hautschuppen, Haaren, Nagelspänen u. a. Viel besser geeignet sind Mikrokulturen, die auf sterilen Objektträgern mit dünnem Nährbodenfilm und darüber gelegten sterilen Deckgläschen direkt unter dem Mikroskop betrachtet werden, und Makrokulturen, die im Schrägagarröhrchen oder in Petrischalen auf geeigneten Nährböden angelegt werden. Morphologische Studien können nun am Nativpräparat oder am Färbepräparat durchgeführt werden. Dabei ergibt sich, daß die morphologischen Strukturen selbst innerhalb der

einzelnen Arten nicht einheitlich, vielmehr einer großen Variabilität unterworfen sind. Man sieht dann unschwer die septierten Hyphen und unterschiedlichen Sporenformen, wird aber bald erkennen, daß deren Strukturen nicht nur von den verschiedenen Arten, sondern darüber hinaus von einer Reihe von anderen Faktoren abhängig sind, wie Mutation, Pleomorphismus, Degenerationserscheinungen, Involution und Seneszenz, um nur einige zu nennen (Götz).

Biologie und Physiologie. Diese Gebiete sind in den letzten Jahren sehr intensiv bearbeitet worden, wobei wichtige Erkenntnisse gewonnen werden konnten, z. B. über den Einfluß der Wasserstoffionenkonzentration, der Temperatur, der Nährbodenfeuchtigkeit, der Oberflächenspannung, des osmotischen Druckes, der anorganischen Salze, Spurenelemente, von Sauerstoff, Kohlenstoff, Fettstoffen, Eiweißkörpern als Stickstoffquellen, Vitaminen und Hormonen (Götz). Man hat nachgewiesen, daß Pilze eine Reihe von Fermenten produzieren können: Proteasen, Carbohydrasen, Lipasen, Oxydo-Reduktasen. Man muß vermuten, daß Dermatophyten auch Keratinasen bilden; wie sollte man sich sonst das Eindringen von Pilzen in Haare und Hornsubstanz erklären! Interessant ist ferner das Pigmentbildungsvermögen, das praktisch die ganze Farbskala umfaßt. Die Chemie dieser Farbstoffe ist noch nicht geklärt. Die Pigmentbildung wird zur Differenzierung der einzelnen Arten herangezogen. Über die Bausteine der einzelnen Pilze sind in den letzten Jahren ebenfalls wichtige Erkenntnisse, was den Gehalt an Stickstoff, Aminosäuren, Glucosamin, Kohlenhydraten und Lipiden anbelangt, gesammelt worden (Götz). Trotz aller Fortschritte weiß man aber über den eigentlichen Stoffwechsel und weitere physiologische Leistungen im Vergleich zu den Bakterien noch recht wenig. Viele Schlüsse werden aus klinischen Beobachtungen gezogen, ohne daß man sie bisher alle experimentell untermauern konnte. So z. B. die Tatsache, daß sich Pilze in ihrem Stoffwechsel anscheinend leicht umstellen können, womit man das Stagnieren von Therapiefortschritten nach anfänglichen Erfolgen erklären kann. Untersuchungen, die in der Warburgschen Apparatur mit verschiedenen Arten unter dem Einfluß hemmender Substanzen durchgeführt worden sind (Meyer-Rohn, Polemann) haben hier wertvolle Hinweise liefern können. Ähnlich wie bei den Bakterien gibt es auch bei Dermatophyten das Resistenzpro-

blem. Das zeigt sich beispielsweise mit fortschreitender Dauer der Griseofulvinanwendung.

Mykologische Diagnostik. Auch hier können in
wenigen Sätzen nur die Grundbegriffe aufgeführt

zwischen Objektträger und Deckglas 30 min mit
15 %iger KOH, die das Keratin auflöst, nicht aber
die Pilzfäden, „aufgehellt". Vorteilhaft ist es, das
Präparat über der Flamme leicht zu erwärmen.
Die mikroskopische Untersuchung erfolgt mittels

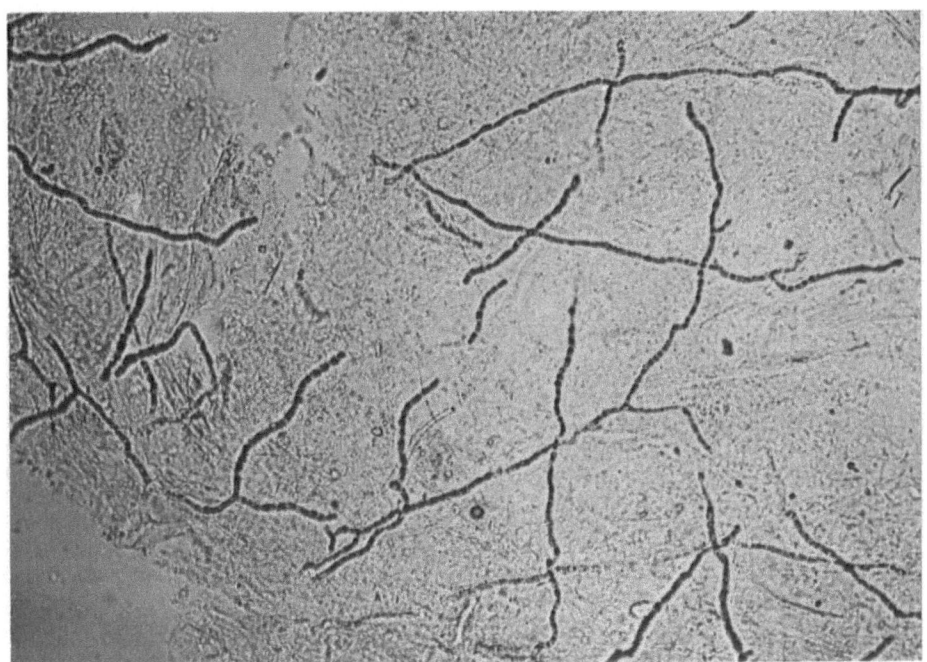

Abb. 464. Nativpräparat von Hautschuppen. Aussagewert: Pilze positiv

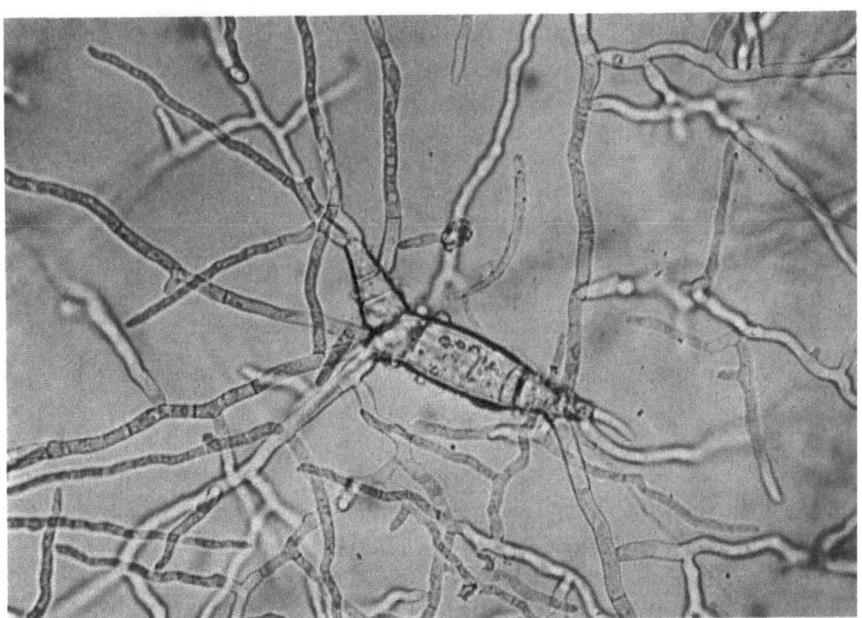

Abb. 465. Kulturpräparat von Abb. 464: Microsporon canis

und nur das dargestellt werden, was der Kliniker
mit eigenen Mitteln durchführen kann.

a) *Nativpräparat.* Das Untersuchungsmaterial (Hautschuppen, Nagelsubstanz, Haar) wird

schwacher bis starker Trockensysteme. Das Nativpräparat erlaubt lediglich die Aussage Pilze
positiv oder negativ; es gibt keine Auskunft über
die Art, weil Pilzfäden sowohl von Dermatophyten,

als auch von fadenbildenden Hefen (Candida albicans, C. parapsilosis, C. tropicalis u. a.), wie auch von saprophytisch wachsenden oder fakultativ pathogenen Schimmelpilzen herrühren können. Das ist von Wichtigkeit vor Einleitung einer

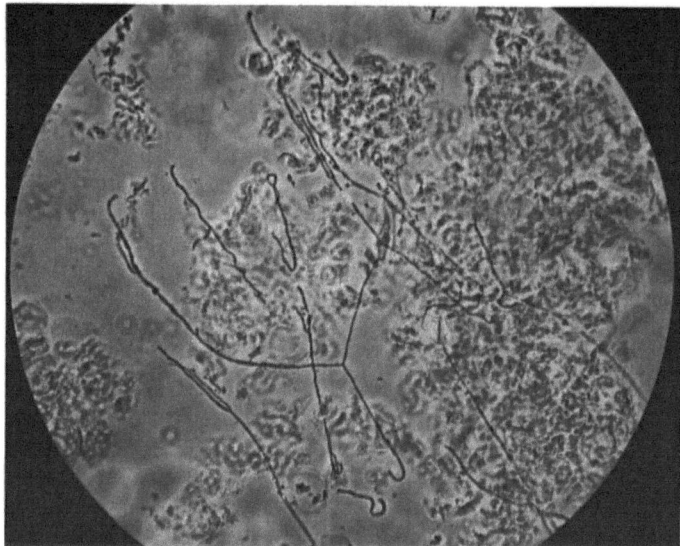

Abb. 466. Nativpräparat von Hautschuppen: Aussagewert: Pilze positiv

c) *Fluorescenz.* Als wertvolle Unterstützung der klinischen Diagnose erweist sich bei der Mikrosporie das Licht einer Quarzlampe, der ein Wood-Filter aus Kobaltglas vorgesetzt ist. Haare, die durch Mikrosporon audoninii oder M. canis infiziert sind, fluorescieren dann hellgrün. Die Fluorescenz ist anscheinend an das durch Mikrosporon-veränderte Keratin der Haare gebunden. Durch andere Arten infizierte Haare fluorescieren selten oder gar nicht.

Dagegen fluorescieren Erythrasma-befallene Hautbezirke deutlich rot. Diese Fluorescenz wird durch den wahrscheinlichen Erreger Corynebacterium fluorescens (wohl identisch mit Nocardia minutissima) hervorgerufen (MEYER-ROHN u. MEINHOF).

d) *Kulturverfahren*

Makrokulturen: Mindestens 5 Schrägagarröhren sollten pro Fall mit 3—5 Partikeln (bei vorbehandelten Patienten mehr) beimpft werden. Die Kulturen müssen unter aeroben Bedingungen bei Zimmertemperatur mehrere Wochen beobachtet werden. Bei Verdacht

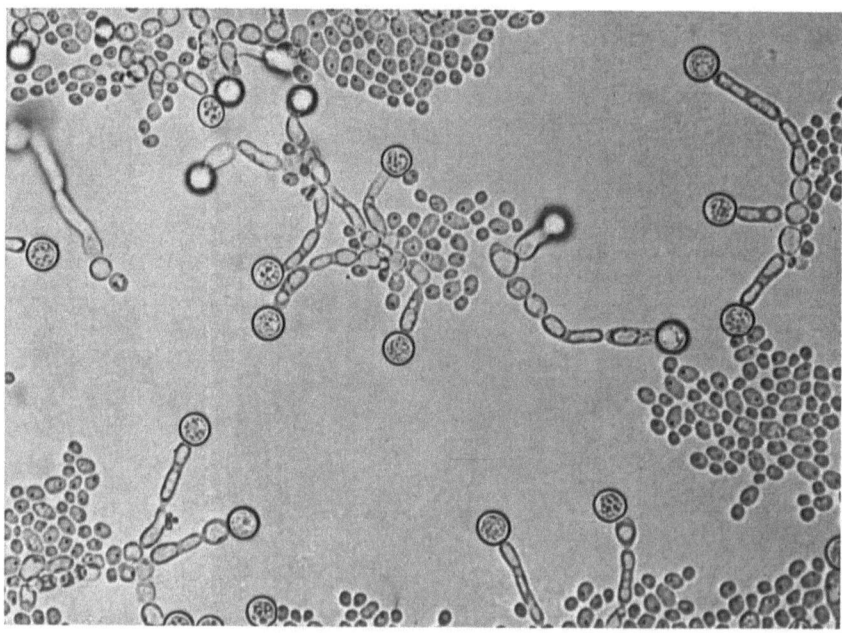

Abb. 467. Kulturpräparat von Abb. 466: Candida albicans

Griseofulvintherapie. Ein negatives Nativpräparat schließt eine Mykose nicht aus.

b) *Das Färbepräparat.* Es hat für die Diagnostik nur eine untergeordnete Bedeutung und wird allenfalls für Hefen, die sich gut mit Anilinfarben anfärben lassen, verwandt. Auch Färbungen mit Fluorescenzfarbstoffen bringen keine höheren Ausbeuten als das Nativpräparat.

auf Blastomykosen sollte auch bei 37° C bebrütet werden.

Als diagnostischer Nährboden eignet sich sehr gut der von GRÜTZ angegebene und von KIMMIG modifizierte „Testagar", dem zur Unterdrückung des Bakterienwachstums 40 E/ml Penicillin oder auch Streptomycin oder Actidion (unterdrückt sogar teilweise Schimmelpilze!) in entsprechender

Dosierung zugesetzt werden kann. Der Nährboden hat folgende Zusammensetzung:

Rp. Glucose 10,0
Pepton 5,0
Glycerin 5,0
NaCl 5,0
Standard Nährbouillon II 5,0
„Merck"
Agar-Agar 30,0
Aqu. dest. ad 1000,0

S: An 3 aufeinander folgenden Tagen je 30 min im Dampftopf sterilisieren.

Zur Hefediagnostik eignen sich neben dem herkömmlichen Blutagar noch Maltoseagar oder Traubenzuckerbouillon. Actinomyces israeli wird unter anaeroben Bedingungen auf Blutagar und in Tarozzi-Leber- oder Thioglykolat-Bouillon gezüchtet.

Mikrokulturen: Wenn die Kultur selbst auf Penicillin oder Actidionhaltigen Nährböden nicht gelingt, erweist sich eine Kultur im hängenden Tropfen als vorteilhaft. Das Material wird erst in einer Antibiotica-Lösung gewaschen und dann in einem Tropfen Bierwürze auf der Unterseite eines Deckglases, unter sterilen Kautelen mit Vaseline auf einen hohlgeschliffenen Objektträger angebracht. Bereits nach 24—48 Std sind im positiven Falle die hervorsprießenden Pilzfäden zu erkennen.

Die weitere Differenzierung erfolgt im Speziallabor mit Hilfe von Reisagar und Prüfung des Fermentierungsvermögens bei Hefen und mit Hilfe mikroskopischer Betrachtung der Formunterschiede der 3 wichtigsten Gattungen Trichophyton, Mikrosporon und Epidermophyton (Anzahl und Relation von Mikroconidien und Makroconidien). Die weitere Artdifferenzierung verlangt mykologische Spezialkenntnisse und viel Erfahrung und sollte nur im mykologischen Laboratorium erfolgen.

e) *Tierversuch.* Im Gegensatz zur Bakteriologie spielt das Tierexperiment in der Mykologie weder in diagnostischer Hinsicht, noch im Hinblick auf eine Prüfmöglichkeit neuer Chemotherapeutika eine Rolle. Das liegt 1. an der Spontanheilung infizierter Tiere, 2. am spontanen Auftreten von Mykosen bei nichtinfizierten Tieren.

Eine Ausnahme bildet die experimentelle Candidamykose des Kaninchens, die als Modellversuch zur Prüfung Candida-wirksamer Substanzen sehr geeignet ist. Pathogenitätsprüfungen von Candidastämmen am Kaninchen erlauben jedoch keine bindenden Aussagen.

f) *Immunbiologie.* Die mykologische Serumdiagnostik, über die SEELIGER eine zusammenfassende Darstellung gegeben hat, verfügt im wesentlichen über folgende Methoden:

Agglutination mit Vollantigenen und sensibilisierten Teilchen
Hämagglutination (NORDÉN u. SEELIGER; MEYER-ROHN)
Hämagglutination-Hämolyse-Reaktion (MIDDLEBROOK)
Präcipitation
Komplementbindungsreaktion
Serumfungistase (JANKE).

Die aufgeführten immunbiologischen Methoden werden in der Literatur (SEELIGER) sehr unterschiedlich beurteilt. Man darf ruhig behaupten, daß die Immunbiologie der Mykologie noch in den Anfängen steckt. Die bisherigen Ergebnisse lassen aber erkennen, daß mit unterschiedlichen Reaktionen verschiedene Antikörper erfaßt werden können, weshalb man das Spektrum der Untersuchungsmethoden pro Fall so breit wie möglich halten sollte. Nach Möglichkeit sollten die Untersuchungen quantitativ und dem Verlauf entsprechend wiederholt durchgeführt werden. In Verbindung mit klinischen und kulturellen Befunden stellen sie eine Bereicherung unserer diagnostischen Möglichkeiten dar. Mit Hilfe der Immunofluorescenz wird man weitere Fortschritte erwarten dürfen.

In diesem Zusammenhang muß die Frage interessieren: welchen Wert besitzt eine positive *Trichophytinreaktion* für die Diagnose? Dazu liegen von GÖTZ und THIES ausgedehnte Erhebungen bei 500 Patienten vor, deren Resultate aus der nachfolgenden Tabelle ersichtlich sind:

Eine erhöhte Reaktionsbereitschaft liegt besonders bei der Hauttuberkulose vor — nach FEJÉR soll das bei Kindern nicht der Fall sein —, was als parallergisches Phänomen betrachtet werden kann.

GÖTZ legt bei dem hohen Prozentsatz an offenbar im Sinne einer Mykose falsch positiven Reak-

Tabelle 29. *Ausfall der intracutanen Simultantestung mit Trichophytin, Penicillin und Tuberkulin bei 500 Patienten* (GÖTZ und THIES)

	Zahl der Fälle	Trichophytin + 0,1 ml 1:50 oder 1:300	Penicillin + 2000 E/0,1 ml	Tuberkulin + 0,1 ml 1:1000 1:10000 1:100000
Klinisch nicht mykotische und nicht-tuberkulöse Dermatosen	384	242 = 63%	18 = 4,7%	324 = 84%
Dermatomykosen (vorwiegend Tinea pedis)	80	72 = 90%	13 = 16%	75 = 94%
Hauttuberkulose	36	28 = 77%	15 = 42%	31 = 86%

tionen dem negativen Ausfall der Reaktion erhöhten Wert bei. Die negative Reaktion sollte deshalb lediglich als „Ausschlußtest" Verwendung finden, der allerdings eine Pilzinfektion nicht mit absoluter Sicherheit ausschließen kann (kurze Infektionsdauer — Anergie). Nur Kinder verhalten sich bei nichtmykotischen Erkrankungen immer Trichophytin-negativ.

Id-Reaktionen oder Mykide

Unsere Vorstellungen über die *Mykide*, jene vorwiegend exanthematischen Veränderungen, die als Folge einer Sensibilisierung gelegentlich auftreten, und je nach der Grundkrankheit als Trichophytid, Mikrosporid und Epidermophytid, allgemein aber in Analogie zu den Tuberkuliden als Mykide oder id-Reaktionen bezeichnet werden, sind heute folgende: Durch das Eindringen von dermatotropen Pilzelementen oder Pilz-Stoffwechselprodukten in das Körperinnere erfolgt eine Sensibilisierung unter Bildung spezifischer Antikörper. Diese Antigen-Antikörperreaktion kann sich universell oder lokalisiert abspielen, nach plötzlicher massiver Resorption von Pilzantigenen im Anschluß

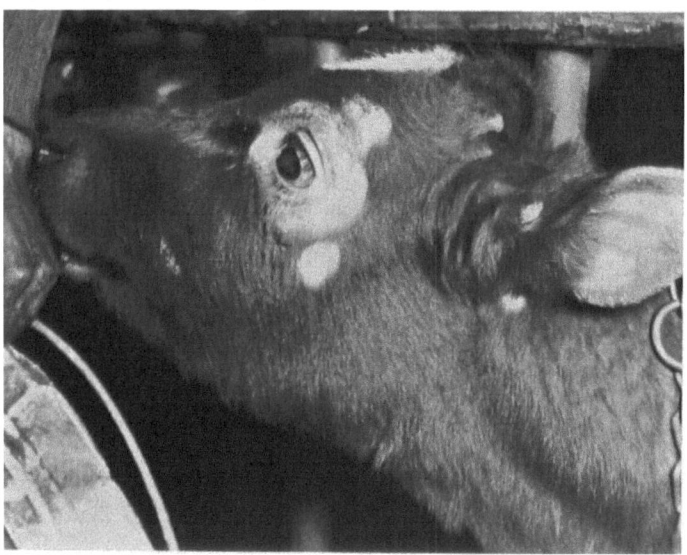

Abb. 468. Pilzinfektion bei einem Kalb

an eine intensive antimykotische Therapie (Griseofulvin-„Herxheimer") oder nach Trichophytininjektionen oder möglicherweise auch nach Penicillingaben, bei dem das Pilzprodukt Penicillin als „Leitantigen" wirken könnte, was aber nicht sicher bewiesen ist. Zur Anerkennung dieses Exanthems als Mykid gelten nach GÖTZ folgende Kriterien:

1. Positive Trichophytinreaktion.

2. Es muß an der Haut ein entzündlicher Krankheitsherd bestehen, der nachweisbar (Mikroskop, Kultur) Dermatophyten enthält.

3. Die exanthematischen Läsionen müssen pilzfrei sein.

4. Eine erfolgreiche antimykotische Therapie muß zum Rückgang des Exanthems führen.

Epidemiologie

Die Epidemiologie der Dermatomykosen ist mit der Frage nach der Herkunft der Pilze eng verknüpft. Die Theorie über die Herkunft unserer Dermatophyten als Saprophyten aus dem Erdreich kann auf Grund der nur selten gelungenen Erregerzüchtung aus dem natürlichen Reservoir Erde nicht als absolut sicher betrachtet werden. Vieles spricht vielmehr dafür, daß die Pilze vom Tier, auf dem sie parasitär geworden sind, auf den Menschen übergehen. Der Mensch stellt dann seinerseits die Infektionsquelle für einen größeren Personenkreis dar. Dermatophyten kommen bei wild lebenden Tieren (Fuchs, Eichhörnchen, Ratten, Mäuse, Oppossum, Birkhuhn, Bisamratte u. a.) vor, die nicht unbedingt krankhafte Läsionen zeigen müssen. Weit wichtiger sind aber die Pilzbefunde bei Haustieren und Laboratoriumstieren. Nach Mitteilungen der Veterinärmediziner sind im allgemeinen Pferde, Ziegen, Schafe und Schweine seltener, Kühe, Hunde und Katzen häufiger befallen. GÖTZ führt mehr als 20 Tierspecies auf, bei denen Dermatophyten nachgewiesen werden konnten.

Was nun den eigentlichen Infektionsmodus anbetrifft, so gibt es die verschiedensten Kombinationen (Mensch/Mensch; Tier/Mensch; indirekt durch Pilzelemente auf Holzrosten in Badeanstalten, Menschen auf engem Raum, mangelnde Sauberkeit), die wiederum bei den einzelnen Pilzarten verschieden sind und von bestimmten Faktoren abhängen wie Fragen des Terrains, Zustand der Haut, Resistenz des Organismus, Lebensalter, Milieu u. v. a.

Schon die Säuglingshaut ist außerordentlich aufnahmebereit für den Menschenfavus. Die

Aufnahmebereitschaft erhöht sich mit zunehmenden Lebensjahren, um bei zunehmender Reife wieder abzuklingen, wie DOSTROVSKY et al. bei 806 Favus-Kranken feststellen konnten:

Tabelle 30. *Altersverteilung des Favus capillitii* (nach DOSTROVSKY, KALLNER et al.)

Altersstufen	Zahl d. Fälle	Hundertsatz
bis zu 1 Jahr	6	0,7
1— 2 Jahre	40	5,0
3— 5 Jahre	174	21,6
6—11 Jahre	400	49,6
12—15 Jahre	102	12,7
16 u. mehr Jahre	84	10,4
Insgesamt:	806	100,0

Ähnlich verhält sich die Mikrosporie, die nach der Pubertät praktisch nicht mehr anzutreffen ist. Man führt dies auf die hormonell bedingte Umstellung des Fettsäurestoffwechsels zurück.

Das Milieu ist bestimmend für das gehäufte Auftreten von Dermatomykosen bei Kindern, in der ländlichen Bevölkerung. Aber auch Stadtkinder aquirieren die Infektion nicht selten von befallenen Hunden, Katzen, Meerschweinchen, „Tanzmäusen" u. a. Bekannt sind ferner die „Badeinfektionen" von Holzrosten in Hallen-, Wannen- aber auch Freibädern.

Lebensdauer und Resistenz von Dermatophyten

Unter Lebensdauer wird die Überlebenszeit der Pilzelemente verstanden, gerechnet vom Zeitpunkt der Sporen- oder Hyphenbildung bis zum Erlöschen ihrer Auskeimungsfähigkeit.

Resistenz ist die Größe der Widerstandskraft, welche Pilze exogenen Noxen physikalischer oder chemischer Natur entgegensetzen, um ihre Auskeimungsfähigkeit zu erhalten.

Hier liegen viele Untersuchungen vor, die sich vorwiegend mit dem Verhalten von saprophytischen Pilzelementen (aus Kulturmaterial) befassen, die man auf verschiedenen Substraten (Leder, Papier, Geldschein) über Monate und

Jahre beobachtet, bzw. verschiedenen physikalischen und chemischen Noxen ausgesetzt hat. Eine zusammenfassende Darstellung findet sich bei GÖTZ (1962).

Von größerem praktisch-klinischen Interesse erscheint aber die Frage, ob die aus Kulturen erhaltenen saprophytischem Wuchsformen widerstandsfähiger und langlebiger sind als die in Haaren, Hautschuppen und Nagelsubstanz parasitierenden Pilze der gleichen Art. Wenn man die auch hier zahlreich vorliegenden Untersuchungsbefunde (GÖTZ) einer kritischen Betrachtung unterzieht, dann schält sich folgendes heraus:

Sporenreiche Dermatophyten sind in trokkenem Milieu langlebiger als sporenarme = hyphenreiche Pilze. Darüber hinaus scheinen die saprophytischen Pilzelemente resistenter zu sein als die parasitären in Hautschuppen und Nagelspänen. Das trifft aber nicht zu für Dermatophyten im Haar: ROSENTHAL und VANBREUSEGHEM konnten aus Haaren noch nach 5 Jahren Trichophyton violaceum, ferrugineum, verrucosum u. a. züchten. — Auf der Suche nach wirksamen Antimykotica hat man — soweit man mit pilzinfizierten Meerschweinchenhaaren gearbeitet hat — wiederum gefunden, daß sich Kultursporen von Trichophyton mentagrophytes vielfach als widerstandsfähiger erwiesen haben als die parasitären Sporen aus Meerschweinchenhaaren. Aus der experimentellen Chemotherapie weiß man aber auch, daß sich Kultursporen leichter als frisch gewonnenes Material an wirksame Antimykotica adaptieren lassen. Man weiß ferner, daß sich Reagenzglasbefunde nur bedingt auf in vivo-Verhältnisse übertragen lassen.

Die Antibioticaforschung hat auch die hautpathogenen Pilze in ihre Suche nach neuen wirksamen Antibiotica mit einbezogen, mit dem Ergebnis, daß auch bestimmte Dermatophytenstämme antibiotisch wirksame gegen Bakterien gerichtete Wirkstoffe produzieren können. Die Ausbeuten an wirksamer Substanz sind aber zu schwach; die Befunde haben deshalb nur rein akademisches Interesse.

Klinik der Dermatomykosen

Jede einzelne Pilzerkrankung hat ihre eigene Geschichte und abgesehen vom Erscheinungsbild ihre Besonderheiten und Eigentümlichkeiten in Verlauf und Prognose. Es ist im Rahmen dieses kurzen Artikels auch nicht annähernd

möglich, alles zu bringen. Das ist auch gar nicht notwendig, weil allein 2 Bände des Handbuches der Haut- und Geschlechtskrankheiten von JADASSOHN (Ergänzungswerk), die von MARCHIONINI und GÖTZ herausgegebenen Teile 3 und 4 des IV. Bandes mit mehr als 1300 Seiten und 628 Abb. den Pilzerkrankungen der Haut durch Dermatophyten, Hefe- und Schimmelpilze, Aktinomyceten und verwandte Erreger gewidmet sind.

Hier kann nur ein Abriß gegeben werden, bei dem der Hauptwert auf praktisch klinischen

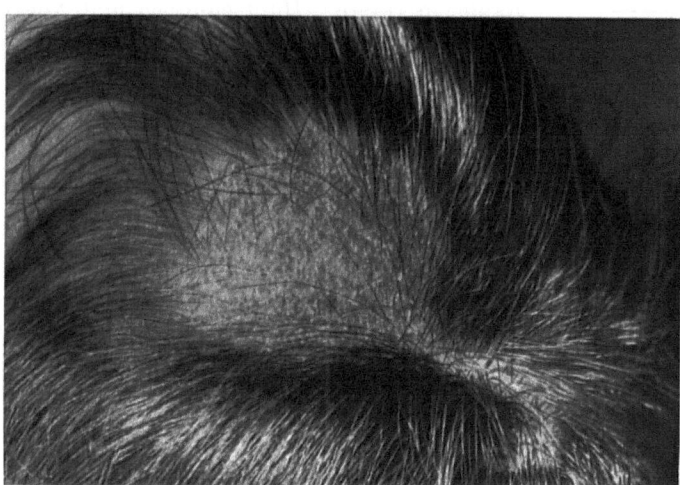

Abb. 469. Mikrosporie ♀ 9 J.

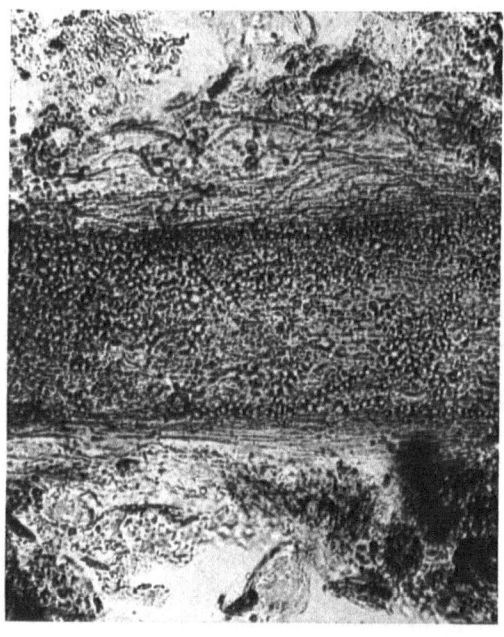

Abb. 470. Mikrosporiehaar: massenhaft kleine Sporen im Haar

Belangen liegt. Damit zugleich eine schnelle Orientierung möglich ist, werden die einzelnen Krankheitsbilder jeweils nach der gleichen Gliederung abgehandelt.

Mikrosporie

Die Krankheitsbezeichnung „Mikrosporie" stammt von UNNA; sie hat sich in den angelsächsischen Ländern bis heute nicht durchsetzen können; dort bezeichnet man dieses Leiden noch immer gemeinsam mit der Trichophytie als „Tinea capitis" und fügt den kulturell erfaßten Erreger zur näheren Präzisierung hinzu.

Geographische Verbreitung: Die Mikrosporie kommt überall auf der Erde zur Beobachtung; besondere Prädilektionsgegenden sind nicht bekannt. Interessant ist, daß Mikrosporon audouinii als Erreger von den beiden anderen Arten M. canis und M. gypseum abgelöst zu werden scheint.

Erreger: Mikrosporon audouinii, M. canis, M. gypseum.

Infektionsweg: Kontaktinfektion von Mensch zu Mensch; darüber hinaus Haarschneidemaschinen, in denen M.-Sporen nachgewiesen werden konnten und Mikrotraumen beim Haarschneiden. KLIGMAN verdanken wir eine Reihe von Einblicken in Epidemiologie und Pathogenese auf Grund experimenteller Untersuchungen durch Einreiben von Kultursporen und sporenhaltigen Haaren in gesunde Vpn. Danach beträgt die Inkubationszeit 2—4 Tage, die Ausbreitungsphase dauert 4 Tage bis 4 Monate; es folgt die Refraktärphase (4 Monate bis mehrere Jahre) und die Rückbildungsphase. Die hohe Kontagiosität der M. audouinii-Kopfhaar-Infektionen im Gegensatz zu der durch andere Dermatophyten, das meist weitgehende Fehlen entzündlicher Reaktionen und die jahrelange Dauer der natürlichen Infektionen sind noch nicht geklärt. Das Erlöschen der Infektion mit der Pubertät wird nach wie vor mit der dann vermehrten Produktion von Hauttalg erklärt, der antimycetisch wirkende Fettsäuren enthalten soll; auf Grund experimenteller Untersuchungen wird diese Theorie von KLIGMAN und GINSBERG (1950) abgelehnt.

Klinik: Entwicklung einzelner oder multipler rundlich, ovaler, an Hinterhaupt und Schläfe lokalisierter Herde bis zu 5 cm Durchmesser, die mehlartig bestäubt pityriasiform schuppen. Im befallenen Bereich sind die Haare 2—4 mm über der Follikelmündung abgebrochen. Die Haarstümpfe zeigen grauweiße

Verfärbung und brechen leicht ab, wenn man mit der Pinzette daran zieht. Es fehlt im allgemeinen eine entzündlich gerötete Kopfhaut. Neben dieser klassischen Form gibt es noch die seborrhoische und die pityriasiforme Variante. Neben dem Befall des capillitiums kann das lanugobehaarte Integument ebenfalls erkranken in Form münzengroßer, unscheinbarer, scharf begrenzter, gering schuppender Herde mit entzündlicher Reaktion in der Peripherie. Prädilektionsstellen sind Stirn, Nacken, seltener Rumpf und Extremitäten.

Mikrosporien durch M. canis bieten ähnliche Bilder, meist allerdings mit stärkeren Entzündungserscheinungen, die jedoch eine klinische Differenzierung nicht erlauben. Dagegen ähneln die durch M. gypseum verursachten Läsionen klinisch einer Trichophytie.

Diagnose: Die Diagnose stützt sich auf das klinische Bild und die Untersuchung unter der Wood-Lampe: die befallenen Herde fluoreszieren deutlich grün. Der Pilznachweis erfolgt mikroskopisch und zeigt einen massenhaften Befall der Haarscheiden mit kleinen runden Sporen. Die Differenzierung des Erregers ist nur kulturell möglich.

Differentialdiagnose: Alopecia areata, Psoriasis, Seborrhoea amiantacea, Favus, Trichotillomanie, Pediculosis capitis, Pyodermien.

Prognose und Therapie: Die These, daß eine Mikrosporie auch ohne Behandlung frühestens mit der Pubertät ausheilt, läßt sich in dieser Ausschließlichkeit nicht mehr halten, da Spontanheilungen bekannt sind. Animale Erregerarten aktivieren die körpereigenen Abwehrreaktionen stärker und haben größere Neigung zur Selbstheilung. Möglicherweise erfolgen die Spontanheilungen auf dem Umweg über eine Beeinflussung des Chemismus der Verhornung.

Die früher übliche Röntgenepilation der Haare ist durch die moderne Griseofulvintherapie völlig überflüssig geworden. Auch eine Lokalbehandlung erübrigt sich bei innerlicher Darreichung von Griseofulvin. Dosierung für Kinder: 1—2 Tabl. = 125—250 mg tgl. in Form eines der handelsüblichen Griseofulvinpräparate (Likuden M, Fulcin S).

Favus

Der Favus oder Erbgrind ist eng mit dem Namen SCHÖNLEIN verknüpft, der 1839 den Nachweis eines pflanzlichen Parasiten in den Läsionen einer Krankheit des behaarten Kopfes erbrachte. GRUBY hat 1841 das scutulum und die Veränderungen im Haar mit der ihm eigentümlichen Genauigkeit beschrieben. Der Favus ist auch kulturhistorisch interessant; so wies SIEMENS 1953 auf Grund von Studien alter Gemälde darauf hin, daß die Leprosarien des Mittelalters nicht nur Leprakranke, sondern auch Kranke mit anderen abstoßenden und ekelerregenden Hautkrankheiten wie den Favus aufnahmen (Beispiel: B. MURILLOs Heilige Elisabeth wäscht favuskranken Kindern die Köpfe.)

Geographische Verbreitung: In Deutschland ist der Favus sehr selten; das erhöht aber die Gefahr von Fehldiagnosen, wie aus einer Veröffentlichung von FUCHS über jahrlang unbekannt gebliebene 9 Fälle eines in 4 Generationen familiären Favus in Mittelsachsen hervorgeht. Favus ist endemisch im Vorderen Orient, Süd- und Osteuropa, in Rußland, Asien und Nordafrika. In Frankreich ist der Favus-Anteil an Pilzinfektionen des behaarten Kopfes von 10% (1900) auf 31% (1955) angestiegen, wohl als Folge der Immigration aus Nordafrika.

Erreger: Trichophyton schönleinii.

Infektionsweg: Der Favus stammt praktisch immer aus einer direkten humanen Infektionsquelle. Die Inkubation beträgt 10 (Autoinfektion) bis 30 Tage (Spontaninfektion). Traumen und schlechte hygienische Verhältnisse sind konditionierende Faktoren. Die Virulenz des Erregers ist dabei relativ gering. Infektionsbegünstigend sind weiterhin gemeinsame Benutzung von Betten, von Kleidungsstücken (Mützen), Kämmen, Handtüchern. Das erklärt auch das familiäre Vorkommen.

Klinik: Das bekannteste Bild bietet der favus scutularis. Hier bildet sich im Bereich des Follikels eine winzige Pustel, die eintrocknet und sich zu einer weißlichen Masse umwandelt. Diese greift auf die benachbarte Hornschicht über; so entwickelt sich ein weiß-gelber Herd, der von einem Haar durchbohrt wird; er wird größer, senkt sich im Zentrum ein und färbt sich schwefelgelb. So entsteht schließlich ein napfförmiges Gebilde = scutulum von 15 mm Größe. Beim Zerreiben ist es von brüchig pulveriger Beschaffenheit. Unter den konfluierenden scutula findet sich eine glatte, entzündlich gerötete, teils leicht ulcerierte Vertiefung, die atrophisch-narbig abheilt. Diese Atrophie gestattet noch die Diagnose nach der Ausheilung des Favus. Charakteristisch ist der Geruch der scutula nach Mäusen im Käfig (Acetamid!). An weiteren Formen sind bekannt: Favus squameux d'emblée (pergamentartige Schinnen), urcéolaire, pityroides, F. impetiginoides; sie stellen wohl nur besondere Entwicklungsstadien des F. scutularis dar. Vom capillitium ausgehend kann es zu einem Mitbefall der lanugobehaarten Gesichts- und Körperhaut kommen. — Wenngleich selten vorkommend, so gibt es auch id-Reaktionen = Favide beim Favus.

Diagnose: Sie stützt sich auf das klinische Bild:

1. Gelbliche Krusten = konfluierte scutula
2. Konstant vorhandene entzündliche Rötung
3. Verhalten des Pilzes im Haar: es fällt in toto aus, ohne je wieder nachzuwachsen.

Sie stützt sich ferner auf den Nachweis von Trichophyton schönleinii.

Differentialdiagnose: Seborrhoea capitis — Eczema amiantaceum. — Psoriasis (unversehrte Haare, fehlender Pilznachweis). Bei narbiger Atrophie: Pseudopelade Brocq — Lichen ruber follicularis decalvans — Erythematodes. Mischinfektionen mit Trichophyton verrucosum, mentagrophytes oder M. canis können das Bild verwischen. — Mäusefavus.

Prognose und Therapie: Ohne Behandlung kommt es zum irreversiblen Haarverlust mit Atrophien der Kopfhaut. Dagegen bilden sich fast nie Narben bei Körperherden. Es besteht in der Pubertät die Tendenz zur Spontanheilung; allerdings nicht so ausgeprägt wie bei der Mikrosporie. Auch vor der Pubertät sind Selbstheilungen möglich, aber selten. Das Mittel der Wahl für die Behandlung aller Favusformen ist das Griseofulvin.

Tierfavus (Mäusefavus)

Wie schon der Name sagt, handelt es sich um einen rein animalen Erreger, der von der Maus, der Katze oder vom Hund auf den Menschen übergehen kann. Bekannt ist als Infektionsquelle ferner pilzinfiziertes Stroh. Der Erreger ist das Trichophyton quinckeanum; Kinder sind empfänglicher als Erwachsene. Für die Klinik kann die strenge Formulierung, daß nur die lanugobehaarte Haut befallen wird, nicht mehr aufrechterhalten werden; ebenso trifft es nicht zu, daß sich der Mäusefavus nur durch scutula-Bildung erkennen läßt; man kann vielmehr von einer Polymorphie der Hauterscheinungen sprechen, was auch in der Benennung der beiden klinischen Erscheinungsbilder zum Ausdruck kommt: Typus erythemato-

squamosus seu/et Typus vesiculo-pustulosus und der Typus scutularis. Fast stets löst M. quinckeanum als animaler Pilz eine positive Trichophytinreaktion aus.

Differentialdiagnostisch kommt in erster Linie der Favus in Frage, dann die Mikrosporie und andere Pilzinfektionen.

Die Prognose ist günstig, da der Mäusefavus starke Spontanheilungstendenz zeigt; mit wenigen Ausnahmen sind keine chronischen Infektionen bekannt, auch entwickeln sich im allgemeinen keine Atrophien im Bereich der Läsionen. Behandlungsmittel der Wahl ist das Griseofulvin.

Trichophytie

Malmsten gebrauchte 1845 als erster den Ausdruck Trichophyton. Die Vielfalt der hierzu gehörenden Dermatophyten und Krankheitsbilder haben im vergangenen Jahrhundert viel Verwirrung gestiftet, die durch systematische klinische und experimentelle Arbeiten Sabourauds z. T. entwirrt und einer gewissen Ordnung zugeführt werden konnten. Immerhin gilt auch heute noch der von Miescher bereits 1928 zitierte Satz: „Die Übereinstimmung (zwischen Pilz und Läsion) ist nur innerhalb weiter Grenzen vorhanden, da die Pathogenität der einzelnen Pilzstämme keine Konstante ist, sondern Einflüssen, deren Natur zunächst verborgen ist, unterliegt" (Fischer). Das trifft auch zu hinsichtlich ihres Verhaltens im Haar; doch hat die Grundkonzeption von Sabouraud letzten Endes ihre Geltung behalten: animale Pilzarten vorwiegend ektothrich, humane Pilzarten vorwiegend endothrich.

Geographische Verbreitung: Trichophyton-Arten werden überall auf der Erde gefunden mit bestimmten Häufigkeiten, die nicht unbedingt die Existenz der dort tätigen Mykologen widerspiegeln müssen, sondern der tatsächlichen geographischen Verteilung entsprechen.

Erreger: Verschiedene Trichophyton-Arten wie Tr. violaceum, Tr. rubrum, Tr. verrucosum, Tr. mentagrophytes, Tr. tonsurans, Tr. gallinae, Tr. megnini u. a.

Infektionsweg: Wie alle Dermatophyten können auch die Trichophytonarten auf Grund keratolytischer Potenzen die Hornschicht der Epidermis, Haare und Nägel befallen. Bei Epidemien erkranken in erster Linie Kinder vor der Pubertät. So wie die erhöhte Vulnerabilität der kindlichen Haut gegen Staphylokokken und Streptokokken bekannt ist, liegt es nahe, hier

Parallelen zu Faden- und Hefepilzen anzunehmen. Möglicherweise mindern auch fehlende
Bausteine im chemischen Aufbau der Sklero-
proteine die Resistenz gegen Mikroorganismen.
VANBREUSEGHEM (1957) glaubt,
daß Ernährungsfaktoren (Eiweiß-
und Vitaminmangel) eine Pilzinfektion begünstigen: 95% aller
von ihm untersuchten unter-
ernährten Kinder (Kwashiokor)
waren mit einer Kopfmykose
behaftet.

Der eigentliche Infektionsmodus: Mensch/Mensch, Tier/
Mensch, indirekt. Auch hier verhalten sich die einzelnen Arten
verschieden: Tr. violaceum-In-
fektionen sind meist auf Asyl-
oder Schulinfektionen zurückzuführen; Tr. mentagrophytes
bei Kleintieren. Bekannt sind Infektionen über Friseurgeräte. Für
das Angehen der Infektion sind
oft Mikrotraumen verantwortlich.

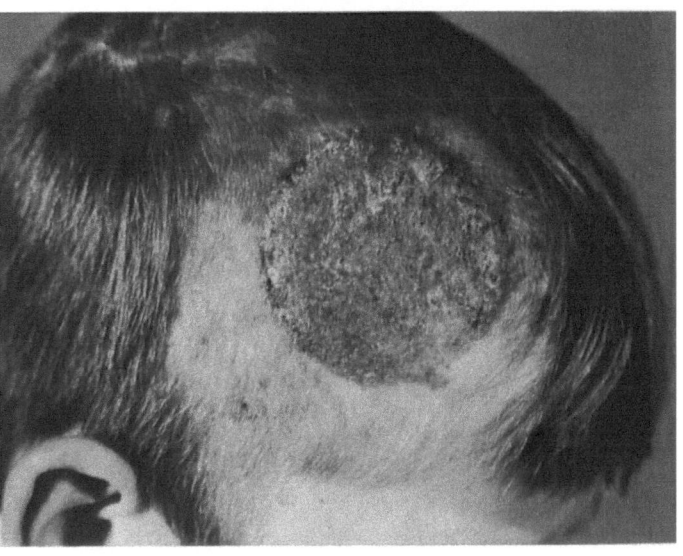

Abb. 471. Trichophytia capillitii profunda ♂ 7 J.

Über die Altersverteilung der Trichophytia
capitis-Fälle gibt die nachstehende Tabelle
nach DOSTROVSKY, KALLNER et al. Aufschluß:

Alter	Zahl d. Fälle	Prozentsatz
Bis zu 1 Jahr	32	0,6
1— 2 Jahre	194	3,8
3— 5 Jahre	1294	25,5
6—11 Jahre	2908	57,5
12—15 Jahre	428	8,4
über 16 Jahre	218	4,2
Insgesamt:	5074	100

Nach GRAY et al. (1960) sollen Mädchen
widerstandsfähiger gegen Tr. tonsurans sein als
Knaben. Als mittlere Inkubationszeit können
15 Tage angenommen werden.

Klinik: Bei der Vielfalt der durch Trichophyton-Arten hervorgerufenen Krankheitsbilder muß die Klinik individuell abgehandelt
werden. Als Einteilung wird die von GÖTZ verwandt.

Trichophytia capillitii

a) Superficialis

Feine, trockene, kleieförmige Schuppung
mit abgebrochenen, verkürzten oder fehlenden
Haaren lenken den Verdacht auf eine super-
ficielle Trichophytie des Capillitiums. Gelegentlich kommt es unter der kleinlamellösen Schuppung zur Exsudation, so daß sich Krusten oder
Pusteln entwickeln können. Je nach Tricho-
phytonart kann das klinische Bild gering variieren und nach PIPKIN ist folgende Symptomatik denkbar:

Befall von Kopfhaut und Haarbalg; erythematöse, schuppende Herde als Initialläsion.

Befall des Haares ohne sichtbare entzündliche Veränderungen — vereinzelte abgebrochene Haare — Entzündung — abgebrochene
Haare — Ausrufungszeichen — Haare —
seborrhoide Schuppung — Folliculitis.

Zweifellos bestehen Ähnlichkeiten mit der
Mikrosporie. Die abgebrochenen Haare erinnern bisweilen an eine „Gänsehaut". Fluorescenz im Wood-Licht besteht nur bei Infektionen mit Tr. ferrugineum.

b) Profunda

Hier wächst der Pilz unter Schuppen- oder
Bläschenbildung in die Epidermis ein und befällt das Haar bis in die Tiefe des Follikel-
apparates. Es kommt zur Perifollikulitis (Sekundärinfektion mit Staphylokokken), bis der
Herd eine schwammige bis matschige Konsistenz aufweist und das Bild des *Kerion Celsi*
bietet. Die Oberfläche dieser bis handtellergroßen Läsionen ist blaurot verfärbt, höckrig
und an der Peripherie mit gelb-braunen sanguinolenten Krusten bedeckt. Auf Druck entleert sich eitriges Sekret. Pilzkranke Haare fin-

den sich nur in der Peripherie. Die heftige entzündliche Reaktion sorgt für eine Eliminierung
der eingedrungenen Pilzelemente; sobald der

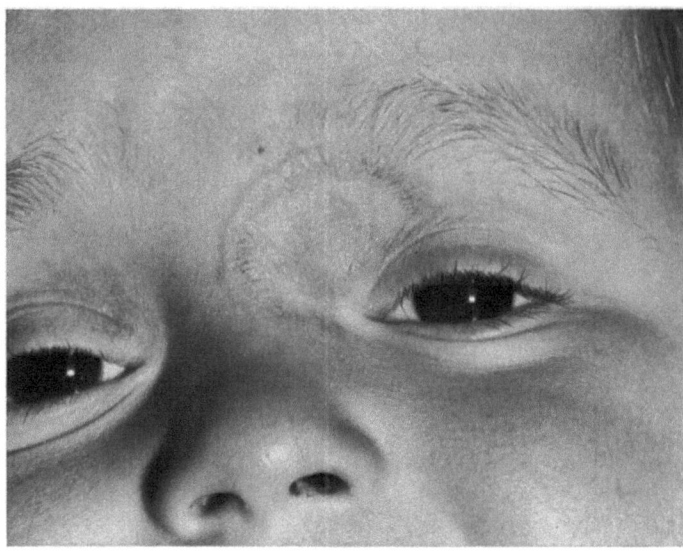

Abb. 472. Trichophytia corporis superficialis erythematosquamosa ♀ 2 J.

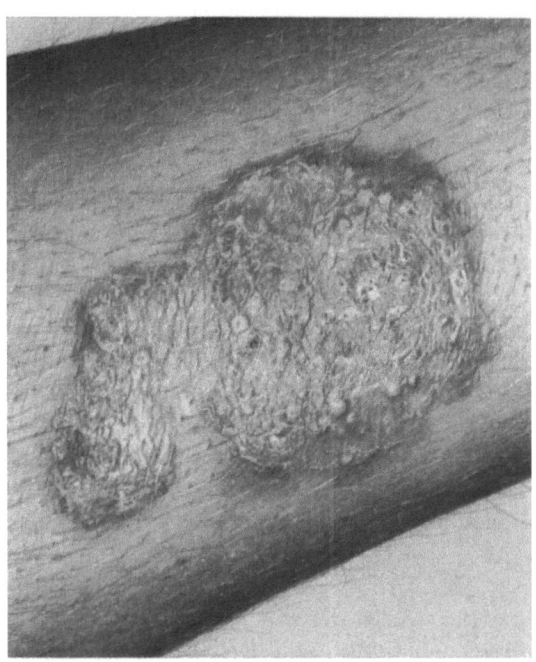

Abb. 473. Trichophytia corporis superficialis vesiculo-
pustulosa ♂ 12 J.

Herd pilzfrei ist, setzt der Abheilungsvorgang
ein, der 3—4 Wochen beansprucht.

Trichophytia corporis superficialis

a) Erythemato-squamosa

Es entwickelt sich eine entzündlich gerötete,
selten schuppende Scheibe, die sich unter Ab-

blassung des Zentrum peripheriewärts ausbreitet; dadurch bilden sich rundlich-ovale Ringe,
die durch Konfluierung zu landkartenartigen
Bildern führen. Bekannt sind Iris-
formen, die an ein Erythema
exsudativum multiforme erinnern.

b) Vesiculo-pustulosa

Infolge starker Exsudation
kommt es im Zentrum oder auch
nur an der Peripherie der Läsionen zu zahlreichen Bläschen und
Pusteln, die peripher fortschreiten. Durch Kokkeninvasion
kommt es zu pemphigoiden Bildern. Auch hier kann man vom
klinischen Bild nicht auf den
Erreger schließen. Die Intensität
der Reaktion des Organismus ist
zwar nicht völlig unabhängig von
der Pilzart, hängt aber eher von
anderen Faktoren wie Reaktionslage, Alter, Infektionsort ab. Kinder
neigen zu heftigen Reaktionen. Postläsionelle
Leukodermien nach Sonnenbestrahlung, wie
sie von der Pityriasis versicolor bekannt sind,
werden beobachtet. Diese reversible Schädigung der epidermalen Melanogenese hängt
wohl von individuellen Faktoren ab.

c) Imbricata

Hier ist die Ausnahme, wo man vom klinischen Bild auf den Erreger, nämlich auf das in
den Tropen weit verbreitete Tr. concentricum,
schließen kann. Der Erreger befällt ohne Unterschied von Geschlecht und Alter nur farbige
Rassen. Die Infektion beginnt als bräunlicher,
langsam wachsender Fleck an Rumpf oder Extremitäten; die zentralen Partien des stratum
corneum lösen sich schuppenartig ab, bleiben
aber in der Peripherie mit der Unterlage verbunden; die Schuppe erinnert an einen aufliegenden Ziegel=imbrex, der für die Namens-
bezeichnung verantwortlich ist. In den Tropen
wird diese Form Tokelau genannt. Es besteht
subjektiv oft quälender Juckreiz.

Trichophytia corporis profunda

Der Erreger — meist animaler Art — kann
auf der lanugobehaarten Haut die gleichen
akuten, heftigen, entzündlichen Veränderungen
auslösen wie am capillitium. Von der chroni-

schen Form sprechen wir, wenn der Wirtsorganismus auf Grund einer nur schwachen
immunbiologischen Abwehrreaktion nicht in
der Lage ist, den Erreger rasch zu eliminieren.
Es entstehen dann Granulationsbildungen von
tuberkuloider Struktur in Form von lividroten,
derben Knoten wechselnder Größe. Diese Läsionen können ohne Therapie Monate bis Jahre
bestehen bleiben, bis durch eine Änderung der
Reaktionslage Geschwürsbildung mit nachfolgender Abheilung eintritt.

id-Reaktionen

sind bei der Trichophytie als Ausdruck einer
universellen allergischen Reaktion auffallend
selten. Sie treten in Form makulo-papulöser
Exantheme auf oder wie STEIGLEDER mitgeteilt
hat, als varioliformes nekrotisierendes Mykid,
ferner unter dem Bild morbilliformer Reaktionen mit Allgemeinerscheinungen wie Fieber,
Übelkeit und Abgeschlagenheit. Die lichenoide
(Lichen trichophyticus) Form steht im Vordergrund der Erscheinungen. Ausgelöst werden
id-Reaktionen durch Trichophytininjektionen,
Röntgenepilation oder Antibioticagaben, vornehmlich Penicillin.

Differentialdiagnose: Mikrosporie – Favus –
Psoriasis – seborrhoisches Ekzem bei alleini-
gem Befall des behaarten Kopfes. Syphilitischer
Primäraffekt bei Befall von Ober- oder Unterlippe. Pyodermien, Furunkel, Karbunkel müssen von den tiefen Trichophytien abgegrenzt
werden. Alles läßt sich durch eine mykologische
Untersuchung leicht klären. Körperherde können verwechselt werden mit Psoriasis, Pityriasis rosea, Staphylodermien, Ekzemen, licheni-
fizierter Neurodermitis. Der fehlende Pilznachweis führt auch hier leicht zur Klärung. – Im
Gesicht und auf dem behaarten Kopf kann eine
aphlegmasische Trichophytie mit Alopecie und
Atrophie dem Bild eines Erythematodes entsprechen. In allen suspekten Fällen entscheidet
der Pilznachweis und im Zweifelsfall eine
Probeexcision.

Prognose und Therapie: Während animale
Stämme zu heftigen Reaktionen und zu schneller Eliminierung der Pilze führen, trifft das für
humane Stämme (Tr. tonsurans, Tr. violaceum)
weniger zu. Diese neigen vielmehr zur Chronizität und können bis ins Erwachsenenalter persistieren. Tiefe Trichophytien heilen meist unter
Narbenbildung ab; sie sollten nicht mit Salben
behandelt werden, weil durch Mazeration wei-

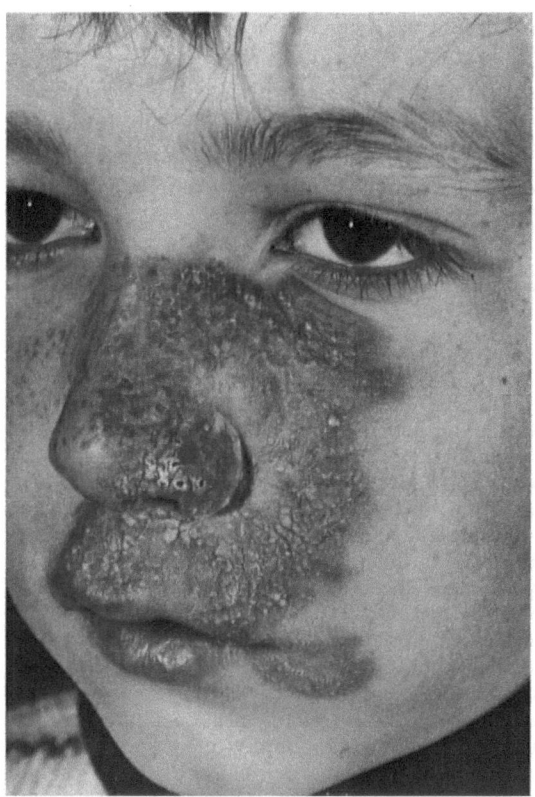

Abb. 474. Trichophytia corporis profunda ♂ 8 J.

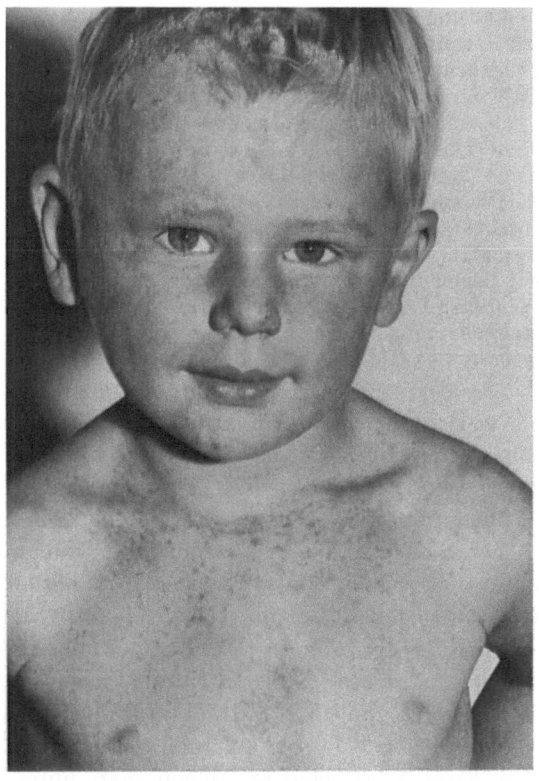

Abb. 475. Mykid bei Trichophytia capillitii et corporis
superficialis. ♂ 3 J.

tere Ausbreitung = Verschlimmerung eintreten kann. Viele Lokal-Antimykotika haben durch Einführung des Griseofulvins ihre Bedeutung verloren; trotzdem sollten die oberflächlichen Formen lokal mit Farbstoffen (Malachitgrün 0,75% alkohol. Lösung; Sol. Castellani) behandelt werden. Diese sind bei diesen Formen wirksam und haben zudem noch den Vorteil des niedrigen Preises.

Tinea (Epidermophytie)

HEBRA hat 1870 als erster eine Tinea im Inguinalbereich als Eczema marginatum beschrieben, ohne jedoch zunächst die Pilznatur dieses Leidens anzuerkennen. MARIE KAUFMANN-WOLF hat unsere Kenntnisse über die Hand- und Fußmykosen gefördert. Die ursächlichen Erreger sollten sich nach SABOURAUD und MCCARTHY durch Nichtbefall der Haare auszeichnen und wurden im Gegensatz zu Trichophyton Epidermophyton genannt. Dieser Standpunkt läßt sich heute nicht mehr aufrechterhalten, da E. interdigitale und E. rubrum auch die Haare befallen können. Es kommt hinzu, daß man einer „Epidermophytie" klinisch nicht ansehen kann, ob man aus den Läsionen Trichophyton- oder Epidermophyton-Arten herauszüchten kann. Aus diesem Grund wird — wie oben schon angeführt — die präjudizierende Bezeichnung Epidermophytie durch den neutralen Ausdruck Tinea ersetzt.

Geographische Verbreitung: Von maßgeblicher Bedeutung für die Entwicklung einer Tinea sind die 3 Dermatophytenarten Tr. mentagrophytes, Tr. rubrum und E. floccosum. Sie kommen ubiquitär vor und lassen sich in allen Kontinenten in wechselnder Häufigkeit nachweisen. Dazu muß bemerkt werden, daß die Pilzflora eines Landes nicht konstant ist, sondern sich im Laufe der Zeit wandelt. So haben in Deutschland Tr. rubrum-Infektionen zugenommen, während Infektionen durch E. floccosum seltener geworden sind. Ähnlich liegen die Verhältnisse in den USA. Der Grund für dieses Verhalten liegt einmal in der Therapieresistenz und einer angenommenen Virulenzsteigerung des Erregers.

Erreger: Außer den 3 genannten Arten sind als weitere Erreger für Tinea-Infektionen beschrieben worden: M. gypseum, M. canis, Tr. verrucosum, Tr. violaceum, Tr. quinckeanum, Tr. megninii, Tr. tonsurans u. a.

Infektionsweg: Tinea-Infektionen sind außerordentlich häufig. So wird von ROSENFELD (1957) angegeben, daß mindestens 85—90% der weißen Bevölkerung in den USA einmal im Leben pilzkrank würden. In Europa liegen die Verhältnisse ähnlich. Die Infektiosität ist von verschiedenen Faktoren abhängig: einmal von den Erregereigenschaften, denen man unterschiedliche enzymatische Potenzen zubilligen

muß. Vitale Pilzelemente können nur zur Infektion führen, wenn sie auf das Stratum corneum zu liegen kommen; von hier beginnen sie zu parasitieren, d. h. Keratin wird mit Hilfe ihres Fermentapparates abgebaut, wodurch ein Eindringen in die tieferen Hornschichten ermöglicht wird. Begünstigende Faktoren sind starke Schweißbildung, welche zur Maceration und Aufquellung der Hornschicht führt. Die Schweißbildung wiederum wird begünstigt durch Gummischuhe oder Gummisohlen, ferner Polyamidfasergewebe, das zu Wärmestauung und Verhinderung der Schweißabdunstung führt. Häufiges Baden mit mangelnder Abtrocknung der Haut führt infolge der zwischen den Zehen zurückgebliebenen Wasserreste zu einer Quellung der Hornschicht. Tinea pedis kommt aus diesem Grund auch häufiger bei Schwimmsportlern als bei Turnern vor. ENGLISH und GIBSON konnten den Zusammenhang zwischen der Häufigkeit von Fußpilzen in bestimmten Schulklassen und dem Besuch von Badeanstalten nachweisen. Hier muß auf die Rolle des Barfußgehens für die Infektion hingewiesen werden: in Hallenbädern, Duschräumen, Badeanstalten mit dazugehörigen Umkleidekabinen ist die Infektionsgefahr durch die auf Holzrosten und in feuchtwarmen Milieu gut gedeihenden Pilzelemente groß. Auch Familieninfektionen sind bekannt. Die warme Jahreszeit wirkt ebenfalls begünstigend, wie OTTO, JÄHNKE und NAUMANN berichtet haben.

Was die *Altersverteilung* anbelangt, so geht aus Untersuchungen an Jugendlichen hervor, daß jüngere Kinder weniger häufig an Tinea pedis erkranken als ältere. Nach WILDE (1951) besaßen von 704 Schulkindern 195 (27,7%) deutliche Symptome einer Tinea pedis et manus gegenüber 84,9% einer entsprechenden Erwachsenen-Gruppe. Klinische und mykologische Befunde können dabei divergieren, wie nachfolgende Zusammenstellung zeigt:

Kinder erkranken infolge seltenerer Expositionsmöglichkeit weniger häufig als Erwachsene, sie sind aber durchaus empfänglich. Ob Rasse oder Geschlecht zur Tinea-Infektion prädisponieren, kann nicht eindeutig beantwortet werden.

Klinik: Wie bei den Trichophytien möchten wir auch bei den Tinea-Infektionen der Einteilung von GÖTZ folgen, die sich wiederum an die Miescherche Gliederung hält. Die Grenzen sind dabei nicht sicher abzustecken und zeigen teilweise fließende Übergänge.

Tabelle 31. *Häufigkeit klinisch suspekter Tinea pedis-Fälle und deren mykologische Befunde* (nach Götz)

Autor	Krankengut	Gesamt	% Klinisch suspekt	% Nativ +	% Kultur +
Lomholt (1933)	Studenten	97	70	18,6	15
Ajello-Keeney-Broyles (1945)	Rekruten	871	59,9	17,7	11
Vanbreuseghem et al. (1952)	Schwimmer	152	40		15
Amrein (1953).	Schwimmlehrer	30	80	70,0	
Scheffler (1958)	Jugendliche 6.—17. Lebensj.	2622	24	9	
Marphes, Chapman (1959)	Schulkinder	387	69	7,5	
English, Gibson (1959) .	Knaben bis 10 J.	894	33,2		2,2
	Knaben üb. 10 J.	1839	40,3		6,6
	Mädchen üb. 10 J.	2061	30,4		1,6

Tinea pedis et manus

a) Vesiculöse Form

An Handteller, Zehen, Finger, Fußsohlenrand, Mittelfuß lokalisiert bilden sich vielfach in Gruppen zusammenstehende Bläschen in entzündlich geröteter Umgebung. Bei heftiger

b) Intertriginöse Form

Hier siedelt sich der Pilz in den Zwischenzehenräumen, interdigital oder an den Grundphalangen an. Bei trockener Haut kommt es nur zur Schuppung; tritt Feuchtigkeit hinzu, kommt es zur Maceration: man sieht dann —

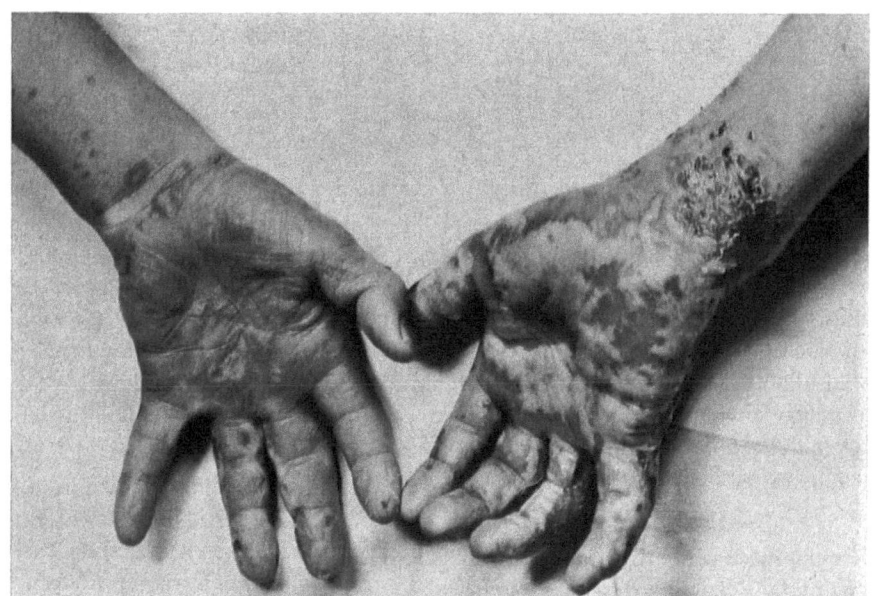

Abb. 476. Tinea manum. ♂ 14 J.

Reaktion können diese konfluieren; man erkennt aber bei Abhebung der Blasendecke die Mehrkammrigkeit der Läsionen. Die Bläschen platzen oder trocknen wieder ein. Zur Pustelbildung kommt es durch Sekundärinfektion. Bei längerer Dauer besteht Neigung zur Lichenifizierung. Subjektiv besteht quälender Juckreiz.

vornehmlich im 4. Interdigitalraum — beim Spreizen der Zehen eine gequollene, weißlich verfärbte, leicht von der Unterlage ablösbare, auffallend mürbe Hornschicht, unter der eine rotglänzende, oft feuchte Epidermis zum Vorschein kommt. Manchmal bilden sich schmerzhafte Rhagaden. Die Infektion kann auf den Fußrücken übergreifen; häufig kommt es zur bakteriellen Sekundärinfektion; meist besteht quälender Juckreiz.

c) Squamös hyperkeratotische Form

Hier steht eine Vermehrung der Hornsubstanz im Vordergrund, wodurch es zu starker Schuppenbildung kommen kann. Die Läsionen

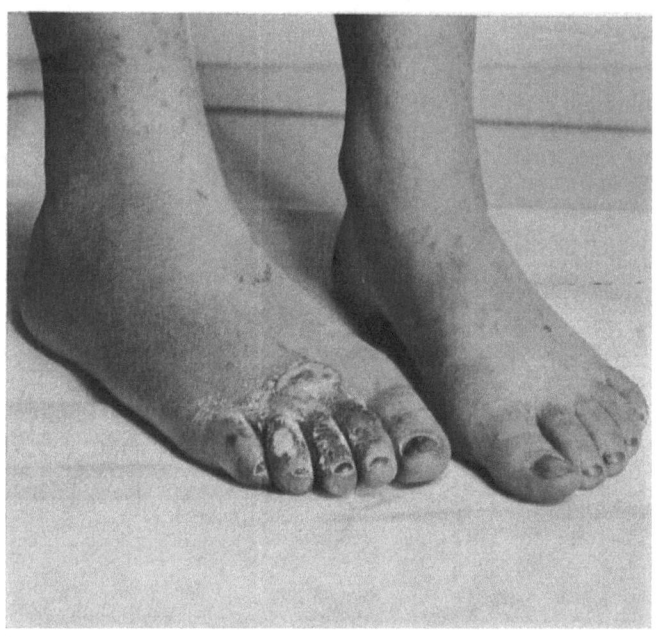

Abb. 477. Tinea pedis. ♀ 13 J.

sind gegen die gesunde Umgebung scharf abgegrenzt; sie können bei starker Hornbildung — diese ist wohl von individuellen Faktoren abhängig — mit einem Keratoma palmare oder plantare verwechselt werden.

Bei allen Fußmykosen kann es zur bakteriellen Sekundärinfektion kommen, die das Bild verwischen kann und therapeutisch anders angegangen werden muß.

Tinea inguinalis, axillaris

Prädilektionsstellen sind intertriginöse Körperregionen. Bei Kindern sind diese Formen — sieht man von endokriner oder Mastfettsucht ab — seltener als bei Erwachsenen. Am bekanntesten ist das „Eczema marginatum Hebrae" der Inguinalregion; man sollte sich von dieser Bezeichnung endlich trennen, da diese Pilzinfektion mit der Pathogenese des Ekzems nicht das geringste zu tun hat.

Es kommt zu bräunlich pigmentierten, an der Peripherie polycyclisch begrenzten, schuppenden Herden. Charakteristisch ist der auffallend entzündlich betonte, stärkerschuppende Randsaum, der die Diagnose Tinea inguinalis, axillaris oder submammaria leicht stellen läßt. Intertriginöse Affektionen können leicht mit Candida-Infektionen verwechselt werden.

Tinea corporis

Von den beiden vorher besprochenen Formen ausgehend kann es zur Ausbreitung der Infektion über die lanugobehaarten Körperpartien kommen. Vielfach besteht dann nur eine diskrete Schuppung, die an eine Ichthyosis denken läßt, mit geringer entzündlicher Reaktion. Bei Säuglingen oder Kleinkindern könnte eine Trichophyton rubrum bedingte, generalisierte, squamös-erythrodermische Tinea als Erythrodermia desquamativa Leiner diagnostiziert werden (Götz). Die Tinea corporis bietet ein vielseitiges Bild und kann neben landkartenähnlichen Erscheinungen Papeln, Bläschen, Knötchen und Narben aufweisen, die vielfach gar nicht mehr an eine Dermatomykose denken lassen.

Tinea granulomatosa nodularis cruris

Auf dieses bei Kindern seltene Krankheitsbild hat Wilson als erster hingewiesen. Fast nur Frauen, die gleichzeitig an Pernionen, Akrozyanose oder Erythrocyanosis crurum puellarum leiden, werden betroffen. Der Verlauf ist chronisch, Besserungen wechseln mit Verschlechterungen ab. In den meisten Fällen finden sich außer an den Unterschenkeln noch weitere Pilzherde anderer Lokalisation.

Wie bei allen Pilzinfektionen kommen auch bei den Tinea-Formen id-Reaktionen vor; meist in Form eines plötzlich auftretenden vesiculösen Exanthems an den Händen, aber auch andere Körperregionen werden befallen. Eine Trichophytininjektion kann zu sehr heftigen Reaktionen führen, die empfehlen, hier sehr vorsichtig zu verfahren. Kinder erkranken seltener an einer Tinea pedis als Erwachsene und lassen sich erfahrungsgemäß auch schwerer sensibilisieren. Positive Trichophytinreaktionen bei Kindern sind daher zuverlässiger zu verwerten.

Diagnose: Sie stützt sich auf das klinische Bild, die Anamnese und in der Hauptsache auf den mykologischen Befund. Auch hier ist es nicht möglich, vom klinischen Bild auf den Erreger zu schließen. Dieser kann vielmehr ausschließlich kulturell ermittelt werden.

Differentialdiagnose:

1. Tinea pedis et manus: Candidamykose; toxisches oder allergisches Ekzem; Erythema

Tr. rubrum oder Epidermophyton floccosum. Die Neigung zu Rezidiven ist außerordentlich groß. Die Zahl der im Handel befindlichen Antimykotika ist Legion; das allein zeigt schon, daß die örtliche Behandlung nach wie vor problematisch ist. Zweifellos ist das mit der Einführung des Griseofulvins anders geworden, wenngleich auch hier die Versagerquote größer ge-

Tabelle 32. *Abgrenzung Mykid — dyshidrotisches Ekzem* (nach Götz)

	Pilzherd	Trichophytin-Reaktion	Ausdehnung	Dauer	Konstitutions-Typ	Tonuslage
Mykid der Hände	muß irgendwo vorhanden sein	+	Neigung zur Ausbreitung auf Unter-Arme	flüchtig	Einfluß nicht bekannt	Einfluß nicht bekannt
Dyshidrot. Ekzem d. Hände	meist ∅	meist ∅	Vorwiegend auf Hände (Fingerseiten) beschränkt	Anhaltend Tendenz zum Rezidiv	meist leptosom	vegetativ labil Achsel- u. Handschweiß

exsudativum multiforme; pustulöses Bakterid; Acrodermatitis continua suppurativa Hallopeau = Psoriasis pustulosa; Psoriasis; Lues II.

2. Tinea inguinalis: figuriertes seborrhoisches Ekzem; bakterielles Ekzem; Candidainfektion (Pustelaussaat!); Erythema migrans.

3. Tinea corporis: Ekzeme aller Art; Candidainfektion.

4. Tinea granulomatosa nodularis: Erythema nodosum, Erythema induratum Bazin;

worden ist. Vielfach ist durch die chronisch bestehende Infektion eine Ekzematisierung eingetreten, die dann eine gleichzeitige Behandlung des Ekzems notwendig macht (Corticosteroide lokal und innerlich; in hartnäckigen Fällen Röntgen-Oberflächentherapie).

Tinea unguium (Onychomykose)

Die Zahl der Nagelpilzerkrankungen ist im steten Ansteigen begriffen. Ob es sich hier um

Tabelle 33. *Relation der Tinea unguium zu anderen Tinea-Infektionen an den Universitäts-Hautkliniken Hamburg und München* (nach Götz)

	Zahl aller Hautfälle	Zahl aller Mykosen (einschl. Tinea ung.)	Tinea unguium	% aller Mykosen
Hamburg 1938	2423	106	3	2,8
München 1938	3385	157	4	2,6
Hamburg 1949	5950	537	58	10,0
München 1951	9434	889	65	8,4
München 1958	8890	1101	123	11,1

papulonekrotisches Tuberkulid; Periarteriitis nodosa cutanea; chronisches Ekzem; Pyodermien; Lues III u. a.

Von großer praktischer Bedeutung ist die Abgrenzung allergischer id-Reaktionen vom dyshidrotischen Ekzem.

Prognose und Therapie: Spontanheilung der Tinea-Infektionen sind selten; sie sind teilweise Erreger-abhängig: Tr. mentagrophytes eher als

eine echte Zunahme oder um eine solche durch bessere diagnostische Möglichkeiten handelt, muß dahingestellt bleiben.

Geographische Verbreitung: Nagelpilzerkrankungen gibt es in allen Ländern aller Kontinente.

Erreger: Auch bei der Tinea unguium ist dem klinischen Bild nicht anzusehen, welcher Erreger vorliegt. Sämtliche Dermatophyten können in die Nagelsubstanz eindringen; darüber hinaus Hefepilze (Candidaarten) und selten Schimmelpilze.

Infektionsweg: Wenngleich der eigentliche Infektionsmodus noch wenig geklärt erscheint, stellt sich heute auf Grund von Selbstversuchen (GÖTZ) und solchen an Freiwilligen die Pathogenese wie folgt dar: Erst nach längerem Bestehen einer epidermalen Mykose können Pilzelemente vom freien Nagelrand oder vom

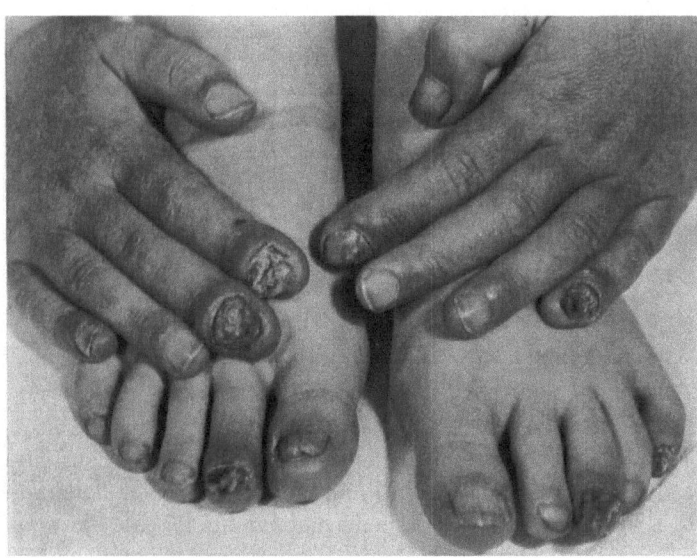

Abb. 478. Tinea unguium (Onychomykose) ♀ 7 J.
Kultur ergab Candida albicans

Hyponychium in das Nagelkeratin eindringen, wobei mehrere Faktoren von förderndem Einfluß sein können:

1. Ernährungsstörungen des Gewebes, Durchblutungsstörungen, Traumen.

2. Mikrotraumen: kosmetische Manipulationen.

3. Intensive Durchfeuchtung (Schweiß, Beruf).

4. pH-Verschiebungen.

Klinik: Beginn mit einer geringgradigen Aufsplitterung des Nagelrandes (Onychorrhexis), der durch weißliche Farbe imponiert oder mit scharf begrenzten, schmutzig gelblichen Verfärbungen der seitlichen Nagelpartien, manchmal als zungenförmiger Fleck. Von den Anfangsherden wächst der Pilz in Nagel und Nagelbett matrixwärts; es kommt zu schmutzig-gelblichen Streifen, zur Onycholysis. Die dystrophisch gewordenen, verdickten, verfärbten Nägel sind immer bröckelig („wurmstichig"). Durch Herausbröckeln subungualer Hornteilchen kommt es zu Höhlen- und Gang-

bildung unter der Nagelplatte. Immer fehlt eine entzündliche Reaktion des Nagelorgans und seiner Umgebung.

Diagnose: Bei gleichzeitigem Bestehen von Pilzinfektionen anderer Lokalisation wird die Diagnose erleichtert; auch sonst ist sie bei dem charakteristischen Erscheinungsbild nicht schwierig. Die klinische Diagnose muß aber durch mikroskopischen und kulturellen Pilzbefund erhärtet werden. Die eigentliche mykologische Diagnose erfolgt kulturell; sie ist wichtig für therapeutische Konsequenzen, da Fadenpilze anders behandelt werden müssen als Hefepilze.

Differentialdiagnose: Psoriasis-Ekzem-Onychopathien. Entzündliche Symptome sprechen, abgesehen von Candidainfektionen (Paronychie), gegen die Tinea unguium. Die Psoriasis kommt differentialdiagnostisch in erster Linie in Frage, da sie isoliert die Nägel befallen kann und manchmal erst bei Befall anderer Körperpartien diagnostizierbar wird. Besonders schwierig liegen die Verhältnisse bei sekundärem Befall von Psoriasisnägeln mit Dermatophyten oder Hefen.

Prognose und Therapie: Spontanheilungen sind — von Ausnahmen abgesehen — nicht zu erwarten. Die Neigung zu Rezidiven nach vorübergehenden Besserungen ist groß. Mit der Einführung des Griseofulvins glaubte man, mit der Tinea unguium als crux medicorum fertig geworden zu sein. Leider ist dem nach anfänglichen ausgezeichneten Behandlungserfolgen nicht so. Es gibt Tinea-Fälle, die nach 700 bis 1000 Tabl. und mehr Griseofulvin immer noch bestehen. Erst die Extraktion der erkrankten Nägel mit nachfolgender energischer Nachbehandlung — lokal Antimykotika und oral Griseofulvin — führt zum Ziel; aber selbst dies nicht absolut sicher!

Pityriasis versicolor

Die Bezeichnung gibt schon zwei charakteristische Symptome des Leidens wieder: kleienförmige Schuppung (Pityriasis) und das je nach Krankheitsphase wechselnde Kolorit (versicolor).

Synonyma: Kleienflechte, Chromophytosis, Dermatomykosis furfuracea, Tinea flava, Malasseziasis.

1846 erkannte EICHSTEDT als erster die Pilznatur des Leidens; 1853 beschrieb ROBIN als Erreger Mikrosporon furfur, das später der Gattung Malassezia zugeordnet wurde. Bei Kindern kommt die Erkrankung seltener als bei Erwachsenen vor, von denen das jugendliche Alter bevorzugt wird. Da es sich um ein mehr kosmetisch entstellendes als wirklich gesundheitsschädigendes Leiden handelt, kommen bei weitem nicht alle Behafteten zum Arzt. Aus diesem Grund sind Zahlenangaben über die Häufigkeit der Erkrankung mit Zurückhaltung zu werten.

Geographische Verbreitung: ubiquitär; häufiger in warmen Ländern.

Erreger: Malassezia furfur. Im Mikroskop zeigen sich kugelige und ovale Sporen (2—6 μ), daneben U-förmig gekrümmte kurze Mycelfäden (3 μ breit, 10—40 μ lang) ohne Verzweigungen. Der Mikroorganismus ist nicht züchtbar, so daß sich die Diagnose Pityriasis versicolor auf das mikroskopische Bild stützt.

Infektionsweg: Die Infektiosität ist gering. Gleichzeitige Erkrankung von Ehegatten ist eine genau solche Rarität wie Familieninfektionen. Als prädisponierende Faktoren gelten feucht-warme Luft tropischer Gebiete und starkes Schwitzen (pH-Verschiebung), das durch Außentemperatur oder Krankheitsprozesse bedingt sein kann. So wird immer wieder behauptet, daß sich der Erreger gern bei Tuberkulösen auf der Haut ansiedelt, was allerdings noch nie exakt bewiesen werden konnte. In tropischen Ländern werden Infektionen schon bei Säuglingen beschrieben (JELIFFE und JACOBSON).

Klinik: Mit Vorliebe auf Brust und Rücken herdförmige, aggregierte, linsen- bis handtellergroße Läsionen wechselnder Begrenzung von bräunlich-gelblichem Kolorit (Milchkaffee — Rehfarbe). Bei dunkelhäutigen Menschen entwickeln sich schokoladenfarbene bis schwärzliche Läsionen. Die verfärbten Stellen haben squamösen Charakter. Mit dem kratzenden Fingernagel lassen sich kleine, glanzlose, feine, weißliche Schüppchen abheben („Hobelspanphänomen"), in denen der Erregernachweis leicht gelingt. Bei starker Ausbreitung kommt es zum Befall von Extremitäten, Hals und Gesicht.

Pityriasis versicolor alba (achromica, inversa)

Unter dem Einfluß von Sonnenbestrahlung pflegen die Pityriasis-Läsionen viel deutlicher durch ein helleres Kolorit hervorzutreten, es kommt zu leukodermischen Herden, und die Diskussion wogt auch heute noch auf und ab, ob dieses Leukoderm auf einer lichtfilternden Wirkung der Schuppen beruht oder auf einer

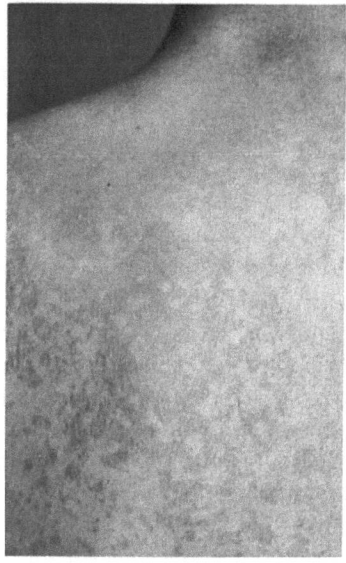

Abb. 479. Pityriasis versicolor ♂ 12 J.

echten Schädigung der Melanogenese durch den Pilz. Die Filtertheorie reicht nicht aus, wenn bei Farbigen in zunehmendem Maße leukodermische Herde auftreten. Der Vorgang ist reversibel; die geschädigten Epidermiszellen scheinen auf Lichtreize vorübergehend träger zu reagieren. Die Trichophytinreaktion ist negativ. Id-Reaktionen sind nicht bekannt; sie sind wegen der sehr oberflächlich liegenden Läsionen auch wenig wahrscheinlich.

Diagnose: Sie richtet sich nach dem charakteristischen Bild und dem sehr leichten Nachweis von Malassezia furfur.

Differentialdiagnose: Pityriasis alba; Naevus spilus, Café au lait-Flecke bei Neurofibromatosis Recklinghausen, Pinta, tuberkuloide Lepra, Lues II, Erythrasma, sekundäre Leukoderme bei Psoriasis und Syphilis, Vitiligo.

Prognose und Therapie: Spontane Abheilungen kommen vor; Besserungen und Verschlechterungen wechseln als Ausdruck der Reaktionslage des Organismus ab. Eine definitive Heilung ist schwierig, obwohl der Pilz nur in den oberflächlichen Hornschichten parasitiert. Wir behandeln die Pityriasis versicolor durch Abreibungen mit $1^0/_{00}$ Hexachlorophenspiritus, Schwefelschüttelmixturen und Salben, die antimykotisch wirkende Substanzen enthalten, wie halogensubstituierte Salicylanilide (Multifungin), Hexylresorcin, Dibenzthion (Fungiplex), quarternäre Phosphoniumbasen (Myxal), Oxychinoline (Dermofungin, Chlorisept) und viele andere.

Erythrasma

Es handelt sich um eine auf das Stratum corneum beschränkte Erkrankung, die der Pityriasis versicolor sehr ähnelt; sie ist im Gegensatz zu dieser vornehmlich in den intertriginösen Falten lokalisiert. Das Erythrasma kommt bei Kindern sehr selten vor und wenn, dann im Pubertätsalter, wobei wiederum nur Knaben befallen werden. Die Krankheit ist über die ganze Erde verbreitet, wiederum mit stärkerer Häufung in den warmen Ländern.

Erreger ist die Nocardia minutissima, die streng genommen nicht zu den Dermatomyceten gehört. Die Nocardia ist nicht züchtbar und kann nur unter dem Mikroskop nachgewiesen werden. Nach neuerer Auffassung (Meyer-Rohn u. Meinhof) ist die Nocardia minutissima wahrscheinlich identisch mit einem rotfluorescierenden Corynebacterium, dessen Züchtung leicht gelingt.

Infektionsweg: Die Kontagiosität ist gering. Zur Ausbildung der Hautveränderung bedarf es neben dem Erreger noch anderer auslösender Faktoren, beispielsweise feuchtes Milieu und möglicherweise Störungen in der Hautfettbildung.

Klinik: Prädilektionsstellen sind Innenseiten der Oberschenkel und Achselhöhlen; hier treten polycyclisch begrenzte braungelbe bis braunrote Herde auf, die gegen die gesunde Haut scharf abgegrenzt sind. Entzündliche Veränderungen fehlen; die Herde zeigen mehlige Schuppung, machen praktisch keine Beschwerden und fluorescieren unter der Wood-Lampe rot.

Diagnose: bietet keine Schwierigkeiten, da der Erregernachweis sehr einfach, das klinische Bild eindeutig und die Rotfluorescenz nicht zu übersehen sind.

Differentialdiagnose: Pityriasis versicolor, Parapsoriasis en plaques, Tinea inguinalis, Candidiasis.

Prognose und Therapie: Eine harmlose Dermatose, die durch Schwitzen und Scheuern der Kleidung irritiert werden kann und eigentlich erst dann der Behandlung bedarf. Entsprechend der neueren Erkenntnisse wird antibakteriell behandelt: lokal mit Hexachlorophenspiritus oder Aureomycinschüttelmixtur; innerlich mit Tetracyclin oder Erythromycin.

Trichonokardiose (Trichomycosis palmellina)

Verschiedenfarbige Auflagerungen an den Haaren (vor allem Achsel- und Schamhaare) charakterisieren das Krankheitsbild, das vor allem bei Blonden und Rotblonden, seltener bei Braunhaarigen und gar nicht bei Schwarzhaarigen vorkommt. Erreger ist die Nocardia tenuis in Verbindung mit anderen Mikroorganismen. Das Ganze ist eigentlich keine Krankheit, sondern eine kosmetisch störende Saprophytie. Differentialdiagnostisch kann die Trichomykosis mit Trichorrhexis nodosa, Trichoptilosis sowie der an Läusenissen erinnernden Piedra nigra et alba verwechselt werden. Die Behandlung besteht im Abrasieren der Haare und Lokaltherapie mit $1^0/_{00}$ Hexachlorophenspiritus.

Candidainfektionen von Haut und Schleimhäuten (Soor)

Synonyma: Candidiasis, Candidose, Moniliasis, Oidiomykose, Soor. Der Name Soor geht auf das althochdeutsche Wort sohren = verdorren, wundmachen zurück. Den Soorpilz hat Langenbeck 1839 zuerst gefunden, ihn aber für den Typhuserreger gehalten. Erst 2 Jahre später hat der Schwede Berg diesen zu den anaskosporogenen Hefen gehörenden Keim richtig beurteilt. Er hat seine Beobachtungen in einer Monographie „Über die Schwämmchen bei Kindern, deutsch von G. v d. Busch, Bremen 1848" niedergelegt.

Geographische Verbreitung: Candidaarten und Candidamykosen sind ubiquitär über der ganzen Erde verbreitet.

Erreger: Bei den Erregern der Candidainfektionen handelt es sich um fakultativ pathogene Mikroorganismen, die auch unter normalen Bedingungen auf Haut und Schleimhäuten von Tier und Mensch vorkommen können. Ihr Nachweis muß deshalb besonders kritisch bewertet werden. Die Zusammenhangsfrage bei Candidabefunden ist dann leicht zu klären, wenn es sich um Candida albicans handelt, da deren Patho-

genität wie auch die von C. tropicalis im Tierversuch gesichert ist. (Kaninchen starben nach
i.v.-Injektion nach wenigen Tagen an einer
Sepsis.) Klinische Bedeutung haben folgende
Candida-Arten:

C. albicans   C. guilliermondii
C. krusei   C. pelliculosa
C. tropicalis   C. parapsilosis
C. pseudotropicalis C. stellatoidea.

Tabelle 34. *Infektionsweg und pathogenetische Faktoren bei Candidainfektionen* (nach POLEMANN)

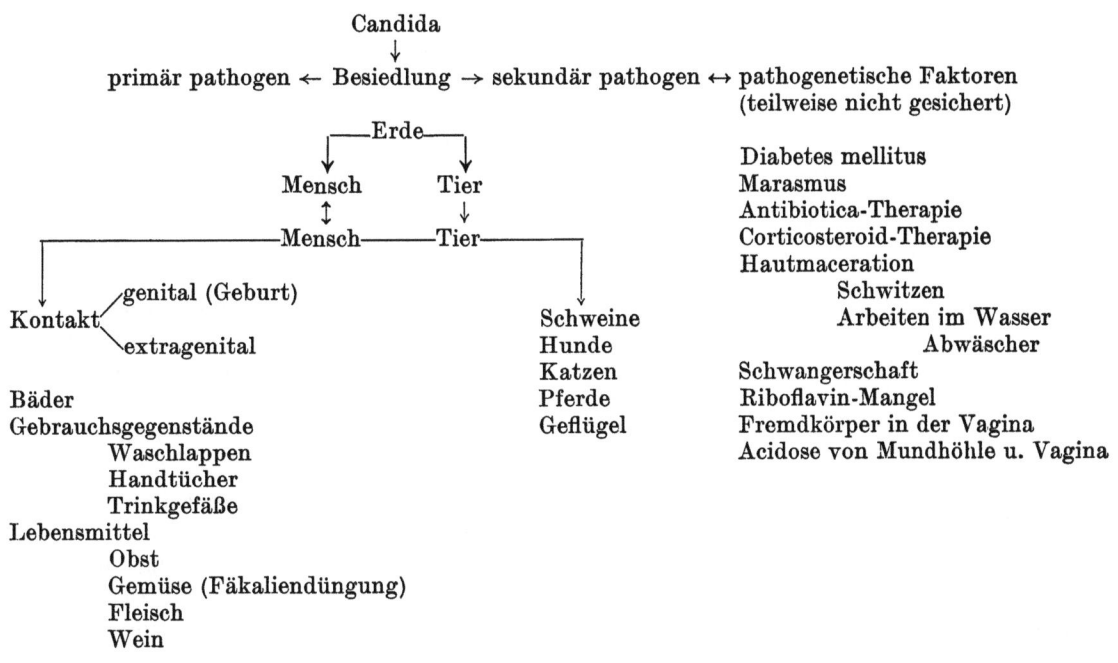

Tabelle 35. *Candidiasis-Entwicklung unter Antibiotica-Therapie* (nach RIMBAUD und RIOUX)

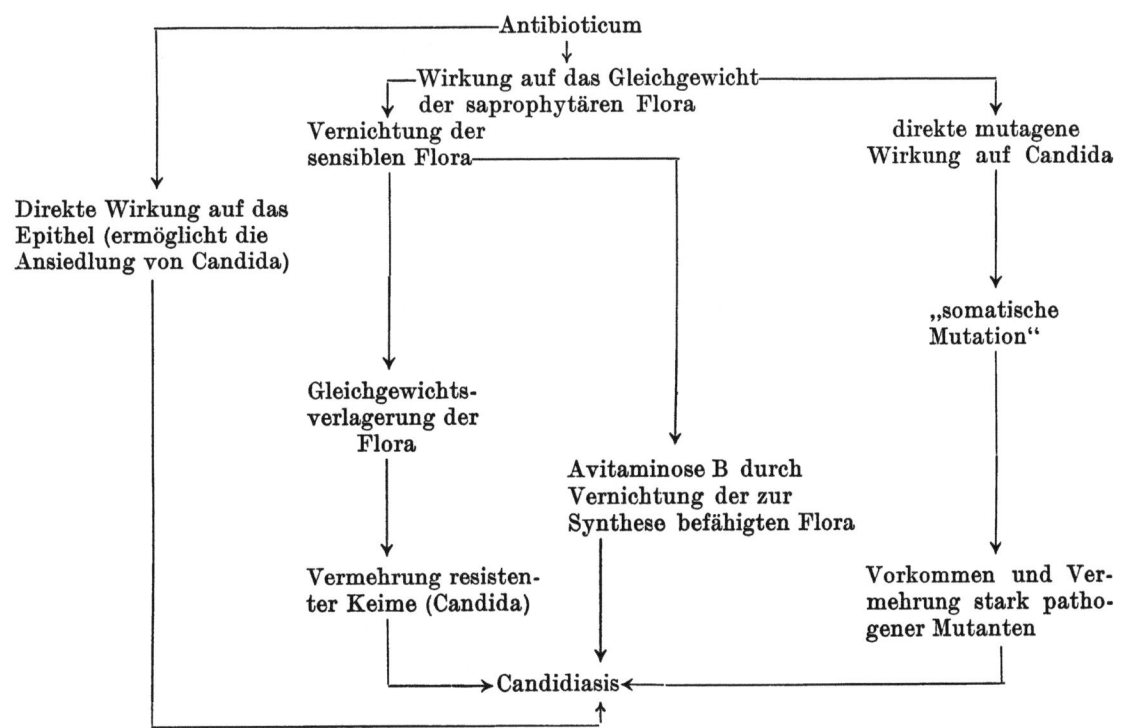

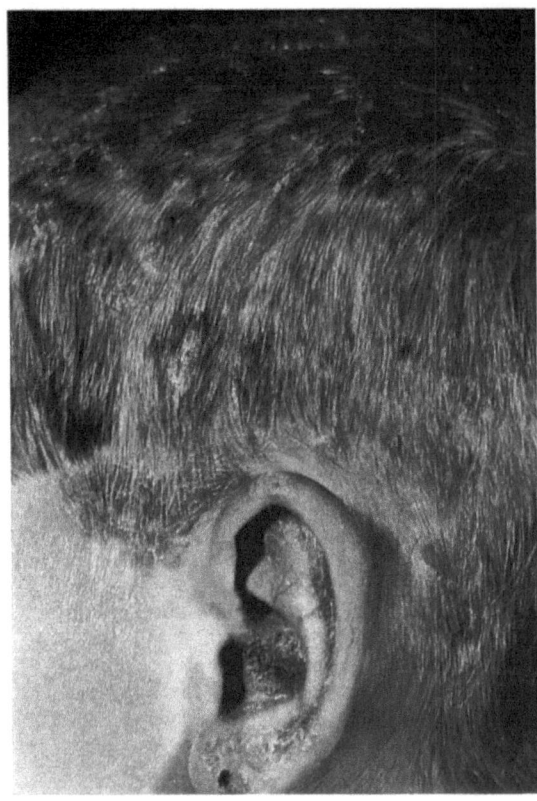

Abb. 480. Candidiasis generalisata ♂ 5 J.

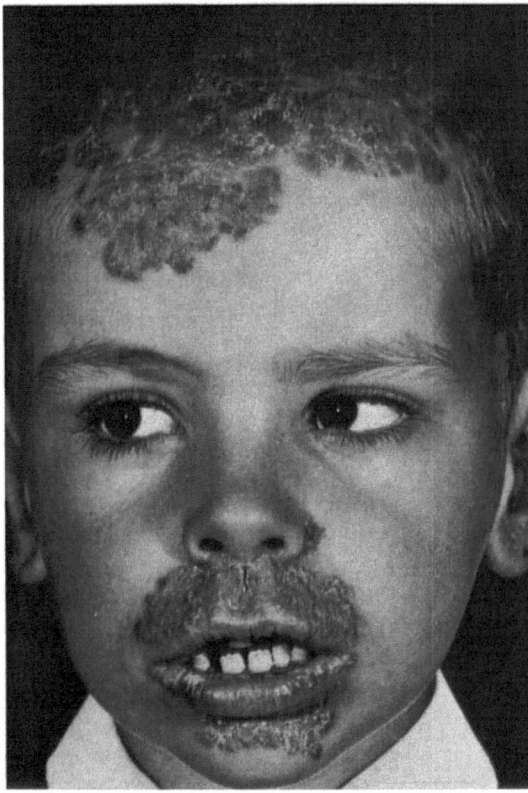

Abb. 481. Candidiasis generalisata ♂ 5 J.

Infektionsweg: Die Besiedlung von Haut und Intestinaltrakt ist auf verschiedene Weise möglich, wie aus vorstehender Tabelle von POLEMANN zu ersehen ist.

Als besonders wichtiger Auslösungsfaktor gelten die Antibiotica. Dabei kommt diesen kein direkter stimulierender Effekt zu, wie wir in eigenen Untersuchungen (MEYER-ROHN und LANGE-BROCK) feststellen konnten. Es handelt sich vielmehr um eine indirekte Stimulierung auf dem Umweg über den Infektionswechsel und der damit verbundenen Umstellungen. Die Aufstellung von RIMBAUD und RIOUX gibt Auskunft über die dabei entstehenden Möglichkeiten.

Klinik: Candidainfektionen werden in der Pädiatrie häufig beobachtet. Sie kommen in jedem Alter vor. Im Säuglingsalter können die Erscheinungen schon in den ersten Lebenstagen auftreten (Infektionsweg vom Vaginal-Soor der Mutter; Kontakt mit infiziertem Pflegepersonal z. B. mit Erosio interdigitalis). Ihren Ausgang nimmt die *Candidiasis des Säuglings* von der Analregion (intestinale Hefebesiedlung). Krankheitserscheinungen sind Rötung und Maceration mit nachfolgender Ausbreitung auf Gesäßbacken, Oberschenkel, Genitalien. Das Bild ist vielgestaltig: erythematös, vesiculös, bullös, pustulös, ekzematös, trockene Schuppung. Aus der zunächst lokalisierten Candidainfektion kann sich eine Generalisierung unter dem Bild der Erythrodermia desquamativa Leiner entwickeln. MAYER u. Mitarb. haben 1948 eine Epidemie beschrieben, von der 40 Säuglinge (bis maximal 5. Lebensmonat) betroffen waren. Bei dieser *Candidiasis generalisata* fanden sich von Wundsein und Intertrigo fließende Übergänge zur seborrhoischen Dermatitis bis zur Leinerschen Erythrodermie.

Bei der *Acrodermatitis enteropathica Danbolt* ist die ätiologische Rolle von Candida noch nicht abgeklärt. Die Krankheit beginnt im 2. bis 3. Lebensmonat mit vesiculo-pustulösen und psoriasiformen Hautveränderungen im Bereich der Körperöffnungen und an den Acren der Extremitäten. Haarausfall, Diarrhöen und Paronychien sind Begleiterscheinungen. Candida wird häufig auf Haut, Schleimhäuten und in den Faeces nachgewiesen. Auffallende Besserungen nach oraler Verabreichung von Oxychinolinderivaten und Nystatin sprechen für eine pathogenetische Bedeutung von Candida.

Die *Erosio interdigitalis* beginnt mit einer Maceration in einem Interdigitalraum, die sich bis auf eine überhängende Randzone blasig abstößt. Es tritt dann eine glänzende rote Erosion zutage, die Schmerzen und Juckreiz verursacht. Die Infektion tendiert zur Ausdehnung auf die Seitenflächen, nicht aber auf die Dorsalflächen der Finger.

Die *Candidiasis der Mundschleimhaut* — besser sollte man nur von Candidabesiedlung der Mundschleimhaut (Soor, Thrush, Muguet, Mughetto) sprechen — kommt beim Säugling sehr häufig vor in Form weiß-gelber, stecknadelkopf- bis linsengroßer, teilweise konfluierender Beläge auf geröteter Schleimhaut, die zunächst fest haften, später leicht abwischbar sind. Bisweilen können die Auflagerungen auch dunkel verfärbt sein. Meist sind die Erscheinungen passager; man sollte aber immer bedenken, daß auch der sonst so harmlos beurteilte Schleimhautbefall einen potentiellen Herd für eine Generalisierung darstellt, wenn die normale Reaktionslage umschlägt.

Candidiasis der Augen ist möglich als Keratoconjunctivitis oder Blepharitis candidamycetica. Bei Antibioticatherapie in der Ophthalmologie sollte auch an die Möglichkeit einer antibiotisch induzierten Candidiasis gedacht werden.

Die *Vaginitis candidamycetica* zeigt eine ödematöse hochrote Vaginalschleimhaut mit weißlichen, flächenhaften Belägen, nach deren Ablösen es zu oberflächlichen Blutungen kommen kann. Vielfach ist die Vaginitis mit einer Vulvitis kombiniert: *Vulvovaginitis candidamycetica.* Hierbei ist die Vulva stark gerötet und ödematös geschwollen. Nach Ablösen der weißen Beläge treten Blutungen und Ulcerationen zutage; meist finden sich gleichzeitig intertriginöse Veränderungen im Genitalbereich. Subjektiv besteht erheblicher, quälender, kontinuierlicher Juckreiz; weitere Beschwerden sind Brennen, Hitzegefühl, Dyspareunie und Miktionsstörungen.

Das *Granuloma candidamyceticum* ist eine cutan-subcutane Form der Candidiasis; sie zeichnet sich durch besondere Therapieresistenz aus. Es gibt eine isolierte und eine disseminierte

Form. Die disseminierte Form beginnt beim Säugling mit einem Soor der Mundschleimhaut, der sich ohne ersichtlichen Grund über Lippen, Gesicht, behaarten Kopf, ja selbst über Stamm und Extremitäten ausbreitet. Das klinische

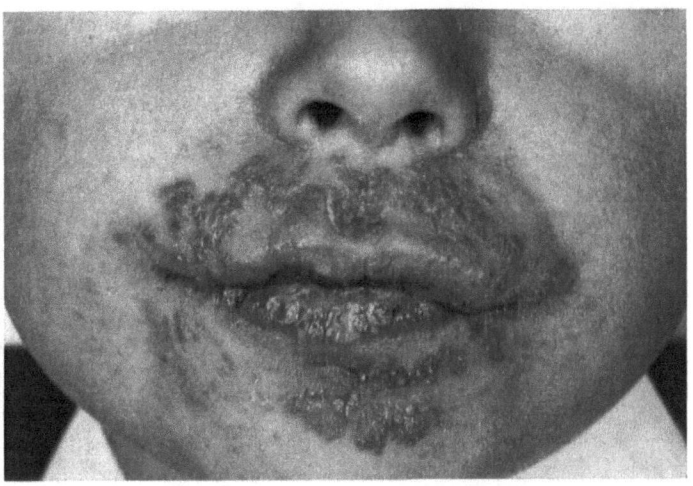

Abb. 482. Candidiasis generalisata ♂ 5 J.

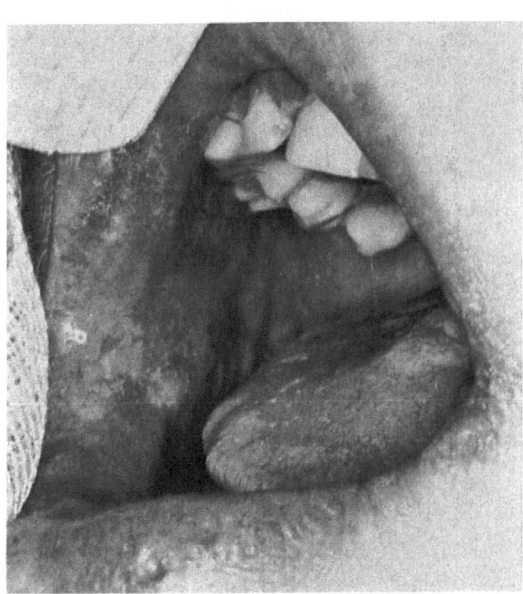

Abb. 483. Candidiasis der Mundschleimhaut ♀ 7 J.

Bild wird gekennzeichnet durch Schuppen, Krusten und Hyperkeratosen. Der behaarte Kopf kann von einer pergamentartigen Schuppen- oder Krustenkappe überzogen sein. Daneben kommt es zu Nagelbefall, Paronychien, purulenter Rhinitis, Sinusitis und absteigend zum Befall der Lungen. Die isolierte Form tritt im Säuglings- und Kleinkindalter sehr selten auf. Wenn sie überhaupt bei Kindern vorkommt, dann an Lippen, Beinen oder anderen

Körperstellen; sie beginnt mit Erosionen und
krustösen Auflagerungen, die wallartig schmierig belegte Ulcerationen umschließen können.

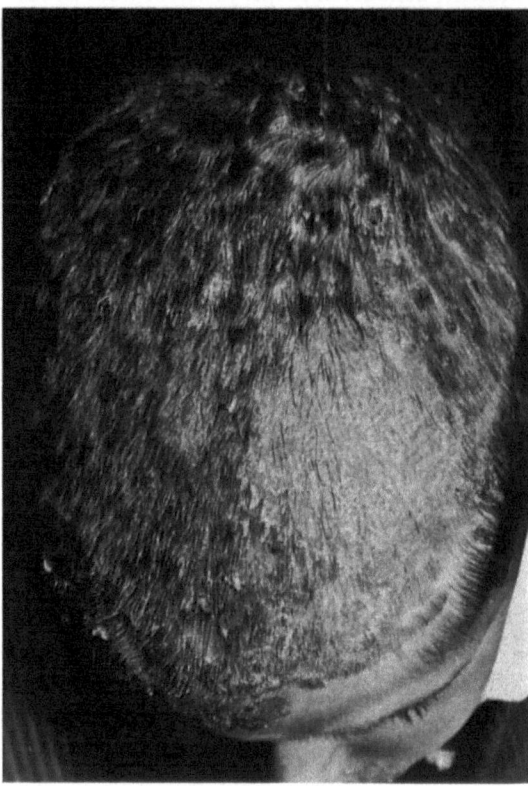

Abb. 484. Granulomata candidamycetica ♂ 8 J.

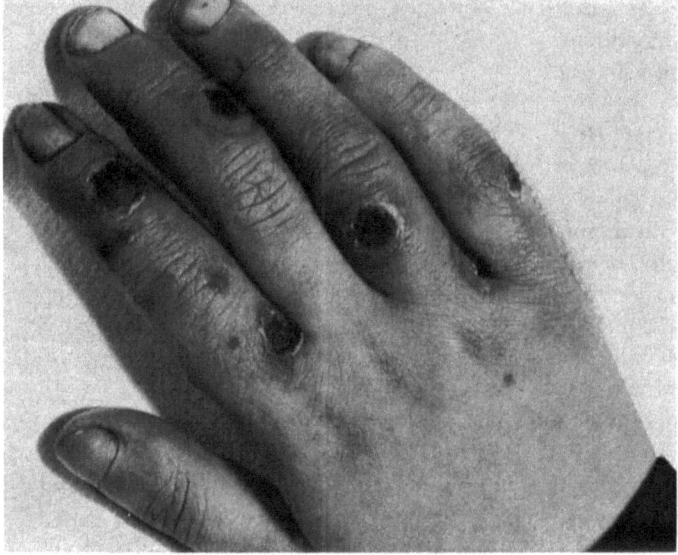

Abb. 485. Granulomata candidamycetica ♀ 7 J.

Das Candida-Granulom erinnert klinisch an
eine chronisch vegetierende Pyodermie oder an
maligne Entartung. Bei allen diesen Hautver-

änderungen finden sich massenhaft Pilzelemente.

Diagnose: Bei allen klinisch suspekten Can-
didiasisveränderungen muß Candida nicht nur
mikroskopisch, sondern auch kulturell nachgewiesen werden. Die Differenzierung der einzelnen Arten gehört heute zur mykologischen
Routinearbeit; sie erfolgt nach dem verschiedenen Assimilations- und Fermentationsver-
mögen der einzelnen Candidastämme.

Die Frage, ob nachgewiesene Candidaarten
nun auch wirklich das Krankheitsbild ausgelöst haben, wird immer wieder aufgeworfen.
Zur Beurteilung müssen verschiedene Gesichtspunkte beachtet werden:

1. Art der klinischen Erscheinungen.
2. Entnahmeort und Entnahmetechnik.
3. Anzahl der isolierten Kolonien.
4. Reinkultur oder Mischkultur.
5. Zwischen Tier- und Humanpathogenität
besteht keine absolute Relation.
6. Nachweis von Candida aus geschlossenen
Entzündungsherden und Körperflüssigkeiten
(Blut, Liquor, Pleuraexsudat, Katheterurin)
hat pathologische Bedeutung.
7. Positiver Serumfungistase-Test nach
JANKE ist nicht artspezifisch. Ein negativer Test
besagt nichts.
8. Positive Hämagglutinationsreaktion
nach MEYER-ROHN ist artspezifisch.

Differentialdiagnose: Die Can-
dida-Intertrigo kann mit entsprechenden bakteriellen Affektionen leicht verwechselt werden.
An den Extremitäten sind Candidainfektionen meist nur von
Dermatophyteninfektionen abzugrenzen. Der Mundhöhlensoor
des Säuglings unterliegt leicht
Verwechslungen mit Milchresten;
diese sind leichter als Candidabe-
läge abzuwischen. Koplikksche
Flecke und diphtherische Beläge
können Ähnlichkeit mit Soor-
veränderungen aufweisen. In allen
Zweifelsfällen wirkt die mykologische Untersuchung schnell klä-
rend.

Prognose und Therapie: Die
oberflächlichen, rein cutanen Formen haben im
allgemeinen eine gute Prognose, die allerdings
bei Änderung der Reaktionslage (mangelnde

Resistenz) mit Vorsicht zu stellen ist. Die tiefen Formen, vor allem das Candida-Granulom, haben eine ungünstige Prognose. Sie sind therapierefraktär, neigen zu Rezidiven und können bei absteigender Infektion (Candida-Pneumonie) sogar letal enden.

Früher war nur eine rein lokale Therapie neben roborierenden Maßnahmen möglich. Heute stehen wirksame Antibiotica zur Verfügung, die auch eine interne Therapie ermöglichen. Bei den oberflächlichen Formen kommt man im allgemeinen mit der Lokalbehandlung aus: Farbstoffe, Oxychinolinderivate,

die Antibiotica Nystatin,

Pimaricin und Trichomycin

in Form von Lösungen, Puder und Salben. Genauere Angaben sind im Therapieabschnitt nachzulesen. Tiefe Formen — hier in erster Linie das Candida-Granulom — und generalisierte Formen verlangen eine kombinierte lokale und interne Behandlung. Am wirksamsten, aber auch mit unangenehmen Nebenwirkungen belastet, erweist sich hier das Antibioticum Amphotericin B. In schweren Fällen ist es das Mittel der Wahl. (Weitere Angaben im Therapie-Abschnitt.)

Cryptococcose

Bei der Cryptococcose handelt es sich um eine durch die anaskosporgene Hefe Cryptococcus neoformans hervorgerufene Pilzerkrankung, die mit den Namen BUSSE und BUSCHKE eng verknüpft ist. Sie wird auch als europäische Blastomykose, Torulose oder Saccharomykose bezeichnet. Sie kommt selten bei Erwachsenen und noch seltener bei Kindern vor.

Der Erreger Cryptococcus neoformans kommt ubiquitär vor, er wurde aus Fruchtsäften, Erdproben und aus der Luft isoliert. Trotz dieses häufigen Vorkommens sind in der Literatur nur etwa 500 Krankheitsfälle beschrieben worden. Auch bei Tieren kommt die Cryptococcose vor: Rind, Pferd, Hund, Katze, Affe, Schwein und Kleintiere.

Die Infektion der Haut-Cryptococcose erfolgt durch Verletzungen, Verunreinigung von Hautwunden — also Schmierinfektion — und Inhalation.

Die Hauterscheinungen sind mannigfaltig: cutan oder subcutan liegende lividrote Knoten, Absceß- und Fistelbildung, oberflächliche und tiefe Ulcerationen, granulomatöse, pustulöse

und tumorartige Veränderungen — der 1894 erstmalig von BUSCHKE beschriebene Fall imponierte als faustgroßer Tumor der äußeren Tibiakante und erinnerte an ein Sarkom. Die primäre Hauterkrankung beginnt nach traumatischer Infektion mit einer Papel oder Pustel; subcutane Knoten und Abscesse sind meist Zeichen einer Systemmykose. Auffallend ist die Häufigkeit von Hirnmykosen bei den verschiedenen Verlaufsformen, sie wird auf die optimalen Nährbodenverhältnisse in Hirn und Liquor zurückgeführt (POLEMANN).

Man sollte meinen, daß sich die Diagnose nur auf den mykologischen Befund stützen darf. Das ist nicht unbedingt der Fall, da es immer wieder klinisch und histologisch einwandfrei diagnostizierte Fälle gibt, in denen die mykologischen Untersuchungsmethoden erfolglos blieben. Histologisch entspricht die Gewebsreaktion der chronischen granulomatösen Entzündung mit, bzw. ohne Riesenzellen. Nach MOORE finden sich Verkäsungen und nekrotische Zonen, manchmal nur geringe Entzündungserscheinungen. Differentialdiagnostisch darf vorausgenommen werden, daß eine klinische Trennung in einen Typ Busse-Buschke und einen Typ Gilchrist (nordamerikanische Blastomykose) nicht möglich ist. Im übrigen ist die Cryptococcose wie andere Blastomykosen auch zu trennen von Tuberkulose, Lues, vegetierenden Pyodermien, Lymphogranuloma inguinale, Bromoderm, Neoplasmen, Ulcus cruris u. a.

Die Prognose ist dubiös. Die Therapie erstreckt sich auf Lokalbehandlung mit Nystatin in Salbe Puder oder Lösung, Farbstoffen, Oxychinolin- derivaten. Das Antibioticum der Wahl ist jedoch das Amphotericin B, das bei fehlendem Cryptococcus-Nachweis schon fast eine Diagnose ex juvantibus gestattet. Innerliche Gaben von Nystatin oder Trichomycin sind ohne Erfolg.

Sporotrichose

1898 beschrieb der Amerikaner SCHENCK "refractory subcutaneous abscesses caused by a fungus possibly related to the sporotrichia". Es handelt sich um eine durch Sporotrichum schenckii ausgelöste cutan-epidermale Pilzkrankheit mit geringer Tendenz zu interner Ausbreitung.

Die Sporotrichose ist weltweit verbreitet mit Schwerpunkten in Mittel- und Südamerika sowie den Mittelstaaten der USA. In Deutschland sind nur wenige Fälle bisher beschrieben worden. Die Krankheit befällt in erster Linie Erwachsene, aber auch Kinder. Nach Gonzáles Benavides wird vorwiegend das männliche Geschlecht befallen. Erkrankungen kommen vom 10. Lebensmonat bis zum 71. Lebensjahr vor, bei einem Altersgipfel von 29 Jahren.

Sporotrichum schenckii kommt ubiquitär in der Erde, im Heu, im Wasser, auf Holz, tierischen Abfällen u. a. vor und es ist erstaunlich, daß bei der weiten Verbreitung die Erkrankung in Europa nicht häufiger vorkommt.

Für die Infektion sind Verunreinigungen von Wunden und Hautverletzungen Voraussetzung. Die Frage der Kontaktinfektion von Mensch zu Mensch ist noch nicht geklärt. Smith (zit. nach Polemann) hat eine Beobachtung mitgeteilt, wo bei einem Kind durch direkte Übertragung von der Mutter eine Sporotrichose auf der Wange aufgetreten sein soll. Auch eine Infektion der Schleimhäute durch Nahrungsmittel wird bei Mensch und Tier diskutiert. Sporotrichosen bei Tieren sind bekannt (Pferde, Hunde, Katzen, Papageien, Nager), so daß Übertragungen vom Tier auf den Menschen (Bißverletzung) möglich sind, wobei die Tiere selbst gar nicht erkennbar krank zu sein brauchen.

Die primäre Sporotrichose beginnt 4 Wochen bis 6 Monate nach erfolgter Infektion an der Eintrittspforte als Pustel, Knoten oder Absceß, verrukösen oder acneiformen Veränderungen. Wenige Wochen später erscheinen in den aufsteigenden Lymphbahnen blaurot verfärbte Knoten, die mit dem cutanepidermalen Primärherd einen Primärkomplex darstellen. Die Knoten können einschmelzen unter Entleerung eines dünnflüssigen Eiters. Fieber und Allgemeinerscheinungen bestehen dabei nicht. Die disseminierte Sporotrichose zeichnet sich aus durch multiple Knoten in verschiedenen Körperregionen, die sich entweder spontan zurückbilden oder perforieren mit nachfolgender Fistelbildung bzw. ulcerieren.

Die sekundäre Sporotrichose, die von den Primärformen bzw. Restherden durch hämatogene Streuung ihren Ausgang nimmt, geht mit mehr oder weniger starken Allgemeinerscheinungen einher.

Die Diagnose muß sich auf den mykologischen Befund stützen und hier nur auf die Kultur. Intracutanreaktionen mit Sporotri-

chin sind zurückhaltend zu bewerten. Negative Ergebnisse schließen eine Sporotrichose nicht aus. Kunz hat eine Fluorescenz-Färbemethode angegeben zum Nachweis fluorescierender Antikörper.

Differentialdiagnose: Lues, Tuberculosis cutis verrucosa und colliquativa, Genitaltuberkulose, Sarkoide.

Die Haut-Sporotrichose kann spontan abheilen. Als internes Therapeutikum ist Kalium jodatum das Mittel der Wahl.

Aktinomykose

Die Aktinomykose ist vielleicht die älteste nachgewiesene Infektionskrankheit: ein Rhinozeroskiefer aus dem Pliozän Nebraskas (USA) zeigt Zeichen einer Aktinomykose. 1845 fand der Chirurg Langenbeck in einem vereiterten Lendenwirbel „Pilzrasen"; 1877 beobachtete der Münchner Pathologe Bollinger beim Rind die gleichen Erscheinungen, die der Botaniker Harz, wegen der strahligen Anordnung, Actinomyces bovis nannte. 1879 beschrieb schließlich Israel die „Strahlenpilzkrankheit" beim Menschen.

Aktinomyceten und Aktinomykose kommen ubiquitär auf der Erde vor; jede Altersklasse kann befallen werden.

Erreger der menschlichen Aktinomykose ist der streng anaerob wachsende A. israeli; in seltenen Fällen A. bovis. Es sind dünne grampositive Fäden mit echten Verzweigungen und oft klobigen Auftreibungen. Dadurch, daß die Zentralfäden grampositiv sind, die Auftreibungen aber auch gramnegativ sein können, entstehen diagnostische Schwierigkeiten. Actinomyceten stehen im System den Corynebakterien nahe; mehr spricht dafür, sie den Bakterien als den Fungi zuzuordnen. Von großer diagnostischer Bedeutung sind die sog. „Drusen", die makroskopisch als kleine Granula imponieren und mikroskopisch eine Zusammenballung von Pilzfäden darstellen. Als Nährböden dienen Thioglykolat-Bouillon, Tarozzi-Bouillon und Fortner-Platten; bei anaerober Bebrütung wachsen die Aktinomyceten als harte, knorpelige Kolonien, die sich in feste Nährmedien einsenken und den typischen Erd- oder Modergeruch aufweisen.

Infektionsweg: Die Getreidegrannen- oder Grashalmtheorie gehört der Vergangenheit an; es handelt sich vielmehr um eine endogene Infektion, zu deren Zustandekommen prädisponierende Faktoren vorhanden sein müssen; diese sind aber noch nicht abgeklärt. Die Hautaktinomykose entsteht fortgeleitet durch Übergreifen der Krankheit von tiefersitzenden Herden des Körpers.

Klinik: Die cervicofaciale Form vom Mund (der normalerweise Aktinomyceten beherbergt) ausgehend ist am häufigsten (56,8%), es folgen die Darm- (22,3%), die Lungen- (15%) und Genitalaktinomykose (5,9%). Vor der Sulfonamid- und Penicillinära betrug die Letalität mehr als 90%: 1935 starben in Deutschland 85 Personen (65 ♂, 18 ♀) an dieser chronischen Infektionskrankheit. Das klinische Bild der sekundär fortgeleiteten Hautaktinomykose zeichnet sich im Gesichtsbereich durch hochgradige Schwellung und Schmerzhaftigkeit aus, die zu einer Art Trismus führen. Die Schwellung wechselt vom weichen Ödem bis zur brettharten Infiltration, die an ein Sarkom erinnern kann. An den seitlichen Halspartien entwickeln sich quer- oder schieflaufende wurstförmige Verdickungen und bei Zerfall Geschwüre mit harten Rändern. Bei Darmbefall kann im fortgeschrittenen Stadium die Haut von der Bauchhöhle aus perforiert werden, es entstehen Ulcera und Fisteln, die von der Bauchhaut auf die Extremitäten fortschreiten können.

Die *Diagnose* stützt sich auf den Nachweis von A. israeli.

Differentialdiagnose: Tiefe Pilzerkrankungen, Tuberkulose, Lues.

Prognose und Therapie: Die früher sehr ernste Prognose ist heute bei der reinen Hautaktinomykose wesentlich günstiger zu stellen. Die Therapie der Wahl sind Penicillin und Sulfonamide. Uns hat sich ein einleitender Penicillinstoß von 30 Mega E bewährt mit nachfolgender langfristiger Sulfonamidtherapie, die sich bei dieser chronischen Erkrankung unter laufender Urinkontrolle bis zu einem Jahr erstrecken sollte. In der Langzeittherapie liegt der Schlüssel zum Erfolg.

Nocardiose

Eine seltene Erkrankung, die bereits 1890 von EPPINGER beschrieben worden ist. Der Name geht zurück auf NOCARD, der 1888 den Erreger erstmalig von kranken Rindern isoliert hat. — Die Erkrankung ist selten: seit EPPINGERs Erstbeschreibung ist bis 1957 nur über weitere 94 Fälle in der Weltliteratur berichtet worden BALLENGER u. GOLDRING), davon mehr als die Hälfte von amerikanischen Autoren.

Geographische Verbreitung: ubiquitär.

Erreger: Nocardia farcinica bzw. Nocardia steroides, N. brasiliensis, N. Pelletieri, N. madurae u. N. paraguayensis. Nocardien sind grampositive Stäbchen, bzw. Fäden mit echten Verzweigungen oder kürzere verzweigte diphtherieähnliche Elemente. Nach ZIEHL-NEELSEN erweisen sich einige Species als säurefest. Nocardien wachsen im Gegensatz zu Aktinomyceten aerob auf allen gebräuchlichen Nährmedien. Die Trennung der einzelnen Arten erfolgt durch Selektivnährböden, Fermentation, Gelatineverflüssigung und andere biologische Eigenschaften.

Klinik: BECKMEYER beschrieb 1959 die Krankheit bei einem 3 jährigen Knaben; Beginn mit einer kleinen Pustel, die sich vergrößerte und von einem Erythem umgeben war. Aus der Läsion entleerte sich ein eitriges Sekret, das sich wenige Tage später aus mehreren punktförmigen Öffnungen ausdrücken ließ. Zu den indurierten und erythematösen Veränderungen traten Ödem- und Abszeßbildung am Unterkiefer mit Temperaturen bis 38,3° C. Es kann auch zu subcutan muskulären Prozessen kommen. Die Veränderungen können an jeder Körperstelle auftreten, sind sie aber am Fuß lokalisiert, spricht man von Mycetoma pedis. Das Mycetom = Maduramykose = Madurafuß zeigt sich klinisch als tumoröse, subcutane Gewebsläsion mit Fistelbildung und Entleerung drusenartiger Gebilde im Eiter. Das Mycetom ist weniger in Europa als vielmehr in den Tropen und Subtropen verbreitet. Der Name rührt von der indischen Stadt Madura (Madras) her. Es darf nicht unerwähnt bleiben, daß beim Mycetom neben Nocardien auch Aktinomyceten und andere Keime gefunden werden.

Die *Diagnose* stützt sich in erster Linie auf das klinische Bild, in 2. Linie auf den Nachweis von Nocardien.

Differentialdiagnose: Tuberkulose, Lues, Osteomyelitis.

Prognose und Therapie: Die Prognose ist mit Vorsicht zu stellen. Beim Mycetom ist sie quoad sanationem schlecht. Vielfach muß der Fuß amputiert werden. Sulfonamide und Diaminodiphenylsulfon sind die Mittel der Wahl; die Therapie muß monatelang über den Zeitpunkt der klinischen Heilung fortgesetzt werden. Antibiotica sind oft erforderlich zur Beherrschung der Begleitflora; ihr Einsatz muß gezielt erfolgen. — Die Chemotherapie des nicht

durch Aktinomyceten verursachten Madura-
fußes ist unbefriedigend. An erster Stelle stehen
chirurgische Maßnahmen; Rö-Bestrahlungen
können wirksam sein. Versuchsweise können
Isoniazid oder Jodkali gegeben werden.

Seltene Hautmykosen durch Schimmelpilze

Ganz zweifellos stellt der menschliche
Organismus für Schimmelpilze — sieht man von
der Auslösung allergischer Reaktionen wie z. B.
beim Asthma ab — ein ungeeignetes Substrat
dar; das beweisen die selten vorkommenden,
durch Schimmelpilze ausgelösten, Hauterkrankungen. Wenn eine Dermatomykose durch
Schimmelpilze ausgelöst wird, dann bietet sie
weder klinisch noch histologisch ein charakteristisches Bild. Die Beweisführung für die
pathogenetische Rolle gezüchteter Schimmelpilze ist entsprechend schwierig; sie ist noch am
einfachsten bei Otomykosen, wo man die Pilzrasen sieht und direkt abimpfen kann. Immerhin gibt es eine Reihe von Mitteilungen in der
Literatur, die nachfolgend stichwortartig aufgeführt werden.

Aleurysma carnis wurde bei Nagelmykosen,
„Epidermophytien", Trichophytien und Mikro-
sporien isoliert von SEROWY und JUNG; JANKE u.
ROOS.

Aspergillus amstelodamii wurde von JANKE bei
einer Aspergillosis capitis mit diffusen Haarausfall und kleieförmiger Schuppung isoliert.

Aspergillus fumigatus konnte MEYER-ROHN
wiederholt bei Otomykosen, bei denen grüne bis
schwarze Pilzrasen zu erkennen waren, nachweisen.

Cephalosporium-Arten vermögen nach JANKE,
HÖFER und HALUSCH gummöse und phlegmonöse
Prozesse auszulösen, ferner Erythema-induratum
ähnliche Veränderungen, Lidrandentzündungen
mit Konkrementbildung in den Tränenkanälchen,
rhagadiforme, hyperkeratotische Erscheinungen
an Unterschenkel und Handtellern.

Über *Mucor*-Befunde haben EHRMANN (1958)
und KNOTHBORN (1959) berichtet. Schließlich
liegen Mitteilungen von JANKE (1953) und JUNG
(1952) über gummöse Prozesse, Haut- und Onychomykosen vor, bei denen *Scopulariopsis brevi-
caulis* isoliert werden konnte.

Therapeutisch sind Schimmelpilzinfektio-
nen sehr schwierig zu beeinflussen. Griseofulvin
und andere pilzwirksame Antibiotica versagen.
Jodkali kann innerlich versucht werden oder
Jodtinktur äußerlich. Am besten bewähren sich
noch Farbstoffe in Form 1%iger alkoholischer
Lösungen von Malachitgrün, Brillantgrün,
Gentianaviolett, Pyoktannin oder Solutio Castellani.

Außereuropäische Dermatomykosen

Auf diese Gruppe von Erkrankungen kann
im Rahmen dieses Artikels nur stichwortartig
eingegangen werden. Im Zeichen des schnellen
Verkehrs und heute häufiger Aufenthalte in
tropischen Ländern erscheint die Kenntnis dieser Krankheitsgruppe wichtig.

Ferrugineum-Trichophytie: Betroffen sind
nur Kinder bis zum 14. Lebensjahr. Die Inkubation beträgt 4—6 Wochen. Vornehmlich
im fernen Osten und Afrika kommt die Erkrankung vor; in jüngster Zeit wurde die Krankheit
auch in USA, Frankreich, Rumänien und Polen
beobachtet. Erreger ist das Trichophyton ferrugineum. Die klinischen Erscheinungen entsprechen in 50% der Fälle den durch M. audouinii ausgelösten Veränderungen, in 3—4% einer
Pityriasis capitis; in den restlichen Fällen werden nur einzelne Haare betroffen. Die Körperpartien werden nur selten befallen. — Unbehandelt hält die Tinea capitis Monate bis Jahre
an, heilt aber spätestens in der Pubertät aus.
Therapie der Wahl: Griseofulvin.

Tinea imbricata (Tokelau): Die Erstbeschreibung stammt von dem englischen See-
fahrer DAMPIER aus dem Jahre 1686. Erreger:
Trichophyton concentricum. Klinik: konzentrische bräunliche Ringe, vor allem am Stamm.
Therapie: Griseofulvin. (BELISARIO u. HAVY-
ATT.)

Nordamerikanische Blastomykose (Blastomycosis Gilchrist, Chicago disease): Eine vorwiegend auf die Haut lokalisierte Pilzkrankheit
durch den Fadenpilz Blastomyces dermatitidis.
Erstbeschreibung 1896 von GILCHRIST unter
dem Titel: A case of blastomycetic dermatitis
in man".

Geographische Verbreitung: USA.

Für die Differenzierung von Blastomyces
dermatitidis ist der Nachweis des Dimorphis-
mus (Mycel- und Hefephase) wichtig. Sproß-
formzellen werden in der Kultur (Grütz-Kim-
mig-Agar) bei 37° C gebildet als große, runde,
doppeltkonturierte Zellen, oft mit breitbasig
aufsitzender Sprossung, dadurch Unterscheidung von Cryptococcus neoformans möglich.
Infektionsweg noch nicht geklärt. Traumen
werden anamnestisch angegeben. Hautveränderung an den unbedeckten Körperpartien mit

Knoten oder Pustel beginnend, denen Absceßbildung und Ulceration folgt mit papillomatösen Randwucherungen und verrukösen Veränderungen. Ähnlichkeit im Ablauf mit der
Cryptococcose. Die Krankheit verläuft über
Jahre mit meist ungestörtem Allgemeinbefinden; sie vermag sich lymphogen und hämatogen auszudehnen.

Differentialdiagnose: wie bei Cryptococcose.

Therapie: Amphotericin B steht heute vor
den Stilbamidinen an erster Stelle, wie HARELL
und CURTIS eindrucksvoll beschrieben haben.
Jodkali kann versucht werden.

Südamerikanische Blastomykose (Paracocci-
dioidomykose, Granuloma paracoccidioides,
Morbus Lutz-Splendore-Almeida, Lutzsche
Krankheit). Erstbeschreibungen 1908 von
LUTZ und 1910 von SPLENDORE aus Brasilien.

Verbreitung: Brasilien und andere süd- und
mittelamerikanische Länder.

Erreger: Blastomyces (Paracoccidioides)
brasiliensis, der auf Pflanzen und in der Erde
lebt. Er gelangt entweder durch Traumen in die
Haut oder wird inhaliert.

Die klinischen Formen sind sehr mannigfaltig und reichen von der papulösen Dermo-
epidermitis über tuberöse, vegetative, ulceröse
Veränderungen bis zur Dermatitis verrucosa,
sarkoiden, lupoiden und rupiaähnlichen Läsionen.

Therapie früher ausschließlich mit Sulfonamiden. Götz hat seinen Fall mit der Kombination 40% Sulfa-4-methylpyrimidin + 60% Sul-
fa-4,6-dimethylpyrimidin geheilt. Heute wird
in erster Linie Amphotericin B angewandt.

Jorge-Lôbo-Blastomykose (Blastomycosis
Jorge-Lôbo, Keloid-Blastomykose): Es ist umstritten, ob es sich hier nur um eine Abart der
südamerikanischen Blastomykose handelt. Erreger: Glenosporella (Loboa) loboi, die Ähnlichkeit mit Blastomyces brasiliensis aufweist.
Die Krankheit bleibt immer lokalisiert, kann
20—30 Jahre bestehen bleiben und wird chirurgisch behandelt.

Chromomykose (Chromoblastomykose, Dermatitis verrucosa): Erstbeschreibung 1911 von
PEDROSO in Brasilien. Die Bezeichnung rührt
von der dunklen Farbe der im Gewebe vorhandenen Pilzelemente her.

Verbreitung: alle Kontinente mit Bevorzugung der warmen Länder. SONCK hat aus

Finnland 6 Fälle veröffentlicht. Erreger: Hor-
modendrum (Fonsecaea) pedrosoi, das 3 Spo-
rulationstypen zeigt. Es kommt auf Pflanzen
und Holz vor; die Infektion erfolgt durch
Traumen vor allem an den unteren Extremitäten. (2 Fälle von SONCK: Brandwunden, Hufschlag.) Klinisch zeigen sich am Infektionsort
bräunliche oder rötlich violette Knötchen, die
später ulcerieren und verrukös werden. Die
Chromomykose dehnt sich sehr langsam aus;
neben rein verrukösen gibt es papillomatöse,
tuberkuloide, syphiloide, psoriasiforme und
elephantiastische Formen.

Differentialdiagnose: Tuberkulose, Cryptococcose, Sporotrichose, Blastomykosen, Lues,
Frambösie u. a.

Therapie: Entfernung mit dem Thermokauter — Jodkali, Isoniazid, Amphotericin B.

Tinea nigra (Cladosporiose): Synonyma:
Pityriasis nigra, Keratomycosis nigricans palmaris, Cladosporiosis epidermica. Es handelt
sich um eine seltene, nur in warmen Ländern
vorkommende Erkrankung, die durch schwarze,
leicht schuppende Herde charakterisiert ist und
Ähnlichkeit mit der Pityriasis versicolor besitzt. Von manchen Autoren werden beide
Krankheiten sogar als identisch, nur als verschiedene Varianten bezeichnet. Erreger: Cla-
dosporium mansonii (asiatische Form) und Cl.
werneckii (amerikanische Spielart). Klinik:
grauschwarze, leicht schuppende Flecke verschiedener Größe, die mitunter das Hautniveau
gering überragen. Langsames Ausdehnen und
Konfluieren der Herde; entzündliche Veränderungen fehlen, ebenso subjektive Beschwerden.
Für die lokale Behandlung eignet sich jede antimykotisch wirkende Receptur. Griseofulvin ist
unwirksam.

Rhinosporidiose verursacht polypöse, aus
bröckligen Massen bestehende, leicht blutende
Veränderungen, vornehmlich der Nasenschleimhaut. Verbreitung: Ceylon, Indien,
Süd- und Nordamerika, Afrika. Erreger:
Rhinosporidium seeberi. Polypen werden auch
an den Augen, Ohr, Vagina und Penis angetroffen. Die Krankheit kommt auch bei Pferden, Mauseln und Kühen vor. Therapie:
chirurgische Entfernung der polypösen Veränderungen mit nachfolgender Elektrocoagulation und innerlichen Gaben von fünfwertigen
Antimonpräparaten.

Therapie

Über die Therapie mit Antimykotica hat Rieth 1962 einen Handbuchartikel von 145 Seiten geschrieben, auf den an dieser Stelle verwiesen werden muß. Die Vielfalt der mykotischen Erkrankungen wird durch die Vielzahl der im Handel befindlichen Antimykotica noch übertroffen. Das beweist schon, daß es auch heute noch kein Antimykoticum der Wahl gibt. Eine ganze Anzahl von in vitro hochwirksamen Verbindungen hat sich aus zwei Gründen in der Klinik nicht bewährt, was allerdings leider nicht gleichbedeutend ist mit der Zurücknahme solcher Präparate, die nach wie vor in Zeitungsannoncen als „hochwirksam" angepriesen werden und eine gute Verdienstquelle darstellen. Die beiden Gründe sind:

1. Der Eiweißfehler. Viele Substanzen werden in Gegenwart menschlichen Eiweißes (Schuppen, Exsudat) in ihrer Wirksamkeit auf ein Zehntel oder weniger des Ausgangswertes reduziert.

2. Auslösung allergischer oder toxischer Hautreaktionen, also Unverträglichkeit.

Unter Antimykotica sind natürliche und synthetische Stoffe zu verstehen, mit denen Mykosen geheilt werden können und der Pilzbefall beseitigt wird. Sie können *fungizid* wirken, das bedeutet, daß der Pilz durch irreversible Schädigung des Eiweißgerüstes abgetötet wird. *Fungistatisch* werden Substanzen genannt, die den Pilz in seiner Entfaltung hemmen durch Wandschädigung ("curling factor" des Griseofulvins), Enzyminaktivierung, Eingriff in den Stoffwechsel.

Es ist unmöglich und auch gar nicht notwendig, alle antimykotisch wirksamen Substanzen aufzuführen; nachfolgend werden nur die Gruppen aufgeführt, aus denen diese Verbindungen sich herleiten.

Eine Reihe von Antibiotica mit spezifischem Wirkungsspektrum sind in den letzten Jahren in die Therapie von Faden- und Hefepilzerkrankungen eingeführt bzw. aufgefunden worden; die wichtigsten sind:

Griseofulvin	Amphotericin B
Nystatin	Cycloheximid = Actidion
Trichomycin	Pimaricin.

Glücklicherweise kommt man in der Klinik mit wenigen Verbindungen aus; über diese soll nachstehend kurz berichtet werden.

Tabelle 36. *Herkunft der Antimykotica (ohne Antibiotica)*

Schwefel	Sulfonamide u. Sulfone
Halogene	Sulfonate
Anorganische Säuren	Metallorganische Verbindungen
Anorganische Metallverbindungen	Furanderivate
Aldehyde, Alkohole	Chinolinderivate
Teer	Nicotinsäure u. Isonicotinsäurederivate
Aliphatische Carbonsäuren	Benzimidazolderivate
Invertseifen	Benzthiazolderivate
Phenole und Kresole	Tetrazoliumsalze und Amidrazone
Aromatische Sulfide	Dixanthogen und Trithione
Aromatische Diamidine	Antihistaminika
Farbstoffe	Hormone
Cyclohexanderivate	Sekrete
Chinone	Vitamine
Ätherische Öle	Enzyme
Aromatische Carbonsäuren	Verschiedene pflanzliche Stoffe

Lokalbehandlung

Grundsätzlich müssen für jegliche örtliche Therapiemaßnahme die allgemeinen dermatologischen Behandlungsprinzipien beachtet werden. Das heißt, nässende Hautaffektionen dürfen nicht mit Salbe, sondern müssen feucht behandelt werden. Bei eingetretener Ekzematisierung muß gleichzeitig antiekzematös behandelt werden. Sekundärinfektionen müssen durch geeignete antibakterielle Substanzen gleichzeitig mitbehandelt werden; dabei besteht ein *absolutes Verbot für die örtliche Anwendung von Penicillin und Streptomycin* wegen der damit verknüpften Sensibilisierungsgefahr. Bei stark entzündlichen Veränderungen kann dem Wirkstoff ein Corticosteroid beigegeben werden. Im übrigen gilt für die Lokalbehandlung gerade der empfindlichen kindlichen Haut der Grundsatz primum nil nocere.

Die nachfolgende Auswahl kann naturgemäß nicht ganz objektiv sein; sie gründet sich aber auf langjährige Erfahrungen an einer großen Patientenzahl der Universitäts-Hautklinik Hamburg-Eppendorf:

5-Bromsalicyl-4-chloranilid 2%, als Multifungin im Handel, wirkt auf Faden- und Hefepilze. Es kann je nach Erfordernis als Lösung, Salbe oder Puder appliziert werden.

Dodecyl-triphenyl-phosphoniumbromid 0,1%
+ Dodecyl-dioxyäthyl-ammoniumbromid 0,4%
mit dem gleichen Spektrum ist als Myxal in den
Anwendungsformen Lösung, Salbe, Puder und
Spray im Handel.

*3,5-Dibenzyl-tetrahydro-1,3,5-thiadiazinthion
3%* mit dem gleichen Spektrum ist als
Fungiplex in den Anwendungsformen Tinktur,
Salbe und Puder im Handel.

Alle 3 Antimykotica sind in Salben- und
teilweise in Lösungsform auch in der Kombination mit Hydrocortison zu beziehen. Der
Cortisonanteil beeinflußt günstig die entzündlichen Erscheinungen.

5-Chlor-8-hydroxychinolin, als Dermofungin
in Lösungs- und Salbenform im Handel, wirkt
in erster Linie auf Fadenpilze.

Falls keine Jodüberempfindlichkeit vorliegt, bewährt sich bei nicht zu ausgedehnten
Dermatomykosen die gute alte *Jodtinktur,* die
im Reagenzglas in Konzentrationen von
1 : 10000 bis 1 : 100000 auf Hefe- und Fadenpilze wirkt.

Nicht verzichtet werden kann auf die Tri-
phenylmethanfarbstoffe *Malachitgrün, Gentianaviolett, Fuchsin,* die als 0,75%ige alkoholische Lösungen lokal appliziert werden und
nicht nur in vitro hohe Wirksamkeit zeigen.
Besonderer Beliebtheit erfreut sich nach wie vor
die *Solutio Castellani,* die laut DRF 1950 nach
folgender Rezeptur hergestellt wird:

   a) Solut. Fuchsin spirit (10%)   10,0
   b) Phenol liquef. 5,0 Aqua dest. ad   100,0
   c) Acid. boric. pulv.   1,0
   d) Aceton   5,0
   e) Resorcin-pulv.   10,0

a) mit b) mischen, filtrieren und c) zusetzen.
Nach 2 Std d), nach weiteren 2 Std e) zusetzen.
Die Lösung ist nach einigen Tagen gebrauchs-
fertig.

D.S. äußerlich.

Von den Antibiotica kommt in erster Linie
Nystatin — als Moronal im Handel — zur ört-
lichen Behandlung von Hefepilzerkrankungen
in Form von Lösungen, Salben, Puder und
Suppositorien in Betracht; in zweiter Linie
Trichomycin Pimaricin — als Pimafucort im
Handel — und Actidion.

Weitere Lokalmaßnahmen erstrecken sich
auf die *Nagelextraktion* bei Onychomykosen,
die in Lokalanästhesie (Leitung) durchgeführt
wird. Die Nachbehandlung wird mit 2%
Chrysarobinsalbe oder -paste oder einem der

vorgenannten Antimykotica durchgeführt; bei
reinen Fadenpilzerkrankungen innerlich unterstützt mit einer konsequenten Griseofulvintherapie.

Depilationen bei Pilzerkrankungen des behaarten Kopfes werden mit Bariumsulfid
durchgeführt:

   Rp. Bar. sulfurat.   30,0
       Zinc. oxyd. crud.
       Talc. $\overline{a}\overline{a}$ ad 100,0.

Der Puder wird zu einem Brei angerührt
und dick auf die kurzgeschnittenen Haare aufgetragen. Nach 10 min unter fließendem lauwarmem Wasser abspülen; bei sehr starkem
Haarwuchs mit Holzspatel abstreichen. Wiederholung dieser Prozedur nach 8—10 Tagen.

Innerliche Behandlung von Pilzerkrankungen

Griseofulvin. Über dieses 1938 bereits entdeckte, aber erst 1958 in die Behandlung humaner Dermatomykosen eingeführte Antibioticum
liegt schon so viel Literatur vor (GÖTZ; RIETH;
MEYER-ROHN; GÖTZ und RIETH u. a.), daß auf
diese verwiesen werden kann. Griseofulvin
wirkt nur auf Fadenpilze, nicht aber auf Hefepilze. Eine Griseofulvintherapie darf also erst
nach genauer mykologischer Diagnose eingeleitet werden. Die Dosierung für Kinder beträgt je nach Alter 125—375 mg täglich (12,5
bis 25,0 mg/kg). Griseofulvin wird heute nur
noch in der mikrofeinen Verteilungsform, die
eine bessere Resorption gewährleistet, angewandt. Handelsbezeichnungen in Deutschland
sind Fulcin S und Likuden M. — Resistenzent-
wicklung einzelner Stämme ist bekannt.

Nystatin. Dieses von ELISABETH HAZEN und
RACHEL BROWN (1950) entdeckte hefewirk-
same Antibioticum wurde bereits 1953 von uns
untersucht und klinisch mit viel Erfolg angewandt. Leider wird es nur bei Applikation
extrem hoher Dosen resorbiert, so daß es praktisch nur für die Lokalbehandlung von Candida-
infektionen in Frage kommt. Wenn es an dieser
Stelle trotzdem aufgeführt wird, dann aus dem
Grund: Hefen besiedeln bei generalisierter Candidiasis Respirations- und Intestinaltrakt. Inhaliert als Aerosol wirkt es örtlich bis in die
kleinsten Bronchien und peroral genommen
wirkt es im Darm rein lokal und führt auch
hier zu einer weitgehenden Reduzierung von
Candida. Dosierung: durchschnittlich 6—8 Dra-
gées à 500000 E täglich. Handelsbezeichnung:

Moronal als Dragée, Suspension und sterile Reinsubstanz in Ampullen zur Inhalation.

Amphotericin B. 1955 von einem Forscherteam der Squibb aus einer Bodenprobe des Orinoko-Gebietes isoliert; wirkt in erster Linie auf Sproßpilze aller Art. Sein Hauptindikationsgebiet sind schwere generalisierte Candidamykosen und Candidagranulome. Wegen der starken toxischen Nebenwirkungen darf es nur in starker Verdünnung sehr langsam infundiert werden. Die Anfangsdosis beträgt 0,25 mg/kg Körpergewicht; mit jeder 2. Infusion wird um 0,1 mg/kg bis zur höchsten Gabe von 1 mg/kg gesteigert. Infusionsdauer: 100 ml Infusionslösung (Amphotericin B in 5% Dextroselösung) in 2—3 Std. Gute Erfahrungen haben wir mit gleichzeitigen Corticosteroidgaben, wodurch die toxischen Nebenwirkungen reduziert werden können, abgesehen von der günstigen Corticosteroidwirkung auf die Granulome.

Handelsbezeichnung: Amphotericin B „Squibb" in Ampullen zu 50 mg. Im kinderärztlichen Schrifttum haben Mayser et al., Neuhäuser und Mietens über die Anwendung von Amphotericin B berichtet.

Gegenüber diesen 3 Antibiotica spielen Actidion und Trichomycin nur eine untergeordnete Rolle; Actidion findet heute nur noch Verwendung für Laborzwecke und Trichomycin wird in Deutschland als Trichonat nur noch in Form von Vaginal-Ovula verwandt.

Allgemeine Maßnahmen

Bei oberflächlichen Mykosen muß immer mit der Möglichkeit bakterieller Sekundärinfektionen gerechnet werden. Peinliche Körperpflege und Abreibungen der benachbarten Bezirke mit 1⁰/₀₀ Hexachlorophenspiritus sind deshalb notwendig. Bei dermatologischen Laien herrscht immer noch die Meinung vor, daß Hauterkrankungen kein Wasser vertragen. Das ist nicht richtig. Man soll die Kinder ruhig baden lassen und gibt dem Badewasser Kaliumpermanganat (1 : 10000) zu. Bei Fußmykosen ist darauf zu achten, daß keine Schuhe mit Gummisohlen getragen werden. Auch Nylon- oder Perlonstrümpfe sollten vermieden werden; am besten Baumwollstrümpfe, die ausgekocht werden können. Alles muß darauf abzielen, Pilzelemente zu reduzieren und zu eliminieren. Von pilzbehaftetem Schuhwerk können die

Rezidive kommen. Schuhe sollen deshalb mit antimykotischen Pudern täglich „behandelt" werden. Gegen den quälenden Juckreiz helfen Antihistaminica, — Die Verwendung von Seife zur Körperpflege ist immer erlaubt, wenn nicht gerade eine ausgedehnte Ekzematisierung dies verbietet. Dabei bewähren sich einmal hexachlorophenhaltige Seifen oder bei „empfindlicher" Haut alkalifreie Seifen wie Satina, Präcutan oder Sebopona. Fußbäder mit adstringierenden Substanzen (synthetische Gerbstoffe), wie sie im Tannosynth vorliegen, bewähren sich als unterstützende Maßnahmen bei Fußmykosen.

Mykosen, die das Allgemeinbefinden trüben, verlangen roborierende Maßnahmen zur Steigerung der Abwehrkräfte. Die parenteral gegebenen Antimykotica wirken in den erreichbaren Blut- und Gewebsspiegeln fungistatisch und der Körper muß mit den „angeschlagenen" Keimen fertig werden. γ-Globuline sind in schweren Fällen unbedingt angezeigt. Im übrigen gelten all die bei den oberflächlichen Mykosen angeführten Maßnahmen.

Prophylaxe

Die Conditio sine qua non für eine Pilzkrankheit ist der Erreger. Alle Maßnahmen müssen darauf abzielen, diesen in der unmittelbaren Umgebung des Kranken zu vernichten. Dabei ist das Problem eines geeigneten Desinfektionsmittels, das zugleich gut hautverträglich ist, noch nicht befriedigend gelöst. Desinfektionsmaßnahmen für Hallenbäder bestehen in der Chlorierung des Badewassers, im Ausmerzen von Holzrosten und in einer gründlichen, laufenden Scheuerdesinfektion der Fußböden. Dabei hat man nachgewiesen, daß schon intensive Spülungen mit Wasser die Pilzelemente weitgehend eliminieren. Zur Prophylaxe gehören ferner luftdurchlässiges Schuhwerk (Sandalen im Sommer) und luftdurchlässige, schweißabweisende Strümpfe, also Verbot von Nylon- und Perlon-Strümpfen für Gefährdete. Baumwollstrümpfe sind aus prophylaktischen Gesichtspunkten vorzuziehen.

Der Vorschlag, alle während der Krankheits- oder Behandlungszeit getragenen Schuhe — auch Hausschuhe — und Strümpfe zu vernichten, ist meist wirtschaftlich nicht tragbar. Eine Desinfektion mit Formaldehyd führt auch zum erstrebten Erfolg. Kleidungsstücke dürfen — wie das bei Kindern oft der Fall ist — bei Pilzkrankheiten genau so wenig gemeinsam benutzt werden, wie Handtücher, Waschlappen und Bettzeug.

Götz hat 1950 ein Merkblatt entworfen, das Richtlinien über Maßnahmen zur Vermeidung von Rezidiven enthält. Aus diesem werden abschließend die für Kinder wichtigen Punkte herausgegriffen:

1. Alle Arten von Schuhwerk müssen mit 10 %iger Formalinlösung desinfiziert werden. In jedem Schuh wird ein zu einem Knäuel zusammengedrücktes, saugfähiges Stück Mull oder Tuch (sehr gut ist ein Schwamm) gelegt, das zuvor mit 2—3 Eßlöffeln der Desinfektionslösung getränkt wurde. Jeder Schuh ist dann einzeln in Zeitungen einzuwickeln und wird 24 Std liegengelassen. Diese Prozedur ist in Abständen von jeweils 2 Wochen dreimal zu wiederholen. Um Hautreizungen durch Formaldehyd zu vermeiden, sind die Schuhe vor erneutem Tragen 48 Std lang gut zu durchlüften.

2. Strümpfe und Handschuhe (bei Befall der Hände) sind anzufeuchten und mit einer 10 %igen Formalinlösung in gleicher Weise zu desinfizieren.

Anschließendes Waschen mit Wasser und Seife ist auch hier erforderlich.

3. Badematten, Holzroste, Teppiche oder bloße Fußböden dürfen von fußpilzkranken Kindern nicht barfuß begangen werden, um Ansteckungen anderer Familienmitglieder zu vermeiden.

4. Niemals mit dem Fingernagel an Hautpilzherden kratzen. Pilzerkrankungen der Fingernägel entwickeln sich durch Haftenbleiben von Pilzelementen unter dem Nagelrand. Die Nägel sind kurz zu schneiden und täglich dreimal mit der Nagelbürste zu reinigen.

5. Zur Vermeidung von Rückfällen ist es auch nach Abheilen der krankhaften Erscheinungen unbedingt erforderlich, die Füße 6 Monate lang — besonders die Zehenzwischenräume und die Fußsohlen — mit einem pilztötenden Mittel (Puder oder Lösung) nachzubehandeln.

6. Nach jedem Bad sind die Füße — besonders die Zwischenzehenräume — gründlich abzutrocknen und erneut nachzubehandeln. Feuchtigkeit begünstigt das Einwachsen von Pilzkeimen in die Haut. Das vom Kranken benutzte Handtuch sowie Waschlappen oder Schwamm dürfen von keiner anderen Person mitbenutzt werden.

Literatur

Zusammenfassende Darstellungen:

ADAM, W.: Mykosen. In: MARGET-KIENITZ: Praxis der Antibiotikatherapie im Kindesalter. S. 186. Stuttgart: Thieme 1964.

CONANT, N. F., D. T. SMITH, R. D. BAKER, J. L. CALLAWAY, and D. S. MARTIN: Manual of clinical mycology. Philadelphia, London: W. B. Saunders Comp. 1954.

GÖTZ, H.: Die Pilzkrankheiten der Haut durch Dermatophyten. In: JADASSOHN, Handbuch der Haut- und Geschlechtskrankheiten Ergänzungswerk (MARCHIONINI) Bd. IV/3. Berlin, Göttingen, Heidelberg: Springer 1962.

—, u. H. RIETH: Die Griseofulvinbehandlung der Dermatomykosen. Berlin, Göttingen, Heidelberg: Springer 1962.

KALKOFF, K.-W., u. D. JANKE: Mykosen der Haut. In: GOTTRON-SCHÖNFELD, Dermatologie und Venerologie. Bd. II/2, S. 991. Stuttgart: Thieme 1958.

LENTZE, F. A.: Die Aktinomykose. In: GUNDEL, Die ansteckenden Krankheiten. Stuttgart: Thieme 1950.

MIESCHER, G.: Trichophytien und Epidermophytien. In: JADASSOHN, Handbuch der Haut- u. Geschlechtskrankheiten. Bd. XI. Berlin: Springer 1928.

POLEMANN, G.: Die parasitären Hautkrankheiten: Mykosen und Zoonosen. In: RIECKE, BODE, KORTING, Lehrbuch der Haut- und Geschlechtskrankheiten. S. 356. Stuttgart: Fischer 1962.

— Klinik und Therapie der Pilzkrankheiten. Stuttgart: Thieme 1961.

RIETH, H.: Die Antimykotika. In: Handbuch der Haut- und Geschlechtskrankheiten von J. JADASSOHN. Erg. Werk V, 1. Teil B. S. 1172 bis 1317. Therapie der Haut- und Geschlechtskrankheiten, hrsg. von J. KIMMIG. Berlin, Göttingen, Heidelberg: Springer 1962.

SCHIRREN, C., u. H. RIETH: Hefepilze als Krankheitserreger bei Mensch und Tier. Berlin, Göttingen, Heidelberg: Springer 1963.

SEELIGER, H. P. R.: Mykologische Serodiagnostik. Zbl. Bakt. I. Abt. Orig. 167, 396 (1957).

Einzeldarstellungen

BALLENGER, C. N., and D. GOLDRING: Nocardiosis in childhood. J. Pediatr. 50, 145 (1957).

BECKMEYER, W. J.: Nocardiosis, report of a successfully treated case of cutaneous granuloma. Pediatrics 23, 33 (1959).

BELISARIO, J. C., and M. T. HAVYATT: A case of tinea imbricata in a white boy treated with Griseofulvin. Dermatologica (Basel) 119, 158 (1959).

DOSTROVSKY, A., G. KALLNER, F. RAUBITSCHEK, and F. SAGHER: Tinea capitis. An epidemiologic, therapeutic and laboratory investigation of 6390 cases. J. invest. Derm. 24, 195 (1955).

EHRMANN, G.: Mukor-Balanitis. Derm. Wschr. 138, 973 (1958).

EICHSTEDT, E.: Über die Krätzmilben des Menschen, ihre Entwicklung und ihr Verhältnis zur Krätze. Notz. Geb. Natur- u. Heilk. 38, 105 (1846).

English, M. P., and M. D. Gibson: Studies in the epidemiology of tinea pedis. I. Tinea pedis in school children. Brit. med. J. 1959 I, 1442.

Eppinger, H.: Über eine neue pathogene Cladothrix und eine durch sie hervorgerufene Pseudotuberculosis (Cladothrictia). Beitr. Path. Anat. 9, 287 (1890).

Fejèr, E.: Untersuchungen über die Spezifität der Trichophytonallergie. Der diagnostische und therapeutische Wert des Trichophytins. Börgyögy vener. Szle 9, 149 (1955).

— Pilzallergie. In: Allergie und allergische Erkrankungen. Bd. II. Budapest: Akademie-Verlag 1959.

Fischer, E.: Über die gehäufte Isolierung des Trichophyton faviforme bei Kinderkopftrichophytien. Dermatologica (Basel) 105, 327 (1952).

Fuchs, O.: Seit 4 Generationen familiärer Favus in Sachsen. Derm. Wschr. 141, 301 (1960).

Götz, H.: Klinische und experimentelle Studien über das Granuloma paracoccidioides. Arch. Derm. Syph. (Berl.) 198, 507 (1954).

— Hinweise zur Bekämpfung der Pilzkrankheiten. Volksgesundh.-Dienst 1, 262 (1950).

Gonzáles Benavides, J.: Sporotrichose als Berufskrankheit in Töpfereibetrieben. Berufsdermatosen 7, 22 (1959).

Gray, H. R., J. E. Dalton, and H. Starcs: Trichophyton tonsurans infection of the scalp in Central-Indiana. J. Indiana med. Ass. 53, 75 (1960).

Haensch, R.: Cephalosporiose, ein Beitrag zur Klinik der seltenen Mykosen. Z. Haut- u. Geschl.-Kr. 23, 137 (1957).

Harell, E. R., and A. C. Curtis: The treatment of North American blastomycosis with Amphotericin B. Arch. Derm. (Chicago) 76, 561 (1957).

Höfer, K.: Cephalosporiose der Haut mit Ersterscheinungen am männlichen Genitale. Z. Haut- u. Geschl.-Kr. 13, 131 (1952).

Janke, D.: Kasuistik seltener Mykosen. Hautarzt 4, 387 (1953).

— Scopulariopsisarten als menschenpathogene Dermatophyten. Z. Haut- u. Geschl.-Kr. 14, 35 (1953).

— Zur Klinik und Mykologie der Cephalosporiose. Ein Beitrag zur Kenntnis seltener Mykosen. Arch. Derm. Syph. (Berl.) 188, 357 (1949).

— Zur Diagnostik der Lungenmoniliasis mit Hilfe der Serumfungistase. Ärztl. Wschr. 10, 349 (1955).

—, u. W. Rohrschneider: Beitrag zu den seltenen Mykosen: Über eine Pilzerkrankung der Tränenröhrchen und der Oberhaut mit Befund eines bisher unbekannten Cephalosporiums. Derm. Wschr. 123, 49 (1951).

—, u. G. Roos: Durch Aleurismaarten verursachte Dermatophytien. Z. Haut- u. Geschl.-Kr. 19, 105 (1955).

Jeliffe, D. B., and F. W. Jacobson: The clinical picture of tinea versicolor in negro infants. J. trop. Med. Hyg. 57, 290 (1954).

Jung, H. D.: Zur Kenntnis der Scopulariopsis species. Arch. Derm. Syph. (Berl.) 195, 77 (1952).

Kligman, A. M.: The pathogenesis of tinea capitis due to Microsporum audouinii and Microsporum canis. I. Gross observations following the inoculation of humans. J. invest. Derm. 18, 231 (1952).

— Tinea capitis due to M. audouinii and M. canis. II. Dynamics of the hostparasit relationship. Arch. Derm. (Chicago) 71, 313 (1955).

Kligman, and D. Ginsberg: Immunity of the adult scalp to infection with Microsporum audouinii. J. invest. Derm. 14, 345 (1950).

Knoth-Born, R. C.: Cutane Mucorinfektion bei einer 50jährigen Bäuerin. Z. Haut- u. Geschl.-Kr. 26, 348 (1959).

Kunz, Ch.: Fluorescenz — serologische Untersuchungen an einem pathogenen Pilzstamm (Sporotrichum schenckii). Arch. klin. exp. Derm. 209, 200 (1959).

Mayer, J. B., H. Götz u. G. Seitz: Eine Epidemie von Soormykose der Körperhaut unter dem Bilde der Erythrodermia desquamativa (Leiner). Ann. paediat. (Basel) 177, 213 (1951).

Mayser, P., G. Linzenmeier u. H. J. Nolte: Candida-Meningitis nach Antibiotikabehandlung. Münch. med. Wschr. 105, 1199 (1963).

Meyer-Rohn, J.: Hämagglutinationsreaktion zur Diagnose von Candida-Infektionen. Vortrag 4. Tagg. d. deutschsprachg. mykol. Gesellschaft 31. 10. 64 Freiburg (im Druck).

— Untersuchungen zur Frage der Kreuzresistenz von Candida albicans gegenüber Nystatin, Amphotericin B und Trichomycin unter den Bedingungen der Warburg-Apparatur. In: Hefepilze als Krankheitserreger bei Mensch und Tier. S. 14. Berlin, Göttingen, Heidelberg: Springer 1963.

— Manometrische Messungen an Dermatophyten unter der Einwirkung von Griseofulvin. S. 24. Berlin, Göttingen, Heidelberg: Springer 1962.

— Die Antibiotika. In: Handbuch der Haut- und Geschlechtskrankheiten von Jadassohn. Erg.-Werk Bd. V/1. Bandteil B, S. 867. Berlin, Göttingen, Heidelberg: Springer 1962.

— W. Hopff u. Th. Lange-Brock: Experimentelle Untersuchungen über Wirkungsweise und therapeutische Effekte von Nystatin. Arzneimittel-Forsch. 7, 355 (1957).

—, u. Th. Lange-Brock: Untersuchungen zur Frage der Wachstumsstimulierung von Candida albicans durch Antibiotika. Arch. klin. exp. Derm. 204, 58 (1956).

—, u. W. Meinhof: Zur Frage der bakteriellen Genese des Erythrasma. Arch. klin. exp. Derm. 222, 57 (1965).

Mietens, C.: Candida albicans-Meningitis im Säuglingsalter und ihre Behandlung mit Amphotericin B. Arch. Kinderheilk. 172, 295 (1965).

Middlebrook, G.: Hemolytic modifications of hemagglutination test for antibodies against tubercle bacillus antigens. J. clin. Invest. 29, 1480 (1950).

Moore, M.: Cryptococcosis with cutaneous manifestations. J. invest. Derm. 28, 159 (1957).

Neuhäuser, G.: Soor-Mykose der Nieren nach Antibiotikabehandlung im Kindesalter. Z. Kinderheilk. 91, 85 (1964).

Nocard, E.: Note sur la maladie des boeufs de la guadelope comme sous le nom de farcin. Ann. Inst. Pasteur 2, 293 (1888).

Norden, A.: Agglutination of sheep's erythrocytes sensitized with histoplasmin. Proc. Soc. Exper. Biol. Med. 70, 218 (1949).

Otto, W., G. Jahnke u. W. Naumann: Dermatomykose und Jahreszeit. Dtsch. Gesundh.-Wes. 14, 247 (1959).

Pipkin, J. L.: Tinea capitis in the adult and adolescent. Arch. Derm. Syph. (Chicago) 66, 9 (1952).

Rimbaud, P., et J. A. Rioux: Une nouvelle maladie vénérienne: la balanoposthite à Candida albicans. Minerva derm. 34, 438 (1959).

Rosenfeld, H.: Bemerkungen über Pilzerkrankungen durch Trichophyton purpureum (rubrum). Derm. Wschr. 135, 110 (1957).

Rosenthal, Sta., and R. Vanbreuseghem: Viability of dermatophytes in epilated hairs. Arch. Derm. Syph. (Chicago) 85, 103 (1962).

Serowy, C., u. H. D. Jung: Die Mikrosporie als dermatologisches Problem. Derm. Wschr. 124, 665 (1951).

Siemens, H. W.: Der Favus auf alten Gemälden. Hautarzt 4, 431 (1953).

Sonck, C. E.: Zur Kasuistik der Chromoblastomykose. Arch. klin. exp. Derm. 209, 223 (1959).

Steigleder, G. K.: Mykose mit varioliformem nekrotisierendem Mykid nach Trichophytin-Injektion. Hautarzt 4, 35 (1953).

Vanbreuseghem, R.: Pathogenesis of tinea infections. Arch. belges Derm. 13, 484 (1957).

Wilson, J. W.: Trichophytic granuloma (Tinea profunda) due to trichophyton rubrum. Arch. Derm. Syph. (Chicago) 65, 375 (1952).

Parasitäre Hautkrankheiten

Von H. Gartmann, Köln

In der Pathologie der menschlichen Hautkrankheiten spielen die durch tierische Parasiten hervorgerufenen Erkrankungen eine wichtige Rolle. Es handelt sich dabei um solche Krankheitszustände, die entweder durch dauernde Einnistung und Vermehrung tierischer Lebewesen in der Haut hervorgerufen oder durch vorübergehenden, meist zum Zwecke der Nahrungssuche erfolgenden Befall der Haut durch Tiere verursacht werden, deren Entwicklungscyclus sich im übrigen außerhalb der Haut abspielt. Schließlich kommt andererseits Kontakt mit tierischen Parasiten in Frage.

Als Erreger kommen im wesentlichen nur zwei Klassen der Gliederfüßler (Arthropoda), die Klasse der Spinnentiere (Arachnoidea) und der Insekten (Hexapoda) in Betracht. Unter den Spinnentieren ist es die Ordnung der Milben (Acarina), bei den Insekten die der Läuse (Anoplura, Siphunculata) und die der Schnabelkerfe (Rhynchota) mit der Unterordnung Wanzen (Heteroptera), die für die Dermatologie von Interesse sind.

Hautkrankheiten durch Arachnoidea

Milben sind kleine „spinnenartige" Tiere, bei denen Kopf, Brust und Unterleib meist nicht deutlich voneinander getrennt sind, sondern ein zusammenhängendes, mehr oder weniger rundliches Ganzes bilden. Sie haben vier meist gut entwickelte Beinpaare und sind in den für uns in Betracht kommenden Arten vorwiegend augen- und tracheenlos. Weibchen sind größer als Männchen. Aus den Eiern entwickeln sich sechsbeinige Larven, die sich oft erst nach mehrfacher Häutung zur Geschlechtsreife entwickeln, der häufig noch ein Nymphenstadium vorausgeht.

Hautkrankheiten durch Acarina (Milben)

Die gewöhnliche menschliche Krätze (Scabies vulgaris). Erreger ist Acarus scabiei (Acarus siro, Sarcoptes hominis), dessen Übertragung im wesentlichen unmittelbar von Mensch zu Mensch erfolgt bei engem Zusammenleben, häufig beim Schlafen im selben Bett, seltener mittelbar, indem z. B. ein Gesunder in einem Bett schläft, in dem vorher ein Scabies-Kranker geschlafen hat oder Decken benutzt, die vorher von einem Scabies-Kranken verwendet wurden. Unter schlechten sozialen Bedingungen (Kriegs- und Nachkriegszeiten, Gefangenschaft, Bewegung großer Menschenmassen) kommt es fast immer zu ausgedehnten Epidemien, aber auch heute ist die Scabies keineswegs selten geworden, sondern eine Erkrankung, die wir fast jede

Woche in unserer Ambulanz beobachten können. Die Krätze wird nur viel zu wenig als
solche erkannt.

Befallen wird jedes Lebensalter, vom Säugling bis zum Greis und jedes Geschlecht, wobei
Kinder besonders leicht betroffen werden. Je
nach Umständen vergehen bis zum Auftreten

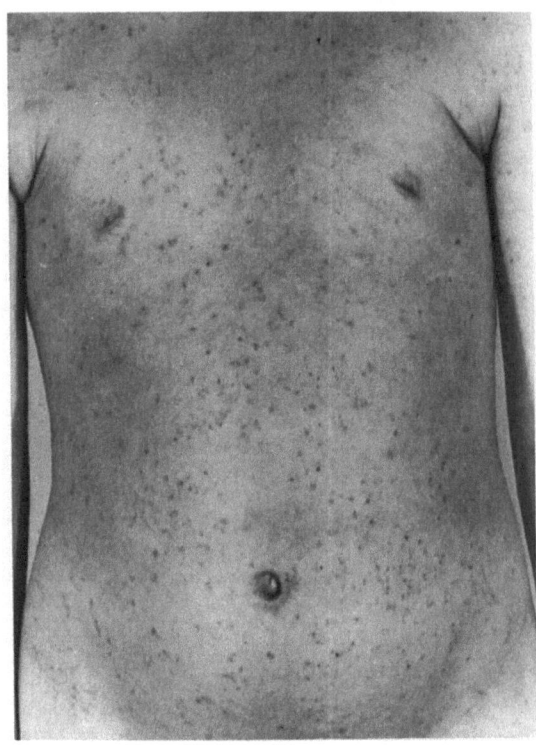

Abb. 486. 5jähriges Mädchen mit Scabies vulgaris:
Makulo-papulöses Exanthem

der ersten Erscheinungen im allgemeinen 3 bis
6 Wochen, wenngleich die „Inkubationsdauer"
erheblichen Schwankungen unterworfen ist.
Bemerkbar macht sich die Krankheit durch
intensiven Juckreiz, der sich nachts in der Bettwärme verstärkt und sehr heftig werden kann.

Das klinische Bild ist außerordentlich mannigfaltig und abhängig von verschiedenen Faktoren wie Anzahl der infizierenden Milben, ihrer
mehr oder weniger schnellen sowie reichlichen
Vermehrung, der Empfindlichkeit der zuerst
befallenen Hautregionen, regelmäßiger guter
Körperpflege und schließlich von den erheblichen individuellen Unterschieden in der Reaktion des Menschen gegen Juckreiz überhaupt.
Im allgemeinen lassen sich zwei charakteristische Kennzeichen feststellen.

Erstens besteht meist ein rötlich-bräun-
liches *kleinmakulo-papulöses Exanthem*, bei dem

die Mehrzahl der Papeln aufgekratzt und mit
Krüstchen bedeckt ist, auf der Vorderseite und
den seitlichen Anteilen des Rumpfes, an der
Beugeseite der Arme, besonders Axillen, Ellenbeugen, Handgelenke und gelegentlich an den
Oberschenkeln (Abb. 486). Beim männlichen
Geschlecht ist sehr häufig der Penisschaft, die
Glans und das Scrotum befallen, wo derbe,
syphilisartige Papeln aus den Milbengängen
hervorgehen können, während beim weiblichen
Geschlecht die Brüste, insbesondere die peri-
mammilläre Region bevorzugt werden. Frei
bleiben beim Erwachsenen immer das Gesicht,
wohingegen Säuglinge auch dort Milbengänge
aufweisen können, was dadurch zustande
kommt, daß ihre Gesichtshaut beim Stillen mit
der infizierten mütterlichen Brust in sehr enge
Berührung kommt.

Zweites wichtiges Kennzeichen sind die
typischen *Milbengänge*, die durch Eindringen
der Milben in die Hornschicht entstehen, wobei
dicht unterhalb und parallel zur Oberfläche ein
Hohlweg gegraben wird, dessen obere Wand
zum Zwecke des Luftdurchtritts stark aufgelockert wird. Die weibliche Milbe (Abb. 487)
bohrt ferner, wo sie ihre Eier (Abb. 488) ab-
legen will, Luftschächte nach oben. Eintretende
Luft und Aufsplitterung der Hornschicht lassen
den Gang zunächst als feine weißliche Linie
erkennen, während er sich später teils durch
Milbenexkremente, teils durch von außen eingedrungenen Schmutz dunkel bis schwärzlich
färbt. Nur die geschlechtsreifen Weibchen gra-
ben längere Gänge, wohingegen Männchen und
Larven nur kurze Vertiefungen oder Gruben
anlegen, die freilich auch gewisse entzündliche
Krankheitserscheinungen nach Art eines Pru-
rigoknötchens auslösen. Die Milbengänge verlaufen selten gerade, meist unregelmäßig gekrümmt oder geknickt. Am leicht erhabenen Gangende liegt die Milbe („Milbenhügel
PICK") und kann hier ohne Schwierigkeiten mit
einer Stecknadel vorsichtig herausgeholt werden. Zu diesem Zweck geht man vorsichtig mit
einer Stecknadel ganz flach in das meist noch
weißlich schimmernde blinde Ende des Milben-
ganges ein und veranlaßt die Milbe, sich an die
Spitze der Stecknadel zu klammern. So läßt sie
sich leicht aus dem Gang herausheben und auf
einem Objektträger zwecks mikroskopischer
Untersuchung abstreichen. Man soll nicht den
Ehrgeiz haben, die Milbe aufzuspießen (GERT-
LER). Die Gänge findet man vorwiegend in den

Handtellern, Handgelenksbeugen, Fingerzwischenfalten, seitlichen Fingerregionen (Abb. 489), bei Kindern häufig auch an den Fußsohlen und in der seitlichen Fußwölbung. Ferner kann

dern schwere Krankheitsbilder mit Abscessen, Lymphangitis und Lymphadenitis sowie Fieber hervorrufen. In solchen Fällen muß gleichzeitig mit der antiscabiösen Behandlung eine ent-

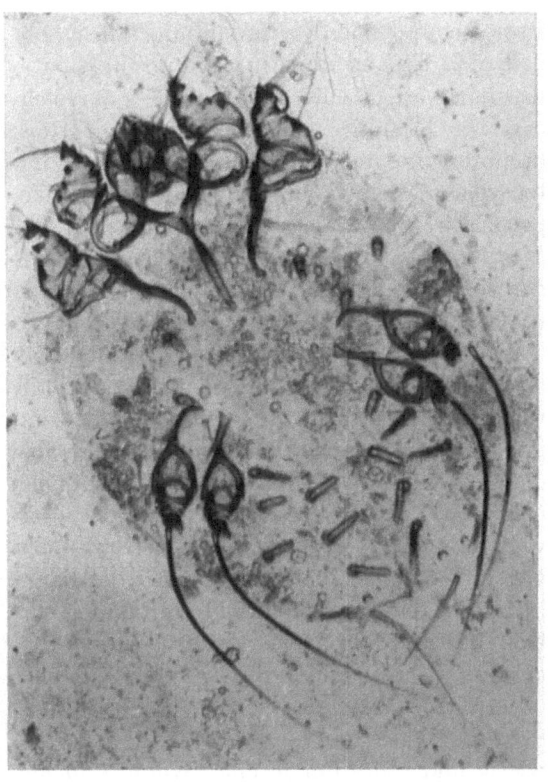

Abb. 487. Acarus scabiei, Weibchen, Ventralansicht

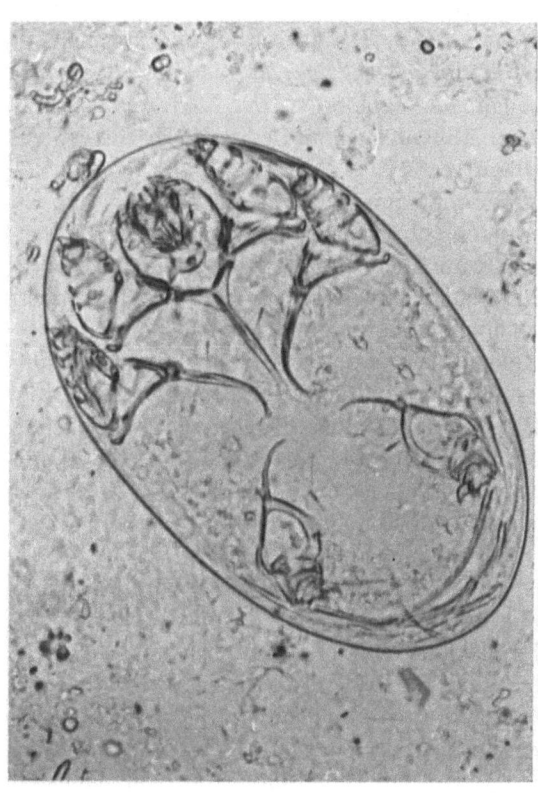

Abb. 488. Acarus scabiei, Ei mit bereits entwickelter Larve

man Gänge in der Genitalregion, periumbilical, perimammillär und in den vorderen Axillarfalten finden.

Gelegentlich können die Symptome nur schwach ausgeprägt sein — besonders bei intensiver Körperpflege — und man wird nur einen einzigen Milbengang finden. Nächtlicher Juckreiz, besonders auch bei anderen Familienangehörigen, ist immer ein wichtiger Hinweis, an Scabies zu denken.

Andererseits können Pyodermien und Ekzeme, im Gefolge einer Scabies sehr oft auftretend, die eigentliche Krankheit so überlagern, daß diese nicht diagnostiziert wird. Pyogene Infektionen können bei an Scabies erkrankten Säuglingen und Kleinkin-

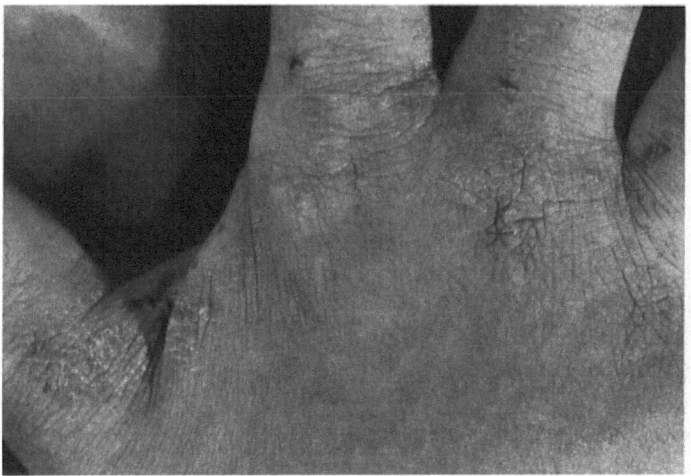

Abb. 489. 5jähriges Mädchen mit Scabies vulgaris. Zerkratzte Milbengänge in den Fingerzwischenfalten

sprechende antibakterielle mit Depot-Sulfonamiden oder Antibiotica erfolgen. Falsche Lokalbehandlung kann das klinische Bild erheblich verändern, z. B. im Sinne einer Kontaktdermatitis.

Differentialdiagnostisch kommen alle jukkenden kleinpapulösen disseminierten Dermatosen verschiedener Ursache in Frage (Ekzem, seborrhoische Dermatitis, lichenoides Exanthem). In jedem Falle ist gründlich nach Milbengängen zu fahnden. Der Nachweis von Milben, Milbenresten und/oder Eiern sichert die Diagnose.

Vor Beginn der *Scabiesbehandlung* ist zu eruieren, ob nicht weitere krätzekranke Personen mit dem Kranken zusammenleben. Die Untersuchung und Behandlung dieser Personen ist notwendig, um eine Neuansteckung zu vermeiden. Wir verwenden heute ausschließlich Jacutin, eine 0,3%ige γ-Hexachlorcyclohexan-Emulsion. Die dem Medikament beiliegende Gebrauchsanweisung ist genau zu beachten, um Therapieversager zu vermeiden. Vorheriges gründliches Reinigungsbad mit warmem Wasser und Seife, wenn möglich warmes Vollbad, ist unbedingt notwendig. Dann wird der ganze Körper vom Hals bis zu den Zehen mit der Emulsion gründlich eingerieben und nach Antrocknen des Präparates frische Leibwäsche angezogen. Auch Bettücher und Handtücher sind zu wechseln und einschließlich der Leibwäsche durch Kochen zu desinfizieren. Am nächsten Tag ist die gleiche Prozedur zu wiederholen. Dann darf drei Tage lang nicht gebadet werden. Körperstellen, die während dieser Zeit gewaschen werden, sind hinterher sofort erneut mit der Emulsion gründlich einzureiben. Bei Behandlung des Gesichts scabieskranker Säuglinge muß besonders sorgsam verfahren werden, denn die Emulsion darf weder in die Augen noch in die Nasenlöcher, noch in die Mundhöhle des Säuglings gelangen. Gebrauchte Decken sind mit Jacutin-Puder zu entwesen. Auch bei pyodermatisch überlagerter und/oder sekundär ekzematisierter Scabies muß erst die Jacutin-Therapie erfolgen, ehe Pyodermien und Ekzem behandelt werden. Nebenerscheinungen sind bei allen Krätzemitteln zu erwarten, insbesondere wenn diese vom Kranken zuviel oder unsachgemäß angewendet werden. Irritationen der Haut sind indifferent nach dermatologischen Gesichtspunkten zu behandeln.

Die Aussicht auf Heilung ist bei richtiger Anwendung des Mittels fast hundertprozentig. Rezidive sind auf nicht sachgemäße Behandlungstechnik und/oder Reinfektionen zurück-zuführen, wenn nicht gleichzeitig die Kontaktpersonen des Kranken mitbehandelt wurden.

Die Borkenkrätze (Scabies norvegica). Es handelt sich um eine seltene Variante der Scabies vulgaris, die sich durch eine ausgedehnte, stark schuppende Erythrodermie mit erheblichen, z. T. panzerartigen Schuppenkrusten — besonders an Händen und Füßen — auszeichnet. Die Kranken sind im allgemeinen stark heruntergekommene, apathische Personen, unter denen sich häufig auch Nervenkranke, psychisch Abartige, Debile und Imbezille finden. Kiess konnte nachweisen, daß es sich bei der Scabies norvegica um den gleichen Erreger wie bei der Scabies vulgaris handelt.

Meist wird die Diagnose erst gestellt, wenn in der Umgebung des Kranken gehäuft Fälle von Scabies vulgaris auftreten, z. B. bei Zimmergenossen oder beim Arzt und Pflegepersonal des Kranken, dessen ausgestreute Schuppen massenhaft Milben enthalten. Die Scabies norvegica macht den Eindruck einer schweren Krankheit, wobei die Beweglichkeit des Kranken durch die Krusten- und Panzerbildung sehr behindert ist. Jahrelanger Bestand wurde beobachtet, auch bei Kindern.

Die Behandlung ist entsprechend der Schwere der Erkrankung schwierig und langwierig und sollte nur in einer Klinik erfolgen. Vor Anwendung der Hexachlorcyclohexanpräparate ist die Ablösung der Schuppenkrusten unerläßlich, da es sonst sicher zu Rückfällen kommt.

Vom Tier auf den Mensch übertragene Krätze (sog. tierische Sarcoptesräude). Unter Umständen können Milben von lebenden oder toten Tieren, die von einer Räude betroffen sind, auf den Menschen, insbesondere mit Tieren spielende Kinder übertragen werden, wo sie ein stark juckendes, teils urtikarielles, teils kleinpapulöses, später meist zerkratztes Exanthem hervorrufen. Die Hautveränderungen sind je nach Kontakt mit dem Tier entweder diffus über Rumpf und Arme verstreut oder an einzelnen Hautarealen lokalisiert. Da sich tierische Milben nicht lange auf menschlicher Haut halten können, ist die Erkrankung von kurzer Dauer, es sei denn, daß immer wieder neue Milben auf die Haut gelangen. In Deutschland stammen die Milben meist von Katzen (Notedrus cati), seltener von Hunden (Acarus siro var. canis) oder Pferden (Acarus siro var. equi). Aber auch Übertragungen vom Kaninchen, Goldhamster, Meerschweinchen, Rind (sog. Steißräude), Schaf, Ziege, Schwein und von im Zirkus oder Zoo in Gefangenschaft lebenden wilden Tieren (Affe, Fuchs, Kamel, Löwe) sind beobachtet worden.

Als Therapie genügt im allgemeinen die Beseitigung der Infektionsquelle und, da die Milben nicht lange auf der Haut des Menschen existieren können, eine milde Lokalbehandlung.

Hautkrankheiten durch Gamasidae (sog. Vogelmilbenkrätze)

Diese weitverbreiteten Milben leben vorwiegend in Hühnerställen, Taubenschlägen, Vogelkäfigen, Schwalbennestern oder Nestern von solchen Vögeln, die hinter Dachbalken, Fensterläden und -jalousien, im Efeu, Weinlaub oder anderen Gewächsen an der Hauswand nisten. Sie können den Menschen befallen und auf dessen Haut ein stark juckendes kleinpapulöses Exanthem hervorrufen.

Auf Ratten lebende Milben (Liponyssus bacoti) können auf den Menschen aus Futtermangel dann übergehen, wenn die Tiere vergiftet oder anderweitig getötet wurden. Durch den Biß der Parasiten entsteht beim Menschen ein juckendes papulöses Exanthem.

Die Behandlung besteht in Entfernung der verseuchten Nester und Beseitigung befallener Tiere. Ställe, Käfige usw. sind zu entwesen. Für die erkrankte Haut des Menschen reicht Anwendung einfacher Zinkschüttelmixtur aus.

Hautkrankheiten durch Tyroglyphidae (sog. Krämerkrätze, grocer's itch, kopra itch)

Selten gewordene, kaum bei Kindern zu beobachtende kleinpapulöse, mit stärkerem Juckreiz einhergehende Exantheme, die durch Milben wie Carpoglyphus passularum, Glyciphagus prunorum, Tyroglyphus farinae, Tyrolichus casei Oudemans 1910, Tyrophagus dimitatus Oudemans 1924 hervorgerufen werden, die sich in großen Mengen auf getrockneten Früchten (Äpfel, Datteln, Feigen, Pflaumen, Vanilleschoten), Koprakernen, Mehl, Korn und bestimmten Käsesorten aufhalten. Ferner kommen solche Milben auf Hyacinthenzwiebeln (Rhizoglyphus hyacinthi), Teepflanzen und getrockneten Tabakblättern (Rhizoglyphus parasiticus) sowie in feuchten, schmutzigen Wohnräumen (Glyciphagus domesticus) vor.

Die Übertragung auf den Menschen erfolgt beim Umgang mit den genannten Früchten und Käsesorten, insbesondere beim Aus- und Einladen oder bei anderen Arbeiten in entsprechenden Silos und Lagerräumen, wo unter Umständen auch Kinder spielen, ferner beim Wohnen in verseuchten Räumen.

Nach Feststellung und Beseitigung der Ursache erübrigt sich meist eine spezielle Therapie. Bei sekundären Pyodermien oder Ekzemen ist eine entsprechende Behandlung notwendig.

Hautkrankheiten durch Trombidiidae (Erntekrätze, Grasmilbenkrankheit, Herbstbeiß, Sendlinger Beiß)

In verschiedenen Gegenden West- und Mitteleuropas treten — oft gebunden an räumlich umgrenzte Bezirke — heftig juckende Hautausschläge auf, die durch Larven (Trombiculae) von Milben aus der Familie der Trombidiidae hervorgerufen werden, unter denen Trombicula autumnalis besonders häufig zu finden ist (WINKLER). Diese mit freiem Auge gerade noch sichtbare Larve ist leuchtend orange- bis scharlachrot und hält sich an Stengeln und unter Blättern verschiedener Pflanzen auf, von wo sie auf den Menschen übergeht. Meist bleiben die Larven auf ein enges Landstück beschränkt, ohne auf Nachbargebiete überzugehen, treten plötzlich in großer Zahl auf und verschwinden ebenso schnell wieder.

In Deutschland sind von der Milbenplage bevorzugt betroffen Bayern (Umgebung von München, Karwendelgebirge), Franken (Umgebung von Würzburg), Nordwestsachsen, Ostthüringen (Saaletal, Unstruttal), Siebengebirge, Eifel, Rheinpfalz, Württemberg, in Österreich Nord- und Südtirol, Salzburg, Steiermark, Wiener Wald.

Die Larven befallen Erwachsene und mit besonderer Häufung Kinder beim Spielen auf Wiesen und in Gärten, gewöhnlich in den Monaten Juli bis September, in manchen Höhenlagen auch später, in warmen Niederungen mitunter früher oder in der Steiermark und in Nordtirol sogar im Frühjahr (WINKLER).

Der Stich der Larven verursacht je nach Empfindlichkeit mehr papulöse oder mehr urtikariell-papulöse Effloreszenzen, die einen Durchmesser von wenigen Millimetern bis zu 3 cm infolge lymphangitischer Ausläufer besitzen können. Die Hauterscheinungen sitzen meist, wo die Kleidung eng dem Körper anliegt (Rumpf, Gürtellinie, Gesäß). Das Gesicht ist fast nie befallen. Gelegentlich treten Hämorrhagien auf, in schweren Fällen Allgemeinerscheinungen wie Fieber und Kopfschmerzen.

Differentialdiagnostisch kommen andere parasitäre Erkrankungen sowie Prurigo simplex acuta in Frage.

Ein sicheres Mittel zur Verhütung der Trombidiose ist nicht bekannt. Therapeutisch ist Wechsel der Kleidung, warmes Vollbad und Auftragen einer Zinkschüttelmixtur zu empfehlen.

Hautkrankheiten durch Pyemotidae (Tarsonemidae)

Die gerade noch sichtbare, grau-gelbliche Milbe Pediculoides ventricosus lebt in und auf Larven, Raupen und Puppen verschiedener Insekten, die als Schädlinge auf Getreide, Hülsenfrüchten, Mais und anderen Pflanzen vegetieren. Bei Erntearbeiten, Aufenthalt in gefüllten Scheunen, Ställen und Lagerräumen gelangen die Milben sowohl in die Kleidung als auch direkt auf die Haut des Menschen und verursachen ein ausgedehntes, anfangs makulösurtikarielles, später papulokrustöses Exanthem, das selbst vesiculopustolöse Efflorescenzen aufweisen kann. Auch morbilliforme, scarlatiniforme und selbst purpuraartige Exantheme werden beobachtet. Die zarte kindliche Haut reagiert oft heftig. Nicht selten treten Allgemeinerscheinungen wie Fieber, Lymphknotenschwellungen, Ödeme, Leukocytose und Eosinophilie auf, was wohl von der Stärke des Milbenbefalls abhängt, aber auch von der individuellen Empfindlichkeit des Betroffenen.

Die im Guano lebende Milbe (Tydeus molestus) aus der Familie der Eupodidae kann in entsprechend gedüngten Gärten im Herbst auch auf Menschen und Tiere übergehen und makulo-urtikarielle bis papulokrustöse, heftig juckende Exantheme hervorrufen.

Die Behandlung besteht in Beseitigung der Milben und Auftragen von Zinkschüttelmixtur auf die erkrankte Haut.

Hautkrankheiten durch Demodicidae

Die Haarbalgmilbe (Demodex folliculorum) wird als Saprophyt in den Haarfollikeln des Menschen angetroffen und besitzt im allgemeinen keine pathogene Bedeutung, wenngleich eine endgültige Aussage nicht möglich ist. Sie parasitiert in den Haarfollikeln und Talgdrüsen, vor allem des Gesichts, auch den Meibomschen Drüsen, ohne Krankheitserscheinungen hervorzurufen, ist als harmloser Bewohner der menschlichen Haut anzusehen und kommt schon in

den ersten Lebensjahren vor. Nach GRÜTZ wurde die Milbe bereits bei wenigen Wochen alten Kindern beobachtet. Ob Demodex folliculorum acneartige, rosaceaartige oder impetiginöse Hautveränderungen verursacht, ist sehr fraglich.

Tierische Demodexmilben können besonders beim Hund, weniger bei der Katze tödlich endende Räude (Demodexräude) hervorrufen. Gelegentliche Übertragungen auf Menschen sind hin und wieder vorgekommen und führten dann zu juckenden ekzemartigen und impetiginisierten Hautveränderungen.

Hautkrankheiten durch Ixodidae

Der auf Zweigen und Ästen von Gebüsch und Sträuchern in Wäldern, Weiden und Mooren lebende Holzbock (Zecke, Ixodes ricinus) heftet sich durch seinen Biß, der im allgemeinen nicht verspürt wird, an der Haut fest. Seine Entdeckung erfolgt meist erst, wenn er sich mit Blut vollgesogen hat, wodurch sein Körper auf das Doppelte und mehr angeschwollen ist. Klinisch imponiert eine vollgesogene Zecke meist als rundlicher bis ovalärer, gelb oder braunroter bis blauroter, etwa erbsgroßer, weicher Knoten, der am in die Haut eingebohrten Saugrüssel hängt. Reißt man die Zecke ab, so bleiben die Kopforgane in der Haut stecken, was zu Entzündungen oder Fremdkörpergranulomen führen kann.

Meist bleibt die Einstichstelle frei von stärkeren Hautveränderungen, wenngleich histologisch in ihrer Umgebung ausgesprochen entzündliche Veränderungen im Corium und in unmittelbarer Nachbarschaft des Saugrüssels sogar nekrotisierende Vorgänge festzustellen sind. Von der Stichstelle geht gelegentlich ein Erythema chronicum migrans aus, das sich mit einem kreisförmigen, schmalen, leicht erhabenen, roten Randsaum immer weiter peripherwärts ausdehnt. Als Ursache wird ein Virus vermutet, das beim Zeckenbiß übertragen werden soll. Vereinzelt wurden nach Zeckenbiß Meningitis und Encephalitis beobachtet, auch das Auftreten eines Lymphocytoms an der Bißstelle ist möglich. Schließlich geben Kranke mit Akrodermatitis chronica atrophicans Herxheimer sehr oft an, früher von Zecken gebissen worden zu sein.

Die Zecke wird am besten entfernt, indem man durch Auftropfen von Öl oder Glycerin die Atmungsorgane verschließt, wodurch sie erstickt und dann von der Haut abfällt. Ist dies nicht der Fall, so kann man durch vorsichtiges Linksdrehen die Zecke aus der Haut „herausschrauben". Das Erythema chronicum migrans und die Akrodermatitis chronica atrophicans werden mit Penicillin behandelt.

Anhang

Hautkrankheiten durch Araneae (Spinnen), Scorpiones (Skorpione) und Solifugae (Walzenspinnen).

Die Bisse giftiger Spinnenarten können erhebliche örtliche wie allgemeine Erscheinungen zur Folge haben. Unter den echten Spinnen (Araneae verae oder Labidognatha) sind bisher 4 Familien als gefährlich anzusehen. Die „Schwarze Witwe" (black widow, Latrodectus mactans) hat heute ein weltweites Verbreitungsgebiet über alle fünf Kontinente. Die sechsäugige sog. „braune Spinne" (Loxosceles rufescens) kommt gelegentlich auch in Italien, Spanien und Portugal vor; ausgesprochen gefährlich ist die sehr giftige südamerikanische Spinne Phoneutria fera („Kampfspinne"). Lokal entstehen starke Ödeme mit schmerzhafter entzündlicher Schwellung, z. T. tiefe Nekrosen der Bißstellen, Lymphangitis und -adenitis. Als Allgemeinsymptome treten Schweißausbrüche, Kopfschmerzen, Krämpfe, Lähmungen, Störungen des Atemzentrums, Koordinationshemmungen, Tachykardie, Störungen oder Aufhebung der Reizleitungen, Herzarrhythmien, in schwersten Fällen Erstickungstod durch Atemlähmung auf.

Der Biß giftiger Vogelspinnen (Atrax- und Harpactirellaarten) erzeugt z. T. erhebliche örtliche Nekrosen. Die Gifte der echten Taranteln oder Wolfsspinnen der Familie Lycosidae, Unterfamilie Lycosinae, Gattung Lycosa, die in allen tropischen und subtropischen Klimaten der fünf Kontinente mit Ausstrahlung in die gemäßigte Zone (z. B. Frankreich, Italien, Spanien) beheimatet sind, rufen an der Bißstelle Pusteln, Quaddeln, nach einem Tag Blaufärbung, schließlich Nekrose und einen einer Brandwunde gleichenden Gewebsdefekt hervor.

Als Mittel der Wahl sind polyspezifische Sera gegen die „braune Spinne" und monovalente Sera gegen Phoneutria, Lycosa und Latrodectus anzusehen. Hinzu kommen Schockbekämpfung (Corticosteroide), Kreislauf- und Atmungsanaleptika.

Die Stiche der europäischen Skorpione bewirken eine schmerzhafte entzündliche Schwellung, die der mexikanischen und südamerikanischen sehr starke lokale und allgemeine Erscheinungen ähnlich wie bei den erwähnten Spinnen. Die Toxine des Skorpions sind vor allem Schmerzgifte.

Walzenspinnen besitzen keine Giftdrüsen, können aber mit ihren recht kräftigen Kiefern Hautverletzungen beim Menschen herbeiführen.

Hautkrankheiten durch Hexapoda (Insekten)

Siphunculata oder Anoplura (Läuse)

Pediculus capitis (Kopflaus). Die 2—3,5 mm große Kopflaus variiert in der Farbe von hellgrau bis fast schwarzgrau, je nach Haut- und Haarfarbe ihres Wirtes, dem sich die Parasiten in ihrer Körperfärbung bereits während der Larvenzeit anzupassen vermögen. Sie siedelt sich vorwiegend bei Kindern, bei Erwachsenen bevorzugt im dichten weiblichen Kopfhaar an. Von der Pflege des Haares hängt das klinische Bild des Kopfläusebefalls ab. Die Übertragung erfolgt meist direkt von Mensch zu Mensch, bei Kindern beim Spiel, in Kindergärten, Heimen und Schulen. Ungünstige hygienische Verhältnisse fördern die Verbreitung.

Bei regelmäßiger Haar- und Kopfhautpflege mit Kamm und Bürste pflegt nur stärkerer Juckreiz aufzutreten, der zum Kratzen führt. Im Nacken, manchmal auch im Schultergürtelbereich schießen kleinpapulöse Efflorescenzen auf. Bei länger dauernder Verlausung und weniger guter Pflege, wenn die Vermehrung der Läuse erheblich zunimmt, treten immer stärkere Kratzeffekte und sekundäre Infektionen mit Staphylo- und/oder Streptokokken auf. Klinisch entsteht auf der Kopfhaut das Bild einer ausgedehnten Dermatitis bzw. eines Ekzems mit Impetiginisation, wobei die Haare dicht verfilzt und mit Krusten verbacken sind, unter denen sich übelriechender Eiter entleert. Fast stets besteht schmerzhafte Lymphadenitis im Nacken. Impetigo contagiosa und sonstige Pyodermien treten auch im Nacken, Schulterbereich und an den Oberarmen auf.

Lieblingssitz der Läuse sind Nackenhaargrenze, Schläfenpartien und Hinterkopf. Bei starker Verlausung können auch Augenbrauen und Wimpern befallen sein, was zum Auftreten von Pyodermien im Gesicht führt.

Die Diagnose ergibt sich aus dem Nachweis der Läuse und Nisse, der bei stärkerer Verlausung keine Schwierigkeiten bereitet. Bei nur spärlichem Befall werden Läuse und Nisse oft übersehen. Der Arzt begnügt sich dann häufig mit der Annahme einer juckenden Kopfhautseborrhoe oder eines „Ekzems". Stets sollte aber — besonders bei Kindern — bei Juckreiz und Impetigo contagiosa des behaarten Kopfes äußerst sorgfältig nach Nissen gefahndet werden. In Deutschland ist die Kopflaus keineswegs ausgestorben.

Zur Behandlung kann man DDT-Puder anwenden, mit dem der Kopf intensiv eingepudert wird. Nach acht Tagen ist das Einpudern zu wiederholen, nach weiteren acht Tagen nochmals, um die aus den nicht vernichteten Nissen

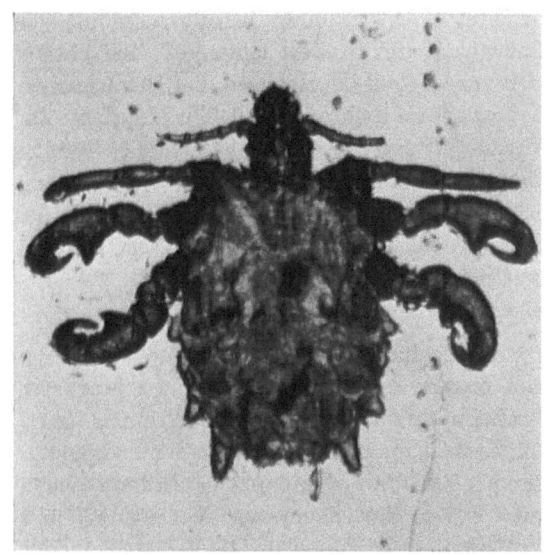

Abb. 490. Pediculus pubis, Weibchen

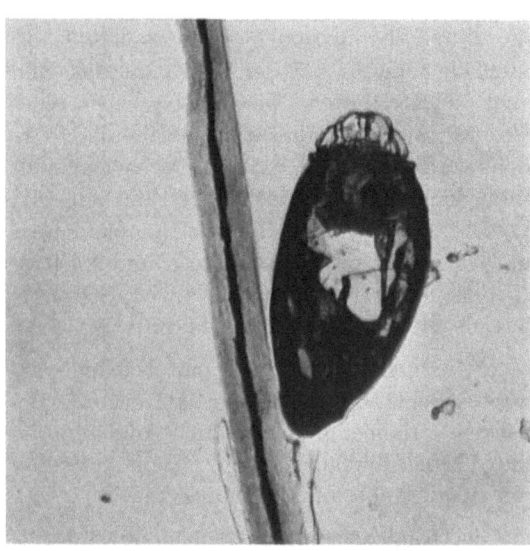

Abb. 491. Pediculus pubis, Nisse

ausschlüpfenden Larven abzutöten. Noch besser hat sich das Kontaktinsecticid γ-Hexachlorcyclohexan bewährt, weil es auch die Nisse tötet. Es wird als 1% Salbe gründlich in den Kopf eingerieben, dieser dann eingebunden und der Verband zwei Tage belassen. Anschließend ist eine intensive Kopfwäsche mit Seife oder

synthetischen Waschmitteln erforderlich. Gegebenenfalls ist die Behandlung zu wiederholen. Pyodermien und ekzematöse Veränderungen sind, falls noch notwendig, nach dermatologischen Gesichtspunkten zu behandeln.

Pediculus vestimentorum (Kleiderlaus). Die etwa 3—4,5 mm große Kleiderlaus findet wegen ihres Wärmebedürfnisses gute Lebensbedingungen in dicker, warmer Kleidung, wo sie sich vorwiegend in Falten und Nähten aufhält. In normalen Zeiten ist sie nur selten anzutreffen, während Kriegs- und Notzeiten eine gewaltige Ausbreitung der Läuseplage hervorrufen (s. Fleckfieber Bd. V, S. 303).

Akute Verlausung bei Menschen, die auf Sauberkeit und Körperpflege bedacht sind, führt zu hochroten urtikariell-papulösen Efflorescenzen als Folge der Läusestiche, besonders am Rumpf; Gesicht, Hände und Füße bleiben immer frei. Chronische Verlausung, bei Kindern außerordentlich selten, wird bei Land- und Stadtstreichern, Asozialen und Vagabunden beobachtet, wobei sich eine dunkelbraune oder schmutzig-graue, derbe, verdickte Haut ausbildet, die neben papulösen Efflorescenzen von zahlreichen strichförmigen Kratzeffekten bedeckt ist (Cutis vagantium).

Die Behandlung besteht in Entlausung mit strömendem, heißem Dampf in einer entsprechenden Desinfektionsanstalt. Steht eine solche nicht zur Verfügung, so muß man die Läuse in Wäsche und Kleidung mit Kontaktinsecticiden (DDT-Puder) vernichten oder besser der Einwirkung von verdampftem γ-Hexachlorcyclohexan aussetzen. Die Behandlung muß öfters wiederholt werden. Die Patienten selbst müssen ein gründliches Reinigungsbad erhalten.

Pediculus pubis, Phthirus pubis, Morpio (Filzlaus). Die Filzlaus weicht mit ihrer schildchenförmigen Gestalt von der bekannten Form der Menschenläuse ab und ist nur 1,5—2 mm groß (Abb. 490). Sie wandert nicht wie Kopf- und Kleiderlaus, sondern haftet festgekrallt am Austritt des Haares aus der Haut. Hauptsächlich befallen sind Haare der Genital- und Analregion sowie der Axillen, gelegentlich auch der Augenbrauen und Wimpern. Bei besonders starker Verlausung sitzen die Filzläuse auch auf lanugobehaarter Haut. Goldmann sowie Grimmer fanden Filzläuse sogar auf dem behaarten Kopf von Kindern.

Filzlausbefall ist nur von mäßigem Juckreiz begleitet, Kratzeffekte fehlen daher im allgemeinen. Eine Begleiterscheinung sind hingegen die Maculae coeruleae (taches bleues), bläuliche bis schiefergraue, unscharf begrenzte Flecken am Abdomen, in der Genitalregion, an den Oberschenkeln und in den Axillen, die infolge Veränderung des Blutfarbstoffes durch ein Speicheldrüsenferment der Filzläuse entstehen.

Die Übertragung erfolgt in der Regel durch den Geschlechtsverkehr, selten durch verlauste Bettwäsche und Decken, z. B. bei Kindern, die in schlechten Wohnverhältnissen leben müssen.

Bei der Behandlung ist darauf zu achten, daß neben den Läusen auch die Nisse (Abb. 491) vernichtet werden. Dies gelingt durch mehrmalige Anwendung von DDT-Puder oder Jacutin-Emulsion.

Heteroptera (Wanzen)

Cimex lectularius (Bettwanze). Von den Wanzen ist in diesem Rahmen nur die gemeine Bettwanze, die in gemäßigten und subtropischen Regionen lebt, von Interesse. Die wärmebedürftigen und lichtscheuen Tiere halten sich tagsüber in Ritzen und Spalten von Möbeln, Wänden und Fußböden, hinter Bildern, Spiegeln und Tapeten auf, um in der Nacht in die Betten einzuwandern oder sich von der Decke auf sie herabfallen zu lassen.

An den Stichstellen entstehen 10—15 mm große Quaddeln und Papeln, manchmal nur Erytheme. Bei Kindern und besonders empfindlichen Erwachsenen können Bläschen und Blasen auftreten. Die Stiche sitzen vorwiegend an den vom Nachthemd oder Schlafanzug unbedeckten Körperpartien wie Hals, Arme, Hände, Unterschenkel und Füße.

Die Behandlung besteht in Vernichtung der Wanzen. Bei stärkeren Hautreaktionen ist Zinkschüttelmixtur anzuwenden.

Auf Tieren schmarotzende Wanzen kommen gelegentlich in Ställen und Vogelnestern vor und können von dort aus in menschliche Wohnungen einwandern. Ihr Stich verursacht ähnliche Hauterscheinugen wie der der Bettwanzen.

Hymenoptera (Hautflügler)

Hierzu gehören Hornissen, Hummeln, Wespen und Bienen, deren Stich die bekannten örtlichen Anschwellungen verursacht. Gefährlich können Stiche in die Lippen, Zunge und Mundschleimhaut werden, wo intensive Anschwel-

lungen und Ödeme auftreten und unter Umständen durch einen mechanischen Verschluß der Rachenhöhle zu Erstickungsanfällen Anlaß geben. Echte Allergien gegen das Gift solcher Insekten kommen vor und können schwere Schocksymptome herbeiführen.

Die Behandlung der Hautstiche kann, sofern erforderlich, mit Antihistaminica enthaltenden Salben oder Gels erfolgen. Lebensbedrohliche Ödeme und Schockzustände erfordern rasche parenterale Anwendung von Prednisolon, 16-Methylprednisolon, Dexamethason, Paramethason oder β-Methason sowie sonstige Schockbekämpfung.

Ameisenbisse rufen nur selten ein Exanthem hervor. Ein zu den Schlupfwespen gehörendes Insekt (Scleroderma domesticum), dessen Larven auf dem Holzwurm in wurmstichigen Möbeln parasitieren, ruft durch seine Stiche pruriginöse, urtikarielle und bullöse Exantheme, meist bei mehreren Familienangehörigen, hervor, wenn solche Möbel vorhanden sind.

Coleophera (Käfer)

Aus der Gruppe der Käfer können zahlreiche Arten auf der menschlichen Haut maculöse, bullöse oder pustulöse Efflorescenzen hervorrufen, zumal wenn sie dort zerdrückt werden. Meist wirkt das Gift dieser Käfer, Cantharidin, hautreizend und erzeugt eine Dermatitis. In Europa ist dafür bekannt die spanische Fliege (Lytta vesicatoria).

Aphaniptera (Flöhe)

Pulex irritans. Der Flohstich ruft im allgemeinen die Purpura pulicosa, zahlreiche kleine hellrote Erytheme mit zentraler Punktblutung hervor. Während manche Menschen nicht auf Flohstiche reagieren, bekommen andere wiederum Blasen oder multiforme Erytheme im Stichbereich, besonders Kinder. Massenhafte Versuchung mit Flöhen führt bei Kindern zu Hunderten von Stichen und zu einem elenden, apathischen Zustand.

In einem erheblichen Teil der früher als Prurigo simplex acuta (Strophulus) diagnostizierten Fälle handelte es sich wohl um Insektenstiche, besonders von Flöhen, Wanzen und Mücken.

Die Behandlung verlangt Entwesung verseuchter Wohnräume, Lager usw. Für die Stichfolgen kommt Zinkschüttelmixtur in Frage.

Ctenocephalides canis, Ctenocephalides felis, Ceratophyllus fasciatus, Ceratophyllus gallinae. Gelegentlich können Flöhe von Hunden, Katzen, Ratten oder Hühnern den Menschen befallen und durch ihren Stich erythematöse bis papulöse Efflorescenzen mit zentraler Punktblutung erzeugen.

Tunga (Sarcopsylla) penetrans (Sandfloh). Das befruchtete Weibchen des im tropischen Amerika und Afrika, in Indien, China und anderen asiatischen Ländern lebenden Sandflohs bohrt sich in die Haut des Menschen, besonders in die Zehenzwischenräume, subungual und in die Genitoanalgegend ein, wo es zu juckenden, entzündlichen Anschwellungen, meist mit Sekundärinfektionen kommt. Die Männchen und nicht befruchteten Weibchen saugen wie Pulex irritans an der Haut. Die eingedrungenen Flöhe müssen mechanisch entfernt werden. Die Infektion verlangt entsprechende Behandlung.

Lepidoptera (Schmetterlinge)

Die Chitinhaare mancher behaarter Raupen verschiedener Schmetterlingsfamilien enthalten, da sie mit einer Giftdrüse verbunden sind, hautreizende Substanzen. Gelangen solche Raupen (z. B. Prozessionsspinnen, Bärenspinner, Kupferglocke) auf die menschliche Haut, so rufen sie auf ihrem Wege strich- oder streifenförmig angeordnete, stark juckende, rötliche, z. T. urtikarielle Papeln hervor, mitunter auch Bläschen. Auch Raupenhaare allein, die auf die Haut treffen, können die sog. Raupendermatitis erzeugen. Dringen solche Haare in die Haut ein, so rufen sie unter Umständen Fremdkörpergranulome hervor.

Haare von den Flügeln und vom Leib eines in Südamerika lebenden Nachtfalters rufen ähnliche papulo-urtikarielle Hautentzündungen hervor.

Diptera (Zweiflügler)

Nematocera, Mücken. Als Stichfolgen der verschiedenen Mücken, Gattungen der Culicidae (Anopheles, Aedes, Culex-Stechmücken, Schnaken, Moskitos) und der Psychodidae (Gnitzen) treten je nach Empfindlichkeit des Gestochenen urtikarielle oder papulöse Eruptionen auf, die spontan oder bei Berührung starken Juckreiz hervorrufen. Vielfach werden diese Knötchen aufgekratzt, so daß — besonders an Armen und Beinen—sekundäre Pyodermien auftreten. Vorwiegend bei Kindern kommen als Stichfolgen auch Bläschen und Blasen vor.

Ausgedehnte, juckende, kleinfleckige oder kleinknotige, teilweise auch hämorrhagische Exantheme werden nach Stichen der in Massen auftretenden Chironomidae (Zuckmücken) und Simuliidae (Kriebelmücken) beobachtet.

Wichtiger als die Stichreaktion ist die Gefahr der Übertragung von Krankheiten (Leihs-

maniasis, Malaria, Pappatasifieber) durch Mükken wie Anopheles, Heleidae (Stechgnitzen) und Phlebotomus (Sandmücke).

Brachycera (Fliegen). Der Stich der *Tabanidae* (Bremsen) ruft eine urtikarielle Schwellung hervor, die bald wieder abklingt. Nur hin und wieder entsteht eine länger anhaltende, ödematöse Schwellung mit begleitender Lymphangitis. Ausgesprochen schmerzhafte Stiche erzeugt die *Stomoxys calcitrans* (Stechfliege) im Spätsommer.

Als Überträger der Schlafkrankheit fungieren die *Glossinen* (Tsetsefliegen). Die *Pupiparae, Hippoboscidae* (Lausfliegen) können neben ihren Wirten (Hirsche, Schafe) auch den Menschen befallen und urtikarielle Exantheme erzeugen.

Larven von Fliegen wie *Anthomyidae, Muscidae* und *Calliphoridae* können, wenn ihre Eier oder Larven in Wunden oder Geschwüre abgelagert werden, zu einer Myiasis führen. Larven der *Sarcophagidae* (Wohlfarthia magnifica) dringen von Wunden aus unterminierend unter die Haut und verursachen ausgedehnte oberflächliche Nekrosen. Larven der in den Tropen vorkommenden Arten wie *Dermatobia hominis* und *Cordilobia anthropophaga* erzeugen nach aktivem Eindringen in die Haut des Menschen schmerzhafte furunkelartige Erscheinungen (Belding). Die Erreger der sog. Dasselbeulen beim Rind, die Larven von *Hypoderma bovis* und *Hypoderma lineatum* können auch beim Menschen beulenartige Auftreibungen hervorrufen, nach deren Perforation sie wieder nach außen treten (Belding).

Peters und Kramer beobachteten kürzlich in Heidelberg bei einem 3jährigen Jungen, der mit seinen Eltern in Zentralafrika gewesen war, eine „Tumbu-Myiasis" mit 20 Beulen (furunkuloiden Infiltraten) auf dem behaarten Kopf, in denen sich Maden der Cordylobia anthropophaga befanden.

Der eine Typ der creeping disease („Hautmaulwurf", Larva migrans) wird durch Larven der *Gastrophilus*arten erzeugt, die aktiv über weite Strecken in der Haut wandern. Dadurch entstehen lange, gewellte und zackige, oft sich sogar kreuzende, rötliche, schmale Gänge, in deren vordersten Ende sich die Larve befindet. Solche Gänge können aber auch durch Larven von Nematoden (Hakenwürmer) hervorgerufen werden.

Die Behandlung solcher Zustände besteht in mechanischer Entfernung der oberflächlich lebenden Larven. Die wandernde Gastrophiluslarve kann mit Chloräthyl eingefroren werden.

Hautkrankheiten durch Würmer

Hier werden nur die durch Würmer verursachten Hautkrankheiten aufgeführt.

Nematoden (Fadenwürmer)

Oxyuris vermicularis (Madenwurm). Es besteht fast immer starker Analjuckreiz, der zu anhaltendem Kratzen zwingt. Als Folge treten in der Perianalregion ekzematöse Hautveränderungen und Pyodermien auf. Bei Mädchen kann durch Einwanderung der Oxyuren in die Vagina eine Vulvitis oder Vulvovaginitis entstehen. Als Begleitsymptom einer Oxyuriasis werden Urticaria und Prurigo simplex acuta oder subacuta beobachtet.

Ascaris lumbricoides (Spulwurm). Als Folge dauernder Einwirkung der Stoffwechselprodukte, Eier und Leibessubstanz der Spulwürmer (Askaridenallergene) kommt es zu sicher allergischen Reaktionen (z. B. Urticaria). Auch pruriginöse Hauteruptionen werden beobachtet.

Ancylostomatidae (Hakenwürmer). Durch Eindringen der Larven entstehen vor allem an den Extremitäten stark juckende, erythematöse und papulöse Hauterscheinungen einzeln oder in Gruppen, unter Vorliebe für zarte Hautstellen. Larven des Ancylostoma brasiliense, die aus Hunde- und Katzenkot stammen, finden sich am sandigen Strand tropischer Gegenden, dringen in die Haut dort lagernder oder badender Menschen ein und rufen das Bild der creeping eruption vor.

Filarien

α) Loa-Loa. An einer oder mehreren Stellen treten plötzlich umschriebene Ödeme mit Rötung und Hitzegefühl auf, die an Abscesse oder Erysipel erinnern, um nach 2—3 Tagen zu verschwinden, jedoch später an anderen Stellen wieder zu erscheinen. Die Veränderungen kommen durch Wanderung erwachsener Würmer in der Subcutis zustande.

β) Filaria Bankrofti. Geschlechtsreife Würmer, die im Lymphgefäßsystem des Menschen parasitieren, verstopfen die Lymphbahnen oder veröden sie sekundär durch reaktive entzündliche Vorgänge. Folge davon sind elephantiastische Vergrößerungen der Extremitäten, Genitalien und Brüste.

γ) Dracunculus medinensis. Wenn das 50 bis 120 mm lange reife Weibchen zur Eiablage die Haut durchbricht, entsteht nach vorherigem Juckreiz eine gerötete Schwellung, ein Abeeß und schließlich ein Ulcus. Daneben treten urticarielle Schübe auf.

δ) Onchocercus volvulus, Onchocercus caecutiens. Neben schmerzlosen, durch subcutane Wurmansammlungen bedingten Knoten treten stark juckende, pruriginöse, lichenifizierte und ekzematöse Hautveränderungen auf. Mikrofilarien in Hornhaut und Iris können zur Erblindung führen. Kriebelmücken können beim Blutsaugen die massenhaft in der Haut vorhandenen Mikrofilarien aufnehmen und weiter verbreiten.

Strongyloides stercoralis. Die Larven dieses Darmparasiten bohren sich im Anusbereich in die Haut ein und erzeugen stark juckende, urtikarielle Knötchen. Wiederholter Befall führt zur Sensibilisierung der Haut und zur Urticaria. Durch in der Haut weiterwandernde Larven entstehen Bilder im Sinne der creeping eruption, wobei auf der Haut 3—10 mm breite urtikarielle oder wulstige Gänge entstehen (BELDING).

Trichinella spiralis. Bei Trichinosis kann es zu straffer, diffuser, an Dermatomyositis erinnernde Spannung und Schwellung der Haut, vorwiegend im Gesicht kommen. Weiterhin treten Augenlidödeme und roseolaartige Exantheme auf.

Zestoden (Bandwürmer)

Embryonen von *Taenia solium* können auf dem Blut- und Lymphwege in die Haut gelangen und sich dort zur Finne (Cysticercus) entwickeln. Man findet dann zahlreiche, disseminierte, bis haselnußgroße, prallelastische, gut abgesetzte Knoten in der Haut. Embryonen von *Taenia echinococcus* kommen nur selten in der Haut vor. Die feingewebliche Untersuchung von Hautknoten kann in unklaren Fällen zur Sicherung der Diagnose beitragen.

Trematoden (Saugwürmer)

Bilharziosen durch Schistosomen verursachen juckende, urtikarielle und papulöse Hauterscheinungen, ferner in der Anal- und Genitalgegend infolge der in kleinsten Gefäßen steckengebliebenen Eier und daraus resultierender entzündlicher Reaktion des umgebenden Gewebes bindegewebige Knoten oder polypöse Wucherungen. Ganz selten wurde auch eine creeping eruption beobachtet.

Cercarien- oder Schistosomendermatits. Entsteht in Mitteleuropa durch Cercarien der Ocellata-Gruppe. Die aus den mit dem Kot der Vögel ins Wasser entleerten Eiern ausschlüpfenden Embryonen bohren sich als Mirazidien in bestimmte Wasserschnecken ein, vermehren sich dort auf ungeschlechtlichem Wege und verlassen sie als Cercarien. Diese schwärmen in großen Mengen aus und bohren sich schließlich in die Haut der in verseuchten Gewässern badenden oder stehenden Menschen ein. Es entstehen dann kleinpapulöse oder papulo-urtikarielle Exantheme, die stark jucken. In der Haut des Menschen gehen die Cercarien bald zugrunde.

In Nordamerika ist der Ausschlag als swimmers-itch bekannt. In Europa kommen Cercarien in Dänemark, England, Finnland, Frankreich,

Italien, Niederlande (Aerssen), Portugal und in der Schweiz (Burckhardt et al., Hämmerli) vor.

In Deutschland wurde Schistosomendermatits beobachtet in Baden-Württemberg, Bayern, Berlin-Brandenburg, Franken, Mecklenburg, Ostpreußen, Schleswig-Holstein und Thüringen (Dönges, Emmel, Gartmann, Lipp, Klaschka und Spier, Neuhaus, Schmidt, Kerner und Kampf, Szidat, Vogel).

Nach Lutz besteht für die Badenden ein gewisser Schutz gegen das Jucken darin, daß sie sich nach Verlassen des Wassers sofort mit Tüchern gründlich abreiben.

Anhang

Hautkrankheiten durch Zölenteraten.

Die im Meer frei schwimmenden *Medusen* und *Quallen* sowie die Tentakeln der Knidarien (Nesseltiere), z. B. der sessilen *Aktinien, Korallen, Polypen* und *Seeanemonen* sind mit Nesselkapseln besetzt, aus denen bei Berührung ein ätzendes und brennendes Gift auf die menschliche Haut gelangt. So entstehen sowohl urtikarielle als auch unmittelbar nekrotisierende erythematopapulöse, streifenförmige Efflorescenzen als auch Blasen, die erst später zu langdauernden Nekrosen führen.

Literatur

Aerssen, R. G. L.: Schistosoma-Dermatitis. Dermatologica (Basel) **120**, 366 (1960).

Belding, D. L.: Textbook of clinical parasitology. New York: Appleton-Century-Crofts, Inc. 1952.

Burckhardt, W., U. Hämmerli u. P. Meier: Badedermatitis durch Cercarien am Zürichsee. Dermatologica (Basel) **104**, 237 (1952).

Dönges, J.: Hautreaktionen bei Schistosomeninvasion. Dtsch. med. Wschr. **89**, 1512 (1964).

Emmel, L.: Zit. nach B. Schmidt et al.

Gartmann, H.: Schwimmsport und Haut. Dtsch. med. Wschr. **83**, 338, 343 (1958).

Gertler, W.: Tierische Parasiten. In: Praktische Dermatologie, hrsg. von W. Gertler, S. 79. Edition Leipzig 1965.

Goldmann, L.: Pthirus pubis infestation of the scalp and cilia in young children. Arch. Derm. Syph. (Chic.) **57**, 274 (1948).

Grimmer, H.: Phthiri, Pulices und Tyroglyphinen. Z. Haut- u. Geschl.-Kr. **10**, 367 (1951).

Grütz, O.: Hautkrankheiten tierischer Ätiologie. In: Die Haut- und Geschlechtskrankheiten, hrsg. von L. Arzt u. K. Zieler, Bd. III, S. 449—546. Berlin-Wien: Urban & Schwarzenberg 1934.

Hämmerli, U.: Schistosomen-Dermatitis am Zürichsee. Dermatologica (Basel) **107**, 302 (1953).

Kiess, O.: Scabies crustosa s. norwegica Boeckii. Derm. Studien, hrsg. von P. G. Unna u. J. H. Rille, Bd. 26. Leipzig: J. A. Barth 1928.

Lipp, R., F. Klaschka u. H. W. Spier: Cercarien-Dermatitis in einem Berliner Freibad. Z. Haut- u. Geschl.-Kr. **38**, 421 (1965).

Lutz, W.: Durch wirbellose Tiere erzeugte Hauterscheinungen. In: Lehrbuch der Haut- und Geschlechtskrankheiten, 3. Aufl., bearb. von R. Schuppli, S. 696—725. Basel-New York: S. Karger 1963.

Neuhaus, W.: Zit. nach Schmidt et al.

Peters, H., u. S. Kramer: Zur Differentialdiagnose der Myiasis cutanea in der ärztlichen Praxis. Hautarzt **17**, 195 (1966).

Schmidt, B., H. Kerner u. W. D. Kampf: Dermatitis durch Schistosomenlarven. Dtsch. Ärztebl. **1965**, H. 21, 1174.

Szidat, L.: Über Hautinfektionen bei Bluttrematoden insbesondere bei Bilharziella polonica Kow. Arch. Derm. Syph. (Berl.) **160**, 304 (1930).

Vogel, H.: Hautveränderungen durch Cercaria ocellata. Derm. Wschr. **90**, 577 (1930).

Winkler, A.: Neue Ergebnisse der Trombidioseforschung. Hautarzt **4**, 135, 156, 262 (1953).

Winkler, A.: Parasitäre Hautkrankheiten. In: Dermatologie und Venerologie, hrsg. von H. A. Gottron u. W. Schönfeld, Bd. II/2, S. 957—990. Stuttgart: G. Thieme 1958.

Ekzemformen beim Kind
Eczema infantum

Von **K. Dietel**, Jena, und **F. Schmid**, Heidelberg

Synonyma. Ekzem, Säuglingsekzem, Kinderekzem, Kopf-Gesichtsekzem des älteren Säuglings, endogenes Ekzem, konstitutionelles Ekzem, neuropathisches Ekzem, Milchschorf (Crusta lactea, Ansprung, Sägesprung, Freisam, Wangengneis, lactumina, croute laiteuse, tâches de lait, craddle-cap, milk scall), Vierziger, Pityriasis rubra faciei, Eczema simplex infantum, Eczema verum, Eczema „Status punktosus" (HEBRA-KAPOSI), Status punctiformis (UNNA), Dermatitis seborrhoides larvalis, Dermatitis lichenoides, Dermatitis follicularis, Dermatitis atopica, atopic eczema, atopic infantile dermatitis, Prurigo diathésique, frühexsudatives Ekzematoid, Eczema pruriginosum faciei, Eczema universale, konstitutionelles Prurigo-Ekzem, Prurigo Besnier, Neurodermitis constitutionalis sive atopica, Neurodermitis Lichen chronicum, Neurodermitis chronica circumscripta.

Definition. „Nirgends in der Dermatologie ist es schwieriger, nirgends unvermeidlicher, über die Definitions- und Einteilungsfragen zu sprechen, als beim Ekzem. Denn jeder, der sich mit diesem Thema beschäftigt hat, wird jeden, der darüber redet, zunächst fragen: Was verstehst Du überhaupt unter Ekzem" (JADASSOHN).

Unter „Ekzem" werden heute *Krankheitserscheinungen* verstanden, *die sich in einem juckenden papulovesiculösen Prozeß zeigen, dessen erste Phase mit Erythem und Ödem einhergeht und in eine chronische Phase mit Verdickung, Lichenifikation und Schuppung übergehen kann.* Papulovesiculöse Reste können bestehen bleiben. Histologisch gehen beide Phasen mit einem inter- und intracellulären Ödem der Epidermis (Spongiosis) einher und Paraceratose. Entzündliche Veränderungen an der Haut sind sekundär, möglicherweise als Reaktion auf Substanzen untergegangener Zellen.

Ekzem ist eine Krankheit mit Nachweis von Antikörpern und Immunität vom verzögerten Typ. Das schädigende Agens stammt nicht allein von außen, sondern kann in körpereignen Geweben entstehen. Bis heute ist noch keine endgültige Definition für das „Ekzem"

gefunden, ebenso wie die Einteilung nach verschiedenen Gesichtspunkten erfolgen kann:

1. *morphologisch* (MIESCHER) in akutes, subakutes und chronisches Ekzem;

2. *klinisch* (FINKELSTEIN, 1935) in papulöses, vesiculöses, nässendes, krustöses, impetiginisiertes, schuppendes und infiltriertes Ekzem;

3. nach der *Lokalisation* (FINKELSTEIN, 1935) in ein Kopf-Gesichtsekzem, universelles Ekzem und lokalisiertes Ekzem.

Unter dem Begriff „Eczema infantum" werden alle klinisch und histologisch so gekennzeichneten Hautprozesse im Säuglings- und Kleinkindesalter zusammengefaßt:

1. Der ekzematoide Reaktionstyp der atopischen Dermatitis. Die erste Phase des endogenen Ekzems;

2. Kontaktekzeme;

3. Mykotische Ekzeme;

4. Eczema faciale symmetricum (TACHAU);

5. Ekzeme bei Erbkrankheiten,

a) Wiskott-Aldrich-Syndrom,

b) Ekzem bei A-γ-Globulinämie,

c) Ekzem bei familiärer idiopathischer Osteoarthropathie,

d) Ekzem bei angeborener Phagocytenfunktionsstörung,

e) Ekzem bei Mucoviscidose.

6. Ekzeme bei Stoffwechselkrankheiten,

a) Ekzem bei Phenylketonurie,

b) Ekzem bei Pfaundler-Hurler-Syndrom,

c) Ekzem bei Histidinmangel,

d) Ekzem bei Zoeliakie,

e) Ekzem bei chron. Ikterus (Lebercirrhose).

Morphologisch handelt es sich immer um das Ekzem des akuten Typs, der nosologisch verschieden beim Säugling sich aber als eine klinische Einheit manifestiert.

Historisches. Das „Eczema infantum" hat wie der Krankheitsbegriff „Ekzem" eine wechselvolle Geschichte. Eine gesonderte Betrachtung und Bearbeitung erfuhr es aber erst nach Abgrenzung der Pädiatrie von der allgemeinen und insbesondere von der inneren Medizin. Im Gerhardtschen Handbuch werden von BOHN (1896) noch verschiedene Krankheiten im Ekzem zusammengefaßt, die später wie die Impetigo als ätiologisch andere Krankheiten oder Ekzeme abgegrenzt wurden.

Eine allgemeine pädiatrische Bearbeitung erfuhr das Ekzem des Kindesalters durch die Anregung A. Czernys (1905—1928) der das ätiologische Moment von bis dahin unklaren Ekzemen in einer konstitutionellen Veranlagung, der „exsudativen Diathese", erblickte. Diese Diathese verband Erscheinungen der Haut mit einer besonderen Neigung zu Schleimhautkatarrhen und Bronchialasthma. Diese Ordnung hat auch heute noch für einen gewissen Teil von Ekzemen seine Berechtigung. Czerny glaubte die Erscheinungen der Diathese durch eine Reduktion der Milch beeinflussen zu können.

Die erste monographische Bearbeitung unter pädiatrischen Gesichtspunkten erfolgte 1912 durch E. Feer.

Finkelstein ging einer anderen ätiologischen Fragestellung nach. Er sah Molkensalze als Ursache des Ekzems an, entwickelte anfangs die „Ekzemsuppe", später die „Eiweißmilch". Sein klinisch-morphologisches Einteilungsprinzip (1924, 1935) hat viele Jahre Gültigkeit gehabt.

Moro (1932), war bemüht, das Ekzem und die seborrhoische Dermatitis zu trennen. Durch ihn wurden die Fragen nach der Trophallergie des Eczema infantums aufgeworfen. Woringer (1943) sah in der Trophallergie ein funktionelles Erbleiden, in dem das Säuglingsekzem eine selbständige Erkrankung ausmachte. Als Dermatologen haben sich Tachau (1925) um die Klassifizierung und Urbach (1933, 1935), um die Stellung des kindlichen Ekzems unter den allergischen Krankheiten bemüht.

Während das Eczema infantum von Pädiatern als ein eigenes Krankheitsbild angesehen wurde und zum großen Teil noch wird, sind die Dermatologen in den letzten Jahren bemüht, darin die Frühmanifestation der „atopischen Dermatitis" oder „endogenen Ekzems" zu sehen. Manchmal halten sie an der Bezeichnung „Säuglingsekzem" fest (Gertler, 1960; Lutz-Schuppli, 1963). Die Meinungen der Pädiatrie und Dermatologie gehen in dieser Hinsicht weit, nahezu unüberbrückbar auseinander. Eine gewisse Ordnung hat die unter E. Holt (1963) abgehaltene Konferenz gebracht, in der der Dermatologe Baer als Bezeichnung des zu besprechenden Krankheitsbildes „*atopische kindliche Dermatitis*" gewählt hat.

Häufigkeit. Die Häufigkeit des kindlichen Ekzems wird in der Literatur sehr verschieden angegeben. Die Beurteilung der Frequenz wird solange verschiedene Zahlen ergeben, als die Patienten von zwei medizinischen Disziplinen betreut werden. Es ist anzunehmen, daß die jüngsten Kinder eher in die Hände des Pädiaters gelangen als zum Dermatologen.

Schätzend gibt Bandmann (1962) an, daß etwa 1—2% aller Kinder von einer Dermatitis atopica betroffen sind. Walker und Warin

ermittelten unter 1024 Kindern eine Ekzemhäufigkeit von 3,1%. Von Korting wird die Frequenz des endogenen Ekzems mit etwa 1,3% angegeben. Schwedische Dermatologen berichten mit 0,93—20% die größten Frequenzschwankungen (Gudjonsson et al.). Die Kinderekzeme machen in der Ekzem-Gesamthäufigkeit in Zürich nach Miescher 0,7% aus.

Soziale Unterschiede beobachtete Haynal. In sozial einfacheren Familien sah er in 0,8% und in besser gestellten Familien in 1,5% atopische Hauterscheinungen. Diese Tendenz bestätigt Sedlis. Außerdem sind in zivilisierte Gegenden ausgewanderte Bevölkerungsteile im Vergleich zur Heimatbevölkerung häufiger von Ekzem befallen (Taiwan-Chinesen 8mal häufiger in San Franzisko und Honolulu, Nigerianer in London).

In der Umfrage von Opitz im Jahre 1955 wurde durch die Mehrzahl der Kinderkliniker von einer Abnahme der Ekzemfälle berichtet. Für Schweden bestand für die gleichen Jahre eine gewisse ansteigende Tendenz (Hellerström und Lidman).

Alter. „Die innere Disposition zum Ekzem als einem konstitutionellen Leiden muß schon bei Geburt vorhanden sein, das Ekzem selbst tritt erst nach einer gewissen Zeit hervor und zwar nur ausnahmsweise vor Beendigung des ersten Trimenons". Diese Festlegung Finkelsteins[8] (1935) brachte es mit sich, daß der zeitlichen Grenze des ersten Trimenons eine große differentialdiagnostische Bedeutung beigemessen wurde. In den seltensten Fällen wurde von ihm vor diesem Zeitraum eine Manifestation gesehen. In 65% traten die ersten Zeichen mit Beendigung des ersten Halbjahres auf, weitere 14% dann im zweiten Halbjahr. Nach Oehme liegt das Manifestationsalter zwischen dem 5. bis 7. Lebensmonat. Nach Korting (1954, 1959) beginnt das „endogene Ekzem" in 32,2% innerhalb des ersten Lebensjahres. Gertler beobachtete den Beginn des „endogenen Ekzems" öfters bereits im 2. Monat. Leiner (1930) hält den 2. und 3. Monat als eine kritische Zeit für den Ausbruch des Säuglingsekzems.

Bei Heite (1961) weicht die Häufigkeitsverteilung des Manifestationsalters ekzematöser Erkrankungen ab. Er fand unter 146 Probanden mit 62% eine starke Bevorzugung des ersten Trimenons und bis zum Ende des ersten

Lebensjahres betrug die Manifestationshäufigkeit 87%.

Die statistische Analyse von GUDJONSSON et al. ergibt für 296 Kinder mit Prurigo Besnier in 48,5% eine Erkrankung im ersten Trimenon und bis zum Ende des ersten Lebensjahres bei 240 (= 81%).

Das mittlere Manifestationsalter wird von SEDLIS mit 2,5 Monaten angegeben. Am Ende des ersten Halbjahres sind bei 75% Krankheitserscheinungen zu beobachten.

Brustmilch ernährte Säuglinge erkranken nach SEDLIS nicht so häufig und auch später als Kuhmilch ernährte. Auch GERTLER beobachtete, daß während der Stillzeit nur wenige Säuglinge an „endogenem Ekzem" erkranken. Noch ist unklar, ob die Muttermilch niedrigere Allergenpotenzen besitzt oder gar eine Allergisierung verhindert. Vielleicht hängt es auch mit einem ausgeprägteren Pflegewillen stillender Mütter zusammen.

Geschlechtsdisposition. Über Geschlechtsbevorzugungen beim „Eczema infantum" gibt es unterschiedliche Angaben. MORO und KOLB beobachteten auf 63 Knaben 37 Mädchen, EDGREN hatte mit 39% Mädchen eine ähnliche Verteilung. BERLINGHOFF fand in seiner katamnestischen Untersuchung 53% (124) männliche und 47% (110) weibliche Patienten. Das Verhältnis von Knaben zu Mädchen wird von SEDLIS mit 3:2 angegeben. GERTLER sah unter seinen Säuglingen mit vorwiegend „endogenem Ekzem" ebenfalls mehr Knaben. Dagegen erkranken Knaben und Mädchen nach KORTING (1959) und BANDMANN (1962) etwa gleich häufig.

Unter den Patienten mit Prurigo Besnier machen bei GUDJONSSON et al. die Mädchen mit 53% den etwas größeren Teil aus.

Konstitution. Von pädiatrischer Seite wurde das „Eczema infantum" mit konstitutionellen Faktoren in Zusammenhang gebracht. BOHN hält 1896 die lokalen Ursachen nicht unwichtig, doch sie „erscheinen als leichte Ware jenen Ursachen gegenüber, welche der kranke Organismus sich selbst schafft und von innen heraus wirken läßt". Altersfaktoren für die Vulnerabilität der Epidermis, körperliche Erscheinungsformen wie blond und blauäugig (MORO und KOLB; FINKELSTEIN, 1935), Übergewicht für nässende, Magerkeit für trockene Ekzeme (FINKELSTEIN, 1922), sowie Leptosomie (ROST

und MARCHIONINI; BORELLI und KRAFT) wurden diskutiert.

Das kindliche Ekzem und den Milchschorf sah CZERNY als Manifestation der „exsudativen Diathese" an. Von ihm wurde erkannt, daß Krankheiten der Haut und Schleimhäute mehr als zufällig nach Ausheilung oder Besserung der Ersterkrankung zu beobachten waren. Aus früheren Nachuntersuchungen halten zur Bestätigung der Czernyschen Auffassung die Ergebnisse von TACHAU (1924—1927) heute noch am ehesten einer Kritik stand. Er spricht in diesem Zusammenhange von einer häufigen Systemdisposition bei Kindern mit exsudativer Diathese.

In den „allergischen Formenkreis" wurde das „Eczema infantum" wegen des Nachweises von Antikörpern bei percutaner und intracutaner Testung mit Eiklar einbezogen. Die „Trophallergie" MOROs wurde lange Zeit und von manchen Pädiatern auch heute noch als Ursache des Kinderekzems angesehen.

Als konstitutionelles Moment wird heute immer mehr beim kindlichen Ekzem die „atopische Diathese" gesehen (s. a. Band III, S. 86 u. 94 dieses Handb. Sie ist in einigen Teilen mit der „exsudativen Diathese" verwandt, so die unspezifische Reizbarkeit von Haut und Schleimhäuten. Einige Erscheinungsformen sind identisch. Sie sind bei der Atopie (COCA) nicht so mannigfaltig, sondern nur auf Ekzem, Asthma bronchiale und Rhinitis vasomotorica beschränkt. Sie ist eine autosomal dominant vererbbare Diathese, die aus Untersuchungen auf familiäres Vorkommen ihre Bestätigung finden kann. Für das „Exsudative Ekzematoid" werden unter 330 Patienten von ROST und MARCHIONINI in 27% familiäre Erkrankungen beobachtet. Bei KORTING (1954) macht der familiäre Prozentsatz für das „endogene Ekzem" 45% und bei SCHNYDER (1960) für die Neurodermitis von 184 Patienten nnr 7%. Die Zahlen werden größer, wenn in die Erfassung auch Heuschnupfen und Asthma einbezoger werden: ROST und MARCHIONINI 30%, KORTING 71,8%, SCHNYDER 67%. Bei SEDLIS hatten $^2/_3$ der Patienten eine familiäre Belastung.

BERLINHOFF sah unter 234 ehemaligen Patienten mit Säuglingsekzem 42mal familiäre Belastungen: 20 Geschwister, je 10 Väter und Mütter und 2 Kinder der Nachuntersuchten.

Zwillingsbeobachtungen wurden nur für die Neurodermitis mitgeteilt. Schnyder beobachtete bei zwei eineiigen Zwillingspaaren Konkordanz. Zwei eineiige und zwei zweieiige Zwillingspaare waren diskordant. Rajka hatte je zwei konkordante eineiige und zweieiige, sowie 4 Diskordanzen bei zweieiigen Zwillingen.

Jahreszeit. Eine Abhängigkeit der Manifestation oder auch Exazerbation von der Jahreszeit ist für das „Eczema infantum" eine bekannte Tatsache. Während in den Sommermonaten wenig Patienten mit Ekzem vorgestellt werden, nimmt ihre Zahl vom September ab zu und erreicht den Höhepunkt für die Monate Januar

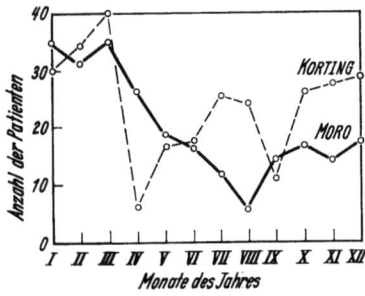

Abb. 492. Die Verteilung von Ekzemerkrankungen im Verlaufe des Jahres (modif. nach Korting, 1959 und Moro, 1932)

bis April, dem sog. „biologischen Frühjahr". Auch nach Sedlis wird die kalte Jahreszeit bevorzugt.

Ob die Bevorzugung der kühleren Jahreszeit einschließlich des biologischen Frühjahres mit seiner neu einsetzenden Ultraviolett-Strahlung oder vielmehr die viel intensivere Kontaktmöglichkeit mit Allergenen (Wolle, usw.) mit der Manifestation zusammenhängt, ist noch nicht geklärt.

Ätiologie und Pathogenese. Die Ätiologie des Säuglings- und Kinderekzems ist bis zum heutigen Tage noch nicht für alle Erkrankungen geklärt. Der von Kreibich angenommene „Faktor zur isomorphen Reaktionsbereitschaft auf exogene Reize" oder auch der „Faktor X" von Hill (1952) sind unbekannt. Für die Manifestation ekzematöser Erscheinungen im Säuglingsalter wurden und werden auch heute noch verschiedene pathogenetische Faktoren in Erwägung gezogen.

a) Kontakt. Nach Kreibich „stellte sich das Ekzem als eine Dermatitis factitia aus mechanischen und physikalischen Ursachen dar". Äußere Reize stehen in der Mehrzahl der Erkrankungen im Vordergrund. Sie können im Säuglings- und auch noch im Kleinkindes-

alter in verschiedener Hinsicht bedeutungsvoll werden. Körperexkremente wie Stuhl und Urin wirken sich in der Gluteal- und Inguinalgegend aus, Erbrochenes kann im Gesicht und Halsbereich, Schwitzen am Hals und axillär zu einer verstärkten Vulnerabilität führen (Adelsberger).

Ferner beeinflussen thermische Reize insbesondere Kältereize (Woringer), Scheuerreize (Becker et al., Engman et al.) und physikochemische Reize wie z. B. Seife (Langer) die Haut. Sie wirken in gleichen Körperregionen ekzemfördernd. Bevorzugt sind dabei die dünnen zarten Hautstellen des Gesichtes, der Wangen und des Halses, aber auch der lateralen Gliedmaßenanteile. Später werden Ellenbeugen, Kniekehlen oder Handgelenksregionen einbezogen.

Die Kontaktstoffe führen zu einer primären Irritations-Dermatitis, deren sekundäre Ekzematisation abzugrenzen ist. Unter 200 Patienten mit „Eczema infantum" stellte Hill (1959, 1965) bei 53 die Diagnose einer Kontaktdermatitis. Als Kontaktallergene erkannte er Wolle, nasse, wie auch ammoniakalische Windeln, Plastestoffe, Kordstoff, Unterkleidung, Farbe, Nagellack und Schuhfutter, bei letzterem sind es wahrscheinlich mehr die unbekannt gebliebenen Chemikalien.

b) Neurogener Faktor. In der Pathogenese des „Eczema infantums" werden nervöse Beeinflussungen mit verantwortlich gemacht. Krankhaften Innervationen wurden früher in der Entstehung des Ekzems die Hauptrolle zugeschoben (Eczema nervosum). Kreibich faßte es als eine vasomotorische Reflexneurose auf.

In den Mittelpunkt der Ekzempathogenese wird von Nitsch das vegetative Nervensystem gestellt. Seine Untersuchungen, in denen intracutane Acetylcholinquaddeln vergrößert waren und bei Heilung des Ekzems eine Abschwächung dieser Reaktion eintrat, veranlaßten ihn, für das „Eczema infantum" eine konstitutionelle evtl. auch erworbene Neigung des vegetativen Nervensystems zu „allergischen Reaktionen" anzunehmen.

Gertler ist ebenfalls der Meinung, daß eine frühzeitig bemerkbare Labilität des Zentralnervensystems fördernd für das Auftreten des Ekzems wirke. Eine zentrale Labilität beeinflusse auch die Überempfindlichkeitsreaktionen der Haut und Schleimhäute, begünstige

Dysregulationen der terminalen Strombahn mit Neigung zu Angiospasmus, bedinge Stoffwechselanomalien sowie psychische Abwegigkeiten. Die Persönlichkeit sei schon im Säuglings- und Kleinkindesalter als psychopathisch und willensschwach zu bezeichnen.

Psychogene Faktoren beim Ausbruch eines neuen Ekzemschubs werden hin und wieder angegeben (ABRAMSON, MILDER).

c) Allergie. Viele Jahre diente der Begriff der „Trophallergie" zur Erklärung für die Genese des „Eczema infantum". MORO verstand darunter den allergischen Zustand, der in der Regel auf alimentärem Wege erworben wurde. Eine Allergisierung tritt nach diesen Anschauungen schon sehr frühzeitig auf, da bei jungen Säuglingen zu wenig abgebaute Eiweißstoffe die Darmwand passierten (GLANZMANN). Eine Sensibilisierung soll schon intrauterin erfolgen können (WORINGER, 1943).

Als erste Beobachtung bei Kindern mit Ekzem wurden Überempfindlichkeitsreaktionen gegen Eiklar in der Cutanprobe, im Prausnitz-Küstnerschen Versuch und im Schulz-Daleschen Versuch festgestellt (BORCH et al.; GYÖRGY et al. 1930, 1931). In modifizierten, aber bestätigenden Nachuntersuchungen WORINGER 1932, 1940) wurde der Antikörpergehalt gegen Eiklar im Blute von ekzematösen Kindern unabhängig vom Alter des Kindes und

ohne Beziehung zur Intensität des Ekzems gefunden. Der Antikörpergehalt kann beim gleichen Patienten im Laufe mehrerer Monate schwanken.

Das „Eczema infantum" wurde als die Folge einer Antigen-Antikörperreaktion aufgefaßt.

In den folgenden Jahren wurde eine Fülle weiterer Untersuchungen über die Empfindlichkeit gegen Nahrungsstoffe durchgeführt. Der Kuhmilch und dem Weizen, aber auch Citrusfrüchten, Fisch und Rindfleisch wurden pathogenetische Bedeutung beigemessen (Tab. 37). Die Testungen gegen Allergene wurden bei einzelnen Kindern bis auf 350 Proben ausgedehnt (RATNER).

Für die Pathogenese des „Eczema infantums" nahm man an, daß die nach enteraler Resorption des Antigens gebildeten Reagine auf dem Blutwege in die Haut geführt werden. Sie vermochten nur die tieferen Hautschichten zu sensibilisieren, nicht aber die Epidermis. Mit Beendigung dieses immunbiologischen

Tabelle 37. *Die Häufigkeit von Allergenen bei Eczema infantum* (nach HILL, 1956)

Eiklar	85	Kartoffel	6	Karotten	2
Milch	26	Schellfisch	3	Orangen	2
Weizenmehl	17	Tomate	3	Lammfleisch	2
Hafermehl	8	Mais	2	Stockfisch	1
Gerste	6	Spinat	2	Hühnchen	1
Rindfleisch	6	Erbsen	2		

Tabelle 38. *Literaturübersicht über positive Hauttests bei Eczema infantum*

Autor	Jahr	Fallzahl	Alter der Patienten	Prozent positiver Reaktionen			
				Ei	Eiklar	Weizen	Milch
HERMANN	1922	30	3 Wo.—7 J.	40		20	13
HILL	1934	300	Sgl. Kd.	44		12	15
HILL u. SULZBERGER	1935	29	—3/12	56			24
		46	—6/12		91	15	24
		46	—12/12		85	28	28
		46	2—12 J.		61	13	13
HILL	1938	100	1 J.		86	17	26
ROSS u. BROWN	1948	85	Sgl. Kd.	25		24	17
RATNER u. COLLINS	1958	114	—1 J.	64		33	26
			1—2 J.	37		24	16
FREEDMAN	1961	18	—6/12		72	17	22
		12	7—12/12		74	50	41,5
		28	13—24/12		39	7	18

Vorganges wäre die „Ekzembereitschaft" geschaffen. Ekzematöse Hautreaktionen würden durch unspezifische äußere Reize wie Reiben, Kratzen usw. ausgelöst (URBACH).

Für die Ätiologie des „Eczema infantums" wird von vielen Autoren eine Allergie gegen

Nahrungsmittel mit der Existenz spezifischer Antikörper angenommen. Positive Sofortreaktionen sind für das Eczema infantum charakteristisch. Ihre Häufigkeit wird zwischen 55% (NITSCH) bis zu 97,5% (RATNER) angegeben (Tab. 38).

Die pathogenetische Bedeutung der Antigen-Antikörperreaktion reicht zur Klärung des Ekzemgeschehens nicht aus:

1. Nach Heilung der Hauterscheinungen unter lokaler Therapie lassen sich bei $^1/_3$ der Patienten keine Reaktionen beobachten, auch wenn das den Hauttest auslösende Antigen zugeführt wurde. Für die anderen $^2/_3$ der Beobachtungen traten nach Stifler (1965) positive Reaktionen gegen Eiklar, Milch, Weizenmehl, Wolle und verschiedene andere individuelle Allergene auf, andererseits konnten zwischen positiven Hauttesten und der cutanen Reaktion auf Nahrung bei Ekzematikern keine Korrelation gesehen werden (Sedlis, 1965).

2. Unter Eleminationsdiät tritt keine Änderung im Nachweis von Antikörpern ein (Schiff). Der Erfolg dieser Diät beruht somit nicht auf einer Einwirkung im Ablauf spezifischer immunologischer Vorgänge. Schiff glaubt vielmehr, daß auf dem Weg der Ernährung beim Säugling „völlig unspezifische Ekzeme" verhütet werden können.

3. Sensibilisierungen liegen schon beim jungen Säugling gegen Stoffe vor, die noch nicht einverleibt worden sind wie z. B. Stockfisch, Eiklar von Reptilien und Straußeneiern (Buchs).

4. Krankheiten, die keine hautsensibilisierende Antikörper zu bilden vermögen wie die kongenitale, geschlechtsgebundene Agammaglobulinämie wird häufiger, als es der Zufälligkeit entspricht, von Ekzemen betroffen (Peterson et al., 1962).

5. Milchantikörper werden in hohem Prozentsatz positiv gefunden. Die Serumwerte bei Ekzematikern mittels Hämagglutinationstest (Peterson) oder J^{131}-markiertem Antigen (Farr) entsprechen denen Gesunder (Abb. 506).

6. Hautsensibilisierende Antikörper liegen in der IgA-Fraktion des Serumeiweißes. Immunelektrophoretisch wurden keine Veränderungen gefunden (Peterson). Von Zimmer und Woringer werden Verminderungen der β-1 AC-Linie bei 4 Patienten mit konstitutionellem Ekzem im Sinne eines Komplementverbrauchs gewertet.

7. Unklar ist die Bedeutung des Wechsels der Allergene im Verlaufe der Kindheit (Ratner). Das Spektrum positiver Reaktionen gegen Nahrungsmittel wandelt sich in eine Überempfindlichkeit gegen Inhalationsallergene (Hill und Sulzberger, 1935).

Tabelle 39. *Veränderungen des Allergennachweises im Laufe der Kindheit* (nach Ratner et al.)

Position	Säuglinge		Kleinkinder	
	Antigen	Prozent	Antigen	Prozent
1.	Ei	64	Gemüse	63
2.	Gemüse	60	Inhalation	61
3.	Inhalation	52	Fisch	48
4.	Fisch	50	Früchte	42
5.	Früchte	50	Gewürze	42
6.	Fleisch	40	Ei	37
7.	Nüsse	38	Nüsse	37
8.	Weizen	33	Bakterien	35
9.	Gewürze	29	Getreide	26
10.	Milch	26	Weizen	24
11.	Getreide	19	Fleisch	24
12.	Pollen	19	Pollen	24
13.	Bakterien	18	Milch	16
14.	Schimmelpilze	12	Schimmelpilze	8
15.	Schokolade	10	Schokolade	8

Tabelle 40. *Verschiebung des Allergenspektrums* (nach Hill und Sulzberger)

Nahrungsallergene : Inhalationsallergenen		
bis 1. Lebensjahr	20	: 1
2.—12. Lebensjahr	2,5	: 1
älter als 12 Jahre	1	: 1

Haut-sensibilisierende Antikörper spielen in der Pathogenese des „Eczema infantums" keine Rolle. Es bleibt die Frage offen, inwieweit die erwähnten Allergene insbesondere das Eiklar ein potentielles Antigen darstellt oder inwieweit ihnen nur eine gewisse Rolle als unspezifischer Histaminliberator durch ihren Proteinanteil zukommt (Sulzberger). Gegen diese Auffassung sprechen jedoch Neutralisations- und Übertragungsversuche sowie Testzwischenfälle.

d) Autoimmunisation. Die Veränderungen beim Ekzem sind auffallend gleichförmig in ihren Merkmalen, dennoch gibt es nach Art und Weise des wirkenden Stoffes, — ob primär oder als Allergen — Variationen. Die ersten Veränderungen können schon Zelldegenerationen und Nekrosen im Stratum Malpighii mit nachfolgendem intercellulärem Ödem erkennen lassen. Kleine Flüssigkeitsräume zu größeren Blasen zusammenfließend bilden sich. Gleichzeitig wird das Stratum papillare ödematös und von Entzündungszellen infiltriert, die in die betroffene Epidermis wandern. Bei primären Irritationen herrschen mehr vielkernige Leukocyten, bei allergischen Reaktionen mehr Lymphocyten vor.

Der Bläschen-Inhalt besteht aus Serum, verflüssigten Zellen des Stratum granulosum und corneum. Die meisten Blasen entleeren sich nach der Oberfläche, aber mancher Inhalt nicht geplatzter Blasen wird durch dilatierte Gefäße wieder aufgenommen. Damit verbreiten sich körpereigne Zellantigene im Körper.

Im Blute lassen sich auf diese Weise entstandene, agglutinierende Antikörper während des Generalisationsstadiums nachweisen. Diese Antikörper werden durch Epidermiszellen absorbiert und von deren Zellextrakten neutralisiert, nicht dagegen von anderen Körperzellen. Sie finden sich in der γ-Globulin-Fraktion des Serums und führen in Zellkulturen des Stratum granulosum zu cytotoxischen Veränderungen.

Nach Injektion von Antikörper-haltigem Serum in die Haut von Ekzempatienten und gesunden Kontrollpersonen traten Wall- und Rötungsreaktionen auf (PARISH und ROOK).

Mittels fluorescein-markiertem Patientenserum gelang es WISE et al. bei Patienten mit chronischer Dermatitis antigene Substanzen in den zusammengebracht werden (Tab. 41). Eine Antigenverwandtschaft zwischen Epidermis und Thrombocyten wird beim Wiskott-Aldrich-Syndrom erwogen (MAJSKY).

e) Stoffwechselstörungen. Stoffwechselstörungen verschiedener Art können ursächlich für das Auftreten ekzematöser Veränderungen verantwortlich gemacht werden.

1. Als Folge eines cholostatischen Ikterus (Gallengangsatresien) mit Pruritus treten sekundäre Ekzematisationen mit papulösen Efflorescenzen, Exkoriationen und Lichenifikation auf.

2. Bei unbehandeltem oder nicht gut eingestelltem Diabetes mellitus werden periorifizielle Dermatitiden beobachtet, die sekundär, bakteriell oder mykotisch, ekzematisieren.

3. Bei der Phenylketonurie werden in $1/3$ bis zur Hälfte aller Patienten vor einer diätetischen Einstellung Ekzeme beobachtet (JERVIS). Die ersten Veränderungen treten schon im ersten Lebensmonat auf (PARTINGTON). Die Pathogenese ist ebenso unklar wie

Tabelle 41. *Nachweis einer Autoimmunitäts-Reaktion gegen menschliche Haut* (nach HASHEM et al.)

Herkunft der Lymphocyten			des Hautextraktes	Mitosen %	Blastenähnliche und Plasmazellen	Ergebnis
Alter	Geschl.	Ekzem-Status				
13/12	m	schwer	autolog	3,2	16,0	+
6/12	m	schwer	autolog	2,1	20,6	+
30/12	m	schwer	autolog	0,6	3,1	+
14/12	w	schwer	autolog	2,7	11,5	+
10/12	m	schwer	Normal-Person	0,5	2,3	+
14/12	w	schwer	Normal-Person	0,6	6,3	+
24/12	m	gesund	autolog	0	0,3	—
30/12	w	gesund	autolog	0	0,3	—
60/12	m	Asthma n. Ekzem	autolog	0	1,0	—
24/12	m	gesund	Ekzem	0	1,8	±
30/12	w	gesund	Ekzem	0	2,5	±
8 hautfreie Kontrollen				0,00—0,0001	0,01— 1,0	—
8 Phytohämagglutininkontrollen				0,45—2,0	12,7 —51,8	+

der Dermis, jedoch nicht in der Epidermis nachzuweisen.

Eine dritte Reaktion auf autoimmunisatorische Vorgänge gelang HASHEM et al. Die Lymphocyten gelten als Überträger der „Immunität vom verzögerten Typ". Lymphocyten-Kulturen von kindlichen Ekzematikern weisen eine vermehrte Mitosenbildung und Plasmazellenumwandlung auf, wenn sie mit Hautextrakten von Ekzematikern und Gesun-

4. die ekzematösen Veränderungen infolge eines Histidinmangels (SNYDERMAN).

Pathoanatomie. Die erste Veränderung beim Ekzem ist eine „*Paraceratose*". Sie führt zum klinischen Bild der „*Pityriasis alba*". Gesellt sich dazu die zweite histologische Veränderung, die „*Acanthose*", so entstehen Erscheinungen eines „trockenen oder großpapulösen Ekzems". Tritt als dritte Veränderung eine „*Spongiose*" mit stärkerer Exsudation und Bläschenbildung hinzu, wandelt sich das klinische Bild zur dritten Elementarmorphe, dem „Eczema vesiculosum" mit seinen Folgeformen „Eczema madidans" und „Eczema crustosum".

Beim „Eczema infantum" tun sich die ersten klinisch sichtbaren Veränderungen in einer Papel kund. Die Papel entsteht nicht allein epidermal. Die Veränderungen dazu werden vom Corium ausgelöst. Das Gefäßsystem des Coriums wird heute als „Shockorgan" angesehen. Epidermale Veränderungen sind sekundär.

tische Flüssigkeitskammern, die durch paraceratotische Zellen getrennt sind. Der oberflächlichste spongiotische Herd kann bereits verkrustet sein (Miescher). Eine Steigerung der Veränderungen des vesiculösen Ekzems führt zum „Eczema madidans", bei dem die Epidermis nicht aufgebaut werden kann und die Hornzellen vom Flüssigkeitsstrom weggeschwemmt werden. Der Epitheldefekt erreicht die Papillarspitze („puits épidermiques").

Die *chronische Phase* mit hyperceratotischen, lichenifizierten Veränderungen unterscheidet sich von der akuten erheblich. Die Basalzellen sind weniger verändert, im Stratum spinosum liegen

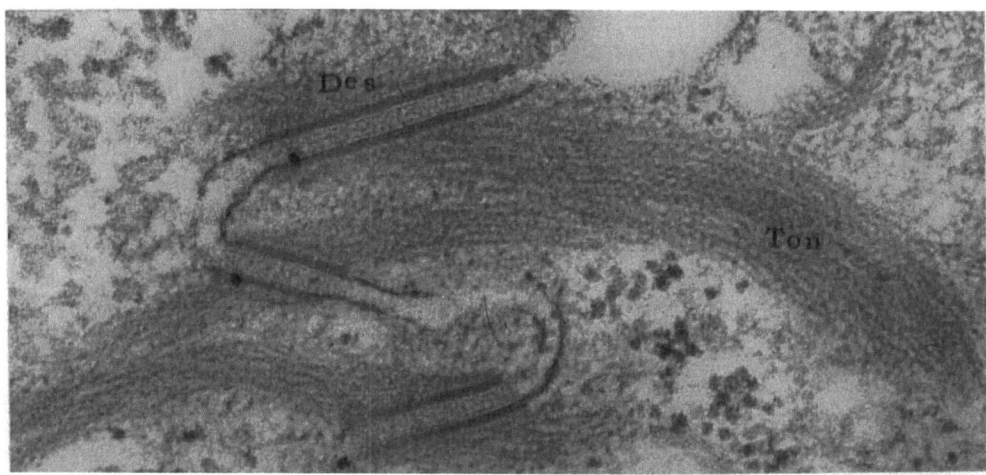

Abb. 493. Epidermis eines normalen Kindes. Drei Desmosomen, die Verbindungspunkte der Zellen, Tonofibrillen mit diesen zusammenhängend. Die Tonofilamente sind darin zu erkennen (aus Holt 1965)

In der *akuten Phase* des „Eczema infantums" sind im oberen Corium die Capillaren erweitert, die interzellulären Räume weit und ödemgefüllt, die Kollegenfasern trennend. Die Basalmembran ist verdünnt, der Abstand darüberliegender Epithelzellen größer. Erweiterte Intercellularräume trennen die Basalzellen, deren Kerne größer und unregelmäßig sind. Im Cytoplasma sind die Tonofibrillen unregelmäßig geteilt, Mitochondrien und Golgi-Apparate vermehrt und vergrößert. Außerdem finden sich vermehrte Partikel, die vielleicht Ribonucleinprotein entsprechen. Das Stratum spinosum weist veränderte Zellgestalt, das Stratum granulosum weite, mit amorphem Material gefüllte Räume auf. Vielgestaltig sind die Keratohyalinkörperchen. Am deutlichsten sind die Veränderungen im stark verdickten Stratum corneum. Intercellulär liegen unregelmäßige Flüssigkeitsräume. In den Zellen persistieren Strukturen, die sonst in der Keratin-Schicht zu erkennen sind: pyknotische Kernfragmente (Parakeratose), fragliches Ribonucleinprotein, Reste von Mitochondrien, Membranreste, persistierende Tonofibrillen, Desmosomen, die sonst nur in den mittleren Schichten zu finden sind (Prose).

Das histologische Bild des „Eczema vesiculosum" zeigt übereinanderliegende spongio-

die Tonofibrillen in geordneter Formation, die Intercellularräume sind flüssigkeitsärmer. Die Ceratohyalinschicht, sonst aus 1 bis 2 Zellagen bestehend, ist auf 3 bis 4 verdickt. Die Zellen sind weniger abgeflacht. Ceratohyalinkörperchen sind normal, Desmosomen randständig. Die Intercellularräume sind nicht erweitert. In den oberflächlichen Schichten erfolgt die Desquamation ungeordnet (Prose).

Pathophysiologie. Die beim Ekzem immer wieder beobachtete verminderte Schweißabgabe liegt nicht wie früher angenommen, an einer Obstruktion der Schweißdrüsen. Vielmehr wird eine hydrophile Durchtränkung des entfetteten Keratins angenommen.

Der Oberflächenfilm der Haut ist beim Ekzem alkalischer, da durch eine verminderte Schweißabgabe wenig Milchsäure und weniger Kohlensäure ausgeschieden werden. Diese Veränderungen befinden sich an den Prädilektionsstellen des Ekzems (Andersen).

Talgdrüsen scheinen überall nicht zu sezernieren und bedingen eine „Sebopenie". Im

Fettfilm der Haut sind beim kindlichen Ekzem Wachse und Neutralfette vermindert, Phospholipide normal (PROSE).

Eine Vermehrung der *Magnesiumwerte* in der Haut (LIPKIN) hängt mit einer entzündlichen Zellvermehrung und Zunahme der Zellmasse der atopischen Dermatitis zusammen. Es wird vermutet, daß zwischen den Magnesiumwerten und Fermentaktivitäten Zusammenhänge bestehen.

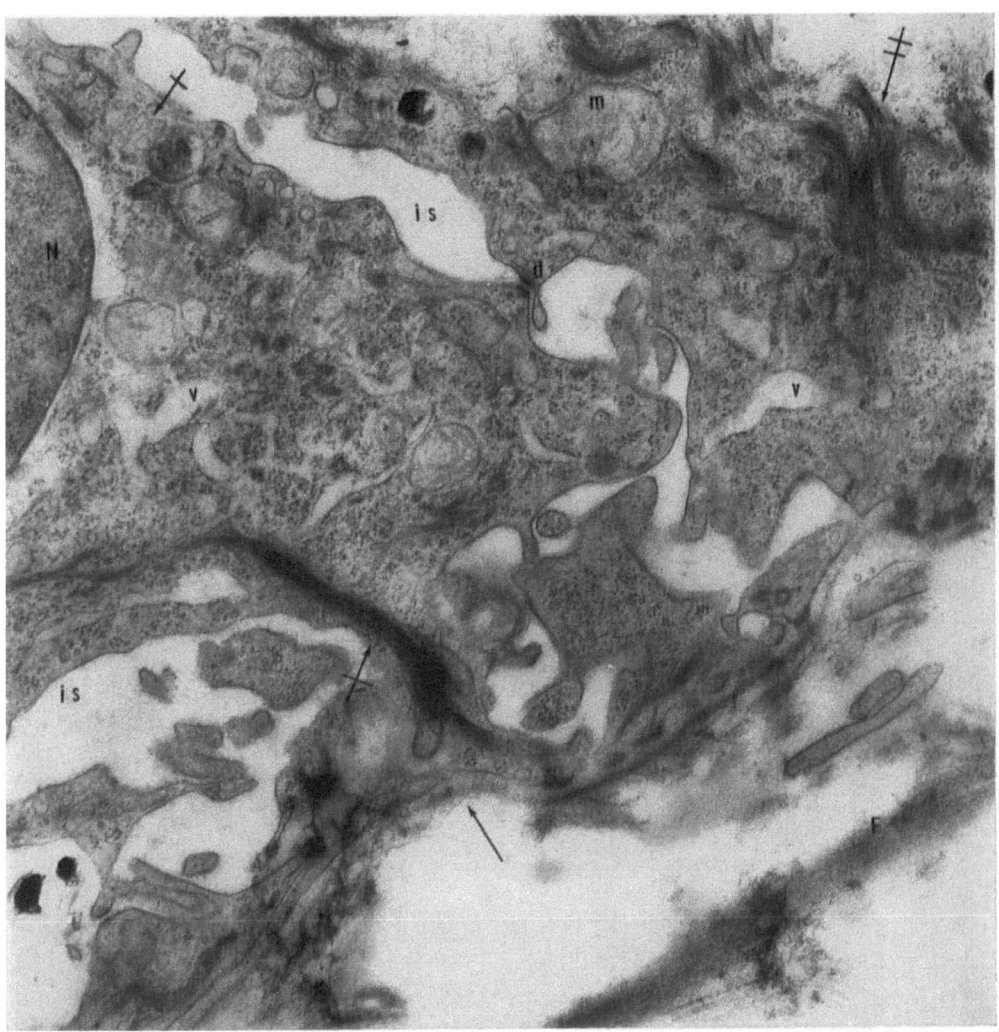

Abb. 494. Akutes Ekzem. Fibrillen (F) des Coriums rechts unten. Der Basalmembran (←) liegt in nicht engem Kontakt die Plasmamembran der Basalzellschicht auf. Die Tonofilamente sind in den Tonofibrillen (←–H) leicht erkennbar. Unregelmäßige Verteilung im Cytoplasma. Mitochondrien (m) und Golgi-Apparat ←–+. Zellen durch viel Flüssigkeit auseinandergerissen (is), nur in einem Punkt von einem Desmosomen (d) zusammengehalten. Vacuolen (v) im Cytoplasma (aus HOLT 1965)

Klinische Symptomatologie

Das „Eczema infantum" zeigt sich als eine auf das Säuglings- und Kleinkindesalter beschränkte klinische Einheit. Es ist eine Entzündung der Haut, deren Ekzemerscheinungen den histologischen Veränderungen der „akuten Phase" gleicht. Die Erscheinungen sind in den seltensten Fällen zu Anfang so charakteristisch, daß aus ihnen die Ätiologie abgelesen werden könnte. Wie es auch kaum möglich ist, eine Primärefflorescenz für die „atopische Dermatitis" zu definieren (TACHAU, 1965).

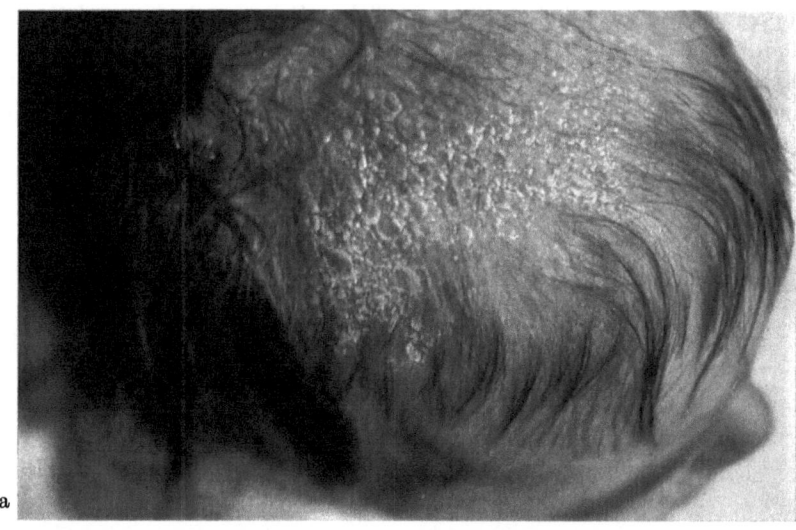

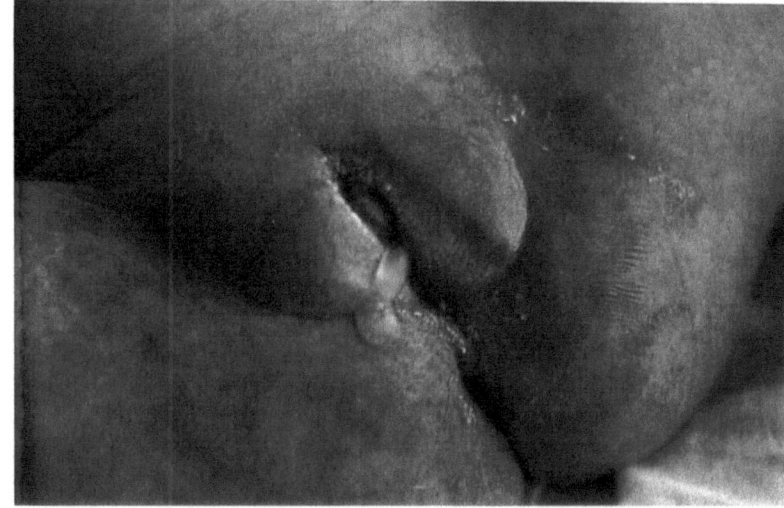

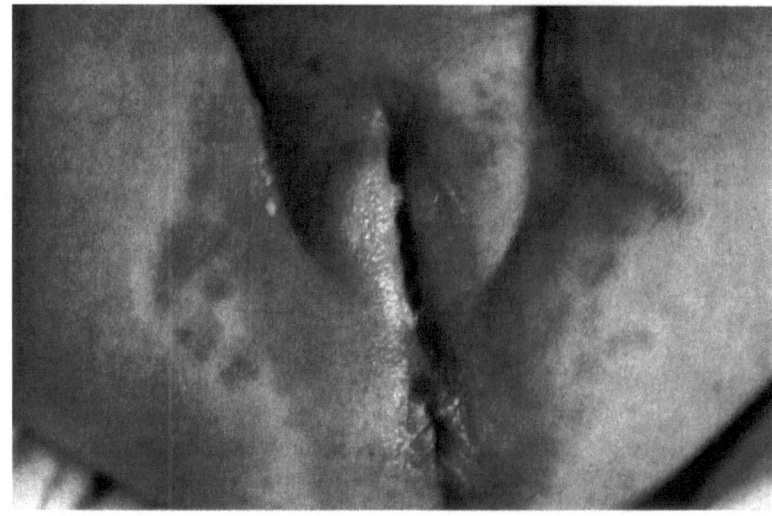

Abb. 495a—c. „Kopfgneis" a) und Dermatitis ammoniacalis bei einem Säugling. b) Akute Dermatitis mit Ödem der Labien. c) Rückbildung des Ödems, schärfere Begrenzung nach 24 Std-Behandlung

Eine Schilderung klinischer Symptome erfolgt unter den Gesichtspunkten des Verlaufs, der Lokalisation, des exogenen Ekzems und syntropischer Ekzeme.

Symptomatologie nach dem Verlauf. Ohne erkennbare Beziehungen zu anderen, vielleicht präexistenten Erscheinungen tritt das Kinderekzem unvermittelt in einem gesunden Hautbereich auf. Am Beginn der Ekzementwicklung stehen Rötung und ödematöse Schwellung *(Stadium erythematosum)*. Die Ränder dieser Stellen sind wenig gerötet aber scharf begrenzt. Die anfangs glatte Oberfläche beginnt nach längerer Dauer kleieförmig zu schuppen. Dieses wenig charakteristische Bild kann bei jüngeren Säuglingen oft übersehen werden, weil das wichtige Symptom eines Ekzems, der Juckreiz, noch nicht an Kratzen, Scheuern oder auch durch Unruhe oder fortwährendes Schreien erkannt wird.

Mit Auftreten des *Juckreizes* ändert sich das Bild, weil durch sekundäre Ekzematisation *Papeln* (Eczema papulosum, Status punctosus) und *Bläschen* (Eczema papulo-vesiculosum, Eczema vesiculosum) entstehen. Sie sind zu ekzematösen Herden *(Plaques)* oder Flächen gruppiert. Je stärker die Entzündung ansteigt, um so flüssigkeitsgefüllter werden die Bläschen, bis sie platzen. Der Inhalt tritt aus und das Ekzem geht in das nässende Stadium über *(Stadium madidans)*. Der relativ dicke, serös-gelbliche Bläscheninhalt trocknet nach dem Platzen oder Aufkratzen ein. Krusten und Borken bilden sich *(Stadium crustosum,* Eczema crustosum). Die Verfärbung der Krusten kann durch Blutbeimengungen aus tieferen Exkoriationen in einen rötlich bis braunroten Farbton übergehen.

Mit diesen Veränderungen ist der Höhepunkt der akuten Phase erreicht, der Juckreiz läßt nach. Exsudativ-entzündliche Erscheinungen können sich zurückbilden.

Bisher ist noch nicht geklärt, ob die Papulovesikeln und die Vesikeln Ausdruck der Krankheit oder Zeichen einer sekundären, im frühen Kindesalter besonders häufigen Ekzematisation sind (KORTING, 1959).

Die *regressive Phase des Ekzems* wird durch Rückgang des Hautödems eingeleitet. Über längere Zeit bleibt als Ausdruck der nicht so schnell rückbildungsfähigen Paraceratose eine lamelläre *Schuppung* bestehen *(Stadium squamosum,* Eczema squamosum). Je nach Anteil persistierender Stadien können die verschiedenen Efflorescenzen nebeneinander vorhanden sein.

Als seltene Erscheinungsform der akuten Phase des „endogenen Ekzems" zeigen sich initiale Eruptionen *lichenoider Papeln,* die auf verhältnismäßig unveränderter Haut oder nur geringem Erythem hautfarben bis schwachrot follikulär oder parafollikulär zu erkennen sind. Sie entspricht der „Dermatitis lichenoides" nach MORO und tritt vor Beendigung des ersten Trimenons auf. *Quaddelartige Efflorescenzen* zur Zeit der Zahnung („feux de dents") gehören ebenfalls zu diesem Bild.

Eine dritte Form kann nach dem Verlauf noch abgegrenzt werden: das „*trockene, disseminierte Ekzem*". Erst im fortgeschrittenen Säuglingsalter treten bei mageren Kindern mit einer auffallend trockenen Haut auf infiltriertem Grunde derbe, trockene Knötchen auf. Diese sehr stark juckenden Knötchen stehen disseminiert oder auch gruppiert zu Herden („Eczema séc à placards disseminnées"). Der Stamm wird mit kleinen und größeren, blaßroten, schuppenden Efflorescenzen bedeckt. Diese Form hat einen ausgesprochen chronischen Verlauf. Der ausgeprägte Juckreiz weist auf eine besondere neurogene Komponente. Vielfach wird der Übergang in die „Neurodermitis" beobachtet.

Diese drei „klassischen" Formen des „Eczema infantum" können durch verschiedene Faktoren verändert werden. Dazu gehören:

a) *Mechanische Noxen.* Durch Reiben, Scheuern und Kratzen in Zusammenwirken mit der erhöhten Vulnerabilität der entzündlichen Haut verstärkt sich die Entzündung. Die Krusten werden immer weiter abgeschilfert, so daß Exkoriationen bis auf das Stratum papillare erfolgen. Die Papillenspitzen bilden porenartige Öffnungen („puits épidermiques"), aus denen kontinuierlich seröses oder serös-blutiges Exsudat austritt.

b) *Medikamentöse Noxen.* Unsachgemäße, medikamentöse Behandlung, speziell mit differenzierten hochkonzentrierten Lösungen und Salben, kann die Schädigung der betroffenen Haut erhöhen.

c) *Infektiöse Noxen.* Sehr leicht wird eine ekzematöse, besonders nässende Haut infiziert, Kratzen fördert und verbreitet diese Infektionen. In den Furchen und unter den Krusten siedeln sich Mikroben, Pilze und Bakterien, speziell Staphylokokken an, die in dem Protein-haltigen Exsudat einen günstigen Nährboden finden („mikrobielles Ekzem, Eczema impeti-ginosum, Staphylococcide eczematiforme"). Dieses sekundär infizierte Ekzem kann schwere Allgemeinerscheinungen mit septischen Tempe-raturen hervorrufen.

Einzeln oder gemeinsam führen diese Kom-plikationen zu einer Verstärkung von Ent-zündung und Hautläsion. Die *Lymphknoten schwellen an* („Status lymphaticus").

von einem Lippenherpes oder einer Stomatitis aphthosa ausgeht; das Herpesvirus wird auch von einer Pflegeperson auf ekzematöse Hautstellen inoculiert. Sekundär manifestiert sich das Eczema herpetiforme, wenn schon früher eine Herpeserkrankung durchgemacht war. Es handelt sich um disseminierte, größten-teils gruppierte, linsengroße Bläschen, die mit hellem Serum gefüllt, durchsichtig, flach und später gedellt sind. Ein buntes Bild tritt auf, weil sich die Bläschen schubweise bilden. Die

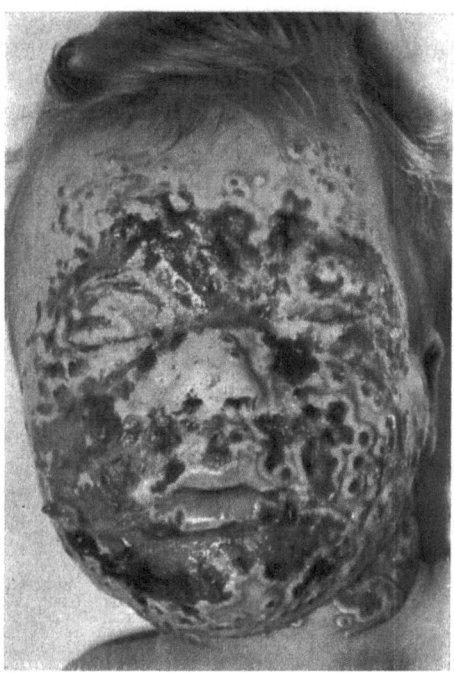

Abb. 496. Eczema vaccinata bei einem 1⁴/₁₂ Jahre alten Jungen. Genabelte Pockenefflorescenzen neben schmierigen, konfluierten Herden im Gesicht und am Hals

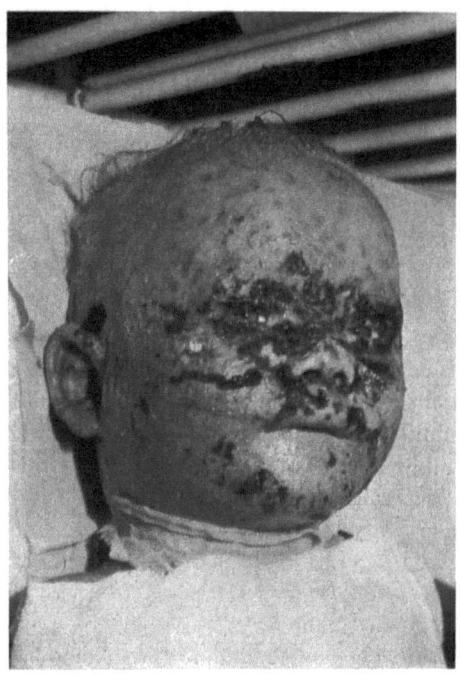

Abb. 497. Eczema herpeticatum Kaposi bei ¹¹/₁₂ Jahre altem Jungen. Borken und Krusten im Gesicht, dar-um vereinzelte Bläschen verschiedener Entwicklungs-stadien, z. T. genabelt

Virale Superinfektionen führen zu noch viel schwereren Krankheitszuständen. 5 Tage nach Kontakt mit Pockenlymphe, sei es durch Impfung eines Ekzematikers oder durch Schmierinfektion eines Geimpften, entstehen im gesamten Bereich des Ekzems Vaccine-pusteln *(Eczema vaccinata)*, die sehr schnell zusammenfließen und bei bösartigem Verlauf auch auf nicht-ekzematös veränderte Haut übergreifen (Vgl. W. Ehrengut: Die Pocken-schutzimpfung, Bd. 3).

Täuschend ähnlich sieht das *Eczema her-peticatum* Kaposi (Pustulosis vacciniformis) aus. Es wird durch eine Superinfektion mit Herpes-Virus ausgelöst, die als Erstinfektion

Prognose ist bei rechtzeitiger antibiotischer Behandlung gut (Jank und Söltz-Szöts). Flache Narben können zurückbleiben.

Symptomatologie nach der Lokalisation. Eine Einteilung des „Eczema infantum" nach seiner Ätiologie wurde früher wenig angestrebt, weil diese unbekannt war. Deshalb erfolgte eine Einteilung nach der Lokalisation des Ekzems, der wir heute zum Teil noch folgen.

Im Säuglings- und Kleinkindesalter weisen ekzematöse Hautkrankheiten eine gewisse Regelmäßigkeit ihrer Lokalisation auf (Topo-tropie). Die ersten Erscheinungen treten am meisten im Gesicht auf. Gliedmaßen werden dagegen häufiger jenseits des Säuglingsalters befallen (Tab. 42).

Tabelle 42. *Topotropie des Eczema infantum* (Nach BANDMANN, 1966)

	Säuglings- und Kleinkindalter %	Schulalter %
Gesicht	40,0	17,2
Hände	31,6	65,5
Ellenbeugen	25,1	62,1
Kniekehlen	24,6	37,9
Nacken-Hals	20,8	24,1

Das „*Kopf-Gesichtsekzem*" betrifft im Gebiet der physiologischen Röte entweder nur die Wangen (Milchschorf, Crusta lactea) oder es kann als „oberer Typ" die Stirn und den behaarten Kopf mit papulösen Efflorescenzen die Nasenwurzel bis zum Unterkiefer überziehen. Der „untere Typ" lokalisiert sich von den Augenbrauen, Schläfe bis zum Kinn. Das Kopf-Gesichtsekzem ist ein vorwiegend papulöses Ekzem, das immer wieder zum Nässen neigt.

Zum Kopf-Gesichtsekzem muß auch das „*Eczema faciale symmetricum*" (TACHAU) gerechnet werden (Abb. 499), dessen Erythem nicht ganz so scharf wie beim Milchschorf gegen die gesunde Haut abgesetzt ist. Kleieartige Schuppung, leichte Infiltrationen und gelegentliche Oberflächenerosionen mit Nässen können auftreten. Der Juckreiz ist gering ausgeprägt. BANDMANN faßt die Erscheinung 1962 noch als selbständiges Krankheitsbild auf, TACHAU (1965) möchte sie in die atopische Dermatitis einordnen.

Überschreitet das Säuglingsekzem die Kopfregion und sind Einzelherde mit papulösen Efflorescenzen auf geröteter Haut oder auch Plaques über Rumpf und Gliedmaßen verteilt, spricht man von einem „*disseminierten Ekzem*". Sind ausgedehnte Körperpartien betroffen, handelt es sich um ein „*universelles Ekzem*".

Je jünger die Kinder sind, um so eher sind Verläufe zu beobachten, die wie eine Dermatitis seborrhoides mit Rötung und Schuppung ohne Papel und Juckreiz beginnen. Die Erscheinungen generalisieren zu einer „Erythrodermie". Unter der Behandlung ändert sich beim Abklingen der Rötung und des Ödems die Morphologie. Über den ganzen Körper verteilt kommen Papulovesikeln zum

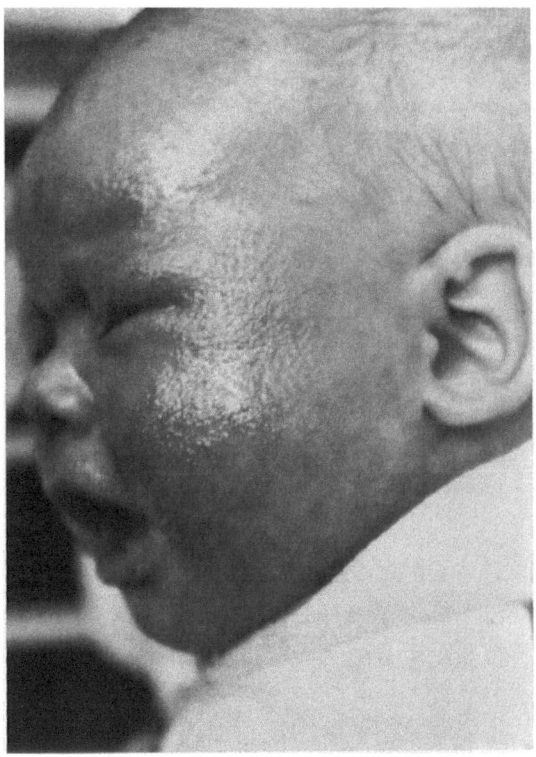

Abb. 498a u. b. Kopf-Gesichtsekzem

a oberer Typ

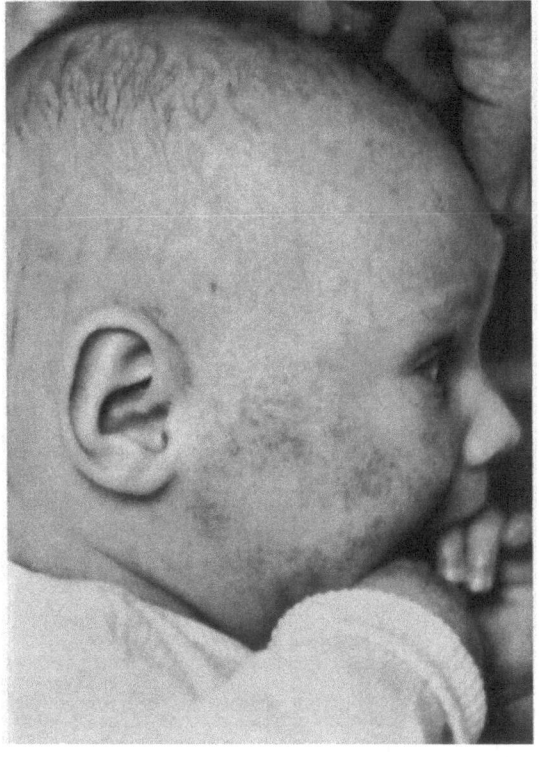

Abb. 498b. Unterer Typ

Vorschein, die nässen. Juckreiz wird anfangs bei dieser „erythrodermischen *Ekzemgeneralisation*" nicht beobachtet. Von dieser Form muß die „*Erythrodermia atopica* (Hill)" abgegrenzt werden, anfänglich entwickelt sie

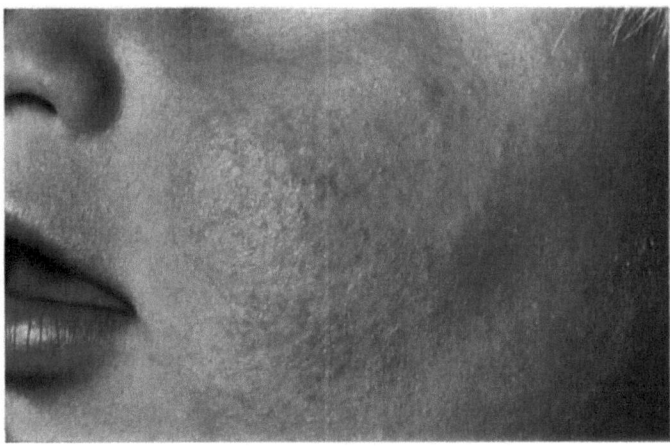

Abb. 499. Eczema faciale symmetricum (Tachau), einseitiger Befall
(nach Bandmann, 1962)

sich wie eine „Erythrodermia desquamativa (Leiner)" mit hellroter, etwas verdickter Haut. Die Schuppenbildung kann sehr variieren. Charakteristisch für die Krankheit sind

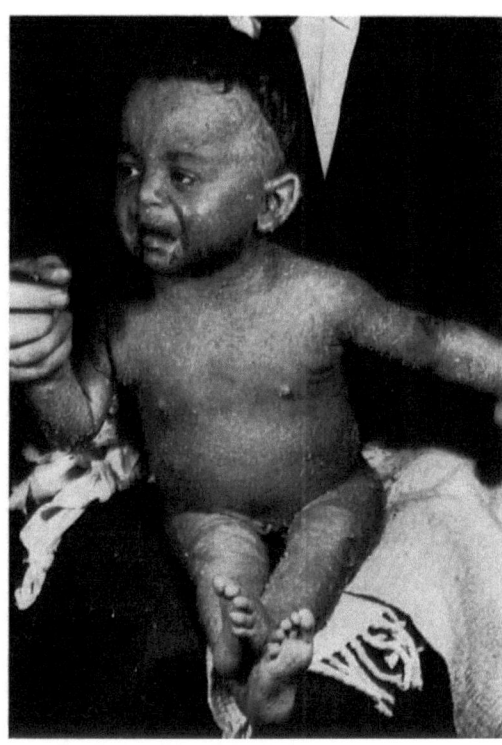

Abb. 500. Erythrodermia atopica (Hill) (Bandmann, 1967)

immer größer werdende Lymphknoten axillär, inguinal und im Nacken. Ausgeprägt ist eine Infektneigung und hohe Letalität.

Das „*Beugeekzem*" (Eczema flexuarum) zeigt sich mit starkem Juckreiz, pruriginösen Knötchen und Lichenifikation. Schon im Säuglingsalter wird diese Manifestation der „Neurodermitis" beobachtet.

Neurodermitis

Als Neurodermitis wird eine Sonderform der atopischen Dermatitis bezeichnet, die chronisch verläuft und durch das *Lichenknötchen* als Elementarefflorescenz gekennzeichnet ist. Diese dermatitische Komponente hat in Kombination mit dem als „neural" klassifizierten *Juckreiz* zur Begriffsbildung geführt.

Für die Abgrenzung vom Eczema infantum waren folgende Gesichtspunkte (Finkelstein) maßgebend.

1. Das interepitheliale Ödem (Spongiose), damit auch die Voraussetzung für die Bläschenbildung fehlt.

2. Das „epidermale" Ekzem verschwindet in den ersten Lebensjahren, die Neurodermitis bleibt als chronisches Leiden bestehen.

3. Das Ekzem ist „stoffwechselpathologisch" bedingt, weist eine starke cutane Allergenempfindlichkeit auf, bei der Neurodermitis ist die Allergenempfindlichkeit gering oder fehlt.

Auch wenn man die Neurodermitis wegen der Altersdisposition, der Herdverteilung und Elementarmorphé vom Ekzem abgrenzen kann, besteht an den inneren Zusammenhängen dieser beiden Formen von atopischer Dermatitis kein Zweifel. Wie sehr selbst die klassischen Verfechter der Trennung (Moro, Tachau) in der klinischen Empirie Konzessionen zugunsten der morphologischen Einheit machten, mag aus folgender Festellung Finkelstein[s] (1935) ersichtlich sein:

„Ob man einen gegebenen Fall noch zum Ekzem oder schon zur Neurodermitis stellen (!) soll, bleibt unter diesen Umständen oftmals dem persönlichen Ermessen vorbehalten". Übergänge von Ekzem in Neurodermitis und Mischformen hat schon Moro hervorgehoben, viele spätere Bearbeiter dieses Themas unterstrichen die Schwierigkeit der Abgrenzung zwischen Neurodermitis und Ekzem einerseits und Dermatitis seborrhoides andererseits.

Tabelle 43. *Synonyma für „konstitutionelle Neuro- dermitis"*

1. Nevrodermite diffusa à forme objective eczémato-lichénienne
2. Neurodermitis diffusa à forme objective exzémato-lichénienne
3. Neurodermitis diffusa
4. Neurodermitis generalisata
5. Neurodermitis disseminata
6. Neurodermitis BROCQ-JACQUET
7. Neurodermitis localisata
8. neurodermitischer Ekzemtyp
9. Neurodermitis eczematoides
10. Neurodermie
11. Prurigo diathésique à forme objective eczémato-lichénienne-diffuse
12. Prurigo Besnier
13. Prurigo Ekzem
14. konstitutionelles Prurigo-Ekzem]
15. Prurigo formicans
16. Asthma-Prurigo
17. konstitutionelles Ekzem
18. endogenes Ekzem
19. exsudatives Ekzem
20. neuropathisches Ekzem
21. Asthma-Ekzem
22. Eczema callosum
23. Eczema flexuarum
24. Eczema pruriginosum allergicum
25. atopic eczema
26. exsudatives Ekzematoid
27. Dermatopathia eczematoides in statu exsudativo
28. chronisch konstitutionelles Ekzematoid
29. Neurodermitisches Ekzematoid
30. Dermatitis lichenoides Besnier
31. atopic dermatitis
32. seasonal dermatitis
33. Dermatitis lichenoides chronica pruriens
34. neurogene Dermatose
35. exsudativ-eosinophile Diathese
36. (Lichen chronicus VIDAL)

Pathoanatomisch ähnelt die Neurodermitis dem chronischen Ekzem. Durch das entzünd- liche Ödem des Papillarkörpers und des Rete, welches durch blasige Auflockerung der Epithel- zellen eine schwamm- oder netzartige Struktur annehmen kann, der Paraceratose und Acan- those ist die Brücke zum chronischen Ekzem aufgezeigt. Bei der Neurodermitis fehlt jedoch das interepitheliale Ödem (Spongiose), und damit die Voraussetzung zur Bläschenbildung. Durch die starke Kohärenz der Retezellen und der Hornschicht ähnelt die Neurodermitis der Dermatitis seborrhoides, von der sie sich durch

starke perivasculäre Rundzelleninfiltration im Papillarkörper unterscheidet; hier am Capillar- system der Papillarkörper beginnt der hyperer- gische Prozeß.

Disposition. Die Neurodermitis ist nicht wie das Eczema infantum weitgehend auf die ersten beiden Lebensjahre begrenzt, sondern kommt in allen Altersstufen vor, wobei der zahlenmäßige Schwerpunkt im Kleinkindes-

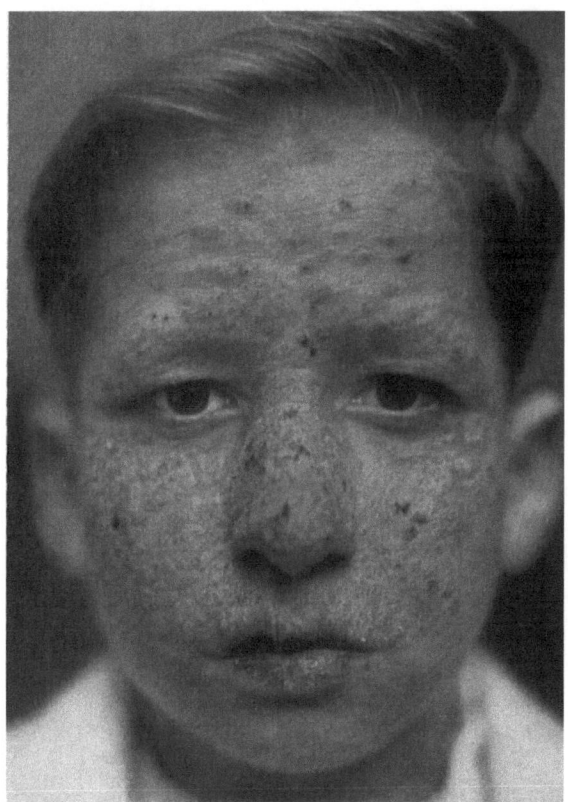

Abb. 501. Neurodermitis (nach FINKELSTEIN, 1935)

alter liegt. In den verschiedenen statistischen Erhebungen besteht eine Häufigkeitsrelation von Ekzem: Neurodermitis von 2 (− 3) : 1 (ROZENTUL u. a., MORO, MENGER u. CICILIANI).

Klinische Symptomatik. Die Allgemeinaus- wirkungen sind gekennzeichnet durch das be- herrschende Symptom „Juckreiz" und die chronische Dermatitis. Die „vasomotorische Blässe" und der fehlende oder träge (weiße) Dermographismus werden auf den Gefäß- spasmus zurückgeführt. Wahrscheinlich han- delt es sich aber um eine kapillare Stase. Die Bluteosinophilie ist in der Regel ausgeprägter als beim Ekzem.

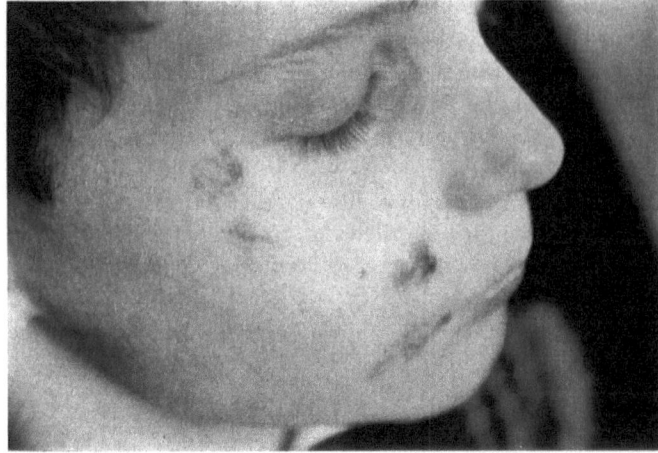

a

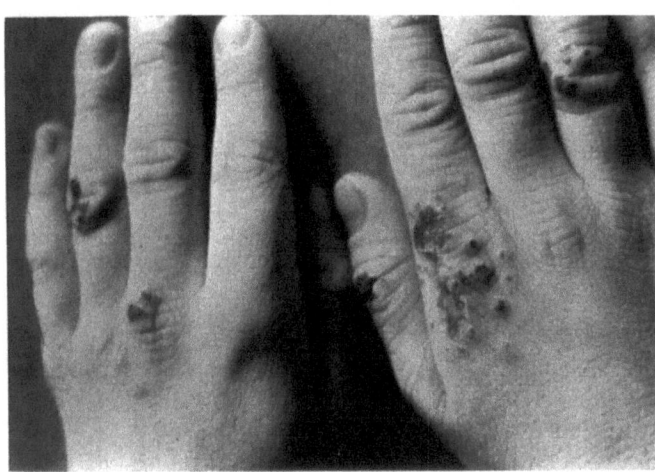

b

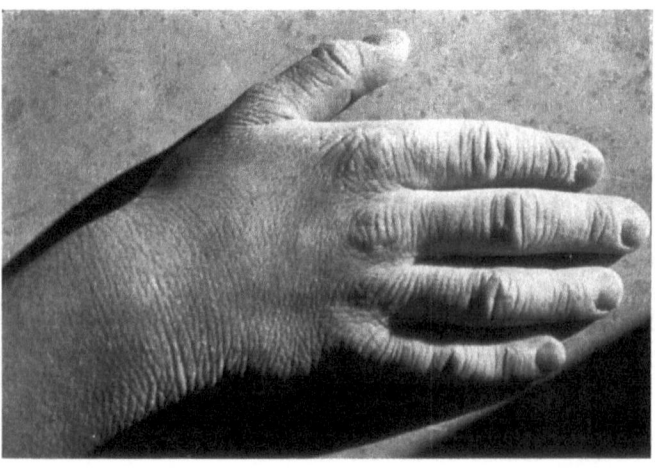

c

Abb. 502a—c. Neurodermitis bei 9jähr. Jungen mit Sinusitis und
Asthma bronchiale. a) Ekzemplaques im Gesicht. b) Ekzemherde
auf dem Handrücken. c) Abgeheilte Herde nach Heilung der Sinusitis
(4 Wo. nach b), noch Verdickung und grobe Felderung der Haut

Wechselbeziehungen mit hyperergischen Luftwegsaffektionen sind überzufällig. Bekannt ist die häufige — spätere — Kombination mit Asthma bronchiale. Auf die Zusammenhänge zwischen Neurodermitis — Asthma — Rhinitis hat vor allem Schnyder hingewiesen.

Weniger Beachtung hat man bislang den frühen Luftwegsinfektionen bzw. Luftwegsallergosen geschenkt. Chronische Rhinitiden — mit hoher Eosinophilie des Nasenabstrich-Cytogramms (Backmann u. Estola) — und Sinusitiden begleiten die Frühstadien der Entwicklung und Rezidive. Das Gedunsensein der etwas klobigen Nase und die Behinderung der Nasenatmung weisen schon bei oberflächlicher Untersuchung auf die erhebliche Alteration der Nasenschleimhaut hin (Abb. 502a, b). Röntgenaufnahmen der Nebenhöhlen decken fast regelmäßig eine meist chronische Sinusitis maxillaris auf, sowie grobe Hyperplasien der Nasenschleimhaut mit Einengung der Nasengänge. Synchron mit der therapeutischen Sanierung der Nasen- und Nebenhöhlen erreicht man nicht selten auch eine rasche Rückbildung selbst größerer Lichenplaques (Abb. 502c), die bis dahin durch Lokalbehandlung nicht beeinflußbar waren.

Das *Lichenknötchen* ist eine blaßrote, graurote oder graue, papulöse Efflorescenz mit glatter oder schuppender Oberfläche, das nicht an die Follikel gebunden ist. An Prädilektionsstellen — Hals, Gelenke, Gesicht — gruppieren sich die Knötchen flächenhaft zu rauhen, trockenen, mitunter leicht entzündeten Herden, den Lichenplaques. Diese Plaques sind im Zentrum in der Regel infiltriert, zeigen ein vergröbertes, starres Hautrelief mit rechteckigen oder rhombischen Felderungen und verstärkter Pigmentation. Die Plaques werden von

Lichenknötchen umgeben. Kratzeffekte werden selten vermißt, infolge der Trockenheit der Haut kommt es aber praktisch nicht zu pyogenen Komplikationen.

Nach Ausdehnung und Lokalisation der Herde unterscheidet man folgende *Formen;*

Die *universelle Neurodermitis* ist gekennzeichnet durch Lichenknötchen und Plaques innerhalb einer allgemein infiltrierten Haut. Diese Haut wird vorwiegend in den ersten beiden Lebensjahren beobachtet, kann sich ausnahmsweise bis ins Schulalter hinein erhalten.

Bei der *diffus-disseminierten* Form findet man verschiedengroße Plaques und Lichenknötchen-Gruppierungen an mehreren Körperstellen innerhalb einer sonst weitgehend normalen Haut.

Die Neurodermitis circumscripta (umschriebene Form) ist durch Lichenplaques gekennzeichnet, welche an Prädilektionsstellen oft symmetrisch vorliegen. Bevorzugte Stellen sind der Hals, Nacken, die Leistengegend, Scrotum und Labien, Ellbogen und Kniebeugen, Handgelenke. Diese Form wird jenseits des 2. Lebensjahres beobachtet und ist durch eine auffallende Chronizität und therapierefraktäres Verhalten gegen lokale Maßnahmen gekennzeichnet.

Exogene Ekzeme

Im Gegensatz zur Wirkung von Allergenen beim „konstitutionellen Ekzem" (Dermatitis atopica) können durch jeden länger bestehenden oder wiederholten Reiz bekannter oder unbekannter Schädlichkeiten eine Entzündung der Haut (Dermatitis) und auf jeder anderen Erkrankung der Haut (Dermatose) papulovesiculöse Veränderungen hervorgerufen werden, die mit Juckreiz einhergehen. Bei Dermatosen werden diese Erscheinungen „*sekundäre Ekzematisation*" genannt (Abb 503).

Rufen dieselben Noxen individuelle Unverträglichkeiten mit Rötung, Ödem, Blasen, Papeln und Juckreiz auf vorher gesunder Haut hervor, bezeichnet man diese Veränderungen als „*Kontaktekzem*". Im Kindesalter treten Kontaktekzeme bei Unverträglichkeiten gegen Wollsachen, Kleidungsstücke, Arzneimittel und Haushaltmittel auf (HILL, 1965). Gestillte Kinder haben ekzematöse Erscheinungen häufig in der Gesichtsmitte. Sie rühren von Penicillin-, Sulfonamid- und anderen

Salben her, die zur Brustwarzenpflege Verwendung finden. Die Läppchenprobe zur Bestätigung eines Kontaktekzems ist bei Säug-

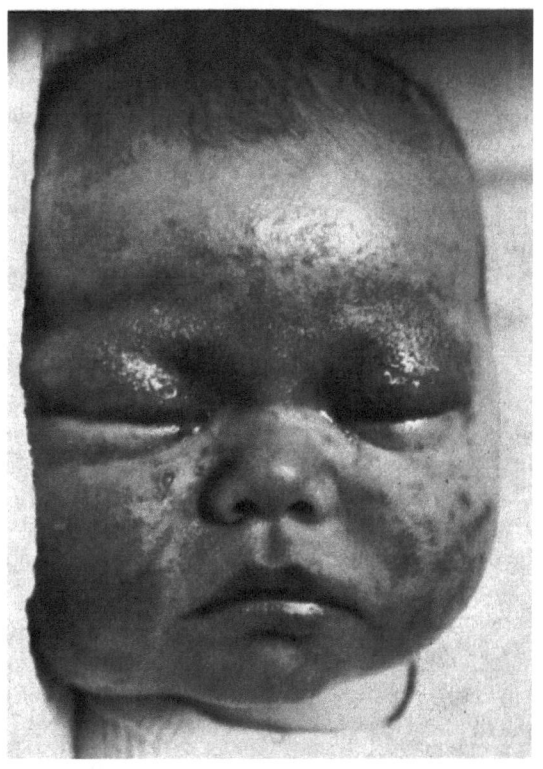

Abb. 503. Sekundäre Ekzematisation einer Candida-Mykose

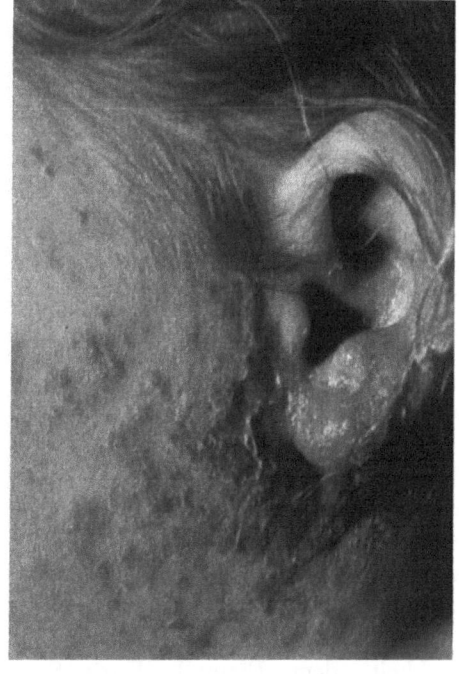

Abb. 504. Ohrekzem bei eitriger Otitis

lingen wegen starker Reaktionen auf fakultativ
toxische Stoffe nicht sicher zu beurteilen.

Entzündliche Veränderungen wie „Intertrigo" können ekzematisieren („Eczema inter-
triginosum"). Ihre Lokalisation ist häufig:
Halsfalte, Achselfalten, Retroauricularregion.
Sekundäre mikrobielle Infektionen spielen neben mechanischen Reizen die unterhaltende
Rolle.

Kontaktekzeme treten im Kindesalter hin
und wieder auf, wenn die Haut durch Sekrete
wie Speichel bei Ptyalismus oder entzündliche
Exkrete (eitrige Rhinitis, sezernierende eitrige
Otitis) gereizt wird.

Syntropische Ekzeme

Es gibt verschiedene Krankheitsbilder, die
aus bisher unbekannten Gründen mit der-
matitisch-ekzematösen Hauterscheinungen einhergehen. Vielleicht werden sie durch Substanzen des intermediären Stoffwechsels ausgelöst. Am bekanntesten sind dafür die
„*Ekzeme bei Phenylketonurie*". Die ersten Erscheinungen treten schon im 1. Lebensmonat
als Dermatitis im Gesichtsbereich auf (PAR-
TINGTON), später finden sich auf den Streckseiten der Gliedmaßen papulovesiculöse Efflorescenzen (JERVIS, FLEISHER et al.). Unter
phenylalaninarmer Diät heilen sie ab, können
jedoch erneut provoziert werden (PETERSON).

Ein „*Histidinmangel-Ekzem*" im Gesicht
und über den Ohren tritt bei jungen Säuglingen
unter 3 Monaten ohne Juckreiz auf. Sie wurden

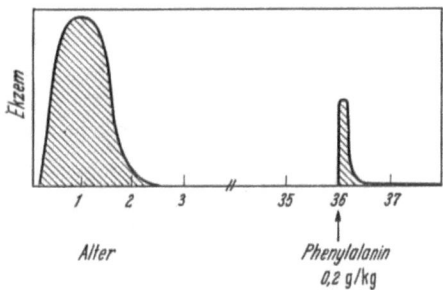

Abb. 505. Manifestation des Ekzems bei Phenylketonurie (nach PETERSON)

zufällig bei Stoffwechseluntersuchungen entdeckt, als die Kinder Histidin-frei ernährt
wurden (SNYDERMAN). Histologisch zeigen sie
Parakeratosis, Akanthosis und Spongiosis.

Auch bei der Mucopolysaccharid-Speicher-
krankheit, dem Pfaundler-Hurler-Syndrom,

treten die ersten Erscheinungen im Gesicht auf
(REILLY). Unter 22 Patienten mit diesem
Syndrom hatten nach PETERSON 3 Erscheinungen eines Eczema flexuarum. Milch antikörper waren hoch (s. Abb. 506).

FRIEDMAN und HARE teilen die Syntropie
von „*Zöliakie und Ekzem*" mit. 3 Kinder litten

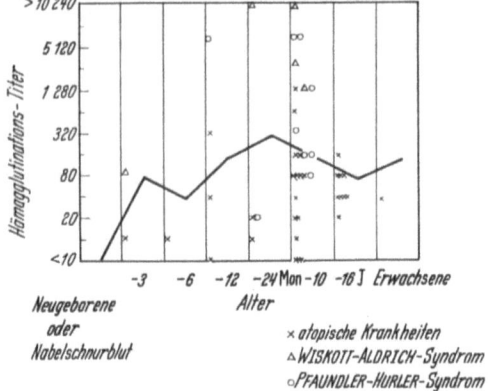

Abb. 506. Milchantikörper im Serum Gesunder, von
Kindern mit Eczema infantum, Phenylketonurie und
Pfaundler-Hurler-Syndrom (modif. nach PETERSON)

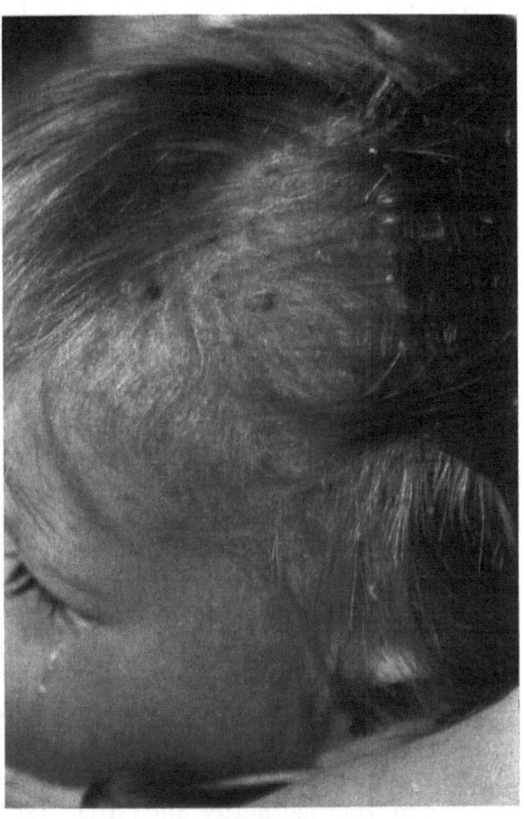

Abb. 507. Ekzemherde am behaarten Kopf bei Lipoidgranulomatose vom Typ Hand-Schüller-Christian.
3 jähr. ♀

seit Geburt an schwerem generalisiertem Ekzem und gleichzeitig an einem Malabsorptionssyndrom. Ein viertes Kind wies enterobioptisch nur eine Zottenatrophie auf. Unter glutenfreier Kost besserte sich das Ekzem, das nach Diätfehlern in wenigen Stunden exazerbierte.

Das „*Wiskott-Aldrich-Syndrom*" ist ein rezessiv-geschlechtsgebundenes Leiden, das mit einer thrombocytopenischen Blutungsneigung, Infektanfälligkeit und Ekzem einhergeht. Schon in den ersten Lebenswochen sind ekzematöse Veränderungen anfangs im Gesicht, oberen Stamm wie bei der akuten Phase, später an den Gliedmaßen ähnlich einer „Neurodermitis" vorhanden. Hautblutungen können zu blutigen Krusten führen. Immunologisch lassen sich Überempfindlichkeiten gegen Weizenmehl (KRIVIT et al.) und gegen Milch (PETERSON) nachweisen (s. Abb. 506). Milchentzug führt zu Besserung der Hauterscheinungen (LINDBERG et al.).

Eine eigenartige Erscheinung stellen ekzematöse Veränderungen in der Ellenbeuge und in der Kniekehle bei Kindern mit „*kongenitaler, geschlechtsgebundener A-γ-Globulinämie*" dar. Unter 23 dieser Patienten fanden PETERSON et al. 4 Kinder, die diese einer atopischen Dermatitis zukommenden Manifestationen aufwiesen. Das Zusammentreffen dieses Phänomens ist häufiger, als es der Normalrate entspricht. Antikörper als Folge einer Haut-Sensibilisierung ließen sich nicht nachweisen. Diese Beobachtung ist ein Hinweis darauf, daß Haut-sensibilisierende Antikörper nicht *die* Rolle in der Pathogenese des Ekzems spielen können.

Rezidivierende ekzematoide Dermatitiden kommen in der Nähe von Abscessen und Körperöffnungen bei einer Erkrankung vor, die von HOLMES et al. als eine „*angeborene geschlechtsgebundene Störung der Phagocytenfunktion*" angesehen wird. Ebenso werden rezidivierende Ekzeme mit Hyperidrosis und Trommelschlegelfingern als ein Symptom der „*familiären, idiopathischen Osteoarthropathie*" von CHAMBERLAIN et al. angegeben.

Erweiterte klinische Symptomatologie. Der heftige Juckreiz veranlaßt die Kinder zu krat-

zen. Erst am Ende der Säuglingszeit vermögen sie die Finger dazu gezielt anzuwenden. Die Fingernägel werden abgescheuert, sehen glatt poliert aus und bilden halbmondförmige Defekte am Rande. Das Kopfhaar ist trocken, straff, steht etwas ab. Vielfach ist es in seiner Längsachse gedreht (Pili torti).

Psychisch sind die Kinder gruppenmäßig übereinstimmende Persönlichkeiten: intelligent, psychopathisch, gefühls- und willensschwach. Nervosität und erethischer Tätigkeitsdrang hängen wohl mit dem Juckreiz zusammen.

Bei Säuglingen und jungen Kindern fallen *Gewichtsschwankungen* auf, die mit der *Hydro-*

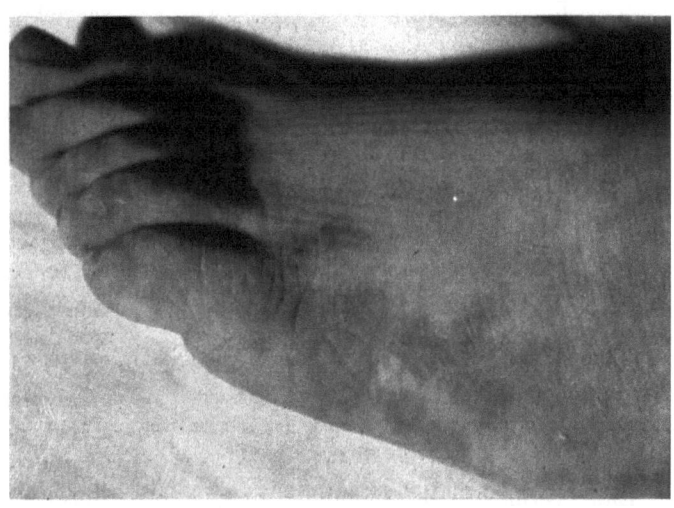

Abb. 508. Fußbrand- und Interdigitalekzem bei Lebercirrhose. 7 jähr. Junge

labilität der Gewebe, neuerdings mit Retentionen von Natrium und Wasser erklärt werden. Während der Exazerbation von kindlichen Ekzemen geht die Ausscheidung von Natrium- und Chlorjonen im Urin zurück (JACOTTET et al.).

Bei Ekzematikern weicht die Gefäßreaktion der Haut auf physikalische Reize vom Normalen ab. Im akuten Stadium reagiert die Haut auf Bestreichen mit ausgeprägt *weißem Dermographismus*. Mit Abheilung der Dermatose tritt normale Reaktion auf. Auf Warm-Kalt-Reize erfolgt schneller Abkühlung und langsamer Erwärmung.

Nach intracutaner Injektion von Acetylcholin blaßt die verstärkte Reaktion langsamer ab (NITSCH, VARONIER et al.). Die Acetylcholinreaktion verläuft bei Ekzematikern auf gesunden Hautarealen normal (WEST et al.).

50*

Laboratoriumsuntersuchungen. Das *rote Blutbild* ist in den meisten Fällen unauffällig. In wenigen Ausnahmen findet sich eine hypochrome Anämie mäßigen Grades. Bei der Zählung weißer Blutkörperchen fällt eine absolute *Vermehrung der eosinophilen Granulocyten* auf (ROSENSTERN; KORTING, 1959; GUDJONSSON et al.). Sie stehen mit der Akuität des Ekzems in Zusammenhang, denn in Abheilungsphasen wird ihre Zahl geringer (ASCHENHEIM).

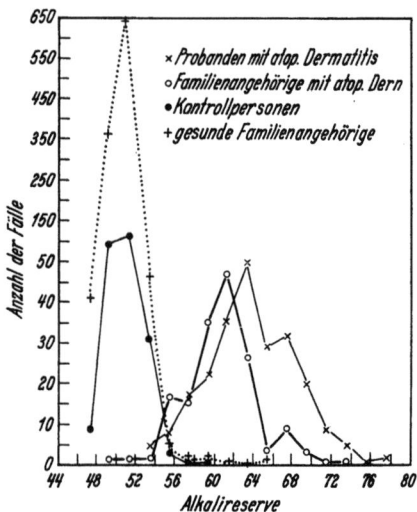

Abb. 509. Alkalireserve bei atopischer Dermatitis (nach DORN)

Eine vermehrte Eosinophilie im Nasenschleim wird bei kindlichem Ekzem gefunden. Es handelt sich dabei überwiegend um Kinder, die später eine Rhinitis vasomotorica bekommen (CRAWFORD). Die Untersuchung des Nasensekretes hat differentialdiagnostische und somit prognostische Bedeutung.

Der Proteinspiegel des Blutes ist normal bis leicht erniedrigt. Die *Hypoproteinämie* geht auf Kosten der Albumine (WORINGER, 1943; JOHANSSEN; NESENSON). Für die Hypoproteinämie ist nicht allein der Verlust im nässenden Stadium anzuschuldigen, sondern ebenso die über lange Zeit durchgeführten diätetischen Maßnahmen. Die γ-Globuline sind normal. Wenn erhöhte Werte vorkommen, sind sie durch gleichzeitige oder kurz vorher überstandene Infekte verursacht (FONTANA et al.). Ebenso sind Komplementtiter normal. Die pH-Werte, gemessen an der Alkalireserve, neigen mehr zur Alkalose (ZITZKE et al., DORN). Im Harn vermindert sich in der akuten Phase die Ausscheidung freier Aminosäuren

(HEIM et al.), Natrium- und Chlorjonen (JACOTTET et al.). Letztere werden in der Heilungsphase wieder vermehrt ausgeschieden. Beim Wiskott-Aldrich-Syndrom wurde eine Glycin-, Serin-, Lysin- und Histidinurie beobachtet (MOYNAHAN). Eine *vermehrte Kynurenin- und Xanthurensäureausscheidung* bringt BOMMER mit einem Vitamin B_6-Mangel zusammen.

Bakteriologische Untersuchungen der Respirationswege erbrachten eine stärkere Besiedlung als bei Gesunden. In den Monaten April-Mai und in den Wintermonaten sind im Nasen-Rachenraum β-hämolysierende Streptokokken vermehrt (GUDJONSSON et al., HELVE et al.). Antistreptolysintiter-Erhöhungen werden beschrieben (HELVE et al., KÖHLER).

Differentialdiagnose. Im Säuglingsalter ist die Differentialdiagnose der Ekzeme schwierig, etwas einfacher im Kleinkindesalter. Uniforme Reaktionsweisen der jungen kindlichen Haut, mit der Neigung zu generalisieren und zu ekzematisieren, machen eine genaue Bestimmung vorliegender Krankheitsbilder zunächst oft unmöglich (BANDMANN, 1960). Erst der Verlauf gestattet eine nachträgliche Einordnung.

In der Anamnese hat die *Familiengeschichte* eine vorrangige Bedeutung, weil auftretende Ekzeme, Asthma und Heuschnupfen auf das Vorliegen einer „Neurodermitis" hinweisen. Berufs- und mikrobielle Ekzeme sowie seborrhoische Erscheinungen haben keine Bedeutung, vielmehr muß nach hereditärem Ekzem und Asthma gefahndet werden (KLUNKER et al.).

Zur Abgrenzung der „Dermatitis seborrhoides" ist eine Erkundung des *Milieus* wichtig (DIETEL), weil in der Pflege vernachlässigte Kinder eher eine Intertrigo erwerben.

Der *Erkrankungsbeginn* jenseits des ersten Trimenons schließt eine „Dermatitis seborrhoides" aus. Ihre Erscheinungen können noch bis in das zweite Trimenon anhalten. Das „Eczema infantum" manifestiert sich zu einem Großteil ebenfalls in diesem Alter. Deshalb hat die Erfragung der *Erstmanifestation* eine größere Bedeutung. Der Beginn mit einem Erythema faciale oder mit Knötchen an den Wangen spricht bei symmetrischem Auftreten für ein „Eczema infantum" einschließlich Wiskott-Aldrich-Syndrom und Ekzem bei Phenylketonurie, auch wenn anfangs noch kein Juckreiz vorhanden war. Von den Eltern

werden vielfach „Überempfindlichkeit" gegen
Seife oder Pflegemittel (Salben, Cremes oder
Öle) angegeben. Einseitiges Auftreten mit
Erythem, Knötchen und schwachem Juckreiz
spricht für „Eczema faciale symmetricum
(TACHAU)". Ebenfalls einseitig kann sich im
Gesicht in seltenen Fällen schon im Säuglings-
alter, öfters jedoch bei Kleinkindern, mit
schuppenden Herden eine „Pityriasis alba
(HAXTHAUSEN)" entwickeln, die ekzematisiert.

Zeigen sich Ekzemherde gleichzeitig über
mehrere Körperteile, besonders aber in den
seitlichen Gesichtspartien, den körperfernen
radialen und tibialen Gliedmaßenabschnitten
oder in den großen Gelenkbeugen lokalisiert,
liegt eine „Neurodermitis" vor.

Der Juckreiz mit dem Nachweis von Kratzeffekten verläßt den Arzt bei der Differentialdiagnose von Dermatosen, denn nicht nur das
„Eczema infantum" und die „Neurodermitis"
jucken, sondern alle ekzematisierten Dermatosen.

Sekundäre Ekzematisationen können manchmal bei der „Ichthyosis vulgaris" vorkommen
und differentialdiagnostische Schwierigkeiten
gegen eine ekzematisierte „Neurodermitis"
bereiten. „Mikrobielle Ekzeme" sind vielfach
an „laufenden" Körperöffnungen lokalisiert.

Von der „Erythrodermia desquamativa
(LEINER)" können nur durch den Verlauf generalisierte, erythrodermische Formen wie u. a.
die „Erythrodermia atopica (HILL)" abgegrenzt werden, weil letztere über Monate anhält und Lymphknotenvergrößerungen z. T.
einschmelzend aufweist.

Eosinophilie im Blutbild, im Nasenschleim,
Nachweis von Cutanreaktionen, Läppchen-
proben und Pilznachweis sind im Einzelfalle
in der Differentialdiagnostik wertvoll.

Verlauf und Prognose. Das „Eczema infantum" ist nach dem oben Aufgeführten eine
Lebensaltersgebundene Reaktionsform, dagegen keine nosologische Einheit. Es verbergen
sich hinter dem klinischen Bilde die ätiologisch
verschiedensten Ursachenketten. So nimmt
es nicht wunder, wenn auch Verlauf und Prognose unterschiedlich sind.

Gerade bei der Beurteilung des Verlaufes
und der Prognose zeigt sich der Unterschied
zwischen Pädiatrie und Dermatologie deutlich,
denn der Kinderarzt wird am ehesten mit
akuten Erscheinungen bei jungen Kindern, der
Dermatologe dagegen mehr mit chronischen

Verläufen aufgesucht werden. Daraus resultieren unterschiedliche Erfahrungen und
Schlußfolgerungen.

Kontakt- und mikrobielle Ekzeme sowie
Ekzematisationen von Dermatosen haben eine
günstige Prognose. Sie heilen ab, sobald der
einwirkende Faktor beseitigt ist.

Der volkstümliche Name „Vierziger" für das
Gesichtsekzem gibt eine alte Erfahrung kund,

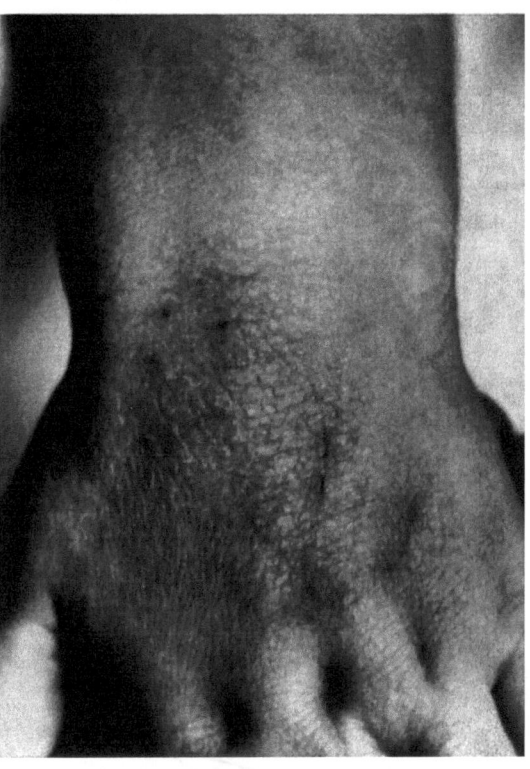

Abb. 510. Lichenifikation bei einem 10 Monate altem
Säugling

daß der Krankheitsverlauf 40 Wochen oder
40 Ärzte währt, trotz oder manchmal auch wegen
vieler Behandlungen.

Die akuten Erscheinungen des Ekzems mit
papulovesiculösen Efflorescenzen und deren
Folgen gehen im Laufe der Säuglingszeit in
reine papulöse Prurigoknötchen über. Außerdem treten primäre Lichen-Knötchen neben
sekundären Lichenifikationen mit Verdickung
der Haut, Vergröberung der Hautfelderung
und kleieförmiger Schuppung auf. Lichenifikation gemischt mit Prurigoknötchen finden
sich in den großen Gelenkbeugen sowie über
den radialen bzw. tibialen Gliedmaßenanteilen,
wenn das Säuglingsekzem in die „Neurodermitis constitutionalis" übergegangen ist.

Katamnestische Untersuchungen über das Säuglingsekzem zeigen, daß etwa mit 50% Heilung zu rechnen ist. Leichte Fälle heilen mindest bis zum Ende der Säuglingszeit (FINKELSTEIN, 1935; BANDMANN, 1962), schwere persistieren (SEDLIS). MIESCHER meint, je ausgedehnter der Befall desto ungünstiger ist die Prognose für den Gesamtverlauf im Leben.

die eine nur einen Genfaktor betreffend ist phänotypisch durch alleinige atopische Dermatitiden gekennzeichnet, die andere, wahrscheinlich eine multifaktorielle Erbanlage, weist zusätzlich respiratorische Allergien auf (SCHNYDER et al.). Nach den Untersuchungen von PASTERNACK besteht eine signifikante Beziehung zwischen der Erstmanifestationszeit

Tabelle 44. *Die Prognose des Säuglingsekzems auf Grund katamnestischer Untersuchungen* (modif. nach BERLINGHOFF)

Autor	Land	Jahr	Anzahl der Untersuchungen	ekzem. Erscheinungen	%	Nachuntersucht nach Jahren
BODDIN	Berlin	1930	33	19	57,4	4—20
RÖSCH	Freiburg	1937	277	142	51,4	2—14
SEEBACH	Göttingen	1938	85	3	3,5	12—16
RICHTER	Leipzig	1951	85	36	42,4	21—31
BESEMANN	Frankfurt	1952	81	18	22,2	17—24
PURDY	England	1953	93	63	67,7	16—22
VOWLES	England	1955	84	40	47,6	13—23
HEITE	Marburg	1960	166	86	51,8	7—39
OEHME	Marburg	1960	161	46	28,3	5— 7
BERLINGHOFF	Jena	1961	234	102	43,6	8—22

Sehr hartnäckig sind Ekzeme, die mit einer „Ichthyosis" (LEINER, 1930; WORINGER, 1943) oder mit einer „Xerodermie" (BANDMANN, 1966) kombiniert sind.

Die Prognose eines nicht unerheblichen Teiles von Patienten mit Ekzem (endogenem

des Ekzems und dem Auftreten von Asthma (Abb. 511). Die Asthmawahrscheinlichkeit ist höher, je früher und schwerer ein Ekzem auftritt (SOREL et al.).

Der Index einer Kombination von Ekzem mit Mißbildungen ist mit 18% doppelt so hoch als bei Normalpersonen (TORSNEY et al.). Der Verlauf eines Ekzems kann durch Krankheiten beeinflußt werden. Masern und Primärtuberculose (FINKELSTEIN, 1935; OEHME) und orale BCG-Immunisierungen (CANNOTA) bringen ein Ekzem zum Verschwinden. Andererseits erkranken Ekzematiker im Verlaufe einer ärztlichen Behandlung mit 23,6% dreimal mehr an akuten Krankheiten als eine Kontrollgruppe (TORSNEY et al.).

Plötzliche Todesfälle bei Ekzemkindern traten in früheren Jahren häufiger auf. Sie wurden mit Stoffwechselstörungen (PETHEÖ) neurovegetativen Fehlregulationen (MORO, 1920) in Zusammenhang gebracht. GARSCHE ist aber der Meinung, daß die Kinder unter den Erscheinungen eines akuten Herztodes sterben. Nachgewiesene myocardische Veränderungen (BERNHEIM-KARRER) sind diphtherischen (WORINGER, 1943) oder infekt-toxischen Ursprungs. Angeschuldigt werden Infekte verschiedener Ätiologie (GARSCHE, GOTTRON et al.). Der Ekzemtod ist heute durch rechtzeitige antibiotische Behandlung selten geworden.

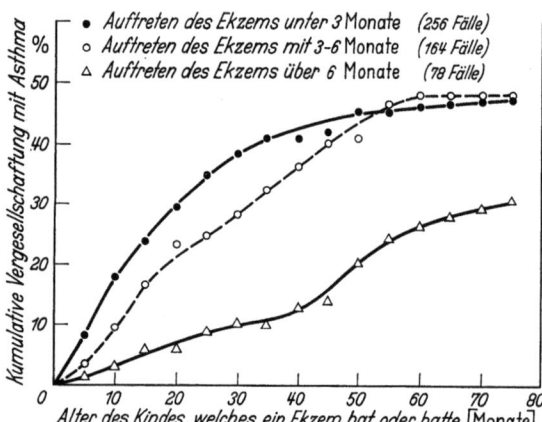

Abb. 511. Beziehung zwischen Ekzemmanifestation und Asthma bronchiale (nach PASTERNACK)

Ekzem, atopischer Dermatitis) ist wegen der *Kombination mit Asthma bronchiale, Heufieber und Migräne quoad sanationem ungünstig* (HEITE).

Es lassen sich wahrscheinlich 2 Arten der Vererbung atopischer Tendenzen abgrenzen:

Therapie

Wie die Meinungen über die Ätiologie des im Augenblick vorliegenden Krankheitsbildes auseinandergehen, ist auch die Behandlung des „Eczema infantum" uneinheitlich. Ob die Erkrankung *nur* durch Regelung der Kost geheilt oder ob die Krankheitserscheinungen durch innerliche und örtliche Behandlung beseitigt werden sollen, ist die Frage prinzipieller Einstellungen. Nach HILL (1949) ist die Behandlung des kindlichen Ekzems wahrlich schwierig und die Erfolge dabei sind häufig anders, als es in den Büchern beschrieben steht.

Die Beurteilung eines Behandlungserfolges muß immer die augenblickliche Phase des ekzematösen Krankheitsverlaufes berücksichtigen. Insbesondere sind damit Heilungserfolge gemeint, die in der regressiven Phase des zweiten Lebensjahres erreicht werden. Andererseits werden falsche Schlüsse gezogen, wenn chronische Patienten erst später zur Behandlung kommen. Weiterhin ist in Betracht zu ziehen, daß eine falsche Diagnose gestellt, die Behandlung falsch indiziert war und Unverträglichkeiten durch falsche Konzentrationen oder Sensibilisierungen durch Arzneimittel wie Salbengrundlage hervorgerufen wurden.

Eine Beurteilung des Behandlungserfolges für den Einzelfall muß nach weiter unten zu erörternden Kriterien erfolgen. Statistische Zusammenfassungen sollen die gleichen Kriterien zur Voraussetzung haben (SULZBERGER, 1965): Gruppen nach Alter, Geschlecht, Schwere und Ausdehnung der Krankheit, Versorgung unter gleichen Pflege- und Klimabedingungen.

Pflegerische Prinzipien. Der Behandlungserfolg beim kindlichen Ekzem ist weitgehend mit von der Pflege abhängig. Äußere mechanische Reize spielen in der Pathogenese der Ekzemmanifestation eine nicht unbedeutende Rolle. Aus diesem Grunde müssen durch verschiedene Maßnahmen die Möglichkeiten zum Kratzen beseitigt werden. Eine psychologische Führung ist in dieser Hinsicht nur bei größeren, einsichtigen Kindern möglich. Bei Säuglingen und Kleinkindern wird man öfters genötigt sein, die Bewegungsfähigkeit vorübergehend einzuschränken. Eine „Zwangs-Behandlung" ist besonders zur Beurteilung des Behandlungserfolges wichtig. Kratzen wird lokal durch einen Schutzverband verhindert, unter den die Salbe aufgetragen, mit Leinenkleidung abge-

deckt ist und durch dicke Wickelungen aus elastischen Binden geschützt wird. Generalisierte oder disseminierte Veränderungen mit Juckreiz müssen neben der örtlichen Behinderung auch noch direkte und indirekte Behinderungen aufweisen. Das Kratzen im Gesicht und am Kopf wird am besten durch Armmanschetten, die ausreichenden Spielraum zur Betätigung des Kindes lassen, behindert. In manchen schweren Fällen ist ein Anbinden der Gliedmaßen nicht zu umgehen. Scheuern an Rücken, Gesäß und Gliedmaßen-Unterseiten läßt sich auch somit nicht vollständig unterbinden.

Heilmittel werden direkt appliziert. Dabei sind Verbände besser als offene Behandlung. Okklusiv-Verbände sind für intensiv lokale Therapie vorteilhaft.

Die *Kleidung* muß porös, luftdurchlässig, weich sein und nach Möglichkeit wollfreie Stoffe enthalten. Ebenso sind Wolldecken und Federdecken zu vermeiden.

Zur *Reinigung* wird kein Wasser mit alkalischer Seife benutzt, sondern die Pflege erfolgt mit Öl, Eucerin oder Paraffinum liquidum. Bäder werden nach vorherigem Einfetten der Haut mit Olivenöl und nicht zu warm und mit Zusatz von Öl-Wasser-Emulsionen durchgeführt. Bei Juckkrisen werden Liquor carbonis detergens, sulfonierte Schieferöle oder Bolus alba zugesetzt.

Diätetische Behandlung. Die Erfahrungen CZERNYs über eine Beeinflußbarkeit der „exsudativen Diathese" durch Reduktion der Milch, FINKELSTEINs über die Schädlichkeit der Molkensalze und den Nachweis von Trophallergenen, insbesondere Milch durch MORO hatten sich sehr viele Diätrichtlinien ergeben, die alle eine gewisse Besserung, aber keine Heilung erbrachten. Es wurden Zwiemilch mit Buttermilch bei gestillten Kindern, Buttermilch, Eiweißmilch, Säuremilch, Umsetzen auf Ziegen- und Schafmilch empfohlen. Erforderliche Kuhmilch-freie Ernährung wurden und werden mit Mandel- oder Sojamilch durchgeführt. „Ekzemkost" schlechthin gibt es nicht.

Eine Regulierung der Kost muß dann durchgeführt werden, wenn im Vergleich zur altersentsprechenden Normalkost Abweichungen vorhanden sind. Ebenso muß die Nahrung bei allen fehlgewichtigen Kindern korrigiert werden. Übergewichtige erhalten eine Reduktion der Milch und besonders der Kohlenhydrate und Fette, da bei ihnen eine anabole Stoffwechsellage das Ekzem verschlimmert. Untergewichtige Kinder erhalten eine Nahrung, die sie zum Gedeihen bringt.

Die *Fahndung nach „Trophallergenen"* hat beim „Eczema infantum" *enttäuscht*. Deshalb werden langwierige *Such- und Eleminationsdiäten* im allgemeinen *nicht mehr* durchgeführt, obgleich in manchen Fällen auch Beeinflussungen ekzematöser Erscheinungen durch Nahrungsmittel vorkommen. Industrielle Bearbeitung wie Evaporieren, Trocknen usw. hat das Kuhmilchprotein verändert und seine antigenen Eigenschaften vermindert. Eine Deckung des hohen Proteinbedarfes kann somit erfolgen.

Einigkeit besteht darüber, daß die Ernährung des Säuglings vollwertig und nicht einseitig sein soll. Zu empfehlen sind deshalb nicht nur die erforderlichen Proteinmengen, sondern eine gemischte, vitaminreiche Kost, die aus Obst, Gemüsesäften, Vegetabilien bestehen soll.

Besonders zubereitet (Berger) findet als Heilmittel, nicht als Diätetikum, *Schweinespeck* Anwendung. Säuglinge im zweiten Lebensmonat können diesen schon zusätzlich erhalten. Geeignet sind Ekzemkinder, die eine Verminderung der freien essentiellen Fettsäuren im Blute aufweisen. Die Zufuhr medikamentöser essentieller Fettsäuren und Vitamin F hat enttäuscht. Unverträglichkeiten des Specks zeigen sich mit einer „Speckdiarrhoe".

Interne Behandlung. Eine innerliche Behandlung hat an erster Stelle den lästigen Juckreiz zu mildern zum Ziele. Die Antihistaminika vom Typ der Äthylendiamine und Diäthylendiamine haben versagt. Vorteilhaft zeigen sich immer wieder *Phenothiazine*. Sie müssen über mehr oder minder lange Zeit gegeben werden, um den Heilungsverlauf durch Juckkrisen mit Kratzen nicht zu unterbrechen. Phenothiazinsalbe ist wegen Sensibilisierungsgefahr und Sonnenempfindlichkeit zu vermeiden.

Antibiotica und Sulfonamide sind hin und wieder bei „Eczema impetiginosum" oder anderen klinischen Komplikationen angezeigt, insbesondere bei Erkrankungen des Respirationstraktes.

Als zusätzliche Therapeutika wurden AT_{10} *und Vitamine* (A, B_1, B_6, B-Komplex, C und D_2) herangezogen, um Elektrolyt- und Wasser-

stoffwechsel, Gefäßabdichtung, Diurese sowie Infektanfälligkeit zu bessern.

Unspezifische Reizbehandlungen mit Eigenblut, Eigenserum, Milch, Turpintol, Plenosol, Novocain, Aureum colloidale D_{12} u. a. m., sind weitgehend verlassen.

Infusionsbehandlungen können bei schweren, nässenden Ekzemen manchmal erforderlich werden (Hochleitner), um den Flüssigkeitsverlust auszugleichen und Medikamente wie Corticosteroide, Calcium, Phenothiazine evtl. als Cocktail lytique gleichmäßig zuzuführen.

Corticosteroide sind von frappierender Wirkung, jedoch sollte von ihnen innerlich nur dann Gebrauch gemacht werden, wenn in der akuten Phase eine äußerliche Behandlung es noch nicht zuläßt (nässendes Stadium) oder keinen Erfolg zeitigt. Ihre Gefahren liegen in komplizierten Verläufen von Varicellen, bei dauernder Zufuhr im Wachstumsrückstand, Hypercorticismus und über lange Zeit in einem Katarakt.

Lokale Behandlung. Wie oben ausgeführt, heilt ein Ekzem unter alleiniger diätetischer Beeinflussung nicht aus. Eine äußere Behandlung macht sich immer erforderlich. Einige *Gesichtspunkte* sind dabei zu berücksichtigen: 1. Ehe besonders bei subakuten oder chronischen Veränderungen eine differente Behandlung beginnt, sollen möglichst Spontanremissionen abgewartet werden „Therapia exspectativa" (Siemens, 1965). 2. Die Verträglichkeit der Medikamentenbasis soll überprüft werden. 3. Durch Einseitenbehandlung wird die Wirkung des Medikamentes gegen die Leersalbe kontrolliert. 4. Vermeiden von Kombinationen verschiedener Medikamente, sowohl gleichzeitig als auch successiv. 5. Bei Medikamentenwechsel bleibt die Salbengrundlage standardisiert. Als eine Richtlinie sollte gelten: so mild wie möglich, so langsam wie möglich steigern und solange ein Erfolg zu erkennen ist, nicht ändern (Greiter, 1954).

Nässende Ekzeme werden nach dem alten Grundsatz „feucht auf feucht" auch heute noch behandelt. Dazu dienen feuchte Umschläge, bis die akuten entzündlichen Symptome abgeklungen sind. „*Feuchte Verbände*" sollen $1/2$—1 Std einwirken, niemals eintrocknen. Es kommen Kamillentee, Ringerlösung, physiologische Kochsalzlösung, 0,5—1,0% Argentum nitricum-, 1—2% Acidum tannicum, hellrote Kaliumpermanganat-, 0,5⁰/₀₀ Chinosol-Lösung in Frage. Bäder werden mit adstringierenden Substanzen wie Acidum tannicum, Cortex quercus versetzt. Borsäure, Salicylsäure und Resorcin sollen bei Epitheldefekten wegen resorptiven Vergiftungen vermieden werden.

In den letzten Jahren kommen *Öl-in-Wasser-Emulsionen* und *Polyäthylenglykole* auch beim nässenden oder wenigstens noch feuchten Ekzem zur Anwendung (näheres siehe WISKEMANN, Bd. II). In diese Grundlagen können Wirkstoffe in unterschiedlichen Konzentrationen rezipiert werden. Polyäthylenglykole haben als Salbengrundlage dehydrierende Wirkung und können gut bei Fettunverträglichkeit angewendet werden.

Farbstofflösungen (Gentianaviolett, Pyoktannin, Castellini, Brillant- und Malachitgrün) sind gut verträglich. Sie eleminieren den mikrobiellen Sensibilisator und leiten eine Heilung ein. Als besondere Indikation kann das Stadium zwischen Nässen und Krusten gelten.

Beim akuten Ekzem bewährt sich die örtliche Anwendung von *Cortiocosteroiden*. Cortison selbst hat keine Wirkung, weil es durch einen Mangel an einer Dehydrogenase nicht in die Hydrocortisonform umgewandelt werden kann (McGUIRE). Deshalb soll möglichst zeitig Hydrocortison lokal verabfolgt werden. Prednison, Prednisolon, Chlorhydrocortison und Fluorhydrocortison weichen in ihrer Wirkung nicht wesentlich ab. Grundsätzlich soll mit höheren Konzentrationen (2,5%) täglich 5 bis 6mal appliziert, begonnen werden. Sind Juckreiz und Entzündung abgeklungen, kann auf eine 1%ige Konzentration übergegangen werden.

Krusten werden mit Öl, Salicylsalbe 1—2% oder Salicyl-Schwefelsalbe 1 : 2 oder 2 : 4 abgelöst. Weiche Zinkpasten, die mit Olivenöl bis zu 20% versetzt sind, schließen sich bis zum Abklingen der akuten Erscheinungen an.

Im *subakuten Stadium* und im chronischen Stadium mit Lichenifikation kann Teer gebraucht werden. Teer ist ein Naturprodukt und wahrscheinlich entsprechend seiner Herkunft verschieden zusammengesetzt (Näheres siehe WISKEMANN). Deshalb soll immer das gleiche Mittel angewendet werden. Das wirksame Prinzip sind wahrscheinlich 3 zyklische Kohlenwasserstoffe: Anthrazen, Naphthalen

und Phenanthren (SEDLIS). Wenn sie in gleicher Konzentration wie im Steinkohlenteer vorkommend aufgetragen werden, ist der Erfolg auch derselbe. Die sichersten Resultate liefert dabei Naphthalen. Die Vorteile der reinen zyklischen Kohlenwasserstoffe liegen darin, daß die unangenehmen Teer-Verfärbungen und -Gerüche wegfallen, die Gefahr carcinogener Substanzen vollkommen vermieden wird und daß die hohen Corticosteroidkosten wegfielen. Der Behandlungserfolg zwischen Corticosteroiden und zyklischen Kohlenwasserstoffen ist ohne Unterschied.

Teer wird zur Testung der Verträglichkeit 3%ig in Aceton oder Zinkvaseline aufgetragen. Für die Behandlung kommen Naftalan 2—5%, Liquor carbonis detergens 5—10% in Pasten, bei Fettunverträglichkeit in Trockenpinselung in Frage. Gut verträglich ist selbst im Säuglingsalter reiner Steinkohlenteer, der mit einem Pinsel aufgetragen und mit Talkumpuder abgedeckt wird.

Antipruriginöse Zusätze wie Thymol, Menthol usw. sind bei Verwendung kühlender Öl-Wasser-Emulsionen nicht mehr erforderlich.

Örtliche Verwendung von Antibiotica muß von dem Gesichtspunkt der Eignung angesehen werden, denn ungeeignet sind Penicillin und Streptomycin wegen Sensibilisierung. Am günstigsten sind Tetrazykline, einesteils wegen ihres breiten Wirkungsspektrums, andererseits wegen ihrer Sensibilisierungsträgheit, ebenso das Chloramphenicol. Als ein nur lokal anwendbares Antibioticum hat Neomycin das breiteste Wirkungsspektrum. In vielen Fertigpräparaten sind Antibiotica mit Corticosteroiden kombiniert (Näheres siehe HELBIG Bd. 2).

Psychotherapie. Nicht zu zweifeln ist an der Beeinflussung des Krankheitsverlaufes von der seelischen Einstellung des Patienten. Die sensiblen, gefühls- und willensschwachen Kinder müssen zum bewußten Mitbeteiligen bei der Behandlung erzogen werden. Dies setzt schon ein, die begonnenen Behandlungsmaßnahmen wie Verbände, Manschetten und Anbinden zu achten. Die Kinder sind möglichst nicht in einem Krankheitsbewußtsein zu fixieren, welches durch häufiges und lange dauerndes Hospitalisieren aufkommen und gefördert werden kann. In manchen Fällen muß auch das Elternhaus als Milieufaktor behandelt werden, ehe ein Kind wieder entlassen wird. Überhaupt darf eine Entlassung nach Hause nur dann durchgeführt werden, wenn die Pflegepersonen mit allen Handgriffen bekannt und voll vertraut sind. Eine kontinuierliche Betreuung nach der Entlassung im Sinne einer Dispensairbehandlung ist unbedingt anzustreben.

Klimatherapie. Eine Klimatherapie ist über längere Zeit durchgeführt bei vielen Patienten mit „Eczema infantum" vorteilhaft. Je jünger die Kinder sind, um so eher ist auch eine Beeinflussung des Krankheitsablaufes zu erwarten (Näheres siehe Menger Bd. 2).

Literatur s. S. 796.

Strophulus

Synonyma. Urticaria papulosa; Urticaria chronica infantum; Strophulus infantum; Erythema urticatum; Lichen urticatus; Lichen simplex acutus; Prurigo simplex; Varicella-Prurigo; Zahnpocken; feux de dents; tooth rash; Juckblattern; Papular urticaria.

Definition. Der Strophulus ist eine akute, oft schubweise ablaufende Allgemeinerkrankung, deren Elementarmorphé hirse- bis erbsgroße, weiße, gelbliche, wachsartige oder rötliche Knötchen bilden, die von einem (meist schmalen) erythematösen Hof umgeben sind.

Disposition. Die Altersverteilung des Strophulus zeigt eine deutliche Häufung im Kleinkindesalter. Während das erste Lebenstrimenon ausgespart bleibt, ist die Erkrankung beim älteren Säugling selten, das Maximum der Krankheitsfälle entfällt auf das 2. bis 5. Lebensjahr, nach dem 8. Lebensjahr ist der Strophulus kaum mehr zu beobachten (H. Lehndorff). Das häufige Zusammentreffen mit dem Zahndurchbruch hat zur Bezeichnung „Zahnpocken" geführt.

Eine besondere Geschlechtsdisposition ist nicht bekannt. Gesunde, gut ernährte, etwas pastöse Kinder neigen eher zum Strophulus als dystrophe. Akute Infektionskrankheiten führen zur Rückbildung der Strophuluseruption.

Konkrete Unterlagen über eine *rassische Disposition* liegen nicht vor. Lehndorff zitiert eine Angabe Wichmanns, daß es in Dänemark nur wenige Kinder gäbe, die im Laufe ihres Lebens nicht irgendwann Strophulus gehabt hätten. In den romanischen Ländern soll der Strophulus seltener sein. Denkbar bis wahrscheinlich ist, daß die Rassen und Rassenmischungen der nördlichen Hemisphäre, welche eine allgemein erhöhte allergische Disposition aufweisen, auch bevorzugt an Strophulus erkranken. Der Strophulus ist keine Saisonkrankheit im engeren Sinne, tritt in den *Sommermonaten aber häufiger* auf als im Winter. Dafür dürfte die erhöhte Hautreizung (Sonnenlicht, Schwitzen, Insektenstiche) verantwortlich sein. Auch die Eruptionen nachts während der Bettruhe werden mit der physikalischen Hautänderung (erhöhte Temperatur durch Bettwärme, Schwitzen) in Verbindung gebracht. Kinder mit *exsudativer Diathese* (Czerny) sollen zum Strophulus disponiert sein. „Landkartenzungen" werden ungewöhnlich häufig mit Strophulus kombiniert gesehen.

Pathogenese. Der Strophulus ist eine infantile Sonderform der Urticaria, also eine für das Kleinkindesalter weitgehend charakteristische hyperergische Reaktionsform der Haut, der vermutlich verschiedene auslösende Noxen zugrunde liegen können. Die Ursachen sind so weit verstreut zu suchen wie bei der Urticaria, häufiger als bei dieser dürften jedoch Insektenstiche und Obstsäuren den Strophulus auslösen.

An weiteren *auslösenden Ursachen* werden genannt: Pelzhaare, Wolle, Wiesenpflanzen. Die erste Eruption erfolgt nicht selten beim Zahndurchbruch, im Rahmen akuter Infekte, bei der Vaccination oder bei altersbedingten Kostergänzungen (Zugabe von Ei, Fleisch, Obst). Die nutritive Allergie ergibt sich aus Rezidiven bei bestimmten Nahrungsmitteln oder muß mühsam durch eine Such- oder Eliminationskost (Rowe) isoliert werden.

Zusammenfassende Erörterungen der pathogenetischen Vorstellungen haben Lehndorff (1935) und Kogoj (1962) gegeben.

Klinik

Der Strophuluseruption gehen — nicht regelmäßig — Störungen des Allgemeinbefindens nur um wenige Tage voraus: *Appetitabschwächung, Unruhe, Reizbarkeit;* mitunter runden *Durchfälle* und *Erbrechen* diese Erscheinungen zu einer Art „Prodromalstadium" ab.

Der Ausbruch der „Juckknötchen" erfolgt meist nachts. Die Elementarmorphé ist ein

Knötchen, welches im bzw. auf einem erythematösen Grund sitzt. Der Knötchenbildung
geht ein Erythem voraus; auf der sonst unauffälligen Haut „schießen" rote oder blaßrote
quaddelartige, leicht erhabene, unscharf begrenzte Erythemflecken auf. Ziemlich zentral
bilden sich in diesen Erythemflecken die *Strophulusknötchen;* sie sind hirse-, schrotkorn- bis
linsengroß und ragen als derbe, wachsartige
Hautkugeln, als stumpfe Kegel oder als unregelmäßige Ellipsen aus dem Erythemgrund
1—4 mm über das Hautniveau heraus. Die
Farbe der Knötchen liegt zwischen weiß,
wachsartig, gelblich und rötlich, die Oberfläche
ist glänzend.

Bei der Eruption geht das Erythem manchmal in Quaddelbildung über, ist aber stets
flüchtig; nach einigen Stunden ist der *Erythem-
hof* abgeblaßt, die wachsartig gelben bis gelb-
braunen Knötchen stehen isoliert auf der gesunden Haut.

An der Kuppe der Strophulusknötchen entstehen mitunter kleine Exsudationen, *Bläschen,*
die durch ihre pralle Spannung einen Glanz
wie Glasperlen bekommen. Ausnahmsweise
kann sich das ganze Knötchen in eine Blase
bis Erbsengröße umwandeln *(Strophulus bullosus).* Vereinzelt treten diese Blasen zwischen
den Knötchen, vor allem an den Fußsohlen
und den Handgelenken auf. Stehen sie in
Gruppen zusammen, erinnern sie an Varicellen
*(Strophulus varicellosus; Varicella Prurigo
Hutchison).* Die Gruppierung der Bläschen
kann auch segmental orientiert sein und damit
an *Zoster* erinnern.

Der *Juckreiz* bringt es mit sich, daß die
Kuppe des Knötchens häufig abgegrenzt wird,
es bilden sich Blutungen, die verschorfen; bei
Infektion der Staphylokokken impetigenisiert
der Strophulus, es entstehen Pusteln, Borken
(Strophulus impetiginosus).

Diese Folgeerscheinungen können durch
eine Begleitdermatitis ausnahmsweise in ein
chronisches Ekzem und in Licheninfizierung
der Haut überführen.

Ohne Komplikation bleibt das Knötchen
zunächst einige Tage bestehen, wird gelblicher
bis gelbbraun, verliert allmählich den Glanz,
schrumpft, wird flacher und hinterläßt schließlich einen gelblichen Pigmentfleck. Rezidive,
die in Form von Schüben ablaufen, sind häufig.

Strenge *Lokalisationsgesetze* für den Strophulus gibt es nicht, wohl aber *Prädilektions-*

stellen; dazu gehören die seitlichen Rumpfpartien und die Extremitäten, besonders die
stammfernen Streckseiten der Unterarme und
Unterschenkel. Nicht befallen werden die

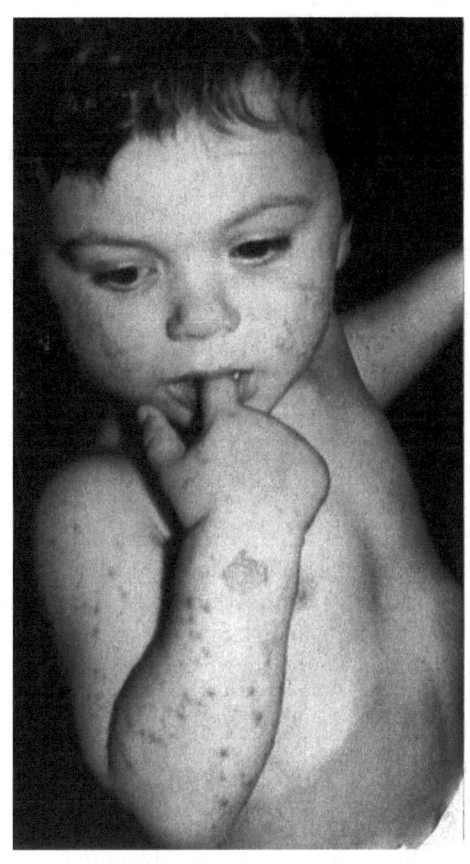

Abb. 512. Strophulus bei 1¹/₂jähr. ♀ mit vereinzelter
und flächenhafter Gruppierung

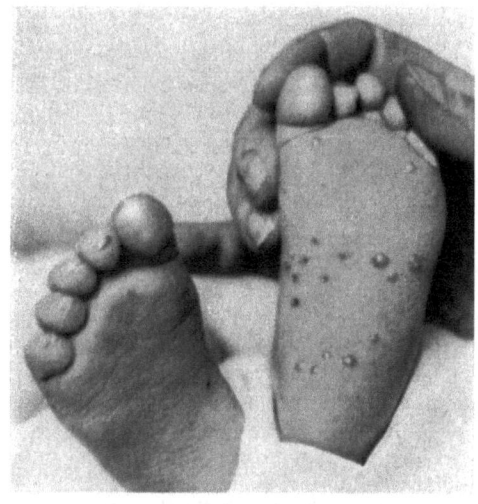

Abb. 513. Lichen urticatus an der Fußsohle bei einem
2jährigen Kinde (Dermat. Klinik, Prof. KERL, Wien)

behaarten Körperstellen und die Schleimhäute. Sonderlokalisationen stellen die Gruppen- bis Flächen- bis Segmentanordnungen der Knötchen und Bläschen dar.

Allgemeinsymptome wie Fieber fehlen. Im Vordergrund der Allgemeinauswirkungen steht der *starke Juckreiz*, der die Kinder unruhig macht und bis zur Schlaflosigkeit quält. Unbeobachtet kratzen sich kleinere Kinder mit den Fingernägeln ganze Hautstücke von der Knötchenspitze ab.

Der *Strophulusschub* klingt in 1—2 (—3) Wochen ab und führt zum Abheilen mit einer völlig wiederhergestellten Haut, wenn der weitere Verlauf nicht durch Komplikationen (Impetiginisierung, Ekzem-Dermatitis) geprägt wird.

Die *Diagnose* stützt sich auf das charakteristische Aussehen und den Tastbefund der prallen Knötchen auf der Erythembasis. Differentialdiagnostisch kann die Abgrenzung gegenüber Varicellen im Eruptionsstadium und bei stärkerer Bläschenbildung Schwierigkeiten bereiten. Die Lokalisation des Strophulus (Aussparen von behaartem Kopf und Schleimhäuten) bietet aber eine wertvolle Hilfe.

Impetiginisierte, zerkratzte Strophulusstellen können mitunter schwierig gegen Scabies abzugrenzen sein.

Die Prognose ist — auch bei wiederholten Schüben — gut; es kommt immer zu einer vollständigen, residuenlosen Abheilung, wenn nicht Sekundärerscheinungen den weiteren Verlauf bestimmen (s. o.).

Therapie. Die Beeinflussungsmöglichkeiten des Strophulus sind teils kausal, überwiegend aber symptomatisch.

Eine *kausale Behandlung* ist dann möglich, wenn das auslösende Agens erkannt und ausgeschaltet werden kann. Dieses ist bei nutritiven Allergenen mitunter möglich, wenn von der Umgebung angegeben wird, daß die ,,Juck-knötchen'' auf bestimmte Nahrungsbestandteile hin auftreten. Die Such- und Eliminationsdiät (Rowe), die in den Bestrebungen Urbachs einen frühen Vorläufer hatten, kann hier nützlich sein, obwohl der damit verbundene Aufwand meist in keinem zu rechtfertigenden Verhältnis zur geringen therapeutischen Bedeutung des Strophulus steht.

An allgemeinen Maßnahmen werden *Calciumgaben, Parathyreoideaextrakte* (25—100 E.), *Einpudern mit DDT* (bei Wanzen-, Floh- und Mückenstichen), sowie *Beseitigung der Verwurmung* (Oxyuren!) unter gegebenen Umständen nützlich sein.

Symptomatologisch steht die Bekämpfung des Juckreizes im Mittelpunkte der therapeutischen Bestrebungen. Im älteren Schrifttum werden dafür *spirituöse Pinselungen* mit $^1/_2$%-igem Menthol-, 1% igem Salicyl-, 1% igem Epicarin-, $^1/_2$% igem Resorcin, 1—3% igem Tumenolspiritus (Lehndorff), Waschungen mit Essigwasser oder Citronensaft empfohlen. Zinksalben mit Menthol ($^1/_2$%), Tumenol- (1—3%) Zusatz oder Schüttelmixturen — wie etwa die Leinersche aus Zink, Talk, Glycerin aa 15,0, Tumenolammon. 2,0, Alkohol 20,0 auf 100,0 Wasser — haben juckreizlindernden und kühlenden Effekt. High empfiehlt folgende Lösung: Liquor carbonis detergens 15,0, Calamine-Lotio 180,0 (Calamine = Resorcin 4,0, Acid. bor. 4,0, Glycerin 4,0, Calamine-Puder 30,0 witch hazel 30,0, Aqua dest. ad. 180,0).

Korting schlägt flächenhafte Anwendung von Schüttelmixturen mit Zusatz von Tumenol (5%), Thesit (2%), Liquor carbonis detergens (10% ig) oder Fissan-Teeröl, bei stärkeren palmoplantaren Superinfektionen Rivanol (1% ig) oder Mitigal (5% ig)-Zinkpaste vor. Bei kräftigeren hyperergischen Hautreaktionen dürften antiphlogistische und antiallergische Lösungen oder Salben (Corticosteroidsalben, Calcium-Sandosten) zweckmäßig sein.

Literatur

Abramson, H. A.: Psychogenic eczema in a child. Report of a case. Ann. Allergy **14**, 375 (1956).

Adelsberger, L.: Das Verhalten der kindlichen Haut gegenüber verschiedenen Reizen. Z. Kinderheilk. **43**, 373 (1927).

Andersen, D. S.: The acid-base balance of the skin. Brit. J. Derm. **63**, 283 (1951).

Aschenheim, E.: Eosinophili und exsudative Diathese. Mschr. Kinderheilk. **11**, 269 (1912).

Baer, R. L.: History, definition and concepts. J. Pediat. **66**, 154 (1965).

Bandmann, H. J.: Ekzeme und ekzematoide Dermatitiden im frühen Kindesalter. In: Handb. Haut- u. Geschlechtskrankh. Bd. II/1, S. 320. Berlin-Göttingen-Heidelberg: Springer 1962.

— Ekzeme und ekzemähnliche Krankheiten im frühen Kindesalter ihre Erkennung und die Grundzüge ihrer Behandlung. Fortschr. prakt. Derm. Venerol. **3**, 34 (1960).

— Zum Formenkreis des Eczema infantum. Hautarzt **17**, 55 (1966).

BANDMANN, H. J.:Eczema infantum oder Neurodermitis constitutionalis. Mschr. Kinderheilk. **113**, 141 (1965).
— Beobachtung zur Klinik und Therapie der Erythrodermia atopica Hill. Hautarzt **18**, 246 (1967).
BECKER, T., S. BORNSTEIN u. H. FINKELSTEIN: Kinderekzem und äußere Hautreize. Z. Kinderheilk. **56**, 253 (1934).
BERGER, H.: Speck als Diätetikum. Ann. paediat. (Basel) **178**, 278 (1952).
BERLINGHOFF, W.: Die Prognose des Säuglingsekzems. Dtsch. Gesundh.-Wes. **16**, 110 (1961).
BERNHEIM-KARRER, I.: Ekzemtod und Myocarditis. Z. Kinderheilk. **35**, 120 (1923).
BODDIN, M.: Beitrag zur Klinik des neurogenen Ekzems im Kindesalter. Med. Klin. **26**, 270 (1930).
BOHN, H.: Die Hautkrankheiten. In: GERHARDT, C.: Handbuch der Kinderkrankheiten, Nachtrag 1. Tübingen: Laupp'sche Buchhandlung 1896.
BOMMER, S.: Ekzem und Ekzembehandlung. Dtsch. Gesundh.-Wes. **8**, 1208 (1963).
BORCH, E., P. GYÖRGY u. E. WITEBSKY: Die immuno-chemische Analyse der Eiklarempfindlichkeit bei Eczema infantum. Klin. Wschr. **10**, 2264 (1931).
BORELLI, S., u. J. S. KRAFT: Beitrag zum Konstitutionsproblem bei Neurodermitis. Zbl. Haut- u. Geschl.-Kr. **92**, 380 (1955).
BUCHS, S.: Beruht die Eiklar-Reaktion beim Säuglingsekzem auf Trophallergie. Ann. paediat. (Basel) **165**, 117 (1945).
CANNATA, C.: Esperienze cliniche preliminari sull'impiego del B.C.G. nell'eczema infantum. Notiz. Ist. vaccin. antitubero. **11**, 363 (1961).
CHAMBERLAIN, D. S., J. WHITAKER, and F. N. SILVERMAN: Idiopathic osteoarthropathy and cranial defects in children (familial idiopathic osteoarthropathy). Amer. J. Roentgenol. **93**, 408 (1965).
COCA, A. F.: On the classification of the phenomena of hypersensitivness. J. Immunol. **8**, 163 (1923).
Conference on infantile eczema: history, definitions and concepts. J. Pediat. **66**, 154 (1965).
CRAWFORD, L. V.: A study of the nasal cytology in infants with eczematoid dermatitis. Ann. Allergy **18**, 59 (1960).
CZERNY, A., u. A. KELLER: Des Kindes Ernährung, Ernährungsstörungen und Ernährungsbehandlung, 2. Aufl. Leipzig-Wien: Deuticke 1925—1928.
— Die exsudative Diathese. Jb. Kinderheilk. **61**, 529 (1905).
— Zur Kenntnis der exsudativen Diathese. Mschr. Kinderheilk. **4**, 1 (1905); **6**, 1 (1907); **7**, 1 (1908).
DAMEROW, R.: Allgemeine Allergielehre. In: OPITZ, H.,u. F. SCHMID: Handbuch der Kinderheilkunde, Bd. 3, S. 53. Berlin-Heidelberg-New York: Springer 1966.

DIETEL, K.: Sozialhygienische Betrachtungen zur Dermatitis seborrhoides. Z. ärztl Fortbild. **60**, 568 (1966).
DORN, H.: zit. nach VOGEL, F., u. H. DORN: Krankheiten der Haut und ihrer Anhangsgebilde. In: BECKER, P. E.: Humangenetik, Bd. 4. Stuttgart: Thieme 1964.
EDGREN, G.: Prognose und Erblichkeitsmomente bei Eczema infantum. Acta paediat. (Uppsala) **30**, Suppl. 2 (1943).
EHRENGUT, W.: Die Pockenschutzimpfung. In: OPITZ, H., u. F. SCHMID: Handbuch der Kinderheilkunde, Bd. 3. Berlin-Heidelberg-New York: Springer 1966.
ENGMAN, M. F., R. S. WEISS, and M. F. ENGMAN jr.: Eczema and environment. Med. clin. N. Amer. **20**, 651 (1936).
ERDMANN, G.: Allergieformen und Lokalisationen. In: OPITZ, H., u. F. SCHMID: Handbuch der Kinderheilkund, Bd. 3, S. 84. Berlin-Heidelberg-New York: Springer 1966.
FARR, R. S.: Immunologic responses in infantile eczema. J. Pediat. **66**, 230 (1965).
FEER, E.: Das Ekzem mit besonderer Berücksichtigung des Kindesalter. Ergebn. inn. Med. Kinderheilk. **8**, 316 (1912).
FINKELSTEIN, H., E. GALEWSKY u. L. HALBERSTAEDTER: Hautkrankheiten und Syphilis im Säuglings- und Kindesalter. Berlin: Springer 1922.
— Ekzem und ekzemähnliche Dermatosen. In: PFAUNDLER, M. VON, u. A. SCHLOSZMANN: Handbuch der Kinderheilkunde, Bd. 10, 4. Aufl. Berlin: Vogel 1935.
FLEISHER, T. L., u. I. ZELIGMAN: Cutaneous findings in phenylketonuria. Arch. Derm. Syph. (Chic.) **81**, 898 (1960).
FONTANA, V. J., E. SEDLIS, PH. H. PROSE, V. P. MESSINA, and L. E. HOLT: Complement titer, C-reactive protein and electrophoretic serum protein patterns in eczematous children. N. Y. St. J. Med. **62**, 2801 (1962).
FREEDMAN, ST. S.: Milk allergy in infantile atopic eczeme. Amer. J. Dis. Child. **102**, 76 (1961).
FRIEDMAN, M., and P. J. HARE: Gluten-sensitive Enteropathy and eczeme. Lancet **1965 I**, 521.
GARSCHE, R.: Der plötzliche Tod im Kindesalter. Ergebn. inn. Med. Kinderheilk. NF. **1**, 139 (1949).
— Zur Frage des plötzlichen Todes im Kindesalter. Arch. Kinderheilk. **136**, 190 (1949).
GERTLER, W.: Das Säuglingsekzem. Dtsch. Gesundh.-Wes. **15**, 2455 (1960).
GLANZMANN, E.: Zur Pathogenese und Therapie der Säuglingsekzeme unter besonderer Berücksichtigung der diatetischen Faktoren. Kinderärztl. Prax. **10**, 165 (1939).
GOTTRON, H. A., u. G. W. KORTING: Dermatologische Letalitätsprobleme. In: GOTTRON, H. A., u. W. SCHÖNFELD: Dermatologie und Venerologie, Bd. 5. Stuttgart: Thieme 1962.
GREITHER, A.: Über das Ekzem. Dtsch. med. Wschr. **79**, 1384 (1954).

798   K. DIETEL und F. SCHMID:

GUDJONSSON, H., A. LODIN, and J. MODÉE: Besnier's prurigo (atopic dermatitis) in children. Acta derm.-venereol. (Stockh.) 46, 159 (1966).

GYÖRGY, P., E. MORO u. E. WITEBSKY: Über Milchantikörper im Serum an Säuglingen. Klin. Wschr. 10, 821 (1931).

— — — Eiklarempfindlichkeit bei Eczema infantum. Klin. Wschr. 9, 1012 (1930).

HASHEM, N., K. HIRSCHHORN, E. SEDLIS, and L. E. HOLT jr.: Infantile eczema. Evidence of autoimmunity to human skin. Lancet 1963 II, 269.

— The possible role of autosensitization in eczema, as demonstrated by a new experimental technique. J. Pediat. 66, 248 (1965).

HAYNAL, A.: Zur familiären Häufigkeit der Atopien unter Berücksichtigung sozialer Faktoren. Arch. klin. exp. Derm. 208, 632 (1959).

HEITE, H.-J.: Das kindliche Ekzem. In: F. LINNEWEH: Die Prognose chronischer Erkrankungen. Berlin-Göttingen-Heidelberg: Springer 1960.

— Katamnestische Erhebungen, klinische Untersuchungen und Testungen zur Spätprognose des Eczema infantum. Arch. klin. exp. Derm. 213, 460 (1961).

HEIM, L., u. I. STRÖDER: Die Harnaminosäurenausscheidung bei Eczema infantum. Ann. paediat. (Basel) 191, 212 (1958).

HELLERSTRÖM, S., and H. LIDMAN: Studies of Besnier's prurigo (atopic dermatitis). Acta derm.-venereol. (Stockh.) 36, 11 (1956).

HELVE, O., N. OKER-BLOOM, and R. PÄTIÄLÄ: β-hemolytic streptoccoci in the disease groups eczema infantum-prurigo. Acta paediat. (Uppsala) 39, 140 (1950).

HERMAN, H.: A critical study of 61 cases of asthma and eczema in infancy and childhood. Controlled by cutaneous protein sensitization tests. Amer. J. Dis. Child. 24, 221 (1922).

HIGH, R. H.: The erythemas. In: MITCHELL-NELSON: Textbook of Pediatrics. 5. ed. Philadelphia-London: W. B. Saunders Comp. 1953, 1562.

HILL, L. W., and M. B. SULZBERGER: Evolution of atopic dermatitis. Arch. Derm. Syph. (Berl.) 32, 451 (1935).

— The value of the protein skin tests in infantile eczema. J. Amer. med. Ass. 102, 921 (1934).

— The treatment of infantile eczema from point of view of the Pediatrician. J. Amer. med. Ass. 111, 2113 (1928).

— Evaluation of the therapy in infantile eczema. J. Amer. med. Ass. 140, 139 (1949).

— Nomenclature, classification and pathogenesis of "eczema" in infancy. Arch. Derm. 66, 212 (1952).

— The importance of contact eczema in children. Pediatrics 23, 797 (1959).

— The rol of contactants in infantile eczema. J. Pediat. 66, 243 (1965).

HOCHLEITNER, H.: Infusionstherapie in der Dermatologie. Hautarzt 16, 90 (1965).

HOLMES, B., P. G. QUIE, D. B. WINDHORST, and R. A. GOOD: Fatal granulomatous disease of childhood. An inborn abnormality of phagocytotic function. Lancet 1966 I, 1225.

HOLT, L. E. jr.: Eczema infantum. Mschr. Kinderheilk. 113, 134 (1965).

JACCOTTET, M., B. MATTER et M. CAMPICHE: L'elimination urinaire des electrolytes chez l'enfant eczemateux. Helv. paediat. Acta 16, 5/6 (1961).

JADASSOHN, J.: Ätiologie und Pathogenese des Ekzems. 8. Intern. Congr. Derm. Syph. Kopenhagen 1930, S. 64.

JANK, M., u. I. SOLTZ-SZÖTS: Zur Immunologie des eczema herpetiforme Kaposi. Hautarzt 17, 173 (1966).

JERVIS, G. A.: Phenylpyruvic oligophrenia, introductory study of 50 cases of mental deficients associated with excretion of phenylpyruvic acid. Arch. Neurol. Psychiat. 38, 944 (1937).

— Genetics of phenylpyruvic oligophrenia: a contribution to study of influence of hereditary on mental defect. J. Ment. Sci. 85, 719 (1939).

JOHANNSSEN, F.: Untersuchungen über die Hypoproteinämie beim Säuglingsekzem. Z. Kinderheilk. 63, 341 (1943).

KLUNKER, W., u. U. W. SCHNYDER: Über die Bedeutung der Genetik für die Klassifizierung der Allergien. Int. Arch. Allergy 15, 360 (1959).

KÖHLER, W.: Die Serologie des Rheumatismus und der Streptokokkeninfektionen. In: HABS, H., u. J. KATHE: Beiträge zur Hygiene und Epidemiologie, H. 9. Leipzig: Barth 1963.

KOGOJ, F.: Urticaria, Strophulus, Prurigo, Pruritus. In: Handb. Haut- u. Geschlechtskrankh., Bd. XVIII, S. 475. Berlin-Göttingen-Heidelberg: 1962.

KORTING, G. W.: Zur Pathogenese des endogenen Ekzems. Stuttgart: Thieme 1954.

— Das endogene Ekzem. In: GOTTRON, H. A., u. W. SCHÖNFELD: Dermatologie und Venerologie, Bd. 3, S. 1. Stuttgart: Thieme 1959.

— Therapie der Hautkrankheiten. Stuttgart: F. K. Schattauer 1967.

KREIBISCH, C.: Ekzeme und Dermatitiden. In: JADASSOHN, J.: Handbuch der Haut- und Geschlechtskrankheiten, Bd. 6, T. 1. Berlin: Springer 1927.

KRIVIT, W., and R. A. GOOD: Aldrich's syndrome (Thrombocytopenia, eczema and infections in infants). Amer. J. Dis. Child. 97, 137 (1959).

LANGER, B.: Testungen beim Säuglings- und Kleinkinderekzem einschließlich Milchschorf. Dtsch. Gesundh.-Wes. 16, 140 (1961).

LECKS, H. I., and L. P. KRAVIS: Management of severe atopic dermatitis. Clin. Pediat. (Philad.) 1, 3 (1962).

LEHNDORFF, H.: Strophulus infantum. In: v. PFAUNDLER-SCHLOSSMANN: Handbuch der Kinderheilkunde, 10. Bd., IV. Aufl., S. 571. Berlin: F. C. W. Vogel 1935.

LEINER, C.: Hautkrankheiten im Säuglingsalter. In: JADASSOHN, J.: Handbuch der Haut- und Geschlechtskrankheiten, Bd. 14, T. 1. Berlin: Springer 1930.

LINDBERG, T., u. B. PALMGREN: Wiskott-Aldrich-Syndrom: Thrombozytopenie, Ekzem sowie Neigung zu Infektionen. Arch. Kinderheilk. **166**, 164 (1962).

LIPKIN, G.: Some observations of minerals in eczeme. J. Pediat. **66**, 216 (1965).

LUTZ, W., u. R. SCHUPPLI: Lehrbuch der Haut- und Geschlechtskrankheiten, 3. Aufl. Basel-New York: Karger 1963.

MAISKY, A.: Studien über serologische Beziehungen zwischen den menschlichen Thrombozyten- und Hetero-Antigenen. Z. Immun.-Forsch. **125**, 412 (1963).

McGUIRE, J. S.: Some biochemical pecularities of the skin. J. Pediat. **66**, 210 (1965).

MENGER, W.: Klimaheilkunde. In: OPITZ, H., u. F. SCHMID: Handbuch der Kinderheilkunde, Bd. 2, T. 1. Berlin-Heidelberg- New York: Springer 1966.

—, u. J. CICILIANI: Veränderungen des Krankheitsbildes von Asthma bronchiale und Ekzem durch langfristige Corticoidbehandlung. Mschr Kinderheilk. **113**, 358 (1965).

MIESCHER, G.: Ekzem. Histopathologie, Morphologie, Nosologie. In: J. JADASSOHN: Handbuch der Haut- und Geschlechtskrankheiten, Ergänzungswerk, Bd. 2, T. 1. Berlin-Göttingen-Heidelberg: Springer 1962.

MILDER, E.: The influence of neuropsychic factors in the etiology of the generalized neurodermitis. The cutaneous member of the eczema-asthma-hay-fever-complex. Dermatologia (Basel) **111**, 140 (1955).

MORO, E., u. L. KOLB: Über das Schicksal von Ekzemkindern. Mschr. Kinderheilk. **9**, 428 (1910).

— Übererregbarkeit des vegetativen Nervensystems im Frühjahr und Ekzemtod. Münch. med. Wschr. **67**, 657 (1920).

— Eczema infantum und Dermatitis seborrhoides. Berlin: Springer 1932.

MOYNAHAN, E. J.: Wiskott-Aldrich-Syndrom. Eczema, recurrent bleeding and recurrent upper respiratory infections. Proc. roy. Soc. Med. **55**, 232 (1962).

— Natural history of infantile eczema: Its incidence and course. J. Pediat. **66**, 158 (1965).

NESENSON, A.: Hypoproteinemia and edema in eczema. J. Pediat. **46**, 544 (1955).

NITSCH, K.: Beitrag zur Ätiologie des Säuglings- und Kinderekzems. Med. Klin. **45**, 585 (1950).

OEHME, J.: Was wird aus dem Ekzemkind? Kinderärztl. Prax. **28**, 585 (1960).

— Säuglingsekzem (Ekzema infantum und Dermatitis seborrhoides). In: F. LINNEWEH: Die Prognose der chronischen Erkrankungen. Berlin-Göttingen-Heidelberg: Springer 1960.

OPITZ, H.: Umfrage über die derzeitige Häufigkeit und diätische Behandlung des Ekzems. Kinderärztl. Prax. **23**, 116 (1955).

PARISH, W. E., and A. ROOK: Skin autosensitization. In: GELL, P. G. H., and R. R. A. COOMBS: Clinical aspects of immunology. Oxford: Blackwell Sc. Publ. 1963.

PASTERNACK, B.: The prediction of asthma in infantile eczema: a statistical approach. J. Pediat. **66**, 164 (1965).

PARTINGTON, M. W.: The earles symptoms of phenylketonuria. Pediatrics **27**, 465 (1961).

PETERSON, R. D. A.: Immunologic responses in infantile eczema. J. Pediat. **66**, 225 (1965).

—, A. R. PAGE, and R. A. GOOD: Wheal and erythema allergy in patients with agammaglobulinemia. J. Allergy **33**, 406 (1962).

PETHEÖ, J. VON: Über Ekzemtod. Mschr. Kinderheilk. **27**, 50 (1923).

PLENERT, W., u. G. ROGNER: Thrombozytopenie und Thrombozytopathie. In: OPITZ, H., u. F. SCHMID: Handbuch der Kinderheilkunde, Bd. 6. Berlin-Göttingen-Heidelberg: Springer 1967.

PROSE, PH. H.: Pathologic changes in eczema. J. Pediat. **66**, 178 (1965).

PURDY, M. J.: The long-term prognosis in infantile eczema. Brit. med. J. **4824**, 1366 (1953).

RAJKA, G.: Prurigo Besnier (atopic dermatitis) with special reference to the role of allergic factors. Acta dermat.-venereol. (Stockh.) **40**, 285 (1960).

RATNER, B., and C. COLLINS-WILLIAMS: Analysis of protein skin reactivity in infantile and childhood eczema. Amer. J. Dis. Child. **96**, 184 (1958).

REILLY, W. A., and S. LINDSAY: Gargoylism (Lipochondrodystrophy): A review of clinical observations in 18 cases. Amer. J. Dis. Child. **75**, 595 (1948).

ROSENSTERN, J.: Exsudative Diathese und Eosinophilie. Jb. Kinderheilk. **69**, 631 (1909).

ROSS, I. R., and A. BROWN: The management of atopic eczema cases in infancy and childhood. Canad. med. Ass. J. **58**, 486 (1948).

ROST, G. A., u. A. MARCHIONINI: Asthma-Ekzem, Asthma-Prurigo und Neurodermitis. Würzburger Abh. Med. **27**, 337 (1932).

RÖSCH, E.: Das Schickal der Patienten mit exsudativen Ekzematoid (ROST). Med. Inaug. Diss. Freiburg 1937.

ROWE, A. H.: Elimination diets and patients allergies. Philadelphia: Lea & Febiger 1946.

ROZENTUL, M. A., A. A. STUDNITSIN, P. E. MASLOV, E. M. RAKHMALEVICH, A. V. KHAMAGANOVA, N. K. IVANOVA, A. P. KHRUNOVA, A. G. BELYAKOVA u. P. B. ZATURENSKAYA: Die Pathogenese und Behandlung von Ekzemen und Neurodermitiden bei Kindern. Vestn. Derm. Vener. (Mosk.) **35**, 3 (1961).

SCHIFF, E.: Künstliche Ernährung und Ekzemverhütung beim Säugling. Z. Kinderheilk. **76**, 426 (1955).

SCHNYDER, U. W., u. W. KLUNCKER: Über das phänotypische familien-pathologische Verhalten der Atopien. Hautarzt **8**, 510 (1957).

Schnyder, H. W.: Neurodermitis-Asthma-Rhinitis. Int. Arch. Allergy, Suppl. ad Vol. 17 (1960).

Sedlis, E.: Natural history of infantile eczema: Its incidence and course. J. Pediat. 66, 158 (1965).

— Some challenge studies with foods. J. Pediat. 66, 236 (1965).

— Some controlled observations with topical therapy. J. Pediat. 66, 255 (1965).

Siemens, H. W.: Untersuchungen und Kritik der zur Zeit üblichen Salbenbehandlung. Hautarzt 16, 400 (1965).

— Grundsätzliches über die äußere Behandlung der Hautkrankheiten. Hautarzt 16, 200 (1965).

Snyderman, S. E.: An eczematoid dermatitis in histidine deficiency. J. Pediat. 66, 212 (1965).

Sorel, R., P. Zerbib et A. Degoy: Corrélations statistiques entre l'eczéma du nourrisson et les manifestations respiratoires allergiques. A propos de 500 cas. Pédiatrie 21, 155 (1966).

Stifler, W. C.: Some challenge studies with food. J. Pediat. 66, 235 (1965).

Sulzberger, M. B.: Some pitfalls in therapy and its evaluation. J. Pediat. 66, 252 (1965).

Tachau, P.: Hautkrankheiten und exsudative Diathese. Z. Kinderheilk. 38, 610, 638 (1924); 42, 395 (1926).

—- Die Rolle der Überempfindlichkeit bei Ekzemen. Med. Klin. 23, 905, 944 (1927).

— Zur Frage der ekzematoiden Dermatitiden im Säuglings- und Kindesalter. Hautarzt 16, 212 (1965).

— Zur Klassifikation der Kinderekzeme. Mschr. Kinderheilk. 29, 638 (1925).

Torsney, Ph., and G. J. Blumenstein: Atopic dermatitis. J. Allergy 38, 41 (1966).

Urbach, E.: Hautkrankheiten und Ernährung. Wien: Maudrich 1933.

— Klinik und Therapie der allergischen Krankheiten. Wien: Maudrich 1935.

Varonier, H. S., and W. W. Hahn: Cardiac and vascular reactivity in atopic and nonatopic children. J. Allergy 38, 352 (1966).

Vickers, C. F. H.: Eczema and phenylketonuria. Trans. St. John's Hosp. derm. Soc. N.S. 50, 56 (1964).

Vowles, M., R. P. Warin, and I. Aply: Infantile eczema: observations in natural history and prognosis. Brit. J. Dermat. 67, 53 (1955).

Walker, R. B., and R. P. Warin: The incidence of eczema in early childhood. Brit. J. Dermat. 68, 182 (1956).

West, J. R., L. A. Johnson, and R. K. Winkelmaa: Delayed blanch phenomenon in atopic individuals without dermatitis. Arch. Dermat. 85, 227 (1963).

Wise, L. I., I. M. Shames, V. I. Derbes, and F. M. Hunter: Fluorescent antibody studies in chronic dermatitis. Arch. Dermat. 84, 37 (1961).

Wiskemann, A.: Externe Dermatotherapeutica. In: Opitz, H., u. F. Schmid: Handbuch der Kinderheilkunde, Bd. 2, T. 1. Berlin-Heidelberg-New York: Springer 1966.

Woringer, P.: Der Eiklar-Antikörpergehalt des Blutes ekzematöser Säuglinge. Z. Kinderheilk. 52, 586 (1932).

— Studien über das Säuglingsekzem. Mschr. Kinderheilk. 85, 348 (1940/41).

— Das Säuglingsekzem. Stuttgart: Wissenschaftl. Verlagsgesellschaft m.b.H. 1943.

Zimmer, I., u. Fr. Woringer: Serum-Immunelektrophorese beim konstitutionellen Ekzem. Z. Haut- u. Geschl.-Kr. 31, 60 (1961).

Zitzke, E., u. L. Peters: Zur diätetischen Behandlung des Ekzems unter besonderer Berücksichtigung des Einflusses auf Blutbild, Alkalireserve und K/Ca-Quotienten. Derm. Wschr. 1935, 669 u. 697.

Bläschen- und blasenbildende Erkrankungen
(Pemphigus, Dermatitis herpetiformis)

Von A. Schimpf, Homburg/Saar

Seit der Darstellung von Leo v. Zumbusch (1935) wurden beachtliche Fortschritte in bezug auf Diagnostik und Klassifikation der bläschen- und blasenbildenden Erkrankungen erzielt. Auf Grund einer derzeit fast allgemeingültigen Anschauung, die auf vergleichenden Studien von Histologie, Cytologie, elektronenmikroskopischen Untersuchungen sowie Klinik und Verlauf der bläschen- und blasenbildenden Erkrankungen basiert, werden diese Krankheiten heute in 3 Gruppen eingeteilt: 1. die *Pemphigus-Gruppe*, 2. die *Dermatitis herpetiformis-Gruppe* und 3. die *bullösen Genodermatosen*. Der ersten Gruppe zugehören der Pemphigus vulgaris, - vegetans, - foliaceus und - erythematosus, zur (heterogenen) zweiten Gruppe die Dermatitis herpetiformis, die Dermatitis herpetiformis senilis (bullöses Pemphigoid) und der Pemphigus conjunctivae (benignes Schleimhautpemphigoid) und zur dritten Gruppe der Pemphigus familiaris benignus und die Epidermolysis bullosa und ihre Varianten. Gemäß der vorstehenden Klassifikation soll eine gesonderte Besprechung der Pemphigus- und Dermatitis herpetiformis-Gruppe erfolgen. Eine Abhandlung der hereditären, bullösen Dermatosen ist Gegenstand der Erörterung im Kapitel Genodermatosen. Bei der *Besprechung* werden nur die vesiculo-bullösen Dermatosen erörtert, die im *Kindesalter* vorkommen. Hierher gehörend sind der Pemphigus *vulgaris*, - *vegetans* und - *foliaceus* sowie die *Dermatitis herpetiformis*.

Pemphigus

Während *früher* ausschließlich *morphologisch-klinische* Aspekte zur Unterscheidung zwischen der Pemphigus- und der Dermatitis herpetiformis-Gruppe herangezogen wurden, besteht *heute* weitestgehend Übereinstimmung darüber, daß sich diese beiden Krankheitsgruppen hinsichtlich der klinischen Symptome nur mit Vorbehalt, *histologisch* jedoch so gut wie stets *trennen* lassen. Für die Pemphigus-Gruppe ist die *intraepidermale Spalt-* und *Blasenbildung* mit *akantholytischen Epidermiszellen* (Pemphigus-, Tzanck-Zellen) ohne primär entzündliche Veränderungen im Corium, für die *Dermatitis herpetiformis-* (Pemphigoid-)Gruppe die *subepidermale*, nicht akantholytische *Blasenbildung* mit Ödem und entzündlicher, an Eosinophilen reicher Infiltration im Papillarkörper bzw. auch im mittleren Corium charakteristisch (CIVATTE, 1943; TZANCK, 1948).

Zur Pemphigusgruppe gehören auf Grund vorgenannter histologischer Kriterien (Akantholyse) der Pemphigus *vulgaris, - vegetans, -foliaceus* und der im Kindesalter nicht vorkommende Pemphigus erythematosus.

Vor Besprechung des *Pemphigus* und der *Dermatitis herpetiformis* im *Kindesalter* soll auf die erheblichen *Schwierigkeiten* verwiesen werden, die der Auswertung und Bearbeitung des Krankengutes der vergangenen 3 Jahrzehnte entgegenstanden. Da in überwiegender Zahl der publizierten Fälle feingewebliche Befunde fehlten, erfolgte die Einordnung fast ausschließlich unter morphologisch-klinischen Aspekten. Im einschlägigen Schrifttum finden sich aus morphologischer Sicht Mitteilungen über Übergänge von Dermatitis herpetiformis in Pemphigus vulgaris (und Varianten) und umgekehrt als beredter Ausdruck mangelnder Klassifikation. Weiterhin wurde die Einordnung der veröffentlichten Fälle insofern noch erschwert, als der Begriff „*Pemphigus juvenilis*" für diejenigen bullösen Dermatosen des Kindesalters geprägt wurde, die damals weder als Pemphigus chronicus noch als Dermatitis herpetiformis eingeordnet werden konnten (Einzelheiten s. BRETT et al.). — Die erhobene Statistik berücksichtigt nur die Fälle, die unter der Diagnose Pemphigus vulgaris (- vegetans, - foliaceus) bzw. juvenilis und Dermatitis herpetiformis publiziert waren, Übergangs- und zweifelhafte („Morbus Duhringi mit Pemphigus traumaticus vergesellschaftet" u. ä.) Fälle blieben unberücksichtigt. Da die grundlegenden Arbeiten von CIVATTE (1943) und TZANCK (1948) erst wesentlich später allgemeingültige Anerkennung fanden, kann die so erhobene Statistik folglich nicht der derzeit üblichen Unterteilung des Pemphigus und der Dermatitis herpetiformis ausschließlich nach histologischen Kriterien entsprechen. — Wenn

LEVER jedoch mitteilt, daß der Pemphigus „kaum jemals" im Kindesalter vorkommt, so steht dieser Auffassung eine Reihe von Veröffentlichungen vergangener Jahre aus namhaften Kliniken entgegen. So wurden u. a. von GERTLER 1942 aus der Breslauer Klinik 6 unter 215 Fällen von Pemphigus chronicus, 5 unter 172 Fällen von Pemphigus vulgaris und 1 unter 24 Fällen von Pemphigus foliaceus im Kindesalter (0—10 Jahre), von BEEK 1949 aus der Klinik Den Haag (Holland) unter 603 Fällen von Pemphigus vulgaris 6% Kinder (4—14 Jahre), unter 137 Fällen von Pemphigus vegetans 2% Kinder und unter 97 Fällen von Pemphigus foliaceus 1% Kinder, und von TAPPEINER 1954 aus der Wiener Klinik 10 Fälle [4 Mädchen, 2—16 Jahre; 6 Jungen (10 Monate bis 14 Jahre)] vom Pemphigus (Gesamtzahl 513 Fälle) mitgeteilt. — Über histologisch verifizierte Fälle von Pemphigus vulgaris berichteten STEIGLEDER 1955 (12jähriges Mädchen) und neuerdings PETKOV et al. 1966 (11jähriger Junge).

Pemphigus vulgaris

Synonyme Bezeichnungen (s. HERZBERG) sind Pemphigus vulgaris malignus (HEBRA u. KAPOSI, 1874), Pemphigus subaigu malin à bulles extensives (BROCQ, 1919) und Pemphigus vulgaris acutus (malignus) (LEVER, 1953), Pemphigus vulgaris (akute und chronische Formen, HERZBERG, 1958), Pemphigus vulgaris (LEVER, 1965).

Historische Daten: WICHMANN gebrauchte erstmals 1791 für eine heute als Pemphigus vulgaris zu bezeichnende Erkrankung den Terminus „*Pemphigus*". In der Folgezeit war es vor allem HEBRA, der den *Pemphigus vulgaris* als eigenes Krankheitsbild herausstellte und ihn von anderen Dermatosen, die damals noch als „Pemphigus" bezeichnet wurden, abgrenzte. — Eine historische Abhandlung findet sich im Lehrbuch der Hautkrankheiten von HEBRA und KAPOSI (1874), bei RIECKE (1931) und LEVER (1953, 1964) (s. HERZBERG).

Statistik: Im einschlägigen dermatologischen Schrifttum — einschließlich der neuen Handbuchbeiträge (HERZBERG, LEVER) — wird nicht auf die *Häufigkeit, Alters-* und *Geschlechtsdisposition* usw. des Pemphigus und seiner Varianten im Kindesalter eingegangen. Eine kasuistische Bearbeitung (1965/66) vermittelte, daß in den vergangenen 30 Jahren etwa 60 Fälle unter der Diagnose *Pemphigus vulgaris* mitgeteilt wurden. Bei einer Frequenz dieser Erkrankung im Erwachsenenalter mit Werten von 0,037, 0,70, 0,103—0,4% in größeren Universitäts-Hautkliniken (s. HERZBERG) wird ersichtlich, daß die Erkrankungsziffer (etwa

60 Fälle in 30 Jahren) an *Pemphigus vulgaris* im *Kindesalter* gering ist (s. a. v. ZUMBUSCH). Bei *40* von 60 Fällen war eine Aussage über die *Altersdisposition* auf Grund der Schrifttumsangaben möglich. Dabei war feststellbar, daß die Erkrankung in *allen Lebensjahren* des Kindesalters auftreten kann. 8 Fälle wurden im 5. bis 6. Lebensjahr, je 5 Fälle im 1.−2. und 14. bis 16. Lebensjahr und 4 Fälle im 10.−11. Lebensjahr beobachtet. In den anderen Lebens-

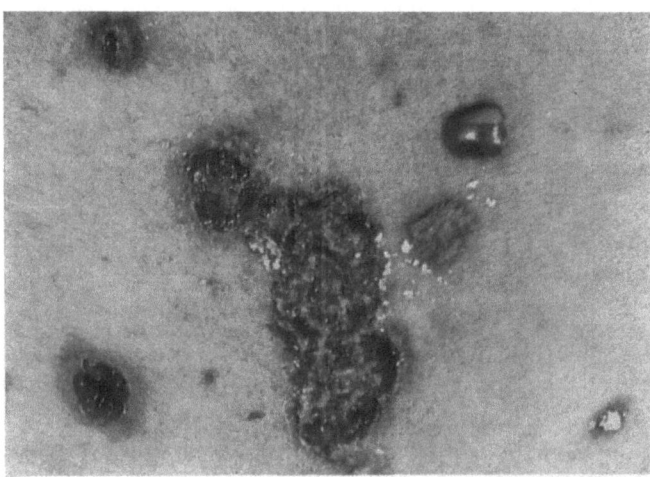

Abb. 514. Pemphigus vulgaris (Prof. Dr. KLOSTERMANN, Klinik Prof. Dr. BODE)

jahren des Kindesalters schwankte die Erkrankungsziffer zwischen 1−3 Fällen. − Die *Geschlechtsdisposition* ist auf Grund des relativ kleinen Krankengutes (auswertbar waren 35 von 60 mitgeteilten Fällen) deshalb nicht sicher beurteilbar, weil bei 25 von 60 Fällen Angaben über Alter und Geschlecht fehlen.

Ätiologie: Die Ursache des *Pemphigus vulgaris* ist unbekannt, auch besteht heute keine diesbezügliche, beweiskräftige Theorie. Die Vielzahl der verschiedenen Hypothesen — die Infektions-, Virus-, Toxin-, enzymatische Theorie und die Theorie der Stoffwechselstörung — beweist die derzeitige Unkenntnis bezüglich Ursache und Genese dieser Erkrankung (Einzelheiten s. HERZBERG und LEVER).

Pathogenese: Gleichermaßen ungeklärt ist heute noch die Krankheitsentstehung des *Pemphigus vulgaris*. Dies mag Veranlassung sein, daß vielfach noch Schwierigkeiten hinsichtlich der Abgrenzung und der nosologischen Stellung dieser Erkrankung bestehen, obgleich die feingewebliche Struktur derselben mit intraepidermaler akantholytischer Blasenbildung zumindest die Abgrenzung von anderen bullösen Dermatosen heute weitestgehend sicherstellt.

Klinik: Der *Pemphigus vulgaris* (Abb. 514) beginnt am Integument meist mit uncharakteristischen Veränderungen (erosive, nässende, krustöse, Impetigo-artige Efflorescenzen), während sich bei Befall an Schleimhäuten schon zu Beginn typische Veränderungen (Vesiculae, Bullae, Erosionen mit Blasensaum) manifestieren. Die Schleimhäute und die Kopfhaut sind auch des öfteren zuerst und zeitweise isoliert befallen (TOKAREVA et al., STÜTTGEN, HAXTHAUSEN, GOCKEL, GEIMER, CATTENEO, URBACH, CLEVELAND). Blaseneruptionen auf dem Trommelfell bei Pemphigus vulgaris (9jähriger Knabe) beobachtete SPRENGER. − Der Häufigkeit nach werden Mundschleimhaut, dann Kopfhaut und Brust, Rücken, untere und obere Extremitäten, Nacken sowie Achsel- und Inguinalregion und übrige hautnahe Schleimhäute befallen. − Bei *akut* verlaufenden Fällen ist der Beginn oft durch urticariell-morbilliforme Exantheme oder ekzemähnliche Morphen gekennzeichnet, die gelegentlich schon in diesem Stadium angedeutete Bläschenbildung erkennen lassen. − Das vollausgebildete Krankheitsbild zeigt eine mehr oder minder asymmetrische, generalisierte Blaseneruption, meist auf unveränderter, aber auch auf urticarieller oder erythematöser Haut. Die Blasen können beim Auftreten prall und straff gespannt sein, sie werden schnell schlaff, sobald sie an Größe zunehmen. Das leichte Platzen der Blasen führt zu Epitheldefekten (Erosionen, oberflächliche Ulcerationen), die sich durch fortlaufende Ablösung der Epidermis randwärts vergrößern und an der Peripherie einen ,,Blasenkragen" aufweisen. Oft treten im späteren Verlauf keine Blasen mehr auf, sondern es besteht dann nur noch eine Ablösung der Epidermis mit nachfolgender Krustenbildung. Bei Pemphigus-Kranken kann die Lockerheit der Epidermisschichten so ausgesprochen sein, daß sich die obersten Schichten der Epidermis durch kräftigen Druck mit dem Daumen leicht abschieben lassen (Nikolskysches Phänomen). Auch können Blasen und randständige Epitheldefekte mit Blasenkragen durch (tangentialen) Fingerdruck vielfach weitergeschoben werden, so daß die Blase noch größer wird.

Die Epithelläsionen sind schmerzhaft, Juckreiz fehlt zumeist oder ist nur gering, die *Abheilung* erfolgt gewöhnlich ohne Vernarbung (nur ausgeprägte Sekundärinfektion veranlaßt atrophische Narben), möglicherweise mit *Pigmentierung*. — Die *Schleimhauterscheinungen* sind meist ausgeprägt und schwer, können bei Mundschleimhautbefall auf Pharynx und Larynx sowie Lippenrot und Mundumgebung übergreifen und sind den Hauterscheinungen ähnlich (selten unversehrte Blasen, meist peripher fortschreitende Schleimhautdefekte).

Allgemeinerscheinungen fehlen im Kindesalter zumeist, so daß von einem *Pemphigus juvenilis* (SPRENGER) bzw. von — benignus (BRETT et al.) gesprochen wird. Über hohes Fieber im Eruptionsstadium berichtete TOCAREVA, über Fieber, Diarrhoen, Prostration und heftige Schmerzen STÜTTGEN, über Abmagerung bei schwerem Befall der Schleimhäute PETKOV et al. und über einen malignen Pemphigus mit schwerer Störung des Allgemeinbefindens und letalem Ausgang innerhalb von 5 Tagen bei einem 8jährigen Mädchen (CLEVELAND).

Pemphigus vegetans

Beim Pemphigus vegetans wird zwischen dem Typ Neumann (1876) und dem Typ HALLOPEAU (1889) unterschieden. Der Pemphigus vegetans Neumann stellt die dem Pemphigus vulgaris nächststehende Variante dar. — Unter der Benennung Pyodermite végétante beschrieb HALLOPEAU eine chronische, etwas gutartiger verlaufende, pustulöse, sich auf größere Hautpartien erstreckende Variante, die sich in Pemphigus vegetans (NEUMANN) oder Pemphigus vulgaris umwandeln kann, oft aber auch nach einer Eruptionsperiode einen Stillstand aufweist und — wenngleich selten — spontan abheilen kann.

Statistik (s. Pemphigus vulgaris): In den letzten 30 Jahren wurden nur von BEZECNY 1936 (8jähriges Mädchen), FABIAN 1933 (4jähriges Kind), GONZÁLES 1939 (16jähriges Mädchen) und KVEIM 1938 (13jähriger Knabe) Krankheitsfälle unter der Diagnose Pemphigus vegetans, jedoch kein Fall des Types Hallopeau, mitgeteilt.

Ätiologie und Pathogenese: Die Ätiopathogenese des Pemphigus vegetans (NEUMANN) ist nach wie vor unbekannt. Beim Typ Hallopeau wird ätiologisch eine Staphylodermie als vorliegend erachtet (DEGOS, s. HERZBERG), pathogenetisch wird hier das Vorliegen besonderer konstitutioneller und Terrainanomalien diskutiert.

Klinik: Der Beginn gleicht dem Pemphigus vulgaris. Über Erosionen mit randständigen Blasenkragen entstehen insbesondere in intertriginösen Regionen (Axillen, Inguinal-, Genital- und Analbereich) papillomatöse Wucherungen (sog. Vegetationen), die zu großen beetartigen Granulationen konfluieren können. Frische Vegetationen sind feucht und oft mit Pusteln besetzt, randständig entwickeln sich hingegen schlaffe Blasen und Erosionen wie beim Pemphigus vulgaris. Ältere Wucherungen sind trocken, hart, verrucös und hyperkeratotisch. Im weiteren Verlauf treten oft mehr und mehr Vesiculo-Pusteln auf, die dann klinisch eine Unterscheidung des Typs Neumann vom Hallopeau-Typ nicht mehr gestatten.

Pemphigus foliaceus

Der Pemphigus *foliaceus* („Blätterteig-Pemphigus") wurde 1850 von CAZENAVE erstmalig beschrieben.

Statistik (s. Pemphigus vulgaris): Über Auftreten des Pemphigus foliaceus im Kindesalter wurde von DUMBOVICH 1935 (14jähriger Junge, vor 2 Jahren begonnen), von GRAY 1938 (17jähriges Mädchen, mit $13^1/_2$ Jahren Beginn als Pemphigus vulgaris) und von GERTLER 1941 (0—15 Jahre — 1 Fall) berichtet. — Die *Ätiologie und Pathogenese* des Pemphigus foliaceus ist unbekannt.

Klinik: Häufig ist zu Beginn das Gesicht (schmetterlingförmig), die Kopfhaut, die Brust und die obere Rückenpartie befallen. Im Frühstadium sind gewöhnlich kleine schlaffe Bläschen vorhanden, die leicht platzen und infolge ihrer oberflächlichen Lage (subcorneal) nicht zu Epitheldefekten (s. Pemphigus vulgaris), sondern zu einer Exfoliation der oberen Epidermisschichten, zu erythematösen Flächen mit Schuppen, serösem Exsudat und Krusten sowie Schuppenkrusten führen (Abb. 515). Im weiteren Verlauf wird entweder allmählich oder (in akuten Fällen) sehr rasch ein Übergang in eine exfoliierende Erythrodermie beobachtet. Als außergewöhnlich gilt Schleimhautbefall, über den ausschließlich bei Erwachsenen HERZBERG und LEVER berichteten.

Laboratoriumsdaten: Als Folge und nicht als Ursache der Erkrankung finden sich beim *Pemphigus vulgaris* und seinen Varianten (- vegetans, - foliaceus) unterschiedliche, z. T. beträchtliche biochemische Veränderungen im Blut, Urin und in der Blasenflüssigkeit. Im einzelnen sind die Laboratoriumsdaten von der Form (bei den *Varianten* des Pemphigus vulgaris meist geringfügiger) und der Schwere (akuter, chronischer Verlauf) der Erkrankung abhängig. Verminderung der Zahl der Erythrocyten, des Hämoglobinwertes und Verschwinden der Eosinophilie im Blut wird bei Progredienz des Leidens (akute Verlaufsform) beobachtet. Des weiteren können die Serum-, Glyko- und Lipoproteine, das Fibrinogen im Blutplasma, die Blutsenkungsreaktion, die Elektrolyte und die Steroidausscheidung im Urin pathologische Werte zeigen (s. LEVER, HERZBERG).

Diagnose: Die im Kindesalter auftretenden Formen des Pemphigus *(- vulgaris, - vegetans, - foliaceus)* sind im wesentlichen von vesiculo-bullösen Arzneimittelexanthemen, insbesondere aber von der noch zu erörternden, im Kindesalter auch bullösen Form der Dermatitis herpetiformis abzugrenzen. Das entscheidende diagnostische Merkmal der *Pemphigusgruppe*

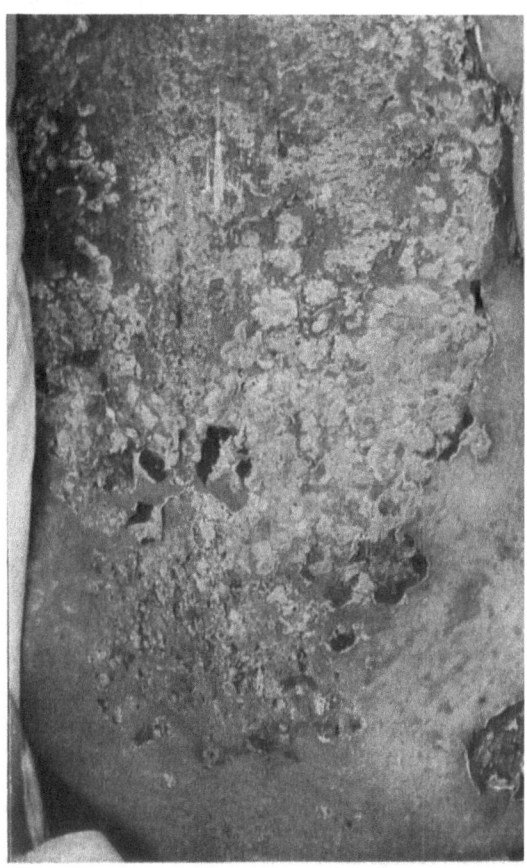

Abb. 515. Pemphigus foliaceus

ist die zur intraepidermalen Blasenbildung führende *Akantholyse*, deren Nachweis insbesondere durch cytologische Untersuchung (Blasengrundausstrich-Nachweis von akantholytischen Epithelzellen, Tzanck, 1948) und Probeexcision (frische Effloreszenz) und anschließend feingewebliche Untersuchung erfolgt.

Verlauf: Wie schon v. Zumbusch 1935 hervorhob und was Brett et al. zur Bezeichnung Pemphigus juvenilis (benignus) veranlaßte, soll der Verlauf des Pemphigus und seiner Varianten im Kindesalter im Gegensatz zu demjenigen im Erwachsenenalter zumeist benigne sein. Schwere, akute Verlaufsformen wurden kaum beobachtet [s. Statistik, unter 60 Fällen 2 Fälle (Cleveland, Petkov et al.)]. – Das beinhaltet aber nicht, daß nicht auch ein chronisch-rezidivierender, sich über Monate bis Jahre erstreckender Verlauf beim „juvenilen" Pemphigus und seiner Varianten vorkommen kann. – Im allgemeinen ist die Prognose des Pemphigus und seiner Varianten im Kindesalter – gegensätzlich zu der im Erwachsenenalter – relativ günstig, wenn man von den selten zu beobachtenden akuten Verlaufsformen absieht.

Therapie: Eine spezifische Behandlung ist infolge ungeklärter Ätiopathogenese bisher unbekannt. Neben der noch heute adäquaten, dem jeweiligen Hautzustand angepaßten (antibakteriellen) Lokaltherapie erfolgte früher zusätzlich eine Allgemeinbehandlung des Pemphigus und seiner Varianten mit Arsen, Germanin, Eigenblutinjektionen, unspezifischer Reizkörpertherapie, Chinin u. ä., ohne daß befriedigende Behandlungsergebnisse erzielt werden konnten. Heute ist die *Therapie der Wahl* die perorale oder parenterale Verabfolgung von *Corticosteroiden*. Dabei muß die Anfangsdosis hoch genug sein, um ein Sistieren der Blasenschübe zu erzielen. Die Reduzierung hingegen sollte langsam – in „logarithmischer Weise" – erfolgen. Die Anfangsdosis richtet sich nach Alter und Gewicht des Kindes. – Gegebenenfalls sind kleine Bluttransfusionen, Verabfolgung von Leberextrakten, hohe Vitamingaben (B-Komplex, C), Kreislaufbehandlung, eiweißreiche Kost u. a. neben besonderer Pflege des Kindes angezeigt.

Dermatitis herpetiformis

Aus der Gruppe der blasenbildenden Dermatosen stellte Duhring 1884 ein später nach ihm benanntes Krankheitsbild mit chronischem Ablauf, guter Prognose und herpetiformer Bläschenanordnung heraus. Duhring benannte damals schon 6 Formen dieser Erkrankung – eine *erythematöse, vesikulöse, bullöse, pustulöse, papulöse* und *multiforme* Variante – wobei er speziell auch auf den jahrelangen chronischen Verlauf dieser Erkrankung, verbunden mit oft unerträglichem Jucken und Brennen, hinwies. 1888 machte Brocq insbesondere auf die Vielgestaltigkeit der Effloreszenzen aufmerksam, was auch in der von ihm damals vorgeschlagenen Bezeichnung ⟪Dermatite polymorphe prurigineuse, chronique à poussées successives⟫

zum Ausdruck kommt. – *Synonyme* Benennungen sind Dermatitis herpetiformis Duhring, Dermatite polymorphe douloureuse Brocq (1907) und Maladie de Duhring (Degos 1953, s. Herzberg).

Statistik: Die statistische Bearbeitung (1965/66) ergab, daß seit dem Beitrag von Riecke und v. Zumbusch in den vergangenen 30 Jahren 241 Fälle unter der Diagnose Dermatitis herpetiformis im Kindesalter veröffentlicht wurden. Bei 139 von 241 Fällen war eine eindeutige Auswertung der Alters- und Geschlechtsdisposition auf Grund unzureichender Schrifttumsangaben nicht möglich. In 102 – vorzugsweise kasuistisch bearbeiteten – Fällen liegen Angaben über das Alter und bei 74 (von 102) Fällen auch Angaben über das Geschlecht vor (s. Tab. 45). Hinsichtlich der *Alters*disposition war feststellbar, daß in allen Lebensjahren des Kindesalters über das Vorkommen von Dermatitis herpetiformis berichtet wurde. Die *Geschlechts*disposition war nicht sicher beurteilbar, da in 167 von 241 Fällen entsprechende Angaben fehlten (s. o. und Tab. 45). Im Erwachsenenalter wurde ein Überwiegen des männlichen Geschlechts (2,7 : 1, s. Eyster et al.) festgestellt.

Bureau et al. beobachteten unter 36 Fällen von Dermatitis herpetiformis 4 Erkrankungen im Kindesalter. Es wird von ihnen die Ansicht vertreten, daß 11% kindliche Formen der Erkrankung ein hoher Prozentsatz sei. In diesem Zusammenhang sei erwähnt, daß das Vorkommen der Dermatitis herpetiformis etwa 0,2% des Gesamtkrankengutes einer großen Hautklinik ausmacht, was etwa der Häufigkeit des Pemphigus vulgaris (etwa 0,2%) entspricht (s. Herzberg).

Ätiologie: Die Ätiologie der Erkrankung ist nach wie vor unbekannt. Die vor Jahren erhobenen „Virusbefunde" konnten bis heute nicht bestätigt werden.

Pathogenese: Pathogenetisch wird eine Vielzahl von Zusammenhängen hinsichtlich der Entstehung der Dermatitis herpetiformis diskutiert. Während Tzanck et al. von einer «Maladie de sensibilation» bzw. «Réaction d'intolérance» infolge (meist nachweisbarer) *Halogenüberempfindlichkeit*, einer möglichen Desensibilisierung, einer passiven Übertragung und einer Eosinophilie im Blut- und Blaseninhalt sprechen (s. a. Herzberg), weist Lever auf eine, bei dieser Erkrankung vorliegende Allergie gegenüber Bakterien hin. Dabei wird die nach intradermaler Injektion von Bakterien (Strepto-, Staphylo-, Pneumo-, Gonokokken, E. coli, Trichophytin u. a.) auftretende

Tabelle 45. *Dermatitis herpetiformis, Alters- und Geschlechtsdisposition*

Lebensalter	♂	kein Geschlecht angegeben	♀	insgesamt
0— 1	—	10	2	12
1— 2	3	3	4	10
2— 3	7	5	4	16
3— 4	2	4	1	7
4— 5	3	1	3	7
5— 6	—	—	1	1
6— 7	2	—	2	4
7— 8	1	2	2	5
8— 9	3	—	1	4
9—10	2	1	5	8
10—11	1	—	2	3
11—12	3	1	5	9
12—13	—	—	2	2
13—14	1	—	—	1
14—16	4	1	8	13
	32	28	42	102

Blasenbildung einerseits lediglich als *isomorpher Reizeffekt*, zum anderen als *Allergie* gegenüber pathogenen (und nichtpathogenen) *Bakterien* gedeutet. — In letzter Zeit wurde auch auf gestörte Magensäureverhältnisse und/oder Magen- bzw. Zwölffingerdarmerkrankungen bei Dermatitis herpetiformis-Kranken (Erwachsene) hingewiesen und auf Grund therapeutischer Ergebnisse (Substitutionstherapie, sonstige adäquate Behandlung usw.) ein Zusammenhang zwischen Magen-Darmerkrankungen und Dermatitis herpetiformis angenommen (s. Schaefer).

Histologie (s. Pemphigus): Feingeweblich findet sich eine *subepidermale Blase* ohne akantholytische Zellen mit Histioeosinophilie, Veränderungen des Blasengrundes mit oft beträchtlichem Infiltrat aus eosinophilen, lymphoiden und histiocytären Elementen sowie ein geringeres perivasculäres Zellinfiltrat gleichen Aufbaus im mittleren und gegebenenfalls tieferen Corium.

Klinik: Schon Unna (1889) und Knowes (1907) (s. Riecke) und später Evans (1949), Kudela (1951) und Berlin (1952) wiesen darauf hin, daß sich die klinische Symptomatik der Dermatitis herpetiformis im Kindesalter von der im Erwachsenenalter unterscheidet. Während sich das klinische Bild im *Erwachsenenalter* durch *Polymorphie* (Vesikel, Bullae, Erytheme, Papeln, Urticae, Pusteln, Krusten, Exkoriationen), *präeruptive Sensationen* bzw. Begleitsymptome der Erkrankung (Juckreiz, Brennen, Spannung der Haut) und einen chronisch *rezidivierenden Verlauf* kennzeichnet, können im *Kindesalter* aus klinischer Sicht die Veränderungen unterschiedlich sein. — Meist wird ein ausgedehnter Hautbefall (Stamm und

Extremitäten, disseminiert-generalisiert) ohne Bevorzugung einer bestimmten Lokalisation, vereinzelt auch eine herdförmig-lokalisierte Anordnung der Efflorescenzen (Costa et al., Degos et al., Wilson) beobachtet. *Klinisch* tritt die Dermatitis herpetiformis im Kindesalter — bei bevorzugt symmetrischer Anordnung — als *monomorph-blasig* bis großblasige und als *gering* oder *typisch polymorphe* Form

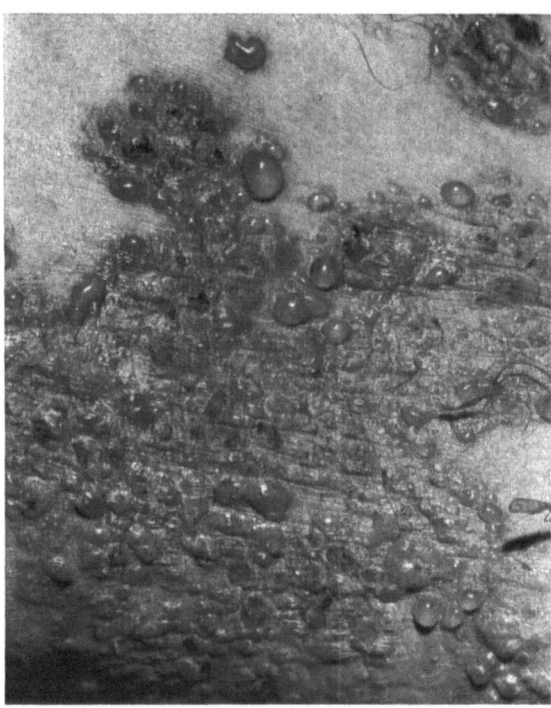

Abb. 516. Dermatitis herpetiformis (Prof. Dr. Klostermann, Klinik Prof. Dr. Bode)

auf. Dabei kann sich die Erkrankung im Anschluß an *Infekte* manifestieren (Berlin, Degos et al., Fergusson). — Rein *bullöse Formen* als monomorphe Variante der Dermatitis herpetiformis wurden sowohl bei Neugeborenen (Sézary et al.) und Säuglingen (Degos et al., Gambara, Keizer), als auch bei Klein- und Schulkindern (Bureau et al., Evans, Griebel, Huriez et al., Kim et al., Michnick, Murayama et al., Sentkirályi, Takada) beschrieben. — Gleichermaßen wurde über *geringe Polymorphie* (papulo-vesiculös (bullös), vesiculo-pustulös, vesiculo-urticariell usw.) (Berlin, Brain et al., Degos et al., Huriez et al., Kim et al., Pierini, Tolman, Willi et al., Wilson) als auch über *klassische Pleomorphie* (Huriez et al., Nicolas et al., Sagher, Sterzi, Tappeiner, Werner) der Erkrankung bei

Neugeborenen, Säuglingen, Klein- und Schulkindern berichtet. — Bläschen wie Blasen können sich auf normaler, wie auf erythematöser Haut bilden. Sie sind anfangs gespannt, ihr Inhalt klar, später kann der Blaseninhalt auch trüb bis purulent werden, und Bläschen und Blasen können spontan oder traumatisch einreißen und zur Krustenbildung Veranlassung geben (Abb. 516). Bei Auftreten von Pleomorphie entspricht das klinische Bild der Dermatitis herpetiformis im Kindesalter weitgehend demjenigen des Erwachsenenalters (s. Herzberg, Lever), wobei allerdings auffällig ist, daß im Kindesalter so gut wie stets *eine Abheilung* ohne *Pigmentierung* erfolgt. Lediglich Wilson sah bei einem Neugeborenen eine Abheilung unter starker Pigmentierung, die sich erst 8 Wochen später zurückbildete.

Allgemeinerscheinungen fehlen im Kindesalter zumeist, nur vereinzelt wurde über heftigen *Juckreiz* (Takada), über *Schmerzen* bei der Eruption (Nicolas et al.) und über Auftreten von *Fieber, Mattigkeit* und *Kopfschmerzen* bei der Weiterausbreitung der Erkrankung (Tappeiner) berichtet. Ein schwerer, tödlicher Verlauf einer Dermatitis herpetiformis (6 Monate altes Mädchen) wurde von Gambara mitgeteilt.

Laboratoriumsdaten: Abgesehen von einer mehr oder minder konstanten Bluteosinophilie mit recht unterschiedlichen Prozentsätzen [1 bis 23%, selten mehr als 10% (s. Eyster et al.)], wird nahezu regelmäßig nur eine Eosinophilie im Blaseninhalt gefunden. Bei Kindern wurde auch über eine Leukocytose (12—20000) und über eine — auch bei Erwachsenen zu beobachtende — mäßige Erhöhung der Blutsenkungsgeschwindigkeit berichtet. Eine *Halogenempfindlichkeit* scheint im Kindesalter häufiger vorzuliegen als im Erwachsenenalter. Geprüft wurde zumeist die Jodempfindlichkeit [Epicutantest mit (bzw. perorale Applikation kleiner Dosen von) Kaliumjodid], aber auch die Bromempfindlichkeit (Kaliumbromid). — Eyster et al. stellten fest, daß von 381 Fällen von Dermatitis herpetiformis einschließlich Kindesalter 50% positive Hauttests gegenüber Kaliumjodid und 31% gegenüber Kaliumbromid zeigten, und daß bei 78% eine Provokation der Erkrankung nach interner Verabreichung von Kaliumjodid erfolgte. Dabei wurde betont, daß sich die Halogenempfindlichkeit diagnostisch nur bei positivem Ausfall verwerten läßt. — Dieser Halogenempfindlichkeit wird im allgemeinen eine erhebliche diagnostische Bedeutung zuerkannt. Sie wird nur dadurch eingeengt, daß Jod- bzw. Bromempfindlichkeit nicht regelmäßig und manchmal erst im Verlauf der Erkrankung (Murayama et al., Sagher) nachweisbar sind.

Diagnose: Auf Grund des derzeitigen Wissensstandes ist im allgemeinen die *Diagnose* Dermatitis herpetiformis durch Probeexcision einer frischen Effloreszenz und durch *feingeweblichen* Nachweis einer *subepidermalen, nicht akantholytischen Blasenbildung* mit Histioeosinophilie und Ödem und entzündlicher, an Eosinophilen reicher Infiltration im Papillarkörper sowie im mittleren Corium als *weitgehend gesichert* angesehen. Eine Abgrenzung vom Pemphigus und seiner Varianten ist heute durch histologische und cytologische Untersuchungen möglich (s. Pemphigus). Differentialdiagnostisch schwierig kann zu Beginn eine Abgrenzung von bullösen (toxisch oder allergischen) Arzneimittelausschlägen, von multiformen Erythemen, vom Strophulus und von bullösen Impetigoformen sein, jedoch werden Anamnese, Verlauf, Ausfall von Hautfunktionsproben, bakteriologische und histologische Untersuchungen usw. eine Klärung der Diagnose so gut wie stets ermöglichen.

Verlauf: Im Kindesalter ist der Verlauf der Dermatitis herpetiformis subakut, Rückfälle treten nicht so häufig und nicht so intensiv auf. Die Prognose ist im Kindesalter somit günstiger als im Erwachsenenalter (UNNA, KNOWLES, RIECKE, LÖBYE, EVANS, KUDELA, BERLIN). Auch erfolgt im Gegensatz zum Erwachsenenalter nur in Ausnahmefällen (s. o.) eine Abheilung der Krankheit unter Pigmentierung (BERLIN, EVANS, KUDELA, PIERINI). — Über einen tödlichen Verlauf einer Dermatitis berichtete GAMBARA (6 Monate alter, weiblicher Säugling). — *Exakte Angaben* über den *Verlauf* der Erkrankung im Kindesalter (21 Fälle, Säuglings- bis Schulkindesalter) teilte LÖBYE mit. Die Nachuntersuchung der Kranken erfolgte zumeist im 20.—30., bei 6 im 30.—40. und bei 3

im 40.—50. Lebensjahr. Bei der *Hälfte* der Fälle waren *Rezidive* jahrelang *ausgeblieben (geheilte Fälle)*, bei 50% dauerten dieselben an. Nach LÖBYE ergab das klinische Bild keinen Hinweis auf den späteren Verlauf. — SEZÁRY et al. berichteten über eine Dermatitis herpetiformis eines Neugeborenen, dessen Mutter seit einem halben Jahr an der gleichen Erkrankung litt. — GOTTRON beobachtete eine therapeutisch nicht beeinflußbare, generalisierte Dermatitis herpetiformis bei einem 5jährigen Jungen, die nach Masern bis auf diejenigen Bezirke abheilte, welche vom Masernexanthem nicht ergriffen waren.

Therapie: Auf Grund der nach wie vor noch weitgehend unbekannten Ätio-Pathogenese der Dermatitis herpetiformis gibt es keine wirksame Behandlung. Da die Erkrankung zu Spontanremissionen neigt, sind „therapeutische Erfolge" entsprechend zu bewerten. Während früher Germanin, Spirocid, Arsen, Plasmochin, Eigen- bzw. Rekonvaleszentenblut, Rö.- und UV-Bestrahlung usw. mit mehr oder minder gutem Erfolg appliziert wurden, werden heute Sulfapyridin und andere Sulfonamide (BERLIN, BRAIN et al., EYSTER et al., DEGOS et al., FERGUSSON, PETERKIN, FRIART et al., ZAR) sowie Diaminodiphenylsulfon (KEIZER) und ACTH und Corticosteroide (BRAIN et al., BOLGERT et al., CORTI et al., LA CUESTA-ALMONACID, RENARD, ZAR) verabfolgt. Dabei wird darauf hingewiesen, daß ACTH und Steroide nur bei schweren Fällen indiziert seien. — Da Sulfonamide, wie DADPS und ACTH bzw. Corticosteroide sowohl bei hoher, als insbesondere bei langer bzw. Dauer-Medikation erhebliche Nebenwirkungen zur Folge haben können, sind entsprechende Untersuchungen in kurzen Intervallen, bei Nebenerscheinungen gegebenenfalls auch Absetzen der Medikation, angezeigt.

Literatur

BEEK, C. H.: The age distribution of different types of Pemphigus. Dermatologica (Basel) **99**, 227 (1949).

BERLIN, CH.: Dermatitis herpetiformis in children. Brit. J. Derm. **64**, 281 (1952).

BEZECNY, R.: Pemphigus vegetans bei einem Kinde. Med. Klin. **1936** I, 632—633.

BOLGERT, M., J. TABERNAT et C. HENRY: Action de l'A.C.T.H. dans la maladie de Duhring, examen anatomique de deux cas à évolution défavorable. Bull. Soc. franç. Derm. **59**, 80 (1952).

BRAIN, R. T., and J. EVERALL: Juvenile dermatitis herpetiformis. Brit. J. Derm. **72**, 164 (1960).

BRETT, R., B. RATHJENS u. F. SPRENGER: Zur Frage der Berechtigung des Begriffes „Pemphigus juvenilis". Derm. Wschr. **126**, 873 (1952).

BUREAU, Y., H. BARRIÈRE, P. LITOUX et L. BUREAU: A propos de quatre maladies de Duhring du jeune enfant. Bull. Soc. franç. Derm. Syph. **71**, 227 (1964).

CATTENEO, V.: Guarigione di un pemfigo cronico volgare in seguito ad un eritema morbilliforme da germanin. Policlinico Sez. prat. **1938**, 151—153.

CIVATTE, A.: Diagnostic histopathologique de la Dermatite polymorphe douloureuse ou Maladie de Duhring-Brocq. Ann. Derm. Syph. (Paris) **75**, 1 (1943).

Cleveland, D. E. H.: Malignant pemphigus in a child. Amer. J. Dis. Childr. **45**, 599 (1933).

Corti, R., y R. R. Trelles: Dermatitis de Duhring infantil. A proposito de un caso. Rev. argent. Dermatosif. **42**, 71 (1958).

Costa, O. G., et J. Gontijo: Dermatite herpétiforme de Duhring-Brocq symétrique localisée aux jambes. Ann. Derm. **81**, 528 (1954).

Degos, R., R. Touraine, J. Guilaine et J. Civatte: Maladie de Duhring de l'enfant (à propos de deux cas récents). Bull. Soc. franç. Derm. Syph. **70**, 776 (1963).

Dumbovich, B.: Pemphigus foliaceus. Zbl. Haut- u. Geschl.-Kr. **50**, 358 (1935).

Evans, D. R.: Dermatitis herpetiformis in an infant. Brit. J. Derm. **61**, 89 (1949).

Eyster, W. H. jr., and R. R. Kierland: Prognosis of dermatitis herpetiformis, treated and untreated. Arch. Derm. **64**, 1 (1951).

Fabián, A.: Beitrag zur Behandlung des Pemphigus chronicus et vegetans mit Germanin. Ceská Dermat. **14**, 137 (1933).

Fergusson, A. G.: Dermatitis herpetiformis of infancy. Brit. J. Derm. **70**, 147 (1958).

Friart, G., et A. Wasterlain: Dermatite de Duhring chez un bébé de quatre mois. Arch. belg. Dermat. **9**, 17 (1953).

Gambara, L.: Su un caso di morbo di Duhring-Broca a tipo distrofico. Bull. Soc. ital. Pediatr. **3**, 154 (1934).

Geimer, R.: Pemphigus juvenilis. Arch. Derm. **200**, 583 (1955).

Gertler, W.: Verlaufsweise und Prognose des chronischen Pemphigus unter besonderer Berücksichtigung des therapeutischen Vorgehens. Arch. Derm. **182**, 495 (1941).

Gockell, W.: Pemphigus juvenilis. Arch. Derm. **200**, 594 (1955).

González Calvo, D. S.: Schwerer Pemphigus vegetans. Actas dermo-sifiliogr. **30**, 209 (1939).

Gottron, H. A.: Dermatitis herpetiformis und Masern. Zbl. Haut- u. Geschl.-Kr. **69**, 618 (1943).

Gray, A. M. H.: Pemphigus foliaceus. Proc. roy. Soc. Med. **31**, 871 (1938).

Griebel, E.: Dermatitis herpetiformis. Zbl. Haut- u. Geschl.-Kr. **92**, 394 (1955).

Haxthausen, H.: Pemphigus vulgaris bei einem 9jährigen Kind. Zbl. Haut- u. Geschl.-Kr. **67**, 378 (1941).

Herzberg, J. J.: Vesiculöse-bullöse Erkrankungen. In: Dermatologie und Venerologie, hrsg. von H. A. Gottron u. W. Schönfeld, Bd. II, Teil 1, S. 676—730. Stuttgart: Thieme 1958.

Huriez, C., F. Desmous, P. Martin, J. Baelden, Bombart et Ph. Dubois: La maladie de Duhring-Brocq de l'enfant. Bull. Soc. franç. Derm. Syph. **71**, 510 (1965).

Jofrida, V.: La dermatite di Duhring nell'infanzia, osservazionè su 5 casi. Ann. ital. Derm. Sif. **14**, 68 (1959).

Keizer, D. P. R.: Dermatite herpétiforme de Duhring chez un nourrisson. Arch. franç. Pédiat. **13**, 61 (1956).

Kim, R., and R. K. Winkelmann: Dermatitis herpetiformis in children. Relationship to bullous pemphigoid. Arch. Derm. (Chicago) **83**, 895 (1961).

Kudela, A.: Dermatitis herpetiformis Duhring in a child. Česká Dermat. **26**, 114 (1951).

Kveim, A.: Ein Fall von Pemphigus vegetans benignus. Zbl. Haut- u. Geschl.-Kr. **61**, 583 (1939).

La Cuesta-Almonacid, L. de: Las formas infantiles de la dermatitis de Duhring-Brocq. Actas dermato-sifilogr. **47**, 295 (1956).

Lever, W. F.: Pemphigus. Pemphigoid, Pemphigus familiaris benignus. — Dermatitis herpetiformis. Herpes gestationis. Subcorneale pustulöse Dermatose. In: Handbuch der Haut- und Geschlechtskrankheiten, J. Jadassohn, Ergänzungswerk, Bd. II, Teil 2, hrsg. von G. Miescher u. H. Storck, S. 608—717. Berlin-Heidelberg-New York: Springer 1965.

Löbye, P.: The prognosis of herpetiform dermatitis in children. Acta dermato-venereol. (Helsinki) **28**, 262 (1948).

Michnick, G.: Dermatitis herpetiformis Duhring. Zbl. Haut- u. Geschl.-Kr. **75**, 94 (1950/51).

Murayama, M., u. T. Akiyama: Ein Fall von Dermatitis herpetiformis Duhring. Hihu-to-Hitunyo **6**, 51 (1938).

Nicolas, J., et J. Rousset: Maladie de Duhring-Brocq chez un nourrisson. Bull. Soc. franç. Derm. **40**, 1573 (1933).

— — et J. Racouchot: Maladie de Duhring-Brocq. Eruption en grads placards, particulièrement intense. Bull. Soc. franç. Derm. **44**, 1147 (1937).

Peterkin, G. A.: Dermatitis herpetiformis: a follow-up and survey of treatment. Brit. J. Derm. **63**, 1 (1951).

Petkov, I., u. Sl. Georgiewa: Über Pemphigus vulgaris im Kindesalter. Hautarzt **17**, 256 (1966).

Pierini, D. O.: Dermatitis de Duhring en la infancia. Arch. argent. Dermat. **6**, 405, 449 (1956).

Renard, R.: La maladie de Duhring-Brocq évoluant depuis l'âge de 3 ans. Bull. Soc. franç. Derm. Syph. **68**, 975 (1961).

Riecke, E.: Pemphigus. In: Handbuch der Haut- und Geschlechtskrankheiten, hrsg. von J. Jadassohn, Bd. VII, Teil 2, S. 358—695. Berlin: Springer 1931.

Sagher, F.: Dermatitis herpetiformis Duhring. Zbl. Haut- u. Geschl.-Kr. **56**, 519 (1937).

Schaefer, F.: Blasenbildende Erkrankungen und Zweitkrankheiten. Inaug.-Dissertation Homburg/Saar 1966.

Sézary, A., et A. Horowitz: Maladie de Duhring congénitale. Bull. Soc. franç. Derm. **45**, 987 (1938).

Sprenger, F.: Zur Symptomatologie des Pemphigus juvenilis. Derm. Wschr. **123**, 459 (1951).

Steigleder, G. K.: Zur Differentialdiagnose des Pemphigus vulgaris aus dem Blasengrundstrich. Arch. klin. exp. Derm. **202**, 1 (1955).

STERZI, G.: Due casi di dermatite di Duhring-Brocq in Lattanti. Atti Soc. ital. Derm. e Sifilogr. **3**, 893 (1941).

STÜTTGEN, G.: Pemphigus subaigu malin à bulles extensives Brocq. Zbl. Haut- u. Geschl.-Kr. **74**, 288 (1950).

SZENTKIRÁLYI, S.: Dermatitis herpetiformis Duhring. Zbl. Haut- u. Geschl.-Kr. **60**, 589 (1938).

TAKADA, I.: 2 Fälle von Dermatitis herpetiformis Duhring. Jap. J. of Dermat. **32**, 132 (1932); ref. Zbl. Haut- u. Geschl.-Kr. **44**, 547 (1933).

TAPPEINER, S.: Dermatitis herpetiformis Duhring. Zbl. Haut- u. Geschl.-Kr. **56**, 440 (1937).

TAPPEINER, S.: Pemphigus und Rasse. Z. Hautkrkh. **16**, 360 (1954).

TOCAREVA, B. A., and E. R. GEIMOS: On pemphigus and its treatment. Oftal. Ž. **16**, 1 (1961); ref. Zbl. Haut- u. Geschl.-Kr. **110**, 139 (1961).

TOLMAN, M. M.: Dermatitis herpetiformis Duhring. Arch. Derm. **71**, 136 (1955).

TZANCK, A.: Le cytodiagnostic immédiat en dermatologie. Ann. Derm. Syph. (Paris) **8**, 205 (1948).

TZANCK, A., et M. CORD: Nouvelle pratique dermatologique Bd. VII, 381. Paris: Masson 1936.

URBACH, E.: Mit tiefen Narben abheilender Pemphigus vulgaris, Germaninerfolg. Zbl. Haut- u. Geschl.-Kr. **59**, 378 (1938).

— Pemphigus vulgaris einschließlich der Augen bei einem Kinde. Zbl. Haut- u. Geschl.-Kr. **57**, 656 (1938).

WERNER, A.: Kongenitale Dermatitis herpetiformis Duhring. Ann. paediat. (Basel) **182**, 176 (1954).

WILLI, H., u. W. BURCKHARDT: Ein Fall von Dermatitis herpetiformis Duhring bei Neugeborenen. Kinderärztl. Prax. **12**, 144 (1941).

WILSON, D. J.: Dermatitis herpetiformis in an infant, report of a case. Arch. Derm. **44**, 58 (1941).

ZAR, E.: Dermatite di Duhring nell'infanzia. Arch. ital. Derm. **27**, 353 (1955).

ZUMBUSCH, L. v.: Pemphigus. In: Handbuch der Kinderheilkunde, hrsg. von M. v. PFAUNDLER u. A. SCHLOSSMANN. 4. Aufl., Bd. X, S. 603 — 611. Berlin: Vogel 1935.

Lichen ruber

Von A. SCHIMPF, Homburg/Saar

Der Lichen ruber und seine klinischen Varianten gehören zu den papulösen Hautkrankheiten noch unbekannter Ätiologie, wenngleich eine Vielzahl von Zusammenhängen bei der Entstehung dieser Erkrankungen früher wie heute diskutiert wird. — Synonyme Bezeichnungen sind *Lichen ruber*, *Lichen planus*, *Lichen ruber planus*, *Lichen Wilson*.

Nach JULIUSBERG, KIESS, OBERSTE-LEHN, STÜTTGEN ist die Nomenklatur *Lichen ruber* gebräuchlich, die klinischen Varianten werden der jeweiligen Morphe entsprechend benannt [*Lichen ruber* planus, - pemphigoides (vesiculosus, bullosus), - atrophicans, - pigmentosus, - verrucosus, - obtusus, - corneus, - striatus (linearis, zosteriformis), - labiorum (mucosae oris), - genitalis, - unguium, - e medicatione].

Historische Daten. Während der Ausdruck „Lichen" schon im älteren dermatologischen Schrifttum öfters Erwähnung findet, hat die Krankheitsbezeichnung Lichen erst durch die Klassifikation der Dermatosen von WILLAN eine besondere Definition erfahren. — Der hier zur Rede stehende *Lichen planus* wurde 1869 von ERASMUS WILSON an Hand eigener Beobachtungen als Erkrankung mit eckigen, leicht erhabenen, livid-roten, abgeplatteten oder zentral gedellten, nicht schuppenden, etwa 2 mm Durchmesser aufweisenden, einen glasartigen Oberflächenglanz zeigenden Papeln beschrieben. — Schon WILSON unterschied damals mehrere Formen, so den *Lichen planus* discretus, - aggregatus, - anulatus, - marginatus und - mucosae. — Die „Lichenfrage"

wurde erneut aktuell, als F. v. HEBRA (s. JULIUSBERG) in seiner Abhandlung „Akute Exantheme und Hautkrankheiten" ein Krankheitsbild — den *Lichen ruber* — darstellte. — In den nachfolgenden Jahrzehnten entstand eine langandauernde Diskussion über die Identität oder Eigenständigkeit des Lichen planus Wilson mit dem Lichen ruber Hebra. — Während OBERSTE-LEHN die Ansicht vertritt, daß der Lichen planus Wilson nicht mit dem Lichen ruber Hebra, dem Lichen ruber acuminatus Kaposi und der Pityriasis rubra pilaris Devergie in Zusammenhang steht, meint STÜTTGEN, daß in nosologischer Hinsicht eine Abgrenzung dieses Formenkreises — auch derzeit — noch nicht endgültig geklärt erscheint.

Statistik. Im einschlägigen Schrifttum — einschließlich der neuen Handbuchbeiträge — wird keine Übersicht über *Häufigkeit*, *Alters-* und *Geschlechtsdisposition* usw. des *Lichen ruber* im *Kindesalter* vermittelt. Eine daraufhin erfolgte kasuistische Bearbeitung (1965/66) erwies, daß rund 60 Fälle in den vergangenen 30 Jahren mitgeteilt wurden. Diese geringe Morbidität veranschaulicht die Seltenheit des Lichen ruber im Kindesalter, worauf schon KIESS 1935 (etwa 2% der beobachteten Lichenfälle) hinwies. — Eine besondere *Altersdisposition* ließ sich nicht feststellen, es wurde sowohl über das Vorkommen der Erkrankung in den ersten Lebenswochen, als auch — nahezu gleichmäßig verteilt — in der Zeit des Kindesalters (bis 14 Jahre) berichtet. Das gleiche gilt für die *Geschlechtsdisposition*. Auch hier war eine bevorzugte Geschlechtsbedingtheit — im Gegensatz zu den Angaben von Kiess — nicht feststellbar, was wohl durch die jetzt größere Fallzahl bedingt ist. — Die Auswertung der Alters- und Geschlechtsverteilung des Lichen ruber im Kindesalter wurde insbesondere dadurch erschwert, daß in über $1/4$ aller Fälle entweder die Angabe des Alters oder die des Geschlechtes überhaupt fehlte, bzw. bezüglich des Alters (Angabe von Lebensdekaten) nicht auswertbar war. — Bei 49 von 60 Fällen waren Angaben über die *Lokalisation* des Lichen ruber verwertbar. Einen *generalisierten* Befall (exanthematische Form) zeigten 17 Fälle, einen *striären* Befall 11, einen *lokalisierten* Befall 16, einen *Schleimhautbefall* 3 und einen Befall des *Genitale* 2 Fälle.

Familiäre Disposition. Das familiär gehäufte Vorkommen des Lichen ruber gab einerseits Veranlassung zur Annahme einer familiären Krankheitsdisposition, zum anderen wurde es als Stütze der infektiösen Theorie dieser Erkrankung herangezogen. Für Häufung familiären Auftretens des Lichen ruber sprechen die Beobachtungen von Mitchell 1934 (Bruder-Schwester), Schildkraut 1935 (Mutter und Tochter), Saffron 1940 (bisher 60 *Fälle* von *familiären Lichen ruber* im *Schrifttum* — 50 bei Blutverwandten, 10 bei Eheleuten; 4 Fälle in einer Familie), Woringer 1951 (Bruder und Schwester), Arguelles-Casals 1951 (Mutter und Tochter), W. Jadassohn 1953 (4 Fälle in 2 und 5 Fälle in 3 Generationen), Stüttgen 1953 (Vater und Sohn zu gleicher Zeit erkrankt), Lissia 1954 (2 Brüder), Young 1956 (Vater und Tochter) sowie Fisher (s. Stüttgen) (2 Schwestern) und Weber 1964 (Großmutter, Mutter, Tochter), wobei jeweils auch die Frage der Infektionstheorie diskutiert wurde. — Jadassohn (s. o.) nimmt an, daß es sich beim Lichen ruber nicht um eine Kontaktinfektion handelt, da bei seinen Beobachtungen eine gegenseitige Übertragung aus örtlichen und zeitlichen Gründen auszuschließen war. Das familiäre Vorkommen ist nach Jadassohn aber viel häufiger als bisher angenommen wurde. Über das endemische Auftreten von Lichen ruber berichtete Wernsdörfer. Während Wernsdörfer den endemischen Charakter als Beweis für eine Infektiosität der Erkrankung ansah, ist diese Beobachtung auch in einer Häufung familiären Auftretens deutbar. — Zur Frage der Kontagiosität des Lichen ruber nahmen Gertler et al. Stellung. Aus den Unterlagen von 805 Lichen ruber-Kranken ging ein familiäres Vorkommen nicht hervor, auch war eine einfache Übertragung durch Kontakt nach diesen Erhebungen abzulehnen.

Ätiologie und Pathogenese. Die Kenntnisse über die Ätiologie und Pathogenese des Lichen ruber konnten in den vergangenen Jahren nicht wesentlich bereichert werden. Nach wie vor wird bei der Entstehung des Lichen ruber die bisher unbewiesene nervöse Theorie, die ebenfalls unbewiesene Infektionstheorie und die These der familiären Disposition diskutiert, jedoch steht der Annahme einer Kontagiosität bzw. familiären Disposition bei der Entstehung des Lichen ruber die Seltenheit solcher Beobachtungen — im Hinblick auf die Häufigkeit des Lichen ruber (0,1—1,25% aller Dermatosen) — gegenüber, so daß die Annahme einer „Infektions- wie hereditären Theorie" unwahrscheinlich wird. — Einen Beitrag zur Ätiopathogenese des Lichen ruber stellen auch derzeit nur Beobachtungen aus Vorgeschichte und Verlauf dar, in dem die verschiedenen Zusammenhänge mit inneren und äußeren Geschehen zu klären und auf statistische Häufung zu prüfen sind, ohne daß den so gewonnenen Erkenntnissen eine besondere Beweiskraft hinsichtlich der Ätiologie dieser Erkrankung zukommt.

Histologie, epidermo-cutanes Grenzflächenbild. Der feingewebliche Befund beim Lichen ruber ist abhängig von der jeweils vorliegenden klinischen Form der Erkrankung. Nach Gans u. Steigleder sind histologisch im Anfangsstadium die wesentlichen Kriterien der Erkrankung in einer auf wenige Papillen beschränkten, später zunehmenden Erweiterung der papillären und subpapillären Blut- und Lymphgefäße, ohne eine zunächst auffällige Beteiligung der Epidermis zu erblicken. Die feingeweblichen Merkmale der größeren Papeln bestehen in einem papillär und subpapillär lokalisierten Ödem und Lymphocyteninfiltration. Das Infiltrat, welches dann auch Granulocyten, Eosinophile, Fibroblasten, Mastzellen, Histiocyten sowie einzelne Epitheloid- und Fremdkörperriesenzellen enthalten kann, liegt der Epidermis bandförmig an. Die Epidermis scheint erst sekundär durch Ausbreitung des Ödems und Einwanderung von Infiltratzellen beteiligt zu sein, wobei das Stratum basale und spinosum aufgelockert, und die Epidermis-Coriumgrenze unscharf (verwaschen) erscheint. Das Infiltrat kann auf die oberen Follikel und die Gefäße der Cutis übergreifen, die Epidermisveränderungen sind des weiteren durch Hyperkeratose, fleckförmige Granulose, Akanthose und Auflösung der Basalschicht gekennzeichnet. — Beim Lichen ruber *pemphigoides* kommt es zusätzlich zu subepidermaler Blasenbildung, bei *Schleimhaut*herden kann Granulose und Keratinisation fehlen, das Infiltrat reicht tiefer herab und läßt öfters eine scharfe Absetzung vermissen. Bei den *hypertrophen* Abarten des Lichen ruber finden sich entsprechende Vorgänge im Stratum corneum und spinosum bei stets ausgeprägter Granulose

sowie im Bereich der Reteleisten und Bindege-
webspapillen. — Wegen der im Einzelfall bestehenden Schwierigkeiten der histologischen Diagnostik des Lichen ruber sei auf das *epidermo-
cutane Grenzflächenbild* (OBERSTE-LEHN) verwiesen, das beim Lichen ruber ein eigentümliches,
mit keiner anderen Morphe zu verwechselndes
Bild bietet und so differentialdiagnostische Bedeutung besitzt (Abb. u. Erläuterung s. OBERSTE-
LEHN).

Klinik

Die Veränderungen des *Lichen ruber* im
Kindesalter entsprechen klinisch und histologisch denjenigen des *Erwachsenenalters*. — Die
Primärefflorescenzen sind plane, das Hautniveau nur gering überragende, polygonale, gegenüber der normalen Haut scharf begrenzte,
derbe, stecknadelkopfgroße (etwa 2 mm ⌀ aufweisende), runde bis ovale, hellrote bis livid-
rötliche *Papeln*, deren Oberfläche einen wachs-
oder glasartigen Glanz (s. WILSON) und z. T.

sche Streifen) auf, die feingeweblich der fleckförmigen Granulose entspricht (Abb. 517 u. 518).
Die veränderten Hautbezirke sind beim Schwitz-
versuch anhydrotisch. Subjektiv besteht mehr
oder weniger starker *Juckreiz*, der aber auch ganz
fehlen kann (OBERSTE-LEHN). — Die Entwicklung einer Papel beträgt 8—15 Tage, ihre Bestandsdauer schwankt außerordentlich (Wochen bis Jahre). Bei längerem Bestand schwinden die Wickhamschen Streifen, und es werden — an Einzelefflorescenzen, wie an aggre-
gierten Papeln (Lichen ruber aggregatus, s.
WILSON) — atrophische Veränderungen deutlich, die u. a. zu ringförmigen Bildungen
(anuläre Form*)* Veranlassung geben können. —
Bevorzugt befallen sind beim Lichen ruber die
Handgelenksbeugen und die Streckseiten der
Extremitäten (Unterarme, Unterschenkel),
auch können Lippen, Mundschleimhaut, Genitale, behaarter Kopf und Endphalangen befal-

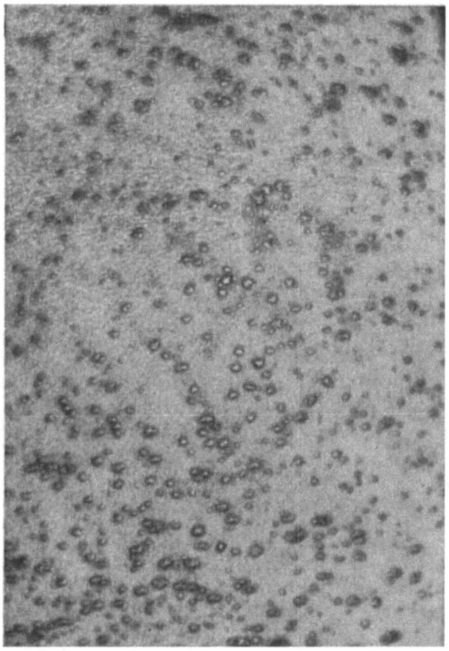

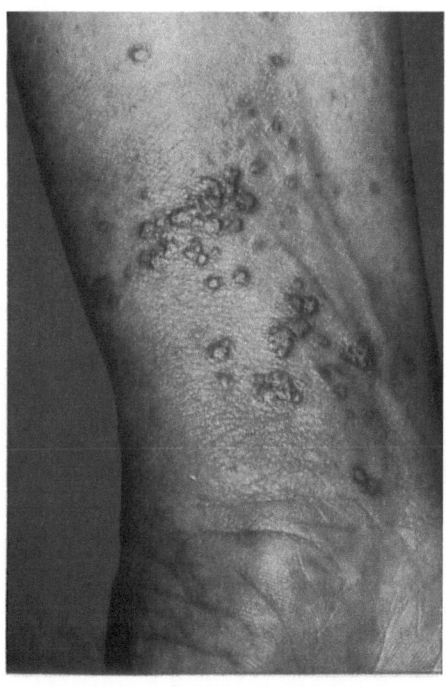

Abb. 517. Plane, polygonale Papeln bei exanthemati-
schem Lichen ruber planus. (Aus BODE und KORTING)

Abb. 518. Weißliche Zeichnung der Papeloberfläche
(Weyl-Wickhamsche Streifen). (Aus BODE und KOR-
TING)

eine stecknadelspitzfeine Einziehung als nabel-
förmige Eindellung zeigen. Die Papeln stehen
isoliert, gruppiert und treten in der Ein-, meist
aber Mehrzahl auf, neigen zur Confluenz, zur
Plaquebildung, besitzen dann weißliche, feinlamellöse Schuppen und weisen eine weißlichgraue, zarte, netzartige Struktur (Wickham-

len sein (Abb. 519 u. 520). Neben *lokalisierten* und
disseminierten Herden wird ein *exanthematisches*
Auftreten — durch generalisierte Manifestation
von Primärläsionen charakterisiert — sowie selten eine *erythrodermische* Form beobachtet. Insbesondere während der Eruptionsphase, aber
auch im Verlauf der Bestandsdauer des Lichen

ruber können äußere und innere, physikalische und chemische Reize zu einem erneuten Auftreten eines klinisch und histologisch typischen Lichen ruber führen (Köbner-Phänomen), 'eine Erscheinung, die einer Reihe von Dermatosen (u. a. Psoriasis, Ekzem, vulgäre und plane Warzen) eigen und für den Lichen ruber wohl kennzeichnend ist, aber kein spezielles Kriterium für diese Erkrankung abgibt. — Hierher gehörig ist auch die Umwandlung von Kratz-

effekten in Lichenpapeln im Eruptionsstadium (physikalischer Reiz).

Beim Lichen ruber *pemphigoides* (vesiculosus, bullosus) können Bläschen-Blasenbildungen sowohl an der äußeren Haut, wie an der Schleim-

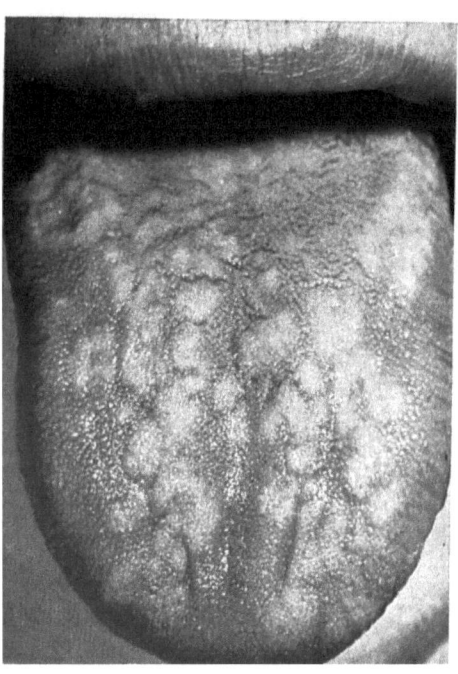

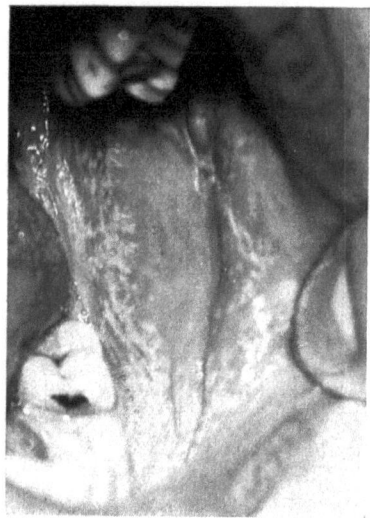

| Abb. 519 | Abb. 520 |

Abb. 519 u. 520. Lichen ruber der Schleimhaut, netzförmig auf der Wangenschleimhaut, scheibenförmig auf der Zunge. (Aus Bode und Korting)

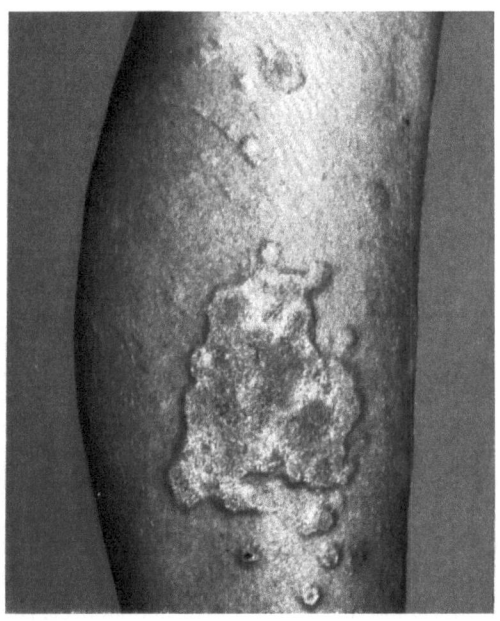

Abb. 521. Lichen ruber verrucosus. (Aus Bode und Korting)

haut auftreten. Diese entwickeln sich aus völlig intakt erscheinender Haut oder auf Knötcheneffloreszenzen. Bei Umwandlung von Lichenpapeln oder - plaques in Blasen soll ein Lichen ruber vesiculosus - bullosus, bei Blasenbildung auf normaler oder erythematöser Haut soll ein Lichen ruber pemphigoides vorliegen. Nach Stüttgen sind bullöse Stadien episodische Abläufe während der Bestandsdauer des Lichen ruber, die auf eine Verschlechterung des Krankheitsbildes schließen lassen. — Eine gleichermaßen bedingte Variante in der Weiterentwicklung der Knötchen ist der Lichen ruber *pigmentosus*, der sich nicht nur nach vorangegangener Knötchenbildung, sondern auch nach einem erythematösen Vorstadium oder aus normaler Haut entwickeln kann. — Der Lichen ruber *verrucosus, obtusus, corneus* kennzeichnet sich durch vermehrte Hornbildung, Granulose, Acanthose usw. Es sind einander ähnliche Formen des verrucösen Typs (Abb. 521). — Unter Lichen ruber *striatus (linearis, zosteriformis)* wird die lokalisiert-striäre, lineare bzw. segmentale Anordnung der Lichenpapeln verstanden, wobei die Anordnung und nicht die Einzeleffloreszenz zu derartigen Beinamen führte.

Kasuistik. Über einen Fall von Lichen plan cicatrical congénital (15 Monate altes Mädchen, bereits seit Geburt vorhanden) berichteten NICO-LAS et al., ein Fall eines streifigen, einseitigen Lichen ruber, der schon im Säuglingsalter manifest war, wurde von LAPTEV et al. mitgeteilt. Besondere Lokalisation und Abarten des Lichen ruber wurden mehrfach erwähnt. — Einen Lichen ruber anularis (20 ringförmige Herde) bei einem 4jährigen Mädchen beobachtete FERNANDEZ-CRIADO, einen zosterartigen Lichen ruber bei einem 1jährigen Mädchen BALIŇA et al., einen Lichen ruber planus et verrucosus bei einem 14jährigen Mädchen LIEBNER, bei einem 13jährigen Jungen HÖLZER und bei einem 10 Monate alten Mädchen ANDERSON sowie einen Lichen ruber bullosus bei einem 10jährigen Jungen TOLMACH. — Über Lichen ruber unguium wurde bei einem 11jährigen Mädchen (STERNBERG et al.) und einem 8jährigen Jungen (BETTLEY et al.) berichtet. — Einen isolierten Lichen plan carrelé de la langue bei einem 4jährigen Mädchen sahen GOUGEROT et al., ein Lichen ruber planus et mucosae (Zunge) bei einem 10jährigen Jungen wurde von RUSSELL mitgeteilt. — Besonders ausgeprägter Palmar- und Plantarbefall wurde von MILLER (6jähr. Mädchen) und von ZEHETNER (8jähr. Junge, hier u. a. auch Genitalbefall) erwähnt. — Während SENEAR et al. an Hand von 7 Fällen von Lichen ruber striatus annehmen, daß es sich hier um ein Krankheitsbild sui generis handelt, wird von PIERINI et al. bei einem 6- und 5jährigen Kind über einen Lichen ruber striatus e medicatione berichtet.

Als besondere Fälle sind ein Lichen ruber planus bei einem 9jährigen Jungen 2 Wochen nach Manifestation eines Lichen simplex chronicus Vidal (BLUMENTAL), ein Lichen ruber planus *anularis lokalisatus* (Daumen) bei einem 9jährigen Mädchen — ein Granuloma anulare vortäuschend — (FINNERUD), ein generalisierter *Lichen ruber* unter dem Bilde einer *Livedo anularis* (Hist.: Lichen ruber und Vasculitis nachweisbar) (RINALDI) sowie ein *Lichen ruber* als *Köbnerphänomen* nach *Verbrennung* am Rücken (16jähriges Mädchen, LOMHOLT) und einen generalisierten, histologisch gesicherten Lichen ruber nach *Blitzeinwirkung* (5jähriger Junge) anzusehen, wobei im letzteren Fall ein kausaler Zusammenhang durch eine momentane Dysfunktion des vegetativen Nervensystems — durch die Gewalteinwirkung bedingt — angenommen wurde (ROSS).

Lichen ruber und Allgemeinerkrankungen. Ein Zusammenhang zwischen Lichen ruber und autonomem Nervensystem wurde von MAGNUSSON bei einem 14jährigen Jungen mit *Lichen ruber* und *Sympathicusblastom* deshalb erwogen, weil sich nach operativer Entfernung des Tumors die Hautveränderungen zurückbildeten. — Von GERHARDS wurde über einen exanthematischen *Lichen ruber* bei gleichzeitig bestehender *hormonell* bedingter *Adipositas* (13jähriges Mädchen) berichtet, bei dem nach Fokalsanierung (Zahngranulom) eine rasche Abheilung der Hauterscheinungen ein-

trat. — Über einen generalisierten *Lichen ruber* mit Mundschleimhaut- und Genitalbefall und *gleichzeitig* bestehendem *Asthma bronchiale* mit letalem Ausgang bei einem 5jährigen Jungen berichtete TIMPER. Unter Betonung, daß es sich hier um den 1. Fall von gleichzeitigem Vorkommen von Lichen ruber und Asthma bronchiale handelt, bestätigt TIMPER die Ansicht von SCHÜTZ, daß die Prognose des Lichen ruber bei gleichzeitigem Vorkommen von Erkrankungen des Respirationstraktes ernst zu bewerten sei.

Laboratoriumsdaten. Beim Lichen ruber sind keine auffälligen Ergebnisse im Rahmen der klinischen Untersuchung beobachtet worden. JULIUS-BERG wies lediglich auf vereinzelt angegebene Veränderungen des Blutbildes hin (Leukocytose, relative Lymphocytose). Im neueren Schrifttum finden sich keine diesbezüglichen Mitteilungen.

Diagnose: Andere, ebenfalls mit flacher Papelbildung einhergehende Dermatosen lassen sich auf Grund der typischen *Morphologie* des Lichen ruber (bläulich-violette Schattierung, Oberflächenglanz, Dellenbildung, Wickhamsche Streifen) und des meist charakteristischen *feingeweblichen Substrats* sowie des eigentümlichen, nicht mit anderen Erkrankungen verwechselbaren *epidermocutanen Grenzflächenbildes* (s. Histologie) ohne weiteres abgrenzen. Bei lokalisationsabhängigen Varianten (Hand-, Fußflächen-, Nagel-, Kopfhaut- und Schleimhautbefall) des Lichen ruber können diagnostische Schwierigkeiten bestehen. Hier sind eine Reihe von Dermatosen wie tylotische Ekzeme; hyperkeratotische Dermatomykosen; luische (lichenoide) Exantheme, - Papeln, - Plaques und - Clavi (Serologie); verschiedene Onychopathien und der cutane, chronisch discoide und disseminierte Lupus erythematodes von den besonderen klinischen Varianten des Lichen ruber abzugrenzen, was aber auf Grund der Anamnese, des klinischen und histologischen Bildes und des Verlaufs sowie der klinischen Untersuchungen (s. Laboratoriumsdaten) zumeist möglich ist.

Verlauf. Der Verlauf — Bestandsdauer und Neigung zu Rezidiven — ist bei Kranken mit Lichen ruber recht unterschiedlich. Während die exanthematischen Formen meist einen weniger langen Bestand aufweisen, zeigen die lokalisierten Varianten so gut wie stets einen länger dauernden Bestand. Letztere können aber gelegentlich auch in eine generalisierte, exanthematische Form übergehen. - Die Neigung zu Rezidiven ist — wenn eine Abheilung einmal erfolgte — gering. - Bei Nagel-, Endphalangen-, Genital- und Schleimhaut- sowie

Kopfhautbefall werden Veränderungen wie Paronychie, Querfurchen und Dellenbildung, Hapalonychie, Onychorrhexis, Onychomadesis, subunguale Hyperkeratosen, Onycholysis und Anonychie (Endphalangen, Nägel), Atrophie und Alopecie (Kopfhaar, Lasseur-Graham-Little-Syndrom), bei Körperherden manchmal Atrophie, Alopecie und Anhidrosis — Ausnahme exanthematische Form — beobachtet. Selten eintretende carcinomatöse Entartung des Lichen ruber fast ausschließlich von Mundschleimhautherden bzw. von verrucösen Herden an den Unterschenkeln sind im Kindesalter nicht mitgeteilt worden, obgleich in den vergangenen 30 Jahren eine (cancerogene) Arsenmedikation die häufigste Behandlungsart des Lichen ruber im Kindesalter darstellte. — Auf eine ernste Prognose des Lichen ruber bei gleichzeitigem Vorkommen von Erkrankungen des Respirationstraktes wies TIMPER unter Hinweis auf SCHÜTZ hin.

Therapie. Da beim Lichen ruber, wie übrigens bei einer Reihe von Dermatosen, eine Neigung zu Spontanheilung besteht, ist die Bewertung eines „Heilerfolges" nach bestimmten therapeutischen Verfahren besonders schwierig, wenn nicht unmöglich. Hinzu kommt, daß eine wirksame Behandlung des Lichen ruber allenfalls eine Abkürzung, zumeist aber nicht eine Änderung des Krankheitsverlaufes erwarten läßt. Die Möglichkeit zur Abheilung mit Atrophie ist gegeben, und dieser Vorgang kann kaum entscheidend beeinflußt werden (s. OBERSTE-LEHN). Wie die statistische Bearbeitung erkennen ließ, gibt es kaum ein Medikament, welches beim Lichen ruber therapeutisch noch nicht angewandt wurde. — Das Mittel der Wahl war lange Zeit das Arsen. Wegen seiner allgemein- und hautschädigenden sowie speziell carcinogenen Wirkung sollte Arsen heute nicht mehr appliziert werden. — Einzelheiten über die verschiedenen Behandlungsmaßnahmen des Lichen ruber mit Angabe der Fallzahl und der Erfolgsquote vermittelt eine tabellarische Übersicht von STÜTTGEN. — Therapeutisch wirksam sind eine milde, unspezifische Reizkörperbehandlung (Echinacin, Plenosol, 10% Olobintin, Milch usw.), Applikation von Chemotherapeutica (insbesondere Penicillin, evtl. kombiniert mit Nicotinsäure), direkte [z. B. Großfeldbestrahlung, FHA 90 cm, Dermopan Stufe IV (ohne Filter), ED 100—300 r] und indirekte (Segmentbestrahlung des sympathischen Grenzstranges) Röntgentherapie, Anwendung von ACTH und Corticosteroiden, gegebenenfalls von Vitaminen (A, B-Komplex, K, D, D_3), Neoteben, Novocain, Bellergal und Focussanierung. — Schleimhaut- und Genitalveränderungen sind meist nicht behandlungsbedürftig, beim Lichen ruber mucosae pemphigoides und beim Lichen ruber verrucosus wurden neben lokaltherapeutischen Maßnahmen Erfolge nach Unterspritzung mit Corticosteroid-Kristallsuspension mitgeteilt. Bei Juckreiz kann zusätzlich eine Lokalbehandlung (Liantral, juckstillende Schüttelmixturen, Thesit- oder Antihistaminsalben u. ä.) Linderung bringen.

Literatur

ANDERSON, T. E.: Lichen planus in an infant. Brit. J. Derm. **64**, 68 (1952).

ARGUELLES-CASALS, D.: Famial Lichen planus. Arch. Derm. Syph. (Chic.) **63**, 780 (1951).

BALIÑA, P. L., R. BALIÑA u. J. A. HERRERA: Ungewöhnlicher Fall von zosterartigem Lichen planus. Rev. argent. Dermatosif. **21**, 651 (1937).

BETTLEY, F. R., a. J. B. LYON: Lichen planus of the toe-nails. Proc. 10th Internat. Congr. of Derm. London **1952**, 447 (1953).

BLUMENTAL, M.: Lichen planus bei einem 9jährigen Knaben, Zbl. Haut- u. Geschl.-Kr. **51**, 616 (1935).

BODE, H. G., u. G. W. KORTING: Lehrbuch der Haut- und Geschlechtskrankheiten. Stuttgart: Gustav Fischer 1962.

FERNANDES-CRIADO, M.: Ein neuer Fall von Lichen anularis. An. Hosp. José y Adela **3**, 125 (1932).

FINNERUD, C. W., and R. H. SCULL: Lichen planus (anular) of the hands simulating granuloma anulare. Arch. Derm. **31**, 737 (1935).

GANS, O., u. G. K. STEIGLEDER: Histologie der Hautkrankheiten, 1. Band, 2. Aufl., S. 319f. Berlin-Göttingen-Heidelberg: Springer 1955.

GERHARDS, F.: Exanthematischer Lichen ruber. Zbl. Haut- u. Geschl.-Kr. **81**, 403 (1952).

GERTLER, W., J. LEIPOLD u. M. SCHMIDL: Zur Frage der Kontagiosität des Lichen ruber. Derm. Wschr. **146**, 543 (1962).

GOUGEROT, H., et E. LORTAT-JACOB: Lichen plan carrelé de la langue (en carreaux et avec fleur de marguerite). Bull. Soc. franç. Derm. Syph. **41**, 1669 (1934).

— — Lichen plan carrelé de la langue (en carreaux et en fleur de marguerite). Arch. derm.-syph. (Paris) **6**, 476 (1934).

HÖLZER, L.: Lichen ruber planus et verrucosus. Zbl. Haut- u. Geschl.-Kr. **53**, 442 (1936).

JADASSOHN, W.: Lichen ruber planus familiaris. J. Génét. hum. 2, 153 (1953).

—, et R. PAILLARD: Lichen ruber planus familiaris. Dermatologica (Basel) 108, 448 (1954).

JULIUSBERG, F.: Lichen ruber und Pityriasis rubra pilaris. In: Handbuch der Haut- und Geschlechtskrankheiten, hrsg. von J. JADASSOHN, Bd. VII, Teil 2, S. 1—213. Berlin: Springer 1931.

KIESS, O.: Lichen ruber. In: Handbuch der Kinderheilkunde, hrsg. von M. V. PFAUNDLER u. A. SCHLOSSMANN. 4. Aufl., Bd. X, S. 716—723. Berlin: Vogel 1935.

LAPTEV, V. A., u. A. A. KALAMKARJAN: Pemphigoider Lichen ruber planus, ausgeheilt durch indirekte Röntgentherapie. Vestn. Vener. Derm. 6, 44 (1954).

LIEBNER, E.: Lichen verrucosus behandelt durch Buckystrahlen. Zbl. Haut- u. Geschl.-Kr. 58, 326 (1938).

LISSIA, G.: Dell'etiologia infettiva del lichen ruber planus (Contributo clinico e terapeutico.) Giorn. ital. Derm. 95, 489 (1954).

LOMHOLT, S.: Köbnersches Phänomen bei Lichen ruber. Derm. Wschr. 1936 I, 22.

MAGNUSSON, B.: Lichen ruber and Symphaticoblastoma. Acta derm.-venereol. 35, 74 (1955).

MILLER, TH. H.: Lichen planus in a child. A case exhibiting palmar and plantar lesions with involution under bismuth therapy. Urologic Rev. 37, 608 (1933).

MITCHELL, J. H.: Lichen planus with Alopecia areata in a child. Arch. Derm. 29, 131 (1934).

NICOLAS, J., J. ROUSSET et A. THOMASSET: Lichen plan cicatriciel congénital. Bull. Soc. franç. Derm. Syph. 44, 474 (1937).

OBERSTE-LEHN, H.: Papulöse Hautkrankheiten, Lichen ruber und Lichen nitidus. In: Dermatologie und Venerologie, hrsg. von H. A. GOTTRON u. W. SCHÖNFELD. Bd. II, Teil 2, S. 759 bis 787. Stuttgart: Thieme 1958.

PIERINI, D. O., J. ABULAFIA, R. H. E. MAZZINI y L. J. MENALDO: Lichen striatus. Arch. argent. Derm. 13, 289 (1963).

RINALDI, V. G.: Lichen livedoide: lichen ruber planus generalizzato col quadro di una livedo reticolare. Ann. ital. Derm. Sif. 11, 194 (1956).

ROSS, C. M.: Lichen planus after lightning stroke. Brit. J. Derm. 72, 448 (1960).

RUSSELL, B.: Lichen ruber with involvement of tongue. Brit. J. Derm. 77, 280 (1965).

SAFFRON, M. H.: Familial lichen planus. A report of four cases of lichen planus in one family with a brief review of the literature. Arch. Derm. 42, 653 (1940).

SCHILDKRAUT, J. M.: Lichen planus in a mother and daughter. Arch. Derm. Syph. 31, 428 (1935).

SENEAR, F. E., and M. R. CARO: Lichen striatus. Arch. Derm. 43, 116 (1941).

STERNBERG, T. H., and R. M. REISNER: Lichen planus limited to the nails. Arch. Derm. 83, 333 (1961).

STÜTTGEN, G.: Familiärer Lichen ruber planus mit nachfolgender Erythrodermie und sekundärer disseminierter Milienbildung. Derm. Wschr. 128, 1047 (1953).

— Lichen ruber und Pityriasus rubra pilaris. In: Handbuch der Haut- und Geschlechtskrankheiten, J. JADASSOHN, Ergänzungswerk, Bd. III, Teil 1, hrsg. von H. A. GOTTRON, S. 324 bis 358. Berlin-Göttingen-Heidelberg: Springer 1963.

TIMPER, R.: Lichen ruber planus und Asthma bronchiale mit letalem Ausgang bei einem Kinde. Z. Haut- u. Geschl.-Kr. 5, 85 (1948).

TOLMACH, J. A.: Lichen planus bullosus. Arch. Derm. 67, 110 (1953).

WEBER, G.: Lichen ruber in 3 Generationen. Z. Haut- u. Geschl.-Kr. 36, 115 (1964).

WERNSDÖRFER, R.: Beobachtungen über das endemische Auftreten von Lichen ruber planus — ein Beweis für seine Infektiosität. Med. Klin. 1955, 1219.

WILLAN, R.: Die Hautkrankheiten und ihre Behandlung, systematisch beschrieben, übersetzt von F. G. FRIESE. Breslau 1799 u. 1806.

WILSON, E.: On disease of the skin. Sixth edition 1867.

WORINGER, F. R.: Lichen corné hypertrophique chez frére et soeur. Bull. Soc. franç. Derm. Syph. 58, 592 (1951).

YOUNG, A. W. JR.: Bullous lichen planus. Arch. Derm. Syph. 73, 179 (1956).

ZEHETNER, H.: Lichen ruber planus. Zbl. Haut- u. Geschl.-Kr. 76, 403 (1951).

Arzneimittel-Exantheme

Von B. THEISS, Heidelberg

Begriff, Pathogenese. Arzneimittelexantheme sind krankhafte Hautveränderungen, die als unmittelbare Folge der hämatogenen Einwirkung von Arzneimitteln oder ihrer Spaltprodukte auf die Haut entstehen. Die Genese der meisten Arzneimittelexantheme ist eine allergische, daneben gibt es aber auch Hauterscheinungen auf Grund toxischer oder pharmakologischer Nebenwirkungen einzelner Medikamente.

Durch Überdosierung oder eine verminderte individuelle Resistenz können Rötungen der Haut und Urticaria nach Histamin, Dermatitiden nach Resorcin, Chrysarobin, Crotonöl usw. und purpurische Exantheme nach Anticoagulantien auftreten. Teer und gewisse Farbstoffe, wie Eosin, Acridin, Meladinin führen bei gleichzeitiger

Sonnenbestrahlung zu Photodermatosen, ebenso Barbiturate bei Kranken mit alkoholgeschädigter Leber. Nach Medikation von Arsenpräparaten sind Hyperkeratosen, Präcancerosen und Carcinome beobachtet worden. Männliche Sexualhormone, ACTH und Halogene können zur Entstehung einer Acne führen. An der Mundschleimhaut wurden nach Behandlung mit Silber, Quecksilber und Wismut Metallablagerungen und Entzündungen beobachtet, nach längerer Hydantointherapie Zahnfleischhyperplasie.

Im folgenden sollen nur die wesentlich häufigeren Arzneimittelexantheme auf Grund allergischer Sensibilisierung beschrieben werden. Sie sind primär nicht durch die Dosis und die pharmakologischen Eigenschaften des chemischen Moleküls bestimmt; das einheitliche pathogenetische Prinzip der allergischen Reaktionen ist vielmehr die Bildung von Antikörpern gegen das Medikament und die Antigen-Antikörperbindung. Hierbei werden „H-Substanz", Histamin, Heparin, Acetylcholin, Serotonin und verschiedene Eiweißabbauprodukte von Polypeptidnatur freigesetzt und führen zu Nebenreaktionen.

Für das klinische Bild ist vor allem der Ort der Antigen-Antikörperreaktion entscheidend: zirkulieren die Antikörper frei im Blut, erfolgt ein anaphylaktischer Schock, eine Reaktion in der Haut verursacht Exantheme, in der Bronchialwand wird sie Asthma bronchiale hervorrufen, usw. Außerdem ist die Eintrittspforte des Antigens für die Symptomatologie von Bedeutung. Die Heftigkeit der allergischen Reaktion ist vor allem vom Sensibilisierungsgrad, der Applikationsart und von der Menge und Einwirkungsdauer des Antigens abhängig.

Als Allergen wirken nur Eiweißkörper. Jedoch können einfache chemische Stoffe als Halbantigene oder Haptene (Landsteiner, 1921) durch Koppelung an körpereigenes Protein (Schleppersubstanz) zu Vollantigenen werden. Die indizierten Antikörper sind dann spezifisch gegen das Hapten, nicht gegen die Schleppersubstanz gerichtet. Als Hapten können nach bisherigen Erkenntnissen etwa 500 Medikamente, bzw. ihre Abbaustufen im intermediären Stoffwechsel wirken; sogar Antihistaminica, ACTH und Hydrocortison können zu Allergien führen. Eine Sensibilisierung gegen mehrere Medikamente gleichzeitig oder nacheinander ist möglich (polyvalente Allergie). Eine besonders hohe antigene Potenz zeigen die in para-Stellung substituierten Amino- und Nitro-Verbindungen des Benzols(z. B. Sulfonamide, Chloromycetin, Paraaminosalicylsäure, Anaesthetica, Nahrungsmittelfarbstoffe usw.).

Eine gleichzeitige Sensibilisierung gegen verschiedene chemische Verbindungen, die ein gemeinsames Strukturmerkmal zeigen oder im intermediären Abbau erlangen, wird als „Gruppen- oder Überkreuzungsempfindlichkeit" — „Cross-Reaktion" — bezeichnet. Diese Gruppensensibilisierung ist besonders häufig bei den oben erwähnten „Para-Gruppen"-Verbindungen, ferner bei Penicillin und Trichophytin; Penicillin G und O; Aureomycin und anderen Tetracyclinen; Hydantoinen und Barbituraten. Die Gruppensensibilisierung erklärt die Idiosynkrasie in vielen Fällen als echten allergischen Vorgang.

Häufigkeit, Disposition. Produktion und Verbrauch von Medikamenten sind in den letzten Jahrzehnten ständig angestiegen. Parallel damit ging eine starke Zunahme der allergischen Erkrankungen durch Arzneimittel. Der Prozentsatz der Arzneimittelallergien an der Gesamtzahl klinisch behandelter Patienten wird von Lindemayr 1954 für die Wiener Hautklinik mit 1,75% angegeben, von Abramowitz für die New Yorker Hautklinik mit 1,5%.

Die Häufigkeit der Arzneimittelexantheme hängt von der „antigenen Potenz" der angewandten Medikamente ab. Die Sensibilisierungsraten differieren vom fast immer zu Allergien führenden Nirvanol über die häufig sensibilisierenden Verbindungen mit einer Para-Amino- oder Nitro-Gruppe am Benzolring bis zum äußerst selten sensibilisierenden Hydrocortison.

Häufigkeit und Ausmaß der allergischen Reaktionen sind außerdem abhängig von der Applikationsart. Lokalbehandlungen der Haut (Salben, Puder, Lösungen) und Schleimhäute (Lutschtbl. Aerosol) sowie intracutane Injektionen führen besonders leicht zu einer Sensibilisierung. Auch subcutane und intramuskuläre Injektionen können sensibilisieren, seltener die intravenösen. Die wenigsten Allergien sollen durch perorale Gaben erzeugt werden.

So traten z. B. nach peroraler Penicillinbehandlung von 56 427 Kranken nur in 0,12% der Fälle allergische Reaktionen auf (Spitzy), während nach großen Statistiken die Sensibilisierungsraten des Penicillins bei parenteraler Anwendung durchschnittlich 2—16% und mehr betrugen, bei Inhalationstherapie 10—20%.

Die Vererbung spielt bei den Arzneimittel-allergien kaum eine Rolle. Im Gegensatz zu den, sog. Atopien (endogenes Ekzem, Heufieber Asthma bronchiale) läßt sich nach SCHNYDER bei den klassischen allergischen Reaktionen (Urticaria, Kontaktekzem, Medikamentenüber-empfindlichkeit) meist keine hereditäre Bela-stung nachweisen.

Eine erworbene Disposition kann auf Grund verschiedener Stoffwechselstörungen bestehen. Auch wird die Sensibilisierung durch gleich-zeitig bestehende Infektionen erleichtert, ins-besondere durch bakteriell oder mykotisch be-dingte Hauterkrankungen („Hautfoci") und durch Lichteinwirkung.

Klinisches Bild. Die klinische Manifestation der Arzneimittelallergie ist nicht vom Antigen, sondern vom Schockorgan abhängig. Am häufig-sten spielen sich die allergischen Reaktionen auf Medikamente an der Haut ab. Jedoch kön-nen auch allein oder gleichzeitig mit Haut und Schleimhäuten einzelne oder mehrere andere Organe und Organsysteme reagieren; peri-pherer Kreislauf, Bronchien, Lymphknoten, Gelenke, Thermoregulation, Blut, Nieren, Herz, Lungen und ZNS.

Bei akuter Reaktion des peripheren Kreislaufs tritt der *anaphylaktische Schock* ein mit plötzlichem Absinken des Blutdrucks, Blässe, Cyanose, kal-tem Schweiß, Beklemmungsgefühl, Atemnot, Tachy- oder Bradykardie. Hervorgerufen wird er vor allem durch Verabreichung von artfremdem Eiweiß oder parenterale Gaben von Penicillin, etwas seltener durch Streptomycin, Dihydro-streptomycin, Vitamin B 1, jodhaltige Kontrast-mittel, Pyrazolonpräparate, ACTH, Heparin und Dextran.

Asthma bronchiale tritt vor allem nach Aspirin und Salicylaten auf; *Arzneifieber* nach Sulfon-amiden, Antibiotica, Tuberkulostatica und Pro-cain. *Blutdyskrasien* können durch zahlreiche Medikamente ausgelöst werden, am häufigsten durch Sulfonamide, Hydantoinderivate, Pyrami-don, Butazolidin, Chlorpromazin. Leukopenien oder Agranulocytosen treten nach Pyramidon, Thyreostatica, Sulfonamiden, Butazolidin, Schlaf-mitteln, Promazin, Chlorpromazin und Fremd-seren ein. Thrombopenien werden vor allem nach Sedormid, Chinin, Chinidin, Pyramidon und Fremdseren beobachtet, Panzytopenien nach Chloromycetin (letzteres wahrscheinlich toxisch bedingt). Zu Hämolyse führen besonders Chinin, Chinidin, Primaquin, PAS, Sulfonamide, Thiose-micarbazon. Eine akute Niereninsuffizienz wird in Einzelfällen durch Sulfonamide und Butazolidin ausgelöst.

Verlaufsformen unter dem Bilde der „*Serum-krankheit*" (Juckreiz, Exanthem, Gelenkschmer-zen, Lymphknotenschwellungen, Fieber und Blut-

eosinophilie) treten nach artfremdem Eiweiß, Sul-fonamiden und Penicillin — besonders Depot-Penicillin — auf. *Periarteriitis nodosa* wird nach Sulfonamiden, Penicillin, Thiouracil, Propyl-Thiouracil und Kalium-Jod-Verbindungen beob-achtet; *eosinophile Myokarditis* nach Sulfonami-den, Jod- und Salvarsanverbindungen; flüchtige *eosinophile Lungeninfiltrate* entstanden vereinzelt während tuberkulostatischer Behandlung und nach Injektionen von Wachspenicillin. Das Auf-treten einer *Mononucleose* bei PAS-Allergie wurde mehrfach beschrieben, Fälle von *anaphylaktoider Purpura* (hämorrhagisches Exanthem, Melaena, Gelenkschmerzen, Fieber, Nierenblutung) wurden in Einzelfällen nach Penicillin, INH und Vicomy-cin berichtet.

Die meisten Arzneimittelallergien führen zu Hauterscheinungen. Ein Medikament kann bei verschiedenen Personen oder auch beim glei-chen Kranken zu verschiedenen Zeiten morpho-logisch unterschiedliche Exantheme auslösen. Eine ätiologische Diagnose ist deshalb nach dem klinischen Bild nicht möglich.

Die Sensibilisierung wird vor allem bei den cutanvasculären Reaktionen durchschnittlich 5—12 Tage nach der ersten Anwendung sicht-bar. Besteht sie bereits durch eine frühere Gabe des gleichen Medikamentes oder gruppenver-wandter Stoffe, kann ein Exanthem jedoch schon innerhalb von wenigen Minuten oder Stunden eintreten. Auch nach wochen- oder monatelanger guter Verträglichkeit können Medikamente noch zu allergischen Reaktionen führen. Im allgemeinen wird eine langdauernde Therapie durch den häufigen Kontakt mit dem Allergen öfter sensibilisieren als eine kurz-dauernde. Bei intermittierender Behandlung wird häufig beobachtet, daß sich bei der Wie-deraufnahme der Therapie nach einer längeren Unterbrechung die Überempfindlichkeit mani-festiert.

Das klinische Bild wird oft vom Weg der Sensibilisierung bestimmt. Bei Auslösung der Allergie durch epicutanen Kontakt reagiert die Epidermis mit einem Ekzem. Erfolgt die Sensi-bilisierung von innen her, entstehen durch Reaktion des cutanvasculären Apparates eine Urticaria, makulöse, papulöse, lichenoide und bullöse Exantheme, ein Erythema exsudativum multiforme bzw. eine pluriorificielle Ektoder-mose Fiessinger-Rendu (Stevens-Johnson-Syn-drom) oder eine Dermatitis exfoliativa. Diese Erscheinungsformen können einzeln oder kom-biniert auftreten; auch wechseln sie manchmal im Verlauf von Stunden oder Tagen ihren

Charakter. Das Arzneimittelexanthem ist genauso vielgestaltig wie die Syphilis, fast alle Dermatosen können nachgeahmt werden. Oft tritt eine hämorrhagische Diathese hinzu, besonders an den unteren Extremitäten. Häufig stellen sich Begleitödeme ein, meist im Gesicht. Umschrieben Ödeme — angioneurotische Ödeme (Quincke) — können zu lebensbedrohlichen Situationen führen, wenn sie im Bereich der oberen Luftwege liegen.

Als schwerste Form des Arzneimittelexanthems beschrieb Lyell 1956 erstmals die "Toxic epidermal necrolysis", die unter dem Bilde einer über den ganzen Körper ausgedehnten Verbrennung II. Grades erscheint und in fast der Hälfte der Fälle tödlich ausgeht. Seitdem wurden etwa 50 weitere Fälle dieses auch als akute Epidermolysis combustiformis bezeichneten Syndroms veröffentlicht, die durch die verschiedensten Medikamente ausgelöst wurden, unter anderem mehrmals durch Sulfonamide, Penicillin, Streptomycin, Pyrazolonderivate (Korting u. Holzmann, Jung u. Storck, Färber et al.).

Neben den disseminierten Exanthemen gibt es Arzneimittelausschläge, die an einer oder mehreren umschriebenen Stellen auftreten. Da bei Rezidiven der Ausschlag meist wieder an der gleichen Stelle erscheint, bezeichnet man sie als fixe Arzneimittelexantheme. Auch sie zeigen die verschiedensten morphologischen Bilder.

Die meisten Arzneimittelexantheme sind von Pruritus begleitet. Manchmal ist der Juckreiz das einzige Symptom oder ein Vorbote des Hautausschlages.

Mehrere Hautkrankheiten können durch Medikamente provoziert werden: Erythema nodosum, Erythema exsudativum multiforme, Lichen ruber, Zoster; von einigen Autoren wird auch die Hervorrufung eines Erythematodes disseminatus durch Medikamente wie Apresolin, Hydantoin und Penicillin (Miescher u. Delacrétaz, Ruppli u. Vossen u. a.) angenommen.

Diagnose. Grundbedingung für die Erkennung ist wie bei allen allergischen Reaktionen die Erhebung einer sehr genauen *Anamnese*. Verdacht auf eine Arzneimittelallergie besteht besonders dann, wenn nach einer Latenzzeit oder bei wiederholter Behandlung die Reaktion schon durch eine kleine Dosis eines Medikamentes ausgelöst wird und nicht den bekannten toxischen Nebenwirkungen des Präparates entspricht. Der Entzug des Verdachtsantigens, die erste therapeutische Maßnahme, kann gleichzeitig im Sinn einer *Karenzprobe* bewertet werden. Sie kann durch *Expositionsteste* ergänzt werden. Verwertbar sind diese

jedoch nur, wenn sie positiv sind, da die Allergie (z. B. bei Hydantoinderivaten, PAS, Streptomycin) spontan zurückgehen kann. Der Expositionsversuch kann für den Kranken gefährlich sein, besonders bei ,,starken" Antigenen, wie Aspirin, Quecksilber, Salvarsan, Chinin.

Der Nachweis der spezifischen Antikörper durch *Hautteste* wird vor allem durch den Haptencharakter der Arzneimittel und ihren oft erst im intermediären Abbau entstehenden Charakter erschwert. In vielen Fällen wird der Hauttest einige Zeit nach der allergischen Reaktion negativ, oder es bestehen von Anfang an negative Tests trotz Fortdauer der Allergie. Nur bei den Kontaktreaktionen und bei Allergien gegen proteinhaltige Medikamente sind falsch-negative Ergebnisse seltener.

Folgende Hautteste stehen zur Verfügung: 1. Epicutantest mit dem unveränderten Medikament in bestimmten Verdünnungen (,,Testkonzentration"); 2. Intracutantest (Scarifikationsproben oder Intracutaninjektionen): a) mit dem unveränderten Medikament in entsprechender Verdünnung, b) mit an Eiweiß gebundenem Antigen (,,Serumschiene" in vivo oder in vitro); c) passive Übertragung der Antikörper nach Prausnitz-Küstner. Genaue Anweisungen zur Durchführung der Hautteste können wegen des knapp bemessenen Raumes nicht gegeben werden, es muß auf die Spezialliteratur verwiesen werden (Gronemeyer, Hansen, Lindemayr, Spier).

Wegen der Gefährlichkeit der Antigenexposition für den Patienten wird seit längerer Zeit versucht, Methoden für *in vitro-Versuche* zu entwickeln; sie gehören jedoch noch dem Gebiet der Forschung an, es gelang bisher nicht, einen zuverlässigen Routinetest zu entwickeln. Folgende Methoden werden angewandt: ,,Thrombocyten-in-vitro-Test", Präcipitations- und Agglutinationsmethode, Komplementbindungsreaktion.

Die histologische Untersuchung kann zur Sicherung der Diagnose nicht beitragen, da die Arzneimittelexantheme keine spezifischen feingeweblichen Veränderungen verursachen. Das histologische Bild entspricht dem klinischen und ist dehalb genauso vielgestaltig.

Auch die Blutbildveränderungen sind meist nicht spezifisch. Der Leukocytensturz, bzw. der leukopenische Index nach Vaughan hat sich als unzuverlässig erwiesen, da Leukocytenverschiebungen im strömenden Blut durch Verdauungsleukocytose, Hämoklastenkrise und zahlreiche auf das Vegetativum wirkende Faktoren eintreten können (SPIER u. MENZEL). Zuverlässiger ist der Thrombocytensturz, bzw. der thrombopenische Index (STORCK et al.). Ein Abfall der Thrombocyten um 30% 30—90 min nach der Exposition spricht für eine Überempfindlichkeit gegenüber dem getesteten Arzneimittel. Eine Eosinophilie kann auftreten, in vielen Fällen fehlt sie jedoch auch. Blutdyskrasien, die nach bestimmten Arzneimitteln gehäuft auftreten, wurden bereits im Abschnitt „klinisches Bild" angeführt.

Therapie: Die erste Maßnahme bei allen Arzneimittelallergien besteht im Entzug des Allergens. Die leichteren Formen der Erkrankung verschwinden dann oft von selbst. Ist ein Entzug des Antigens der Grundkrankheit wegen nicht möglich, so können — wenn der Sensibilisierungsgrad es gestattet — eine Weiterbehandlung unter gleichzeitiger Antihistaminica- oder NNR-Hormongabe bzw. eine Desensibilisierung versucht werden.

Urticarielle Exantheme sprechen gut auf eine Behandlung mit Antihistaminica an, bei den übrigen Arzneimittelexanthemen wirken sie nur juckreizstillend. Bei bedrohlichen Zuständen, insbesondere beim anaphylaktischen Schock und beim Larynxödem sind die sofortige subcutane, intramuskuläre, evtl. intravenöse Injektion von 0,3—0,7 ml Adrenalin in 1%₀₀-Lösung und intravenöse Gabe von 25—50 bis 100 mg wasserlöslicher Corticosteroide erforderlich. Weitere Maßnahmen zur Schockbekämpfung sind intravenöse Infusionen mit Kreislaufanaleptica (z. B. Noradrenalin) und Sauerstoffzufuhr. Bei Larynxödem werden außer den oben angeführten Maßnahmen manchmal Intubation, Absaugen von Sekret und künstliche Beatmung notwendig.

Symptomatologie der häufigsten Arzneimittelallergien

Von den bisher etwa 500 als Allergen bekannt gewordenen Arzneimitteln werden die wichtigsten in alphabetischer Reihenfolge zusammengestellt.

ACTH und Hypophysenextrakte. Allergische Nebenwirkungen eines der wirksamsten Antiallergika erscheinen zwar als ein klinisches Paradoxon, sind jedoch nicht selten (3,5% der Fälle in einer Statistik von BROWN u. HOLLANDER 1951). Fast immer liegt eine organspezifische Sensibilisierung

vor, nicht nur gegen die Hypophyse der verschiedenen Spendertiere (Schwein, Rind, Wal), sondern auch gegen menschliche Hypophysenextrakte. Bei Asthmatikern besteht häufig eine latente Sensibilisierung gegen ACTH durch hypophysenextrakthaltige Antiasthmatica, z. B. Asthmolysin. Quinckeödem und Urticaria sind die häufigsten Erscheinungen an der Haut bei ACTH-Allergie. Nach intravenöser Applikation können schwere Schockerscheinungen auftreten, Todesfälle sind beschrieben.

Antibiotica:

Penicillin s. u. P.

Streptomycin s. u. S.

Chloromycetin (Chloramphenicol). Die chemische Formel des Chloromycetin weist eine paraständige Nitrogruppe am Benzolring auf, gehört also zu der oben erwähnten Gruppe von Medikamenten, die besonders häufig zu Sensibilisierungen führen. Es treten gelegentlich makulo-papulöse Exantheme oder Urticaria auf, häufiger wurde über Blutschäden, besonders über aplastische Anämien berichtet, die aber wahrscheinlich nicht allergisch, sondern toxisch bedingt sind und besonders nach Überdosierung auftreten.

Tetracycline. Tetracyclin, Chlortetracyclin (Aureomycin), Oxytetracyclin (Terramycin) sensibilisieren bei jeder Anwendungsform, auch bei Lokalbehandlung selten. Die Nebenwirkungen sind meist durch Änderungen der physiologischen Bakterienflora der Schleimhäute bedingt. Gelegentlich kommen urticarielle und andere Exantheme vor. Durch Demethylchlortetracyclin (Ledermycin, Declomycin) kann eine Photosensibilisierung eintreten, man muß die mit diesem Medikament behandelten Patienten deshalb vor Sonnenlichteinwirkung schützen.

Allergien gegen *Erythromycin* und *Oleandomycin* sind sehr selten. *Neomycin, Bacitracin, Nystatin, Tyrothricin, Polymyxin* können zu Kontaktekzemen führen, besonders häufig sensibilisiert das Tyrocid-X (Kombinationspräparat von Tyrotricin und Xanthocillin).

Gekreuzte Allergien kommen bei den Antibiotica vor, z. B. Penicillin—Aureomycin, Aureomycin—Terramycin, Neomycin—Streptomycin.

Antihistaminica. Allergische Reaktionen sind selten, Arzneimittelexantheme, Urticaria und Purpura simplex können jedoch auftreten, bei längerer Medikation sind auch allergische Reaktionen des Blutorgans beschrieben worden (Agranulocytose), besonders nach Pyribenzamin. Nicht selten besteht eine Gruppensensibilisierung gegen strukturverwandte Antihistaminica und Farbstoffe, z. B. Phenergan und Paraphenylendiamin.

Aspirin. Aspirinallergien sind bei dem großen Verbrauch von Aspirin in Form von Erkältungs- und Kopfschmerztabletten häufig (nach GRONEMEYER in 0,2—3,5% der Behandelten). Bei Asthmatikern, die an chronischen Infekten der oberen Luftwege leiden, ist die Anzahl der Sensibilisierungen noch größer. Es können an der Haut Urticaria und Quincke-Ödem sowie alle Formen des Exanthems auftreten, oft bullös, selten als «exanthême fixe». Häufig werden Asthmaanfälle ausgelöst, vollausgeprägte Schocksyndrome und Todesfälle sind mehrfach beschrieben worden. Die Intracutanproben sind gefährlich, die Diagnose wird bei negativen Epicutantesten in erster Linie durch eine genau erhobene Anamnese gestellt.

Atophan. Allergische Reaktionen können schon nach geringer Dosierung auftreten, meist am 9. bis 10. Tag. Es bilden sich scarlatiniforme, makulo-papulöse Exantheme bzw. Urticaria oder Quincke-Ödem, manchmal unter Fieberanstieg oder mit Ikterus kombiniert.

Atropin. Atropin führt nur selten zu allergischen Reaktionen. Erytheme und generalisierter Pruritus oder Urticaria und Quincke-Ödem treten gelegentlich auf. Atropinaugentropfen und -Salben können eine Blepharoconjunctivitis allergica auslösen.

Barbiturate. Barbituratallergien sind in Anbetracht der häufigen Medikation relativ selten zu beobachten (nach Gronemeyer unter 1 bis 3% der Arzneimittelexantheme), nur bei einzelnen Derivaten, z. B. Luminal liegen sie höher. Das Exanthem bricht durchschnittlich am 6.—10. Tag aus, jedoch bestehen zeitlich große Unterschiede. Die Exantheme sind makulopapulös, ferner morbilliform, scarlatiniform, Erythema-exsudativum-multiforme-ähnlich, besonders auch als exanthème fixe vorkommend. In der Hälfte der Fälle treten gleichzeitig mit dem Exanthem Temperaturerhöhungen bis 39/40° auf. Der Juckreiz ist nicht sehr ausgeprägt. Die Exantheme heilen unter Schuppung ab. Bullöse und hämorrhagische Exantheme sowie Urticaria sind seltener. In vereinzelten Fällen entstand gleichzeitig mit dem Exanthem eine Hepatitis mit Ikterus.

Chinin und Chinidin. Eine gleichzeitige Sensibilisierung gegen Chinin und Chinidin ist bisher nicht beobachtet worden. Die Allergie ist immer nur gegen Chinin oder gegen sein rechtsdrehendes Isomer Chinidin gerichtet. Dieser Umstand ist günstig für die Weiterführung einer begonnenen Behandlung. Der Allergie geht oft eine Zeit guter Verträglichkeit voraus, die jahrelang dauern kann. Die Sensibilisierung ist häufig sehr hochgradig, schon der Kontakt mit Zwischenträgern kann schwere allergische Reaktionen auslösen. Die häufigsten allergischen Hauterscheinungen nach Chinineinnahme sind Urticaria und scarlatiniforme Exantheme. Eine hämorrhagische Diathese zeigt sich besonders dann, wenn durch einen Infekt eine erhöhte Blutungsneigung besteht.

Digitalis. Digitalis-Allergien sind selten, Gruppenallergien gegen mehrere Digitalispräparate und Bulbus scillae können vorkommen. Es treten Exantheme und Urticaria auf, selten kombiniert mit Fieber und allergischer Arthritis.

Furanderivate. Furacin und andere Furanderivate können bei Lokalbehandlung zu hochgradiger Sensibilisierung führen.

Hydantoinderivate. Das heute aus dem Handel gezogene Nirvanol (Phenyläthylhydantoin) führte bei nahezu 100% der Behandelten zu Arznei-

mittelexanthemen, Mesantoin bei 5—10% und Dilantin bzw. Zentropil noch seltener. In etwa 70% der Fälle ist eine Weiterbehandlung möglich, da eine spontane Desensibilisierung stattfindet; es kann jedoch auch bei erneuter Exposition zu schweren, sogar tödlichen allergischen Reaktionen kommen. Das Exanthem tritt meist am 7.—12. Tag der Medikation nach einem fieberhaftem Vorstadium auf und geht mit einem ausgeprägten Gesichtsödem einher („Nirvanolgesicht"). Oft bestehen auch Lymphknotenschwellungen und Schleimhautbeteiligung. Die Exantheme sind morbilliform, scarlatiniform, urticariell, bullös, seltener ist eine exfoliative Dermatitis. Beim Nirvanol können nach Absetzen der Therapie noch Rezidivexantheme erscheinen. Bei längerer Behandlung sind Schädigungen der blutbildenden Organe möglich, ferner allergische Hepatitis und Periarteriitis nodosa. — Überkreuzungsreaktionen der verschiedenen Hydantoinderivate untereinander mit den strukturverwandten Barbituraten können bestehen.

Insulin. Insulin führt selten zu allergischen Reaktionen (0,5—1%). Es kann eine Urticaria auftreten, seltener sind Ekzeme und anaphylaktischer Schock. Die Allergie richtet sich meistens gegen eine bestimmte Tierart, aus der das Insulin gewonnen wurde, manchmal auch gegen Konservierungs- und Lösungsmittel. Weiterbehandlung mit einem anderen Präparat ist deshalb oft möglich. — Gelegentlich kann eine Insulinresistenz mit der Insulinallergie verbunden sein.

Isonicotinsäurehydrazid s. Neoteben.

Jod und jodhaltige Verbindungen (Kontrastmittel). Die Entscheidung, ob eine toxische oder eine allergische Wirkung vorliegt, ist oft schwierig. Der Ausfall der Cutantestungen ist nicht spezifisch (falsch-positive und falsch-negative Ergebnisse kommen vor). Bei äußerlicher Anwendung treten Kontaktekzeme auf, bei innerlicher Anwendung makulo-papulöse Exantheme, Urticaria und Quincke-Ödem, Fieber mit Purpuraerscheinungen. — Todesfälle durch Schock nach Kontrastmittelinjektionen werden in der Literatur in verschiedener Höhe angegeben, zwischen 1:2000 bis 20000 bei der Urographie. Zur Vermeidung von Nebenreaktionen werden gleichzeitige Gaben von Antihistaminica empfohlen.

Lokalanaesthetica. Nach Überdosierung oder fehlerhafter Anwendung können Erregungszustände und epileptische Krämpfe mit anschließender Kreislauf- und Atemlähmung auftreten, bei intravenöser Injektion Kollapssyndrome, unter Umständen Exitus letalis. Diese toxischen Wirkungen sind oft schwer zu unterscheiden von einem rapide verlaufenden anaphylaktischen Schock, der relativ häufig vorkommt, z. B. bei Bronchialanaesthesien mit Pantocain in 2% der Fälle (Weisel u. Tella 1951). Außer den Schockreaktionen können Kontaktekzeme, Pruritus, Urticaria, Asthma bronchiale beobachtet werden. Bei äußerlichem Kontakt ist der sensibilisatorische Index besonders hoch, er entspricht etwa dem des Streptomycins (häufige Erkrankung des Pflegepersonals!). Bei den Lokalanaesthetica der Paraaminobenzoesäurereihe, z. B. Novocain, Procain, Anaesthesin, Panthesin, Tutocain, Pantocain, Larocain u. a. beruhen die allergischen Erscheinungen auf einer Sensibilisierung gegenüber Paragruppen, Überkreuzungsreaktionen fehlen daher gegenüber den Anaesthetica, die keine Paragruppen besitzen, z. B. Alypin, Cocain, Nupercain, Xylocain. — Gruppenallergie besteht bei den Paragruppen-tragenden Lokalanaestetica gegen chemisch verwandte andere Stoffe, z. B. Sulfonamide.

Neoteben, Rimifon. Die toxischen Nebenwirkungen überwiegen. Als allergische Reaktionen können Exantheme auch acneiforme Hautveränderungen und Urticaria auftreten, seltener Agranulocytosen. Vereinzelt wurde eine Kontaktdermatitis beim Pflegepersonal beobachtet.

Paraaminosalicylsäure (PAS). Allergien treten bei etwa 2% auf; mit Kreuzungsreaktionen gegenüber den anderen Salicylaten ist zu rechnen. Die allergischen Reaktionen beginnen meist am 10.—15. Tag, sie gleichen denen nach Aspirinmedikation (s. dort), doch sind sie im allgemeinen schwerer; Leberschädigung und Ikterus sind häufiger. Eine Desensibilisierung ist in vielen Fällen möglich.

Penicillin. Der sensibilisatorische Index des Penicillins liegt sehr hoch, besonders bei lokaler Anwendung auf der Haut und Schleimhaut (nach verschiedenen Angaben in der Literatur zwischen 5 und 30%); die lokale Anwendung ist deshalb abzulehnen. Möglichkeiten zur Sensibilisierung sind außerdem gegeben durch penicillinhaltige Gebrauchsmittel und Gruppenüberempfindlichkeit infolge Antigenverwandtschaft mit Schimmelpilzen und Dermatophyten. Bei $^1/_5$ bis $^1/_3$ der Kranken mit positiven Trichophytinreaktionen besteht gleichzeitig eine positive intracutane Penicillinreaktion. Bei Kindern sind Penicillinallergien wesentlich seltener als bei Erwachsenen, die Quote liegt unter 1% (KUNDRATITZ 1952). Dies steht mit der geringen Anzahl positiver Trichophytinreaktionen im Kindesalter im Einklang. Die häufigste allergische Reaktion nach Penicillin ist die Urticaria. Sie kann trotz Unterbrechung der Behandlung wochen- bis monatelang andauern. Oft bestehen außer der Urticaria Quincke-Ödem und Schleimhautbefall an Mund und Augen. Seltener treten Exantheme aller Arten auf. An den Injektionsstellen zeigten sich in einzelnen Fällen hämorrhagische Nekrosen, sterile Abscesse, Arthus-Phänomen. Sehr häufig treten schwere Krankheitsbilder vom „Serumtyp" auf mit Fieber, Gelenkschmerzen und -schwellungen, sowie Urticaria. Sie können noch 2—5 Wochen nach Abschluß der Behandlung beginnen, Wochen und Monate andauern und besonders bei Fehlen der Urticaria differentialdiagnostische Schwierigkeiten bereiten. — Bei den procainhaltigen Depot-Penicillinarten ist auch an die Möglichkeit einer gegen das Procain gerichteten

Sensibilisierung zu denken, die relativ häufig vorkommt (VONKENNEL). Bei hochdosierter Behandlung mit Depot-Penicillin besteht ferner die Möglichkeit einer Procainintoxikation.

Der relativ häufige anaphylaktische Penicillinschock führt in 20—30% der Fälle zum Tode, bisher liegen Berichte über mehrere hundert Todesfälle vor. Dosis und Applikationsart spielen wegen des hohen Sensibilisierungsgrades dabei kaum eine Rolle, es sind auch tödliche Schockreaktionen bei Intracutantestungen beschrieben.

Phenolphthalein ist eines der häufigsten Antigene unter den Arzneimitteln. Es ist nicht nur in zahlreichen Laxantien, sondern auch als Farbstoff in kosmetischen Präparaten (z. B. Zahnpasta) und Nahrungsmitteln (Eis, Bonbon) enthalten. Es führt besonders oft zu fixen Exanthemen, seltener zu Urticaria und anderen Exanthemen oder Rhinitis, Asthma, Fieber.

Phenothiazinderivate. Allergische Reaktionen sind nicht nur beim Patienten häufig (um 10%), sondern auch beim Pflegepersonal durch Kontakt. — Beginn meist in der 2.—4. Woche; es treten polymorphe, vorwiegend urticarielle, seltener scarlatiniforme, morbilliforme Exantheme und Fieber auf.

Pyramidon, Pyrazolonderivate. Pyramidon und seine Derivate führen nur selten zu Exanthemen, sie sind morbilliform, urticariell, Erythema-exsudativum-multiforme-ähnlich. Lediglich nach Antipyrin sind Hauterscheinungen häufiger (bei 8—10% der Behandelten), sie treten besonders als fixe Exantheme auf. Klinisch bedeutungsvoller sind die allergisch bedingten Agranulocytosen (etwa 1% der Fälle).

Quecksilber und quecksilberhaltige Verbindungen. Quecksilber ist eines der häufigsten Kontaktantigene. Der Sensibilisierungsgrad ist oft sehr hoch, so daß kleinste Mengen schwere Reaktionen auslösen können. Bei enteralen und parenteralen Quecksilbergaben können scarlatiniforme Exantheme, Urticaria, Purpura und Schockfragmente auftreten; Todesfälle nach intravenöser Applikation sind beschrieben worden. Die beim Säugling und Kleinkind auftretende Akrodynie wurde von FANCONI u. Mitarb. 1947 auf eine neuro-allergische Reaktion gegen Quecksilber zurückgeführt (sog. „Calomel-Krankheit").

Serum, Vaccine. Es kommen verschiedenartige Exantheme vor, am häufigsten Urticaria, Quincke-Ödem, Gelenkschwellungen. Zur Symptomatologie der „Serumkrankheit" gehören Juckreiz, Exanthem, Gelenkschmerzen, Drüsenschwellungen, Fieber und Eosinophilie des Blutes. — Manche Vaccinen enthalten Zusätze von Antibiotica und Chemotherapeutika, die ebenso wie die Fremdproteine allergische Reaktionen herbeiführen können.

Sedormid und andere Carbamide. Carbamide wie Abasin, Adalin, Bromural und Sedormid führen seltener als die Barbiturate zu allergischen Erscheinungen. Adalin verursacht gelegentlich fixe Exantheme. Sedormid kann durch seine spezifische Bindungsaffinität zu den Thrombocyten, besonders bei langdauernder Zufuhr zu einer allergisch bedingten thrombocytopenischen Purpura führen.

Streptomycin und Dihydrostreptomycin besitzen eine sehr hohe Allergenpotenz als Kontaktantigene. Allergische Reaktionen in Form von Kontaktekzemen beim Pflegepersonal sind deshalb besonders häufig. Seltener sind urticarielle, bzw. makulo-papulöse Exantheme und Fieber nach parenteraler Behandlung (in etwa 6%). Oft scheint sich eine Desensibilisierung einzustellen, denn bei Fortsetzen der Therapie treten meist keine Intoleranzerscheinungen mehr auf.

Sulfonamide. Der Sensibilisierungsindex der Sulfonamide ist wegen ihrer paraständigen Aminogruppen hoch. Gruppenallergie zu Stoffen ähnlicher chemischer Struktur ist häufig, z. B. zu Lokalanaesthetica der p-Aminozoesäurereihe, seltener der p-Aminosalicylsäurereihe, ferner zu Azofarbstoffen. Am 7.—9. Tag nach Beginn der Behandlung — oft auch viel rascher — tritt Fieber auf, nicht selten mit schwerem allgemeinem Krankheitsgefühl verbunden (bei den ersten Sulfonamiden, z. B. Prontosil in 50% der Fälle, bei den modernen in etwa 0,5—3%). Bei etwa 5% der Behandelten entstehen Exantheme, scar-latiniformer, papulöser Art, Erythema-exsudativum-multiforme-ähnliche, bullöse Hauterscheinungen sowie fixe Exantheme, seltener Urticaria, Quincke-Ödem, exfoliative Dermatitis; nach Sulfathiazol Erythema nodosum. Häufig sind Kontaktekzeme. Sowohl bei innerer wie äußerlicher Anwendung können Ekzeme an den belichteten Hautstellen auftreten, da die Sulfonamide zu den Photosensibilisatoren gehören. Mit Fieber und Hauterscheinungen gemeinsam wurden Agranulocytose und Thrombopenie, seltener hämolytische und aplastische Anämien beobachtet. Als weitere allergische Reaktionen können nekrotisierende Arteriitis, interstitielle Nephritis, Bronchialasthma, Polyneuritis und interstitielle Myokarditis ausgelöst werden.

Thiourazile. Eine Urticaria tritt in etwa 3% der Fälle auf, andere Exantheme sind sehr selten. Bei 4—5% der Behandelten entsteht eine Leukopenie, seltener Agranulocytose. Fieber kann sich gelegentlich in der 4. Behandlungswoche oder später zeigen. Einzelne Fälle von akuter Periarteriitis und Hepatitis wurden beobachtet. — Das Propylthiourazil führt seltener zu Nebenreaktionen als die anderen Thiourazile. Überkreuzungsreaktionen der Thiourazile untereinander sind möglich.

Literatur

ABRAMOWITZ, E. W.: Zit. nach W. LINDEMAYR (1954).

BROWN, E. M., and J. L. HOLLANDER: Allergy to ACTH and the use of beef ACTH. Proc. 2nd ACTH Clinical Conf. p. 391. Philadelphia: Blakiston & Co. 1951.

BURCKHARDT, W.: Arzneiexantheme. In: I. JADASSOHN, Handbuch der Haut- und Geschlechtskrankheiten, Ergänzungswerk Bd. II/ 1. Berlin, Göttingen, Heidelberg: Springer 1962.

FÄRBER, D., D. KNORR, P. SCHWEIER u. C. WEINER: Epidermolysis acuta toxica. pädiat. prax. 4, 69 (1965).

GRONEMEYER, W.: Arzneimittel-Allergie. In: K. HANSEN, Allergie. III. Auflage. Stuttgart: Thieme 1957.

HAAS, H.: Arzneimittelallergien. Arzneimittel-Forsch. 2, 276, 236 (1952).

HANSEN, K.: Klinische Diagnostik bei allergischen Krankheiten. In: Allergie. III. Auflage. Stuttgart: Thieme 1957.

HELLWIG, B.: Moderne Arzneimittelkunde. II. Auflage. Stuttgart: Wissenschaftliche Verlagsgesellschaft 1961.

HOIGNÉ, R.: Syndrome der Arzneimittel-Sensibilisierung. Dtsch. med. Wschr. 86, 841 (1961).

JUNG, E. G., u. H. STORCK: Lyell-Syndrom. Schweiz. med. Wschr. 94, 1790 (1964).

KÄHLER, H. J.: Kritische Beurteilung der Bluterkrankungen nach Anwendung von Chloramphenicol. Wissenschaftliche Verlagsgesellschaft. Stuttgart: 1962.

KÄMMERER, H., u. H. MICHEL: Allergische Diathese und allergische Erkrankungen. München: Bergmann 1956.

KIMMIG, J.: Hautmanifestationen bei Arzneimittelallergie. Internist 3, 697 (1962).

KORTING, G. W., u. H. HOLZMANN: Universelle Epidermolysis acuta toxica. Arch. klin. exp. Derm. (Berl.) 210, 1 (1960).

KUNDRATITZ, R.: Zit. nach W. GRONEMEYER.

LINDEMAYR, W.: Arzneimittelexantheme. Wien: Maudrich 1954.

— Arzneiexantheme. In: H. A. GOTTRON/W. SCHÖNFELD, Dermatologie und Venerologie, Bd. III/1. Stuttgart: Thieme 1959.

MATTE, M. L., L. H. WINER, and E. T. WRIGHT: Histopathology of drug eruptions. Arch. Derm. Syph. Chic. 82, 56 (1960).

MEYLER, L.: Schädliche Nebenwirkungen von Arzneimitteln. Wien: Springer 1956.

MIESCHER, P., et J. DELACRÉTAZ: Demonstration d'un phénomen «L. E.» positif dans deux cas d'hypersensibilité medicamenteuse. Schweiz. med. Wschr. 83, 536 (1953).

RUPPLI, H., u. R. VOSSEN: Nebenwirkung der Hydantoinkörpertherapie unter dem Bilde eines visceralen Lupus Erythematodes. Schweiz. med. Wschr. 87, 1555 (1957).

SCHNYDER, U. W.: Neurodermitis, Asthma-Rhinitis. Basel-New York: Karger 1960.

SPIER, H. W.: Funktionelle Hautprüfungen bei allergischen Krankheiten. In: GOTTRON/ SCHÖNFELD, Dermatologie u. Venerologie. Bd. III/1. Stuttgart: Thieme 1959.

SPIER, W., u. H. MENZEL: Zum leukopenischen Index. Hautarzt 1, 263 (1950).

SPITZY, K. H.: Die perorale Penicillintherapie. In: Antibiotica et Chemotherapia, Bd. II. Basel-New York: Karger 1955.

Stephan, U.: Über Arzneimittelexantheme im Kindesalter. Dtsch. med. Wschr. **85**, 1731 (1960).

Storck, H., R. Hoigné, P. Bigliardi u. H. Brenn: Thrombocytentest bei Arzneimittelexanthem. Schweiz. med. Wschr. **83**, 692 (1953).

Vonkennel, J.: Ein neues Depot-Antihistamin-penicillin „Neopenyl". Dtsch. med. Wschr. **80**, 308 (1955).

Walsh, J. R., and H. J. Zimmermann: The Demonstration of the "L. E." Phenomenon in Patients with Penicillin Hypersensitivity. Blood **8**, 65 (1953).

Wissler, H.: Arzneimittelallergie im Kindesalter. Internist. prax. **4**, 87 (1964).

Acne vulgaris und andere Acneformen

Von B. Theiss, Heidelberg

Begriff und Bezeichnung. Die Bezeichnung Acne wird vom griechischen Wort Akme (die Spitze) abgeleitet, denn eine typische Efflorescenz der Acne ist das konische Knötchen. Von den Hauterkrankungen, die ursprünglich unter dem Namen Acne zusammengefaßt wurden, rechnen wir heute nur noch die Acne vulgaris und ihre Sonderformen, wie die Acne bei Neugeborenen und Kleinkindern, die Acné excoriée der jungen Mädchen, die Tropenacne und die Arznei- und Gewerbeacne zu dieser Krankheitsgruppe. Die Zugehörigkeit der Acne conglobata zum Formenkreis der Acne ist umstritten.

Die übrigen Erkrankungen wurden auf Grund erweiterter pathogenetischer Erkenntnis in andere Krankheitsgruppen eingeordnet. Die früher als *Acne cachecticorum* und *Acne scrophulosorum* bezeichneten Hautaffektionen sind meist identisch mit acneiformen Tuberkuliden, die *Acne teleangiektodes* (Kaposi) entspricht dem Lupus follicularis, die *Acne urticata* der kleinpapulösen Urticaria. Die *Acne necroticans s. varioliformis* gehört zu den Pyodermien. Die *Acne rosacea* wird jetzt allgemein nur noch als *Rosacea* bezeichnet, nachdem Unna schon 1887 erkannt hatte, daß sie nicht zum Formenkreis der Acne gehört.

Häufigkeit, Disposition. Die Acne vulgaris tritt während der Pubertät auf, zieht sich über mehrere Jahre hin und klingt dann meist bis Ende der zwanziger Jahre oder früher ab. Jugendliche leiden so häufig an einer Acne vulgaris, daß einzelne Acneefflorescenzen fast als physiologische Begleiterscheinungen der Pubertät aufgefaßt werden können.

Durch Untersuchungen von Zwillingspaaren bewies Siemens 1926 die Erbbedingtheit der Acne. 36 eineiige Zwillingspaare mit Acne zeigten in der Behaftung auffallende Übereinstimmungen, während 12 zweieiige Zwillingspaare fast ausnahmslos starke Verschiedenheiten aufwiesen. Hieraus kann man auf eine Abhängigkeit von mehreren Erbanlagen (Polyidie) schließen. Bei vergleichender Familienforschung fanden Stokes und King 1926 bei den Eltern von Acnekranken 26mal so oft Acne wie bei den Eltern Hautgesunder.

Ätiologie

a) *Hormonelle Faktoren.* Folgende klinische Beobachtungen weisen auf den Zusammenhang der Acne vulgaris mit dem Hormonstoffwechsel hin: der Beginn der Erkrankung in der Pubertät, die häufige Abhängigkeit der Acne vom Menstruationscyclus, das Fehlen bei Kindern, Greisen und Kastraten, und das Vorkommen der Acne bei Pubertas praecox, Cushing-Syndrom, virilisierenden Ovarialtumoren und nach Medikation von ACTH, Nebennierenrindenhormonen und Testosteron.

Man nimmt heute an, daß die Acne bei Verschiebungen des biologischen Gleichgewichtes zwischen Androgenen und Oestrogenen zugunsten der Androgene (Wile u. Mitarb., Lawrence und Werthessen) auftritt bzw. bei einer Erhöhung des Androgen + Progesteron/Oestrogen-Quotienten (Tzanck u. Mitarb.).

Viele Untersucher stellten durch Messungen der Oestrogen- und Androgenausscheidung, der 17-Ketosteroide im Urin und durch cytologische Untersuchungen der Vaginal- und Mundschleimhaut niedrigere Oestrogenwerte und einen höheren Gehalt an Androgenen bzw. 17-Ketosteroiden als bei Hautgesunden fest (Rosenthal und Kurzrok, McCarthy und Hunter, u. a.). In zahlreichen Tierversuchen und im Versuch an Menschen (Rony und Zakon) wurde nachgewiesen, daß Testosteron zu einer Vergrößerung der Talgdrüsen und damit zu einer erhöhten Talgabsonderung führt. Diese Wirkung des Testosterons kann sowohl beim Menschen wie auch beim Tier durch Oestrogene aufgehoben werden (Rony und Zakon, Hookes und Pfeiffer). Eine Vergrößerung der Talgdrüsen und Steigerung der Talgsekretion läßt sich auch durch Progesteron hervorrufen, wie Haskin, Lasher und Rothman an kastrierten weiblichen Ratten nachwiesen, und Schreus und Schulten durch Beobachtungen bei klimakterischen Frauen bestätigen konnten. — Beim adrenogenitalen Syndrom, beim Cushing-Syndrom und nach ACTH-Medikation ist die Entstehung der Acne auf die Überproduktion von androgenen Nebennierenrindenhormonen zurückzuführen.

Auch ein Zusammenhang der Acne mit der Schilddrüsenfunktion wird angenommen. Grundumsatzmessungen erbrachten bisher keine Klärung. — Lasher u. Mitarb. wiesen im Tierversuch nach, daß die Hypophyse als übergeordnetes hormonelles Zentrum bei der Entstehung eines ursächlichen Faktors der Acne, der Seborrhoe, eine Rolle spielt. Gelegentlich wurde auch bei Zuckerkranken in Abhängigkeit vom Grundleiden eine Acne vulgaris beobachtet, die als Acne diabeticorum bezeichnet wurde. Semon und Herrmann fanden bei der Untersuchung des Blutzuckerspiegels bei Acnekranken eine geringere Toleranz bei der Zuckerbelastung.

b) *Bakterielle Infektionen* werden heute nicht mehr als primäre Ursache der Acne vulgaris angesehen. Die entzündlichen Veränderungen am Follikel werden sowohl durch den Austritt von Talg aus der verstopften Drüse in das umgebende Gewebe als auch durch bakterielle Infektionen bedingt. Als Erreger lassen sich in den Acneefflorescenzen meist die „Acnebacillen" (Sabouraud, Unna, Hodara) und verschiedene Staphylokokkenarten, — besonders häufig Staph. albus — nachweisen, die Pusteln können aber auch steril sein. Der „Acnebacillus", das Corynebacterium acnes, wird heute als ein Saprophyt angesehen, der fast regelmäßig in den Komedonen vorkommt und auch auf der Haut von Gesunden zu finden ist. Dieser Auffassung widerspricht jedoch die Beobachtung stark positiver Komplementbindungsreaktionen mit einem aus Corynebact. acnes hergestellten Stammantigen bei Acnekranken (Meyer-Rohn).

An eine tuberkulöse Ätiologie der Acne vulgaris dachte Ramel. Seine Hypothese hatte zahlreiche Untersuchungen zur Folge. Nach dem heutigen Stand des Wissens ist ein Zusammenhang der Acne mit der Tuberkulose unwahrscheinlich.

c) *Nahrungsmittelunverträglichkeiten und Verdauungsstörungen.* Verdauungsstörungen werden häufig als Ursache der Acne vulgaris angegeben, doch konnte diese Annahme bisher nicht bewiesen werden. Fette und Kohlenhydrate werden teilweise durch die Talgdrüsen ausgeschieden und können deshalb die Acne beeinflussen. Serrati fand nach Fett- und Kohlenhydratbelastung bei Acnekranken eine stärkere Erhöhung der Talgsekretion als bei hautgesunden Vergleichspersonen. Klinische Beobachtungen ergaben in manchen Fällen eine Verschlimmerung der Acne durch Süßigkeiten, Weizenmehlgebäck, Eier, Nüsse, Toma-ten, Spinat, Hülsenfrüchte, Geräuchertes, Seefische, harten Käse. Acneähnliche Veränderungen können in Einzelfällen auch bei Nahrungsmittelallergien beobachtet werden.

Pathogenese und klinisches Bild der Acne vulgaris. Ein wichtiger Faktor bei der Acneentstehung ist die Seborrhoe. An den Prädilektionsstellen der Acne — Gesicht und oberes Drittel von Brust und Rücken — wachsen in der Pubertät die Talgdrüsen erheblich an. Ihr Volumen vergrößert sich durchschnittlich um das Dreifache des Volumens im Kindesalter (Rothman). Brun und Grasset fanden bei Untersuchungen verschiedener Altersgruppen mit dem Sebum-Test (v. Enderlin u. Brun), daß zwischen dem 8. und 17. Lebensjahr die vorher nur geringe Talgproduktion sehr stark zunimmt, bei Männern bleibt sie dann ungefähr gleich bis zum 40. Lebensjahr, bei den Frauen sinkt sie vom 20. bis 25. Jahr bereits wieder ab. Diese also schon physiologischerweise in der Pubertät erhöhte Talgdrüsentätigkeit ist beim Acnekranken noch weiter gesteigert. Histochemisch wurde dies von Suskind bestätigt.

Die zweite wichtige Voraussetzung zur Entstehung der Acne ist die schon 1896 von Unna beschriebene Hyperkeratose des Follikelepithels, die zur Stauung von Talg- und Hornmassen und zur Erweiterung des Talgdrüsenausführungsganges führt. Es entwickelt sich in ihm der Mitesser (Komedo), ein ovalärer weißgelblicher Propf, dessen äußeres Ende durch Oxydationsprodukte des Keratins dunkelbraun bis schwarz gefärbt wird. Die Komedonen können so klein sein, daß sie nur mikroskopisch wahrnehmbar sind. Meist schimmern jedoch die gestauten, prall gefüllten Talgdrüsen als weißliche stecknadelkopf- bis linsengroße Knötchen durch die Hautoberfläche und zeigen in ihrem Zentrum das schwarze Köpfchen des Mitessers. Acnepatienten haben dadurch oft ein „punktiertes Aussehen" ihres Gesichtes. Man nennt diese Acneform *Acne punctata* oder *Komedonenacne*.

Van Scott fand, daß sich in Haarbälgen nur im Ruhestadium (telogene Phase) Komedonen entwickeln, Haarbälge mit wachsenden Haaren (anagene Phase des Haarzyklus) erkranken nicht an Acne. Das wachsende Haar verhindert den Verschluß des Follikels und bewirkt die mechanische Säuberung von Talg- und Hornmassen. Dies erklärt das Freibleiben des behaarten Kopfes von Acneefflorescenzen, obwohl in der Regel beim

Acnekranken eine Seborrhoe der Kopfhaut besteht. Entsprechend beobachteten RINGROSE und EKBLAD bei einem Mann mit Alopecia areata Acneefflorescenzen in den haarlosen Herden, in denen der Follikelapparat histologisch noch nachweisbar war. Im Bartbereich verlaufen die Haare und Talgdrüsenausführungsgänge in getrennten Kanälen nach oben, hier können also auch in der anagenen Phase Komedonen entstehen.

Durch chemische Zersetzung der gestauten Talg- und Hornmassen und durch Einwanderung von Bakterien können sich die erweiterten und durch Komedonen verschlossenen Talgdrüsen entzünden. Es entstehen dann follikukuläre, rote, schmerzhafte Papeln *(Acne papulosa)*. Gelegentlich gehen die Knötchen wieder zurück, meist stellt sich jedoch an ihrer Spitze oder in der Tiefe des Infiltrats eine eitrige Einschmelzung ein, es bilden sich Papulopusteln *(Acne pustulosa)*. — Fast immer kommen alle genannten Stadien nebeneinander vor, die Bezeichnung richtet sich nach den überwiegenden Efflorescenzen. Eine besonders kleinpapulöse Sonderform, die oft ohne sichtbare Komedonen auftritt, bezeichnete BROCQ als *«éruption papulo-pustuleuse miliaire récidivante de la face»*.

Durch Ausdehnung der Entzündung auf die tieferen Schichten der Haut oder seltener auf benachbarte Follikel können flächenhafte blaurote, derbe, langdauernde Infiltrate entstehen *(Acne indurata)*. Nach Entleerung des Eiters und Resorption der Infiltrate bleiben Narben zurück, die je nach Umfang der eitrigen Gewebseinschmelzung von kleinen, flachen, depigmentierten Närbchen bis zu tiefen, oft trichterförmig eingezogenen, graubraun pigmentierten Narben reichen, die manchmal Zipfel- und Brückenbildung aufweisen und Komedonen enthalten.

Wenn Acneknötchen immer wieder von den Erkrankten gedrückt, aufgerieben oder aufgekratzt werden, entstehen bis linsengroße, flache, mit braunem Schorf bedeckte Knötchen, die mit pigmentierten Narben abheilen: das Bild der *«Acné excoriée des jeunes filles»* (BROCQ). Diese Krankheit kommt aber nicht nur bei jungen Mädchen, sondern auch bei Frauen bis etwa zum 40. Lebensjahr und manchmal auch bei Männern vor.

Sonderformen der Acne

Acne von Säuglingen und Kleinkindern. Die erstmals 1913 von A. KRAUS beschriebene Acne neonatorum ist selten. STEVANOVIC zählte im

Jahre 1960 fünfzig in der Literatur mitgeteilte Fälle. Das männliche Geschlecht ist bevorzugt befallen; GIKNIS, HALL und TOLMAN fanden 1952 bei 18 in der Literatur beschriebenen Fällen 13 Knaben. Die ersten Erscheinungen treten meist im 3. Lebensmonat auf, manchmal schon früher. Meist bilden sie sich im ersten Lebensjahr spontan zurück, können aber auch

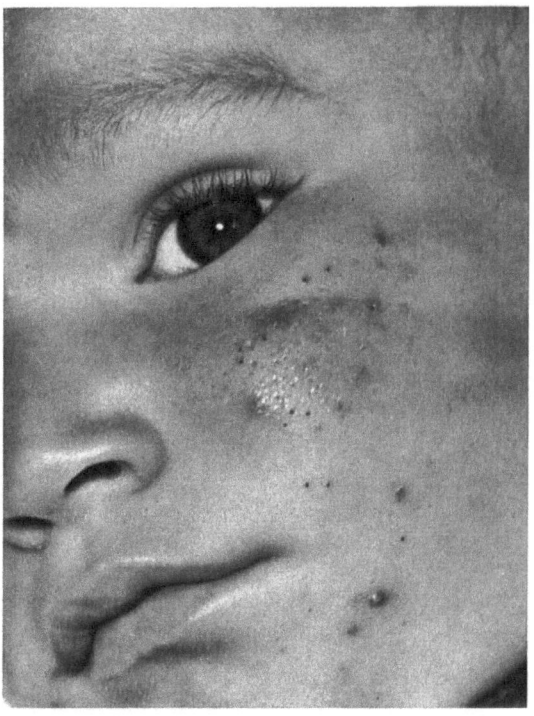

Abb. 522. Acne neonatorum bei einem 1jährigen Kind

in Einzelfällen jahrelang fortdauern (HELLIER). Die Hautveränderungen sind auf das Gesicht beschränkt, bevorzugt werden die Wangen. Es bestehen hauptsächlich „gruppierte Komedonen" (CROCKER), außerdem Knötchen, Pusteln und manchmal größere entzündliche Infiltrate (Abb. 522).

Die Ätiologie der Acne neonatorum ist noch ungeklärt. Als Ursachen werden die Einnahme von jod- und bromhaltigen Medikamenten durch die Mutter am Ende der Schwangerschaft oder während der Stillzeit (GOLDSMITH) oder ein zu reichlicher Gehalt der Nahrung an Sahne oder Lebertran angenommen (AITKEN). Von anderen Autoren werden diese Vermutungen angezweifelt. Nach Beobachtungen von BRAUN sind acneiforme Veränderungen im Gesicht bei Säuglingen und Kleinkindern mit Vorherrschen von „gruppierten Komedonen" oft durch zur

Hautpflege benutzte Fette und Öle oder ungeeignete ärztliche Verordnungen bedingt.

Eine „Chloracne" (Abb. 523) kann bei
Kleinkindern durch Umgang mit den erkrankten Eltern oder Pflegepersonen auftreten
(BRAUN) oder durch Berührung mit chlor-
naphthalinhaltigen Stoffen. HÖFS beschrieb als
Ursache Kopfkisseninletts, die mit Chlor-
naphthalin-Kunstwachs behandelt worden waren. HERZBERG, LINSER und ZSCHUNKE fanden
acneartige Veränderungen nach irrtümlich als
Nahrungsmittel genossenen chlorierten Paraf-
finen.

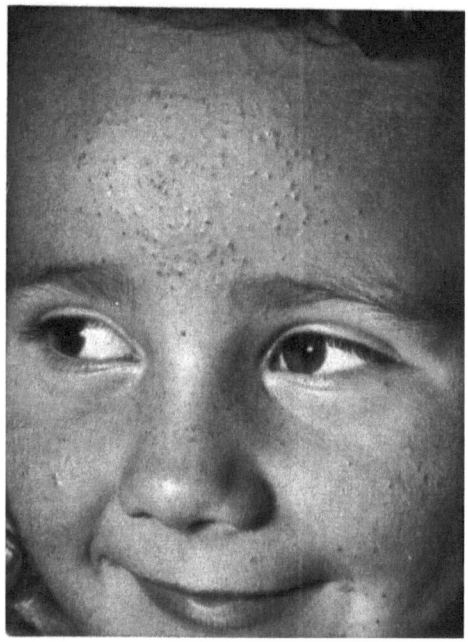

Abb. 523. Chloracne bei einem 6jährigen Kind. Die
Mutter arbeitete mit chlornaphthalinhaltigem Wachs
in Heimarbeit

In letzter Zeit wurden mehrfach Fälle mitgeteilt, bei denen eine erhöhte Ausscheidung
der 17-Ketosteroide im Urin feststellbar war
(STEVANOVIC, TÉMINE, BESSONE u. Mitarb.,
CONCA u. FRANCHINI, ZELCER). Die Keto-
steroidausscheidung im Urin (bei Kindern über
einen Monat normalerweise unter 1,5 mg/24 Std)
war bei diesen Fällen durchschnittlich auf 3 bis
4,5 mg erhöht. TROMOVITCH, ABRAMO und
JACOBS bezweifeln den Zusammenhang der
Acne neonatorum mit einer Erhöhung der 17-
Ketosteroide, da sie bei ihren Untersuchungen
Normalwerte fanden. Sie geben zu bedenken,
daß bei der Bestimmung der niedrigen 17-Keto-
steroid-Werte, die im Kindesalter auftreten,

Fehlerquellen zu berücksichtigen sind. — Über
Acne vulgaris bei Kleinkindern mit Pseudo-
pubertas praecox berichteten FREEMAN, v.
ORMONDT, SMITH u. Mitarb.

Weitere Acneformen. Von der Acne vulgaris
sind noch folgende Sonderformen abzugrenzen:
die Acne conglobata, die Tropenacne, die Arz-
nei- und Gewerbeacne und die acneartigen
Veränderungen nach Arzneimitteln und beim
Cushingsyndrom.

Typisch für die *Acne conglobata*, die manchmal als schwerste Form der Acne vulgaris, von
den meisten Autoren jedoch als besondere Pyodermieform aufgefaßt wird (erstmals 1902
durch LANG und SPITZER), sind das Auftreten
von Riesen- und Gruppenkomedonen, Komedo-
nennarben und tiefen Infiltraten, oft mit Durchbruch der Einschmelzung an mehreren Stellen
und eine Cutis-laxa-ähnliche Bindegewebsschwäche der Haut. Sie tritt bevorzugt beim
männlichen Geschlecht im mittleren Lebensalter auf, bei Kindern sehr selten (LAUGIER).

Die *Tropenacne* ist eine der Acne conglobata
ähnliche schwere Form der Acne vulgaris, die
beim Seborrhoiker durch das feuchtwarme
Tropenklima hervorgerufen wird und beim Verlassen der Tropen bald wieder abklingt. — Die
Gewerbeacne wird durch Chlorverbindungen
(Chloracne), Industrie- und Schneideöle *(Ölacne)*, Teer, Pech *(Acne picea)*, eingedrungene
Metallteilchen u. a. verursacht. — Die *Brom-
oder Jodacne* kann nach interner Medikation
von Brom- oder Jodsalzen entstehen. Sie tritt
im Gegensatz zur Acne vulgaris auch an den
Extremitäten und am ganzen Stamm auf. Man
kann sie durch die Erhebung der Anamnese
und durch Halogennachweis im Urin abgrenzen.
Acneähnliche Hautveränderungen können
beim *Cushing-Syndrom* und *nach Therapie mit
ACTH*, *Corticosteroiden*, *Thiosemicarbazon*
(Conteben) und Testosterongaben bei Frauen
auftreten. In Einzelfällen wurden sie auch nach
hochdosierter Vitamin D-Behandlung beobachtet. — Bei diesen acneiformen Hautveränderungen fehlt die Seborrhoe oder tritt in
den Hintergrund. Es bestehen im Gesicht und
am Stamm nur wenige Komedonen, aber oft
zahlreiche follikulär angeordnete bräunlich-
rötliche Knötchen und Pusteln, die bei sekundärer Entzündung der durch Hyperkeratosen
gestauten Follikel entstehen.

Differentialdiagnose: Acneähnliche Bilder
können vor allem bei verschiedenen syphiliti-

schen und tuberkulösen Erkrankungen vorkommen: das papulo-pustulöse Syphilid im 2. Stadium der Syphilis kann für eine Acne vulgaris gehalten und das gruppierte knotige Syphilom mit einer Acne indurata verwechselt werden. Die positiven Seroreaktionen und andere klinische Symptome der Syphilis werden die Diagnose sichern. Beim Lupus miliaris faciei finden sich halbkugelige braunrote Knötchen, die jedoch im Gegensatz zu den Acneknötchen die Augenpartien mitbefallen. In seltenen Fällen können papulo-nekrotische Tuberkulide acneähnliche Erscheinungen verursachen, meist treten sie jedoch an den Streckseiten der Extremitäten auf. Bei den papulösen Lichtdermatosen fehlen die übrigen Acneerscheinungen wie Seborrhoe, Komedonen, Pusteln; durch Nachweis einer vermehrten Porphyrinausscheidung im Urin und einer erhöhten Lichtempfindlichkeit der Haut kann die Diagnose Lichtdermatose gesichert werden. Die Prurigo simplex subacuta kann klinisch ähnlich wie die Acne excoriée des jeunes filles aussehen, sie zeigt als Hauptsymptom starken Juckreiz, der nach Aufkratzen der Papeln verschwindet.

Therapie: Die Therapie einer Krankheit mit so vielfältigen Ursachen muß notwendigerweise individuell sein. Sehr wichtig ist die Lokalbehandlung, sie muß aber in vielen Fällen mit einer Allgemeinbehandlung kombiniert werden (Hormone, Vitamine, Vaccine, Chemotherapeutica und Antibiotica sowie Diät).

Lokalbehandlung: In der *Lokalbehandlung* sind *Entfettung und Reinigung der Haut* durch täglich mehrmaliges Waschen mit warmem Wasser und Seife die erste wichtige Maßnahme. Besonders geeignet sind Kaliseifen (Sapo viridis) wegen ihrer keratolytischen Wirkung und synthetische Waschmittel mit saurem pH (Präcutan, Satina, Sebopona). Die Anwendung spirituöser Lösungen zur Hautreinigung ist umstritten, da sie die Talgsekretion anregen können.

Eine weitere Grundbedingung jeder wirksamen Acnebehandlung ist die *Beseitigung der Mitesser.* Sie werden nach Erweichung durch Kamillen-Dampfbäder mit dem Komedonenquetscher ausgedrückt oder, wenn sie besonders verhärtet sind, ebenso wie die kleinen Cysten und Pusteln mit dem Graefeschen Starmesser geschlitzt und durch Druck entleert. Eine nachfolgende Entzündungssteigerung kann durch kurzfristige Nachbehandlung mit Ichthyol-Lotio oder mit cortisonhaltigen und antibakteriellen Externa verhindert werden.

Das wichtigste Medikament zur Lokalbehandlung der Acne ist immer noch der *Schwefel,* er ist auch in den meisten Fertigpräparaten enthalten. Der Schwefel wirkt antiseborrhoisch, keratolytisch und antibakteriell. Fettreiche Salben und Pasten werden von Acnepatienten oft nicht vertragen, besonders ungeeignet ist Vaseline wegen ihres verhornungsfördernden Effektes. Der Schwefel wird deshalb am besten in Schüttelmixturen rezeptiert, die über Nacht angewendet werden, z. B. Sulf. praec. 5—20,0; Titandioxyd, Talc. $\bar{a}\bar{a}$ 20,0 bis 10,0, Glycerin, Aqua dest. $\bar{a}\bar{a}$ ad 100,0; die Schwefelkonzentration kann langsam von 5% auf 20% gesteigert werden.

Bei leichteren Acneformen sind immer noch Rezepte der alten Dermatologen empfehlenswert, wie z. B. das Kummerfeldsche Waschwasser (Camph. trit., Gummi arab. $\bar{a}\bar{a}$ 3,0 Sulf. praec. 10,0, Aqua calcis ad 100,0) oder die Herxheimersche Pinselung (Sulf. praec., Glycerini, Aq. amygd. amar. $\bar{a}\bar{a}$ 15—20,0, Gummi arab. 2,0, Aquae calcis ad 100,0). Günstig wirken auch Zusätze von 5 bis 10% Liqu. calcii sulfurati (= Sol. Vleminckx) zu einer Zinkschüttelmixtur oder Fertigpräparate wie z. B. Fissan-Schwefelmixtur oder die hautfarbene Lotio Cordes, der Sulf. praec. oder kolloidaler Schwefel hinzugefügt werden können und Stepin-Lotio. Tagsüber werden schwefelhaltige Puder angewendet (z. B. Sulfoderm, Fissan-I-Puder, Acne-Medice-Puder).

In schweren Fällen sind Resorcin-Schwefel-Schüttelmixturen empfehlenswert oder, wenn die Sekundärinfektion im Vordergrund steht, antibioticahaltige Pasten. Besonders bewährt hat sich folgendes von VONKENNEL angegebene Rezept: Hydrarg. sulf. rubr. 1,0, Ichthyol. 3,0, Sulf. praec. 10,0, Leukomycin 1,0, Pasta zinci moll. DRF ad 100,0; in ähnlicher Zusammensetzung im Handel erhältlich als Acnecompren.

Gute Erfolge lassen sich mit der von GIRAUDEAU (1928) angegebenen Cryotherapie erzielen. Man vermischt dazu Kohlensäureschnee mit etwa 5% Sulf. praec. und mit soviel Aceton, daß ein dicker Brei entsteht. Dieser wird in Mullbeutel gefüllt und die erkrankte Haut damit unter gleichmäßigem Druck abgerieben. Zur Einschmelzung von größeren Knoten der Acne indurata wird der Brei mit einem Holzspatel oder Wattebausch direkt auf die Haut gebracht und 2—3 sec angedrückt. Nach der Behandlung bleibt ein feiner Schwefelüberzug auf der Haut zurück, den man noch etwa 10—20 min einwirken läßt. Die Erfolge der Cryotherapie erklärt man sich durch das verbesserte Eindringungsvermögen des Schwefels in die durch Kälteeffekt hyperämisierte und durch Aceton entfettete Haut.

Günstig wirken oft natürliche *UV-Strahlen* oder langsam zu steigernde Höhensonnenbestrahlungen mit Suberythemdosen. Es ist jedoch zu fordern, daß diese Behandlung vom Arzt durchgeführt wird, da bei Überdosierung die Haut durch Austrocknung und Erschlaffung vorzeitig altert. Aron-Brunetière lehnen UV-Licht ganz ab mit der Begründung, daß nach vorübergehendem Erfolg mit einer Zunahme der Seborrhoe zu rechnen sei. — Zur Erzeugung einer Hyperämie, die die Einschmelzung von Infiltraten fördert, können auch Kurzwellen angewandt werden (Last und Stein).

Bei schweren Fällen, besonders bei Acne indurata, wird die bisher beschriebene Behandlung nicht ausreichen. Es ist eine intensive *Schälbehandlung* der Haut notwendig mit Resorcin (5—20%), Schwefel (10—30%) oder β-Naphthol (2—10%), in Form von Schälpasten, z. B. Lassarsche Salbe (β-Naphthol 10,0; Sulf. praec. 40,0; Sapon viridis, Vasel. flavi $\bar{a}\bar{a}$ ad. 100,0) oder Unnasche Schälpaste (Resorcini, Pastae Zinc. oxyd. $\bar{a}\bar{a}$ 40,0; Ichthyoli, Vaselini aa 10,0). Die Schälpasten trägt man nach Entfettung der Haut messerrückendick auf und läßt sie nur kurze Zeit (10—60 min) einwirken.

Zur Planierung von Acnenarben wird die Haut in Lokalanaesthesie oder Vollnarkose oberflächlich abgeschliffen *(Dermabrasio)*. Man verwendet dazu Sandpapier, schnellrotierende Stahl- oder Nylonbürsten oder das hochtourige Fräsverfahren nach Schreus, das kürzlich von Schreus durch den Entwurf einer selbstkühlenden Fräse noch verbessert wurde.

Die *Röntgenoberflächenbestrahlung* wurde besonders im amerikanischen Schrifttum empfohlen und in den 30er Jahren häufig angewandt. Heute wird man sie nur noch in Ausnahmefällen bei der Acne indurata, conglobata und der Acne mit Keloidbildung anwenden.

Innerliche Behandlung

Hormone: Innerliche Behandlung mit Hormonen wird vielfach empfohlen. Die Hormontherapie sollte jedoch nur angewendet werden, wenn die Patienten über 18 Jahre sind und andere Behandlungsarten erfolglos blieben. Angewendet werden Oestrogene, Gonadotropine und männliche Sexualhormone.

Vitamine: Die Therapie mit den Vitaminen A und E wird häufig empfohlen wegen der hemmenden Wirkung des Vit. A auf die Verhornung der Follikel und der günstigen Beeinflussung des Hormonstoffwechsels durch Vit. A und E. Jedoch liegen auch Berichte über erfolglose Vitaminbehandlung vor, insbesondere scheint Vitamin A in kleineren Mengen (10 000 E) keinen Einfluß auf die Acne vulgaris zu haben (Lynch und Cook). Rothman warnt vor einer Vitamin A-Überdosierung.

Antibiotica und Sulfonamide: Eine wesentliche Beeinflussung der Acne vulgaris durch Antibiotica und Sulfonamide ist nicht möglich. Lediglich bei der Acne conglobata ist eine Therapie mit Breitbandantibiotica sinnvoll, besonders empfohlen werden Tetracycline.

Vaccine: Früher gab man zusätzlich Autovaccine, die aus Pusteln des Acnekranken gewonnen wurde. Auch in der neueren Literatur finden sich wieder Mitteilungen über die günstige Wirkung von Autovaccine und von im Handel erhältlichen Mischvaccinen (Staphar, Duplovac, Berna).

Diät: Fette und besonders kohlenhydratreiche Kost bewirken eine vermehrte Talgsekretion. Der Acnekranke sollte deshalb eine kohlenhydrat- und fettarme Kost bevorzugen. Von manchen Acnepatienten wird eine Verschlechterung des Hautzustandes nach Genuß bestimmter Nahrungsmittel beobachtet, am häufigsten wurden nach Mitteilungen im amerikanischen Schrifttum (Cormia) Schokolade, Nüsse, Weizenmehlgebäck, Tomaten und Spinat nicht vertragen. Außerdem sollten in der Acnediät Hülsenfrüchte, Geräuchertes, Seefische, harter scharfer Käse und übermäßige Fettmengen vermieden werden.

Literatur

Aitken, R.: Acne vulgaris in infants. Brit. J. Derm. **54**, 272 (1942).

Bessone, L., e S. Scarabicchi: Comportamento del Cromatogramma della 17-Chetosteroiduria in rapporto all'acne infantile. Ann. ital. Derm. Sif. **13**, 433 (1958).

Braun, W.: Chlorakne. Aulendorf: Editio Cantor 1955.

Braun, W. Talgdrüsenerkrankungen. In: H. A. Gottron, W. Schönfeld, Dermatologie und Venerologie. Bd. III, 2. Stuttgart: Thieme 1959.

Brun, R., et N. Grasset: Contribution à l'étude de la pathogénie de l'acné vulgaire. Expériences avec le sébum-test. Dermatologica (Basel) **116**, 416 (1958).

CONCA, G., e A. M. FRANCHINI: Un caso di acne infantile. Clin. pediat. (Bologna) **43**, 1037 (1961); Ref.: Zbl. Haut- u. Geschl.-Krh. **87**, 155 (1963).

CORMIA, F. E.: Food sensitivity as a factor in the etiology of acne vulgaris. J. Allergy **12**, 34 (1940).

CROCKER, H. R.: Comedones in children. Lancet **1**, 704 (1884).

GANS, O., u. G. K. STEIGLEDER: Histologie der Hautkrankheiten. I. Bd., II. Aufl. Berlin, Göttingen, Heidelberg: Springer 1955.

GARTMANN, H.: Die Schambehaarung bei Akne vulgaris. Zbl. Haut- u. Geschl.-Krh. **18**, 285 (1955).

GIKNIS, F. L., W. K. HALL, and M. M. TOLMAN: Acne neonatorum. Arch. Derm. Syph. (Chicago) **66**, 717 (1952).

GIRAUDEAU, M.: Cryothérapie directe à l'aide d'un mélange de neige, carbonique et d'acétone. Bull. Soc. franç. Derm. Syph. **35**, 463 (1928).

HÄMEL, J.: Therapie der Akne vulgaris. Tägl. Prax. **2**, 533 (1961).

HELLIER, F. F.: Acneiform eruptions in infancy. Brit. J. Derm. **66**, 25 (1954).

HERZBERG, J. J.: Chlorakne nach Genuß von chloriertem Paraffin. Derm. Wschr. **119**, 425 (1947).

HINRICHSEN, J., and A. C. IVY: Incidence in the Chicago region of acne vulgaris. Arch. Derm. Syph. (Chicago) **37**, 975 (1938).

HÖFS, W.: Ungewöhnliche Entstehungsweise einer kindlichen Halogenwachsakne. Derm. Wschr. **135**, 1 (1957).

KRAUS, A.: Über Akne neonatorum. Arch. Derm. Syph. (Berl.) **116**, 704 (1913).

LAST, E., and STEIN: Short-ware treatment of pubertal acne. Brit. J. phys. Med. **11**, 50 (1936); Ref.: Zbl. Haut- u. Geschl.-Krh. **55**, 127 (1937).

LAUGIER, P.: Acné conglobata chez une enfant de 8 ans: action de la penicilline par voie buccale. Bull. Soc. franç. Derm. Syph. **58**, 602 (1951).

LAWRENCE, CH. H., and N. T. WERTHESSEN: The endocrine dyscrasia of acne vulgaris in women. Endocrinology **27**, 755 (1940).

MEYER-ROHN, J.: Beitrag zur Ätiologie der Akne vulgaris. Arch. Derm. Syph. (Berl.) **197**, 542 (1954).

PELTONEN, L.: Acne infantum. Z. Haut- u. Geschl.-Krh. **31**, 69 (1961).

RAMEL, E.: Acné juvénile polymorphe et abcès froid souscutané. Schweiz. med. Wschr. **1936**, 367.

RINGROSE, E. J., and G. H. EKBLAD: Alopecia areata, acne and milia. Arch. Derm. Syph. (Chicago) **66**, 722 (1952).

ROSENTHAL, TH., and R. KURZROCK: Excretion of estrin in acne. Proc. Soc. exp. Biol. (N. Y.) **30**, 1150 (1933); Ref.: Zbl. Haut- u. Geschl.-Kr. **46**, 451 (1933).

ROTHMAN, S.: Das Acne-Problem. Hautarzt **9**, 186 (1958).

— Physiology and biochemistry of the skin. Chicago: University Press 1954.

SCHREUS, H. TH.: Schleifen und Fräsen der Haut. Ästhetische Medizin in Einzeldarstellungen. Bd. 2. Heidelberg: Hüthig 1956.

— Die selbstkühlende Fräse. Derm. Wschr. **150**, 417 (1964). —, u. K. SCHULTEN: Hautfettbestimmungen in Abhängigkeit vom Zyklus. Arch. Derm. Syph. (Berl.) **196**, 422 (1953).

SCOTT, E. J. VAN, and R. C. MACCARDLE: Keratinization of the duct of the sebaceous gland and growth cycle of the hairfollicle in the histogenesis of acne in human skin. J. invest. Derm. **27**, 405 (1956); zit. nach S. ROTHMAN (1958).

SIEMENS, H. W.: Die Vererbungspathologie der Akne. Münch. med. Wschr. **73**, 1514 (1926).

STEIN, R. O.: Anomalien und Erkrankungen des Talg- und Schweißdrüsenapparates. In: M. v. PFAUNDLER und A. SCHLOSSMANN, Handbuch der Kinderheilkunde Bd. X, IV. Aufl. Berlin: Vogel 1935.

STEVANOVIC, D. V.: Acne in infancy. Aust. J. Derm. **5**, 224 (1960).

STOKES, J. H., and A. D. KING: Acne vulgaris, heredity in the etiologic background. Arch. Derm. Syph. (Chicago) **26**, 456 (1932).

STÜTTGEN, G.: Die normale und pathologische Physiologie der Haut. Stuttgart: Fischer 1965.

SUSKIND, R. R.: The chemistry of the human sebaceous gland. J. invest. Derm. **17**, 37 (1951).

SUTTON, R. L.: Diseases of the skin. St. Louis: Mosby 1956.

TÉMIME, M.: Un cas d'acne polymorphe et nodulopustuleuse chez un nourrison de sept mois. Bull. Soc. franç. Derm. Syph. **60**, 370 (1953).

TROMOVITCH, T. A., A. A. ABRAMO, and P. H. JACOBS: Acne in infancy. Amer. J. Dis. Child. **106**, 230 (1963).

TZANCK, A., R. BRUNETIÈRE et M. FITOUSSI: Etude de la fonction oestrogénique par la méthode du frottis vaginal dans 41 cas d'acnés diverses. Bull. Soc. franç. Derm. Syph. **57**, 410 (1950).

VOLK, R.: Krankheiten der Talgdrüsen. In: L. ARZT und K. ZIELER, Die Haut- und Geschlechtskrankheiten. Berlin, Wien: Urban & Schwarzenberg 1934.

WILE, U. J., B. F. BARNEY, and J. T. BRADBURY: Studies of sex hormones in acne. Arch. Derm. Syph. (Chicago) **39**, 195 (1939).

ZELCER, I.: Acné infantum. Rev. argent. Derm. **44**, 133 (1960); Ref.: Zbl. Haut- u. Geschl.-Kr. **87**, 69 (1963).

Pigmentanomalien

Von F. MAYER, Aachen

Einleitung

Als Pigmentanomalien wird eine Reihe von Krankheitsbildern sehr unterschiedlicher Ätiologie zusammengefaßt. Eine logische Einteilung ist daher nicht einfach. Man erhält jedoch einen einigermaßen klaren und systematischen Aufbau, wenn man eine Unterteilung in Hyperpigmentierungen und Hypopigmentierungen trifft, die im einzelnen wieder diffus oder circumscript, angeboren oder erworben sein können. Nicht eingegangen werden soll in diesem Kapitel auf die Naevuszell-Naevi, die indem Kapitel von H. GARTMANN ausführlich abgehandelt werden. Dagegen sollen die ebenfalls dort bereits beschriebenen Epheliden und Pigmentmäler kurz besprochen werden.

Die Melanogenese. Unter Pigmenten versteht man generell alle Farbstoffe, die in Geweben und Zellen in amorpher oder kristalliner Form vorkommen. Sie können in diesen selbst entstanden (endogene Pigmente) oder von außen eingedrungen sein (exogene Pigmente). Die größte Bedeutung unter den endogenen Pigmenten haben sicher die Melanine, für die die Bezeichnung Pigment auch in erster Linie angewandt wird. Chemisch handelt es sich um amorphe, hochmolekulare Substanzen, die wahrscheinlich je nach Zellart nicht ganz einheitlich zusammengesetzt sind. Vieles spricht für die Annahme, daß das Melanin in den von der Neuralleiste abstammenden Melanocyten der Epidermis entsteht. Die Basalzellen der Epidermis und die Chromatophoren der Cutis, die beide Melanin enthalten, sind Dopa-negativ,

d. h. sie sind nicht in der Lage selbst Melanin zu bilden. In die komplizierten Entstehungsmechanismen des Melanin wurde vor allem durch die Arbeiten von BLOCH Licht gebracht. Er wies nach, daß in einer Lösung von Dioxyphenylalanin (Dopa) Zellen der Basalschicht in der Lage sind, Melanin zu bilden. Eine entscheidende Rolle bei der Melaninentstehung spielt ein an die Mitochondrien der Melanocyten gebundenes Enzym, die Phenol-Oxydase (Tyrosinase), die normalerweise in inaktiver Form vorliegt, jedoch durch UV-Licht aktiviert wird. Durch dieses kupferhaltige Enzym wird die Oxydation von Tyrosin zu Dopa und weiter zu Dopa-Chinon und Dopa-Chrom katalysiert. Durch andere Oxydationssysteme entsteht schließlich über weitere Zwischenstufen durch Polymerisation das Melanin. Freie Sulfhydrylgruppen, die besonders in der Haut der weißen Rasse in reichem Maße vorkommen, üben eine Hemmwirkung auf die Phenol-Oxydase aus. Unter der Einwirkung von UV-Licht und Röntgenstrahlen nimmt ihre Zahl ab. Von anderen Hemmstoffen der Melaninbildung seien Hydrochinon, der Monobenzyläther des Hydrochinon und Phenolderivate erwähnt. Über die Rolle des Melanocyten stimulierenden Hormons (MSH) der Hypophyse und des aus der Zirbeldrüse isolierten Melatonin, dem eine Hemmfunktion zukommen soll, besteht noch keine hinreichende Klarheit.

Die Hyperpigmentierungen

Angeborene Hyperpigmentierungen

Die Epheliden. Die Epheliden (Sommersprossen) finden sich vor allem bei hellhäutigen, rotblonden Individuen. Es handelt sich um gelbbraune bis rotbraune Flecke von Stecknadelkopf- bis Linsengröße, die in unterschiedlicher Dichte an dem Licht ausgesetzten Stellen wie Gesicht und Handrücken, aber auch an den Armen, den Schultern und im Rücken vorkommen. In der sonnigen Jahreszeit pflegen sie besonders stark in Erscheinung zu treten. Die Sommersprossen sind dominant vererblich.

Das Xeroderma pigmentosum. Dieses ebenfalls vererbliche Krankheitsbild beginnt meist bereist in früher Kindheit mit sommersprossenartigen Hyperpigmentierungen, nach vorausgegangenen erythematösen Lichtreaktionen. Recht bald entwickeln sich keratotische Veränderungen, aus denen schon im Kindesalter Hautcarcinome entstehen können. Glücklicherweise ist die Erkrankung sehr selten.

Die Naevi spili. Als Naevi spili (Naevi pigmentosi, Naevi hyperchromici, Café au lait — Naevi) bezeichnet man milchkaffeefarbene Pigmentflecke von unterschiedlicher Größe, die in der Ein- oder Mehrzahl vorhanden sein können und bereits bei oder kurz nach der Geburt beobachtet werden. Sie sind die eigentlichen reinen Pigmentnaevi.

Multiple kleine bis mittelgroße Pigmentnaevi können zuweilen die einzige Hautmanifestation eines vererblichen Syndroms, der

Neurofibromatosis generalisata Recklinghausen, sein („forme fruste"). Sie erlangen eine besondere diagnostische Bedeutung, wenn bei Fehlen der typischen Neurofibrome der Haut andere Organmanifestationen am ZNS, am Skelet oder an inneren Organen vorliegen.

Das Syndrom von PEUTZ-TOURAINE-JEG-HERS. Dieses Krankheitsbild ist gekennzeichnet durch fleckige Pigmentierungen der Mundschleimhaut, zuweilen auch des Lippenrotes und der Umgebung des Mundes, seltener auch anderer Körperregionen. Die Pigmentanomalie geht mit einer Polyposis des Magen-Darm-Traktes einher unter besonderer Bevorzugung des Dünndarmes. Die Gefahr einer malignen Entartung ist bei dieser Polyposis gering, jedoch besteht stets die Möglichkeit eines Invaginationsileus. Die Pigmentierungen manifestieren sich bereits im frühesten Kindesalter, während sich die Polyposis erst später ausbildet. Das Peutz-Syndrom wird unregelmäßig dominant vererbt. Eine Bevorzugung eines der beiden Geschlechter scheint nicht zu bestehen.

Das Syndrom von ALBRIGHT. Es handelt sich bei diesem wahrscheinlich nicht vererblichen, sondern auf einer Schädigung im Embryonalstadium beruhenden Syndrom um eine Kombination von einer disseminierten Ostitis fibrosa mit großflächigen Pigmentierungen und einer Pubertas praecox bei etwa $1/3$ der häufiger betroffenen Mädchen. Zwischen der Schwere und der örtlichen Ausdehnung der Knochenveränderungen und der Größe und Lokalisation der Pigmentflecke besteht häufig eine gewisse Parallellität. Die Prognose ist unsicher. In manchen Fällen kann die Ostitis zum Stillstand kommen und die weitere Entwicklung normal verlaufen. Bei isolierten Knochenveränderungen ist eine chirurgische Behandlung erfolgversprechend.

Der blaue Naevus (Naevus coeruleus). An Hand- und Fußrücken, seltener an anderen Körperstellen, finden sich zuweilen wenig prominente, rundliche bis ovale, meist in der Einzahl vorkommende, blaue bis schwarzblaue, derbe Knötchen von wenigen Millimeter Durchmesser, die an Fremdkörpereinsprengungen erinnern. Histologisch sieht man in den tieferen Schichten der Cutis in unregelmäßiger Anordnung spindelige Zellen, die größer sind als die Melanocyten der Epidermis und eine positive Dopa-Reaktion geben. Man nimmt an, daß sie von der Neuralleiste abstammen. Die blauen Naevi manifestieren sich bereits sehr früh, teilweise bestehen sie schon bei der Geburt.

Der Mongolenfleck. Den pigmentbildenden Zellen beim blauen Naevus entsprechende, jedoch lockerer angeordnete Zellen sind auch für den sog. Mongolenfleck verantwortlich. Es handelt sich dabei um eine bei manchen Rassen gehäuft vorkommende, etwas verwaschene, blaß-blaue Verfärbung der Haut, die in der Regel im Sacralbereich paarig lokalisiert ist und später völlig verschwinden kann. Maligne Entartung ist außerordentlich selten.

Der Naevus fusco-coeruleus ophthalmo-maxillaris Ota. Dem blauen Naevus und dem Mongolenfleck ähnelt histologisch dieser erstmals im Jahre 1913 von OTA beschriebene Pigmentnaevus. Diese bläuliche bis bräunliche, halbseitig im Wangenbereich lokalisierte Veränderung kann auch auf Conjunctiva, Sklera und tiefere Augenabschnitte übergreifen.

Die Akropigmentatio symmetrica (DOHI u. KOYAMA). In den frühen Lebensjahren kann zuweilen diese Veränderung mit einer verstärkten Pigmentierung der Streckseiten der Finger, weniger der Zehen, beobachtet werden.

Die Incontinentia pigmenti (BLOCH-SULZ-BERGER). Die Incontinentia pigmenti ist wohl das bekannteste aus einer Gruppe von Syndromen, die untereinander gewisse Ähnlichkeiten aufweisen und deren Ätiologie noch nicht völlig aufgeklärt ist. Neben sicher erblich bedingten Syndromen stehen andere, bei denen die Erblichkeit nicht sicher erwiesen ist und z. T. begründet angezweifelt wird.

Die Incontinentia pigmenti beginnt mit einem entzündlichen Stadium, das durch das Auftreten von Erythemen, rundlichen bis strichförmigen, graubraunen bis rötlich-braunen Knötchen, verrucösen Plaques und dickwandigen Bläschen, die mit vacuolär aufgeblähten Epithelien und Eosinophilen angefüllt sind, charakterisiert ist. Die Efflorescenzen treten gleichzeitig oder nacheinander in Schüben auf und sind streifen- oder wirbelartig systematisiert angeordnet. Im Blut findet sich eine Eosinophilie. Dieses Stadium setzt bereits kurz nach der Geburt ein; in vielen Fällen scheint es jedoch bereits in utero abzulaufen. Die Abheilung der Efflorescenzen erfolgt unter Hinterlassung teils spritzerförmiger, teils besenreiserartiger, stahlgrauer bis bräunlicher Pigmentierungen, die über Monate und Jahre bestehen bleiben, bevor sie allmählich abblassen.

Nicht selten finden sich auch Augenveränderungen, bei denen es sich nicht, wie man bisher annahm, um Gliome, sondern um sog. Pseudogliome handelt. Daneben sieht man narbige Alopecien, Nageldeformitäten, Zahn- und Kieferanomalien (Mikrodontie, partielle Anodontie, Prognathie u. a.) sowie Veränderungen des ZNS (Mikrocephalie, Littlesche

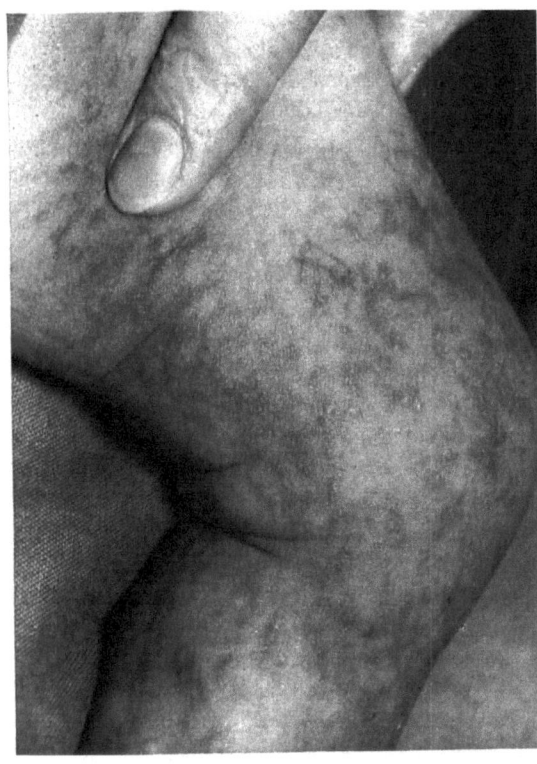

Abb. 524. Incontinentia pigmenti. ♀ 5 Mon.
(Univ.-Hautklinik Heidelberg)

Krankheit, Intelligenzdefekte). Der Vererbungsgang der Erkrankung ist, wenn man sie zu den Erbkrankheiten rechnet, noch unklar. Grüneberg u. a. fassen sie als virusbedingte Embryopathie auf, wofür in der Tat vieles zu sprechen scheint (histologische Befunde, virologische Untersuchungen, die in fast allen Fällen festgestellte Erythrodermie der Mutter während der Schwangerschaft). Befallen ist fast ausschließlich das weibliche Geschlecht.

Von diesem Syndrom grenzten Naegeli sowie Franceschetti und Jadassohn ein anderes Krankheitsbild ab, die reticuläre Pigmendermatose Franceschetti-Jadassohn (familiärer Chromatophorennaevus Naegeli). Im Gegensatz zum Typ Bloch-Sulzberger, bei dem die Ätiologie noch nicht völlig geklärt ist,

handelt es sich hierbei eindeutig um eine Erbkrankheit mit dominantem Erbgang und Befall beider Geschlechter. Ein entzündliches Vorstadium fehlt. Die Pigmentierung ist nicht spritzerartig, sondern ausgesprochen netzförmig und diffus. Die Schweißsekretion ist vermindert, außerdem finden sich follikuläre und Palmo-Plantar-Keratosen leichteren Grades sowie Störungen der Zahnschmelzbildung, die sich in gelben Flecken auf dem Schmelz und vermehrter Cariesbildung manifestiert.

Abgetrennt werden muß ferner die Dermopathia pigmentosa reticularis (Oberste-Lehnhauss), die von Proppe als Variante der reticulären Pigmentdermatose aufgefaßt wird. Die Pigmentierung ist mit dieser identisch; die Schweißdrüsenfunktion ist jedoch normal oder gesteigert. Es besteht eine diffuse Alopecie. Zahnanomalien wurden nicht beobachtet.

Eine gewisse Ähnlichkeit zur Incontinentia pigmenti, vor allem zum Typ Franceschetti-Jadassohn, weist das Zinsser-Cole-Engmann-Syndrom auf. Es ist charakterisiert durch eine obligate Symptomentrias, reticuläre Pigmentation, Onychodystrophie (teilweiser oder völliger Verlust der Nägel) und Leukokeratose der Mundschleimhaut, zuweilen auch des Anus, der Urethra und der Portio. Die Erkrankung verläuft progredient und beginnt meist an den Schleimhäuten und den Nägeln, nicht selten verbunden mit Gewichtsabnahme, Krankheitsgefühl und Neigung zu interkurrenten Infekten. Im 2. Stadium zeigt sich die reticuläre Pigmentierung der Haut, teilweise auch Anämie und Splenomegalie. Schließlich kann es im Endstadium zum Auftreten maligner Tumoren kommen. Als weitere Begleitsymptome können auftreten: endokrine Störungen (Addisonismus, Hypogenitalismus), Hyperhidrosis palmoplantaris, Haarwachstumsstörungen, Zahnanomalien, Herzvitien und andere Mißbildungen, Intelligenzdefekte. Die Erkrankung beginnt meist im Kindesalter, erfährt ihre volle Ausprägung jedoch meist erst nach dem 12. Lebensjahr. Die Ätiologie ist unklar. Die Vererblichkeit ist bisher nicht bewiesen.

Erworbene Hyperpigmentierungen

Erworbene Hyperpigmentierungen auf Grund äußerer Ursachen. Hyperpigmentierungen der Haut können als Folge der verschiedensten physikalischen und chemischen Schädigungen

wie auch entzündlicher Veränderungen auftreten. So sind die reticulären Pigmentierungen
nach häufiger, lokalisierter Einwirkung von
starker Wärme bekannt (z. B. Anwendung von
Heizkissen u. a.).

Ebenso kann länger dauernde, stärkere
Druckeinwirkung oder Reibung zur Pigmentbildung führen (Chloasma traumaticum). Bekannt ist die durch — vor allem weiche — Röntgenstrahlen und durch Ultraviolettstrahlen
hervorgerufene Pigmentierung der Haut. Es
ist dabei zwischen der durch langwellige UV-
Strahlung hervorgerufenen Sofortbräunung und
der postläsionären Pigmentierung durch kurz-
welliges UV-Licht zu unterscheiden, der stets
ein Erythemstadium vorausgeht.

Chemische Noxen können zu entzündlichen
Veränderungen der Haut führen und so oder
über eine Photosensibilisierung Hyperpigmentierungen hervorrufen.

Photosensibilisierungen. Seit langem ist es
bekannt, daß bei Zusammentreffen von bestimmten Substanzen und intensiver Sonnenbestrahlung Hyperpigmentierungen an der
Haut entstehen können. Man hat diese Stoffe,
die die Haut gegen Licht sensibilisieren, Photosensibilisatoren genannt. Dabei ist es vor allem
eine chemische Stoffgruppe, der eine besondere
Rolle zukommt, die Furocumarine. Sie sind
enthalten in einer Reihe von Pflanzen wie
Pastinak, Heracleum mantegazianum, Diptam,
Ruta graveolens und im Bergamotteöl, das aus
Citrus Bergamiae gewonnen wird. Die Furocumarine sind verantwortlich für die Dermatitis bullosa striata pratensis Oppenheim
(Wiesenpflanzendermatitis) und die Berloque-
Dermatitis. Bei der letzteren, die sehr häufig
beobachtet wird, entsteht nach ausgiebiger Anwendung von Bergamotteöl enthaltendem Kölnisch Wasser und gleichzeitiger intensiver
Sonnenbestrahlung eine geringgradige entzündliche Reaktion der Haut mit nachfolgender
starker Bräunung. Charakteristisch ist die oft
bizarre Figuration der Pigmentierung, die
bedingt ist durch die strich- und tupfenweise
Anwendung und das Herablaufen der Flüssigkeit. Bei großflächigem gleichmäßigem Verstreichen des Kölnisch Wassers sieht man infolge der stärkeren Verdünnung mehr flächenhafte, z. T. netzförmige Pigmentierungen,

Neben den Furocumarinen sind als photo-
sensibilisierende Substanzen die Acridinfarb-
stoffe, die Sulfonamide, die Porphyrine und vor

allem Teer und Teerderivate (Vaseline!) zu erwähnen. Diese letzteren sind verantwortlich
für eine eigenartige Pigmentanomalie, die

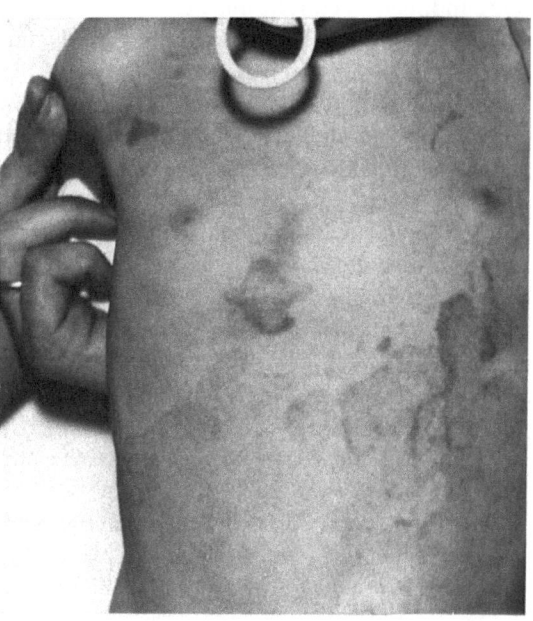

a

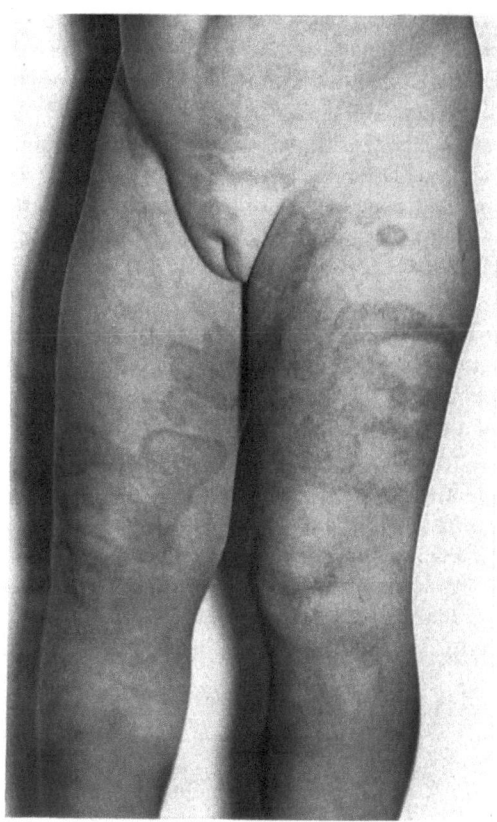

b

Abb. 525a u. b. Berloque-Dermatitis. ♀ 11 Mon.
(Univ.-Hautklinik Heidelberg)

Melanodermitis toxica (Hoffmann-Habermannsche Pigmentanomalie).

Sie ist gekennzeichnet durch chronisch-entzündliche Veränderungen der Haut mit follikulären Keratosen, Schuppung und einer intensiven braun-roten bis schiefergrauen Pigmentierung, die hauptsächlich im Gesicht, am Hals, zuweilen auch am Oberkörper lokalisiert sind. Die Melanodermitis toxica tritt vor allem bei Arbeitern auf, die mit Teer und Teerderivaten zu tun haben, kann aber auch einmal in leichterer Form bei Kindern vorkommen, bei denen häufig Vaseline minderer Qualität angewandt wurde.

Eine weitgehende Ähnlichkeit mit der Melanodermitis toxica hat eine andere Pigmentanomalie, die Melanosis RIEHL.

Bei ihr bilden sich, ohne wesentliche entzündliche Veränderungen, im Gesicht, unter Bevorzugung der Stirn- und Schläfengegend, an den seitlichen Halspartien und hinter den Ohrmuscheln bronzefarbene bis schiefergraue Hyperpigmentierungen aus. Da die Veränderung hauptsächlich in Kriegs- und Nachkriegszeiten beobachtet wird, lag es nahe, sie als Mangelsyndrom zu deuten. Aber auch die Einwirkung alimentärer Noxen wie verdorbene Nahrungsmittel oder lichtsensibilisierende Nahrungsmittelzusätze wurde zur Erklärung herangezogen. Eine weitere Hypothese will einen Zusammenhang mit der Anwendung schlecht gereinigter Kosmetika sehen. Die Ätiologie ist somit noch recht unklar. Es ist jedoch bemerkenswert, daß nach Normalisierung der Ernährung eine Rückbildung der Veränderungen erfolgte. Ob dieser Tatsache aber eine Bedeutung zukommt, ist zweifelhaft, da die Riehlsche Melanose offenbar auch ohne Therapie allmählich wieder abklingt. Identisch mit der Melanosis RIEHL scheint die von CIVATTE beschriebene Poikilodermie réticulée pigmentaire de la face et du cou zu sein.

Erworbene Hyperpigmentierungen auf Grund innerer Ursachen. In Verbindung mit Encephalitis lethargica und anderen neurologischen Erkrankungen scheint eine bandförmige Pigmentierung der Stirn zu stehen, die Linea fusca. Sie wird jedoch auch beobachtet, ohne daß ein solches Krankheitsbild vorliegt.

Eine bronzefarbene bis grauschwarze Pigmentierung der Haut, besonders der unbedeckten Körperstellen, und — in etwa $^1/_4$ der Fälle — auch der Mundschleimhaut zeichnet die Hämochromatose (v. RECKLINGHAUSEN), den Bronzediabetes, aus. Sie ist bedingt durch eine Störung im Eisenstoffwechsel. Die Verfärbung der Haut entsteht durch Ablagerung von eisenfreien und eisenhaltigen Pigmenten.

Recht schwierig kann die Unterscheidung zwischen Hämochromatose und dem durch eine Nebennierenrindeninsuffizienz meist tuberkulöser Natur verursachten M. Addison nur an Hand des Hautbefundes sein. Die diffuse gelbbraune bis tiefbraune Pigmentierung ist hierbei besonders im Gesicht, im Nacken, in den Achselhöhlen, an den Brustwarzen und im Ano-Genital-Bereich lokalisiert. An den Schleimhäuten ist die Verfärbung mehr schiefergrau bis schwarzblau. Charakteristisch ist eine sehr häufig gefundene braune Pigmentierung der Handlinien. Die Pigmentierungen finden sich beim M. Addison in etwa 70% der Fälle. Bei dem Pigment handelt es sich um Melanin.

Ähnliche Veränderungen wie beim M. Addison, jedoch wesentlich schwächer, kommen auch gelegentlich bei Hyperthyreosen zur Beobachtung (etwa 18% der Fälle). Eine Beteiligung der Schleimhäute ist jedoch hierbei sehr selten. Von anderen Allgemeinerkrankungen, die z. T. Addison-ähnliche Pigmentierungen hervorrufen können, seien erwähnt: Pellagra, Sprue, Anämien, M. Hodgkin, Malaria, Tuberkulose, chronische Arsenvergiftung. Neben der Arsenmelanose sind von medikamentösen Hyperpigmentierungen zu nennen: die durch Pyrazolon-Derivate ausgelösten fixen Arzneimittelexantheme, die eine bräunlichviolette Farbe aufweisen, sowie die intensive Pigmentierung, die die Phenolphthalein-Exantheme auszeichnet.

Die Hypopigmentierungen

Angeborene Hypopigmentierungen

Der Albinismus

Der Albinismus totalis completus und incompletus. Der totale Albinismus ist durch völliges oder fast völliges Fehlen des Pigments von Haut, Haaren, Iris und Chorioidea gekennzeichnet. Die Melanocyten sind vorhanden; es fehlt jedoch die Tyrosinase (Phenol-Oxydase). Die Haut des Albino erscheint weißlich bis rosa, die Haare weiß bis gelblich, fein, von seidigem Glanz. Die Iris ist meist blaßblau und schimmert rötlich. Es besteht Lichtscheu, die Lidspalte wird meist eng gehalten. Das Sehvermögen ist im Dämmerlicht besser als bei Tage. Daneben finden sich häufig auch Nystagmus und andere Augenanomalien wie persistierende Pupillarmembran, Epikanthus u. a. Das Syndrom von WAARDENBURG-KLEIN ist neben einem totalen oder teilweisen Fehlen des Irispigmentes charakterisiert durch Blepharophimose, Verschiebung der Tränenpunkte und der Canthi interni nach lateral, Hypertrichose der medialen Augenbrauenanteile, Verbreiterung der Nasenwurzel, angeborene Taubheit. Weiter wurden beim Albinismus Verbildungen der Ohrmuscheln, der Nägel und der Zähne sowie Intelligenzdefekte beschrieben.

Beim Albinismus totalis incompletus (Albinoidismus) fehlt das Pigment nicht völlig. Da Grad und Lokalisation der Pigmentierung verschieden sein können, ist ein gewisser Formenreichtum kennzeichnend für den Albinoidismus.

Der Albinismus circumscriptus (Naevus achromicus). Bei ihm handelt es sich um ein völliges Fehlen des Pigments in verschieden großen, meist scharf begrenzten Bezirken. Zuweilen findet sich jedoch auch ein allmählicher Übergang zur normalen Haut. Die Flecke treten einzeln oder multipel auf und neigen zu bestimmten Lokalisationen wie Stirnmitte, behaarter Kopf, Rumpf und Extremitäten. Auffallend ist die meist streng symmetrische oder halbseitige Anordnung, die an systematisierte Naevi erinnert. Auf dem behaarten Kopf, besonders im Stirnbereich, kommt es zur Ausbildung weißlicher Haarbüschel (sog. weiße Stirnlocke, Poliosis circumscripta congenita). Die differentialdiagnostische Unterscheidung zwischen Naevus achromicus und Naevus anaemicus ist relativ einfach, da bei dem ersteren durch Reiben ein Erythem erzeugt werden kann und beim letzteren durch Glasspateldruck im Randbereich die normale Haut von der Haut des anämischen Bezirks nicht mehr zu unterscheiden ist. Die Abgrenzung gegenüber der Vitiligo ist ebenfalls nicht sonderlich schwierig, da der circumscripte Albinismus stets angeboren ist und sich nicht weiter ausdehnt. Seine Ränder sind nicht so zackig und unregelmäßig gelappt wie bei der Vitiligo. Die für diese typische Randpigmentierung fehlt bei ihm. Bei den durch Lues, Lepra, Psoriasis,

Parapsoriasis, und andere Dermatosen bedingten Leukodermen und den Pseudo-Leukodermen (Pityriasis versicolor alba, Pityriasis alba simplex) finden sich in der Regel genügend Hinweise auf die Grundkrankheit.

Beim Albinismus totalis besteht ein recessiver Erbgang, während der Albinismus circumscriptus dominant vererbt wird.

Erworbene Hypopigmentierungen

Die Vitiligo. Bei der Vitiligo handelt es sich um eine erworbene Pigmentanomalie, die durch das Auftreten depigmentierter, weißer, scharf begrenzter, sich mehr oder weniger rasch zentrifugal ausbreitender, von einer hyperpigmentierten Randzone umgebener Flecke charakterisiert ist. Hinsichtlich der Alters- und Geschlechtsdisposition sind die Angaben recht unterschiedlich, jedoch scheint eine gewisse Bevorzugung des weiblichen Geschlechts und des Adolescentenalters vorzuliegen. Aber auch bei Kleinkindern und sogar bei Säuglingen wird das Vorkommen von Vitiligo beschrieben. Jahreszeitliche Schwankungen im Erscheinungsbild der Erkrankung bestehen insofern, als in den sonnenarmen Wintermonaten sich der Kontrast zwischen pigmentierten und nicht pigmentierten Hautarealen verringert. Die eigentliche Ursache der Erkrankung ist nicht bekannt. Soviel ist jedoch sicher, daß in den vitiliginösen Herden die Melanocyten vorhanden sind, ihnen jedoch, wie die negative Dopa-Reaktion beweist, die Fähigkeit zur Pigmentbildung fehlt. Der Verlust dieser Fähigkeit scheint stufenweise vonstatten zu gehen, so daß teilweise noch mehr oder minder funktionstüchtige Zellen vorhanden sein können. Therapeutische Erfolge sind nur in diesen Fällen zu erwarten. JARRET und SZABO haben versucht, nach der Anzahl der anfärbbaren Melanocyten eine Stadieneinteilung vorzunehmen, die besonders für die Frage der therapeutischen Beeinflußbarkeit von Nutzen sein kann. Interessanterweise repigmentiert transplantierte Haut aus Vitiligoherden, woraus geschlossen wurde, daß die Fermentstörung auf Veränderungen im vegetativen Nervensystem zurückzuführen sein könnte. Dafür spricht auch eine häufig anzutreffende gewisse Symmetrie in der Lokalisation der Hautveränderungen, die jedoch nicht, wie etwa beim Zoster, Dermatomen entspricht. Familiäre Häufung der Vitiligo kommt vor.

53*

Die Vitiligo beginnt mit kleinen, bis zu linsengroßen, weißen Fleckchen, die meist in der Mehrzahl an verschiedenen Körperpartien auftreten. Eine Regelmäßigkeit hinsichtlich der Lokalisation besteht nicht, jedoch werden Gesicht, Hals, Hände, Unterarme, Perianal- und Genitalgegend bevorzugt befallen. Die Vitiligoflecke dehnen sich mehr oder weniger schnell nach peripher aus, so daß schließlich

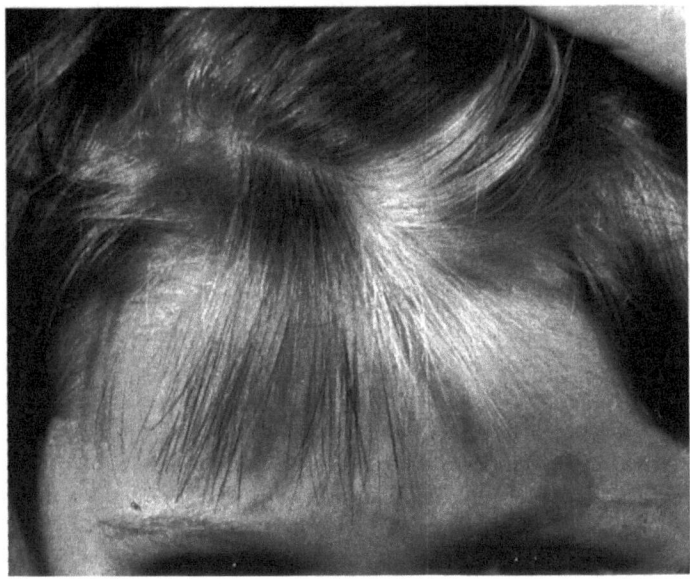

Abb. 526. Vitiligo des behaarten Kopfes. ♀ 5 Jahre alt.
(Univ.-Hautklinik Köln)

durch Confluens große, unregelmäßig gestaltete, bogig begrenzte, landkartenförmige, polycyclische, depigmentierte Flächen entstehen. Mitunter kommt es zu einer stärkeren Pigmentierung benachbarter Randpartien, meist findet sich jedoch lediglich eine geringe Pigmentzunahme im Bereich eines schmalen Randsaumes. Die Haut im Bereich der Vitiligoherde ist, abgesehen von der Depigmentierung, sonst nicht verändert. Subjektive Beschwerden oder Sensibilitätsstörungen bestehen nicht. In einzelnen Fällen bleiben perifollikulär angeordnete Pigmentinseln erhalten. Auch die nach einer Behandlung einsetzende Repigmentierung beginnt meist perifollikulär. An behaarten Körperpartien kommt es in der Regel im Bereich der vitiliginösen Areale zur Entfärbung der Haare.

Die Erkennung der Vitiligo ist in typischen Fällen leicht. Zu Verwechslungen kann manchmal die Pityriasis versicolor alba führen. Sie entsteht dadurch, daß an den von Malassezia

furfur befallenen Hautstellen einmal die keratotischen Auflagerungen als Lichtfilter wirken und zum andern sich das Hornschichtpigment rascher abstößt als an der normalen Haut. Man findet dieses Phänomen bei Personen, die sich intensiver Sonnenbestrahlung ausgesetzt haben. Nach entsprechender Behandlung kommt es in der folgenden Saison wieder zu normaler Bräunung. An den bedeckten Körperpartien sind die Pityriasis-Herde bräunlich; durch Schaben mit einem Spatel o. ä. lassen sich weißliche, kleieförmige Schüppchen ablösen (Hobelspanphänomen), in denen mikroskopisch die Pilze nachgewiesen werden können.

Das syphilitische Leukoderm ist vorwiegend im Nacken und an den seitlichen Halspartien lokalisiert. Die Herde sind klein und unscharf begrenzt.

Weitere sekundäre Leukoderme wie etwa nach Psoriasis vulgaris oder Parapsoriasis lassen sich auf Grund der Anamnese oder des gleichzeitigen Vorliegens primärer Veränderungen klären.

Die Pityriasis alba simplex (Streptodermia alba simplex) zeigt sich im Gesicht und an den Armen in Form von unscharf begrenzten, diskreten und — besonders im Sommer — hellen

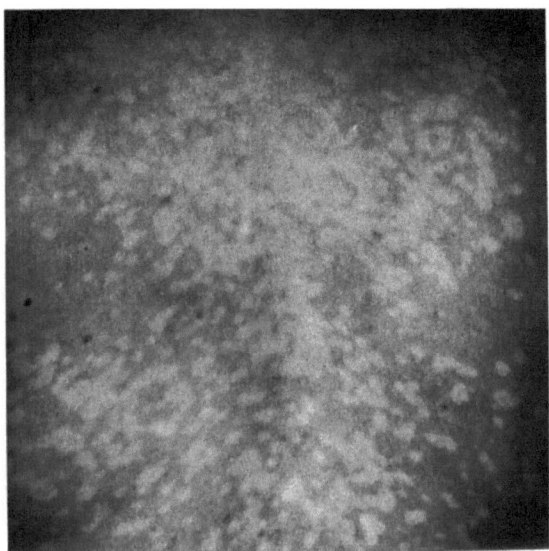

Abb. 527. Psoriasis-Leukoderm. ♀ 13 J.
(Univ.-Hautklinik Heidelberg)

Flecken, die unter lokaler antibiotischer Behandlung jedoch allmählich wieder verschwinden.

Gewisse Schwierigkeiten kann die Unterscheidung eines vitiliginösen Einzelherdes von einem Naevus achromicus bereiten. Dabei ist für den letzteren kennzeichnend das unveränderte Bestehen seit der Geburt.

Schließlich sollen die postläsionären Hypopigmentierungen bei der Lepra nicht unerwähnt bleiben. Ausschlaggegend für die Diagnose ist hierbei die gleichzeitig bestehende Anaesthesie in den betreffenden Bezirken.

Das Leukoderma acquisitum centrifugum (M. SUTTON). Diese Veränderung wird der Vitiligo zugerechnet, da sie nicht selten mit dieser kombiniert auftritt. Es handelt sich um rundliche bis ovale, depigmentierte Flecke, die

sich langsam nach peripher ausdehnen. In ihrer Mitte findet sich ein kleiner Pigment-Naevus.

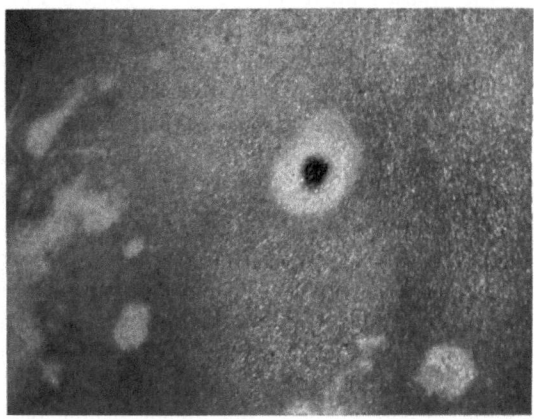

Abb. 528. Vitiligo mit Leukoderma acquisitum centrifugum. ♀ 14 J. (Univ.-Hautklinik Heidelberg)

Verfärbungen der Haut

Bei der *Argyrie* kommt es zu einer bläulich-schwarzen Verfärbung der Haut durch Silbereinlagerung im Corium. Vor den Hautveränderungen ist häufig schon ein schmaler Saum am Zahnfleisch festzustellen. Die Hauterscheinungen zeigen sich vor allem an lichtausgesetzten Körperstellen und entstehen durch länger dauernde Aufnahme kleinster Silbermengen in den Organismus. Entsprechende Veränderungen nach langdauernder Goldaufnahme zeigen sich bei der *Chrysiasis* in Form von blaugrauen Hautverfärbungen an lichtexponierten Stellen. Ebenfalls blaugraue Verfärbungen sieht man bei der *Ochronose* besonders im Bereich des Ohr- und des Nasenknorpels. Bei ihr kommt

es durch Resorption von Carbolsäure zu Pigmenteinlagerungen in Corium, Knorpel, Sehnen und Gelenkkapseln. Identische Erscheinungen sieht man bei der *Alkaptonurie* (endogene Ochronose). Typische gelbliche Verfärbungen der Haut findet man bei der *Aurantiasis cutis Baelz.* Sie entsteht durch einen gestörten Umbau des Carotin in Vitamin A bzw. exzessive Zufuhr von Carotin-haltigen Pflanzen (Karotten u. a.). Eine ebenfalls gelbliche Hautverfärbung sieht man nach länger dauernder *Atebrin*-Medikation. Zu lokaler, eng umschriebener Verfärbung kann es durch Einsprengung verschiedenster *Fremdkörper* kommen.

Therapie

Die Behandlung der Melaninhyperpigmentierungen der Haut ist nicht sehr dankbar. Einen gewissen Erfolg verspricht die Anwendung von Salben, die Hydrochinonmonobenzyläther enthalten. Sie sind unter den Namen Depigman, Depigman forte und Depigman P im Handel. Weiter kommen in Betracht: 5—10% weiße Quecksilberpräcipitat-Salbe, $\frac{1}{4}$—1% Sublimatspiritus, 10—20% Perhydrolsalbe (wenig haltbar). Bei all diesen Zubereitungen ist zu beachten, daß vor ihrer Anwendung die Verträglichkeit auf einem kleineren Hautbezirk geprüft werden sollte. Empfehlenswert ist, gleichzeitig mit dem lo-

kalen Maßnahmen, die Verabreichung hoher Dosen Vitamin C über längere Zeit. Die Behandlung der Sommersprossen mit 25% Phenoläther, die Winter 1950 vorgeschlagen hat, ist nicht ganz unbedenklich, da sich toxische Allgemeinerscheinungen (Kollapsneigung usw.) einstellen können. Bei Kindern ist daher besondere Vorsicht am Platze. Die Zubereitung wird mit einem Glasspatel für 2—4 min nach vorausgegangener Entfettung der Haut aufgetragen. Die Augen des Patienten sind dabei abzudecken. In einer Sitzung sollen nicht mehr als 50 cm² behandelt werden. Nach etwa 1 Woche erfolgt die squamöse Abstoßung.

Eine befriedigende Therapie der Vitiligo ist bis heute nicht bekannt. Auch die anfangs so günstig beurteilte Meladinine-Behandlung konnte daran nicht viel ändern. Dieses Präparat, das aus Ammi majus L. gewonnen wird, enthält 2 Furocumarine, das 8-methoxypsoralen und das 8-isoamylenoxypsoralen. Durch orale Einnahme bei gleichzeitiger ausgiebiger Sonnenexposition kann es über eine Photo-Sensibilisierung zu mehr oder minder starken Repigmentierungen kommen. Ein Pigmentierungseffekt läßt sich nicht in allen Fällen erzielen. Er ist meist nur ungleichmäßig in Form von perifollikulär angeordneten Pigmentinseln und nicht von Dauer. Das kosmetische Ergebnis ist so infolge verstärkter Scheckung häufig unbefriedigend. Bei gleichzeitiger percutaner Anwendung ist wegen der Gefahr schwerer bullöser Reaktionen besondere Vorsicht walten zu lassen. Das Präparat ist sonst offenbar unschädlich. Kontraindikationen stellen nur Leber- und Gallenerkrankungen dar.

Andere — örtlich anzuwendende — Behandlungsverfahren haben die Verminderung der Kontrastwirkung zum Ziel entweder durch Bräunung der depigmentierten Bezirke oder durch Bleichung der stärker pigmentierten Randpartien. Ersteres gelingt recht gut durch Präparate, die Dihydrooxyaceton enthalten (Tam-Lo, Viticolor u. a.). Dieses geht mit freien Aminosäuren der Hautproteine eine reversible Verbindung von bräunlicher Farbe ein. Die Bräunung hält etwa 4—5 Tage an. Recht ansprechende kosmetische Resultate können auch mit modernen Schminkmitteln erzielt werden z. B. Covermark, Fa. Stiefel, Offenbach/M. Nicht viel zu erreichen ist durch einige andere Methoden wie Arseninjektionen mit gleichzeitiger Quarzlampenbestrahlung, Kupferinjektionen und durch die Kupfer-Eisen-Iontophorese (Ito). Sie sind daher nicht zu empfehlen. Eine Bleichung der stärker pigmentierten Randpartien kann mit den früher genannten Zubereitungen unter Umständen erreicht werden.

Literatur

Bloch, B.: Eigentümliche, bisher nicht beschriebene Pigmentaffektion (Incontinentia pigmenti). Schweiz. med. Wschr. 404 (1926).
— Das Pigment. In: Handbuch der Haut- und Geschlechtskrankheiten. Von J. Jadassohn. Bd. I/1. Berlin: Springer 1927.
Brünauer, S. R.: Atrophien. In: Haut- und Geschlechtskrankheiten. Von L. Arzt und K. Ziehler. Bd. II. S. 707. Berlin, Wien: Urban & Schwarzenberg 1935.
Daniels jr., F., C. E. Hopkins, and T. B. Fitzpatrick: Effects of oral Methoxsalen (8-Methoxypsoralen) on sunburn and suntan: blind clinical trial. Arch. Derm. 77, 503 (1958).
Dorsey, C. S., and H. Montgomery: Blue nevus and its distinction from Mongolian spot and the nevus of OTA. J. investigat. Derm. 22, 225 (1954).
Franceschetti, A., et W. Jadassohn: A propos de l' „Incontinentia pigmenti", delimination de deux syndromes différents figurant sous le même terme. Dermatologica 108, 1 (1954).
Grüneberg, Th.: Pigmentanomalien. In: Lehrbuch der Haut- und Geschlechtskrankheiten. Von E. Riecke. S. 493. 9. Aufl. Stuttgart: Fischer 1962.
Hoffmann, E., u. R. Habermann: Arzneiliche und gewerbliche Dermatosen durch Kriegsersatzmittel (Vaseline, Schmieröl) und eigenartige Melanodermatiden. Dtsch. med. Wschr. 44, 261 (1918).
Ito, M.: Copper-iron-iontophoresis treatment of vitiligo. In: Studies on melanin (report II). Tohoku J. exp. Med. Suppl. 5, 51 (1957).

Jarret, A., and G. Szabo: The pathological varieties of vitiligo and their response to treatment with Meladinine. Brit. J. Derm. 68, 313 (1956).
Korting, G. W.: Fehlbildungen der Haut und Hautveränderungen bei Fehlbildungssyndromen. In: Handbuch der Haut- und Geschlechtskrankheiten. Von J. Jadassohn. Ergänzungswerk, Bd. III/1, S. 400. Berlin, Göttingen, Heidelberg: Springer 1963.
— Therapie der Hautkrankheiten. Stuttgart: Schattauer 1967.
Kuske, H.: Pigmentanomalien, einschließlich Naevuszell-Naevus. In: Dermatologie und Venerologie. Von H. A. Gottron u. W. Schönfeld. Bd. IV, S. 173. Stuttgart: Thieme 1960
Lerner, A. B., and T. B. Fitzpatrick: Biochemistry of melanin formation. Physiol. Rev. 30, 91 (1950).
Lutz, W.: Lehrbuch der Haut- und Geschlechtskrankheiten. S. 122. Basel.: Karger 1951.
Naegeli, O.: Familiärer Chromatophoren-Naevus. Schweiz. med. Wschr. 1927, 48.
Oppenheim, M.: Die Hypertrophien des Pigments. In: Haut- und Geschlechtskrankheiten. Von L. Arzt u. K. Zieler. Bd. II, S. 627, Berlin, Wien: Urban & Schwarzenberg 1935.
Orfanos, C., u. H. Gartmann: Leukoplakien, Pigmentverschiebungen und Nageldystrophie. Zinsser-Cole-Engmann-Syndrom — sog. Dyskeratosis congenita. Med. Welt (N. F.) 17, 2589 (1966).
Riehl, G.: Über eine eigenartige Melanose. Wien. klin. Wschr. 1917, 780.

Schreck, E.: Veränderungen des Sehorgans bei Haut- und Geschlechtskrankheiten. In: Dermatologie und Venerologie. Von H. A. Gottron u. W. Schönfeld. Bd. IV, S. 904. Stuttgart: Thieme 1960.

Schuhmacher, P.: Beitrag zum Bloch-Sulzberger-Syndrom. Neue öst. Z. Kinderheilk. 7, 53 (1963).

Steigleder, G. K., u. O. Gans: Pathologische Reaktionen in der Epidermis. In: Handbuch der Haut- und Geschlechtskrankheiten. Von J. Jadassohn. Ergänzungswerk. Bd. I/2, S. 178. Berlin, Göttingen, Heidelberg: Springer 1964.

Sulzberger, M. B.: Incontinentia pigmenti (Bloch-Sulzberger). Arch. Derm. Syph. (Berl.) 38, 57 (1938).

—, and A. B. Lerner: Sun-tanning potentiation with oral medikation. J. Amer. med. Ass. 167, 2077 (1958).

Sutton, R. L.: Eine ungewöhnliche Art von Vitiligo (Leukoderma acquisitum centrifugum). J. cutan. Dis. 797 (1916).

Tzanck, A., E. Sidi et S. Dobkevitch: Les pigmentations réactionelles. Bull. Soc. franc. Derm. Syph. 54, 445 (1947).

Hauterkrankungen unbekannten Ursprungs

Erythematöse Hauterkrankungen

Von F. Fegeler, Münster/Westf.

Hierunter wird eine ätiologisch nicht einheitliche Gruppe von Hauterkrankungen zusammengefaßt, deren hervorstechendes, nicht ausschließliches Symptom das Erythem ist. Dieses kann in Form und Farbe sehr wechseln.

An dieser Stelle sollen die beiden Hauptformen, das *Erythema exsudativum multiforme* und das *Erythema nodosum*, sowie das zwar seltene, aber vorwiegend im Kindesalter vorkommende *Erythema anulare rheumaticum* besprochen werden.

Erythema exsudativum multiforme

Die klassische Form des Erythema exsudativum multiforme (E. exs. m.) (Hebra) zeigt einen sehr typischen Befund mit vorwiegend an der Streckseite der Extremitäten gelegenen, zentral erhabenen, kokardenförmigen, roten, verschieden großen Flecken. Von dieser typischen Form gibt es je nach Lokalisation und Stärke der Exsudation zahlreiche Abweichungen. Bis heute konnte auch keine Einigung erzielt werden, ob man alle multiformen Erytheme zum E. exs. m. rechnen soll. Auf jeden Fall erscheint es nach der bisherigen Kenntnis der Ätiologie zweckmäßig, eine idiopathische und symptomatische, also eine ätiologisch unbekannte und bekannte Form zu unterscheiden. Mit Ausnahme schwerer Verlaufsformen, auch unter der Sammelbezeichnung muco-cutaneo-oculare Syndrome bekannt, ist die Erkrankung gutartig.

Historische Daten. Seit dem ersten Versuch von Ferdinand Hebra unter verschiedenen Namen beschriebene Erytheme wie Erythema gyratum (Fuchs) Erythema iris (Rayer) unter der Bezeichnung E. exs. m. zusammenzufassen, sind immer wieder Ansichten hervorgehoben worden, die verschiedenen Erythemformen voneinander abzugrenzen [Ruiter (1952), Tzank und Cord (1952)]. In letzter Zeit scheint jedoch die Tendenz vorzuherrschen, wieder alle multiformen Erytheme zusammenzufassen [Cerutti (1963), Bohnstedt (1953)]. Weniger einheitlich ist jedoch die Meinung, ob man die muco-cutaneo-ocularen Syndrome als E. exs. m. *grave* auffassen soll.

Disposition. Zusammen mit den symptomatischen Formen ist das E. exs. m. im dermatologischen Krankengut nicht selten. Hellgren und Hersle (1966) stellten für die schwedische Bevölkerung eine Morbidität von 0,38% fest. Überwiegend werden beim weiblichen Geschlecht die Jahrgänge zwischen 15 und 35, beim männlichen von 20—40 befallen; beide Geschlechter sind dabei etwa gleich häufig betroffen. Aber auch bei Kindern ist das Krankheitsbild keineswegs selten. Gianotti (1964) berichtet über 26 Fälle im Alter von 1—10 Jahren, die alle klinischen Varianten der Erwachsenen zeigten. Im ganzen gesehen sind aber wohl die idiopathischen Formen im Kindesalter seltener, schwere sekundäre, toxisch bedingte Formen kommen in etwa gleicher Häufigkeit vor. Ganz auffällig und von allen Autoren bestätigt ist eine ausgesprochen jahreszeitliche Häufung im Frühjahr und im Herbst.

Pathobiologie. Die Ätiologie der idiopathischen Form des E. exs. m. ist bisher nicht geklärt. Das Auftreten im Verlauf von Infektionskrankheiten hat eine infektiöse Theorie vermuten lassen. Auch die oft gefundene Erhöhung des Antistreptolysintiters deutete in diese Richtung. Welsh züchtete aus dem Nasenrachenraum, aus Blut,

Blasenflüssigkeit und Prostatasekret von 21 E. exs. m.-Kranken 46 Reinkulturen von Streptokokken, so daß die Annahme naheliegt, daß die Keime bei der Entstehung von Bedeutung sind und die Krankheit als Ausdruck einer Sensibilisierung des Organismus gegen die vor allem in den oberen Luftwegen vorhandenen Streptokokken anzusehen ist (Greither). Auch Keime anderer Natur kommen als „Schrittmacher" in Betracht. Hier sind es vor allem die Virusarten, speziell aus der Herpesgruppe. Viele Patienten geben an, 8—10 Tage zuvor einen Herpes simplex gehabt zu haben. Diese Zeit reicht zur Sensibilisierung aus, so daß das E. exs. m. als „id"-Reaktion auf die Virusinfektion aufgefaßt werden kann. Nach Greither könnte eine unabsehbare Zahl von Infektionskrankheiten, von der Bronchopneumonie bis zum Pappatacifieber (Marchionini) im gleichen Sinn als pathogenetisches Moment in Frage kommen. Auch äußere Einflüsse wie Bronchoskopien (Greither u. Löhr), weiter Geschwulstkrankheiten (Lungencarcinome) sowie endokrine Faktoren (Miller) werden als „Schrittmacher" diskutiert. Bei der symptomatischen Form kommen als Ursache in erster Linie Arzneimittel in Betracht, insbesondere Analgetica, Barbiturate, aber auch Antibiotica, Suldonamide und Hydantoin, nach denen schwere Verlaufsformen vom Typ des Steven Johnson-Syndroms, speziell auch bei Kindern, beschrieben wurden (Rallison et al.). Eine allergisch-hyperergische Reaktion wird auch für das Auftreten des E. exs. m. nach Tichophytin- (Hasselmann u. Wernsdörfer) und Tuberkulininjektionen (Tauber u. Goldman) angenommen. Für eine enge Verwandtschaft mit dem Gelenkrheumatismus gibt es bisher keine ausreichenden Beweise.

Klinik

Die von Hebra beschriebene Form des E. exs. m. ist in einem bestimmten Entwicklungsstadium nicht zu verkennen. Wenn auch nicht alle Efflorescenzen die typische Iris- oder Kokardenform aufweisen, so finden sich doch nahezu immer einzelne, zentrale je nach Intensität der Exsudation serös durchtränkte kleinere Papeln oder Bläschen. Ist das Bläschen geplatzt oder eingetrocknet, so besteht entsprechend eine Delle (Abb. 529). Meistens ist das Bild jedoch sehr vielgestalt, von kleinen stecknadelkopf- bis erbsgroßen, meist schon im Beginn erhabenen Flecken oder flachen Papeln über typische kokardenförmige Efflorescenzen bis zu kleinen oder größeren Blasen, die keinen deutlichen Erythemsaum erkennen lassen. Bei Confluens entstehen polycyclische oder girlandenförmige Figuren, die auch zur Bezeichnung Erythema gyratum oder marginatum geführt haben. Tritt ein feiner

Kranz von Bläschen auf, so entsteht das Bild eines Herpes circinatus. Die Variabilität wird durch das gleichzeitige Auftreten verschiedener Stadien an unterschiedlichen Körperteilen noch erhöht.

Trotz dieser Vielfalt, die ja bereits im Namen zum Ausdruck kommt, ist die Diagnose für den geschulten Dermatologen einfach und praktisch immer auf Anhieb zu stellen. Nicht unwesentlich trägt hierzu die Lokalisation bei. Wenn nicht ein Typus inversus vorliegt, sind immer die Streckseiten der Extremitäten und teilweise auch das Gesicht, speziell die Umgebung des Mundes, befallen. Schleimhautbeteiligung ist bei der idiopathischen Form seltener als bei der symptomatischen. Sie besteht meistens aus einzelnen, etwa glasstecknadelkopf- bis erbsgroßen blauroten Flecken oder Bläschen, die von einem schmalen Erythemsaum umgeben sind. Tritt ein stärkerer Befall der Mundschleimhaut, der Augen oder anderer Körperöffnungen auf, so liegt eine schwere Verlaufsform im Sinne eines mucocutaneo-oculären Syndroms vor. Die Veränderungen an der Haut und Schleimhaut werden hierbei völlig uncharakteristisch. Am Übergangsepithel finden sich Erosionen mit z. T. blutig inhibierten Krusten sowie aphthösen Auflagerungen (Abb. 530). Bei sehr ausgeprägten Veränderungen besteht übler Mundgeruch und Speichelfluß (Abb. 531). Zu diesen schweren Verlaufsformen rechnet die von dem Ophthalmologen Fuchs (1876) beschriebene Krankheit des Herpes iris conjunctivae, die wahrscheinlich mit der 1917 von Fiessinger und Rendu beschriebenen Ectodermose erosive pluriorificielle identisch ist, die von den Pädiatern Stevens und Johnson 1922 beschriebene hochfieberhafte Erkrankung, die mit erosiven Erscheinungen der Mund-, Anal- und Genitalschleimhaut einhergeht und Augensymptome verschiedener Schweregrade zeigt, sowie das 1925 von Baader beschriebene Krankheitsbild der Dermatostomatitis (Schuppli). Neuerdings will man auch die Reitersche Krankheit (Stefanetti) und den von Hulusi Behcet beschriebenen Trisymptomenkomplex in das gleiche Krankheitsbild einordnen (Mauriello). van der Meer rechnet sogar den M. Rendu-Osler dazu. Von mehreren Autoren werden diese Syndrome jedoch auch als E. exs. m. *grave* aufgefaßt.

Während beim klassischen E. exs. m. oft 2—3 Tage vor Beginn des Exanthems leichte

Prodromi unbestimmter Art beobachtet werden, ist für die schwere Verlaufsform der akute Beginn, die erhebliche Störung des Allgemeinbefindens sowie die Kombination von Augen-, zu bestimmen. Flecken, Erosionen, Epithelverquellungen, schlaff aufliegende Blasen, Borken und Krusten bilden oft ein schwer zu entwirrendes Gemisch. Auch stehen die Efflores-

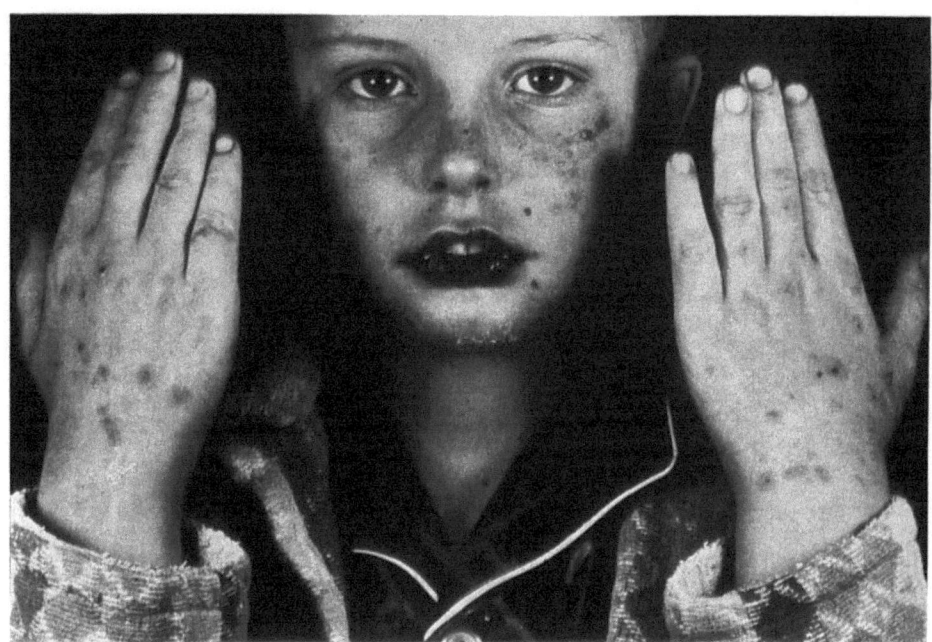

Abb. 529. Erythema exsudativum multiforme

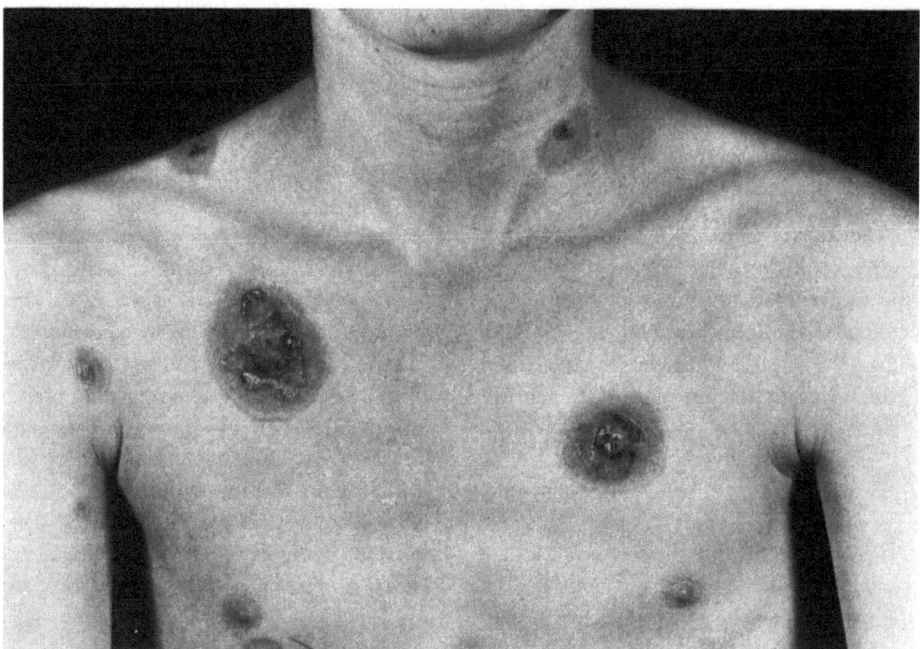

Abb. 530. Atypisches Erythema exsudativum multiforme — Herde am Stamm

Schleimhaut- und Hautveränderungen typisch. Dabei ist an der Haut ebenso wie an der Schleimhaut der Typ der Efflorescenzen kaum cenzen an der Haut, im Gegensatz zur klassischen Form mehr am Stamm lokalisiert, nicht so dicht und erreichen eine Ausdehnung von über Handtellergröße (Abb. 3). Durch Confluens, speziell an den intertriginösen Hautfalten, kann der Eindruck eines vegetierenden Pemphigus entstehen. Nach Greither ist der Verlauf im allgemeinen um so schwerer, je weniger typische Efflorescenzen vorhanden sind.

Blasen, Erosionen und Ulcerationen mit krustösen und speckigen Auflagerungen können

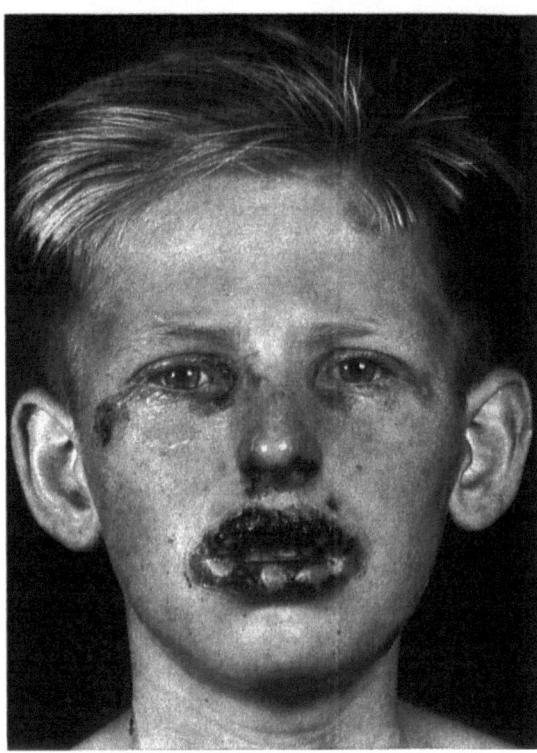

Abb. 531. Mundschleimhaut- und Augenbeteiligung beim Erythema exsudativum multiforme

die Nahrungsaufnahme gefährden, insbesondere dann, wenn die Schleimhautveränderungen bis weit in den Schlund und in die Trachea hineinreichen. Schwere Entzündungen kommen auch an den Augen, außer auf den Lidern und an den Lidrändern auf den Conjunctiven vor. Ähnlich wie beim Pemphigus conjunctivae besteht eine große Neigung zu Verwachsungen der Lider mit dem Augapfel (Symblepharonbildung).

Bei stärkerer Beteiligung der Augen findet sich auch fast immer ein ausgedehnter Befall der Schleimhäute des Genitale und des Afters. Erosionen, kleine oder auch größere Ulcera mit borkigen und speckigen Auflagerungen an der Glans penis und im Sulcus coronarius sowie an den Labien und an der Vagina kommen vor. Schmerzhaftigkeit beim Wasserlassen und

Ausfluß können eine Gonorrhoe oder eine Trichomoniasis vortäuschen. Neben voll ausgeprägten Erscheinungsbildern kommen abortive Formen vor, bei denen nicht alle Körperöffnungen befallen sind. Recidive sind im Gegensatz zu der klassischen Form selten. An sonstigen Organen können Lunge (Short), Darm (Enteritis, Colitis), Nieren, Gelenke (Polyarthritis), Hoden (Orchitis) sowie Pankreas (Pankreatitis necrotica) befallen sein.

Es ist verständlich, daß große Unterschiede in der Symptomatik zu Zweifeln an der Zugehörigkeit aller muco-cutaneo-ocularen Syndrome zum E.exs. m. geführt haben. Der eine Autor will dieses, der andere jenes Syndrom abgegrenzt wissen. Proppe ist der Meinung, daß diese Syndrome vom ideopathischen E. exs. m. so verschieden seien, daß sie, zumindest so lange die Ätiologie ungeklärt ist, nicht dazu gerechnet werden dürfen. Neben Cerutti, Bohnstedt ist auch Heite auf Grund statistischer Untersuchungen anderer Meinung. Heite kommt zu dem Schluß, daß alle möglichen Übergänge vorkommen, so daß die einzelnen Formen klinisch nicht voneinander zu trennen sind.

Laboratoriumsdaten. Spezifische Befunde sind nicht bekannt. Je nach Schwere der Veränderungen findet man eine mehr oder weniger starke Beschleunigung der Blutsenkung sowie eine entsprechende Verschiebung der Elektrophoresewerte; Leukocytose, Linksverschiebung, mäßige Eosinophilie sind ebenfalls nicht charakteristisch.

Diagnose. Die Diagnose des typischen E. exs. m. ist leicht. Schwieriger einzuordnen sind die symptomatischen Verlaufsformen durch Unverträglichkeit gegen Arzneimittel, die man oft nur als E. exs. m. — ähnliches Arzneiexanthem ansprechen kann. Bei den muco-cutaneo-ocularen Syndromen kommen bei Vorhandensein aller Symptome differentialdiagnostisch der Pemphigus vegetans oder bei vorwiegender Beteiligung der Mundschleimhaut oder des Genitale andere dort vorkommende entzündliche Erkrankungen in Betracht. Das histologische Bild ist ebenso wie die Laboratoriumsbefunde uncharakteristisch und vom Stadium und der Form der Erkrankung abhängig.

Verlauf. Die idiopathische Form des E. exs. m. verläuft stets gutartig. Die Erkrankungsdauer beträgt im allgemeinen nicht mehr als 1—3 Wochen. Dafür ist aber die Rezidivneigung, meistens saisonbedingt im Frühjahr und Herbst, sehr groß. Berggrene berichtet über einen Fall, bei dem in 6 Jahren 50 Rezidive auftraten. Auch Übergänge oder Wechsel der einen Form in die andere kommen vor, so daß die zunächst günstige Prognose später ernster zu beurteilen ist. RETT und POTACS sahen bei einem 5jährigen Knaben in kurzer Zeit zwei Schübe, wovon der eine ein typisches kokardenförmiges Exanthem aufwies, der andere Schub an allen Körperöffnungen auftrat. Auch das umgekehrte kann der Fall sein. So beschreibt OWREN eine 23jährige Frau, die zunächst an einer ulcerösen Stomatitis und herpetiformen Schleimhautgeschwüren am Genitale erkrankte und bei der später ein typisches E. exs. m. auftrat.

Der Verlauf des E. exs. m. *grave*, der sich über Monate erstrecken kann, hängt in seiner Prognose im wesentlichen von den Komplikationen ab. Manche Fälle, insbesondere die allergisch-toxischen nach Einnahme von Arzneimitteln, können sehr akut, dabei jeglicher Therapie trotzend, in wenigen Tagen tödlich verlaufen, was auch in einem eigenen Fall bei einem Kind mit einer rheumatischen Erkrankung beobachtet werden konnte. Anderen Patienten macht insbesondere der starke Schleimhautbefall mit z. T. schmerzhaften Ulcerationen an der Wangenschleimhaut, auf der Zunge und im Rachenraum zu schaffen, die die Aufnahme von Speisen stark erschweren und zu einem erheblichen Gewichtsverlust führen. Zusätzliche sekundäre Infektionen bakterieller, aber auch mykogener Natur, auch als Superinfektion nach antibiotischer Behandlung, erschweren den Verlauf. Recidive nach scheinbaren Remissionen kommen vor. Pneumonien, hämorrhagische Enteritiden, Orchitiden und Pankreatitiden sowie Nierenkomplikationen verschlechtern die ohnehin ungünstige Prognose. Rezidive nach Abheilung sind allerdings im Gegensatz zur idiopathischen Form sehr selten.

Therapie. Bei der idiopathischen Form ist im allgemeinen keine oder lediglich eine einfache symptomatische Behandlung erforderlich. Lokal kann ein Puder oder eine Zinkschüttelmixtur verwendet werden. Wichtig ist bei Rezidiven eine eingehende Untersuchung auf Foci und andere als „Schrittmacher" in

Frage kommende oder die Reizschwelle herabsetzende Faktoren. Bei der Therapie der mit schweren Schleimhautveränderungen einhergehenden Fälle ist bis zur ätiologischen Klärung Absetzen aller Arzneimittel oberstes Gebot. Zumindest sollte keines der bis dahin zur Anwendung gekommenen Arzneimittel weitergegeben werden. Auch bei Sekundärinfektionen bzw. Komplikationen ist bei Anwendung von Sulfonamiden und Antibiotica Vorsicht geboten, da sie neben günstiger Wirkung auf den Verlauf selbst auch als Ursache in Frage kommen. Wegen der möglichen akuten Verschlimmerung, vor allem nach injizierbaren Antibiotica, sollte, soweit eine Einnahme per os überhaupt möglich ist, ein oral wirksames Antibioticum genommen werden, da durch den direkten Kontakt an den Schleimhäuten eine stärkere Wirkungskonzentration zustande kommt. Insbesondere scheint Chlortetracyclin wirksam zu sein (JONES, FRASER u. a.). Jedoch kommen auch hierbei Versager vor. Die Wirkung von ACTH und Cortison wird unterschiedlich beurteilt. Neben absoluten Versagern (COSTELLO) wurden überraschende Heilungen nach Versagen aller anderen therapeutischen Maßnahmen beobachtet (SHALLARD u. LAYNG). Wismut, Elektragol, Natriumgentisat werden von SCHUPPLI angegeben. Letzteres soll imstande sein, speziell die Rezidive zu verhindern. Auch Vitamine in hohen Dosen (Vitamin C, Vitamin B_{12} und Nicotinsäureamid) werden als wirksam in manchen Fällen empfohlen. Zum Schluß seien auch noch Bluttransfusionen, Milcheinspritzungen und Irgapyrin erwähnt. Irgapyrin gehört aber ebenso wie die Antibiotica zu jenen Mitteln, die umgekehrt auch ein E. exs. m. auslösen können.

Die Vielzahl der in der Behandlung des E. exs. m. als wirksam bzw. als unwirksam oder gar schädlich angegebenen Mittel deutet schon auf die unterschiedliche Ätiologie hin. Sicher ist man nicht schlecht beraten, wenn die Therapie zurückhaltend und vorsichtig durchgeführt wird. Abwarten hat, von akuten Notfallsituationen abgesehen, sicher noch nie geschadet.

Erythema nodosum

Das Erythema nodosum (E. n.) ist durch relativ akut auftretende, schmerzhafte, hell- bis lividrote, runde oder rundovale Knoten, vorwiegend an der Streckseite der Unterschenkel charakterisiert. Seltener treten derartige Knoten auch an den Unterarmen, Oberschenkeln und Oberarmen auf. Gerade bei Kindern ist es häufig, zumal enge Beziehungen zur Tuberkulose bestehen. Wegen der besonderen Pathognomonität für diese Erkrankung im jugendlichen Alter ist es auch als Erythema nodosum tuberculosum bezeichnet worden.

Historische Daten. Die Tatsache, daß die Bezeichnung Erythem für diese Erkrankung nicht recht paßt, hat Hebra bereits bei der Trennung des E. n. vom Erythema exsudativum multiforme hervorgehoben, es aber nicht in der Namensgebung zum Ausdruck gebracht. Bis heute haben sich andere Namen, wie Dermatitis nodosa (Jadassohn), nicht durchsetzen können. Eulenburg und Landois, 1867/68, hielten das E. n. wie andere Erytheme für eine Angioneurose.

Um die auch histologisch deutlich erkennbaren Anzeichen der Entzündung in diese Theorie einordnen zu können, sprach Auspitz von einer „Angioneurotischen Hautentzündung". Die von französischer Seite durch Besnier (1890) erstmals vorgenommene Zuordnung zur "reaction cutanée" kommt auch der heutigen Auffassung über die Pathogenese noch am nächsten. Die bakteriologischen Befunde Fingers und experimentelle Ergebnisse bei Untersuchungen über Toxikodermien durch Philippson und Török brachten das Dogma über die Angioneurosen zu Fall. Während die ätiologischen Betrachtungen früher im wesentlichen für beide Erkrankungen (E. exs. m. und E. n.) galten, haben die Untersuchungen Mieschers von 1942—1949 ätiologisch eine weitgehende Eigenstellung des E. n. bestätigt.

Disposition. Das E. n. ist vorwiegend eine Erkrankung des jugendlichen Alters und besonders häufig bei 4—10jährigen, Mädchen sind etwas häufiger betroffen als Knaben. Auch beim E. n. ist im Frühjahr und Herbst ein Anstieg der Erkrankungshäufigkeit zu beobachten. Nach Ansicht mancher Autoren sollen Kinder mit lymphatischer Konstitution besonders disponiert sein.

Pathobiologie. Der zumeist relativ akute Beginn der Erkrankung mit Prodromalerscheinungen hat immer wieder dazu geführt, im E. n. eine erregerbedingte Erkrankung zu sehen. Besonders die häufige Koinzidenz mit einer Tuberkulose im Kindesalter schien die *tuberkulöse* Ätiologie nahezulegen. In der Tat gibt es auch Beobachtungen, bei denen Tuberkelbakterien entweder nativ oder in der Kultur bzw. im Tierversuch nachgewiesen wurden (Lewkowitz, Arena, Ramel). Diesen positiven Nachweisen stehen aber auch negative gegenüber (Grzybowski u. a.). Zahlreiche Mitteilungen liegen über Tuberkelbakteriennachweis

in anderen Organen vor (Lymphknoten: Gordon, Thompson, pleuritischer Erguß: Cose u. Bernard, Sputum: Opitz). Gleichzeitiges Bestehen tuberkulöser Hautmanifestationen wird von Whitwell und Falk erwähnt. Am häufigsten ist der Zusammenhang mit der Lungentuberkulose. Im allgemeinen handelt es sich bei den Angaben um Frühinfiltrate, die sich meistens wieder zurückbilden, aber auch in Kavernen umwandeln können. Die Prozentzahl dieser Komplikationen wird unterschiedlich angegeben (Giertsen). Besonders wird auch die starke Reaktion des Organismus gegen Tuberkulin als Beweis für die tuberkulöse Ätiologie angeführt. Überzeugend erscheinen vor allem die Beobachtungen, bei denen mit dem Auftreten des Erythema nodosum die Tuberkulinreaktion positiv wird (Lemaire, Gamstedt). Auch die Provokation des E. n. nach einer Tuberkulininjektion macht den Zusammenhang deutlich; umgekehrt konnte aber auch durch die Tuberkulinreaktion ein E. n. in 1—2 Tagen zum Abklingen gebracht werden (Patrignani).

Besonders eindrucksvoll sind auch Beobachtungen, bei denen Kinder nach Kontakt mit tuberkulösen Personen ein E. n. bekamen, ohne daß immer eine Organtuberkulose festzustellen war. Viele Autoren befassen sich mit dem weiteren Schicksal der Patienten. Wallgren, der besonders große Erfahrungen besitzt, weist darauf hin, daß bei Kindern mit E. n. eine Tuberkulose weit häufiger als bei Kindern ohne E. n. vorkommt. Die Pathogenese des E. n. tuberculosum wird heute überwiegend in Richtung einer Allergie gedeutet (Wallgren, Jensen). Hierfür spricht auch das gleichzeitige Auftreten exsudativer Reaktionen wie Arthritis, Polyserositis, Endokarditis. Ito und Ando berichten über einen Patienten, bei dem es im Verlauf einer Tuberkulose wiederholt zu einem E. n. und nach tuberkulostatischer Behandlung zu einer Exacerbation kam. Erst nach Behandlung einer chronischen Tonsillitis hörten die Rezidive auf. Auch andere Beobachtungen weisen auf eine kombinierte Ätiologie hin, wie Tuberkulose und Wurmerkrankungen, Tuberkulose und Erythematodes. Bemerkenswert ist auch das Auftreten von E. n. nach BCG-Impfung.

Die prognostische Bedeutung des E. n. tuberculosum wird sehr unterschiedlich beurteilt. Orosz fand bei Kindern, daß nach einem Jahr etwa 30% gesund sind, 30% zeigten auf eine latente Tuberkulose verdächtige Erscheinungen, während 40% eine manifeste tuberkulöse Nacherkrankung aufwiesen. Bei Erwachsenen trat nach Untersuchungen von Mascher in 40% eine Pleuritis exsudativa, bei $^2/_3$ davon innerhalb eines Jahres auf. Ustvedt u. Mitarb. fanden bei 288 nachuntersuchten Fällen in 25% eine spätere Tuberkulose.

Außer bei der Tuberkulose tritt das E. n. noch bei einer ganzen Anzahl weiterer Erkrankungen auf. In erster Linie zu erwähnen wäre hier das E. n. *leprosum*, das häufig im Verlauf der medikamentösen Behandlung beobachtet und von mehreren Autoren als sog. Leprareaktion aufgefaßt wird. Abzugrenzen sind hiervon echte Leprome, obwohl erwartet werden kann, daß in den E. n.-Knoten bei der Lepra in viel größerem Maße als bei der Tuberkulose Bakterien gefunden werden, da der Organismus auch allgemein vielmehr mit Bakterien durchsetzt ist. Weiter zu erwähnen ist hier das E. n. *mycoticum*, das außer nach tiefen Trichophytien speziell auch bei der Coccidioidomykose beobachtet wird. Seltener ist das E. n. bei Lues, so daß bereits bei der früheren Häufigkeit der Erkrankung und dem seltenen Vorkommen des E. n. an eine zufällige Koinzidenz gedacht wird. Häufiger wird das E. n. beim Lymphogranuloma inguinale beobachtet und zwar dann, wenn die Freische Reaktion auf ihrem Höhepunkt ist. Besonders häufig scheint das E. n. auch im Zusammenhang mit einem Boeckschen Sarkoid vorzukommen. Die Kombination von Hiluslymphadenopathie und E. n. (Löfgren-Syndrom) braucht nach SCHUPPLI nicht immer mit dem Boeckschen Sarkoid identisch zu sein, da sie oft sehr flüchtig sind. Die Tatsache, daß das E. n. in Form kleiner Endemien, meist in einer Familie auftreten kann, hat dazu geführt, auch von einem *kontagiösen* E. n. zu sprechen. Solche Endemien sind in Schulklassen oder Pensionaten von DEMOLE, DEMARTAS, HAIDVOGEL u. a. beschrieben worden. HAROLD berichtet über ein E. n. bei drei Geschwistern, deren Mutter an einer offenen Tuberkulose erkrankt war. Bekannt ist ferner das Auftreten von E. n. bei den verschiedensten Infektionskrankheiten, speziell auch bei Masern und septischen Infektionen.

Das sog. E. n. *rheumaticum* leitet bereits zu dem sog. *idiopathischen* E. n. über. Die ein E. n. begleitenden rheumatoiden Erscheinungen sind so häufig, daß man geneigt ist, bestimmte ätiologisch meist nicht zu definierende Formen in den rheumatischen Formenkreis einzuordnen.

Einer besonderen Erwähnung bedarf auch noch das E. n. *medicamentosum*, bei dem neben Analgetica besondesr Sulfthiazole (Cibazol, Eubasin) ein speziell auch als Cibazolexanthem bezeichnetes nodöses Exanthem verursachen. Auch dieses Exanthem trat dann häufiger auf, wenn die Cibazolbehandlung bei Tuberkulosekranken durchgeführt wurde; das gleiche traf für das Lymphogranuloma inguinale zu (SIMPSON). Dagegen wurde es bei der Behandlung der Gonorrhoe praktisch nicht beobachtet (auf 1500 Fälle einmal, gegenüber 105mal bei 231 behandelten Tuberkulosekranken).

Klinik

Weit häufiger und im allgemeinen auch intensiver als beim E. exs. m. finden wir beim E. n. Prodromalerscheinungen. In vielen Fällen gleichen sie in der Art des Auftretens und des Ablaufs einer exanthematischen Krankheit. Ein nahezu obligates Symptom ist das Fieber; es beginnt gleichzeitig mit den Prodromalsymptomen und erreicht entweder gleich oder staffelförmig 39—40°. Mit Erscheinen des Exanthems pflegt es abzuklingen. Manchmal tritt das Fieber aber auch ohne jede Prodromi auf.

Das Exanthem hat trotz zahlreicher in Frage kommender ätiologischer Momente nahezu die gleiche Form. Ganz überwiegend an der Streckseite der Unterschenkel treten erbs- bis über walnußgroße, hell- bis dunkelrote, teils auch livide in der Haut gelegene oder nur flach vorspringende Knoten auf. Die Haut über den Knoten ist gespannt, es besteht starke bis sehr starke Druckschmerzhaftigkeit, so daß selbst der leiseste Druck der Bettdecke als lästig und schmerzhaft empfunden wird. Die Rötung geht zeitweilig über das Infiltrat hinaus, die Knoten, die oft erst durch Palpation als solche erkannt werden, erreichen in wenigen Stunden ihre volle Größe. Nach einigen Tagen tritt nicht selten ein Farbwechsel ein, bei dem die schillernden Farben eines abklingenden Hämatoms sichtbar werden; daher auch die Bezeichnung Erythema contusiforme. Die Zahl der einzelnen Knoten schwankt erheblich, manchmal findet man einen oder einige wenige längs der Schienbeinkante, manchmal sind es über 30 (LEHNDORFF). Bei mehreren Knoten sind die Veränderungen symmetrisch, nur selten kommt einseitiger Befall vor. Die Schleimhäute bleiben stets frei.

Das E. n. verläuft im allgemeinen in Schüben. 1—2 Wochen hindurch können an den gleichen Stellen inmitten älterer sich zurückbildender Knoten neue Infiltrate entstehen, meistens begleitet von leichteren Fieberschüben. Innerhalb bläulicher Knoten sieht man dann glänzend hellrote. Juckreiz bestehtnicht; Abheilung tritt in der Regel ohne stärkere Schuppung und ohne Narbenbildung ein. Selten bleibt eine leichte Pigmentierung zurück. Niemals kommt es im Verlauf der Erkrankung zur Ulceration.

Eine sehr seltene Variante ist die persistierende Form des E. n., die teilweise auch mit der nodulären Vasculitis identifiziert wird. Sie tritt aber in erster Linie bei älteren Leuten auf. Mit dieser Form dürfte auch das Erythema nodosum migrans identisch sein. Im allgemeinen sind aber vom typischen Verlauf abweichende Formen selten.

LOEWY berichtet über typische Knoten an den Unterschenkeln, darüber hinaus waren auch die Vorderarme, die Ohrmuschelränder und die Nasenwurzel befallen. WOHLSTEIN beobachtete Knoten an den Füßen, die er auf den Druck zu engen Schuhwerkes zurückführt.

Zum typischen E. n. gehören Erscheinungen an inneren Organen. Am häufigsten ist die Erkrankung mit Lungenveränderungen kombiniert. Neben den häufigen tuberkulösen Lungenveränderungen werden Lungen und Hilusveränderungen nichttuberkulöser Natur beschrieben, die neuerdings oft als Löfgren-Syndrom (benigne Hiluslymphadenopathie) bezeichnet werden. Neben Darmerkrankungen — auch Colitis ulcerosa (Kelley u. Mitarb.) — sind besonders Arthralgien und Gelenkschwellungen, vor allem zu Beginn der Erkrankung, zu beobachten. Sie sollen nicht rheumatischer, sondern allergischer Natur sein (Dogramaci, Wallgren).

Die pathologisch-anatomischen bzw. histologischen Veränderungen sind von der Grundkrankheit unabhängig. Während früher im wesentlichen nur auf die entzündlichen Veränderungen hingewiesen wurde, hat Miescher erstmals ganz spezifische Reaktionsbilder beschrieben. Neben allgemein-entzündlichen Veränderungen, in einem Teil der Fälle auch in der Cutis, überwiegend jedoch in der Subcutis, findet man in hohem Maße charakteristische kleinere und größere, teils mitten im Fettgewebe, teils an der cutanen Randzone gelegene Knoten. Sie bestehen nahezu ausschließlich aus kleinen polymorphen Histiocyten, die palisadenförmig aneinandergereiht und um ein unregelmäßiges spaltförmiges Lumen angeordnet sind (Radiärknötchen). Später bei Rückbildung geht der ganze Knoten in einer Anzahl großer Riesenzellen auf, die bald dem Fremdkörpertyp, bald dem Langhansschen Typ entsprechen.

Diagnose. Die Diagnose ist bei typischen Fällen leicht. Wichtig ist hierfür die Lokalisation an den Streckseiten der Unterschenkel und die Schmerzhaftigkeit der Knoten, sowie der meist fieberhafte Ablauf. Bei nicht ganz typischer Lokalisation und größerer Ausdehnung ist an das Sarkoid Darier-Roussy zu denken, das aber praktisch nicht schmerzhaft ist. Des weiteren kommt das Erythema induratum in Betracht. Es ist aber ebenfalls nicht schmerzhaft und überwiegend an der Beuge-

seite lokalisiert. Bei anderen evtl. differentialdiagnostisch in Frage kommenden Exanthemen, z. B. septischen oder rheumatischen Exanthemen oder bei E. n.-ähnlichen Arzneiexanthemen, finden sich neben den Knoten immer noch andere Effloreszenzen.

Verlauf. Entsprechend dem akuten Auftreten, ist der Verlauf im allgemeinen flüchtig. Zunächst können neue Schübe von Knoten auftreten, jedoch tritt restlose Abheilung meistens nach 3—6 Wochen ein. Rezidive sind allerdings häufig. Lemming beobachtete sie in über 50% bei seinen Patienten. Die Prognose des E. n. an sich ist stets gut. Es verschwindet nach kürzerer oder längerer Zeit immer, ohne irgendwelche Schäden zu hinterlassen. Immerhin kann es etwas über die Prognose des Grundleidens aussagen. So wird von manchen Pädiatern das Einsetzen einer akuten Tuberkulose befürchtet, insbesondere dann, wenn radiologisch eine Hiluslymphknotenschwellung und eine erhöhte Blutsenkungsgeschwindigkeit vorliegen. Ustvedt ist auf Grund seiner Untersuchungen der Meinung, daß diejenigen, die ein E. n. überstanden haben, mit erheblich größerer Wahrscheinlichkeit an einer Tuberkulose sterben als diejenigen, die kein E. n. hatten. Bei anderen Erkrankungen, in deren Verlauf ein E. n. auftritt, ist jedoch keine Verschlechterung der Prognose hierdurch bekannt. Lediglich bei der Lepra scheint bei dessen Auftreten Vorsicht für weitere intensive Behandlung geboten.

Therapie. Da das E. n. auch ohne Behandlung eine spontane Rückbildungstendenz zeigt, sollte man sehr zurückhaltend sein und sich im wesentlichen auf eine symptomatische Behandlung beschränken. Solange das Primärleiden nicht bekannt ist, erscheint auch schon wegen der erheblichen Schmerzhaftigkeit Bettruhe angezeigt. Die alte Salicyltherapie ist wegen ihrer analgetischen und antiphlogistischen Wirkung nicht zu vergessen, ehe man „moderne" Maßnahmen — wie Antibiotica oder Cortison — verwendet. Im übrigen sollte möglichst frühzeitig eine Klärung der Ursache bzw. des Grundleidens angestrebt werden, um eine kausale Behandlung durchführen zu können.

Erythema anulare rheumaticum

Das Erythema anulare rheumaticum (E. a. rh.) ist durch kleine linsen- bis fingernagelgroße, zart bis intensiv-rote, teils auch livide

Flecken oder kreisförmige Erythemstreifen charakterisiert, die auch durch Zusammenfließen von Kreissegmenten polycyclische oder girlandenförmige Figuren bilden können. Es stellt eine Begleiterscheinung des rheumatischen Fiebers dar, ist flüchtig und nur bei intensiver Suche zu erkennen.

Historische Daten. Obwohl schon weit früher Erytheme bei rheumatischen Erkrankungen beschrieben wurden, stammt die erste detaillierte Darstellung über „ein typisches Exanthem bei Endokarditis" von den Wiener Pädiatern HEINRICH LEHNDORFF und CARL LEINER. Die vor dem Jahre 1922 liegenden Veröffentlichungen werden ausführlich von HORNSTEIN dargestellt. Nach 1922 stammen weitere Beschreibungen in erster Linie von den Kinderärzten (u. a. von LEICHTENTRITT, RIETSCHEL, WALLGREN, FANCONI und WISSLER).

Disposition. Die Angaben verschiedener Autoren über das Auftreten bei rheumatischem Fieber schwanken von 0,57% (FINDLEY) bis über 60% (LEICHTENTRITT). Wenn auch sicher eine ganze Anzahl von Fällen übersehen wird, so liegt die durchschnittliche Häufigkeit aber wohl bei 10%. Nach FANCONI und WISSLER ist die Schwierigkeit nicht im Erkennen des Exanthems, sondern vielmehr im Finden und im Darandenken zu sehen. Es tritt praktisch nur bei Kindern bis zum Alter von 14 Jahren auf. Weitere dispositionelle Faktoren hängen vom Grundleiden ab.

Pathobiologie. LEHNDORFF und LEINER haben bereits die früher vorwiegend vertretene Ansicht einer mikrobiell metastischen Genese bezweifelt. Da die Grundkrankheit selbst (das rheumatische Geschehen) auf allergisch hyperergischer Basis beruht, war es naheliegend, auch beim E. a. rh. an einen Entstehungsmechanismus gleicher oder ähnlicher Art zu denken, und so deuteten bereits LEHNDORFF und LEINER das Krankheitsbild als Angioneurose auf rheumatisch-allergischer Basis bei entsprechend disponierten Patienten. In seiner Abhandlung im Handbuch der Kinderheilkunde, 1935, läßt LEHNDORFF allerdings die Pathogenese bakteriell oder toxisch offen. Nach Ansicht verschiedener Autoren soll das E. a. rh. pathognomonisch für das Auftreten einer rheumatischen Endocarditis sein. Nach HORNSTEIN beruht das E. a. rh. auf einer „flüchtig-exsudativen Antigen-Antikörper-Reaktion im subpapillären Gefäßplexus, die hinsichtlich ihrer Quantität und klinischen Ausbreitung anscheinend vom Gefäßnervensystem der vorgeschalteten Strombahn in charakteristischer Weise modifiziert wird".

Klinik

Das Exanthem wird oft erst entdeckt, wenn man während eines rheumatischen Fiebers daran denkt und wiederholt nach ihm sucht. Es ist sehr unscheinbar, diskret und flüchtig. Zu-

nächst tritt es an Brust und Bauch, danach an den seitlichen Thoraxpartien und am Rücken auf. Bei weiteren Schüben werden auch die Extremitäten befallen, vorwiegend hier die Innenseiten der Oberschenkel. Gesicht und Schleimhäute bleiben stets frei, die Streckseiten der Extremitäten werden, was differentialdiagnostisch wichtig ist, niemals bevorzugt. Im Beginn bestehen runde oder ovaläre Kreissegmente, zunächst in spärlicher Anzahl, die später teils auch zu polycyclischen und girlandenförmigen Figuren zusammenfließen können. Die Farbe dieses stets im Hautniveau gelegenen Exanthems ist blaßrosa, oft mit einem lividen oder blaugrauen Unterton. Die von den Segmenten oder Ringen eingeschlossenen Hautbezirke erscheinen blaß bis leicht bräunlich ohne Zeichen einer echten Pigmentierung oder Atrophie.

Die Flüchtigkeit und Variabilität ist äußerst typisch. Der Ausschlag dauert Stunden bis wenige Tage, das Auftreten und Verschwinden geschieht in gleicher Weise unauffällig. Erheblich ist allerdings die Rezidivneigung mit Intervallen zwischen Tagen und Monaten, ja sogar bis zu Jahren (URBACH). Intensität und Lokalisation können dabei wechseln. Häufig besteht zur Zeit des Exanthems Fieber, jedoch überdauert dieses die Hauterscheinungen oft (CAMPBELL u. Mitarb., BURKE). Das histologische Bild ist weitgehend unspezifisch und dem klinischen Bild jeweils angepaßt (HORNSTEIN).

Diagnose. Im Zusammenhang mit dem rheumatischen Fieber ist die Diagnose, soweit man überhaupt an das E. a. rh. denkt und danach sucht, nicht so schwierig. Differentialdiagnostisch kommen in Betracht: Maculöse und gering ausgeprägte urticarielle Arzneiexantheme, das Erythema infectiosum, bei dem ebenfalls polycyclisch-variabel geformte Erytheme auftreten können (Ringelröteln). Ferner das Erythema anulare centrifugum Darier, bei dem die Kreisfiguren jedoch großbogiger und leicht erhaben sind. Das Erythema chronicum migrans unterscheidet sich durch seine Chronizität und den wachsenden erheblichen Durchmesser der Erytheme. Die Cutis marmorata ist durch die mehr netzartige Konfiguration und die Bevorzugung der Extremitäten und das anuläre sekundärsyphilitische Exanthem durch entsprechende serologische Untersuchungen abzugrenzen.

Verlauf. Ohne die Mitberücksichtigung des Grundleidens hat das E. a. rh. keinerlei klinische Bedeutung, zumal es keine Beschwerden verursacht. Trotzdem hat dieses unscheinbare Exanthem in zweifacher Hinsicht eine Bedeutung. Von fast allen Autoren wird es als diagnostisches Kriterium des rheumatischen Grundprozesses aufgefaßt (LEICHTENTRITT, WALLGREN, ABT, TRAUB, GRENET, DEBRÉ u. Mitarb.). Von FANCONI und WISSLER wird es sogar als die „Visitenkarte" des echten Rheumatismus bezeichnet. Weiterhin zeigt es fast mit pathognomonischer Sicherheit (SHELDON,

RIETSCHEL, KEIL u. a.) das gleichzeitige Bestehen einer rheumatischen Herzaffektion an. NATTENHEIMER fand bei 23 Kindern mit E. a. rh. in allen Fällen eine durchgemachte rheumatische Herzbeteiligung. Für die Prognose wichtig ist, daß es eine Prävalenz für die schweren tödlich verlaufenden Fälle zeigt. Wahrscheinlich haben aber die therapeutischen Fortschritte der letzten Zeit die Prognose erheblich verbessert.

Therapie. Eine Behandlung des E. a. rh. ist überflüssig und beschränkt sich auf die des Grundleidens, die rheumatische Endokarditis.

Literatur

Erythema exsudativum multiforme

BERGGREEN: Erythema exsudativum multiforme (mit Schleimhaut- und Zungenbeteiligung). Ref. Zbl. Haut- u. Geschl.-Kr. **62**, 337 (1939).

BOHNSTEDT, R. M.: Das Erythema exsudativum multiforme und verwandte Krankheitsbilder. Z. Hautkrkh. **14**, 272 (1953).

CERUTTI, P.: Le syndrome dermato-muco-oculari acute. Considerazione in merito ad alcuni casi. Rass. Derm. Sif. **6**, 107 (1963).

COSTELLO, M. J.: Zit. n. SCHUPPLI.

EVENS, C. D.: Stevens-Johnson-Syndrome with intestinal symptoms. Brit. J. Derm. **69**, 106 (1957).

FIESSINGER, N., et R. RENDU: Ectodermose pluriorificiell. Paris méd. **1917**, 54.

FRASER, B. N.: Two cases of Stevens-Johnson-Syndrome. S. Afr. med. J. **1952**, 990.

FUCHS, E.: Herpes iris conjunctivae, beobachtet an der Klinik des Professors VON ARLT. Mbl. Augenheilk. **14**, 333 (1876).

GIANOTTI, F.: Gli eritemi pomorfi ildell'infanzia. Loro rapporti con gli altri pemfigoidi bollosi infantili. Atti Soc. ital. Derm. Sif. **1964**, 156.

—, e M. G. BENELLI: Alcuni rilievi clinicostatistici su 571 casi di eritemi polymorfi. Atti Soc. ital. Derm. Sif. **1964**, 154.

GREITHER, A.: Erythema nodosum und Erythema exsudativum multiforme. In: GOTTRON-SCHÖNFELD: Dermatologie und Venerologie, Bd. II/1, S. 445, Stuttgart: Thieme 1958.

HELLGREN, L., and K. HERSLE: Erythema multiforme. Statistical evaluation of clinical and laboratory data in 224 patients and matched healthy controls. Acta allerg. (Kbh.) **21**, 45 (1966).

HOLTZMAN: Zit. n. GREITHER.

ITO, K.: Vergleichende histopathologische Studien über den akuten und chronischen Typ von muco-cutaneo-okularen Syndromen und Erythema multiforme. Derm. Wschr. **140**, 1053 (1959).

JONES, J.: Stevens-Johnson-syndrome. Lancet **1951**/I, 1280.

KEINING, E., u. F. A. OLDACH: Behandlungsergebnisse mit Nikotinsäureamiden bei multiformen Erythemen. Derm. Wschr. **112**, 285 (1941).

LEHNDORFF, H.: Die Erythemkrankheiten im Kindesalter. Handb. d. Kinderheilk. Bd. X, 4. Aufl., S. 582, Berlin: Vogel 1935.

MARCHIONINI, A.: Zit. n. GREITHER.

MILLER: Zit. n. GREITHER; MAURIELLO, D. A.: Erythema exsudativum multiforme (Stevens-Johnson-Syndrom), J. Amer. med. Ass. **156**, 1496 (1954).

OWREN, P.: Rezidivierende Haut- und Schleimhautaffektionen mit verschiedenen klinischen Bildern (Behcets-Syndrome, Steven-Johnson disease. Erythema nodosum, Erythema multiforme). Nord. Med. **1943**, 698.

PROPPE, A.: Die Baadersche Dermatostomatitis, die Ectodermosis erosiva pluriorificialis Fiessinger-Rendu, das Stevens-Johnson-Syndrom und die Conjunctivitis et Stomatitis pseudomembranacea (Syndrom mucocutaneo-oculare Fuchs), Arch. Derm. Syph. (Berl.) **187**, 392 (1949).

POEY, S. H., and R. SJAMSUDDIN: Stevens-Johnson syndrome. Pediat. indones. **3**, 67—77 (1963), Ref. Zbl. Haut- u. Geschl. Kr. **119**, 302 (1965).

RAYER: Zit. n. TACHAU.

RETT, A., u. W. POTACS: Beitrag zur Frage der Beziehung zwischen Erythema exsudativum multiforme und Ectodermose érosive pluriorificielle. Öst. Z. Kinderheilk. **9**, 397 (1954).

RUITER, M.: Zum gegenwärtigen Stand des Erythema exsudativum multiforme Problems. Hautarzt **3**, 293 (1952).

SHALLARD, B., and J. M. LAYING: Cortisone in the treatment of the oculomucous membrane (Stevens-Johnson syndrome). Canad. med. Ass. J. **37**, 560 (1954).

SHORT, J. A.: Stevens-Johnson syndrome. Report of 5 cases and a discussion on aetiology and treatment. Lancet **1957**/I, 290.

SCHUPPLI, R.: Erythema exsudativum multiforme. Handb. d. Haut- u. Geschl.-Kr. Erg.-Bd. II/2, S. 57. Berlin, Heidelberg, New York: Springer 1965. Hier auch ausführliche Literaturzusammenstellung von 1928—1965.

STEFANETTI, E.: Zit. n. SCHUPPLI.

STRÖM, J.: Ectodermosis erosiva pluriorificialis, Stevens-Johnsons syndrome and other febrile mucocutanous reactions, and Behcet's syndrome in cold-agglutination-positive infections. Lancet 1965/I, 457.

TACHAU, P.: Erythema exsudativum multiforme and nodosum. Handb. Haut- u. Geschl.-Kr. Bd. VI/2, S. 584. Berlin: Springer 1928. Hier Literaturzusammenstellung bis 1928.

TZANK, A., et M. CORD: Les érythèmes polymorphes. Ann. Derm. Syph. (Paris) 3, 1073 (1932).

Erythema nodosum

ARENA, A. R.: Existence du Mycobacterium tuberculosis dans les nodules de l'érythéme noueu. C. R. Soc. Biol. (Paris) 115, 340 (1934).

BARTÁK, P.: Zur Kenntnis des histologischen Bildes des Erythema nododum. Derm. Wschr. 149, 14 (1964).

BESNIER: Zit. n. TACHAU.

COSTE u. BERNARD: Zit. n. SCHUPPLI.

DEMOLE, M. J.: L'érythème noueux épidémique. Rev. méd. Suisse rom. 53, 633 (1933).

DEMURTAS, C.: Su un'epidemia di critema nodoso. Clin. pediat. (Bologna) 17, 271 (1935).

DOGRAMACI, I.: Erythema nodosum in chilhood in Turkey. Ann. paediat. (Basel) 154, 357 (1940).

EULENBURG u. LANDOIS: Zit. n. TACHAU.

FALK, C. A.: Erythema nodosum mit nachfolgendem Erythema induratum. Hygiea (Stockh.) 97, 572 (1935).

FINGER: Zit. n. TACHAU.

GAMSTEDT, E.: Über die Tuberkulinempfindlichkeit bei Erythema nodosum vor der Eruption. Mschr. Kinderheilk. 59, 111 (1933).

GIERTSEN, CH.: Four cases of Erythema nodosum and „Frühinfiltrat". Acta med. scand. 82, 55 (1934).

GORDON, H.: Case of tuberculous infection with erythema nodosum. Brit. J. Derm. 45, 69 (1933).

GRZYBOWSKI: Zit. n. SCHUPPLI.

HAIDVOGL, M.: Beobachtungen über die Infektiosität des Erythema nodosum. Beitr. Klin. Tuberk. 60, 186 (1937).

HAROLD, J. T.: Familal erythema nodosum. Tubercle (Lond.) 34, 279 (1953).

HOCHLEITNER, H.: Zur Klinik des Erythema nodosum. Derm. Wschr. 147, 418 (1963).

ITO, K., and C. ANDO: Erythema nodosum associated with tuberculous cervical lymphadenitis and non-tubercular tonsillitis and its operativ treatment. Bull. pharm. Res. Inst. 6, 40 (1954).

JENSEN, O.: 12 cases of post primary Erythema nodosum in tuberculosis patients under a Morbilli epidemic. Acta tuberc. scand. 27, 343 (1952).

KELLEY JR., M. L., and V. M. LOGAN: Erythema nodosum in association with chronic ulcerative colitis. Gastroenterology 31, 285 (1956).

LEMAIRE, R.: Virage de la réaction tuberculinique au cours d'un cas d'érythème noueux. Bull. Soc. méd. Hôp. Paris 52, 1418 (1936).

LEWKOWITZ, K.: Das Erythema nodosum als Prototyp der tuberkulösen Infektion mit günstigem Ausgang und akutem Beginn. Befund von angedauten Bazillen, säurefesten Granula und Stäbchen oder gelöster säurefester Substanz im Protoplasma von Zellen als Ausdruck der z. T. völlig zerstörten Bazillen und gleichzeitig als Beweis einer sehr starken Immunisierung des Organismus. Ref. Zbl. Haut- u. Geschl.-Kr. 59, 436 (1938).

LOEWY, E.: Erythema nodosum tuberculosum. Ref. Zbl. Haut- u. Geschl.-Kr. 44, 256 (1933).

MASCHER, W.: Das Erythema nodosum bei Erwachsenen als Symptom der tuberkulösen Primäraffektion und seine Folgezustände. Acta tuberc. scand. Suppl. 10 (1943).

MIESCHER, G.: Über Cibazolexantheme. Dermatologica (Basel) 86, 64 (1942).

OPITZ, H.: Zur Infektiosität der an Erythema nodosum leidenden Kinder. Kinderärztl. Prax. 3, 337 (1932).

OROSZ, D.: Über das Schicksal der Erythema nodosum-Patienten. Wien. med. Wschr. 1933 II, 869; — Mschr. Kinderheilk. 58, 180 (1933).

PATRIGNANI: Zit. n. SCHUPPLI.

PAUTRIER, L. M.: Comment se pose la question de l'érythème noueux. Bull. soc. franç. Derm. Syph. 40, 1092 (1933).

— Pathogénic à nature de l'érythème noueux. Bull. Acad. roy. Méd. Belg. 19, 109 (1954).

RAMEL, E.: De l'étiologie et du traitement de l'érythème noueux idiopathique. Schweiz. med. Wschr. 13, 715 (1932).

SIMPSON, R. G.: Erythema nodosum. A provacation phenomenon with special reference to lymphogranuloma venereum. Dermatologica (Basel) 101, 94 (1950).

USTVEDT, H. J., u. A. S. JOHANNESSEN: Erythema nodosum und darauffolgende Tuberkulose. Norsk. Mag. Laegevidensk. 94, 532 (1933), Zit. n. SCHUPPLI.

WHITWELL: Zit. n. SCHUPPLI.

WOHLSTEIN, E.: Erythema nodosum exulcerans. Derm. Z. 66, 335 (1933).

Erythema anulare rheumaticum

ABT, A. F.: Erythema anulare rheumaticum. Amer. J. med. Sci. 190, 824 (1935).

BURKE, J. B.: Erythema marginatum. Arch. Dis. Childh. 30, 359 (1955).

CAMPBELL, A. D., G. C. GRIFFITH, and W. H. LEAKE: Skin lesios of rheumatic fever. U. S. nav. med. Bull. 46, 360 (1946).

DEBRE, R. M., LAMY et M.-L. JAMMET: Erythéme annulaire et streptococcémie à "Streptococcus viridans" au cours de la maladie de Bouillaud. Arch. Med. Enf. 40, 357 (1937), Zit. n. HORNSTEIN.

FANCONI, G., u. H. WISSLER: Der Rheumatismus im Kindesalter. I. Der Rheumatismus verus und seine Differentialdiagnose. Dresden u. Leipzig: Theodor Steinkopf 1943.

GREITHER, A.: Die übrigen erythematösen Krankheiten. In: GOTTRON-SCHOENFELD: Dermatologie und Venerologie. Bd. II/1, S. 461, Stuttgart: Georg Thieme 1958.

GRENET, H.: La maladie rheumatismale che l'enfant. Arch. Med. Enf. 40, 329 (1937).

HORNSTEIN, O.: Hautmanifestationen rheumatischer Erkrankungen. In: JADASSOHN: Handb. d. Haut- u. Geschl.-Kr. Erg.-Bd. II/2, S. 156. Berlin-Heidelberg-New York: Springer 1965.

KEIL, H.: The rheumatic erythema; A critical survey. Ann. intern. Med. 11, 2223 (1938).

LEHNDORFF, H.: Erythema anulare rheumaticum (LEHNDORFF-LEINER). Handb. d. Kinderheilk. Bd. X, S. 584, 1935.

LEHNDORFF, H., u. C. LEINER: Erythema anulare. Ein typisches Exanthem bei Endokarditis. Z. Kinderheilk. 43, 462 (1929).

LEICHTENTRITT, B.: Zum Problem der rheumatischen Erkrankungen im Kindesalter. Mschr. Kinderheilk. 43, 462 (1929).

RIETSCHEL, H.: Überakute Exantheme im Kindesalter. Kinderärztl. Prax. 5, 246 (1934).

SHELDON, W.: "Rheumatism". Zit. n. HORNSTEIN.

TRAUB, E.: Über die Bedeutung der Hauterscheinungen beim akuten Gelenkrheumatismus. Z. Kinderheilk. 58, 769 (1937).

URBACH, E., and A. BLEIER: Erythema anulare rheumaticum (LEHNDORFF-LEINER), Arch. Derm. Syph. (Chic.) 41, 515 (1940).

WALLGREN, A.: The diagnosis of rheumatic fever. Ann. Paediat. Fenn. 3, 548 (1957).

Erythemato-squamöse Hauterkrankungen

Von H. NIERMANN, Münster

Unter den erythemato-squamösen Hautkrankheiten faßt man morphologisch-funktionell Dermatosen zusammen, deren Ätiologie weitestgehend unbekannt ist. Sie haben das gemeinsame morphologische Merkmal des Erythems mit sich abschilfernden Hornschichten, der Schuppe bzw. Squama. Das Erythem ist eine zwischen Fleck und Quaddel liegende, umschriebene oder auch über größere Flächen sich ausdehnende, durch Hyperämie bedingte Hautrötung. Zu dieser Gruppe zählt man das seborrhoische Ekzem, das in diesem Handbuch (S. 769) abgehandelt wird, die Psoriasis vulgaris mit der Parapsoriasis-Gruppe und die Pityriasis rosea.

Psoriasis vulgaris

Die Psoriasis vulgaris oder Schuppenflechte ist eine bereits im Altertum bekannt gewesene Hautkrankheit. So führt NARDELLI (1930) in einer Geschichte der Psoriasis Hinweise an auf Berichte bei Babyloniern, Assyrern, Ägyptern, Arabern, Hebräern, Indern und Chinesen. Auch HIPPOKRATES, HERODOT, PLUTARCH, CELSUS und GALENUS haben die Schuppenflechte erwähnt.

Häufigkeit und Altersdisposition. Die Schuppenflechte ist eine der häufigsten Hautkrankheiten. TIEDEMANN (1951) fand unter dem Krankengut der Tübinger Univ.-Hautklinik einen Anteil von 6,68 % an Schuppenflechten-Patienten. Bei 20000 von BERESTON (1950) untersuchten Personen ergab sich ein Schuppenflechten-Vorkommen von 0,27 %. Nach TIEDEMANN (1951), BERESTON (1950), STEINBERG (1951), LOMHOLT (1954) u. a. m. überwogen unter den Kranken die männlichen Patienten mit annähernd 55 % zu den weiblichen mit 45 %.

Nach GRÜNEBERG (1958) sowie BRAUN-FALCO (1966) muß die Psoriasis des *Kindesalters* als verhältnismäßig selten angesehen werden, wobei die behaarte Kopfhaut bei Kindern bevorzugt befallen sein soll. Die Schuppenflechte wird seltener bei Säuglingen beobachtet und kommt mit fortgeschrittenem Lebensalter, vor allem seit dem 6. Lebensjahr zunehmend vor. Unter dem Krankengut der Erlanger Univ.-Hautklinik war die Zahl weiblicher Patienten zwischen dem 9. bis 16. Lebensjahr doppelt so groß wie die der männlichen.

Pathobiologie. Als ursächlich einzig Sicheres ist bisher die *Vererbung* bekannt. Man stützt sich dabei auf ausgedehnte Familien- und Zwillingsuntersuchungen, wie sie 1966 zusammenfassend von NIERMANN erwähnt wurden. Über Familienuntersuchungen berichteten vor allem HOEDE (1931), HOLST (1944), STEINBERG (1951), DORN (1957) und LOMHOLT (1963) sowie über Zwillingsuntersuchungen NIERMANN (1964). Die Vielzahl dieser Untersuchungen läßt es als gesichert erscheinen, daß für Entstehung und Verlauf der Schuppenflechte erbliche Faktoren von maßgeblichem Einfluß sind. Der Erbgang selbst, meist wurde bisher ein unregelmäßig dominanter Erbgang angenommen, kann vor allem nach den Untersuchungen von STEINBERG, G. LOMHOLT sowie VOGEL u. Mitarb. noch nicht als völlig gesichert angesehen werden. Möglich ist auch das Vorliegen eines einfach-recessiven, doppelt-recessiven Erbgangs bzw. nach VOGEL Vorliegen eines autosomalen dominanten Gens mit einer multifaktoriellen Vererbung bei Schwellenwert-Effekt.

Nach GRÜTZ und BURGER (1933) liegt der Schuppenflechte eine *Lipoidstoffwechselstörung* zugrunde. Sie konnten im Serum der Psoriasis-Patienten eine Erhöhung des Gesamtfetts, des Gesamtcholesterins mit Störung des Verhältnisses von freiem zu verestertem Cholesterin und der Phosphatide sowie bei der Bürgerschen Fettbelastungsprobe einen pathologischen Probenverlauf feststellen.

GRÜNEBERG (1934) war wohl der erste, der *innersekretorische Störungen* bei der Schuppenflechte nachwies. Er konnte damals durch einen den corticotropen HVL-Hormon nahestehendem Extrakt, einem Vorläufer des heutigen ACTH-Präparates Cortiphyson eine Besserung der Schuppenflechte erzielen. GRÜNEBERG nahm damals bereits an, daß eine zumindest partielle Unterfunktion der Nebennierenrinde an der Konstellation der Psoriasis beteiligt wäre. In der Literatur immer wieder diskutiert wird eine *infektiöse Genese* der Psoriasis, vor allem bei nicht blutsverwandten Familienangehörigen, wie z. B. bei Eheleuten. Sichern ließen sich derartige Einflüsse bisher nicht. Oftmals und bevorzugt bei Kindern bestehen aber Zusammenhänge zwischen Auftreten einer Angina tonsillaris und erstmaligem Vorkommen der Schuppenflechte bzw. von Psoriasis-Rezidiven.

Symptomatologie. Die typische Psoriasis-Effloreszenz ist ein hyperämischer, lebhaft roter, nicht infiltrierter, reichlich mit silberweißen Schuppen oft fast völlig bedeckter Fleck. Die Effloreszenzen wachsen zentrifugal und haben eine meist runde Form. Von der Größe eines Punktes ausgehend (Ps. punctata) über die Größe eines Tropfens (Ps. guttata) sowie von Münzen (Ps. numularis) sich ausdehnend, können ganze Körperregionen oder bei einer psoriatischen Erythrodermie der gesamte Körper befallen sein.

Prädilektionsstellen sind der behaarte Kopf, Streckseiten der Extremitäten, besonders Ellbogen und Knie; das Kreuz, die Nägel mit Ver-

dickung und Gelbverfärbung, manchmal auch mit Tüpfelung. Bevorzugt befallen sein können aber auch Stamm, Gesicht, Handteller, Fußsohlen und das Genitale. Von einer Psoriasis inversa spricht man bei einer bevorzugten Beteiligung der Kniekehlen und Ellbeugen. Bei Erwachsenen nicht selten kann die Mitbeteiligung von Gelenken (Ps. arthropathica) sein.

Klinisch charakteristisch sind das sog. Kerzenfleckphänomen (die Schuppung wird nach Abkratzen mit dem Fingernagel ähnlich wie ein Kerzenfleck auf Wolle deutlicher) und das Phänomen des blutigen Taues, d. h. dem Auftreten von Blutpunkten nach Abkratzen der Silberschuppe bis auf die rote Grundfläche.

Laboratoriumsdaten. Die Diagnose der Psoriasis wird aus dem charakteristischen klinischen Bild gestellt. Von Interesse sind Bestimmung der Cholesterin- und Cholesterinester-Werte im Blut. Man sollte stets die Tonsillen beachten. Zur Differenzierung der Psoriasis arthropathica können Rheumaproben von Bedeutung sein.

Diagnose und Differentialdiagnose. Die Diagnose der Schuppenflechte ist meist einfach durch das typische klinische Bild, Prädilektionsstellen, Verlauf und gehäuftes familiäres Vorkommen.

Differentialdiagnostisch zu trennen sind vor allem die sonstigen erythemato-squamösen Dermatosen, nämlich das seborrhoische Ekzem und die Pityriasis rosea. Die Prädilektionsstellen des seborrhoischen Ekzems mit Sitz in vorderer und hinterer Schweißrinne und an intertriginösen Körperstellen wie Achselhöhle und Leistenbeuge sowie der Pityriasis rosea mit bevorzugtem Sitz am Stamm in den Hautspaltlinien, lassen diese Krankheiten von der Psoriasis trennen. Ferner handelt es sich bei der Seborrhoe mehr um gelblich-fettige und bei der Rosea um eine intermediäre Schuppe in Form einer feinen, nach innen gezähnelten Halskrause, der sog. Collerette. Andererseits soll nicht übersehen werden, daß die Differenzierung des sog. psoriasiformen seborrhoischen Ekzems vor allem des behaarten Kopfes manchmal Schwierigkeiten bereiten kann.

Verlauf. Der Verlauf der Schuppenflechte ist schubweise, jede Psoriasis kann zur Abheilung gebracht werden, ein Rezidiv läßt sich aber nicht verhindern. Gelegentlich kann die Psoriasis mit Juckreiz einhergehen. Als Faustregel kann gelten, daß das Allgemeinbefinden der Psoriasispatienten meist nicht gestört ist.

Der Reiz- und Spannungszustand der Haut kann stören, mehrfache Rezidive können für den Patienten eine psychische Belastung darstellen. Die ersten Psoriasisschübe, vor allem von Kindern und Jugendlichen, heilen unter der Behandlung, gelegentlich auch ohne Therapie verhältnismäßig schnell ab. Spätere Rezidive sind meist hartnäckiger. Ein besonderes Phänomen der Psoriasis ist der sog. isomorphe Reizeffekt, das sog. Köbner-Phänomen. Der Psoriasis-Patient überträgt besondere Reize der Haut, sei es als Impfreaktion, Lichtwirkung, berufsbedingte Reize in eine psoriatische Form.

Therapie. Das einzige Verfahren, das sichere Aussichten auf ein zumindest zeitweiliges Verschwinden der Schuppenflechte gibt, ist die äußere medikamentöse Behandlung. Eingeleitet wird diese Therapie, indem man zunächst die silbrigweißen Schuppen durch keratolytische Salben, z. B. 2—5 %ige Salicyl-Vaseline, evtl. durch Schrubben mit Wasser und Seife entfernt. Wichtig ist hierbei, daß es bei Kindern leicht zu Salicyl-Intoxikationen mit tödlichem Ausgang kommen kann. Salicyl-Salben dürfen daher bei Kindern auch in den üblichen Konzentrationen nie auf einmal an größeren Hautpartien, vor allem nicht unter abschließenden Verbänden angewendet werden. Bei Säuglingen, deren Haut relativ leicht resorbiert, verbietet sich von vornherein die Anwendung von Salicyl-Salben. Nach der Schuppenentfernung werden die Herde mit Cignolin-Vaseline (von 0,01 %ig bis 1 %ig bei Kindern) eingerieben bis zum Auftreten einer gewissen örtlichen Entzündung. Abheilung ist nach wechselweiser, zunehmend stärkerer Cignolin-Anwendung eingetreten, wenn keine Schuppung und keine Rötung, dagegen evtl. ein Leukoderm vorhanden ist.

Bei der Anwendung von Cignolin verfärben sich Haare und Fingernägel, an diesen Stellen soll man im allgemeinen Cignolin nicht gebrauchen, besser ist: Liqu. carbon. deterg. 5—10 %ig Hydrarg.[1] praecipitat. alb. 5 %ig, Acid. salicylic. 2 %ig, Adeps suill. ad 100,0. Nagelveränderungen bedürfen oft keiner Behandlung, sie können ebenso wie die Gelenkpsoriasis bei der allgemeinen Hautbehandlung mitabheilen.

---

[1] Es wird auch von dermatologischer Seite betont, daß man bei der Verordnung von Quecksilberpräparaten für Kinder wegen Unverträglichkeitserscheinungen (M. Feer) besondere Sorgfalt anwenden muß.

Bei Cignolin-Anwendung ist Vorsicht geboten wegen evtl. Schleimhautreizungen. Für ausgedehntere und therapeutisch schwierigere Fälle wird inzwischen für den Erwachsenen eine zeitweilige innere Therapie mit Corticosteroiden oder auch Methotrexat empfohlen (Korting 1966).

Im Rahmen einer Allgemeinbehandlung kann oft die Beseitigung von Fokalinfekten, vor allem bei Tonsillitiden von Bedeutung sein. Lipoidstoffwechselstörungen lassen sich durch Diät und evtl. auch durch Präparate, wie Lipostabil bessern. Die früher gern verordneten Arsen-Tropfen sind inzwischen wegen der kanzerogenen Wirkung verpönt.

In der Regel sollte die Psoriasisbehandlung nur von einem Dermatologen oder einem besonders mit Dermatosen vertrautem Pädiater, bei größerer Ausdehnung nur stationär in einer Klinik erfolgen.

Parapsoriasis-Gruppe

Begriff und Bezeichnung. Zu der Gruppe der Parapsoriasis-Krankheiten zählt man die Parapsoriasis guttata, die der französische Dermatologe Brocq (1856—1928) auch Pityriasis lichenoides chronica nannte, ferner die Parapsoriasis en plaques disséminées Brocq und die Parapsoriasis (nicht Pityriasis!) lichenoides, auch Parakeratosis variegata genannt. Es handelt sich hierbei um eine nicht einheitliche Krankheitsgruppe, deren Zusammenfassung zunächst weiterhin für berechtigt erscheint, solange die sicher unterschiedliche Ätiologie dieser Erkrankungen noch nicht geklärt ist.

Die **Pityriasis lichenoides chronica** wurde von Brocq auch als Parapsoriasis guttata bezeichnet, während J. Jadassohn von einer Dermatitis psoriasiformis nodularis sprach.

Disposition. Es handelt sich um eine nicht sehr häufig vorkommende Hautkrankheit, die in jedem Lebensalter, somit auch bei Kindern, auftreten kann. Eine besondere Alters- oder Geschlechtsdisposition ließ sich bisher nicht bestimmen. Die Dichte der Parapsoriasis-Effloreszenzen kann jahreszeitlichen Schwankungen unterliegen.

Pathobiologie. Die Ätiologie ist unbekannt. Mehrfach wurden in der Literatur Beziehungen zur Tuberkulose erörtert (Civatte 1951), vereinzelte Behandlungserfolge nach Tuberkulin-Kuren stützten diese Annahme. Auch Virus-Infektionen wurden in Erwägung gezogen (Caccialanza u. Bellone 1952).

Klinik. Bei unregelmäßig schubweisem Verlauf werden verschiedene Effloreszenzen nebeneinander gefunden. Im Vordergrund steht das stecknadelkopf- bis linsengroße, hell- bis intensiv rote, derbe, flache Knötchen mit mattglänzender, glatter Oberfläche. Unter einer weißlichen, deckelartigen Schuppe findet sich nach Abkratzen ein lebhaft roter, nicht infiltrierter Fleck. Die Farbe des Knötchens geht allmählich in eine mehr gelblich- bzw. bräunlich-rote Tönung über, allmählich flachen die Knötchen ab und verschwinden ohne Narbenbildung oder Atrophie. Es können alle Körperstellen befallen sein, bevorzugt sind Stamm und Extremitäten, seltener Handteller, Fußsohlen, Gesicht und behaarter Kopf.

Diagnose und Differentialdiagnose. Die Diagnose stützt sich vor allem auf die charakteristische Effloreszenz und die Lokalisation. Von der Parapsoriasis en plaques läßt sich die Pityriasis lichenoides morphologisch trennen. Ein Übergang zur Mykosis fungoides kommt nicht vor. Bei einer Lokalisation an Handtellern und Fußsohlen muß stets an eine Lues II gedacht werden. Ähnlichkeit mit der Psoriasis vulgaris besteht nach SCHUERMANN (1939) nie. Differentialdiagnostische Schwierigkeiten können gegenüber Tuberkuliden entstehen.

Verlauf. Es handelt sich bei der Pityriasis lichenoides um ein chronisches Hautleiden. Das Allgemeinbefinden ist meist nicht beeinträchtigt, gelegentlich kann Juckreiz vorhanden sein. Besondere Verlaufsformen können mit Hämorrhagien und Nekrosen einhergehen, es gibt auch eine akut-psoriatische und eine chronisch-vesiculöse Variante nach TOUTON bzw. GOTTRON. Eine besondere Form ist die Pityriasis lichenoides et varioliformis acuta Mucha-Habermann. Der erste Fall wurde bereits 1903 von MÖLLER u. AFZELIUS und somit vor MUCHA (1916) und HABERMANN (1925) als „Parapsoriasis vom Varizellentyp" beschrieben. Es wurden bisher zahlreiche Übergänge von varioliformen zum gewöhnlichen Typ und umgekehrt beobachtet, so daß an ihrer Gemeinsamkeit nicht mehr gezweifelt wird (JULIUSBERG 1933). Die Prognose bezüglich der Abheilung muß für ungünstig, für den Verlauf für günstig angesehen werden.

Therapie. Zur Lokalbehandlung wird oft Cignolin-Vaseline empfohlen. Erfolge wurden auch nach natürlichen oder künstlichen UV-Bestrahlungen, Röntgenbestrahlungen der Wirbelsäule und Bucky-Bestrahlungen gesehen. Innerlich wurde mit gewissem Erfolg bisher angewandt: Vitamin D oder K, Pilocarpin, Penicillin und Tetracyclin.

Die von BROCQ erstmalig beschriebene **Parapsoriasis en plaques disséminées** wird häufig einfach als Brocqsche Krankheit bezeichnet. In neuerer Zeit wird dieses Hautleiden grundsätzlich als Vorstadium einer Mykosis fungoides aufgefaßt.

Disposition und Pathobiologie. Nach MACLEOD können sehr hohe Temperaturen für die Parapsoriasis disponieren. Die Ätiologie der Brocqschen Erkrankung ist unbekannt. Langjährige Beobachtungen von Krankheitsfällen zeigen oftmals über Poikilodermie-Formen Übergang zur Mykosis fungoides.

Klinik. Es handelt sich um meist ovale, bis markstückgroße gelblich-rötliche, z. T. fein gefältete, leicht schuppende, manchmal zusammenfließende Flecke von unterschiedlicher Zahl und Dichte der Erscheinungen. Bevorzugt befallen ist der Stamm, nicht selten treten die ersten Herde auch an den Extremitäten auf. Handteller und Fußsohlen werden stets ausgespart, Gesicht und größere Gelenkräume sind nur selten befallen. Häufig, vor allem bei Übergang zur Mykosis fungoides besteht Juckreiz.

Diagnose und Differentialdiagnose. Die Diagnose ist großenteils morphologisch und nach der Lokalisation eindeutig. Die Psoriasis läßt sich meist leicht, das seborrhoische Ekzem manchmal schwieriger differenzieren. Die Pityriasis rosea hat ebenfalls besondere für sie charakteristische Collerette-Effloreszenzen, auch ist der Verlauf viel kürzer.

Verlauf. Typisch ist der chronische Verlauf mit jahreszeitlichen Intensitätsschwankungen. Manchmal können vereinzelte Flecken jahrelang unverändert bleiben oder auch nur langsam sich vergrößern und vermehren.

Therapie. Eine gute Rückbildung läßt sich durch UV-Bestrahlung bei besonderer Anordnung von Eva-Lampen erzielen. Das bisher für außerordentlich therapieresistent angesehene Leiden läßt sich heute besser beeinflussen, wenn auch Rezidive nicht zu vermeiden sind. Man hat aber den Eindruck, daß sich der Übergang in ein prämykotisches Stadium zeitlich beträchtlich verschieben, wenn nicht sogar völlig vermeiden läßt.

Die **Parapsoriasis lichenoides** (nicht Pityriasis!) wird häufig auch als Parakeratosis variegata bezeichnet. Es handelt sich um kein einheitliches Krankheitsbild. Unna, Santzi und Pollitzer beschrieben erstmalig die Parapsoriasis lichenoides, zu der Radcliffe Crocker auch den Lichen variegatus einbezog.

Disposition. Es handelt sich um ein seltenes Krankheitsbild, das gelegentlich auch bei Kindern beobachtet wurde (Perry 1902). Sonst ist über Alters- und Geschlechtsdisposition nichts Genaueres bekannt.

Pathobiologie und Symptomatologie. Die Ätiologie ist unbekannt. Typisch für die Parapsoriasis lichenoides ist die Buntscheckigkeit im poikilodermiartigem Bild mit lichenoidem Knötchen und maschenartig angeordneten Teleangiektasien. Die Knötchen sind etwa stecknadelkopfgroß, meist rundlich, halbkugelig oder abgeplattet mit etwas glänzender, leicht schuppender Oberfläche und gelblichrosa, teils auch intensiver rot bzw. violett gefärbt. Die Parapsoriasis lichenoides geht aber nicht nur mit knötchenförmigen Erhabenheiten, sondern teilweise auch mit erythemartigen, im Hautniveau liegenden Veränderungen, sowie auch leichten Vertiefungen mit ausgesprochener Atrophie einher. Neben netzartigen finden sich auch flächenhafte Anordnungen der Efflorescenzen. Die zwischen dem Netzwerk liegende Haut ist meist normal. Im Bereich der lichenoiden oder erythematösen Herde können Punktblutungen bzw. Teleangiektasien auftreten. An Handtellern und Fußsohlen wurden tylotische Veränderungen beobachtet. Juckreiz fehlt meist.

Nach Civatte (1948) kann man bei der Parapsoriasis lichenoides zwei Gruppen unterscheiden. Die erste, von ihm auch als Lichen variegatus bezeichnete Gruppe umfaßt vorwiegend prämykotische Formen. Andererseits gehen auch nach sehr langer Dauer nicht alle Fälle dieser Gruppe in eine Mykosis fungoides über. Morphologisch ist sie überwiegend lichenoid und vermehrt zu stärkeren Atrophien neigend.

Bei der zweiten Gruppe finden sich mehr psoriasiforme Knötchen mit geringer Atrophie und gröberen, unregelmäßigeren Netzanordnungen. Gottron faßt diese Form als ungewöhnlichen Endausgang einer Pityriasis lichenoides chronica auf. Man könnte diese zweite Gruppe daher auch als retikuläre Variante der Pityriasis lichenoides ansehen und sie somit nicht zur Parapsoriasis lichenoides rech-

nen. Nach Grüneberg (1958) könnte man bei den Parapsoriasis-Formen eine höchstwahrscheinlich infektiöse Gruppe ohne Beziehung zur Mykosis fungoides trennen von zwei weiteren Formen mit Neigung zu poikilodermieartigen Umwandlungen und auffallend häufigem Übergang zur Mykosis fungoides.

Diagnose und Differentialdiagnose. Charakteristisch für die Parapsoriasis lichenoides ist die Buntscheckigkeit der Erscheinungsformen mit Knötchen, Erythemen, Atrophien in teils netz-, teils flächenhafter Anordnung mit Punktblutungen und Teleangiektasien. Die differentialdiagnostischen Erwägungen zur Abtrennung der sonstigen Parapsoriasisformen wurden unter der Symptomatik bereits erwähnt. Die Differenzierung von der Psoriasis dürfte meist leicht, die vom Lichen ruber planus kann seltener schwierig sein. Manchmal können Ähnlichkeiten zur Poikilodermia vascularis atrophicans bestehen. Von praktischer Bedeutung ist die Trennung von der Mykosis fungoides.

Verlauf und Therapie. Es handelt sich meist um eine seit mehreren Jahren bzw. sogar Jahrzehnten bestehende Dermatose mit gewisser Stabilität der Erscheinungsformen. Von keiner Behandlungsmethode wurde bisher ein nennenswerter Effekt erzielt. Bei Corticosteroiden äußert Grüneberg den Verdacht der Auslösung einer Mykosis fungoides im Sinne eines Rückstoßeffektes.

Pityriasis rosea

Die Pityriasis rosea wurde 1860 von Gibert erstmalig beschrieben. Von mehreren, zeitweilig auch angewandten Bezeichnungen, wie Pityriasis circinata (Hardy u. Horand), Roseola squamosa (Nicolas u. Chapard) hat sich nur die von Gibert erwähnte Bezeichnung Pityriasis rosea oder einfacher Rosea erhalten.

Disposition. Die Pityriasis rosea ist eine nicht allzu seltene Krankheit. Sie kommt mit einer Häufigkeit von 1—3% aller Dermatosen vor. Am ehesten tritt sie vom 20. bis 40. Lebensjahr auf, im Kindesalter kommt sie seltener vor (Oliver und Finnerud, Ormsby u. Mitchell), sehr selten wird sie vor dem 2. Lebensjahr beobachtet. Beide Geschlechter werden etwa gleich häufig befallen. Manche Autoren fanden die Rosea bei Männern häufiger als bei Frauen. Oftmals wird ein vermehrtes Vorkommen im Frühjahr und Herbst angegeben, manchmal wird ein geradezu epidemisches Auftreten beobachtet.

Pathobiologie. Die Ätiologie ist unbekannt. Bezeichnend ist es, daß in dem 1935 erschienenen Handbuch von PFAUNDLER und SCHLOSSMANN[1] eine anhangsweise Zuteilung zu den Mykosen erfolgte. Nach Erregern der Rosea ist immer wieder, bisher aber stets vergeblich gesucht worden. Auffallend ist die bevorzugte Lokalisation am Stamm und den proximalen Extremitätenpartien. Oftmals wird von Patienten angegeben, daß sie vor Auftreten der Rosea ein neues, noch nicht gewaschenes oder auch älteres, längere Zeit nicht mehr getragenes Wäscheteil angezogen hätten.

Diagnose und Differentialdiagnose. Die Rosea tritt primär bevorzugt am Stamm auf und kann sich von dort auf Extremitäten, Hals und seltener Gesicht unter starkem Juckreiz ausbreiten. Die erste Stelle wird als sog. Primärmedaillon bezeichnet. Es handelt sich um einen ovalen, scheibenförmigen, gelblich-roten Fleck mit leicht erhabenem Randsaum und einer charakteristischen intermediären Schuppe in Form einer fein gezähnelten Halskrause, der sog. Collerette. Nach einigen Tagen, manchmal auch erst nach 2—3 Wochen, treten zu diesem Primärherd weitere, meist nicht mehr so große neue Flecke in der Längsachse der Hautspaltrichtungen auf.

Differentialdiagnostisch muß vor allem das Vorliegen von Roseolae syphiliticae in Erwägung gezogen werden. Meist ist die Lokalisation unterschiedlich, das morphologische Bild anders, der Juckreiz fehlt. Der weniger Erfahrene

---

[1] Bei dem Beitrag von A. BUSCHKE u. A. JOSEPH.

sollte serologische Untersuchungen des Blutes auf Lues durchführen. Schwieriger kann die Abgrenzung vom seborrhoischen Ekzem, manchmal erst nach Beachtung des Verlaufs sein. Das seborrhoische Ekzem kann rezidivieren, die Pityriasis rosea tut dies nur äußerst selten. Wichtig ist vor allem die Beachtung roseaähnlicher toxischer Exantheme, während die durch Saprophyten ausgelöste Pityriasis versicolor morphologisch gut zu differenzieren ist.

Verlauf. Zunächst tritt meist das Primärmedaillon am Stamm auf, dem in Kürze weitere, mehr oder weniger zahlreiche Flecke an Stamm, proximalen Extremitätenpartien, Hals und Gesicht folgen. Die Rosea kann nach 4 bis 6 Wochen spontan abheilen, andererseits zählt man sie aber zu den sog. irritablen Dermatosen. Nach Waschungen mit Seife oder vielleicht zu intensiven Behandlungsmaßnahmen, kann es zu einer Exacerbation kommen. Störungen des Allgemeinbefindens treten nur selten auf. Die Prognose ist abgesehen von der gewissen Irritabilität günstig.

Therapie. Wie bereits erwähnt, kann die Pityriasis rosea auch ohne besondere Maßnahmen spontan abheilen. Juckreizlindernd und die Rückbildung beschleunigend sind 10% Schwefelzinkschüttelmixtur, 2—3% Liqu. carbonic. deterg. — Zinköl oder Betupfen mit 1 bis 2% Thymol-Spiritus sowie einmal wöchentlich Ganzkörper-Höhensonnenbestrahlungen. Waschen und Baden ist einzuschränken wegen einer gewissen Gefahr der Exacerbation.

Literatur

BERESTON, E. S.: Incidence of psoriasis. Arch. Derm. Syph. (Chic.) **62**, 716 (1950).

BRAUN-FALCO, O.: Zur Frage der Psoriasis. Dtsch. Ärztebl. **63**, 1117 (1966).

BROCQ, A.: Les parapsoriasis. Ann. Derm. Syph. (Paris) **1902**, 433.

— Les erythrodermies pityriasiques en plaques disséminées. Rev. générale de clinique et de thérapeutique 1897.

BUSCHKE, A., u. A. JOSEPH: Pilzerkrankungen (Mykosen) im Kindesalter. In: PFAUNDLER, M. v., u. A. SCHLOSSMANN: Handbuch der Kinderheilkunde, Bd. X, S. 329. Berlin: Vogel 1935.

CACCIALANZA, P., e A. G. BELLONE: La malattia di Mucha (Pityriasis lichenoides et varioliformis acuta). G. ital. Derm. sif. **93**, 257 (1952).

CIVATTE, A.: La forme papuleuse du parapsoriasis en plaques et les faits de passage entre les

trois formes de parapsoriasis. Arch. belges. Derm. **4**, 75 (1948).

CIVATTE, A.: Le cinquantenaire du parapsoriasis. Ann. Derm. Sif. **78**, 5 (1951).

CROCKER, R.: Parakeratosis variegata or Lichen variegatus. Brit. J. Derm. **13**, 19 (1901).

DORN, H.: Psoriasis als Erbleiden unter besonderer Berücksichtigung der Mutationsrate. Z. Haut- u. Geschl.-Kr. **22**, 110 (1957).

GIBERT: Traité pratique des maladies de la peau et de la syphilis. Jg. **1922**. Zit. nach E. PICK: Pityriasis rosea. In: J. JADASSOHN: Handbuch der Haut- und Geschlechtskrankheiten, Bd. VII, 1, S. 401. Berlin: Springer 1928.

GOTTRON, H.: Beitrag zur nosologischen Stellung der Parakeratosis variegata. Derm. Z. **56**, 139 (1929).

— Parakeratosis variegata, Diskussionsbemerkung. Z. Haut- u. Geschl.-Kr. **12**, 344 (1952).

Grüneberg, T.: Erythemato-squamöse Dermatosen. In: Gottron, H. A., u. W. Schönfeld: Dermatologie und Venerologie, Bd. II, 1, S. 472. Stuttgart: Thieme 1958.

— Psoriasis und Nebennierenrinde. Kongr. Dtsch. Dermat. Ges. Berlin 8.10.1934. Ref. Zbl. Haut- u. Geschl.-Kr. **52**, 131 (1936).

Grütz, O., u. M. Bürger: Die Psoriasis als Stoffwechselproblem. Klin. Wschr. **1933 I**, 373.

— Über hepatosplenomegale Lipoidose mit xanthomatösen Veränderungen in Haut und Schleimhäuten. Arch. Derm. Syph. (Berl.) **166**, 542 (1932).

Habermann, R.: Über die akut verlaufende, nekrotisierende Unterart der Pityriasis lichenoides (Pityriasis lichenoides et varioliformes acuta). Derm. Z. **45**, 42 (1925).

Hoede, K.: Umwelt und Erblichkeit bei der Entstehung der Schuppenflechte. Würzb. Abh. **27**, 211 (1931).

Holst, H.: Über die Häufigkeit und Vererbung der Schuppenflechte. Z. menschl. Vererb.- u. Konstit.-Lehre **28**, 418 (1944).

Jadassohn, J.: Parapsoriasis, Diskussionsbemerkung. Zbl. Haut- u. Geschl.-Kr. **38**, 443 (1931).

Juliusberg, F.: Die psoriasiformen, pityriasiformen, exfoliativen Erythrodermien. In: J. Jadassohn: Handbuch der Haut- und Geschlechtskrankheiten, Bd. VII/2, S. 289. Berlin: Springer 1928.

— Die Parapsoriasisgruppe. Zbl. Haut- u. Geschl.-Kr. **45**, 417 (1933).

Korting, G. W.: Interne Therapie der Psoriasis. Arch. klin. exp. Derm. **227**, 216 (1966).

Lomholt, G.: Psoriasis on the Faroe Islands. A preliminary report. Acta derm.-venereol. (Stockh.) **34**, 92 (1954).

— Psoriasis. Kopenhagen: G. E. C. Gad 1963.

Möller, M., u. Afzelius: Dermatitis nodularis psoriasiformis. M. prakt. Derm. **38**, 16 (1904).

Mucha, V.: Über einen der Parakeratosis variegata (Unna) bzw. Pityriasis lichenoides chronica (Neisser-Juliusberg) nahestehendem Fall. Arch. Derm. Syph. (Berl.) **123**, 586 (1916).

Nardelli, L.: La psoriasi nella storia della medicina. G. ital. Derm. **100**, 363 (1959).

Niermann, H.: Zwillingsdermatologie. Berlin-Göttingen-Heidelberg: Springer 1964.

— Erbliche Dispositionskrankheiten. In: Marchionini, A.: Ergänzungswerk des Jadassohnschen Handbuchs der Haut- und Geschlechtskrankheiten, Bd. VII, S. 962. Berlin-Heidelberg-New York: Springer 1966.

Oliver, E. A., and Finnerud: Pityriasis rosea. Arch. Derm. Syph. (Chic.) 7, 714 (1923).

Ormsby, and Mitchell: Pityriasis rosea. Arch. Derm. Syph. (Chic.) 8, 578 (1923).

Perry, E. C.: Parakeratosis variegata. Brit. J. Derm. **14**, 22 (1902).

Schuermann, H.: Pityriasis lichenoides chronica, zum Teil in streifen- und netzförmiger Anordnung, gelegentlich mit Atrophie abgeheilt: Parakeratosis variegata. Zbl. Haut- u. Geschl.-Kr. **61**, 633 (1939).

Steinberg, A. G., S. W. Becker, T. B. Fitzpatrick, and R. R. Kierland: A genetic and statistical study of psoriasis. Amer. J. hum. Genet. **3**, 267 (1951).

Tiedemann, G.: Symptomatologie und Ätiologie der Psoriasis arthropathica im Blickfeld der Vererbung und Umweltbeeinflussung. Z. menschl. Vererb.- u. Konstit.-Lehre **30**, 248 (1951).

Unna, P. G., A. Santi u. S. Pollitzer: Über die Parakeratosen im allgemeinen und eine neue Form derselben (Parakeratosis variegata). M. prakt. Derm. **10**, 444 (1890).

Vogel, F., u. H. Dorn: Krankheiten der Haut und ihrer Anhangsgebilde. In: Becker, P. E.: Humangenetik, kurzes Handbuch in fünf Bänden, Bd. IV. Stuttgart: Thieme 1964.

Purpura-Formen

Von N. Klüken, Essen

Die Purpura stellt ein Symptom bei zahlreichen Krankheiten dar. So tritt eine hämorrhagische Diathese ante finem beim Morbus Addison-Gull auf. Die späteren Erscheinungen eines Bestrahlungssyndroms zeigen sich in flächenhaften Blutungen im Bereich der Haut und Schleimhäute (Mund, Nase, Rachen, Magen, Darm, Nieren, Blase, Pleura, Pericard). Im Verlauf eines Oroya-Fiebers, der Carrionschen Krankheit, zeigen sich Petechien im Gesicht, an den Extremitäten, der Brust und des Bauches. Hinzu tritt sehr häufig Nasenbluten. Ekchymosen zählen mit zur Symptomatologie des Morbus Cushing. Zu diffusen Hautblutungen kommt es im Verlaufe eines pankreohepatischen Syndroms. Änderungen der cellulären Bestandteile des Blutes, so der Thrombocyten, führen ebenfalls zu flächenhaften Haut- und Schleimhautblutungen, so bei der hereditären

Thrombasthenie oder der Hämophilia vera. Bei der Paramyeloblastenleukämie finden sich ebenfalls recht häufig flächenhaft Hämorrhagien. Im Rahmen einer Lipoidgranulomatose, des Hand-Schüller-Christian-Syndroms, findet sich ebenfalls eine Purpura.

Diese wenigen Beispiele der fast unübersehbar großen Zahl von Krankheiten, bei denen sich das Symptom Purpura finden kann, mögen genügen, um darzutun, daß es unmöglich ist, in diesem Kapitel alle diese Krankheiten abzuhandeln. Außer den genannten Beispielen müßten unter anderem die Infektionskrankheiten, die häufig mit petechialen Veränderungen einhergehen und die allergischen Phänomene der

Haut hier abgehandelt werden (Hämorrhagische Mikrobide nach STORCK). Bei dem in diesem Handbuch vorgenommenen Einteilungsprinzip kann sich das Kapitel Purpura jedoch nur auf jene Krankheiten beschränken, die als führendes Symptom eine Purpura haben und die ätiopathogenetisch den anderen Krankheitsgruppen nicht zuzuordnen sind. Es sind dies die vorwiegend vasculär-bedingten Purpura-Formen, beziehungsweise die hämorrhagisch-pigmentären Dermatosen.

Das durch Durchlässigkeitsänderungen oder durch Verletzung der Gefäße in die Haut gelangte Blut unterliegt einem Abbau, der je nach dem Alter der Blutung farbliche Variationen aufweist, die gerade im Hinblick auf die Makromorphe von Bedeutung sind. Frische Purpuraherde weisen eine frisch-rote Farbe auf. Später wird der Farbton bräunlich, rost- oder tiefdunkelbraun, bläulich, gelblich oder grünlich. Für häufig rezidivierte Blutungen ist ein ockergelber Ton charakteristisch. Neben dem Alter der Hämorrhagie hat auch die Lokalisation des Blutaustrittes in den einzelnen Hautschichten Einfluß auf den Farbton. Tiefer gelegene Hämorrhagien pflegen mehr blau, oberflächliche mehr rot in Erscheinung zu treten.

Nach Größe und Form unterscheidet man folgende Arten von Hämorrhagien: *Petechien* sind Maculae von Senfkorn- bis Erbsengröße. *Ekchymosen* nehmen eine Fläche von der Größe etwa eines Talers ein. Strichförmige Blutungen werden als *Vibices* bezeichnet. Sind die Hämorrhagien mehr flächenhaft ausgedehnt, so werden sie *Sugillationen* bzw. *Suffusionen* benannt. Bei geschwulstförmiger Vorwölbung spricht man von *Hämatomen*.

Unter den Möglichkeiten der Entstehung von Blutungen in der Haut sind diejenigen durch Zerreißung von Gefäßen bei den hier zur Diskussion stehenden Erkrankungen gegenüber denjenigen per Diapedesin nach CHAMBERS und ZWEIFACH von untergeordneter Bedeutung. Damit treten aber die Endstrombahngefäße, nämlich die Arteriolen, Capillaren und Venolen in den Mittelpunkt der Betrachtungen um das pathische Geschehen. Die Capillaren sind anatomisch in ihrer Wandung durch das Endothel, die Basalmembran und die Pericyten (Adventialzellen, Rougetzellen) charakterisiert.

Das Endothel der Capillaren besteht lediglich aus niedrigem, einschichtigem Plattenepithel, wobei die Frage nach der Beschaffenheit interstitieller Räume nicht einheitlich beantwortet wird. Die Vermutung, daß es eine besondere Kittsubstanz gibt, wird von einigen Forschern bejaht, von anderen — auf Grund elektronoptischer Befunde — verneint. Im Phasenkontrastmikroskop hat LINSBACH Beobachtungen gemacht, die es berechtigt erscheinen lassen, Intercellular-Brücken cytoplasmatischer Art anzunehmen. Ob im Endothel vorgebildete Stomata stets an der gleichen Stelle vorhanden sind, wird mehr und mehr in Abrede gestellt.

Der Austritt von corpusculären Bestandteilen erfolgt nach Ansicht verschiedener Autoren (BARGMANN, BARON u. CHAMBERS, NISSING) durch variables Auftreten von Cytoplasmalücken oder von intercellulären Öffnungen bei gleichzeitiger Permeabilitätsänderung der Basalmembran. Ein Flüssigkeitsaustritt — wie er sich klinisch in einem Ödem manifestiert — erfolgt entweder durch Zerstörung des Eiweißfilmes, der der Innenseite des Endothelrohres aufliegt oder durch Auflösung der sog. fraglichen intercellulären Kittsubstanz der Endothelzellen. Die auf Grund solcher Gefäßveränderungen resultierende Serodiapedese erfolgt vornehmlich im venösen Sektor der terminalen Strombahn.

Unter den corpusculären Bestandteilen, die die Gefäßwand durchbrechen, beteiligen sich die Leukocyten aktiv an dem Durchtritt, der meist — nach vorheriger Anreicherung im Plasmastrom — im Bereich der Venolen und kleinen Venen, seltener im venösen Bereich der Capillarschenkel erfolgt. Erhöhte Durchströmung dieser Gefäße erschweren das Haftenbleiben und damit die Emigration der Leukocyten.

Im Gegensatz zu den weißen Blutzellen verlassen die Erythrocyten die Strombahn nur passiv, und zwar nicht einzeln, sondern meist in größerer Menge. Wenn auch nichts Gesichertes bekannt ist, so darf doch angenommen werden, daß der Austrittsmechanismus sehr different sein kann. Nach den Untersuchungen von CHAMBERS und ZWEIFACH kann eine Schädigung der capillären Basalmembran zur Durchlässigkeit für Erythrocyten führen. Andererseits erfolgt auch durch eine Zerreißung der Capillarwände nach vorhergehender Schädigung ein Erythrocytenaustritt.

Diapedesisblutungen können nach Studien von LUTZ u. Mitarb. an der Hamsterbackentasche mit unterschiedlichsten physikalischen und chemischen Reizen hervorgerufen werden. Über die Austrittsart der roten Blutkörperchen bestehen gegensätzliche Auffassungen. Während HUMBLE postuliert, daß die Erythrocyten die Strombahn im Bereich des arteriellen Schenkels der Capillaren verlassen, nehmen LEVRAT, ROSCHE und BRUEL als Austrittsstellen die Arteriolen und Venolen an.

Die *Leukocyten-Diapedese* unterliegt zumindest indirekt der Funktion der Capillaren. Noch ausgeprägter sind periodische Druckänderungen mit intermittierenden Strömungsänderungen von Einfluß beim Durchtritt von Wasser und gelösten Substanzen. Hingegen sind solche funktionellen Änderungen der Capillaren, die wir auch als Vasomotion bezeichnen und von Schroeder besonders untersucht wurden, für den Erythrocytendurchtritt nicht von Bedeutung.

Zur Bestimmung der *Capillarpermeabilität* werden verschiedene Methoden angewandt. Dabei richtet sich die Art der Untersuchungen nach den Substanzen, die man erfassen will. Die Capillarresistenz und Capillarfragilität mißt den Durchlässigkeitsgrad der Erythrocyten, wobei man sich des Über- und Unterdruckverfahrens bedient. Heute gibt man dem Saugverfahren den Vorzug. Man hat lange vermutet, daß Capillarresistenz und -fragilität in regelmäßiger Abhängigkeit und Beziehung stehen (Eppinger, Szent-Györgyi). Küchmeister hat das autonome Verhalten beider Faktoren nachgewiesen.

Im Mittelpunkt der Betrachtungen bei der Erythrocytendiapedese steht also nicht die Vasomotion, sondern die Funktionsänderungen der Capillarwand. Ihre Durchlässigkeitsänderung unterliegt verschiedenen Faktoren Giften, Bakterientoxinen, Medikamenten wie Pyramidon sowie Stoffwechselprodukten bei Lebererkrankungen (Henneman). Bei Kranken mit solchen Leberaffektionen wiesen Lasch und Linke erniedrigte Acceleratorglobulin-Werte nach. Auch Anticoagulantien wie Tromexan oder Dicumarol, gehören zu den capillartoxischen Substanzen. Ebenso beeinflußt Mangel an Vitamin K die Funktion der Capillarwandungen.

So ergibt sich analog zur Nosologie — wie wir zu Beginn dieses Kapitels zu zeigen versuchten — auch in der Ätiopathogenese ein weites und buntes Spektrum von Faktoren und Möglichkeiten, die zu Hämorrhagien der Haut führen können.

Im folgenden seien nun die diesem Kapitel zugeordneten Krankheitsbilder abgehandelt. Dabei werden die vorwiegend cellulär und plasmatisch bedingten Hämorrhagien hier nicht erwähnt. Das gleiche gilt für die symptomatischen Purpura-Formen, auf die wir bereits anfangs schon kurz hinwiesen. Sie werden bei den Grundleiden in den zugehörigen Abschnitten besprochen. Somit verbleiben trotz der so großen Zahl und Vielgestaltigkeit der Purpuraformen hier nur wenige Krankheiten.

Purpura anaphylactoides Schönlein-Henoch

Schönlein hat 1832 die nach ihm benannte Purpura von der damals bereits etwa 100 Jahre vorher bekannten Werlhofschen Form abgegrenzt. Die unvollkommenen Kenntnisse über die Interpretation, die Schönlein seiner Krankheit gab, führten in der Folgezeit dazu, daß die von ihm aufgezeigte Differenzierung bei den zur Frage stehenden Krankheiten sich verwischte, und so ist es zu erklären, warum die unitaristische Auffassung, Morbus Werlhof und Morbus Schönlein seien identisch, besonders durch Immermann und Litten, immer mehr an Boden gewann. Frank und später Gottron haben auf die Bedeutung des Symptoms der Thrombopenie hingewiesen und damit die Berechtigung der Unterscheidung in beide Krankheiten begründet. In neuerer Zeit wurde die Purpura Schönlein als eine allergisch-rheumatische Capillarschädigung angesehen. Ackroyd betonte, daß eine solche Ätiopathogenese bisher unbewiesen ist. Die von Ruiter vorgenommene Zuordnung dieser Krankheit zur Vasculitis superficialis allergica gelingt nach Spier und Schneider nicht in allen Fällen. Zudem ist — wie wir selbst betonten — die allergische Genese für jene Formen nicht generell zu postulieren, die in die Gruppe der Vasculitiden gehören.

Die drei Hauptsymptome:

1. Haut- und Schleimhautveränderungen, die makromorphologisch eine ausgeprägt polymorphe Purpura zeigen,

2. Gastrointestinale Störungen, die sich häufig in intestinalen Blutungen, außerdem in Erbrechen, Koliken kund tun und

3. Schmerzen in den Gelenken und deren Umgebung,
haben zu verschiedenen Krankheitsbegriffen geführt, die oft fälschlich als eigenständige Morbi aufgefaßt werden. Unter der Purpura simplex ist ein ausschließlicher Befall der Haut verstanden worden. Hautveränderungen, die kombiniert mit Gelenkerscheinungen einhergehen, wurden mit dem Terminus Purpura rheumatica Schönlein charakterisiert. Die Purpura abdominalis Henoch weist Hautveränderungen und gastrointestinale Erscheinungen, nicht aber Gelenkaffektionen auf. Es gibt keine hinreichende Begründung dafür, in diesen genannten Krankheitsbildern mehr zu erblicken als phänotypische, durch individualpathologische Faktoren im Sinne Gottrons geprägte klinische Varianten eines einheitlichen, den Gesamtorganismus betreffenden Krankheitsgeschehens, das mit einer rheumatischen hyperergischen Reaktion im Sinne Klinge, Rössle und Veil abläuft und wohl

auch mit einer Umstimmung des ganzen Organismus einhergeht.

Die **Ätiologie** der Erkrankung ist nicht ganz gesichert. Verwandtschaft mit und Übergangsformen zum rheumatischen Fieber machen die Streptokokkenätiologie wahrscheinlich, zumal dann, wenn vorausgegangene Racheninfekte objektiviert werden.

Histologisch richten sich die Befunde nach dem Alter der Efflorescenzen. Im Frühstadium zeigt sich ein Ödem von wechselnder Ausprägung im Bereich des Papillarkörpers und der oberen Abschnitte des Corium. Gleichzeitig finden sich Endothelschwellungen der Gefäße mit perivasculärer Infiltration, die reich an neutrophilen Leukocyten, Eosinophilen und Kerntrümmern aus zerfallenen Leukocyten (Leukocytoklasis) ist. Die Gefäßbahnen weisen eine starke Erweiterung und

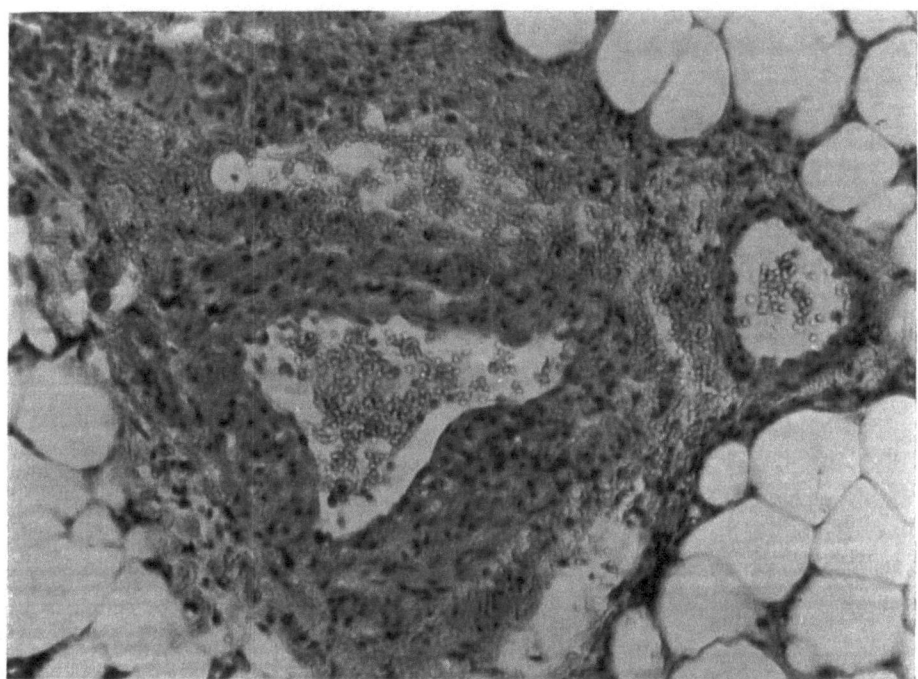

Abb. 532. Gewebebild der Purpura Schönlein-Henoch mit zahlreichen Extravasaten von Erythrocyten

In der **Pathogenese** der Erkrankung stehen Veränderungen im Endstrombahnbereich im Mittelpunkt der Betrachtungen. Die Durchlässigkeitsänderungen führen zunächst zur Serodiapedese und zur Durchtränkung des Gewebes. Wie wir bereits erwähnten, erfolgt die Erythrocyten-Diapedese nach HUMBLE im arteriellen Schenkel der Capillaren, nach LEVRAT, ROSCHE und BRUEL aus den Arteriolen und Venolen. Inwieweit durch das den Punktblutungen vorhergehende Erythem mit passiver Hyperämie und folgender Stase ein für die Entstehung der Purpura begünstigendes Faktum gegeben ist, wird unterschiedlich beurteilt. So glaubt GOTTRON, daß gerade diese vorausgehenden funktionellen Gefäßveränderungen von pathogenetischer Bedeutung sind, während andere Autoren die veränderte Gefäßdurchlässigkeit als ausschließlich entscheidendes Faktum bei der Erythrocyten-Diapedese hervorkehren und gleichzeitigen funktionellen Änderungen keinerlei Bedeutung beimessen (ILLIG).

eine vermehrte Ansammlung von korpuskulären Bestandteilen auf. Es kommt zu degenerativen Veränderungen der basalen Endothelien. In späteren Stadien sieht man auch Gewebsbilder mit Endocarditis und Thrombenbildung sowie mit hyaliner Umwandlung der Gefäßwand bis zur Nekrose.

Das klinische Bild ist bei voller Ausprägung der Makromorphe durch eine bunte Palette (Abb. 532—536) von Efflorescenzen charakterisiert.

Lokalisiert sind die Hautveränderungen unter Umständen im Bereich sämtlicher Hautregionen, wenngleich eine deutliche Bevorzugung, häufig sogar ein ausschließlicher Befall der Extremitäten zu betonen ist. Neben den Nates sind die Unterschenkel Prädilektionsstellen. An den Extremitäten zeigen die Streckseiten stärkeren Befall als die Beugeseiten. Die Hautpartien in den Gelenkbeugen sind nicht selten befallen.

Das Exanthem zeigt sich auf unveränderter Haut. Es ist durch meist rundliche Einzelefflorescenzen charakterisiert, die gegenüber

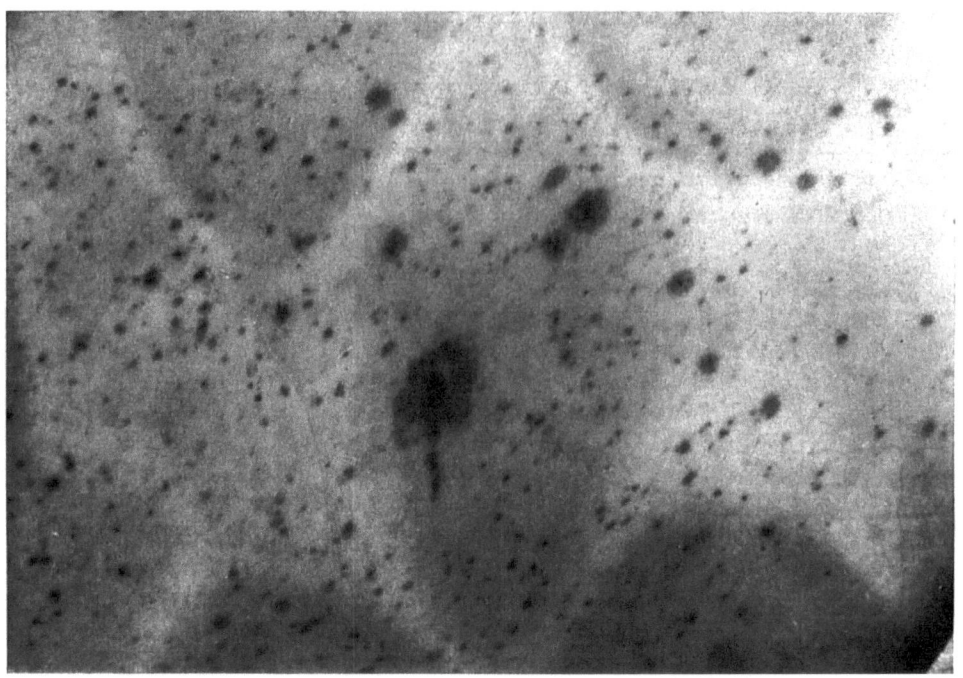

Abb. 533. Exanthem der Purpura Schönlein-Henoch

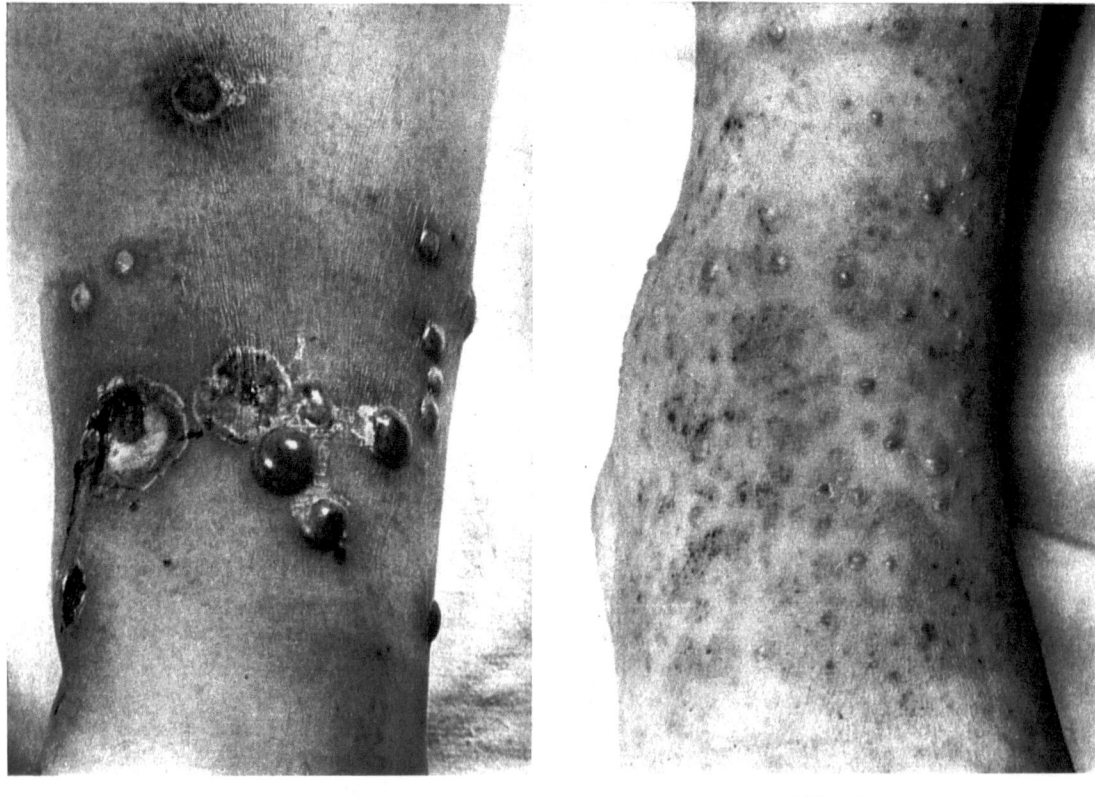

Abb. 534 Abb. 535

Abb. 534. Blasenbildung am Unterschenkel und punktförmige Blutungen am Unterschenkel eines 15 jährigen Kindes mit Diabetes mellitus

Abb. 535. Bullös-hämorrhagisches Exanthem bei der Purpura Schönlein-Henoch

der Umgebung scharf abgegrenzt sind. Sie sind linsen- bis pfennigstückgroß, selten auch unter Umständen etwas größer. Der Farbton des Erythems ist zu Beginn mehr rosa oder mehr bläulichrot. In der weiteren Folge kommt es in dieses Exanthem hinein zur Insudation. Es resultieren dann plattenförmig vorspringende, gelb-rote, ödematöse Erytheme, die bei intensiver und schnell sich entwickelnder Insudation mehr hell-rosa-rot bzw. mehr porzellanartige, weißliche Farbtöne annehmen, wie dies bei der Urticaria bekanntlich auch der Fall sein kann. Gelegentlich können diese quaddelartigenHerde von einem schmalen anämischen Hof umgeben sein. Die Dauer dieser Efflorescenzen beträgt etwa ein bis drei Tage. Nach Rückbildung der urticariellen Komponente tritt das Erythem wieder deutlich hervor. In diese beschriebenen Efflorescenzen hinein kommt es zu Blutungen, die unter Umständen schon relativ früh punktförmig in den Erythemen bei Anwendung der Diaskopie nachzuweisen sind, später aber deutlicher, flächenhafter in Erscheinung treten.

Die beschriebene, typische Entwicklung kann erhebliche Abweichungen zeigen. Dies ist in erster Linie an den Unterschenkeln der Fall. Wenn die Insudation flächenhafter, sehr intensiv und auch bis in das tiefere Corium erfolgt, können Erythema nodosum-artige Veränderungen entstehen. Eine oberflächlich ungewöhnlich starke Insudation kann bis zur Bläschen- und Blasenbildung führen, was nach eigenen Beobachtungen vor allem beim Diabetes der Fall sein kann. Es resultieren Ulcera, die sich meistens im Bereich der Unterschenkel und hier um die Tibiakante herum lokalisieren. In einem Fall beobachteten wir im Verlauf einer Schönlein-Henochschen-Purpura sogar eine oberflächliche Nekrose am Malleolus externus, es folgte ein Ulcus, das noch zu einem Zeitpunkt vorlag, als das Exanthem bereits völlig abgeklungen war. Solche ungewöhnlichen Verlaufsformen erschweren makromorphologisch die Diagnose, wenn man nicht die Efflorescenzen der übrigen Hautpartien berücksichtigt. Andererseits gibt es auch Krankheitsbilder, die sich auf eine rein ödematöse Schwellung um die Gelenke herum und in den mittleren Anteilen der Extremitäten beschränken, ohne sonstige Veränderungen und ohne Residuen zu hinterlassen und sich spurlos zurückbilden.

Der weitere Verlauf charakterisiert sich gelegentlich durch ein Sistieren und schnelles Abklingen der Veränderungen. Oft kommt es aber über Wochen und Monate zu stets neuer Aussaat von Erscheinungen. Dann zeigt die Haut eine ungewöhnliche Vielgestaltigkeit der Erscheinungen, die durch zahlreiche, in der Größe recht unterschiedliche Efflorescenzen

von verschiedenen Altersstufen, verschiedener Intensität der Blutungen und verschiedenen Farbnuancen von hellrot über gelb-braun mit allen Übergängen ein verwirrend buntes Bild ergeben. Dies ist vor allem dann der Fall, wenn die Krankheit über Jahre verläuft.

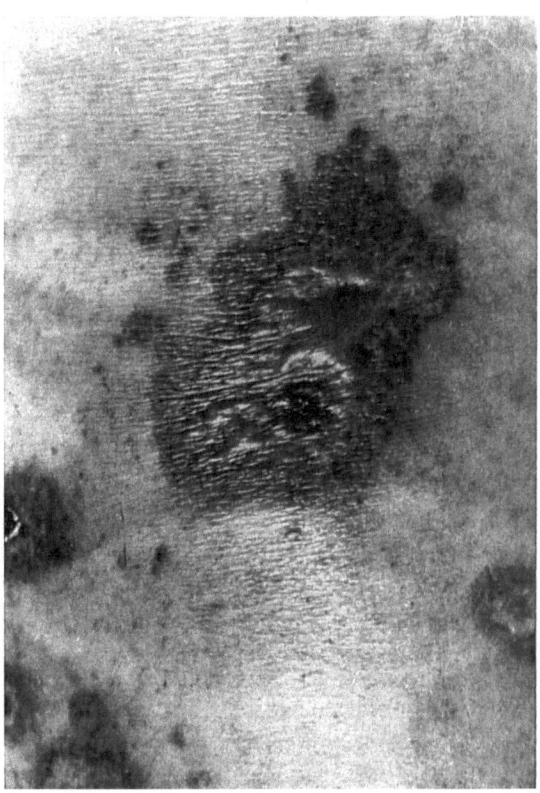

Abb. 536. Flächenhafte Hämorrhagien mit zentraler Blasenbildung

Die Exsudation erfolgt auch in andere Organe, so in die Muskeln und vor allem in die Gelenke. Befallen werden vor allem die großen Gelenke, vornehmlich Fuß- und Kniegelenk. Die Gelenkergüsse sind meistens rein serös und nicht hämorrhagisch, wie man vermuten könnte.

Wegen der Gelenkbeteiligung wurde der Terminus Purpura rheumatica gewählt, obwohl diese Veränderungen nicht als rheumatisch anzusehen und Korrelationen zu den Krankheiten des rheumatischen Formenkreises nicht vorhanden sind. Durch die Verwendung dieses Krankheitsbegriffes besteht aber — worauf GOTTRON hinweist — die Gefahr, daß antirheumatische Pharmaka wie Salicylsäure und Antipyretika verordnet werden, die auf die Krankheitssymptome provozierend wirken und unter Umständen neue Rezidive auslösen.

Unter den *Schleimhaut*lokalisationen ist diejenige der Mundhöhle selten betroffen, ebenso

ist Magenbluten ein seltenes Symptom. Die Veränderungen zeigen sich in Erythemen mit
punktförmigen Hämorrhagien. Häufiger dagegen wird die Darmschleimhaut, besonders
bei Kindern, befallen. Die Darmblutungen —
von Henoch erstmals beschrieben und als
eigenes Krankheitsbild angesehen — setzen
unvermittelt mit schwersten, kolikartigen Leibschmerzen ein, denen sich als weitere Symptome
Erbrechen und Durchfall, selten auch einmal
Obstipation hinzugesellen. Der Leib ist bei
diesen Patienten eingezogen und druckempfindlich. Der Stuhl zeigt eine hämorrhagische
Durchsetzung oder es treten massive Blut-
stühle auf.

Selten kann auch die *Niere* in das Krankheitsgeschehen einbezogen werden, wobei nicht
eine blande Hämaturie, sondern eine hämorrhagische Nephritis auftritt, die eine sehr ernste
Komplikation darstellt, wenn auch wohl eine
Heilung im Bereich des Möglichen liegt.

Eine Beteiligung des Zentral-Nervensystems
ist selten beobachtet worden. Sie zeigt sich unter
anderem in Paresen und epileptiformen Krampf-
zuständen, die im allgemeinen keine schlechte
Prognose haben.

Temperaturerhöhungen geringer Ausprägung
finden sich häufiger bei abdomineller Beteiligung und treten am zweiten oder dritten Krankheitstag auf, nachdem vorher uncharakteristische Symptome, wie allgemeine Abgeschlagenheit, Glieder- und Gelenkschmerzen bestanden.

Die Blutkörperchensenkungsgeschwindigkeit
ist je nach Ausprägung der Erscheinungen mittelgradig oder stark erhöht. Unter den *hämatologischen Befunden* ergeben Blutungs- und Ge-
rinnungszeitwerte keine Verlängerung. Je nach
Ausdehnung der Erkrankung und bei profusen
Darmblutungen kann einmal eine Anämie auftreten, deren Schwere mit den Ausmaßen des
Blutverlustes in Zusammenhang steht. Im
Differentialblutbild findet sich gelegentlich eine
Eosinophilie (Dünkler), woraus nicht unbedingt der Schluß einer allergischen Genese zulässig ist. Die Teste zum Nachweis einer *Capillarfragilität* sind oft, aber nicht immer positiv.
In diesem Zusammenhang sei auf die Untersuchungen von Israël und Bernard hingewiesen. Sie fanden im Serum der Kranken mit
Schönlein-Henochscher-Purpura capillartoxische Substanzen.

Die Leber ist gelegentlich am Krankheitsgeschehen nachweislich beteiligt, worauf Got-

tron bereits 1935 aufmerksam machte (Lebercirrhose). Funktionsstörungen der Leber wiesen
Heilmeyer und Begemann, Korting un Adam
sowie Pribilla nach. Nach den Untersuchungen von Pribilla findet sich bei der Schönlein-
Henochschen-Purpura eine Hyperproteinämie
mit γ-Globulin-Vermehrung. Auch sind nach
den gleichen Autoren die Plasmazellen im
Knochenmark erhöht, Befunde also, die auch
bei chronischen Infektionskrankheiten vorhanden sind. Da die Schönlein-Henochsche-Pur-
pura als Zweitkrankheit bei Infektionen beobachtet wird, muß dieser Faktor mit berücksichtigt werden.

Die **Altersverteilung** weist eine besondere
Disposition von Kindern zwischen 4—12 Jahren und Jugendlichen auf. Jedoch erkranken
auch Erwachsene in allen Lebensaltern.

Die **Prognose** richtet sich nach der Ausprägung der Erscheinungen, des Befalls der einzelnen Organe, des Lebensalters und der Begleiterkrankungen, wie Diabetes mellitus. Im allgemeinen ist sie als günstig anzusehen. Quoad sanationem wird sie oft durch die Neigung zu Rückfällen getrübt. Der Einzelschub der Erkrankung
läuft in acht bis zehn Tagen ab. Oft tritt aber
nach einem Intervall mit scheinbarer restitutio
ad integrum ein Rezidiv ein, das oft auch das
Vertrauensverhältnis von Patient und Arzt
belastet, weil der Patient glaubte, geheilt zu
sein. Ackroyd gibt die durchschnittliche
Krankheitsdauer mit 4 Wochen und etwa vier
bis fünf Krankheitsschüben an. Das sollte aber
nicht darüber hinwegtäuschen, daß die Krankheit gelegentlich Monate, unter Umständen sogar Jahre andauert.

Therapie. Die symptomatische Behandlung
zielt im wesentlichen auf den gefäßabdichten-
den Effekt gewisser Medikamente hin. So hat
sich eine hochdosierte Vitamin C-Therapie bewährt, die anfänglich intravenös verabfolgt
werden sollte. Kombiniert wird zweckmäßigerweise mit Rutin. Auch Vitamin K und Calcium-
Präparate werden angewandt. Bei stark ausgeprägter Anämie durch profuse Blutungen aus
dem Magen-Darm-Kanal sind Bluttransfusionen selten einmal angezeigt. Sehr von Nutzen
ist oft die Corticosteroid-Therapie, die je nach
Alter in einer mittleren Dosis anzuwenden ist.
Der Erfolg zeigt sich in etwa 5—8 Tagen. Treten
dann noch Rezidive auf, ist die Dosis kurzfristig zu steigern. Beim Auftreten weiterer
Rückfälle unter dieser Therapie scheint dann eine

weitere Anwendung sinnlos. Meist aber ist die Nebennierenrinden-Hormon-Therapie erfolgreich. Das Abklingen der Hautveränderungen sollte aber nicht zum vorzeitigen Absetzen der Behandlung verleiten. Wir verwenden gern Triamcinolon (Volon-A) oder Methylprednisolon (Urbason) und dosieren bei älteren Kindern und Jugendlichen anfangs etwa 20—40 mg eines der genannten Präparate. Die Behandlung wird so lange fortgesetzt, bis die Hauterscheinungen völlig abgeklungen sind. Dann wird unter Reduzierung der Dosis um je zwei Milligramm des Corticosteroides jeden zweiten bis dritten Tag die Behandlung allmählich vollständig eingestellt. Natürlich müssen die bekannten Kontraindikationen der Corticosteroid-Therapie entsprechend berücksichtigt werden.

Purpura fulminans (Henoch)

Im Jahre 1887 beschrieb HENOCH außer der abdominellen Symptomatologie bei der anaphylactoiden Purpura eine weitere Purpuraform, die sich durch einen besonders foudroyanten Verlauf mit regelmäßig fatalem Ausgang ausweist.

Ätiopathogenetische Betrachtungen über diese Krankheit sind deshalb erschwert, da sie selten ist und wohl kaum ein Autor mehrere Fälle selbst beobachten konnte. So ist man bei der Bearbeitung ätiopathogenetischer Fragen auf die Mitteilungen in der Literatur angewiesen und dabei ergeben sich erhebliche Schwierigkeiten, die in der unterschiedlichen Begriffsbestimmung zu suchen sind. Entgegen einer strengen Definition finden sich im Schrifttum unter Purpura fulminans alle fatal endenden Purpura-Fälle beschrieben, so auch capillartoxische Prozesse bei septischen Erkrankungen. Hierher dürfte der von GLANZMANN veröffentliche Fall zugeordnet werden, bei dem eine eitrige Lepto-Meningitis vorlag und die Purpura Folge der Sepsis war. Neben der Haut waren auch die Schleimhäute mitbetroffen. In etwa analog verhält sich der Fall von BATTLEY. MORAWITZ sieht die Purpura fulminans sogar als Endstadium septischer Prozesse an. Dem gegenüber vertritt GOTTRON die Ansicht, daß der Kreis der der Purpura fulminans zugehörigen Fälle zu weit gespannt ist. Von der Henochschen Beschreibung weist GOTTRON in Übereinstimmung mit FRANK daraufhin, daß Blutungen aus den Schleimhäuten nicht zum Symptomenkreis der Erkrankung gehören. Im Bereich der Hautblutungen, die die ganze Haut

bis zur Fascie in Form von Ekchymosen durchsetzen (RISEL), kommt es niemals zur Entwicklung einer Gangrän. Wohl ist eine blutigseröse, bullöse Abhebung der Haut im Bereich der Blutungsherde möglich. Auch werden Komplikationen nicht beobachtet. Bei den Sektionen sind außer einer Anämie keinerlei pathologische Befunde festzustellen. Das Auftreten der Purpura findet hierin also keine Erklärung. Der Krankheitsverlauf ist zudem fieberfrei.

Das klinische Bild ist durch plötzlich in Erscheinung tretende Blutungen charakterisiert. Diese sind meist symmetrisch angeordnet. Sie bilden in wenigen Stunden flächenhafte Ekchymosen, die gegebenenfalls weite Partien der Haut, wenn nicht die ganzen Extremitäten einnehmen und bis zur Fascie reichende Hauthämatome von blutroter beziehungsweise schwärzlicher Farbe bilden können. Auf die übrigen Symptome der Krankheit wiesen wir bereits hin. Die Purpura endet innerhalb von wenigen Tagen (5 Tagen) meist letal. Befallen werden in der Regel nur Kinder zwischen dem dritten Lebensmonat und dem 6. Lebensjahr, sieht man von wenigen Fällen (MORAWITZ, BLAICH) ab.

KEINING und BRAUN-FALCO sehen die Purpura fulminans als eine besonders schwere Form der anaphylactoiden Purpura Schönlein-Henoch an, wofür die histologischen Befunde ebenfalls zu sprechen scheinen. Sie glauben, daß der Exitus letalis durch inneres Verbluten eintritt. BLAICH zieht Analogien zum Sanarelli-Shwartzmann-Phänomen.

Die Prognose des Leidens ist — wie bereits betont — ungünstig, da therapeutische Maßnahmen im allgemeinen ohne Erfolg sind. Auch die Therapie mit Bluttransfusionen ist nicht in der Lage die erheblichen Blutverluste zu kompensieren.

Purpura anularis teleangiektoides Majocchi

Diese Krankheit wurde 1895 von MAJOCCHI, einem Dermatologen aus Bologna beschrieben und von GOTTRON besonders herausgestellt. Sie zählt zu den hämorrhagisch-pigmentären Dermatosen. Außer MAJOCCHI und GOTTRON haben zahlreiche Autoren, wie ARNDT, BRANDWEINER, CIARROCCHI, SERRARI, GALUP, GLAZER, MACKEE, MEIROWSKY, OSSOLA, PFLEGER, RANDALL, STEIGLEDER, VIGNOLO-LUTATI und VERROTTI zur Klärung und Differenzierung des Krankheitsbildes beigetragen.

Die Ätiologie der Erkrankung ist unbekannt, aber wohl nicht einheitlicher Natur (GOTTRON).

Pathogenetisch fällt nach Gottron den Funktionsstörungen des peripheren Kreislaufes eine besondere Bedeutung zu, wobei das funktionelle Geschehen in den Mittelpunkt des Interesses rückt. Weiterhin ist das Vorhandensein eines Hochdrucks bei vielen dieser Patienten hervorzukehren, meist sind es essentielle Hypertonien. Da die Hypertonien oft labil sind, werden sie vor allem bei einmaliger Untersuchung oft nicht erfaßt. Die Gesamtsituation der Hämodynamik spielt aber nur insofern eine Rolle, als durch sie eine reaktive Engstellung der Endstrombahngefäße bedingt ist. Diese wird nicht nur durch die essentielle Hypertonie hervorgerufen. Auch eine luische Aorteninsuffizienz und selbst eine Hypotonie kann in analoger Weise Einfluß auf das reaktive Verhalten der Endstrombahngefäße nehmen, so daß die Beobachtung von Ciarrocchi bei einem Patienten mit Nebennierenrindeninsuffizienz und konsekutiver Hypotonie nicht im Widerspruch zu den pathogenetischen Vorstellungen von Gottron steht. Bereits Bauer hat das Vorkommen kompensatorischer Gefäßerweiterungen in der Kreislaufperipherie bei arterieller Hypotonie beim Morbus Addison durch Messung nachgewiesen.

Neben diesen genannten Bedingungen bedarf es einer Reihe weiterer Realisationsfaktoren. Unter diesen mißt Gottron dem Gefäßnervensystem eine besondere Bedeutung bei, ebenso Mikrotraumen und der Erhöhung der Erythrocytenzahl im strömenden Blut. Die oben erwähnte Verengerungsbereitschaft betrifft den arteriellen Teil der periphersten Gefäße, während die Capillaren stark dilatiert sind und eine Stase aufweisen, die mit einer Durchlässigkeitssteigerung verknüpft ist.

Die **histologischen Veränderungen,** die bei der Purpura anularis teleangiektoides gefunden werden, sind nur im Zusammenhang mit dem chronologischen Ablauf der Krankheit zu verstehen. Anfangs zeigen sich mikroskopisch — wie auch im Capillarmikroskop nachweisbar — stark erweiterte Capillaren mit Prästase und Stase, hieran schließt sich die Erythrocytopedese an. Je ausgeprägter die Hämorrhagie sich entwickelt, um so weniger eindrucksvoll ist die Erweiterung der Capillaren nachweisbar. Es folgt mit dem Zerfall der Erythrocyten und der ödematösen Durchtränkung des Bindegewebes die Bildung von Infiltraten, die kleinzelliger Natur sind. Letzteren kommt die Funktion der Beseitigung von Zelldetritus zu. In noch späteren Stadien treten Wandveränderungen auf, vor allem an den kleinen Arterien der Subcutis im Bereich der Media und der Intima. Zur Entwicklung von Gefäßveränderungen kommt es jedoch längst nicht in jedem Falle.

Das **klinische Bild** zeigt zwar in charakteristischer Weise — wie der Name sagt — eine anuläre Anordnung der Purpura. Es wäre aber verfehlt, dieses makromorphologische Kriterium zu überschätzen. Es gibt auch Krankheitsfälle, in denen die Ringform fehlt. Hier ist die Diagnose nicht so leicht vom klinischen Aspekt aus zu stellen.

Sitz der Erkrankung sind die Extremitäten, vor allem die unteren Extremitäten. Aber auch der Rumpf kann gelegentlich befallen werden.

Die *Hautveränderungen* lassen sich am zweckmäßigsten an Hand der von Gottron gegebenen Stadien-Einteilung beschreiben. Der Beginn der Krankheit zeichnet sich durch das Stadium teleangiektaticum aus. Ohne eine initiale Hyperämie und ohne makromorphologisch faßbare Infiltrationen entwickeln sich rosa-rote, punktförmige Maculae, die sich im Auffallmikroskop als ektatisch erweiterte Capillaren ausweisen. Diese Teleangiektasien, die gewöhnlich nicht follicular orientiert sind, zeigen sich strichförmig, geschlängelt oder verästelt. Die Hämorrhagien gehen über eine gewisse Größe zunächst nicht hinaus. Mit dem Zerfall der Erythrocyten und der damit einhergehenden Hämosiderinbildung ändert sich auch das Colorit der Herde über bräunlich-rot zu rostbraun. Zu diesem Zeitpunkt, dem Stadium haemorrhagico-pigmentosum, erfolgt eine gleichmäßige Durchtränkung des Gewebes mit Hämosiderin und die Herde werden mehr flächenhaft. Selten kommt es aber auch zu Gefäßwandzerreißungen und zur primären Entwicklung flächenhafter Herde. Die charakteristischen, anulären Herde entstehen wohl durch zentrifugale Ausbreitung der Punktblutungen. Die Ringformen sind aber zum Teil auch Folge der netzförmigen Architektur der tiefen cutanen Gefäße, wie sie sich beispielsweise in der Cutis marmorata zeigen. Aber auch polycyclische Figuren werden beobachtet, das Krankheitsgeschehen kann im Stadium teleangiektaticum, wie auch im Stadium hämorrhagicopigmentosum enden. Selten schließt sich jedoch ein Stadium atrophicum an, bei dem es zu einer zarten Atrophie und Alopecie in den alten Blutungsherden kommt.

Hervorstechend ist noch die symmetrische Anordnung der Herde. Die volle Ausbildung der Krankheit geht langsam vor sich, ebenso auch die Rückbildung. Schubweises Auftreten und Rezidive können im weiteren Verlauf gelegentlich vorkommen.

Die Schleimhäute sind nur selten betroffen.

Die Krankheitsdauer schwankt gewöhnlich zwischen einigen Wochen und Monaten. Jedoch wird gar nicht selten auch ein Verlauf über Jahre beobachtet. Bezüglich der Mitteilungen in der Literatur über die *Geschlechtsverteilung* scheint das männliche Geschlecht gegenüber dem weiblichen etwas zu überwiegen.

Bei der *hämatologischen Untersuchung* können nicht regelmäßig pathologische Befunde erhoben werden. Die Capillarfragilität ist verändert, was sich in einem sehr häufig positiven Ausfall des Rumpel-Leedeschen Testes zeigt.

Differentialdiagnostisch ist die Krankheit durch ihre morphologischen Charakteristika von anderen Purpuraformen gut abgrenzbar. Eine Differenzierung gegenüber der Schambergschen Krankheit ist nicht möglich. Zahlreiche Autoren aberkennen dem Morbus Schamberg gegenüber der Purpura anularis teleangiektoides eine Selbständigkeit. So spricht OBERSTE-LEHN von einer Purpura anularis teleangiektoides vom Typ Schamberg. Die Differenzierung gegen die Dermatitis lichenoides purpuria et pigmentata ergibt sich aus den in den Purpuraherden vorhandenen Papeln.

Therapie: Neben den bei der Purpura Schönlein-Henoch erwähnten symptomatischen Maßnahmen haben sich gelegentlich Aderlässe bewährt.

Purpura pigmentaria progressiva (Schamberg)

SCHAMBERG hat 1901 ein der Purpura Majocchi weitgehend analoges Krankheitsbild bei einem 15jährigen Jungen beschrieben, das er als "a peculiar progressive pigmentary disease of the skin" bezeichnete. Makromorphologisch sind die Abweichungen des Erkrankungsherdes als einziges differenzierendes Charakteristikum heranzuziehen. Die Hämorrhagien sind nicht anulär, sondern unregelmäßig oval geformt. Bevorzugung der unteren Extremitäten, Übergang des Colorits der Herde in braun und seltenes Auftreten einer zarten Atrophie sind der Purpura Majocchi analoge Symptome. Die Unterschiede der Form der Purpuraherde berechtigt nach GOTTRON nicht die Aufstellung eines besonderen Krankheitsbildes.

OBERSTE-LEHN beobachtete bei einer Purpura Majocchi vom Typ Schamberg eine Hyperproteinämie.

Purpura orthostatica

Diese von SCHULTZ 1918 beschriebene Purpura sei der Vollständigkeit halber kurz erwähnt. Sie ist mit Vorliebe an den Unterschenkeln lokalisiert und ist auf einer Insuffizienz der Capillarwände bei erhöhtem hydrostatischen Druck zurückzuführen. Oft liegen gleichzeitig Allgemeinerkrankungen, vor allem Herz- und Kreislaufleiden, vor. Die weitflächigconfluie-

renden Herde können zu dem Bild der Purpura jaune d'ocre (KEINING und BRAUN-FALCO) führen.

Dermatitis purpurica et pigmentosa
(Dermatite lichénoïde purpurique et pigmentaire. GOUGEROT-BLUM)

Diese Dermatose zeigt zahlreiche Analogien zu den vorher beschriebenen Krankheiten der Purpuria anularis teleangiektoides Majocchi und der Purpura pigmentaria progressiva Schamberg im makromorphologischen und mikromorphologischen Bereich. Sie entwickelt sich plötzlich aus voller Gesundheit und zeigt einen über Jahre sich erstreckenden Verlauf und eine Neigung zu Rezidiven und kann sich spontan zurückbilden. Die Purpura ist bevorzugt an den Beinen lokalisiert, befällt aber auch den Stamm und zeigt symmetrische Anordnungen. Neben den analogen klinischen Veränderungen der Purpura anularis teleangiektoides finden sich bei der Gougerot-Blumschen Krankheit innerhalb der Hämorrhagien pigmentierte Herde stecknadelkopfgroße, dicht gruppierte, flach erhabene glatte, glänzende, rundliche oder auch polygonale Papeln. Sie sind hämorrhagisch und zeigen je nach dem Alter eine rote, bräunliche oder gelblich-bräunliche, gelegentlich auch livide Farbe. Sie können sogar als schiefergraue Knötchen imponieren. Die Mundschleimhaut zeigt keine Veränderungen. Juckreiz gehört mit zum Krankheitsbild und es kann auch zu ekzematösen Veränderungen kommen (VILMAR). Die Histologie entspricht weitgehend dem Bilde, wie es bei der Purpura anularis teleangiektoides Majocchi beschrieben wurde.

Die hier abgehandelte Gruppe der Purpura-Krankheiten bzw. der hämorrhagisch-pigmentären Dermatosen ist nach rein deskriptiven Prinzipien aufgestellt und historisch verankert. Mit dem Einteilungsschema könnte ein pathogenetisches Prinzip konkurrieren, das es ermöglichen könnte, vom Begriff der Vasculitis aus die genannten Krankheitsbilder zu definieren. Die Problematik, die sich hieraus ergibt, haben SCHNEIDER und SPIER wie auch wir selbst aufgezeigt. Wollte man von diesem Begriff der Vasculitis die hier beschriebenen Krankheiten aus sehen, so würde die klinische Einheit der Einzelkrankheit oft gesprengt. Wir haben uns daher bewußt an das historisch begründete, nach makromorphologischen Gesichtspunkten aufgestellte Krankheitsschema gehalten.

Literatur

ACKROYD, J. F.: Allergic Purpura, Including Purpura Due to Foods, Drugs and Infections. Amer. J. Med. **14**, 605 (1953).

BARGMANN, W.: Die Morphologie der Kapillaren u. des Interstitiums. Hamburger Symposium, S. 1. Stuttgart: G. Thieme 1954.

BARON, J., u. R. CHAMBERS: zitiert nach BARGMANN.

BARTELHEIMER, H., u. H. KÜCHMEISTER: Kapillaren und Interstitium. Stuttgart: G. Thieme 1955.

BENDA, L., A. LOCKER u. E. RISSEL: Zellstoffwechsel und Entzündung. Z. exp. Med. **117**, 519, 559 (1951).

BLAICH, W.: Haemorrhagische Diathesen. In: GOTTRON-SCHÖNFELD: Dermatologie und Venerologie. Band II, Teil 2. Stuttgart: G. Thieme 1958.

BRANDWEINER, A.: Purpura anularis teleangiectodes. Derm. Wschr. **43**, 529 (1906).

BRÜHL, B.: Beitrag zum Krankheitsbild der Purpura fulminans. Z. Kinderheilk. **1930**, 50, 547.

CHAMBERS, R.: Blood capillary circulation under normal conditions and in traumatic shock. Nature (Lond.) **162**, 835 (1948).

—, and B. W. ZWEIFACH: Topography and function of the mesenteric capillary circulation. Amer. Anat. **75**, 173 (1944).

— — Intercellular cement and capillary permeability. Physiol. Rev. **27**, 436 (1947).

CIARROCCHI, P.: Purpura anularis teleangiectodes del Majocchi. G. ital. Derm. Sif. **1931**, 72, 1525.

DARIER, J., A. CIVATTE u. A. TZANCK: Dermatologie. Bern: Huber 1949.

DELBANCO, E.: Fall von Purpura anularis teleangiectoides (Majocchi). Ärztl. Verein Hamburg. Sitz. 19. XI. 1912.

EPPINGER, H.: Die Permeabilitätspathologie. Wien: Springer 1949.

FRANK, E.: Hämorrhagische Diathesen. In: BRUGSCH: Ergebn. der ges. Medizin, Bd. 3, S. 171. Berlin: Springer 1922.

FRANKE, H.: Untersuchungen über die Capillarwanddichte des Menschen in gesunden und kranken Tagen. Z. klin. Med. **142**, 316 (1943).

GANS, O., u. G.-K. STEIGLEDER: Histologie der Hautkrankheiten. 2. Aufl. Berlin-Göttingen-Heidelberg: Springer 1955.

GLANZMANN, E.: Purpura im Kindesalter. Jb. Kinderheilk. **83**, 271 (1916).

— Anaphylaktische Purpura. Jb. Kinderheilk. **84**, 302 (1916).

GOTTRON, H.: Kreislaufstörungen und Haemorrhagien der Haut. In: ARZT-ZIELER: Haut- u. Geschlechtskrankheiten, Bd. II. Berlin-Wien: Urban & Schwarzenberg 1935.

GOUGEROT, H., et P. BLUM: Purpura angioscléreux prurigineux avec éléments lichénoides. Bull. Soc. franç. Derm. Syph. **32**, 161—163 (1925).

— — Bull. Soc. franç. dermat. syph. **32**, 433—435 (1925).

GOUGEROT, H., P. BLUM: Dermatide lichénoide purpurique et pigmentée, Comparaison avec la maladie de Schamberg. Arch. derm. syph. (Paris) **1**, 555—572 (1929).

HAMMER, F.: Haemorrhagische Krankheiten. In: JADASSOHN, J.: Handbuch Haut- und Geschlechtskrankh., Bd. VI, Teil 2. Berlin: Springer 1928.

HARDERS, H.: Makroglobulinämie Waldenström. Dtsch. med. Wschr. **82**, 71 (1957).

HEILMEYER, L., u. H. BEGEMANN: Die Blutkrankheiten. Handb. Innere Medizin, 4. Aufl. Berlin-Göttingen-Heidelberg: Springer 1951.

HENNEMANN, G.: Hämorrhagische Diathesen bei Leberzirrhose. Ärztl. Wschr. 10, 14, 331 (1955).

HENNING, H.: In: JÜRGENS, R., u. E. DEUTSCH: Hämorrhagische Diathesen. Wien: Springer 1955.

HUMBLE, J. G.: The mechanism of petechial hemorrhage formation. Blood **4**, 69 (1949).

ILLIG, L.: Physiologie und Pathophysiologie des Kapillarbettes. In: RATSCHOW, M.: Angiologie. Stuttgart: G. Thieme 1959.

— Die Topographie, Physiologie und Pathologie der terminalen Strombahn. Stuttgart: G. Thieme 1960.

KEINING, E., u. O. BRAUN-FALCO: Dermatologie und Venerologie. München: J. F. Lehmanns 1961.

KORTING, G. W., u. W. ADAM: Purpura Schönleini u. Leberzirrhose in ihrer Abgrenzung von der Purpura hyperglobulinaemica. Derm. Wschr. **131**, 121 (1955).

—, u. G. BREM: „Purpura hyperglobulinaemica" mit positivem Coombs-Test. Arch. Derm. Syph. (Berl.) **202**, 449 (1956).

LASCH, A. G., u. A. LINKE: Blutgerinnung und Leberfunktion. Dtsch. Arch. klin. Med. **200**, 290 (1953).

LEVRAT, M., L. ROCHE et P. BRUEL: Presse méd. **59**, 890 (1951).

LINSBACH, A. J.: Die allgemeine Pathogenese der Gefäßkrankheiten. In: RATSCHOW, M.: Angiologie. Stuttgart: G. Thieme 1959.

LUTZ, B. R., G. P. FULTON, G. YOUNG, M. H. SCHULMANN, and H. J. BERMAN: Petechial formation in the cheek pouch of the hamster. Fed. Proc. **12**, 92 (1953).

MACKEE, J.: Purpura anularis teleangiectodes. Verh. New York. Derm. Ges. 28. Okt. 1913. J. cutan. Dis. **32**, (1914).

MEIROWSKY, E.: Schambergsche Krankheit und verwandte Dermatosen. In: JADASSOHN: Handb. der Haut- u. Geschlechtskrankh., Bd. IV, Teil 2. Berlin: Springer 1933.

MORAWITZ, P.: Hämorrhagische Diathesen. Jahreskurse f. ärztl. Fortbild. 1. III. 1919.

— Diagnose hämorrhagischer Diathesen. Med. Klin. **20**, 1717 (1924).

— Pathologische Physiologie der hämorrhagischen Diathesen. Handb. d. norm. u. path. Physiol. Bd. VI, Teil 1, S. 412. Berlin: Springer 1928.

MULZER, P., u. R. HABERMANN: Adalinexanthem unter dem Bilde der Purpura Majocchi. Z. ges. Neurol. Psychiat. **1930**, 128, 374.

OBERSTE-LEHN, H.: Ein Fall von Purpura hyperglobulinaemica unter dem Bilde der Schambergschen Erkrankung. Z. Haut- u. Geschl.-Kr. 7, 204—211 (1949).

OPITZ, H.: Erkrankungen des Blutes und der blutbildenden Organe. Handb. d. Kinderheilk. 4. Aufl., Bd. I, Teil 4, S. 833. Berlin: Springer 1931.

PFLEGER, L.: Zur Pathogenese unklarer Purpuraformen. Arch. Derm. Syph. 197, 187 (1954).

PRIBILLA, W.: Purpura Schönlein-Henoch. Ärztl. Wschr. 6, 1044 (1951).

RANDALL, S. J., R. R. KIERLAND, and H. MONTGOMERY: Pigmented purpuric eruptions. Arch. Derm. 64, 177 (1951).

SCHAMBERG, J. F.: A case for diagnosis. Arch. Derm. 20, 131 (1929).

SCHÖNLEIN, J. L.: Allgemeine u. spez. Path. u. Therapie. Würzburg 1832.

SCHRÖDER, W.: Z. Biol. 103, 389 (1950).

STAUBESAND, J.: Eigenarten des Gefäßmusters bei räumlicher und bei flächenhafter Ausbreitung der arteriellen Strombahn in Organen. Verh. dtsch. Ges. Kreisl.-Forsch. 22. Tg., S. 263. Darmstadt: Steinkopff 1956.

STORCK, H.: Über hämorrhagische Phänomene in der Dermatologie. Dermatologica (Basel) 102, 197—252 (1951).

VIGNOLO-LUTATI, K.: Purpura anularis teleangiectodes (Majocchi). Arch. Derm. 114, 303—324 (1913).

VILMAR, G.: Beitrag zur Kenntnis der Dermatite lichénoide purpurique et pigmentée. Arch. Derm. Syph. (Berl.) 186, 476—492 (1948).

ZWEIFACH, B. W.: The character and distribution of the blood capillaries. Anat. Rec. 73, 475 (1939).

— Distribution of blood perfusates in capillary circulation. Amer. J. Physiol. 130, 512 (1940).

— The structural basis of permeability and other functions of blood capillaries. Cold Spr. Harb. Symp. quant. Biol. 8, 216 (1940).

— Structural make up of capillary wall. Ann. N. Y. Acad. Sci. 61, 670 (1955).

Acrodermatitis enteropathica

Von **H. REICH**, Münster (Westf.)

1942 beschrieb der Osloer Dermatologe N. DANBOLT (zusammen mit K. CLOSS) eine Krankheit des Kindesalters, die er „Acrodermatitis enteropathica" nannte. Ihr Bild wird — wie der Name besagt — durch 2 Komponenten geprägt: die eine betrifft die Haut, die andere den Darm. Die Acrodermatitis enteropathica repräsentiert mithin ein cuto-intestinales Syndrom. Da dieser Symptomenkomplex stets erstmalig in der Kindheit auftritt — häufig um die Zeit des Abstillens (bei ausbleibender Brustnahrung schon in den ersten Lebenswochen) — interessiert er vor allem den Pädiater. Da andererseits die Haut das erste und augenfälligste Manifestationsorgan darstellt und zudem die Beobachtung ihrer sehr kennzeichnenden Morphen bereits klinisch die (lebensrettende!) Diagnose „auf Anhieb" ermöglicht, ist das Syndrom auch des Interesses des Dermatologen sicher. Pädiatrie und Dermatologie wetteiferten denn auch in der Folgezeit, das Studium der über die ganze Erde verbreiteten, alle Rassen befallenden Krankheit hinsichtlich mannigfachem Erscheinungsbild und ätiologischer Abklärung immer mehr zu vertiefen.

Klinisches Bild. In charakteristischer Weise treten die Hautherde der Acrodermatitis enteropathica zuerst in der unmittelbaren Umgebung der Körperöffnungen (d. h. in den Grenzgebieten von äußerer Haut und hautnahen Schleimhäuten) auf. Demgemäß zeigen sich die ersten Erscheinungen in der Nähe des Mundes (Abb. 537, 538[1]), der Nasenöffnungen (Abb. 537 538), der Augen (Abb. 537, 538), des äußeren Gehörgangs (Abb. 539), perianal und perigenital. Von den hautnahen Schleimhäuten wird — abgesehen von der Augenbindehaut — besonders eindrucksvoll die Mundschleimhaut — speziell die der Zunge (Abb. 540) — befallen. Erst in zweiter Linie tritt im klinischen Bild die Lokalisation hervor, die im Namen der Krankheit verankert wurde: der Befall der vorspringenden, gipfelnden Körperteile, der „Acren". Hier wären in erster Linie Hinterhaupt (mit Nacken), Ellenbogen, Penis und Vulva, Gesäß (Abb. 541) und Knie (Abb. 542) zu nennen; des weiteren Hände (Abb. 543) und Füße, zumal die Endglieder der Finger und Zehen mit Nagelwällen und Nägeln (Abb. 544, 545). Paronychie und Onychie führen zu Nageldystrophien und schließlich zum Nagelverlust.

Bevorzugt werden die Streckflächen befallen; die Erkrankung der Beugeflächen — zumal

---

[1] Die Abbildungen 538, 540, 541, 542, 544, 545, 548 entstammen der Arbeit REICH, H.: Dtsch. med. Wschr. 83, 1823—1825, 1827, 1844 (1958).

Ellenbeugen, Kniekehlen, Handteller (Abb. 543) und Fußsohlen — ist jedoch keineswegs selten.

Von weiteren Hautanhangsgebilden (der Befall der Nägel wurde bereits erwähnt) neh-

men die Haarfollikel am Krankheitsgeschehen teil: teilweiser bzw. vollständiger Ausfall des Kopfhaars, der Augenbrauen und Wimpern (Abb. 537, 538); bei späteren Rezidiven auch Verlust der Achsel- und Schambehaarung.

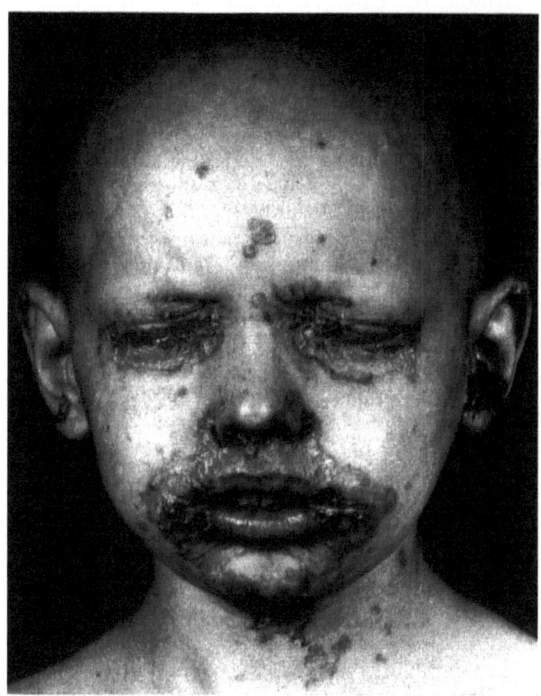

Abb. 537. Periorificiale Lokalisation. Totale Alopecie. Fall 1 (8jähriger Junge)

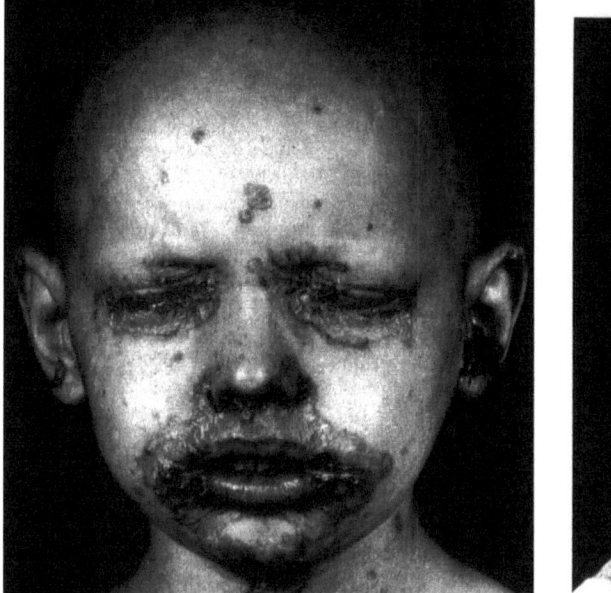

Abb. 538. Periorificiale Lokalisation. Nahezu totale Alopecie. Fall 2 (3jähriges Mädchen)

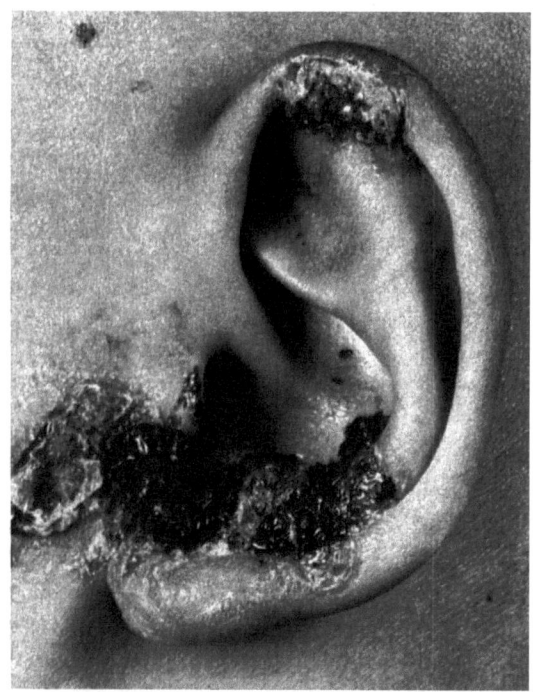

Abb. 539. Schuppend-krustöse Erytheme in der Umgebung des äußeren Gehörgangs. Fall 1

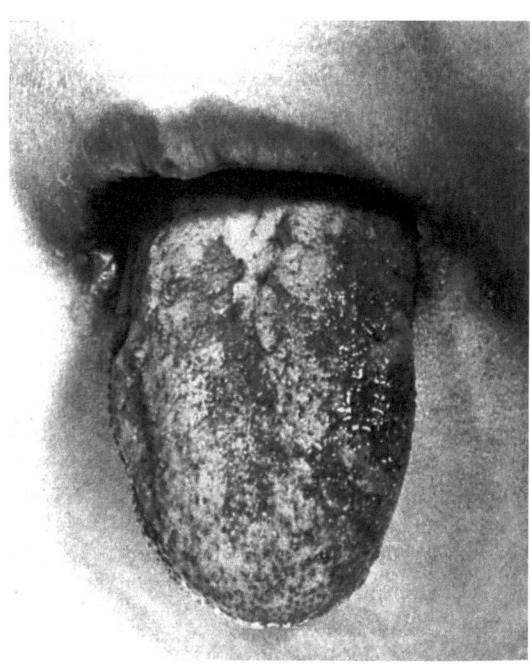

Abb. 540. Lichen-planus-ähnliche, hyperkeratotische Herde auf dem Zungenrücken. Fall 2

Bei den in so charakteristischer Weise — periorificial und acral — lokalisierten Efflorescenzen handelt es sich um je nach dem Stadium durchaus verschiedenartige Morphen. Der akute Beginn ist gekennzeichnet durch Erytheme, Blasen und Pusteln; nosologisch und erscheinungsbildlich ist er weitgehend dem Erythema exsudativum multiforme (Abb. 546) vergleichbar. Bei längerem Bestehen der Krankheit nehmen die Hautherde (exsudativ-) psoriasiforme bzw. (exsudativ-) lichenoide Züge an. Aus dieser Weiterentwicklung können sich vielgestaltige Bilder ergeben: Morphen, die einerseits — wenn hyper*para*keratotisch — an Sonderformen der Psoriasis erinnern wie Psoriasis pustulosa (Abb. 545), Acrodermatitis continua Hallopeau (Abb. 544), Reitersche Krankheit [LADANY; WEISE; eigene Beobachtung (Fall 1, Abb. 546)], andererseits — wenn hyper*ortho*keratotisch — lichenoide Hauterscheinungen, die einer Neurodermitis bzw. einer Pityriasis rubra pilaris [VEDDER und GRIEM bzw. EPSTEIN und VEDDER, DEGOS et al., eigene Beobachtung (Fall 2)] weitgehend gleichen. In schweren Fällen — wenn große Gebiete des Integuments ergriffen werden — kommt es zum Bild der (psoriasiformen bzw. lichenoiden) schuppend-krustösen Erythrodermie.

Das *feingewebliche Bild* entspricht dem klinischen: Im akuten Stadium Vorherrschen exsuda-

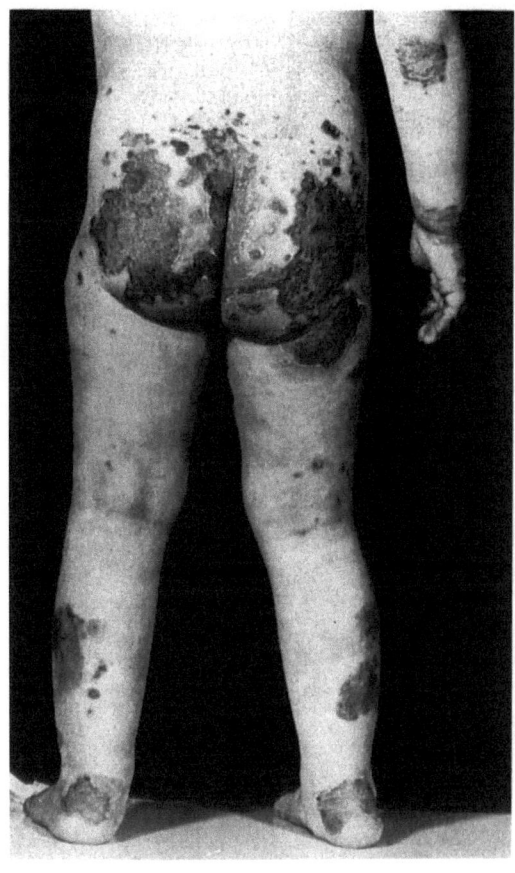

Abb. 541 Teils nässende, teils schuppend-krustöse, stellenweise bogig begrenzte Erytheme. Fall 2

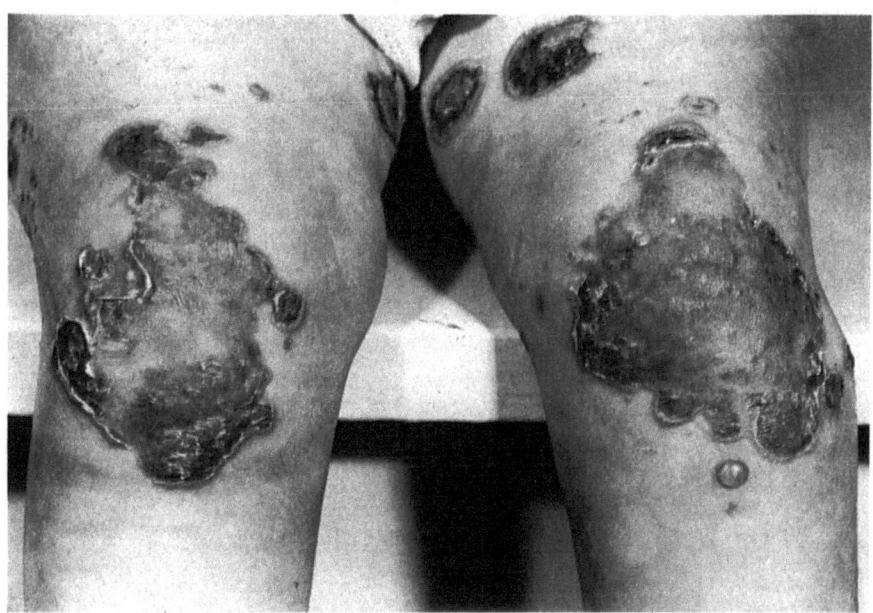

Abb. 542. Bogig begrenzte, stellenweise erosive Erytheme mit randständiger Epithelkrause. Unterhalb des linken Knies kirschgroße Blase. Fall 2

tiver Entzündung mit intraepidermaler (meist subcornealer) Blasen- bzw. Pustelbildung; bei längerem Bestehen proliferative Tendenz mit Acanthose, psoriasiformer Hyper*para*keratose bzw. lichenoider Hyper*ortho*keratose.

Die eben geschilderten Besonderheiten des Hautbefalls – im Sinne des Erythema exsuda-

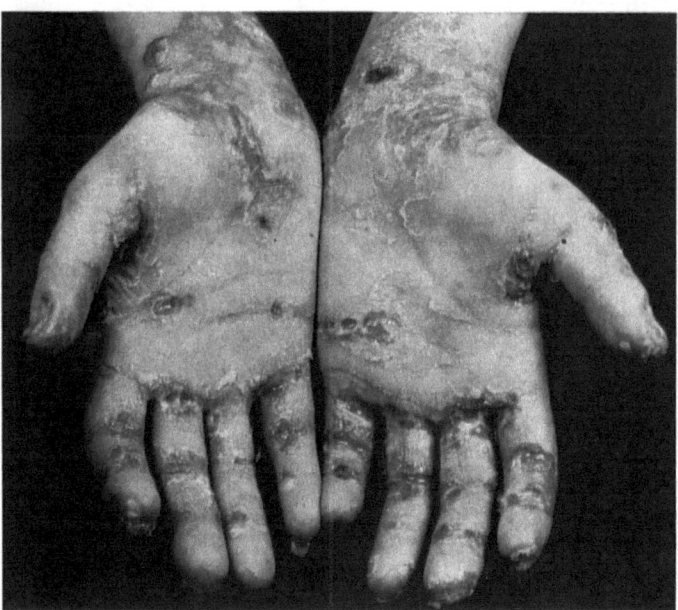

Abb. 543. Erosive, schuppend-krustöse Erytheme an den Beugeflächen der Hände und Unterarme. Fall 1

tivum multiforme sowie psoriasiformer und lichenoider Manifestationen – bedingen (worauf im bisherigen Schrifttum noch nicht ausführlicher eingegangen wurde) mit Notwendig-

keit eine Beteiligung der hautnahen *Lymphknoten*. Ein solches „Mitsprechen" der peripheren Lymphdrüsen – notabene ohne daß gleichzeitig eine ins Gewicht fallende Sekundärinfektion vorliegt – ergibt sich (worauf Verfasser in seinem Beitrag „Die peripheren Lymphknoten bei Hautkrankheiten und Krankheiten anderer Organe" in extenso hinwies) aus der Art der beschriebenen Hautmorphen *an sich*.

Auch die Ähnlichkeit (um nicht zu sagen: Verwandtschaft) der Acrodermatitis-enteropathica-Efflorescenzen mit denen der Reiterschen Krankheit (Abbildung 546) – die letztere(auch sie in vielen Fällen ein cutointestinales Syndrom) ist in exquisiter Weise durch einen Mitbefall der hautnahen Lymphdrüsen gekennzeichnet („Reiter-Lymphadenitis" – REICH 1966) – läßt ein (besonders geartetes, keineswegs banal-entzündliches) Echo innerhalb der benachbarten Lymphknoten begreiflich erscheinen.

Daß unabhängig davon (durch Sekundärinfektion bedingte) banalentzündliche Lymphdrüsenreaktionen im Rahmen der Acrodermatitis enteropathica auftreten können, bedarf kaum eines Hinweises.

Über einen Befall von einzelnen Lymphknotengruppen (Hals-, Achsel- und Leisten-

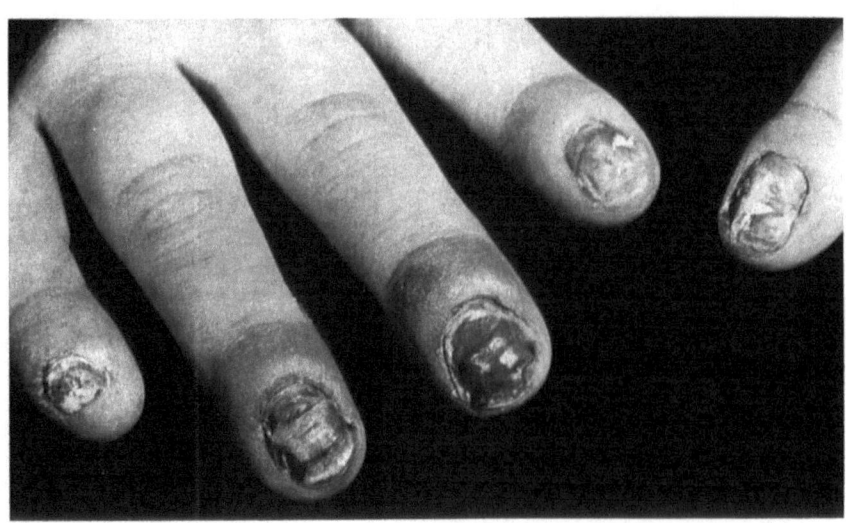

Abb. 544. An Acrodermatitis continua erinnernde Paronychien und Nageldystrophien. Fall 2

drüsen) berichteten BRÜCK (1938), GRUPPER et al., GIANOTTI (1959), MONTAGNANI u. ROMAGNOLI, WELLS u. WINKELMANN, WELLS u. KIERLAND, MOYNAHAN (1961), MANZUR u. CASTANEDO. Dazu kommen 2 eigene Fälle. GIANOTTI

schen Erfassung angeht — weitgehend in den Hintergrund. Die Magen-Darmerscheinungen gehören — in mehr oder weniger starker (gelegentlich an Coeliakie erinnernder) Ausprägung — zwar zum klinischen Bild, sind aber bezüg-

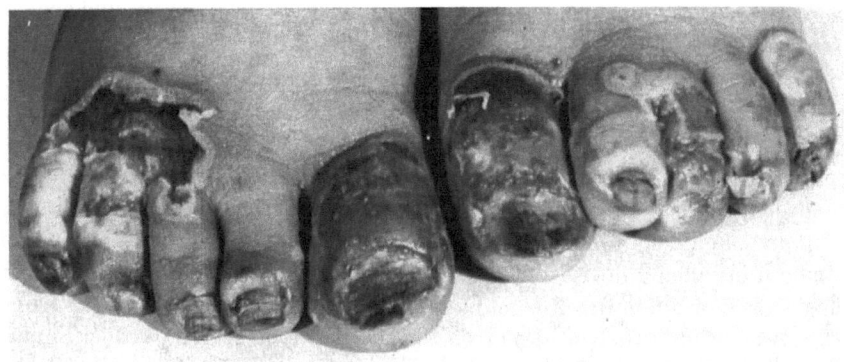

Abb. 545. An mehreren Zehen großflächige Pusteln. Am proximalen Ende der rechten 3. bis 5. Zehe nässende Erosion mit peripherer Pusteldecke. (Psoriasis-pustulosa-ähnliches Erscheinungsbild.) Fall 2

bezeichnete die von ihm getastete „micropoliadenopatia" (der Leistenbeugen) als „aflegmasica", d. h. als nicht (banal-)entzündlich. WELLS und KIERLAND vermerkten, daß die Lymphknoten derb, frei beweglich und nicht druckschmerzhaft (sic!) waren. Eine *generalisierte* Drüsenschwellung stellten GUY (1927), ROMEO u. MATTINA, WALTHER, BELTRANI 1960), NASTASE et al., MONTAGNANI fest. Die Beobachtung von BOURLOND und LELOUP («adénopathie généralisée») sei wegen der erheblichen Candida-Superinfektion als wohl nicht hierhergehöriger Mischfall ausgenommen.

Welcher Art (in feingeweblicher Hinsicht) die der Acrodermatitis enteropathica zukommende, einen integrierenden Bestandteil ihres Wesens ausmachende, individuell freilich unterschiedlich ausgeprägte Lymphknotenreaktion ist, konnte Verfasser 1959 nachweisen: Es handelt sich dabei (in angedeuteter Form) um die von PAUTRIER und WORINGER beschriebene Lipomelanotische Reticulose. (Einzelheiten bei REICH.)

Gegenüber der dermatologischen Komponente der Krankheit tritt die gastro-enterale — was die Möglichkeit einer raschen diagnosti-

lich ihrer Eigenart (und damit ihrer diagnostischen Ausdruckskraft) entschieden weniger kennzeichnend. Immerhin findet sich das Symptom „Diarrhoe" bei etwa 90 % der Kranken.

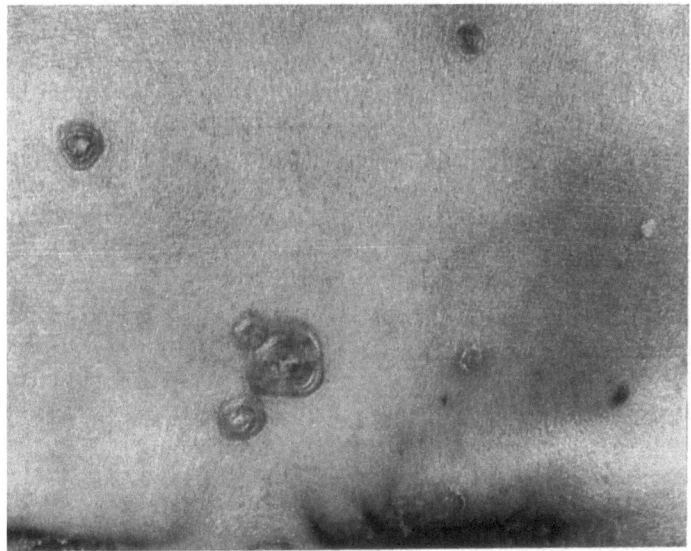

Abb. 546. Ausschnitt aus Abb. 537. Stirn. Kokardenförmige bzw. tapezierernagelähnliche, an Efflorescenzen des Erythema exsudativum multiforme bzw. der Reiterschen Krankheit erinnernde Herde. Fall 1

Die Darmentleerungen werden als schleimig, schaumig, fettig, fötide beschrieben. In über der Hälfte der Fälle wird insbesondere auf „Fettstühle" aufmerksam gemacht. Mehrfach wurden Lamblien im Stuhl nachgewiesen.

Beachtenswert ist die *gesteigerte Infektanfälligkeit* der Acrodermatitis-enteropathica-Kranken. Häufig sind Infekte der oberen Luftwege (einschließlich des Mittelohrs). Fast pathognomonisch ist die Besiedlung der Haut sowie des Magen-Darmkanals mit Candida albicans. Diese Superinfektion erfolgt so häufig (in etwa 70 % der Fälle), daß ihr anfänglich — wie sich später herausstellte: zu Unrecht — eine kausale Bedeutung zugemessen wurde. Diese das klinische Bild zuweilen beherrschende (sekundäre) Sproßpilzinfektion gab denn auch ehedem häufig zu Fehldiagnosen („Moniliasis") und Fehlbehandlungen Anlaß.

Im sonstigen klinischen Bild ist neben den Hautveränderungen vor allem das Zurückbleiben des Längenwachstums (neben einem Gewichtsdefizit) bemerkenswert. Im Gegensatz zur somatischen verläuft die geistige Entwicklung annähernd normal. Zur Zeit der Schübe sind allerdings gedrückte Stimmung, Launenhaftigkeit und Kontaktabwehr auffällig.

Verlauf in (oft mit Fieber einhergehenden) progredienten Schüben; spontane Remissionen. Bei den Kranken, die das Pubertätsalter erreichten, gelegentlich (vorübergehendes!) Sistieren der Schübe mit Eintritt der Geschlechtsreife (GUY, Fall 1, VEDDER u. GRIEM bzw. EPSTEIN u. VEDDER).

Familiäres Vorkommen. Auffallend häufig fand sich die Krankheit bei mehreren Geschwistern. Bereits WENDE — der 1902 (unter der Bezeichnung „Epidermolysis bullosa hereditaria") wohl die ersten Fälle von Acrodermatitis enteropathica beschrieb — berichtete über die Erkrankung von drei Brüdern. Der gleiche Verfasser teilte mit, daß Vater und Mutter der erkrankten Kinder Vetter und Cousine seien. Auch die Konsanguinität der Eltern wurde in späteren Krankheitsberichten des Schrifttums mehrfach bestätigt. Die Vererbbarkeit der Anlage zur Acrodermatitis enteropathica (bei recessivem Übertragungsmodus — NIERMANN) ist seitdem gesichert. Die Krankheit befällt gleichmäßig beide Geschlechter.

Laboratoriumsuntersuchungen. Gegenüber dem eindrucksvollen und zugleich überaus kennzeichnenden, die Diagnose auf den ersten Blick ermöglichenden klinischen (namentlich dermatologischen) Bild ergaben die Laboratoriumsuntersuchungen bisher wenig Charakteristisches. Sie seien deshalb lediglich in Stichworten abgehandelt:

Häufig sekundäre Anämie, Leukocytose; gelegentlich Eosinophilie [WENDE, BANERJEE (1956), ILIĆ u. LALEVIĆ, MOYNAHAN, MARGILETH (1963), MANZUR u. CASTANEDO, HANSSON, LINDSTRÖM]. Mäßig starke Erhöhung der Blutkörperchen-Senkungsgeschwindigkeit. Durchweg niedrige Gesamteiweiß-Werte; Albuminmangel. Als in vielen Punkten noch nicht eindeutig und generell feststehend werden laboratoriumstechnisch seit jeher diskutiert: Eiweiß- sowie Fettstoffwechselstörungen, fehlerhafte Pankreassekretion, Enzymdefekte der Darmschleimhaut usw. (Einzelheiten bei HEITE und ODY.)

Zur Frage der *Konstitution*. Die von der Acrodermatitis enteropathica befallenen Kinder weisen (worauf im Schrifttum häufiger hingewiesen wurde) des öfteren deutliche Stigmen einer neuropsychopathischen Konstitution auf. Die Kranken zeigen darüber hinaus nicht selten Symptome der 1905 von A. CZERNY begründeten exsudativen Diathese [wie beispielsweise gesteigerte Infektanfälligkeit, Neigung zu Conjunctivitis, Infekten der oberen Luftwege, Hautreaktionen exsudativer Art, Lymphknotenschwellungen, persistierende Thymusvergrößerung (3 Fälle von GUY) usw.]. Mit dieser Disposition scheint sich mitunter — als weitere „koordinierte Teilbereitschaft" (v. PFAUNDLER 1940) — eine Bindegewebsschwäche zu verknüpfen. Sie wurde in der bisherigen Literatur zwar nur selten ausdrücklich vermerkt, war in unseren beiden Fällen jedoch sehr ausgeprägt. Diese Tendenz zur Hypotonie von Geweben mesodermaler Herkunft könnte es — im Verein mit der exsudativen Diathese — gemäß den Vorstellungen älterer französischer (CAZALIS, COMBY, MÉRY u. TERRIEN) und deutscher (vor allen v. PFAUNDLER) Autoren (namentlich Pädiater) meines Erachtens als zulässig erscheinen lassen, die Acrodermatitis enteropathica (mit gebotener Zurückhaltung) konstitutionsmäßig in den größeren Rahmen des kindlichen Arthritismus einzuordnen. Handelt es sich doch „bei dem als exsudative Diathese sowie bei dem in noch weiterer Erfassung als Arthritismus bezeichneten Block ... um eine ausgesprochen syntropische, ... fakultative Verknüpfung von koordinierten Teilbereitschaften" (v. PFAUNDLER 1940).

Syntropien. Aus der Fülle der die Acrodermatitis enteropathica begleitenden Krankheiten seien als besonders bemerkenswert hervorgehoben: Verschattungen der Nasennebenhöhlen (WITTELS 1961); Bronchiektasien (WITTELS 1961); Ulcus duodeni (BLOOM 1960); Colitis ulcerosa (WEAKLEY); Diabetes mellitus (WELLS u. WINKELMANN, Fall 4; MANZUR u. CASTANEDO); cystische Pankreasfibrose (UGLAND); Reticulumzellsarkom des Mediastinums (WELLS u. WINKELMANN, Fall 4). Die von WEAKLEY mitgeteilte Colitis ulcerosa verdient insofern besondere Beachtung, als im Rahmen einer geschwürigen Dickdarmentzündung mitunter Hauterscheinungen besonderer Art auftreten können (REICH 1967). In solchen Fällen wird die Colitis ulcerosa — ähnlich wie die Acrodermatitis enteropathica — zu einem cuto-intestinalen Syndrom. Bemerkenswerterweise gleichen die cutanen Begleitsymptome der Colitis ulcerosa gelegentlich weitgehend denen der Acrodermatitis enteropathica.

Differentialdiagnose. Schwierigkeiten und Irrtümer ergaben sich früher namentlich gegenüber der Epidermolysis bullosa hereditaria, der Acrodermatitis continua Hallopeau sowie Candida-albicans-Infektionen. Die durch DANBOLT und CLOSS herausgestellte Eigenart des dermatologischen Bildes dürfte — im Verein mit der intestinalen Komponente — Fehldiagnosen heutzutage weitgehend unmöglich machen.

Ätiologie und Pathogenese. Beide sind trotz jahrzehntelanger Bemühungen noch nicht endgültig geklärt. Seit den Untersuchungen von MOYNAHAN et al. sowie HANSSON gewinnt die Theorie eines (genetisch bedingten) Enzymdefektes der Darmschleimhaut immer mehr an Wahrscheinlichkeit. Die führende Rolle bei der Auslösung der Krankheit käme damit dem Darm zu.

Therapie. Vor Einführung des Oxychinolinderivats Diodoquin (durch DILLAHA und LORINCZ — auf Anregung von SCHLOMOVITZ —) erlag die Mehrzahl der kleinen Patienten dem Leiden. Die durch die Veröffentlichung von DANBOLT und CLOSS (1942) entscheidend geförderte Kenntnis der Krankheit sowie die 10 Jahre später bekannt gewordene, lebensrettende Behandlung haben die Acrodermatitis-enteropathica-Kranken zum größten Teil dem frühen Zugriff des Todes entzogen. Das erste Präparat war das Diodoquin, ein 5—7-Dijodo-8-OH-Chinolin. Später erwiesen sich auch andere Halogenderivate des Oxychinolins (Enterovioform usw.) als wirksam (Zusammenstellung bei HEITE und ODY). Nebenwirkungen jodhaltiger Oxychinolinpräparate beobachteten SOLOMONS (8 Monate alter Junge: „generalisierte Urticaria" mit Glottisödem) und DANBOLT (17jähriges, jahrelang mit jodhaltigen Oxychinolinen behandeltes Mädchen: leichte Struma mit starker Erhöhung des proteingebundenen Jods im Serum). Im Hinblick auf die Jodresorption seitens des Darms raten DANBOLT

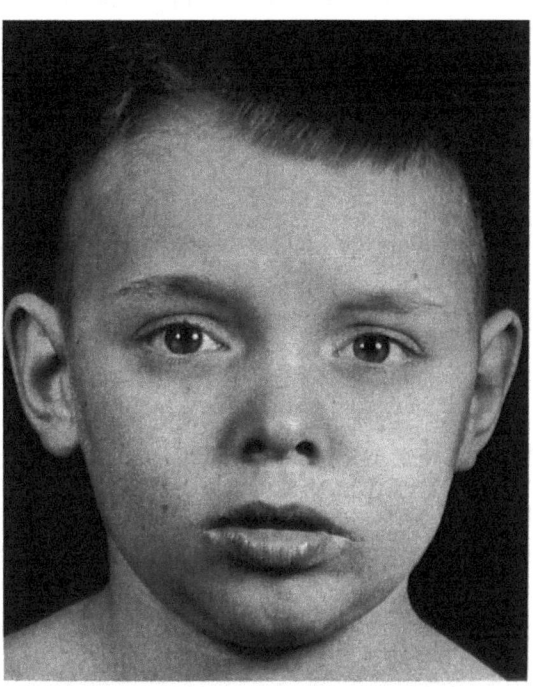

Abb. 547. Fall 1 nach Diodoquin-Behandlung

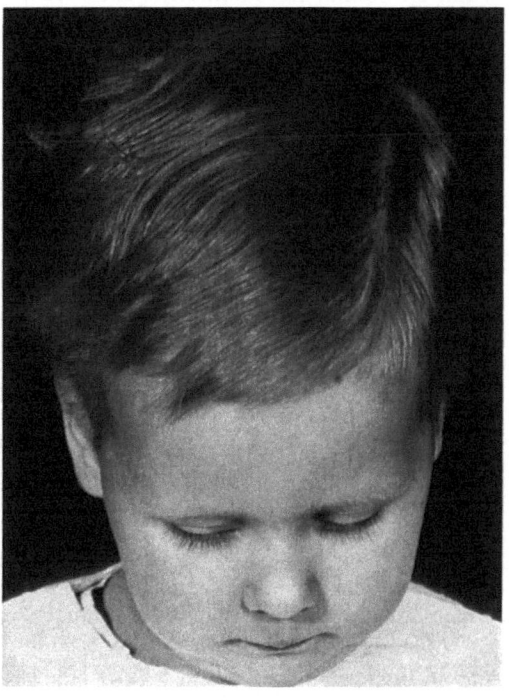

Abb. 548. Fall 2 nach Diodoquin-Behandlung

(1964) sowie Heite und Ody (1966) daher zur Behandlung mit *chlor*substituierten Oxychinolinen (Sterosan, Steroxin, Siosteran). Die Dosierung variiert von Fall zu Fall und muß empirisch erprobt werden. In ihrer Eigenschaft als Erbkrankheit bedarf die Acrodermatitis enteropathica steter Behandlung bzw. Beobachtung, wobei Rücksicht auf Schübe und Remissionen genommen werden muß. In unseren beiden Fällen (1957 bzw. 1959) erzielten wir mit täglich 1950 mg (Fall 1: 8 jähriger Junge) bzw. 650 mg (Fall 2: 3 jähriges Mädchen) Diodoquin völlige Erscheinungsfreiheit (Abb. 547 und 548).

Literatur

Almonacid, C.: Dermatitis ampollosa enteropatica (Danbolt con moniliasis y colibacilosis letal). Act. dermo-sifiliogr. (Madr.) **49**, 335—337 (1957—1958).

Baird, K. H.: Unusual syndrome associated with candida albicans infection. Pediatrics **4**, 730—734 (1949).

Banerjee, B. N.: Acrodermatitis enteropathica. J. Indian med. Ass. **26**, 105—106 (1956).

Beltrani, G.: Considerazioni sopra un caso di acrodermatite enteropatica. Dermatologia (Napoli) **11**, 21—28 (1960).

Berčič, M.: Acrodermatitis enteropathica Danbolt. Zdrav. Vestn. **29**, 186—190 (1960).

Bloom, D.: Acrodermatitis enteropathica. Arch. Derm. Syph. (Chic.) **69**, 516—519 (1954); **70**, 240—242 (1954).

— Acrodermatitis enteropathica. Arch. Derm. **82**, 124—125 (1960).

— Acrodermatitis enteropathica: another inborn error of metabolism ? Follow-up case reported in 1955 and review of recent literature. N.Y.St.J.Med. **60**, 3609—3616 (1960).

—, and N. Sobel: Acrodermatitis enteropathica successfully treated with diodoquin. J. invest. Derm. **24**, 167—177 (1955).

Bogner, W.: Ein Beitrag zum Krankheitsbild der Akrodermatitis enteropathica. Arch. Kinderheilk. **148**, 161—173 (1954).

Bourlond, A., et R. Leloup: Acrodermatite entéropathique ou granulome moniliasique de l'enfant. Arch. belges Derm. **17**, 265—270 (1961).

Brandt, T.: Dermatitis in children with disturbances of the general condition and the absorption of food elements. Acta derm.-venereol. (Stockh.) **17**, 513—546 (1936).

Brück, C.: Fall av epidermolysis bullosa hereditaria dystrophica. Nord. Med. **1**, 630—631 (1939).

Cazalis, H.: Contribution à la pathogénie de l'arthritisme. Paris: Octave Doin 1895.

Chakraborty, A. N., and K. L. Mukherjee: To the Editor. Brit. J. Derm. **68**, 30 (1956).

Chamaganowa, A. W., i A. A. Androsowa: K woprosu ob acrodermatitis enteropathica. [Zur Frage der Acrodermatitis enteropathica.] Vestn. Derm. Vener. **35**, No 8, 67—71 (1961).

Checiński, T., i D. Ammer: Przypadek acrodermatitis enteropathica o pomyślnym przebiegu. [Fall von Acrodermatitis enteropathica mit günstigem Verlauf.] Przegl. derm. **49**, 219—226 (1962).

Ciciliani, J.: Beitrag zum Problem der Acrodermatitis enteropathica (Syndrom Danbolt-Closs) an Hand eines neuen Falles. Z. Kinderheilk. **89**, 170—179 (1964).

Comby, J.: Arthritisme. In: Grancher, J., J. Comby et A.-B. Marfan: Traité des maladies de l'enfance. Tome II, Pp. 1—36. Paris: Masson et Cie 1897.

— De quelques syndrômes arthritiques chez les enfants. Bull. Soc. méd. Hôp. Paris Sér. III, **18**, 44—56 (1901).

— L'arthritisme chez les enfants. Arch. Méd. Enf. **5**, 1—25, 65—87 (1902).

Czerny, A.: Die exsudative Diathese. Jb. Kinderheilk. **61**, 199—221 (1905).

Danbolt, N.: Acrodermatitis continua og idiopatisk steatoré. Nord. Med. **10**, 1390—1392 (1941).

— Akrodermatitis enteropathica. Acta derm.-venereol. (Stockh.) **24**, 336 (1944).

— Acrodermatitis enteropathica. Report of two additional cases. Acta derm.-venereol. (Stockh.) **28**, 532—543 (1948).

— Acrodermatitis enteropathica. Acta derm.-venereol. (Stockh.) **36**, 257—271 (1956).

— Acrodermatitis enteropathica. Et nytt tilfelle. T. norske Laegeforen. **81**, 469—472 (1961).

— Acrodermatitis enteropathica. Ein Fall, der 15 Jahre beobachtet wurde. Hautarzt **15**, 25—29 (1964).

—, u. K. Closs: Akrodermatitis enteropathica. Acta derm.-venereol. (Stockh.) **23**, 127—169 (1943).

Degos, R., O. Delzant et R. Touraine: Acrodermatitis enteropathica (Forme incomplète et tardive). Bull. Soc. franç. Derm. Syph. **70**, 813—815 (1963).

Dillaha, C. J.: Dystrophic epidermolysis bullosa with alopecia. Arch. Derm. Syph. (Chic.) **65**, 744—745 (1952).

—, and A. L. Lorincz: Enteropathic acrodermatitis (Danbolt): successful treatment with diodoquin (diiodohydroxyquinoline). Arch. Derm. Syph. (Chic.) **67**, 324—326 (1953).

—, A. L. Lorincz, and O. R. Aavik: Acrodermatitis enteropathica: review of the literature and report of a case successfully treated with diodoquin. J. Amer. med. Ass. **152**, 509—512 (1953).

EPSTEIN, S., and J. S. VEDDER: Diagnosis: acrodermatitis enteropathica (DANBOLT-CLOSS) persisting into adulthood. Arch. Derm. 82, 135 (1960).

—, and J. S. VEDDER: Diagnosis: acrodermatitis enteropathica (DANBOLT-CLOSS) in five siblings. Arch. Derm. 82, 135—136 (1960).

FANDEEW, L. I., i G. I. SERDJUKOWA: Enteropatitscheskij akrodermatit. (Acrodermatitis enteropathica.) Vestn. Derm. Vener. 35, No 2, 15—21 (1961).

— — Nabludenija nad bolnymi enteropatitscheskim akrodermatitom. [Beobachtungen von Kranken mit enteropathischer Akrodermatitis.] Vestn. Derm. Vener. 37, No 11, 38—42 (1963).

FINKELSTEIN, H.: Trophische Hauterkrankung und allgemeine trophische Störungen. Dtsch. med. Wschr. 39, 1121 (1913). — Berl. klin. Wschr. 50, 898 (1913).

GIANOTTI, F.: L'acrodermatite enteropatica. G. ital. Derm. 100, 154—162 (1959).

GRUPPER, CH., C. ATTAL et J. MÉTAIS: „Acrodermatitis enteropathica" (Danbolt et Closs). Premier cas français. Bull. Soc. franç. Derm. Syph. 63, 448—449 (1956); 64, 14—15 (1957).

— — — Acrodermatitis entéropathica de Danbolt et Closs. A propos d'une observation personnelle. (Premier cas français.) Méd. infant. 1958, No 5, 5—16.

GUY, W. H.: Epidermolysis bullosa. Arch. Derm. Syph. (Chic.) 15, 30—42 (1927).

—, and F. M. JACOB: Epidermolysis bullosa hereditaria. Arch. Derm. Syph. (Chic.) 12, 759 (1925).

HAMBRICK, G. W., JR., and V. FORMISANO: Case for diagnosis (acrodermatitis enteropathica?). Arch. Derm. 83, 1057 (1961).

HANSSON, O.: Acrodermatitis enteropathica. Report of two cases with a hypothesis concerning the pathogenesis of the disease. Acta derm.-venereol. (Stockh.) 43, 465—471 (1963).

HARADA, S., M. HONDA, and T. MIURA: Über Acrodermatitis enteropathica. Jap. J. Derm. Ser. A 73, 395—401 (1963); — Jap. J. Derm. Ser. B 73, 170—175 (1963).

HARE, P. J., and B. E. SCHLESINGER: Acrodermatitis enteropathica. Proc. roy. Soc. Med. 49, 231—234 (1956).

HAXTHAUSEN, H.: Acrodermatitis continua Hallopeau mit totaler Alopecie. Zbl. Haut- u. Geschl.-Kr. 61, 241 (1939).

— Acrodermatitis Brandt ("Enteropathica Infantilis"). Acta derm.-venereol. (Stockh.) 36, 189 (1956).

HEITE, H.-J., u. R. ODY: Die Acrodermatitis enteropathica im Lichte der Häufigkeitsanalyse. Hautarzt 16, 529—534 (1965); 17, 1—7, 49—53 (1966).

HIGUCHI, K., and Y. MIYAZAKI: Acrodermatitis enteropathica. Hifu to Hitsunyo (Dermatology and Urology) 18, 473—482 (1956).

HODGSON-JONES, I. S.: Acrodermatitis enteropathica. Brit. J. Derm. 67, 222—224 (1955).

HOMEZ CH., J., y R. PACHANO: Nota preliminar sobre la acrodermatitis enteropática. Arch. venez. Pueric. 23, 137—144 (1960).

HOPKINS, J. G.: Thrush of the skin (?). Arch. Derm. Syph. (Chic.) 22, 730—731 (1930).

— Moniliasis and moniliids. Arch. Derm. Syph. (Chic.) 25, 599—614 (1932).

ILIĆ, S., and B. LALEVIĆ: Contribution to the problem of acrodermatitis enteropathica. Dermatologica (Basel) 117, 317—325 (1958).

JABŁOŃSKA, ST.: Acrodermatitis enteropathica. In: JABŁOŃSKA, ST.: Choroby skóry. Wydanie II. P. 644—646. Warszawa: Państwowy zakład wydawnictw lekarskich 1958.

—, i T. CHORZELSKI: Acrodermatitis enteropathica. In: JABŁOŃSKA, ST., i T. CHORZELSKI: Histopatologia skóry. P. 136—139. Warszawa: Państwowy zakład wydawnictw lekarskich 1965.

KAMINSKY, A., A. KAPLAN y H. KAPLAN: Moniliasis y acrodermatitis enteropática. Rev. Asoc. méd. argent. 71, 57—64 (1957).

KELLY, R., and C. M. ANDERSON: A case of acrodermatitis enteropathica. Aust. J. Derm. 5, 219—223 (1960).

KLOSTERMANN, G. F., u. A. MARSCH: Akrodermatitis enteropathica. Derm. Wschr. 148, 346—347 (1963).

LADANY, E.: Diskussionsbemerkung zu D. BLOOM, Arch. Derm. Syph. (Chic.) 69, 518 (1954).

LAKSHMIPATHI, T.: Acrodermatitis enteropathica. Report of a case presenting with features of hypogonadism. Trans. St John's Hosp. derm. Soc. (Lond.) N.S. 52, 248—251 (1966).

LAPIÈRE, S., et S. CASTERMANS-ELIAS: Acrodermatite entéropathique de Danbolt et Closs. Arch. belges Derm. 17, 56—61 (1961).

LEVER, W. F.: Acrodermatitis enteropathica, with familial incidence of acrodermatitis enteropathica and moniliasis. Arch. Derm. 80, 621—623 (1959).

LINDSTRÖM, B.: Familial acrodermatitis enteropathica in an adult. Acta derm.-venereol. (Stockh.) 43, 522—527 (1963).

LODIN, A., and H. GENTELE: Acrodermatitis enteropathica. In: LODIN, A., and H. GENTELE: One hundred clinical cases presented at the Eleventh International Congress of Dermatology, Stockholm 1957. Acta derm.-venereol. (Stockh.) Extra suppl. 10—15 (1958).

LYON, J., and J. W. PAULLEY: Acrodermatitis enteropathica. Brit. J. Derm. 76, 92—93 (1964).

MACLEOD, J. M. H.: Skin-diseases due to monilia and other yeast-like fungi. Brit. J. Derm. 42, 549—561 (1930).

MANZUR, J., y C. CASTANEDO: Acrodermatitis enteropática. Reporte de un caso en adulto. Rev. cuba. Med. 1, No. 3, 2—10 (1962).

MARGILETH, A. M.: Acrodermatitis enteropathica: case report and review of literature. Amer. J. Dis. Child. 105, 285—291 (1963).

MÉRY, H., u. E. TERRIEN: Die arthritische Diathese im Kindesalter. Ergebn. inn. Med. Kinderheilk. 2, 158—167 (1908).

MIRSOEWA, M. G.: Enteropatitscheskij akrodermatit. [Enteropathische Akrodermatitis.] Vestn. Derm. Vener. 36, No 10, 35—38 (1962).

MONTAGNANI, A.: L'acrodermatite enteropatica suoi rapporti con il m. celiaco ed il Kwashiorkor. Dermatologia (Napoli) 15, 1—24 (1964).

—, e A. ROMAGNOLI: L'acrodermatite enteropatica. Contributo clinico e rassegna della letteratura. G. ital. Derm. 101, 189—201 (1960).

MONTGOMERY, H.: Acrodermatitis enteropathica. In: MONTGOMERY, H.: Dermatopathology, Vol. 1, p. 127. New York: Hoeber Medical Division, Harper & Row, Publishers, 1967.

MOYNAHAN, E. J.: Acrodermatitis enteropathica. Proc. roy. Soc. Med. 55, 240 (1962).

— F. R. JOHNSON, and R. M. H. McMINN: Acrodermatitis enteropathica: demonstration of possible intestinal enzyme defect. Proc. roy. Soc. Med. 56, 300—301 (1963).

NASTASE, G., M. MUNTEANU, M. CARNIOL, A. DOBRESCU, M. ILIEȘ, și N. BALAN: Acrodermatita enteropatică. Reflexii etiopatogenice și terapeutice. Derm.-Vener. (Buc.) 8, 1—8 (1963).

NEIMANN, N., M. PIERSON, M. MANCIAUX, et P. VERT: Acrodermatitis enteropathica. Sem. Hôp. Paris 39, 13—18 (1963).

NIERMANN, H.: Acrodermatitis enteropathica. In: NIERMANN, H.: Erbliche Dispositionskrankheiten der Haut (Idiodispositionelle Hautkrankheiten). S. 982—983. Handbuch der Haut- und Geschlechtskrankheiten (A. MARCHIONINI), 7. Band. Berlin-Heidelberg- New York: Springer 1966.

NOWAK, T.: Acrodermatitis enteropathica bei zwei Brüdern. Arch. Kinderheilk. 174, 44—53 (1966).

OEHME, J.: Bullöse Dermatosen des Säuglingsalters unter besonderer Berücksichtigung der Akrodermatitis enteropathica. Kinderärztl. Prax. 23, 385—391 (1955).

— Akrodermatitis enteropathica. In: GERTLER, W.: Dermatologische Studien, Bd. 28, S. 261 —262. Leipzig: J. A. Barth 1956.

ORBANEJA, J. GÓMEZ, P. A. QUIÑONES y SANCHO: Acrodermatitis enteropática. Act. dermo-sifiliogr. (Madr. 47, 750—752 (1955—1956).

—, y A. ROBLEDO AGUILAR: Acrodermatitis enteropática. (Remisión clínica por la Diyodohidroxiquinoleina.) Act. dermo-sifiliogr. (Madr.) 54, 91—100 (1963).

PAPUZIŃSKI, M.: Przypadek acrodermatitis enteropathica leczony enterowioformem. [Fall von Acrodermatitis enteropathica, behandelt mit Enterovioform.] Przegl. derm. 47, 207—213 (1960).

PAUTRIER, L.-M., et F. WORINGER: A propos d'un aspect histo-pathologique nouveau du ganglion lymphatique: la réticulose lipo-mélanique accompagnant certaines dermatoses génér-

alisées. Les échanges entre la peau et le ganglion. Ann. Derm. Syph. (Paris) Sér. VII, 8, 257—273 (1937).

PFAUNDLER, M.: Über Wesen und Behandlung der Diathesen im Kindesalter. Verh. dtsch. Kongr. inn. Med. 28, 36—85, 156—178 (1911).

PFAUNDLER, M. v.: Erbpathologie der Diathesen. Betrachtet vom pädiatrischen Standpunkte. In: JUST, G.: Handbuch der Erbbiologie des Menschen. 2. Bd., S. 640—684. Berlin: Julius Springer 1940.

PIPER, E. L.: Acrodermatitis enteropathica in an adult. Arch. Derm. 76, 221—224 (1957).

POIARES BAPTISTA, A.: Un cas d'„acrodermatitis enteropathica" (Ire observation portugaise). Bull. Soc. franç. Derm. Syph. 66, 104—108 (1959).

PORTNOY, B., and C. W. MARSDEN: Acrodermatitis enteropathica without diarrhea. Arch. Derm. 83, 420—424 (1961).

POWROŹNY, W., i M. SROCZYŃSKA: Przypadek acrodermatitis enteropathica u niemowlęcia. [Fall von Acrodermatitis enteropathica bei einem Kleinkind.] Pediat. pol. 34, 1432—1438 (1959).

PREKOP, R., a A. DEMKOVOVÁ-PETROVÁ: Acrodermatitis enteropathica. Čs. Derm. 35, 381—385 (1960).

REICH, H.: Acrodermatitis enteropathica. Dtsch. med. Wschr. 83, 1823—1825, 1827, 1844(1958).

— L'acrodermatite enteropatica. Rass. mens. Med. ted. 1, 211—213 (1959).

— Lymphknotenbeteiligung bei Reiterscher Krankheit (Reiter-Lymphadenitis). Hautarzt 17, 406—411 (1966).

— Hauterscheinungen bei Colitis ulcerosa. (Dermatological aspects of ulcerative colitis.) XIII. Internationaler Kongreß für Dermatologie, München, 31. 7.—5. 8. 1967. (Im Druck.)

— Die peripheren Lymphknoten bei Hautkrankheiten und Krankheiten anderer Organe. In: Dermatologie und Venerologie (GOTTRON, H. A., u. W. SCHÖNFELD), Ergänzungs- und Registerband. Stuttgart: Georg Thieme 1968. (Im Druck.)

ROHDE, B., u. M. JÄNNER: Zur Differentialdiagnose der Akrodermatitis enteropathica Danbolt-Closs. Derm. Wschr. 147, 196—205 (1963).

ROMEO, G., e V. MATTINA: Osservazioni e ricerche su due casi di Akrodermatitis enteropathica familiare. Acta paediat. lat. (Reggio Emilia) 3, 275—320 (1950).

ROTHMAN, S.: Some unusual forms of cutaneous moniliasis. Arch. Derm. 79, 598—600 (1959).

SAMSØE-JENSEN, T.: Acrodermatitis enteropathica (BRANDT). Acta derm.-venereol. (Stockh.) 36, 217 (1956).

— Acrodermatitis enteropathica. (Re-demonstration.) Acta derm.-venereol. (Stockh.) 36, 226 (1956).

— Acrodermatitis continua (BRANDT). Acta derm.-venereol. (Stockh.) 36, 236 (1956).

SCHNEIDER, W.: Akrodermatitis enteropathica. Derm. Wschr. 148, 114—116 (1963).

Silverman, D. N., and A. Leslie: Toxic effects of Diodoquin. J. Amer. med. Ass. **128**, 1080—1081 (1945).

Simeray, A., et J. Ardisson: Acrodermatitis enteropathica. Résultat du traitement par la diodohydroxyquinoléine. Lyon méd. **108**, 387—391 (1962); — Bull. Soc. franç. Derm. Syph. **69**, 387—389 (1962).

Söderling, B.: Diskussionsbemerkung zu T. Brandt, Acta derm.-venereol. (Stockh.) **17**, 537—546 (1936).

Solomons, B.: Diskussionsbemerkung zu P. J. Hare, and B. E. Schlesinger. Proc. roy. Soc. Med. **49**, 234 (1956).

Stevenson, J. R., G. S. Fidone, and L. S. Leland: Acrodermatitis enteropathica. Arch. Derm. **89**, 224—228 (1964).

Sundal, A.: Enteropathic acrodermatitis (Danbolt-Closs) and diodoquin treatment. Ann. Paediat. Fenn. **3**, 486—493 (1957).

Țirlea, P., I. Țîrlea, M. Anghelescu, I. Marina, și E. Bejan: Contribuții la studiul acrodermatitei enteropatice. Derm.-Vener. (Buc.) **7**, 295—306 (1962).

Ugland, J.: Cortisone treatment of skin involvement, acrodermatitis enteropathica, in a case of cystic fibrosis of the pancreas. Acta paediat. (Uppsala) **41**, 483—493 (1952).

Vedder, J. S., and S. Griem: Acrodermatitis enteropathica (Danbolt-Closs) in five siblings; efficacy of diodoquin in its management. J. Pediat. **48**, 212—219 (1956).

Vilanova, X., J. M. de Moragas, y F. Prandi: Acrodermatitis enteropática. Act. dermo-sifiliogr. (Madr.) **51**, 12—24 (1960).

Walther, D.: Acrodermatitis enteropathica. Derm. Wschr. **132**, 972—973 (1955).

Weakley, D. R.: Acrodermatitis enteropathica ? Ulcerative colitis — progeroid physiognomy. Arch. Derm. **85**, 418—419 (1962).

Weise, E. C.: Diskussionsbemerkung zu A. Rubin. Arch. Derm. **74**, 331 (1956).

Wells, B. T., and R. R. Kierland: Acrodermatitis enteropathica. Report of case. Acta derm.-venereol. (Stockh.) **41**, 227—234 (1961).

—, and R. K. Winkelmann: Acrodermatitis enteropathica: report of 6 cases. Arch. Derm. **84**, 40—52 (1961).

Wende, G. W.: Epidermolysis bullosa hereditaria. Report of a case presenting unusual features. J. cutan. Dis. **20**, 537—547 (1902).

— A case of epidermolysis bullosa hereditaria, associated with congenital alopecia and atrophy of the finger ends. J. cutan. Dis. **22**, 14—17 (1904).

Whitmore, C. W.: Probable acrodermatitis enteropathica treated with nystatin (mycostatin). Arch. Derm. **79**, 594 (1959).

Wirsching jr., L.: Eye symptoms in acrodermatitis enteropathica. A description of a brother and sister, with corneal changes. Acta ophthal. (Kbh.) **40**, 567—574 (1962).

Wittels, W.: Akrodermatitis enteropathica beim Erwachsenen (Danbolt u. Closs). Derm. Wschr. **140**, 997—998, 1354—1355 (1959); **144**, 765—772 (1961).

Wohlstein, E., a F. Vlček: Acrodermatitis continua enteropathica. Čs. Derm. **35**, 378—380 (1960).

Wray, J. D., A. Günalp and M. Bertan: Acrodermatitis enteropathica, a discussion and report of a case successfully treated. Turk. J. Pediat. **2**, 63—74 (1959).

Atrophische und sklerodermatische Hauterkrankungen

Von F. Fegeler, Münster/Westf.

Die atrophischen und sklerodermatischen Hauterkrankungen sind durch primäre oder sekundäre Veränderungen im Bindegewebsstoffwechsel charakterisiert, die eine fortschreitende schlaffe oder straffe Atrophie zur Folge haben. Da ein großer Teil der primären Atrophien altersbedingt ist, sollen hier nur die wesentlichsten der in diese Gruppe gehörenden Erkrankungen besprochen werden, und zwar die Acrodermatitis chronica atrophicans, die circumscripte Sklerodermie, die progressive Sklerodermie und der Lichen sclerosus et atrophicus.

Acrodermatitis chronica atrophicans Herxheimer

Bei der Acrodermatitis chronica atrophicans (A. chr. a.) kommt es an einer oder mehreren Extremitäten gleichzeitig zu einer Rötung und Schwellung der Haut, die innerhalb von Jahren in eine schlaffe Atrophie übergeht. Mit dem Übergang der Schwellung in die Atrophie tritt eine Farbänderung von zunächst zartrot bis rosarot in lividrot bis dunkelblau ein. Nach neueren Erkenntnissen ist die A. chr. a. nicht mehr eine reine Hauterkrankung, da über das Hautorgan hinaus die regionalen Lymphknoten mitbeteiligt sind und reaktive Knochenmarksveränderungen mit Serumeiweißverschiebungen und Senkungsbeschleunigung beobachtet werden.

Disposition. Auffallend ist die regionale Häufung der Erkrankung, die sich außer mit dem Klima vor allem auch mit dem Waldbestand und dem Vorkommen von Zecken deckt. Sie ist vorwiegend eine Erkrankung des mittleren Alters. Nach Finger und Oppen-heim wird das 4., nach Löwenstamm das 5. und 6. Jahrzehnt überwiegend betroffen. Wenn auch die Erkrankung im Kindesalter selten ist — Hauser konnte einzelne Fälle im 1. und 2. Lebensjahrzehnt beobachten — so ist doch anzunehmen, daß der Ursprung der Erkrankung bei einer größeren Zahl von Patienten bis in die Kindheit zurückgeht. Da die Erkrankung keine erheblichen Beschwerden verursacht, kommt der Patient oft erst nach jahre- oder jahrzehntelangem Verlauf zum Arzt. Neben Hauser konnte auch Gottron die Erkrankung bei einem 9jährigen Jungen beobachten.

Bezüglich der Geschlechtsverteilung ist das weibliche bevorzugt betroffen, nach A. Jordan zu 60,4%, Gottron 73%, Reichenberger 70%, Hauser 81% in Würzburg und 64% in Bonn. Möglicherweise bestehen — vielleicht durch Lebens- oder Arbeitsgewohnheiten bedingt — regionale Unterschiede in der Geschlechtsverteilung. Eine konstitutionelle Disposition ist nicht vorhanden bzw. bisher nicht bekannt. Die Jahreszeit spielt bei dem schleichenden Verlauf keine Rolle, da der genaue Zeitpunkt des Beginns praktisch nie festgelegt werden kann.

Pathobiologie. Wie bei allen ätiologisch unbekannten Hauterkrankungen ist auch bei der A. chr. a. die ganze Palette ätiologischer Möglichkeiten durchdiskutiert worden. Ausführlich finden wir sie im Jadassohnschen Handbuch von Oppen-heim beschrieben. Ein neuer Impuls für die ätiologische Betrachtungsweise ging schließlich von den überraschenden therapeutischen Erfolgen mit Penicillin, später auch mit anderen Antibiotica aus. Es mehrten sich Stimmen, die an eine Infektionskrankheit glaubten (Marchionini 1951, Grüneberg 1952, Keining 1953 u. a.). Insbesondere wurde zunächst auf Grund der häufiger positiven Ausfälle der Seroreaktionen auf Lues eine Spirochätose in Erwägung gezogen. Nach Miescher hätte sich damit gut die plasmacelluläre Entzündung in Einklang bringen lassen. Es erregten daher die von Götz 1954 durchgeführten Übertragungsversuche kein geringes Aufsehen; ihm war es gelungen, durch Übertragung von kleinen Hautstückchen bei freiwilligen Versuchspersonen eine der Akrodermatitis ähnliche Entzündung hervorzurufen. Wenn auch bei späteren Nachuntersuchungen, die auch von uns durchgeführt wurden, nicht immer völlige Übereinstimmung mit den Ergebnissen von Götz gefunden wurde, so war damit doch die Forschung in neue Bahnen gelenkt worden. Von Interesse war auch bei eigenen Versuchen, daß neben einer Entzündung, die mit derjenigen bei Akrodermatitis

zumindest eine große Ähnlichkeit aufwies, Veränderungen auftraten, die mit einem Erythema chronicum migrans übereinstimmten. Eine ätiologische Verwandtschaft zwischen dem Erythema chronicum migrans, dem Lymphocyton und der A. chr. a. wurden schon seit langem von einer ganzen Reihe von Autoren (Mulzer u. Keining 1929, Gottron 1938, 1940, 1950, Berggreen 1941, Bäfverstedt 1943, Halter 1953, Schürmann 1952, Hauser 1954) diskutiert. In eigenen Versuchen fanden sich darüber hinaus Veränderungen, die einer Sarcoidose mit Epitheloid- und Riesenzellen ähnlich sahen.

Leider hat die danach eingesetzte intensive Suche nach einem Erreger nicht den erwarteten Erfolg gebracht (Götz u. Meinicke, Götz u. Nasemann), auch eigene Untersuchungen verliefen negativ. Von uns wurde dann die Möglichkeit einer hyperergischen Entzündung, möglicherweise gegen einen banalen Erreger zur Diskussion gestellt, eine Theorie, die sich auch von histologischer Seite her deuten ließe. Alle Bemühungen, über die Ätiologie der A. chr. a. endgültige Klarheit zu gewinnen, sind bis heute fehlgeschlagen (Hauser, Zmegac 1966).

Klinik

Der Beginn der Erkrankung ist im allgemeinen sehr unauffällig. Manchmal besteht ein leichtes Kribbeln, Spannungs- oder Schweregefühl, gelegentlich aber auch stärkere Schmerzen in einer oder mehreren Extremitäten, die den Patienten oft zum Nervenarzt oder wegen der lividroten Verfärbung zum Chirurgen führen. Zunächst wird oft an Durchblutungsstörungen gedacht. Die entsprechende Behandlung bleibt ohne Erfolg, bis dann die Kranken einem Dermatologen zugeführt werden. Während auch im fortgeschrittenen Stadium die Beschwerden noch gut zu beseitigen sind, bleibt die Atrophie bestehen.

Im Anfang bilden sich zunächst ein oder mehrere rote Flecke, die langsam einen lividroten Farbton annehmen, konfluieren und sich von distal nach proximal weiter ausbreiten. Die eigentlichen Akren (Fingerspitzen und Zehen) bleiben stets frei. An den oberen Extremitäten beginnen die Veränderungen entweder auf dem Handrücken oder am Ellenbogen, danach bildet sich ein roter oder blauroter Streifen an der Ulnarseite des Unterarmes (Ulnarstreifen). Gleichzeitig mit der Rötung findet sich zu Beginn nahezu immer eine deutliche Schwellung (entzündlich-infiltratives Vorstadium), im Verlauf von Monaten oder auch Jahren geht dieses aber in ein schlaff-, gegebenenfalls straff-atrophisches Stadium mit sklerodermatischen

Platten und/oder fibroiden Knoten über. In etwa ein Viertel der Fälle wird nur eine Extremität betroffen. Nach jahre- oder jahrzehntelangem Verlauf sind in gleicher Häufigkeit etwa Arme und Beine, am häufigsten jedoch alle Extremitäten befallen. Die Atrophie der Haut ist charakterisiert durch eine erhebliche Verdünnung der Haut, deutlich durch die zigarettenpapierartige Fältelung (POSPELOW) oder bratapfelartiges Aussehen (EHRMANN). Bei extremer Atrophie scheinen die Sehnen und tiefliegenden Venen deutlich durch. In der Umgebung des Ellenbogens finden sich häufiger im vorgeschrittenen Stadium bohnen- bis über kastaniengroße derbe fibroide Knoten. Im allgemeinen bleibt die A. chr. a. auf die Extremitäten beschränkt, nur selten kommt Befall des Stammes oder gar des Gesichtes vor.

Bei einer großen Anzahl von Patienten findet man an der Wirbelsäule Veränderungen (BOMMER, KRÖBER). Beobachtet werden Spondylosen, Spondylarthrosen, lumbosacrale Übergangswirbel, Wirbeltorsionen und Verkantungen. Es bestehen hierbei so häufig Beziehungen zur befallenen Extremität, daß sie als verantwortliche Lokalisationsfaktoren durch Irritation der austretenden Nerven angesehen werden können. Schon EHRMANN und FALKENSTEIN haben 1925 auf die Ausbreitung des Krankheitsprozesses längs der Lymphbahnen hingewiesen. Die regionalen Lymphknoten sind in der Regel vergrößert, während an der Leber und Milz sowie an den Hiluslymphknoten keine zur A. chr. a. gehörigen Veränderungen zu beobachten sind. Bei einer größeren Anzahl von Patienten lassen sich auch im Knochenmark reaktiv bedingte Veränderungen nachweisen. Man findet eine Vermehrung von Plasmazellen, häufig auch von lymphoiden Reticulumzellen und Eosinophilen, vereinzelt auch in geringerem Umfang von Gewebsmastzellen (HAUSER).

Die histologischen Veränderungen bestehen bei der A. chr. a. je nach Stadium der Erkrankung aus einem mehr oder weniger dichten Rundzelleninfiltrat, das umschrieben oder ausgedehnt die gesamte obere Cutisschicht einnehmen kann und überwiegend aus Plasmazellen besteht. Mit zunehmender Atrophie und Alterung des Prozesses bildet sich dieses Infil-

trat zurück. Unter der schmalen, lang ausgezogenen Epidermis finden sich dann nur stellenweise, vorwiegend um die Gefäße angeordnete Zellansammlungen.

Laboratoriumsdaten. Auf die Veränderungen im Knochenmark wurde bereits hingewiesen. Die Blutsenkungsreaktion ist in einem erheblichen Prozentsatz beschleunigt. THYRESSON (1949) fand in über 70% eine BSG von 10—50 mm, nur 17,5% lagen darunter. HAUSER konnte in seinem Krankengut mit großer Regelmäßigkeit eine Erhöhung der γ-Globuline feststellen, dagegen seltener eine solche der α- oder β-Globuline. Zu ähnlichen Ergebnissen kamen auch KOSKIMIES, RÖCKL und JAROSCHKA sowie LEINBROCK. Es ist anzunehmen, daß diese Veränderungen ursächlich mit der Plasmazellhyperplasie in Zusammenhang stehen.

Diagnose. Der rötlich-livide Farbton führt am häufigsten zu Verwechslungen mit Durchblutungsstörungen, Erfrierungen, Kreislaufstörungen, Raynaudscher Krankheit, aber auch Sklerodermie, Pellagra, Erysipel, Erysipeloid sowie Rheumatismus nodosus für die fibroiden Knoten, sind weitere Fehldeutungen.

Therapie. Vor Einführung der Penicillinbehandlung versuchte man die A. chr. a. je nach Auffassung über die mutmaßliche Ätiologie zu behandeln. Auch eingreifendere Methoden wie die Sympathektomie wurden ohne nennenswerten Erfolg durchgeführt. KREIBICH konnte hierdurch allerdings eine Verhinderung der zentripetalen Ausbreitung beobachten. Eine Beeinflussung des vegetativen Nervensystems versuchte man durch Acetylcholin (MONCORPS, BOHNSTEDT) zu erreichen. Die im ganzen nur geringe Wirkung von Doryl, Priscol und Padutin blieb umstritten. Einen entscheidenden Umschwung in der Therapie brachte die durch NANNA SVARTZ 1946 eingeführte Penicillinbehandlung, deren Erfolge von zahlreichen Autoren bestätigt wurden (MIESCHER, MARCHIONINI, PIRILÄ u. a.). Unter dieser Behandlung kam es zu einer auffälligen Rückbildung der entzündlichen Veränderungen, während die Atrophie unbeeinflußt blieb. Auch andere Antibiotica haben sich in der nachfolgenden Zeit als wirksam erwiesen, so das Aureomycin (LUDWIG, GOUGEROT u. Mitarb., BURCKHARDT), Chloromycetin und Terramycin (LUDWIG). Die Wirksamkeit dieser Antibiotica blieb jedoch hinter der des Penicillins zurück.

Sklerodermie

Die Unterteilung der Sklerodermie in die circumscripte und diffuse oder progressive ist nicht nur dem äußeren Erscheinungsbild nach, sondern vor allem im Hinblick auf den Verlauf zweckmäßig. Während die Prognose der diffusen Sklerodermie bis heute noch auf die Dauer gesehen als absolut infaust zu bezeichnen ist, zeigt die circumscripte Sklerodermie Rückbildungstendenz und ist in ihrem Verlauf stets gutartig. Die Bezeichnung Sclerodermia diffusa ist u. E. der Bezeichnung Sclerodermia progressiva vorzuziehen, da für den Patienten in der letzteren die ungünstige Prognose erkenntlich wird.

Sclerodermia circumscripta

Bei der Sclerodermia circumscripta (S. c.) treten vorwiegend am Stamm münz- bis über handflächengroße, plattenartige, porzellan- oder wachsfarbene Infiltrate von derber Konsistenz auf, die von einem lilafarbenen Ring (lilac ring) umgeben sind. Von dieser typischen Form gibt es, sowohl was die Konsistenz und Farbe als auch die Lokalisation betrifft, Abweichungen. Die Prognose ist stets gutartig, auch wenn die einzelnen Herde lange Zeit keine oder nur zögernde Rückbildung oder sogar weitere Ausbreitung zeigen. Neben der Bezeichnung S. c. ist auch der Name Morphaea üblich.

Historische Daten. Nach EHRMANN und BRÜNAUER hat der zu den berühmtesten Praktikern seiner Zeit zählende ZACUTUS bereits 1634 eine richtige Beschreibung der Sklerodermie gegeben; der eigentliche Name stammt allerdings von GINTRAC (1847). In der englisch-amerikanischen Literatur ist auch die Bezeichnung „Morphaea" üblich (ERASMUS WILSON). BALL hat 1871 den Begriff "Sclordaktylie" eingeführt.

Disposition. Die Sklerodermie tritt in beiden Formen bei Frauen häufiger auf als bei Männern. Nach Untersuchungen von HEITE an 1505 Fällen fand sich ein Verhältnis von 3,7:1. Der Krankheitsbeginn liegt vorwiegend im mittleren Lebensalter, jedoch kann die Erkrankung, besonders bei der circumscripten Form, bereits in jungen Jahren auftreten (KASS u. Mitarb., JAFFE u. WINKELMANN).

Pathobiologie. Wie bei allen ätiologisch unklaren Erkrankungen wurde eine große Skala variabler Theorien aufgestellt. Im wesentlichen betreffen sie jedoch zentral- und periphernervöse sowie innersekretorische Faktoren (HOFF). Für einen Vitaminmangel und Erblichkeit haben sich kein Anhalt gefunden. Nach STURM stellt die Sklerodermie eine systematisierte, zentrale oder aus Rückenmarkssegmenten und peripheren nervalen Reizen aufgebaute Erkrankung dar. GOTTRON erblickt das Wesen des primären Hautgeschehens in einer Strombahnerweiterung und einer Strömungsverlangsamung in der Endstrombahn. Nach KORTING läßt sich die früher weitgehend einseitig herausgestellte Gefäßtheorie im Sinne einer vorangegangenen und pathogenetisch allein bedeutsamen lokalen Gefäßerkrankung nicht mehr aufrecht erhalten. Trotz anatomisch eindrucksvoller Gefäßbefunde müsse die Priorität der Gefäßschädigung in pathogenetischer Sicht abgelehnt und mehr ein neurogener bzw. neurovasculärer Ursprung des Leidens angenommen werden. Die zentrale Ursache ist nach neuerer Anschauung in der Alternation des vegetativen Nervensystems zu suchen, über deren Spezifität allerdings noch nichts Näheres bekannt ist. Hierbei erkrankt entweder das vegetative Nervensystem in seiner Gesamtheit (VAUBEL), das Zwischenhirn (VAN DER LUGHT, EDEL) oder das Hypophysen-Zwischenhirnsystem (HOFF). Als pathologisch-anatomisches Substrat wurde von MARINESCO u. Mitarb. eine Lipoidose der Ganglienzellen in den vegetativen Kernen des Zwischenhirns gefunden. Aber auch ausgedehnte Veränderungen an sympathischen Ganglien (JAEGER, STÖHR jr.) sowie am Grenzstrang wurden festgestellt.

Im Zusammenhang mit diesen Veränderungen sind Störungen an verschiedenen endokrinen Organen nachgewiesen worden, die sich teilweise in klinischen Symptomen (Diabetes mellitus, Akromegalie oder M.-Simmonds ähnlichen Erscheinungsbildern) teils als pathologisch-anatomisches Substrat manifestierten (KORTING). Schilddrüse, Nebenschilddrüse, vor allem auch die Nebennieren sind wegen Addison-ähnlicher Krankheitsbilder für die Ätiologie in Betracht gezogen worden.

Klinik.

Im Beginn der Erkrankung besteht ein fleckförmiges Erythem, das sich zunächst ohne wesentliche Konsistenzveränderungen weiter ausbreitet. In der Mitte bildet sich unter Abblassung des Erythems eine derbe porzellanfarbene Verhärtung. Am Rande bleibt das Erythem auch bei längerem Bestand vorhanden und nimmt einen lila Farbton an („Lilac Ring"). Gelegentlich kommt es auch zu einem Zusammenfließen kleinerer Herde. Bei gleichzeitigem Bestehen mehrerer Infiltrate können unterschiedliche Entwicklungsstufen vorhanden sein (Abb. 549).

Während am Stamm runde oder ovale Krankheitsherde die Regel sind, finden sich an den Extremitäten auch langgezogene, striäre

Herde. Darüber hinaus kann eine Extremität insgesamt befallen sein. Eine besonders typische striäre Form wird auf der Stirn beobachtet, wo sie meist säbelhiebförmig (sclerodermie en coup de sabre) imponiert (MIESCHER, KNEES, SLESINGER u. a.). Gelegentlich greifen die Veränderungen auf den behaarten Kopf über. Aber auch am Stamm kommen derartige Sklerodermien en bandes vor. Im Gesicht weist das S. c. mitunter eine Ähnlichkeit mit der Hemiatrophia faciei auf oder ist mit einer Hemiatrophie kombiniert. Eine zosteriforme Anordnung und damit segmentale Ausbreitung ist von mehreren Autoren (TUFFANELLI u. Mitarb., HERRMANN) beschrieben worden.

Auch Ausbreitung der Herde auf bestimmte Nervenareale wurde beobachtet (KORTING). RUBIN wies bei 6 von 10 Kranken mit linearer Sclerodermie an den unteren Extremitäten eine Spina bifida occulta nach. Nach KRESSBACH kommt die gerade lineare oder bandförmige S. c. im Kindesalter häufiger vor. In einer Zusammenstellung von SCHNYDER waren unter 23 Fällen von säbelhiebförmiger Sclerodermie, die oft eine Neigung besitzt, in eine Hemiatrophia faciei überzugehen, 14 Kinder. Der Verlauf ist bei Kindern rapider, insbesondere kann das Extremitätenwachstum gefährdet werden (THIERS et ROUVEIX). KRESSBACH führt 7 Fälle aus der Literatur auf, bei denen es im Kindesalter zu einer erheblichen Weichteil- und Knochenatrophie kam. Diese kann so hochgradig sein, daß sie als Sclerodermia mutilans in Erscheinung tritt.

Bei der kleinfleckigen Variante der S. c. — KORTING beobachtete an der Hautklinik der Universität Tübingen unter 36 Fällen 7 — findet man oft gruppierte oder mehr oder weniger disseminierte „milchfarbene" (MIESCHER), selten porzellanweiße, linsen- bis erbsgroße, glänzende Verhärtungen. Bei einem Teil der Efflorescenzen besteht auch hier ein zarter Lilac-Ring und im Gegensatz zur Weißfleckenkrankheit eine tiefere Infiltration. Follikelhyperkeratosen wie beim Lichen sclerosus et atrophicus fehlen.

Auch bei der generalisierten S. c. sind die Einzelherde immer noch deutlich erkennbar. Nur in Ausnahmefällen wird hier auch einmal eine Sklerodaktylie gesehen (MONCORPS). KORTING berichtet über einen Fall, bei dem die einzelnen Herde direkt aneinander lagen, so daß ein flächenhafter Aspekt vorgetäuscht

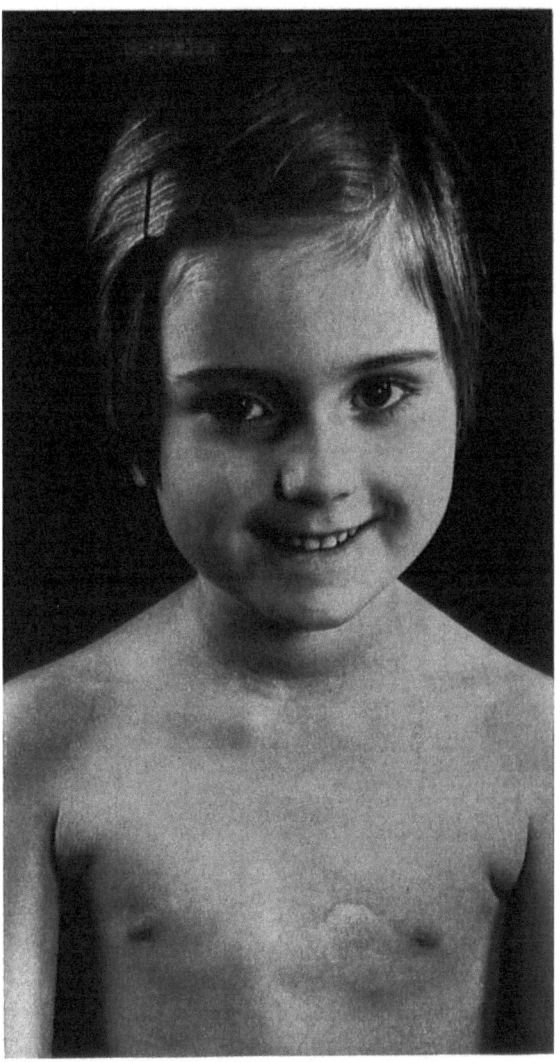

Abb. 549. Circumscripte Sklerodermie

wurde. Der histologische Befund hängt sehr vom Krankheitsstadium ab. Gefäßveränderungen, wie sie bei der diffusen Sklerodermie typisch sind, treten hier weitgehend zurück. Die auffälligsten Veränderungen betrafen das kollagene Bindegewebe, das in der Cutis deutlich verbreitert, ödematös gequollen und homogenisiert ist. Das elastische Gewebe ist mit Ausnahme von Bezirken histiolymphocytärer Zelleninfiltration unverändert. Die Hautanhangsgebilde sind je nach Intensität der Sklerose mehr oder weniger druckatrophisch.

Diagnose. Die Erkennung der S. c. macht im fortgeschrittenen Stadium keine Schwierigkeiten. Die plattenartige, porzellanfarbene Verhärtung mit dem „Lilac-Ring" ist so typisch, daß sie nur selten verkannt wird. Lediglich die kleinfleckigen Formen können zu

Verwechslungen mit der Weißfleckenkrankheit oder dem Lichen sclerosus et atrophicus führen, die übrigens von manchen Autoren als eine Krankheitseinheit aufgefaßt werden.

Verlauf. Der Verlauf ist stets gutartig. Es besteht eine große Neigung zur spontanen Rückbildung. Bei Auftreten der S. c. an den Extremitäten kommen im Kindesalter allerdings Wachstumsstörungen und mutilierende Veränderungen vor.

Therapie. Die spontane Rückbildungstendenz ist bei der Beurteilung jeder therapeutischen Maßnahme zu berücksichtigen. Zunächst wird man eine lokale Behandlung mit Hirudoid- und Cortisonsalbe im Wechsel versuchen, die in die Haut einmassiert werden, wobei auch der medicomechanische Effekt der Massage günstig wirkt. Danach kann eine Behandlung mit Penicillin eingeleitet werden. Wichtig ist es aber, die Eltern oder den Patienten über die Gutartigkeit aufzuklären und nur in Ausnahmefällen bei deutlicher Progredienz und der Gefahr atrophischer oder mutilierender Veränderungen andere therapeutische Maßnahmen wie bei diffuser Sklerodermie (vgl. dort) zu versuchen.

Sclerodermia diffusa

Die diffuse oder auch progressive Sklerodermie (S. d.) ist eine chronische mit Verdickung und Verhärtung der Haut einhergehende, prognostisch stets ernste Erkrankung, die nahezu immer an den Akren (Hände, Füße und im Gesicht) beginnt. Häufig sind auch die inneren Organe, speziell der Oesophagus, befallen, so daß sie als Allgemeinerkrankung anzusehen ist und von vielen Autoren als Systemerkrankung des Gefäßbindeapparates aufgefaßt wird.

Disposition. Die S. d. ist eine sehr seltene Erkrankung, deren Häufigkeit auch in einer großen Hautklinik unter 0,1% des Krankengutes liegt. Die Dauer der Erkrankung beträgt nach HEITE im Mittel 2,5 Jahre, im Krankengut der Tübinger Hautklinik (KÜNKEL) 5,6 Jahre. Sie machte 3% der Gesamtletalität aus. Frauen erkranken weit häufiger als Männer; das Verhältnis beträgt etwa 3:1. Der Beginn der Erkrankung liegt überwiegend im mittleren Lebensalter zwischen dem 2. und 6. Lebensjahrzehnt, jedoch kann die Erkrankung auch bereits im frühen Kindesalter beginnen (CSIK,

KRESSBACH, KASS u. Mitarb., JAFFE u. WINKELMANN u. a.).

Pathobiologie. Wahrscheinlich stellt auch die S. d. eine Erkrankung verschiedener Ätiologie dar. Wesentlich mehr als bei der circumscripten Sklerodermie steht die Gefäßkomponente im Vordergrund. Die zunächst vasospastischen oder vegetativen Veränderungen, die sich häufig als M. Raynaud äußern, gehen bald in organische Veränderungen über. Im übrigen aber gleichen sie weitgehend denen bei der circumscripten Sklerodermie. Im einzelnen vgl. hierzu auch die ausführliche Darstellung von KORTING.

Klinik.

Die Erkrankung beginnt mit unbestimmten Allgemeinerscheinungen wie Schlaf und Appetitlosigkeit, Kopfschmerz, Depressionen, zeitweiliger Erhöhung der Temperatur, starker Müdigkeit. Besonders zur kalten Jahreszeit wird über Absterben der Finger, gelegentlich auch über intermittierendes Hinken geklagt. Manuelle Arbeiten, wie Nähen, Klavierspielen und an der Schreibmaschine, sind erschwert. Störungen der Tränen-, Schweiß- und Speichelsekretion sind nicht selten. Im Vordergrund stehen jedoch die vorwiegend funktionellen vasomotorischen Störungen mit gesteigerter Kälteempfindlichkeit und anfallsweisen schmerzhaften Erstarren eines oder mehrerer Finger. Wie beim M. Raynaud werden überwiegend der 2. bis 4. Finger beider Hände betroffen. Zeitweilig kommen auch angiospastische Anfälle an der Nase, an Wangen und an der Zunge vor.

Die angiospastischen Veränderungen an den Fingerkuppen führen in etwa 60% zu „rattenbißartigen" Nekrosen mit gleichzeitiger Rückbildung der vasomotorischen Zeichen und der paroxysmalen Anfälle. Immer mehr bilden sich die unter der Bezeichnung Sklerodaktylie beschriebenen Veränderungen mit Versteifung der Finger aus. Die Haut wird straff gespannt und glänzend, es kommt zur Ausdehnung der Veränderungen auf die Unterarme und Unterschenkel. Als Endzustand tritt eine panzerartige Umklammerung mit hochgradiger Einengung der Bewegungsfunktionen auf. Im Gesicht kommt es zur Erstarrung der mimischen Muskulatur mit Mikrostomie, mit Vorspringen der mittleren Zahnreihen, hervorspringender, glänzender, spitzer Nase und radiären Furchen in der Umgebung des Mundes. Nur selten beginnt die S. d. am am Stamm, so daß gelegentlich differentialdiagnostische

Schwierigkeiten mit der circumscripten Sklerodermie auftreten können. Auffallend sind bei der S. d. schon relativ frühzeitig auftretende Pigmentverschiebungen (neben vitiligo-artigen Depigmentierungen auch Hyperpigmentierungen) besonders im Bereich der Halsregion. Auf der Nase und an den angrenzenden Wangenpartien, aber auch an anderen sklerodermatischen Hautpartien finden sich feinste Teleangiektasien, so daß ein poikilodermie-artiges Bild entsteht. Ziemlich regelmäßig sind Muskelatrophien vorhanden (GOTTRON), die aber nicht oder zumindest nicht ausschließlich auf den Druck der darüberliegenden sklerodermatischen Haut zurückzuführen sind. Hinzu kommt eine fortschreitende Schrumpfung und Versteifung der Gelenke, wie bei der primärchronischen Polyarthritis.

Knochenveränderungen sind bei fortgeschrittener Form in verschiedenen Varianten vorhanden. Hauptsächlich besteht eine Atrophie (HAMMERSCHMIDT u. KORTING), weniger häufig eine Osteoporose, eine Osteopoikilie und cystenartige Aufhellung. Interstitielle Kalkablagerungen wurden erstmals 1890 bzw. 1911 von THIBIERGE und WEISSENBACH (Thibierge-Weißenbach-Syndrom) beschrieben, die in manchen Fällen schon frühzeitig als erbs- bis über walnußgroße, kalkhaltige, manchmal fistelnde Knoten oder Cysten erkennbar sind.

Von den inneren Organen ist besonders häufig und frühzeitig die Speiseröhre erkrankt (PASCHER u. HERRMANN, KOLAR u. Mitarb., TUFFANELLI u. WINKELMANN u. a.). Bereits bei Auftreten der S. d. im Kindesalter sind sklerodermatische Oesophagusveränderungen beobachtet worden (JAFFE u. WINKELMANN). Subjektiv klagen die Kranken über Dysphagien namentlich beim Schlucken fester Bissen, sowie über epigastrische und retrosternale Beschwerden. Hochgradige Stenose ist der Endzustand. Röntgenologisch ist ein Verlust des normalen Schleimhautreliefs sowie ein Fehlen der Peristaltik festzustellen. In fortgeschrittenen Stadien sind immer auch entsprechende Veränderungen an der Magen- und Dünndarmschleimhaut nachweisbar, Magen und Duodenalulcera sind oft die Folge, Anorrhexie, Erbrechen und profuse Diarrhoen lästige Symptome.

An den Augen findet sich oft schon als Frühzeichen eine herabgesetzte Tränensekretion, als deren Folge Hornhautulcerationen

auftreten. Auch Kataraktbildungen (DÖRKEN), die nach SAUTTER praktisch immer doppelseitig auftreten, sind keine Seltenheit. Als Folge einer Sklerose der Stimmbänder tritt gelegentlich Heiserkeit auf, ebenso ist ein Übergreifen auf die Trommelfelle mit nachfolgender Schwerhörigkeit möglich. Atrophische Veränderungen an der Nasenschleimhaut führen zu Septumperforation.

Auch Nierenveränderungen infolge einer Gefäßsklerose sind häufig (LEINWAND u. Mitarb.), sie bilden eine gewisse Prädisposition zur aufsteigenden Nephritis. Gefäßveränderungen von einer Intimaschwellung bis zur Nekrose kommen auch an anderen Organen vor.

Diagnose. Im Beginn kommen am ehesten infolge der angiospastischen Symptome Verwechslungen mit dem M. Raynaud vor. Durchblutungsstörungen anderer Genese, wie Endanginitis obliterans und Arteriosklerose sind weitere Fehldiagnosen. Das Scleroedema adultorum Buschke ist durch den akuten Beginn und die Lokalisation am Stamm (speziell Schultergürtel) gut abzugrenzen. Das Sclerema neonatorum ist früher häufig als Neugeborenensklerodermie beschrieben worden. Die Adiponekrosis subcutanea neonatorum weist eher differentialdiagnostische Schwierigkeiten mit der Sclerodermia circumscripta auf.

Laboratoriumsbefunde. Im Elektrophoresediagramm sind vor allem die γ-Globuline, weniger die α- und β-Globuline vermehrt. Die Blutsenkungsreaktion ist demnach in etwa 75% beschleunigt. Im Blutbild findet sich manchmal eine mäßige Eosinophilie.

Verlauf. Der Verlauf der Erkrankung ist, wie der Namen sagt, progressiv. Die Dauer der Erkrankung ist unterschiedlich, auch Remissionen kommen vor. Die Prognose ist jedoch immer ernst und auf die Dauer gesehen infaust.

Therapie. Infolge der unbekannten und wahrscheinlich variablen Ätiologie sowohl der circumscripten als auch der diffusen Sklerodermie ist eine spezifische Behandlungsmethode bis heute nicht bekannt. Es sollen daher nicht alle, im allgemeinen nur symptomatisch wirksamen, therapeutischen Maßnahmen aufgezählt werden.

Als örtliche Behandlung sind aktive und passive Gymnastik, verschiedene Bäder, vor allem auch Unterwassermassage wirksam und sollten stets neben der Allgemeinbehandlung durchgeführt werden. Von den Hormonen sind nahezu alle zur Therapie empfohlen worden: Parathormon bzw. ATC 10, Schilddrüsenhormon, Hypophysenwirkstoffe, auch Implantationen von Kalbshypophysen, Sexualhormone und vor allem in neuerer Zeit Nebennierenrindenhormone. Nach anfänglichen überschwenglichen Berichten sind heute die Ansichten über die Wirkung von Cortison und seinen Derivaten sowie ACTH geteilt. Duperrat und Puissant (1966) sprechen sogar von einem Versagen der Corticosteroide. Auch Perry ist der Meinung, daß von ACTH und Cortison kein allzu großer Erfolg zu erwarten ist, abgesehen davon, daß große Dosen über lange Zeit gegeben werden müssen. Neuerdings haben Korting u. Mitarb. eine Behandlung mit Gestagenen propagiert, die teilweise überraschende Erfolge gezeigt hat. Den Antibiotica, speziell dem Penicillin, wird eine — zumindest zeitweilige — gute Wirkung zugeschrieben. Nach eigenen Erfahrungen wirkt auch das neue

auf Pilze wirksame Antibioticum Griseofulvin. Chelathbildner sollen nach Neiedly und Piper, Langhof und Zabel in einem Teil der Fälle wirksam sein.

Bei nahezu allen Medikamenten wird von dem einen Autor über gute, von dem anderen über weniger gute Erfahrungen, ja sogar über Versager berichtet. Dies gilt auch für die vegetativ wirksamen Pharmaka, wie Acethylcholin, Pilocarpin und Prostigmin. Vitamine, Folsäure-Antagonisten, Antihistaminika, sowie Elektrolyte seien nur der Vollständigkeit halber erwähnt. Bei Versagen anderer Behandlungsmethoden hat die intravenöse Novocain-Therapie zeitweilige Besserungen gebracht.

Die Behandlung der diffusen Sklerodermie setzt eine große Erfahrung voraus. Immer muß man sich bewußt sein, daß bisher jede Behandlung symptomatisch wirkt und lediglich zur Besserung der Symptome und zeitweiligen Remissionen bzw. Vermeidung der Progredienz führen kann.

Lichen sclerosus et atrophicus

Beim Lichen sclerosus et atrophicus (L. s. a.) handelt es sich um linsen- bis handflächengroße, derbe, alabasterfarbene oder blauweiße, oft gruppiert stehende Herde, die im Hautniveau oder manchmal etwas darunter gelegen sind. Der Verlauf ist gutartig; es besteht aber Neigung zur Progredienz.

Historische Daten. Die Erkrankung wurde 1887 von Hallopeau erstmals beschrieben und ebenso wie von Darier als besondere Variante dem Lichen ruber planus zugeordnet. Auch später haben namhafte Dermatologen wie Sulzberger (1937) und Lapière (1948) die gleiche Auffassung vertreten. Andere — wie Unna (1904) und Ehrmann und Brünauer rechnen sie zur Sklerodermie. Zumbusch beschrieb die Erkrankung 1906 erstmals als Lichen albus und Kyrle prägte 1925 den Namen Lichen sclerosus et atrophicus.

Disposition. Nach Montgomery und Hill wird das weibliche Geschlecht sechsmal häufiger befallen. Das Durchschnittsalter liegt bei 45—50 Jahren. Die Erkrankung wird aber auch bereits im Kindesalter beobachtet (Jewell, Lascano u. Mitarb., Aaronson u. Mitarb.). Crissey u. Mitarb. berichten über 3 Mädchen von 4—9 Jahren, Lascano u. Mitarb. über 6 Mädchen von 3—17 Jahren mit L. s. a. Auch Hauser konnte ein 7jähriges

Mädchen mit zahlreichen Herden genitaler und extragenitaler Lokalisation beobachten.

Pathobiologie. Die Ätiologie ist unbekannt. Pathogenetisch werden jedoch Beziehungen zum Lichen ruber planus, zur Morphaea und zur Kraurosis angenommen. Im Gegensatz zum Lichen ruber planus kommt es aber schon recht frühzeitig zu einer Sklerosierung mit Schwund der Elastica in der oberen Cutis. Demgegenüber wird bei der Morphaea außer im Bereich von Zellinfiltraten keine Elasticazerstörung beobachtet. Von der Kraurosis unterscheidet sich der L. s. a. durch den mehr fleckförmigen Charakter.

Klinik

Bevorzugte Lokalisationsstellen beim L. s. a. sind Nacken, Hals, Schultergürtel und Sternalregion. Aber auch alle anderen Körperstellen können befallen sein. Darüber hinaus stellt die Genitalregion eine Prädilektionsstelle dar. Im Gegensatz zur Kraurosis vulvae beschränken sich die Veränderungen nicht auf die Genitalregion, sondern greifen auf die Umgebung, speziell auch auf die Perianalregion, über. Glans penis, Penisschaft und Scrotum werden ebenfalls häufiger mitbefallen.

Im Beginn besteht zunächst eine leicht erythematöse Papel, die aber sehr bald die eigentümliche Weißfärbung erkennen läßt

(MIESCHER). Die kleineren Herde sind rundlich, oval oder polygonal, die größeren durch Konfluenz kleinerer Herde nicht selten polycyclisch begrenzt. Im Zentrum größerer Herde befinden sich erweiterte Follikel mit schmutzigbräunlichen Hornpfropfen. Außer mäßigem, nur selten stärkerem Juckreiz bestehen keine Beschwerden. Lediglich an der Harnröhrenmündung kann es zur Einengung kommen.

Histologisch findet sich besonders perifolliculär eine Hyperorthokeratose, im Corium besteht ein lymphoidzelliges Infiltrat, das durch eine gequollene Bindegewebszone von der Epidermis getrennt ist. Die Veränderungen beschränken sich im Gegensatz zur Sklerodermie auf die obere Cutis.

Diagnose. Differentialdiagnostisch macht die Abgrenzung zu den bereits genannten drei Krankheitsbildern Morphaea, Lichen ruber planus, insbesondere der atrophischen Variante und der Kraurosis Schwierigkeiten. Klinisch ist die L. s. a. aber im allgemeinen schon durch die eigentümliche Farbe, insbesondere aber durch die Hornpfröpfe enthaltenden erweiterten Follikel abzugrenzen.

Verlauf. Der Verlauf ist äußerst chronisch; es besteht aber auch Neigung zur Spontanheilung.

Therapie. Eine sicher wirksame Behandlung ist bisher nicht bekannt. Resochin, Cortison, sowohl per os als auch in Form von Unterspritzungen, haben ebenso wie Heparin und Hyaluronidase bisher keinen anhaltenden und überzeugenden Erfolg gezeigt. Bei starkem Juckreiz im Genitalbereich sind Novocain-Alkohol-Unterspritzungen zu versuchen.

Literatur

Acrodermatitis chronica atrophicans

BÄFVERSTEDT, B.: Über Lymphadenosis Benigna Cutis. Eine klinische und pathologisch-anatomische Studie. Acta derm.-venerol. (Stockh.) **24**, Suppl. 11 (1943).

BERGGREEN, P.: Lymphozytom (Lymphadenosis circumscripta?). Ref. Zbl. Haut- u. Geschl.-Kr. **49**, 109 (1935).

BOHNSTEDT, R. M.: Therapeutische Erfahrungen mit Acetylcholin. Arch. Derm. Syph. (Berl.) **166**, 163 (1932).

BOMMER, S., u. A. STOLP: Beitrag zum Ursachenkomplex der Akrodermatitis chronica atrophicans Herxheimer. Hautarzt **11**, 208 (1960).

BRÜNAUER, ST. R.: Atrophodermien. Handb. d. Kinderheilk. Bd. X, S. 238. Berlin: F. C. W. Vogel 1935.

BURCKHARDT: Zit. n. HAUSER.

EHRMANN: Zit. n. HAUSER.

EHRMANN, S., u. F. FALKENSTEIN: Über Dermatitis atrophicans und ihre pseudosklerodermatischen Formen. Arch. Derm. Syph. (Berl.) **149**, 142 (1925).

FEGELER, F.: Diskussion zur Ätiologie der Acrodermatitis chronica atrophicans. Vereinig. Rhein.-Westf. Dermatologen. Festsitzg. v. 4. 5. 1958; 82. Frühjahrstagung. Ref. Derm. Wschr. **139**, 57 (1959).

FINGER, F., u. M. OPPENHEIM: Die Hautatrophien. Ref. Zbl. Haut- u. Geschl.-Kr. **14**, 221 (1911).

GÖTZ, H.: Die Acrodermatitis chronica atrophicans Herxheimer als Infektionskrankheit. Hautarzt **5**, 491 (1954).

—, u. K. MEINICKE: Ist die Acrodermatitis chronica atrophicans Herxheimer eine Spirochätose? Arch. klin. exp. Derm. **201**, 132 (1955).

GÖTZ, H., u. TH. NASEMANN: Zur Frage der Virusätiologie der Acrodermatitis chronica atrophicans Herxheimer. Hautarzt **7**, 349 (1956).

GOTTRON, H.: Zit. n. HAUSER.

GOUGEROT, E.: Zit. n. HAUSER.

GRÜNEBERG, TH.: Zur Frage der Ätiologie der Acrodermatitis chronica atrophicans. Derm. Wschr. **126**, 1041 (1952).

HALTER, K.: Acrodermatitis chronica atrophicans mit aleukämischer Lymphadenosis cutis. Derm. Wschr. **128**, 1248 (1953).

HAUSER, W.: Akrodermatitis chronica atrophicans. In: JADASSOHN: Handbuch Haut- u. Geschl.-Kr., Ergänzungsband IV/1 A, S. 556. Berlin-Heidelberg-New York: Springer 1965.

JORDAN, A.: Über die Ätiologie der idiopathischen progressiven Hautatrophie (Acrodermatitis chronica atrophicans). Zbl. Haut- u. Geschl.-Kr. **38**, 312 (1930).

KEINING, E.: Zit. n. HAUSER.

KOSKIMIES: Zit. n. HAUSER.

KRÖBER: Zit. n. HAUSER.

LEINBROCK, A.: Elektrophorese in der Dermatologie. In: H. J. ANTWEILER: Die quantitative Elektrophorese in der Medizin. Berlin-Göttingen-Heidelberg: Springer 1957.

LÖWENSTAMM: Zit. n. HAUSER.

LUDWIG, E.: Erythema chronicum migrans im Frühstadium der Acrodermatitis chronica atrophicans Herxheimer. Hautarzt **7**, 41 (1956) u. Zit. n. HAUSER.

MARCHIONINI, A.: Akrodermatitis atrophicans (Zustand nach Penicillinbehandlung). Hautarzt **3**, 331 (1952).

— Zur Ätiologie der Acrodermatitis chronica atrophicans (Pick-Herxheimer). Münch. med. Wschr. **98**, 705 (1956/I).

MIESCHER, G.: Erfolge der Penicillinbehandlung bei Acrodermatitis atrophicans und bei Lymphozytom. Schweiz. med. Wschr. **79**, 1249 (1949/II).

Moncorps, C.: Beitrag zur Pathogenese der Acrodermatitis atrophicans. Derm. Z. **48**, 285 (1926).

Mulzer, P., u. E. Keining: Über miliare Lymphozytome der Haut. Derm. Wschr. **1929**, 293.

Pirilä, V.: The penicillin treatment of acrodermatitis atrophicans chronica. Acta derm.-venereol. (Stockh.) **31**, 576 (1951).

Pospelow, A.: Cas d'une atrophie idiopathique de la peau. Ann. Derm. Syph. (Paris) **9**, 505 (1886).

Reichenberger, M.: Zit. n. Hauser.

Röckl, H., u. R. Jaroschka: Verhalten der Serumeiweißkörper bei Dermatosen. I. Teil: Klinik. Arch. Derm. Syph. (Berl.) **196**, 223 (1953).

Schuermann, H.: Lymphadenosis benigna cutis (an beiden Beinen), Acrodermatitis chronica atrophicans (an den Armen) nach wiederholtem Holzbockbefall (über 100 Holzböcke). Hautarzt 4, 4487 (1956).

Thyresson, N.: Fälle von Acrodermatitis chronica atrophicans (Herxheimer) behandelt mit Penicillin (1946—1949). Arch. Derm. Syph. (Berl.) **189**, 157 (1949).

Zmegac, Z.: Zur Frage der Ätiologie der Akrodermatitis chronica atrophicans unter besonderer Berücksichtigung der Implantationsverfahren von Götz. Hautarzt **17**, 293 (1966).

Sklerodermie

Asboe-Hansen, G.: Treatment of scleroderma with dextrothyrosine (Symposium) Proc. 12. internat. Congr. Derm. **2**, 1305 (1962).

Aupaix, P., et Fievez: Syndrome de Thiebierge-Weissenbach. Bull. soc. franç. Derm. Syph. **72**, 420 (1965).

Ball: Zit. n. Korting.

Brünauer, St.: Hautveränderungen durch Störungen am peripheren Gefäßapparat. Sklerodermien und sklerodermieähnliche Krankheitsbilder. Handb. d. Kinderheilk. Bd. X, S. 242. Berlin: F. C. W. Vogel 1935.

Catterall, M., and N. Rowell: The effect of systematic sclerosis on pulmonary function (Symposium) Proc. 12. internat. Congr. Derm. **2**, 1213 (1962).

Crawford, S.: Zit. n. Korting.

Csik, L.: Differentialdiagnostische Probleme des scleroderma diffusum im Kindesalter. Orv. Hetil. **1955**, 1190; ref. Zbl. Haut- u. Geschl.-Kr. **94**, 344 (1956).

Dörken, H.: Zit. n. Korting.

Duperrat, B., et A. Puissant: Formes cliniques nouvelles et traitements nouveaux de la sclerodermie. Acquisit. méd. réc. **1966**, 187; ref. Zbl. Haut- u. Geschl.-Kr. **122**, 58 (1966).

Edel, K.: Betrachtung über die Pathogenese der Sklerodermie. Nederl. Tijdschr. Geneesk. **1933**, 2817; ref. Zbl. Haut- u. Geschl.-Kr. **46**, 63 (1933).

Ehrmann, S., u. St. R. Brünauer: Sclerodermie. In: Jadassohn: Handb. d. Haut- u. Geschl.-Kr. VIII/2, S. 717. Berlin: Julius Springer 1931.

Fegeler, F., u. G. Gorck: Nebenwirkungen der Griseofulvintherapie. In: Die Griesofulvinbehandlung der Dermatomykosen. Berlin-Göttingen-Heidelberg: Springer 1962.

Gintrac: Zit. n. Korting.

Gottron, H. A.: In: C. Adam: Normale und krankhafte Steuerung im menschlichen Organismus, S. 237. Stuttgart: G. Fischer 1937.

Hammerschmidt, u. Korting: Zit. n. Korting.

Heite, H. J.: Ergebnisse häufigkeitsanalytischer Untersuchungen bei der Sklerodermie. Ref. Zbl. Haut- u. Geschl.-Kr. **88**, 16 (1954).

Hochleitner, M.: Zirkumskripte posttraumatische Sklerodermie als Anfallsleiden. Wien. klin. Wschr. **78**, 460 (1966).

Herrmann, W. P.: Hemiatrophia faciei mit Sklerodermie und hirnorganischen Anfällen. Z. Hautkrkh. **28**, 319 (1960).

Hoff: Zit. n. Korting.

Holzmann, H., G. W. Korting u. B. Morsches: Zur Therapie der Sklerodermie mit Gestagenen. Hautarzt **16**, 456 (1965).

Jaffe, M. O., and R. K. Winkelmann: Generalized scleroderma in children. Acrosclerotic type. Arch. Derm. (Chic.) **83**, 402 (1961).

Kass, H., V. Hanson, and J. Patrick: Scleroderma in childhood. J. Pediat. (St. Louis) **68**, 243 (1966).

Knees, H. J.: Sklerodermie en bandes. Derm. Wschr. **151**, 1416 (1965).

Kolář, J., Z. Stafa u. P. Teisinger: Röntgenologische Befunde am Magen-Darm-Kanal bei der Sklerodermie. Med. Klin. **59**, 1824 (1964).

Korting, G. W.: Sklerodermie und sklerodermieähnliche Erkrankungen. In: Gottron-Schönfeld: Dermatologie u. Venerologie. Stuttgart: Georg Thieme 1958.

—, H. Holzmann u. K. Kühn: Biochemische Bindegewebsuntersuchungen in Analogie zum Sklerodermie-Problem. Med. Welt. **1964**, 1751.

Kreysel, H. W.: Nierenfunktion bei progressiver Sklerodermie und Pyelonephritis (vgl. Clearanceuntersuchungen). Z. Haut- u. Geschl.-Kr. **40**, 173 (1966).

Kressbach, H.: Zur Kenntnis der Sklerodermien im Kindesalter. Z. Haut- u. Geschl.-Kr. **27**, 343 (1959).

Langhof, H., u. H. Zabel: Zur Therapie der systematisierten Skleropathie (progressiven Sklerodermie) und der systematisierten Sarkoidose mit dem Chelatbildner Na2 EDTA. Dtsch. Gesundh.-Wes. 18, 188 (1962).

Lascano, E. F., L. F. Montes, and A. Mazzini: Lichen sclerosus atrophicus in childhood. Report of 6 cases. Obstet. and Gynec. **24**, 872 (1962); ref. Zbl. Haut- u. Geschl.-Kr. **120**, 131 (1965/66).

Laugier, P., et J.-C. Risold: Essai de traitement par l'acide, espilon amino-capoique de trois cas de Sclérodermie. Bull. Soc. franc. Derm. Syph. **71**, 645/46 (1964). ref. Zbl. Haut- und Geschl.-Kr. **119**, 247 (1965).

Leinwand, J., A. W. Duryee, and M. N. Richter: Zit. n. Korting.

Marinesco, G., N. Vasilesco et H. Bruch: Contribution à l'étude de la sclérodermie. Ann. Méd. 45, 241 (1939); ref. Zbl. Haut- u. Geschl. Kr. 63, 436 (1940).

Miescher, G.: Zit. n. Korting.

Nejedly, O., u. H. G. Piper: Therapie der Sklerodermie mit Chelatbildnern. Hautarzt 11, 379 (1960).

Pascher, W., u. W. P. Herrmann: Oesophagusveränderungen bei der Sklerodermie. HNO (Berl.) 13, 202 (1963); ref. Zbl. Haut- u. Geschl.-Kr. 121, 147 (1966).

Perry, H. O.: Recent treatment programs für generalized scleroderma. Arch. Derm. (Chic.) 83, 300 (1961).

Rubin, L.: Zit. n. Korting.

Sautter, H.: Die Trübungsformen der menschlichen Linse, S. 89 u. 91. Stuttgart: Georg Thieme 1951.

Schnyder, U. W.: Circumscripte Sclerodermien mit Weichteil- und Knochenatrophie. Dermatologica (Basel) 112, 444 (1956).

Schubert, M.: Sclerodermia circumscripta. Ref. Zbl. Haut- u. Geschl.-Kr. 60, 298 (1938).

Slesinger, M.: Hemiatrophy of the face and its treatment. Cs. Derm. 40, 239 (1965); Ref. Zbl. Haut- u. Geschl.-Kr. 121, 52 (1966).

Stava, Z.: Zirkumscripte Sklerodermie (klinische Analyse von 50 ausgewählten Fällen). Derm. Wschr. 139, 512 (1959).

Thiers, H., et J. Rouveix: Les résultas de la cure de Bourbon-Lancy dans le traitment des séquelle des sclérodermies en bandes infantiles. Bull. Soc. franc. Derm. Syph. 67, 836 (1960).

Tuffanelli, D. L., and R. K. Winkelmann: Systemic scleroderma. A clinical study of 727 cases. Arch. Derm. (Chic.) 84, 359 (1961).

Tuffanelli, D. L., W. L. Marmelzat, and C. S. Dorsey: Linear Scleroderma with hemiatrophy: Report of three cases anociated with collagen-vascular diseases. Dermatologica (Basel) 132, 51 (1966).

van der Lught: Dermatomyesitis und Sklerodermie. Dermatologica (Basel) 96, 37 (1948).

Vaubel, E.: Zit. n. Korting.

Lichen sclerosus et atrophicus

Aaronson, L. D., G. R. Baler, and B. L. Schiff: Lichen sclerosus et atrophicus. occuring in childhood. Arch. Derm. (Chic.) 85, 746 (1962).

Darier, J.: Zit. n. Hauser.

Hallopeau, H.: Zit. n. Montgomery u. Hill:

Hauser, W.: Atrophien. In: Gottron-Schoenfeld: Dermatologie u. Venerologie. Bd. II/2, S. 833. Stuttgart: Georg Thieme 1958.

Jewell, E. W.: Lichen sclerosus et atrophicus. Arch. Derm. (Chic.) 82, 128 (1960).

Kyrle: zit. n. Hauser.

Lapiere, M. S.: Arch. belg. derm. syph. 4, 337 (1948); Zit. n. Hauser.

Miescher, G.: Über die Beziehungen der Weißfleckenkrankheit zur weißfleckigen Sklerodermie. Dermatologica (Basel) 97, 75 (1948).

Montgomery, H., and W. R. Hill: Lichen sclerosus et atrophicus. Arch. Derm. (Chic.) 42, 725 (1740).

Sulzberger: Zit. n. Hauser.

Unna, P. G.: Die Histopathologie der Hautkrankheiten. Berlin: A. Hirschwald 1894.

Zumbusch, L. v.: Über Lichen albus, eine bisher unbeschriebene Erkrankung. Arch. Derm. Syph. 82, 339 (1906).

Alopecien und andere Haarerkrankungen

Von F. Mayer, Aachen

Einleitung

Die Entwicklung des menschlichen Haares setzt zwischen der 9. und 14. Woche des Fetallebens mit der Bildung der epithelialen Haarkeime ein, an deren Grund bald die mesodermale, die Ernährung vermittelnde Papille entsteht. Etwa 3 Wochen später wachsen aus den Haarkeimen die ersten Lanugohärchen, die im 7. Monat als Wollhaarkleid oder primäre Lanugo den ganzen Körper bedecken. Diese Haare fallen aber in den letzten Monaten vor der Geburt wieder aus und werden durch das bis zur Pubertät bestehende kindliche Haarkleid ersetzt.

Die *menschlichen Haare* sind fadenförmige Hautanhangsgebilde, die in den Haarbälgen, Einstülpungen der Haut, wurzeln und als Haarschäfte die Haut überragen. Sie bedecken die ganze Körperoberfläche mit Ausnahme weniger Stellen: Handteller, Fußsohlen, Dorsal-

seiten der Finger und Zehenendglieder, Glans penis et clitoridis, Innenfläche des Praeputiums. Man unterscheidet 3 Arten von Haaren: die Wollhaare, die Kurz- oder Borstenhaare und die Langhaare.

Die *Wollhaare, Lanugo,* sind bis zu 14 mm lange, feine Härchen, die im Gesicht, am Rumpf, an den Extremitäten, an den Labia minora und an der Caruncula lacrimalis vorkommen.

Die *Kurz- oder Borstenhaare* (Länge 0,5 bis 1,3 cm) sind die Haare der Augenbrauen, der Wimpern, des Naseneingangs und des äußeren Gehörgangs. Die Langhaare bilden die Behaarung des Kopfes, des Bartes, der Achselhöhlen, der Brust und der Geschlechtsteile.

An jedem Haar unterscheidet man den freien sichtbaren Teil, den Haarschaft, und den

im Haarbalg eingeschlossenen Teil, die Haar-
wurzel. Die letztere endet in einer weicheren
Verdickung, der Haarzwiebel, in die sich ein
bindegewebiger, gefäßhaltiger Fortsatz des
Haarbalges, die Haarpapille, hineinschiebt.

Das einzelne Haar besteht aus dem Mark, der
Rinde und dem Haaroberhäutchen, der Haarbalg
aus einem äußeren bindegewebigen und einem
inneren epithelialen Anteil.

In enger Beziehung zu den Haaren stehen die
Haarbalg- oder Talgdrüsen, die nahe der freien
Oberfläche in die Haarbalglichtung münden, und
die Haarbalgmuskeln, Mm. arrectores pilorum.
Durch ihre Kontraktion werden die Haare auf-
gerichtet und die Entleerung der Talgdrüsen
gefördert.

Wachstumsstörungen der Haare können entweder während des Lebens erworbene oder
kongenitale Erkrankungen des Haarschaftes
oder des Haarbodens zur Ursache haben. Man
kann daher unterscheiden zwischen

während des Lebens erworbenen krankhaften Veränderungen der Haarschäfte,

während des Lebens erworbenen krankhaften Veränderungen des Haarbodens,

vererblichen oder angeborenen krankhaften
Veränderungen der Haarschäfte oder des Haarbodens.

Während des Lebens erworbene krankhafte Veränderungen der Haarschäfte

Die Trichorrhexis nodosa. Es handelt sich
dabei um eine meist im distalen Drittel gelegene Veränderung des Haarschaftes, die mit
dem freien Auge als in der Ein- oder Mehrzahl
auftretende weiße Pünktchen erkennbar ist.
Mikroskopisch sieht man weißlichgraue, nissen-
artige Pünktchen, an denen das Haar bei mechanischer Beanspruchung von außen trans-
versal abknickt. Die Bruchenden zeigen eine
bürstenpinselartige Aufsplitterung des Haarschaftes.

Die Trichorrhexis nodosa kann als generalisierte oder umschriebene Erkrankung im Bereich des gesamten Haarkleides auftreten.

Als Ursache dürften wohl vor allem mechanische oder chemische Faktoren anzusprechen sein, wie etwa häufiges Kämmen langer
Haare unter starkem Zug oder unter Verwendung starrer Bürsten (Nylonbürsten). Aber
auch das Kratzen bei stark juckenden Dermatosen der Kopfhaut kann zu einer Tr. n.
führen. Begünstigend scheint eine kosmetische
Vorbehandlung der Haare durch Wasch-,
Färbe- und Bleichmittel zu wirken.

Die Trichoclasie. Diese sehr seltene Ver-
änderung unterscheidet sich von der Trichor-
rhexis nodosa durch das quere oder schräge
Abbrechen der Haarschäfte ohne pinselförmige
Aufsplitterung bei gleichzeitiger kolbenartiger
Verdickung des distalen Haaranteils. Dabei
können im Bereich der erkrankten Bezirke
Bilder auftreten, die an eine ,,abgemähte
Wiese" erinnern. Man unterscheidet 2 Formen
der Trichoclasie:

die idiopathische Tr. und
die traumatische Tr.

Die Ursache der ersteren ist unbekannt, während bei der letzteren wie bei der Trichorrhexis
nodosa, die Ursache in chemischen und mechanischen Einwirkungen zu suchen ist.

Die Trichonodosis. Unter der Bezeichnung
Trichonodosis versteht man eine mit freiem
Auge als Knötchen erkennbare Schlingen- oder
Doppelschlingenbildung eines oder mehrerer
Haare. Die Veränderungen können sich auf
einen, mehrere oder alle behaarten Hautanteile
erstrecken. In der Regel sind solche behaarten
Hautpartien befallen, die einer mechanischen
Beeinflussung (ungeschicktes Kämmen, Bür-
sten, Zerren, Kratzen usw.) ausgesetzt sind.
Die Tr. findet sich daher häufig auch als Be-
gleitkrankheit juckender Dermatosen. Von der
Pediculosis (Nissenbefall) kann sie durch den
Sitz am distalen Haarschaftende differential-
diagnostisch abgegrenzt werden.

Die Pinselhaare. Die Pinselhaare sind pin-
selförmig angeordnete, 10—50 Haare umfassende, intrafollikulär gelegene, aus einem
einzigen trichterförmig erweiterten, keratotischen Follikel austretende Haarbündel, die in
einer gemeinsamen Wurzel korrespondieren.
Sämtliche Härchen werden walzenartig durch
eine Hornscheide zusammengehalten. So entsteht das Bild eines 1—2 cm langen, dunkel-
gefärbten, komedoähnlichen Stachels. Sitz dieser über Jahre bestehenden Veränderung sind
der Nacken, der Stamm (Rücken, seitliche Thoraxpartien, Kreuzbeingegend, Unterbauch), das Gesicht sowie die Beugeseiten der
oberen Extremitäten. Die Ursache ist trotz
einer Reihe von Hypothesen letzten Endes
noch unbekannt.

Pili torti. Bei dieser von RONCHESE und GALEWSKI beschriebenen Haaranomalie besteht als Leitsymptom eine Drehung des Haarschaftes um 180°. Die 1—5 mm langen Torsionen sind im Abstand von 1—12 mm am Haarschaft hintereinander angeordnet. Durch die verstärkte Reflexion des Lichtes im Bereich der torquierten Haaranteile glänzen die Haare bei Sonnenbestrahlung. Die Haare sind trocken

geistige Entwicklung, keine Kombination mit Entwicklungsstörungen. Kunstprodukte durch kosmetische Behandlung sollten als ,,artefizielle Defekte unter dem Bild der Pili torti`` bezeichnet werden.

Die Trichoptilosis. Unter Trichoptilosis versteht man eine bei beiden Geschlechtern auftretende Längsspaltung des Haarschaftes, wobei das distale Ende flaumfederartig auf-

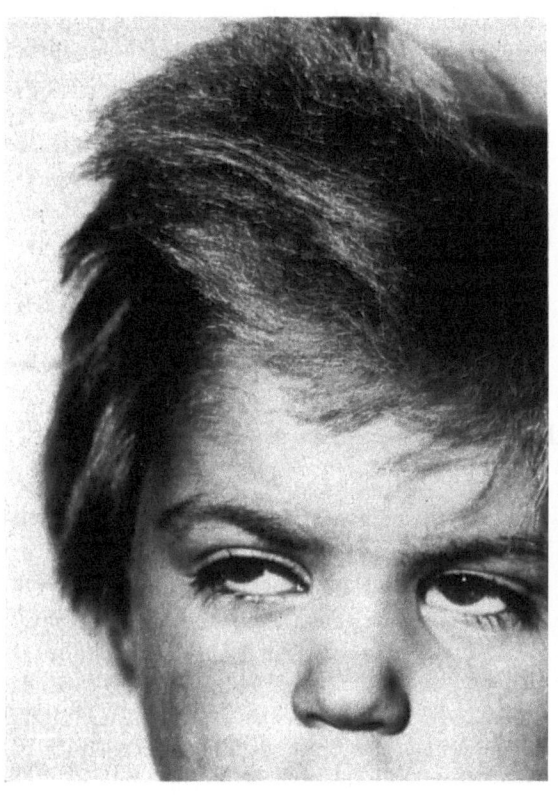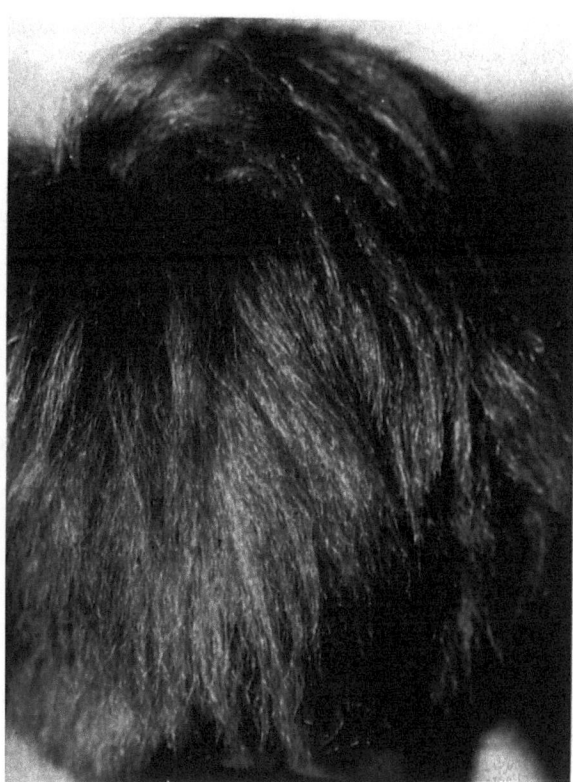

a   b

Abb. 550a u. b. Pili torti. ♀ 4 J. (Univ.-Hautklinik Heidelberg)

und brechen leicht ab, der Haarboden normal oder leicht schuppend. Die Lieblingslokalisation ist die Occipitalgegend, seltener die Stirn- und die Schläfengegend, die Wimpern und Augenbrauen. Die Haarveränderung zeigt sich schon in frühester Jugend besonders bei Mädchen und verschwindet in der Pubertät. Nach der Auffassung von FRIEDERICH sollte die Bezeichnung ,,Pili torti`` nur dem von RONCHESE und GALEWSKI beschriebenen Krankheitsbild vorbehalten bleiben, das gekennzeichnet ist durch Drehung der Haare im Bereich des gesamten Haarkleides, Auftreten in der Kindheit, Abheilung in der Pubertät, keine von der Norm abweichende körperliche und

gefasert ist. Die Haarveränderung beginnt mit einer Spaltung der Cuticula, nach deren Absplitterung die Cortex zerstört wird und bricht. Die Trichoptilosis tritt in der Regel circumscript oder generalisiert im Bereich der Kopfbehaarung auf, seltener am übrigen Haarkleid, und ist mit dem freien Auge erkennbar. Als Ursache kommen vor allem mechanische Beanspruchungen des Haares, insbesondere nach vorausgegangener chemischer Schädigung in Betracht.

Pili anulati. Die Ringelhaare sind gekennzeichnet durch in Längsrichtung alternierend angeordnete Luftansammlungen im Haarschaft, wodurch ein quer gebändertes oder geringeltes Aussehen entsteht. Sie können in jedem Lebensalter im Bereich des gesamten Haarkleides entstehen. Die Ursache ist auch hier noch nicht hinreichend geklärt. Möglicherweise ist ein hormonaler Faktor dafür verantwortlich zu machen.

Von LOCHTE wurden die kennzeichnenden Veränderungen der Ringelhaare in 4 Punkten zusammengefaßt:

1. Geringe Dicke des Haares.

2. Unvollkommen bzw. unterbrochen ausgebildeter Markstrang.

3. Vorkommen granulierter Markinseln auch in den peripheren Teilen der Rinde, in denen sich auch feinste Luftspalten nachweisen lassen.

4. In der Ansammlung perlschnurartig längs angeordneter Granula, die in der nächsten Umgebung der Luftansammlungen liegen.

Die Monilethrix. Hierbei handelt es sich um eine vererbliche Haaranomalie, auf die später noch näher eingegangen werden wird.

Änderungen der Haarfarbe. Sie können auftreten als Folge einer Anlagenanomalie, nach Einwirkung von Externa, als Nebenwirkung von Interna und als Folge von Erkrankungen des Gesamtorganismus.

Zu den ersteren gehört vor allem der Albinismus, die recessiv vererbliche Unfähigkeit Pigment zu bilden sowie die, z. T. dominant vererbliche Heterechromie, d. h. circumscripte Änderung der Haarfarbe (weiße Haarlocke, Toupet de Rohan). Von den Substanzen, die bei innerlicher Anwendung Farbänderungen der Haare hervorrufen können, sind vor allem zu erwähnen: Wismut, Thallium, Pantothensäure, Arsen und Resochin. Unter den Erkrankungen des Gesamtorganismus bzw. des Haarbodens, die Änderungen der Haarfarbe bewirken können, sind zu nennen: Malaria, Typhus, sonstige fieberhafte Erkrankungen, Porphyria cutanea tarda, Pellagra sowie die Erythrotrichie beim Kwashiorkor-Syndrom.

Während des Lebens erworbene krankhafte Veränderungen des Haarbodens

Der Haarverlust des Menschen beträgt normalerweise etwa 60 Haarschäfte pro Tag. Die Wachstumsintensität weist eine gewisse jahreszeitliche Periodizität auf. Von März bis Juni liegt sie über den jährlichen Durchschnittswerten. Kommt es aus irgendwelchen Gründen zu einer vorübergehenden Funktionsunterbrechung des haarbildenden Apparates, so resultiert daraus ein reversibler, nichtnarbiger Haarverlust. Ist jedoch die Funktionsunterbrechung eine dauernde, so ergibt sich das Bild des irreversiblen narbigen Haarverlustes. Man unterscheidet daher zwischen dem

reversiblen nichtnarbigen Haarverlust und dem

irreversiblen narbigen Haarverlust.

Der reversible nichtnarbige Haarverlust

Mannigfach sind die Ursachen, die zu reversiblen Haarausfällen führen können. Unter den exogenen Schädlichkeiten sind vor allem mechanische Traumen, UV und Röntgenstrahlen sowie kosmetische Maßnahmen zu erwähnen. Bei den endogen bedingten Haarverlusten spielen die Ernährung, endokrine Dysfunktionen, Infektionskrankheiten und toxisch-medikamentöse Faktoren eine maßgebliche Rolle.

Unter den exogen bedingten Formen des reversiblen nichtnarbigen Haarverlustes sind die bemerkenswertesten:

Die Dekubitalalopecie des Säuglings. Sie tritt in den ersten Lebensmonaten auf und wird durch das Aufliegen des Hinterhauptes auf dem Kopfkissen hervorgerufen. Die rundlichen oder ovalen Bezirke sind am Hinterhaupt im Bereich der Protuberantia occipitalis, lokalisiert. Sobald der Säugling gelernt hat sich aufzusetzen, schwindet die Veränderung spontan.

Die Säuglingsglatze (Opitz). Sie beginnt kurz nach der Geburt an der Stirn-Haargrenze und den fronto-parietalen Kopfhautpartien. In kurzer Zeit kann sie zur Kahlköpfigkeit führen. Das Haarwachstum setzt jedoch bereits gegen Ende des ersten Lebensjahres wieder ein. Als Ursache nimmt man eine Überdehnung der Kopfhaut durch Wachstumsvorgänge des Schädels an.

Traktionsalopecien. Diese umschriebenen Formen des Haarverlustes wurden besonders in jüngerer Zeit als Folge ständiger Zugeinwirkung bei jungen Mädchen beschrieben. Bei Trägerinnen von Pferdeschwanz- oder Ponyfrisuren kommt es nach einigen Monaten zum Auftreten von bis zu zehnpfennigstückgroßen

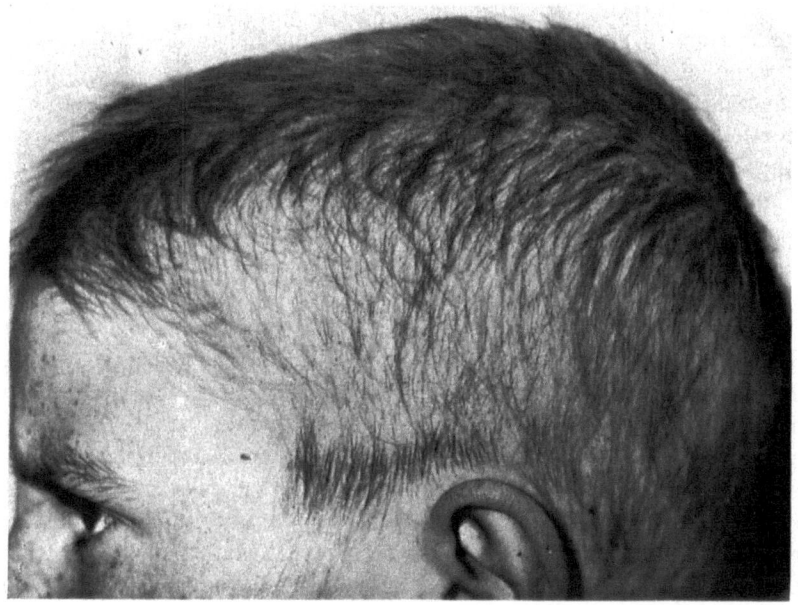

a

kahlen Flecken an der Stirn-Haar-Grenze
bzw. am Scheitel. Ähnlich ist die in Grön-
land beobachtete Alopecia groenlandica
zu deuten. Dort fand man bei Mädchen
und Frauen mit Gretchenfrisuren kahle
Stellen an Stirn, Schläfen und Nacken.

Die Trichotillomanie. Im Jahre 1889
stellte HALLOPEAU einen jungen Mann
vor, der sich wegen heftigen Juckreizes
Kopf-, Bart-, Achsel- und Schamhaare
ausriß. Er gab dieser Erkrankung den
Namen Trichotillomanie, da er sie als
Manie ansah. Nach neuerer Auffassung
handelt es sich „um eine motorische
Entladungsform sowohl dranghafter als
auch triebhafter, also subcorticalen Regionen zugehöriger Vorgänge" (FRIEDE-
RICH). Das klinische Bild ist das des
reversiblen umschriebenen oder diffusen
Haarverlustes durch Herausreißen ganzer Haarschäfte oder durch Zerstörung
der Haarschäfte infolge von Scheuern
oder Reiben sowohl im Bereich des behaarten Kopfes wie auch an anderen
behaarten Körperstellen. Zuweilen besonders nach Kahlscheren des Kopfes,
werden auch bei anderen Kindern und
sogar bei Puppen die Haare herausgerissen. Wenn die herausgerissenen Haare
in den Mund gesteckt und verschluckt
werden, kann es zur Bildung von Bezoaren
kommen, die eine Laparotomie erforderlich

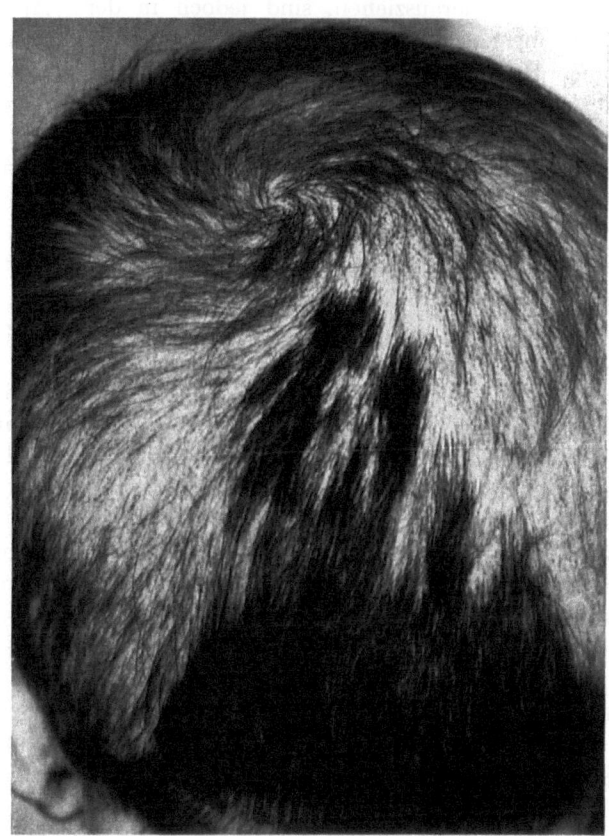

b
Abb. 551a u. b. Trichotillomanie. ♀ 9 J. (Univ.-Hautklinik
Heidelberg)

machen können. Die Trichotillomanie kommt
in allen Altersgruppen, überwiegend jedoch

bei Kindern vor. Therapeutisch wird das Kurzschneiden der Haare, Tragen von Schutzkappen, Handschuhen oder Armschienen empfohlen. Die Veränderungen heilen daraufhin symptomlos ab. In einzelnen Fällen kann die Tr. auch von selbst ausheilen. Die geschilderten Maßnahmen haben jedoch nur bedingten Wert. In vielen Fällen dürfte eine psychiatrische oder psychosomatische Behandlung nicht zu umgehen sein. Galewsky ist der Ansicht, daß die erkrankten Kinder von den anderen Kindern getrennt werden sollten, damit diese nicht „seelisch infiziert" werden.

Die Trichomalacie. Die Trichotillomanie kann mit der im Jahre 1942 erstmals von Miescher beschriebenen Trichomalacie einhergehen. Dabei finden sich auf dem behaarten Kopf unscharf begrenzte Zonen mit schütterer Behaarung. Die noch vorhandenen Haare erscheinen normal. Einzelne von ihnen lassen sich leicht herausziehen, sind jedoch in der Tiefe abgerissen. Vereinzelt finden sich 1—2 cm lange Haarstümpfe aus intakten oder hyperkeratotischen Follikelöffnungen ragend. Histologisch sieht man in den Follikelöffnungen teils wurmförmig gewundene, total dissoziierte Haare, die stellenweise scholliges Pigment enthalten, teils gestauchte oder gefaltete Haare, ebenfalls von scholligem Pigment durchsetzt. Die Haarwurzeln sind meist normal. Zeichen einer Entzündung fehlen. Als Ursache kommen vor allem häufig sich wiederholende Zugbelastungen durch Zupfen und Zerren an den Haaren in Frage.

Weitere Formen des reversiblen nichtnarbigen Haarverlustes aus äußeren Ursachen. Sonstige reversible, meist umschriebene Haarverluste können auftreten als Folge physikalischer Reize (mechanischer Druck von enganliegenden Kopfbedeckungen, kräftige Massage der Kopfhaut, längere unveränderte Lagerung des Kopfes bei Operationen, UV- und Röntgenstrahlen, solange die Epilationsdosis nicht erreicht wird), intensiver chemischer Reize sowie nach Verletzungen des Ganglions Gasseri und peripherer Nerven.

Toxisch und medikamentös bedingte reversible Haarverluste sowie Haarverluste als Folge von Erkrankungen des Gesamtorganismus. Hier ist vor allem der Haarausfall nach Thallium zu erwähnen. Es wird eingenommen zur Durchführung von Suicidversuchen und von Kindern gegessen, wenn es als Rattengift Verwendung

findet. Klinische Zeichen einer Thalliumvergiftung sind neben dem Haarausfall eine hämorrhagische Nephritis, Tachykardie, Blutaustritte ins Gewebe, akute gastro-intestinale Erscheinungen und Störungen des vegetativen Nervensystems (starker Speichelfluß usw.) Die depilierende Wirkung des Thalliums hat man sich früher auch therapeutisch zur Behandlung der Pilzkrankheiten des behaarten Kopfes zunutze gemacht (Trichophytie, Mikrosporie, Favus). Insbesondere seit der Entdeckung des Griseofulvins gehört diese nicht ganz ungefährliche Behandlungsmethode heute der Vergangenheit an. Weitere toxisch bedingte reversible Haarverluste wurden beschrieben nach der Anwendung von Undecylensäure, Colchizin, Salvarsan, Vitamin A und Endoxan, Veränderungen am Haarschaft ohne Haarausfall nach Amethopterin- und Biotin-Behandlung und schließlich Farbänderung der Haare nach Applikation von Resochin, Wismut, Arsen, Thallium und Panthotensäure. In neuerer Zeit gelangten z. T. fast totale Haarverluste nach Verabreichung von Anticoagulantien (Heparin, Heparinoide, Cumarine) zur Beobachtung. Betroffen ist die Kopfbehaarung; Achsel- und Schamhaare bleiben verschont. Die Latenzzeit beträgt im allgemeinen etwa 6 Wochen. Nach weiteren 6 Wochen setzt in der Regel der neue Haarwuchs wieder ein. Prophylaktisch und therapeutisch hat sich Vitamin D 2 bewährt. Die häufigste Ursache nichtnarbiger Haarausfälle stellen jedoch Erkrankungen des Gesamtorganismus dar wie Infektionskrankheiten und Ernährungsstörungen. Nach Ausheilung der Grundkrankheit kommt es zum Einsetzen der Wiederbehaarung. Erwähnt seien die Haarverluste nach Grippe, Grippeencephalitis, Meningitis, Typhus, Paratyphus, Fleischvergiftungen, Lepra, Lebercirrhose und bei der Lues. Bei der erworbenen Lues tritt er in der 8. Woche nach der Infektion, bei der kongenitalen Lues am Ende des ersten Lebensmonates in Erscheinung. Er kann sich manifestieren als Alopecia specifica circumscripta, als Alopecia specifica diffusa und als Alopecia specifica totalis. Der syphilitische Haarausfall heilt unter der antiluetischen Therapie ab.

Hier muß auch die Alopecia mucinosa erwähnt werden (Syn. Mucinosis follicularis, Mucophanerosis intrafollicularis et seboglandularis). Das klinische Bild dieser nicht sehr häufigen Erkrankung ist gekennzeichnet durch mäßig infiltrierte, wenig entzündliche, scharf begrenzte, pityriasiform beschuppte Herde ohne Narbenbildung und totalen Haarschwund. Die Follikelmündungen sind erweitert und oft mit Hornmassen angefüllt. Auf Druck läßt sich eine mucinöse Substanz exprimieren. Es handelt sich um eine mucinöse Degeneration der Haarfollikel und der Talgdrüsen mit deren teilweiser Zerstörung. Die

Haarbodens spielt der seborrhoische Haarausfall sicher die Hauptrolle. SABOURAUD und GALEWSKI unterscheiden eine Alopecia pityrodes und eine Alopecia seborrhoica. Während die letztere eine Erkrankung des Entwicklungs- und Erwachsenenalters darstellt, kann die erstere bereits im frühen Kinderalter auftreten. Von SABOURAUD werden bei der Alopecia pityrodes drei Arten von Schuppung unter-

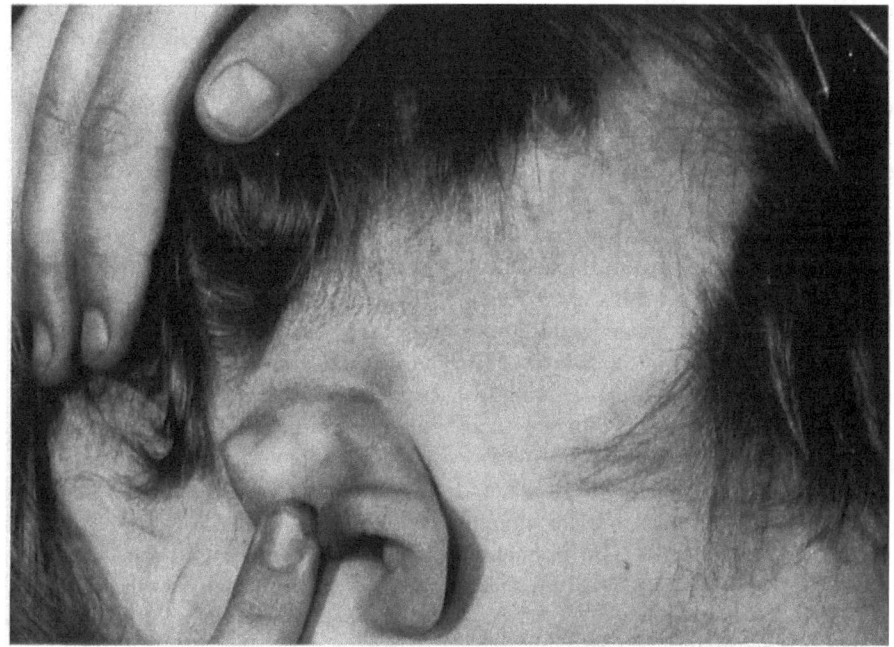

Abb. 552. Alopecia areata. ♀ 8 J. (Univ.-Hautklinik Köln)

mucinöse Substanz wird den sauren Mucopolysacchariden zugerechnet. Sitz der Erkrankung ist vorwiegend der behaarte Kopf, sie kommt aber auch im Gesicht, am Rumpf und den Extremitäten vor. Sie kann als Begleitkrankheit von Erkrankungen des reticulo-endothelialen Systems auftreten.

In heißen Ländern findet man bei Säuglingen und Kleinkindern als Folge von Eiweiß- und Vitaminmangel das Kwashiorkor-Syndrom (Mehrmangel-Syndrom). Neben den Allgemeinerscheinungen sieht man Haarausfall, Rotwerden vorher schwarzer Haare und andere Dyspigmentierungen.

Bei der Feerschen Krankheit (Akrodynie) kann es zu büschelweisem Ausfallen der glanzlos gewordenen Haare kommen, so daß Bilder wie bei der Trichotillomanie entstehen.

Der seborrhoische Haarausfall. Unter den Haarverlusten infolge von Erkrankungen des

schieden: zuckerstaubähnliche kleinste Schüppchen, feine, flache Schüppchen, die gerade noch auf der Haut erkannt werden können, und größere kleieartige Schuppen. GOTTRON weist daraufhin, daß bei der Alopecia pityrodes im Gegensatz zur Alopecia seborrhoica eine begleitende Entzündung der Kopfhaut nicht festzustellen ist. Solange also lediglich eine Alopecia pityrodes besteht, ist die Prognose bei früh einsetzender Behandlung sehr günstig.

Die Alopecia areata. Die Alopecia areata kann in allen Altersstufen auftreten. Nach SABOURAUD beginnt sie beim Kind zwischen 6. und 12. Lebensjahr, doch sind auch erheblich frühere Manifestationen beschrieben. Die Geschlechtsverteilung ist im Kindesalter 1:1, postpubertal 2:1 mit Überwiegen der Frauen. Das klinische Bild ist gekennzeichnet durch einen raschen oder langsamen Haarausfall unter Hinterlassung scharf umschriebener, kreisförmiger oder elliptischer haarloser Bezirke, die sich nach peripher ausdehnen und untertassenartig leicht eingesunken erscheinen. Veränderungen der Hautoberfläche wie Rötung, Schuppung usw. sind nicht feststellbar. Teilweise wird Prickeln oder Ameisenlaufen angegeben. In den benignen Fällen bleibt der haarlose Bezirk etwa 6—8 Wochen bestehen. Dann setzt, im Zentrum beginnend, die Wiederbehaarung mit pigmentlosen dünnen Härchen wieder ein. Die malignen Fälle zeigen einen gleichartigen Beginn. Dann treten jedoch in der Umgebung weitere haarlose Flecke auf, die sich ausdehnen und schließlich confluieren, so daß als Endstadium sich schließlich das Bild einer Alopecia areata totalis bieten kann. Die lange Zeit vorherrschender Lehre von einer infektiösen Genese hat man heute weitgehend verlassen. Neuere Untersuchungen deuten daraufhin, daß der Hypothalamus, dem eine Führungsrolle im endokrinen System zukommt, bei der Entstehung der Alopecia areata eine Schlüsselstellung einnimmt. Dafür scheint zu sprechen das Auftreten totaler Alopecien bei der Encephalitis lethargica, bei einem Astrocytom, das die hypothalamische Region zerstört hatte (Hoff und Riehl) und bei einem Aneurysma der A. cerebralis communicans posterior dextra mit einem Erweichungsherd am Boden des 3. Ventrikels (Winkler).

Von einer Reihe von Autoren werden endokrine Dysfunktionen, von anderen, zum mindesten in manchen Fällen, psychische Faktoren angeschuldigt.

Aichele fand bei 63 Patienten der Tübinger Hautklinik mit Alopecia areata in 85,8 % der Fälle einen odontogenen Herd (in 3,7 % eine Dentitio difficilis). In 44 % der Fälle fand sich eine Coincidenz mit rheumatischen und anderen herdbedingten Erkrankungen. Eine Reihe anderer Autoren kamen zu ähnlichen Ergebnissen.

Schließlich wurde das Auftreten einer Alopecia areata in einer Familie und über mehrere Generationen sowie bei ein- und zweieiigen Zwillingen mehrfach beschrieben. Nach der Auffassung Galewskis sollen 11 % der Alopecia areata-Fälle hereditär bedingt sein.

Der irreversible narbige Haarverlust

Die irreversiblen narbigen Haarverluste sind seltener als die nichtnarbigen. Die ätiologischen Faktoren sind mannigfach. Neben äußeren Einwirkungen können Erkrankungen des Haarbodens zu narbigen Haarverlusten führen. Sie sind gekennzeichnet durch eine dauernde Funktionsunterbrechung der Haar-

bildungsstätten und deren Ersatz durch anderes Gewebe sowie durch ihre Therapieresistenz.

Irreversibler narbiger Haarverlust aus äußeren Ursachen. Von den durch physikalische Traumen verursachten Formen manifestiert sich bereits im frühen Kindesalter ein durch Zangendruck bei der Geburt hervorgerufener, bis 5-Markstückgröße erreichender Haarausfall. Ähnliche Veränderungen können sich nach lange dauernden, schwierigen Geburten durch den Druck der Symphyse auf den kindlichen Kopf ausbilden. Weiter können die verschiedensten mechanischen Traumen, Verbrennungen und Verätzungen der Kopfhaut sowie Einwirkung von Röntgenstrahlen zu narbigen Haarausfällen führen.

Irreversibler narbiger Haarverlust als Folge von Erkrankungen des Haarbodens. Hier sind die häufigsten Formen:

Die Pseudopelade Brocq. Diese Erkrankung wurde erstmals von Neumann beschrieben. Später wies dann Brocq im Jahre 1885 in einer ausführlichen Arbeit auf ihre Sonderstellung hin und grenzte sie von ähnlichen Krankheitsbildern ab. Unklar ist bis heute die Ätiologie. Mikrobielle Faktoren, trophoneurotische Störungen, Infektionskrankheiten, Traumen u. a. wurden angeschuldigt. Über intrafamiliäres Auftreten in 3 Generationen wurde berichtet. Das Manifestationsalter liegt zwischen 5 und 76 Jahren (Friederich). Frauen sind 4 mal häufiger befallen als Männer. Sitz der Erkrankung sind vorwiegend Hinterkopf und Schläfengegend. Die Erkrankung beginnt mit einzelnen oder mehreren haarlosen oder mit wenigen, später auch ausfallenden Haaren besetzten Plaques, die die Größe eines 5-Mark-Stückes kaum überschreiten. Entzündliche Rötung und Schuppung können im Anfangsstadium auftreten. Die Erkrankung ist progredient mit Perioden wechselnder Aktivität. Im Endstadium können große Teile des behaarten Kopfes und des Bartes befallen sein. Die Plaques sind dann weiß bis elfenbeinfarbig, die Hautfelderung fehlt, die Follikel sind verschwunden. Teilweise wurden auch hyperkeratotische Auflagerungen gesehen. Die Haut ist trocken und weist eine leichte Niveaudifferenz auf. Die Prognose ist schlecht. Die differentialdiagnostische Abgrenzung gegenüber Erythematodes, Lichen ruber, Sklerodermie kann große Schwierigkeiten bereiten.

Die Folliculitis decalvans. Bei dieser Erkrankung handelte es sich um einen chronisch-entzündlichen, perifollikulären Prozeß, der nach peripher fortschreitet und zentral unter Hinterlassung von Narben abheilt. Die Einzelherde sind rund bis oval, weißlich bis elfenbeinfarben und werden nicht größer als 2—3 cm im Durchmesser. Subjektive Beschwerden bestehen nicht. Die Prognose ist ungünstig. Nach der Auffassung GOTTRONs besteht zwischen der Pseudopelade und der Folliculitis decalvans nur ein gradueller Unterschied. Diese Auffassung wird gestützt durch die Beobachtung, daß eine bestehende Pseudopelade bei Hinzutreten eines Diabetes mellitus in die Folliculitis decalvans umschlagen kann.

Die Alopecia parvimaculata (DREUW). Von der Pseudopelade und der Folliculitis decalvans muß die Alopecia parvimaculata unterschieden werden, bei der es als Folge banaler Follikulitiden zu narbigen Veränderungen der Kopf haut kommt. Sie kann in Kinderheimen und Schulen endemisch auftreten.

Sonstige Formen des narbigen irreversiblen Haarverlustes. Der Erythematodes der Kopfhaut, der in der Regel in kleinfleckiger Form auftritt, ist gekennzeichnet durch die Symptome des Erythematodes: Atrophie, Teleangiektasien, Erythem, Hyper- und Depigmentierung sowie follikuläre Hyperkeratosen.

Auch der seltenere Lupus vulgaris führt durch Zerstörung der Haarpapillen und Vernarbung zum Haarausfall. Auf ähnliche Veränderungen durch Lepra sei hingewiesen. Sie ist jedoch in unseren Breiten außerordentlich selten anzutreffen. Selten ist auch die circumscripte Sklerodermie des behaarten Kopfes, die sich am häufigsten in der sog. säbelhiebartigen Form (en coup de sabre) manifestiert. Des weiteren kann eine narbige Alopecie verursacht werden durch eine Lues III (meist Gummen), als Folge von Tumormetastasen, durch eine Epidermolysis bullosa hereditaria, einen M. Darier sowie eine Mycosis fungoides.

Vererbliche oder angeborene krankhafte Veränderungen der Haarschäfte oder des Haarbodens. Der angeborene Haarmangel kann beruhen auf keimplasmatischer Grundlage oder auf der Einwirkung von Umweltfaktoren, die in den Entwicklungsabschnitt bis zur Ausprägung des Phänotypus eingreifen (Erkrankungen der Mutter wie Infektionskrankheiten, Ernährungsmangelzustände, Hypoxie, Ek-

lampsie, Röntgenschädigungen sowie traumatische oder toxische Schädigungen). Der angeborene Haarmangel ist stets irreversibel. Er kann umschrieben oder total sein, er kann sich als Atrichie oder Hypotrichose manifestieren und nur den behaarten Kopf betreffen oder generalisiert auftreten.

Die Alopecia congenita des behaarten Kopfes. Die Alopecia congenita circumscripta ist außerordentlich selten und wird häufig als solche nicht erkannt. Wenn ein völliges Fehlen der Haare in umschriebenen Bezirken vorlegt, so spricht man von einer Atrichia congenita circumscripta. Dabei finden sich scharf umschriebene, völlig haarlose, etwas unter dem Hautniveau liegende, in der Ein- oder Mehrzahl auftretende Flecke vorwiegend im Bereich des behaarten Kopfes. Die Haut ist glatt und von normaler Farbe. Von TOURAINE stammt die Bezeichnung „Atrichie maculeuse". Spielarten dieser Veränderung in Form von dreieckigen oder bandartigen Bezirken wurden beschrieben (Alopecie triangulaire congénitale, Triangle d'alopecie temporale congenitale). Bei der Hypotrichosis circumscripta congenita sieht man meist gut abgegrenzte Bezirke mit lichter Terminal- oder Lanugobehaarung. Diese Haare sind weicher und dünner als die übrige Kopfbehaarung und finden sich einzeln oder in büschelförmiger Anordnung. Bei von FRIEDERICH beobachteten Fällen waren büschelförmig angeordnete, depigmentierte Lanugohärchen durch ihre Farblosigkeit und lichtere Anordnung scharf von der übrigen Terminalbehaarung des behaarten Kopfes abgegrenzt. Offenbar handelt es sich hierbei um ein Persistieren der fetalen Behaarung, eine Hypotrichosis lanuginosa circumscripta. Lokalisiert sind diese Veränderungen vorwiegend im Bereich der Schädelsuturen wie der Sutura frontalis, der Sutura fronto-parietalis, des Fonticulus sphenoidalis sowie des Fonticulus frontalis.

Die Aplasia cutis congenita circumscripta des behaarten Kopfes. Hierbei handelt es sich um einen meist in der Mittellinie des Schädels oder im Bereich der kleinen Fontanelle gelegenen, vorwiegend in der Einzahl vorkommenden, rundlichen bis ovalen, scharf abgegrenzten, haarlosen Bezirk. Die Haut in diesem Gebiet ist zart, glatt, trocken, oder — nach mechanischer Reizung — auch leicht hämorrhagisch, nässend und krustös. Histologisch ist das subcutane Fettgewebe durch

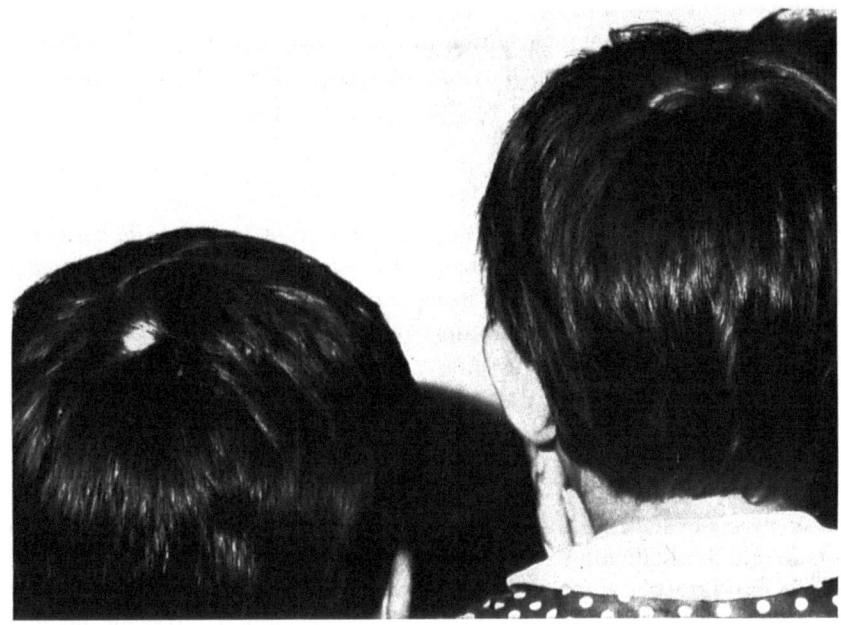

Abb. 553 a. Aplasia congenita circumscripta bei Geschwistern. ♂ 6 J.; ♀ 8 J. (Univ.-Hautklinik Heidelberg)

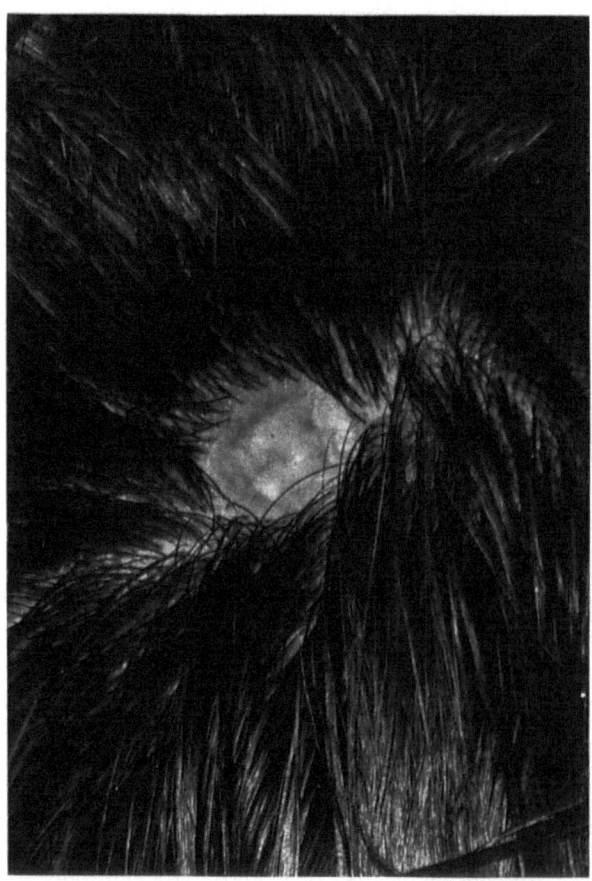

Abb. 553b. Aplasia congenita circumscripta bei dem
gleichen 6jähr. Jungen wie Abb. 553a.(Univ.- Hautklinik
Heidelberg)

lockeres Bindegewebe ersetzt, der Follikelapparat und die Schweißdrüsen sind hochgradig hypoplastisch. Elastische Fasern sind spärlich.

Die generalisierten Formen des kongenitalen Haarmangels. Die generalisierten Formen des kongenitalen Haarmangels können ohne und mit assoziierten Symptomen auftreten. Zu den ersteren gehören:

Die Hypotrichosis congenita Maria Unna.

Dabei handelt es sich um einen mangelhaften Nachwuchs der Haare nach dem Ausfall der Primärhaare. Die Haare sind dick, hart, steif, trocken, glanzlos und gekräuselt. Der Erbgang ist autosomal-dominant.

Die totale familiäre Hypotrichose (J. Pajtáš), bei der fast alle befallenen Personen haarlos geboren werden. Der Erbgang ist autosomaldominant.

Unter den kongenitalen Hypotrichosen mit assoziierten Symptomen sind die wesentlichsten:

Die anhidrotische ektodermale Dysplasie.

Die betroffenen Personen sind klein und grazil. Die Haut ist dünn, trocken und weich. Die Haare, außer Lanugohaarbereich und Barthaaren, fehlen oder sind sehr spärlich. Nagel- und Zahnanomalien kommen meist gleichzeitig vor. Die Facies ist charakteristisch: prominente Stirn,

Sattelnase, wulstige Lippen, spitzes Kinn, radiäre Furchen um den Mund, Schweißdrüsen fehlen fast völlig (Wärmeintoleranz). Die übrigen Drüsen der Haut können ebenfalls in kleinerem oder größerem Ausmaß fehlen.

Die hidrotische Form der ektodermalen Dysplasie.

Dabei sind die Kopf- und Körperhaare kurz, dünn, brüchig, trocken und meist blond. Die Lanugo fehlt meist. Eine Dysplasie der Nägel ist konstant, der Zähne in der Regel vorhanden. Die Haut ist weich und weist an den Handflächen, Fußsohlen, Knien und Ellbogen häufig keratotische Veränderungen auf. Die Drüsen der Haut sind in ihrer Funktion nicht beeinträchtigt.

Der kongenitale Haarmangel als Symptom verschiedener Syndrome. a) Das oculo-dento-digitale Syndrom. Neben der Hypotrichose finden sich Mikrophthalmus, Irisanomalien, Glaukom, kleine Nase mit breitem Sattel, generalisierte Schmelzdysplasie der Zähne und Syndaktylie.

b) Das Ellis- van Crefeld-Syndrom. Es ist gekennzeichnet durch Hypotrichose, Minderwuchs, Deformitäten von Tibia, Humerus, Radius und Ulna, Polydaktylie, Polymetakarpalie, multiple Exostosen, Hypoplasie der Zähne, Hypoplasie der Nägel.

c) Das Ullrich-Fremerey-Dohna-Syndrom. Hierbei besteht neben einer Hypotrichose oder Alopecia areata ein Trigonocephalus mit dehiszenten Nähten, Mikrogenie, Mikrostomie, Vogelgesicht, Augenmißbildungen, Leukoderma areata.

d) Das Hallermann-Streiff-Syndrom. Hypotrichose, Dyscephalie, Vogelgesicht, Zahnanomalien, Atrophie der Haut, Bilateraler Mikrophthalmus und Cataracta congenita sind die führenden Symptome.

e) Das Rothmund-Syndrom. Dabei finden sich rötlich bis gelbliche Marmorierung der Haut, bilaterale Cataract, Hypotrichose, Nageldystrophie, Zahnentwicklungsstörungen, Störungen der inneren Sekretion, juvenile Atherosklerose, Minderwuchs.

f) Das Moynahan-Syndrom. Neben einer familiären Alopecie ist es gekennzeichnet durch Oligophrenie und epileptische Anfälle mit anormalem EEG.

Kongenitale Veränderungen der Haarform. Eine Reihe von Autoren berichteten über intrafamiliäres bzw. hereditäres Auftreten von Pili torti, Pili anulati, Monilethrix, Trichorrhexis nodosa und Wollhaaren.

Bei der *hereditären dominanten Alopecie mit Kraushaarigkeit* (TOURAINE-LAMBERGEON) sind die Haare von Kopf, Augenbrauen, Achselhöhlen und Pubes spärlich, kurz, dünn, gekräuselt. Daneben wurden Zahndefekte und psychische Störungen beobachtet.

Von SCHIRREN wurde über *Kräuselhaare und Keratosis follicularis lichenoides* berichtet. Dabei fanden sich an der Haut der Arme, Beine, Schultern, Brust, Bauch und Gesäß stecknadelkopfgroße follikuläre Knötchen. Beim Aufkratzen kam ein gekräuseltes Haar hervor. Diese Veränderung schwindet im Gegensatz zu den Pili torti nicht in der Pubertät.

Therapie

Die Behandlung des kongenitalen Haarmangels und des irreversiblen narbigen Haarverlustes versprechen wenig Erfolg, da die Haarbildungsstätten beim ersteren fehlen, beim letzteren zerstört sind. Die Therapie muß sich darauf beschränken, durch Ausschaltung eines bestehenden Grundleidens (Lues, Lupus vulgaris usw.) die noch intakten Haare zu erhalten. Kleinere Alopecieherde können durch chirurgische Maßnahmen in toto entfernt werden. Bei stärkerer Ausdehnung bleiben jedoch nur dekorative Hilfsmittel, um den ästhetischen Eindruck zu verbessern. Wesentlich günstiger sind die Aussichten beim nichtnarbigen reversiblen Haarverlust. Hier kommt es vor allem auf die Erkennung der Ursache und ihre Ausschaltung durch geeignete therapeutische Maßnahmen an. So schwinden die medikamentös oder toxisch bedingten Haarverluste nach Beseitigung der Noxe meist spontan. Das gleiche gilt für die symptomatischen Haarverluste bei Infektionskrankheiten. Spontan heilen auch die Dekubitalalopecie der Säuglinge, sobald

diese gelernt haben, eine sitzende Körperhaltung einzunehmen, sowie die Säuglingsglatze nach Normalisierung der anatomischen Verhältnisse. Die Trichotillomanie erfordert psychiatrische Behandlung. Schutzkappen, Armschienen und Handschuhen kommt kein besonderer Wert zu. Bei der Behandlung der Alopecia areata sind neben der Ausschaltung eventueller Foci (Zähne) und dem Ausschluß von Zwischenhirntumoren u. a. vor allem hyperämisierende Maßnahmen von Nutzen (hyperämisierende Kopfwässer wie K 5 u. a., Heliotherapie vor allem mit der Kromayerschen Quarzlampe). Mit der Anwendung von Grenzstrahlen, Einspritzungen von Cyren B forte und Corticosteroidlösungen in die Herde sollte man bei Kindern sehr zurückhaltend sein. Nicht außer acht zu lassen sind auch evtl. vorliegende Stress-Situationen bei Schulkindern und Refraktionsanomalien. Beim seborrhoischen Haarausfall wie auch bei andern reversiblen Haarverlusten leisten alte bewährte Rezepte immer noch Gutes, so das Einmassieren von Salicylsäure und Schwefel enthaltenden Salben in die Kopfhaut (z. B. Acid. salicyl./Sulfur. praecip./Adip. suill. benzoat. 5,0/10,0/ ad 100,0 oder Lygal-Kopfsalbe) oder die Anwendung von Kopfwässern wie z. B. Acid. salicyl./Resorcin./Spirit. dilut. 3,0/2,0/ ad 100,0, Solutio Cordes u. a. Von weiteren neueren Fertigpräparaten seien erwähnt K 5-Tinktur, Criniton, Selsun, Ichtho-Cadmin. Die Lokaltherapie kann unterstützt und ergänzt werden durch eine innere Behandlung mit Vitamin A, Vitamin D 2, Bepanthen oder Thallium D 6,

wobei besonders Vitamin D 2 hervorzuheben ist, das Kindern in einer Dosierung von 1000 bis 2000 I.E. über mehrere Wochen unter Kontrolle der Nierenfunktion verabreicht werden kann. Bei der Alopecia mucinosa sollte als erstes nach dem Vorliegen einer Affektion des reticulo-endothelialen Systems geforscht werden. Im übrigen erfolgt die Abheilung häufig spontan ohne Hinterlassung einer Narbe. Therapeutisch kann ein Versuch mit Corticosteroiden intrafokal oder peroral gemacht werden.

Literatur

ABEL, R.: Postoperative pressure alopecia. Arch. Derm. Syph. (Chic.) 81, 1027 (1960).

AICHELE, W.: Alopecia areata und Beziehungen zur dental-fokalen Infektion. Inaug.-Diss. Tübingen (1949).

BACCAREDDA-BOY, A.: Fisiopatologia del follicolo pilifero ed alopecia areata. Atti Soc. ital. Derm. Sif. 1963, 193.

BRAUN-FALCO, O., e R. RASNER: Le radici dei peli e il loro stato nell'alopecia areata. Atti Soc. ital. Derm. Sif. 1963, 235.

—, e M. THIANPRASIT: L'istologia e l'istochimica dell'follicolo pilifero nell'alopecia areata. Atti Soc. ital. Derm. Sif. 1963, 252.

COCKAYNE, E. A.: Inherited abnormalities of the skin and its appendages. London: Oxford Univ. Press. 1933.

CURTH, H. O.: Familial alopecia areata. Arch. Derm. Syph. (Chic.) 81, 1027 (1960).

DARIER, J.: Grundriß der Dermatologie. 4. Aufl. Leipzig: Voss 1936.

DEMIS, D. J., and M. A. WEINER: Alopecia universalis, onychodystrophie and total vitiligo. Arch. Derm. 85, 195 (1963).

FANCONI, G., A. BOTSZTEJN u. P. SCHENKER: Überempfindlichkeitsreaktion auf Quecksilbermedikation im Kindesalter mit besonderer Berücksichtigung der Calomelkrankheit. Helv. paediat. Acta, Suppl. 4 (1947).

FLECK, F., u. M. FLECK: Die Haarkrankheiten des Menschen. Berlin: VEB Verlag Volk und Gesundheit 1962.

FRIEDERICH, H. C.: Erkrankungen der Haare und des Haarbodens beim Menschen. In: Dermatologie und Venerologie. Von H. A. GOTTRON u. W. SCHÖNFELD. Bd. III/2. Stuttgart: Thieme 1959.

GALEWSKI, E.: Erkrankungen der Haare und des Haarbodens. In: Handbuch der Haut- und Geschlechtskrankheiten. Von J. JADASSOHN. Bd. III/1. Berlin: Springer 1932.

JÄHRIG, K.: Veränderungen der Haarfarbe durch Chloroquindiphosphat. Kinderärztl. Prax. 31, 495 (1963).

KIENLE, G., u. W. WAGNER: Haarausfall und psychische Belastung. Z. Psychother. med. Psychol. 6, 173 (1956).

KLINGMÜLLER, G.: Alopecia areata. Hautarzt 9, 97 (1958).

MIESCHER, G., u. P. SCHMUZIGER: Trichomalacie und Trichotillomanie. Dermatologica (Basel) 114, 199 (1957).

PAJTÁŠ, J.: Die totale familiäre Hypotrichose. Dermatologica (Basel) 101, 90 (1950).

PINKUS, H.: Alopecia mucinosa. Arch. Derm. Syph. (Chic.) 76, 419 (1957).

SALAMON, T.: Vererbung von Haar- und Nagelkrankheiten. In: Handbuch für Haut- und Geschlechtskrankheiten. Von J. JADASSOHN. Ergänzungswerk 7, 364. Berlin, Heidelberg, New York: Springer 1966

SCHIRREN, C.: Gemeinsames Auftreten von Kräuselhaaren und Keratosis follicularis lichenoides bei Vater und Sohn. Arch. klin. exp. Derm. 216, 186 (1963).

SOBEL, N.: Alopecia universalis at two years of age. Arch. Derm. 85, 397 (1962).

STEIN, R. O.: Die Krankheiten der Haare. In: Haut- und Geschlechtskrankheiten. Von L. ARZT u. K. ZIELER. Bd. III. Berlin, Wien: Urban & Schwarzenberg 1934.

TOURAINE, A., et S. LAMBERGEON: Alopecie héréditaire en dominance linkage avec cheveux crépus. Bull. Soc. franç. Derm. Syph. 56, 84 (1949).

TRONNIER, H., u. H. KUHN-BUSSIUS: Experimentelle Untersuchungen über die Wirkung von ultravioletten Strahlen auf Haare. Ann. ital. Derm. Sif. 16, 128 (1962).

UNNA, M.: Über Hypotrichosis congenita hereditaria. Derm. Wschr. 81, 1167 (1925).

WORINGER, F.: Connaissances actuelles du mécanisme pathogénique de la chute des cheveux. Bull. Soc. franç. Derm. Syph. 71, 514 (1964).

Erkrankungen der Nägel

Von F. Mayer, Aachen

Einleitung

Die Nägel entwickeln sich beim Menschen wie die Haut und deren übrige Anhangsgebilde aus dem äußeren Keimblatt. Ihre Anlagen sind als primäre Nagelfelder zuerst in der 9. bis 10. Woche mikroskopisch nachweisbar, durch Verlangsamung des Wachstums bildet sich aus deren proximalen und lateralen Anteilen der Nagelwall. Das Epithel der Nagelfelder wuchert am proximalen Rand in die Tiefe, wodurch die Nageltasche entsteht, aus der sich im 5. Monat der verhornende Nagel langsam vorzuschieben beginnt. Die Nagelplatte erscheint zwischen epidermalen Blättern, dem Eponychium und dem Hyponychium. Das erstere wird im 7. Monat von dem vorwachsenden Nagel durchbrochen. Am normalen Ende der Schwangerschaft ragt der Nagel etwas über die Fingerbeere vor.

Die Nägel haben beim Menschen vor allem eine Schutzfunktion und dienen als Widerlager für den gegenüberliegenden Tastapparat.

Die Nagelplatte ist mit ihrem hinteren verborgenen Rand, dem Margo occultus, und mit je einem Seitenrand, Margo lateralis, in eine unter dem Nagelwall liegende Hautfurche, den Nagelfalz, Sulcus unguis, eingeschoben, während der vordere Rand, Margo liber, frei hervorragt. Der hintere Abschnitt des Nagels, die Nagelwurzel (Radix unguis), ist sehr dünn und bis auf einen kleinen halbmondförmigen Anteil, die Lunula, von Haut bedeckt. Der vordere sichtbare Teil des Nagels wird als Nagelkörper (Corpus unguis) bezeichnet. Seine Unterlage ist das Nagelbett (Solum unguis). Den Teil der Haut, der vom freien Rand des Nagels überragt wird, nennt man den Nagelsaum.

Die krankhaften Veränderungen an den Nägeln kann man einteilen in

vererbliche oder angeborene Veränderungen
nach der Geburt erworbene Veränderungen.

Die Unterscheidung ist durch die Anamnese meist leicht möglich. Größere Schwierigkeiten bereitet eine terminologische Einteilung der Nagelveränderungen wie Störungen des Wachstums, Ablösung der Nagelplatte, Veränderungen am Nagelbett, Veränderungen von Form, Farbe und Konsistenz der Nagelplatte. Sie können durch exogene Noxen verursacht sein, sind jedoch meist die Folge von Erkrankungen im Bereich der Matrix, des Nagelbettes, der Nagelwälle, der umgebenden Haut oder der knöchernen Endphalanx. Aber auch Allgemeinerkrankungen wie Intoxikationen, Infektionskrankheiten, endokrine und Stoffwechselstörungen sowie Erkrankungen von Blut- und Nervensystem können die Entwicklung von Nagelveränderungen bedingen.

Die Erbkrankheiten der Nägel

Von Salamon werden diese eingeteilt in:
Erblich bedingte Abweichungen von der Norm im Sinne einer Hyperonychie,
erblich bedingte Abweichungen von der Norm im Sinne einer Hyponychie,
erblich bedingte Dysonychien.

Erblich bedingte Abweichungen von der Norm im Sinne einer Hyperonychie

Die Pachyonychia congenita (Jadassohn-Lewandowski). Diese kongenitale Dyskeratose ist sehr selten. Klinisch finden sich harte, nicht glänzende, verdickte Nägel von gelblich bis bräunlicher Farbe. Betroffen sind die distalen Nagelanteile, während die proximalen unverändert sind. Die Veränderungen sind meist bereits bei der Geburt ausgebildet. Noch während der Kindheit können sich weitere Verhornungsanomalien hinzugesellen: Flächenhafte Hyperkeratosen an Handtellern und Fußsohlen, follikuläre Hyperkeratosen an Ellbogen, Knien, Achselhöhlen und Genitalregion,

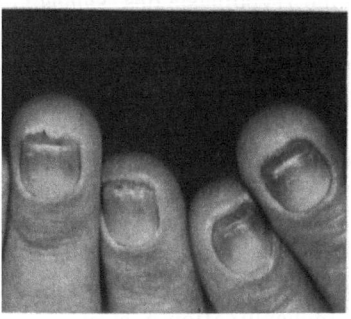

Abb. 554. Pachyonychie. ♂ 14 J. (Univ.-Hautklinik Köln)

Leukokeratosen an den Schleimhäuten, Verdickungen der Cornea, Anomalien der Haare und der Zähne, Intelligenzdefekte.

Der Erbgang der Nagelveränderungen ist autosomal-dominant.

Die Onychogryposis congenita. Unter den Onychogryposis-Fällen sind die erblich bedingten außerordentlich selten. Die Nagelplatte ist stark verdickt, glashart, krallenartig gekrümmt oder um die Längsachse gedreht, überragt die Finger- oder Zehenkuppe und wächst häufig in anormaler Richtung.

Der Erbgang der kongenitalen Form ist autosomal-dominant.

Erblich bedingte Abweichungen von der Norm im Sinne einer Hyponychie

Die Anonychia congenita und die Onychatrophia congenita. Den besten Überblick über die verschiedenen Formen der Anonychie gibt das Schema von SALAMON:

Keratosen. Kombinationen mit Leukonychie wurden beschrieben, wobei jedoch beachtet werden muß, daß durch den Druck der Nagelplatte auf das Nagelbett anämische Zonen entstehen, die eine Leukonychie vortäuschen können.

Bei der Platonychie, dem Plattnagel, ist die sehr dünne Nagelplatte hornscheibenartig abgeflacht. Möglicherweise handelt es sich in vielen Fällen um eine Vorstufe der Koilonychie und wäre dann als Zwischenstadium bei der Entwicklung der konvex gewölbten Nagelplatte anzusehen. Die kongenitalen Formen beider Veränderungen haben nach SALAMON einen autosomal-dominanten Erbgang.

Die Onycholysis partialis semilunaris. Das Auftreten dieser Veränderung in einer Familie

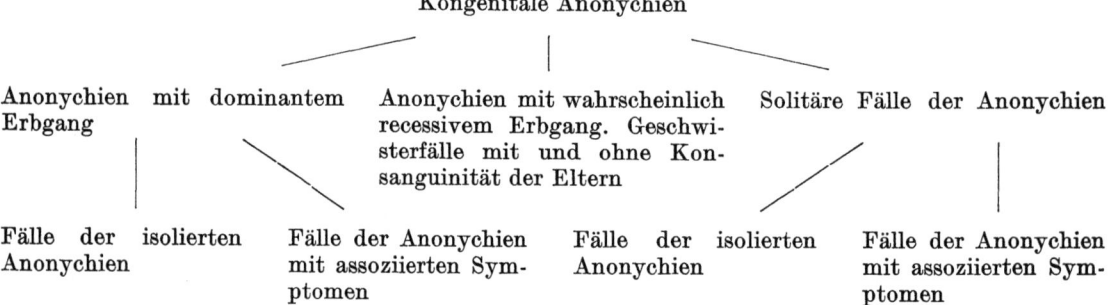

Eine strenge Scheidung der Anonychia congenita und der Onychatrophia congenita ist nach HELLER kaum möglich, da in vielen Fällen nur graduelle Unterschiede vorliegen. Bei der ersteren liegt eine Aplasie, bei der zweiten eine Hypoplasie des Nagels vor.

Selten fehlen alle Nagelplatten vollständig. Häufig besteht an einzelnen Fingern und Zehen Anonychie, an anderen Onychatrophie.

Das Turner-Kieser-Syndrom (Nagel-Patella-Syndrom). Es können sich dabei an den Nägeln der Daumen, zuweilen auch der Zehen finden: Anonychie, Onychatrophie, Koilonychie, Platonychie. Daneben sieht man Patellarhypoplasie oder -Aplasie, Ellbogendysplasie mit Radiusköpfchenluxation u. a. m.

Der Erbgang ist autosomal-dominant.

Erblich bedingte Dysonychien

Die Koilonychie (HELLER). Bei dieser Veränderung zeigt die dünne, brüchige Nagelplatte eine schüsselförmige Eindellung. Sie ist glanzlos, häufig geriffelt und am freien Ende aufgesplittert. Zuweilen bilden sich subunguale

bzw. mehreren Generationen wurde von einigen Autoren beschrieben (FRIEDMANN, LILIENSTEIN, TURPIN, OKUWA).

Klinisch bietet sich das Bild einer halbkreisförmigen, mit der Konvexität proximal gerichteten, die Nagelmitte nicht überschreitenden Ablösung der Nagelplatte vom Nagelbett. Beide sind ansonsten kaum verändert. Häufig wird Druckschmerzhaftigkeit des Nagels angegeben.

Trommelschlegelfinger und hippokratische Nägel (Uhrglasnägel). Trommelschlegelfinger und die hippokratische Nagelkrümmung liegen meist gleichzeitig vor. Die Quer- und Längskonvexität der vergrößerten Nagelplatte ist dabei verstärkt. Als vererbbare Anomalie wurde sie von mehreren Autoren beschrieben. Es ist zu beachten, daß bei Neugeborenen Trommelschlegelfinger ohne anderweitige Organerkrankung physiologisch vorkommen können.

Die Leukonychie. Man unterscheidet 3 Formen der Leukonychie: Die Leukonychia punctata, die Leukonychia striata und die Leukonychia totalis. Übergänge kommen vor. Die beiden letzteren sind oft vererblich.

Klinisch sieht man punktförmige oder quer und parallel verlaufende streifenförmige Weißfärbungen der Nagelplatte. Nur selten ist die totale Weißfärbung der Nägel. Über die Ursache der Farbänderung besteht noch keine Einigkeit: Nach HELLER geschieht die Weißfärbung „zweifellos durch Eintritt von Luft und totaler Reflexion des Lichtes an den Luftbläschen, die zwischen den Nagelzellen liegen". Andere sehen eine unvollständige Keratinisation der Nagelzellen als Ursache an. Als Sonderformen der erblichen Leukonychie seien angeführt: Die Leukonychia longitudinalis mediana (COCKAYNE, LEDO), gekennzeichnet durch einen longitudinalen weißen Streifen in Nagelmitte und die Leukodermia ungium (ARLOING) mit longitudinalen weißen Streifen und Unebenheit der Nageloberfläche.

Die Onychomadesis intermittens seu recidivans. Es handelt sich um einen idiopathischen, periodisch verlaufenden Verlust einzelner oder mehrerer Nägel. Die Ablösung beginnt proximal und schreitet nach distal fort. Die bisher einzige Mitteilung über anscheinend autosomaldominante Vererblichkeit dieser Anomalie stammt von MONTGOMERY (1897). Sonst ist diese sehr seltene Affektion erworben.

Die Lunulae azurae. Diese azurblaue Verfärbung der Lunula der Fingernägel wurde als Symptom bei der höchstwahrscheinlich erblich bedingten hepato-lenticulären Degeneration (WILSON) beschrieben.

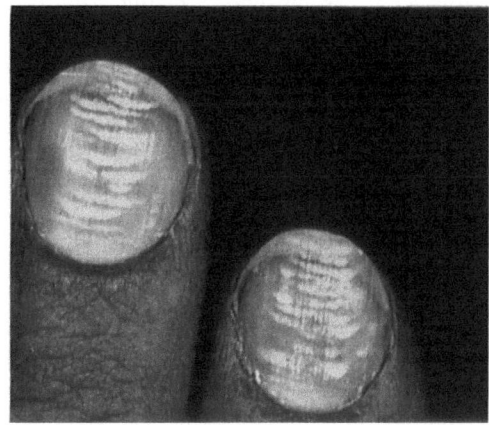

Abb. 555. Leukonychia striata. ♂ 13 J.
(Univ.-Hautklinik Köln)

Die hereditäre Verkürzung der Fingernägel. Diese wurde von POSTMA in einer Familie (Großvater, Vater und Tochter) gefunden.

Während des Lebens erworbene Nagelerkrankungen

Eigentliche Nagelerkrankungen

Onycholysis. Man versteht darunter eine meist von distal nach proximal fortschreitende, entweder partielle oder — wenn die Matrix mitbefallen ist — totale Ablösung der Nagelplatte vom Nagelbett. Der abgehobene Teil erscheint grau-weiß. Ursächlich kommen lokale entzündliche Prozesse, Paronychien, Mykosen, Tumoren, mechanische Insulte und kosmetische Maßnahmen in Frage. Häufig entstehen diese Veränderungen als Begleiterscheinungen der verschiedensten Dermatosen (Alopecia areata, bullöse Arzneimittelexantheme, Akrodermatitis continua suppurativa Hallopeau, Dermatitis herpetiformis Duhring, Pemphigus, Porphyria cutanea tarda, Psoriasis, Syphilis, Sklerodaktylie). Totale Onycholysis findet sich im allgemeinen bei der Epidermolysis bullosa hereditaria. Als Folge trophischer Störungen ist die Onycholysis zuweilen bei Morbus Raynaud, bei der Syringomyelie u. a. zu beobachten. Besondere Formen sind die Onycholysis partialis semilunaris und die Onychomadesis

intermittens seu recidivans, die auch als Anlageanomalie vorkommen.

Die Koilonychie. Die Veränderung ist bisher nur an den Fingernägeln beobachtet worden.

In den meisten Fällen wird die Koilonychie in der Folge von Erkrankungen des Gesamtorganismus beobachtet. Zu erwähnen sind Mangelkrankheiten wie Avitaminosen, schwere chronische Ernährungsstörungen im Kindesalter, Anämien, besonders hypochrome Anämien, das multiple Myelom, Typhus, Tbc., Lues, Thyreotoxikose, Morbus Addison, Morbus Cushing, Diphtherie, Morbus Raynaud. Mechanische und chemische Faktoren spielen in der Regel nur im Rahmen der Berufstätigkeit eine Rolle und sind bei Kindern kaum ausschlaggebend.

Dagegen wurde die Platonychie auch bei Nagelkauern beobachtet.

Die Onychogryposis. HELLER versteht darunter „eine durch verschiedene Ursachen hervorgerufene anomale Wachstumstendenz des Nagels, welche unter mehr oder weniger starker

Beteiligung einer vom Nagelbett ausgehenden Hornproduktion zu Veränderungen der ganzen Nagelplatte in ihren verschiedenen Durchmessern führt und fast immer mit einer Zunahme der Konsistenz und Kohärenz der eigentlichen Nagelzellen einhergeht." Er sieht in ihr eine „trophische Störung, die durch direkte oder indirekte Reizung des Nagelorgans veranlaßt ist". Diese kann bedingt sein durch physikalische Traumen, entzündliche Prozesse, Erfrierungen, Röntgenspätschäden, arterielle Durchblutungsstörungen, Psoriasis, Lepra, Syphilis, Diphtherie, Pocken, Ichthyosis und Mykosen. Auch Verletzungen des zentralen oder peripheren Nervensystems scheinen eine Rolle zu spielen.

Onychoschisis. Bei der Onychoschisis ist die Nagelplatte in zwei übereinander liegende Lamellen gespalten, zwischen die man ein Kartenblatt einschieben kann. Die Ursache ist unklar.

Die Onychorrhexis. Man versteht darunter die leichte Brüchigkeit der Nägel. Die Nagelplatte ist von tiefen Längsfurchen durchzogen, die besonders nach Verletzungen auch in ihrer Mitte einreißen können. Der freie Rand hat oft ein gezähneltes Aussehen. Die Ätiologie ist unklar. DUBREUILH und FRÈCHE glauben an eine trophische Störung, die durch verschiedene Krankheiten verursacht sein kann. An erster Stelle stehen kosmetische Manipulationen, außerdem Alkalischäden, Röntgenstrahlen, Hitzeeinwirkung, Stoffwechselstörungen und endokrine Dysfunktionen. HOBL beobachtete Veränderungen in zwei Generationen einer Familie.

Die Anonychie und die Onychatrophie. Neben den angeborenen Formen kommen auch symptomatische Formen vor, besonders nach Erfrierungen, bei Lues, bullösen Dermatosen u. a.

Die Leukonychie. Die Leukonychie ist fast immer an den Fingernägeln lokalisiert. An den Zehennägeln wurde sie nur selten beobachtet.

Häufigste Ursache dürften Traumen durch die Nagelpflege sein, wobei besonders durch das Zurückschieben des Nagelhäutchens Verletzungen der Nagelplatte auftreten können. Weiterhin wurde Leukonychie nach Einwirkung chemischer Noxen, bei Polyneuritis, akuter Polyarthritis, Pellagra, Psoriasis, Mykosen sowie nach Arsen — (hier auch an Zehennägeln) und Thalliumvergiftungen beobachtet. Auch Beziehungen zur Menstruation scheinen zu be-

stehen. Im Auftreten der sehr seltenen Leukonychia totalis ging in einigen Fällen eine Amöben-Enteritis voraus. Weiter werden erwähnt Typhus, Rachitis, Anämien, rheumatische Erkrankungen.

Nicht mit der Leukonychie zu verwechseln sind die Meesschen Streifen. Es handelt sich dabei um quer über die Nagelplatte verlaufende, unscharf begrenzte, mehrere Millimeter breite, bläulich-weiße Bänder. Sie werden durch streifenförmige Ablagerungen von Arsen nach schweren Arsenvergiftungen verursacht (WIEGAND). Daneben können subletale Thalliumvergiftungen, Verbrennungen an Handrücken (SCHÖNFELD) und Röntgenbestrahlungen der Matrix dieses Phänomen auslösen.

Die Hapalonychie (Egg-shell-nails Hyde). Diese Nagelveränderung wurde zuerst von Hyde bei 3 Frauen beobachtet, die an Hyperhidrosis und lokalen Zirkulationsstörungen litten. Die Nägel dieser Frauen waren ganz weich, leicht umbiegbar, zur Onycholyse neigend und erinnerten mit ihrem weiß-rötlichen Farbton an die innere Eihaut.

Die Längsleistenbildung der Nägel. Längsleistenbildungen der Nägel sind beim alternden Menschen physiologisch. In jungen Lebensjahren fehlen sie fast völlig und dürfen nicht mit der durchscheinenden Lamellenstruktur unter der Nagelplatte bei kleinen Kindern verwechselt werden. Eine Sonderform, die Dystrophia ungium mediana canaliformis (HELLER), tritt jedoch bereits im Kindesalter auf, im Fall HELLER mit 10 Jahren, im Fall WUCHERPFENNIG mit 3 Jahren. Die Veränderung ist gekennzeichnet durch eine mehrere Millimeter breite, bandartige Furche, deren Boden aus fester Nagelsubstanz besteht, eine Querstreifung aufweist und die von der Mitte des hinteren Nagelwalles nach vorn zieht. Die Erkrankung befällt die Daumennägel.

Die Querfurchenbildungen der Nägel (Beau-Reilsche Linien). Es handelt sich um eine quer zur Längsachse verlaufende, rillenförmige Verminderung der Nagelsubstanz. Ihre Tiefe, die von Bruchteilen eines Millimeters bis zu einem Millimeter reicht, scheint sich der Schwere der die Furchenbildung auslösenden Krankheit direkt proportional zu verhalten. Sie treten auf nach akuten, in den Stoffwechsel des Organismus eingreifenden Zuständen, wobei die Zahl der Furchen ein Maß für deren Häufigkeit sein kann. Eine individuelle Disposition spielt sicher eine Rolle. Befallen sind in der Regel die Fingernägel, am häufigsten Daumen, Zeige- und Mittelfinger, seltener Zehennägel.

Bekannt ist die *physiologische Querfurche der Säuglinge*. Sie ist als Ausdruck der Umstellung von der fetalen zur extrauterinen Ernährung aufzufassen. Die nach distal konvexe Linie tritt am Ende der 4. Lebenswoche am hinteren Nagelwall auf und erreicht etwa am 90. Tag den freien Nagelrand. Nach HELLER beträgt die Entfernung dieser Linie vom hinteren Nagelwall nach

30— 39 Tagen 0,5 mm
40— 49 Tagen 1,4 mm
50— 59 Tagen 2,3 mm
60— 69 Tagen 3,0 mm
70— 79 Tagen 3,3 mm
80— 89 Tagen 3,6 mm
90—100 Tagen 4,2 mm.

Diese Werte können durch alle Wachstumsstörungen beeinflußt werden und unter Umständen forensische Bedeutung erlangen. Die Zahl der Erkrankungen, die Querfurchen der Nägel verursachen können, ist recht umfangreich: Ernährungsstörungen, Erkrankungen des Magen-Darm-Traktes, Rachitis, Pellagra, fieberhafte Erkrankungen wie Typhus, Grippe, Masern, Scharlach, Angina, Pneumonie, Tbc., akute rheumatische Erkrankungen, Arsenvergiftungen, Behandlung mit Stickstoff-Lost und Urethan, Dermatosen (Erythrodermien, Psoriasis, Pemphigus, Erythematodes), Durchblutungsstörungen, Frakturen der Extremitäten. Auch nach psychischen Belastungen und bei psychiatrischen Krankheitsbildern wurden die Querrillen beobachtet.

Die Neidnägel (Niednägel). Es handelt sich um oberflächliche, spaltförmige Einrisse der Hornschicht der Nagelwälle (HELLER). Die Entstehung hat man sich so zu denken, daß das ungehindert über die Nagelplatte wachsende Nageloberhäutchen eintrocknet und einreißt. Die Risse dehnen sich bis in die Epidermis des Nagelwalles fort, deren Fortsetzung das Nageloberhäutchen ja ist. Diese Neidnägel können die Eintrittspforte für die verschiedensten Erreger darstellen.

Schädigungen des Nagels durch Traumen

Subunguale Blutungen. Subunguale Blutungen sind meist die Folge einer äußeren Gewalteinwirkung auf den Nagel. Bei unversehrt gebliebener Nagelplatte kommt es zu einer Blutansammlung unter derselben, die in der Regel wie ein Hämatom resorbiert wird. Zu intraungualen Blutungen kommt es, wenn das Blut die noch unverhornten Zellen der Matrix auseinanderdrängt und sich zwischen ihnen ausbreitet. Das Extravasat wird dann mit der wachsenden Nagelplatte vorgeschoben. Außer durch Traumen kommen Nagelblutungen als Symptom bei vielen Krankheiten vor. In erster Linie sind hier die hämorrhagischen Diathesen zu nennen, dann Skorbut, Möller-Barlowsche Erkrankung, Panmyelophthise, Leukämie, Sepsis, Tetanie, akuter Pemphigus. MITCHELL beschreibt eine Nagelblutung nach Verletzung des Nervus medianus bei einem Kind. Bekannt sind die feinen subungualen Blutaustritte als Folge punktförmiger Embolien bei Endokarditis lenta.

Unguis incarnatus. Diese, meistens an den Großzehennägeln auftretende Nagelveränderung kommt im Kindesalter recht selten vor. Nach einer von HELLER zitierten Statistik GOSSELINs fanden sich unter 52 Fällen nur 2 unter 15 Jahren. Die Ursache dürfte in den meisten Fällen in zu engem Schuhwerk zu suchen sein, wodurch der Nagel tief in den Nagelwall gedrückt wird. Allmählich bildet sich am Nagelrand ein sehr schmerzhaftes entzündliches Granulationsgewebe aus. Das Ausschneiden der Nagelecken kann als begünstigender Faktor hinzukommen.

Bakterielle, entzündliche Erkrankungen der Nägel

Onycholysis semilunaris purulenta. Dieses eigenartige Krankheitsbild wurde erstmals von STÜHMER 1939 vorgestellt. Durch Eindringen von Eitererregern unter die Nagelplatte kommt es zu einem Entzündungsvorgang, der sich als erst fleckförmiges, dann flächenhaft zusammenfließendes Erythem darstellt, dessen Farbtönung langsam von mattrot in blaurot übergeht. Das Erythem macht an der Lunula und knapp vor dem seitlichen Nagelwall halt. Im Erythembereich löst sich die Nagelplatte vom Nagelbett. Im Hohlwinkel der abgelösten Nagelplatte sieht man einen gelben, schmalen Eitersaum. Die Erkrankung ist hartnäckig und zieht sich über Monate hin.

Die strepto- oder staphylogene Onychie. Die Veränderung, die man meist bei Kindern und jüngeren Leuten sieht, beginnt in der Regel mit einem kleinen Eiterherd am Nagelwinkel, von wo sich der Prozeß rasch unter dem sich ablösenden Nagel ausdehnt. Eine Paronychie kompliziert meist das Krankheitsbild, das sich über Monate hinauszieht. Differentialdiagnostisch ist an eine Akrodermatitis continua suppurativa Hallopeau bzw. eine Psoriasis pustulosa zu denken.

Die Paronychie. Bei der Paronychie handelt es sich um eine hochrote, schmerzhafte Entzündung des Nagelwalles einer oder mehrerer Finger. Nach einiger Zeit tritt auf Druck unter dem Nagelwall eitrige Flüssigkeit hervor. Die Schwellung geht danach etwas zurück, kehrt jedoch bald wieder. Dieser Zustand kann monatelang andauern. Als Erreger kommen Hefen, Kokken, Pyocyaneus, Proteus, Diphtheriebacillen, Esch. coli und Mycobacterium tuberculosi sowie Spirillen in Betracht. Bei Kindern mit Stomatitis aphthosa kommen ebenfalls Paronychien zur Beobachtung. Bei einem chronischen, schmerzlosen, schlecht heilenden Ulcus im Bereich der Nagelwälle muß auch an einen syphilitischen Primäraffekt gedacht werden.

Das sog. Granuloma teleangiektaticum. Das sog. Granuloma teleangiektaticum, bei dem es sich nach Nödl um ein infiziertes Angioblastom handelt, ist recht häufig an den Fingern lokalisiert und kann auch einmal gestielt unter dem Nagel vorwachsen. Die Diagnose ist nicht sehr schwierig, wenn man die Charakteristica kennt: Pilzförmige, meist exulcerierte, von einer Blutkruste bedeckte, leicht blutende, sehr schnell wachsende, fast immer in der Einzahl auftretende Geschwulst.

Tumoren des Nagelendgliedes

Benigne Neubildungen. Nach länger dauernden entzündlichen Prozessen des Nagelbettes, nach Verletzungen und Verbrennungen kann es zum Auftreten von Narbenkeloiden kommen. Form und Wachstumsrichtung des Nagels werden dadurch beeinflußt. Fibrome sind sowohl subungual wie auch am Nagelwall anzutreffen. Erwähnenswert sind vor allem die in der Ein- oder Mehrzahl auftretenden, an den Nagelrändern sich vorwölbende Fibrome beim Morbus Bourneville-Pringle (sog. Koenensche Tumoren). Von der Synovia der Gelenkkapsel ausgehende Synovialcysten am Fingerendglied

sind unter Umständen ebenfalls in der Lage, das Nagelwachstum durch dauernde Druckwirkung zu beeinflussen. Die Verrucae vulgares sitzen im Bereich des Nagels meist an den Nagelwällen und präungual vor dem freien Nagelrand. Durch Übergreifen auf das Nagelbett kann es zur Onycholyse kommen.

Der subungual sitzende Clavus, der in der Regel beim Menschen im jugendlichen Alter vorkommt, ist fast ausschließlich an den Großzehennägeln lokalisiert und durch zu enges Schuhwerk verursacht.

Gar nicht so selten finden sich subunguale Angiomyoneurinome (sog. Glomus-Tumoren). Klinisch zeichnet sich der Tumor als rötlicher bis blauer, linsen- bis erbsgroßer Fleck unter dem Nagel ab. Charakteristisch ist die außerordentliche Schmerzempfindlichkeit bei Berührung.

Die ebenfalls rötlich-blau durch die Nagelplatte scheinenden Angiome unterscheiden sich klinisch von den Glomustumoren durch ihre Schmerzlosigkeit.

Maligne Neubildungen. Maligne Geschwülste des Nagelendgliedes kommen bei Kindern kaum vor. Enchondrome gelangten gelegentlich zur Beobachtung.

Farbänderungen der Nägel

Bei den Farbveränderungen der Nägel muß man zwischen primären und sekundären Veränderungen unterscheiden.

Die primären Veränderungen betreffen die Nagelplatte. Sie können auf exogenen oder endogenen Ursachen beruhen. Unter den ersteren sind vor allem äußerliche therapeutische Maßnahmen zu erwähnen. So führen z. B. Quecksilberbichlorid, Pyrogallol und Schwefel zu einer Braunfärbung, andere Quecksilberverbindungen zu einer Schwarztönung der Nägel. Weiterhin sind unter den lokal angewandten Medikamenten erwähnenswert das Cignolin (blau-violette Veränderungen), Chrysarobin, Resochin (rötlich-gelb), $AgNO_3$ u. a. m. In Längsstreifen angeordnete Braunfärbung wurde bei Pigmentnaevi der Matrix beobachtet, querbandförmige Braunfärbung nach äußeren Traumen. Schließlich können Pilze Farbänderungen von trüb-weißlich über gelb bis braun oder schwarz hervorrufen.

Unter den endogenen Ursachen der primären Farbänderungen sind erwähnenswert die Arsenvergiftung, Malaria, Thyreotoxikose, generalisierte Frühlues, die eine Braunfärbung der Nägel bedingen. Das gleiche Phänomen findet sich nach Goldbehandlung.

Schließlich werden bei den pigmentierten Rassen teilweise oder totale Pigmentierungen der Nagelplatte häufig gesehen.

Von einer sekundären Farbveränderung spricht man dann, wenn durch eine anormale Farbe des Nagelbettes eine Änderung der Farbe des Nagels vorgetäuscht wird. So führen ein Ikterus und subunguale Eiterungen zu einer Gelbfärbung. Bei Anämien fällt die Blässe der Nägel auf, während sie bei der Polycythämie düsterrot, bei Herzkrankheiten cyanotisch bei der Amöbenruhr und beim M. Addison leuchtend weiß erscheinen. Weißliche Farbänderungen werden auch bei der Lebercirrhose, bei der Colitis ulcerosa, der Trichinose und der Lepra gesehen. Teleangiektasen am Nagelbett sprechen für einen M. Osler. Schließlich können subunguale Blutungen alle Farben des Regenbogens annehmen.

Nagelveränderungen bei Hauterkrankungen

Die Nagelveränderungen beim Ekzemkranken sind durch ihre Vielfalt gekennzeichnet. Onycholysis, Onychodystrophie, Querfurchen, Tüpfelnägel kommen vor. Während Nagelveränderungen bei der gewöhnlichen Krätze außerordentlich selten sind, können bei der Scabies norwegica die Nägel Milbengänge aufweisen. Die Akrodermatitis chronica continua Hallopeau geht mit Pustelbildung an Nagelbett und Nagelwall, Schuppung des Nagelbettes und z. T. Ausfall der Nägel einher. Die Häufigkeit der Nagelbeteiligung bei der Psoriasis vulgaris beträgt nach HELLER 9%. Dieser Erkrankung besonders eigentümlich ist die Psoriasis guttata ungium (sog. Tüpfelnägel), die durch die Regelmäßigkeit der Grübchenanordnung (im Gegensatz zum Ekzem) gekennzeichnet ist. Sitz der Erkrankung ist der hintere Teil der Matrix, von wo die Veränderungen mit dem wachsenden Nagel nach vorn wandern. Die Psoriasispapel des Nagelbettes scheint als gelblicher Fleck durch die Nagelplatte und zieht deren Unterseite in Mitleidenschaft. Seltener werden ausgesprochene subunguale Hyperkeratosen beobachtet. Weitere für die Psoriasis charakteristische Veränderungen sind die von HELLER beschriebene Grubenbildung in der Lunulagegend (rainure), eine verstärkte Transversalkrümmung der Nagelplatte und das Öltropfenphänomen von GOTTRON. Von den Veränderungen beim Lichen ruber planus sind Streifen, Furchen und Verdickungen der Nagelplatte erwähnenswert. Ähnliche Erscheinungen, häufig verbunden mit Onycholysis und Verlust der Nagelplatte werden beim Pemphigus, bei der Dermatitis herpetiformis Duhring, bei bullösen Arzneimittel-exanthemen, beim Erythema exsudativum multiforme und bei anderen bullösen Dermatosen beobachtet. Als Symptom der Dermatomyositis findet sich zuweilen eine rötlich-braune Querfurche. Mikronychie sieht man an der hypertrophischen Extremität beim Klippel-Trenaunay-Syndrom wie auch bei der Porokeratosis Mibelli und der Sklerodaktylie.

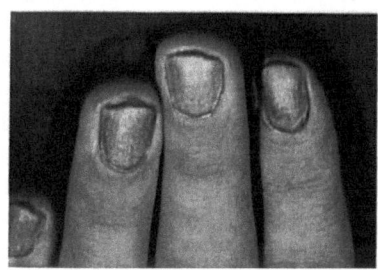

Abb. 556. Tüpfelnägel bei Psoriasis vulgaris. ♀ 11 J. (Univ.-Hautklinik Köln)

Bei der Epidermolysis bullosa hereditaria kommt es nach einer Onychatrophie in der Regel zum Verlust der Nägel. Charakteristisch sind die weißlichen Längsfurchen und die Aufsplitterung der Nagelplatte, also das Bild der Onychorrhexis, beim M. Darier. Bei der Ichthyosis vulgaris wie auch bei der Erythrodermia ichthyosiformis congenita Brocq werden Brüchigkeit der Nägel, subunguale Hyperkeratosen, stärkere Konvexkrümmung der Nagelplatte und Deformitäten im Sinne einer Onychogryposis gesehen. Ähnliches gilt für das Ceratoma palmare et plantare. Onycholyse, Onychatrophie, Pachyonychie und Verstümmelung der Endphalangen treten im Verein mit Hydroa vacciniforme auf.

Nagelveränderungen bei Allgemeinerkrankungen

Trommelschlegelfinger, die bei Neugeborenen physiologisch oder als Anlageanomalie vorkommen, werden häufig bei Erkrankungen der Atmungsorgane und des Herzens beobachtet, außerdem bei Anämie, Polycythämie, Sprue und Colitis ulcerosa[1]. Häufig finden sich gleichzeitig Uhrglasnägel. Diese sieht man zuweilen auch bei chronischen Hepatopathien. Trommelschlegelfinger sind ein Symptom des Kartagener-Syndroms, das sonst durch die Trias Bronchiektasen, Situs inversus und Polyposis nasi gekennzeichnet ist. Mikronychie kann man beim Morgagni-Turner-Syndrom, bei der Chondrodystrophie, bei der Medianusparese und beim Carpaltunnelsyndrom feststellen, ebenso wie bei der Syringomyelie, bei der jedoch auch Verlängerungen der Nagelplatte zur Beobachtung gelangen.

Therapie

Die Behandlung der erworbenen Nagelerkrankungen ist stets schwierig und zeitraubend. Wesentlich ist die Klärung der Ursache, ohne die eine erfolgversprechende Therapie nicht möglich ist. Da Nagelerkrankungen als Symptom der verschiedensten inneren und Hautkrankheiten auftreten können und außerdem die lokale Einwirkung äußerer Noxen eine große Rolle spielt, ist die Erhebung einer genauen Anamnese nicht leicht. Ist die Grundkrankheit jedoch gefunden und kann erfolgreich behandelt werden, dann wächst der Nagel nach Beseitigung der Störung rasch gesund nach. Bei Vorliegen exogener Schädlichkeiten müssen diese ausgeschaltet werden. Hand in Hand damit sollte die Lokalbehandlung des erkrankten Nagels gehen. Deformitäten der Nagelplatte sind am einfachsten mit der Feile oder der hochtourigen Fräse nach Schreus zu beseitigen. Erfolgversprechend ist auch die Aufweichung der Nagelplatte mit Thioglucolaten (Keratolyticum Sagitta) und anschließende Glättung. Diese Verfahren sind nicht so eingreifend wie die chirurgische Entfernung, die am besten nach 24—48stündiger Auflage von 60% Salicyl-Guttaplast durchgeführt wird. Bei schwersten Deformitäten ist sie jedoch häufig nicht zu umgehen. Der unguis incarnatus macht eine Entfernung der Nagelplatte nur erforderlich bei Vorliegen einer stärkeren Entzündung und von überschießenden Granulationen. Die Wucherungen werden mit dem scharfen Löffel abgetragen. Die lokale Behandlung von Nagelveränderungen muß oft mit viel Geduld über viele Wochen fortgeführt werden. Die innere Behandlung für die Vitamin A, D, B 12 sowie Cystin, Methionin, Pantothensäure, Gelatine (z. B. Gelavit) zur Verbesserung der Hornproduktion empfohlen wurden, besitzt nur einen bedingten Wert. Eine gewisse Wirksamkeit scheint dem Eisen zuzukommen, das am besten in Verbindung mit Multivitaminen und Spurenelementen verabreicht wird (z. B. Edinol, Supradyn u. a.). Auch ein Versuch mit der Kytta-Nagelkur erscheint empfehlenswert.

---

[1] Uhrglasnägel und Trommelschlegelfinger werden bei der pulmonalen Form schwerer Mucoviscidosis beobachtet, wobei auch der *Chlorid-Gehalt* erhöht und diagnostisch verwertbar ist.

Literatur

Achten, G.: L'ongle normal et pathologique. Dermatologica (Basel) **126**, 229 (1963).
— A propos de l'examen histologique de l'ongle pathologique. Bull. Soc. franç. Derm. Syph. **71**, 252 (1964).
—, et J. M. Simonart: L'ongle. Etude histochimique et mycologique. Ann. Derm. Syph. (Paris) **90**, 569 (1963).
Basset, R.-H.: Une génodystrophie unguéale rare: l'ongle à large cannelure médiane. Bull. Soc. franç. Derm. Syph. **70**, 23 (1963).
Buckley, W. R., and J. Cassuto: Pachyonychia congenita. Arch. Derm. **85**, 397 (1962).
Butterworth, Th., and L. P. Strean: Mercurial pigmentation of neils. Arch. Derm. **88**, 55 (1963).
Cockayne, E. A.: Inherited abnormalities of the skin and its appendages. London: Oxford Univ. Press 1933.
Friedmann, M.: Über einige seltene Nagelerkrankungen. Arch. Derm. Syph. (Berl.) **134**, 162 (1921).
Friederich, H. C.: Nagelkrankheiten. In: Lehrbuch der Haut- und Geschlechtskrankheiten. Von E. Riecke. 9. Aufl. Stuttgart: Fischer 1962.
Heller, J.: Die Krankheiten der Nägel. In: Handbuch für Haut- und Geschlechtskrankheiten. Von J. Jadassohn. 2. Aufl. Bd. VIII/2. Berlin: Springer 1927.
— Familiäre totale Leukonychie. Zbl. Haut- u. Geschl.-Kr. **40**, 158 (1932).

HELLER, J.: Zur Kasuistik seltener Nagelerkrankungen. Derm. Z. **63**, 127 (1932).

JUHLIN, L.: Hereditary leukonychia. Acta derm.-venereol. (Stockh.) **43**, 136 (1963).

KORTING, G. W.: Therapie der Hautkrankheiten. Stuttgart: Schattauer 1967.

LACROUX, R., J. PHILIPPON et J.-P. POIRIER: Onycho-arthro-ostéodysplasie héréditaire (Onycharthrose de Touraine). Ann. Derm. Syph. (Paris) **87**, 382 (1960).

NOBL, G.: Beiträge zur Onychopathologie. Wien. klin. Rdsch. **27** u. **28** (1905).

NÖDL, F.: Das „sogenannte" Granuloma teleangiektaticum. Z. Haut- u. Geschl.-Kr. XIX/6, 163 (1955).

OKUWA, H. K., M. TACHIBANA u. S. ODA: Bericht über Fälle mit Onycholysis. Ref. Derm. Wschr. **147**, 504 (1963).

PARDO-COSTELLO, V., and O. A. PARDO: Diseases of the nails. 3. ed. Springfield, Ill.: Charles C. Thomas; Oxford: Blackwell Scient. Publ.; Toronto: Ryerson Press 1960.

PFISTER, R.: Die Erkrankungen der Nägel. In: Dermatologie und Venerologie. Von H. A. GOTTRON u. W. SCHÖNFELD. III/2, 910. Stuttgart: Thieme 1959.

POSTMA, C.: Hereditäre Verkürzung der Fingernägel. Dermatologica (Basel) **108**, 218 (1954).

SALAMON, T.: Vererbung von Haar- und Nagelkrankheiten. In: Handbuch der Haut- und Geschlechtskrankheiten. Von J. JADASSOHN. Ergänzungswerk **7**, 364. Berlin, Heidelberg, New York: Springer 1966.

SAMMAN, P. D.: Nail dystrophies. Trans. St. John's Hosp. derm. Soc. (Lond.) N. S. **49**, 39 (1963).

SCHÖNFELD, W.: Kasuistik in Bildern. Derm. Wschr. **129**, 350 (1954).

STEIN, R. O.: Die Erkrankungen der Nägel. In: Haut- und Geschlechtskrankheiten. Von L. ARZT u. K. ZIELER. III. Berlin, Wien: Urban & Schwarzenberg 1934.

STÜHMER, A.: Onycholysis semilunaris purulenta. Hautarzt **4**, 197 (1953).

TURNER, J. W.: An hereditary arthro-dysplasia associated with hereditary dystrophie of the nails. J. Amer. med. Ass. **100**, 882 (1933).

TURPIN, R.: Observation familiale d'onycholyse partielle médiana. Bull. Soc. franç. Derm. Syph. **47**, 243 (1940).

WESENER, G.: Über familiäre Koilonychie. Derm. Wschr. **129**, 513 (1954).

Erkrankungen der Mundschleimhaut einschließlich der Lippen

Von H. GARTMANN, Köln

Die Mundschleimhaut kann im Rahmen einer Hautkrankheit befallen sein und daher als möglicher Manifestationsort von Krankheitszuständen des Hautorgans gelten. Mundschleimhautveränderungen können auch Hauterscheinungen vorausgehen (z. B. beim Lichen ruber, Erythema exsudativum multiforme, Syphilis, Variola) oder erst in Zusammenhang mit diesen die Diagnose ermöglichen. Daneben gibt es den Lippen und der Mundhöhle eigentümliche Erkrankungen ohne entsprechenden Hautbefall. Die vielfältigen Beziehungen zwischen Hautorgan, Lippen und Mundschleimhaut erfordern deshalb einen gesonderten Hinweis auf derartige Krankheitsbilder.

Um Wiederholungen zu vermeiden, wird in diesem Kapitel nur eine kurze Übersicht über Veränderungen der Mundschleimhaut und Lippen gegeben, die bei Hautkrankheiten im Säuglings- und Kindesalter vorkommen, wobei zwecks eingehenderer Information in dem Kapitel nachzulesen ist, das die entsprechende Dermatose behandelt[1]. Erkrankungen der Mundschleimhaut, die vorwiegend in das Gebiet der Laryngologie oder der Mund-, Zahn- und Kieferheilkunde ge-

hören, sind in den Abschnitten dieser Fachgebiete einzusehen. Bei Hautkrankheiten vorkommende Zahnanomalien sind in diesem Kapitel nicht berücksichtigt. Die vorliegende Einteilung folgt im wesentlichen SCHUERMANN, GREITHER und HORNSTEIN.

Anatomische Varianten und Fehlbildungen

Ein Großteil der hier zu schildernden Anomalien betrifft die Zunge (Aglossia congenita, Ankyloglosson, Lingua bifida und trifida, Doppelzunge, „oro-digito-faciales Syndrom") und gehört wie die Gruppe der Spaltbildungen in das Gebiet der Mund- und Kieferkrankheiten.

Für den Dermatologen bedeutungsvoller ist die *Lingua plicata* (Lingua scrotalis, Faltenzunge), die nach SCHUERMANN, GREITHER und HORNSTEIN eine idiotypische Veränderung darstellt, familiär gehäuft in mehreren Generationen auftreten kann und wahrscheinlich einfach dominant vererbt wird. Sie ist auf die ektodermalen vorderen zwei Drittel der Zunge beschränkt, der hinter dem Sulcus terminalis gelegene entodermale Zungengrund bleibt frei. Die Zungenoberfläche ist vergröbert und von tiefen Furchen durchzogen, so daß sie wulstig erscheint. Die Furchen ziehen von der Mittellinie der Zunge parallel zueinander seitlich

---

[1] Bei verschiedenen akuten und chronischen Infektionskrankheiten mußte grundsätzlich auf die entsprechenden Kapitel verwiesen werden.

nach den beidseitigen Rändern, so daß gelegentlich eine Ähnlichkeit mit dem Profil eines Autoreifens entsteht (SCHUERMANN, GREITHER und HORNSTEIN). Subjektive Beschwerden bestehen im allgemeinen nicht. Die Entstehung wird fast nie vor dem 4. Lebensjahr beobachtet. Eine Behandlung ist nicht möglich.

Heterotopien

Hierher gehören eine Reihe von Zuständen, an deren heterotopen Charakter wohl kein Zweifel mehr besteht: Tonsilla linguae lateralis, Struma linguae, intraorale Endometriose, gewebliche Überschußbildungen wie Doppellippe, glanduläre Makrocheilie, epitheliale-leukoplakische Naevi (STÜTTGEN u. Mitarb.).

Im dermatologischen Sektor spielen die *heterotopen Talgdrüsen* eine gewisse Rolle. Klinisch handelt es sich um stecknadelkopfgroße, manchmal auch größere, rundliche bis polygonale, einzeln oder gruppiert stehende Knötchen, die gelblich durch die Schleimhaut oder das Lippenrot schimmern. Ihre Zahl ist erheblichen Schwankungen unterworfen. Bei Neugeborenen oder Kleinkindern fehlen die heterotopen Talgdrüsen bis auf seltene Ausnahmen, meist treten sie erst im älteren Kindesalter oder während der Pubertät auf. Subjektive Beschwerden fehlen, eine Behandlung ist nicht notwendig.

Mit einer gewissen Berechtigung sind hier auch die *Cysten* der Schleimhäute zu erwähnen, die größtenteils heterotop bedingt sind. Der Einfachheit halber werden die Schleimretentionscysten angefügt, obgleich bei ihnen keine Heterotopie vorliegt.

Man unterscheidet nach pathologisch-anatomischen Gesichtspunkten dysontogenetische, nicht odontogene Cysten, Retentionscysten der Drüsenausführungsgänge, odontogene Cysten und solitäre sowie generalisierte mesenchymale Knochencysten. Einzelheiten sind im Kapitel über Zahn- und Kieferkrankheiten nachzusehen.

Dermatologisch sind die *Retentionscysten* von Interesse. Sie treten überall da in der Mundhöhle auf, wo kleine Schleimdrüsen vorkommen und entstehen durch Verschluß und Sekretstauung des Ausführungsganges. Ihre Größe schwankt zwischen der einer Stecknadelkuppe und einer Haselnuß. Im Lippenbereich sind sie meist erbsengroß und schimmern bläulich durch. Blutungen können das fadenziehende Sekret von Cysten bräunlich-schwärzlich verfärben. Der Cysteninhalt ist nicht ausdrückbar, kann sich aber durch Einreißen der Cystenwand in das umgebende Gewebe entleeren und ein sog. *Schleimgranulom* (NIKOLOWSKI) hervorrufen.

Als *Ranula* bezeichnet man eine am Mundboden neben dem Zungenbändchen gelegene, mit den Ausführungsgängen der Glandula sublingualis zusammenhängende Retentionscyste, die kirschgroß und größer werden kann. Die Behandlung aller Cysten besteht in totaler Exstirpation.

Bei der *Glossitis mediana rhombica* handelt es sich um eine meist mitten auf dem Zungenrücken, ausnahmsweise auch paramedian gelegene Veränderung, die scharf abgegrenzt, ovalär oder rhombisch geformt ist und in der Längsachse der Zunge verläuft. Ihre rötliche Oberfläche ist glatt, lackartig, gelegentlich auch leicht höckerig oder traubig-lappig. Die Konsistenz schwankt zwischen schwammigweich und derb. Gelegentlich treten am harten Gaumen gegenüber den Zungenveränderungen sog. Abklatscherytheme (GERTLER) auf. Die Glossitis mediana rhombica macht so gut wie nie Beschwerden und wird meist zufällig entdeckt. Pathogenetisch handelt es sich nach SCHUERMANN, GREITHER und HORNSTEIN um eine fissurale Hemmungsmißbildung im Bereich einer fetalen Spaltbildung. Differentialdiagnostisch bestehen im allgemeinen keine Schwierigkeiten. Eine Behandlung ist nicht notwendig.

Neurocutane Systemkrankheiten mit naevoiden Fehlbildungen

Krankheitsbezeichnung	Art der Schleimhautveränderungen
Bourneville-Pringlesche Krankheit („Epiloia")	Fibrome des Zahnfleischs, der Lippen, Wangenschleimhaut und Zunge.
Recklinghausensche Krankheit (Neurofibromatose)	Neurofibrome, seltener Neurinome der Lippen und Zunge („Makroglossie"); Pigmentflecken der Wangenschleimhaut.

Neurocutane Systemkrankheiten mit naevoiden Fehlbildungen

Krankheitsbezeichnung	Art der Schleimhautveränderungen
Sturge-Webersche Krankheit	Naevus flammeus der Mundschleimhaut, Makrocheilie.
Peutzsche Krankheit (Peutz-Jeghers-Syndrom, Pigmentfleckenpolypose Klostermann)	Pigmentflecken auf Lippen- und Mundschleimhaut.
Neurocutane Melanose Touraine	Pigmentflecken auf Lippen- und Mundschleimhaut.
Incontinentia pigmenti Bloch-Sulzberger	Blasen, Erosionen und Pigmentflecken der Mundschleimhaut.
Monilethrix (Aplasia pilorum intermittens)	Entzündungen der Wangenschleimhaut und Gingiva mit Leukoplakien, hyperkeratotische Cheilitis (GERTLER).

Genodermatosen, bei denen keratotische oder dyskeratotische Veränderungen im Vordergrund stehen

Krankheitsbezeichnung	Art der Schleimhautveränderungen
Erythrodermie ichthyosiforme congénitale (Hyperkeratosis congenita universalis)	Hyperkeratotische Veränderungen an den Lippen, an Leukoplakie erinnernde Auflagerungen der Zunge und der Mundschleimhaut.
Erythrokeratodermia variabilis Mendes da Costa	Verdickte Schleimhaut der Unterlippe, der Mundhöhle, des Rachens und Kehlkopfes. Grobhöckerige Verdickung der Zungenoberfläche (MIESCHER).
Palmar-Plantar-Keratosen	Geringgradige leukoplakieartige Veränderungen der Wangen- und Zungenschleimhaut. Wucherungen der Lippenschleimhaut (SCHUERMANN, GREITHER, HORNSTEIN).
Dyskeratosis congenita (Zinsser-Cole-Engman-Syndrom)	Fleck- und streifenförmige sowie flächenhafte leukoplakieartige Veränderungen der Mund- und Zungenschleimhaut, „Glossitis", Blasen und Ulcera (ORFANOS und GARTMANN).
Dariersche Krankheit	Kleinpapulöse Veränderungen der Gaumen- und Mundschleimhaut. Hyperplasie der Zungenpapillen.
Parakeratosis (Porokeratosis) Mibelli	Scharf begrenzte, weißliche Flecke mit betontem Rand auf der Mundschleimhaut und Zunge.

Degenerative Systemkrankheiten

Krankheitsbezeichnung	Art der Schleimhautveränderungen
Ehlers-Danlos-Syndrom (Cutis hyperelastica)	„Schlaff wirkende" Lippen; Hyperelastizität der der Wangen- und Zungenschleimhaut.
Elastorrhexis generalisata (Pseudoxanthoma elasticum, Grönblad-Strandberg-Syndrom)	Weißlich-gelbliche Einlagerungen und/oder Papeln auf der Mundschleimhaut, die sich netzartig gruppieren können. Erweiterte Blutgefäße.
Rothmund-Syndrom	Straffe Atrophie der Mundumgebung.

Durch Kokken hervorgerufene Infektionskrankheiten

Krankheitsbezeichnung	Art der Schleimhautveränderungen
Impetigo contagiosa	Übergang auf die Lippen möglich.
Staphylogenes Pemphigoid, Dermatitis exfoliativa neonatorum	Übergang auf die Lippen möglich.
Angulus infectiosus	Erosionen mit Krusten in einem oder beiden Mundwinkeln.
Furunkel	Lippenbefall.
Schankriforme Pyodermie	Solitäres hartes Geschwür an der Lippe. Differentialdiagnostisch an syphilitischen Primäraffekt denken!
Pyostomatitis vegetans (Mc Carthy)	Vegetierende entzündliche Makrocheilie. Pusteln, eitrig-fibrinöse Wucherungen und erosiv-ulceröse Veränderungen der Mundschleimhaut (Hornstein 1957, 1964).
Erysipel	Übergang auf Lippen und Mundschleimhaut möglich. Isoliertes Schleimhauterysipel.

Durch andere Bakterien hervorgerufene Infektionskrankheiten

Krankheitsbezeichnung	Art der Schleimhautveränderungen
Diphtherie Listeriose Pest Tularämie Pertussis Brucellosen	Einzelheiten sind im entsprechenden Kapitel nachzusehen.

Krankheiten durch Mycobacteriaceae

Krankheitsbezeichnung	Art der Schleimhautveränderungen
Tuberkulose: a) Lupus vulgaris (Tbc cutis et mucosae luposa) b) Tbc mucosae miliaris ulcerosa c) Tbc cutis colliquativa („Scrophuloderm") Lepra	Einzelheiten sind im entsprechenden Kapitel einzusehen.

Mykosen

Krankheitsbezeichnung	Art der Schleimhautveränderungen
Aktinomykose	Rötung, Schwellung, Fisteln im Bereich der Mundhöhle als Begleitsymptome des in der Nachbarschaft ablaufenden Krankheitsprozesses. Primäre Aktinomykose der Zunge.
Blastomykose (Cryptokokkose, Torulose, nordamerikanische B., südamerikanische B., Coccidioidomykose)	Primärer Mundschleimhautbefall möglich. Später verrucöse, gestielte, ulcerierende Vegetationen, Granulome, Knoten.
Candidiasis („Soor")	Befall der Lippen, Mundschleimhaut und Zunge; Rhagaden („Faulecken") der Mundwinkel.
Sporotrichose	Primäraffekt im Lippen- oder Mundhöhlenbereich; später Gummen, Ulcera.

Mykosen

Krankheitsbezeichnung	Art der Schleimhautveränderungen
Histoplasmose	Papulöse, nodöse, gummöse Veränderungen, Ulcera.
Trichophytie, Epidermophytie	Übergang auf die Lippen möglich.
Favus	Schmerzhafte, oberflächliche Geschwüre der Mundschleimhaut mit gelblichen Belägen.

Durch Spirochaetales und Spirillaceae hervorgerufene Infektionskrankheiten

Krankheitsbezeichnung	Art der Schleimhautveränderungen
Syphilis (Lues) Frambösie (Pian, Yaws) Plaut-Vincentsche Krankheit Noma (Nosokomialgangraen) Leptospirosen Sodoku (vgl. Rattenbißkrankheit)	Einzelheiten sind im entsprechenden Kapitel einzusehen.

Krankheiten durch Viren

Krankheitsbezeichnung	Art der Schleimhautveränderungen
Katzenkratzkrankheit (Virus-Kratz-Lymphadenitis)	Primäraffekt (ulcerierendes Granulom) kann in der Mundhöhle auftreten. Ulcerierende Infiltrate des Zahnfleisches und der Wangenschleimhaut.
Variola vera humana Alastrim	Ein dem Exanthem entsprechendes Enanthem (Bläschen, Blasen, Erosionen, „Stomatitis ulcerosa").
Vaccinale Krankheiten: a) Vaccina sekundaria b) Vaccina generalisata c) Akzidentelle Vaccine (Vaccina inoculata)	Vaccinepusteln, die später einreißen, so daß nur noch weißlich-fibrinöse Beläge erkennbar sind („Glossitis papulosa").
d) Postvaccinales Exanthem	Erytheme, Papeln und Blasen der Mundschleimhaut.
Mollusca contagiosa	Knötchen mit zentraler Dellung (sehr selten).
Herpes simplex	Gruppierte Bläschen, Erosionen.
Stomatitis aphthosa s. herpetica (Erreger: Herpes simplex-Virus).	Vesiculös-erosive, fibrinöse Stomatitis und Gingivitis.
Aphthoid Pospischill-Feyrter (Erreger: Herpes simplex-Virus)	Gruppierte Bläschen, Erosionen, Ulcerationen.
Zoster	Halbseitig angeordnete erosiv-aphthöse Veränderungen; bei Kindern sehr selten.
Varicellen	Erytheme, Bläschen, Erosionen.
Maul- und Klauenseuche	Primäraphthen selten an den Lippen; Mundschleimhaut fast nie betroffen.
Warzen	Papillomatöse Erscheinungen auf den Lippen oder der Mundschleimhaut.

Exanthematische Infektionskrankheiten

Krankheitsbezeichnung	Art der Schleimhautveränderungen
Masern Scharlach Röteln Ringelröteln Infektiöse Mononukleose	Einzelheiten sind im entsprechenden Kapitel einzusehen.

Krankheiten durch Protozoen und andere tierische Erreger

Krankheitsbezeichnung	Art der Schleimhautveränderungen
Toxoplasmose	Makrulie bei angeborener T.
Leishmaniasis der Haut (Orientbeule, Aleppobeule)	Lippenbeteiligung, gelegentlich Übergreifen auf die Mundschleimhaut.
Südamerikanische Haut- und Schleimhautleishmaniasis	Ulceröse, perforierende und vegetierende Prozesse in der hinteren Mundhöhle. Zahnfleisch, Wangenschleimhaut und Zunge sind meist frei.
Viscerale Leishmaniasis (Kala-Azar)	Hyperpigmentierungen, Haemorrhagien, Ulcera der Zunge, Gingivitis, Stomatitis.
Schlafkrankheit	,,Primäraffekt'' an den Lippen (furunkuloide oder ödematöse Makrocheilie).

Aphthenkrankheiten

Chronisch rezidivierende (habituelle, familiäre) Aphthen. Die in Schüben auftretende Krankheit wird wahrscheinlich unregelmäßig dominant vererbt und hauptsächlich bei Erwachsenen beobachtet. Sie kann aber bereits im Kindesalter auftreten und äußert sich in einer oder wenigen schmerzhaften, rundlichen, gezackten oder schlitzförmigen, oberflächlichen, bis erbsgroßen Erosionen oder Geschwüren, die einen weißlichen oder grau-gelblichen Grund aufweisen, der von einem hochroten Randwall umgeben wird. Submandibuläre Lymphknotenschwellung ist häufig. Bevorzugt befallen ist die Wangenschleimhaut-Zahnfleischumschlagfalte, der Zungenrand und die Zungenunterseite sowie das Zungenbändchen. Meist werden sogar erhebliche Schmerzen geäußert. Gelegentlich treten allein stehende Aphthen von erheblicher Größe (solitäre Riesenaphthe, Ulcus neuroticum) auf.

Die Ätiologie ist unklar. Die Behandlung besteht im Auftragen von Olivenöl oder Mundsalben (Volan-A-Mundsalbe ,,Squibb'') oder Betupfen mit antiphlogistischen und anästhesierenden Lösungen (Herviros ,,Hermal''). Rezidive sind dadurch allerdings nicht zu verhindern.

Bednarsche Aphthen. Hierbei handelt es sich nicht um eigentliche Aphthen, sondern um mechanisch ausgelöste und bakteriell bedingte Schleimhautnekrosen auf Grund von Verletzungen in der Mundhöhle, besonders am harten Gaumen des Säuglings. Confluieren einzelner Erosionen und Ulcera ist möglich.

Aphthosis («Grande Aphtose» Touraine). Nach Touraine handelt es sich um eine Allgemeinkrankheit bei dazu disponierten, meist jüngeren Menschen. Der Kranke von Schimpf war 12 Jahre alt. Die Disposition soll dominant vererbbar sein. Die Krankheit verläuft in manchmal fieberhaften, 10—20 Tage dauernden Schüben mit Kopfschmerzen, allgemeinem Krankheitsgefühl, abdominellen Beschwerden und manchmal unter septikämischen Symptomen und breitet sich anscheinend hämatogen aus. Die Aphthen sind eine Folge herdförmiger, gefäßbedingter Nekrosen (Schuermann, Greither, Hornstein). Gelegentlich entwickelt sich eine diffuse Stomatitis, die bei den habituellen Aphthen so gut wie stets fehlt. Weiterhin können neben Nasenschleimhaut, Larynx, Pharynx, Analschleimhaut, Augen, Zentralnervensystem auch Haut, Gelenke, Muskulatur und Gefäße betroffen sein. Beobachtet wurde auch Organbefall, z. B. der Milz, Pleura, Parotitis, Gallenblase, Lymphknoten und der Nebenhoden. Wahrscheinlich bestehen Beziehungen zu den chronisch-rezidivierenden Aphthen einerseits zum Morbus Behçet andererseits.

Bullöse Dermatosen

Krankheitsbezeichnung	Art der Schleimhautveränderungen
Pemphigus vulgaris chronicus (bei Kindern sehr selten, vgl. Tappeiner)	Blasen der Mundschleimhaut und Lippen.
Pemphigus foliaceus (bei Kindern sehr selten. vgl. Herzberg)	Zarte, sehr oberflächliche Erosionen.
Dermatitis herpetiformis Duhring	Bläschen oder Blasen der Mundschleimhaut und Lippen (selten).
Benignes Schleimhautpemphigoid (Dermatite bulleuse mucosynéchiante et atrophicante); bei Kindern so gut wie nie beobachtet.	Bläschen und Blasen der Mundschleimhaut.
Pemphigus benignus familiaris Hailey-Hailey	Mundschleimhautbeteiligung bisher nicht beobachtet.
Epidermolysis bullosa hereditaria: a) simplex b) dystrophica et hyperplastica c) dystrophica et polydysplastica	 Blasen der Mundschleimhaut. Blasen, Ulcera. Atrophien und Leukoplakien der Zunge und Mundschleimhaut. Blasen, Ulcera und Atrophien der Mundschleimhaut.
Erythema exsudativum multiforme einschließlich Ektodermose érosive pluriorificielle Fiessinger und Rendu, Syndrom von Stevens und Johnson, Dermatostomatitis Baader und Syndroma muco-oculo-cutaneum acutum Fuchs	Blasen und Erosionen der Lippen und Mundschleimhaut.
Bullöses Arzneiexanthem	Blasen und Erosionen der Lippen- und Mundschleimhaut.

Erythemato-squamöse Dermatosen

Krankheitsbezeichnung	Art der Schleimhautveränderungen
Psoriasis vulgaris	Psoriatische Efflorescenzen auf dem Lippenrot. Schleimhautbeteiligung sehr selten. Bei P. pustulosa diffuse Schleimhautentzündung, auf der Zunge das Bild der Exfoliatio areata sowie weißlich-gelbliche und rote Papeln.
Pityriasis lichenoides chronica (Parapsoriasis guttata)	Lippen- und Schleimhautbeteiligung ist möglich.
Parakeratosis variegata (Parapsoriasis lichenoides)	Lippen- und Schleimhautbeteiligung ist möglich.
Akrodermatitis enteropathica	Erosionen der Lippen- und Mundschleimhaut, Papillome und „aphthöse" Veränderungen der Zunge und Wangenschleimhaut.
Pityriasis rosea	Mundschleimhautbefall umstritten.

Papulöse Dermatosen

Krankheitsbezeichnung	Art der Schleimhautveränderungen
Lichen ruber planus	Punkt-, linsen-, netz-, ring- und farnblattähnliche, bläulich- bis grau-weißliche Zeichnungen auf Lippen, Zunge und Mundschleimhaut.
Lichen ruber bullosus (pemphigoides)	Wie bei Lichen ruber planus, dazu Bläschen und Erosionen.
Lichen ruber-artiges Arneiexanthem.	wie bei L. ruber planus.

Arzneischädigungen

So gut wie jedes Medikament kann zu allergischen oder toxischen Reaktionen am Hautorgan oder an der Schleimhaut führen, so daß im folgenden nur wenig Beispiele angeführt werden können (vgl. HEINTZ, STEIGLEDER). Bei allen unklaren Exanthemen und Enanthemen sowie Entzündungen der Lippen und Mundschleimhaut einschließlich der Zunge muß auch an die Möglichkeit einer Arzneiallergie gedacht werden (vgl. auch Abschnitte Bullöse Dermatosen, Papulöse Dermatosen und Cheilitisformen).

Krankheitsbezeichnung	Art der Schleimhautveränderungen
Wismutstomatitis	Graublauer Zahnfleischsaum, Rötung, Schwellung, erosiv-ulceröse Veränderungen.
Quecksilberstomatitis	Starker Speichelfluß, Rötung, Schwellung, Erosionen, weiße Beläge, Nekrosen, eitriges Exsudat aus Zahnfleischtaschen.
Argyrie	Grauviolettes Zahnfleisch, graue bis blauschwarze Verfärbung der Zunge und Wangenschleimhaut (KREN).
Antibiotica	Lingua villosa nigra, „rote, glatte Zunge", gelbe Verfärbung des Zahnfleisches durch Tetrazykline, hämorrhagische Glossitis und Stomatitis durch Penicillin und Streptomycin, Mundbrennen und ulceröse Stomatitis durch Erythromycin (ZINZIUS).
Anaesthesin (Lutschpastillen)	Diffuse Glossitis
Phenothiazinverbindungen	Gingivitis, Glossitis, Stomatitis
Cytostatica	Entzündungen, Erosionen, Ulcera und Hämorrhagien der Mundschleimhaut.
Schmerz-, Grippe-, Schlaf-, Husten- und Abführmittel	Erytheme, Quaddeln, Bläschen, Blasen, Hämorrhagien und Ödeme der Mundschleimhaut.
Brom, Jod	Tuberöses, vegetierendes Bromo- bzw. Jododerm im äußeren Mundbereich. Jododerm häufiger auch in der Mundhöhle, anfangs oft flüchtige Bläschen.
Hydantoin-Präparate	Gingiva-Hypertrophie.

Ekzeme

Krankheitsbezeichnung	Art der Schleimhautveränderungen
Allergisches Kontaktekzem	Beteiligung der Lippen und Mundumgebung.
Seborrhoisches (mikrobielles) Ekzem	
Endogenes Ekzem (Neurodermitis disseminata, atopic dermatitis)	

Cheilitisformen

Es gibt eine Reihe von Entzündungen der Lippen, besonders der Unterlippen, die nicht in die Gruppe der Ekzeme gehören, bei denen aber exogene Faktoren wie Lichteinwirkung oder kleine Verletzungen eine ursächliche Rolle spielen können. Daneben sind gelegentlich heterotope Anomalien (heterotope Schleimdrüsen) von Bedeutung. Die Mehrzahl der Cheilitisformen wird bei Erwachsenen beobachtet. Bei Kindern können folgende auftreten:

Cheilitis exfoliativa s. desquamativa. Das Lippenrot ist mehr oder minder geschwollen, bis scharlachrot verfärbt und von dünnen weißlichen, oft streifenförmigen trockenen Schuppen bedeckt. Auch krustöse Auflagerungen kommen vor. Der Krankheitszustand ist wahrscheinlich kein einheitlicher. Möglicherweise spielen mikrobielle und Lichteinflüsse eine Rolle. Die Behandlung ist schwierig und mangels Kenntnis der Ätiologie nur symptomatisch.

Cheilitis actinica. Man unterscheidet eine akute, vesiculo-bullöse, durch ein einmaliges Lichttrauma ausgelöste und eine chronische, krustös-exfoliative, durch wiederholte Lichteinwirkung entstandene Form. Klimatische Faktoren wie erheblicher Reichtum an Ultraviolett-Licht, lange Dauer der Sonnenstrahlung, starke Lufttrockenheit sowie warme Winde sind für die Entstehung von Bedeutung.

Andererseits kann nach Einnahme lichtsensibilisierender Arzneimittel oder auch im Rahmen einer angeborenen oder erworbenen Lichtdermatose das Krankheitsbild der aktinischen Cheilitis auftreten. Zur Behandlung ist ständige Anwendung von Lichtschutzsalben (z. B. Contralumsalbe) zu empfehlen.

Cheilitis symptomatica. Bei zahlreichen Krankheiten wie z. B. Leishmaniasis, Lepra, Sarkoidose, Syphilis, Tuberkulose kommt Lippenentzündung vor, ferner bei Arzneiexanthem, Erythema exsudativum multiforme, Quincke-Ödem, Schleimcysten und -granulom sowie Urticaria. Wichtig ist die Cheilitis granulomatosa, die zum Melkersson-Rosenthal-Syndrom gehört, aber auch allein auftreten kann und mit chronischer, schmerzloser Vergrößerung der Unter- und/oder Oberlippe (Makrocheilie) einhergeht.

Entzündliche Mesenchymopathien

Krankheitsbezeichnung	Art der Schleimhautveränderungen
Erythema nodosum	Knotige, von den tiefen Gefäßen ausgehende, düsterrote Erytheme am Gaumen (KREN); sehr selten.
Ascher-Syndrom (Ätiologie und Pathogenese unklar)	Doppellippe, fast ausschließlich der Oberlippe (SCHIMPF); verdickte wulstige Lippen (Ober- und Unterlippe) infolge persistierender Makrocheilie.
Granuloma anulare	Mundschleimhautbeteiligung sehr selten.
Sklerodermia circumscripta (Morphaea)	Befall der Mundumgebung und Lippen. „Graue, glatte Zunge" (JORDAN). Beteiligung der Gingiva und des Alveolarfortsatzes (GERTLER).
Dermatomyositis	Düster- bis bläulichrote Eryteme und Teleangiektasien der Mundschleimhaut, „Stomatitis", Ödem des Zahnfleisches und der Zunge. Atrophie der Lippen und Zungenoberfläche, Bläschen, Blasen, Erosionen, Lichen-ruberartige „Leukoplakien"
Erythematodes integumentalis, visceralis	Weißliche Epitheltrübungen auf düsterrot-ödematösem Grund, Erosionen, Teleangiektasien. Atrophie der Lippen und Mundschleinhaut.

Granulomatosen vorwiegend unbekannter und umstrittener Ätiologie

Krankheitsbezeichnung	Art der Schleimhautveränderungen
Sarkoidose (Morbus Besnier, Boeck, Schaumann)	Blaurote bis braunrote Knötchen, Knoten oder Infiltrate der Lippen und Mundschleimhaut. Bei Kindern sehr selten
Melkersson-Rosenthal-Syndrom	Cheilitis granulomatosa, Lingua plicata, Makroglossie, Hemimakroglossie
Hand-Schüller-Christian-Krankheit	Hämorrhagisches und/oder kleinpapulöses Enanthem, kleine gelbliche Granulome, Ulcera, „fötide Stomatitis", Zerstörung der Alveolarfortsätze
Abt-Letterer-Siwe-Krankheit	Geschwüre der Mundschleimhaut; sehr selten
Fremdkörpergranulome (durch Borsten von Zahnbürsten, Talkum, Knochen-, Metall- und sonstige Splitter)	rötlich-bräunliche bis bläuliche Infiltrate und Knötchen sowie Fisteln im Bereich der Lippen und Mundschleimhaut (Zahnfleisch)

Stoffwechsel- und Ablagerungskrankheiten

Krankheitsbezeichnung	Art der Schleimhautveränderungen
Primäre hypercholesterinämische Xanthomatose	Mundschleimhaut selten befallen
Primäre Hyperlipämie mit sekundär eruptiven Xanthomen	Kleine gelbliche Knötchen an den Lippen und Gaumen
Sklerödema (Buschke)	Schwellung der Lippen, Makroglossie

Hämoblastosen, Lymphogranulomatose

Krankheitsbezeichnung	Art der Schleimhautveränderungen
Akute Myelosen und Lymphadenosen	Hämorrhagien, Infiltrate und Ulcera der Mundschleimhaut, Gingivahypertrophie
Lymphogranulomatose Paltauf-Sternberg	Hämorrhagien, Tumoren, Ulcera und Nekrosen der Mundschleimhaut

Hämorrhagische Diathesen

Krankheitsbezeichnung	Art der Schleimhautveränderungen
Erbliche Thrombopathien Essentielle Thrombocytopathien Symptomatische Thrombocytopathien	Schleimhautblutungen in Form von Petechien und Suffusionen
Morbus Osler	Teleangiektasien der Lippen und Mundschleimhaut
Morbus Möller-Barlow	Hämorrhagien der Mundschleimhaut, selten erosiv-ulceröse Veränderungen

Schäden durch Lichteinwirkung und andere Umwelteinflüsse

Krankheitsbezeichnung	Art der Schleimhautveränderungen
Dermatitis solaris	Rötung, Schwellung und Blasen der Lippen
Akute Lichtdermatosen, Lichturticaria	Eytheme, Quaddeln, Bläschen, Erosionen im Lippenbereich (Cheilitis exfoliativa)
Porphyria erythropoetica s. congenita (Günthersche Krankheit)	Rötung, Schwellung und hämorrhagische Blasen im Lippenbereich. Später Atrophie und Sklerosierung der Lippen
Chronisch-polymorpher Lichtausschlag	Lippenbeteiligung
Hidroa aestivalia, Hidroa vacciniformia	Lippenbeteiligung, selten Mundschleimhaut befallen
Xeroderma pigmentosum	Lippenbeteiligung; selten Pigmentflecken, Erytheme und Teleangiektasien der Wangenschleimhaut
Schäden durch Röntgen- und Radiumstrahlen sowie radioaktive Substanzen	Exsudative Entzündung der Lippen, Zunge und Mundhöhle; später: chronische Radiodermitis
Schäden durch elektrischen Strom (unter Strom stehende Stecker)	Nekrosen im Lippen- und Zungenbereich
Verbrennungen 1. bis 3. Grades (heiße Speisen, Getränke)	Rötung, Blasen, Nekrosen
Kälteschäden	Schwellung und Blasen der Lippen, Erosionen

Urticaria pigmentosa

Bei Kindern und Jugendlichen kann selten einmal auch die Mundschleimhaut in Form von nodösen, sekundär bullös-erosiven Efflorescenzen betroffen sein (SCHUERMANN, GREITHER und HORNSTEIN).

Der Zunge eigene Veränderungen
Haarzunge (Lingua villosa nigra).

Bei dieser Veränderung finden sich besonders im mittleren Teil des medialen Drittels der Zungenoberfläche hyperplastische filiforme Papillen oder diesen aufsitzende beträchtlich verlängerte Hyperkeratosen von grau-schwarzer, blauer, grüngelber oder rötlicher Farbe, die an ein Haarfell erinnern. Die „Haare" können bis zu 2 cm lang werden. Eine „Haarzunge" kann plötzlich auftreten und wieder verschwinden, aber auch jahrelang bestehen bleiben. Die Ursachen sind wohl sehr unterschiedlich (Allgemeinkrankheiten, Antibiotica, chemische Stoffe z. B. in Lutschpastillen, sonstige Arzneimittel, Tabak).

Exfoliatio areata linguae (Lingua geographica). Scharf begrenzte, weißliche oder gelbliche, verschieden große Papeln mit peripherer Wachstumsneigung stoßen innerhalb von Stunden ein zentrales „Häutchen" ab, wodurch die typischen Einzelherde mit ihrem blaß- bis tiefroten Zentrum in Erscheinung treten. Dieses ist etwas eingesunken und durch einen gering erhabenen, weiß-grauen, schmalen Randsaum begrenzt. Die filiformen Papillen sind im Zentrum flacher als gewöhnlich. Die Begrenzung ist nicht kreisförmig, sondern kann auch halb- oder dreiviertelkreisförmig sein. Eigenartige girlandenförmige Bilder entstehen, wenn zwei Randsäume zusammenstoßen und sich auslöschen. Beschwerden beim Genuß von Tomaten, Obst, Gewürzen werden geäußert, wenn die Exfoliatio areata auf einer Faltenzunge (Lingua plicata) entsteht. Die Ursache ist unbekannt.

Literatur

Gertler, W.: Abklatschartiges Erythem des harten Gaumens bei Glossitis rhombica mediana. Derm. Wschr. **120**, 260 (1949).
— Monilethrix mit ausgedehnter Keratosis follicularis und Schleimhautbeteiligung. Derm. Wschr. **121**, 541 (1950).
— Zirkumskripte Sklerodermie der Oberlippe mit Beteiligung der Gingiva und des Alveolarfortsatzes. Derm. Wschr. **121**, 543 (1950).
Greither, A.: Keratosen und Dyskeratosen (Polykeratosen). Fortschr. prakt. Dermat. Venerol. Bd. 4, S. 308. Berlin, Göttingen, Heidelberg: Springer 1962.
— Keratotische Zustände und Krankheiten der Mundschleimhaut. Fortschr. prakt. Dermat. Venerol. Bd. 5, S. 72. Berlin, Heidelberg, New York: Springer 1965.
Heintz, R.: Erkrankungen durch Arzneimittel. Stuttgart: Thieme 1966.
Heite, H.-J.: Krankheiten der Mundschleimhaut. In: Lehrbuch der Haut- und Geschlechtskrankheiten, hrsg. v. H. G. Bode und G. W. Korting, p. 561. Stuttgart: G. Fischer 1962.
Herzberg, J. J.: Vesikulöse-bullöse Erkrankungen. In: Dermatologie und Venerologie, hrsg. v. H. A. Gottron und W. Schönfeld, Bd. II/1, S. 714. Stuttgart: G. Thieme 1958.
Hornstein, O.: Zur Kenntnis der Pyo-(Rhino-) Stomatitis vegetans. Arch. klin. exp. Derm. **205**, 357 (1957).
— Pyo-Rhino-Blepharo-Stomatitis vegetans. Hautarzt **15**, 74 (1964).
Jordan, P.: zit. nach Schuermann, Greither und Hornstein, Abb. 170, p. 308.
Kren, O.: Mundschleimhautaffektionen. In: Die Haut- und Geschlechtskrankheiten, hrsg. v.

L. Arzt u. K. Zieler, Bd. 3, S. 941. Berlin, Wien: Urban & Schwarzenberg 1934.
Mc Carthy, F. P.: Pyostomatitis vegetans. Arch. Derm. Syph. (Chic.) **60**, 750 (1949).
Miescher, G.: Drei Fälle von familiärer Keratose der Haut und Schleimhäute, kombiniert mit Blasenbildung und kolloider, zu schweren Funktionsstörungen (Larynxstenose) führender Schleimhautdegeneration. Derm. Z. **44**, 189 (1925).
Nikolowski, W.: Schleimzysten und sog. Schleimgranulom der Unterlippe. Arch. klin. exp. Derm. **203**, 246 (1956).
Orfanos, C., u. H. Gartmann: Leukoplakie, Pigmentierungen und Nageldystrophien (Zinsser-Cole-Engman-Syndrom). Med. Welt **17**, (N. F.), 2589 (1966).
Schimpf, A.: Das Ascher-Syndrom. Derm. Wschr. **132**, 1077 (1955).
— Chronisch-rezidivierende Aphthosis (L'Aphtose Touraine). Hautarzt **15**, 496 (1964).
Schuermann, H., A. Greither u. O. Hornstein: Krankheiten der Mundschleimhaut und der Lippen. München, Berlin, Wien: Urban & Schwarzenberg 1966
Steigleder, G. K.: Haut. In: Erkrankungen durch Arzneimittel, hrsg. v. R. Heintz, S. 103. Stuttgart: Thieme 1966.
Stüttgen, G., H. H. Berres u. W. Will: Leukoplakische, epitheliale Naevi der Mundschleimhaut und ihre Keratinisierungsform. Arch. klin. exp. Derm. **221**, 433 (1965).
Tappeiner, S.: Pemphigus und Rasse. Z. Haut- u. Geschl.-Kr. **16**, 360 (1954).
Touraine, A.: L'aphtose. Bull. Soc. franç. Derm. Syph. 48, 61 (1941).
Zinzius, J.: Komplikationen der antibiotischen Therapie. Z. Haut- u. Geschl.-Kr. **20**, 70 (1956).

Erkrankungen der Geschlechtsteile außer Geschlechtskrankheiten. (Phimose, Balanitis, Vulvitis usw.)

Von J. Lewke, Ludwigshafen

Die nichtvenerischen Genitalerkrankungen bilden eine buntgemischte Gruppe, die morphologische, oft von der Entwicklungsgeschichte her verständliche Veränderungen, eine Reihe von Infektionen durch Erreger verschiedener biologischer Ordnung und Erkrankungen umfaßt, die gewöhnlich am übrigen Körper aber auch im Genitalbereich lokalisiert sein können. Erkrankungen der Schwellkörper können hier unberücksichtigt bleiben, da sie beim Kind praktisch keine Rolle spielen. Sie mögen von vornherein mit der Erwähnung eines von Macciotta veröffentlichten Falles von *Priapismus* bei einem 10jährigen Jungen, dem eine myelotische Leukämie zugrunde lag, abgetan sein.

Mit höhergradigen Entwicklungshemmungen, wie *Hypospadie*, *Epispadie*, *Ektropia vesicae*, *Atresia ani* u. ä. wird der Pädiater kaum konfrontiert werden, da die Diagnose schon vom Geburtshelfer gestellt werden muß und die operative Versorgung nicht in seine Hände gehört. Es ist aber daran zu denken, daß solche Blasen- und Genitalmißbildungen auch zum *Gruber-Syndrom* gehören können. Eine *Atresia vaginae* kann schon leichter einmal übersehen worden sein, so daß diese u. U. erst nach der Menarche und nach der Ausbildung eines *Hämatokolpos* von ihm entdeckt wird.

Aufgabe des Kinderarztes dürfte es auch sein, bei dem, bei 4% aller Neugeborenen vorkommenden sog. *physiologischen Hodenhoch-stand* dessen spontane Behebung bis zum Ende des 1. Lebensjahres zu überwachen. Nach MAIER ist jeder Hoden, der sich nach diesem Zeitpunkt noch nicht im Scrotum befindet, als descensusgestört anzusehen. Das gilt nur für den doppelseitigen Hodenhochstand. Bei ein-seitiger Retention und normaler Entwicklung des im Scrotum liegenden Hodens liegt meist ein mechanisches Hindernis im Wege, und eine operative Lagekorrektur des retinierten Hodens ist angezeigt. Wenn dessen Verlagerung nicht gelingen will, ist auch seine Entfernung ge-rechtfertigt, da der Verlust eines Hodens die Fertilität nicht beeinträchtigt. Allerdings stell-ten RABOCH und ZAHOR unter 67 einseitig Kryptorchen nur bei 21 eine normale Zeugungs-fähigkeit fest. Optimaler Zeitpunkt für einen Behandlungsversuch beim doppelseitig reti-nierten Hoden mit Choriongonadotropin-Prä-paraten ist das 6. Lebensjahr. Bleibt der Erfolg einer solchen Kur aus, sollte nach MAIER ohne Verzug unter den günstigen Voraussetzungen der Gonadotropin-Vorbehandlung die operative Verlagerung vorgenommen werden. Heute be-steht Einigkeit darüber, daß bei beidseitigen Hodendystopien beim erwachsenen Mann eine Infertilität besteht (HEINKE und DOEPFMER). Die wichtigste Komplikation bei Hodendysto-pien stellt die maligne Entartung dar, und zwar neigt nach CAMPBELL (1942) der im Ab-domen retinierte Hoden 14mal so häufig wie der Leistenhoden zur bösartigen Umwandlung. Generell wurden Tumorbildungen bei Dysto-pien 32mal so häufig festgestellt wie bei nor-mal gelagerten Hoden (MEYER).

Bei *Kryptorchismus* kommen auch *Hoden-torsionen* häufiger vor, deren Zustandekommen eine abnorme Beweglichkeit durch abnorme Anlage der Nebenhoden oder ein zu langes Mesorchium zur Voraussetzung hat. Als aus-lösende Ursache spielen Cremasterkontrak-tionen bei körperlicher Anstrengung (Schreien der Kinder), Traumen und nach BIORN und DAVIS auch das Geburtstrauma eine Rolle. Nach PINTO und KIEFER sind Hodentorsionen in der frühen Kindheit häufiger als bei Erwach-senen und während der Pubertät. Für die Dia-gnostik wichtig sind die plötzlich auftretenden äußerst starken Schmerzen, die sich auf Zug hin noch verstärken. Hoden und Nebenhoden sind retrahiert und oft in dem an der betreffen-den Seite ödematösen und geröteten Scrotum

quergelagert. Die Torsion kommt auch doppel-seitig vor. Die Therapie besteht in sofortiger Operation. Nach CAMPBELL (1928) besteht nur innerhalb der ersten 4 Std Aussicht auf Erfolg. In den meisten Fällen muß der anlagemäßig minderwertige Hoden entfernt werden.

Die häufigste anatomische Genitalverände-rung, deretwegen auch der Kinderarzt zu Rate gezogen wird, ist wohl die *Phimose.* Dabei wäre zu unterscheiden zwischen der *angeborenen echten* und der *erworbenen* Phimose. In beiden Fällen versteht man darunter eine Vorhaut-verengung, die es unmöglich oder schwierig macht, diese vollständig über die Glans penis zurückzuziehen. Zum Verständnis der *angebore-nen Phimose* muß man wissen, daß sich die zwischen Vorhaut und Eichel bestehenden physiologischen Verklebungen gewöhnlich im ersten Lebensjahr lösen, und daß diese Lösung meist im 3. Lebensjahr beendet ist. Mangel-hafte Lösung der Vorhaut mit epithelialen Adhäsionen bezeichnen wir als *Pseudophimose.* Die angeborene, echte Phimose ist irreversibel und kommt dadurch zustande, daß durch Zer-störung des Epithels bindegewebige narbige Verwachsungen auftreten. Reichen die epitheli-alen Verklebungen sehr weit nach vorn, so resultiert daraus eine sehr enge Praeputial-öffnung und ein sehr dünner, nur sehr wenig dehnungsfähiger Vorhautrand, die *atrophische Phimose.* Bei ihr liegt der Umschlagsrand der Vorhautblätter außerhalb des Vorhautsackes. Eine starke Entwicklung des Epithels und des Vorhautbindegewebes führt zu einer rüssel-förmigen Hyperplasie, der *hypertrophischen Phimose.* Hier liegt der Umschlagsrand inner-halb des Vorhautsackes. Die während der Lö-sung häufigen Reizzustände (leichte Schwel-lung und Rötung, evtl. geringe Sekretion aus dem Vorhautsack) bezeichnet man als *Balanitis der kleinen Knaben.*

Die im Säuglingsalter auftretenden Phi-mosen sind selten echte Phimosen. Dafür ist aber das Kindesalter bei der Bildung *erworbener Phimosen*, die grundsätzlich in jedem Alter möglich sind, deutlich bevorzugt. Angefangen bei der Balanitis der kleinen Knaben führen meist vom Träger unbemerkt ablaufende Ent-zündungen und Reizungen im vorderen Teil des Vorhautsackes zu Verklebungen und Verlust der Elastizität, die die normale Entwicklung aufhalten, so daß sie hinter der der Glans penis zurückbleibt. Dabei spielt auch die bakterielle

Zersetzung des Harns, der sich in einem langen, rüsselförmigen Praeputium anstauen kann, eine Rolle (Schröder). Dem Smegma allein scheint beim Kind nicht die Bedeutung eines chronischen Entzündungsreizes zuzukommen. Nach den Erfahrungen von Grimmer kann auch ohne entzündungserregende Faktoren auf dem Boden einer atrophischen Phimose durch Ausbleiben der epithelialen Lösung, Scherber erwähnt, daß sich diese bis zum 13. Lebensjahr hinauszögern kann, eine absolute Phimose entstehen. Grimmer beobachtete einen 40 Jahre alten Mann, bei dem seit der Kindheit beide Vorhautlamellen untereinander und diese wieder mit der Glans penis eine lückenlose Verbindung eingegangen waren. Dieses einheitliche Gebilde hatte sich auf die Kohabitationsfähigkeit nicht im geringsten störend ausgewirkt.

Die akuten entzündlichen Vorgänge, die als Ursache der erworbenen Erwachsenenphimose an erster Stelle stehen, spielen beim Kind erst in zweiter Linie eine Rolle, da die Glans penis viel besser vor Infektionen geschützt ist und phimosefördernde Erkrankungen, wie Geschlechtskrankheiten, chronische rezidivierende Erysipele, Herpes genitalis, Diabetes, Erythroplasien, spitze Condylome usw. beim Kind zu den Seltenheiten gehören. Es muß aber darauf hingewiesen werden, daß vorzeitige und grobe Lösungsversuche der physiologischen Verklebungen zu Verletzungen und Einrissen führen können, die dann ihrerseits zu phimosefördernden Vernarbungen Anlaß geben. Aus dem gleichen Grund ist auch die immer noch geübte instrumentelle Dehnungsbehandlung, z. B. das Spreizen mit einer Klemme, bei einer relativen Kinderphimose entschieden abzulehnen. Die dadurch gesetzten Zerreißungen im Bindegewebe und deren nachfolgende Vernarbung, setzen meist dem oft noch zu erwartenden normalen Entwicklungsablauf ein Ende. Ob es richtig ist, der Mutter zu raten, bei ihrem Kind, z. B. im Bad, Versuche zu unternehmen, die Vorhaut nach und nach verschieblich zu machen, muß dahingestellt bleiben. Solche Versuche, die Vorhaut zurückzuziehen, unternimmt das Kind später entweder aus Spieltrieb, Neugier oder spätestens bei Beginn der Pubertät meist von sich aus. Oft ist die Vorhaut dann noch relativ eng. Jede Phimose, die nicht als physiologischer Zustand des Kindesalters betrachtet werden kann, sollte operiert werden, da durch sie chronische Entzündungen, spätere

Carcinome, Störungen der Potentia coeundi und generandi sowie Harnentleerungsstörungen und deren Folgen (Hypertrophie der Blasenmuskulatur, Harnstauung in den oberen Harnwegen) begünstigt werden.

Nun kann es vorkommen, daß das noch relativ enge, zurückgeschobene Praeputium nur mit ärztlicher Hilfe wieder über die Eichel in seine normale Lage gebracht werden kann. Diesen Zustand nennt man *Paraphimose*. Gleitet nämlich der Umschlagsrand der Vorhaut bei Reinigungsversuchen, bei der Masturbation oder auch beim Geschlechtsverkehr hinter die Eichelkranzfurche, dann entwickelt sich, meist bei erigiertem Glied, falls eine Verengung vorlag, sehr schnell distal von diesem Schnürring ein Ödem. Wenn also, z. B. bei einer atrophischen Phimose, die Umschlagsfalte genau in den Sulcus coronareus zu liegen kommt, dann schwillt nur die Glans penis stark an (*Paraphimosis interna*). Nach Ehrmann kann ein der Paraphimosis interna-ähnlicher Zustand auch durch ein zu kurzes Frenulum verursacht sein. Wenn aber bei der hypertrophischen Phimose der Schnürring auch über das innere Vorhautblatt ein Stück hinweggleitet und dieses ektropioniert, dann wird auch dieser Teil des inneren Vorhautblattes ödematös (spanischer Kragen) und es ist die *Paraphimosis externa* entstanden.

Es dürfte klar sein, daß auch bei ursprünglich ganz normalen anatomischen Verhältnissen entzündliche Veränderungen der Vorhaut mit Ödem ein Mißverhältnis zwischen Vorhautöffnung und Dicke der Glans schaffen können und dadurch die Vorbedingungen für eine Paraphimose abgeben (*entzündliche Phimose resp. Paraphimose*).

Bei jeder Paraphimose besteht ein Circulus vitiosus derart, daß einmal der Schnürring ein Stauungsödem bewirkt und dieses wiederum den Schnürring stärker spannt, der dadurch wieder die Stauung verstärkt usw. Diese Wechselwirkung führt zwangsläufig bei der unbehandelten Paraphimose zur Ischämie mit Nekrose der am Schnürring beteiligten Hautanteile und evtl. des darunter befindlichen Anteils des Penisschaftes. Diese Nekrose schafft zwar einerseits eine Dränage des Ödems, führt aber andererseits zu nachfolgenden narbigen Verwachsungen, die eine blutige Korrektur unumgänglich machen.

Die Behandlung der Paraphimose muß also darauf hinzielen, möglichst ohne Zeitverlust die Vorhaut in ihre normale Lage zurückzubringen. Immer sollte zunächst der Versuch einer unblutigen Reponierung gemacht werden. Er wird bei richtigem Vorgehen in den meisten Fällen gelingen, sofern die Phimose nicht länger als 3 Tage besteht (TAPPEINER). Uns haben sich dabei folgende Verfahrensweisen bewährt: Nach leichtem Einfetten zwischen ödematösem Vorhautwulst und Glans penis suchen die Spitzen der Zeige- und Mittelfinger hinter dem spanischen Kragen Halt und beide Daumenkuppen drücken dann, die Glans von seitlich und vorn komprimierend diese den Fingern entgegenarbeitend durch den Schnürring nach hinten durch. Oder die Kuppen von Daumen-, Zeige- und Mittelfinger der re. Hand komprimieren die Glans und stopfen diese gegen die mit den Fingern der li. Hand gemachte Überstreifbewegung des Kragens. In etwas verschleppten Fällen kann vorher versucht werden, das Vorhautödem durch sich langsam steigernden Druck teilweise auszupressen derart, daß dieses über die Fremulumgegend penisschaftwärts gestrichen wird. Schneller und sicherer gelingt die Ödemverringerung, wenn man die ödematöse Vorhaut vorher an 2—3 Stellen mit Hyaluronidase (Kinetin) infiltriert oder mit einer Injektionskanüle stichelt und die Ödemflüssigkeit dann nach außen abpreßt.

Gelingen diese Verfahren nicht, dann muß der Schnürring mit dem Messer, am besten auf einer untergeschobenen Rinnensonde, dorsal durchtrennt werden (Débridement). Die Spaltung ist ein Notbehelf und später eine operative Korrektur nötig. Da der Schnürring in der Tiefe eines Spaltes zwischen ödematöser Vorhaut und Schafthaut des Penis liegt, muß auch diesem Eingriff meist eine teilweise Beseitigung des Ödems nach vorgenannten Methoden vorausgehen. Bei bereits eingetretener Gangrän sind die abgestorbenen Hautbezirke zu excidieren. Alle unblutigen Reponierungsversuche können bei einigem Geschick des Operateurs sehr schnell und ohne Narkose zum Ziele führen. Eine Narkose erleichtert dem Ungeübten die Arbeit jedoch wesentlich. War eine Phimose die Ursache der Paraphimose, so muß diese nach Abklingen der entzündlichen Veränderungen und Abfluß der Ödemreste möglichst bald operiert werden. Diese Operation wird nicht nur leichter sein, sondern auch ein besseres funktionelles und kosmetisches Ergebnis

haben, wenn die Paraphimose vorher auf unblutige Weise beseitigt werden konnte. Noch besser freilich wäre es gewesen, wenn durch rechtzeitige Operation der Paraphimose und gleichzeitig einer ganzen Anzahl anderer Krankheitszustände, die oft erst im Erwachsenenalter auftreten, vorgebeugt worden wäre.

Dabei sei darauf hingewiesen, daß nach KEIL, MARCHIONINI u. a. Geschlechtskrankheiten bei Beschnittenen wegen der bei diesen viel geringeren Verletzlichkeit der Glans wesentlich seltener vorkommen. Auch ist es auffallend, daß bei Beschnittenen das Peniscarcinom und die als Präcancerose aufzufassende Erythroplasia Queyrat praktisch unbekannt sind. Der Zusammenhang zwischen Phimose und Peniscarcinom wird in der Literatur (LANGE, BAUER u. a.) mit 20—85% angegeben. Nach K. H. BAUER sind diese Zahlen noch zu niedrig. Er sieht in der Beschneidung einen Modellversuch für die Peniscarcinomprophylaxe. Auffallend ist auch, daß z. B. bei den Frauen der Moslems und bei Jüdinnen das Portio- und Collum-Carcinom signifikant seltener vorkommt als bei Völkern, bei denen die rituelle Beschneidung nicht geübt wird. Der Kontakt mit dem Smegma scheint also nicht nur beim Manne, sondern auch bei der Frau eine wesentliche krebsfördernde Rolle zu spielen. Bei Mäusen konnten durch Smegma Plattenepithelcarcinome experimentell erzeugt werden [Literatur bei KOESTER (1963a)].

Der früheste und für alle Beteiligten wohl auch günstigste Zeitpunkt für die Durchführung einer *Phimoseoperation* ist die erste Lebenswoche. Sie besteht dann nur in einer einfachen Beschneidung. Nach KOESTER (1963a) ist dafür die Zeit nach dem 4. Lebenstag am günstigsten, da es vom 2.—4. Tag zu einem physiologischen Absinken des Prothrombin-Spiegels kommt, und deshalb in dieser Zeit eine größere Blutungsbereitschaft besteht. Die Amerikaner wählen meist den ersten Lebenstag. Sie nehmen die Beschneidung noch im Kreißsaal vor. Bei Kindern mit einem Morbus haemolyticus neonatorum und bei Frühgeburten sollte wegen der noch bestehenden Hypoprothrombinämie mit der Circumcisio gewartet werden. Während in den USA etwa 90 bis 95% aller neugeborenen Knaben beschnitten werden (ähnliche Verhältnisse finden sich in Canada, Mexiko, Australien und dem englischsprechenden Südafrika), wird in Europa, mit Ausnahme von England, in unseren Breitengraden eine generelle Beschneidung nicht für nötig gehalten.

Die Technik ist bei Neugeborenen sehr einfach, eine Narkose nicht nötig, der Zeitaufwand minimal. Man bedient sich zweckmäßigerweise der sog. *Gomco-Klemme*, mit der ein sicherer Schutz der Glans gewährleistet ist. KOESTER (1963c) hat im Heft 4/63 im Medizinischen Bild-Dienst von ROCHE eine instruktive Bildfolge veröffentlicht, die das technische Vorgehen in allen Einzelheiten widergibt. Komplikationen sind nicht bekannt. Eine Naht ist nicht erforderlich. Zur Stillung einer, allerdings nur selten vorkommenden, Nachblutung genügt eine feine Umstechung.

Während die Circumcision mit der Gomco-Klemme gewissermaßen eine vom Geburtshelfer geübte Präventiv-Maßnahme darstellt, wird der Kinderarzt sich mit einer lege artis durchzuführenden Phimoseoperation zu befassen haben. Im Kindesalter pflegen wir die Operation aus Narkosegründen nicht vor dem 4. Lebensjahr durchzuführen. Bei Kleinkindern mag man in der Sprechstunde, es gibt verschiedene Größen von Gomco-Klemmen, mit einer kurzen Narkose noch in der beschriebenen Weise operieren können, bei größeren Kindern und Heranwachsenden sollte der Eingriff besser einer Dermatologischen Klinik oder einem Chirurgen anvertraut werden, wenn man sich nicht mit dem unschönen Ergebnis einer dorsalen Spaltung oder einer einfachen Circumcision begnügen will, deren Resultat bei größeren Kindern nie voll befriedigend sein kann. Die plastischen Operationsverfahren leisten mehr. Es sind sehr viele Methoden beschrieben worden und es ist hier unmöglich, auch nur auf eine Auswahl davon einzugehen. Einzelheiten bei SCHERBER oder L. LURZ und H. LURZ.

Es soll hier nur die Methode von FÖDERL erwähnt werden, die sich in folgender Modifikation in der Heidelberger Universitäts-Hautklinik am besten bewährt hat. Dem Eingriff sollten Spülungen des Vorhautsackes mit 3% Wasserstoffsuperoxydlösung und mit Kal.permang.-Lösung und evtl. die Lösung noch vorhandener Verklebungen mit einer Knopfsonde vorausgehen. Anaesthesie: Umspritzen der Peniswurzel mit einer 1—2%igen Procain-Lösung ohne Suprareninzusatz, wobei die Nn.dorsalis penis besonders berücksichtigt werden. Immer ist außerdem ein kleines Depot am Ansatz des Frenulums nötig, da diese Gegend bei der Leitungsanaesthesie nie unempfindlich wird.

Ansetzen je einer Klemme in sagittaler Richtung in der Mittellinie dorsal und ventral am Praeputialrand, so daß daran die Vorhaut vom Assistenten in die Länge gezogen und straff gehalten werden kann. Der erste Schnitt durchtrennt das äußere Vorhautblatt so, daß er einen nach dorsal geneigten elliptischen Verlauf hat. Dann wird der belassene Rest des äußeren Vorhautblattes, besonders an der Penisunterseite, so weit

zurückpräpariert, daß die Frenulumgegend davon nicht mehr bedeckt ist. Dann wird mit einer Schere ins innere Vorhautblatt dorsal ein querer Schnitt gemacht. Von diesem Loch aus kann jetzt unter Sicht das innere Blatt auf das Frenulum zu abgetragen werden, derart, daß der Schnittrand jetzt eine frenulumwärts abfallende Ellipse darstellt, die zum Schnittrand des äußeren Blattes etwa um 45° geneigt ist. Dabei wird ein zu kurzes Frenulum quer durchtrennt und die dadurch entstandene Raute sagital vernäht. Die gewöhnlich spritzende Frenulumarterie bekommt vorher eine feine Catgut-Unterbindung. Die an dem hochelastischen Vorhautrest liegenden Schnittränder der beiden Blätter werden jetzt durch Seidenknopfnähte vereinigt. Wenn man sich zunächst durch 4 langgelassene Knopfnähte die 4 Eckpunkte einer Raute markiert (Frenulumgegend, seitlich und dorsal), hat der Assistent Haltefäden, die ein Adaptieren sehr erleichtern oder unnötig machen. Auch eine saubere, symmetrisch liegende Naht wird dadurch gewährleistet. Kürzen der Fäden. Zurückstreifen des Präputialrestes. Einsprühen der Naht mit Terracortril-Spray. Trockener Verband mit zusammengelegtem Mullstreifen, der durch einen über das Dorsum penis auf den Unterbauch verlaufenden Heftpflasterstreifen gesichert wird. Die Harnröhrenmündung kann so mühelos vom Verband freigehalten werden.

BROOKE, BRYAN and WALKER lehnen die Verwendung von Catgut für die Hautnaht ab, da es durch sie vermehrt zu Fadeninfektionen, Fremdkörpergranulomen, Schwellungen, Nässen und später auch zu fibrösen Knotenbildungen in der Vorhaut kommt. Die gelegten Seidenfäden können zumeist schon am 5. Tag nach der Operation entfernt werden. Das bei Kindern immer auftretende Praeputialödem kann nach DITTRICH und SCHARF durch Tanderil-Gaben meist verhindert werden. Für die ersten 3 Tage ist auch Penicillin oder ein Penicillin-Streptomycin-Präparat zweckmäßig. Ob man besser in Vollnarkose operiert hängt vom Alter und von der Einsicht des Patienten ab.

Bei der Indikationsstellung zur Operation sollte großzügig verfahren werden, denn eine Phimose schließt abgesehen von der immer vorhandenen Möglichkeit der Ausbildung einer Paraphimose noch die einer ganzen Reihe anderer Folgezustände ein (s. weiter oben). Die häufigste Komplikation ergibt sich aus der Undurchführbarkeit einer unzureichenden Hygiene, wobei bemerkt werden muß, daß dafür reines Wasser am geeignetsten ist. Zu häufige Seifenwaschungen sind am Genitale ganz unangebracht, da sie nicht nur das Säuremilieu stören, sondern auch als Reize aufzufassen sind, die in Verbindung mit Smegma und Urin das zarte Epithel des Vorhautraumes schädigen und dem Angriff der Bakterien zugänglich machen.

Sich ansammelndes Smegma bereitet den Boden für eine Vermehrung und parasitäre Wirkung verschiedener Mikroben, eine im Vorhautsack verbleibende geringe Menge Restharn wirkt durch bakterielle Zersetzung entzündungserregend. Subjektive Symptome wie Juckreiz, Brennen, leichte Schmerzen oder auch nur ein Hitzegefühl deuten bereits eine balanitische Reizung an, die meist in Kombination mit der Vorhautentzündung (Posthitis) zur *Balano-Posthitis* führt.

Es ist im Rahmen dieses Kapitels unmöglich, die Ätiologie, Klinik und Therapie der zahlreichen Formen der *Balanitis*, *Posthitis* und *Balano-Posthitis* erschöpfend zu beschreiben. Einzelheiten sind bei GRIMMER bzw. SCHERBER nachzulesen. Dort findet man auch die gesamte Literatur.

Auf die Balanitis kleiner Knaben wurde bereits hingewiesen. Auch nach völliger Lösung der Adhäsionen kann, wie schon gesagt, eine *Balanitis vulgaris* oder *Balanitis simplex* auftreten. Dabei handelt es sich um eine oberflächliche Entzündung von Eicheloberfläche und Vorhautsack, dessen Ursache meist eine Retention von Smegma ist, das bei sekundärer Keimbesiedlung und durch seine Zersetzung die Schleimhaut maceriert.

Bei der *Balanitis erosiva circinata* findet man als Ursache sehr häufig eine fusospirilläre Symbiose. An der Glans penis und im Sulcus coronarius treten hellrote Erosionen auf, die peripher fortschreiten und beim Zusammenfließen polyzyklische Figuren bilden. Die Erosionen sind gewöhnlich von einem weißlichen Randsaum abgehobenen Epithels umgeben.

Als Weiterentwicklung der Balanitis erosiva circinata ist die *Balanitis ulcerosa et gangraenosa* anzusehen. Die einzeln oder in der Mehrzahl vorkommenden Ulcerationen sind mit graugelblichen bis grünlichen Belägen bedeckt, haben ein nekrotisches Zentrum und gerötete, leicht unterminierte Ränder. In schweren Fällen gibt es ausgedehnte Gewebseinschmelzungen mit Übergreifen auf das Schwellkörpergewebe und mit Vorhautdurchbrüchen *(Ulcus gangraenosum sive phagedenicum)*.

Relativ selten tritt eine solche Gangraen akut auf und greift vom Penis auch auf das Scrotum über oder kann dort lokalisiert sein. Sie beginnt plötzlich mit Schüttelfrost, hohem Fieber, evtl. Erbrechen und Trübung des Sensoriums. Nach ALDERS sind bis 1954 in der Weltliteratur 51 solcher Fälle bei Kindern ver-

öffentlicht worden. Da kleine Verletzungen als Eintrittspforten leicht übersehen werden, wird der Eindruck einer spontanen Entstehung *(Fourniersche Gangraen)* hervorgerufen. Sofortige Krankenhauseinweisung ist angezeigt, da der Zustand immer bedrohlich ist.

Die Balanitis simplex ist bei Diabetikern relativ häufig (etwa 7% der Fälle). Weitere Komplikationen stellen Erysipele, unspezifische Urethritiden, Condylomata acuminata, Smegmasteine usw. dar. Differentialdiagnostisch sind bei Balanitiden die Gonorrhoe, das Ulcus molle und Ulcus durum, ein Herpes simplex, ulceröse Tuberkulide und eine Syphilis maligna praecox auszuschließen.

Arzneimittelexantheme können auch im Genitalbereich lokalisiert sein. Bei *Infektionskrankheiten* (Masern, Röteln, Scharlach) werden die entsprechenden Erscheinungen am Genitale wohl immer richtig gedeutet werden. Wenn eine *Mumpsorchitis* vor, während oder unmittelbar nach der Pubertät auftritt, sind nach DOEPFMER sowie NIKOLOWSKI bleibende Tubulusschäden mit nachfolgender Infertilität besonders häufig. Trotz widersprechender Behandlungsergebnisse halten HEINKE und DOEPFMER die Verabreichung von Breitspektrum-Antibiotica für notwendig. Ob Rekonvaleszentenserum oder γ-Globuline Orchitiden verhindern können ist nicht sicher erwiesen. Das *Erythema exsudativum multiforme*, das *Stevens-Johnson-Syndrom*, die *Ectodermosis erosiva pluriorificialis* und der *Morbus Behçet* laufen sehr häufig mit Genitalbeteiligung ab. Auch eine *Vaccina inoculata* gibt es im Genitalbereich. *Lichen ruber planus* und *Psoriasis vulgaris* kommen an Präputium, Glans penis und Vulva vor. Psoriasiseffloreszenzen wie auch Lichen ruber planus können, wenn man sie nur an der Glans penis, perianal oder an der Vulva sieht, sehr leicht verkannt werden (Leukoplakie, Mykose), da sie hier keine Schuppen tragen. Mit der Balanitis im engeren Sinne haben alle diese Veränderungen nichts zu tun.

Spezifische lokale Infektionen, wie z. B. *Lues* und *Gonorrhoe* werden bei Kindern wohl zu den größten Seltenheiten gehören (s. Bd. 5 dieses Handbuches). Die *Diphtherie* kann am Genitale isoliert vorkommen. Ihre Wirkung auf den Gesamtorganismus ist dann die gleiche wie bei der Nasen- und Rachendiphtherie. Der Verlauf kann sehr ernst sein und zum Tode führen (MUNN, BOROVSKY, RAUSCHER). Im Zeitalter der Antibiotica werden *Candida-Infektionen* immer häufiger gesehen. Jedoch sind die Mädchen, wie auch bei venerischen Infekten, deutlich bevorzugt, da das freierliegende weibliche Genitale leichter infiziert werden kann. Ob Balanitiden auf dem Boden lokaler Gewebsveränderungen wie die *Balanitis xerotica obliterans* und die *Balanoposthitis chronica circumscripta benigna plasmazellularis (Zoon)* schon bei Kindern beobachtet wurden, ist unsicher. Jedenfalls wäre hier der *Lichen sclerosus et atrophicus* zu nennen, der nach Höfs, Höfs und Kühne im Unterschied zu Streitmann bei Mädchen bis zur Pubertät relativ häufig sein soll, und den man neuerdings der *Kraurosis vulvae* resp. *Kraurosis penis* zur Seite zu stellen sucht oder gar damit für identisch hält. Auch bei Knaben kann die Erkrankung angeblich schon in frühester Jugend auftreten. Stühmer beobachtete bei einem 1½jährigen Knaben nach Phimoseoperation an der Glans Schrumpfungsvorgänge, Atrophien und eine Harnröhrenstenose. Es wird vermutet, daß ein Teil der kindlichen, vermeintlich angeborenen Phimosen bereits Ausdruck eines genitalen Lichen sclerosus et atrophicus sein könnten.

Aus dieser Übersicht sollte ersichtlich sein, wie vielfältiger Art die entzündlichen Veränderungen am Genitale sein können, und daß eine sehr gründliche Diagnostik unumgänglich wird, wenn die Erkrankungsursache nicht offensichtlich und eindeutig ist. Die bakteriologische Untersuchung kann sich selten auf ein Nativ-Präparat beschränken. Bakterienkulturen (auch anaerobe Verfahren), Tierversuche und Resistenzanalysen sind nötig. Auch die Pilzkultur darf nicht vergessen werden, da sich unter den pathogenen Erregern des Genitaltraktes außer den verschiedensten Kokken, Corynebakterien, Mykobakterien, Viren, Pleuropneumonie-ähnlichen Organismen (PPLO), Anaerobiern, Amöben auch Actinomyces- und Candidaarten finden können. Sarcinen, gramnegative Diplokokken, Proteus vulgaris und grampositive kurze Stäbchen sind nach Röckl ohne Bedeutung. Vor der kritiklosen Anwendung von Antibiotica kann bei Urethritiden und anderen entzündlichen Erkrankungen im Genitalbereich nur gewarnt werden. Immer muß die Therapie gezielt sein, und die Vorbedingung dazu ist eben eine gewissenhaft gestellte Diagnose. Bei der akuten Genitalgangrän ist natürlich gleichzeitig mit der bakteriologischen Resistenzprüfung die Therapie mit einem hoch zu dosierenden Breitspektrum-Antibioticum sofort einzuleiten. Bei der akut entzündlichen Phimose, Balanitis, Posthitis und Balano-Posthitis gehen die Entzündungserscheinungen nach Einträufeln von Scheroson-F-ophthalmicum meist schnell zurück (Kiessling). (Bei Candidamykosen kommt es dadurch jedoch leicht zur Verschlimmerung. Deshalb lieber keine Anwendung von Steroiden, sondern Tannin-Zinkpaste ā ā). Außerdem wirkt 2%ige Gentianaviolett-Lösung vorzüglich antiphlogistisch, antipruri-

ginos, antibakteriell und austrocknend ohne Resistenzen zu verursachen oder zu allergisieren. Arg.nitr.-Lösung kann 0,5—1%ig zum Touchieren, 1⁰/₀₀ig als feuchte Kompresse Verwendung finden. Auch zur Instillation bei unspezifischen Urethritiden in einer Konzentration von 1:200 ist Agr.nitr. geeignet.

Schon bei kleinen Mädchen findet sich häufig eine *Vulvitis*, die im einfachsten Fall, wie auch die Posthitis der kleinen Knaben, Begleitsymptom einer *Dermatitis ammoniacalis* sein kann, die bei ungenügender Pflege durch die Zersetzung des Urins in den dauernd feuchten Windeln entsteht, die ekzematisieren und durch pustulöse Veränderungen kompliziert sein kann. Überhaupt ist die Vulvitis eine der Balanoposthitis analoge Erkrankung, so daß weitgehend auf das dort Gesagte verwiesen werden kann. Neben Rötung und Schwellung findet man die Schleimhautoberflächen fein granuliert, leicht blutend, erodiert oder schmierig belegt. Immer sollte bei kleinen Mädchen nach *Oxyuren* gefahndet werden, die vom After her eingeschleppt sein können. Ebenso ist an eine durch die Unsauberkeit der Mutter oder älterer Schwestern übertragene *Trichomonadeninfektion* zu denken. Der Nachweis von Wurmeiern mit Hilfe des Klebestreifens ist genauso leicht wie der von Trichomonaden im Scheidensekret, das man in einem Tropfen physiologischer Kochsalzlösung aufschwemmt. Auch durch Masturbation und Fremdkörper kann eine Vulvitis verursacht sein. Differentialdiagnostisch muß auch an eine *Vulvovaginitis gonorrhoica infantum* gedacht werden. Beim *Soorbefall* wird die Pilzkultur schon nach wenigen Tagen ablesbar und sollte in Zweifelsfällen nie unterlassen werden, da das Nativ-Präparat gerade bei der *Candida-Infektion* oft versagt, und zur Erkennung evtl. vorhandener Sproßzellen einige Erfahrung gehört. Beim genitalen Soor muß immer ein Diabetes ausgeschlossen werden, außerdem ist daran zu denken, daß durch vorausgegangene Antibiotica-Gaben die normale Darmflora so beeinträchtigt sein kann, daß die überall im Darm vorkommenden Hefen ein Übergewicht bekommen haben. Neben den lokalen Maßnahmen, wie Einpinselungen mit 2% Gentianaviolett-Lösung oder Sol. Castellani, Behandlungen mit Bor- oder Boraxzubereitungen sowie Nystatin-haltigen Salben oder -Suspensionen, sollte in solchen Fällen auch immer Nystatin peroral verabreicht werden, um eine Reinfektion vom Darm her zu verhindern. Trichomycin ist ein Mittel, das gegen Hefen und Trichomonaden gleichzeitig wirkt.

Beim *Ulcus vulvae acutum (Lipschütz)* dominieren die 14—20jährigen Mädchen. Es tritt bevorzugt bei Virgines auf. Nach HARTL hatten 70% der Patientinnen noch ein intaktes Hymen. Bei Kindern vom 3.—8. Lebensjahr ist die Erkrankung seltener. Bei der Entstehung dieser plötzlich, manchmal mit Fieber und Schüttelfrost auftretenden Erkrankung, spielt der auf einem Desquamativkatarrh beruhende Fluor vaginalis eine besondere Rolle (TIETZE). Dieser eigenartig fade riechende Fluor enthält massenhaft Epithelien und eine Reinkultur von *Döderleinschen Scheidenbacillen (Bacillus crassus Lipschütz)*, wodurch der Säurewert oft über pH 4 erhöht ist. Dieser Fluor richtet an der säuregewohnten Vaginalschleimhaut keinen Schaden an, wohl aber bei seinem Ausfließen an der Vulva, die in leichten Fällen mit einer Rötung und Schwellung (Vulvitis), in schweren Fällen mit einer zusätzlichen Geschwürsbildung (Ulcus vulvae acutum) reagiert. Dabei treten heftiges Brennen und u. U. qualvolle Schmerzen auf. Die meist in der Mehrzahl vorhandenen Ulcera können nach dem Aussehen vom gangraenösen, venerischen oder follikulärmiliaren Typ sein. Oft besteht gleichzeitig eine Urethritis, die wegen der Schmerzhaftigkeit zur reflektorischen oder temporär-willkürlichen Harnverhaltung führen kann. Als Komplikationen kommen Bacillämie, Mundaphthen, papulo-vesiculo-pustulöse oder Erythema nodosum-artige Exantheme oder seltener Conjunctivitis, Gelenkschmerzen und Pleuritis vor. Purpuraähnliche, rubeoliforme und urticarielle Exantheme wurden beobachtet. Die Leistenlymphknoten können vorübergehend schmerzhaft vergrößert sein. Die Verlaufsdauer erstreckt sich von einer Woche bis zu zwei Monaten. Oft folgt einem stürmischen Beginn schnelle Abheilung und umgekehrt. Der Verlauf ist immer gutartig. Andere der zahlreichen Veränderungen, die mit Ulcerationen am weiblichen Genitale einhergehen, können durch den Erregernachweis abgegrenzt werden. Die Behandlung erfolgt lokal mit körperwarmen indifferenten Sitzbädern, Spülungen und feuchten Vorlagen und strebt eine Beseitigung des hohen Säuregrades, des starken Fluors und der akuten Entzündungserscheinungen an. Eine Allgemeinbehandlung sollte bis auf seltene, therapie-

resistente Fälle vermieden werden. In Frage kommt dann unspezifische Immunisierung oder eine Crassus-Autovaccine. Chemotherapeutica und Antibiotica haben keinen Einfluß. (Zusammenfassende Darstellung und Gesamtschrifttum bei ZELGER und WINKLER.)

Condylomata acuminata (Feigwarzen, Feuchtwarzen, Cretes de coq) sind wahrscheinlich terrainbedingte Varianten der gewöhnlichen Warzen und verdanken ihre Besonderheiten einem feuchten Milieu. Die alte Regel, bei ihrem Vorhandensein an eine venerische Infektion zu denken, sollte beachtet werden, jedoch prädisponiert jede feuchte Absonderung aus dem After, jeder Fluor vaginalis und jede Phimose oder Balanitis für das Angehen von spitzen Condylomen. Therapeutisch sind chirurgische Maßnahmen (Kaustik) und ätzende Methoden sowie Mitosegifte (lokal angewendete 2—5%ige Podophyllin-Lösung in Glycerin oder Polyglykol; 10—20%ige alkoholische Lösung wirkt stark ätzend und darf nur vorsichtig angewendet werden, so daß sie nie gesunde Schleimhaut benetzt) im Gebrauch. Austrocknende Maßnahmen! Beseitigung der prädisponierenden Milieuverhältnisse zur Verhütung von Recidiven.

Das Molluscum contagiosum ist eine harmlose infektiöse Epitheliose, die vorwiegend Kinder befällt und gar nicht so selten am Genitale ihren Sitz hat. Es handelt sich um stecknadel- bis erbsgroße, kugelig über das Hautniveau vorstehende, rosafarbene, gelegentlich transparent glänzende Knötchen, die voll ausgebildet eine zentrale Eindellung tragen. Nach Anritzen entleert sich auf Druck ein weißlicher, gelappter oder krümeliger zusammenhängender Inhalt, in dem sich die das Virus enthaltenden Elementarkörperchen leicht nachweisen lassen. Beseitigung der Molluscen durch Anritzen, Auskratzen und nachfolgendes Betupfen mit Jodtinktur.

Die genitale Form des Herpes simplex nennt man *Herpes progenitalis* resp. *Herpes genitalis*. Er kann an allen Abschnitten von Penis und Vulva vorkommen. Bei Säuglingen kann das Herpesvirus eine bedrohliche Encephalitis oder Sepsis verursachen. Der *Herpes menstrualis* ist wohl meist im Mundbereich lokalisiert, steht aber doch mit dem genitalen Cyclus in so enger Beziehung, daß er hier genannt sein soll. Von einer Besprechung des *Herpes progenitalis in loco recidivans* kann man beim Kind wohl absehen. Die Therapie der Herpesformen kann sich meist auf austrocknende Maßnahmen (2% Gentianaviolett-Lösung, Borpuder, Zink-Lotio) beschränken. Beim kindlichen *Zoster* kommen noch innerliche Gaben von Vitamin B1 und γ-Globuline in Frage. Beim Zoster sei vor der innerlichen Anwendung von Corticosteroiden gewarnt, zumindest wird man immer ohne sie auskommen.

Es würde zu weit führen, auf seltene, auch am Genitale vorkommende Krankheiten, einzugehen. Erwähnt werden sollen nur noch die verschiedenen Formen der *Tuberkulose*, die *Sporotrichose, Blastomykose, Aktinomykose, Lepra, Bilharziose.* Schließlich darf die *Pediculosis pubis* nicht vergessen werden. Von *Scabies*-Milben gegrabene Gänge werden kaum einmal ausschließlich aufs Genitale beschränkt sein. Einen vollständigen Abriß aller nichtvenerischen Genitalerkrankungen findet man bei Callomon und Wilson.

Literatur

Alders, N.: Scrotal-gangrene of the newborn. Arch. Dis. Childh. **29**, 160 (1954).

Bauer, K. H.: Das Krebsproblem. Berlin: Springer 1949.

Biorn, C. L., and J. H. Davis: Torsion of the spermatic cord in the newborn. J. Amer. med. Ass. **145**, 1236 (1951).

Borovsky, M. P.: Diphtheria of the penis. J. Amer. med. Ass. **104**, 1399 (1935).

Brooke, B. N., and C. Walker: Circumcision without catgut. Brit. J. Urol. **36**, 106 (1964).

Callomon, F. T., and J. T. Wilson: The nonvenereal diseases of the genitals; etiology, differential diagnosis and therapy. Springfield (Ill.): Charles & Thomas 1956.

Campbell, M. F.: Varicocele (a study of 500 cases). Surg. Gynec. Obstet. **47**, 558 (1928).

— Incidence of malignant growth of the undescended testicle; a critical and statistical study. Arch. Surg. (Chic.) **44**, 353 (1942).

Dittrich, H., u. H. Scharf: Klinische Prüfung der antiphlogistischen Eigenschaften von Tanderil nach Phimoseoperationen. Med. Welt **1961**, 1710.

Doepfmer, R.: Die männliche Infertilität. Med. Klin. **52**, 2105—2110 u. 2145—2151 (1957).

Ehrmann, S.: Die Paraphimose und ihre Behandlung. Int. klin. Rdsch. 1889, Nr. 24—28.

Grimmer, H.: Phimose und Paraphimose. In: Handbuch der Haut- u. Geschlechtskrankheiten von J. Jadasson. Ergänzungswerk, Bd. VI/1. Berlin-Göttingen-Heidelberg: Springer 1964.

Gruber, G. B.: Beiträge zur Frage „gekoppelter" Mißbildungen (Akrocephalo-Syndactylie und Dysencephalia splanchnocystica). Beitr. path. Anat. **93**, 459 (1934).

Hartl, H.: Beitrag zur Kenntnis der akuten nichtvenerischen Geschwürsprozesse des weiblichen Genitale. Z. Geburtsh. Gynäk. **128**, 307 (1947).

Heinke, E., u. R. Doepfmer: Fertilitätsstörungen beim Manne. Somatischer Teil. In: Handbuch der Haut- u. Geschlechtskrankheiten von J. Jadasson. Ergänzungswerk Bd. VI/3. Berlin-Göttingen-Heidelberg: Springer 1960.

Höfs, W.: Lichen sclerosus et atrophicus, Kraurosis vulvae und Balanitis xerotica obliterans. Derm. Wschr. **149**, 217 (1964).

Höfs, W., u. K. H. Kühne: „Kraurosis vulvae" (Lichen sclerosus et atrophicus der Vulva) im Kindesalter. Derm. Wschr. **151**, 37 (1965).

Keil, E.: Zur Frage der Knabenbeschneidung. Hautarzt **6**, 496 (1955).

Kiessling, W.: Eine neuzeitliche Behandlung der Balanitis, Posthitis, Balanoposthitis und akut entzündlichen Phimose. Derm. Wschr. **135**, 29 (1957).

Koester, H.: Zur Frage der Zirkumzision neugeborener Knaben. Geburtsh. u. Frauenheilk. **23**, 934 (1963a).

— Routinemäßige Zirkumzision Neugeborener. Münch. med. Wschr. **1963**II, 2263.

— Die Circumcision neugeborener Knaben. Roche, Medizinischer Bild-Dienst Heft 4/63c, S. 26.

Lange, K.: Die Zirkumzision beim Neugeborenen als Routineoperation. Med. Welt **1957**, 827.

Lipschütz, B.: Ulcus vulvae acutum. In: Handbuch der Haut- u. Geschlechtskrankheiten von J. Jadasson, Bd. XXI. Berlin: Springer 1927.

Lurz, L., u. H. Lurz: Die Eingriffe bei der Phimose. Allgemeine und spezielle Operationslehre, herausgegeben von N. Guleke u. R. Zenker, Bd. VIII. 2. Aufl. Berlin-Göttingen-Heidelberg: Springer 1961.

Macciotta, G.: Priapismo rivelatore di una mielosi leucemica in un bambino. Petriatria Riv. **42**, 1093 (1934).

Maier, W.: Neuere Erkenntnisse über den Kryptorchismus. Therapiewoche **14**, 579 (1964).

Marchionini, A.: Die Bedeutung der Beschneidung für die Dermatologie. Hautarzt **4**, 408 (1953).

Meyer, F. W.: Kryptorchismus und maligne Degeneration. Diss. Düsseldorf 1955.

Munn, W. P.: True diphtheria of penis. Pittsburg Med. Rev. **11**, 43 (1897).

Nikolowski, W.: Über Beteiligung des männlichen Genitale bei akuten Infektionskrankheiten, Restzustände und Störungen der Zeugungsfähigkeit. Dtsch. med. Rdsch. **4**, 104 (1950).

Pinto, P. S., and J. N. Kiefer: Infarction of the testicle in the newborn infant. J. Pediat. **51**, 80 (1957).

Raboch, J., u. Z. Zahor: Über die Fertilität von Männern mit Kryptorchismus. Schweiz. med. Wschr. **1955**, 1196.

RAUSCHER, E. G.: Balanitis diphtherica. Münch. med. Wschr. 87, 537 (1940).

RÖCKL, H.: Bakterien und pleuropneumonieähnliche Organismen (PPLO) und ihre Bedeutung für die nichtgonorrhoische Urethritis. Zbl. Haut- u. Geschl.-Kr. 107, 112 (1960).

SCHERBER, G.: Phimose und Paraphimose. In: Handbuch der Haut- u. Geschlechtskrankheiten von J. JADASSON, Bd. XXI. Berlin: Springer 1927.

SCHRÖDER, V.: Die Phimose. Ergebn. Chir. Orthop. 30, 489 (1937).

STREITMANN, B.: Lichen sclerosus und Vulvaatrophie. Arch. Derm. Syph. (Berl.) 198, 199 (1954).

STÜHMER, A.: Balanitis xerotica obliterans (post operationem) und ihre Beziehungen zur „Kraurosis glandis et praeputii penis". Arch. Derm. Syph. (Berl.) 156, 613 (1928).

STÜHMER, A.: Weitere Beiträge zur Kenntnis der Balanitis xerotica obliterans post operationem. Arch. Derm. Syph. (Berl.) 165, 343 (1932).

TAPPEINER, J.: Nichtvenerische Genitalerkrankungen. In: Lehrbuch der Haut- u. Geschlechtskrankheiten, begründet von E. RIECKE, herausgegeben von BODE und KORTING. Stuttgart: Gustav Fischer 1962.

TIETZE, K.: Das Fluorproblem. Geburtsh. u. Frauenheilk. 1, 240 (1939).

ZELGER, J., u. A. WINKLER: Ulcus vulvae acutum (Lipschütz). In: Handbuch der Haut- u. Geschlechtskrankheiten von J. JADASSON, Ergänzungswerk, Bd. VI/1. Berlin-Göttingen-Heidelberg: Springer 1964.

Grundzüge der Behandlung von Hautkrankheiten

s. Band II dieses Handbuches

Sachverzeichnis

Die *kursiv* gedruckten Seitenzahlen weisen auf die Hauptbehandlung des betreffenden Stichwortes hin.

Gesamtdisposition

HANDBUCH DER KINDERHEILKUNDE